A. C. Muntau
Pädiatrie hoch2

Ania Carolina Muntau

unter Mitarbeit von Joenna Driemeyer

Pädiatrie
hoch2

1. Auflage

Die Studentenspalten wurden verfasst von Jana-Christin Abt und Johanna Steingröver

ELSEVIER

ELSEVIER

Hackerbrücke 6, 80335 München, Deutschland
Wir freuen uns über Ihr Feedback und Ihre Anregungen an books.cs.muc@elsevier.com

ISBN 978-3-437-43481-5

Alle Rechte vorbehalten
1. Auflage 2018
© Elsevier GmbH, Deutschland

Wichtiger Hinweis für den Benutzer
Ärzte/Praktiker und Forscher müssen sich bei der Bewertung und Anwendung aller hier beschriebenen Informationen, Methoden, Wirkstoffe oder Experimente stets auf ihre eigenen Erfahrungen und Kenntnisse verlassen. Bedingt durch den schnellen Wissenszuwachs insbesondere in den medizinischen Wissenschaften sollte eine unabhängige Überprüfung von Diagnosen und Arzneimitteldosierungen erfolgen. Im größtmöglichen Umfang des Gesetzes wird von Elsevier, den Autoren, Redakteuren oder Beitragenden keinerlei Haftung in Bezug auf jegliche Verletzung und/oder Schäden an Personen oder Eigentum, im Rahmen von Produkthaftung, Fahrlässigkeit oder anderweitig, übernommen. Dies gilt gleichermaßen für jegliche Anwendung oder Bedienung der in diesem Werk aufgeführten Methoden, Produkte, Anweisungen oder Konzepte.

Für die Vollständigkeit und Auswahl der aufgeführten Medikamente übernimmt der Verlag keine Gewähr.
Geschützte Warennamen (Warenzeichen) werden in der Regel besonders kenntlich gemacht (®). Aus dem Fehlen eines solchen Hinweises kann jedoch nicht automatisch geschlossen werden, dass es sich um einen freien Warennamen handelt.

Bibliografische Information der Deutschen Nationalbibliothek
Die Deutsche Nationalbibliothek verzeichnet diese Publikation in der Deutschen Nationalbibliografie; detaillierte bibliografische Daten sind im Internet über http://www.d-nb.de/ abrufbar.

18 19 20 21 22   5 4 3 2 1

Für Copyright in Bezug auf das verwendete Bildmaterial siehe Abbildungsnachweis.

Das Werk einschließlich aller seiner Teile ist urheberrechtlich geschützt. Jede Verwertung außerhalb der engen Grenzen des Urheberrechtsgesetzes ist ohne Zustimmung des Verlages unzulässig und strafbar. Das gilt insbesondere für Vervielfältigungen, Übersetzungen, Mikroverfilmungen und die Einspeicherung und Verarbeitung in elektronischen Systemen.

Planung: Inga Schickerling
Lektorat und Projektmanagement: Sabine Hennhöfer
Redaktion: Michaela Mohr, Michael Kraft, mimo booxx | textwerk, Augsburg
Satz: abavo GmbH, Buchloe
Druck und Bindung: Drukarnia Dimograf Sp. z o. o., Bielsko-Biała/Polen
Umschlagkonzept und Gestaltung: Stefan Hilden, München; www.hildendesign.de
Umschlagabbildung: Shutterstock.com/© TB studio
Umschlagherstellung: SpieszDesign, Neu-Ulm

Aktuelle Informationen finden Sie im Internet unter **www.elsevier.de**

Vorwort

Dieses Buch ist der Nachfolger des beliebten Intensivkurses Pädiatrie, der Studierende und Facharztkandidaten viele Jahre lang begleitet hat. Die erste Auflage war im Jahr 1990 aus den Aufzeichnungen zu meiner Examensvorbereitung mit dem Ziel entstanden, eine kurz gefasste Darstellung des prüfungsrelevanten Stoffes anzubieten. Später wurde aus dem Kompendium ein reichhaltig bebildertes, kompaktes Lehrbuch. So präsentiert es sich auch heute noch.

Für die 1. Auflage des neuen Titels haben wir sämtliche Kapitel kritisch geprüft, eingehend überarbeitet und entsprechend den neuesten Erkenntnissen und Leitlinien aktualisiert. Mein Dank gilt Frau Dr. Joenna Driemeyer, die diese Aufgaben übernommen und in hervorragender Weise umgesetzt hat. Besonders gefreut habe ich mich über die Zusammenarbeit mit Johanna Steingröver und Jana-Christin Abt, zwei exzellenten Studierenden an unserer Fakultät, die mit großem Enthusiasmus, Engagement und viel Sorgfalt ihre Rolle als studentische Autorinnen wahrgenommen haben. Diese Zusammenarbeit ergänzt die hervorragenden Erfahrungen, die ich bei der Umsetzung innovativer Lehrkonzepte gemeinsam mit Studierenden in München und Hamburg gemacht habe.

Die in den letzten Jahren an den meisten Fakultäten konsequent umgesetzte Approbationsordnung hat zu veränderten Anforderungen an Lernende und Lehrende geführt. Durch viel Kleingruppenunterricht, interdisziplinäre Veranstaltungen und praxisrelevante Unterrichtseinheiten verfolgen die Lehrenden das Ziel, ihre Studierenden sehr gut auf den Beruf vorzubereiten. Diese Aspekte sollen auch in unserem Buch berücksichtigt werden. Ein wichtiges Element hierbei sind differentialdiagnostische Tabellen, Algorithmen und Kasuistiken, die besonders wichtige Krankheitsbilder am Beispiel authentischer Fälle aus unserer Klinik beschreiben. Viele davon entstammen dem klinischen Alltag meiner Freunde und Kollegen. Darüber hinaus haben wir viel Wert darauf gelegt, Ihnen ein Buch anzubieten, mit dem Sie sich in möglichst kurzer Zeit intensiv auf die Prüfungen vorbereiten können. Darüber hinaus hat sich gezeigt, dass das Buch nicht nur von Studierenden begleitend zum Pädiatrieunterricht und zur Examensvorbereitung verwendet wird, sondern auch für Assistenzärzte bei der Vorbereitung zur Facharztprüfung hilfreich ist.

Den Mitarbeiterinnen des Elsevier Verlages, Inga Schickerling und Sabine Hennhöfer sowie Frau Dr. Dorothea Hennessen möchte ich danken für die langjährige, hervorragende, konstruktive Zusammenarbeit und die Bereitschaft, meine stets mit Arbeitsaufwand und Kosten verbundenen Verbesserungsvorschläge anzunehmen und umzusetzen.

Stets freue ich mich über Leserzuschriften und ich hoffe, auch in Zukunft von denen zu hören, die mit unserem Buch arbeiten. Ihre Meinung ist es, auf die es ankommt.

Ich wünsche Ihnen viel Freude mit der Pädiatrie!

Hamburg, im Sommer 2018
Ania Carolina Muntau

Die Autorinnen

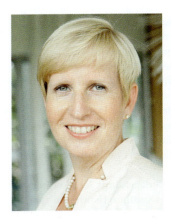

Prof. Dr. med. Ania Carolina Muntau

Ausbildung und beruflicher Werdegang
- 1984–1990 Studium der Humanmedizin an der Ludwig-Maximilians-Universität (LMU), München
- 1990–1997 Facharztausbildung am Dr. von Haunerschen Kinderspital der LMU München
- Seit 1997 Spezialisierung im Bereich Biochemische Genetik und Molekularbiologie, (Prof. Dr. A. A. Roscher)
- Oktober 1999–August 2014 Oberärztin, Dr. von Haunersches Kinderspital der LMU München, Leitende Funktion, Abteilung für angeborene Stoffwechselstörungen
- Oktober 2000–März 2001 Forschungsaufenthalt am Institut für Physiologische Chemie, Ruhr-Universität Bochum (Prof. Dr. W.-H. Kunau)
- September 2002–August 2004 Forschungsstipendiatin der DFG
- Oktober 2003 Habilitation im Fach Pädiatrie
- Seit September 2004 Projektleiterin Bayerisches Genomforschungsnetzwerk
- Februar 2006 Berufung zur W2-Professorin für Molekulare Pädiatrie am Dr. von Haunerschen Kinderspital der LMU München
- Seit September 2014 Direktorin der Klinik für Kinder- und Jugendmedizin am Universitätsklinikum Hamburg-Eppendorf

Lehre
- Seit 1990 regelmäßige Unterrichtung von Studenten im Fach Pädiatrie
- Seit Dezember 2000 Gastdozentin im Fach Biochemie für Mediziner, RU Bochum
- Seit März 2001 Mitglied des Organisationsteams der München-Harvard-Allianz Regelmäßige Tätigkeit als POL-Tutorin Ausbildung von Tutoren Tätigkeit als Dozentin bei Fakultätsentwicklungsprojekten
- Januar 2003–August 2014 Modulsprecherin der Planungsgruppe für das Medizinische Curriculum München (MeCuM, neue AO). Organisation und Koordination von Modul 5 mit Entwicklung und Durchführung eines innovativen Curriculums für Pädiatrie, Gynäkologie, Physikalische Medizin, Geriatrie, Allgemeinmedizin, Wahlfach
- Seit 2014 Organisation des Unterrichtes im Fach Pädiatrie am Universitätsklinikum Hamburg-Eppendorf

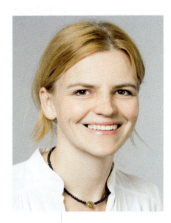

Dr. med. Joenna Driemeyer

Ausbildung und beruflicher Werdegang/Schwerpunkte
- 2002–2008 Studium der Humanmedizin an der Universitätsklinik Hamburg Eppendorf
- Promotion zum Thema neuronale Plastizität am Institut für systemische Neurowissenschaften, Universitätsklinik Hamburg Eppendorf
- 2009–2017 Facharztausbildung in der Klinik für Kinder- und Jugendmedizin der Universitätsklinik Hamburg-Eppendorf
- Etablierung der Lipidapherese für Kinder mit schweren angeborenen Fettstoffwechselstörungen am UKE, Mitarbeit am Aufbau eines bundesweiten Netzwerks
- Regelmäßige Lehrtätigkeiten im Rahmen von Bedside-Teaching und Seminaren

Die Verfasserinnen der Studentenspalte

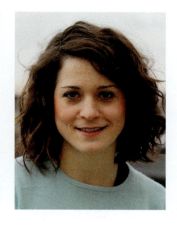

Johanna Steingröver

Nahezu jeder Student kennt das Phänomen: Der Klausurtermin rückt unweigerlich näher und noch sind nicht alle Wissenslücken geschlossen. Um den „dicken Schinken" durchzuarbeiten fehlt die Zeit, das Kurzlehrbuch geht nicht tief genug. Dies verhindert eine effektive Klausurenvorbereitung.

Das vorliegende Buch schließt diese Lücke. Im Haupttext werden die relevanten Inhalte in der gebotenen Ausführlichkeit dargestellt. Nach dem Motto „aus Studentensicht" haben wir diesen Haupttext so zusammengefasst, dass ein Blick in den Studentenspaltentext genügt, um sich einen Überblick über die wichtigsten Informationen kurz und knapp zu verschaffen. Ob dicker Wälzer oder handliches Kurzlehrbuch – hier werden beide Vorteile kombiniert.

Besonders dankbar bin ich für die gute Zusammenarbeit mit Frau Dr. Driemeyer. Als erfahrene Assistenzärztin weiß sie, welche Inhalte sowohl für das Examen als auch im späteren Klinikalltag wichtig sind. Im Studentenspaltentext konnten wir dieses Wissen bündeln.

So haben wir mit dem Lehrbuch den perfekten Begleiter für Studentinnen und Studenten, die sich für Prüfungen im Fachbereich Pädiatrie vorbereiten wollen, entwickelt.

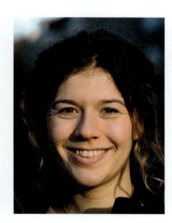

Jana-Christin Abt

„Nun sind Sie als studentische Autorinnen gefragt." Dieser Satz löste Mitte April 2016 Freude aber auch großen Respekt bei mir aus. Die leise Vorahnung von kurzen Nächten mit wenig Schlaf sollte sich schnell bestätigen. Aber um es hier bereits vorwegzunehmen, es hat sich gelohnt!

Pädiatrie hoch2 bietet die für das Lernen notwendige Kombination aus Lehrbuch und Studentenspalten zum schnellen Nachlesen. Außerdem war uns wichtig, die Prüfungsschwerpunkte der jeweiligen Kapitel hervorzuheben.

Die Arbeit als studentischer Autor war für mich vor allem eine Erfahrung der schriftstellerischen Freiheit. Natürlich mussten wir uns an Inhalt, Abgabefristen und Formatvorlagen halten, aber trotz meiner Famulatur auf Samoa und Johannas Forschungsaufenthalt in Seoul konnte die Arbeit weitergehen. Wie einfach es dank Laptop und Internet war, den Schreibtisch von Hamburg auf eine Pazifikinsel zu verlegen, hat mich wirklich begeistert. Tatsächlich war die Zeitverschiebung sogar förderlich. Wir konnten sprichwörtlich Tag und Nacht an den Studentenspalten arbeiten. Die vergangenen Monate haben mir gezeigt, dass man überall auf der Welt als Team gut funktionieren kann.

Daher geht an dieser Stelle mein großer Dank an Frau Prof. Muntau und Frau Dr. Driemeyer. Die Zusammenarbeit war sehr hilfreich und durch ein konstruktives Miteinander geprägt. Johanna und ich hatten stets das Gefühl, dass unsere Ideen mit viel Freiraum und Unterstützung behandelt wurden. An diese schöne Erfahrung und das entgegengebrachte Vertrauen erinnere ich mich gerne zurück.

Abkürzungsverzeichnis

A	Anamnese
AABR	Automated Auditory Brainstem Response
ABPA	Allergische bronchopulmonale Aspergillose
ACE	Angiotensin-Converting-Enzyme
ACTH	Adrenokortikotropes Hormon
AD	Autosomal-dominant
ADA	Adenosindesaminase
ADH	Antidiuretisches Hormon, Vasopressin
ADHS	Aufmerksamkeits-Defizit-Hyperaktivitäts-Störung
ADPKD	Autosomal-dominant vererbte polyzystische Nierenerkrankung
AEP	Akustisch evozierte Potenziale
AFP	α-Fetoprotein
AGN	Aktue postinfektiöse Glomerulonephritis
AGS	Adrenogenitales Syndrom
AHO	Albright-Osteodystrophie
AIDS	Acquired Immunodeficiency Syndrome
AK	Antikörper
AL	Argininsukzinatlyase
ALD	Adrenoleukodystrophie
ALL	Akute lymphatische Leukämie
ALTE	Apparent-Life-Threatening-Episode
AMA	Antimitochondriale Antikörper
AML	Akute myeloische Leukämie
ANA	Antinukleäre Antikörper
ANCA	Antineutrophile zytoplasmatische Antikörper
ANI	Akute Niereninsuffizienz
ANS	Atemnotsyndrom
aPTT	Aktivierte partielle Thromboplastinzeit
AR	Autosomal-rezessiv
ARCM	Arrhythmogene rechtsventrikuläre Kardiomyopathie
ARPKD	Autosomal-rezessiv vererbte polyzystische Nierenerkrankung
ART	Antiretrovirale Therapie
AS	Aminosäure
ASCA	Anti-*Saccharomyces-cerevisiae*-Antikörper
ASD	Vorhofseptumdefekt
ASL	Argininosukzinatlyase
ASS	Argininosukzinatsynthetase
ATIII	Antithrombin III
ATG	Antithymozytenglobulin
ATP	Adenosintriphosphat
AV	Atrioventrikulär
AVM	Arteriovenöse Malformation
AVSD	Atrioventrikulärer Septumdefekt
BAT	Blutaustauschtransfusion
BCG	Bacillus Calmette-Guérin
BE	Basenüberschuss
BH_4	Tetrahydrobiopterin
BIPAP	Bilevel Intermittent Positive Airway Pressure
BKS	Blutkörperchensenkungsgeschwindigkeit
BMD	Becker-Muskeldystrophie
BMI	Body-Mass-Index
BNS	Blitz-Nick-Salaam
BP	Bindungsprotein
BPD	Bronchopulmonale Dysplasie
BZ	Blutzucker
CACT	Carnitin-Acylcarnitin-Translocase
cALLA	Common ALL Antigen
cAMP	Zyklisches Adenosinmonophosphat
CCM	Zerebrale kavernöse Malformation
CDC	Centers for Disease Control
CEA	Karzinoembryonales Antigen
CF	Zystische Fibrose (Mukoviszidose)
CGD	Chronische Granulomatose
CHARGE	Coloboma, Heart Disease, Atresia Choanae, Retarded Growth or Development, Genital Anomalies, Ear Anomalies
CHE	Cholinesterase
CK	Kreatinkinase
CMD	Kongenitale Muskeldystrophie
CML	Chronisch-myeloische Leukämie
cMRT	Craniale MRT
CMV	Zytomegalievirus
CNI	Chronische Niereninsuffizienz
CPAP	Kontinuierlicher positiver Atemwegsdruck
CPS	Carbamoylphosphatsynthetase
CPT	Carnitinpalmitoyltransferase
CRP	C-reaktives Protein
CTD	Carnitintransporterdefekt
CTFR	Cystic Fibrosis Transmembrane Conductance Regulator
CTG	Kardiotokogramm/-grafie
D	Diagnostik
DCM	Dilatative Kardiomyopathie
DD	Differenzialdiagnose
DDAVP	1-Desamino-8-D-Arginin-Vasopressin
DHEA-S	Dehydroepiandrosteronsulfat
Diag	Diagnose
DIC	Disseminierte intravasale Gerinnung
DIOS	Distales intestinales Obstruktionssyndrom
DM	Dermatomyositis/Diabetes mellitus
DMD	Duchenne-Muskeldystrophie
DORV	Double Outlet Right Ventricle
DRD	Dopa-responsive Dystonie
DTP	Diphtherie, Tetanus, Pertussis
EAA	Exogen allergische Alveolitis
EAEC	Enteroaggregative *E. coli*
EBV	Epstein-Barr-Virus
ECHO (-Viren)	Enteric Cytopathogenic Human Orphan (Viruses)
ECMO	Extrakorporale Membranoxygenierung
ED	Einzeldosis
EEG	Elektroenzephalogramm/-grafie
EHEC	Enterohämorrhagische *E. coli*
EIEC	Enteroinvasive *E. coli*
EKG	Elektrokardiogramm/-grafie
ELBW	Extremely Low Birth Weight Infant
ELISA	Enzyme-Linked Immunosorbent Assay
EMG	Elektromyogramm/-grafie
EPEC	Enteropathogene *E. coli*
EPH	Edema, Proteinurie, Hypertonie
ERCP	Endoskopisch-retrograde Cholangiopankreatografie
ESWL	Extrakorporale Stoßwellenlithotripsie
ETEC	Enterotoxin bildende *E. coli*
FAB	French-American-British
FAD	Flavinadenindinukleotid
FBB-HKS	Fremdbeurteilungsbogen Hyperkinetische Störung
FBD	Familiärer Apolipoprotein-B-Defekt
FEV_1	Forciertes endexspiratorisches Volumen in 1 s
FG	Frühgeborenes

ABKÜRZUNGSVERZEICHNIS

FGFR	Fibroblastenwachstumsfaktorrezeptor		HNO	Hals-Nasen-Ohren
FH	Familiäre Hypercholesterinämie		HOCM	Hypertrophische obstruktive Kardiomyopathie
FHLH	Familiäre hämophagozytische Lymphohistiozytose		HPV	Humanes Papillomavirus
FHT	Familiäre Hypertriglyzeridämie		HRS	Hodgkin-Reed-Sternberg
FISH	Fluoreszenz-in-situ-Hybridisierung		HSAN	Hereditäre sensorisch-autonome Neuropathie
FKHL	Familiäre kombinierte Hyperlipidämie		HSV	Herpes-simplex-Virus
FLV	Fulminantes Leberversagen		HUS	Hämolytisch-urämisches Syndrom
FMN	Flavinmononukleotid		HVL	Hypophysenvorderlappen
FMTC	Familiäres medulläres Schilddrüsenkarzinom		HWI	Harnwegsinfektion
FPIES	Food Protein-Induced Enterocolitis Syndrome		HWS	Halswirbelsäule
FSH	Follikelstimulierendes Hormon		HWZ	Halbwertszeit
FSME	Frühsommermeningoenzephalitis		IAA	Insulinantikörper
fT_3	Freies Trijodthyronin		ICR	Interkostalraum
fT_4	Freies Thyroxin		ICS	Inhalative Glukokortikosteroide
FW	Fruchtwasser		IDOL	Infekt der oberen Luftwege
G-6-PD	Glukose-6-Phosphat-Dehydrogenase		IE	Internationale Einheit
GA 1	Glutarazidurie Typ 1		IEL	Intraepitheliale Lymphozyten
GABA	γ-Aminobuttersäure		Ig	Immunglobulin
GADA	Glutamat-Decarboxylase-Antikörper		IGF1	Insulin-like Growth Factor 1
GBM	Glomeruläre Basalmembran		IHH	Idiopathische intrazerebrale Hypertonie
GBS	Guillain-Barré-Syndrom		IL	Interleukin
GCDH	Glutaryl-CoA-Dehydrogenase		INH	Isoniazid
GCS	Glasgow Coma Scale		i. P.	Im Plasma
G-CSF	Granulozyten-koloniestimulierender Faktor		IPV	Inaktivierte Poliomyelitisvakzine
GFAP	Saures Gliafaserprotein		IQ	Intelligenzquotient
GFR	Glomeruläre Filtrationsrate		IRD	Infantiles Refsum-Syndrom
GIT	Gastrointestinaltrakt		i. S.	Im Serum
GLDH	Glutamatdehydrogenase		ITP	Immunthrombozytopenische Purpura
GLUT	Glukosetransporter		IVA	Isovalerianazidämie
GM-CSF	Granulozyten-Makrophagen-koloniestimulierender Faktor		IVCDH	Isovaleryl-CoA-Dehydrogenase
			IVIG	Intravenöses Immunglobulin
GN	Glomerulonephritis		JCA	Juvenile chronische Arthritis
GnRH	Gonadotropin-Releasing-Hormon		JIA	Juvenile idiopathische Arthritis
GÖR	Gastroösophagealer Reflux		JLNS	Jervell-Lange-Nielsen-Syndrom
GOT	Glutamat-Oxalazetat-Transaminase		JMML	Juvenile myelomonozytäre Leukämie
GPT	Glutamat-Pyruvat-Transaminase		JRA	Juvenile rheumatoide Arthritis
GRH	Growth-Hormone-Releasing-Hormon		K	Klinik
GSB	Gesamtserumbilirubin		KE	Kohlenhydrateinheit
GTE	Glyzerintrierukat		KG	Körpergewicht
GTO	Glyzerintrioleat		KM	Kontrastmittel
GVH	Graft-versus-Host		KMT	Knochenmarktransplantation
HA	Hypoallergen		KMA	Kuhmilchallergie
HAV	Hepatitis-A-Virus		KOF	Körperoberfläche
HB	Hepatitis B		L&H- Zellen	Lymphozyten und Histiozyten
Hb	Hämoglobin		LAP	Leucinaminopeptidase
HbA	Adultes Hämoglobin		LCH	Langerhans-Zell-Histiozytose
HbF	Fetales Hämoglobin		LCHAD	Long-Chain-3-Hydroxy-Acyl-CoA-Dehydrogenase
HBV	Hepatitis-B-Virus		LDH	Laktatdehydrogenase
hCG	Humanes Choriongonadotropin		LDL	Low-Density-Lipoprotein
HCM	Hypertrophe Kardiomyopathie		LGA	Large for Gestational Age
HCV	Hepatitis-C-Virus		LGMD	Gliedergürtelmuskeldystrophie
HDL	High-Density-Lipoprotein		LGS	Lennox-Gastaut-Syndrom
HDV	Hepatitis-D-Virus		LH	Luteinisierendes Hormon
HEV	Hepatitis-E-Virus		LJ	Lebensjahr
HF	Herzfrequenz		LK	Lymphknoten
HHL	Hypophysenhinterlappen		LKM-1	Antikörper gegen mikrosomales Antigen aus Leber und Niere
HHV	Humanes Herpesvirus			
HiB	Haemophilus influenzae Typ b		LP	Lipoprotein/Lumbalpunktion
HIV	Human Immunodeficiency Virus		LWS	Lendenwirbelsäule
Hkt	Hämatokrit		MAPCA	Major Aortopulmonary Collateral Arteries
HLA	Human Leukocyte Antigen		MAS	Mekoniumaspirationssyndrom
HLH	Hypoplastisches Linksherz		MCAD	Medium-Chain-Acyl-CoA-Dehydrogenase
HMG-CoA	Hydroxymethylglutaryl-Coenzym A		MCGN	Minimal-Change-Glomerulonephritis
HMSN	Hereditäre sensomotorische Neuropathie		MCT	Mittelkettige Triglyzeride

MCU	Miktionszystourethrogramm/-grafie	PI	Proteaseinhibitor
MCV	Mittleres korpuskuläres Volumen	PKU	Phenylketonurie
MDS	Myelodysplastische Syndrome	PM	Polymyositis
MEBD	Muscle-Eye-Brain-Erkrankung	PNET	Primitiver neuroektodermaler Tumor
MEF	Maximaler exspiratorischer Fluss	PNP	Purinnukleosidphosphorylase
MELAS	Mitochondriale Enzephalomyopathie mit Laktatazidose und Fluss (Schlaganfall)	pO_2	Partialdruck Sauerstoff im Blut
MEN	Multiple endokrine Neoplasie	PSH	Purpura Schoenlein-Henoch
MH	Maligne Hyperthermie	PTD	Primäre Torsionsdystonie
MHC	β-Myosin-Heavy-Chain/Haupthistokompatibilitätskomplex	PTH	Parathormon
		PTT	Partielle Thromboplastinzeit
MHK	Minimale Hemmkonzentration	PVL	Periventrikuläre Leukomalazie
MIBG	Meta-Jod-Benzylguanidin	PVS	Pankreatisches Venensampling
MMA	Methymalonazidurie	PWS	Prader-Willi-Syndrom
MMR	Masern, Mumps, Röteln	RA	Refraktäre Anämie
MODY	Maturity-Onset Diabetes in the Young	RAEB	Refraktäre Anämie mit Blastenexzess
MOTT	Mycobacteria Other Than Tuberculosis	RAEB-T	Refraktäre Anämie mit Blastenexzess in Transformation
MPS	Mukopolysaccharidose	RARS	Refraktäre Anämie mit Ringsideroblasten
MRT	Magnetresonanztomogramm/-grafie	RAST	Radioallergosorbenttest
MSH	Melanozyten stimulierendes Hormon	RCDP	Rhizomele Chondrodysplasia punctata
MTX	Methotrexat	RCM	Restriktive Kardiomyopathie
NAGS	N-Azetylglutamat-Synthetase	RDS	Respiratory Distress Syndrome
NAIP-Gen	*Neuronales Apoptoseinhibitor*-Gen	RES	Retikuloendotheliales System
NALD	Neonatale Adrenoleukodystrophie	RF	Rheumafaktor
NBT	Nitroblautetrazolium	RH	Releasinghormon
NEC	Nekrotisierende Enterokolitis	RIND	Reversibles ischämisches neurologisches Defizit
NF1/2	Neurofibromatose Typ 1/Typ 2	RMS	Rhabdomyosarkom
NG	Neugeborenes	ROP	Retinopathia praematurorum
NHL	Non-Hodgkin-Lymphom	RPGN	Rapid progressive Glomerulonephritis
NK-Zellen	Natürliche Killerzellen	RR	Riva-Rocci
NMDA	N-Methyl-D-Aspartat	RSV	Respiratory-Syncytial-Virus
NNH	Nasennebenhöhle	RTA	Renal-tubuläre Azidose
NNR	Nebennierenrinde	rtPA	Rekombinanter Gewebe-Plasminogenaktivator
NNRTI	Nichtnukleosidische Reverse-Transkriptase-Inhibitoren	RT-PCR	Reverse Transkription-Polymerase-Kettenreaktion
NO	Stickstoffmonoxid	RVH	Rechtsventrikuläre Hypertrophie
NRTI	Nukleosidische Reverse-Transkriptase-Inhibitoren	RWS	Romano-Ward-Syndrom
NS	Nephrotisches Syndrom	SAA	Schwere aplastische Anämie
NSAID	Nichtsteroidale Antiphlogistika	SCAD	Short-Chain-Acyl-CoA-Dehydrogenase
NSE	Neuronenspezifische Enolase	SCID	Severe Combined Immunodeficiency
NTBC	2-(2-Nitro-4-Trifluoro-Methylbenzoyl)-1,3-Cyclohexandion	SD	Schilddrüse/Standardabweichung
		SEP	Somatosensorisch evozierte Potenziale
OAE	Otoakustische Emission	SGA	Small for Gestational Age
OCT	Ornithincarbamoyltransferase	SGOT	Serum-Glutamat-Oxalazetat-Transaminase
ÖGD	Ösophagogastroduodenoskopie	SGPT	Serum-Glutamat-Pyruvat-Transaminase
ORL	Orale Rehydratationslösung	SHT	Schädel-Hirn-Trauma
OSA	Obstruktive Schlafapnoe	SIADH	Syndrom der inadäquaten ADH-Sekretion
p.c.	Post conceptionem	SIDS	Sudden Infant Death Syndrome
PA	Propionazidämie	SIRS	Systemic Inflammatory Response Syndrome
PAH	Phenylalaninhydroxylase	SLA	Antikörper gegen lösliches Leberantigen
PAIR	Punktion, Aspiration, Injektion, Reaspiration	SLE	Systemischer Lupus erythematodes
PAS	p-Aminosalizylsäure	SMA	Antikörper gegen glatte Muskulatur/Spinale Muskelatrophie
pCO_2	Partialdruck Kohlenmonoxid im Blut		
PCOS	Polyzystisches Ovarsyndrom	SPECT	Single-Photon-Emissionscomputertomogramm/-grafie
PCP	*Pneumocystis carinii* (neue Bezeichnung *P. jirovecii*)	SSMA	Supplementär-sensomotorisches Areal
PCR	Polymerase-Kettenreaktion	SSPE	Subakute sklerosierende Panenzephalitis
PDA	Persistierender Ductus arteriosus	SSSS	Staphylococcal Scalded Skin Syndrome
PEEP	Positiver endexspiratorischer Atemwegsdruck	SSW	Schwangerschaftswoche
PEF	Peak Flow	STH	Somatotropes Hormon
PEG	Perkutane endoskopische Gastrostomie	STIKO	Ständige Impfkommission
PET	Positronenemissionstomogramm/-grafie	T	Therapie
PFC-Syndrom	Syndrom der persistierenden fetalen Zirkulation	TA	Trikuspidalatresie
		Tbc	Tuberkulose
Pg	Prognose	TGA	Transposition der großen Arterien
		TIA	Transitorisch-ischämische Attacke
PHP	Pseudohypoparathyreoidismus	TIN	Tubulointerstitielle Nephritis

TLVF	Totale Lungenvenenfehlmündung	**VLDL**	Very-Low-Density-Lipoprotein
TNF	Tumor-Nekrose-Faktor	**VSD**	Ventrikelseptumdefekt
TORCH	Toxoplasmose, Others, Rubella, Cytomegaly, Herpes	**VUR**	Vesikoureteraler Reflux
TRH	Thyreotropin-Releasing-Hormon	**VWF**	Von-Willebrand-Faktor
TSH	Thyroideastimulierendes Hormon	**VZV**	Varicella-Zoster-Virus
UPD	Uniparentale Disomie	**WAGR**	*Wilms*-Tumor, *A*niridie, urogenitale Fehlbildungen, geistige *R*etardierung
V	Verlauf	**WH**	Wachstumshormon
V. a.	Verdacht auf	**WPW**	Wolff-Parkinson-White
VBV	Verhaltensbeurteilung im Vorschulalter	**WWS**	Walker-Warburg-Syndrom
VDAR	Vitamin-D-abhängige Rachitis	**z. A.**	Zum Ausschluss
VEP	Visuell evozierte Potenziale	**ZNS**	Zentrales Nervensystem
VIP	Vasoaktives intestinales Peptid	**ZP**	Zerebralparese
VLBW	Very Low Birth Weight Infant	**ZS**	Zellweger-Syndrom
VLCAD	Very-Long-Chain-Acyl-CoA-Dehydrogenase		

Inhaltsverzeichnis

1	**Neonatologie**	1
1.1	Definitionen	2
1.2	Postnatale Adaptation	2
1.2.1	Atmung	2
1.2.2	Kreislauf	3
1.2.3	Gastrointestinaltrakt	3
1.2.4	Energie und Wasser	4
1.2.5	Wärmeregulation	4
1.2.6	Erythropoese	4
1.2.7	Endokrine Drüsen	4
1.3	Erstversorgung von Neugeborenen und Beurteilung von Vitalität und Reifezustand	4
1.3.1	Erstversorgung des Neugeborenen	4
1.4	Reanimation des Neugeborenen	5
1.5	Perinatale Schäden	6
1.5.1	Perinatale Asphyxie	6
1.5.2	Frakturen	8
1.5.3	Nervenläsionen	8
1.5.4	Blutungen	9
1.6	Das Frühgeborene	9
1.6.1	Atemnotsyndrom (RDS)	10
1.6.2	Persistierender Ductus arteriosus (PDA)	11
1.6.3	Bronchopulmonale Dysplasie (BPD)	12
1.6.4	Retinopathia praematurorum (ROP)	13
1.6.5	Hirnblutungen	13
1.6.6	Periventrikuläre Leukomalazie (PVL)	16
1.6.7	Apnoen	16
1.6.8	Frühgeborenenanämie	17
1.7	Lungenerkrankungen des Neugeborenen	17
1.7.1	Mekoniumaspirationssyndrom (MAS)	17
1.7.2	Pneumothorax	18
1.7.3	Lungenhypoplasie	19
1.7.4	Zwerchfellhernie	19
1.7.5	Neonatale Pneumonien	20
1.7.6	Persistierende fetale Zirkulation (PFC-Syndrom)	21
1.8	Hämatologische Erkrankungen des Neugeborenen	21
1.8.1	Hyperbilirubinämie des Neugeborenen (Icterus neonatorum)	21
1.8.2	Morbus haemolyticus neonatorum	24
1.8.3	Neonatale Anämie	25
1.8.4	Polyglobulie – Hyperviskositätssyndrom	26
1.8.5	Morbus haemorrhagicus neonatorum (Vitamin-K-Mangel)	26
1.8.6	Neonatale Thrombozytopenie	27
1.9	Erkrankungen des Gastrointestinaltrakts beim Neugeborenen	28
1.9.1	Omphalozele und Laparoschisis	28
1.9.2	Nekrotisierende Enterokolitis (NEC)	29
1.9.3	Mekoniumileus	30
1.10	Metabolische Störungen im Neugeborenenalter	30
1.10.1	Hypoglykämien	30
1.10.2	Hypokalzämie des Neugeborenen	32
1.11	Neonatale epileptische Anfälle	32
1.12	Infektionskrankheiten des Neugeborenen	33
1.12.1	Neonatale Sepsis und Meningitis	33
1.12.2	Konnatale, nichtbakterielle Infektionen des Neugeborenen	35
1.12.3	Lues connata	36
1.12.4	Konjunktivitis des Neugeborenen	37
1.13	Sudden Infant Death Syndrome (SIDS)	37
2	**Genetik**	41
2.1	Autosomale Chromosomenaberrationen	41
2.1.1	Numerische Aberrationen	41
2.1.2	Strukturelle Aberrationen	44
2.2	Gonosomale Aberrationen	45
2.2.1	Ullrich-Turner-Syndrom (45,X0)	45
2.2.2	Klinefelter-Syndrom (47,XXY)	46
2.2.3	Syndrom des fragilen X-Chromosoms	47
2.2.4	XYY-Syndrom	47
2.2.5	XXX-Syndrom	47
2.3	Chromosomale Mikrodeletionssyndrome	47
2.4	Embryofetopathien durch exogene Noxen	49
2.4.1	Fetales Alkoholsyndrom (FAS)	49
2.4.2	Hydantoinembryopathie	50
2.4.3	Nikotinabusus	50
2.5	Genetische Beratung	51
2.6	Pränatale Diagnostik	51
2.7	Schwangerschaftsabbruch	52
3	**Säuglingsernährung**	53
3.1	Physiologie	53
3.2	Muttermilchernährung	54
3.2.1	Formen der Frauenmilch	54
3.2.2	Biologische Vorteile der Muttermilchernährung	55
3.2.3	Potenzielle Nachteile des Stillens	56
3.2.4	Stillphysiologie und praktische Aspekte des Stillens	57
3.3	Industriell hergestellte Säuglingsmilchnahrung	58
3.3.1	„Pre"-Nahrung	58
3.3.2	„1"-Nahrung	58
3.3.3	Folgenahrung	58
3.3.4	Säuglingsnahrung auf Sojabasis	58
3.3.5	Hypoallergene Nahrung (HA-Nahrung)	58
3.3.6	Hochgradige Eiweißhydrolysatnahrung	58
3.4	Beikost	59
3.5	Vitamin-D- und Fluorsubstitution im 1. Lebensjahr	59
3.5.1	Vitamin D	59
3.5.2	Vitamin K	60
3.5.3	Fluorid	60
4	**Vitamine**	61
4.1	Wasserlösliche Vitamine	61
4.1.1	Vitamin B_1	61
4.1.2	Vitamin B_2	62
4.1.3	Niacin	62
4.1.4	Vitamin B_6	62
4.1.5	Vitamin B_{12} und Folsäure	63
4.1.6	Vitamin C	63
4.1.7	Vitamin H	64
4.2	Fettlösliche Vitamine	64
4.2.1	Vitamin A	64
4.2.2	Vitamin D	65

4.2.3	Vitamin E	70
4.2.4	Vitamin K	70
5	**Endokrinologie**	**71**
5.1	**Störungen des Wachstums**	**72**
5.1.1	Kleinwuchs	72
5.1.2	Großwuchs	76
5.2	**Störungen der ADH-Sekretion**	**77**
5.2.1	Verminderte ADH-Sekretion: Diabetes insipidus neurohormonalis	77
5.2.2	Vermehrte ADH-Sekretion: Syndrom der inadäquaten ADH-Sekretion	78
5.3	**Erkrankungen der Schilddrüse**	**78**
5.3.1	Hypothyreose	78
5.3.2	Hyperthyreose	79
5.3.3	Neugeborenenhyperthyreose	80
5.3.4	Struma im Kindesalter	80
5.3.5	Thyreoiditis	81
5.3.6	Schilddrüsentumoren	83
5.4	**Erkrankungen der Nebenschilddrüsen**	**83**
5.4.1	Hypoparathyreoidismus	83
5.4.2	Pseudohypoparathyreoidismus (PHP)	84
5.4.3	Hyperparathyreoidismus	84
5.5	**Erkrankungen der Nebennierenrinde**	**85**
5.5.1	Erkrankungen mit verminderter Kortisolsynthese	85
5.5.2	Erkrankungen mit vermehrter Kortisolsynthese: Cushing-Syndrom und Morbus Cushing	89
5.5.3	Erkrankungen mit isoliert verminderter Aldosteronsynthese	90
5.5.4	Erkrankungen mit erhöhter Aldosteronsynthese	90
5.6	**Erkrankungen des Nebennierenmarks**	**91**
5.7	**Störungen der Sexualentwicklung**	**92**
5.7.1	Pubertas praecox	93
5.7.2	Pubertas tarda	96
5.7.3	Pubertätsgynäkomastie	98
5.7.4	Labiensynechie	98
5.8	**Besonderheiten der sexuellen Differenzierung (DSD): Intersexualität**	**98**
5.8.1	Ovotestikuläre DSD	98
5.8.2	XX, DSD	99
5.8.3	XY, DSD	99
5.8.4	Therapie der Intersexualität	101
6	**Stoffwechselerkrankungen**	**103**
6.1	**Störungen des Stoffwechsels aromatischer Aminosäuren**	**103**
6.1.1	Hyperphenylalaninämien	103
6.1.2	Tyrosinämien	107
6.2	**Störungen des Stoffwechsels schwefelhaltiger Aminosäuren**	**110**
6.3	**Störungen des Stoffwechsels der verzweigtkettigen Aminosäuren Leucin, Isoleucin und Valin**	**112**
6.4	**Störungen des Stoffwechsels von Lysin, Hydroxylysin und Tryptophan**	**116**
6.4.1	Glutarazidurie Typ 1 (GA 1)	116
6.5	**Störungen des Harnstoffzyklus**	**118**
6.6	**Störungen des Glycinstoffwechsels**	**121**
6.6.1	Nichtketotische Hyperglycinämie	121
6.7	**Störungen des Kohlenhydratstoffwechsels**	**121**
6.7.1	Hypoglykämien	122
6.7.2	Diabetes mellitus	127
6.7.3	Glykogenspeichererkrankungen	133
6.7.4	Störungen des Galaktosestoffwechsels	138
6.7.5	Störungen des Fruktosestoffwechsels	141
6.7.6	Störungen des Glukosetransports	143
6.8	**Störungen des Transports und der Oxidation von Fettsäuren**	**144**
6.8.1	Carnitintransporterdefekt	145
6.8.2	Medium-Chain-Acyl-CoA-Dehydrogenase-Defekt	146
6.9	**Speichererkrankungen**	**147**
6.9.1	Heteroglykanosen	147
6.9.2	Sphingolipidosen	150
6.10	**Peroxisomale Erkrankungen**	**155**
6.10.1	Defekte der peroxisomalen Biogenese	155
6.10.2	Defekte peroxisomaler Proteine	157
6.11	**Lipoproteinstoffwechselstörungen**	**159**
6.11.1	Hyperlipoproteinämien	159
6.11.2	Hypolipoproteinämien	163
6.12	**Harnsäurestoffwechselstörungen**	**164**
6.12.1	Lesch-Nyhan-Syndrom	164
6.12.2	Xanthinurie	165
7	**Infektiologie**	**167**
7.1	**Häufige klinische Infektionsbilder im Kindesalter**	**168**
7.1.1	Sepsis	168
7.1.2	Meningitis	169
7.1.3	Osteomyelitis, septische Arthritis	171
7.2	**Klassische bakterielle Infektionen**	**173**
7.2.1	Infektionen mit Streptokokken der Gruppe A	173
7.2.2	Pneumokokkeninfektionen	174
7.2.3	Staphylokokkeninfektionen	174
7.2.4	Infektionen mit Haemophilus influenzae	175
7.2.5	Meningokokkeninfektionen	176
7.2.6	Diphtherie	178
7.2.7	Pertussis (Keuchhusten)	179
7.2.8	Tetanus	180
7.2.9	Botulismus	181
7.2.10	Salmonellosen	182
7.2.11	Durchfallerkrankungen durch *Escherichia coli*	*183*
7.2.12	Andere bakteriell bedingte Durchfallerkrankungen	184
7.2.13	Brucellose	184
7.2.14	Listeriose	185
7.2.15	Mykoplasmose	186
7.2.16	Chlamydieninfektionen	187
7.3	**Infektionen durch Mykobakterien**	**188**
7.3.1	Tuberkulose	188
7.3.2	Nichttuberkulöse mykobakterielle Erkrankungen	193
7.4	**Lyme-Borreliose**	**194**
7.5	**Virusinfektionen**	**196**
7.5.1	Masern	196
7.5.2	Röteln	198
7.5.3	Exanthema subitum (Dreitagefieber)	199
7.5.4	Erythema infectiosum (Ringelröteln)	200
7.5.5	Varizellen (Windpocken)	201
7.5.6	Herpes zoster	202
7.5.7	*Herpes-simplex*-Infektionen	203
7.5.8	Parotitis epidemica (Mumps)	205
7.5.9	Infektiöse Mononukleose (Pfeiffer-Drüsenfieber)	206

7.5.10	RS-Virus-Infektionen	207	10	**Hämatologie**	259
7.5.11	Influenzavirusinfektionen	208	**10.1**	**Erkrankungen des roten Systems**	260
7.5.12	Infektion mit dem Influenzavirus *H1N1*	*209*	10.1.1	Eisenmangelanämie	260
7.5.13	Parainfluenzavirusinfektionen	210	10.1.2	Megaloblastäre Anämie	261
7.5.14	*Coxsackie-Virus*-Erkrankungen	210	10.1.3	Kongenitale hypoplastische Anämie: Diamond-Blackfan-Anämie (DBA)	262
7.5.15	Adenovirusinfektionen	212	10.1.4	Erworbene hypoplastische Anämien	263
7.5.16	Rotavirusinfektionen	212	10.1.5	Anämie der chronischen Erkrankung (ACD)	263
7.5.17	Norovirusinfektionen	213	10.1.6	Blutungsanämien	264
7.5.18	Poliomyelitis	213	10.1.7	Hämolytische Anämien	265
7.5.19	Zytomegalievirusinfektion	214	10.1.8	Sideroblastische Anämien (SA)	276
7.5.20	Frühsommermeningoenzephalitis (FSME)	217	10.1.9	Panmyelopathien: aplastische Anämien	276
7.5.21	Human-Immunodeficiency-Virus-Infektion (HIV)	217	10.1.10	Myelodysplastische Syndrome (MDS)	278
7.6	**Impfungen**	221	**10.2**	**Erkrankungen des weißen Systems**	278
7.6.1	Impfkalender	221	10.2.1	Neutrophile Leukozytopenie	278
7.6.2	Diphtherieimpfung	222	10.2.2	Granulozytenfunktionsstörungen	280
7.6.3	Tetanusimpfung	222	10.2.3	Reaktive Veränderungen des weißen Blutbildes	281
7.6.4	Pertussisimpfung	222	**10.3**	**Erkrankungen der Milz**	281
7.6.5	Hib-Impfung	223	10.3.1	Asplenie	281
7.6.6	Polioimpfung	223	10.3.2	Splenomegalie	282
7.6.7	Hepatitis-B-Impfung	223	**10.4**	**Hämostaseologie**	282
7.6.8	Pneumokokkenimpfung	224	10.4.1	Hämophilie A	282
7.6.9	Meningokokkenimpfung	224	10.4.2	Hämophilie B	284
7.6.10	Masernimpfung	225	10.4.3	Von-Willebrand-Syndrom	285
7.6.11	Mumpsimpfung	225	10.4.4	Koagulopathie durch Vitamin-K-Mangel	286
7.6.12	Rötelnimpfung	225	10.4.5	Koagulopathie durch Lebererkrankungen	286
7.6.13	Varizellenimpfung	226	10.4.6	Verbrauchskoagulopathien	287
7.6.14	Humane-Papillomaviren-Impfung	226	10.4.7	Thrombozytopenien	288
7.6.15	Rotavirusimpfung	227	10.4.8	Thrombozytenfunktionsstörungen	290
7.6.16	BCG-Impfung	227	10.4.9	Thrombozytosen	290
7.7	**Pilzinfektionen**	227			
7.7.1	Tinea	227	**11**	**Onkologie**	293
7.7.2	Candidiasis	228	**11.1**	**Leukämien**	294
7.7.3	Aspergillose	229	11.1.1	Akute lymphatische Leukämie (ALL)	294
7.8	**Wurmerkrankungen**	229	11.1.2	Akute myeloische Leukämie (AML)	297
7.8.1	Infektionen mit Nematoden (Fadenwürmer)	229	11.1.3	Chronisch-myeloische Leukämie (CML)	299
7.8.2	Infektionen mit Trematoden (Saugwürmer)	232	**11.2**	**Non-Hodgkin-Lymphome (NHL)**	300
7.8.3	Taeniasis	232	**11.3**	**Morbus Hodgkin**	302
			11.4	**Histiozytosen**	304
8	**Immunologie**	235	11.4.1	Langerhans-Zell-Histiozytosen (LCH)	304
8.1	**Primäre Immundefektsyndrome**	235	11.4.2	Hämophagozytische Lymphohistiozytosen	305
8.1.1	Antikörpermangelsyndrom	236	**11.5**	**Wilms-Tumor**	306
8.1.2	Kombinierte T- und B-Zell-Defekte	238	**11.6**	**Neuroblastom**	309
8.1.3	Immundefekte bei syndromalen Erkrankungen	240	**11.7**	**Rhabdomyosarkom (RMS)**	311
8.2	**Sekundäre Immundefektsyndrome**	243	**11.8**	**Retinoblastom**	313
8.3	**Impfungen bei Immundefekt**	243	**11.9**	**Osteosarkom**	314
			11.10	**Ewing-Sarkom**	316
9	**Rheumatische Erkrankungen**	245	**11.11**	**Keimzelltumoren**	317
9.1	**Juvenile idiopathische Arthritis (JIA)**	245	**11.12**	**Hirntumoren**	319
9.1.1	Systemische JIA: Still-Syndrom	248	11.12.1	Astrozytome	320
9.1.2	Polyarthritis, Rheumafaktor negativ	249	11.12.2	Primitive neuroektodermale Tumoren (PNET)	321
9.1.3	Polyarthritis, Rheumafaktor positiv	249	11.12.3	Ependymome	322
9.1.4	Persistierende und extended Oligoarthritis	250	11.12.4	Kraniopharyngeom	323
9.1.5	Arthritis mit Enthesitis	250	**11.13**	**Tumoren des Rückenmarks**	323
9.1.6	Arthritis mit Psoriasis	251			
9.2	**Reaktive Arthritis**	251	**12**	**Kardiologie**	327
9.3	**Rheumatisches Fieber**	252	**12.1**	**Angeborene Herzfehler**	328
9.4	**Kawasaki-Syndrom**	255	12.1.1	Kongenitale Ausflussbehinderungen des linken Ventrikels	330
9.5	**Autoinflammatorische Syndrome – periodische Fiebersyndrome**	256	12.1.2	Kongenitale Ausflussbehinderung des rechten Ventrikels	334
9.5.1	Familiäres Mittelmeerfieber	256	12.1.3	Angeborene Herzfehler mit Links-rechts-Shunt	334
9.6	**Systemischer Lupus erythematodes**	257			
9.7	**Purpura Schoenlein-Henoch**	257			

12.1.4	Angeborene Herzfehler mit Rechts-links-Shunt	340
12.1.5	Seltenere zyanotische Herzvitien	343
12.2	**Erworbene Herz- und Gefäßerkrankungen**	348
12.2.1	Bakterielle Endokarditis	348
12.2.2	Myokarditis	350
12.2.3	Perikarditis	350
12.2.4	Herzinsuffizienz	351
12.2.5	Kardiomyopathien	352
12.3	**Herzrhythmusstörungen**	353
12.3.1	Störungen der Erregungsbildung	353
12.3.2	Störungen der Erregungsleitung	357
12.4	**Akzidentelles Herzgeräusch**	358

13	**Erkrankungen des Respirationstrakts**	361
13.1	**Physiologie**	362
13.1.1	Atemfrequenzen und Atmungsmuster	362
13.1.2	Symptome von Atemwegserkrankungen	362
13.2	**Angeborene Fehlbildungen**	363
13.2.1	Choanalatresie	363
13.2.2	Pierre-Robin-Sequenz	363
13.2.3	Kongenitale Laryngo- oder Tracheomalazie	363
13.2.4	Angeborene Tracheal- und Bronchusstenosen	364
13.2.5	Kongenitales lobäres Emphysem	364
13.3	**Erkrankungen von Nase, Ohren und Rachen**	365
13.3.1	Epistaxis	365
13.3.2	Akute Rhinopharyngitis	365
13.3.3	„Banaler" Infekt der oberen Luftwege	366
13.3.4	Retropharyngealer Abszess	366
13.3.5	Sinusitis	367
13.3.6	Erkrankungen der Rachenmandel	368
13.3.7	Obstruktive Schlafapnoen (OSA)	368
13.3.8	Angina tonsillaris	369
13.3.9	Otitis media acuta (AOM)	370
13.3.10	Mastoiditis	370
13.3.11	Seromukotympanon	371
13.4	**Erkrankungen von Kehlkopf, Trachea und Bronchien**	371
13.4.1	Subglottische Laryngitis (Pseudokrupp)	371
13.4.2	Supraglottische Laryngitis (akute Epiglottitis)	372
13.4.3	Fremdkörperaspiration	373
13.4.4	Akute Bronchitis	375
13.4.5	Obstruktive Bronchitis und Bronchiolitis	375
13.4.6	Primäre ziliäre Dyskinesie (Syndrom der immotilen Zilien)	377
13.4.7	Bronchiektasen	377
13.5	**Asthma bronchiale**	378
13.6	**Erkrankungen der Lunge**	384
13.6.1	Zystische Fibrose (Mukoviszidose, CF)	384
13.6.2	Pneumonie	390
13.6.3	Lungenabszess	392
13.6.4	Lungenatelektase	392
13.6.5	Exogen allergische Alveolitis (EAA)	393
13.6.6	Lungenemphysem	394
13.7	**Erkrankungen der Pleura**	394
13.7.1	Pleuritis und Pleuraempyem	394
13.7.2	Hydrothorax	395
13.7.3	Pneumothorax und Pneumomediastinum	396

14	**Gastroenterologie**	399
14.1	**Erkrankungen des Ösophagus**	401
14.1.1	Ösophagusatresie	401
14.1.2	Gastroösophagealer Reflux (GÖR)	402
14.1.3	Hiatushernie	403
14.1.4	Ösophagusachalasie	404
14.1.5	Ösophagitis	404
14.1.6	Ösophagusverätzungen	405
14.1.7	Ösophagusfremdkörper	406
14.2	**Erkrankungen des Magens**	407
14.2.1	Gastritis	407
14.2.2	Hypertrophe Pylorusstenose	407
14.3	**Erkrankungen des Darms**	409
14.3.1	Duodenalatresie und Duodenalstenose	409
14.3.2	Atresien und Stenosen von Jejunum und Ileum	410
14.3.3	Anal- und Rektumatresie	411
14.3.4	Morbus Hirschsprung	412
14.3.5	Meckel-Divertikel	413
14.3.6	Invagination	413
14.4	**Akute infektiöse Gastroenteritis**	415
14.5	**Idiopathische chronisch-entzündliche Darmerkrankungen**	417
14.5.1	Morbus Crohn	417
14.5.2	Colitis ulcerosa	420
14.6	**Malabsorptionssyndrome**	421
14.6.1	Glukose-Galaktose-Malabsorption	421
14.6.2	Laktoseintoleranz	422
14.6.3	Saccharoseintoleranz	422
14.6.4	Fruktosemalabsorption	423
14.6.5	Zöliakie	424
14.6.6	Postenteritisches Syndrom	427
14.6.7	Kuhmilchallergie (KMA)	427
14.6.8	Kurzdarmsyndrom	429
14.7	**Chronisch-habituelle Obstipation**	429
14.8	**Maldigestion im Rahmen der Mukoviszidose**	430
14.9	**Erkrankungen der Leber und des biliären Systems**	431
14.9.1	Unkonjugierte Hyperbilirubinämien	431
14.9.2	Konjugierte Hyperbilirubinämien	433
14.9.3	Cholestase	434
14.9.4	Virushepatitiden	439
14.9.5	Autoimmunhepatitis	444
14.9.6	Nichtvirale Infektionen der Leber	445
14.9.7	Akutes Leberversagen (ALV)	447
14.9.8	Leberzirrhose und portale Hypertonie	448
14.9.9	Reye-Syndrom	450
14.9.10	Morbus Wilson	451
14.10	**Erkrankungen des Pankreas**	452
14.10.1	Akute Pankreatitis	452
14.10.2	Chronische Pankreatitis	453
14.10.3	Generalisierte exokrine Pankreasinsuffizienz	453

15	**Nephrologie und Urologie**	457
15.1	**Nierenerkrankungen mit Leitsymptom Hämaturie**	458
15.1.1	IgA-Glomerulonephritis	459
15.1.2	Isolierte familiäre Hämaturie	460
15.1.3	Idiopathische benigne rekurrierende Hämaturie	461
15.1.4	Alport-Syndrom	461
15.1.5	Akute postinfektiöse Glomerulonephritis (AGN)	462
15.1.6	Systemischer Lupus erythematodes (SLE)	463
15.1.7	Rapid progressive Glomerulonephritis (RPGN)	465

15.1.8	Goodpasture-Erkrankung	466		17.5	Kongenitale Ichthyosen	515
15.1.9	Anaphylaktoide Purpura Schoenlein-Henoch (PSH)	466		17.6	Dermatitiden (Ekzeme)	516
				17.6.1	Windeldermatitis	516
15.1.10	Hämolytisch-urämisches Syndrom (HUS)	467		17.6.2	Atopische Dermatitis	517
15.1.11	Nierenvenenthrombose	469		17.6.3	Allergische Kontaktdermatitis	519
15.2	Nierenerkrankungen mit Leitsymptom Proteinurie	470		17.7	Urtikarielle Erkrankungen	520
				17.7.1	Urtikaria	520
15.2.1	Nephrotisches Syndrom (NS)	471		17.7.2	Hereditäres Angioödem	521
15.2.2	Membranöse Glomerulonephritis	474		17.7.3	Strophulus infantum	521
15.2.3	Membranoproliferative Glomerulonephritis (MPGN)	474		17.8	Arzneimittel- und infektallergische Exantheme	522
15.3	Tubulopathien	475		17.8.1	Arzneimittelexantheme	522
15.3.1	Renale Glukosurie	476		17.8.2	Erythema nodosum	522
15.3.2	Renal-tubuläre Azidose (RTA)	476		17.9	Epizoonosen	523
15.3.3	De-Toni-Debré-Fanconi-Syndrom	477		17.9.1	Skabies	523
15.3.4	Diabetes insipidus renalis	478		17.9.2	Pediculosis capitis	524
15.3.5	Bartter-Syndrom	479		17.9.3	Pediculosis pubis	524
15.4	Tubulointerstitielle Nephritis (TIN)	480		17.10	Störungen der Pigmentierung	525
15.5	Arterielle Hypertonie	481		17.10.1	Hyperpigmentierungen	525
15.6	Niereninsuffizienz	483		17.10.2	Hypopigmentierungen	526
15.6.1	Akute Niereninsuffizienz (ANI)	483		17.11	Mastozytosen	527
15.6.2	Chronische Niereninsuffizienz (CNI)	484		17.11.1	Mastozytom	527
15.7	Kongenitale Nierenfehlbildungen	486		17.11.2	Urticaria pigmentosa und diffuse Mastozytose	527
15.7.1	Nierenagenesie	486				
15.7.2	Nierenhypoplasie	486		17.12	Pilzbedingte Hauterkrankungen	528
15.7.3	Lage- und Fusionsanomalien der Niere	487				
15.7.4	Zystische Nierenerkrankungen	488		18	Neuromuskuläre Erkrankungen	531
15.8	Harnwegsinfektionen (HWI)	489		18.1	Erkrankungen des Motoneurons	531
15.9	Hydronephrose	491		18.1.1	Spinale Muskelatrophie (SMA)	531
15.9.1	Ureterabgangsstenose	491		18.2	Erkrankungen peripherer Nerven	534
15.9.2	Uretermündungsstenose	492		18.2.1	Guillain-Barré-Syndrom (GBS)	534
15.9.3	Vesikoureteraler Reflux (VUR)	492		18.2.2	Fazialisparese	535
15.10	Harninkontinenz	494		18.2.3	Hereditäre sensomotorische Neuropathien (HMSN)	536
16	Wasser und Elektrolyte	497		18.2.4	Hereditäre sensorisch-autonome Neuropathien (HSAN)	536
16.1	Wasser und Natrium	497				
16.1.1	Dehydratation	497		18.3	Erkrankungen der neuromuskulären Übertragung	537
16.1.2	Hyperhydratation	499				
16.2	Elektrolyte	500		18.3.1	Myasthenia gravis	537
16.2.1	Hypokaliämie	500		18.3.2	Botulismus	538
16.2.2	Hyperkaliämie	501		18.4	Myopathien	538
16.2.3	Hypokalzämie	502		18.4.1	Muskeldystrophien	538
16.2.4	Hyperkalzämie	502		18.4.2	Entzündliche Myopathien	542
				18.4.3	Myotone Dystrophie Typ 1 (Curschmann-Steinert)	543
17	Dermatologie	505				
17.1	Harmlose Hautveränderungen des Neugeborenen	506		18.4.4	Nichtdystrophe Myotonien	545
				18.4.5	Maligne Hyperthermie (MH)	546
17.1.1	Erythema neonatorum	506				
17.1.2	Milien	506		19	Neurologie	549
17.1.3	Seborrhoisches Ekzem des Säuglings	507		19.1	Kongenitale Fehlbildungen des Nervensystems	550
17.1.4	Mongolenfleck	507				
17.2	Bakterielle Hauterkrankungen	508		19.1.1	Dysrhaphien (Neuralrohrdefekte)	550
17.2.1	Impetigo contagiosa	508		19.1.2	Kraniosynostosen	553
17.2.2	Staphylococcal Scalded Skin Syndrome (SSSS)	508		19.1.3	Mikrozephalie	554
				19.1.4	Agenesien des ZNS	555
17.2.3	Erysipel	509		19.2	Hydrozephalus	556
17.2.4	Panaritium	510		19.3	Epileptische Anfälle und Epilepsien	559
17.3	Virusbedingte Hauterkrankungen	510		19.3.1	Generalisierte Epilepsien	560
17.3.1	Molluscum contagiosum	510		19.3.2	Fokale Epilepsien	565
17.3.2	Viruspapillome	511		19.3.3	Epileptische Enzephalopathien	569
17.4	Blasen bildende Erkrankungen	512		19.3.4	Besondere Formen der Epilepsie	571
17.4.1	Hereditäre Epidermolysen	512		19.3.5	Status epilepticus	572
17.4.2	Erythema exsudativum multiforme	513		19.3.6	Gelegenheitsanfälle	572
17.4.3	Acrodermatitis enteropathica	514		19.3.7	Grundzüge der Epilepsiebehandlung	574

19.3.8	Erkrankungen mit anfallsähnlichen Erscheinungen	576	20.3	Ertrinkungsunfälle	613
			20.4	Vergiftungen	614
19.4	**Erkrankungen mit dem Leitsymptom Kopfschmerzen**	577	20.5	Schädel-Hirn-Trauma (SHT)	617
			20.6	Pädiatrische Reanimation	617

19.3.8 Erkrankungen mit anfallsähnlichen Erscheinungen ... 576
19.4 Erkrankungen mit dem Leitsymptom Kopfschmerzen ... 577
- 19.4.1 Migräne ... 578
- 19.4.2 Symptomatische Kopfschmerzen ... 579
19.5 Pseudotumor cerebri ... 580
19.6 Vaskuläre ZNS-Erkrankungen ... 581
- 19.6.1 Vaskuläre Malformationen ... 581
- 19.6.2 Ischämische und zerebrale Insulte ... 584
- 19.6.3 Sinus- und Hirnvenenthrombose ... 585
19.7 Infantile Zerebralparesen (ZP) ... 586
19.8 Erkrankungen des extrapyramidalen Systems ... 588
- 19.8.1 Isolierte generalisierte Dystonie mit frühem Beginn (Torsionsdystonie) ... 588
- 19.8.2 Dopa-responsive Dystonie (DRD) ... 589
- 19.8.3 Chorea Huntington ... 589
- 19.8.4 Tics ... 590
19.9 Erkrankungen des Kleinhirns ... 591
- 19.9.1 Angeborene Fehlbildungen des Kleinhirns ... 591
- 19.9.2 Hereditäre Ataxien ... 592
19.10 Rett-Syndrom ... 593
19.11 Neurokutane Syndrome ... 593
- 19.11.1 Neurofibromatose Typ 1 (NF1) ... 594
- 19.11.2 Neurofibromatose Typ 2 (NF2) ... 595
- 19.11.3 Tuberöse Hirnsklerose ... 596
- 19.11.4 Sturge-Weber-Syndrom ... 597
- 19.11.5 Klippel-Trénaunay-Syndrom ... 598
- 19.11.6 Hippel-Lindau-Syndrom ... 599
19.12 Erkrankungen des Rückenmarks ... 599
- 19.12.1 Syringomyelie ... 599
- 19.12.2 Tethered Cord ... 599
19.13 Koma ... 600
19.14 Schädel-Hirn-Trauma (SHT) ... 603
19.15 Entzündliche Erkrankungen des ZNS ... 605
- 19.15.1 Infektionen des ZNS ... 605
- 19.15.2 Immunvermittelte Erkrankungen des ZNS ... 606

20 Pädiatrische Notfälle ... 611
- 20.1 Verbrennungen und Verbrühungen ... 612
- 20.2 Erfrierungen ... 613
- 20.3 Ertrinkungsunfälle ... 613
- 20.4 Vergiftungen ... 614
- 20.5 Schädel-Hirn-Trauma (SHT) ... 617
- 20.6 Pädiatrische Reanimation ... 617

21 Vorsorgeuntersuchungen im Kindesalter ... 621
- 21.1 Übersicht der Untersuchungsschwerpunkte bei den Vorsorgeuntersuchungen ... 621
- 21.2 Altersgemäße psychomotorische Entwicklung ... 622
- 21.3 Vorsorgeuntersuchungen ... 624
- 21.4 Neugeborenenscreening auf angeborene Stoffwechselerkrankungen und Endokrinopathien ... 629
- 21.5 Neugeborenenscreening auf angeborene Hörstörungen ... 630
- 21.6 Sonografische Screeninguntersuchung zum Ausschluss einer Hüftgelenksdysplasie ... 630

22 Kinderpsychologie und Sozialpädiatrie ... 635
- 22.1 Anorexia nervosa ... 635
- 22.2 Adipositas ... 637
- 22.3 Kindesmisshandlung (Battered-Child-Syndrom) und Kindesmissbrauch ... 638
- 22.4 Harninkontinenz ... 641
- 22.5 Enkopresis ... 642
- 22.6 Lese- und Rechtschreibstörung (Legasthenie) ... 642
- 22.7 Frühkindlicher Autismus ... 643
- 22.8 Stottern ... 644
- 22.9 Aufmerksamkeits-Defizit-Hyperaktivitäts-Störung (ADHS) ... 644

Anhang ... 647
NKLM-Lernziele ... 648

Abbildungsverzeichnis ... 652

Sachregister ... 653

KAPITEL 1
Neonatologie

1.1	Definitionen	2
1.2	Postnatale Adaptation	2
1.2.1	Atmung	2
1.2.2	Kreislauf	3
1.2.3	Gastrointestinaltrakt	3
1.2.4	Energie und Wasser	4
1.2.5	Wärmeregulation	4
1.2.6	Erythropoese	4
1.2.7	Endokrine Drüsen	4
1.3	Erstversorgung von Neugeborenen und Beurteilung von Vitalität und Reifezustand	4
1.3.1	Erstversorgung des Neugeborenen	4
1.4	Reanimation des Neugeborenen	5
1.5	Perinatale Schäden	6
1.5.1	Perinatale Asphyxie	6
1.5.2	Frakturen	8
1.5.3	Nervenläsionen	8
1.5.4	Blutungen	9
1.6	Das Frühgeborene	9
1.6.1	Atemnotsyndrom (RDS)	10
1.6.2	Persistierender Ductus arteriosus (PDA)	11
1.6.3	Bronchopulmonale Dysplasie (BPD)	12
1.6.4	Retinopathia praematurorum (ROP)	13
1.6.5	Hirnblutungen	13
1.6.6	Periventrikuläre Leukomalazie (PVL)	16
1.6.7	Apnoen	16
1.6.8	Frühgeborenenanämie	17
1.7	Lungenerkrankungen des Neugeborenen	17
1.7.1	Mekoniumaspirationssyndrom (MAS)	17
1.7.2	Pneumothorax	18
1.7.3	Lungenhypoplasie	19
1.7.4	Zwerchfellhernie	19
1.7.5	Neonatale Pneumonien	20
1.7.6	Persistierende fetale Zirkulation (PFC-Syndrom)	21
1.8	Hämatologische Erkrankungen des Neugeborenen	21
1.8.1	Hyperbilirubinämie des Neugeborenen (Icterus neonatorum)	21
1.8.2	Morbus haemolyticus neonatorum	24
1.8.3	Neonatale Anämie	25
1.8.4	Polyglobulie – Hyperviskositätssyndrom	26
1.8.5	Morbus haemorrhagicus neonatorum (Vitamin-K-Mangel)	26
1.8.6	Neonatale Thrombozytopenie	27
1.9	Erkrankungen des Gastrointestinaltrakts beim Neugeborenen	28
1.9.1	Omphalozele und Laparoschisis	28
1.9.2	Nekrotisierende Enterokolitis (NEC)	29
1.9.3	Mekoniumileus	30

Aus Studentensicht

Der plötzliche Kindstod ist sicher mit der meist gefürchtetste Fall der Neonatologie. Jedoch macht er nur einen kleinen Teil der Prüfungsfragen aus. Da die Neonatologie häufig gefragt wird, lasse dir beim Bearbeiten des Kapitels viel Zeit. Fürs Lernen gilt dasselbe wie im Umgang mit den kleinen Patienten: Verschaffe dir einen Überblick, versuche die Symptome einer Krankheitskategorie zuzuordnen und suche den Austausch mit Kommilitonen.
Wichtig beim Lernen: Definitionen und Bewertungsscores müssen fest sitzen! Das bedeutet lästiges Auswendiglernen, aber nur Mut: Die Tabellen „Definitionen zur Neonatologie" und „Apgar-Score" geben dir eine gute Übersicht. Damit kennst du schon die wichtigsten „Vokabeln" der Neonatologie. Und noch ein Tipp: Arbeite die verschiedenen Erkrankungen am besten organspezifisch durch, um den Überblick zu behalten.

1 NEONATOLOGIE

1.10	Metabolische Störungen im Neugeborenenalter	30
1.10.1	Hypoglykämien	30
1.10.2	Hypokalzämie des Neugeborenen	32
1.11	Neonatale epileptische Anfälle	32
1.12	Infektionskrankheiten des Neugeborenen	33
1.12.1	Neonatale Sepsis und Meningitis	33
1.12.2	Konnatale, nichtbakterielle Infektionen des Neugeborenen	35
1.12.3	Lues connata	36
1.12.4	Konjunktivitis des Neugeborenen	37
1.13	Sudden Infant Death Syndrome (SIDS)	37

1.1 Definitionen

Die Neonatologie befasst sich mit der Versorgung von Neugeborenen, mit den speziellen Problemen von Frühgeborenen und kranken Neugeborenen sowie deren Behandlung. In der Checkliste sind wichtige Definitionen zur Neonatologie aufgeführt. Wichtigste Ursachen der perinatalen und neonatalen Mortalität sind Unreife, Untergewicht und Anpassungsstörungen.

Checkliste: Definitionen zur Neonatologie

Lebendgeburt	Vorhandensein von mindestens 1 der 4 Vitalzeichen Herzschlag, Nabelschnurpulsation, Atmung, Willkürmotorik
Totgeburt	Keine Vitalzeichen, Geburtsgewicht > 500 g
Abort	Keine Vitalzeichen, Geburtsgewicht < 500 g
Gestationsalter	Schwangerschaftsdauer vom 1. Tag der letzten Regelblutung bis zur Geburt des Kindes (280 Tage)
Perinatalperiode	29. SSW bis 7. Lebenstag
Neonatalperiode	1.–28. Lebenstag
Reifes Neugeborenes	Gestationsalter 260–293 Tage: vollendete 37. bis < 42. vollendete SSW
Frühgeborenes	Gestationsalter < 260 Tage: < 37. vollendete SSW
Übertragenes Neugeborenes	Gestationsalter > 293 Tage: > 42. vollendete SSW
Hypotrophes Neugeborenes SGA: Small for Gestational Age	Geburtsgewicht < 10. Perzentile der populationsspezifischen intrauterinen Wachstumskurve
VLBW: Very Low Birth Weight Infant	Geburtsgewicht < 1.500 g
ELBW: Extremely Low Birth Weight Infant	Geburtsgewicht < 1.000 g
Eutrophes Neugeborenes	Geburtsgewicht 10.–90. Perzentile
Hypertrophes Neugeborenes LGA: Large for Gestational Age	Geburtsgewicht > 90. Perzentile oder > 4.000 g
Perinatale Mortalität	Sterblichkeit in den ersten 7 Lebenstagen einschließlich Totgeburten: 5,4 : 1.000 in der BRD
Neonatale Mortalität	Sterblichkeit in den ersten 4 Wochen: 7,9 : 1.000 in der BRD

> **LERNTIPP** Wichtig ist, ein Neugeborenes von einem Frühgeborenen per definitionem zu unterscheiden. Außerdem musst du die Geburtsgewichte den Begriffen „eutroph", „hypertroph" oder „hypotroph" zuordnen können.

1.2 Postnatale Adaptation

1.2.1 Atmung

Die Atmung setzt nach Unterbrechung des plazentaren Gasaustauschs ein. Die **Lungenentfaltung** wird durch Surfactant (oberflächenaktives Lipoprotein) unterstützt und ist nach einigen Minuten beendet. Beim Neugeborenen beträgt die **Asphyxietoleranz** (➤ Kap. 1.5) 5–15 min. Ein Sauerstoffmangel bis zum 1. Atemzug ist unvermeidbar. Somit ist eine transitorische, metabolische und respiratorische **Azidose** physiologisch. Die Durchführung einer Nabelarterien-pH-Messung gehört bei jedem Neugeborenen zur

---

Aus Studentensicht

1.1 Definitionen

Checkliste: Definitionen zur Neonatologie

CHECKLISTE

LERNTIPP

1.2 Postnatale Adaptation

1.2.1 Atmung
- Nach Unterbrechung des plazentaren Gasaustauschs setzt die Atmung ein (normale **Atemfrequenz** bei 40–60/min).
- Surfactant unterstützt die **Lungenentfaltung**.
- Die **Asphyxietoleranz** beträgt 5–15 min.

Erstversorgung, dabei beträgt der pH-Wert durchschnittlich 7,25 und hat sich in der Regel nach 10 h normalisiert. Die mittlere Atemfrequenz beim schlafenden Neugeborenen liegt bei 40–60/min.

> **MERKE** Die mittlere Atemfrequenz beim schlafenden Neugeborenen liegt bei 40–60/min. Der Nabelarterien-pH-Wert beträgt durchschnittlich 7,25.

1.2.2 Kreislauf

Durch Unterbrechung des Plazentakreislaufs steigt der Widerstand in der Aorta descendens. Es kommt zu einer Verringerung des Zuflusses in den rechten Vorhof aus der V. cava inferior. Durch die Öffnung der Lungenstrombahn sinkt der Druck in der Pulmonalarterie und steigt im linken Herzen an → **Verschluss des Foramen ovale**.
Durch erhöhten Sauerstoffgehalt des durchfließenden Blutes kommt es zur Kontraktion der Muskulatur des Ductus arteriosus → **Verschluss des Ductus arteriosus Botalli**, der nach Stunden oder Tagen vollständig ist (> Abb. 1.1).
Die **Herzfrequenz** liegt initial bei 150–180/min, später etwa 125/min. Das **Blutvolumen** beträgt 80–100 ml/kg KG. Eine Spätabnabelung bewirkt eine Erhöhung um 15 ml/kg KG! Die **periphere Zirkulation** ist beim Neugeborenen schlecht, häufig besteht eine periphere Zyanose. Eine Stagnation der Blutzirkulation in der Peripherie führt zu lokaler Hypoxie, Plasmaaustritt aus den Kapillaren sowie zu einem Anstieg von Erythrozytenzahl, Hämoglobinkonzentration und Hämatokrit.

> **MERKE** Die Herzfrequenz liegt initial bei 150–180/min, später bei 125/min. Das Blutvolumen beträgt 80–100 ml/kg KG.

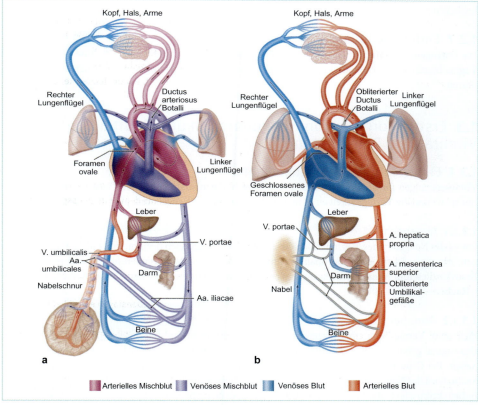

Abb. 1.1 Kreislaufverhältnisse: **a)** intrauterin; **b)** extrauterin. [L238]

1.2.3 Gastrointestinaltrakt

Die Entleerung von **Mekonium** (grünschwarz, zäh) erfolgt meist innerhalb der ersten 12 h. Es besteht vor allem aus abgeschilfertem Epithel der Schleimhäute und eingedickter Galle (Biliverdin). Bei Geburt ist der Darm steril. Die **Darmflora** entwickelt sich in den ersten Lebenstagen. Bei Muttermilchernährung kommt es zu einer Besiedelung durch Bifidusflora, bei Kuhmilchernährung durch Coliflora.
Das Fehlen von Darmbakterien ist eine der Ursachen für den Vitamin-K-Mangel bei Neugeborenen.

1 NEONATOLOGIE

1.2.4 Energie und Wasser
In den ersten 24 h erfolgt die Energiegewinnung hauptsächlich aus **Glykogenabbau**, dann zunehmend aus **Fettabbau**. Der Verbrauch der Glykogenreserven führt zu einer **Hypoglykämietendenz**. Ein **postnataler Gewichtsverlust** von bis zu 10 % ist physiologisch und betrifft hauptsächlich extrazelluläres Wasser. Der tägliche **Wasserbedarf** beträgt 50–100 ml/kg KG/d, die tägliche **Urinproduktion** liegt bei 50–150 ml/kg KG/d.

Die erste Blasenentleerung erfolgt in der Regel bereits während der Geburt, hierzu kann es jedoch auch erst später kommen – bis zu 48 h postnatal ist normal.

> **MERKE** Ein postnataler Gewichtsverlust von bis zu 10 % ist physiologisch. Der tägliche Wasserbedarf beträgt 50–100 ml/kg KG/d, die tägliche Urinproduktion 50–150 ml/kg KG/d.

1.2.5 Wärmeregulation
Anfangs ist die Wärmeregulation schlecht. Bei **Unterkühlung** kommt es zu einem starken Anstieg des Sauerstoffbedarfs durch Fettsäureoxidation im braunen Fettgewebe. Eine anaerobe Stoffwechselsituation, Hypoxie, Surfactantinaktivierung und Hypoglykämie können eine **Azidose** zur Folge haben. Bereits eine geringgradige Überwärmung führt zu **Hyperthermie**.

1.2.6 Erythropoese
In der 2. Schwangerschaftshälfte verlagert sich die Blutbildung von der fetalen Leber in das Knochenmark. Im letzten Schwangerschaftsdrittel beginnt die Umstellung von fetalem Hämoglobin (HbF) auf adultes Hämoglobin (HbA) mit niedriger Sauerstoffaffinität. Der HbF-Anteil beträgt bei Geburt 80%. Zum Zeitpunkt der Geburt wandert der Ort der Erythropoetinproduktion von der Leber zur Niere. Bei Geburt kommt es mit der Umstellung von der plazentaren zur pulmonalen Oxygenierung zu einem erheblichen Anstieg der Sauerstoffverfügbarkeit.

1.2.7 Endokrine Drüsen
Die **Östrogene der Mutter** führen zu Brustdrüsenschwellung, Neugeborenenakne und selten sogar zu Vaginalblutungen (hormonale Entzugsblutung). Die **Prolaktinwirkung** kann zu einer Milchsekretion führen.

1.3 Erstversorgung von Neugeborenen und Beurteilung von Vitalität und Reifezustand

1.3.1 Erstversorgung des Neugeborenen
Voraussetzungen für die Erstversorgung von Neugeborenen sind ein komplett ausgerüsteter Reanimationsplatz und die Verfügbarkeit eines in der Reanimation von Neugeborenen erfahrenen Arztes.

1.3.1.1 Absaugen
Ein vitales Neugeborenes, das innerhalb der ersten 5–10 s zu schreien beginnt, muss nicht abgesaugt werden. Absaugen ist für das Kind unangenehm, kann zu Schleimhautläsionen führen und reflektorische Bradykardien und Apnoen verursachen. Wenn abgesaugt werden muss, dann in der Reihenfolge **Mund – Rachen – Nase**.

1.3.1.2 Abnabeln
Ziele sind: Vermeidung einer plazentoneonatalen Übertransfusion und eines neonatalen Blutverlusts. Das vaginal geborene reife Neugeborene wird nach 1–1,5 min ohne Ausstreichen der Nabelschnur abgenabelt. Bei Geburt aus sitzender oder hockender Stellung kann früher abgenabelt werden. Nach einer **Sectio** wird das Neugeborene nach Ausstreichen der Nabelschnur zum Kind hin abgenabelt. Bei **Polyglobulie** (chronische Plazentainsuffizienz, Übertragung, diabetische Fetopathie) wird auch nach Sectio rasch ohne Ausstreichen abgenabelt. Bei **Nabelschnurumschlingungen** wird die Nabelschnur umgehend gelockert. Durch Ausstreichen der Nabelschnur wird der in der Regel erfolgte Blutverlust ausgeglichen.

1.3.1.3 Abtrocknen und erste Lagerung
Das Neugeborene kann unmittelbar nach dem Abnabeln auf Bauch und Brust der Mutter liegen und mit einem vorgewärmten Frottier- oder Moltontuch zugedeckt werden.

1.3.1.4 Erhebung des Apgar-Score
Das Neugeborene wird nach 1, 5 und 10 min beurteilt (Tab. 1.1). Der Apgar-Wert nach **1 min** steht für den Vitalstatus direkt postnatal. Die Apgar-Werte nach **5** und **10 min** sind prognostisch bedeutsamer. Die Werte werden vom Geburtshelfer oder von der Hebamme während der Routineversorgung erhoben. Bei

> 8 Punkten ist das Risiko gering, bei 6–8 Punkten ist eine intensive pädiatrische Untersuchung erforderlich und bei < 6 Punkten eine Verlegung auf die pädiatrische Intensivstation.

Tab. 1.1 Kriterien des Apgar-Scores.

Kriterien	0	1	2
A = Aussehen	Blass oder blau	Stamm rosig, Extremitäten blau	Rosig
P = Puls	0	≤ 100/min	> 100/min
G = Grimassieren bei Nasensondierung	Keines	Verziehen des Gesichts	Husten
A = Aktivität	Keine Bewegung	Geringe Beugung der Extremitäten	Aktive Bewegung
R = Respiration	Keine	Unregelmäßig, langsam	Kräftiges Schreien

> **LERNTIPP** Für die Prüfung musst du ein Kind nach dem Apgar-Score beurteilen können.

> **PRAXISTIPP** Prognostisch wichtig ist der 5-min-Apgar-Wert!

1.3.1.5 Säure-Basen-Status

Nabelarterien- und -venenblut zur Untersuchung von pH, pCO_2 und BE sollen möglichst rasch, idealerweise sogar noch vor Lösung der Plazenta, entnommen werden.

1.3.1.6 Erstuntersuchung des Neugeborenen

Die U1 wird etwa 10 min nach der Geburt durchgeführt (> Kap. 21.3). Hierbei erfolgt auch die Beurteilung des Reifezustands mithilfe des Petrussa-Index oder des Dubowitz-Farr-Scores.
Das Reifealter entspricht 30 plus der Punktzahl des Petrussa-Indexes. Erhält ein Neugeborenes für jedes Kriterium 2 Punkte, so entspricht die Reife der 40. Gestationswoche (> Tab. 1.2).
Der Dubowitz-Farr-Score zur Beurteilung des Reifezustands ist ausführlicher und beinhaltet zudem noch die Lanugobehaarung und die Augenlider.

Tab. 1.2 Kriterien zur Beurteilung der Reife eines Neugeborenen (Petrussa-Index).

Kriterien	0	1	2
Haut	Durchsichtig	Dünn	Rosig, fest
Ohrform	Ungeformt	Weich	Fest
Mamillen	Kaum Drüsengewebe	Drüsengewebe tastbar, Mamillenhof erkennbar	Brustdrüsen über Hautniveau, Drüsenkörper und -hof tastbar
Hoden	Nicht tastbar	Hoch im Skrotum	Deszendiert
Labien	Labia majora < Labia minora	Labia majora = Labia minora	Labia majora > Labia minora
Fußsohlen	Keine Falten	Distal Falten	Überall Falten

1.3.1.7 Anlegen des Kindes

Im Alter von 20–30 min wird das Neugeborene erstmalig an der Brust der Mutter zum Stillen angelegt. Mutter und Kind bleiben in der Regel 2 h nach der Geburt zur lückenlosen Überwachung im Kreißsaal.

1.3.1.8 Pulsoxymetrie

Eine pulsoxymetrische Messung der Sauerstoffsättigung des Neugeborenen wird vor Verlegung aus dem Kreißsaal empfohlen. Dies kann, neben angeborenen Herzfehlern, Hinweise auf Anpassungsstörungen, Infektionen oder eine pulmonale Hypertonie geben.

1.4 Reanimation des Neugeborenen

Epidemiologie

Etwa 1% der Neugeborenen mit einem Geburtsgewicht > 2.500 g benötigt Reanimationsmaßnahmen. In 80% der Fälle genügt eine Beutel-Masken-Beatmung, bei 20% ist eine Intubation erforderlich. Bei Risikokindern (z. B. Frühgeborene, Geburt aus Beckenlage, Mehrlinge) sind Reanimationsmaßnahmen häufiger nötig.

1 NEONATOLOGIE

Klinik und Therapie
Man unterscheidet in Abhängigkeit vom klinischen Schweregrad 4 Gruppen von Neugeborenen, die unterschiedliche Maßnahmen benötigen (> Tab. 1.3). Die Abfolge der lebensrettenden Maßnahmen bei Neugeborenen zeigt > Abb. 1.2.

Tab. 1.3 Klinische Schweregrade und erforderliche Maßnahmen bei kranken Neugeborenen.

	Klinische Symptome	Maßnahmen
Gruppe 1	• Kräftiges Atmen oder Schreien • Guter Muskeltonus • Rasches Rosigwerden • Herzfrequenz > 100/min	Keine
Gruppe 2	• Insuffiziente Spontanatmung oder Apnoe • Persistierende zentrale Zyanose • Normaler oder reduzierter Muskeltonus • Herzfrequenz < 100/min	Taktile Stimulation und/oder Sauerstoffgabe Ggf. Beutel-Masken-Beatmung
Gruppe 3	• Insuffiziente Spontanatmung oder Apnoe • Zyanotisch oder blass • Schlaffer Muskeltonus • Herzfrequenz < 100/min	Beutel-Masken-Beatmung Ggf. Herzdruckmassage
Gruppe 4	• Insuffiziente Spontanatmung oder Apnoe • Blass • Schlaffer Muskeltonus • Keine Herzaktion	Beutel-Masken-Beatmung Herzdruckmassage Ggf. Medikamente

> **PRAXISTIPP**
> Bei fehlender adäquater regelmäßiger Spontanatmung oder einer Herzfrequenz < 100/min werden Maßnahmen zur Neugeborenenreanimation ergriffen. Häufig genügen das Freimachen der Atemwege und die Belüftung der Lunge.

Beendigung der Reanimationsmaßnahmen
Neugeborene, die ab dem Zeitpunkt der Geburt für mindestens 10 min keine Lebenszeichen zeigen, haben ein extrem hohes Risiko für Mortalität oder eine schwerwiegende Behinderung. Eine Beendigung der Reanimation kann daher erwogen werden, wenn nach 10 min ununterbrochener und adäquater Reanimationsmaßnahmen keine Lebenszeichen nachweisbar sind.

Verzicht auf Reanimation
Es gibt Umstände, bei denen der kindliche Zustand bereits initial mit einer hohen Mortalität und einer sehr hohen Morbidität verbunden ist. In diesen Situationen (z. B. Frühgeburt < 23. SSW und/oder Geburtsgewicht < 400 g, Anenzephalie, Trisomie 13 oder 18) kann erwogen werden, auf die Durchführung von Reanimationsmaßnahmen primär zu verzichten. Dies gilt insbesondere dann, wenn Gelegenheit zur ausführlichen vorherigen Besprechung mit den Eltern bestand.

1.5 Perinatale Schäden

1.5.1 Perinatale Asphyxie

Definition
Minderversorgung lebenswichtiger Organe mit Sauerstoff vor, während oder unmittelbar nach der Geburt und metabolische Azidose mit einem pH ≤ 7, einem Basendefizit von mindestens 12 mmol/l sowie Nachweis von Organfunktionsstörungen.

Epidemiologie
Eine perinatale Asphyxie tritt bei 1% aller Geburten, bei 0,5% der Neugeborenen mit einem Gestationsalter > 36 Wochen sowie bei 9% aller Frühgeborenen auf.

Ätiologie
In **90 %** der Fälle handelt es sich um **prä- oder perinatale** Ursachen. In **10 %** der Fälle entsteht die perinatale Asphyxie in der **postnatalen** Adaptationsphase. Risiken sind präexistierende mütterliche Erkrankungen, Infektionen, EPH-Gestose oder Mehrlingsschwangerschaften. Weitere Ursachen sind Plazentainsuffizienz, Fruchtwasseranomalien, Plazenta-Nabelschnur-Anomalien und Lageanomalien. Außerdem besteht eine erhöhte Gefahr für eine Asphyxie bei operativen Geburten und Frühgeburten. Ebenso kann die Einnahme von Medikamenten, Drogen, Alkohol oder Nikotin seitens der Mutter das Asphyxierisiko erhöhen.

Aus Studentensicht

Klinik und Therapie: Einteilung in 4 Gruppen (> Tab. 1.3).

TAB. 1.3

PRAXISTIPP

Beendigung der Reanimationsmaßnahmen: Keine Lebenszeichen nach 10 min ununterbrochener und adäquater Reanimationsmaßnahmen → Beendigung erwägen.

Verzicht auf Reanimation: Unter gewissen Umständen (z.B. Anenzephalie, Trisomie 13 oder 18) → Verzicht auf Reanimationsmaßnahmen erwägen.

1.5 Perinatale Schäden

1.5.1 Perinatale Asphyxie

Definition: Unmittelbar perinataler Sauerstoffmangel mit metabolischer Azidose, Basendefizit und Organfunktionsstörungen.

Epidemiologie: Perinatale Asphyxie bei 1% aller Geburten und bei 9% der Frühgeborenen.

Ätiologie
• 90 % prä- oder perinatale Ursachen
• 10 % postnatale Ursachen

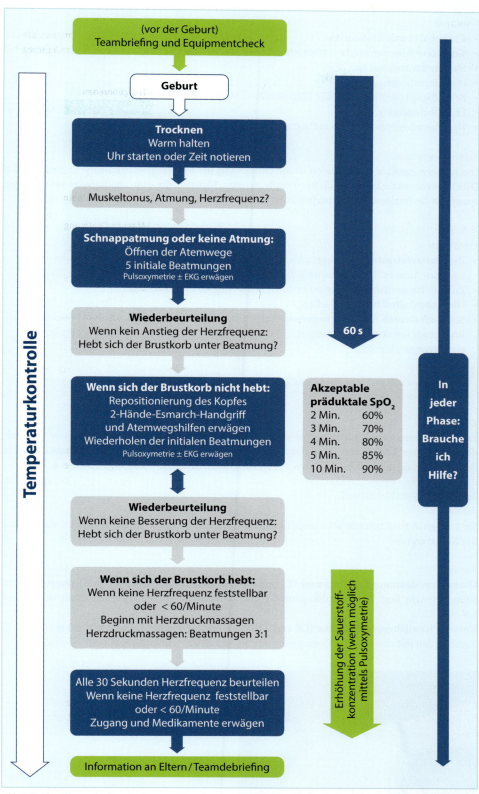

Abb. 1.2 Algorithmus der Reanimation von Neugeborenen (nach German Resuscitation Council [GRC], Austrian Resuscitation Council [ARC], 2015). [F781-008]

Klinik

Die klinischen Leitsymptome sind Bradykardie und respiratorische Insuffizienz. In schweren Fällen kommt es zu Apnoen und einer Asystolie. Eine **blaue Asphyxie** geht mit einer Zyanose, eine **weiße Asphyxie** mit Blässe und Schock einher. Weitere Symptome sind Hyperexzitabilität, muskuläre Hypertonie, Hyperventilation sowie epileptische Anfälle. Eine typische Asphyxiefolge ist ein Hirnödem (Sonografie). Die Prognose ist bei weißer Asphyxie schlechter als bei blauer Asphyxie.

> **MERKE** Die klinischen Leitsymptome der perinatalen Asphyxie sind Bradykardie und respiratorische Insuffizienz.

1 NEONATOLOGIE

Therapie
- Kardiopulmonale Reanimation
- Gesteuerte Sauerstoffzufuhr und maschinelle Beatmung (Ziele sind Normoxie und Normokapnie)
- Blutdruckunterstützung
- Oberkörperhochlagerung
- Behandlung epileptischer Anfälle (Phenobarbital, Midazolam)
- EEG-Überwachung
- Hypothermiebehandlung (bei mittelgradiger oder schwerer Enzephalopathie)

Komplikationen
Die schwerwiegendste Komplikation ist die Entwicklung der hypoxisch-ischämischen Enzephalopathie (HIE). Porenzephale Zysten durch Nervenzelluntergang, Hirnatrophie, psychomotorische Retardierung, spastische Zerebralparese und Epilepsie können als Folge auftreten.

1.5.2 Frakturen
Lokalisation
- Die **Klavikulafraktur** tritt hauptsächlich bei schwieriger Entbindung der Schulter oder des ausgestreckten Arms bei Lageanomalien auf.
- Zu einer **Humerusfraktur** kommt es durch Armlösung bei Beckenendlage.
- **Oberschenkelfrakturen** sind selten.
- **Schädelfrakturen** sind meist Impressionsfrakturen, die von einem Kephalhämatom begleitet werden. Begleitende intrakranielle Blutungen sind möglich. Typische Ursachen sind ein enges Becken oder eine Forcepsentbindung.

> **MERKE** Die Klavikulafraktur ist die häufigste geburtstraumatisch bedingte Fraktur.

Klinik
Frakturen führen zu Schonhaltung, pathologischer Beweglichkeit, Krepitation und tastbarer Kallusbildung. Begleitend können eine Schwellung, ein Hämatom und Schmerzen auftreten. Eine neurologische Beeinträchigung kann z.B. bei begleitendem Plexusschaden bestehen.

1.5.3 Nervenläsionen
Ätiologie
Die häufigsten Ursachen sind schwierige Entbindung, Beckenendlage, Schulterdystokie und Makrosomie des Neugeborenen.

Klinik
Obere Plexuslähmung Erb-Duchenne (C5 und C6): Schlaffe Lähmung von Ober- und Unterarmmuskulatur, der Arm liegt bewegungslos gestreckt und innenrotiert, die Fingerbeweglichkeit ist erhalten (> Abb. 1.3).
Untere Plexuslähmung Klumpke (C8 und TH1): Sie kommt seltener vor und tritt nahezu immer in Kombination mit einer oberen Plexusparese auf. Sie betrifft den ganzen Arm einschließlich der Finger.

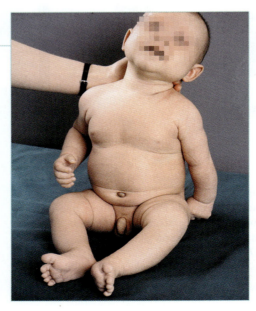

Abb. 1.3 Obere Plexuslähmung Erb-Duchenne links. [O530]

Begleitend können ipsilateral eine Zwerchfellparese oder ein Horner-Syndrom (Miosis, Ptosis, Enophthalmus) auftreten.
Eine **Fazialisparese** kann nach Forcepsentbindungen vorkommen. Meist heilt sie spontan aus.

Therapie
Die Behandlung besteht in der Durchführung einer Physiotherapie mit dem Ziel, die Beweglichkeit zu erhalten und Kontrakturen zu vermeiden.

Therapie: Erhalt der Beweglichkeit durch Physiotherapie.

1.5.4 Blutungen

Muskel: Muskuläre Blutungen entstehen hauptsächlich im M. sternocleidomastoideus durch schwierige Kopfentwicklung. Oft kann ein Knoten im Muskel getastet werden. Die Blutung kann zu einer Schiefhaltung des Kopfes führen. Sie ist meist sonografisch darstellbar.
Intrakraniell: Blutungen erfolgen epidural, subdural, subarachnoidal sowie in das Kleinhirn. Ausgelöst werden sie durch eine erhebliche mechanische Belastung sub partu. Die charakteristischen klinischen Symptome sind eine vorgewölbte Fontanelle, Apnoen, epileptische Anfälle, pathologische Pupillenreaktionen, schriller Schrei und Trinkschwäche. Bei großen Blutungen kann eine Anämie entstehen. Die Kombination mit Schädelfrakturen ist möglich. Eine operative Entlastung ist sehr risikoreich.
Extrakraniell:
- **Caput succedaneum:** Ödematös-teigige Schwellung über die Schädelnähte hinweg. Eine Therapie ist nicht erforderlich.
- **Kephalhämatom:** Fluktuierende, subperiostal gelegene Schwellung ohne Überschreitung der Schädelnähte (> Abb. 1.4). Sie entsteht durch Verletzung periostaler Blutgefäße durch Scherkräfte. Sekundär kann eine Hyperbilirubinämie auftreten. Therapeutisch sollte zunächst abgewartet werden. Oft erfolgt die Rückbildung sehr langsam über Monate. Eine Verkalkung ist häufig.

1.5.4 Blutungen
Blutungen
- **Muskel:** Hauptsächlich im M. sternocleidomastoideus, sonografisch darstellbar, tastbarer Knoten und Schiefhaltung
- **Intrakraniell:** Epidural, subdural, subarachnoidal sowie ins Kleinhirn
- **Extrakraniell:** Unterteilung in **Caput succedaneum** und **Kephalhämatom**

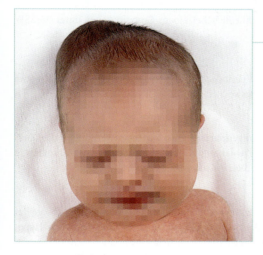

Abb. 1.4 Kephalhämatom. [O530]

ABB. 1.4

> **MERKE** **Caput succedaneum:** Ödematös-teigige Schwellung über die Schädelnähte hinweg.
> **Kephalhämatom:** Fluktuierende Schwellung ohne Überschreitung der Schädelnähte.

MERKE

1.6 Das Frühgeborene

Definition
Ein Frühgeborenes kommt nach einer Gestationszeit < 37. vollendeten SSW zur Welt. Bei sehr kleinen Frühgeborenen kann die Unreife von Organsystemen zu verschiedenen akuten und chronischen Symptomen und Erkrankungen führen, wie etwa: Apnoe und Bradykardie, Atemnotsyndrom, bronchopulmonaler Dysplasie, persistierendem Ductus arteriosus, Retinopathie, Hirnblutung und periventrikulärer Leukomalazie.

Epidemiologie
Bei 7–10 % aller Geburten handelt es sich um Frühgeburten. Bei 1,3 % aller Geburten liegt das Geburtsgewicht unter 1.500 g bzw. beträgt das Gestationsalter weniger als 32 SSW (> Tab. 1.4).
Schwere neurologische Schäden treten bei etwa 4 %, leichte neurologische Auffälligkeiten bei etwa 8 % sehr kleiner Frühgeborener auf (> Tab. 1.5). Die Grenze der Überlebensfähigkeit liegt heute bei etwa 23 SSW.

1.6 Das Frühgeborene

Definition: Geburt vor der vollendeten 37. SSW.

Epidemiologie: 7–10 % aller Geburten sind Frühgeburten. Die Grenze der Überlebensfähigkeit liegt heute bei etwa 23 SSW.

1 NEONATOLOGIE

Tab. 1.4 Geburtsgewicht in Abhängigkeit von der Schwangerschaftsdauer.

SSW	Geburtsgewicht (g)
22	500
24	700
27	1.000

Tab. 1.5 Übersicht der wichtigsten Komplikationen bei Frühgeborenen.

Organsystem	Komplikationen
Atmung	Apnoen Atemnotsyndrom (ANS) Bronchopulmonale Dysplasie (BPD)
Herz/Kreislauf	Persistierende fetale Zirkulation (PFC) Persistierender Ductus arteriosus (PDA)
Neurologie	Hirnblutung Periventrikuläre Leukomalazie (PVL)
Augen	Retinopathia praematurorum (ROP)
Gastrointestinaltrakt	Nekrotisierende Enterokolitis (NEC)
Infektion	Bakterien Viren Pilze

1.6.1 Atemnotsyndrom (RDS)

Definition
Das Atemnotsyndrom (Respiratory Distress Syndrome, RDS) bei Frühgeborenen wird in der Regel durch einen Surfactantmangel verursacht. Es manifestiert sich klinisch unmittelbar nach der Geburt als rasch progrediente Ateminsuffizienz und tritt fast ausschließlich bei einem Gestationsalter unter 35 SSW (< 2.000 g Geburtsgewicht) auf.

Epidemiologie
Das RDS ist die häufigste Todesursache der Neonatalperiode (1 % aller Neugeborenen). Es tritt bei etwa 60 % der Frühgeborenen mit weniger als 30 Gestationswochen auf.

Pathogenese
Surfactantmangel bei struktureller Unreife des Lungenparenchyms: Surfactant vermindert die Oberflächenspannung der Alveolen. Dadurch wird das Alveolarsystem stabilisiert und ein Alveolarkollaps in der Exspiration verhindert. Bei Surfactantmangel ist dieser Mechanismus gestört.

Pathophysiologie
Surfactantmangel führt zu Atelektasen und damit zu einer Abnahme der Lungencompliance. Folge der Minderbelüftung sind eine Hypoxämie sowie ein Anstieg von CO_2, wodurch es zu systemischer Hypotonie und Vasokonstriktion der Lungengefäße kommt. Hierdurch entsteht eine pulmonale Minderperfusion, es bilden sich intrapulmonale Shunts aus und es kommt zum Rechts-links-Shunt auf Vorhofebene (Foramen ovale, Ductus arteriosus). Azidose, Hypoxie und veränderter Lungenstoffwechsel hemmen die postnatal einsetzende De-novo-Synthese von Surfactant.

Klinik
Unmittelbar nach der Geburt oder innerhalb der ersten Lebensstunden kommt es zu **Dyspnoe, Tachypnoe (> 60/min)**, **Nasenflügeln** und exspiratorischem Stöhnen. Hinzu kommen sternale und interkostale **Einziehungen**, ein abgeschwächtes Atemgeräusch, ein blassgraues Hautkolorit (Mikrozirkulationsstörung), eine Temperaturinstabilität und häufig eine **Zyanose**.

Diagnostik
- Blutgasanalyse: Hypoxämie, CO_2-Anstieg
- **Röntgen-Thorax:** Stadieneinteilung des Atemnotsyndroms in 4 Grade (> Tab. 1.6)

Tab. 1.6 Stadieneinteilung des Atemnotsyndroms nach radiologischen Kriterien.

Stadium	Radiologische Zeichen
Stadium 1	Fein granuläre Zeichnung der gesamten Lunge
Stadium 2	Zusätzlich positives Luftbronchogramm jenseits des Herzschattens
Stadium 3	Zusätzlich Unschärfe des Herzschattens und der Zwerchfellkonturen
Stadium 4	Weiße Lunge (> Abb. 1.5)

Aus Studentensicht

1.6.1 Atemnotsyndrom (RDS)

Definition: Rasch progrediente Ateminsuffizienz durch Surfactantmangel; fast ausschließlich bei einem Gestationsalter < 35 SSW.

Epidemiologie
- 1 % aller Neugeborenen → häufigste Todesursache der Neonatalperiode
- 60 % der Frühgeborenen mit < 30 Gestationswochen

Pathogenese: Surfactantmangel und Lungenunreife → Alveolarkollaps → verstärkte Atemarbeit mit zunehmender Erschöpfung.

Pathophysiologie: Surfactantmangel → Lungenentfaltung ↓ → Hypoxämie, CO_2 ↑ → Vasokonstriktion der Lungengefäße → pulmonale Minderperfusion → Rechts-links-Shunt auf Vorhofebene → Azidose, Hypoxie und veränderter Lungenstoffwechsel hemmen De-novo-Synthese von Surfactant.

Klinik: Dyspnoe, Tachypnoe (> 60/min), Nasenflügeln, exspiratorisches Stöhnen, Einziehungen und Zyanose in den ersten Lebensstunden.

Diagnostik: Röntgen-Thorax (> Tab. 1.6).

Differenzialdiagnose

Unterschieden werden muss ein sekundärer Mangel an Surfactant durch erhöhten Verbrauch bei z. B. perinataler Asphyxie, Azidose, hypovolämischem Schock, Infektionen, Mekoniumaspirationssyndrom, Pneumothorax, Lungenödem, Atelektase, Lungenblutungen. Risikofaktoren sind das männliche Geschlecht, familiäre Disposition, primäre Sectio, Asphyxie, Chorioamnionitis, Hydrops und Diabetes mellitus der Mutter. Weitere Differenzialdiagnosen sind Lungenfehlbildungen, kongenitale Zwerchfellhernie, Nasse-Lunge-Syndrom und nichtzyanotische Herzvitien.

Komplikationen

Typische Komplikationen des RDS sind pulmonales interstitielles Emphysem, Pneumothorax, Pneumomediastinum, Pneumoperitoneum, Pneumoperikard, bronchopulmonale Dysplasie, persistierender Ductus arteriosus, persistierende fetale Zirkulation (PFC-Syndrom), nekrotisierende Enterokolitis, Hirnblutungen sowie periventrikuläre Leukomalazie.

Therapie

Die **symptomatische Therapie** beinhaltet die Sauerstoffzufuhr und maschinelle Beatmung sowie eine Infusionstherapie bei Zirkulationsstörungen. Oberstes Gebot ist das Minimal Handling der Kinder! **Kausal** kann **Surfactant** vom Schwein oder vom Rind intrabronchial substituiert werden. Es kommt zu einer Verbesserung der Oxygenierung und des Gasaustauschs, wodurch die Pneumothoraxinzidenz, die mit einem Atemnotsyndrom assoziierte Sterblichkeit und die Inzidenz der bronchopulmonalen Dysplasie reduziert werden können. Bei sekundärem RDS erfolgt zudem die Therapie der Grunderkrankung.

Therapie: Minimal Handling ist oberstes Gebot!
- Kausal: intrabronchiale **Surfactantsubstitution**
- **Lungenreifebehandlung:** Betamethasongabe 48 h vor Geburt, um Surfactantsynthese zu induzieren

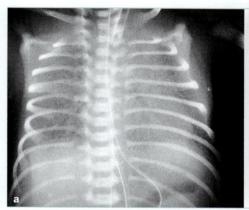 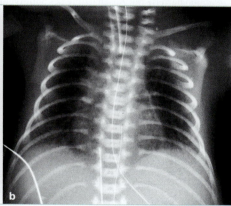

Abb. 1.5 Atemnotsyndrom des Frühgeborenen. **a)** Röntgen-Thorax nach Intubation, 2 h nach Geburt: milchglasartige Transparenzminderung mit Luftbronchogramm, Herz- und Mediastinalkontur unscharf. **b)** 4 h nach Surfactantgabe erheblich höhere Transparenz beider Lungen bei klinischer Befundbesserung. [T742]

ABB. 1.5

Prävention

Zur Prävention erhält die Schwangere 48 h vor Entbindung bei Frühgeburtsbestrebungen < 32. SSW eine Lungenreifungsbehandlung mit Betamethason, wodurch die Surfactantsynthese induziert wird. Im Anschluss daran erfolgen eine schonende Geburtseinleitung und eine optimale Primärreanimation von Risikokindern.

> **MERKE** Die wichtigste Maßnahme zur Prävention des Atemnotsyndroms ist die Lungenreifungsbehandlung.

MERKE

1.6.2 Persistierender Ductus arteriosus (PDA)

Definition

Der PDA gilt als häufigstes kardiovaskuläres Problem bei Frühgeborenen, das zu einem Links-rechts-Shunt und Lungenödem führen kann.

Epidemiologie

Die Häufigkeit eines PDA nimmt mit zunehmendem Geburtsgewicht ab:
- 42 % bei Geburtsgewicht < 1.000 g
- 21 % bei Geburtsgewicht 1.000–1.500 g
- 7 % bei Geburtsgewicht 1.500–1.750 g

1.6.2 Persistierender Ductus arteriosus (PDA)

Definition: Häufigstes kardiovaskuläres Problem bei Frühgeborenen, kann zu einem Links-rechts-Shunt und Lungenödem führen.

Epidemiologie
- 42 % bei Geburtsgewicht < 1.000 g
- 21 % bei Geburtsgewicht 1.000–1.500 g

1 NEONATOLOGIE

Aus Studentensicht

Pathogenese: Bei Frühgeborenen ist die Kontraktion des Ductus arteriosus schwächer. Bei RDS und offenem Ductus arteriosus kommt es zu einem Rechts-links-Shunt. Bei Rückbildung des RDS sinkt der pulmonale Gefäßwiderstand → Entwicklung eines hämodynamisch signifikanten Links-rechts-Shunts mit Lungenüberdurchblutung, Lungenödem und kardialer Insuffizienz → akute Verschlechterung der Beatmungssituation.

Klinik: Manifestation häufig am 3.–5. Lebenstag:
- Systolisches Herzgeräusch (nur in 80 % der Fälle!)
- Typisch: Verschlechterung der Beatmungssituation

Diagnostik
- Röntgen-Thorax
- Echokardiografie

ABB. 1.6

Therapie: PDA-Verschluss sollte in den ersten 7–10 Lebenstagen erfolgen!
- Medikamentös: Prostaglandinsynthesehemmer (z. B. Indometacin)
- Operativ: Operative Ligatur des PDA bei Versagen oder Kontraindikation der medikamentösen Therapie

MERKE

1.6.3 Bronchopulmonale Dysplasie (BPD)

Definition: Schwere, chronische Lungenerkrankung bei kleinen Frühgeborenen.

Ätiologie und Pathogenese
- Alte BPD: Lungenunreife, bronchoalveoläres Trauma bei maschineller Beatmung, Sauerstofftoxizität, Infektion → interstitielles Ödem, Atelektasen, überblähte Alveolen, interstitielle Fibrose, obliterative Bronchiolitis.
- Neue BPD: Betrifft sehr unreife Frühgeborene nach Surfactanttherapie → Arrest der Lungenentwicklung.

Pathogenese
Die postnatal ansteigende Sauerstoffsättigung führt normalerweise zu einer Kontraktion des Ductus arteriosus, der sich dann verschließt. Bei Frühgeborenen fällt die Reaktion auf die Kontraktionsreize wegen unreifer Gefäßmuskulatur und hoher Prostaglandinkonzentrationen (Vasodilatation) schwächer aus.
Bei Vorliegen eines RDS kommt es bei offenem Ductus arteriosus zu einem Rechts-links-Shunt. Die Vasokonstriktion der Lungenarterien (pCO_2, Azidose) und ein hoher intrapulmonaler Druck führen zu einem geringeren bidirektionalen Blutfluss durch den PDA. Bei Rückbildung des RDS sinkt der pulmonale Gefäßwiderstand. In dieser Phase entwickelt sich ein hämodynamisch signifikanter Links-rechts-Shunt mit Lungenüberdurchblutung, Lungenödem und kardialer Insuffizienz. Dadurch kommt es zu einer akuten Verschlechterung der Beatmungssituation.

Klinik
Ein PDA manifestiert sich häufig am 3.–5. Lebenstag mit einem **systolischen Herzgeräusch,** das anfangs infraklavikulär lokalisiert ist. Ein kontinuierliches Maschinengeräusch ist möglich. In 20 % der Fälle besteht jedoch kein Herzgeräusch! Weitere charakteristische Befunde sind Pulsus celer et altus, Tachykardie, niedriger diastolischer Blutdruck sowie eine Blutdruckamplitude > 25 mmHg. Typischerweise kommt es zu einer **Verschlechterung der Beatmungssituation.**

Diagnostik
- **Röntgen-Thorax:** Kardiomegalie, vermehrte Lungengefäßzeichnung, Lungenödem (➤ Abb. 1.6)
- **Echokardiografie:** Direkte Darstellung des PDA und Beurteilung des diastolischen Rückflusses in der Pulmonalarterie mit Abschätzung des Shuntvolumens

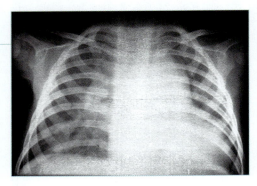

Abb. 1.6 Röntgen-Thorax bei persistierendem Ductus arteriosus mit Kardiomegalie und vermehrter Lungengefäßzeichnung, vor allem zentral. [O530]

Therapie
Ziel: Der Verschluss des Duktus sollte innerhalb der ersten 7–10 Lebenstage erfolgen, um chronische Schäden, z. B. eine bronchopulmonale Dysplasie, zu vermeiden.
Medikamentös: Prostaglandinsynthesehemmer (z. B. Indometacin) können einen Verschluss des Duktus bewirken. Kontraindikationen sind Thrombozytopenie und Niereninsuffizienz.
Operativ: Eine operative Ligatur des PDA ist indiziert bei Kontraindikationen für eine Indometacintherapie oder bei Versagen dieser Therapie.

> **MERKE** Ein frühzeitiger Verschluss des Ductus arteriosus ist insbesondere bei hämodynamischer Relevanz sehr wichtig.

1.6.3 Bronchopulmonale Dysplasie (BPD)

Definition
Es handelt sich um eine schwere, chronische Lungenerkrankung, die bei 30–60 % der Frühgeborenen mit einem Geburtsgewicht < 1.000 g und bei 10 % der Frühgeborenen mit einem Geburtsgewicht < 1.500 g auftritt.

Ätiologie und Pathogenese
Alte BPD: Lungenunreife, bronchoalveoläres Trauma bei maschineller Beatmung („Barotrauma"), Sauerstofftoxizität sowie zusätzliche Risikofaktoren wie Infektionen, PDA oder genetische Prädisposition können das Auftreten einer BPD begünstigen. Dabei kommt es zu einem interstitiellen Ödem, zu Atelektasen, überblähten Alveolen, interstitieller Fibrose und obliterativer Bronchiolitis.
Neue BPD: Arrest der Lungenentwicklung in einem sehr frühen Stadium mit gestörter pulmonaler Gefäßentwicklung und Alveolarisierung (Rarefizierung). Sie betrifft vorrangig sehr unreife Frühgeborene nach Surfactanttherapie, pränataler Lungenreifungsbeschleunigung und geringem Sauerstoffbedarf in den ersten Lebenstagen.

Klinik
- Dyspnoe, Einziehungen, Rasselgeräusche, chronischer Husten, Glockenform des Thorax
- Sauerstoffbedarf > 21 % für mindestens 28 Tage, Schweregradeinteilung durch Sauerstoffauslassversuch im Gestationsalter von 36 Wochen
- Einschränkung der Lungenfunktion: pCO₂ erhöht, Atemwegswiderstand erhöht, intermittierender Bronchospasmus, vermehrte Schleimproduktion
- Pulmonale Hypertonie, Cor pulmonale, Rechtsherzversagen, Lebervergrößerung
- Rezidivierende bronchopulmonale Infektionen, obstruktive Bronchitiden

Diagnostik
Röntgen-Thorax: Hier zeigen sich überblähte Areale neben atelektatischen Bezirken sowie fibrotische Verdichtungen, Emphysemblasen, Kardiomegalie.

Therapie
Die Therapie besteht in erster Linie in einer adäquaten **Oxygenierung**, da die Hypoxie den pulmonalen Gefäßwiderstand erhöht: Es erfolgt die Sauerstoffgabe mit dem Ziel, eine Sauerstoffsättigung von 93–98 % zu erreichen. Hinzu kommen eine ausreichende Kalorienzufuhr, Flüssigkeitsrestriktion, die Gabe von Koffein, die Verabreichung von Diuretika (Hydrochlorothiazid und Spironolacton) und Bronchodilatatoren (Salbutamol per inhalationem). Vitamin A unterstützt die Bildung und Heilung des Lungenepithels. Die **Physiotherapie** hat bei der BPD einen besonderen Stellenwert.

Prognose
Die Mortalität im 1. Lebensjahr beträgt 25 %. Langzeitfolgen sind ein hyperreagibles Bronchialsystem, Asthma bronchiale und eine eingeschränkte Lungenfunktion.

> **MERKE** Präventive Maßnahmen zur Reduktion der Häufigkeit der bronchopulmonalen Dysplasie sind die pränatale Steroidgabe, eine frühzeitige Surfactanttherapie, die frühzeitige Behandlung eines relevanten PDA sowie eine frühzeitige Extubation von Frühgeborenen.

1.6.4 Retinopathia praematurorum (ROP)

Definition und Ätiologie
Es handelt sich um eine bedrohliche, durch Unreife und Sauerstofftoxizität verursachte vasoproliferative Erkrankung der Retina, die zur Erblindung ehemaliger Frühgeborener führen kann.

Epidemiologie
76 % aller Frühgeborenen der 24.–25. SSW und 54 % aller Frühgeborenen der 26.–27. SSW sind davon betroffen.

Ätiologie und Pathogenese
Die akute und chronische toxische Wirkung von Sauerstoff auf die retinalen Blutgefäße führt zur ROP. Sie kommt nur bei Frühgeborenen vor! Weitere Risikofaktoren sind Hyperkapnie, Blutaustauschtransfusionen, häufige Bluttransfusionen sowie Lichteinwirkung.
Erhöhte arterielle Sauerstoffpartialdrücke führen zur **Vasokonstriktion** der unreifen retinalen Gefäße, es kommt zu einer Obliteration vaskulärer Strukturen. Die extraretinale fibrovaskuläre **Proliferation** bewirkt eine **Neovaskularisation**. Die Traktion von Gefäßen, die in den Glaskörper einsprießen, führt zur **Netzhautablösung** und durch Synechien mit frontaler Verlagerung der Linse kommt es zum **Sekundärglaukom**.

Therapie
Die wirksamsten Behandlungsmethoden bei ROP sind die Lasertherapie und die Kryotherapie. Beide Methoden zerstören die peripheren Anteile der Retina und verlangsamen oder verhindern das abnorme Gefäßwachstum.
Heute wird die **Lasertherapie** der Kryotherapie vorgezogen, da diese einen geringeren postoperativen Reiz verursacht.

Prävention
Wichtige vorbeugende Maßnahmen sind die kontrollierte Sauerstofftherapie mit Meidung von Hyperoxämie bei Frühgeborenen < 32 SSW sowie regelmäßige augenärztliche Untersuchungen.

1.6.5 Hirnblutungen

Definition
Eine Hirnblutung ist eine häufige Komplikation bei unreifen Frühgeborenen, die zu Hydrozephalus und neurologischen Langzeitschäden führen kann.

Aus Studentensicht

Epidemiologie
- Vor allem bei Frühgeborenen mit Gestationsalter < 28 SSW und Geburtsgewicht < 1.000 g
- Schweregrad korreliert mit Unreife und Ausmaß der Asphyxie

Pathogenese: Ursprung ist die extrem vulnerable **Germinalmatrix**, die zwischen der 22. und 28. SSW sehr prominent ist. Bei Hypoxie oder Blutdruckschwankungen kommt es leicht zur Ruptur → Blutung → Arachnoiditis → Liquorzirkulationsstörungen und **posthämorrhagischer Hydrozephalus**.

LERNTIPP

Checkliste: Risikofaktoren für eine Hirnblutung

CHECKLISTE

1 NEONATOLOGIE

Epidemiologie
Hirnblutungen treten vor allem bei Frühgeborenen mit einem Gestationsalter < 28 SSW und einem Geburtsgewicht < 1.000 g auf. Die Häufigkeit nimmt mit zunehmendem Gestationsalter ab. Betroffen sind 50 % aller Frühgeborenen der 25. SSW, 38 % aller Frühgeborenen der 26. SSW und 20 % aller Frühgeborenen der 28. SSW. Der Schweregrad der Blutung korreliert mit der Unreife und dem Ausmaß der Asphyxie.

Pathogenese
Ursprung der Blutung ist die **Germinalmatrix**, eine unreife, metabolisch aktive Schicht neuroepithelialer Zellen. Sie ist zwischen der 22. und der 28. SSW sehr prominent und bildet sich bis zur 36. SSW zurück. Ihre Gefäße sind zahlreich, groß und wegen eines einschichtigen Endothels sehr vulnerabel. Bei Hypoxie oder Blutdruckschwankungen bzw. Zuständen mit vermehrter oder verminderter Hirndurchblutung oder erhöhtem Venendruck kommt es daher sehr leicht zur Ruptur und damit zur Blutung. Ein weiterer Risikofaktor sind Gerinnungsstörungen.

Im Anschluss an eine Blutung kommt es häufig zu einer obliterierenden und fibrosierenden Arachnoiditis, die zu Liquorzirkulationsstörungen und zur klassischen Folge eines **posthämorrhagischen Hydrozephalus** führt.

> **LERNTIPP** Die typische Hirnblutung liegt periventrikulär, nicht epidural.

Risikofaktoren
Die Risikofaktoren für eine Hirnblutung beim Frühgeborenen fasst die Checkliste zusammen.

Checkliste: Risikofaktoren für eine Hirnblutung.

- Frühgeburtlichkeit (≤ 28 Wochen)
- Niedriges Geburtsgewicht (≤ 1.000 g)
- Unreifes Gefäßbett der periventrikulären Keimlager
- Asphyxie/Hypoxie
- Hypokapnie
- Fehlende Autoregulation der Hirndurchblutung (blutdruckpassive Zirkulation)
- Verminderte Hirndurchblutung
  - Niedrige Flussgeschwindigkeiten in den Hirnarterien
  - Niedriger Blutdruck
  - Hypokapnie
- Vermehrte Hirndurchblutung
  - Hoher Blutdruck
  - Rasche Volumensubstitution (vor allem $NaHCO_3$)
  - Austauschtransfusion
  - Duktusligatur
  - Hyperkapnie
  - Pneumothorax (CO_2-Anstieg; Anstieg des Venendrucks)
  - Endotracheales Absaugen
  - Epileptische Anfälle
  - Länger dauernde Manipulationen am Patienten
- Erhöhter Venendruck
  - Schwierige Vaginalgeburt aus Beckenendlage
  - Pneumothorax
  - Beatmungsprobleme (Tubusobstruktion, erhöhter PEEP)
  - Asphyxie
- Gerinnungsprobleme
- Fluktuierende Flussmuster in den Hirnarterien
- Gegenatmen gegen Beatmungsgerät

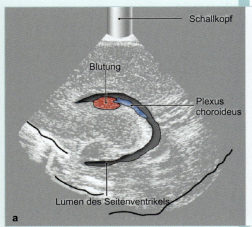
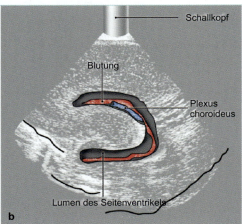
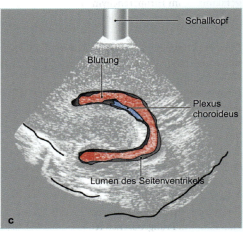

Abb. 1.7 Klassifikation der intraventrikulären Blutung des Frühgeborenen. **a)** Grad-I-Blutung; **b)** Grad-II-Blutung; **c)** Grad-III-Blutung. [O609]

Klinik
90 % aller Hirnblutungen treten innerhalb der ersten 72 Lebensstunden auf. 50 % der Blutungen manifestieren sich am 1., 25 % am 2. und 15 % am 3. Lebenstag. Kleine und große Blutungen können asymptomatisch verlaufen. Eine vorgewölbte Fontanelle, Temperaturinstabilitäten, metabolische Azidose, muskuläre Hypotonie, epileptische Anfälle, Blutdruckabfälle sowie Apnoen können klinische Hinweise auf eine Hirnblutung sein.

Diagnostik
- Regelmäßige Sonografien des Schädels bei allen Frühgeborenen < 32 SSW (z.B. am 1., 3., 7., 14. und 28. Lebenstag) (➤ Abb. 1.7 und ➤ Abb. 1.8)
- Bei klinischen Symptomen Sonografie des Schädels – unabhängig vom Gestationsalter
- Bei pathologischen Befunden wöchentliche sonografische Kontrolluntersuchungen
- Einteilung der Hirnblutungen nach sonografischen Kriterien in 3 Schweregrade (➤ Tab. 1.7)

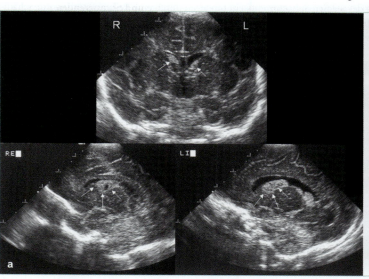 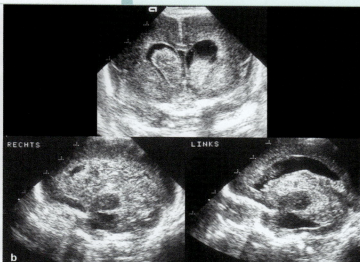

Abb. 1.8 Sonografische Darstellung von intraventrikulären Blutungen des Frühgeborenen. **a)** Schädelsonografie bei Hirnblutung Grad I und II, oben koronare Schnittführung, unten parasagittale Schnittführungen. Frühgeborenes der 30. SSW, 2. Lebenstag. Intraventrikuläre Blutung Grad II rechts und subependymale Blutung Grad I links. **b)** Schädelsonografie bei Hirnblutung Grad III. Frühgeborenes der 26. SSW, 3. Lebenstag. Intraventrikuläre Blutung Grad III beidseits. [O609]

Tab. 1.7 Klassifikation der Hirnblutungen nach sonografischen Kriterien.

Grad I	Subependymale Blutung
Grad II	Ventrikelblutung, < 50 % des Lumens
Grad III	Ventrikelblutung, > 50 % des Lumens

Folgen schwerer Hirnblutungen
Ventrikelerweiterung: Sie tritt Tage bis Wochen nach der Blutung auf. Das Ausmaß ist abhängig von der Blutmenge, die in das Ventrikelsystem gelangt ist. Man unterscheidet eine passagere Erweiterung und einen therapiebedürftigen posthämorrhagischen Hydrozephalus.
Hämorrhagische Infarzierung des Hirnparenchyms (früher Hirnblutung Grad IV): Die Echogenitätsvermehrung im Hirnparenchym entsteht durch eine Blockade des venösen Abstroms durch die Ventrikeltamponade und nicht, wie früher vermutet, durch eine Ausdehnung der Ventrikelblutung. Daher ist sie in der Klassifikation nicht mehr enthalten.
Porenzephale Zyste: Sie ist Folge der hämorrhagischen Infarzierung, ihre Größe entspricht der Größe der ursprünglichen Echogenitätsvermehrung.

Prognose
Hirnblutungen Grad I und II erhöhen das Risiko für neurologische Komplikationen nicht wesentlich. Grad-III-Blutungen sind in 30 %, hämorrhagische Infarzierungen in 70 % der Fälle mit schweren neurologischen Komplikationen assoziiert.

Prävention
Die Reduktion der Risikofaktoren ist der wichtigste präventive Faktor. Hypokapnien (Verminderung der Hirndurchblutung mit Gefahr der Hypoxie) und Hyperkapnien (Vermehrung der Hirndurchblutung mit Gefahr der Gefäßruptur) müssen unbedingt verhindert werden (Ziel: pCO_2 40–55 mmHg). Das Minimal Handling von Frühgeborenen reduziert das Risiko für Hirnblutungen.

1.6.6 Periventrikuläre Leukomalazie (PVL)

Definition
Die periventrikuläre Leukomalazie (PVL) ist eine zerebrale Erkrankung bei Frühgeborenen. Sie entsteht durch zerebrale Minderperfusion, Nekrosenbildung und Defektbildung und kann zu einer infantilen Zerebralparese führen.

Epidemiologie
Die Häufigkeitsangaben in der Literatur schwanken sehr stark. 8–60 % aller Frühgeborenen mit einem Geburtsgewicht unter 1.500 g entwickeln eine PVL.

Ätiologie und Pathogenese
Hypoxie und Ischämie sowie pränatale Infektionen führen zu einer Schädigung der periventrikulären weißen Hirnsubstanz mit Ausbildung von Nekrosen. Es entstehen Substanzdefekte (➤ Abb. 1.9).
Eine diffuse Schädigung der weißen Substanz entsteht hingegen durch eine Reifungsstörung mit Schädigung der Oligodendroglia-Vorläuferzellen, die später zu einer Myelinisierungsstörung, aber nicht zu zystischen Nekrosen führt.

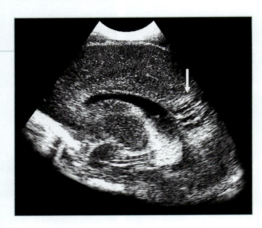

Abb. 1.9 Schädelsonografie: PVL mit Nachweis von Nekrosen in Nachbarschaft des Seitenventrikels. [O530]

Klinik
Eine PVL ist im akuten Stadium oft symptomarm. Hypotonie und Lethargie sind möglich. Weitere Symptome sind Irritabilität, muskuläre Hypertonie und Tremor. Später können sich eine spastische Diplegie der Beine sowie eine infantile Zerebralparese entwickeln.

1.6.7 Apnoen

Definition
Atempausen > 20 s mit Sauerstoffsättigungsabfall und/oder Bradykardie, die beim Frühgeborenen häufig als sog. idiopathische Apnoen infolge einer Unreife des Atemzentrums vorkommen. Klinisch relevant ist vor allem die Apnoe-Bradykardie-Hypoxämie-Symptomatik (ABHS), die durch eine Apnoe mit Bradykardie < 80/min und Sättigungsabfall < 80 % für eine Dauer von mindestens 8 s definiert ist.

Epidemiologie
Rezidivierende Apnoen kommen bei 30 % aller Frühgeborenen sowie bei 80 % aller Frühgeborenen mit einem Geburtsgewicht < 1.000 g vor.

Einteilung
- **Zentrale Apnoen** (häufigste Form): Fehlender Luftfluss, fehlende Atembewegungen
- **Obstruktive Apnoen:** Fehlender Luftfluss, Atembewegungen vorhanden
- **Gemischte Apnoen**

Ätiologie
Idiopathische Apnoen sind typische Apnoen des Frühgeborenen und Ausdruck eines noch unreifen Atemzentrums durch ungenügende axodendritische Verbindung respiratorischer Neuronen im Hirnstamm. Hierdurch kommt es zu einem verminderten Ansprechen von Chemorezeptoren auf Änderungen von pO_2 und pCO_2. Frühgeborene reagieren auf Hypoxie mit Apnoe und nicht, wie reife Neugeborene, mit Hyperventilation. Insbesondere im Schlaf kann die Atmung nicht kontinuierlich aufrechterhalten werden.
Symptomatische Apnoen können verursacht werden durch Hirnblutungen, Hypoxie, mütterlichen Drogenabusus, Atemwegsobstruktionen, ANS, Pneumonie, Pneumothorax, Aspiration, Sepsis, Meningitis, nekrotisierende Enterokolitis, Rotavirus-Infektion, Impfungen, Hypovolämie, Anämie, PDA, Hypotonie, Hypoglykämie, Hypokalzämie, Elektrolytstörungen und Hypothermie.

Klinik
Die Atempause beträgt > 20 s mit oder ohne Sauerstoffsättigungsabfall und/oder Bradykardie (HF < 100/min). Monitorüberwachung ist angezeigt.

Differenzialdiagnose
Periodische Atmung des Frühgeborenen: Atempausen (5–10 s) und Hyperventilationsphasen im Wechsel. Begleitend treten weder Bradykardie noch Zyanose auf. Hierbei handelt es sich nicht um Apnoen!

Therapie
- **Behutsame Stimulation:** Daraufhin setzt die Atmung meist wieder ein.
- 15°-Oberkörperhochlagerung.
- **Maskenbeatmung** – ohne Erhöhung der bestehenden O_2-Zufuhr.
- **Medikamentöse Therapie:** Koffein, Theophyllin.
- **Beatmung:** Nasen-Rachen-CPAP, Intubation bei mehr als 2 stimulationsbedürftigen Apnoen mit Bradykardie/h erwägen.

> **PRAXISTIPP**
> Plötzlich gehäuft auftretende Apnoen und Bradykardien sind klinische Hinweise auf eine Sepsis!

1.6.8 Frühgeborenenanämie

Pathophysiologie
Folgende Faktoren tragen zur Frühgeborenenanämie bei: Bei Frühgeborenen ist die Erythrozytenmasse geringer als bei Reifgeborenen, da diese im letzten Schwangerschaftstrimenon ansteigt. Bei Frühgeborenen ist die Erythrozytenlebensdauer auf 35–50 Tage verkürzt. Sehr kleine Frühgeborene verdoppeln ihr Geburtsgewicht in 2 Monaten (Reifgeborene in 6 Monaten). Dies führt zu einer erheblichen Hämodilution. Frühgeborene haben ein erhöhtes Risiko für geburtstraumatische Blutungen in Haut und Weichteile sowie für Hirnblutungen. Die Intensivbehandlung bedingt erhebliche diagnostische Blutverluste. Die Eisenspeicher sind wegen der verkürzten Gestationszeit nicht gefüllt und werden durch diagnostische Blutentnahmen weiter entleert. Der niedrige Eisengehalt von Muttermilch und die häufig auftretende Nahrungsunverträglichkeit verstärken den Eisenmangel.

Prävention und Therapie
Durch folgende Maßnahmen lässt sich die Frühgeborenenanämie verhindern bzw. behandeln:
Plazentare Transfusion: Die Plazenta stellt ein wertvolles Reservoir für eine autologe Transfusion dar. Verzögertes Abnabeln um 45–60 s vergrößert die Erythrozytenmasse und senkt den Transfusionsbedarf.
Reduktion diagnostischer Blutverluste: Blutentnahmen müssen auf das unbedingt erforderliche Minimum reduziert werden (Mikromethoden, transkutane Messmethoden). Jede Blutentnahme muss streng indiziert sein (keine „Routineblutentnahmen").
Eisen-Supplementation: Eine frühe Eisen-Supplementation kann den Transfusionsbedarf verringern.
Humanes rekombinantes Erythropoetin: Es stimuliert die beim Frühgeborenen durch Erythropoetinmangel bedingte reduzierte Erythropoese. Ohne gleichzeitige adäquate Eisensubstitution ist jedoch keine suffiziente Erythropoese möglich.
Erythrozytentransfusionen: Sie sollten möglichst sparsam durchgeführt werden. Die Indikationsstellung erfolgt anhand des Hämatokritwerts sowie zusätzlicher Kriterien wie Beatmung mit erhöhtem Sauerstoffbedarf, lebensbedrohliche Symptome durch die Anämie und/oder Hypovolämie, geplante Operationen.

> **MERKE** Die Frühgeborenenanämie ist im Gegensatz zur Trimenonanämie des reifen Neugeborenen nicht physiologisch und bedarf einer Behandlung.

1.7 Lungenerkrankungen des Neugeborenen

1.7.1 Mekoniumaspirationssyndrom (MAS)

Definition
Beim Mekoniumaspirationssyndrom (MAS) handelt es sich um die Komplikation einer intrauterinen fetalen Hypoxie mit den Folgen eines schweren sekundären Atemnotsyndroms unmittelbar nach der Geburt. Betroffen sind vor allem dystrophe und übertragene Neugeborene.

Epidemiologie
Ein MAS tritt bei 0,2–6 von 1.000 Lebendgeborenen auf.

Aus Studentensicht

Klinik: Atempause > 20 s mit/ohne O_2-Sättigungsabfall und/oder Bradykardie.

Therapie
- Behutsame Stimulation
- Maskenbeatmung
- Medikamentös: Koffein, Theophyllin

PRAXISTIPP

1.6.8 Frühgeborenenanämie

Pathophysiologie: Erythrozytenmasse/-lebensdauer der Frühgeborenen ist geringer bzw. auf 35–50 Tage verkürzt. Eisenspeicher sind nicht gefüllt (verkürzte Gestationszeit). Schnelle Verdopplung des Geburtsgewichts, niedriger Eisengehalt von Muttermilch sowie häufig auftretende Nahrungsunverträglichkeit verstärken den Eisenmangel.

Prävention und Therapie
- **Plazentare Transfusion:** verzögertes Abnabeln um 45–60 s
- **Reduktion diagnostischer Blutverluste**
- Frühe **Eisen-Supplementation**
- **Humanes rekombinantes Erythropoetin** (gleichzeitige Eisensubstitution)
- **Erythrozytentransfusionen:** Strenge Indikation

MERKE

1.7 Lungenerkrankungen des Neugeborenen

1.7.1 Mekoniumaspirationssyndrom (MAS)

Definition: Komplikation einer intrauterinen fetalen Hypoxie mit den Folgen eines schweren sekundären Atemnotsyndroms.

1 NEONATOLOGIE

Pathogenese

Eine intrauterine Hypoxie führt zu gesteigerter fetaler Atmung und Fruchtwasseraspiration und/oder zu einer Vasokonstriktion mesenterialer Gefäße, zu einer Hyperperistaltik und zu frühzeitigem Mekoniumabgang. Mit den ersten Atemzügen gelangen Mekoniumpartikel in kleinere Bronchiolen, es kommt zu einer partiellen Bronchusobstruktion. Hierdurch entstehen Atelektasen, überblähte emphysematöse Areale und extraalveoläre Luftansammlungen (interstitielles Emphysem, Pneumothorax, Pneumomediastinum). Surfactant wird inaktiviert.

Es kann zu einer chemischen Pneumonie und zur Entwicklung intrapulmonaler Shunts kommen. Ein pulmonaler Hochdruck und eine persistierende fetale Zirkulation sind die Folgen.

> **PRAXISTIPP**
> Mekonium im Fruchtwasser kann auf eine intrauterine Asphyxie hinweisen.

Klinik

Die Haut ist mit Mekonium bedeckt. Die Symptome der respiratorischen Insuffizienz sind Tachypnoe, Dyspnoe, Zyanose und Schnappatmung. Sekundär kann es zu Bradykardien und Schock kommen.

Diagnostik

Röntgen-Thorax: Dichte fleckige Infiltrate neben überblähten Arealen, abgeflachtes Zwerchfell, extraalveoläre Luftansammlungen.

Therapie

Bei deutlich deprimiertem Kind sollte möglichst vor dem 1. Atemzug die Stimmritze laryngoskopisch eingestellt und der Larynxeingang abgesaugt werden. Befindet sich grünes Fruchtwasser hinter der Stimmritze, wird zudem sobglottisch abgesaugt, es erfolgen die Intubation und eventuell eine tracheobronchiale Lavage mit physiologischer NaCl-Lösung und Surfactant. Eine primäre Maskenbeatmung ist kontraindiziert, da hierdurch das Mekonium weiter in die kleinen Atemwege transportiert würde. Zunächst wird das Kind konventionell beatmet. Eine Hochfrequenzoszillationsbeatmung, die Surfactantsubstitution und u. U. der Einsatz von Stickstoffmonoxid (NO) sind bei schlechter Oxygenierung indiziert. Als Ultima Ratio kann eine extrakorporale Membranoxygenierung (ECMO) erwogen werden. Eine frühzeitige antibiotische Therapie ist wichtig. Ist das Kind aktiv, kann abgewartet werden, eine engmaschige Beobachtung sollte erfolgen.

Prävention

Die frühzeitige Information durch den Geburtshelfer ist entscheidend. Bei Zeichen der intrauterinen Asphyxie sollte die Geburt sofort beendet werden, wenn Hinweise auf eine kindliche Gefährdung, z. B. Herztondezelerationen im CTG, bestehen.

Prognose

Die Mortalität beträgt 10 %.

> **CAVE** Eine primäre Maskenbeatmung ist bei Verdacht auf Mekoniumaspiration kontraindiziert.

1.7.2 Pneumothorax

Definition und Ätiologie

Komplikation einer Vielzahl von pulmonalen Erkrankungen (z. B. Atemnotsyndrom, Mekoniumaspiration, Pneumonie, Zwerchfellhernie) oder therapeutischen Maßnahmen (z. B. Reanimation, Beatmung) im Neugeborenenalter, die bei der Entwicklung eines Spannungspneumothorax oder eines Pneumoperikards einer sofortigen therapeutischen Intervention bedarf.

Epidemiologie

Ein asymptomatischer Pneumothorax tritt bei 1 % aller Neugeborenen, ein symptomatischer Pneumothorax bei etwa 10 % beatmeter Frühgeborener auf.

Pathogenese

Ein hoher intraalveolärer **Druck** führt zu einer Überblähung von Alveolen, wodurch es zu einer **Ruptur** der Alveolarwand kommt. Luft entweicht durch das interstitielle Gewebe und entlang der perivaskulären Gefäßscheiden und peribronchialen Lymphgefäße. Bei einer weiteren Ausbreitung des Alveolarlecks entstehen ein interstitielles Emphysem, ein Pneumomediastinum, ein Pneumothorax, ein Pneumoperikard, ein Pneumoperitoneum und/oder ein Hautemphysem.

1.7 LUNGENERKRANKUNGEN DES NEUGEBORENEN

Klinik
Leitsymptome von Spannungspneumothorax und Pneumoperikard sind plötzlich einsetzende Atemnot, Zyanose, Thoraxasymmetrie, seitendifferentes Atemgeräusch, Verlagerung der Herztöne, Schocksymptomatik, Bradykardie, Blutdruckabfall und eine Asystolie.

> **MERKE** Spannungspneumothorax und Pneumoperikard sind lebensbedrohliche Notfälle.

Diagnostik
Im Notfall darf keine Zeit mit diagnostischen Maßnahmen verschwendet werden.
Röntgen-Thorax: Hier wird die Ansammlung freier Luft dargestellt. Beim **Spannungspneumothorax** zeigt sich die Verdrängung von Herz und Gefäßband auf die kontralaterale Seite.

Therapie
Kleine Pneumothoraces bedürfen in der Regel keiner Therapie. Bei Spannungspneumothorax muss die sofortige Pleurapunktion erfolgen. Im Anschluss daran wird eine Pleuradrainage gelegt.

1.7.3 Lungenhypoplasie
Definition und Ätiologie
Sie ist die Folge einer gestörten Organanlage oder Kompression sowie Wachstums- und Reifungshemmung der fetalen Lunge mit dem klinischen Bild eines schweren Atemnotsyndroms.

Pathogenese
Eine Lungenhypoplasie kann Folge einer **gestörten Organanlage** sein (z. B. bei Chromosomenaberrationen). Häufiger wird sie jedoch durch eine **Ausreifungsstörung der fetalen Lunge** verursacht. So können Erkrankungen, die zu einem **eingeschränkten intrathorakalen Volumen** bzw. zu einer **Verdrängung von funktionellem Lungengewebe** führen, das fetale Lungenwachstum hemmen (z. B. kongenitale Zwerchfellhernie, Hydrops fetalis [bilaterale Pleuraergüsse], Chylothorax). Vor der Geburt enthält die Lunge eine Flüssigkeit aus Sekreten der Bronchialdrüsen, Fruchtwasser und Surfactant. Zu wenig Fruchtwasser (**Oligohydramnion**), wie bei bilateraler Nierenagenesie (Potter-Sequenz) oder chronischem Fruchtwasserverlust bei vorzeitigem Blasensprung, kann durch einen Mangel an intraalveolärem Flüssigkeitsvolumen ebenfalls zu einer schweren Lungenhypoplasie führen. Fetale Atembewegungen setzen intrauterin ein und konditionieren die Atemmuskulatur. Eine **Störung der fetalen Atembewegungen**, z. B. bei neuromuskulären Erkrankungen oder Anenzephalie, kann eine Lungenhypoplasie zur Folge haben.

Klinik
Es kommt zu einem **schweren sekundären Atemnotsyndrom** mit progredienter pulmonaler Insuffizienz. Häufig treten bilaterale Pneumothoraces in den ersten Lebensstunden auf. Gelegentlich entwickelt sich das Bild einer persistierenden fetalen Zirkulation.

1.7.4 Zwerchfellhernie
Definition
In der überwiegenden Mehrzahl der Fälle handelt es sich um einen links auftretenden Zwerchfelldefekt mit Verlagerung von Bauchorganen in die Thoraxhöhle. Dadurch kommt es zu Lungenkompression, konsekutiver Lungenhypoplasie und Herzverlagerung. Es handelt sich um einen kinderchirurgischen Notfall!

Epidemiologie
Eine Zwerchfellhernie tritt mit einer Häufigkeit von 1:10.000 auf.

Formen
- **Bochdalek-Hernie:** Lumbokostal links, > 95 % der Fälle
- **Morgagni-Hernie:** Sternokostal rechts, < 5 % der Fälle

Pathogenese
Der meist links bestehende Zwerchfelldefekt führt zu einer Verlagerung abdomineller Organe in den Thoraxraum. Es kommt zu einer intrauterinen Lungenkompression mit Lungenhypoplasie. Herz und Mediastinum werden nach rechts verdrängt.

Klinik
Es kann innerhalb der ersten Lebensstunden zu schwerer Atemnot und Zyanose kommen – mit einer Besserung der Dyspnoe bei Oberkörperhochlagerung. Kleine Defekte können auch nur mit einer milden Atemstörung einhergehen. Der Thorax ist asymmetrisch vorgewölbt und zeigt **keine Atemexkursionen**.

Aus Studentensicht

Klinik: Leitsymptome von Spannungspneumothorax und Pneumoperikard:
- Plötzlich einsetzende Atemnot
- Zyanose
- Thoraxasymmetrie
- Seitendifferentes Atemgeräusch
- Asystolie

MERKE

Diagnostik
- Röntgen-Thorax: Ansammlung freier Luft
- Spannungspneumothorax: Verdrängung von Herz und Gefäßband

Therapie: Beim Spannungspneumothorax erfolgt die sofortige Pleurapunktion.

1.7.3 Lungenhypoplasie

Definition und Ätiologie: Folge einer gestörten Reifung oder Anlage der fetalen Lunge.

Pathogenese
- **Gestörte Organanlage,** z. B. bei Chromosomenaberrationen
- **Ausreifungsstörung** der fetalen Lunge durch eingeschränktes intrathorakales Volumen oder Verdrängung von funktionellem Lungengewebe
- **Oligohydramnion:** Mangel an intraalveolärer Flüssigkeit (Sekrete der Bronchialdrüsen, Fruchtwasser und Surfactant)
- **Störung der fetalen Atembewegung**

Klinik: Schweres sekundäres Atemnotsyndrom mit progredienter pulmonaler Insuffizienz.

1.7.4 Zwerchfellhernie

Definition: Kinderchirurgischer Notfall durch Zwerchfelldefekt mit Verlagerung von Bauchorganen in die Thoraxhöhle.

Epidemiologie: 1:10.000.

Formen
- **Bochdalek-Hernie:** Lumbokostal links, > 95 % der Fälle
- **Morgagni-Hernie:** Sternokostal rechts, < 5 % der Fälle

Pathogenese: Meist links bestehender Zwerchfelldefekt → Verlagerung abdomineller Organe in den Thorax → intrauterine Lungenkompression mit Lungenhypoplasie und Herzverlagerung.

Klinik
- In den ersten Lebensstunden **schwere Atemnot** und **Zyanose**
- Asymmetrisch vorgewölbter Thorax **ohne Atemexkursionen, fehlende Atemgeräusche,** evtl. Darmgeräusche im Thorax

Aus Studentensicht

Diagnostik
- Röntgen-Thorax
- Pränatale Diagnostik: Sonografie

ABB. 1.10

Therapie
- Sofortige Intubation, Magensonde und Lagerung auf betroffene Seite
- Operativer Defektverschluss möglichst früh

 CAVE

1.7.5 Neonatale Pneumonien

Definition: Folge einer Infektion der Lunge mit mütterlichen oder nosokomialen Keimen.

Ätiologie
- **Ursache:** Aspiration infizierten Fruchtwassers, transplazentare Übertragung oder Aspiration unter Geburt
- **Risikofaktoren:** vorzeitiger Blasensprung > 18 h, mütterliches Amnioninfektionssyndrom, Frühgeburtlichkeit

Erreger
- Streptokokken der Gruppe B
- E. coli
- S. aureus

---

1 NEONATOLOGIE

Bei der Auskultation **fehlt das Atemgeräusch**, u. U. sind Darmgeräusche im Thorax bei eingesunkenem Abdomen auskultierbar.

Diagnostik
- **Röntgen-Thorax:** Unterbrechung der Zwerchfellkontur; abdominelle Organe liegen intrathorakal; Mediastinalverlagerung (➤ Abb. 1.10).
- **Pränatale Diagnostik:** Sonografie.

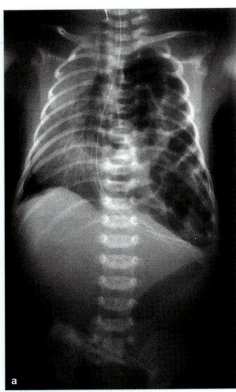
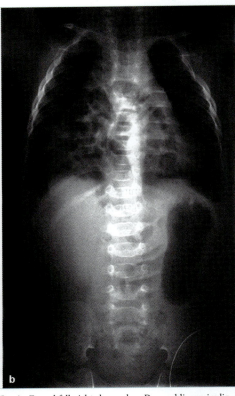

Abb. 1.10 Babygramm bei Zwerchfellhernie. **a)** Bochdalek-Hernie: Zwerchfell nicht abgrenzbar, Darmschlingen im linken Thorax nachweisbar, Mediastinalverlagerung nach rechts. **b)** Morgagni-Hernie: Zwerchfellkontur unscharf, Darmschlingen im mittleren Thorax, Herzrand unscharf. [O530]

Therapie
Eine Maskenbeatmung ist kontraindiziert! Sie füllt den Magen mit Luft und verstärkt damit die Lungenkompression. Postnatal erfolgen sofortige Intubation, Legen einer Magensonde sowie die Lagerung auf die betroffene Seite. Der Defekt wird so früh wie möglich operativ verschlossen.

> **CAVE** Keine Maskenbeatmung bei Verdacht auf Atemnot durch Zwerchfellhernie.

1.7.5 Neonatale Pneumonien

Definition
Eine neonatale Pneumonie ist die Folge einer intrauterin, sub partu oder postnatal erworbenen Infektion der Lunge mit mütterlichen oder nosokomialen Keimen.

Ätiologie
Ursache ist die Aspiration infizierten Fruchtwassers, eine transplazentare Übertragung oder Aspiration unter der Geburt. Risikofaktoren sind ein vorzeitiger Blasensprung > 18 h, ein mütterliches Amnioninfektionssyndrom und Frühgeburtlichkeit.

Erreger
- β-hämolysierende Streptokokken der Gruppe B
- *Escherichia coli*
- Enterokokken
- *Staphylococcus aureus*
- *Listeria monocytogenes*
- Viren: *RSV*, Adeno-, Parainfluenzaviren, *CMV*, *HSV*, *VZV*
- Bei beatmeten Frühgeborenen: *Pseudomonas*, Klebsiellen, Chlamydien

Klinik
Wie beim Atemnotsyndrom (➤ Kap. 1.6.1).

Therapie
Die neonatale bakterielle Pneumonie wird antibiotisch behandelt. Bei Ateminsuffizienz erfolgt die maschinelle Beatmung.

1.7.6 Persistierende fetale Zirkulation (PFC-Syndrom)

Definition
Persistenz der fetalen Kreislaufverhältnisse mit Rechts-links-Shunt durch postnatal auftretende Hypoxie und Azidose, die hauptsächlich bei reifen oder übertragenen Neugeborenen vorkommt.

Pathogenese
Perinatale Hypoxie und Azidose führen zu einer Konstriktion der Lungenarteriolen und zu pulmonaler Hypertonie. Über den offenen Ductus arteriosus und das offene Foramen ovale besteht ein Rechts-links-Shunt (persistierende fetale Zirkulation). Hierdurch werden die pulmonale Hypoxie und die Azidose verstärkt.

Klinik
Ein PFC-Syndrom betrifft hauptsächlich reife oder übertragene Neugeborene. Diese zeigen das Bild der **respiratorischen Insuffizienz** mit zentraler Zyanose, Einziehungen und stöhnender Exspiration. Häufig ist ein PFC-Syndrom mit fetaler sowie perinataler Asphyxie, Mekoniumaspirationssyndrom, Pneumonie, Zwerchfellhernie, Lungenhypoplasie, Hypoglykämie und Hypothermie assoziiert.

Diagnostik
- **Röntgen-Thorax:** Verminderte Lungenperfusion; oft finden sich wenig Auffälligkeiten und es besteht eine Diskrepanz zwischen schlechtem Allgemeinzustand und Röntgenbild.
- **Echokardiografie:** Ausschluss zyanotischer Vitien, Nachweis des Rechts-links-Shunts auf Vorhof- und Duktusebene.

Therapie
Die wichtigsten therapeutischen Maßnahmen sind die Vermeidung von Stress (Beginn einer Analgosedierung, ggf. Relaxierung), die maschinelle Beatmung mit ausreichender Oxygenierung, eine Blutdruck-Normalisierung und ein Azidose-Ausgleich. Eine medikamentöse pulmonale Vasodilatation kann mit einer NO-Beatmung, Prostazyklin oder Sildenafil erzielt werden. Bei ausbleibender Besserung ist eine extrakorporale Membranoxygenierung (ECMO) indiziert.

1.8 Hämatologische Erkrankungen des Neugeborenen

1.8.1 Hyperbilirubinämie des Neugeborenen (Icterus neonatorum)

Definition
Der Anstieg der Bilirubinkonzentration im Serum kommt bei 60 % aller Neugeborenen vor. Bis zu einer Bilirubinkonzentration von 15 mg/dl (260 µmol/l) handelt es sich beim reifen Neugeborenen um einen physiologischen Ikterus. Bei Überschreiten eines Grenzwerts von 25 mg/dl (430 µmol/l) besteht das Risiko einer Bilirubinenzephalopathie mit Zerstörung von Nervenzellen in Kerngebieten der Basalganglien und Hirnstammkerne (Kernikterus, ➤ Tab. 1.8).

Tab. 1.8 Definition pathologischer Hyperbilirubinämien.

Bezeichnung	Kriterium
Icterus praecox	GSB > 12 mg/dl (208 µmol/l) in den ersten 36 Lebensstunden
Icterus gravis	GSB > 20 mg/dl (340 µmol/l)
Icterus prolongatus	Hyperbilirubinämie > 14 Tage
Direkte Hyperbilirubinämie	Konjugiertes Bilirubin > 2 mg/dl (34 µmol/l) oder > 15 % des Gesamtbilirubins in den ersten 2 Lebenswochen, später > 0,5 mg/dl (8 µmol/l)

GSB: Gesamtserumbilirubin

Epidemiologie
Die Hyperbilirubinämie betrifft 60 % aller Neugeborenen. Die Inzidenz der schweren Hyperbilirubinämie, Grenzwert > 25 mg/dl (430 µmol/l), beträgt 25 : 100.000. In letzter Zeit wird eine Häufigkeitszunahme der akuten Bilirubinenzephalopathie mit Kernikterus diskutiert. Die wichtigste Ursache hierfür ist wahrscheinlich die immer frühere Entlassung von Mutter und Kind aus der Entbindungsklinik und das Überwachungsdefizit in der Folgezeit.

Aus Studentensicht

Pathogenese
- Hämoglobin → Bilirubin → Leber: direktes Bilirubin (Glukuronidierung) → Ausscheidung über die Galle
- Bei verminderter Glukuronidierung → unkonjugiertes Bilirubin (lipidlöslich) → Zerstörung der Nervenzellen

Risikofaktoren einer Hirnschädigung
- Hämolyse
- Hypalbuminämie
- Azidose
- Schock

Risikofaktoren für schwere Hyperbilirubinämie
- Ikterus in den ersten 24 h
- Hämolytische Erkrankungen
- Erhöhtes GSB

ABB. 1.11

Klinik
- Hyperbilirubinämie → Haut- und Sklerenikterus
- Akute Bilirubinenzephalopathie → Lethargie, muskuläre Hypotonie, Bewegungsarmut → Irritabilität → epileptische Anfälle
- Chronische Bilirubinenzephalopathie → extrapyramidale Bewegungsstörung

Diagnostik: Bei auffälligen Bilirubinwerten erfolgen immer eine pädiatrische Diagnostik und regelmäßige Kontrollen.

---

1 NEONATOLOGIE

Pathogenese
Bilirubin ist das Abbauprodukt von Hämoglobin. Es wird an Albumin gebunden zur Leber transportiert, dort aufgenommen und durch die Glukuronyltransferase zu direktem Bilirubin konjugiert, das über die Galle ausgeschieden wird. Bei verminderter Glukuronidierung kann unkonjugiertes, lipidlösliches Bilirubin in lipidhaltige Nervenzellen eindringen und diese durch Hemmung der oxidativen Phosphorylierung zerstören.

Risikofaktoren
Bei kranken Neugeborenen und Frühgeborenen erhöhen bestimmte Risikofaktoren die Gefahr einer **Hirnschädigung.** Hierzu gehören:
- Hämolyse
- Hypalbuminämie
- Medikamente mit hoher Proteinbindung (z. B. Ceftriaxon, Furosemid, Diazepam, Digoxin)
- Asphyxie
- Azidose
- Schock
- Hypo- oder Hyperthermie
- Hypoglykämie
- Sepsis

Risikofaktoren für eine **schwere Hyperbilirubinämie** sind:
- Gesamtserumbilirubin (GSB) > 95. Perzentile (➤ Abb. 1.11)
- Ikterus in den ersten 24 Lebensstunden
- Blutgruppeninkompatibilität mit positivem Coombs-Test
- Hämolytische Erkrankung (z. B. Sphärozytose, Elliptozytose, G6PDH-Mangel)
- Positive Familienanamnese
- Ausgedehnte Hämatome (z. B. Kephalhämatom)
- Ausschließliches Stillen und Gewichtsverlust (Dehydratation)
- Gestationsalter < 38. SSW

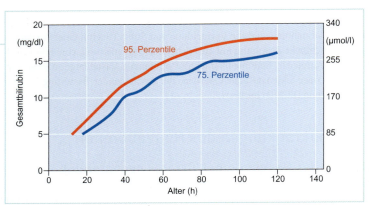

Abb. 1.11 Nomogramm mit altersbezogenen Serumbilirubinkonzentrationen bei reifen Neugeborenen zur Risikoabschätzung für das Auftreten einer behandlungsbedürftigen Hyperbilirubinämie (nach Berns 2006). [F705-009]

Klinik
Bei **Hyperbilirubinämie** besteht ein Haut- und Sklerenikterus.
Akute Bilirubinenzephalopathie: Frühe Zeichen sind Lethargie, Schläfrigkeit, muskuläre Hypotonie, Bewegungsarmut und Trinkschwäche. Später kommt es zu Irritabilität, schrillem Schreien, Opisthotonus und Fieber. In der Endphase treten epileptische Anfälle auf, es kommt zu Koma und Tod.
Chronische Bilirubinenzephalopathie, Kernikterus: Charakteristische Symptome sind eine extrapyramidale Bewegungsstörung mit Choreoathetose (athetoide Zerebralparese), Blickwendung nach oben, Hörverlust, Intelligenzminderung und verzögerte psychomotorische Entwicklung.

Diagnostik
- Bei Ikterus < 24 Lebensstunden: Erweiterte pädiatrische Diagnostik.
- Bei Ikterus > 24 Lebensstunden: Die Bilirubinmessung kann auch unblutig transkutan mit einem Multispektralgerät erfolgen. Bei Werten > 75. Perzentile ist jedoch eine nasschemische Bestimmung erforderlich.
- Bilirubinwert > 75. Perzentile: Kontrolle erfolgt nach 24–48 h.
- Bilirubinwert > 95. Perzentile: Kontrolle erfolgt nach 12–24 h.
- Gesamtserumbilirubin über der Fototherapiegrenze: Blutbild, Retikulozyten, Blutgruppenbestimmung mit Rhesusfaktor, direkter und indirekter Coombs-Test, Gesamteiweiß. Bei komplizierten Verläufen direktes Bilirubin und CRP, bei hinweisender Anamnese ggf. Bestimmung der G6PD-Aktivität.

1.8 HÄMATOLOGISCHE ERKRANKUNGEN DES NEUGEBORENEN

- Spätestens bei Persistenz des sichtbaren Ikterus > 2 Wochen erfolgen die Bestimmung des direkten Bilirubins (zum Ausschluss einer Cholestase) und von fT_4 (eine zentrale Hypothyreose wird durch das Neugeborenenscreening nicht ausgeschlossen) sowie ggf. eine erweiterte pädiatrische Diagnostik.

Checkliste: Differenzialdiagnose des Neugeborenenikterus.

Indirekte Hyperbilirubinämie (unkonjugiertes Bilirubin erhöht)	Direkte Hyperbilirubinämie (konjugiertes Bilirubin erhöht)
Verminderte Bilirubinkonjugation • Physiologischer Ikterus • Hypothyreose • Medikamente, Hormone (Enzymhemmung) • Crigler-Najjar-Syndrom • Gilbert-Meulengracht-Syndrom	**Intrahepatische Cholestase** • Neonatale Cholestase • Infektionen: Toxoplasmose, Röteln, *CMV*, Hepatitis (TORCH) • $α_1$-Antitrypsin-Mangel • Intrahepatische Gallengangshypoplasie • Galaktosämie, Tyrosinämie • Neonatale Hämochromatose • Parenterale Ernährung
Gesteigerte Hämolyse • Blutgruppeninkompatibilität (Rh, ABO) • Genetisch bedingte hämolytische Anämien • Infektionen	**Extrahepatische Gallesekretionsstörung** • Extrahepatische Gallengangsatresie • Choledochuszyste • Zystische Fibrose
Vermehrter Anfall abzubauender Erythrozyten • Polyglobulie • Hämatome	
Vermehrte enterale Bilirubinrückresorption • Intestinale Obstruktionen • Gallengangsatresie • Niedrige Kalorienzufuhr • Muttermilchikterus	

Therapie

Die Empfehlungen zu den Grenzwerten zur Durchführung einer Fototherapie oder einer Blutaustauschtransfusion fasst ➤ Tab. 1.9 zusammen.

Fototherapie: Unter der Einwirkung einer Lichtquelle mit blau-grünem Spektrum (430–490 nm) wird das Bilirubin in ein strukturelles Isomer (Lumirubin) überführt, das ohne Glukuronidierung mit der Galle und renal ausgeschieden werden kann.

Tipps zur praktischen Durchführung der Fototherapie:
- Möglichst große Oberfläche bestrahlen: Entkleidetes Kind, kleine oder keine Windel.
- Abstand zwischen Lampe und Kind: 15–20 cm.
- Augen abdecken.
- Zunächst intermittierende Behandlung in 4- bis 6-stündigen Intervallen.
- Bei steigenden Werten oder drohender BAT kontinuierliche Bestrahlung.
- Intensivierung der Therapie durch Verwendung fiberoptischer Leuchtmatten.
- Stillen alle 2 h ist empfehlenswert.
- Reife, ansonsten gesunde Neugeborene mit normalem Trinkverhalten benötigen keine zusätzliche Flüssigkeitszufuhr.

> **PRAXISTIPP**
> Faustregel für die Indikation zur Fototherapie bei reifen Neugeborenen: Ab 72 Lebensstunden Gesamtserumbilirubin 20 mg/dl, an jedem Tag davor jeweils 2 mg/dl weniger. Bei einem positiven Coombs-Test wird die Grenze zusätzlich um 2 mg/dl gesenkt.

Blutaustauschtransfusion (BAT): Austausch von kindlichem Blut gegen Erwachsenenblut über einen Nabelvenenkatheter in Schritten von 2–3 ml/kg KG. Das doppelte Blutvolumen des Kindes (2 × 80 ml/kg KG) wird ausgetauscht. Eine BAT sollte in die Wege geleitet werden, wenn der Bilirubinwert 10 mg/dl über der Fototherapiegrenze liegt, wenn es nach 4–6 h Fototherapie nicht zu einem Abfall der Gesamtbilirubinkonzentration gekommen ist oder wenn Zeichen einer fortschreitenden Bilirubinenzephalopathie auftreten. Da die Austauschtransfusion insbesondere bei kranken Neugeborenen und Frühgeborenen mit einer hohen Morbidität und Mortalität verbunden ist, wird sie bei Frühgeborenen unter 1.500 g kaum angewandt.

Aus Studentensicht

Checkliste: Differenzialdiagnose des Neugeborenenikterus

CHECKLISTE

Therapie
- **Fototherapie:** Bilirubin → Lumirubin, ohne Glukuronidierung renal ausscheidbar
- BAT

PRAXISTIPP

1 NEONATOLOGIE

Tab. 1.9 Therapeutisches Vorgehen bei Hyperbilirubinämie (gesunde, reife Neugeborene).

Gesamtserumbilirubin [mg/dl (µmol/l)]			
Alter (h)	Fototherapie	Fototherapie 4–6 h, dann BAT*	BAT
≤ 24**			
25–48	≥ 16 (272)	≥ 20 (340)	≥ 25 (430)
49–72	≥ 18 (310)	≥ 25 (430)	≥ 30 (510)
> 72	≥ 20 (340)	≥ 25 (430)	≥ 30 (510)

BAT: Blutaustauschtransfusion
* BAT, wenn kein Abfall um 1–2 mg/dl (20–30 µmol/l)
** Bei klinischem Ikterus Festlegung des therapeutischen Vorgehens nach pädiatrischer Abklärung

Die Grenzwerte für den Beginn einer Fototherapie sind mit abnehmendem Gestationsalter niedriger anzusetzen als bei reifen Neugeborenen. Bei einem Gestationsalter < 38 Wochen errechnet sich die Fototherapiegrenze (mg/dl) durch das aktuelle Gestationsalter (in Wochen) minus 20. Mit diesem Algorithmus wird der höheren Bilirubinempfindlichkeit von Frühgeborenen Rechnung getragen.

Prävention
Neugeborene mit einem Risiko für eine schwere Hyperbilirubinämie müssen zuverlässig identifiziert und rasch adäquat behandelt werden. Die wichtigsten präventiven Maßnahmen sind die engmaschige Überwachung des Neugeborenen sowie ein gutes Stillmanagement. Durch häufige Mahlzeiten kann der enterohepatische Kreislauf durchbrochen und mehr Bilirubin über den Darm ausgeschieden werden. Bei früher Entlassung aus der Geburtsklinik muss zweifelsfrei mit den Eltern geklärt werden, durch wen und zu welchem Zeitpunkt erforderliche Kontrolluntersuchungen erfolgen.

1.8.2 Morbus haemolyticus neonatorum

Definition
Blutgruppeninkompatibilitäten zwischen Mutter und Kind führen zur Hämolyse kindlicher Erythrozyten. In schweren Fällen kommt es zum Hydrops congenitus universalis, der nur bei der schwerer verlaufenden Rh-Inkompatibilität, jedoch nicht bei der AB0-Inkompatibilität vorkommt.

Rh-Inkompatibilität

Epidemiologie
Seit Einführung der Anti-D-Prophylaxe kommt ein Morbus haemolyticus neonatorum nur noch bei 0,07 % aller Geburten vor – vorher waren es 0,6 %.

Pathogenese
Folgende Konstellation besteht: Mutter rh-negativ, Vater Rh-positiv, Kind Rh-positiv.
Größere Mengen kindlichen Bluts gelangen während einer Schwangerschaft in der Regel nicht in den mütterlichen Kreislauf. Die Mutter bildet daher in der 1. Schwangerschaft meist keine Anti-D-Antikörper und das 1. Kind bleibt gesund. Während der Geburt kann jedoch eine größere Menge fetaler Erythrozyten in den Kreislauf der Mutter gelangen. Dies führt zur Bildung von Anti-D-Antikörpern durch die Mutter (Sensibilisierung). In der nächsten Schwangerschaft können die nun vorhandenen Anti-D-Antikörper nach Plazentapassage die Erythrozyten eines Rh-positiven Kindes hämolysieren. Es kommt zu Anämie mit Hypoxie und Azidose, zu einer Verminderung der Albuminsynthese mit Ödemen, Pleuraergüssen und Hydrops, zu einer gesteigerten Zellregeneration (Retikulozytose, Erythroblastose) sowie zu einer extramedullären Blutbildung in Leber und Milz (Hepatosplenomegalie).

Klinik
Die klinischen Leitsymptome sind **Anämie, Hepatosplenomegalie, Icterus gravis et praecox** mit Kernikterusgefahr sowie Ödeme und Pleuraergüsse. In schweren Fällen kommt es zum **Hydrops congenitus universalis.**

Diagnostik
- Blutgruppenbestimmung von Mutter und Kind
- Blutbild: Anämie
- Retikulozyten erhöht
- Indirektes Bilirubin im Serum erhöht
- Indirekter Coombs-Test: Nachweis plazentagängiger IgG-Antikörper bei der Mutter
- Direkter Coombs-Test: Nachweis inkompletter Antikörper an den Erythrozyten des Kindes

Therapie
An erster Stelle stehen die **Fototherapie** und die **Blutaustauschtransfusion**. Vor einer Austauschtransfusion kann ein Therapieversuch mit hoch dosierten Immunglobulinen i.v. erfolgen.

Aus Studentensicht

TAB. 1.9

Prävention
- Strikte Überwachung der Neugeborenen mit Hyperbilirubinämierisiko
- Gutes Stillmanagement

1.8.2 Morbus haemolyticus neonatorum

Definition: Hämolyse kindlicher Erythrozyten durch Blutgruppeninkompatibilitäten zwischen Mutter und Kind.

Rh-Inkompatibilität

Epidemiologie: Sehr selten seit Einführung der Anti-D-Prophylaxe.

Pathogenese: Konstellation: Mutter Rh-negativ, Vater Rh-positiv, Kind Rh-positiv.
Bei der Geburt des 1. Kindes gelangen fetale Erythrozyten in den mütterlichen Kreislauf → Bildung von Anti-D-Antikörpern. Diese Antikörper können in der nächsten Schwangerschaft nach Plazentapassage die fetalen Erythrozyten hämolysieren.

Klinik
- Anämie, Hepatosplenomegalie, Icterus gravis et praecox
- Hydrops congenitus universalis

Diagnostik
- Blutgruppenbestimmung bei Mutter und Kind
- Anämie
- Indirektes Bilirubin ↑
- Coombs-Test

Therapie
- Fototherapie
- BAT
- Bei **Hydrops universalis:** Aderlass, Transfusion 0-rh-negativer-Erythrozyten, Austauschtransfusion

1.8 HÄMATOLOGISCHE ERKRANKUNGEN DES NEUGEBORENEN

Bei Hydrops universalis: Aderlass, Aszitespunktion, Transfusion 0-rh-negativer Erythrozyten und Austauschtransfusion.

Prävention
Anti-D-Prophylaxe: Unmittelbar nach der Geburt erhält eine rh-negative Mutter, die ein Rh-positives Kind entbunden hat, Rh-Antikörper-haltiges Gammaglobulin. Es zerstört die Rh-positiven Erythrozyten im mütterlichen Kreislauf der Mutter, bevor es zur Sensibilisierung kommt.
Fetale Bluttransfusion: Bei Nachweis einer niedrigen Hämoglobinkonzentration im Nabelschnurblut werden Transfusionen in utero durchgeführt. Hierdurch kann ein Hydrops fetalis in 90 % der Fälle verhindert werden.

> **FALL** **A:** Bei der Ultraschalluntersuchung einer Zweitgravida werden in der 37. SSW ein mäßiggradiger Aszites und leichte Pleuraergüsse beim Kind festgestellt. Die Blutgruppe der Mutter ist 0-Rh-negativ, und es können Anti-D-Antikörper im Serum nachgewiesen werden. Nach der Geburt des 1. Kindes war keine Anti-D-Prophylaxe durchgeführt worden. Die vorliegenden Befunde veranlassen die behandelnden Gynäkologen dazu, einen Kaiserschnitt durchzuführen und der Schwangeren Anti-D zu verabreichen.
> **K:** Die neugeborene Lisa ist postnatal blass und mäßiggradig tachykard (180/min). Leber und Milz sind vergrößert. Es bestehen ein Aszites und Pleuraergüsse.
> **D:** Der Hämoglobinwert beträgt 6 g/dl. Der direkte Coombs-Test ist positiv. Im Blutausstrich sind zahlreiche Erythroblasten nachweisbar. Die Konzentration des indirekten Bilirubins im Serum liegt initial bei 2 mg/dl und steigt innerhalb von 1 h auf 7 mg/dl an.
> **Diag:** Rh-Inkompatibilität mit beginnendem Hydrops fetalis.
> **Th + V:** Lisa erhält unmittelbar postnatal eine Transfusion rh-negativer Erythrozyten und hoch dosiert Immunglobuline i.v. Anschließend wird eine Austauschtransfusion durchgeführt. Hierunter steigt die Hämoglobinkonzentration auf 15,9 g/dl an und die Konzentration des indirekten Bilirubins fällt auf 3 mg/dl ab. In den folgenden Tagen wird noch eine intensivierte Fototherapie durchgeführt. Unter diesen Maßnahmen kommt es zu einer raschen Rückbildung von Aszites und Pleuraergüssen. Lisa wird am 12. Lebenstag in bestem Allgemeinzustand nach Hause entlassen.

AB0-Inkompatibilität
Epidemiologie
Bei 20–25 % aller Schwangerschaften besteht eine AB0-Inkompatibilität. Symptome treten nur in 10 % der Fälle auf.

Pathogenese
Folgende Konstellation besteht: Mutter 0, Kind A oder B.
Bereits ohne Immunisierung existieren IgM-Isoantikörper gegen A und B, diese können jedoch die Plazenta nicht passieren. Zusätzlich kann die Mutter IgG-Antikörper gegen die kindliche Blutgruppe bilden, die die Plazenta passieren können. Nicht selten ist dann bereits das 1. Kind betroffen!
Die Hämolyse ist bei AB0-Inkompatibilität weniger ausgeprägt als bei Rh-Inkompatibilität, weil ein Teil der Anti-A- und Anti-B-Antikörper durch AB-Antigene in der Plazenta neutralisiert wird und noch nicht alle Neugeborenenerythrozyten A- bzw. B-Antigene besitzen.

Klinik
Meist tritt nur eine **geringgradige Anämie** auf. Eine Hepatosplenomegalie besteht selten, ein Hydrops kommt nicht vor. Eine Gefährdung besteht nur durch Hyperbilirubinämie und Kernikterus.

Therapie
In den meisten Fällen reicht eine Fototherapie aus. Eine Austauschtransfusion ist in der Regel nicht erforderlich.

1.8.3 Neonatale Anämie
Definition
Von neonataler Anämie spricht man bei Unterschreitung eines Hämoglobinwerts von 14 g/dl (Hämatokrit 40 %) am 1. Lebenstag beim Reifgeborenen (> Tab. 1.10 und > Tab. 1.11).

Tab. 1.10 Ursachen neonataler Anämien.

Blutverlust	Verminderte Blutbildung	Gesteigerte Hämolyse
• Fetofetale Transfusion	• Infektionen	• Rh-Inkompatibilität
• Placenta praevia	• Diamond-Blackfan-Anämie	• AB0-Inkompatibilität
• Vorzeitige Plazentalösung	• Konnatale Leukämie	• Erythrozytenmembrandefekte
• Nabelschnureinriss		• Hämoglobinopathien
• Neonatale Blutung		
• Fetomaternale Transfusion		

Aus Studentensicht

Prävention
- Mütterliche Gabe von IgG-Anti-D nach der 1. Geburt eines Rh-positiven Kindes (**Anti-D-Propylaxe**)
- Verhinderung eines Hydrops fetalis durch Transfusionen in utero bei geringer Hb-Konzentration im Nabelschnurblut

FALL

AB0-Inkompatibilität

Epidemiologie: 20–25 % der Schwangerschaften, 10 % symptomatisch.

Pathogenese: Konstellation: Mutter 0, Kind A oder B.
Die Bildung von plazentagängigen IgG-Antikörpern bereits in der 1. Schwangerschaft kann zur Hämolyse von kindlichen Erythrozyten führen. Milderer Verlauf als bei Rh-Inkompatibilität.

Klinik
- Anämie (geringgradig), Hepatosplenomegalie (selten)
- Hyperbilirubinämie und Kernikterus (möglich)

Therapie: Fototherapie.

1.8.3 Neonatale Anämie

Definition: Hb-Wert < 14 g/dl.

TAB. 1.10

1 NEONATOLOGIE

Tab. 1.11 Symptome neonataler Anämien.

Akuter Blutverlust	Chronischer Blutverlust	Gesteigerte Hämolyse
• Blässe	• Blässe bei guter Vitalität	• Blässe
• Tachykardie	• Tachykardie	• Ikterus
• Schwache periphere Pulse	• Herzinsuffizienz	• Hepatosplenomegalie
• Niedriger Blutdruck	• Hepatosplenomegalie	• Erythroblastose
• Tachypnoe	• Erythroblastose	• Hydrops fetalis
• Schock	• Hydrops fetalis	

Therapie
Bei akutem Blutverlust (weiße Asphyxie, Schock) muss eine umgehende Transfusion von 0-rh-negativen Erythrozyten ohne vorherige Kreuzprobe erfolgen!
Bei allen anderen Indikationen erfolgen vor der Transfusion Blutgruppenbestimmung und Kreuzprobe.

1.8.4 Polyglobulie – Hyperviskositätssyndrom

Definition
Ein Hämatokritwert von > 65 % führt zu einer Erhöhung der Blutviskosität, wodurch es zu vaskulärer Stase, Mikrothrombosierung, Organhypoperfusion und Ischämie kommen kann.

Epidemiologie
Eine Polyglobulie tritt bei 5 % aller Neugeborenen auf.

Risikofaktoren
Wichtige Risikofaktoren für eine Polyglobulie sind neonatale Dystrophie, fetofetale oder maternofetale Transfusion, diabetische Fetopathie, späte Abnabelung und postnatal unzureichende Flüssigkeitszufuhr.

Klinik
Die klinischen Leitsymptome sind Plethora, Belastungszyanose, Lethargie, Hyperexzitabilität, Myoklonien, epileptische Anfälle sowie Ikterus.

Diagnostik
- **Venöses Blutbild:** Hämatokrit > 65 %; Hämoglobin > 22 g/dl; Thrombozytopenie
- **Serum:** Hypokalzämie; Hyperbilirubinämie, Hypoglykämie

Komplikationen
Es kann zu einer Herzinsuffizienz, dem Syndrom der persistierenden fetalen Zirkulation, Nierenversagen sowie Ileus und nekrotisierender Enterokolitis kommen.

Therapie
Ziel: Hämatokrit 55–60 %.
Häufig genügt eine reichliche Flüssigkeitsgabe (5 ml/kg KG/h) p.o. oder i.v. Bei einem Hämatokrit > 75 % und klinischen Zeichen der Polyglobulie kann in Ausnahmefällen eine partielle Austauschtransfusion notwendig sein.

1.8.5 Morbus haemorrhagicus neonatorum (Vitamin-K-Mangel)

Definition
Es kommt zu Spontanblutungen infolge eines Vitamin-K-Mangels bei Neugeborenen.

Ätiologie
Ein Vitamin-K-Mangel bei sonst gesunden und reifen Neugeborenen wird durch Mangelernährung oder antikonvulsive Therapie in der Schwangerschaft sowie parenterale Ernährung oder Antibiotikatherapie beim Neugeborenen zusätzlich verstärkt.

> **MERKE** Muttermilch enthält wesentlich weniger Vitamin K als Kuhmilch! Gestillte Kinder sind daher bezüglich Vitamin-K-Mangelblutungen stärker gefährdet.

Pathogenese
Infolge einer weiteren Verminderung der bei Neugeborenen normalerweise schon niedrigen Aktivitäten der Vitamin-K-abhängigen Blutgerinnungsfaktoren können Spontanblutungen auftreten. Wegen der bestehenden Leberunreife kommt es bei Frühgeborenen häufiger zu Blutungen als bei reifen Neugeborenen.

Aus Studentensicht

TAB. 1.11

Therapie: Transfusion von 0-Rh-negativen Erythrozyten bei akutem Blutverlust, ansonsten Transfusionsgabe nach Blutgruppenbestimmung und Kreuzprobe.

1.8.4 Polyglobulie – Hyperviskositätssyndrom

Definition: Hämatokritwert > 65%.

Epidemiologie: 5% aller Neugeborenen.

Risikofaktoren: Neonatale Dystrophie, fetofetale oder maternofetale Transfusion, diabetische Fetopathie.

Klinik: Plethora, Belastungszyanose, Lethargie.

Diagnostik: Hkt > 65%, Hb > 22 g/dl.

Komplikation: Herzinsuffizienz, Syndrom der persistierenden fetalen Zirkulation, Nierenversagen.

Therapie: Flüssigkeitsgabe p.o. oder i.v.

1.8.5 Morbus haemorrhagicus neonatorum (Vitamin-K-Mangel)

Definition: Blutungen durch Vitamin-K-Mangel.

Ätiologie: Hervorgerufen durch Mangelernährung, antikonvulsive Therapie in der Schwangerschaft, parenterale Ernährung oder Antibiotikagabe beim Neugeborenen.

MERKE

Pathogenese
- Spontanblutungen durch geringe Aktivität der Vitamin-K-abhängigen Gerinnungsfaktoren
- Bei Frühgeborenen verstärkt aufgrund bestehender Leberunreife

1.8 HÄMATOLOGISCHE ERKRANKUNGEN DES NEUGEBORENEN

Klinik
- **Perinatale Form:** 1. Lebenstag, blutender Nabel, Hautblutungen
- **Frühform:** 2.–5. Lebenstag, Hämatemesis und schwarze Stühle, Nasenbluten, blutender Nabel
- **Spätform:** 3.–7. Lebenswoche, vorwiegend voll gestillte Säuglinge (Vitamin-K-arme Muttermilch)

In 50 % der Fälle kommt es zu akut lebensbedrohlichen ZNS-Blutungen!

Diagnostik
Gerinnung: Der Quick-Wert ist erniedrigt, PTT in schweren Fällen verlängert; Fibrinogen liegt im Normbereich; Aktivitäten von Faktor II, VII, IX und X sind erniedrigt; Thrombozytenzahl ist im Normbereich.

Therapie
Bei lebensbedrohlicher Blutung wird **Vitamin K 1 mg/kg i.v.** verabreicht. Der Wirkungseintritt erfolgt innerhalb 1 h. Alternativ kann Vitamin K s.c. oder i.m. verabreicht werden. Außerdem ist die Gabe von Frischblut oder Plasmapräparaten mit hohem Gehalt an Gerinnungsfaktoren sinnvoll.

> **CAVE** Bei i.v. Gabe von Vitamin K bei Neugeborenen besteht die Gefahr eines Kernikterus (Erniedrigung der Albuminbindungskapazität für Bilirubin). Eine i.v. Gabe von Vitamin K muss daher streng indiziert werden.

Prognose
Die Letalität der Spätform des Morbus haemorrhagicus neonatorum beträgt 20 %.

Prävention
Alle gesunden Neugeborenen erhalten 2 mg Vitamin K p.o. bei der U1 (postnatal), bei der U2 (3.–10. Lebenstag) und bei der U3 (4.–6. Lebenswoche). Dies ist bei gestillten Kindern besonders wichtig! Bei nicht gesicherter enteraler Resorption, bei manchen Frühgeborenen und bei manchen kranken Neugeborenen erfolgt die parenterale Verabreichung von 100–200 µg Vitamin K postnatal, danach 1 mg Vitamin K p.o. pro Woche bis zum errechneten Geburtstermin.

1.8.6 Neonatale Thrombozytopenie

Definition
Die Thrombozytenzahl beim Neugeborenen ist vermindert < 150.000/µl.
Die wichtigsten Ursachen neonataler Thrombozytopenien sind in ➤ Tab. 1.12 zusammengefasst.

Tab. 1.12 Ursachen neonataler Thrombozytopenien.

Mütterliche Ursachen	Kindliche Ursachen
• Autoimmunthrombozytopenie • Medikamente in der Schwangerschaft • Alloimmunthrombozytopenie	• Konnatale Infektionen • Neugeborenensepsis • DIC nach Asphyxie und Schock • Nekrotisierende Enterokolitis • Nach Austauschtransfusion • Panzytopenie • Wiskott-Aldrich-Syndrom • Riesenhämangiom

1.8.6.1 Neonatale Alloimmunthrombozytopenie (NAIT)

Definition
Zu einer Alloimmunthrombozytopenie kommt es beim Neugeborenen durch aktive Immunisierung der Mutter gegen fetale Plättchenantigene, transplazentaren Antikörpertransfer und antikörpervermittelte Zerstörung kindlicher Thrombozyten.

Epidemiologie
98 % der Bevölkerung besitzen PL^{A1}-positive Thrombozyten. Eine Sensibilisierung könnte bei 1 % aller Schwangerschaften eintreten. Eine manifeste Thrombozytopenie tritt jedoch nur bei etwa 2 von 1.000 Lebendgeborenen auf.

Pathogenese
Die fetomaternale Thrombozyteninkompatibilität verläuft analog zur Rh-Inkompatibilität. Die Mutter besitzt Thrombozytenoberflächenantigene nicht (PL^{A1}-negativ), die das Kind besitzt (PL^{A1}-positiv). Die Mutter bildet spezifische, gegen diese Antigene gerichtete IgG-Antikörper, die die Plazenta passieren können. Es kommt zur Zerstörung kindlicher Thrombozyten. Häufig ist bereits das 1. Kind betroffen.

Aus Studentensicht

Klinik
- **Perinatale Form:** Blutender Nabel, Hautblutungen
- **Frühform:** Hämatemesis, schwarze Stühle, Nasenbluten
- **Spätform:** ZNS-Blutungen bei 50%

Diagnostik: Quick-Wert ↓, PTT ↑, Aktivitäten von Faktor II, VII, IX, X ↓.

Therapie
- Vitamin K (1 mg/kg i.v.) bei lebensbedrohlicher Blutung
- Gabe von Frischblut

CAVE

Prognose: Letalität der Spätform 20%.

Prävention: Vitamin K (2 mg) p.o. bei U1, U2, U3.

1.8.6 Neonatale Thrombozytopenie

Definition: Thrombozyten < 150.000/µl.

TAB. 1.12

1.8.6.1 Neonatale Alloimmunthrombozytopenie (NAIT)

Definition: Thrombozytopenie – ausgelöst durch mütterliche Immunreaktion gegen kindliche Thrombozytenmerkmale.

Epidemiologie: 2 : 1.000 Lebendgeborenen.

Pathogenese: mütterliche Bildung von spezifischen plazentagängigen IgG-Antikörpern gegen kindliche Thrombozytenoberflächenantigene → Zerstörung kindlicher Thrombozyten.

1 NEONATOLOGIE

Aus Studentensicht

Klinik: Schwere hämorrhagische Diathese mit petechialem Blutungstyp.

Diagnostik
- Thrombozyten < 20.000/µl
- Nachweis antithrombozytärer Antikörper

Therapie: Hoch dosiert Immunglobuline i.v.

Prävention: Hohes Erkrankungsrisiko bei erneuter Schwangerschaft. Diagnose durch Thrombozytopenienachweis beim Fetus. Präventiv: mütterliche Immunglobulin- oder Prednisolongabe, fetale Transfusion geeigneter Thrombozyten.

1.8.6.2 Neonatale Autoimmunthrombozytopenie

Definition: Thrombozytopenie – ausgelöst durch Antikörpertransfer.

Epidemiologie: 30% der Kinder von Müttern mit ITP.

Klinik: Thrombozytopenie kurz nach Geburt.

Therapie: Hoch dosiert Immunglobuline i.v.

1.9 Erkrankungen des Gastrointestinaltrakts beim Neugeborenen

1.9.1 Omphalozele und Laparoschisis

Definition: Bauchwanddefekte.

Klinik
- **Omphalozele:** Mediale Nabelschnurhernie mit amnionüberhäuteten Abdominalorganen
- **Laparoschisis:** Lateraler Bauchwanddefekt mit unbedeckten und entzündlich veränderten Abdominalorganen

ABB. 1.12

Klinik
Es kommt typischerweise zu einer schweren hämorrhagischen Diathese mit petechialem Blutungstyp und einer hohen Inzidenz intrazerebraler Blutungen. Die Erkrankung ist durch eine Antikörperelimination in den ersten 4–6 Lebenswochen selbstlimitierend.

Diagnostik
- **Blutbild:** Thrombozyten < 20.000/µl
- Nachweis antithrombozytärer Antikörper

Therapie
Die Behandlung besteht in der Verabreichung hoch dosierter Immunglobuline i.v. Bei manifester Blutung werden gewaschene PL^{A1}-negative Thrombozytenkonzentrate, z. B. der Mutter, transfundiert.

Prävention
Bei erneuter Schwangerschaft einer sensibilisierten Mutter ist das Erkrankungsrisiko für das Kind sehr hoch. Die Diagnosestellung erfolgt durch Thrombozytopenienachweis beim Fetus. Präventive Maßnahmen sind eine mütterliche Immunglobulin- und/oder Prednisolontherapie und/oder die fetale Transfusion geeigneter Thrombozyten.

1.8.6.2 Neonatale Autoimmunthrombozytopenie

Definition
Neonatale Thrombozytopenie entsteht durch passiven transplazentaren Antikörpertransfer, z. B. bei mütterlicher immunthrombozytopenischer Purpura (ITP) oder bei Lupus erythematodes.

Epidemiologie
Eine neonatale Thrombozytopenie tritt bei 30 % der Kinder von Müttern mit einer ITP auf.

Klinik
Die Thrombozytopenie beginnt kurz nach der Geburt. Eine lebensbedrohliche hämorrhagische Diathese ist selten. Die Erkrankung dauert 2–3 Monate.

Therapie
Die Behandlung besteht in der Verabreichung hoch dosierter Immunglobuline i.v. Bei bedrohlicher Blutung werden Thrombozytenkonzentrate transfundiert. Die Wirksamkeit ist jedoch wegen der Antikörperpräsenz nur kurz.

1.9 Erkrankungen des Gastrointestinaltrakts beim Neugeborenen

1.9.1 Omphalozele und Laparoschisis

Definition
Es handelt sich um Bauchwanddefekte, bei denen im Fall der Omphalozele Darmteile, Leber oder Milz in einem von Nabelschnurhäuten umgebenen Bruchsack außerhalb des Bauchraums liegen. Bei der Laparoschisis besteht ein Bauchwanddefekt mit Vorfall von Organen, die frei im Fruchtwasser liegen.

Klinik
Omphalozele: Nabelschnurhernie mit medianer Bruchsackvorwölbung, enthält amnionüberhäutete Abdominalorgane und ist häufig von anderen Fehlbildungen (gastrointestinal, kardial oder chromosomal) begleitet (➤ Abb. 1.12a).

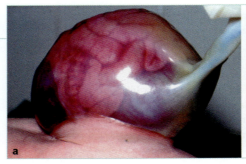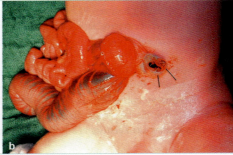

Abb. 1.12 Bauchwanddefekte. **a)** Omphalozele: Nabelschnurhernie mit medianer Bruchsackvorwölbung. **b)** Laparoschisis: Bauchwanddefekt rechts lateral der normalen Nabelschnur. [O530]

1.9 ERKRANKUNGEN DES GASTROINTESTINALTRAKTS BEIM NEUGEBORENEN

Laparoschisis: Bauchwanddefekt **rechts lateral** der normalen Nabelschnur. Ausgetretene Abdominalorgane sind unbedeckt und oft entzündlich verändert (➤ Abb. 1.12b) Eine Assoziation bis zu 30 % mit weiteren gastrointestinalen Anomalien.

Therapie
Bei größeren Defekten und Leberbeteiligung ist die Geburt per Sectio caesarea nötig. Postnatal erfolgt die sofortige Versorgung der prolabierten Organe mit einem sterilen Plastikbeutel. Bei frei liegendem Darm scheint die operative Versorgung unmittelbar nach der Geburt sinnvoll. Ansonsten wird abhängig von der Größe des Bruchsacks und den Begleitumständen entschieden, ob eine primäre Operation möglich ist oder nach vorbereitenden Maßnahmen ein sekundärer Bauchdeckenverschluss notwendig ist. Eine Antibiotikaprophylaxe sollte erfolgen.

1.9.2 Nekrotisierende Enterokolitis (NEC)

Definition
Die nekrotisierende Enterokolitis ist eine hämorrhagisch-nekrotisierende entzündliche Erkrankung, vor allem des terminalen Ileums und des Colon ascendens, die hauptsächlich bei Frühgeborenen auftritt. Die NEC ist der häufigste gastroenterologische und kinderchirurgische Notfall bei Frühgeborenen und häufig mit einem septischen Schock assoziiert.

Epidemiologie
Die Inzidenz der NEC ist abhängig vom Gestationsalter. 12 % aller Frühgeborenen und 2 % aller Neugeborenen sind betroffen.

> **MERKE** Die nekrotisierende Enterokolitis ist die häufigste Ursache eines akuten Abdomens beim Neugeborenen.

Pathogenese
Die Entstehung der NEC ist nicht vollständig geklärt. Vermutlich kommt es durch eine lokale Ischämie zu einer Vorschädigung der Darmmukosa. Bakterien wandern in die Darmwand ein und verursachen entzündliche Veränderungen mit Ödem. Es kommt zu einer Mikrozirkulationsstörung mit Darmwandnekrose, Perforation und Peritonitis.

Risikofaktoren
- Asphyxie
- Nabelschnurgefäßkatheterisierung
- Blutaustauschtransfusion
- PDA
- Polyglobulie
- Schock
- Intrauterine Wachstumsretardierung

Klinik
Allgemeinsymptome sind Temperaturlabilität, Apnoe, Bradykardien, Apathie, Trinkschwäche und ein blassgraues Hautkolorit.
Lokalsymptome sind die Auftreibung und Druckschmerzhaftigkeit des Abdomens, sichtbare Darmschlingen, eine fehlende Peristaltik, galliges Erbrechen sowie schleimig-blutige Stühle. Eine Flankenrötung ist ein Spätsymptom der Peritonitis.

Diagnostik
Röntgen-Abdomen: Verdickte Darmwände, Pneumatosis intestinalis (bläschenförmige intramurale Luft); freie Luft im Pfortadersystem, bei Perforation freie abdominelle Luft (Football Sign in Rückenlage).
Adomen-Sonografie: Nachweis von fließenden Gasblasen im Pfortadersystem, verdickte Darmschlingen.

Therapie
Bei Verdacht auf eine nekrotisierende Enterokolitis wird eine Magenablaufsonde gelegt. Das Kind wird bei Nahrungskarenz parenteral ernährt. Die antibiotische Therapie sollte gegen Anaerobier wirksam sein (z. B. Metronidazol). Bei Perforation erfolgt die Laparotomie. Nekrotische Darmanteile werden reseziert, vorübergehend wird ein Anus praeter angelegt.

Prognose
Die Mortalität der NEC beträgt 15–30 %.

Aus Studentensicht

Therapie: Je nach Größe des Defekts ist eine Sectio caesarea notwendig. Der Defekt wird direkt mit einem sterilen Plastikbeutel abgedeckt und eine operative Versorgung erfolgt zeitnah.

1.9.2 Nekrotisierende Enterokolitis (NEC)

Definition: Hämorrhagisch-nekrotisierende entzündliche Darmerkrankung.

Epidemiologie: 12 % aller Frühgeborenen, 2 % aller Neugeborenen.

MERKE

Pathogenese: Lokale Ischämie → Schädigung der Darmmukosa → Invasion von Bakterien → entzündliche Veränderung mit Ödem → Mikrozirkulationsstörungen → Darmwandnekrose, Perforation, Peritonitis.

Risikofaktoren
- Asphyxie
- Intrauterine Wachstumsretardierung
- Schock

Klinik
- **Allgemeinsymptome:** Apnoe, Apathie, Trinkschwäche
- **Lokalsymptome:** Aufgeblähtes Abdomen, sichtbare Darmschlingen

Diagnostik
Röntgen: Darmwandverdickungen, Pneumatosis intestinalis, Football Sign.

Therapie
- Magenablaufsonde, parenterale Ernährung
- Antibiotika-Gabe
- Bei Perforation: Laparatomie

Prognose: Mortalität 15–30 %.

1 NEONATOLOGIE

1.9.3 Mekoniumileus

Aus Studentensicht

1.9.3 Mekoniumileus

Definition: Darmverschluss durch Mekonium.

Definition
Es handelt sich um einen Darmverschluss durch Verlegung des terminalen Ileums durch eine kittartige Mekoniumsäule, der überwiegend bei Patienten mit zystischer Fibrose (Mukoviszidose) auftritt.

Epidemiologie
Bei 5–10 % der Neugeborenen mit zystischer Fibrose tritt ein Mekoniumileus auf.

Epidemiologie: 5–10 % der Neugeborenen mit zystischer Fibrose.

Klinik
Das Abdomen ist aufgetrieben. Typischerweise bleibt der Mekoniumabgang aus, es kommt zu Erbrechen. Gefürchtete Komplikation ist die Mekoniumperitonitis.

Klinik: Aufgeblähtes Abdomen, Erbrechen → cave: Mekoniumperitonitis!

Differenzialdiagnose
Ein Mekoniumpfropfsyndrom findet sich bei Frühgeborenen mit geringer Darmmotilität und später oraler Nahrungszufuhr.

Differenzialdiagnose: Mekoniumpfropfsyndrom.

Diagnostik
Röntgen-Abdomen: Feine Gasbläschen finden sich im Bereich der mit Mekonium gefüllten unteren Ileumschlingen, typischerweise keine Spiegelbildungen. Nach Perforation zeigt sich freie Luft (Football Sign) bei Aufnahme im Liegen als große Luftblase. Nach Kontrastmittelfüllung stellt sich der Dickdarm als charakteristischer dünner Strang dar: **Mikrokolon**.

Diagnostik: Röntgen-Abdomen zeigt Gasbläschen im Ileum, freie Luft bei Perforation.

Therapie
Zunächst wird versucht, durch Darmspülungen und Einläufe mit isoosmolarem Kontrastmittel den Ileus zu beheben.
Bei Misserfolg oder Perforation muss chirurgisch vorgegangen werden.

Therapie: Darmspülungen, Einläufe, evtl Operation.

1.10 Metabolische Störungen im Neugeborenenalter

1.10 Metabolische Störungen im Neugeborenenalter

1.10.1 Hypoglykämien

1.10.1 Hypoglykämien

1.10.1.1 Transitorische Hypoglykämie des Neugeborenen

1.10.1.1 Transitorische Hypoglykämie des Neugeborenen

Definition
Absinken der Plasmaglukosekonzentration < 2,5 mmol/l (45 mg/dl) bei reifen Neugeborenen und Frühgeborenen. Entgegen früheren Definitionen besteht kein Hinweis darauf, dass Frühgeborene eine höhere Toleranz gegenüber Glukosemangel aufweisen. Der Glukosebedarf ist im Gegenteil aufgrund geringerer Glykogenreserven vermutlich höher!

Definition: Plasmaglukose < 2,5 mmol/l (45 mg/dl).

Epidemiologie
Eine transitorische Hypoglykämie tritt bei etwa 2 von 1.000 Lebendgeburten, mit einer vielfach höheren Inzidenz bei Risikogruppen (Frühgeborene, SGA-Kinder), auf.

Epdemiologie: 2 : 1.000 Lebendgeburten.

Ätiologie
Geringe Leberglykogenspeicherung, geringe Muskelproteinmasse und geringes Körperfett führen zu einer geringen Bereitstellung der für den Energiestoffwechsel notwendigen Substrate. Häufig ist dies bei Plazentainsuffizienz der Fall. Eine verzögerte Ausreifung der Glukoneogeneseenzyme kann ebenfalls zu Hypoglykämien führen. Obwohl das hormonelle System in den meisten Fällen intakt ist, kann in seltenen Fällen auch ein Hypopituitarismus die Ursache neonataler Hypoglykämien sein.
Differenzialdiagnostisch muss bei jeder Hypoglykämie beim Neugeborenen an das mögliche Vorliegen einer angeborenen Stoffwechselstörung gedacht werden.

Ätiologie
- Durch z.B. Plazentainsuffizienz wird weniger Glykogen gespeichert und zu geringe Muskel- und Körperfettmassen aufgebaut → weniger Substrate für den Energiestoffwechsel.
- Weitere Ursachen: Verzögerte Ausreifung der Glukoneogenese, Hypopituitarismus und angeborene Stoffwechselstörungen.

Klinik
Klinische Symptome können auch bei schwerer Hypoglykämie fehlen! Apathie, Trinkfaulheit, Unruhe, Schwitzen, Tachykardie, Blutdruckschwankungen, Tachypnoe, Apnoen und Zyanoseanfälle sind die unspezifischen Zeichen einer Hypoglykämie. Der **epileptische Anfall** als Ausdruck des intrazerebralen Energiemangels ist die klassische Komplikation der neonatalen Hypoglykämie.

Klinik: Symptome können fehlen!
- Unruhe
- Trinkfaulheit
- Epileptischer Anfall (→ intrazerebraler Energiemangel)

Therapie
Jede Hypoglykämie ist therapiebedürftig! Häufig reicht Stillen oder die orale Zufuhr von Maltodextrinlösung aus. Ist eine Fütterung nicht möglich, sollte eine Glukoseinfusion (6–8 mg/kg KG/min) erfolgen.

Therapie: Stillen, Maltodextrinlösung oral, Glukose i.v.

Prognose
Nach 3–5 Lebenstagen können die meisten Neugeborenen ihre Blutzuckerkonzentration spontan über 45 mg/dl halten.

Prognose: Selbstlimitierend nach 3–5 Lebenstagen.

1.10.1.2 Hypoglykämie bei Neugeborenen diabetischer Mütter

Definition
Reaktive Hypoglykämie beim Neugeborenen durch Hyperinsulinismus bei Anpassung an hohe intrauterine Glukosekonzentrationen bei Diabetes mellitus der Mutter: diabetische Fetopathie.

Epidemiologie
Bei 75 % der Kinder diabetischer Mütter und bei 25 % der Kinder von Müttern mit Gestationsdiabetes tritt eine diabetische Fetopathie auf.

Pathogenese
Die mütterliche Hyperglykämie bewirkt eine fetale Hyperglykämie. Die fetale Pankreasreaktion bewirkt eine fetale Hyperinsulinämie. Dies führt zu vermehrter Glukoseaufnahme in die Leber. Es kommt zu vermehrter Glykogensynthese, beschleunigter Lipogenese, vermehrter Proteinsynthese sowie Hypertrophie und Hyperplasie der Pankreasinselzellen. Ein erhöhtes Gewicht fetaler Organe mit Ausnahme des Gehirns sowie eine metabolische Azidose beim Fetus durch Hyperinsulinismus sind die Folge. Bei der Nabelschnurdurchtrennung wird die Glukosezufuhr über die Plazenta bei noch bestehendem Hyperinsulinismus unterbrochen. Die Folge ist eine **Hypoglykämie**.

Klinik
Makrosomie, Geburtsgewicht > 4.000 g, vermehrtes Körperfett und große Organe sind erste Hinweise. Weitere Zeichen der Hypoglykämie sind eine Hyperexzitabilität (Hypokalzämie), Tachypnoe, die höhere Inzidenz von **Atemnotsyndromen** sowie eine Kardiomegalie und Septumhypertrophie in 30 % der Fälle. Die Inzidenz **angeborener Fehlbildungen** ist um das Dreifache erhöht: **kaudale Regression** (Fehlbildung im lumbosakralen Übergang sowie der Femora), Neuralrohrdefekte, intestinale Atresien, Gallengangsatresie, Harntraktanomalien, Nierenagenesie und Polyspleniesyndrom mit Mesokardie.

Diagnostik
- **Basisschema:** Glukosebestimmung nach 1, 3, 6 und 12 Lebensstunden präprandial aus Kapillarblut, evtl. zusätzlich nach 24 und 48 h.
- **Kontrollschema:** Es gilt für die Bewertung der Situation zu jedem der o. g. Zeitpunkte (> Abb. 1.13).
- **Labor:** Blutbild, Kalzium und Bilirubin im Serum.
- **Echokardiografie:** Herzhypertrophie?
- **Entwicklungsneurologische Untersuchung** im Verlauf.

> **MERKE** Die Morbidität Neugeborener diabetischer Mütter ist vor allem bei schlecht eingestelltem Diabetes der Schwangeren erhöht. Kinder von Müttern mit optimaler Stoffwechseleinstellung können jedoch ebenfalls eine diabetische Fetopathie entwickeln (unterschiedlicher Glukosetransfer über die Plazenta und individuelle Sensitivität des kindlichen Pankreas).

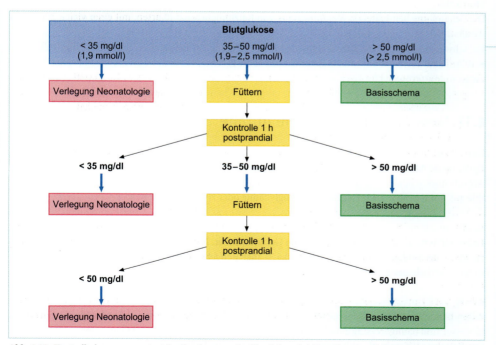

Abb. 1.13 Kontrollschema zur postnatalen Bestimmung der Blutglukose bei Neugeborenen diabetischer Mütter (nach: Deutsche Diabetes-Gesellschaft 2003). [T548]

1 NEONATOLOGIE

Therapie
Das Anlegen im Kreißsaal im Alter von rund 30 min stabilisiert nachhaltig die kindlichen Blutglukosekonzentrationen und vermindert die Rate an Hypoglykämien. Ab dem Alter von 2–3 Lebensstunden werden Blutglukosewerte über 45 mg/dl (2,5 mmol/l) erwartet. Bei niedrigen Blutglukosewerten muss unverzüglich eine Intervention in Form von Nahrung erfolgen (Stillen, Formulanahrung, Maltodextrinlösung). Bei schlechter Verträglichkeit, unzureichendem Anstieg der Blutzuckerglukosewerte oder schwerer Hypoglykämie (< 30 mg/dl, < 1,7 mmol/l) wird eine Glukoseinfusion (6–8 mg/kg KG/min) verabreicht, bis der Hyperinsulinismus abklingt.

Prävention
Die **Schwangerschaftsbetreuung** steht im Mittelpunkt der präventiven Maßnahmen. Während der Entbindung sollte eine mütterliche Hyperglykämie vermieden werden, da sie die reaktive Hypoglykämie beim Neugeborenen verstärkt.

Prognose
Die perinatale Mortalität von Kindern diabetischer Mütter wurde in den letzten 50 Jahren von 30 auf 3 % gesenkt. Dennoch ist sie weiterhin gegenüber der Normalbevölkerung um das 3- bis 6-Fache erhöht.

1.10.2 Hypokalzämie des Neugeborenen

Definition
Der Kalziumspiegel im Serum beträgt < 1,8 mmol/l beim Neugeborenen.

Epidemiologie
Eine Hypokalzämie tritt bei 5–10 % aller reifen Neugeborenen auf. Je unreifer das Kind, desto häufiger ist die Hypokalzämie.

Ätiologie
- **Frühe Form:** Erste 3 Lebenstage, häufigere und meist asymptomatische Form. Ein transitorischer Hypoparathyreoidismus ist die häufigste Ursache. Durch aktiven maternofetalen Kalziumtransport liegt die fetale Serumkalziumkonzentration höher als die der Mutter. Es kommt zu einer Suppression der Nebenschilddrüsenfunktion und zu einem postnatalen Abfall des Serumkalziums.
- **Späte Form:** Erste 3 Lebenswochen, seltenere und meist symptomatische Form; z. B. bei Hypoparathyreoidismus, Vitamin-D-Mangel, antikonvulsiver Therapie (Phenytoin, Phenobarbital) der Mutter oder zu hohem Phosphatgehalt von Säuglingsnahrungen.

Klinik
Die Symptome der Hypokalzämie sind Hyperexzitabilität, Irritabilität, Tremor, Myoklonien, epileptische Anfälle, Apnoen, Tachypnoe, Laryngospasmus sowie rezidivierendes Erbrechen.

Therapie
Die Behandlung beinhaltet die Verabreichung von Kalziumglukonat 10 % 2 ml/kg KG p.o. in 8-stündigen Abständen.
Bei schweren Formen wird Kalziumglukonat 10 % 1–2 ml/kg KG langsam i.v. unter EKG-Kontrolle gegeben. Auf eine ausreichende orale Kalziumzufuhr sollte geachtet werden. Das Kalzium-Phosphat-Verhältnis ist in Muttermilch günstiger als in Kuhmilch!

1.11 Neonatale epileptische Anfälle

Definition
Epileptische Anfälle Neugeborener, die sich von Anfällen älterer Kinder und Erwachsener bezüglich ihres Ablaufs unterscheiden. Sie treten am häufigsten im Rahmen einer hypoxisch-ischämischen Enzephalopathie auf, können aber auch Folge einer Hypoglykämie oder Hypokalzämie sein.

Epidemiologie
Es besteht eine deutliche Abhängigkeit vom Gestationsalter. Neonatale epileptische Anfälle treten bei bis zu 20 % aller Frühgeborenen und nur bei 0,5 % aller Reifgeborenen auf. 90 % der epileptischen Anfälle treten innerhalb der ersten 2 Lebenstage auf.

Klinik
Selten handelt es sich um generalisierte Anfälle, oft bestehen nur diskrete fokale **Myoklonien**. **Apnoen** hingegen sind häufig. **Nystagmus** und **Hypersalivation** sind weitere wichtige Symptome.
Sonderform: Vitamin-B_6-abhängige epileptische Anfälle: Es handelt sich um einen genetisch bedingten erhöhten Bedarf an Vitamin B_6. Die Anfälle treten in den ersten Lebensstunden oder erst am 4.–5.

Aus Studentensicht

Therapie
- Anlegen im Kreißsaal
- Gabe von Maltodextrin oder Glukoseinfusionen

Prognose: Perinatale Mortalität 3 % (3- bis 6-fach erhöht gegenüber der Normalbevölkerung).

1.10.2 Hypokalzämie des Neugeborenen

Definition: Kalzium i.S. < 1,8 mmol/l.

Epidemiologie: 5–10 % aller reifen Neugeborenen.

Ätiologie
- **Frühe Form:** Häufig, asymptomatisch; **Ursache:** Transitorischer Hypoparathyreoidismus.
- **Späte Form:** Selten, symptomatisch; **Ursache:** Hypoparathyreoidismus, Vitamin-D-Mangel.

Klinik: Hyperexzitabilität, Tremor, rezidivierendes Erbrechen.

Therapie: Kalziumglukonat 10 % 2 ml/kg KG p.o. alle 8 h.

1.11 Neonatale epileptische Anfälle

Definition: Epileptische Anfälle Neugeborener, die oft im Rahmen von Grunderkrankungen auftreten.

Epidemiologie: 20 % aller Frühgeborenen, 0,5 % aller Reifgeborenen.

Klinik
- Selten generalisierte Anfälle, oft Myoklonien
- Apnoe, Nystagmus, Hypersalivation
- Sonderform: Vitamin-B_6-abhängige epileptische Anfälle

Lebenstag auf. Auf Gaben hoher Dosen Vitamin B$_6$ (100 mg i.v.) sistieren die Anfälle prompt. Bei Auslassversuch treten erneut Anfälle auf. Die Prognose ist bei frühzeitiger und konsequenter Therapie sehr gut.

Checkliste: Ursachen neonataler epileptischer Anfälle.

Stoffwechselstörungen mit Hypoglykämie	Stoffwechselstörungen mit Hypokalzämie
• Hirnstammschädigung (Asphyxie, Blutung) • Diabetische Fetopathie • Glykogenmangel (Unreife) • Erhöhter Glukoseverbrauch (Sepsis) • Primäre Kohlenhydrat-Stoffwechselstörungen • Primäre Aminosäure-Stoffwechselstörungen • Primäre Fettsäuren-Oxidationsstörungen	• Hirnstammschädigung (Asphyxie, Blutung) • Hypoparathyreoidismus • Hypomagnesiämie • Hyperphosphatämie
Epileptische Anfälle	**Verschiedene**
• Geburtsbedingte Hirnschädigung (Hypoxie) • Intrakranielle Blutungen • Zerebraler ischämischer Infarkt • ZNS-Fehlbildungen (Hydrozephalus) • Entzündliche ZNS-Erkrankungen (Meningitis, *CMV*, Toxoplasmose)	• Kernikterus • Vitamin-B$_6$-abhängige epileptische Anfälle • Drogenentzug (mütterliche Abhängigkeit) • Polyglobulie • Hyponatriämie/Hypernatriämie

MERKE 30 % aller epileptischen Anfälle bei Neugeborenen und 50 % aller epileptischen Anfälle bei Frühgeborenen werden durch perinatale Komplikationen, häufig durch eine hypoxisch-ischämische Enzephalopathie, verursacht.

Diagnostik
- Mütterliche Anamnese: Drogen, Ernährung
- Geburtsanamnese: Asphyxie, Trauma
- Ausschluss Hypoglykämie, Hypokalzämie, Hyperammonämie
- Ausschluss Sepsis/Meningitis mittels Blutkulturen und Liquorpunktion
- Langzeit-Mehrkanal-EEG mit Videoaufzeichnung
- EKG ggf. cMRT
- Sonografie des Schädels
- Augenärztliche Untersuchung
- Bei Ansprechen auf Vitamin B$_6$: Bestimmung von Glutamat, GABA und Pyridoxal-5-Phosphat im Liquor und in Erythrozyten

MERKE Bei neonatalen epileptischen Anfällen soll stets ein Ansprechen auf Vitamin B$_6$ ausgetestet werden!

Therapie
Bei symptomatischen epileptischen Anfällen wird die Primärerkrankung behandelt. Phenobarbital und Phenytoin sind die antikonvulsiven Medikamente der ersten und zweiten Wahl. Als Zusatzmedikamente kommen, bei Versagen einer Monotherapie mit Phenobarbital, Benzodiazepine, Phenytoin, Lidocain und Levetiracetam infrage. Bei nachgewiesenem Ansprechen auf Vitamin B$_6$ erfolgt eine Vitamin-B$_6$-Substitution (10 mg/kg KG/d p.o.). Andere Antikonvulsiva können dann häufig abgesetzt werden.

1.12 Infektionskrankheiten des Neugeborenen

1.12.1 Neonatale Sepsis und Meningitis
Definition
Die Neugeborenensepsis ist eine bakterielle Erkrankung, die durch die klinischen Symptome einer systemischen Infektion und durch eine Bakteriämie gekennzeichnet ist, in 25 % der Fälle zu einer Beteiligung der Hirnhäute führt und in hohem Maß zur Mortalität und Morbidität von Neugeborenen und Frühgeborenen beiträgt.

Epidemiologie
Bei etwa 2 % der Lebendgeborenen tritt eine neonatale Sepsis auf. Bei vorzeitigem Blasensprung erhöht sich die Inzidenz auf 3–5 %. 25 % der Sepsispatienten erkranken auch an einer Meningitis.

1 NEONATOLOGIE

Aus Studentensicht

Klassifikation
- **Early-Onset-Sepsis:** 1.–3. Lebenstag, > 90 % der Fälle
- **Late-Onset-Sepsis:** Nach 1. Lebenswoche
- **Nosokomiale Sepsis:** Bei intensivmedizinisch behandelten Früh- und Neugeborenen

Risikofaktoren
- Vorzeitiger Blasensprung
- Mütterliche Infektion
- Frühgeburtlichkeit

Infektionswege
- Vertikale Übertragung vor oder während der Geburt
- Hämatogen
- Transplazentar

Erregerspektrum
- **Early-Onset und Late-Onset:** β-hämolysierende Streptokokken der Gruppe B, *E. coli*
- **Nosokomial:** *S. epidermidis*, *Pseudomonas*

Klinik
- **Neonatale Sepsis:** Unspezifisch, schlechtes Aussehen, Trinkschwäche und Erbrechen, blassgraues Hautkolorit
- **Neonatale Meningitis:** Zusätzlich schrilles Schreies, gespannte Fontanelle

Diagnostik
- Leukozytose
- Erhöhte Infektionsparameter
- Bakteriennachweis
- Liquorpunktion

Therapie: Antibiotische Therapie i.v. (Ampicillin und Aminoglykosid).

MERKE

Prognose: Mortalität 25 %.

Prävention: Antibiotikaprophylaxe der Mutter bei Zutreffen der Risikofaktoren oder Bakterienbesiedelung.

Klassifikation
- **Early-Onset-Sepsis:** Auftreten in den ersten 3 Lebenstagen, foudroyanter Verlauf (> 90 % der Fälle)
- **Late-Onset-Sepsis:** Auftreten nach der 1. Lebenswoche (< 10 % der Fälle)
- **Nosokomiale Sepsis:** Auftreten bei intensivmedizinisch behandelten Früh- und Neugeborenen nach dem 3. Kliniktag

Risikofaktoren
Zu den Risikofaktoren zählen vorzeitiger Blasensprung > 18 h, grünes Fruchtwasser, tachykardes CTG, mütterliches Fieber > 38,5 °C, mütterliches CRP > 2 mg/dl, Asphyxie, Mekoniumaspiration, Frühgeburtlichkeit, intratracheale Beatmung, zentrale Venenkatheter.

Infektionswege
- Vertikale Übertragung von der Mutter auf das Kind vor oder während der Geburt
- Hämatogen
- Transplazentar
- Aspiration infizierten Fruchtwassers
- Kutane oder intestinale Besiedelung des Neugeborenen
- Nosokomiale Infektionen: Begünstigung durch invasive Maßnahmen

Erregerspektrum
Early-Onset-Sepsis: am häufigsten β-hämolysierende Streptokokken der Gruppe B, *Escherichia coli*.
Late-Onset-Sepsis: β-hämolysierende Streptokokken der Gruppe B, *Escherichia coli*, *Staphylococcus aureus*, Listerien, *Haemophilus influenzae*.
Nosokomiale Sepsis: *Staphylococcus epidermidis*, Klebsiellen, *Pseudomonas*, *Serratia*, *Candida albicans*.

Klinik
Neonatale Sepsis: Die Symptomatik ist **unspezifisch** und variabel („schlechtes Aussehen"), mit Temperaturregulationsstörungen, Tachypnoe, Apnoe, Trinkschwäche und Erbrechen. Das Abdomen ist aufgetrieben. Weitere Symptome sind ein blassgraues Hautkolorit, Marmorierung, kühle Peripherie, eine verlängerte kapilläre Füllungszeit, Ikterus, Hyperexzitabilität, Apathie, epileptische Anfälle, Petechien und Blutungsneigung. Die schwerste Manifestationsform ist der septische Schock.
Neonatale Meningitis: Zusätzliche Symptome sind Berührungsempfindlichkeit, schrilles Schreien, gespannte Fontanelle, opisthotone Körperhaltung. Eine Nackensteifigkeit fehlt in dieser Altersgruppe.

Diagnostik
- **Blutbild:** Leukozytose oder Leukozytopenie, Thrombozytopenie.
- I/T-Wert („immature/total": Stabkernige/Gesamtzahl der Leukozyten) > 0,2 ab dem 2. Lebenstag ist ein spezifischer Hinweis auf Infektion.
- C-reaktives Protein ist erhöht, jedoch frühestens 12–24 h nach Beginn der klinischen Symptomatik.
- IL-6, IL-8 und Prokalzitonin im Serum steigen im Verlauf einer Sepsis deutlich früher an als das C-reaktive Protein.
- Gerinnungsstörung.
- **Bakteriologische Kulturen:** Haut- und Schleimhautabstriche, Urin, Blut, Liquor.
- **Liquorpunktion:** Pleozytose, Glukoseerniedrigung, Eiweißerhöhung.

Therapie
Eine intravenöse antibiotische Therapie ist beim ersten klinischen Verdacht unbedingt erforderlich. Zunächst erfolgt z. B. eine Zweifachtherapie mit Ampicillin und einem Aminoglykosid. Die Therapie wird nach Erhalt der bakteriologischen Ergebnisse an das Erregerspektrum angepasst. Bei Meningitis erfolgt die Behandlung in doppelter Dosierung („Meningitisdosis"). Die Therapiedauer beträgt mindestens 10 Tage. Begleitend wird eine *Candida*-Prophylaxe mit Nystatin durchgeführt.

MERKE Eine rasche Progredienz der Neugeborenensepsis zum septischen Schock innerhalb von Stunden ist möglich und bei nicht adäquater Therapie häufig.

Prognose
Die Mortalität beträgt auch heute noch bis zu 25 %. Kleine Frühgeborene sind besonders gefährdet.

Prävention der Neugeborenensepsis durch Streptokokken der Gruppe B
Bei Nachweis einer Besiedelung mit Streptokokken der Gruppe B in der 35.–37. SSW und/oder Vorhandensein von Risikofaktoren (drohende Frühgeburt, vorzeitiger Blasensprung > 18 h, Temperatur > 38,5 °C) erhält die Schwangere eine intrapartale Chemoprophylaxe mit Penicillin G (Mittel der ersten Wahl) oder Ampicillin. Hierdurch wird die frühe Form der Neugeborenensepsis in > 50 % der Fälle verhindert.

1.12 INFEKTIONSKRANKHEITEN DES NEUGEBORENEN

FALL A: Max kommt als Sohn einer 35-jährigen Erstgravida, Erstpara nach unauffälliger Schwangerschaft am errechneten Geburtstermin zur Welt. Geburtsgewicht 3.210 g, Apgar 9/10/10, Nabelschnur-pH 7,32.
D: Am 2. Lebenstag wird Max zunehmend „schlapper" und leicht „gräulich". Die Verlegung in die Kinderklinik erfolgt wegen einer deutlichen Erhöhung des CRP im Serum. Bei Aufnahme ist der Allgemeinzustand bei nur mäßig reduzierter Mikrozirkulation recht gut. Nach Entnahme von Blutkulturen wird umgehend mit einer intravenösen antibiotischen Zweifachtherapie (Ampicillin, Tobramycin) begonnen. 2 h nach Aufnahme verfällt das Kind, es ist grau und marmoriert. Es bestehen eine Tachydyspnoe und eine arterielle Hypotonie. Max ist extrem berührungsempfindlich und schreit schrill. Die Blutentnahme ergibt 35.000 Leukozyten/μl bei deutlicher Linksverschiebung und eine Erhöhung des CRP auf 10 mg/dl. Bei der Liquorpunktion finden sich 8.000 Zellen/μl, eine Glukosekonzentration von 30 mg/dl und eine Proteinkonzentration von 900 mg/dl. Es entwickelt sich eine erhebliche metabolische Azidose (pH 7,1) und Max wird bei progredienter klinischer Verschlechterung intubiert, beatmet und mit Katecholaminen behandelt. Das Antibiotikaregime wird erweitert.
Diag: Die positiven Blut- und Liquorkulturen bestätigen die Diagnose einer „Early-Onset"-B-Streptokokken-Sepsis mit Meningitis und septischem Schock.
T + V: Unter Fortführung der intravenösen antibiotischen Therapie bessert sich der klinische Zustand rasch und Max kann nach 24 h extubiert werden. Am 20. Lebenstag wird er in bestem Allgemeinzustand nach Hause entlassen.

1.12.2 Konnatale, nichtbakterielle Infektionen des Neugeborenen

Definition

TORCH (Toxoplasmose, Others, Röteln, Cytomegalie, Herpes) fasst eine Gruppe konnataler Infektionen zusammen, die sich unter einem ähnlichen klinischen Bild manifestieren können, das vom asymptomatischen bis zum letalen Verlauf reicht (➤ Tab. 1.13).

Tab. 1.13 Klinische Symptomatik und Therapie von TORCH-Infektionen.

Erreger	Symptomatik	Therapie/Prävention
Toxoplasma gondii	• Hydrozephalus	• Pyrimethamin
	• Intrakranielle Verkalkungen	• Sulfadiazin
	• Mikrozephalus	• Folinsäure
	• Chorioretinitis	• Pränatale Therapie mit Spiramycin (< 15. SSW) oder Pyrimethamin und Sulfadiazin (> 16. SSW)
	• Hepatosplenomegalie	
	• Fieber	
Zytomegalievirus (➤ Kap. 7.5.17)	• Mikrozephalie	• Ganciclovir
	• Intrakranielle Verkalkungen	• Foscarnet
	• Chorioretinitis	• Cidofovir
	• Purpura	• *CMV*-freie Blutprodukte
	• Myokarditis	
	• Hepatosplenomegalie	
	• Dystrophie	
	• Panzytopenie	
Rötelnvirus (➤ Kap. 7.5.2)	• Mikrozephalie	Rötelnimpfung
	• Dystrophie	
	• Purpura	
	• Hepatosplenomegalie	
	• Ikterus	
	• Myokarditis	
	• Interstitielle Pneumonie	
	• Meningoenzephalitis	
	• Katarakt, Retinopathie	
	• Innenohrschwerhörigkeit	
	• Angeborene Herzfehler	
Herpes-simplex-Virus (➤ Kap. 7.5.7)	• Intrauterine Infektion	Aciclovir
	• Mikrozephalie	
	• Chorioretinitis	
	• Hautinfektion	
	• Postnatale Infektion	
	• Enzephalitis	
	• Keratokonjunktivitis	

Aus Studentensicht

Diagnostik: Nachweis spezifischer IgM-Antikörper i.S.

1.12.3 Lues connata

Definition: Infektion des Kindes mit *Treponema pallidum* übertragen durch die Mutter.

Pathogenese
- Infektion **vor Konzeption**
  → Absterben des Fetus
- Infektion **bei Konzeption**
  → Totgeburt im 7./8. SS-Monat
- Infektion im **2./3. Trimenon**
  → Geburt eines kranken Kindes
- Infektion **kurz vor Geburt**
  → gesundes Kind möglich

Klinik
- **Lues connata praecox** (Symptome des Neugeborenen): Welke, gelbliche Haut, blutiger Schnupfen, Blasenbildung an Palmae und Plantae, Hepatosplenomegalie
- **Syphilitische Symptome der Rezidivphase** (2.–4. LJ): Fieber, Lymphadenopathie, Papeln in der Genitalregion (Condyloma lata), Hautknötchen (Gummata)
- **Lues connata tarda** (bis 16. LJ): Demyelinisierung der Hinterstränge und Spinalganglien (Tabes dorsalis), Neuritis nervi optici, Heilungsstörungen der frühen Symptome

MERKE

Diagnostik: Erregernachweis.

---

1 NEONATOLOGIE

Diagnostik
Die Diagnose erfolgt über den Nachweis spezifischer IgM-Antikörper im Serum.

1.12.3 Lues connata

Definition und Ätiologie
Intrauterin oder im Rahmen der Geburt erworbene, d. h. auf den Fetus oder das Neugeborene durch die erkrankte und unzureichend therapierte Mutter übertragene Infektion mit *Treponema pallidum*.

Pathogenese
- Die luische Infektion des Fetus ist wegen fehlender Plazentapassage **vor dem 5. Schwangerschaftsmonat nicht möglich.**
- **Infektion der Mutter vor der Konzeption:** Absterben des Fetus im 5. oder 6. Schwangerschaftsmonat.
- **Infektion der Mutter bei Konzeption:** Totgeburt im 7. oder 8. Schwangerschaftsmonat.
- **Infektion der Mutter im 2. oder 3. Trimenon:** Geburt eines kranken Kindes.
- **Infektion der Mutter wenige Wochen oder kurz vor der Entbindung:** Eventuell Geburt eines gesunden Kindes.
- Eine Infektion des Kindes ist jedoch an den luetischen Veränderungen im Geburtskanal möglich. Dann kommt es zur **erworbenen Lues** des Neugeborenen mit Entstehung eines Primäraffekts am Erregereintrittsort.
- **Bei ausreichender Behandlung der Mutter** kommt es zur Übertragung von Antikörpern auf den kindlichen Organismus. Das Kind wird gesund geboren, zeigt aber positive Seroreaktionen. Die passiv übertragenen Antikörper werden innerhalb von 3–4 Monaten abgebaut.

Klinik
Übersicht der Manifestationsformen der **Lues connata**:
- **Lues connata praecox:** Symptome des Neugeborenen
- **Syphilitische Symptome der Rezidivperiode:** Symptome im 2.–4. Lebensjahr
- **Lues connata tarda:** Spätluetische Veränderungen, Symptome im Schul- bis Jugendalter

Lues connata praecox:
- Welke, gelbliche, greisenhafte, schlaffe Haut
- Ausgeprägte Anämie, Hepatosplenomegalie
- Gedeihstörung
- Koryza: Blutiger Schnupfen
- Pneumonia alba
- Interstitielle Hepatitis (Feuersteinleber)
- **Osteochondritis syphilitica,** in der Folge Parrot-Pseudoparalyse durch Epiphysenlösung
- **Hochsinger-Infiltrate:** Papelkranz an den Lippen mit Infiltration der umgebenden Haut mit Einrissen
- **Parrot-Furchen:** Abheilung o. g. Einrisse unter radiärer Narbenbildung
- **Syphilitisches Pemphigoid:** Blasenbildung an Palmae und Plantae
- Alopezie, Paronychien
- Zusätzlich Symptome der Lues II des Erwachsenen

Syphilitische Symptome der Rezidivperiode: Wie Symptome der erworbenen Lues und zusätzlich:
- Condylomata lata
- Plaques muqueuses
- Gummata
- Tuberoserpiginöse Syphilome

Lues connata tarda:
- Tabes dorsalis
- Paralyse (quartäre Metalues)
- Neuritis nervi optici
- Defektheilungen der Lues connata praecox (luetische Stigmata):
  - Parrot-Furchen
  - Caput natiforme (luetischer Quadratschädel)
  - Sattelnase
  - Türkensäbeltibia
  - Hutchinson-Trias

MERKE   Hutchinson-Trias: Keratitis parenchymatosa, Innenohrschwerhörigkeit, Tonnenform der Schneidezähne.

Diagnostik
- Direkter Erregernachweis aus Hautblasen oder Nasensekret (Dunkelfeldmikroskopie)
- **TPHA:** *Treponema-pallidum*-Hämagglutinationstest in der 3. Woche positiv

- FTA: Fluoreszenz-Treponemen-Antikörpertest in der 4. Woche positiv
- IgM-Fluoreszenztest
- *Treponema-pallidum*-Immobilisationstest in der 8. Woche positiv
- Röntgen
- Lumbalpunktion

Therapie
Es erfolgt die Gabe von Penicillin G i.v. 100.000 IE/kg/d über 14 Tage; dies kann zur Jarisch-Herxheimer-Reaktion durch Treponemenzerfall führen (10–15 % der Fälle) und äußert sich durch Fieber, Kopfschmerzen, Myalgien.

Prophylaxe
Erkennung und Behandlung der mütterlichen Lues! Therapie der Schwangeren mit Penicillin G.

1.12.4 Konjunktivitis des Neugeborenen

Definition
Die Konjunktivitis ist eine infektiös bedingte Bindehautentzündung.

Erreger
Die häufigsten Erreger der neonatalen Konjunktivitis sind Chlamydien, Staphylokokken, Streptokokken, *Haemophilus influenzae* und *Escherichia coli*.

Klinik
Eine Konjunktivitis kommt häufiger bei Spontangeburten als bei Schnittentbindungen vor. Sie manifestiert sich oft bereits in den ersten Lebenswochen mit Rötung und eitriger Sekretion der Konjunktiva. Die Infektion kann auf die Kornea übergreifen.

Therapie
Die Therapie erfolgt mit Erythromycin p.o. und als Augensalbe.

Prophylaxe
Die Silbernitratprophylaxe (Credé-Prophylaxe) wird nicht mehr allgemein empfohlen. Heute wird im Kreißsaal häufig eine Prophylaxe mit Erythromycin durchgeführt.

1.13 Sudden Infant Death Syndrome (SIDS)

Definitionen
Sudden Infant Death Syndrome (SIDS): Plötzlicher, unvorhersehbarer Tod eines über 1 Monat alten Säuglings, ohne adäquate Erklärung durch eine gründliche postmortale Untersuchung.
Apparent Life Threatening Event (ALTE): Es handelt sich um eine Episode mit Apnoe, Zyanose, Blässe, Muskeltonusveränderungen und Erstickungsanfällen, die den Beobachter sehr erschreckt und in der Regel bei Eintreffen medizinischer Hilfe beendet ist.

Epidemiologie
- Häufigkeit: 0,3 : 1.000; 40–50 % postnataler Todesfälle.
- Häufigste Todesursache bei normalgewichtigen Säuglingen jenseits der Neugeborenenperiode.
- Selten vor Ende des 1. Lebensmonats und nach Abschluss des 1. Lebensjahrs; Häufigkeitsgipfel zwischen dem 3. und 6. Lebensmonat; 95 % der Fälle ereignen sich im 1. Lebenshalbjahr.
- Jungen sind mit 65 % etwas häufiger betroffen.
- Saisonale Häufung in den Wintermonaten, Häufung an den Wochenenden.
- Nach dem Tod eines Kindes an SIDS ist das Wiederholungsrisiko in der Familie etwa fünfmal höher als in der Normalbevölkerung.

Risikofaktoren
- Männliches Geschlecht
- Niedriges Geburtsgewicht
- Frühgeborene, bronchopulmonale Dysplasie
- Vorausgegangener Aufenthalt auf einer Neugeborenenintensivstation
- Peri- und postnatale Komplikationen; perinatale Asphyxie
- Kinder, die ein ALTE hinter sich haben
- Geschwister von Kindern mit SIDS
- Bauchlage
- Überwärmung

1 NEONATOLOGIE

- Niedriges Alter der Mutter
- Weniger konsequente Schwangerschaftsüberwachung
- Nikotin- und Drogenabusus der Mutter, niedriger sozioökonomischer Status
- Häufige Schwangerschaften der Mutter

Ätiologie
Die Ursachen sind weiterhin ungeklärt. Es ist von einer multifaktoriellen Genese auszugehen. Die derzeit gängige Hypothese geht von einer primären Störung der ZNS-Funktion aus, die zu Atemregulationsstörungen führt, die im Zusammenhang mit ungünstigen Begleitumständen tödlich sind.

Situation am Auffindeort
Bei **fehlenden sicheren Todeszeichen** (Leichenstarre, Totenflecke, ausgeprägte Hypothermie) sollte mit einer Reanimation begonnen werden. Das Kind sollte unter Reanimationsbedingungen in die nächstgelegene Kinderklinik gebracht werden.
Bei **vorhandenen sicheren Todeszeichen** ist ein Transport in die Kinderklinik nicht mehr möglich und der Tod muss vor Ort festgestellt werden. Wenn irgend möglich, müssen eine genaue Anamnese erhoben, das Kind genau untersucht (inklusive Temperaturmessung) und die Auffindesituation präzise dokumentiert werden.

Differenzialdiagnose
- Kindesmisshandlung!
- Gastroösophagealer Reflux mit oder ohne Aspiration
- Kardiomyopathie, Arrhythmie, Herzvitium
- Meningitis
- *RSV*-Infektion
- Sepsis
- Elektrolytentgleisung
- Hypoglykämie
- Hirntumor
- Epileptischer Anfall
- Angeborene Stoffwechselerkrankung

Diagnostik bei Verdacht auf ALTE
- **Anamnese:** Exakte Umstände beim Auffinden des Kindes, Vorausgehen von Schwitzen, Infekt, Fieber, Erbrechen, Diarrhö, Stridor, Zyanose beim Füttern, abnormen Extremitäten-, Zungen- oder Augenbewegungen.
- **Körperliche Untersuchung.**
- **Labor:** Blutbild, Blutglukose, Serumelektrolyte, Leberenzyme, Nierenwerte, Ammoniak und Laktat im Serum, Blutgasanalyse, Blutkulturen, Urinstatus, Urinkultur, Aminosäuren und organische Säuren im Urin, Lumbalpunktion fakultativ.
- **Apparative Untersuchungen:** Röntgen-Thorax, Polysomnografie: EEG, Atmung, EKG, Augenbewegungen, EMG; Sonografie zum Ausschluss eines gastroösophagealen Refluxes; cMRT und weitere Untersuchungen nach Klinik und Vorbefunden.

Weiteres Vorgehen im Todesfall
Kinder nach SIDS müssen stets obduziert werden („ungeklärte Todesursache"). Eine Asservierung von Gewebe (Haut, Leber, Muskel) sowie von Plasma, Urin, Liquor und DNA wäre zum Ausschluss einer zugrunde liegenden schweren Erkrankung (z. B. genetisch bedingte Stoffwechselstörung) wünschenswert. Die Eltern müssen darauf vorbereitet werden, dass die Kriminalpolizei dazu verpflichtet ist, der Todesursache nachzugehen. Dies dient der Entlastung der Eltern! Die Eltern haben häufig den Wunsch nach einem ausführlichen Gespräch zu einem späteren Zeitpunkt. Dies sollte unbedingt stattfinden. Darüber hinaus sollte auf die verschiedenen Selbsthilfeinitiativen (z. B. Gesellschaft zur Erforschung des plötzlichen Säuglingstodes, GEPS) hingewiesen werden.

Vorgehen bei Geschwisterkindern
Bei ALTE- und SIDS-Geschwistern sollte zunächst eine gründliche Untersuchung erfolgen. Bei pathologischen Befunden oder anamnestischer Belastung wird ein Heimmonitor zur Überwachung von Herz- und Atemfrequenz für die Dauer des 1. Lebensjahrs verordnet. Eine eingehende Aufklärung der Eltern über das signifikante Mortalitätsrisiko trotz Monitorüberwachung sowie eine Schulung der Eltern bezüglich einfacher Reanimationsmaßnahmen ist unbedingt erforderlich.

Prävention
Durch folgende Maßnahmen kann das SIDS-Risiko gesenkt werden:
Rückenlage: Das Kind sollte vom 1. Tag an immer – auch tagsüber – auf dem Rücken schlafen (ohne Kissen).

Aus Studentensicht

Ätiologie: Primäre Störung der ZNS-Funktion → Atemregulationsstörungen.

Situation am Auffindeort
- Keine sicheren Todeszeichen → Reanimation
- Sichere Todeszeichen → Feststellung des Todes vor Ort

Differenzialdiagnose
- Kindesmisshandlung
- Gastroösophagealer Reflux
- Herzfehler
- Infektion
- Epileptischer Anfall

Diagnostik bei V.a. ALTE: Ausführliche Untersuchung in der Kinderklinik mit Anamnese, körperlicher Untersuchung, Labor und apparativer Diagnostik.

Weiteres Vorgehen im Todesfall: Obduktion von Kindern nach SIDS ist Pflicht.

Vorgehen bei Geschwisterkindern: Eine gründliche Untersuchung von ALTE- und SIDS-Geschwistern wird empfohlen.

Prävention
- Rückenlage
- Schlafsack
- Schlafplatz im eigenen Bett im Elternzimmer
- Stillen, Schnuller
- Nach ALTE: Überwachung mit Heimmonitor und Reanimationsschulung der Eltern

Schlafsack: Er ist sicherer als eine Decke, da er sich nicht über den Kopf ziehen lässt.
Schlafplatz: Im 1. Jahr sollte das Kind im Elternschlafzimmer im eigenen Bett schlafen.
Schutz vor Überwärmung: Temperatur im Schlafzimmer um 18 °C. Schwitzt der Säugling im Nackenbereich, ist es zu warm.
Rauchfreie Umgebung: Rauchen während der Schwangerschaft, in der Wohnung und in Anwesenheit des Kindes sollte vermieden werden.
Stillen: Im 1. Lebensjahr, so lange es möglich ist.
Verwendung eines Schnullers: Die Verwendung des Schnullers sollte beginnen, wenn das Stillen gut etabliert ist, und bis zum Ende des 1. Lebensjahrs fortgesetzt werden.

FALL A: David ist das zweite Kind gesunder Eltern. Die Geburt erfolgte in der 37. SSW bei einem Geburtsgewicht von 2.400 g (SGA). Inzwischen ist er 8 Monate alt und hat sich altersentsprechend entwickelt. Am frühen Nachmittag legt die Mutter David zum Mittagsschlaf in sein Bett. Etwa 30 min später sieht sie nach ihm und findet ihn leblos vor. Er ist völlig schlapp, die Haut ist gräulich marmoriert und es besteht eine ausgeprägte Lippenzyanose. Die Mutter nimmt ihn hoch, schüttelt ihn, aber er zeigt keine Regung. Sie beginnt mit verzweifelten Beatmungsversuchen, die jedoch daran scheitern, dass sie so etwas noch nie gemacht hat. Sie rennt zum Telefon und alarmiert den Notarzt. Dieser findet das Kind leblos und asystol vor. Er beginnt unverzüglich mit der kardiopulmonalen Reanimation mit Maskenbeatmung und Herz-Druck-Massage. Es werden mehrere Zugänge gelegt, David wird intubiert. Nach mehrfacher Adrenalingabe ist ein Sinusrhythmus nachweisbar. Während der gesamten Reanimation sind die Pupillen weit und lichtstarr. David wird in die nächstgelegene Kinderklinik transportiert.
K: Bei Aufnahme auf der Intensivstation beträgt die Körpertemperatur 32 °C. Glasgow Coma Scale 3. Äußere Verletzungszeichen bestehen nicht. Die Pupillen sind weit und lichtstarr. Herz und Lunge sind auskultatorisch unauffällig, die Leber ist 1 cm unter dem rechten Rippenbogen tastbar.
D: Die Blutgasanalyse ergibt eine ausgeprägte metabolische Azidose (pH 6,84; pCO_2 19 mmHg; BE−18; HCO_3 9 mmol/l). Die sonstigen Laborwerte (Urin, Plasma, Liquor) sind weitgehend unauffällig. Eine toxikologische Untersuchung sowie eine umfangreiche Stoffwechseldiagnostik ergeben keine Auffälligkeiten. Ebenso bleibt die bildgebende Diagnostik (Röntgen-Thorax, Schädel-CT, EKG, Echokardiografie) ohne pathologischen Befund.
Diag: Nach Ausschluss einer Vielzahl möglicherweise zugrunde liegender Erkrankungen und aufgrund der Anamnese wird die Diagnose des plötzlichen Kindstodes gestellt.
V: Im weiteren Verlauf zeigt das EEG zweimal im Abstand von 24 h bei einer Ableitungsdauer von jeweils 30 min eine Nulllinie. Am folgenden Tag werden die Intensivmaßnahmen auf Supportivmaßnahmen reduziert. 12 h später verstirbt David.
In einem langen Gespräch, das in einem ruhigen Raum fernab von der Station stattfindet, werden Davids Eltern informiert, dass eine Obduktion stattfinden muss, da die Todesursache nicht geklärt werden kann. Sowohl die Klinikseelsorgerin als auch eine Psychologin nehmen an dem Gespräch teil. Auch werden die Eltern darüber informiert, dass die Kriminalpolizei ihnen einige Fragen stellen wird, weil sie routinemäßig dazu verpflichtet ist, der Todesursache nachzugehen.
Davids Eltern erhalten Informationsmaterial zu verschiedenen Elterninitiativen, die sie kontaktieren können. Es wird angeregt, Davids Bruder gründlich untersuchen zu lassen. Ein Heimmonitor ist nicht erforderlich, da der Junge bereits 3 Jahre alt ist.

ÜBUNGSFRAGEN FÜRS MÜNDLICHE MIT LÖSUNGSHILFEN

1. Nenne die häufigste Ursache eines akuten Abdomens bei Früh- und Neugeborenen. Welche diagnostischen Maßnahmen sollten ergriffen werden?

Die häufigste Ursache eines akuten Abdomens bei Früh- und Neugeborenen ist die **nekrotisierende Enterokolitis (NEC)**. In der körperlichen Untersuchung können bei Auskultation des Abdomens die Darmgeräusche spärlich vorhanden sein oder ganz fehlen. Durch Palpation des Abdomens ergeben sich Hinweise auf Schmerzen, eine Abwehrspannung oder auch Resistenzen können vorhanden sein. Eine Blutentnahme mit Blutbild (Differenzialblutbild), Blutgasanalyse, Gerinnung sowie Blutkulturen sollte erfolgen. Röntgen-Leeraufnahmen in a.p.-Projektion können fixierte und dilatierte Darmschlingen zeigen. Das **Football Sign** entsteht durch freie Luft im Abdomen in der a.p.-Projektion mit Darstellung des Lig. falciforme und gilt als charkteristisch für eine intesinale Perforation. Freie Luft über der Leberkuppel in der Röntgenaufnahme des Abdomens in Linksseitenlage belegt ebenfalls die Perforation. Weitere charakteristische Merkmale einer NEC sind die **Pneumatosis intestinalis**, die durch Lufteinlagerungen in die Darmwand entsteht, sowie **Luft im Pfortadersystem**, die sowohl radiologisch als auch sonografisch nachgewiesen werden kann.

2. Erläutere die Pathogenese des Icterus neonatorum.

Bilirubin ist ein Abbauprodukt von Hämoglobin. Es wird an Albumin gebunden zur Leber transportiert, dort aufgenommen und durch die UDP-Glukuronyltransferase zu direktem Bilirubin konjugiert, das über die Galle ausgeschieden wird. Ursache des Icterus neonatorum ist eine **verminderte UDP-Glukuronyltransferase-Aktivität** und eine **erhöhte intestinale Bilirubinwiederaufnahme**. Vermehrt anfallendes unkonjugiertes, lipidlösliches Bilirubin kann in lipidhaltige Nervenzellen eindringen und diese durch Hemmung der oxidativen Phosphorylierung zerstören.

Aus Studentensicht

FALL

IMPP-Schwerpunkte

!!! Frühgeborene, insbesondere Atemnotsyndrom und periventrikuläre Leukomalazie
!! Definitionen zur Neonatologie (z.B. Dystrophie/Hypotrophie), Beurteilung des Reifzustandes eines Kindes
! Hämatologische und infektiologische Erkrankungen des Neugeborenen

NKLM-Lernziele

Durchführung der klinischen Untersuchung eines Neugeborenen bezüglich Gestationsalter, Herzfunktion, Atemfunktion und Neugeborenenreflexen, inklusive APGAR-Score.
Eine Übersicht der dem Fach zugeordneten NKLM-Lernziele findest du im Anhang ab Seite 648.

3. Nenne die häufigsten Erreger der Early-Onset-Sepsis des Neugeborenen.

Eine **Early-Onset-Sepsis** wird am häufigsten durch ß-hämolysierende Streptokokken der Gruppe B oder *E. coli* verursacht.

KAPITEL 2 Genetik

2.1	Autosomale Chromosomenaberrationen	41
2.1.1	Numerische Aberrationen	41
2.1.2	Strukturelle Aberrationen	44
2.2	Gonosomale Aberrationen	45
2.2.1	Ullrich-Turner-Syndrom (45,X0)	45
2.2.2	Klinefelter-Syndrom (47,XXY)	46
2.2.3	Syndrom des fragilen X-Chromosoms	47
2.2.4	XYY-Syndrom	47
2.2.5	XXX-Syndrom	47
2.3	Chromosomale Mikrodeletionssyndrome	47
2.4	Embryofetopathien durch exogene Noxen	49
2.4.1	Fetales Alkoholsyndrom (FAS)	49
2.4.2	Hydantoinembryopathie	50
2.4.3	Nikotinabusus	50
2.5	Genetische Beratung	51
2.6	Pränatale Diagnostik	51
2.7	Schwangerschaftsabbruch	52

> **LERNTIPP** In den vergangenen Jahren wurden nur einige Fragen zum folgenden Kapitel gestellt. Du solltest jedoch die Vererbungsgänge und die Klinik der wichtigsten Krankheiten kennen: Trisomie 18 und 21, Ullrich-Turner- und Klinefelter-Syndrom, fetales Alkoholsyndrom, Prader-Willi- und DiGeorge-Syndrom.

2.1 Autosomale Chromosomenaberrationen

Epidemiologie
Die Häufigkeit numerischer und struktureller Aberrationen ist hoch und beträgt bei Spontanaborten 1:2, bei Totgeburten 1:20 und bei Lebendgeburten 1:200.

Checkliste: Indikationen zur Durchführung einer Chromosomenanalyse.

- Multiple Fehlbildungen
- Geistige Retardierung unklarer Ursache
- Intersexuelles Genitale oder abnorme Sexualentwicklung
- Sterilität
- Gehäufte Fehlgeburten
- Totgeburt ungeklärt
- Positive Familienanamnese für Chromosomenbruchsyndrome
- Positive Familienanamnese für monogene Erkrankung

2.1.1 Numerische Aberrationen

Ätiologie
Meist kommt es zur **Neumutation** durch Fehlverteilung einzelner Chromosomen (Non-Disjunction) in der Meiose oder Mitose. Dies kann zur Bildung aneuploider Keimzellen und nach der Befruchtung zu

Aus Studentensicht

2.1.1.1 Trisomie 21 (Down-Syndrom)

Definition: Häufigstes chromosomales Syndrom: ♀: 47,XX,+21; ♂: 47,XY+21.

Epidemiologie: Durchschnittlich 1:700 Lebendgeborene – Häufigkeit steigt mit mütterlichem Alter!

● TAB. 2.1

Ätiologie: 95 % freie Trisomie, 5 % Translokation.

Klinik
- **Kraniofaziale Dysmorphie:** Brachyzephalus, flache Nasenwurzel, Makroglossie, mongoloide Lidachsenstellung, Hypertelorismus, Epikanthus, Brushfield-Spots auf der Iris
- **Hand- und Fußdeformitäten:** Kurze, breite Hände und Füße, Vierfingerfurche, Sandalenlücke
- **Skelettveränderungen:** Überstreckbarkeit der Gelenke, Kleinwuchs

● ABB. 2.1

- **Begleitende Organfehlbildungen:** Herzfehler bei 40 % (ASD, AVSD, Fallot-Tetralogie), gastrointestinale und urogenitale Fehlbildungen (Hypogonadismus bei allen Jungen), ZNS (ausgeprägte muskuläre Hypotonie, variabel ausgeprägte mentale Retardierung)
- **Komplikationen:** Hypothyreose durch lymphozytäre Thyreoditis, erhöhtes Typ-1-Diabetes-Risiko, hohe Infektanfälligkeit, Leukämierisiko 10- bis 30-fach erhöht

2 GENETIK

aneuploiden Zygoten führen. Mit zunehmendem Alter der Mutter sind **Non-Disjunction-Prozesse** häufiger. Auch das Alter des Vaters beeinflusst die Häufigkeit von numerischen Chromosomenaberrationen.

2.1.1.1 Trisomie 21 (Down-Syndrom)

Definition
Das Down-Syndrom ist das häufigste chromosomale Syndrom durch überzähliges Chromosom 21. Es geht mit typischer kraniofazialer Dysmorphie, Skelettveränderungen, Organfehlbildungen, mentaler Retardierung, muskulärer Hypotonie, erhöhter Infektanfälligkeit und erniedrigter Lebenserwartung, häufig wegen erhöhter Leukämieinzidenz, einher.

Epidemiologie
Die durchschnittliche Häufigkeit der Trisomie 21 beträgt 1:700 Lebendgeborene. In über 50 % der Fälle von Feten mit Trisomie 21 kommt es in der Frühschwangerschaft zum Spontanabort. Die Häufigkeit steigt mit zunehmendem Alter der Mutter (➤ Tab. 2.1). Das Wiederholungsrisiko bei weiteren Geschwistern beträgt 1–2 %.

Tab. 2.1 Geschätzte Häufigkeit des Down-Syndroms in Abhängigkeit vom mütterlichen Alter.

Mütterliches Alter (Jahre)	Inzidenz
› 20	1 : 1.925
› 25	1 : 1.205
› 30	1 : 885
› 35	1 : 365
› 40	1 : 110
› 45	1 : 32
› 49	1 : 12

Ätiologie
In 95 % der Fälle liegt eine freie Trisomie 21 vor, eine Translokation findet sich bei 5 % der Patienten. Das Down-Syndrom ist als „contiguous gene syndrome" zu werten, d. h., die dreifache Dosis mehrerer Gene einer bestimmten Chromosomenregion verursacht die für das Krankheitsbild charakteristische Symptomatik.

Klinik
Das Krankheitsbild wird durch die charakteristische **kraniofaziale Dysmorphie** geprägt: Der Schädel ist klein und rund mit flachem Okziput, der Hals kurz und breit. Die Kinder haben ein rundes Gesicht mit flachem Profil und vorgewölbter Stirn. Die Nasenwurzel ist flach, die Nase kurz. Der Mund ist auffallend klein mit dicken, evertierten Lippen. Die **Makroglossie** fehlt fast nie. Die **mongoloide Lidachsenstellung** (schräg nach außen oben) ist pathognomonisch. Es bestehen ein Hypertelorismus (weiter Augenabstand) sowie ein Epikanthus. Die Augenwimpern sind spärlich und kurz, auf der Iris sind häufig weiße Flecken sichtbar (**Brushfield-Spots,** ➤ Abb. 2.1). Die Ohren sind klein und rund mit kleinem, adhärentem Ohrläppchen.

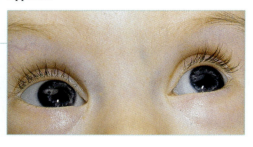

Abb. 2.1 Brushfield-Spots: Ringförmig angeordnete, weiße Iris-Sprenkelung. [O530]

Darüber hinaus lassen sich häufig **Hand- und Fußdeformitäten** nachweisen: kurze, breite Hände mit kurzen Fingern (Brachymesophalangie), Klinodaktylie des 5. Fingers, **Vierfingerfurche**, kleine Füße, kurze Zehen sowie eine **Sandalenlücke** (vergrößerter Abstand zwischen 1. und 2. Zehe).
Skelettveränderungen sind ein weiteres typisches Kennzeichen der Trisomie 21. Die Überstreckbarkeit der Gelenke ist sehr ausgeprägt. Beckenveränderungen sind charakteristisch: Die Hüftgelenkpfannen stehen fast horizontal, die Schenkelhälse in Coxa-valga-Stellung, der Azetabularwinkel ist abgeflacht, die Darmbeinschaufeln sind ausladend („Elefantenohren"). Nahezu regelmäßig besteht ein deutlicher **Kleinwuchs.**
Begleitende **Organfehlbildungen** sind sehr häufig:
- **Herzfehler** (40 % der Fälle): ASD, AVSD, Endokardkissendefekte, Fallot-Tetralogie.
- **Gastrointestinale Malformationen:** Duodenalstenose, Pancreas anulare, Analatresie, Megacolon congenitum, Rektumprolaps.
- **Urogenitaltrakt:** Bei Jungen besteht in 100 % der Fälle ein Hypogonadismus.

2.1 AUTOSOMALE CHROMOSOMENABERRATIONEN

- **ZNS:** Charakteristisch ist eine ausgeprägte muskuläre Hypotonie. Die Patienten zeigen eine mentale Retardierung variablen Ausmaßes.

Weitere Komplikationen sind eine Hypothyreose durch lymphozytäre Thyreoiditis, ein erhöhtes Risiko für Typ-1-Diabetes, eine hohe Infektanfälligkeit und ein 10- bis 30-fach erhöhtes Risiko, an einer Leukämie zu erkranken.

> **MERKE** Die erniedrigte Lebenserwartung bei Trisomie 21 ist häufig auf die erhöhte Leukämieinzidenz zurückzuführen.

Prognose
Der IQ beträgt im Alter von 5 Jahren durchschnittlich 50, weist jedoch eine hohe interindividuelle Variabilität auf. Die Fähigkeit zum abstrakten Denken ist am stärksten betroffen. Gefühlsleben und Sozialverhalten sind meist ausgeprägt und förderbar. Ein normaler Pubertätseintritt erfolgt bei beiden Geschlechtern. Die Mädchen sind fertil. 50 % der von ihnen geborenen Kinder sind gesund, 50 % der Fälle sind mongoloide Kinder. Väter mit Down-Syndrom sind nicht bekannt.
Die 5-Jahres-Überlebensrate von Patienten mit Herzfehler beträgt 70 %, die der Patienten ohne Herzfehler 90 %. Die häufigsten **Todesursachen** sind Herzfehler, Infektionen und Leukämie.

Therapie
Sie richtet sich nach den begleitenden Fehlbildungen und Komplikationen: z. B. Herzfehlerkorrektur und Infektionsbehandlung.
Für die körperliche und geistige Entwicklung sind Frühfördermaßnahmen und Physiotherapie von besonderer Bedeutung.

2.1.1.2 Trisomie 18 (Edwards-Syndrom)
Definition
Trisomie 18 ist ein chromosomales Syndrom durch überzähliges Chromosom 18 (> Abb. 2.2a). Leitsymptom ist die charakteristische Handstellung bei kraniofazialer Dysmorphie und erheblich verkürzter Lebenserwartung.

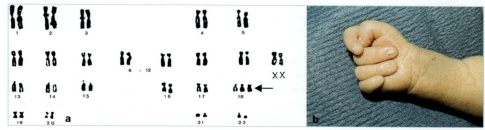

Abb. 2.2 Trisomie 18. **a)** Karyogramm. **b)** Charakteristische Handstellung: Zeigefinger und kleiner Finger sind über Mittel- und Ringfinger geschlagen. [O530]

Epidemiologie
Die Häufigkeit beträgt 1 : 8.000. Mädchen sind etwa viermal häufiger betroffen als Jungen.

Ätiologie
In 80 % der Fälle liegt eine freie Trisomie 18 durch meiotische Non-Disjunction vor. In 20 % der Fälle handelt es sich um ein Mosaik. Die Häufigkeit steigt mit zunehmendem Alter der Mutter.

Klinik
Leitsymptom ist die **Beugung der Finger.** Dabei sind Zeigefinger und kleiner Finger über Mittel- und Ringfinger geschlagen (> Abb. 2.2b).
Weiter weisen dysplastische, tief ansetzende Ohren („Faunenohren"), eine Mikrognathie, ein langer, schmaler Schädel mit prominentem Okziput, ein kurzes Sternum sowie ein enges Becken und Wiegenkufenfüße auf die Diagnose hin. Die Kinder sind meist **dystroph**. In über 95 % der Fälle liegen **Herzvitien** vor. Zwerchfellhernien sind häufig.
Eine schwere **Enzephalopathie** tritt mit hoher Wahrscheinlichkeit auf.

Prognose
Die mittlere Lebenserwartung beträgt bei Jungen 2–3 Monate, bei Mädchen 10 Monate.

2.1.1.3 Trisomie 13 (Pätau-Syndrom)
Definition
Es ist ein chromosomales Syndrom durch überzähliges Chromosom 13.

Aus Studentensicht

MERKE

Prognose
- IQ im Alter von 5 Jahren durchschnittlich 50 – hohe Variabilität
- Gefühlsleben und Sozialverhalten meist ausgeprägt und förderbar
- ♀ fertil, ♂ infertil
- Häufigste **Todesursachen:** Herzfehler, Infektionen, Leukämie

Therapie: Abhängig von begleitenden Fehlbildungen und Komplikationen; Frühfördermaßnahmen und Physiotherapie.

2.1.1.2 Trisomie 18 (Edwards-Syndrom)
Definition: ♀: 47,XX+18; ♂: 47,XY+18.

ABB. 2.2

Epidemiologie: 1 : 8.000, ♀:♂ = 4 : 1.

Klinik
- **Leitsymptom:** Beugung der Finger (> Abb. 2.2b)
- **Begleitende Fehlbildungen:** Faunenohren, Mikrognathie, langer und schmaler Schädel, Wiegenkufenfüße, Herzvitien (95 %), Zwerchfellhernien, schwere Enzephalopathie, dystrophe Kinder

Prognose: Mittlere Lebenserwartung bei ♂: 2–3 Monate, ♀: 10 Monate.

2.1.1.3 Trisomie 13 (Pätau-Syndrom)
Definition: ♀: 47,XX+13; ♂: 47,XY+13.

Aus Studentensicht

Epidemiologie: 1 : 4.000 bis 1 : 10.000.

Klinik: Mikrozephalie, okuläre Auffälligkeiten (Mikrophthalmie, Kolobom), Lippen-Kiefer-Gaumen-Spalten, Hexadaktylien, **Herzvitien** (VSD, PDA), **polyzystische Nierendegeneration,** mentale Retardierung, Persistenz von embryonalem und fetalem Hämoglobin.

● ABB. 2.3

Prognose: Mittlere Lebensdauer: 4 Monate.

2.1.2 Strukturelle Aberrationen

Ätiologie: Umbauten innerhalb eines Chromosoms oder zwischen verschiedenen Chromosomen:
- **Unbalancierte Translokation:** Monosomien oder Trisomien kleinerer Chromosomensegmente.
- **Balancierte Translokation:** Strukturumbauten ohne Verlust oder Zugewinn von chromosomalem Material, phänotypisch unauffällig.
- **Robertson-Translokation:** Lange Arme zweier akrozentrischer Chromosomen verschmelzen im Zentromerbereich unter Verlust der kurzen Arme. Eine spontan auftretende Robertson-Translokation im balancierten Zustand mit 45 Chromosomen → meist keine klinischen Folgen. Bei Nachkommen jedoch hohes Risiko einer unbalancierten Chromosomenstörung.

2.1.2.1 Partielle Monosomie 5p (Cri-du-Chat-Syndrom)

Ätiologie: Partielle Monosomie 5p.

2 GENETIK

Epidemiologie
Die Trisomie 13 tritt mit einer Häufigkeit von 1 : 4.000 bis 1 : 10.000 auf.

Ätiologie
In 80 % der Fälle handelt es sich um eine freie Trisomie 13 durch meiotische Non-Disjunction, in 20 % liegt ein Mosaik oder eine Translokation vor.

Klinik
Die **Mikrozephalie,** die häufig mit Defekten an der Schädelhaut einhergeht, ist eines der klinischen Leitsymptome. **Okuläre Auffälligkeiten** sind eine Mikrophthalmie und Kolobome. Außerdem treten kapilläre Hämangiome, Lippen-Kiefer-Gaumen-Spalten und Hexadaktylien (➤ Abb. 2.3) gehäuft auf. Begleitende Organfehlbildungen sind **Herzvitien, vor allem VSD und PDA,** sowie eine **polyzystische Nierendegeneration.** Die geistige Entwicklung ist erheblich retardiert, häufig besteht eine Epilepsie. Der biochemische Marker des Syndroms ist eine Persistenz von embryonalem und fetalem Hämoglobin.

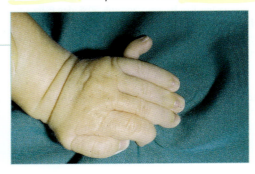

Abb. 2.3 Hexadaktylie bei Pätau-Syndrom. [O530]

Prognose
Die mittlere Lebensdauer beträgt bei beiden Geschlechtern 4 Monate.

2.1.2 Strukturelle Aberrationen

Ätiologie
Es kommt zu **Umbauten** innerhalb eines Chromosoms oder zwischen verschiedenen Chromosomen. Die Folge sind entweder unbalancierte Genverhältnisse durch Verlust oder Überschuss von Chromosomenmaterial innerhalb eines Karyotyps oder balancierte Genverhältnisse mit Strukturumbauten ohne Verlust oder Zugewinn von chromosomalem Material.
Unbalancierte Translokationen führen zu Monosomien und Trisomien kleinerer Chromosomensegmente. Fehlbildungs-Retardierungs-Syndrome mit charakteristischem, chromosomensegmentspezifischem Phänotyp sind die Folge. Monosomien führen zu schwereren Krankheitsbildern als Trisomien des gleichen Segments.
Balancierte Translokationen sind phänotypisch unauffällig und können über mehrere Generationen vererbt werden.
Bei der **Robertson-Translokation** (zentrische Fusion) kommt es zur Verlagerung eines vergleichsweise großen Chromosomenabschnitts auf ein nichthomologes Chromosom, wobei zwei akrozentrische Chromosomen verschmelzen. Dies geschieht durch eine Fusion von zwei langen Armen akrozentrischer Chromosomen im Zentromerbereich, wobei die beiden kurzen Arme verloren gehen und somit ein metazentrisches Chromosom entsteht. Eine Robertson-Translokation kann balanciert oder unbalanciert sein. Das häufigste Beispiel ist rob(21;14). Träger einer solchen Translokation im balancierten Zustand haben nur 45 Chromosomen. Klinisch wirkt sich dies beim Patienten nicht aus, da nur Satelliten-DNA fehlt, die auch auf anderen akrozentrischen Chromosomen vorliegt. Das fusionierte Chromosom bzw. ein fehlendes Chromosom oder ein zusätzlicher langer Arm des akrozentrischen Chromosoms kann jedoch an die Nachkommen weitergegeben werden, sodass das Risiko einer unbalancierten Chromosomenstörung, z. B. einer Robertson-Trisomie 21 oder 14, hier hoch ist.

Formen
Strukturelle Aberrationen sind möglich in Form von Deletion, Ringbildung, Fehlteilung einzelner Chromosomen, Duplikation, Inversion und Translokation.

2.1.2.1 Partielle Monosomie 5p (Cri-du-Chat-Syndrom)

Ätiologie
In 80 % der Fälle liegt eine De-novo-Deletion eines Teils des kurzen Arms von Chromosom 5 vor. In 20 % der Fälle handelt es sich um eine elterliche balancierte Translokation, bei der der distale Abschnitt des kurzen Arms von Chromosom 5 auf ein anderes Chromosom transloziert ist.

2.2 GONOSOMALE ABERRATIONEN

Aus Studentensicht

Epidemiologie
Die Häufigkeit der partiellen Monosomie 5p beträgt unabhängig vom Alter der Mutter 1:50.000.

Epidemiologie: 1:50.000.

Klinik
Leitsymptome sind der **hohe, monotone Schrei** (Katzenschrei) und eine psychomotorische Retardierung. Außerdem finden sich typischerweise ein niedriges Geburtsgewicht, eine Mikrozephalie, ein rundliches Gesicht mit Hypertelorismus und Epikanthus, tief sitzende Ohren und eine Mikrognathie.

Klinik: Katzenschrei und psychomotorische Retardierung als Leitsymptome.

Prognose
Bei geringer Letalität erreichen viele Kinder das Erwachsenenalter. Eine erhebliche psychomotorische Retardierung mit einem **IQ < 20** ist die Regel. Die Sprachentwicklung bleibt oft aus. Es kann zu permanenter Bettlägerigkeit kommen.

Prognose: Geringe Letalität, erhebliche psychomotorische Retardierung (IQ < 20), meist fehlende Sprachentwicklung.

2.1.2. Partielle Monosomie 4p (Wolf-Syndrom)

Ätiologie
In 90 % der Fälle handelt es sich um eine De-novo-Deletion des kurzen Arms von Chromosom 4, in 10 % der Fälle besteht eine Translokation oder ein Mosaik bei einem Elternteil. Die Häufigkeit ist nicht genau bekannt.

2.1.2. Partielle Monosomie 4p (Wolf-Syndrom)

Ätiologie: Partielle Monosomie 4p.

Klinik
In 40 % der Fälle kommt es zur Übertragung der bei Geburt häufig untergewichtigen Kinder (SGA). Die charakteristischen **Dysmorphiezeichen** sind ein dolichozephaler Schädel mit hoher Stirn, Hypertelorismus, Lidfaltenanomalien, eine antimongoloide Lidachsenstellung, eine breite Nasenwurzel bei breitem Nasenrücken, herabgezogene Mundwinkel, Ohrmuscheldysplasie, Mikroretrognathie und oft eine Gaumenspalte. Häufig bestehen Iriskolobome und Strabismus.
Begleitende Organfehlbildungen sind angeborene Herzfehler, Nierenfehlbildungen und eine Hypospadie bei Jungen. Am **Skelett** finden sich Grübchen an Ellenbogen und Knien sowie lange, spitz zulaufende Finger.
In der Regel besteht eine schwere **psychomotorische Retardierung.**

Klinik
- **Dysmorphiezeichen:** Dolichozephaler Schädel mit hoher Stirn, Hypertelorismus, Lidfaltenanomalien, breite Nase, herabgezogene Mundwinkel, oft Gaumenspalte
- **Begleitende Organfehlbildungen:** Angeborene Herzfehler, Nierenfehlbildungen
- Schwere **psychomotorische Retardierung**

Prognose
Genaue Daten hierzu sind nicht bekannt; die Lebenserwartung ist vermutlich reduziert.

2.2 Gonosomale Aberrationen

Etwa 50 % aller Chromosomenaberrationen sind gonosomale Aberrationen mit der Folge einer gestörten Gonadendifferenzierung.

2.2 Gonosomale Aberrationen

2.2.1 Ullrich-Turner-Syndrom (45,X0)

Definition
Es handelt sich um eine Gonadendysgenesie mit hypergonadotropem Hypogonadismus infolge gonosomaler Monosomie. Sie führt zu charakteristischen Dysmorphiezeichen, Minderwuchs und Organfehlbildungen bei phänotypisch weiblichen Individuen.

2.2.1 Ullrich-Turner-Syndrom (45,X0)

Definition: Gonosomale Monosomie.

Epidemiologie
Das Ullrich-Turner-Syndrom tritt mit einer Häufigkeit von 1:2.500 auf.

Epidemiologie: 1:2.500.

Ätiologie
In 50 % der Fälle fehlt das zweite X-Chromosom infolge von Non-Disjunction. Die Häufigkeit ist unabhängig vom Alter der Mutter. Mosaike und strukturelle Chromosomenveränderungen kommen vor.

Klinik
Das Ullrich-Turner-Syndrom manifestiert sich bereits bei Geburt durch eine erhebliche **Wachstumsretardierung** sowie durch **Lymphödeme** an Hand- und Fußrücken (➤ Abb. 2.4a).

Klinik
- **Wachstumsretardierung** und **Lymphödeme** an Hand- und Fußrücken bei Geburt
- **Pterygium colli**, Schildthorax, tiefer Haaransatz im Nacken
- Äußeres Genitale weiblich, **Ovarian Streaks, primäre Amenorrhö**
- **Begleitende Organfehlbildungen:** Herzfehler, Hufeisennieren
- **Minderwuchs**

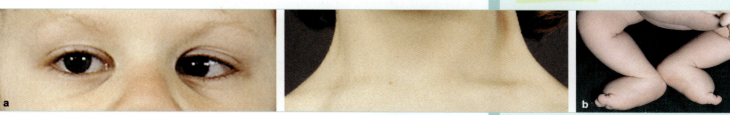

Abb. 2.4 Ullrich-Turner-Syndrom: a) Lymphödeme bei einem Säugling; b) Epikanthus und Pterygium colli. [O530]

2 GENETIK

Aus Studentensicht

Charakteristisch sind ein Epikanthus, das **Pterygium colli** (> Abb. 2.4b), der Schildthorax mit weitem Mamillenabstand, der tiefe Haaransatz im Nacken mit reversem Haarstrich, der Cubitus valgus und die Verkürzung des 4. Mittelhandknochens. Häufig sind die Nägel hypoplastisch. Eine schwere Osteoporose ist eine typische Komplikation. Das äußere Genitale ist weiblich. Anstelle der Ovarien ist ein schmales fibröses Gebilde nachweisbar: **Ovarian Streaks.**

Es kommt zu sexuellem Infantilismus und **primärer Amenorrhö.**

Begleitende Organfehlbildungen sind angeborene Herz- und Aortenfehlbildungen, vor allem Pulmonalstenosen und Aortenisthmusstenosen sowie Nierenfehlbildungen. Eine idiopathische Medianekrose und Aneurysmen treten gehäuft auf.

Ein **Minderwuchs** ist die Regel, die durchschnittliche Endgröße liegt bei 144 cm. Die Intelligenz ist meist normal.

Variante

Noonan-Syndrom: Ullrich-Turner-Stigmata bei Mädchen oder Jungen, die einen normalen weiblichen oder männlichen Chromosomensatz aufweisen. Variable Gonadenfunktion.

Diagnostik

Diagnostik
- Chromosomenanalyse
- **Hypergonadotroper Hypogonadismus:** Plasmagonadotropine ↑

- Chromosomenanalyse: 45,X0 oder Mosaik
- Sonografie der Nieren und der Ovarien
- Echokardiografie
- Plasmagonadotropine, vor allem FSH, erhöht: **Hypergonadotroper Hypogonadismus**

Therapie

Therapie: Wachstumshormon- und Östrogensubstitution.

Eine **Wachstumshormontherapie** beschleunigt das Längenwachstum und führt in vielen Fällen zu einer Endgröße > 150 cm. Bei einem Wachstumsverlauf im unteren Normalbereich kann zunächst abgewartet werden.

Eine **Östrogensubstitutionstherapie** ist indiziert. Der ideale Zeitpunkt hierfür ist allerdings umstritten, da ein früher Beginn die Endgröße beeinträchtigt. Aktuell wird ein Beginn mit 12 Jahren empfohlen. Eine begleitende psychosoziale Unterstützung ist wünschenswert.

> **MERKE** Das Auftreten des Ullrich-Turner-Syndroms ist vom Alter der Mutter unabhängig.

2.2.2 Klinefelter-Syndrom (47,XXY)

2.2.2 Klinefelter-Syndrom (47,XXY)

Definition

Definition: Numerische gonosomale Chromosomenaberration.

Das Klinefelter-Syndrom ist eine numerische gonosomale Chromosomenaberration mit dem Genotyp XXY. Sie führt zu **primärem Hypogonadismus** mit eunuchoidem Hochwuchs, Hodenatrophie, Gynäkomastie, mentaler Retardierung und emotionalen Auffälligkeiten.

Epidemiologie

Epidemiologie: ♂ 1 : 1.000.

Die Häufigkeit beträgt 1 : 1.000 der männlichen Lebendgeborenen, sie nimmt mit dem Alter der Eltern zu.

Ätiologie

Das Klinefelter-Syndrom entsteht durch Non-Disjunction während der Meiose.

Klinik

Klinik: Diagnosestellung häufig erst in der Pubertät.
- **Mentale Retardierung** und psychische Auffälligkeiten
- **Eunuchoider Hochwuchs**
- **Hoden** und Penis sind **klein,** meist **Infertilität**
- **Gynäkomastie** bei 80 % der erwachsenen Männer

In der frühen Kindheit zeigen sich relativ wenig Symptome. Oft erfolgt die Diagnosestellung daher erst in der Pubertät. Eine **mentale Retardierung** sowie psychische Auffälligkeiten (ängstlich, schüchtern, unreif, aggressiv) sind häufig. Typischerweise besteht ein **eunuchoider Hochwuchs** mit langen Beinen. Die **Hoden sind klein,** der Penis ebenso. Der Pubertätsbeginn erfolgt verzögert. Bei 80 % der erwachsenen Männer liegt eine **Gynäkomastie** vor. Meist bestehen Azoospermie und Infertilität sowie eine Leydig-Zell-Hyperplasie. Der Bartwuchs ist gering.

Diagnostik

Diagnostik
- Chromosomenanalyse
- Hypergonadotroper Hypogonadismus in der Pubertät: FSH ↑, LH ↑, Testosteron ↓

- Chromosomenanalyse: 47,XXY
- Vor dem 10. Lebensjahr normale Plasmagonadotropine
- In der Pubertät Zeichen des hypergonadotropen Hypogonadismus: FSH und LH erhöht, Testosteron erniedrigt

Therapie

Therapie: Testosteronsubstitution ab 12. LJ.

Eine Substitutionstherapie mit Testosteron sollte etwa ab dem 12. Lebensjahr durchgeführt werden.

2.2.3 Syndrom des fragilen X-Chromosoms

Definition

Das Syndrom des fragilen X-Chromosoms ist eines der häufigsten genetischen Syndrome und Ursache geistiger Behinderung durch vermehrte Fragilität des X-Chromosoms. Synonyme sind: Martin-Bell-Syndrom, Marker-X-Syndrom.

Epidemiologie

Die Häufigkeit beträgt 1:1.500 männlicher Neugeborener und 1:5.000 weiblicher Neugeborener. In 7% der Fälle ist das Syndrom des fragilen X-Chromosoms Ursache eines schweren, in 4% der Fälle Ursache eines leichten Intelligenzdefekts.

Ätiologie

Es handelt sich um eine spezifische Chromosomenbrüchigkeit am X-Chromosom durch eine vielfache Replikation von CGG-Sequenzen im FMR_1-Gen. Durch eine zunehmende Verlängerung der Trinukleotidsequenz in der Generationenfolge kommt es zu einem Antizipationseffekt.

Klinik

Die wichtigsten Symptome sind **große Ohren**, ein **langes Kinn**, bei Jungen eine **Testisvergrößerung**, Hyperaktivität sowie eine mittlere bis schwere **geistige Retardierung** bei einem durchschnittlichen IQ von 50.

Diagnostik

Der direkte Nachweis der CGG-Sequenzen im FMR_1-Gen erfolgt durch DNA-Analyse.

> **PRAXISTIPP**
> Wegen der hohen Genhäufigkeit und der Möglichkeit des molekulargenetischen Nachweises sollte bei jeder unklaren Form der geistigen Behinderung das Syndrom des fragilen X-Chromosoms ausgeschlossen werden.

2.2.4 XYY-Syndrom

Epidemiologie

Die Häufigkeit liegt bei 1:1.000 männlicher Lebendgeborener.

Klinik

Der Phänotyp ist **unauffällig männlich**, es besteht Fertilität. Endokrinologische Auffälligkeiten lassen sich nicht nachweisen, insbesondere ist die Testosteronproduktion normal. In der Regel tritt ein **Hochwuchs** auf. **Psychiatrische Auffälligkeiten** sind hingegen charakteristisch. Es handelt sich häufig um kriminelle Tendenzen, die sich im guten sozialen Milieu mildern, im schlechten steigern. Oft bestehen Passivität, eine verminderte Frustrationstoleranz, Haltlosigkeit, Verführbarkeit und Labilität. Die Aggressivität ist eher nicht gesteigert. Der IQ liegt im unteren Bereich der Norm.

2.2.5 XXX-Syndrom

Epidemiologie

Die Häufigkeit liegt bei 1:1.000 weiblicher Lebendgeborener.

Klinik

Der Phänotyp ist **unauffällig weiblich**, es besteht Fertilität bei regelrechtem Pubertätsverlauf. Eine Störung der intellektuellen Entwicklung ist möglich. Die Patientinnen sind eher ruhig, passiv, einfach erziehbar.
Darüber hinaus treten häufig **Sprachentwicklungsstörungen** sowie eine **Verzögerung emotionaler Reifungsprozesse** auf.

2.3 Chromosomale Mikrodeletionssyndrome

Definition

Als chromosomale Mikrodeletionssyndrome werden Erkrankungen bezeichnet, die durch den Verlust sehr kleiner Chromosomenbruchstücke verursacht werden. Sind mehrere benachbarte Gene von der Deletion betroffen, spricht man von „contiguous gene syndromes".

Epidemiologie

Die Häufigkeit chromosomaler Mikrodeletionssyndrome beträgt 1:10.000 bis 1:50.000.

Aus Studentensicht

2.2.3 Syndrom des fragilen X-Chromosoms

Definition: Häufigste genetisch bedingte Form der geistigen Behinderung durch erhöhte Fragilität des X-Chromosoms.

Epidemiologie: ♂ 1:1.500, ♀ 1:5.000.

Ätiologie: Chromosomenbrüchigkeit am X-Chromosom im FMR_1-Gen durch vielfache Replikation eines CGG-Trinukleotids.

Klinik: Große Ohren, langes Kinn, Testisvergrößerung, mittlere bis schwere geistige Retardierung.

Diagnostik: DNA-Analyse → Nachweis CGG-Sequenzen.

PRAXISTIPP

2.2.4 XYY-Syndrom

Epidemiologie: ♂ 1:1.000.

Klinik
- Phänotyp **unauffällig männlich**
- Charakteristisch: **Hochwuchs** und **psychiatrische Auffälligkeiten**
- IQ im unteren Normbereich

2.2.5 XXX-Syndrom

Epidemiologie: ♀ 1:1.000.

Klinik
- Phänotyp **unauffällig weiblich**
- Charakteristisch: **Sprachentwicklungsstörungen** und **Verzögerung emotionaler Reifungsprozesse**

2.3 Chromosomale Mikrodeletionssyndrome

Definition: Erkrankungen durch Verlust sehr kleiner Chromosomenbruchstücke, bei Deletion in mehreren benachbarten Genen → „contiguous gene syndromes".

Epidemiologie: 1:10.000 bis 1:50.000.

2 GENETIK

Aus Studentensicht

Pathogenese: Häufig meiotische nichthomologe Rekombination repetitiver Sequenzen, die die Deletionsregion flankieren. Genomic Imprinting kann auch ursächlich sein.

Genomic Imprinting
- Von Keimbahnpassage abhängige Gen-Inaktivierung → nur Expression des mütterlichen oder des väterlichen Allels
- Klassische Beispiele: Prader-Willi- (Mikrodeletion im paternalen 15q11–13) und Angelman-Syndrom (Mikrodeletion im maternalen 15q11–13)

Pathogenese

Die häufigste Ursache einer Mikrodeletion ist eine meiotische nichthomologe Rekombination zwischen sog. repetitiven Sequenzen, die die Deletionsregion flankieren. Bei einigen Krankheitsbildern (z. B. Angelman-Syndrom) ist nur ein einzelnes Gen im Deletionsbereich für die Symptomatik verantwortlich, in anderen Fällen entstehen die klinischen Auffälligkeiten durch den Verlust dosissensitiver Gene im Deletionsbereich (Haploinsuffizienz). Darüber hinaus können weitere Faktoren wie das sog. Imprinting bei Prader-Willi- bzw. Angelman-Syndrom eine Rolle spielen.

Genomic Imprinting

Chromosomenmutationen, bei denen die beiden homologen Chromosomen vom gleichen Elternteil geerbt wurden, werden als **uniparentale Disomie** (UPD) bezeichnet. Eine mögliche pathologische Konsequenz ist bei Isodisomie (beide Chromosomen identisch) die Homozygotie für einen rezessiven Gendefekt. Von besonderer Bedeutung ist das Fehlen bestimmter Gene, die grundsätzlich nur auf einem elterlichen Allel – entweder immer auf dem mütterlichen oder immer auf dem väterlichen – aktiv sind. Diese von der Keimbahnpassage abhängige Inaktivierung von Genen wird als Genomic imprinting bezeichnet. Nur wenige menschliche Gene sind davon betroffen und werden monoallelisch exprimiert. In Abhängigkeit von der chromosomalen Lokalisation kann eine uniparentale Disomie zu Krankheiten führen. Klassische Beispiele für genomische Prägung sind das Prader-Willi-Syndrom und das Angelman-Syndrom. Sie werden in über 70 % der Fälle durch Mikrodeletion 15q11–13 oder UPD_{15} verursacht. Die Mikrodeletion 15q11–13 liegt beim Prader-Willi-Syndrom immer auf dem paternalen Chromosom 15, beim Angelman-Syndrom immer auf dem maternalen Chromosom 15. Das bedeutet, das Prader-Willi-Syndrom entsteht durch das Fehlen paternaler und das Angelman-Syndrom durch das Fehlen maternaler genetischer Information der Region 15q11–13 (➤ Abb. 2.5).

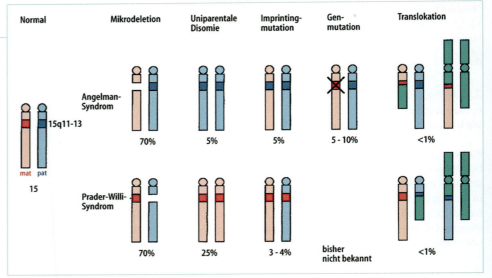

Abb. 2.5 Mutationstypen und -häufigkeit bei Prader-Willi-Syndrom und Angelman-Syndrom. [F705-010]

> **MERKE** Das Prader-Willi-Syndrom entsteht durch das Fehlen paternaler, das Angelman-Syndrom durch das Fehlen maternaler genetischer Information der Region 11–13 auf Chromosom 15q.

Klinik
Zur Klinik ➤ Tab. 2.2.

Tab. 2.2 Mikrodeletionssyndrome.

Syndrom	Chromosomale Lokalisation	Klinische Symptomatik
Williams-Beuren-Syndrom	7q11.23	Supravalvuläre Aortenstenose, Hyperkalzämie, Dysmorphie, Verhaltensauffälligkeiten
Prader-Willi-Syndrom	15q11.2 (pat)	Muskuläre Hypotonie, anfangs Gedeihstörung, später Adipositas, Entwicklungsverzögerung, Minderwuchs
Angelman-Syndrom	15q11.2 (mat)	Schwere Entwicklungsverzögerung, Sprachentwicklungsverzögerung, Lachepisoden, epileptische Anfälle, Ataxie
Miller-Dieker-Syndrom	17p13.3	Lissenzephalie, Balkenmangel, schwere Entwicklungsverzögerung, epileptische Anfälle, Dysmorphie

2.4 EMBRYOFETOPATHIEN DURCH EXOGENE NOXEN

Tab. 2.2 Mikrodeletionssyndrome. (Forts.)

Syndrom	Chromosomale Lokalisation	Klinische Symptomatik
Smith-Magenis-Syndrom	17p11.2	Entwicklungsverzögerung, Sprachentwicklungsverzögerung, periphere Neuropathie, Verhaltensauffälligkeiten, diskrete Dysmorphie
Mikrodeletion 22q („CATCH-22")	22q11.2	**C**ardial, **A**bnormal Face, **T**hymic Hypoplasia, **C**left Palate, **H**ypocalcemia
DiGeorge-Syndrom		Herzfehler, Thymushypoplasie, Hypokalzämie, Entwicklungsverzögerung, Dysmorphie
Shprintzen-Syndrom		Herzfehler, Gaumenspalte, velopharyngeale Insuffizienz, Thymushypoplasie, Hypokalzämie, Verhaltensauffälligkeiten, Psychosen, Dysmorphie, leichte Entwicklungsverzögerung
Nach Rost 2000.		

Diagnostik
Nachweis der Mikrodeletion erfolgt durch Fluoreszenz-in-situ-Hybridisierung (FISH-Analyse). Eine Erfassung mit der üblichen zytogenetischen Diagnostik ist nicht möglich, da die Mikrodeletion unterhalb der Auflösungsgrenze der normalen Chromosomenanalyse liegt.

CAVE Ohne klinische Verdachtsdiagnose mit der Indikation zur FISH-Analyse können die Mikrodeletionssyndrome in der Regel nicht diagnostiziert werden.

Wiederholungsrisiko
Meist treten die Mikrodeletionssyndrome sporadisch auf, das Wiederholungsrisiko ist daher niedrig! Bei Vorliegen einer vererbten Imprintingmutation beträgt das Wiederholungsrisiko jedoch 50 %.

2.4 Embryofetopathien durch exogene Noxen

Definitionen
- **Gametopathie:** präkonzeptionelle Schädigung der elterlichen Keimzellen
- **Blastopathie:** Schädigung 1.–14. Tag post conceptionem in der Blastogenese
- **Embryopathie:** Schädigung 15. Tag bis Ende 12. SSW post conceptionem in der Organogenese
- **Fetopathie:** Schädigung Beginn 13. SSW bis Geburt

2.4.1 Fetales Alkoholsyndrom (FAS)

Definition
Das FAS zeigt sich bei Kindern alkoholsüchtiger Mütter in einer Kombination von primordialem Minderwuchs, geistiger Entwicklungsretardierung mit Verhaltensanomalien, Mikrozephalie, besonderen Fazies- und multiplen weiteren Anomalien. Als kritische Menge gilt der mütterliche Konsum von 50–60 g reinem Alkohol pro Tag.

Epidemiologie
Die geschätzte Häufigkeit in Deutschland beträgt 1 : 250 bei leichten Formen bis zu 1 : 1.000 bei schweren Formen. Der sozioökonomische Status der Familie spielt eine wichtige Rolle. Die Dunkelziffer der Kinder mit Schwachformen einer Alkoholembryopathie ist sehr hoch, weil der Alkoholismus der Mutter häufig verschwiegen wird.

Pathogenese
Ethanol wirkt zytotoxisch und mitosehemmend. Es ist unklar, ob Ethanol oder seine Metaboliten, wie z. B. Acetaldehyd, die Schädigung bedingen. Chronische Unterernährung, Spurenelement- und Vitaminmangel der Mutter spielen ebenfalls eine Rolle. Etwa 30 % der Kinder alkoholkranker Frauen haben eine Alkoholembryopathie. Das Risiko für das intrauterin alkoholexponierte Kind, an FAS zu erkranken, steigt mit der Höhe und der Dauer des mütterlichen Alkoholkonsums vor und während der Schwangerschaft.

Klinik
- **Klinische Leitsymptome:** intrauteriner Minderwuchs, Mikrozephalie, psychomotorische Retardierung, Hyperaktivität und muskuläre Hypotonie
- **Dysmorphiezeichen:** Blepharophimose, Epikanthus, antimongoloide Lidachsenstellung, niedrige Stirn, kurzer Nasenrücken, eingesunkene Nasenwurzel, schmales Lippenrot, verstrichenes Philtrum, Mandibulahypoplasie, hoher Gaumen oder Gaumenspalte, tief sitzende Ohren (> Abb. 2.6a)
- **Skelettanomalien:** Handfurchenanomalien (> Abb. 2.6b), Klinodaktylie V, Hüftluxation, Trichterbrust
- **Organfehlbildungen:** Herzfehler, Anomalien des Genitales, Hämangiome, Urogenitalfehlbildungen

---

Aus Studentensicht

Diagnostik: Nachweis der Mikrodeletion mittels FISH-Analyse.

CAVE

Wiederholungsrisiko: 50 % bei Vorliegen einer vererbten Imprintingmutation.

2.4 Embryofetopathien durch exogene Noxen

Definitionen: Differenzierung zwischen **Gametopathie, Blastopathie, Embryopathie, Fetopathie**.

2.4.1 Fetales Alkoholsyndrom (FAS)

Definition: Kombination multipler Anomalien von Kindern alkoholsüchtiger Mütter.

Epidemiologie: 1 : 250 (leichte Formen) bis 1 : 1.000 (schwere Formen).

Pathogenese: Ethanol wirkt zytotoxisch und mitosehemmend. Chronische Unterernährung der Mutter schädigt das Kind. Risiko steigt mit Höhe und Dauer des mütterlichen Alkoholkonsums.

Klinik
- **Leitsymptome:** intrauteriner Minderwuchs, Mikrozephalie, psychomotorische Retardierung, Hyperaktivität, muskuläre Hypotonie
- **Dysmorphiezeichen:** Epikanthus, antimongoloide Lidachsenstellung, eingesunkene Nasenwurzel, schmales Lippenrot, verstrichenes Philtrum
- **Skelettanomalien, Organfehlbildungen**

2 GENETIK

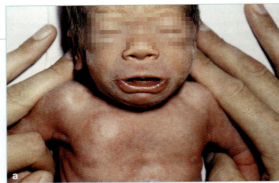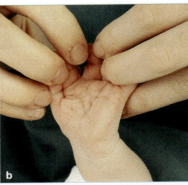

Abb. 2.6 Alkoholembryopathie. **a)** Neugeborenes mit typischen Stigmata: Kurzer Nasenrücken, schmales Lippenrot, verstrichenes Philtrum, Mandibulahypoplasie, tief sitzende Ohren und Trichterbrust. **b)** Handfurchenanomalien: Scharf abgeknickter Zwischenfingerabschnitt der Dreifingerfurche, rudimentäre Fünffingerfurche und tief eingegrabene Daumenfurche. [O530]

Therapie
Die symptomatische Therapie besteht in der operativen Korrektur von Gaumenspalten, Hernien und Herzvitien. Frühfördermaßnahmen sind für die Entwicklung der Kinder entscheidend!

Prognose
Bei Entwöhnung vor Ende des 1. Trimenons ist eine normale geistige Entwicklung möglich! Insgesamt ist die Prognose erheblich von den sozialen häuslichen Faktoren abhängig.

> **FALL** **A:** Anna ist das 3. Kind einer 42 Jahre alten Viertgravida, Drittpara und eines 48 Jahre alten Vaters. Die Schwangerschaft wurde in der 16. SSW festgestellt, die nächste gynäkologische Untersuchung wurde etwa in der 30. SSW durchgeführt. Die Mutter der Patientin konsumierte während der gesamten Schwangerschaft täglich 2 l Bier und 0,7 l 38%igen Weinbrand (326 g reiner Alkohol pro Tag) und rauchte dazu jeden Tag 60 Zigaretten. Die Geburt erfolgte in der 35. SSW.
> **D:** Bei Geburt wiegt Anna 2.060 g (50. Perzentile), die Körperlänge beträgt 38 cm (< 10. Perzentile), der Kopfumfang liegt bei 30 cm (50. Perzentile). APGAR 4/8/9. Anna wird unmittelbar postnatal intubiert und maschinell beatmet. Sie zeigt die charakteristischen Dysmorphiezeichen einer Alkoholembryopathie: Blepharophimose, Epikanthus, eingesunkene Nasenwurzel, kurzer Nasenrücken, verstrichenes Philtrum, schmales Lippenrot, Hypoplasie der Mandibula, Klino- und Kamptodaktylie V, Handfurchenanomalien und eine Trichterbrust. Bis auf einen kleinen, hämodynamisch nicht wirksamen Ventrikelseptumdefekt bestehen keine weiteren Organfehlbildungen.
> Anna kann nach wenigen Tagen extubiert werden. Wegen einer ausgeprägten Trinkschwäche wird sie 8 Wochen lang teilsondiert.
> **V:** Entwicklungsneurologisch bestehen deutliche Auffälligkeiten im Sinn einer geringen Differenzierung, einer Haltungsinstabilität, einer geringen Bewegungsvariabilität und einer nur spärlichen Kontaktaufnahme. Unter intensiver Förderung bessern sich diese Befunde im Lauf der ersten 6 Lebensmonate. Anna wird im Alter von 5 Monaten adoptiert.

> **LERNTIPP** Folgende Signalworte sind für die Prüfung relevant: Flaches Philtrum, schmales Lippenrot, Minderwuchs, Konzentrationsschwäche.
>
> Außerdem solltest du wissen, dass Embryofetopathien auch durch konnatale Infektionen (Röteln, Lues connata) hervorgerufen werden können.

2.4.2 Hydantoinembryopathie
Definition
Intrauterine Schädigung des Fetus durch Hydantoinbehandlung in der Schwangerschaft.

Epidemiologie
Schäden treten bei 6 % der exponierten Kinder auf.

Klinik
Charakteristisch sind kurze Fingerendphalangen mit Nagelhypoplasie. Darüber hinaus bestehen häufig ein niedriges Geburtsgewicht und eine Mikrozephalie. Eine geistige Retardierung ist möglich.

2.4.3 Nikotinabusus
Nikotinabusus während der Schwangerschaft führt zu niedrigem Geburtsgewicht. Die Abortrate, die Frühgeburtlichkeit und die perinatale Mortalität sind erhöht. Nikotin verursacht keine Fehlbildungen, die Allergie-, Bronchitis- und Asthmaneigung des Kindes wird jedoch gefördert.

Aus Studentensicht

ABB. 2.6

Therapie: Operative Korrektur von Gaumenspalten, Hernien und Herzvitien sowie Frühfördermaßnahmen.

Prognose: Bei Entwöhnung vor Ende des 1. Trimenons → normale geistige Entwicklung möglich.

FALL

LERNTIPP

2.4.2 Hydantoinembryopathie

2.4.3 Nikotinabusus
Geburtsgewicht ↓, Abortrate ↑, Frühgeburtlichkeit ↑, perinatale Mortalität ↑, Allergie-, Bronchitis- und Asthmaneigung ↑.

2.5 Genetische Beratung

Voraussetzung der genetischen Beratung ist die möglichst eindeutige diagnostische Zuordnung eines in der Familie womöglich vorliegenden Krankheitsbildes. Das Gespräch umfasst die Aufklärung über genetische Erkrankungen, die Risikobestimmung für die Familie und das mögliche Betroffensein von Nachkommen sowie die Vermittlung von Informationen über Untersuchungen zur Erkennung von Anlageträgern und über Optionen der pränatalen Diagnostik und Therapie.

> **MERKE** Bei einer genetischen Beratung muss stets auch das „Recht auf Nichtwissen" berücksichtigt werden.

Indikationen
- Einer der Elternteile ist von einer genetischen Erkrankung betroffen.
- In der Familie eines Elternteils gibt es einen Betroffenen.
- Gesunde Eltern haben ein betroffenes Kind.
- Erhöhtes Alter der Eltern (Mutter > 35, Vater > 45 Jahre)
- Habituelle Abortneigung ohne gynäkologische Ursache.
- Verwandtenehe.
- Ein möglicher Umweltschaden hat auf das Ungeborene eingewirkt.
- Infektionen in der Frühschwangerschaft.

Gendiagnostikgesetz
Das Gendiagnostikgesetz ist im Februar 2010 in Kraft getreten und regelt genetische Untersuchungen beim Menschen vor- und nachgeburtlich sowie die Verwendung genetischer Proben und Daten. Zu den Grundprinzipien des Gesetzes zählt das Recht des Einzelnen auf informationelle Selbstbestimmung. Dazu gehören sowohl das Recht, die eigenen genetischen Befunde zu kennen (Recht auf Wissen) als auch das Recht, diese nicht zu kennen (Recht auf Nichtwissen). Genetische Untersuchungen dürfen nur durchgeführt werden, wenn die betroffene Person oder deren Sorgeberechtigte in die Untersuchung rechtswirksam eingewilligt haben. Diagnostische genetische Untersuchungen (bei erkrankten Personen) dürfen durch jeden Arzt veranlasst werden, prädiktive genetische Untersuchungen (bei gesunden Personen) hingegen nur durch Fachärzte für Humangenetik oder Ärzte mit spezieller Zusatzbezeichnung. Eine fachgebundene genetische Beratung kann durch Ärzte, die sich für genetische Beratung qualifiziert haben, vorgenommen werden.

2.6 Pränatale Diagnostik

Die Durchführung einer pränatalen Diagnostik kann angeboten werden, wenn bei der Diagnose eines Kindes ein hohes Wiederholungsrisiko besteht und eine vorgeburtliche Abklärung möglich ist. Falls eine pränatale Diagnostik gewünscht wird, ist eine humangenetische Beratung unbedingt erforderlich.

Techniken
- **Sonografie:** Sie dient vor allem dem Nachweis morphologischer Auffälligkeiten (z. B. Herzfehler). Durch Bestimmung der Nackenfaltendicke (Nackentransparenz) gegen Ende des 1. Trimenons kann die Wahrscheinlichkeit einer kindlichen Chromosomenstörung genauer bestimmt werden.
- **Amniozentese:** Sie kann ab der 14. SSW durchgeführt werden. Durch transabdominale Punktion werden 10–20 ml Fruchtwasser entnommen, die Zellen abzentrifugiert und kultiviert. Nach etwa 14 Tagen sind ausreichend Zellen für eine Chromosomenanalyse oder eine DNA-Extraktion zur Mutationsanalyse verfügbar. Ein Befund ist erst in der 17.–18. SSW zu erwarten.
- **Chorionzottenbiopsie:** Sie wird üblicherweise ab der 11. SSW durchgeführt. Über eine transabdominale Punktion werden Zellen aus den Chorionzotten gewonnen. Hieraus kann direkt DNA zur Mutationsanalyse extrahiert werden. Ein Teil der Zellen wird für eine Chromosomenanalyse angezüchtet.
- **Nabelschnurpunktion:** Diese ab der 20. SSW mögliche Methode erlaubt die Durchführung einer fetalen Blutentnahme oder einer fetalen Bluttransfusion.
- **Fetoskopie:** Hier wird eine Kamera in die Amnionhöhle eingeführt und der Fetus direkt betrachtet. Es können Gewebeproben entnommen werden. Durch die Entwicklung hochauflösender Ultraschallgeräte wird eine Fetoskopie heute nur noch in Ausnahmefällen durchgeführt.

Risiken
- Abort bei Amniozentese 0,5 %
- Abort bei Chorionzottenbiopsie 1 %
- Abort bei Nabelschnurpunktion 2 %
- Abort bei Fetoskopie 5 %
- Infektion

Aus Studentensicht

2.5 Genetische Beratung

MERKE

Indikationen: Familiäres Auftreten einer genetischen Erkrankung, erhöhtes Alter der Eltern, Verwandtenehe.

Gendiagnostikgesetz
Das Gendiagnostikgesetz von 2010 regelt den korrekten Umgang mit genetischen Untersuchungen beim Menschen sowie die Verwendung genetischer Proben und Daten.

2.6 Pränatale Diagnostik
Bei hohem Wiederholungsrisiko kann eine pränatale Diagnostik angeboten werden.

Techniken
- **Sonografie:** Morphologische Auffälligkeiten (Herzfehler, Nackentransparenz)
- **Amniozentese:** Fruchtwasserentnahme durch transabdominale Punktion mit anschließender Chromosomen- bzw. Mutationsanalyse (ab 14. SSW)
- **Chorionzottenbiopsie:** Durch transabdominale Punktion zur anschließenden Mutationsanalyse (ab 11. SSW)
- **Nabelschnurpunktion:** Fetale Blutentnahme oder -transfusion (ab 20. SSW)
- **Fetoskopie:** Einführung einer Kamera in die Amnionhöhle (nur noch in Ausnahmefällen)

Risiken: Risiko eines Aborts < 2 % (Fetoskopie 5 %!), Infektion.

Aus Studentensicht

2.7 Schwangerschaftsabbruch

Schwangerschaftsabbruch bleibt straffrei, wenn Fortsetzung der Schwangerschaft eine schwerwiegende Gefahr für die körperliche oder seelische Gesundheit der **Schwangeren** bedeuten würde. Für Abbruch **nach der 14. SSW** ist eine ärztliche Bescheinigung erforderlich, davor ist Schwangerschaftskonfliktberatung ausreichend.

Methoden des Schwangerschaftsabbruchs
- **Vakuumaspiration:** 6.–14. SSW.
- **Medikamentöser Abbruch:** Bis zur 9. SSW; Mifepriston zur Öffnung des Muttermundes, Misoprostol zum Ausstoß des Embryos.
- **Medikamentöser Spätabbruch:** Nach der 14. SSW, Mifepriston und Prostaglandin leiten Geburt ein, das Kind verstirbt während des Geburtsvorgangs.

IMPP-Schwerpunkte
- !!! Typische Stigmata und Dysmorphien, Krankheitsbilder bei Trisomie 13, 18 und 21, Ullrich-Turner- und Klinefelter-Syndrom, Prader-Willi-Syndrom und DiGeorge-Syndrom
- !! Embryofetopathien durch exogene Noxen (insbesondere fetales Alkoholsyndrom)
- ! Vererbungsgänge der wichtigsten Krankheiten

NKLM-Lernziele
- Einschätzung der ethischen Herausforderungen und rechtliche Zulässigkeit des Schwangerschaftsabbruchs nach Pränataldiagnostik, der Präimplantationsdiagnostik, der assistierten Reproduktion und dem Umgang mit embryonalen Stammzellen
- Reflektieren der gegenwärtigen ethischen und rechtlichen Kontroversen zum moralischen Status vorgeburtlichen menschlichen Lebens
- Einschätzung von Nutzen und Risiken genetischer Tests und Screenings und angemessener Umgang mit den resultierenden ethischen Herausforderungen

Eine Übersicht der dem Fach zugeordneten NKLM-Lernziele findest du im Anhang ab Seite 648.

---

2 GENETIK

2.7 Schwangerschaftsabbruch

Ein Schwangerschaftsabbruch ist in Deutschland grundsätzlich verboten. Ausnahmen, bei denen ein Abbruch straffrei bleibt, sind in § 218 des Strafgesetzbuches geregelt. Dies gilt dann, wenn die Fortsetzung der Schwangerschaft eine schwerwiegende Gefahr für die körperliche oder seelische Gesundheit der **Schwangeren** bedeuten würde. Das bedeutet, dass es **keine kindliche Indikation** für einen Schwangerschaftsabbruch gibt.

Für einen Abbruch **vor der 14. SSW** ist eine Schwangerschaftskonfliktberatung ausreichend. Für einen unbefristeten Abbruch **nach der 14. SSW** ist eine ärztliche Bescheinigung erforderlich. Als Begründung ist die Gefahr einer schweren Beeinträchtigung der seelischen Gesundheit der Schwangeren ausreichend.

Methoden des Schwangerschaftsabbruchs

Die am häufigsten angewandte Methode ist die **Vakuumaspiration,** die die früher übliche Kürettage weitgehend abgelöst hat. Sie kann in der 6.–14. SSW durchgeführt werden. Der **medikamentöse Abbruch** ist in der Europäischen Union bis zur 9. SSW zugelassen. In Deutschland werden mit dieser Methode etwa 10 %, in der Schweiz 56 % und in Schweden 61 % der Abbrüche durchgeführt. Zunächst erfolgt unter ärztlicher Aufsicht die Einnahme von Mifepriston, das die Wirkung von Progesteron blockiert und zur Öffnung des Muttermundes führt. Etwa zwei Tage später wird Misoprostol, ein Prostaglandin, verabreicht. Es führt dazu, dass sich die Gebärmutter zusammenzieht und die Gebärmutterschleimhaut mitsamt dem Fruchtsack und dem Embryo ausstößt. Der Vorgang ist vergleichbar mit einem Spontanabort oder einer stärkeren Regelblutung.

Medikamentöse Spätabbrüche nennt man Schwangerschaftsabbrüche nach der 14. SSW. Hierzu erfolgt durch die Verabreichung von Mifepriston, gefolgt von einem Prostaglandin, die medikamentöse Einleitung der Geburt. Das Kind verstirbt während des Geburtsvorgangs. Kommt ein Kind lebend zur Welt, hat es Anrecht auf alle neonatologischen Intensivmaßnahmen. In Deutschland wird ein Schwangerschaftsabbruch nach der 23. SSW selten durchgeführt. Vor dem Abbruch der Schwangerschaft muss dann ein medikamentöser Fetozid erfolgen.

ÜBUNGSFRAGEN FÜRS MÜNDLICHE MIT LÖSUNGSHILFEN

1. Nenne typische Merkmale des Ullrich-Turner-Syndroms.

Bereits in der Neugeborenenphase kann sich das Ullrich-Turner-Syndrom mit Lymphödemen an Hand-und Fußrücken manifestieren. Ein weiteres typisches Symptom ist der auffällige Wachstumsverlauf unterhalb des genetischen Zielbereichs bis hin zum **Kleinwuchs.** Die Endgröße liegt ohne Behandlung meist < 150 cm. Klinisch imponiert ein disproportionierter Körperbau, ein Schildthorax, ein tiefer Haaransatz, ein kurzer Hals mit Flügelfell, tief sitzende retrovertierte Ohren, Cubita valga, eine Verkürzung des 4. Mittelhandknochens, ein antimongoloide Lidachse und Nageldysplasien. Aufgrund der **Gonadendysgenesie** mit einer ovariellen Insuffizienz kommt es zur **Pubertas tarda.** Die Gonaden sind meist nur rudimentär angelegt und werden deshalb auch „streak gonads" genannt. Die Patientinnen sind somit meist infertil und leiden an einer primären Amenorrhö. Oft sind weitere Organfehlbildungen assoziiert. Meist sind es kardiale Anomalien wie Aortenisthmusstenosen, Pulmonalstenosen oder Aneurysmen. Auch Nierenfehlbildungen (Hufeisenniere) sind beschrieben.

2. Welche klinischen Merkmale des fetalen Alkoholsyndroms kennst du?

Die **klinischen Leitsymptome** sind intrauteriner Minderwuchs, Mikrozephalie, psychomotorische Retardierung, Hyperaktivität und muskuläre Hypotonie.
Dysmorphiezeichen: Blepharophimose, Epikanthus, antimongoloide Lidachsenstellung, niedrige Stirn, kurzer Nasenrücken, eingesunkene Nasenwurzel, schmales Lippenrot, verstrichenes Philtrum, Mandibulahypoplasie, hoher Gaumen oder Gaumenspalte, tief sitzende Ohren. **Skelettanomalien:** Handfurchenanomalien, Klinodaktylie V, Hüftluxation, Trichterbrust. **Organfehlbildungen:** Herzfehler, Anomalien des Genitales, Hämangiome, Urogenitalfehlbildungen.

KAPITEL 3
Säuglingsernährung

3.1 Physiologie 53

3.2 Muttermilchernährung 54
3.2.1 Formen der Frauenmilch 54
3.2.2 Biologische Vorteile der Muttermilchernährung 55
3.2.3 Potenzielle Nachteile des Stillens 56
3.2.4 Stillphysiologie und praktische Aspekte des Stillens 57

3.3 Industriell hergestellte Säuglingsmilchnahrung 58
3.3.1 „Pre"-Nahrung 58
3.3.2 „1"-Nahrung 58
3.3.3 Folgenahrung 58
3.3.4 Säuglingsnahrung auf Sojabasis 58
3.3.5 Hypoallergene Nahrung (HA-Nahrung) 58
3.3.6 Hochgradige Eiweißhydrolysatnahrung 58

3.4 Beikost 59

3.5 Vitamin-D- und Fluorsubstitution im 1. Lebensjahr 59
3.5.1 Vitamin D 59
3.5.2 Vitamin K 60
3.5.3 Fluorid 60

> **Aus Studentensicht**
>
> Wenn du einmal mehr unter Zeitdruck bist und im Prüfungsstress stehst, dann arbeite das Kapitel möglichst schnell durch. Beschäftige dich nur etwas intensiver mit dem Thema Nahrungsmittelallergien. Bist du dir jedoch sicher, deine Zukunft liegt in der Pädiatrie, dann ist dieses Kapitel bedeutend! Denn für Eltern ist die Säuglingsernährung im Alltag ein sehr wichtiges Thema und daher muss es ein niedergelassener Pädiater aus dem Effeff beherrschen.

LERNTIPP Die Säuglingsernährung wurde bisher wenig abgeprüft. Am wichtigsten sind die Nahrungsmittelallergien, die in ➤ Kap. 14 aufgeführt sind.

3.1 Physiologie

Die Empfehlungen für die altersabhängige Nährstoffzufuhr fasst ➤ Tab. 3.1 zusammen. Vereinfachte Darstellung des **täglichen Wasserbedarfs** im 1. Lebensjahr:
- 1. Trimenon: 1/6 des Körpergewichts
- 2. Trimenon: 1/7 des Körpergewichts
- 3. Trimenon: 1/8 des Körpergewichts
- 4. Trimenon: 1/9 des Körpergewichts

3.1 Physiologie

Die Empfehlungen für Wasserbedarf und Nährstoffzufuhr orientieren sich am Alter und Körpergewicht des Kindes.

Tab. 3.1 Empfehlungen für die altersabhängige tägliche Nährstoffzufuhr in Anlehnung an die Empfehlungen der Deutschen, Österreichischen und Schweizer Gesellschaften für Ernährung (D-A-CH) 2015.

Alter	Wasser (ml/kg)	Eiweiß (g/kg)	Kilokalorien
1.–3. Tag	50	1,5	60 kcal/kg
10. Tag	130	2,7	120 kcal/kg
3–12 Monate	110	1,1–1,5	550–700 kcal/d
1–4 Jahre	95	1,0	1.200–1.300 kcal/d
4–7 Jahre	75	0,9	1.500–1.600 kcal/d
7–10 Jahre	60	0,9	1.800–1.900 kcal/d
13–18 Jahre	40	0,9	2.200–3.000 kcal/d
Erwachsene	35	0,8	2.200–2.800 kcal/d

Aus Studentensicht

3 SÄUGLINGSERNÄHRUNG

Vereinfachte Darstellung der normalen **wöchentlichen Gewichtszunahme** des gesunden Säuglings (> Tab. 3.2):
- 1. Trimenon: 200 g
- 2. Trimenon: 150 g
- 3. Trimenon: 100 g
- 4. Trimenon: 75 g

TAB. 3.2

Tab. 3.2 Normale Gewichts- und Längenentwicklung gesunder Säuglinge und Kinder.

Alter	1. Tag	4 Monate	1 Jahr	6 Jahre	12 Jahre
Gewicht	3.400 g	Verdoppelt etwa 6.800 g	Verdreifacht etwa 10 kg	Versechsfacht etwa 20 kg	Verzwölffacht etwa 40 kg
Länge	50 cm	64 cm	75 cm	116 cm	150 cm

3.2 Muttermilchernährung

3.2 Muttermilchernährung

Muttermilch ist die **ideale Ernährungsform** in den ersten Lebensmonaten. Stillen reduziert das Risiko für **atopische Erkrankungen, Adipositas, Otitis media, Diabetes mellitus Typ 1** und **2** und **infektiöse Darmerkrankungen**. Es stärkt die **Mutter-Kind-Bindung**.

Muttermilch ist die **ideale Ernährungsform** für reife Säuglinge in den ersten Lebensmonaten, da sie an die Bedürfnisse des Neugeborenen angepasst ist. Sie ist stets verfügbar, richtig temperiert und preiswert. Die Oxytocinausschüttung durch Anlegen des Kindes bewirkt eine **raschere Uterusrückbildung**. Es gibt die Hypothese, dass es durch die biochemische Verwandtschaft von Frauenmilch und Serumproteinen nicht zur Sensibilisierung durch Übertritt von Fremdeiweiß aus dem Darm kommt. Stillen reduziert das Risiko für **atopische Erkrankungen**, eine allergieprotektive Wirkung einer Stillzeit über 4 Monate hinaus ist jedoch nicht belegt. Stillen verringert das Risiko für **Adipositas, Otitis media, Diabetes mellitus Typ 1 und 2 und infektiöse Durchfallerkrankungen** beim Kind und auch das Risiko eines Ovarial- und Mammakarzinoms bei der Mutter. Zudem fördert Stillen eine **enge Mutter-Kind-Bindung**.

MERKE Muttermilch ist an die Bedürfnisse des Neugeborenen angepasst, stets verfügbar, richtig temperiert und preiswert.

3.2.1 Formen der Frauenmilch

3.2.1.1 Kolostrum
- Bis zum 4. Lebenstag
- Fett-, Energie- und Kohlenhydratgehalt ↓
- Proteingehalt ↑
- Immunologische Funktion

3.2.1.1 Kolostrum
- Bis zum 4. Lebenstag
- Niedriger Energiegehalt: 56 kcal/100 ml
- Geringer Fett- und Kohlenhydratgehalt
- Hoher Proteingehalt, davon mindestens 50 % sekretorisches IgA
- Besonderer Reichtum an weißen Blutzellen: Makrophagen, polymorphkernige Granulozyten, Lymphozyten
- Hochwertig bezüglich immunologischer Funktionen

3.2.1.2 Transitorische Milch
- 5.–10. Lebenstag
- Fett-, Energie- und Kohlenhydratgehalt ↑
- Proteingehalt ↓

3.2.1.2 Transitorische Milch
- 5.–10. Lebenstag
- Höherer Energiegehalt: 60 kcal/100 ml
- Höherer Fett- und Kohlenhydratgehalt
- Niedrigerer Proteingehalt

3.2.1.3 Reife Frauenmilch
- Ab 11. Lebenstag
- Fett- und Energiegehalt ↑
- Proteingehalt ↓

3.2.1.3 Reife Frauenmilch
- Ab 11. Lebenstag
- Höherer Energiegehalt: 68 kcal/100 ml
- Höherer Fettgehalt
- Kohlenhydratgehalt wie bei transitorischer Milch
- Niedrigerer Proteingehalt (> Tab. 3.3 und > Abb. 3.1).

TAB. 3.3

Tab. 3.3 Vergleich der Zusammensetzung von Muttermilch und Kuhmilch.

	Muttermilch (g/100 ml)	Kuhmilch (g/100 ml)
Protein	1,0	3,4
Fett	3,8	3,7
Kohlenhydrate	7,0	4,6
Mineralien	0,2	0,8
Kilokalorien	66	65

3.2 MUTTERMILCHERNÄHRUNG

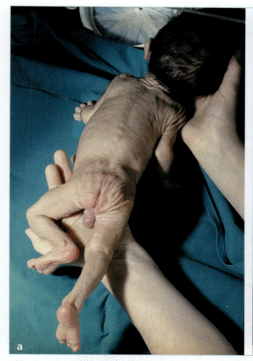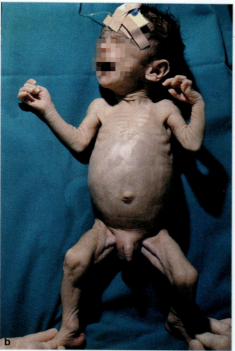

Abb. 3.1 Schwere Dystrophie bei einem 8 Wochen alten Säugling, der mit reiner Kuhmilch ernährt wurde. [O530]

> **FALL** **A:** Özkan wird im Alter von 8 Wochen wegen mangelnder Gewichtszunahme in der Kinderklinik vorgestellt. Er ist das 1. Kind türkischer Eltern. Die Eltern berichten, das Kind auf Empfehlung der Schwiegermutter mit Kuhmilch ernährt zu haben, da die Mutter nicht stillen könne. In den letzten 2 Wochen sei es jedoch zu rezidivierendem Erbrechen gekommen und Özkan wolle nun überhaupt nicht mehr trinken. Das Neugeborenenscreening hatte keinen Anhalt für das Vorliegen einer Galaktosämie ergeben.
> **K:** Bei Aufnahme wiegt Özkan 2.800 g (< 3. Perzentile). Es bestehen eine ausgeprägte Dystrophie und Exsikkose. Das Kind ist hyperexzitabel.
> **D:** Bei der Blutuntersuchung findet sich eine hypernatriämische Dehydratation mit einer Serumnatriumkonzentration von 160 mmol/l.
> **Diag:** Schwere Dystrophie und hypernatriämische Dehydratation bei reiner Kuhmilchernährung.
> **T + V:** Durch eine vorsichtige intravenöse Rehydratationstherapie kann die Serumnatriumkonzentration innerhalb von 48 h normalisiert werden. Özkan wird zunächst über eine Sonde mit einer Säuglingsanfangsnahrung ernährt. Er verträgt die Milch gut, nimmt langsam an Gewicht zu und beginnt zu trinken. Am 7. Tag des stationären Aufenthalts entwickelt er jedoch Fieber und eine ausgeprägte Thrombozytopenie. Trotz sofortiger intravenöser Antibiotikatherapie verläuft die Sepsis mit Nachweis von *E. coli* in der Blutkultur fulminant und Özkan verstirbt 2 Tage später an Multiorganversagen. Die reine Kuhmilchernährung hat zu einer schweren Dystrophie und zu einem sekundären Immundefekt geführt, der das Auftreten der Sepsis begünstigt hat.

3.2.2 Biologische Vorteile der Muttermilchernährung

3.2.2.1 Eiweiß

Der Proteingehalt der Muttermilch ist relativ **niedrig.** Das Proteinangebot ist an die Enzymausstattung des Säuglings angepasst und es kommt nicht zu einer Zufuhr überschüssiger Aminosäuren. Der Kaseinanteil in der Muttermilch liegt mit 40 % deutlich niedriger als in Kuhmilch (60 %).

3.2.2.2 Kohlenhydrate

Der Kohlenhydratgehalt der Muttermilch ist relativ **hoch.** Muttermilch enthält von allen Milchsorten am meisten **Laktose.** Das Wachstum von *Lactobacillus bifidus* wird dadurch begünstigt, das Coliwachstum gebremst. Saure Stühle sind die Folge, wodurch weniger Hautreizungen als bei alkalischen Stühlen künstlich ernährter Säuglinge auftreten. Darüber hinaus enthält Muttermilch Oligosaccharide, die die Bindung pathogener Keime an ihre Rezeptoren verhindern und das Wachstum intestinaler Bifidusbakterien weiter fördern.

3.2.2.3 Fett

Der quantitative Fettgehalt der Muttermilch entspricht dem der Kuhmilch, unterliegt aber auch diätetischen Einflüssen. Sie enthält essenzielle Fettsäuren wie Linolsäure (C18:2ω-6), α-Linolensäure (C18:2ω-3), Arachidonsäure (C20:4ω-6) und Docosahexaensäure (C22:6ω-3). Die beiden Letzteren sind besonders wichtig für die Entwicklung von ZNS und Retina. Die bessere Resorption von Muttermilchfetten erfolgt durch die in der Muttermilch enthaltene Lipase, die in Kuhmilch nicht vorkommt.

Aus Studentensicht

ABB. 3.1

FALL

3.2.2 Biologische Vorteile der Muttermilchernährung

3.2.2.1 Eiweiß
Niedriger Gehalt, geringer Kaseinanteil.

3.2.2.2 Kohlenhydrate
Hoher Gehalt; viel Laktose → begünstigt *Lactobacillus bifidus* → hemmt Coliwachstum.

3.2.2.3 Fett
Hoher Anteil essenzieller Fettsäuren; bessere Resorption der Fette durch Lipase.

3 SÄUGLINGSERNÄHRUNG

3.2.2.4 Mineralien
Der Mineralgehalt der Muttermilch ist relativ **niedrig.** Dies bedingt eine geringere Osmolarität sowie eine geringere Gefahr der hypertonen Dehydratation bei Wasserverlusten. Kalzium, Zink und Eisen werden bei gestillten Kindern besser resorbiert.

3.2.2.5 Vitamine
Vitamin D und Vitamin K sind in Muttermilch nicht in ausreichendem Maß enthalten und müssen substituiert werden. Die übrigen Vitamine in der Muttermilch entsprechen den täglichen Bedürfnissen des Kindes – vorausgesetzt, die Stillende ernährt sich ausgewogen.

> **MERKE** Vitamin D und Vitamin K sind in Muttermilch nicht in ausreichendem Maß enthalten und müssen substituiert werden.

3.2.2.6 Immunologie
Wichtig ist der Infektionsschutz durch Muttermilch! Sie enthält spezifische **Immunglobuline,** vor allem sekretorisches IgA sowie IgM und IgG, **Lysozym** und **Laktoferrin.** Die von der Mutter übertragenen Antikörper werden in der Regel nicht resorbiert, haben aber eine Schutzfunktion im Intestinaltrakt. Sie vermitteln durch Einwanderung immunkompetenter Zellen aus dem mütterlichen Darm und dem Tracheobronchialsystem in die Brustdrüse während der Schwangerschaft **passiven Schutz** gegen alle Erreger, mit denen sich der mütterliche Organismus auseinandergesetzt hat.
Die Muttermilch enthält außerdem Makrophagen, Granulozyten, Lymphozyten, Antistaphylokokkenfaktor und Antiadhärenzfaktoren.
Lysozym spaltet Mukopolysaccharide und Mukopeptide in Zellwänden grampositiver Bakterien.
Laktoferrin hemmt durch Eisenbindung das Wachstum eisenabhängiger Enterobakterien.

> **MERKE** Die beste Form der Ernährung für gesunde Säuglinge in den ersten Lebensmonaten ist das ausschließliche Stillen. Auch Teilstillen ist wertvoll.

3.2.3 Potenzielle Nachteile des Stillens

3.2.3.1 Infektionsübertragung
Mütterliche Infektionen (z. B. Hepatitis, HIV, CMV) können über die Muttermilch zur Infektion des Neugeborenen führen.

3.2.3.2 Schadstoffe
Mütterlicher Alkohol-, Nikotin-, Medikamenten- und Drogenabusus können das Kind über die Muttermilch belasten.
Darüber hinaus können sich langlebige lipophile Schadstoffe in der Muttermilch anreichern:
- **Pestizide:** DDT, Hexachlorbenzol, Lindan
- **Industrieschadstoffe:** polychlorierte Biphenyle, Dibenzodioxine, Dibenzofurane

Die Konzentration der aufgenommenen Schadstoffmenge im Säuglingsfettgewebe wird jedoch durch die rasche Zunahme des kindlichen Fettkompartiments teilweise ausgeglichen. Ein Rückgang der Schadstoffkonzentrationen in der Muttermilch wurde durch das Verbot einiger chlororganischer Stoffe möglich. Erkrankungen durch schadstoffbelastete Muttermilch wurden bisher nicht nachgewiesen.

3.2.3.3 Mütterliche vegetarische/vegane Ernährung
Eine rein pflanzliche Ernährungsweise führt zu erheblichen Gefahren, insbesondere zu einem **Vitamin-B_{12}-Mangel.** Aufgrund großer Vitamin-B_{12}-Speicher in der Leber treten Symptome bei der Mutter erst spät auf und häufig ist erst das 2. oder 3. Kind betroffen. Der gestillte Säugling entwickelt dann nach wenigen Monaten ein schweres Vitamin-B_{12}-Mangel-Syndrom mit ernsten, in mindestens ⅓ der Fälle irreversiblen Hirnschäden mit generalisierter Hirnatrophie. Alimentärer Eisen- und Folsäuremangel sind weitere Gefahren einer vegetarischen bzw. veganenen Ernährung stillender Mütter.

> **MERKE** Eine rein pflanzliche Ernährung der Mutter kann beim gestillten Säugling zu einem schweren Vitamin-B_{12}-Mangel mit konsekutiver, häufig irreversibler Hirnschädigung führen.

> **FALL A:** Nico, 14 Monate alt, wird wegen zunehmender Apathie und Bewusstseinseinschränkung in die Notaufnahme gebracht. Die Eltern berichten, er sei in den letzten 24 h zunehmend müde gewesen, habe nicht essen wollen und sei zuletzt nicht mehr ansprechbar gewesen. Besondere Vorkommnisse werden verneint.

D: Bei Aufnahme ist Nico präkomatös. Eine Kontaktaufnahme ist nicht möglich, bei Berührung schreit er schrill. Gewicht 7,3 kg (1 kg ‹ 3. Perzentile), Länge 70 cm (4 cm ‹ 3. Perzentile). Die Laboruntersuchung ergibt folgende Befunde: Hb 8,2 g/dl; Hkt 24 %; MCV 117 fl; Erythrozyten 2,1 Mio./µl; Leukozyten 6.300/µl; Thrombozyten 297.000/µl. GOT 114 U/l; GPT 72 U/l. Ferritin (4 ng/ml) und Gesamteiweiß (4,8 g/dl) erniedrigt. Vitamin B_{12} (‹ 100 pg/ml) stark erniedrigt. Folsäure (890 ng/ml) erhöht. Im EEG zeigen sich schwere Allgemeinveränderungen. Das cMRT zeigt eine deutliche frontal und temporal betonte Hirnatrophie. Aufgrund der erhobenen Befunde wird eine intensivierte Ernährungsanamnese erhoben. Sie ergibt, dass die Mutter des Patienten sich seit 14 Jahren streng vegan ernährt. Nico sei 8 Monate lang voll gestillt worden. Seit dem 9. Lebensmonat erhalte er zusätzlich kleine Mengen Beikost (Trockenobst, Datteln, Rosinen). Die neurologische Entwicklung sei bis zum Alter von 10 Monaten normal verlaufen (freies Sitzen mit 8 Monaten, Laufen an der Hand mit 10 Monaten). Seit dem 1. Geburtstag beobachten die Eltern einen Verlust erworbener motorischer Fähigkeiten (kein Laufen, kein Stehen, kein Sitzen mehr).
Diag: Vitamin-B_{12}-Mangel durch streng vegane Ernährung.
T + V: Die parenterale Verabreichung von Vitamin B_{12} führt rasch zu einer Normalisierung der Laborparameter, des EEG und zu einer deutlichen Besserung des MRT-Befunds. Im Alter von 2 Jahren zeigt Nico jedoch leider noch eine schwerwiegende Störung der motorischen und mentalen, besonders der verbalen Entwicklung. Die Wahrscheinlichkeit, dass Nico den Entwicklungsrückstand wieder aufholen wird, ist gering.

3.2.4 Stillphysiologie und praktische Aspekte des Stillens

3.2.4.1 Hormone

Prolaktin: Milchproduktion
Prolaktin wird während des Stillens aus dem **Hypophysenvorderlappen** ausgeschüttet. Es regt die Milchproduktion an. Die Milchproduktion steigt bei vollständiger Brustentleerung bis in die hinteren Drüsenanteile.

Oxytocin: Milchabgabe
Die Ausschüttung von Oxytocin aus dem **Hypophysenhinterlappen** wird durch sensorische Reize, z. B. durch Annäherung des Kindes und als Antwort auf die Saugaktivität des Säuglings, angeregt. Dies bewirkt eine Kontraktion des Myoepithels in der Brustdrüse, wodurch die Milch aus den hinteren Drüsenabschnitten in die Milchgänge und Milchsäckchen ausgepresst wird.

3.2.4.2 Aspekte des Stillens

Stilltechnik
- **Früh anlegen** (innerhalb der ersten 2 h nach der Geburt).
- Anregung der Milchproduktion durch **häufiges** Anlegen.
- Anfangs sollte das Kind an beiden Brüsten angelegt werden, später entsprechend den Wünschen von Mutter und Kind ein- oder beidseitig.
- Erste Brust vollständig leer trinken lassen.
- Brust wird in etwa 7–9 min geleert.
- Kind nicht länger als 20 min an der Brust lassen (Rhagaden).
- Je vollständiger und häufiger die Brust entleert wird, desto größer wird die Milchmenge.
- Vordere Milchanteile sind fettarm!
- Fütterung **nach Bedarf:** 6 (–10) Mahlzeiten.
- Menge ad libitum.
- Windeln sollten bei jedem Wickeln nass sein.
- Einmal tägliche Reinigung der Brust mit lauwarmem Wasser.
- Auf gute Händehygiene achten.
- Bei wunden Brustwarzen ist das Antrocknenlassen eines Tropfens von der Hintermilch Mittel der ersten Wahl.
- Echte Stillhindernisse sind sehr selten.
- Auf ausreichende mütterliche Trinkmenge achten (mindestens 2,5 l/d).
- Möglichst kein Nikotin und kein Alkohol, wenig Koffein.

> **PRAXISTIPP**
> Ein postnataler Gewichtsverlust von bis zu 10 % des Körpergewichts ist bei sonst gutem Allgemeinzustand des Kindes physiologisch. Erst bei einer Gewichtsabnahme › 10 % erfolgt eine passagere Gabe abgepumpter Muttermilch oder Säuglingsanfangsnahrung. Im Alter von 10 Tagen sollte das Geburtsgewicht wieder erreicht sein.

Stillen und Medikamente
Für fast jede Behandlungsindikation lässt sich eine Therapie finden, die das Weiterstillen erlaubt. Abstillen ist z. B. nicht erforderlich bei Einnahme von Kontrazeptiva, Bromocriptin, Tetrazyklinen, Sulfonamiden, Kortikosteroiden, bei Lokalanästhesie und Narkose oder bei Heparinisierung.

Aus Studentensicht

3.2.4 Stillphysiologie und praktische Aspekte des Stillens

3.2.4.1 Hormone

Prolaktin: Aus dem **Hypophysenvorderlappen**; regt die Milchproduktion an.

Oxytocin: Aus dem **Hypophysenhinterlappen**; bewirkt „Auspressen" der Milch in die Milchgänge.

3.2.4.2 Aspekte des Stillens

Stilltechnik
- **Frühes** und **häufiges** Anlegen
- Kind nicht länger als 20 min an der Brust lassen (Rhagaden)
- Fütterung **nach Bedarf** (6–10 Mahlzeiten)
- Brust reinigen, gute Händehygiene

PRAXISTIPP

Stillen und Medikamente: Kontraindiziert sind Zytostatika, Radionuklide, Kombinationstherapien mehrerer Psychopharmaka, Antiepileptika, jodhaltige Kontrast- und Desinfektionsmittel.

Kontraindizierte Medikamente in der Stillzeit sind Zytostatika, Radionuklide, Kombinationstherapien mit mehreren Psychopharmaka und Antiepileptika, jodhaltige Kontrast- und Desinfektionsmittel.

Stilldauer
Es sollte 4–6 Monate ausschließlich gestillt werden. Die schrittweise Einführung von Gluten zwischen dem 5. und 7. Lebensmonat beim noch gestillten Kind reduziert das Zöliakierisiko.

> **MERKE** Ausschließliches Stillen ist in den ersten 4–6 Lebensmonaten sinnvoll.

3.3 Industriell hergestellte Säuglingsmilchnahrung

Mit den heute verfügbaren hochwertigen Säuglingsmilchnahrungen können nicht gestillte Neugeborene ohne Risiko ernährt werden. Für verschiedene Altersstufen gibt es unterschiedliche Nahrungen.

3.3.1 „Pre"-Nahrung
- Ab dem 1. Lebenstag.
- Präparate mit der höchsten Anpassung an Muttermilch (frühere Bezeichnung „adaptiert").
- Laktose als einziges Kohlenhydrat.
- Dünnflüssige Beschaffenheit, kann wie Muttermilch ad libitum gefüttert werden.
- Wegen geringerer Sättigung können 6 Mahlzeiten täglich notwendig sein.
- Besonders geeignet für die Neugeborenenernährung und die Zufütterung zur Muttermilch, wenn diese nicht ausreicht.

3.3.2 „1"-Nahrung
- Ab der 6. Lebenswoche.
- Präparate mit geringerer Anpassung an die Muttermilch (frühere Bezeichnung „teiladaptiert").
- Nicht nur Laktose als Kohlenhydrat, sondern auch verschiedene Polysaccharide.
- Beschaffenheit ist sämiger, dadurch längere Sättigungsdauer.
- Eiweißreduktion im Vergleich zur Kuhmilch häufig nur quantitativ ohne besondere Kaseinreduktion.
- Nicht geeignet für die Neugeborenenernährung und für die Zufütterung zur Muttermilch.
- Es kommt leichter zu Überfütterung: Gewichtskontrollen sind notwendig!

3.3.3 Folgenahrung
- Ab dem 5. Lebensmonat möglich, aber nicht notwendig.
- Kann aus Kuhmilch oder Sojaeiweiß hergestellt werden.
- Geringgradig höherer Proteingehalt.
- Höherer Stärkegehalt.
- Folgenahrung ist eine günstige Nährstoffversorgung für ältere Säuglinge (z. B. höherer Eisengehalt).

3.3.4 Säuglingsnahrung auf Sojabasis
- Bei gesunden Neugeborenen oder Säuglingen nicht indiziert.
- Nur bei besonderer Indikation, z. B. Galaktosämie. Der Einsatz bei Kuhmilchallergie wird diskutiert, darf aber **nicht** vor dem 6. Lebensmonat erfolgen.
- Von Säuglingsnahrungen auf Sojabasis abzugrenzen ist die sog. Sojamilch, die in Reformhäusern angeboten wird und für die Säuglingsernährung nicht geeignet ist.

3.3.5 Hypoallergene Nahrung (HA-Nahrung)
- HA-Nahrung ist allergenreduzierte Säuglingsnahrung auf Eiweißhydrolysatbasis.
- Bei Kindern mit familiärer Allergiebelastung indiziert, deren Mütter nicht stillen können.
- Können die Häufigkeit allergischer Manifestationen, vor allem der Haut und des Gastrointestinaltrakts, reduzieren.
- Als „Pre-", „1-" und Folgenahrung verfügbar.

> **MERKE** Bei nicht gestillten Kindern mit erhöhtem Allergierisiko (Allergie bei mindestens einem Elternteil oder einem Geschwisterkind) wird HA-Nahrung empfohlen.

3.3.6 Hochgradige Eiweißhydrolysatnahrung
- Diätprodukte mit hochgradig hydrolysiertem Protein (Alfaré®, Althéra®, Aptamil Pepti®, Aptamil Pregomin®) oder Aminosäuremischungen (Neocate®, Pregomin AS®).
- Zur Therapie von Malabsorptionssyndromen indiziert.

- Zur Therapie von stattgefundener Sensibilisierung des Säuglings auf Kuhmilcheiweiß mit schweren kutanen oder gastrointestinalen Symptomen indiziert.
- Nicht zur Allergieprävention gesunder Neugeborener und Säuglinge geeignet!
- Die Produkte sind ausgesprochen hochpreisig.
- Je älter der Säugling, desto schlechter ist die geschmackliche Akzeptanz (bitterer Geschmack).

MERKE Säuglingsnahrungen auf Sojabasis oder hochgradige Eiweißhydrolysatnahrungen sind bei gesunden Neugeborenen oder Säuglingen nicht indiziert. Sie sind speziellen Indikationen vorbehalten.

3.4 Beikost

Mit der Beikostfütterung wird ab dem 5., spätestens ab dem 7. Lebensmonat begonnen. Auch nach der Beikosteinführung sollte zunächst weiter gestillt werden.

Durchführung:
- Im 5. Lebensmonat: Schrittweise Substitution einer Milchmahlzeit durch Gemüse-Fleisch-Brei, um Ballaststoffe, Eisen, Zink und andere Nährstoffe anzubieten.
- Ab dem 6. Lebensmonat: Ersatz einer weiteren Milchmahlzeit durch Milch-Getreide-Obst-Brei (➤ Abb. 3.2).

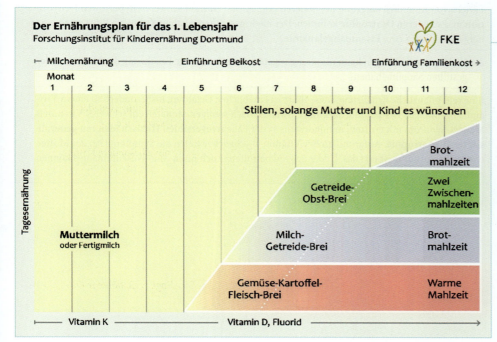

Abb. 3.2 Ernährungsplan im 1. Lebensjahr (Forschungsinstitut für Kinderernährung Dortmund). [W803]

Kuhmilch sollte im 1. Lebensjahr nur in kleinen Mengen (z. B. zur Zubereitung eines Milch-Getreide-Breis) gegeben werden.

MERKE Mit der Beikostfütterung wird ab dem 5. Lebensmonat begonnen.

LERNTIPP Bei der Frage nach allergieauslösenden Nahrungsmitteln solltest du Hühnereier, Kuhmilch, Fisch, Nüsse und Soja nennen können.

3.5 Vitamin-D- und Fluorsubstitution im 1. Lebensjahr

3.5.1 Vitamin D

Der tägliche Bedarf von Vitamin D liegt bei 800–1.000 IE/d. Industrielle Säuglingsmilch enthält 400 IE/l. Bei jeder Form der Säuglingsernährung ist die zusätzliche Gabe von 500 IE Vitamin D täglich bis mindestens zum 2. vom Kind erlebten Frühsommer nötig.

Aus Studentensicht

3.5.2 Vitamin K
Vitamin-K-Gabe (insgesamt 3 × → U1, U2, U3) zur Prävention von Mangelblutungen.

3.5.3 Fluorid
Erhöht die Widerstandsfähigkeit der Zähne gegen Karies. Daher Prophylaxe durch Fluoridgabe ab der Neugeborenenzeit mit stufenweiser Steigerung bis ins Kindesalter. In den ersten 3 LJ jedoch keine Verwendung von fluoridhaltiger Zahnpasta.

IMPP-Schwerpunkte
! Wichtig ist der Unterschied in der Zusammensetzung von Muttermilch und Kuhmilch.

NKLM-Lernziele
Eine Übersicht der dem Fach zugeordneten NKLM-Lernziele findest du im Anhang ab Seite 648.

3.5.2 Vitamin K
Alle gesunden Säuglinge erhalten zur Prävention von Vitamin-K-Mangelblutungen insgesamt dreimal (U1, U2, U3) jeweils 2 mg Vitamin K als Tropfen.

3.5.3 Fluorid
Fluorid erhöht in einer angemessenen Zufuhr sowohl vor dem Zahndurchbruch als auch danach die Widerstandsfähigkeit der Zähne gegen Karies. Fluoridsupplemente wirken topisch und systemisch, in den ersten 3 Lebensjahren sollten die Zähne jedoch mit fluoridfreien Zahnpflegemitteln gereinigt werden, da die Zahnpasta teilweise oder ganz geschluckt wird, was eine akute oder chronische Toxizität zur Folge haben kann.

Der Fluorgehalt im Trinkwasser ist in Deutschland zur Kariesprophylaxe zu niedrig. Benötigt werden daher 0,25 mg Fluorid/Tag ab der Neugeborenenzeit. Die Dosis wird bis in das Kindes- und Jugendalter stufenweise gesteigert.

Kombinationspräparate: D-Fluorette 500®, Fluor-Vigantolette 500®.

ÜBUNGSFRAGEN FÜRS MÜNDLICHE MIT LÖSUNGSHILFEN

1. Welche Folgen hätte eine reine Kuhmilchernährung für einen Säugling?

Kuhmilch besitzt einen höheren Protein- und Mineralgehalt. Daher kann es beim ausschließlichen Füttern von Kuhmilch aufgrund der höheren Osmolarität zu einer schweren **hypertonen Dehydratation** und **schweren Dystrophie** kommen. Der niedrigere Eisengehalt in Kuhmilch führt zu einem erhöhten Risiko für eine **Eisenmangelanämie.**

2. Welche Auswirkungen kann die streng vegetarische oder vegane Ernährung der Mutter auf den gestillten Säugling haben?

Eine rein pflanzliche Ernährungsweise führt zu erheblichen Gefahren, insbesondere zu einem Vitamin-B_{12}-Mangel. Der gestillte Säugling entwickelt nach wenigen Monaten ein schweres Vitamin B_{12}-Mangel-Syndrom mit ernsten, in mindestens ⅓ der Fälle **irreversiblen Hirnschäden** mit **generalisierter Hirnatrophie.** Aufgrund großer Vitamin-B_{12}-Speicher treten die Symptome bei der Mutter erst spät auf. Häufig ist erst das 2. oder 3. Kind betroffen. Auch Eisen- und Folsäuremangel können auftreten.

KAPITEL 4 Vitamine

4.1	Wasserlösliche Vitamine	61
4.1.1	Vitamin B_1	61
4.1.2	Vitamin B_2	62
4.1.3	Niacin	62
4.1.4	Vitamin B_6	62
4.1.5	Vitamin B_{12} und Folsäure	63
4.1.6	Vitamin C	63
4.1.7	Vitamin H	64
4.2	Fettlösliche Vitamine	64
4.2.1	Vitamin A	64
4.2.2	Vitamin D	65
4.2.3	Vitamin E	70
4.2.4	Vitamin K	70

> **LERNTIPP** In diesem Kapitel sind vor allem die fettlöslichen Vitamine relevant.

Aus Studentensicht

Fettlöslich oder nicht – das ist hier die Frage! Kurz gesagt: Mache dich mit den wichtigsten fettlöslichen Vitaminen vertraut. Das ist nicht schwierig, also ran an die Arbeit. Wenn du neben den Mangelerscheinungen auch die Überdosierungen kennst, kann hier nichts mehr schiefgehen. Merke dir zusätzlich folgende Zusammenhänge zu den wasserlöslichen Vitaminen: Seemannskrankheit und Skorbut sowie Südostasien und Beriberi.

LERNTIPP

Definition
Vitamine sind für das Wachstum und die Funktionserhaltung des Organismus essenzielle Nahrungsbestandteile, die regelmäßig in kleinen Mengen aufgenommen werden müssen.

4.1 Wasserlösliche Vitamine

4.1.1 Vitamin B_1
Thiamin (aktive Substanz: Thiaminpyrophosphat) kommt in Hülsenfrüchten, Eigelb, Fleisch, Leber, Nüssen, Hefe und Vollkorn vor. Der Bedarf kann nur teilweise durch Milch gedeckt werden, daher ist die frühzeitige Gabe von Vollkornprodukten unerlässlich! Thiamin ist ein **Koenzym** von wichtigen Enzymen des Kohlenhydratstoffwechsels, z. B. der Dehydrogenase für die Ketosäuren der verzweigtkettigen Aminosäuren und der Pyruvatdehydrogenase.

4.1.1.1 Beriberi
In Südostasien ist diese Erkrankung bei einseitiger Ernährung mit poliertem Reis noch häufig. Leichte Formen kommen auch in Europa bei Säuglingen, die von fehlernährten Müttern gestillt werden, oder bei parenteraler Ernährung ohne ausreichende Thiaminsubstitution vor.

Klinik
Frühzeichen sind Müdigkeit, Apathie, Unruhe, Reizbarkeit, Depression, Somnolenz, Konzentrationsstörungen, Anorexie, Übelkeit und abdominelle Schmerzen.
- **Atrophische oder polyneuritische Form:** Lähmungen der Bein-, Arm- und Rumpfmuskulatur, Parästhesien.
- **Akute neurale Form:** Hirnnervenlähmungen, enzephalitische Symptome.
- **Hydropische Form:** Allgemeine Ödeme durch erhöhte Kapillarpermeabilität, peripher bedingtes Herzversagen.
- **Akute kardiale Form:** Dilatative Kardiomyopathie und Herzinsuffizienz.
- **Thiaminmangel bei parenteraler Ernährung:** Im Vordergrund steht immer eine durch die Grunderkrankung nicht zu erklärende Laktatazidose. Die begleitende periphere Neuritis äußert sich durch Parästhesien und Brennen an den Füßen, später kommt es zum Verlust der Tiefensensibilität.

4.1 Wasserlösliche Vitamine

4.1.1 Vitamin B_1
Thiamin ist ein wichtiges Koenzym im Kohlenhydratstoffwechsel. Bedarfsdeckung durch frühzeitige Gabe von Vollkornprodukten.

4.1.1.1 Beriberi
Bei einseitiger Ernährung mit poliertem Reis (v. a. in Südostasien).

Klinik
- Müdigkeit, Übelkeit, Erbrechen, periphere und zentrale Nervenstörungen
- Betroffen: Gewebe mit hohem Glukoseumsatz (Nervensystem, kardiovaskuläres System, Gastrointestinaltrakt)

Aus Studentensicht

Therapie
- Thiamingabe
- Bei gestillten Säuglingen: Therapie von Mutter und Kind

4.1.2 Vitamin B$_2$
Riboflavin
- In Fleisch, Leber, Eiern, Milch, grünem Gemüse
- Wichtige Rolle im Elektronentransport

4.1.2.1 Riboflavinmangel
- Mangel in Industrieländern selten
- Galleabflussprobleme meist ursächlich für ungenügende Resorption

Klinik
- Charakteristische **Schleimhautsymptome:** Cheilosis, Glossitis
- **Auge** und **Haut** meist mit betroffen
- Häufig normochrome **Anämie**

4.1.3 Niacin
Nikotinsäure und **Nikotinsäureamid**
- In Hefe, Leber, Muskelfleisch, Getreide
- Synthese auch in der Leber möglich
- Bestandteil von NAD und NADP → Elektronentransport, Glykolyse, Fett- und Cholesterinsynthese

4.1.3.1 Pellagra
Klinik: Klassische Trias → **D**ermatitis, **D**iarrhö und **D**emenz.

4.1.4 Vitamin B$_6$
Pyridoxin
- In Karotten, Leber, Muskelfleisch, Eiern, Fisch, Hefe, Getreide
- **Koenzym** im Aminosäurestoffwechsel, essenziell für ZNS-Funktion

---

4 VITAMINE

Diagnostik
Die zuverlässigste Methode zur Bestimmung der Thiaminversorgung ist die Messung der Transketolaseaktivität in den Erythrozyten vor und nach der Gabe von Thiaminpyrophosphat.

Therapie
Bei gestillten Säuglingen erfolgt die Therapie von Mutter und Kind.
Bei **schwerer Polyneuropathie** wird Thiamin in einer Dosierung von 10–20 mg/d verabreicht.
Bei der **kardiovaskulären Form von Beriberi** wird Thiamin in einer Dosierung von 50–100 mg/d über einige Tage i. v., dann p. o. verabreicht.
Eine dramatische klinische Besserung ist zu erwarten.

4.1.2 Vitamin B$_2$
Die Substanz **Riboflavin** kommt in Fleisch, Leber, Eiern, Milch und grünem Gemüse vor. Sie ist für die Umwandlung von Pyridoxin zu Pyridoxalphosphat notwendig. Die wichtigsten Derivate sind Flavinmononukleotid (FMN) und Flavinadenindinukleotid (FAD) als prosthetische Gruppen verschiedener Enzyme, die eine wichtige Rolle im Elektronentransport spielen.

4.1.2.1 Riboflavinmangel
Der klinisch manifeste Mangel kommt in Industrieländern selten vor, da Milch und Milchprodukte als die wichtigsten Riboflavinlieferanten gut verfügbar sind. Er wird meist durch ungenügende Resorption bei Patienten mit Galleabflussproblemen verursacht.

Klinik
Die charakteristischen **Schleimhautsymptome** sind die Cheilosis (Perlèche) und die Glossitis (typischer Magentafarbton der Zunge). Am **Auge** kommt es zu Keratitis, Konjunktivitis, Photophobie und vermehrtem Tränenfluss. Die **Haut** zeigt eine Hyperkeratose und eine seborrhoische Dermatitis. Eine normochrome **Anämie** ist häufig.

Therapie
Die Verabreichung von Riboflavin in einer Dosierung von 10 mg/d p. o. bewirkt eine rasche Besserung der Symptomatik. Meist ist die Gabe eines Vitamin-B-Komplex-Präparats indiziert.

4.1.3 Niacin
Die Substanzen **Nikotinsäure** und **Nikotinsäureamid** kommen in Hefe, Leber, Muskelfleisch und Getreide vor. Sie sind keine Vitamine im engeren Sinn, da die Synthese von Nikotinsäure aus Tryptophan durch die menschliche Leber möglich ist. Sie sind Bestandteile der Wasserstoff übertragenden Koenzyme NAD und NADP und spielen eine wichtige Rolle bei Elektronentransport, Glykolyse, Fett- und Cholesterinsynthese.

4.1.3.1 Pellagra
Klinik
Frühzeichen der Pellagra sind Anorexie, Schwäche, Parästhesien und Somnolenz. Die **klassische Trias** setzt sich aus **D**ermatitis, **D**iarrhö und **D**emenz zusammen. Darüber hinaus besteht häufig eine Glossitis mit Atrophie der Zungenpapillen.

Therapie
Zu einer raschen Besserung der Symptomatik führt die Verabreichung von Nikotinsäureamid in einer Dosis von 20 mg/kg KG/d oder 4 × 10–50 mg/d p. o., s. c. oder i. m.

Symptome einer Überdosierung von Nikotinsäureamid
- Trockenheit und verstärkte Pigmentierung der Haut
- Abdominelle Schmerzen, Erbrechen, Diarrhö
- Leberfunktionsstörungen, Ikterus
- Störung der Glukosetoleranz

4.1.4 Vitamin B$_6$
Vitamin B$_6$ liegt als **Pyridoxin, Pyridoxal und Pyridoxamin im Intermediärstoffwechsel** vor, das in die biologisch aktive Form Pyridoxal-5-Phosphat bzw. Pyridoxamin-5-Phosphat umgewandelt wird.
Es kommt in Karotten, Leber, Muskelfleisch, Eiern, Fisch, Hefe und Getreide vor und ist **Koenzym** von Aminotransferasen und Decarboxylasen im Aminosäurestoffwechsel. Als Koenzym der Glutamatdecarboxylase und der γ-Aminobuttersäure-Aminotransferase spielt es im Neurotransmitterstoffwechsel eine zentrale Rolle und ist daher für die ZNS-Funktion essenziell.

4.1 WASSERLÖSLICHE VITAMINE

4.1.4.1 Vitamin-B$_6$-Mangel
Er ist selten und tritt meist bei der Einnahme antagonisierender Medikamente (z. B. Isoniazid bei Tbc-Therapie) auf.

Klinik
Leitsymptome sind **epileptische Anfälle** und eine **Polyneuropathie**. Außerdem bestehen häufig eine Dermatitis, eine Glossitis und eine mikrozytäre Anämie.

Diagnostik
- Pyridoxal-5-Phosphat, GABA und Glutamat im Serum und im Liquor
- Pyridoxal-5-Phosphat in Erythrozyten

Vitamin-B$_6$-Abhängigkeit bei neonatalen epileptischen Anfällen
Bei neonatalen epileptischen Anfällen sollte stets ein Therapieversuch mit Vitamin B$_6$ (100 mg Pyridoxin i. v.) unternommen werden. Sistiert der Anfall, ist eine Vitamin-B$_6$-Abhängigkeit zu vermuten. Die Erhaltungsdosis liegt bei etwa 10 mg/kg KG/d. Bei Ansprechen sind weitere Antikonvulsiva nicht erforderlich.

Symptome einer Überdosierung von Vitamin B$_6$
Als Symptome können bei länger dauernder Vitamin-B$_6$-Zufuhr in hoher Dosierung auftreten:
- Periphere Neuropathie, Sensibilitätsstörungen
- Ataxie, Hyporeflexie und Muskelschwäche
- Pathologie: Axonale Degeneration

> **PRAXISTIPP**
> Bei Säuglingen mit epileptischen Anfällen sollte grundsätzlich die Möglichkeit einer Vitamin-B$_6$-Abhängigkeit in Erwägung gezogen und ein Therapieversuch mit Vitamin B$_6$ unternommen werden!

4.1.5 Vitamin B$_{12}$ und Folsäure
Siehe hierzu ➤ Kap. 10.

4.1.6 Vitamin C
Ascorbinsäure kommt in Paprika, Kohl, Kartoffeln, Beeren und Zitrusfrüchten vor. Sie hat eine **antioxidative Wirkung**. Durch die Stimulation von Fibroblasten, Chondroblasten und Osteoblasten sowie der Kollagenbildung ist sie am Aufbau von Binde- und Stützgewebe beteiligt. Darüber hinaus fördert sie die Eisenresorption aus dem Darm und unterstützt die Erythropoese.

4.1.6.1 Infantiler Skorbut (Möller-Barlow-Krankheit)
Die unzureichende Vitamin-C-Zufuhr einer stillenden Mutter führt zur Unterversorgung des Kindes. Bei fieberhaften Infekten, Diarrhö, Eisen- und Proteinmangel ist der Vitamin-C-Bedarf erhöht. Das klinische Bild des **Vitamin-C-Mangels** tritt mit einem Häufigkeitsgipfel zwischen dem 6. und 24. Lebensmonat auf.

Klinik
Die Symptomatik beginnt häufig mit Unruhe, Tachypnoe, Verdauungsstörungen und Appetitlosigkeit. **Subperiostale Hämatome** führen zu einer Schmerzhaftigkeit der unteren Gliedmaßen. Von einer Pseudoparalyse spricht man bei einer Froschhaltung der unteren Extremitäten mit Beugung von Hüfte und Knie bei Lagerung in Außenrotation („**Hampelmann-Phänomen**"). Beim **skorbutischen Rosenkranz** handelt es sich um eine Verdickung der Knochen-Knorpel-Grenzen der Rippen mit bajonettartiger Abknickung, die zu einer sog. Stufenbrust führt (im Gegensatz zum rachitischen Rosenkranz). Häufig treten Epiphyseolysen und Spontanfrakturen auf.
Außerdem kann es zu petechialen Hautblutungen, Schleimhautblutungen, zu einer Hämaturie und zu gastrointestinalen Blutungen kommen, die sekundär zu einer Anämie führen. Eine livide Verfärbung und Schwellung des leicht blutenden Zahnfleischs sind charakteristisch.

Diagnostik
Im **Röntgenbild** sind auffällig: Osteoporose, Ausdünnung der Kortikaliszeichnung, schwerste Veränderungen im Kniebereich, Verbreiterung, Verdichtung und Spornbildung an den Metaphysen, Ringschatten an den Epiphysenkernen, subperiostale Kalkeinlagerungen als Residuum subperiostaler Blutungen.

Differenzialdiagnose
- Arthritis, Osteomyelitis, rheumatisches Fieber
- Syphilitische Pseudoparalyse
- Purpura Schönlein-Henoch, thrombozytopenische Purpura
- Leukämie

Aus Studentensicht

4.1.4.1 Vitamin-B$_6$-Mangel

Klinik: Leitsymptome sind **epileptische Anfälle, Polyneuropathie**.

Diagnostik: Pyridoxal-5-Phosphat, GABA und Glutamat i. S. und im Liquor.

PRAXISTIPP

4.1.5 Vitamin B$_{12}$ und Folsäure

4.1.6 Vitamin C
Ascorbinsäure
- In Paprika, Kohl, Kartoffeln, Beeren, Zitrusfrüchten
- **Antioxidative** Wirkung
- Aufbau von Binde- und Stützgewebe
- Eisenresorption aus dem Darm

4.1.6.1 Infantiler Skorbut (Möller-Barlow-Krankheit)
Unzureichende Vitamin-C-Zufuhr einer stillenden Mutter → Unterversorgung des Kindes (Häufigkeitsgipfel zwischen 6. und 24. Lebensmonat).

Klinik
- Unruhe und gastrointestinale Beschwerden
- **Subperiostale Hämatome** → Schmerzhaftigkeit der unteren Gliedmaßen, Pseudoparalyse mit **Hampelmann-Phänomen**
- **Skorbutischer Rosenkranz** → Verdickung der Knochen-Knorpel-Grenzen der Rippen → Stufenbrust
- Epiphyseolysen, Spontanfrakturen und häufige Blutungen mit sekundärer Anämie

Diagnostik: Charakteristische Veränderungen im **Röntgenbild**.

4 VITAMINE

Therapie
Die Verabreichung von L-Ascorbinsäure in einer Dosierung von 100–200 mg/d ist erforderlich.

Symptome einer Überdosierung von Ascorbinsäure
Bei Einnahme von mehr als 4 g Ascorbinsäure pro Tag kann es zur renalen Oxalatsteinbildung kommen.

4.1.7 Vitamin H
Biotin kommt in Hefe, Leber, Sojamehl, Reiskleie, Hafer und Eigelb vor. Es ist 1 prosthetische Gruppe von 4 Carboxylasen:
- 3-Methylcrotonyl-CoA-Carboxylase
- Pyruvatcarboxylase
- Propionyl-CoA-Carboxylase
- Acetyl-CoA-Carboxylase

4.1.7.1 Vitamin-H-Mangel
Es gibt 2 hereditäre Biotinutilisationsdefekte, die jeweils zu einem multiplen Carboxylasemangel führen.

Biotinidasemangel (Late Onset)
Die Biotinidase macht freies Biotin verfügbar. Die Erkrankung wird autosomal-rezessiv vererbt. Sie tritt mit einer Häufigkeit von 1 : 60.000 auf und manifestiert sich im Alter von mehreren Monaten oder Jahren. Durch die Biotinzufuhr über die Nahrung kann es zu einer Verschleierung der Symptomatik kommen. Die charakteristischen neurologischen Symptome sind **muskuläre Hypotonie, epileptische Anfälle** und eine progrediente **mentale Retardierung.** Außerdem kommt es zu einer **Hörstörung,** zu einer **Optikusatrophie** und sehr häufig zu einer **Keratokonjunktivitis. Hautekzeme** und eine **Alopezie** weisen ebenfalls auf einen Biotinidasemangel hin. Wird die Erkrankung nicht erkannt und behandelt, kann es zu **Koma** und Exitus letalis kommen. Das biochemische Leitsymptom ist eine chronische **Laktatazidose.**

Holocarboxylase-Synthetase-Mangel (Early Onset)
Die Holocarboxylase-Synthetase biotinyliert die 4 Carboxylasen und macht sie damit aktiv. Die Erkrankung wird autosomal-rezessiv vererbt. Sie manifestiert sich bereits im frühen Säuglingsalter. Die Symptome entsprechen denen des Biotinidasemangels.

Diagnostik
- Der Biotinidasemangel wird durch das erweiterte Neugeborenenscreening erfasst (> Kap. 21.4).
- Bestimmung organischer Säuren im Urin: Nachweis spezifischer Metaboliten.
- Bestimmung der Biotinidaseaktivität im Serum und in Leukozyten.
- Bei Verdacht auf Holocarboxylase-Synthetase-Mangel: Bestimmung der Aktivitäten der 4 Carboxylasen in kultivierten Fibroblasten.

Therapie
Beim Biotinidasemangel ist die Verabreichung von **Biotin** in einer Dosierung von 10 mg/d p. o. sehr effektiv. Die Behandlung des Holocarboxylase-Synthetase-Mangels ist wesentlich komplexer.

4.2 Fettlösliche Vitamine

4.2.1 Vitamin A
Die Substanzen **Retinol** (Vitamin A_1), **Dehydroretinol** (Vitamin A_2) und **Retinsäure** kommen in Eigelb, Milchfett, Säugetierleber und Fischleberöl vor. Sie beeinflussen im Rahmen der Rhodopsinbildung den Sehvorgang und gelten als „Wachstums- und Epithelschutzvitamine".

4.2.1.1 Vitamin-A-Mangel
Er kommt bei gesunden Kindern mit ausgewogener Ernährung nur selten vor.

Klinik
Die klinischen Leitsymptome sind die verminderte Dunkeladaptation (**Nachtblindheit**), **Xerophthalmie** (verminderte Tränensekretion und Auftreten dreieckiger, weißlich-gelblicher Verdickungen der Konjunktiva am Rand der Kornea, > Abb. 4.1) und **Keratomalazie** (fleckförmige trübe Infiltrationen der Hornhaut, die zu Ulzerationen führen). In schweren Fällen kann es zur Erblindung kommen.
Darüber hinaus bestehen eine verminderte Widerstandsfähigkeit der Haut und Schleimhäute gegenüber mechanischer Irritation und eine verstärkte Verhornung der Hautdeckschichten, vor allem an den Schultern und Streckseiten der oberen Extremitäten (**follikuläre Keratose**).
Immer kommt es zu einer schweren **Gedeihstörung.**

> **Aus Studentensicht**
>
> **Therapie:** 100–200 mg/d L-Ascorbinsäure.
>
> **4.1.7 Vitamin H**
> **Biotin**
> - In Hefe, Leber, Sojamehl, Reiskleie, Hafer, Eigelb
> - Prosthetische Gruppe von 4 verschiedenen Carboxylasen des Stoffwechsels
>
> **4.1.7.1 Vitamin-H-Mangel**
>
> **Biotinidasemangel**
> - Autosomal-rezessiv vererbt, Manifestation im Alter von mehreren Monaten oder Jahren
> - **Neurologische Symptome** (muskuläre Hypotonie, epileptische Anfälle, mentale Retardierung), Hörstörung, **Hautekzeme** und **Alopezie**
> - Biochemisches Leitsymptom: **Laktatazidose**
>
> **Diagnostik:** Erfassung des Biotinidasemangels durch erweitertes **Neugeborenenscreening.**
>
> **Therapie:** Biotinidasemangel → **Biotin** p. o.
>
> **4.2 Fettlösliche Vitamine**
>
> **4.2.1 Vitamin A**
> **Retinol, Dehydroretinol, Retinsäure**
> - In Eigelb, Milchfett, Säugetierleber, Fischleberöl
> - Wichtig für Rhodopsinbildung, sowie Wachstums- und Epithelschutz
>
> **4.2.1.1 Vitamin-A-Mangel**
>
> **Klinik**
> - Leitsymptome: **Nachtblindheit, Xerophthalmie, Keratomalazie**
> - **Follikuläre Keratose,** schwere **Gedeihstörung**

4.2 FETTLÖSLICHE VITAMINE

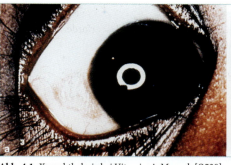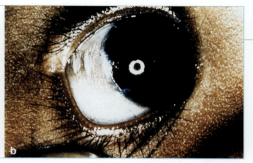

Abb. 4.1 Xerophthalmie bei Vitamin-A-Mangel. [O530]

ABB. 4.1

Diagnostik
- Bestimmung der Vitamin-A-Konzentration im Serum
- Dunkeladaptationstest
- Biomikroskopische Untersuchung der Konjunktiva zur Feststellung einer Xerophthalmie

Therapie
Säuglinge erhalten Vitamin A in einer Dosierung von 10.000 IE/d über mehrere Wochen, ältere Kinder 2.000 IE/kg KG/d über mehrere Wochen. Bei gestörter enteraler Resorption muss das Vitamin intramuskulär verabreicht werden.
Zur Behandlung der Augenveränderungen wird Vitamin A in öliger Lösung lokal appliziert.

Therapie: Alters- und gewichtsadaptierte Gabe von Vitamin A. Cave: Symptome der Überdosierung!

Symptome einer Überdosierung von Vitamin A
Bei einer Zufuhr von > 18.000 IE/d über Wochen treten folgende Symptome auf:
- Anorexie, Gedeihstörung
- Kopfschmerzen, Unruhe, Reizbarkeit
- Trophische Hautveränderungen
- Schmerzhafte Schwellungen der langen Röhrenknochen
- Osteoporose, kortikale Hyperostosen, becherförmige Auftreibungen der Metaphysenenden
- Intrakranielle Drucksteigerung
- Ikterus, Hepatomegalie
- Teratogenität!

4.2.2 Vitamin D
Vitamin D kommt in Hühnerei, Fisch, Milch und Milchprodukten vor. Die unterschiedlichen Metaboliten sind **Ergocalciferol** (Vitamin D_2), **Cholecalciferol** (Vitamin D_3) und **Calcitriol** (1,25-$[OH]_2$-Vitamin D_3), das biologisch aktiv ist.

4.2.2 Vitamin D
Calcitriol als biologisch aktive Form; Vorkommen in Hühnerei, Fisch und Milchprodukten.

Physiologie
Siehe hierzu ➤ Abb. 4.2.

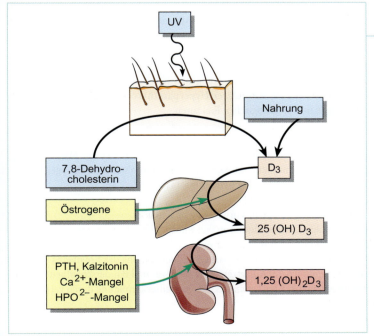

ABB. 4.2

Abb. 4.2 Der Vitamin-D-Stoffwechsel. [L141]

Aus Studentensicht

Biologische Funktionen
- Plasmakalziumspiegel ↑, Kalzium- und Phosphatrückresorption in der Niere ↑
- Kalziumresorption im Darm ↑
- Osteoidmineralisation ↑
- Freisetzung von Parathormon ↓

4.2.2.1 Vitamin-D-Mangel-Rachitis

Definition: Gestörte Mineralisation des wachsenden Knochens mit ungenügender Kalziumphosphateinlagerung.

TAB. 4.1

Ätiologie: Verminderte Sonnenbestrahlung, alimentär, Malabsorptionssyndrome, extrahepatische Gallengangsatresie oder antikonvulsive Therapie mit Phenytoin, Phenobarbital.

Pathogenese
- Vitamin-D-Mangel → verminderte Bildung von 1,25-(OH)$_2$-Vitamin D$_3$ in der Niere → verminderte Kalziumresorption → **Ossifikationsstörungen**
- Bei Fortbestehen → Sistieren der enteralen Kalziumresorption → **sekundärer Hyperparathyreodismus**

Klinik: Beginn häufig im 3. Lebensmonat:
- Unruhe, Schreckhaftigkeit, Missstimmung
- Charakteristische Befunde am Skelett → Kraniotabes (Einweichungsbezirke am Hinterkopf), Caput quadratum, rachitischer Rosenkranz (exzessive Osteoidbildung an den Knorpel-Knochen-Grenzen der Rippen), Harrison-Furche, Pectus carinatum, Marfan-Zeichen (Auftreibungen an den Knochenenden mit Doppelhöckerbildung), Gelenkveränderungen
- Froschbauch (Hypotonie der Bauchmuskulatur), Spasmophilie, rachitogene Tetanie

---

4 VITAMINE

Übersicht der wichtigsten biologischen Funktionen
- Erhöhung des Plasmakalziumspiegels
- Steigerung der Kalzium- und Phosphatrückresorption in der Niere
- Steigerung der Kalziumresorption im Darm
- Osteoidmineralisation durch Erhöhung des Kalzium-Phosphat-Produkts
- Hemmung der Freisetzung von Parathormon
- Immunregulation, Zelldifferenzierung

Bedarf
- Frühgeborene: 800–1.000 IE/d
- Säuglinge: 400–500 IE/d
- Kinder, Jugendliche und Erwachsene: 800 IE/d

4.2.2.1 Vitamin-D-Mangel-Rachitis

Definition
Die Vitamin-D-Mangel-Rachitis entsteht durch die gestörte Mineralisation des wachsenden Knochens mit ungenügender Kalziumphosphateinlagerung durch Mangel an Vitamin D.
Einen Überblick über die Rachitisformen gibt ➤ Tab. 4.1.

Tab. 4.1 Übersicht der verschiedenen Formen der Rachitis und verwandter Störungen.

Erkrankung	Vererbung	Defekt	Therapie
Vitamin-D-Mangel-Rachitis		Alimentär Malabsorption Hepatozellulär Antikonvulsiva	Vitamin D$_3$
Vitamin-D-abhängige Rachitis I	Autosomal-rezessiv	Störung der Calcitriolsynthese	1,25-(OH)$_2$-Vitamin D$_3$, Kalzium
Vitamin-D-abhängige Rachitis II	Autosomal-rezessiv	Endorganresistenz	Hoch dosiert 1,25-(OH)$_2$-Vitamin D$_3$, hoch dosiert Kalzium
Phosphatdiabetes	X-chromosomal-dominant	Störung der Phosphatrückresorption	Phosphat oral, 1,25-(OH)$_2$-Vitamin D$_3$

Ätiologie
- Verminderte Sonnenbestrahlung
- Alimentärer Vitamin-D-Mangel bei veganer Ernährung
- Verminderte Vitamin-D-Reserven bei Frühgeborenen
- Malabsorptionssyndrome wie Zöliakie, zystische Fibrose, Steatorrhö, Pankreatitis
- Extrahepatische Gallengangsatresie und schwere hepatozelluläre Erkrankung
- Antikonvulsive Therapie mit Phenytoin, Phenobarbital

Pathogenese
Bei **Vitamin-D-Mangel** ist die Bildung von 1,25-(OH)$_2$-Vitamin D$_3$ in der Niere verringert. Die dadurch bedingte verminderte Kalziumresorption führt zu einem geringen Mineralangebot an das Skelett. Die Folgen sind enchondrale und periostale **Ossifikationsstörungen** mit Ausbleiben der Wachstumsfugenverkalkung. Es kommt zur Hyperplasie nicht verkalkten Osteoids durch verstärkte Osteoblastentätigkeit mit Knochenauftreibungen, wobei die Matrix nicht verkalkt.
Bei Fortbestehen des Vitamin-D-Mangels kommt es zum völligen Sistieren der enteralen Kalziumresorption mit Hypokalzämie. Dadurch entsteht ein **sekundärer Hyperparathyreoidismus** mit Wachstumshemmung, Knochendeformierungen und pathologischen Frakturen.

Klinik
Häufig beginnt die Symptomatik im **3. Lebensmonat** mit Unruhe, Schreckhaftigkeit, Missstimmung, Schwitzen am Hinterkopf, Bewegungsarmut und Muskelhypotonie. Die Vitamin-D-Mangel-Rachitis führt darüber hinaus zu einer Reihe charakteristischer Symptome, insbesondere am Skelett:
- **Kraniotabes:** Erweichungsbezirke am Hinterkopf
- **Caput quadratum:** Schädelabflachung okzipital, Vorwölbung bifrontal
- **Rachitischer Rosenkranz:** exzessive Osteoidbildung an den Knorpel-Knochen-Grenzen der Rippen
- **Harrison-Furche:** Kostale Einziehungen im Bereich der Zwerchfellinsertion
- **Pectus carinatum:** Abflachung der seitlichen Thoraxpartien bei Vorwölbung des Brustbeins
- **Sitzkyphose:** Wirbelsäulenkrümmung beim Aufsetzen durch Muskel- und Bänderschlaffheit
- **Marfan-Zeichen:** Auftreibungen an den Knochenenden mit Doppelhöckerbildung durch vermehrte Osteoidbildung (➤ Abb. 4.3)
- **Gelenkveränderungen:** Genua valga, Genua vara, Kartenherzbecken
- **Zahnveränderungen:** Verzögerter Zahndurchbruch, Zahnschmelzdefekte, Karies

- **Froschbauch:** Hypotonie der Bauchmuskulatur
- **Spasmophilie:** Laryngospasmus, Pfötchenstellung, Krämpfe durch Hypokalzämie
- **Rachitogene Tetanie** durch Hypokalzämie
- Obstipation
- Erhöhte Infektanfälligkeit

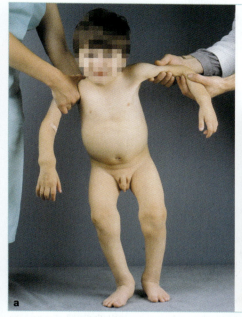
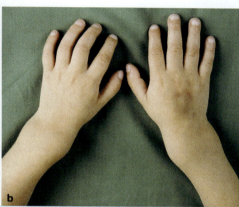

Abb. 4.3 Junge mit Vitamin-D-Mangel-Rachitis: **a)** Froschbauch durch Hypotonie der Bauchmuskulatur, Stehunfähigkeit bei deutlicher Schwellung im Bereich der Kniegelenke beidseits; **b)** Schwellung im Bereich beider Handgelenke durch Auftreibungen an den Knochenenden mit Doppelhöckerbildung (Marfan-Zeichen). [O530]

Komplikationen

Als Folge einer Rachitis können respiratorische Infektionen wie Bronchitiden und Bronchopneumonien sowie pulmonale Atelektasen bei schwerer Thoraxdeformierung auftreten. Ist die Rachitis durch eine Fehlernährung bedingt, bestehen häufig begleitend ein Eisenmangel und eine daraus resultierende Anämie.

Diagnostik

- **Röntgen**
  - Vor allem an Hand und Knie: Aufhellung und unregelmäßige Begrenzung der Metaphysenabschlussplatte; Auftreibung und becherförmige Deformierung der Metaphysen, Epiphysenverbreiterung; subperiostale Aufhellungen oder Verdickungen im Bereich der Diaphysen (Looser-Umbauzonen) (➢ Abb. 4.4)
  - Osteoporose

Diagnostik
- **Röntgen:** Auftreibung und becherförmige Deformierungen der Metaphysen, Epiphysenverbreiterung, Looser-Umbauzonen, Osteoporose, pathologische Frakturen, Zeichen des sekundären Hyperparathyreodismus
- **Labor:** Vitamin D i. S. ↓, Kalzium und Phosphat stadienabhängig, alkalische Phosphatase i. S. ↑, intaktes Parathormon ↑ (sekundärer Hyperparathyreodismus)

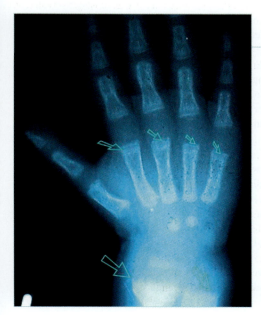

Abb. 4.4 Auftreibung und Becherung der metaphysären Wachstumsfugen, verminderte Mineralisation. [M383]

4 VITAMINE

- Grünholzfrakturen, pathologische Frakturen, besonders der Rippen
- Zeichen des sekundären Hyperparathyreoidismus: Subperiostale Arrosionen der Phalangen
- **Labor**
  - Vitamin D im Serum erniedrigt
  - Kalzium im Serum initial niedrig, dann subnormal oder normal, im Spätstadium niedrig
  - Phosphat im Serum initial hoch oder normal, später niedrig
  - Aktivität der alkalischen Phosphatase im Serum erhöht
  - Hyperaminoazidurie
  - Intaktes Parathormon im Serum erhöht (sekundärer Hyperparathyreoidismus)

Differenzialdiagnose
- Kraniotabes bei Hydrozephalus oder bei Osteogenesis imperfecta
- Skorbut
- Chondrodystrophie
- Vitamin-D-abhängige Rachitis Typ I und II
- Vitamin-D-resistente Rachitis
- Phosphatdiabetes

Therapie
Bei einer manifesten Rachitis wird **Vitamin D$_3$** in einer Dosierung von 5.000 IE/d über 12 Wochen verabreicht. Bei Tetanie sind 10.000 IE/d erforderlich.
Begleitend müssen ausreichende Mengen **Kalzium,** z. B. als Kalziumglukonat, in einer Dosierung von 5–10 g/d, zugeführt werden. Bei Tetanie wird Kalzium 10 % i. v. verabreicht.
Im Anschluss an die Therapie sollte eine Vitamin-D-Prophylaxe, zunächst in erhöhter Dosis, durchgeführt werden.

> **MERKE** Die Vitamin-D-Therapie kann durch Kalziumeinbau in den Knochen in der Heilungsphase zu einer schweren Hypokalzämie führen. Eine begleitende Kalziumsubstitution ist daher bei der Rachitistherapie unbedingt erforderlich.

Prophylaxe

> **MERKE** Alle Säuglinge erhalten im 1. Lebensjahr Vitamin D in einer Dosis von 500 IE/d, Frühgeborene 1.000 IE/d.

Prognose
Zunächst normalisieren sich innerhalb von 1–2 Wochen die Serumkonzentrationen von Kalzium, Phosphat und Parathormon. Die Aktivität der alkalischen Phosphatase im Serum kann vorübergehend weiter ansteigen, die radiologischen Skelettveränderungen bilden sich nach Wochen bis Monaten zurück.

4.2.2.2 Vitamin-D-abhängige Rachitis Typ I (VDAR I)
Definition
Es handelt sich um einen genetisch bedingten, autosomal-rezessiv vererbten Defekt der renalen 25-OH-D-1α-Hydroxylase, wodurch Calcitriol nicht gebildet wird.

Klinik
Die klinischen **Symptome einer Vitamin-D-Mangel-Rachitis** (➤ Kap. 4.2.2.1) beginnen im 3.–6. Lebensmonat, obwohl die Vitamin-D-Prophylaxe durchgeführt wurde. Auch die radiologischen und laborchemischen Veränderungen entsprechen denen der Vitamin-D-Mangel-Rachitis. Das Auftreten weiterer familiärer Rachitisfälle ist aufgrund der genetischen Grundlage möglich.

Therapie
Da eine Therapieresistenz gegenüber der normalerweise therapeutisch wirksamen Vitamin-D-Dosierung („Vitamin-D-abhängig") besteht, muss eine lebenslange Verabreichung der physiologisch aktiven Vitamin-D-Form 1,25-(OH)$_2$-Vitamin D$_3$ (Calcitriol) in einer Dosierung von 1–2 µg/d erfolgen. Auf ein ausreichendes alimentäres Kalziumangebot ist zu achten.

4.2.2.3 Vitamin-D-abhängige Rachitis Typ II (VDAR II)
Definition
Hier handelt es sich um eine autosomal-rezessiv vererbte Endorganresistenz von Darm und Skelett gegenüber Calcitriol. Sie ist durch einen Rezeptordefekt bedingt und geht mit stark erhöhten Konzentrationen an 1,25-(OH)$_2$-Vitamin D$_3$ im Serum einher.

Aus Studentensicht

Therapie
- **Vitamin D$_3$** 5.000 IE/d über 12 Wochen, bei Tetanie 10.000 IE/d
- Begleitend **Kalziumglukonat** 5–10 g/d, bei Tetanie Kalzium 10 % i. v.

MERKE

MERKE

4.2.2.2 Vitamin-D-abhängige Rachitis Typ I (VDAR I)

Definition: Autosomal-rezessiv vererbter Defekt der renalen 25-OH-D-1α-Hydroxylase → keine Bildung von Calcitriol.

Klinik: Symptome einer Vitamin-D-Mangel-Rachitis trotz Prophylaxe.

Therapie: Lebenslange Gabe von 1,25-(OH)$_2$-Vitamin D$_3$ (Calcitriol), ausreichendes Kalziumangebot.

4.2.2.3 Vitamin-D-abhängige Rachitis Typ II (VDAR II)

Definition: Endorganresistenz (Rezeptordefekt) von Darm und Skelett gegenüber Calcitriol, autosomal-rezessiv vererbt.

Klinik
Die Leitsymptome sind eine schwere kalzipenische **Rachitis** mit **Kleinwuchs** und häufig eine totale **Alopezie**.

Diagnostik
- 1,25-(OH)$_2$-Vitamin D$_3$ im Serum stark erhöht
- Untersuchung von Rezeptoren in Hautfibroblasten

Therapie
Die Erkrankung wird mit 1,25-(OH)$_2$-Vitamin D$_3$ (Calcitriol) in einer Dosierung von bis zu 50 µg/d oder mit hohen Dosen Vitamin D$_3$ behandelt. Bei Therapieversagen kann ein Versuch mit hoch dosierter Kalziumverabreichung unternommen werden.

4.2.2.4 Phosphatdiabetes (familiäre hypophosphatämische Rachitis)

Definition
X-chromosomal-dominant vererbter Defekt der Phosphatrückresorption im proximalen Tubulus, wobei zusätzlich ein Defekt der Konversion von 25-(OH)-Vitamin D$_3$ zu 1,25-(OH)$_2$-Vitamin D$_3$ besteht.

Klinik
Die Symptomatik beginnt erst nach Belastung (Laufen), also nach dem 1. Lebensjahr. Es kommt zu einer schweren **Spätrachitis** mit Verbiegungen der unteren Extremitäten (Coxa vara, Genua varua, Genua valga) sowie zu einer Wachstumsretardierung, die zu einem hochgradigen Minderwuchs führt. Die allgemeinen, systemischen Symptome einer Rachitis fehlen.

Diagnostik
- **Röntgen:** Wie bei Vitamin-D-Mangel-Rachitis, Beginn der Veränderungen später
- **Labor:**
  - Serumkalzium normal
  - Hypophosphatämie, Phosphatausscheidung erhöht
  - Aktivität der alkalischen Phosphatase im Serum erhöht
  - Kein sekundärer Hyperparathyreoidismus
  - Keine Hyperaminoazidurie

Differenzialdiagnose
- Tubulopathie
- Vitamin-D-Mangel-Rachitis
- Hyperparathyreoidismus
- Malabsorption

Therapie
Bei dieser Form der Rachitis steht die Phosphatsubstitution (1–4 g/d) im Mittelpunkt. Zudem wird 1,25-(OH)$_2$-Vitamin D$_3$ (Calcitriol) in einer Dosierung von 0,5–1 µg/d substituiert.

4.2.2.5 Vitamin-D-Intoxikation

Definition
Die Aufnahme hoher Vitamin-D-Mengen über mehrere Wochen resultiert in einer Erhöhung von 25-(OH)-Vitamin D$_3$ und 1,25-(OH)$_2$-Vitamin D$_3$ im Serum. Die dadurch vermehrte Kalziumresorption aus Darm und Skelett führt zum **Hyperkalzämiesyndrom.**

Klinik
- Appetitlosigkeit, Übelkeit, Erbrechen, Obstipation
- Polyurie, Polydipsie, Dehydratation
- Muskuläre Hypotonie, Apathie
- Bradykardie und Herzstillstand
- Weichteilverkalkung
- Nephrokalzinose, Niereninsuffizienz

Diagnostik
- Anamnese
- **Labor:**
  - Hyperkalzämie, Hyperkalziurie
  - Intaktes Parathormon im Serum niedrig
  - Vitamin D im Serum erhöht

Aus Studentensicht

Klinik: Leitsymptome → **Rachitis** mit **Kleinwuchs**, totale **Alopezie**.

Diagnostik: 1,25-(OH)$_2$-Vitamin D$_3$ i. S.↑↑.

Therapie: Hoch dosiert 1,25-(OH)$_2$-Vitamin D$_3$ (Calcitriol).

4.2.2.4 Phosphatdiabetes (familiäre hypophosphatämische Rachitis)

Definition: Defekt der Phosphatrückresorption und der Konversion von Vitamin D$_3$ in die aktive Form, X-chromosomal-dominant vererbt.

Klinik: Schwere **Spätrachitis**, Beginn mit Belastung (Laufen, nach 1. LJ), Verbiegung der unteren Extremitäten, Wachstumsretardierung.

Diagnostik
- **Röntgen:** Wie Vitamin-D-Mangel-Rachitis
- **Labor:** Serumkalzium normal, Hypophosphatämie, Aktivität alkalische Phosphatase i. S. ↑, Parathormon normal

Therapie: Phosphat p.o.; 1,25-(OH)$_2$-Vitamin D$_3$ (Calcitriol).

4.2.2.5 Vitamin-D-Intoxikation

Definition: Hohe Vitamin-D-Mengen → Kalziumresorption aus Darm und Skelett ↑ → **Hyperkalzämiesyndrom.**

Klinik: Gastrointestinale Beschwerden, Polyurie, muskuläre Hypotonie, Bradykardie (Herzstillstand!), Nephrokalzinose.

Diagnostik: Labor: Hyperkalzämie, Hyperkalziurie.

Aus Studentensicht

4.2.3 Vitamin E
Tocopherol
- In keimenden Weizen- und Roggenkörnern, Erbsen, Bohnen, pflanzlichen Ölen
- Verhindert Oxidation ungesättigter Fettsäuren

4.2.3.1 Vitamin-E-Mangel

Klinik
- **Neurologische Symptome** (Hyporeflexie, Muskelschwäche, zerebelläre Ataxie, Hirnnervenlähmungen)
- **Hämolyse, Thrombozytose**

Prophylaxe: Indikation bei gestörter intestinaler Fettresorption und langfristiger parenteraler Ernährung.

4.2.4 Vitamin K

CAVE

IMPP-Schwerpunkte
Bisher sind wenige Fragen zu Vitaminen gestellt worden. Ein wichtiges Thema ist dennoch Phosphatdiabetes mit seinen typischen Laborveränderungen.

NKLM-Lernziele
Handlungskompetenz bei Rachitis.
Eine Übersicht der dem Fach zugeordneten NKLM-Lernziele findest du im Anhang ab Seite 648.

---

4 VITAMINE

Therapie
Bei einer Vitamin-D-Intoxikation muss das Vitamin D umgehend abgesetzt werden. Außerdem wird eine kalzium- und Vitamin-D-arme Ernährung verordnet.

4.2.3 Vitamin E
Die Substanz **Tocopherol** kommt in keimenden Weizen- und Roggenkörnern, Erbsen, Bohnen, Eiern, Butter, Haferflocken und pflanzlichen Ölen vor.
Die Wirkungsweise ist nicht vollständig geklärt. Tocopherol verhindert die Oxidation ungesättigter Fettsäuren und bewirkt damit eine Stabilisierung von Membranlipiden. Außerdem ist Vitamin E an der Prostaglandinsynthese beteiligt.

4.2.3.1 Vitamin-E-Mangel
Der Vitamin-E-Mangel ist selten. Er tritt vor allem im Rahmen von Malabsorptions- und Maldigestionssyndromen auf.

Klinik
Es kommt vor allem zu **neurologischen Symptomen** mit einer Hyporeflexie und Muskelschwäche, einer zerebellären Ataxie und Hirnnervenlähmungen. Die Verformung von Erythrozyten führt zu einer **Hämolyse**. Es besteht eine **Thrombozytose** und die Thrombozytenaggregation ist gesteigert.

Diagnostik
- Erythrozytenverformung
- Thrombozytose
- Vitamin E im Serum erniedrigt

Therapie
Vitamin E sollte nach Möglichkeit p. o. substituiert werden.

Prophylaxe
Sie ist indiziert bei einer Störung der intestinalen Fettresorption und bei langfristiger parenteraler Ernährung. Bei Frühgeborenen können eine günstige Beeinflussung der retrolentalen Fibroplasie und eine Reduktion des Risikos von Ventrikelblutungen erreicht werden.

4.2.4 Vitamin K
Hierzu ausführlich ➤ Kap. 1.

CAVE In den letzten Jahren registrieren Kinderkliniken in Deutschland vermehrt Vitamin-K-Mangel. Er ist häufig auf alternative Ernährungsformen zurückzuführen, vor allem bei Familien mit hohem Bildungsniveau.

KAPITEL 5
Endokrinologie

5.1	Störungen des Wachstums	72
5.1.1	Kleinwuchs	72
5.1.2	Großwuchs	76
5.2	Störungen der ADH-Sekretion	77
5.2.1	Verminderte ADH-Sekretion: Diabetes insipidus neurohormonalis	77
5.2.2	Vermehrte ADH-Sekretion: Syndrom der inadäquaten ADH-Sekretion	78
5.3	Erkrankungen der Schilddrüse	78
5.3.1	Hypothyreose	78
5.3.2	Hyperthyreose	79
5.3.3	Neugeborenenhyperthyreose	80
5.3.4	Struma im Kindesalter	80
5.3.5	Thyreoiditis	81
5.3.6	Schilddrüsentumoren	83
5.4	Erkrankungen der Nebenschilddrüsen	83
5.4.1	Hypoparathyreoidismus	83
5.4.2	Pseudohypoparathyreoidismus (PHP)	84
5.4.3	Hyperparathyreoidismus	84
5.5	Erkrankungen der Nebennierenrinde	85
5.5.1	Erkrankungen mit verminderter Kortisolsynthese	85
5.5.2	Erkrankungen mit vermehrter Kortisolsynthese: Cushing-Syndrom und Morbus Cushing	89
5.5.3	Erkrankungen mit isoliert verminderter Aldosteronsynthese	90
5.5.4	Erkrankungen mit erhöhter Aldosteronsynthese	90
5.6	Erkrankungen des Nebennierenmarks	91
5.7	Störungen der Sexualentwicklung	92
5.7.1	Pubertas praecox	93
5.7.2	Pubertas tarda	96
5.7.3	Pubertätsgynäkomastie	98
5.7.4	Labiensynechie	98
5.8	Besonderheiten der sexuellen Differenzierung (DSD): Intersexualität	98
5.8.1	Ovotestikuläre DSD	98
5.8.2	XX, DSD	99
5.8.3	XY, DSD	99
5.8.4	Therapie der Intersexualität	101

Physiologie
Im Hypothalamus werden Releasing-Hormone (RH) und inhibitorische Hormone gebildet. Von dort erfolgt der Transport zum Hypophysenvorderlappen (HVL) über das portale Gefäßsystem. Im Hypophysenhinterlappen (HHL) werden die in den Nuclei supraopticus und paraventricularis gebildeten Hormone Oxytocin und Vasopressin (ADH) gespeichert. Im HVL stimulieren die RH die Produktion von TSH, ACTH, Prolaktin, Wachstumshormon und gonadotropen Hormonen. TSH, ACTH und Gonadotropine bewirken ihrerseits die Ausschüttung peripherer Hormone durch die endokrinen Drüsen. Über einen negativen Feedbackmechanismus hemmen die peripheren Hormone die weitere Ausschüttung von RH und HVL-Hormonen.

Aus Studentensicht

Auch wenn Zeichnen nicht zu deinen Stärken gehört – in diesem Kapitel helfen dir bunte Stifte und ein Blatt Papier. Um die Hormonwirkung zu verstehen, male dir die wichtigsten physiologischen Regelkreisläufe auf. Sprich: Hypothalamus-Hypophysen-Achse, Regulation der Schilddrüsenhormone und ADH-Sekretion. Falls dir in der Pädiatrie eine mündliche Prüfung bevorsteht, lasse die Perzentilenkurven nicht außer Acht. Und verzweifele nicht an den verschiedenen Hormondysregulationen. Behältst du die Übersicht, bewältigst du auch die kompliziertesten Sachverhalte sicher.

Physiologie
- **Hypothalamus:** Releasing-Hormone (RH) und inhibitorische Hormone → **Hypophysenvorderlappen (HVL):** nach Stimulation durch RH → Produktion von TSH, ACTH, Prolaktin, Wachstumshormon, gonadotropes Hormon → **endokrine Drüsen:** TSH, ACTH, Gonadotropine: Ausschüttung **peripherer Hormone** → Regulation der Ausschüttung von RH- und HVL-Hormonen durch negatives Feedback
- **Hypophysenhinterlappen (HHL):** Speicherung von Oxytocin und Vasopressin (aus Ncl. supraopticus und paraventricularis)

5 ENDOKRINOLOGIE

5.1 Störungen des Wachstums

Es werden **3 Phasen des Wachstums** unterschieden:
- Initial intensives Wachstum, Maximum im 5. Schwangerschaftsmonat
- Gleichmäßiges Wachstum der Kindheit
- Pubertärer Wachstumsschub

Wachstumsstörungen entstehen durch eine veränderte **Wachstumsgeschwindigkeit**. Die **Skelettreifung** erfolgt parallel zum Längenwachstum. Die Bestimmung des Knochenalters kann bis zu einem Alter von 1,5 Jahren durch eine Röntgenaufnahme des Knies, bei einem Alter über 1,5 Jahren durch eine Röntgenaufnahme der linken Hand bestimmt werden.

> **LERNTIPP** Hier solltest du die verschiedenen Differenzialdiagnosen für Klein- und Großwuchs und die assoziierten Syndrome kennen.

5.1.1 Kleinwuchs

Definition
Die Körpergröße liegt < 3. Perzentile oder bei einem Mittelwert von −2 SD. Die Ursache ist eine verminderte Wachstumsgeschwindigkeit oder verkürzte Wachstumsdauer.

Diagnostik
- **Eigenanamnese:** Schwangerschaftsverlauf, Geburtstrauma, Geburtsmaße (SGA?), Wachstumsverlauf, statomotorische Entwicklung, Ernährung, Schädel-Hirn-Trauma, chronische Erkrankung.
- **Familienanamnese:** Größe der Mutter, Alter bei Menarche, Größe des Vaters, später Wachstumsschub bei den Eltern?
- **Auxiologie:** Gewicht, Länge, Kopfumfang, Aktualisierung der Wachstumskurve, Bestimmung der Wachstumsgeschwindigkeit, Messung von Sitzhöhe und Armspannweite.
- **Körperliche Untersuchung:** Proportioniert oder dysproportioniert? Dysmorphiezeichen? Pubertätsstadium? Begleitende pathologische Organbefunde?
- **Skelettalterbestimmung:** Röntgen linke Hand oder linkes Knie.
- **Labor:** Blutbild, GOT, GPT, Albumin, Harnstoff, Kreatinin, CRP, BSG, Kalzium, Phosphat, alkalische Phosphatase, TSH und fT_4, IGF1, IGF-BP3, Transglutaminase-Antikörper, 17-OH-Progesteron, Kortisol im Urin, Chromosomenanalyse.
- **Spezifische Untersuchungen:** Wachstumshormon-Nachtprofil, 2 Wachstumshormon-Stimulationstests, LHRH-Test.
- **Verlaufsbeobachtung** mithilfe der Perzentilenkurve (Abb. 5.1).
- **Endgrößenvoraussage:** Unter Berücksichtigung des Knochenalters und der aktuellen Länge kann ab einem Knochenalter von etwa 8–10 Jahren eine prospektive Endlänge berechnet werden. Diese liegt zu 94 % im Bereich der genetischen Zielgröße und wird mithilfe der Körpergröße der Eltern berechnet (Tab. 5.1).

Tab. 5.1 Rechnerische Abschätzung der Endgröße.

Genetische Zielgröße	
Jungen: $\frac{V+M+13}{2}$	Mädchen: $\frac{V+M-13}{2}$
V: Größe des Vaters; M: Größe der Mutter	

Einen Algorithmus zum differenzialdiagnostischen Vorgehen bei Kleinwuchs zeigt Abb. 5.1.

> **PRAXISTIPP**
> Bei jedem kleinwüchsigen Mädchen unklarer Genese sollte zum Ausschluss eines Ullrich-Turner-Syndroms eine Chromosomenanalyse erfolgen.

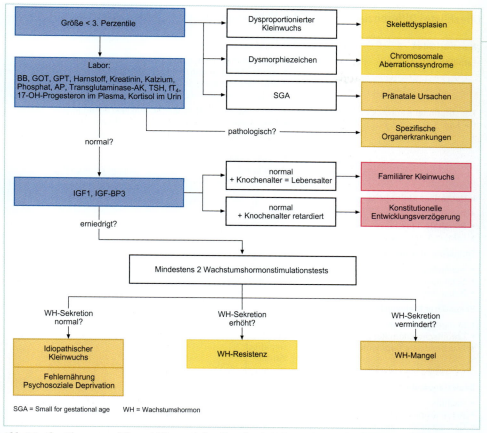

Abb. 5.1 Algorithmus zum differenzialdiagnostischen Vorgehen bei Kleinwuchs. Häufige Diagnosen sind rot, weniger häufige sind orange und die seltenen sind gelb hinterlegt. [L141 + M451]

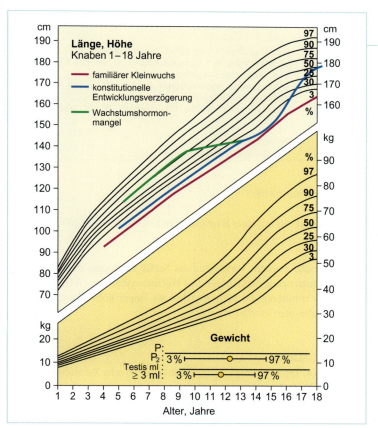

Abb. 5.2 Wachstumsverlauf bei Patienten mit familiärem Kleinwuchs (rot), konstitutioneller Entwicklungsverzögerung (blau) sowie Wachstumshormonmangel (grün) (nach Dörr und Rascher 2002). [G018/L141]

5 ENDOKRINOLOGIE

Aus Studentensicht

Checkliste: Differenzialdiagnose des Kleinwuchses

CHECKLISTE

Checkliste: Differenzialdiagnose des Kleinwuchses.

Normvarianten	
Familiärer Kleinwuchs	• Gleichmäßiges Wachstum parallel zur 3. Perzentile • Größe von Vater und/oder Mutter < 3. Perzentile • Knochenalter entspricht dem Lebensalter • Endgröße im genetischen familiären Zielbereich
Konstitutionelle Entwicklungsverzögerung (➤ Kap. 5.7)	• Zeitweise verminderte Wachstumsgeschwindigkeit • Verzögertes Eintreten der Pubertät, verspäteter pubertärer Wachstumsschub, spätes Erreichen der genetischen Zielgröße • Häufig verzögerte Entwicklung bei den Eltern • Knochenalter entspricht dem Längenalter (retardiert) • Endgröße normal, da Wachstumsphase verlängert • Häufiger bei Jungen als bei Mädchen
Intrauteriner Kleinwuchs	
• Plazentainsuffizienz • Pränatale Infektionen • Fetales Alkoholsyndrom	
Endokrine Störungen	
• Hypophyse • Schilddrüse • Nebenniere	Wachstumshormonmangel Hypothyreose Hyperkortisolismus (vor allem iatrogen)
Sekundärer Kleinwuchs	
• Mangelernährung • Chronische Erkrankungen • Psychosoziale Deprivation	Gastrointestinal Renal Hepatisch Kardial Neurologisch
Skelettanomalien	
• Rachitis • Achondroplasie, Hypochondroplasie • Osteogenesis imperfecta • Dyschondrosteose (Leri-Weill-Syndrom)	Typische Stigmata Dysproportionierter Kleinwuchs Rezidivierende Knochenfrakturen
Chromosomale Aberrationen	
• Gonosomale Aberrationen • Autosomale Aberrationen	Ullrich-Turner-Syndrom Trisomie 21
Syndrome	
• Noonan-Syndrom • Prader-Willi-Syndrom • Silver-Russell-Syndrom • Williams-Beuren-Syndrom • Dubowitz-Syndrom	Phänotyp ähnlich dem Ullrich-Turner-Syndrom Gedeihstörung im 1. LJ, später Adipositas, mentale Retardierung SGA, trianguläres Gesicht, Körperasymmetrie Aortenstenose, Hyperkalzämie, Dysmorphie, Verhaltensauffälligkeiten Intrauteriner Kleinwuchs, Mikrozephalie, Ptosis, Gaumenspalte
Stoffwechselerkrankungen	
Speichererkrankungen	Glykogenosen Mukopolysaccharidosen

5.1.1.1 Isolierter Wachstumshormonmangel

Epidemiologie: 1 : 4.000 bis 1 : 20.000.

Physiologie: Das Wachstumshormon wird pulsatil vor allem während des Schlafs ausgeschüttet und fördert den Muskel- und Knochenaufbau.

Ätiologie
- Meist idiopathisch isoliert, selten vererbt
- **Sekundäre Form:** Hormoneller Ausfall durch Hypothalamus- oder Hypophysenvorderlappentumor, perinatales Trauma, Schädel-Hirn-Trauma, Endorganresistenz

5.1.1.1 Isolierter Wachstumshormonmangel

Epidemiologie
Ein isolierter Wachstumshormonmangel tritt mit einer Häufigkeit von 1 : 4.000 bis 1 : 20.000 auf.

Physiologie
Die Wachstumshormonsekretion erfolgt pulsatil, vorwiegend im Schlaf zu Beginn des Slow-Wave-Schlafs, aber auch bei körperlicher Anstrengung und Hunger. Das Wachstumshormon (WH) fördert den Muskel- und Knochenaufbau. Die Vermittlung des Längenwachstums langer Röhrenknochen erfolgt über Somatomedine, z. B. IGF1 = Insulin-like Growth Factor 1.

Ätiologie
- Meist idiopathischer isolierter WH-Mangel
- Seltener autosomal-rezessiv (Typ IA, Typ IB), autosomal-dominant (Typ II) oder X-chromosomal-dominant (Typ III) vererbter WH-Mangel
- Isolierter WH-Mangel oder in Kombination mit weiteren hormonellen Ausfällen bei Tumor des Hypothalamus oder des HVL (Kraniopharyngeom), perinatalem Trauma (Beckenendlage, Forceps), nach Schädelbestrahlung oder Schädel-Hirn-Trauma
- Endorganresistenz gegenüber WH (Rezeptordefekt): Laron-Syndrom

5.1 STÖRUNGEN DES WACHSTUMS

Klinik

Häufig ist die Größe bei Geburt normal, da das intrauterine Längenwachstum und das Wachstum im 1. Lebensjahr WH-unabhängig sind. Die Kinder werden ab dem **2.–3. Lebensjahr** auffällig. Das Leitsymptom ist die **verminderte Wachstumsgeschwindigkeit** (etwa 3 cm/Jahr) Es entwickelt sich das Bild des proportionierten **hypophysären Kleinwuchses** mit puppenhaftem Aussehen sowie kleinen Händen und Füßen. Es besteht ein relatives Übergewicht, das Knochenalter ist retardiert, der Zahnwechsel erfolgt verspätet. Bei Jungen besteht häufig ein Mikropenis. Bei Neugeborenen mit komplettem WH-Mangel treten gehäuft Hypoglykämien auf (WH ist ein Antiinsulin).

> **MERKE** Die Leitsymptome des Wachstumshormonmangels sind zunehmender Kleinwuchs, pathologisch niedrige Wachstumsgeschwindigkeit und retardiertes Knochenalter.

Aus Studentensicht

Klinik
- **Verminderte Wachstumsgeschwindigkeit** ab dem 2.–3. LJ
- Proportionierter **hypophysärer Kleinwuchs** mit puppenhaftem Aussehen
- Retardiertes Knochenalter, verspäteter Zahnwechsel, Mikropenis
- Neugeborenes mit komplettem WH-Mangel → Hypoglykämien

> **MERKE**

Diagnostik

- **Perzentilenkurve:** Verminderte Wachstumsgeschwindigkeit.
- **Röntgen:** Retardiertes Knochenalter.
- **Suchtest:** IGF1 und IGF-BP3 (Bindungsprotein) im Serum erniedrigt.
- **WH-Bestimmung:** Einzelwerte sind wegen der pulsatilen Sekretion nicht verwertbar; WH-Stimulationstests sind daher erforderlich. Diese haben eine hohe Sensitivität, aber eine geringe Spezifität; zur Diagnosestellung eines WH-Mangels müssen deshalb 2 Tests pathologisch ausfallen. Folgende Tests stehen zur Verfügung:
  - **Arginin-Stimulationstest**
    - Arginin als Kurzinfusion i. v.
    - Bestimmung von WH bei 0, 30, 45, 60, 90, 120 min
    - **Beurteilung:** WH > 8 ng/ml: Kein WH-Mangel
  - **Clonidin-Stimulationstest**
    - 75 µg/m² KOF Clonidin (Catapresan®) p. o.
    - Bestimmung von WH bei 0, 30, 60, 75, 90 min
    - **Beurteilung:** WH > 8 ng/ml: Kein WH-Mangel
  - **Insulinhypoglykämietest**
    - Wegen Hypoglykämiegefahr besondere Überwachung erforderlich!
    - Bolus Altinsulin i. v. (Dosis BZ-abhängig)
    - Bestimmung von BZ und WH bei –15, 0, 15, 30, 60, 90 min
    - Bestimmung von Kortisol bei 0 und 30 min
    - **Beurteilung:** WH > 8 ng/ml: kein WH-Mangel, WH und Kortisol niedrig: Panhypopituitarismus
  - **WH-Nachtprofil**
    - Bestimmung der WH-Ausschüttung im Schlaf (20.00 bis 8.00 Uhr).
    - Halbstündliche Blutentnahmen.
    - **Beurteilung:** Erwartet werden 3 WH-Spitzen, Spitzen sollten > 8 ng/ml sein, die nächtliche Gesamtmenge sollte mindestens 4.000 ng/ml betragen.
  - **GRH-Test**
    - Dieser Test findet wegen seiner im Kindesalter geringen Sensitivität für die Diagnose der GHD nur bei seltenen Fragestellungen Anwendung.
    - Gabe von 1 µg/kg KG GRH.
    - **Beurteilung:** Kein WH-Anstieg: Hypophysärer WH-Mangel, WH-Anstieg auf > 8 ng/ml: hypothalamischer WH-Mangel.

Diagnostik
- **Perzentilenkurve:** Verminderte Wachstumsgeschwindigkeit
- **Röntgen:** Retardiertes Knochenalter
- IGF1 i. S. ↓
- Spezifische WH-Stimulationstests (**Arginin-, Clonidin-, Gonadotropin-Releasing-Hormon-, oder Insulinhypoglykämie-Test**)

> **MERKE**
> - Arginin-, Clonidin-, Insulintest sind gleichwertig.
> - Bei allen WH-Tests muss das Kind nüchtern sein.
> - Zur Diagnosestellung eines WH-Mangels sind 2 pathologische Ergebnisse von Stimulationstests erforderlich.

> **MERKE**

> **CAVE** Eine Hypothyreose kann einen WH-Mangel im Stimulationstest vortäuschen.

> **CAVE**

Therapie

Zur Therapie des isolierten Wachstumshormonmangels wird **biosynthetisches Wachstumshormon (hGH)** in einer Dosis von 25–30 µg/kg KG/d s. c. bis zum Erreichen der Endgröße (Wachstumsrate < 2 cm/Jahr) verabreicht. Die Endgröße wird durch eine Verringerung des Wachstumsrückstands vor Beginn des Pubertätswachstumsschubs optimiert. Aus diesem Grund sollte bei dem in 50 % der Fälle fehlenden spontanen Pubertätseintritt die Einleitung der Pubertät nicht zu früh erfolgen.

Therapie: Gabe von biosynthetischem Wachstumshormon 25–30 µg/kg KG/d s. c. bis zum Erreichen der Endgröße.

Aus Studentensicht

5.1.2 Großwuchs

Definition: Körpergröße > 97. Perzentile oder Mittelwert +2 SD.

Diagnostik: Familienanamnese, Labor.

Checkliste: Differenzialdiagnose des Großwuchses

CHECKLISTE

Therapie
- Sexualhormone beschleunigen die Knochenreifung → Epiphysenfugenschluss. Längeneinsparung maximal 8 cm.

---

5 ENDOKRINOLOGIE

5.1.2 Großwuchs

Definition
Die Körpergröße liegt > 97. Perzentile oder beim Mittelwert +2 SD. Die Ursache ist eine erhöhte Wachstumsgeschwindigkeit oder verlängerte Wachstumsdauer.

Diagnostik
- **Familienanamnese:** Kardiovaskuläre Erkrankungen, Marfan-Syndrom
- **Labor:** Chromosomenanalyse bei Verdacht auf Klinefelter-Syndrom, IGF-I und IGFBP-3, OGTT (bei Verdacht auf ein Wachstumshormon produzierendes Adenom der Hypophyse), 17-Hydroxyprogesteron, 11-Desoxycortisol, ggf. ACTH-Test bei Verdacht auf ein Adrenogenitales Syndrom (AGS)

Checkliste: Differenzialdiagnose des Großwuchses.

Normvarianten	
Familiärer Großwuchs	• Gleichmäßiges Wachstum entlang der 97. Perzentile • Großwuchs auch anderer Familienmitglieder • Knochenalter entspricht Lebensalter
Konstitutionelle Entwicklungsbeschleunigung	• Akzeleriertes Knochenalter • Früh-normale Pubertätsentwicklung • Normale Endgröße
Endokrine Störungen	
Pubertas praecox	• Zunächst schnelles Wachstum • Verfrühter Epiphysenfugenschluss • Endgröße gering
Adrenogenitales Syndrom	• Zunächst beschleunigtes Längenwachstum • Begleitend Genitalanomalien • Endgröße gering
Hyperthyreose	• Anfänglich beschleunigtes Längenwachstum • Begleitend u. a. Tachykardie, Gewichtsverlust
Hypophysärer Großwuchs	• Vermehrte WH-Sekretion bei Adenom des HVL • Bei Auftreten nach Epiphysenfugenschluss Akromegalie
Chromosomale Aberrationen	
Klinefelter-Syndrom	• Hochwuchs und Hypogonadismus • Lange Extremitäten • Kleiner Penis und kleine Hoden, Gynäkomastie • XXY-Karyotyp
XYY-Karyotyp	• Großwuchs mit Manifestation in der Pubertät • Verhaltensauffälligkeiten, sonst wenig klinische Symptome
Alimentärer Großwuchs	
Adipositas und Großwuchs (Adiposogigantismus)	
Genetische Störungen	
Marfan-Syndrom	• Autosomal-dominant • Lange Extremitäten • Überstreckbare Gelenke • Thoraxdeformitäten • Linsenluxation • Aortendilatation
Homozystinurie	• Autosomal-rezessiv • Phänotypische Ähnlichkeit zum Marfan-Syndrom • Arachnodaktylie • Linsenluxation • Arterielle und venöse Thrombosen
Beckwith-Wiedemann-Syndrom	• Groß bei Geburt • Omphalozele, Nabelhernie, Makroglossie • Gehäuft Wilms-Tumoren
Neurologische Störung	
Zerebraler Gigantismus (Sotos-Syndrom)	• Schnelles Wachstum und akromegale Züge im 1. Jahr • Makrozephalie und verzögerte geistige Entwicklung • Hoher Gaumen, langes Gesicht, gewölbte Stirn • Hypertelorismus und antimongoloide Lidachse • Beschleunigtes Knochenalter

Therapie
Eine medikamentöse Behandlung kann bei einer errechneten Endlänge von über 185 cm bei Mädchen bzw. über 205 cm bei Jungen erwogen werden. Wegen potenzieller Nebenwirkungen sollte die Indikation streng gestellt werden.
Das Therapieprinzip besteht in einer **Beschleunigung der Knochenreifung** durch Sexualhormone, die zu einer Vorverlegung des Epiphysenfugenschlusses führt.

Jungen: Hoch dosiert Testosteron als Depotpräparat i. m. Beginn bei einem Knochenalter von 12–13 Jahren. Therapiedauer 1–1,5 Jahre. Die erreichbare Längeneinsparung beträgt maximal 8 cm.

Mädchen: Hoch dosiert Östrogene p. o. Zusätzlich jede 4. Woche Gestagen zur Erzielung einer Abbruchblutung. Beginn bei einem Knochenalter von 11 Jahren. Nach Eintreten der Menarche ist eine Therapie nicht mehr sinnvoll. Die Therapie wird bei Epiphysenfugenschluss beendet. Die erreichbare Längeneinsparung beträgt maximal 6–8 cm.

5.2 Störungen der ADH-Sekretion

Physiologie

ADH wird im Nucleus supraopticus und Nucleus paraventricularis des Hypothalamus gebildet. Die Speicherung erfolgt in der Neurohypophyse (Hypophysenhinterlappen, HHL). Die Wirkung besteht in einer **Konzentrierung des Urins** durch Wasserrückresorption in den distalen Tubuli und Sammelrohren.

5.2.1 Verminderte ADH-Sekretion: Diabetes insipidus neurohormonalis

Definition

Durch ADH-Mangel kommt es zu Polyurie und Polydipsie.

Ätiologie

Der **primäre Diabetes insipidus neurohormonalis** ist idiopathisch (30 %) oder familiär bedingt (meist autosomal-dominant vererbt). Der **sekundäre Diabetes insipidus neurohormonalis** ist häufiger und zeigt sich als Folge von Hypothalamustumoren (50 %), Entzündungen (Tbc, Meningitis, Sarkoidose), Traumen, Operationen, vaskulären Veränderungen und im Rahmen einer Lymphohistiozytose.

Klinik

Die klinischen Leitsymptome sind **Polyurie (> 2 l/m^2 KOF/24 h)** und **Polydipsie** bei starkem Durst. Die Folge sind hypoosmolarer Urin, hyperosmolares Serum und Hypovolämie. Säuglinge sind durch **Dehydratation,** Gedeihstörung, Hyperosmolarität, Fieber und Schock gefährdet.

Diagnostik

> **LERNTIPP** Zur Abgrenzung zum renalen Diabetes insipidus dient der ADH-Test als diagnostisches Kriterium.

- **Serum:** Hypernatriämie, Osmolarität erhöht.
- **Urin:** 24-h-Sammelurin, Urinosmolarität und das spezifische Gewicht des Urins sind erniedrigt.
- **ADH-Test:** Exogene ADH-Gabe führt zu einem Anstieg der Urinosmolarität und beseitigt die Serumhyperosmolarität (Differenzierung zum renalen Diabetes insipidus).
- **Durstversuch:** Trotz ansteigender Serumosmolarität erfolgt keine ausreichende Urinkonzentration, die Urinosmolarität bleibt unter der Serumosmolarität.
- **cMRT:** Raumforderung? Entzündliche Veränderungen?

> **MERKE** Differenzialdiagnose Polyurie und Polydipsie:
> - Diabetes mellitus
> - Diabetes insipidus neurohormonalis
> - Diabetes insipidus renalis
> - Psychogene Polydipsie
> - Hyperkalzämie
> - Chronische Niereninsuffizienz

Therapie

Bei **symptomatischen Formen** steht die Therapie der Grunderkrankung im Vordergrund.
Bei **idiopathischen Formen** wird 1-Desamino-8-D-Arginin-Vasopressin (Desmopressin, DDAVP) intranasal (Minirin®) oder p. o. verabreicht.
Erforderlich sind cMRT-Kontrollen im Abstand von 1–2 Jahren, da ein Diabetes insipidus Frühzeichen eines hypothalamisch/hypophysären Tumors sein kann.

> **PRAXISTIPP**
> Bei der Therapie des Diabetes insipidus sollte die DDAVP-Dosierung so erfolgen, dass die Wirkung 1–2 h vor der nächsten Gabe nachlässt, also eine kurze Phase der Polyurie auftritt, in der überschüssige Flüssigkeit ausgeschieden wird.

Aus Studentensicht

- ♂ Gabe von Testosteron i. m. bei Knochenalter von 12–13 Jahren für 1–1,5 Jahre.
- ♀ Gabe von Östrogenen p. o. und zusätzlich alle 4 Wochen Gestagene zur Erzielung einer Abbruchblutung.

5.2 Störungen der ADH-Sekretion

Physiologie: ADH-Bildung im Ncl. supraopticus und Ncl. paraventricularis des Hypothalamus; Speicherung in Neurohypophyse (Hypophysenhinterlappen, HHL) → **Konzentrierung des Urins** durch Wasserrückresorption in den distalen Tubuli und Sammelrohren.

5.2.1 Verminderte ADH-Sekretion: Diabetes insipidus neurohormonalis

Definition: Polyurie und Polydipsie durch ADH-Mangel.

Ätiologie
- **Primär:** 30 % idiopathisch, sonst familiär vererbt
- **Sekundär:** Hypothalamustumoren (50 %), Entzündungen, Trauma, OP, vaskuläre Veränderungen

Klinik
- Leitsymptome: **Polyurie** und **Polydipsie**
- Säuglinge: Gefahr der **Dehydratation,** Gedeihstörung, Hyperosmolarität, Fieber, Schock

LERNTIPP

Diagnostik
- Hypernatriämie
- Serumosmolarität ↑, Urinosmolarität ↓
- ADH-Test
- Durstversuch

MERKE

Therapie
- Symptomatische Form: Therapie der Grunderkrankung
- Idiopathische Form: 1-Desamino-8-D-Arginin-Vasopressin intranasal oder p. o.

PRAXISTIPP

5.2.2 Vermehrte ADH-Sekretion: Syndrom der inadäquaten ADH-Sekretion

Definition
Wasserintoxikation mit Ausscheidung eines hypertonen Urins trotz hypotoner Extrazellulärflüssigkeit durch überschießende ADH-Sekretion. Synonym: Schwartz-Bartter-Syndrom.

Ätiologie
Es tritt begleitend bei Pneumonien sowie bei ZNS-Affektionen wie Meningitis, Enzephalitis und Hirntrauma auf. Die Medikamente Carbamazepin, Morphin, Nikotin, Barbiturate, Vincristin und Cyclophosphamid können Auslöser sein. Außerdem kommt es bei Hypophyseninsuffizienz und bei beatmeten Neugeborenen mit bronchopulmonaler Dysplasie vor.

Klinik
Die Leitsymptome sind **geringe Urinausscheidung** und **Gewichtszunahme.** Zusätzlich können Schwindel, Übelkeit, Bewusstseinsstörungen und Krämpfe auftreten.

Diagnostik
- Serumnatrium und Serumosmolarität erniedrigt
- Natriumausscheidung im Urin trotz Hyponatriämie
- Plasmareninaktivität erniedrigt

Therapie
Die Therapie der Grunderkrankung steht im Vordergrund. Die symptomatische Therapie besteht in einer Flüssigkeitsrestriktion sowie im vorsichtigen Ausgleich des Natriumverlusts durch eine NaCl-Infusion.

5.3 Erkrankungen der Schilddrüse

5.3.1 Hypothyreose

Definition
Die angeborene Hypothyreose ist eine anatomisch oder funktionell bedingte Störung der Schilddrüsenfunktion, die unbehandelt zu schwerer Retardierung der geistigen und körperlichen Entwicklung führt.

Epidemiologie
Die angeborene Hypothyreose ist mit einer Häufigkeit von 1 : 3.000 die häufigste angeborene Endokrinopathie.

Ätiologie
Siehe hierzu > Tab. 5.2.

Tab. 5.2 Ätiologie der angeborenen Hypothyreose.

Primäre Hypothyreose (Mangel peripherer SD-Hormone)	• Schilddrüsendysgenesien (80–90 %):
	  – Athyreose
	  – Ektopie
	  – Hypoplasie
	• Störungen der Hormonsynthese, meist autosomal-rezessiv (10–20 %): Schilddrüsenhormonresistenz

Sekundäre Hypothyreose (TSH-Mangel)	• Genetische Störungen der TSH-Synthese • Tumor • Trauma • Entzündung
Tertiäre Hypothyreose (TRH-Mangel)	• Tumor • Trauma • Entzündung
Transiente Hypothyreose (transienter Mangel peripherer SD-Hormone)	• Jodmangel • Jodkontamination • Mütterliche Immunglobuline

> **MERKE** Die häufigste Ursache der angeborenen Hypothyreose ist eine Entwicklungsstörung des Organs (80–90 %).

Klinik
Die kongenitale Hypothyreose ist bei Geburt meist nicht manifest. In den ersten Lebenswochen entwickeln sich **Icterus prolongatus, Trinkschwäche,** auffällige **Bewegungsarmut,** Obstipation und **Makroglossie** (> Abb. 5.3). Die kleine Fontanelle ist offen, das Knochenalter retardiert. Die Kinder zeigen eine

---

Aus Studentensicht

5.2.2 Vermehrte ADH-Sekretion: Syndrom der inadäquaten ADH-Sekretion

Definition: Überschießende ADH-Sekretion trotz geringer Serumosmolarität → Wasserintoxikation mit Ausscheidung von hypertonem Urin.

Ätiologie: Begleitend bei Pneumonien, schweren entzündlichen Hirnerkrankungen, Hypophyseninsuffizienz, beatmeten Neugeborenen oder medikamentös bedingt.

Klinik
- Leitsymptome: **Geringe Urinausscheidung** und **Gewichtszunahme**
- Begleitend: Schwindel, Bewusstseinsstörungen, epileptische Anfälle

Diagnostik
- Serumnatrium ↓, Serumosmolarität ↓, Plasmareninaktivität ↓
- Natriumausscheidung trotz Hyponatriämie

Therapie
- Therapie der Grunderkrankung
- **Symptomatisch:** Flüssigkeitsrestriktion und vorsichtiger Versuch des Natriumausgleichs mit NaCl-Infusionen

5.3 Erkrankungen der Schilddrüse

5.3.1 Hypothyreose

Definition: Anatomisch oder funktionell bedingte Störung der Schilddrüsenfunktion.

Epidemiologie: Häufigste angeborene Endokrinopathie mit 1 : 3.000.

TAB. 5.2.

MERKE

Klinik
- In den ersten Lebenswochen: **Icterus prolongatus, Trinkschwäche, Makroglossie,** offene Fontanelle, retardiertes Knochenalter

grobe Fazies mit krauser Stirn und eine teigige Haut (Myxödem). Die Säuglinge sind „sehr brav" und schläfrig, schreien heiser. Der **Muskeltonus** ist **hypoton**, häufig besteht eine **Bradykardie**. Das Abdomen ist ausladend und oft liegt eine Nabelhernie vor.

Bei Schilddrüsendysgenesie zeigt sich eine nackte Trachea. Bei Jodmangel oder Enzymdefekt besteht eine Struma.

Im weiteren Verlauf kommt es zu einem geistigen und statomotorischen **Entwicklungsrückstand** sowie zu **Minderwuchs** mit retardiertem Skelettalter. Die unbehandelte Hypothyreose führt zu **Kretinismus** mit Debilität, **Kleinwuchs** und **Schwerhörigkeit**.

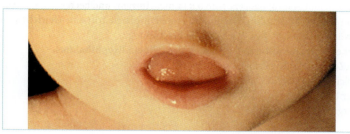

Abb. 5.3 Makroglossie bei einem Säugling mit kongenitaler Hypothyreose. [O530]

Diagnostik
- Erhöhtes TSH im **Neugeborenenscreening** am 3. Lebenstag.
- T_3 und fT_4 erniedrigt.
- Bestimmung von Thyreoglobulin und Schilddrüsenantikörpern (bei positiver mütterlicher Anamnese für eine Autoimmunthyreoiditis).
- Sonografie der Schilddrüse.
- Knochenalterbestimmung (Röntgen-Knie) kann Hinweis auf die Schwere der Hypothyreose geben, wird heute jedoch kaum noch durchgeführt.
- Bei Verdacht auf Ektopie: ^{123}I-Szintigrafie.
- TRH-Test (starker TSH-Anstieg) meist verzichtbar.

Therapie
Bereits bei einem Verdacht auf eine konnatale Hypothyreose sollte mit einer Substitutionstherapie begonnen werden. Es wird synthetisches L-Thyroxin in einer Dosierung von 10–15 µg/kg KG/d p. o. verabreicht.

Im Rahmen der Therapieüberwachung werden TSH (Ziel 0,5–2 µU/ml) und fT_4 bestimmt. Zeichen der Überdosierung sind Unruhe, Schlaflosigkeit, Diarrhö und Tachykardie. Zu Beginn und im Verlauf der Therapie sollte ein Hörtest erfolgen, da eine primäre angeborene Hypothyreose eine schwere Innenohrhörstörung verursachen kann.

> **MERKE** Bei Verdacht auf kongenitale Hypothyreose sollte der Therapiebeginn so früh wie möglich, also bereits vor der endgültigen Diagnosebestätigung, erfolgen.

Screening
- TSH-Bestimmung im Neugeborenenscreening am 3. Lebenstag.
- Werte > 20 µE/ml sind verdächtig.
- Werte > 100 µE/ml sind beweisend für eine kongenitale Hypothyreose.

> **CAVE** Sekundäre und tertiäre Hypothyreosen werden beim Neugeborenenscreening nicht erfasst, da sie mit einer TSH-Erniedrigung einhergehen.

Prognose
Wachstum und geistige Entwicklung verlaufen unter rechtzeitiger Substitution normal.

5.3.2 Hyperthyreose

Definition
Bei der Hyperthyreose handelt es sich um eine überschießende, von der hypophysären Steuerung unabhängige Produktion von Schilddrüsenhormonen und ihre Wirkung auf den Organismus.

Epidemiologie
Die Häufigkeit der Hyperthyreose beträgt 1 : 50.000 bis 1 : 100.000. Sie tritt bei Mädchen fünfmal häufiger als bei Jungen auf. Der Häufigkeitsgipfel liegt zwischen 12 und 14 Jahren, selten tritt eine Hyperthyreose vor dem 10. Lebensjahr auf.

Aus Studentensicht

- Säuglinge: Schläfrig, heiseres Schreien, **hypotoner Muskeltonus**, Bradykardie
- Im Verlauf: Geistiger und statomotorischer **Entwicklungsrückstand**, Kleinwuchs
- Ohne Therapie: **Kretinismus** mit Debilität, **Kleinwuchs**, Schwerhörigkeit

ABB. 5.3

Diagnostik
- **Neugeborenenscreening** (3. Lebenstag): TSH ↑
- T_3 und fT_4 ↓, Thyreoglobulin i. S., Schilddrüsenantikörper
- Sonografie der Schilddrüse

Therapie
- Gabe von L-Thyroxin 10–15 µg/kg KG/d p. o.
- Therapieüberwachung von TSH und fT_4

MERKE

CAVE

5.3.2 Hyperthyreose

Definition: Überschießende, von der hypophysären Steuerung unabhängige Produktion von Schilddrüsenhormonen.

Epidemiologie: 1 : 50.000 bis 1 : 100.00, ♀ : ♂ = 5 : 1 (selten vor dem 10. LJ).

5 ENDOKRINOLOGIE

Ätiologie
Fast immer liegt ein **Morbus Basedow** vor. Dabei werden Autoantikörper gegen TSH-Rezeptoren gebildet, die an den TSH-Rezeptor (TRAK) binden und die Schilddrüsenhormonproduktion stimulieren. Selten handelt es sich um eine autonome Schilddrüsenhormonsekretion durch ein Adenom oder eine gesteigerte hypophysäre TSH-Sekretion.

Klinik
Die Symptome sind **Nervosität, motorische Unruhe** („kann nicht still sitzen"), Konzentrationsstörungen, Schulschwierigkeiten und Gemütsschwankungen. Hinzu kommen Tremor, **Tachykardien,** ein **systolisch hoher Blutdruck** und eine große Blutdruckamplitude. Trotz Polyphagie tritt eine **Gewichtsabnahme** ein. Es besteht eine Wärmeintoleranz. Das Wachstum ist beschleunigt.
In über 80 % der Fälle besteht eine **Struma diffusa,** in etwa 60 % der Fälle ein **Exophthalmus.**
Charakteristische klinische Zeichen der Hyperthyreose sind:
- **Graefe-Zeichen:** Zurückbleiben des Oberlids bei Blicksenkung
- **Stellwag-Zeichen:** seltener Lidschlag
- **Moebius-Zeichen:** Konvergenzschwäche

Diagnostik
- T_3 und fT_4 erhöht, TSH supprimiert
- Nachweis von Autoantikörpern: TRAK und Anti-Thyreoglobulin
- Niedriges Serumcholesterin
- Sonografie der Schilddrüse: Volumenbestimmung, Adenome?
- Schilddrüsenszintigrafie nur bei sonografischem Verdacht auf Adenom
- Knochenalterbestimmung
- EKG/Echokardiografie

Therapie
Langfristig muss eine **thyreostatische Therapie** mit Methimazol und Carbimazol durchgeführt werden. Bei schwerer kardialer Symptomatik kommen zusätzlich Betablocker zum Einsatz. Bei vollständiger Blockade mit Thyreostatika kann eine iatrogene Hypothyreose durch eine zusätzliche L-Thyroxin-Substitution vermieden werden. Bei großer Struma und Chronizität ist die **subtotale Thyreoidektomie** oder eine **Radiojodtherapie** indiziert.

Prognose
Nur bei 20–30 % der Fälle wird eine permanente Remission erreicht.

5.3.3 Neugeborenenhyperthyreose

Definition
Die Neugeborenenhyperthyreose ist ein relativ seltener lebensbedrohlicher hyperthyreoter Zustand, der bei 1 % der Neugeborenen von Müttern mit Morbus Basedow durch die passive Übertragung von TRAK auftritt.

Ätiologie
Transplazentare Passage thyreostimulierender Antikörper bei mütterlicher Hyperthyreose.

Klinik
Die wichtigsten Symptome sind Struma, Exophthalmus und Dyspnoe. Dazu kommen Tachykardie, Herzinsuffizienz und Hyperthermie.

Therapie
Bis zum Abbau der Antikörper werden thyreostatische und sedierende Medikamente verabreicht.

5.3.4 Struma im Kindesalter

Definition
Es handelt sich um eine Vergrößerung der Schilddrüse über die für das entsprechende Lebensalter festgelegte Norm.

5.3.4.1 Diffuse parenchymatöse Struma
Ätiologie
Eine echte Hyperplasie entsteht durch chronische Hyperstimulation, insbesondere bei **chronischem Jodmangel** (Zufuhr < 40 µg/d) und bei **Morbus Basedow.**

5.3.4.2 Struma neonatorum

Ätiologie

Häufigste Ursache ist ein **Jodmangel** in der Gravidität. Außerdem können eine Übertragung strumigener Stoffe (PAS, Resorcin) von der Mutter auf den Fetus, eine Thyreostatikatherapie bei der Schwangeren und die Übertragung von TRAK bei Morbus Basedow der Mutter eine Struma beim Neugeborenen verursachen. Ein Enzymmangel der Schilddrüsenhormonsynthese führt bereits intrauterin zu Hormonmangel und zu einem TSH-Anstieg, der in einer Struma resultiert.

Klinik

Die äußerlich sichtbare Vergrößerung der Schilddrüse kann zu Stridor und Atemnot führen (> Abb. 5.4).

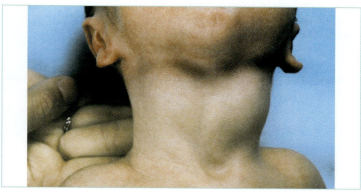

Abb. 5.4 Struma neonatorum. [O530]

5.3.4.3 Juvenile euthyreote Struma

Ätiologie

Jodmangel sowie eine familiäre Jodfehlverwertung können bei Jugendlichen zu einer Struma führen.

Klinik

Es sind deutlich mehr Mädchen als Jungen betroffen. Eine Struma tritt meist in der Pubertät ohne begleitende Schilddrüsenfunktionsstörung (Euthyreose) auf. Die Schilddrüse ist homogen vergrößert, bei längerem Bestehen können sich Nekrosen, Zysten und Knoten ausbilden.

Diagnostik
- Schilddrüsenhormone im Serum meist im Bereich der unteren Norm
- TSH im Serum im Normbereich
- TRH-Test normal
- Schilddrüsenantikörper negativ
- Palpatorisch und sonografisch im Frühstadium keine Knoten nachweisbar

Therapie

Eine optimale Jodzufuhr (z. B. 200 µg/d) ist entscheidend. Bei Jodrefraktärität wird Thyroxin zur TSH-Suppression verabreicht. Bei konsequenter Therapie lässt sich die Strumektomie vermeiden.

> **MERKE** Differenzialdiagnosen zur Struma im Kindesalter:
> - Mediane und laterale Halszyste
> - Lymphangiom
> - Hämangiom
> - Thyreoiditis
> - Schilddrüsenadenom
> - Schilddrüsenkarzinom

5.3.5 Thyreoiditis

5.3.5.1 Chronisch lymphozytäre Thyreoiditis Hashimoto

Definition

Es ist die häufigste Schilddrüsenerkrankung im Kindesalter als Folge einer Autoimmunerkrankung. Durch zelluläre und humorale Mechanismen kommt es zu einer Infiltration des Schilddrüsengewebes, die zum Funktionsverlust des Organs führen kann. Sie betrifft Mädchen dreimal häufiger als Jungen.

Ätiologie

Es handelt sich um eine klassische Autoimmunerkrankung mit T-Suppressor-Zell-Funktionsstörung und genetischer Prädisposition.

Aus Studentensicht

Klinik
- Schleichender Beginn in der Pubertät
- Diffus vergrößerte, indolente und derbe Schilddrüse → Knoten
- Transiente Hyperthyreose → später **Hypothyreose**

Diagnostik
- Labor: **Thyreoglobulin-Antikörper** ↑, Peroxidase-Antikörper ↑, **Schilddrüsenhormone** zunächst ↑, dann ↓
- Sonografie: Inhomogenes Parenchym, echoarme Areale
- Histologie: Bei verdächtigem Knoten → Nachweis lymphozytärer Infiltrate

Therapie: Gabe von L-Thyroxin bei Struma oder Hypothyreose.

MERKE

5.3.5.2 Akute eitrige Thyreoiditis

Ätiologie
- Primär bakteriell
- Sekundär hämatogen/lymphogen im Rahmen anderer Infektionen

Klinik: Erheblicher Lokalschmerz mit Dysphagie und Schmerzausstrahlung bei weicher Schilddrüse.

Therapie: Antibiotikagabe, chirurgische Abszessdrainage.

5.3.5.3 Subakute nichteitrige Thyreoiditis de Quervain

Ätiologie: Ausgelöst durch Mumps-, Adeno-, *Coxsackie*-, *ECHO*- oder *Epstein-Barr*-Virus-Infektionen.

Klinik
- Fieber, Dysphagie und vergrößerte, konsistenzvermehrte, druckdolente Schilddrüse, Ausstrahlung zum Ohr
- Milde und transiente Hyperthyreose
- Histologisch: Riesenzellen, Pseudotuberkel

Therapie: Häufig Spontanheilung, in seltenen Fällen hoch dosierte Salizylate.

5.3.5.4 Chronisch fibröse Thyreoiditis (Riedel-Struma)

Klinik: Ausgeprägte Fibrose der Schilddrüse mit Ausdehnung, narbige Fixierung des Organs.

Diagnostik: Biopsie erforderlich.

Therapie: Steroide, chirurgische Intervention.

5 ENDOKRINOLOGIE

Klinik
Die Erkrankung manifestiert sich bevorzugt in der Pubertät mit schleichendem Beginn. Die Schilddrüse ist diffus vergrößert, indolent und derb. Bei langem Bestehen bilden sich Knoten aus. Meist bestehen keine begleitenden klinischen Symptome. Zunächst kommt es u. U. zu einer transitorischen Hyperthyreose, später besteht häufig eine **Hypothyreose**. Ein kombiniertes Auftreten mit anderen Endokrinopathien ist möglich.

Diagnostik
- **Antikörper** gegen Thyreoglobulin stark erhöht.
- Antikörper gegen mikrosomales Schilddrüsenantigen (Peroxidase) erhöht.
- **Schilddrüsenhormone** sind zunächst erhöht, später meist erniedrigt.
- **Sonografie** der Schilddrüse: Inhomogenes Parenchym, echoarme Areale.
- **Histologie:** Nachweis lymphozytärer Infiltrate (nur bei verdächtigem Knoten indiziert).

Therapie
Bei Struma oder bei Hypothyreose wird L-Thyroxin in einer Dosierung von 1,5 µg/kg KG/d verabreicht. Bei fehlender Struma oder bei latenter Hypothyreose bringt die Behandlung keinen sicheren Vorteil.

> **MERKE** Die Hashimoto-Thyreoiditis ist die häufigste Schilddrüsenerkrankung im Kindesalter.

5.3.5.2 Akute eitrige Thyreoiditis

Ätiologie
Die Erkrankung entsteht primär bakteriell (Streptokokken, Staphylokokken, Anaerobier) oder sekundär lymphogen/hämatogen im Rahmen anderer Infektionen.

Klinik
Eine akute eitrige Thyreoiditis tritt im Kindesalter selten auf. Es besteht ein erheblicher Lokalschmerz mit Dysphagie und Schmerzausstrahlung zum Ohr und in den Thorax. Die Schilddrüse ist weich! Die Schilddrüsenfunktion wird in der Regel nicht beeinträchtigt.

Therapie
Die Behandlung besteht in der Verabreichung von Antibiotika und in einer chirurgischen Abszessdrainage.

5.3.5.3 Subakute nichteitrige Thyreoiditis de Quervain

Ätiologie
Diese im Kindesalter sehr seltene Schilddrüsenerkrankung wird durch Mumps-, Adeno-, *Coxsackie*-, ECHO- und *Epstein-Barr*-Viren ausgelöst oder tritt im Anschluss an o. g. Virusinfektionen auf. Darüber hinaus besteht eine genetische Disposition.

Klinik
Die Erkrankung beginnt schleichend mit Fieber, Dysphagie und vergrößerter, konsistenzvermehrter, druckdolenter Schilddrüse. Typischerweise strahlt der Schmerz zum Ohr aus. Es besteht eine milde und transiente Hyperthyreose. Histologisch lassen sich Riesenzellen und Pseudotuberkel nachweisen.

Therapie
Meist kommt es zur Spontanheilung. In einigen Fällen können hoch dosierte Salizylate hilfreich sein, selten werden Steroide benötigt. Thyreostatika kommen nicht zum Einsatz.

5.3.5.4 Chronisch fibröse Thyreoiditis (Riedel-Struma)

Ätiologie
Bisher sind die Ursachen dieser im Kindesalter seltenen Erkrankung ungeklärt. Eine Zuordnung zu IgG4-assoziierten Autoimmunerkrankungen oder zur multifokalen Sklerose wird diskutiert.

Klinik
Es kommt zu einer ausgeprägten Fibrose der Schilddrüse mit Ausdehnung bis zu Trachea, Ösophagus und Nackenmuskulatur sowie zu einer narbigen Fixierung des Organs.

Diagnostik
Eine Biopsie ist erforderlich, da die Riedel-Struma klinisch nicht von einem Karzinom abgrenzbar ist.

Therapie
Kortikosteroide sind in einigen Fällen hilfreich, häufig ist eine chirurgische Intervention notwendig.

5.3.6 Schilddrüsentumoren

Epidemiologie
Primäre Schilddrüsentumoren sind im Kindesalter **sehr selten,** treten aber zunehmend als **Zweitmalignom** nach Bestrahlung und Chemotherapie auf. Mädchen sind häufiger betroffen als Jungen.

Pathologie
- Schilddrüsenadenom.
- Papilläres Schilddrüsenkarzinom ist die häufigste Form.
- Follikuläres Schilddrüsenkarzinom.
- Medulläres C-Zellen-Karzinom: Familiäre Häufung (autosomal-dominant!).
- Anaplastisches Schilddrüsenkarzinom.

Klinik
Eine **asymmetrische symptomlose Schilddrüsenvergrößerung** ist charakteristisch. In 50 % der Fälle bestehen bereits bei Erstvorstellung Metastasen. Die Metastasierung beim papillären Schilddrüsenkarzinom erfolgt in die regionären Lymphknoten. In 5 % der Fälle liegen pulmonale Metastasen vor.

Diagnostik
- Konzentration von Schilddrüsenhormon im Serum normal.
- Thyreoglobulin kann als Tumormarker verwertbar sein.
- **Sonografie** der Schilddrüse.
- ^{123}**Jodid-Schilddrüsenszintigrafie:** Nachweis eines kalten Knotens.
- Offene **Biopsie** mit Schnellschnitt: Histologische Untersuchung.
- **Röntgen-Thorax:** Ausschluss von Lungenmetastasen.

Therapie
Eine radikale Schilddrüsen- und Lymphknotenexstirpation ist bei malignen Tumoren erforderlich. Postoperativ wird L-Thyroxin zur Hormonsubstitution und TSH-Suppression verabreicht. Als postoperative Tumormarker dienen die Konzentrationen von Thyreoglobulin und Kalzitonin im Serum.

Prognose
Beim papillären Karzinom ist die Prognose mit einer Langzeitüberlebensrate von 80 % relativ gut. Beim medullären Karzinom besteht die Möglichkeit des Vorliegens einer multiplen endokrinen Neoplasie (MEN) Typ 2 (➤ Kap. 5.6).

5.4 Erkrankungen der Nebenschilddrüsen

Physiologie
Die Synthese von Parathormon (PTH) erfolgt in den Epithelkörperchen. PTH erhöht über verschiedene Mechanismen die Serumkalziumkonzentration:
- **Darm:** Erhöhung der Kalziumresorption durch Synthesesteigerung von 1,25-(OH)$_2$-Vitamin D$_3$
- **Niere:** Erhöhung der Kalziumreabsorption, Hemmung der Phosphatreabsorption
- **Knochen:** Erhöhung der Kalzium- und Phosphatmobilisierung durch Aktivierung der Osteoklasten

5.4.1 Hypoparathyreoidismus

Definition
Hier handelt es sich um einen Mangel an Parathormon, bei dem klinisch die durch die Hypokalzämie bedingten Symptome im Vordergrund stehen.

Ätiologie
Siehe hierzu ➤ Tab. 5.3.

Tab. 5.3 Ätiologie des Hypoparathyreoidismus.

Sporadischer primärer Hypoparathyreoidismus	Transitorisch im Neugeborenenalter Persistierend isoliert Persistierend bei DiGeorge-Syndrom
Familiärer primärer Hypoparathyreoidismus	Isoliert (AR, AD, X-chromosomal) APECED-Syndrom (AR) Mit Schwerhörigkeit und Nephropathie (AR, AD) Mit Kleinwuchs und Entwicklungsverzögerung (AR)
Sekundärer Hypoparathyreoidismus	Postoperativ Bestrahlung Hypomagnesiämie Hämosiderose Tumor

AR: Autosomal-rezessiv; AD: Autosomal-dominant; APECED: Autoimmune Polyendokrinopathie-Candidiasis-Ektodermale-Dystrophie.

Aus Studentensicht

Klinik
- **Akute Hypokalzämie:** Muskuläre Erregbarkeit ↑, Tetanie, epileptische Anfälle
- **Chronische Hypokalzämie:** Hautatrophie, Alopezie, Nagelbrüchigkeit, Hypotonie, Kleinwuchs

Diagnostik
- Hypokalzämie, Hyperphosphatämie
- Intaktes Parathormon i. S. ↓

Therapie
- **Akuttherapie:** 10 % Kalziumglukonat 1–2 ml/kg KG langsam i. v.
- **Langzeittherapie:** Stimulation der Kalziumresorption mit Vitamin D₃ oder Calcitriol

MERKE

5.4.2 Pseudohypoparathyreoidismus (PHP)

Definition: Autosomal-dominant vererbte Endorganresistenz bei adäquater Parathormonsynthese.

Pathophysiologie
- Typ I: cAMP-Anstieg im Urin nach PTH-Gabe, somatische Auffälligkeiten (AHO)
- Typ II: Fehlender cAMP-Anstieg

Klinik: Symptome der **Hypokalzämie** und **AHO:** Kleinwuchs, rundes Gesicht, kurzer Hals, gedrungener Körper.

Therapie: Hoch dosierte Vitamin-D₃-Gabe → Serumkalzium im oberen Normbereich.

5.4.3 Hyperparathyreoidismus

Definition: Primär oder sekundär auftretende PTH-Übersekretion.

---

5 ENDOKRINOLOGIE

Klinik
Die klinische Symptomatik wird durch die akute oder chronische Hypokalzämie geprägt.
Symptome der akuten Hypokalzämie sind erhöhte muskuläre Erregbarkeit, Tetanie und epileptische Anfälle.
Symptome der chronischen Hypokalzämie sind Hautatrophie, Alopezie, Nagelbrüchigkeit, Zahndystrophie, muskuläre Hypotonie, Konzentrationsschwäche, depressive Verstimmung und Kleinwuchs.
Symptome möglicherweise assoziierter Erkrankungen:
DiGeorge-Syndrom: Thymushypo- oder -aplasie, angeborene Herzfehler und Malformationen der großen Gefäße, Gesichtsfehlbildungen (➤ Kap. 2.3).
APECED-Syndrom: Autoimmunes Polyendokrinopathie-Candidiasis-Ektodermales-Dystrophie-Syndrom durch Mutationen im *AIRE*-Gen. Zunächst besteht ein hartnäckiger Soor von Nägeln und Mundschleimhaut. Der Hypoparathyreoidismus tritt meist nach dem 3. Lebensjahr, eine primäre Nebennierenrindeninsuffizienz meist nach dem 6. Lebensjahr auf. Fakultativ kommt es zu Alopezie, Vitiligo, Steatorrhö und Hashimoto-Thyreoiditis.

Diagnostik
- Hypokalzämie
- Hyperphosphatämie
- Intaktes Parathormon im Serum erniedrigt

Therapie
In der **Akutphase** wird Kalziumglukonat 10 % in einer Dosierung von 1–2 ml/kg KG langsam i. v. verabreicht.
Im Rahmen der **Langzeittherapie** wird die Kalziumaufnahme aus dem Darm durch Vitamin D₃ oder Calcitriol stimuliert. Auf eine ausreichende Kalziumzufuhr sollte unbedingt geachtet werden. Das Serumkalzium sollte wegen der Tendenz zur Hyperkalziurie nur in den unteren Normbereich angehoben werden (cave: Nephrokalzinose und Nephrolithiasis)!

> **MERKE** Leitsymptome bei Hypoparathyreoidismus: Tetanie und epileptische Anfälle bei Hypokalzämie.

5.4.2 Pseudohypoparathyreoidismus (PHP)

Definition
Bei PHP handelt es sich um eine familiäre, autosomal-dominant vererbte Erkrankung mit adäquater Parathormonsynthese, aber **Endorganresistenz** von Niere und Skelett gegenüber der hormonellen Wirkung.

Pathophysiologie
Es besteht eine Endorganresistenz gegenüber Parathormon bei normaler Synthese und Sekretion von Parathormon. Man unterscheidet einen PHP Typ I und Typ II in Abhängigkeit von vorhandenem oder fehlendem Anstieg von cAMP im Urin auf Gabe von PTH. Die meisten Patienten mit Typ I weisen somatische Auffälligkeiten im Sinn der hereditären Albright-Osteodystrophie (AHO) auf.

Klinik
Auch hier stehen die **Symptome der Hypokalzämie** im Vordergrund (Hypoparathyreoidismus).
Die **klinischen Zeichen der AHO** sind Kleinwuchs, ein rundes Gesicht, ein kurzer Hals, ein gedrungener Körper bei Übergewicht, eine Brachydaktylie und subkutane Verkalkungen. Bei den meisten Patienten besteht eine geistige Retardierung.
Zusätzliche Skelettveränderungen sind Radiusdeformierungen, Exostosen und die röntgenologischen Zeichen eines Hyperparathyreoidismus.

Diagnostik
- GS-alpha-Aktivität der Erythrozytenmembran
- Mutationsanalyse (*GNAS*-Gen), vor allem bei Verdacht auf PHP Typ Ia

Therapie
Die Behandlung besteht in der hoch dosierten Verabreichung von 1,25-(OH)₂-Vitamin D₃. Die Serumkalziumkonzentration sollte in den oberen Normbereich angehoben werden, um den sekundären Hyperparathyreoidismus zu supprimieren.

5.4.3 Hyperparathyreoidismus

Definition
Im Kindesalter seltene, chronische Übersekretion von Parathormon, die primär oder sekundär auftreten kann und mit dem Leitsymptom der **Hyperkalzämie** einhergeht.

Ätiologie
Siehe hierzu ➤ Tab. 5.4.

Tab. 5.4 Ätiologie des Hyperparathyreoidismus.

Sporadischer primärer Hyperparathyreoidismus	Solitäres Adenom Hyperplasie der Nebenschilddrüsen Ektope Parathormonsekretion
Familiärer primärer Hyperparathyreoidismus	Isoliert (AR, AD) MEN 1: Hyperparathyreoidismus, Pankreasgastrinom, Hypophysenadenom MEN 2: Hyperparathyreoidismus, Schilddrüsenkarzinom, Phäochromozytom
Sekundärer Hyperparathyreoidismus	Vitamin D-Mangel-Rachitis mit Hypokalzämie Niereninsuffizienz Pseudohypoparathyreoidismus

AR: Autosomal-rezessiv; AD: Autosomal-dominant; MEN: Multiple endokrine Neoplasie.

Klinik
Symptome der Hyperkalzämie sind Anorexie, Übelkeit, Erbrechen, Gewichtsabnahme, psychische Veränderungen und Blutdruckerhöhung.
Symptome der Hyperkalziurie sind Polyurie, Polydipsie, Nephrolithiasis und Nephrokalzinose.
Symptome der vermehrten PTH-Wirkung auf das Skelett sind Osteitis fibrosa generalisata und Knochenschmerzen.

> **MERKE** Hyperparathyreoidismus: Symptome der Hyperkalzämie, der Hyperkalziurie und der vermehrten PTH-Wirkung auf das Skelett.

Diagnostik
- Hyperkalzämie
- Hypophosphatämie
- Intaktes Parathormon im Serum erhöht
- Hyperkalziurie und Hyperphosphaturie
- **Sonografie und MRT:** Adenomsuche
- **Röntgen:** Subperiostale Defekte an den Radialseiten der Mittelphalangen

Therapie
Die Hyperkalzämie wird durch eine Unterbrechung der Kalziumzufuhr, durch eine Infusion von NaCl und die Verabreichung von Furosemid, Bisphosphonaten und Prednison (hemmt Osteoklasten und intestinale Kalziumresorption) behandelt.
Die Nebenschilddrüsen werden im Rahmen einer Operation exploriert. Bei solitärem Adenom erfolgt die Resektion. Bei Hyperplasie aller vier Nebenschilddrüsen werden eine totale Parathyreoidektomie und eine Autotransplantation von Nebenschilddrüsengewebe in die Unterarmmuskulatur durchgeführt.

5.5 Erkrankungen der Nebennierenrinde

5.5.1 Erkrankungen mit verminderter Kortisolsynthese

5.5.1.1 Adrenogenitales Syndrom (AGS)
Definition
Der autosomal-rezessiv vererbte Enzymdefekt der Kortisolsynthese führt bei Mädchen zu einer Störung der sexuellen Differenzierung mit pränataler Virilisierung und bei beiden Geschlechtern zu einer Pseudopubertas praecox. Zudem kann das AGS bei Beteiligung der Aldosteronsynthese mit einem schweren Salzverlustsyndrom assoziiert sein.

Epidemiologie
Das AGS tritt mit einer Häufigkeit von etwa 1:11.000 auf. Es handelt sich um die häufigste Form der Nebennierenrindeninsuffizienz im Kindesalter.

Einteilung
- **Klassisches AGS:**
  - AGS ohne Salzverlust (unkompliziertes, einfach virilisierendes AGS)
  - AGS mit Salzverlust (kompliziertes AGS)
- **Nichtklassisches AGS:** Late-Onset-AGS

Aus Studentensicht

Pathophysiologie
- Enzymdefekt → unzureichende Kortisolbildung → ACTH-Produktion ↑ → Konzentration der gemeinsamen Vorstufen von Kortisol und Androgenen → Umsetzung zu Androgenen durch Enzymblock der Kortisolbildung → **Virilisierung**
- Zusätzliche Störung der Mineralkortikoidsynthese → Aldosteronproduktion ↓ → Salzverlust

ABB. 5.5

Ätiologie
- **Defekt der 21-Hydroxylase:** 95 % aller Fälle mit AGS, ¾ davon kompletter Defekt mit Salzverlust
- **Defekt der 11-Hydroxylase:** Minerolokortikoid wirkendes Desoxykortikosteron ↑; physiologische Mineralkortikoidresistenz → Natriumretention und Hypertonus meist erst vor dem 3. LJ
- **Defekt der 3-β-Hydroxysteroiddehydrogenase:** Salzverlustsyndrom, ♀ leichte Virilisierung, ♂ mangelhafte Maskulinisierung

Klinik: Gedeihstörung, atypisches Genitale.

ABB. 5.6

5 ENDOKRINOLOGIE

Pathophysiologie

Angeborene **Enzymdefekte** der Kortisolbiosynthese führen zu einer unzureichenden Kortisolbildung. Bei Kortisolmangel kommt es zur erhöhten ACTH-Produktion. ACTH steigert die Konzentration der gemeinsamen Vorstufen von Kortisol und Androgenen, die durch den Enzymblock der Kortisolsynthese vermehrt zu Androgenen umgewandelt werden (➤ Abb. 5.5). Die Folge ist eine **Virilisierung.** Bei zusätzlicher Störung der Mineralokortikoidsynthese durch einen 21-Hydroxylase-Mangel auch in der Zona glomerulosa (Zona fasciculata: Kortisolsynthese) tritt eine unzureichende Aldosteronproduktion mit **Salzverlust** auf.

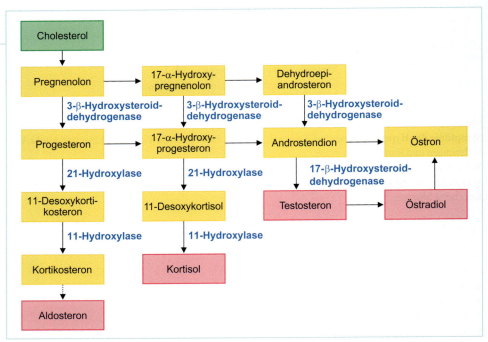

Abb. 5.5 Die Synthese von Kortisol, Aldosteron, Testosteron und Östrogen in der Nebenniere. [L141]

Ätiologie

- **Defekt der 21-Hydroxylase:** 95 % aller Fälle mit AGS, davon 75 % AGS mit Salzverlust (kompletter Defekt), 25 % AGS ohne Salzverlust (partieller Defekt).
- **Defekt der 11-Hydroxylase:** Kein Salzverlust. Anhäufung von Desoxykortikosteron, das mineralokortikoid wirkt. Aufgrund der physiologischen Mineralkortikoidresistenz des Neugeborenen entwickeln sich Natriumretention und Hypertonus jedoch erst später (meist vor dem 3. Lebensjahr).
- **Defekt der 3-β-Hydroxysteroiddehydrogenase:** Meist Salzverlustsyndrom, leichte Virilisierung bei Mädchen und mangelhafte Maskulinisierung bei Jungen (Hypospadie).

Klinik

Leitsymptome des AGS sind eine **Gedeihstörung** und ein **atypisches Genitale** (➤ Abb. 5.6).

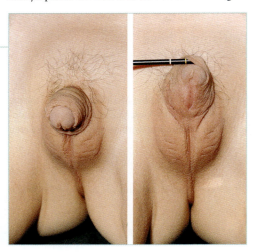

Abb. 5.6 Virilisiertes Genitale bei einem Mädchen mit AGS. Klitorishypertrophie, Fusion der Labien und gemeinsame Öffnung von Vagina und Urethra. [O530]

Unkompliziertes, einfach virilisierendes AGS
- Bei **Mädchen** führt es zu einer Störung der sexuellen Differenzierung. Das äußere Genitale bei Geburt ist virilisiert (**Pseudohermaphroditismus femininus**), es besteht eine Klitorishypertrophie. Uterus, Ovarien, Tuben und Vagina sind vorhanden. Die Brustentwicklung bleibt aus, es kommt zur Amenorrhö. Cave: Fehleinschätzung als Buben mit beidseitigem Kryptorchismus und Hypospadie. Später kommt es zur **Pseudopubertas praecox.**
- Bei **Jungen** zeigen sich erst später Symptome. Bei Geburt sind die Kinder unauffällig. Im Kleinkindalter kommt es zu einer **Pseudopubertas praecox** mit Penishypertrophie, Genitalhyperpigmentierung und vermehrter Skrotalfältelung, die Hodenentwicklung bleibt jedoch infantil. Aufgrund einer Knochenalterakzeleration kommt es zu einem beschleunigten Längenwachstum. Der Epiphysenfugenschluss erfolgt mit 7–10 Jahren, woraus eine geringe Endgröße resultiert.

Kompliziertes AGS mit Salzverlust
Im Alter von knapp 2 Wochen kommt es zu einer lebensbedrohlichen Salzverlustkrise mit Trinkschwäche, Erbrechen und Gewichtsabnahme, die zu Dehydratation, Apathie, Hyponatriämie, Hyperkaliämie und metabolischer Azidose führt.

Late-Onset-AGS
Neugeborene zeigen keine Virilisierung. Vor der Pubertät können eine prämature Adrenarche/Pubarche, Klitorishypertrophie, Knochenalterakzeleration und Großwuchs auftreten.

Differenzialdiagnose
- Hypertrophe Pylorusstenose: Klinik ähnlich, hier jedoch Hypokaliämie, Hypochlorämie und metabolische Alkalose
- Hormonproduzierender Tumor der NNR oder des Ovars
- Virilisierung durch mütterliche Androgene

Diagnostik
- Genaue **Inspektion** des Genitales
- **Leitmetabolit** 17-OH-Progesteron im Serum stark erhöht
- Pregnantriol und Pregnantriolon im Urin erhöht
- **ACTH-Kurztest**: Exzessiver 17-OH-P-Anstieg
- DNA-Analyse
- Chromosomenanalyse
- Plasmareninaktivität
- Pränatale Diagnostik: Chorionzottenbiopsie in der 9. SSW zur DNA-Analyse
- Erfassung im erweiterten Neugeborenenscreening

Therapie
Ziele sind die Beendigung der Virilisierung und der Pseudopubertas praecox sowie eine Normalisierung des Längenwachstums, der Geschlechtsfunktion und der Reproduktionsfähigkeit.
Einfach virilisierendes AGS: Substitution von Hydrokortison in einer Dosierung von 10–20 mg/m^2/d, davon 50 % morgens, 25 % mittags und 25 % abends. In Stresssituationen (z. B. Infektion, Fieber, Operation) ist der Bedarf erhöht, die Dosis sollte verdreifacht werden.
Salzverlustsyndrom: Zusätzlich wird als Mineralokortikoid 9α-Fluorokortisol verabreicht. Dosis: Säuglinge 0,05–0,3, Kleinkinder 0,05–0,15 und Schulkinder 0,1 mg/d in 2–3 ED.

Pränatale Therapie
Ziel dieser noch experimentellen Therapieform ist die Verhinderung der Virilisierung des Genitales weiblicher AGS-Feten. Zunächst erfolgt eine „blinde" Behandlung aller AGS-Risikoschwangerschaften. Hierzu wird der Schwangeren **Dexamethason** verabreicht. Es passiert die Plazenta ab der 5. SSW und wirkt nicht teratogen, unterdrückt aber die kindliche Androgenproduktion. Im 1. Trimenon erfolgt dann die Chorionzottenbiopsie zur Bestimmung von Geschlecht und Genotyp. Eine Therapiefortführung erfolgt nur, wenn der Fetus weiblich ist **und** ein AGS nachgewiesen wurde.

> **LERNTIPP** Präge dir ein, dass die Steroidprophylaxe in der Schwangerschaft bei möglichem AGS geschlechtsabhängig ist.

> **MERKE** Leitsymptome des adrenogenitalen Syndroms sind das atypische Genitale sowie die lebensbedrohliche Salzverlustkrise bei kompliziertem AGS.

Aus Studentensicht

- **Unkompliziertes, einfach virilisierendes AGS:**
- ♀ **bei Geburt virilisiertes Genitale:**
  - Störung der sexuellen Differenzierung, Klitorishypertrophie
  - Uterus, Ovarien, Tuben vorhanden
  - Ausbleibende Brustentwicklung, Amenorrhö, Pseudopubertas praecox
- ♂ **bei Geburt unauffällig:**
  - Penishypertrophie, Genitalhyperpigmentierung
  - Skrotalfältelung
  - Pseudopubertas praecox, infantile Hodenentwicklung
  - Beschleunigtes Längenwachstum, verfrühter Epiphysenschluss → Kleinwuchs
- **Kompliziertes AGS mit Salzverlust:** Lebensbedrohliche Salzverlustkrise mit Trinkschwäche, Erbrechen → Dehydratation, Apathie, metabolische Azidose, Hyponatriämie, Hyperkaliämie
- **Late-Onset-AGS:** Vor der Pubertät → prämature Adrenarche/Pubarche, Klitorishypertrophie, Knochenalterakzeleration, Großwuchs

Diagnostik
- Inspektion des Genitales
- 17-OH-Progesteron i. S. ↑↑, ACTH-Kurztest
- Pränataldiagnostik, Neugeborenenscreening

Therapie: Versucht wird Virilisierung und Pseudopubertas praecox zu beenden, normales Längenwachstum, Geschlechtsfunktion und Reproduktionsfähigkeit zu erreichen.
- **Einfach virilisierendes AGS:** Hydrokortison 10–20 mg/m^2/d
- **Salzverlustsyndrom:** zusätzlich 9α-Fluorokortisol 50–200 µg/d

Pränatale Therapie: Blinde Behandlung aller Risikoschwangeren mit Dexamethason → Unterdrückung der kindlichen Androgensynthese → Chorionzottenbiopsie: weiblich und AGS nachgewiesen → Fortführung der Therapie

LERNTIPP

MERKE

Aus Studentensicht

5.5.1.2 Nebennierenrindeninsuffizienz: Morbus Addison

Definition: Unzureichende oder fehlende Produktion von Gluko- und Mineralokortikoiden in der Nebennierenrinde.

Ätiologie
- **Primär → ACTH ↑:** Autoimmunadrenalitis, perinatale Nebennierenblutung, Waterhouse-Friederichsen-Syndrom bei Meningokokkensepsis, Infektion, AGS mit Salzverlust
- **Sekundär → ACTH ↓:** Autoimmunprozess im HVL, Panhypopituitarismus: Tumor, Trauma, Blutung
- **Tertiär → ACTH ↓:**
  - Iatrogen: Kortikosteroidtherapie, Bestrahlung
  - Hypothalamusinfiltrate, -tumoren

> **MERKE**

Pathophysiologie: Beginn Kortisolausfall, später Aldosteronmangel → Salzverlust → kompletter Nebennierenrindenausfall.

Klinik
- **Chronische Form:** Schwäche, Adynamie, Gewichtsverlust, arterielle Hypotonie, Salzhunger:
  - Primäre Form: Pigmentierung von Haut und Schleimhäuten ↑
  - Sekundäre Form: Blässe
- **Akute Form:** In unvorhergesehenen Stresssituationen bei chronischer oder latenter Insuffizienz ohne rechtzeitige Substitution/Waterhouse-Friderichsen-Syndrom:
  - Exsikose, Blutdruckabfall, Schock, Oligurie
  - Pseudoperitonitis, Erbrechen, Diarrhö, Cholestase
  - Hypoglykämie, Koma

> **LERNTIPP**

Diagnostik
- Hyponatriämie, Hypochlorämie, Hyperkaliämie, metabolische Azidose, Hypoglykämie
- Kortisol-, Aldosteron- und Nebennierenandrogenkonzentration i. S. ↓

Primär
- ACTH i. S. ↑
- Nachweis von Nebennierenrindenantikörpern
- ACTH-Test: unzureichender Kortisolanstieg
- Bildgebung: Einblutungen, Infarzierungen und Atrophie der Nebennierenrinde

5 ENDOKRINOLOGIE

5.5.1.2 Nebennierenrindeninsuffizienz: Morbus Addison

Definition
Es kommt zu einer Verringerung oder zum Ausfall der Steroidhormonproduktion der Nebennierenrinde. Dies bedeutet: Die Produktion sowohl der Gluko- als auch der Mineralokortikoide ist unzureichend oder fehlt völlig. Gleichzeitig ist das adrenokortikotrope Hormon ACTH durch Zerstörung von mindestens 90 % der Nebennierenrinde erhöht.

Ätiologie
- **Primär: ACTH erhöht**
  - Autoimmunadrenalitis: 50–80 % der Fälle
  - Perinatale Nebennierenblutungen
  - Waterhouse-Friderichsen-Syndrom bei Meningokokkensepsis
  - Infektionen (Tbc, Histoplasmose)
  - Salzverlustsyndrom bei AGS
  - Autoimmune Polyendokrinopathien
  - Aplasie oder Hypoplasie der Nebennieren
  - Amyloidose
  - Sarkoidose
  - X-chromosomal-rezessiv vererbte Adrenoleukodystrophie
- **Sekundär: ACTH erniedrigt**
  - Autoimmunprozess im HVL mit isoliertem ACTH-Ausfall
  - Panhypopituitarismus: Tumor, Trauma, Blutung, Mutationen im *PROP I*-Gen
- **Tertiär: ACTH erniedrigt**
  - Iatrogen: Langfristige Kortikosteroidtherapie
  - Iatrogen: Schädelbestrahlung
  - Hypothalamustumoren
  - Hypothalamusinfiltrate

> **MERKE** Die häufigste Ursache einer Nebennierenrindeninsuffizienz im Kindesalter ist die iatrogene Form durch langfristige Verabreichung von Kortikosteroiden in pharmakologischer Dosis!

Pathophysiologie
Zu Erkrankungsbeginn besteht meist ein isolierter Kortisolausfall, später tritt ein Aldosteronmangel hinzu, der zu Salzverlust führt. Zuletzt kommt es zum kompletten Ausfall der Nenennierenrinde.

Klinik
Chronische Form (Morbus Addison): Symptome sind Schwäche, Adynamie, Gewichtsverlust und rezidivierende Diarrhöen. Bei primären Formen tritt eine vermehrte Pigmentierung von Haut und Schleimhäuten auf. Bei sekundären Formen besteht eine auffallende Blässe (weißer Addison: MSH betroffen). Weitere Symptome sind eine arterielle Hypotonie und Salzhunger.
Akute Form (Addison-Krise): Sie tritt meist durch unvorhergesehene Stresssituationen bei bekannter chronischer oder latenter Insuffizienz ohne rechtzeitige Substitution auf. Beim Neugeborenen kann es bei hämorrhagischer Infarzierung der Nebenniere (NNR-Apoplexie) zu einer akuten adrenalen Krise kommen. Als Waterhouse-Friderichsen-Syndrom wird die akute Nebennierenrindennekrose bei perakuter Meningokokkensepsis bezeichnet. Die Folgen sind Exsikkose, Blutdruckabfall, Schock, Oligurie, abdominelle Schmerzen (Pseudoperitonitis), Cholestase, Erbrechen, Diarrhö, Hypoglykämie und Koma.

> **LERNTIPP** Das Symptom der bronzefarbenen Haut (vermehrte Pigmentierung) zeigt sich nur bei der primären und nicht bei der sekundären Form.

Diagnostik
- Hyponatriämie, Hypochlorämie, Hyperkaliämie
- Metabolische Azidose
- Hypoglykämie
- Kortisolkonzentration im Serum erniedrigt
- Aldosteronkonzentration im Serum erniedrigt
- Nebennierenandrogenkonzentrationen im Serum erniedrigt
- ACTH-Konzentration im Serum erhöht (primär)
- Plasmareninaktivität im Serum erhöht
- **ACTH-Test:** Unzureichender Anstieg von Kortisol
- **Nachweis von Nebennierenrindenantikörpern:** In über 50 % der Fälle positiv

5.5 ERKRANKUNGEN DER NEBENNIERENRINDE

- **Sonografie und MRT der Nebennieren:** Nachweis von Einblutungen, Infarzierungen und einer NNR-Atrophie
- cMRT
- **Sekundäre Formen:** ACTH erniedrigt, NNR-Hormone erniedrigt, ACTH-Test normal, CRH-Test oder Insulinhypoglykämietest

Differenzialdiagnose
- Schwere akute Infektionen
- Diabetisches Koma
- ZNS-Erkrankungen
- Vergiftungen

Therapie

Bei einer **Addison-Krise** muss die Behandlung möglichst schnell und effektiv erfolgen. Sie beinhaltet eine Substitution von Glukose und NaCl sowie die Verabreichung von Hydrokortison und Mineralokortikoiden i. v.
Beim **chronischen Morbus Addison** ist eine langfristige perorale Substitution von Gluko- und Mineralokortikoiden, z. B. Kortisol und 9α-Fluorokortisol, wie bei AGS erforderlich.
Im Rahmen der **Therapieüberwachung** gilt die Plasmareninaktivität als empfindlicher Parameter des Mineralokortikoidhaushalts. Darüber hinaus werden Wachstum, Skelettalter und Blutdruck regelmäßig untersucht und dokumentiert.

> **MERKE** Die Addison-Krise (z. B. bei Säuglingen durch NNR-Apoplexie) ist ein pädiatrischer Notfall, der einer umgehenden Therapie bedarf. Jeder Patient sollte einen Notfallausweis besitzen.

5.5.2 Erkrankungen mit vermehrter Kortisolsynthese: Cushing-Syndrom und Morbus Cushing

Definition

Übermäßige autonome Produktion von Kortisol durch adrenalen Tumor auf Endorganebene (**Cushing-Syndrom**), beidseitige Nebennierenhyperplasie durch überschießende ACTH-Produktion bei Adenom des Hypophysenvorderlappens (**Morbus Cushing, sekundär**) oder vermehrte Kortisolproduktion durch hypothalamische Störung.

Ätiologie
- **Primär:** Adrenaler Tumor (Cushing-Syndrom), bei Kindern oft Karzinome!
- **Sekundär:** Basophiles HVL-Adenom (Morbus Cushing).
- **Tertiär:** Hypothalamische Störung.
- **Iatrogen:** Bei Kindern unter 12 Jahren ist eine Kortikosteroidtherapie die häufigste Ursache eines Cushing-Syndroms.
- **Paraneoplastisch:** Ektope ACTH-Produktion.

Klinik

Das typische klinische Bild ist durch Stammfettsucht, Stiernacken und Vollmondgesicht gekennzeichnet (> Abb. 5.7a). Bei Kindern besteht häufig eine generalisierte Adipositas. Hinzu kommen Osteoporose, Muskelschwund, Adynamie und Verhaltensauffälligkeiten. Häufig bestehen Virilisierungserscheinungen

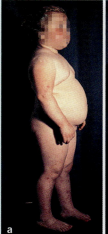
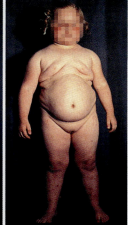
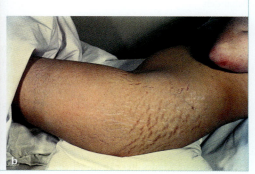

Abb. 5.7 Cushing-Syndrom: **a)** Adipositas; **b)** Striae rubrae. [O530]

Aus Studentensicht

Diagnostik
- Freies Kortisol und 17-OH-Kortisol im Urin ↑
- Kortisol i. S. ↑ oder normal
- ACTH i. S. bei Morbus Cushing ↑, bei Cushing-Syndrom ↓
- Dexamethasonhemmtest: Unzureichende Kortisolsuppression
- Sonografie der Nebennieren, cMRT

Therapie
- Bei adrenalem Tumor oder Hypophysenadenom chirurgische Entfernung
- Postoperativ Kortisonsubstitution bis zur Regeneration der atrophierten NNR

MERKE

Checkliste: Differenzialdiagnose Cushing-Syndrom und Adipositas

CHECKLISTE

5.5.3 Erkrankungen mit isoliert verminderter Aldosteronsynthese

5.5.3.1 Isolierter Hypoaldosteronismus

Definition: Autosomal-rezessiv vererbter Mangel eines Enzymkomplexes → fehlende Umwandlung von 18-Hydroxykortikosteron zu Aldosteron.

Klinik: Gedeihstörung und **Dehydratation** in der Neugeborenenperiode.

Diagnostik
- Hyponatriämie, Hyperkaliämie, metabolische Azidose
- Plasmareninaktivität ↑, 18-Hydroxykortikosteron i. S. ↑
- Aldosteron i. S. ↓

Therapie: Gabe von Salz und 9α-Fluorokortisol.

Prognose: Spontane Besserung der Salzverlustsymptomatik mit zunehmendem Alter möglich.

5.5.4 Erkrankungen mit erhöhter Aldosteronsynthese

5.5.4.1 Primärer Hyperaldosteronismus (PHA)

Definition: Erkrankung mit vermehrter Mineralkortikoidwirkung.

---

5 ENDOKRINOLOGIE

wie Hirsutismus und Akne, Hautatrophie und Striae rubrae sind dagegen selten (> Abb. 5.7b). Im Perzentilenverlauf zeigt sich bei übermäßiger Gewichtszunahme typischerweise ein Wachstumsstillstand. Langfristige Komplikationen sind diabetogene Stoffwechsellage und arterieller Hypertonus.

Diagnostik
- Freies Kortisol und 17-OH-Kortikosteroide sind im Urin erhöht.
- Kortisol im Serum normal oder erhöht, flaches Kortisoltagesprofil mit aufgehobener Nachtsenke. Einzelwerte können, vor allem morgens, normal sein!
- Plasma-ACTH ist bei Morbus Cushing erhöht, bei Cushing-Syndrom erniedrigt.
- Dexamethasonhemmtest: Unzureichende Kortisolsuppression.
- Sonografie der Nebennieren: Nachweis adrenaler Tumoren.
- **cMRT:** Nachweis intrazerebraler Raumforderungen.

Therapie
Bei adrenalem Tumor erfolgt die chirurgische Entfernung. Bei Hypophysenadenom wird eine selektive transsphenoidale Adenomentfernung durchgeführt.
Postoperativ ist eine Kortisonsubstitution erforderlich, bis sich die atrophierte NNR regeneriert hat.

> **MERKE** Typisches Bild bei Cushing-Syndrom im Kindesalter: Wachstumsverzögerung bei übermäßiger Gewichtszunahme und generalisierter Adipositas. Bei Kindern unter 12 Jahren ist eine Kortikosteroidtherapie die häufigste Ursache für ein Cushing-Syndrom.

Checkliste: Differenzialdiagnose Cushing-Syndrom und Adipositas

Cushing-Syndrom	Adipositas
• Verzögertes Wachstum	• Beschleunigtes Wachstum
• Rote Striae (selten)	• Blasse Striae
• Stammfettsucht	• Allgemeine Fettsucht
• Freies Kortisol im Urin hoch	• Freies Kortisol im Urin normal

5.5.3 Erkrankungen mit isoliert verminderter Aldosteronsynthese

5.5.3.1 Isolierter Hypoaldosteronismus

Definition
Im Kindesalter sehr seltener, autosomal-rezessiv vererbter Mangel eines Enzymkomplexes mit 3 Untereinheiten: 11β-Hydroxylase, 18-Hydroxylase, 18-Oxidase. Dadurch kommt es zu einer fehlenden Umwandlung von 18-Hydroxykortikosteron zu Aldosteron.

Klinik
Die klinischen Leitsymptome sind **Gedeihstörung** und **Dehydratation** in der Neugeborenenperiode.

Diagnostik
- Hyponatriämie, Hyperkaliämie, metabolische Azidose
- Plasmareninaktivität im Serum erhöht
- Aldosteronkonzentration im Serum erniedrigt
- 18-Hydroxykortikosteron-Konzentration im Serum erhöht

Therapie
Der Mineralokortikoidmangel wird durch die Verabreichung von Salz und die Gabe von 9α-Fluorokortisol behandelt.

Prognose
Mit zunehmendem Alter kommt es zu einer spontanen Besserung der Salzverlustsymptomatik. In einigen Fällen kann die Therapie abgebrochen werden. Dabei besteht jedoch die Gefahr des Reninanstiegs und der Wachstumsverlangsamung als Zeichen des chronischen Salzmangels.

5.5.4 Erkrankungen mit erhöhter Aldosteronsynthese

5.5.4.1 Primärer Hyperaldosteronismus (PHA)

Definition
PHA ist eine im Kindesalter extrem seltene Erkrankung mit vermehrter Mineralokortikoidwirkung.

Ätiologie

- Erkrankungen mit autonomer Aldosteronproduktion, die vom Renin-Angiotensin-System unabhängig ist: **Conn-Syndrom.**
- Aldosteron sezernierende Adenome der NNR.
- Bilaterale mikronoduläre adrenokortikale Hyperplasie.
- Glukokortikoidsupprimierbarer Hyperaldosteronismus: Beidseitige Nebennierenhyperplasie mit gutem Ansprechen auf Glukokortikoide.

Klinik

Der Mineralokortikoidexzess manifestiert sich mit arteriellem Hypertonus, Hypokaliämie, Polyurie, Nykturie, Enuresis und Polydipsie. Außerdem besteht eine deutliche Muskelschwäche. Eine Tetanie kann auftreten.

Diagnostik

- Hypernatriämie, Hypokaliämie, metabolische Alkalose
- Supprimierte Renin-Angiotensin-Aktivität
- Aldosteron im Plasma erhöht
- Plasmareninaktivität stets niedrig

Therapie

Aldosteron sezernierende Adenome der NNR werden operativ entfernt. Der glukokortikoidsupprimierbare Hyperaldosteronismus spricht gut auf niedrige Dexamethasondosen an.

> **MERKE** Abgegrenzt werden muss der **Pseudohyperaldosteronismus**, der nicht durch einen erhöhten Aldosteronspiegel verursacht wird. Er entsteht vielmehr durch mangelnde renale Suppression der mineralokortikoiden Wirkung von Kortisol infolge eines Lakritzabusus oder einer kongenitalen Überaktivität des epithelialen Natriumkanals (ENaC) der Sammelrohre (Liddle-Syndrom).

5.5.4.2 Sekundärer Hyperaldosteronismus

Ätiologie

Die erhöhte Aldosteronproduktion ohne adrenale Ursache ist die Folge einer stimulierten Renin-Angiotensin-Produktion bei erniedrigtem effektiven Plasmavolumen, z. B. bei nephrotischem Syndrom, Rechtsherzinsuffizienz, Leberzirrhose, Nierenarterienstenose.

Klinik

In der Regel stehen die Symptome der Grunderkrankung im Vordergrund.

5.6 Erkrankungen des Nebennierenmarks

5.6.1.1 Phäochromozytom

Definition

Beim Phäochromozytom handelt es sich um einen Tumor, der Katecholamin produziert. Er geht von chromaffinen Zellen des Nebennierenmarks oder von sympathischen Ganglien des Grenzstrangs im Abdominal-, Thorax- oder Halsbereich aus.

Epidemiologie

Das Phäochromozytom tritt selten im Kindesalter auf (betrifft jährlich 1 : 1.000.000 Kinder < 16 Jahren). Es kommt in verschiedenen Konstellationen vor:

- **Adrenal:** 90 %, davon 10 % bilateral
- **Extraadrenal:** 10 %, davon 90 % abdominal
- **Im Rahmen einer multiplen endokrinen Neoplasie (MEN 2):** 10 %
- **Maligne:** 10 %, häufig bilateral

Klinik

Phäochromozytome können überall dort vorkommen, wo sich chromaffine Zellen befinden: Kopf, Hals, hinteres Mediastinum, ventrale Aorta, Becken, Blase. Die Erkrankung manifestiert sich durch die **erhöhte Katecholaminausschüttung** mit dem Leitsymptom eines **arteriellen Hypertonus**, der anfallsartig oder als Dauerhypertonus auftritt. Weitere häufige Symptome sind Tachykardien, Kopfschmerzen, Sehstörungen, Angstattacken, Schweißausbrüche, Blässe, Flush, Übelkeit, Erbrechen und Gewichtsverlust.

Aus Studentensicht

Diagnostik
- Katecholamine (Adrenalin, Noradrenalin, Metanephrine, Vanillinmandelsäure) im 24-h-Urin ↑
- Clonidintest: Kein Abfall der Katecholamine
- Tumorlokalisation
- Meta-^{123}Jod-Benzylguanidin-Szintigrafie

Differenzialdiagnose
- Andere Ursachen des Hypertonus
- Andere katecholaminproduzierende Tumoren

Therapie
- Phentolamin i. v. bei **akuter hypertensiver Krise**
- β-Blocker bei Tachykardien
- Operative Entfernung des Tumors: Strenge Überwachung des Blutdrucks während der OP!

● **MERKE**

5.6.1.2 Multiple endokrine Neoplasien (MEN)

Definition: Autosomal-dominant vererbte Hyperplasie oder Tumor mehrerer endokriner Drüsen.

Ätiologie
- MEN 1: Mutation im **Menin**-Gen
- MEN 2: Mutation im **Ret**-Protoonkogen

Klinik
- **MEN 1:** Primärer Hyperparathyreoidismus, Pankreaskarzinom
- **MEN 2a:** Phäochromozytom, medulläres Schilddrüsenkarzinom
- **MEN 2b:** Wie MEN 2a plus Ganglionneuromatose

In der Pubertät: verstärkte FSH- und LH-Sekretion, bei ♂ kontinuierlich, bei ♀ zyklisch; LH ↑ → Östrogenproduktion in den Ovarien, Testosteronproduktion in den Testes; Wachstumsgeschwindigkeit bis zu 12 cm/Jahr
- ♀ **Adrenarche** (2–3 Jahre vor Pubertätsbeginn) → Androstendion und Dehydroepiandrosteronsulfat ↑, **Thelarche** (Beginn der Brustentwicklung), **Pubarche** (Beginn der Schambehaarung), **Menarche** (1. Menstruationsblutung)
- ♂ Zunahme des Hodenvolumens, 1. bewusste Ejakulation mit 13,5 Jahren

5.7 Störungen der Sexualentwicklung

---

5 ENDOKRINOLOGIE

Diagnostik
- **Katecholaminausscheidung** im 24-h-Urin erhöht: Adrenalin, Noradrenalin, Metanephrine, Vanillinmandelsäure.
- **Katecholaminausschüttung** im Serum: Metanephrine erhöht.
- **Clonidintest:** Bei Phäochromozytom bleibt der Abfall der Serumkatecholamine aus.
- **Tumorlokalisation:** Röntgen-Thorax, Sonografie, CT, MRT.
- **Meta-^{123}Iod-Benzylguanidin (MIBG)-Szintigrafie:** Anreicherung von MIBG in Phäochromozytomzellen (hohe Spezifität und Sensitivität).

Differenzialdiagnose
Andere Ursachen des arteriellen Hypertonus: Nierenerkrankungen, Aortenisthmusstenose, Hyperthyreose, Cushing-Syndrom, Nebennierenrindentumoren.
Andere katecholaminproduzierende Tumoren: Neuroblastom, Ganglioneuroblastom, Ganglioneurom (hier aber meist auch Erhöhung von Dopamin und Homovanillinsäure).

Therapie
Bei einer akuten hypertensiven Krise wird Phentolamin i. v. gegeben. Bei Tachykardien werden β-Blocker verabreicht.
Präoperativ muss durch die Verabreichung von α-Blockern, z. B. Phenoxybenzamin, Normotonie erreicht werden. Anschließend erfolgt die Operation mit dem Ziel der Entfernung sämtlicher Tumoren.
Intraoperativ ist eine strenge Überwachung erforderlich, da der Blutdruck zunächst stark ansteigen, nach Entfernung des Phäochromozytoms jedoch kritisch absinken kann.

> **MERKE** Das Phäochromozytom ist mit erhöhter Katecholaminausschüttung assoziiert, die zum Leitsymptom des arteriellen Hypertonus führt.

5.6.1.2 Multiple endokrine Neoplasien (MEN)

Definition
Bei MEN handelt es sich um autosomal-dominant vererbte Erkrankungen, bei denen mehr als eine endokrine Drüse von Hyperplasie oder Tumor betroffen ist. Sie kommen mit einer Gesamthäufigkeit von 1 : 25.000 vor.

Ätiologie
MEN 1 wird durch Mutationen im *Menin*-Gen (11q13), einem Tumorsuppressorgen, verursacht. Genetische Ursache des MEN-2-Syndroms sind Mutationen im *Ret*-Protoonkogen auf Chromosom 10q11.2.

Klinik
MEN 1 (Wermer-Syndrom):
- Primärer Hyperparathyreoidismus (95 %)
- Leittumor: Pankreastumor (Gastrinom, Insulinom, Glukagonom, 50 %)
- Hypophysenadenome (30 %).

MEN 2a (Sipple-Syndrom):
- 70 % der MEN-2-Fälle
- Leittumor: medulläres Schilddrüsenkarzinom (100 %)
- Phäochromozytom (50 %)
- Primärer Hyperparathyreoidismus (20 %).

MEN 2b (Gorlin-Syndrom):
- 10 % aller MEN-2-Fälle
- Klinik wie MEN 2a
- Zusätzlich Ganglioneuromatose (u. a. Zunge, Darm)
- Marfanoider Habitus

FMTC-only = Non-MEN
- 20 % der MEN-2-Fälle
- Nur familiäres medulläres Schilddrüsenkarzinom (FMTC)

5.7 Störungen der Sexualentwicklung

Während der gesamten Kindheit kommt es zu pulsatiler FSH- und LH-Sekretion. In der Pubertät erfolgt eine starke Zunahme der FSH- und LH-Sekretion. Bei Jungen besteht eine kontinuierliche, bei Mädchen eine zyklische Produktion. Mit Zunahme der basalen LH-Konzentration steigen die Östrogenproduktion der Ovarien und die Testosteronproduktion der Testes an.

5.7 STÖRUNGEN DER SEXUALENTWICKLUNG

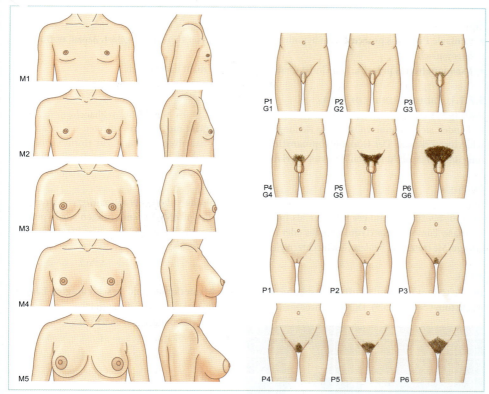

Abb. 5.8 Stadien der Brustentwicklung nach Tanner: M1: Präpubertal kein palpabler Drüsenkörper, prominente Brustwarze. **M2:** Brustknospe: leichte Vorwölbung der Drüse im Bereich des Warzenhofs, Vergrößerung des Areolendurchmessers. **M3:** Brustdrüse größer als der Warzenhof; dieser ist ohne eigene Konturen. **M4:** Knospenbrust: Areola und Warze heben sich von der Drüse ab. **M5:** Voll entwickelte Brust: Die Warzenhofvorwölbung hebt sich von der allgemeinen Brustkontur nicht ab. [L141/L231]
Stadien der Entwicklung der Pubesbehaarung nach Tanner: P1: Präpubertal keine Pubesbehaarung; Genitalregion ist nicht stärker als das Abdomen behaart. **P2:** Spärliches Wachstum von langen, leicht pigmentierten, flaumigen Haaren, glatt oder leicht gekräuselt. Sie erscheinen hauptsächlich an der Peniswurzel bzw. entlang der großen Labien. **P3:** Dunklere, kräftigere und stärker gekräuselte Haare. Behaarung geht über die Symphyse hinaus. **P4:** Behaarung entspricht dem Erwachsenentyp, die Ausdehnung ist aber noch beträchtlich kleiner. Noch keine Ausbreitung auf die Innenseite der Oberschenkel. **P5:** In Dichte und Ausdehnung wie beim Erwachsenen, aber nach oben horizontal begrenzt. Dreieckform. **P6:** Bei 80 % der Männer und 10 % der Frauen kommt es zu einer weiteren Ausbreitung der Behaarung über P-5 hinaus nach oben. Die Stadien G1 bis G6 bezeichnen die Genitalentwicklung beim Jungen. [L141/L231]

Als **Pubertät** bezeichnet man biologische und physiologische Veränderungen, die mit der körperlichen und sexuellen Reifung verbunden sind (> Abb. 5.8).
Der Pubertätsbeginn erfolgt bei Mädchen durchschnittlich 2 Jahre früher als bei Jungen. 2–3 Jahre vor der eigentlichen Pubertät kommt es zur **Adrenarche.** Zu diesem Zeitpunkt erfolgt ein Anstieg von Androstendion und Dehydroepiandrosteronsulfat (DHEA-S) als frühestes biochemisches Zeichen der beginnenden Pubertät. Die klinisch fassbare Pubertät setzt bei Mädchen durchschnittlich im Alter von 10 Jahren ein. Zunächst kommt es zum Beginn der Brustentwicklung (**Thelarche**), wenige Monate später gefolgt vom Beginn der Schambehaarung (**Pubarche**). Die 1. Menstruationsblutung (**Menarche**) tritt durchschnittlich 2,5 Jahre später ein, in Industrieländern etwa im 13. Lebensjahr. Der Pubertätswachstumsschub beginnt bei Mädchen etwa 1 Jahr vor der Menarche. Nach der Menarche wachsen die Mädchen durchschnittlich noch 6–8 cm bis zum Erreichen der Endgröße.
Bei Jungen nimmt das Hodenvolumen mit Pubertätsbeginn (definiert als Hodenvolumen 3 ml) auf das Erwachsenenvolumen von 15–25 ml zu. Die 1. bewusste Ejakulation tritt meist bei einem Skelettalter von etwa 13,5 Jahren auf.
Bei beiden Geschlechtern nimmt die Wachstumsgeschwindigkeit in der Pubertät von vorher 5 cm/Jahr auf bis zu 12 cm/Jahr zu.

> **MERKE** Die sexuelle Entwicklung ist enger mit dem Skelettalter als mit dem chronologischen Alter assoziiert.

5.7.1 Pubertas praecox
Definition
Erste Pubertätszeichen treten bei Mädchen im Alter unter 8 Jahren, bzw. die 1. Regelblutung vor dem 9. Lebensjahr, auf und bei Jungen unter 9 Jahren.

Aus Studentensicht

ABB. 5.8

MERKE

5.7.1 Pubertas praecox

Definition: Pubertätszeichen bei ♀ < 8 Jahren, bei ♂ < 9 Jahren.

Aus Studentensicht

Einteilung
- Pubertas praecox vera: Hypothalamisch-hypophysär (GnRH) ausgelöst
- Pseudopubertas praecox: Unabhängig von GnRH

5.7.1.1 Pubertas praecox vera
Pathophysiologie
- Vollständige Reifung der Gonaden und Auftreten sekundärer Geschlechtsmerkmale
- Vergrößerung der Gonaden, Hormonausschüttung, Ausbildung von Pubertätsmerkmalen durch **Gonadotropinanstieg**

Ätiologie: Idiopathisch, ♀ 10- bis 20-mal häufiger betroffen als ♂, selten ZNS-Veränderungen.

Klinik: Auftreten **sekundärer Geschlechtsmerkmale** und beschleunigtes Längenwachstum.

ABB. 5.9

Diagnostik
- LH ↑, FSH ↑, ♀ Östradiol i.S. ↑, ♂ Testosteron i.S. ↑
- Akzeleriertes Knochenalter
- cMRT

CAVE

Therapie: LHRH-Analogon → LH- und FSH-Sekretion-Supprimierung

---

5 ENDOKRINOLOGIE

Einteilung
- **Zentrale Pubertas praecox vera:** hypothalamisch-hypophysär (GnRH) ausgelöst, Ablauf normal und harmonisch
- **Pseudopubertas praecox:** von GnRH unabhängig, Ablauf nicht harmonisch

5.7.1.1 Pubertas praecox vera
Pathophysiologie
Es handelt sich um eine vollständige Reifung der Gonaden, nicht nur um ein Auftreten sekundärer Geschlechtsmerkmale. Der **Gonadotropinanstieg** führt zur Gonadenvergrößerung, zur Hormonausschüttung und zur Ausbildung von Pubertätsmerkmalen.

Ätiologie
In der Mehrzahl der Fälle handelt es sich um eine **idiopathische** Pubertas praecox. Hiervon sind Mädchen 10- bis 20-mal häufiger betroffen als Jungen. Seltener liegen **ZNS-Veränderungen** wie hypothalamusnahe Tumoren, ein Hydrozephalus oder eine Hirnschädigung durch Infektion oder Bestrahlung zugrunde. Sie treten bei beiden Geschlechtern gleich häufig auf.

Klinik
Die Leitsymptome sind: **Auftreten sekundärer Geschlechtsmerkmale** und **beschleunigtes Längenwachstum** (> Abb. 5.9). Durch frühzeitigen Epiphysenschluss ist die Endgröße gering.

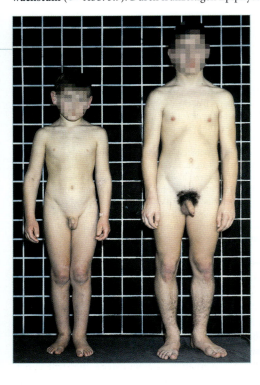

Abb. 5.9 Pubertas praecox vera bei einem 10 Jahre alten Jungen (rechts) im Vergleich zu einem gleichaltrigen gesunden Jungen (links): beschleunigtes Längenwachstum und Auftreten sekundärer Geschlechtsmerkmale. [L141]

Diagnostik
- Basale und LHRH-stimulierte LH- und FSH-Werte erhöht.
- Bei Mädchen Östradiolkonzentration im Serum erhöht.
- Bei Jungen Testosteronkonzentration im Serum erhöht.
- Akzeleriertes Knochenalter.
- **Sonografie** der inneren Geschlechtsorgane.
- **cMRT** ist obligat!

CAVE Bei Pubertas praecox vera muss ein Hirntumor ausgeschlossen werden.

Therapie
Die Behandlung hängt vom Grad der sexuellen Reifung und der zu erwartenden Endgröße ab. Hierzu steht ein **LHRH-Analogon** (Depotpräparat) zur Verfügung. Es kommt zur Suppression der hypophysären LH- und FSH-Sekretion. Bei sekundären Formen steht die Tumorbehandlung im Vordergrund.

5.7 STÖRUNGEN DER SEXUALENTWICKLUNG

> **MERKE** Eines der Hauptprobleme bei Pubertas praecox ist die Diskrepanz zwischen somatischer und psychischer Entwicklung, die zu erheblichen psychosozialen Schwierigkeiten und bei Mädchen zur Gefahr des sexuellen Missbrauchs führen kann.

5.7.1.2 Pseudopubertas praecox

Pathophysiologie
Unabhängig von Gonadotropin-Releasing-Hormonen und Gonadotropinen kommt es zu einer exzessiven Sekretion von Sexualsteroiden entweder aus den Gonaden oder der Nebenniere. LH und FSH sind typischerweise supprimiert.

Checkliste: Ätiologie der Pseudopubertas praecox

Isosexuelle Pseudopubertas praecox	
Mädchen (Östrogenproduktion)	**Jungen (Androgenproduktion)**
• Autonome Ovarialzysten • McCune-Albright-Syndrom • Ovarialtumoren • Exogene Östrogenzufuhr	• Testotoxikose • Adrenogenitales Syndrom • Leydig-Zell-Tumor • Teratom • hCG-sezernierende Tumoren • Exogene Androgenzufuhr
Heterosexuelle Pseudopubertas praecox	
• Adrenogenitales Syndrom • Nebennierenrindentumor • Androgenproduzierender Tumor • Exogene Androgenzufuhr	• Sertoli-Zell-Tumor • Exogene Östrogenzufuhr

McCune-Albright-Syndrom
Die Symptome sind Café-au-Lait-Flecken, fibröse Knochendysplasie, GnRH-unabhängige Pseudopubertas praecox.

Familiäre Testotoxikose
Die familiäre Testotoxikose wird geschlechtsgebunden autosomal-dominant vererbt und durch eine aktivierende Mutation des LH-Rezeptors verursacht. Die Symptome zeigen sich im Alter von 1–4 Jahren. Die gonadotropinunabhängige frühe Reifung von Sertoli- und Leydig-Zellen führt zu Hodenvergrößerung und Spermatogenese, zur Entwicklung sekundärer Geschlechtsmerkmale und zum Testosteronanstieg im Plasma bei niedrigen Gonadotropinen. Nach GnRH-Stimulation ist kein Gonadotropinanstieg nachweisbar.

> **CAVE** Bei Pseudopubertas praecox muss stets ein Gonaden- oder NNR-Tumor ausgeschlossen werden.

5.7.1.3 Prämature Pubarche

Ätiologie
Bei beiden Geschlechtern ist eine prämature Pubarche in 40 % der Fälle **Ausdruck eines heterozygoten 21-Hydroxylase-Defekts!** Außerdem kann sie durch hormonbildende Tumoren ausgelöst werden oder idiopathisch sein. Sie ist ein Risikofaktor für die Entwicklung eines polyzystischen Ovarsyndroms und geht in bis zu 20 % der Fälle in eine echte Pubertas praecox über. Betroffen sind vor allem Mädchen zwischen 4 und 7 Jahren.

5.7.1.4 Prämature Thelarche

Ätiologie
Bei Mädchen erfolgt eine prämature Thelarche im 1. und 2. Lebensjahr als Reaktion auf die in diesem Alter physiologisch erhöhten Gonadotropin- und Östrogenspiegel. Eine isolierte prämature Thelarche ist bei älteren Mädchen idiopathisch.

Klinik
Es zeigt sich eine isolierte Brustentwicklung. Weitere Pubertätsmerkmale sind nicht nachweisbar, das Knochenalter ist nicht beschleunigt.

Diagnostik
- Gonadotropinkonzentrationen im Serum niedrig
- Östradiol im Serum meist höher als bei Gleichaltrigen
- Keine Östrogeneffekte im Vaginalabstrich
- Knochenalter nicht beschleunigt

Aus Studentensicht

MERKE

5.7.1.2 Pseudopubertas praecox

Pathophysiologie: Exzessive Sekretion von Sexualsteroiden aus Gonaden oder Nebenniere unabhängig von GnRH.

Checkliste: Ätiologie der Pseudopubertas praecox

CHECKLISTE

CAVE

5.7.1.3 Prämature Pubarche

Ätiologie
- In 40 % ausgelöst durch einen heterozygoten 21-Hydroxylase-Defekt, Risikofaktor für polyzystisches Ovarsyndrom
- Betrifft vor allem ♀ zwischen 4 und 7 Jahren

5.7.1.4 Prämature Thelarche

Ätiologie: Durch physiologisch erhöhten Gonadotropin- und Östrogenspiegel im 1. LJ.

Klinik: Isolierte Brustentwicklung.

Diagnostik
- Gonadotropinkonzentration i. S. ↓
- Östradiol i.S höher als bei Gleichaltrigen

Aus Studentensicht

Prognose: Meist erfolgt eine spontane Rückbildung.

5.7.2 Pubertas tarda

Defintion: Vollständiges Fehlen von Pubertätszeichen.

Ätiologie
- Konstitutionelle Entwicklungsverzögerung
- Hypergonadotroper Hypogonadismus/hypogonadotroper Hypogonadismus
- Morbus Crohn, Zöliakie

5.7.2.1 Konstitutionelle Entwicklungsverzögerung

Epidemiologie: Sehr häufig, ♂ > ♀.

> **MERKE**

Ätiologie: Verzögerte puberale Reaktivierung des GnRH-Pulsgenerators, gehäuft familiär.

Klinik
- Verzögerung von Längenwachstum, Skelett- und sexueller Reifung
- Bei Geburt: Gewicht und Länge im Normbereich

Diagnostik
- Familienanamnese!
- Wachstumsgeschwindigkeit im unteren Normbereich, retardiertes Skelettalter
- Geschlechtshormone im infantilen Bereich

Therapie: Strenge Indikationsstellung für Testosteron-/Östrogentherapie bei psychischen Problemen.

5.7.2.2 Hypogonadismus

Pathophysiologie: Defekt im Endorgan → Sekretion ↓ → Feedbackmechanismus: Gonadotropine ↑.

---

5 ENDOKRINOLOGIE

Prognose
Meist erfolgt eine spontane Rückbildung des Befunds nach wenigen Monaten. Die Pubertät beginnt nicht verfrüht. In 18 % der Fälle erfolgt der Übergang in eine Pubertas praecox.

5.7.2 Pubertas tarda

Definition
Bei der Pubertas tarda fehlen Pubertätszeichen vollständig: bei Mädchen im Alter von 13,5 Jahren und bei Jungen im Alter von 14 Jahren.

Ätiologie
- **Konstitutionelle Entwicklungsverzögerung**
- Gonadale Störungen: **Hypergonadotroper Hypogonadismus**
- Hypothalamisch-hypophysäre Störungen: **Hypogonadotroper Hypogonadismus**
- **Allgemeinpädiatrische Ursachen** wie Morbus Crohn, Zöliakie, chronische Nieren- und Herzerkrankungen, zystische Fibrose, Unterernährung, psychosoziale Vernachlässigung, Anorexia nervosa sowie Leistungssport und Gewichtsabnahme bei Mädchen

5.7.2.1 Konstitutionelle Entwicklungsverzögerung

Epidemiologie
Die konstitutionelle Entwicklungsverzögerung ist sehr häufig. Sie tritt bei Jungen öfter als bei Mädchen auf.

> **MERKE** Die konstitutionelle Entwicklungsverzögerung ist bei Mädchen und Jungen die häufigste Ursache der verzögerten Pubertätsentwicklung.

Ätiologie
Es handelt sich um eine funktionelle Variante der normalen Entwicklung mit verzögerter puberaler Reaktivierung des GnRH-Pulsgenerators. Die konstitutionelle Entwicklungsverzögerung tritt familiär gehäuft auf, d. h., häufig war ein Elternteil ebenfalls betroffen.

Klinik
Die gleichmäßige Verzögerung von Längenwachstum, Skelettreifung und sexueller Reifung ist für die konstitutionelle Entwicklungsverzögerung charakteristisch. Bei Geburt liegen Gewicht und Länge im Normbereich. In den ersten Lebensjahren ist die Wachstumsgeschwindigkeit deutlich vermindert, später normal oder niedrig normal. Die Pubertät tritt verspätet ein.

Diagnostik
- Familienanamnese! Häufig familiäre Neigung zu verspätetem Pubertätsbeginn.
- Wachstumsgeschwindigkeit im unteren Normbereich.
- Retardiertes Skelettalter.
- Geschlechtshormone im infantilen Bereich, Gonadotropine durch GnRH nicht stimulierbar.
- Verspäteter Anstieg von Androstendion und DHEA-S im Serum.
- Prolaktinbestimmung: Ausschluss eines Prolaktinoms.

Therapie
Aus medizinischer Sicht ist eine Behandlung meist nicht notwendig. Häufig bestehen jedoch erhebliche psychische Probleme. In diesen Fällen können eine temporäre Testosterontherapie bei Jungen und eine niedrig dosierte Östrogentherapie bei Mädchen erwogen werden. Die Indikation muss jedoch streng gestellt werden.

Prognose
Die Prognose ist ausgezeichnet. In der Regel tritt die Pubertät spontan ein. Die Endlänge ist normal, da der Wachstumsschub verspätet erfolgt und ein Wachstum wegen des verzögerten Knochenalters länger stattfinden kann.

5.7.2.2 Hypogonadismus

Primärer, gonadaler, hypergonadotroper Hypogonadismus

Pathophysiologie
Der Defekt liegt im Bereich des Endorgans. Hierdurch kommt es zu einer verminderten oder fehlenden Sekretion peripherer Hormone. Der Feedbackmechanismus führt zu sekundär erhöhten Gonadotropinkonzentrationen.

Diagnostik
- Testosteron bzw. Östradiol niedrig
- FSH stark erhöht, LH erhöht
- Bei Jungen unzureichender Testosteronanstieg auf hCG-Gabe

Therapie
Bei persistierendem Hypogonadismus wird die Pubertät nach Erreichen eines pubertätsreifen Alters mit Sexualsteroiden eingeleitet. Die Therapie soll den altersphysiologischen Ablauf der Pubertät imitieren. Bei Anorchie ist meist bis zum Alter von 12 Jahren keine Therapie erforderlich. Ein Therapiebeginn mit Testosteron erfolgt bei Anstieg der basalen LH-Werte auf hypergonadotrope Werte. Bei Klinefelter-Syndrom mit ausgeprägtem Hypogonadismus und niedrigen Testosteronkonzentrationen wird eine parenterale Substitution mit Depottestosteron durchgeführt.
Bei Ullrich-Turner-Syndrom sollte eine Östrogensubstitution nicht vor einem Alter von 12 Jahren erfolgen, da hierdurch die Endgröße zusätzlich beeinträchtigt wird.

Checkliste: Differenzialdiagnose hypergonadotroper Hypogonadismus.

Bei phänotypisch männlichen Individuen	Bei phänotypisch weiblichen Individuen
Angeborene/erworbene bilaterale Anorchie	Ullrich-Turner-Syndrom
X-Chromatin-negative Gonadendysgenesie	Reine XX- und XY-Gonadendysgenesie
Testosteronbiosynthesedefekte	Testosteron-/Östrogenbiosynthesedefekte
Klinefelter-Syndrom	Ovarielle Insuffizienz nach Noxen oder bei Systemerkrankung
Testikuläre Insuffizienz nach Noxen	Autoimmune polyglanduläre Insuffizienz
Testikuläre Insuffizienz bei Systemerkrankung	Inaktivierende FSH-Rezeptor-Gen-Mutationen
Autoimmune polyglanduläre Insuffizienz	Hyperandrogenämische Ovarialinsuffizienz
Inaktivierende LH-Rezeptor-Gen-Mutationen	Galaktosämie

Sekundärer hypogonadotroper Hypogonadismus
Pathophysiologie
Der Defekt liegt im Bereich des Hypothalamus oder der Hypophyse. Hierdurch kommt es zu einer verminderten Sekretion von GnRH und/oder LH und FSH, woraus eine verminderte Sekretion peripherer Sexualhormone resultiert. Der sekundäre hypogonadotrope Hypogonadismus ist insgesamt seltener als der primäre hypergonadotrope.
Kallmann-Syndrom: Hierbei handelt es sich um eine hereditäre hypothalamische Störung mit Anosmie (Riechverlust) und isoliertem Gonadotropinmangel.

Checkliste: Differenzialdiagnose hypogonadotroper Hypogonadismus

Isolierter Ausfall der Gonadotropinwirkung	Funktioneller Gonadotropinmangel
Kallmann-Syndrom	Chronische Systemerkrankung
Inaktivierende GnRH-Rezeptor-Gen-Mutationen	Ernährungs- und Essstörungen
Isolierter LH-Mangel (z. B. LHβ-Gen-Mutation)	Hypothyreose, Diabetes mellitus
Isolierter FSH-Mangel (z. B. FSHβ-Gen-Mutation)	Prader-Willi-Syndrom
ZNS Erkrankungen	**Idiopathische Formen**
Tumoren, z. B. Kraniopharyngeom	
Bestrahlung	
Infektion	
Trauma	

Diagnostik
- Testosteron bzw. Östradiol niedrig, FSH und LH niedrig
- Fehlender Gonadotropinanstieg bei Stimulation mit GnRH (hypophysärer Defekt)
- Ausschluss Panhypopituitarismus: fT_4, TSH, Kortisol, ACTH
- Fundusspiegelung
- Sonografie Uterus und Ovarien
- cMRT: Tumorsuche

Therapie
Bei persistierendem Hypogonadismus wird die Pubertät nach Erreichen eines pubertätsreifen Alters mit Sexualsteroiden eingeleitet.

Aus Studentensicht

Diagnostik: Testosteron/Östradiol ↓, FSH/LH ↑.

Therapie
- Im pubertätsreifen Alter: Sexualsteroidgabe; Testosterontherapie bei **hypergonadotropen LH-Werten**
- **Klinefelter-Syndrom:** Parenterale Gabe von Depottestosteron
- **Turner-Syndrom:** Östrogensubstitution ab 12 Jahren

Checkliste: Differenzialdiagnose hypergonadotroper Hypogonadismus

CHECKLISTE

Pathophysiologie: Defekt im Hypothalamus/Hypophyse → GnRH, LH/FSH ↓ → Sekretion peripherer Hormone vermindert.

Checkliste: Differenzialdiagnose hypogonadotroper Hypogonadismus

CHECKLISTE

Diagnostik
- Testosteron/Östradiol ↓, FSH/LH ↓
- Hypophysärer Defekt: fehlender Gonadotropinanstieg nach Stimulation mit GnRH
- Tumorsuche

Therapie: Sexualsteroide im pubertätsfähigen Alter.

5 ENDOKRINOLOGIE

5.7.3 Pubertätsgynäkomastie

Epidemiologie
Eine Pubertätsgynäkomastie tritt bei 60 % der 14-jährigen Jungen auf.

Ätiologie
Es handelt sich um eine temporäre Imbalance des Verhältnisses von Testosteron zu Östrogenen.

Klinik
Die Pubertätsgynäkomastie manifestiert sich als ein- oder doppelseitige Schwellung der Brustdrüsenkörper, die oft mit einer Druckschmerzhaftigkeit verbunden ist.

Diagnostik
- Testosteron, Östradiol, Prolaktin im Normbereich.
- Klinefelter-Syndrom ausschließen!
- Exogene Östrogeneinflüsse ausschließen!
- Exakte Dokumentation von Größe und Form.

Therapie
Die wichtigste therapeutische Maßnahme besteht in der eingehenden Aufklärung des Patienten und seiner Eltern über die Harmlosigkeit und die gute Prognose der Veränderung. Nur bei extremer psychischer Belastung kommt eine Therapie mit synthetischen Antiöstrogenen oder eine operative Entfernung infrage.

Prognose
Meist kommt es innerhalb von 2–3 Jahren zu einer spontanen Rückbildung der Gynäkomastie.

5.7.4 Labiensynechie

Bei der **Labiensynechie** handelt es sich um eine partielle oder komplette Adhäsion der Labia minora. Sie kann im Alter von 3 Monaten bis 4 Jahren auftreten. Risikofaktoren sind Traumen und ein passagerer Östrogenmangel.
Eine lokale Applikation östrogenhaltiger Cremes führt in den meisten Fällen innerhalb weniger Wochen zur Lösung der Synechie.

5.8 Besonderheiten der sexuellen Differenzierung (DSD): Intersexualität

Physiologie
Das innere und äußere Genitale ist bipotenziell angelegt. Bis zur 6. Schwangerschaftswoche ist die Gonade undifferenziert.

Männliche Entwicklung
Liegt ein Y-Chromosom vor, differenziert sich die neutrale Gonadenanlage zum Hoden. Für die Testisentwicklung ist das *SRY*-Gen auf dem kurzen Arm des Y-Chromosoms entscheidend. Bei vorhandenem Y-Chromosom und *SRY*-Gen erfolgt die Differenzierung von Sertoli-Zellen und Leydig-Zellen in der Gonadenanlage. Die **Sertoli-Zellen** produzieren in der 8. SSW das **Anti-Müller-Hormon**, das die Entwicklung der aus den Müller-Gängen entstehenden Strukturen, also Uterus, Tuben und obere Vagina, unterdrückt. Die **Leydig-Zellen** sezernieren ab der 8. SSW Testosteron, wodurch es zur Erhaltung der **Wolff-Strukturen** kommt: Es entstehen Nebenhoden, Ductus deferens, Ampullen und Samenblasen.

Weibliche Entwicklung
Fehlt das Y-Chromosom oder ist das *SRY*-Gen mutiert oder deletiert, differenziert sich die neutrale Gonadenanlage zum **Ovar** mit Ausbildung von Oogonien (3. Monat) und von Primordialfollikeln (5. Monat). In der Frühschwangerschaft erfolgt die Rückbildung der Wolff-Strukturen. Es entstehen Uterus, Tuben und obere Vagina aus dem **Müller-Gang** sowie distale Vagina und Vulva aus dem Sinus urogenitalis.

5.8.1 Ovotestikuläre DSD

Definition
Gonadale Intersexualität mit gleichzeitigem Vorhandensein von Ovar- und Testesgewebe unabhängig vom genetischen Geschlecht. Früher: **Hermaphroditismus verus.**

Ätiologie und Pathogenese
- Geschlechtschromosomenmosaike
- Translokationen des Y-Chromosoms auf Autosomen oder X-Chromosom
- Translokation des *SRY*-Gens auf Autosomen oder X-Chromosom

---

Aus Studentensicht

5.7.3 Pubertätsgynäkomastie

Epidemiologie: Bei 60 % der 14-jährigen ♂.

Ätiologie: Temporäre Imbalance von Testosteron zu Östrogenen.

Klinik: Schwellung der Brustdrüsenkörper oft mit Druckschmerzhaftigkeit.

Diagnostik: Ausschluss spezifischer Ursachen.

Therapie: Aufklärung des Patienten über Harmlosigkeit.

5.7.4 Labiensynechie

Partielle oder komplette Adhäsion der Labia minora im Alter von 3 Monaten bis 4 Jahren aufgrund von Trauma oder passagerem Östrogenmangel, die mit östrogenhaltiger Creme behandelt wird.

5.8 Besonderheiten der sexuellen Differenzierung (DSD): Intersexualität

Physiologie: Bis zur 6. SSW undifferenzierte Gonade → bipotenzielle Anlage von äußerem und innerem Genitale.

Männliche Entwicklung
- Y-Chromosom → Differenzierung der neutralen Gonadenanlage zum Hoden.
- Sertoli-Zellen sezernieren Anti-Müller-Hormon, das die Entwicklung von Uterus, Tuben und oberer Vagina unterdrückt.
- Leydig-Zellen produzieren Testosteron, das Wolff-Strukturen erhält: Nebenhoden, Ductus deferens, Ampullen, Samenblasen.

Weibliche Entwicklung
- Ohne Y-Chromosom → Differenzierung der neutralen Gonadenanlage zum **Ovar** mit Oogonien und Primordialfollikeln
- Zurückbildung der Wolff-Strukturen
- Entwicklung von Uterus, Tuben, oberer und distaler Vagina und Vulva

5.8.1 Ovotestikuläre DSD

Definition: Gleichzeitiges Vorhandensein von Ovar- und Testesgewebe unabhängig vom Geschlecht.

Ätiologie und Pathogenese: Geschlechtschromosomenmosaike oder Translokationen.

5.8 BESONDERHEITEN DER SEXUELLEN DIFFERENZIERUNG (DSD): INTERSEXUALITÄT

- 46,XX/46,XY-Chimärismus durch doppelte Fertilisierung oder Fusion zweier normal fertilisierter Eizellen
- Karyotyp meist 46,XX

Klinik
Das äußere Genitale kann alle Übergänge zwischen männlich und weiblich zeigen (> Abb. 5.10). In 50 % der Fälle bestehen Leistenhernien, in denen Testes oder Ovotestes liegen. Die Entwicklung des inneren Genitales entspricht der ipsilateralen Gonade. In der Pubertät kommt es oft zu einer partiellen Virilisierung und Gynäkomastie, häufig auch zu Regelblutungen.

Aus Studentensicht

Klinik
- Variables Erscheinungsbild der äußeren Genitale.
- Ausbildung des inneren Genitales entspricht der ipsilateralen Gonade.
- Pubertät: Partielle Virilisierung, Gynäkomastie, Regelblutungen.

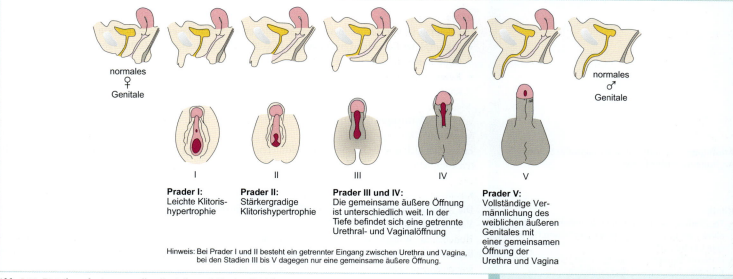

Prader I: Leichte Klitorishypertrophie
Prader II: Stärkergradige Klitorishypertrophie
Prader III und IV: Die gemeinsame äußere Öffnung ist unterschiedlich weit. In der Tiefe befindet sich eine getrennte Urethral- und Vaginalöffnung
Prader V: Vollständige Vermännlichung des weiblichen äußeren Genitales mit einer gemeinsamen Öffnung der Urethra und Vagina

Hinweis: Bei Prader I und II besteht ein getrennter Eingang zwischen Urethra und Vagina, bei den Stadien III bis V dagegen nur eine gemeinsame äußere Öffnung.

Abb. 5.10 Einteilung des intersexuellen Genitales nach Prader. [L141]

Diagnostik
- Chromosomenanalyse und Karyotypbestimmung
- Nachweis testikulären Gewebes durch Stimulation mit hCG

Diagnostik: Chromosomenanalyse, Karyotypbestimmung.

5.8.2 XX, DSD

Definition
Weibliches chromosomales Geschlecht und weibliches inneres Genitale bei virilisiertem äußerem Genitale. Früher: **Pseudohermaphroditismus femininus.**

Definition: Virilisierung des äußeren Genitales bei innerlich und chromosomal weiblichem Geschlecht.

Ätiologie
Ursache ist eine intrauterine Androgenwirkung auf weibliche Feten, wobei ein **kongenitales adrenogenitales Syndrom** die häufigste Ursache ist. Eine transplazentare Virilisierung weiblicher Feten kann auch durch exogene oder endogene mütterliche Androgene während der Schwangerschaft (Medikamente, Zysten oder Tumoren) entstehen.

Ätiologie: Intrauterine Wirkung von Androgen auf den weiblichen Fetus, oft hervorgerufen durch AGS.

Klinik
Typischerweise besteht eine Virilisierung des äußeren Genitales mit Klitorishypertrophie und Sinus urogenitalis.

Klinik: Virilisierung des äußeren Genitales, Klitorishypertrophie, Sinus urogenitalis.

Diagnostik
- Chromosomenanalyse und Karyotypbestimmung
- Testosteron, Östradiol, Gonadotropine im Serum
- 17-OH-Progesteron im Serum und im Urin
- hCG-Test: Anstieg von Testosteron?
- Biopsie: histologische Untersuchung der Gonaden

Diagnostik
- Chromosomenanalyse, Karyotypbestimmung
- Testosteron, Östradiol, Gonadotropine i. S.

5.8.3 XY, DSD

Definition
Männliches chromosomales Geschlecht und männliches inneres Genitale bei inkomplett virilisiertem, unklarem oder komplett feminisiertem äußerem Genitale. Früher: **Pseudohermaphroditismus masculinus.**

Definition: Inkomplett virilisiertes, unklares oder komplett weibliches Genitale bei innerlich und chromosomal männlichem Geschlecht.

Aus Studentensicht

Ätiologie
- Inkomplette und reine Gonadendysgenesie
- Androgenresistenz

Ätiologie: Differenzierungsstörung der Testes.

Ätiologie: Sexualdifferenzierungsdefekt durch Androgenrezeptordefekt.

Klinik
- Testikuläre Feminisierung mit äußerem weiblichen Genitale und innerem männlichen Genitale bei Geburt
- Normale Brustentwicklung in der Pubertät mit primärer Amenorrhö und fehlender Scham- und Achselbehaarung

Diagnostik
- Testosteron und LH i. S. ↑↑
- Mutationsnachweis

Therapie: Bei **partieller Androgenresistenz und gemischer Gonadendysgenesie** frühzeitige Gonadenentfernung, bei **kompletter Androgenresistenz** vor dem 30. LJ.

Ätiologie: Enzymdefekte der Testosteronbiosynthese → Testosteron ↓ → unzureichende Virilisierung.

Klinik: Weibliches oder intersexuelles Genitale.

Ätiologie: Vererbter Defekt in der Metabolisierung von Testosteron zu Dihydrotestosteron → Störung der Maskulinisierung.

Klinik: Äußeres weibliches Genitale; Pubertät → Maskulinisierung durch Testosteron → Geschlechtsrollenwechsel.

5 ENDOKRINOLOGIE

Ätiologie
- Inkomplette und reine Gonadendysgenesie
- Androgenresistenz
- Testosteronbiosynthesedefekte
- Leydig-Zell-Hypoplasie

5.8.3.1 Inkomplette und reine Gonadendysgenesie

Ätiologie
Es handelt sich um eine Differenzierungsstörung der Testes. Gonaden und Karyotyp sind männlich, Müller-Strukturen sind vorhanden.

Klinik
Das Genitale ist intersexuell. Bei reiner (kompletter) Gonadendysgenesie besteht ein weiblicher Phänotyp.
- **Inkomplette Gonadendysgenesie:** Im hCG-Test ist der Anstieg von Testosteron variabel, Gonadotropinkonzentrationen sind variabel.
- **Reine Gonadendysgenesie:** Im hCG-Test findet sich kein Anstieg von Testosteron, Gonadotropinkonzentrationen sind meist erhöht.

5.8.3.2 Androgenresistenz

Ätiologie
Es handelt sich um die häufigste Sexualdifferenzierungsstörung durch X-chromosomal-rezessiv vererbten kompletten oder partiellen Androgenrezeptordefekt.

Klinik
Die Androgenresistenz führt zur **testikulären Feminisierung.** Bei Geburt ist das Genitale weiblich. Die Vagina endet blind, Uterus und Tuben fehlen (Anti-Müller-Hormon). Das innere Genitale ist männlich, Hoden sind oft inguinal, in den Labien oder in Leistenhernien tastbar. Sie können auch intraabdominell liegen. In der Pubertät kommt es zur normalen Brustentwicklung, der Habitus ist weiblich. Dabei besteht jedoch eine primäre Amenorrhö, und die Scham- und Achselbehaarung fehlt: **„hairless women".**

Diagnostik
- Testosteron und LH im Serum stark erhöht (erst nach der Pubertät!)
- Biochemische Rezeptoranalyse in kultivierten Genitalhautfibroblasten
- Mutationsnachweis im Androgenrezeptorgen

Therapie
Partielle Androgenresistenz und gemischte Gonadendysgenesie: Wegen der Gefahr der malignen Entartung und zur Verhinderung der Virilisierung eines phänotypisch weiblichen Individuums sollte eine möglichst frühzeitige Gonadenentfernung erwogen werden.
Komplette Androgenresistenz: Gonadenentfernung vor dem 30. Lebensjahr, da die ansteigenden Testosteronspiegel in Östradiol umgewandelt werden können und damit die Pubertät eingeleitet wird.

5.8.3.3 Testosteronbiosynthesedefekte

Ätiologie
Autosomal-rezessiv vererbte Defekte von Enzymen der Testosteronbiosynthese (17/20-Lyase des Enzymkomplexes P450C17 oder 17β-Hydroxysteroid-Dehydrogenase) führen durch verminderte Testosteronproduktion zu unzureichender Virilisierung genetisch männlicher Individuen. Im Gegensatz zur Gonadendysgenesie kommt es zu einer vollständigen Regression der Müller-Gänge.

Klinik
Das Genitale ist weiblich oder intersexuell, die Vagina endet blind. In Abhängigkeit vom vorliegenden Enzymdefekt kann begleitend eine Nebennierenrindeninsuffizienz auftreten.

Diagnostik
Mutationsanalyse des Gens, das das Typ-3-Isoenzym der 17β-Hydroxysteroid-Dehydrogenase kodiert.

5.8.3.4 5α-Reduktase-Defekt

Ätiologie
Es handelt sich um einen autosomal-rezessiv vererbten Defekt in der Metabolisierung von Testosteron zu Dihydrotestosteron. Der Dihydrotestosteronmangel führt zu einer Störung der Maskulinisierung.

Klinik
Klassischerweise besteht ein fast weibliches äußeres Genitale mit einer kurzen, blind endenden Vagina. Während der Pubertät erfolgt eine Maskulinisierung durch Testosteron, die so ausgeprägt sein kann, dass

5.8 BESONDERHEITEN DER SEXUELLEN DIFFERENZIERUNG (DSD): INTERSEXUALITÄT

einige Patienten einen Geschlechtsrollenwechsel von weiblich zu männlich vollziehen. Die Fertilität kann trotz eingeschränkter Spermatogenese erhalten sein.

5.8.4 Therapie der Intersexualität

Die Therapie der Intersexualität ist komplex. Einerseits wird eine möglichst frühe eindeutige Geschlechtszuweisung angestrebt, um die psychologische Belastung der Eltern und später des Kindes so gering wie möglich zu halten. Andererseits erfolgt damit die Entscheidung zu einem Zeitpunkt, an dem viele Einzelheiten über die individuelle Ausprägung der einzelnen Störung noch nicht bekannt sind und das Neugeborene das eigene Erleben und die eigenen Wünsche noch nicht einbringen kann. Aus diesem Grund wird heute versucht, nach bestmöglicher Erfassung der zugrunde liegenden Störung im Konsens mit den Eltern eine Geschlechtszuweisung zu treffen. Irreversible chirurgische Eingriffe werden aber nach Möglichkeit erst dann durchgeführt, wenn das betroffene Individuum selbst über seine Geschlechtsidentität entscheiden kann. Eine Ausnahme stellen virilisierte Mädchen mit AGS dar, die sich in aller Regel später weiblich orientieren und vor diesem Hintergrund in den meisten Zentren im 1. Lebensjahr operiert werden. Grundsätzlich gilt, dass zusätzlich bei vielen Störungen eine hormonelle Substitutionstherapie erforderlich ist. Die langfristige psychologische Betreuung von Patienten und Eltern ist von besonderer Bedeutung.

Aus Studentensicht

5.8.4 Therapie der Intersexualität
Therapie: Um die psychische Belastung der Kinder und Eltern zu minimieren, wird oftmals eine frühzeitige eindeutige Geschlechtszuweisung angestrebt.

IMPP-Schwerpunkte
!!! Störungen des Wachstums (Differenzialdiagnosen für Klein- und Großwuchs) sowie assoziierte Syndrome
! AGS und Erkrankungen der Schilddrüsen
! Sexualentwicklung sowie deren Störungen

NKLM-Lernziele
Eine Übersicht der dem Fach zugeordneten NKLM-Lernziele findest du im Anhang ab Seite 648.

ÜBUNGSFRAGEN FÜRS MÜNDLICHE MIT LÖSUNGSHILFEN

1. Der 3 Wochen alte Manuel wird in die Notaufnahme gebracht, da er seit einigen Tagen rezidivierend erbricht und in der vergangenen Woche mit seiner Gewichtszunahme hinter den Erwartungen zurückblieb. Nach Auskunft der Mutter war das termingerecht geborene Kind eine geplante Hausgeburt, das Neugeborenenscreening wurde nicht abgenommen. Bei der klinischen Untersuchung fallen nun ein reduzierter Hautturgor und ein vergrößerter Penis auf. Im Aufnahmelabor finden sich Hyperkaliämie, Hyponatriämie und eine metabolische Azidose. Welche Verdachtsdiagnose hast du und wie sicherst du die Diagnose?

Die geschilderte Konstellation ist am ehesten bedingt durch das Vorliegen eines **adrenogenitalen Syndroms**. Bei Verdacht auf ein AGS sollte eine körperliche Untersuchung mit **genauer Inspektion des Genitales** erfolgen. Bei der Blutuntersuchung ist eine Erhöhung von **17-OH-Progesteron** (Leitmetabolit) nachweisbar. Pregnagtriol und Pregnantriolon im Urin sind ebenfalls erhöht. Im **ACTH-Kurztest** (Hormonstimulationstest) zeigt sich ein unzureichender Kortisolanstieg bei exzessivem 17-OH-Progesteronanstieg. Die Diagnose wird durch **DNA-Analyse** bestätigt und eine **Chromosomenanalyse** sollte zur Bestimmung des chromosomalen Geschlechts erfolgen.

2. Wie hoch ist das Wiederholungsrisiko eines AGS für weitere Kinder der Eltern? Und welche Maßnahmen der pränatalen Therapie bei erneuter Schwangerschaft können getroffen werden?

Da es sich beim AGS um eine autosomal-rezessiv vererbte Erkrankung handelt, ist davon auszugehen, dass der Patient homozygoter und die Eltern heterozygote Merkmalsträger sind. Ein weiteres, gemeinsames Kind dieser Eltern hat daher ein Risiko von 25 %, ebenfalls an einem AGS erkrankt zu sein. Bei erneuter Schwangerschaft kann im Rahmen eines experimentellen Therapieansatzes zur Unterdrückung der kindlichen Androgenproduktion die Therapie der Schwangeren mit **Dexamethason** erfolgen. Hierdurch lässt sich die Virilisierung eines weiblichen Feten verhindern. In der 9. SSW erfolgt die Chorionzottenbiopsie zur Bestimmung von Geschlecht und Genotyp des Kindes. Nur im Falle eines weiblichen Feten **mit** homozygoter Merkmalsträgerschaft erfolgt dann die Therapiefortführung bis zur Geburt.

3. Bei einem deiner Patienten, einem 11-jährigen Kind, vermutest du einen Kleinwuchs. Welche Befunde erhebst du zunächst?

Zunächst wird eine ausführliche Anamnese erhoben, in der insbesondere der Schwangerschaftsverlauf, die Geburtsmaße, die statomotorische Entwicklung und chronische Erkrankungen abgefragt werden. Zudem werden Größe, Pubertäts- und Größenentwicklung der Eltern abgefragt.
Es folgt die körperliche Untersuchung, in der neben Gewicht, Größe, Kopfumfang, die Messung der Sitzhöhe und Armspannweite sinnvoll ist. Besonderes Augenmerk sollte auf den **Körperbau (proportioniert – dysproportioniert)** sowie mögliche Dysmorphiezeichen gelegt werden. Die **Pubertätsstadien (nach Tanner)** werden dokumentiert.
Der Größen- und Gewichtsverlauf sollte über einen möglichst langen Zeitraum beurteilt werden. Hierbei hilft das **gelbe Vorsorgeheft,** in dem die Längen- und Gewichtsmaße seit Geburt eingetragen sind. Die Beurteilung erfolgt anhand von **Perzentilenkurven.** Aus den Elterngrößen kann die **genetische Zielgröße** des Patienten berechnet werden: Vom Mittelwert aus beiden Elterngrößen werden bei Mädchen 6,5 cm abgezogen, bei Jungen 6,5 cm addiert.
Die **Wachstumsgeschwindigkeit** (pathologisch < 25. Wachstumsgeschwindigkeitsperzentile) wird in cm pro Jahr angegeben, und sollte über mindestens 6 Monate berechnet werden.

5 ENDOKRINOLOGIE

4. Eine besorgte Mutter kommt mit ihrer 9-jährigen Tochter Emilia in die Sprechstunde. Emilia sei in den letzten Tagen eine verschiebliche und sehr schmerzhafte Schwellung in der Brust aufgefallen. Was vermutest du? Wie gehst du weiter vor?

Nach einer ausführlichen körperlichen Untersuchung, die keinen Hinweis auf eine Pathologie liefert, kannst du die Mutter beruhigen. Die Diagnose lautet normale Thelarche. Die weitere Beobachtung bei den Vorsorgeuntersuchungen ist ausreichend.

KAPITEL 6
Stoffwechselerkrankungen

6.1	Störungen des Stoffwechsels aromatischer Aminosäuren	103
6.1.1	Hyperphenylalaninämien	103
6.1.2	Tyrosinämien	107
6.2	Störungen des Stoffwechsels schwefelhaltiger Aminosäuren	110
6.3	Störungen des Stoffwechsels der verzweigtkettigen Aminosäuren Leucin, Isoleucin und Valin	112
6.4	Störungen des Stoffwechsels von Lysin, Hydroxylysin und Tryptophan	116
6.4.1	Glutarazidurie Typ 1 (GA 1)	116
6.5	Störungen des Harnstoffzyklus	118
6.6	Störungen des Glycinstoffwechsels	121
6.6.1	Nichtketotische Hyperglycinämie	121
6.7	Störungen des Kohlenhydratstoffwechsels	121
6.7.1	Hypoglykämien	122
6.7.2	Diabetes mellitus	127
6.7.3	Glykogenspeichererkrankungen	133
6.7.4	Störungen des Galaktosestoffwechsels	138
6.7.5	Störungen des Fruktosestoffwechsels	141
6.7.6	Störungen des Glukosetransports	143
6.8	Störungen des Transports und der Oxidation von Fettsäuren	144
6.8.1	Carnitintransporterdefekt	145
6.8.2	Medium-Chain-Acyl-CoA-Dehydrogenase-Defekt	146
6.9	Speichererkrankungen	147
6.9.1	Heteroglykanosen	147
6.9.2	Sphingolipidosen	150
6.10	Peroxisomale Erkrankungen	155
6.10.1	Defekte der peroxisomalen Biogenese	155
6.10.2	Defekte peroxisomaler Proteine	157
6.11	Lipoproteinstoffwechselstörungen	159
6.11.1	Hyperlipoproteinämien	159
6.11.2	Hypolipoproteinämien	163
6.12	Harnsäurestoffwechselstörungen	164
6.12.1	Lesch-Nyhan-Syndrom	164
6.12.2	Xanthinurie	165

Aus Studentensicht

Stoffwechselscreening – ein Lebensretter für viele Neugeborene, wusstest du das? Leider hat dieser Lebensretter auch eine dunkle Seite – die Biochemie. Hier hilft nur: Regelkreisläufe aufzeichnen. Lege deinen Schwerpunkt zum einen auf den Kohlenhydratstoffwechsel mit Diabetes mellitus Typ I und zum anderen auf Störungen des Transports und der Oxidation von Fettsäuren. Verpackst du den Lernstoff in kleine Häppchen, ist dieses Kapitel nur halb so schlimm wie anfangs gedacht.

6.1 Störungen des Stoffwechsels aromatischer Aminosäuren

6.1.1 Hyperphenylalaninämien

Definition

Hier ist die Plasmaphenylalaninkonzentration > 120 µmol/l erhöht, bei einer Phenylalanin-Tyrosin-Ratio > 2. Sie entsteht entweder durch eine Funktionseinschränkung des Enzyms Phenylalaninhydroxylase

Definition
- Plasmaphenylalaninkonzentration › 120 µmol/l bei Phenylalanin-Tyrosin-Ratio › 2

6 STOFFWECHSELERKRANKUNGEN

(PAH, 98 %) oder durch eine Störung der Biosynthese oder Regeneration des Kofaktors der Phenylalaninhydroxylase, Tetrahydrobiopterin (BH_4, 2 %). Unbehandelt führen die zugrunde liegenden Erkrankungen in der Regel zu schwerer psychomotorischer Retardierung.

Klassifikation
- Defekt der PAH ohne BH_4-Sensitivität
- Hyperphenylalaninämie mit BH_4-Sensitivität
  - Defekt der PAH mit BH_4-Sensitivität
  - Defekt der Biosynthese oder Regeneration von BH_4
- Transitorische Hyperphenylalaninämie
- Sekundäre Hyperphenylalaninämie (z. B. bei schwerer Hepatopathie)

LERNTIPP Relevant sind die Pathophysiologie und die therapeutischen Ernährungsempfehlungen bei einer Phenylketonurie.

6.1.1.1 Defekte der Phenylalaninhydroxylase (PAH)

Definition
Der autosomal-rezessiv vererbte Defekt der Phenylalaninhydroxylase ist die häufigste genetisch bedingte Aminosäurestoffwechselstörung, die unbehandelt zu schwersten neurologischen Symptomen führt. Bei frühzeitig beginnender und konsequent durchgeführter diätetischer Behandlung kommt es zu einer altersentsprechenden Entwicklung.
In Abhängigkeit von der Enzymrestaktivität werden 3 verschiedene klinische Schweregrade unterschieden (> Tab. 6.1).

Tab. 6.1 Klinische Klassifikation bei Defekt der PAH.

	Plasmaphenylalaninkonzentration vor Therapie (µmol/l)	Aktivität der PAH (%)
Klassische Phenylketonurie	> 1.200	< 1
Milde Phenylketonurie	600–1.200	1–3
Milde Hyperphenylalaninämie	120–600	3–10

Epidemiologie
Der Phenylalaninhydroxylasemangel ist mit einer Inzidenz von 1 : 6.000 die häufigste genetisch bedingte Aminosäurestoffwechselstörung.

Ätiologie
Mutationen im *PAH*-Gen, das auf Chromosom 12 lokalisiert ist, verursachen den Defekt der Phenylalaninhydroxylase. Mehr als 900 Mutationen sind bekannt.

Pathogenese
Bei verminderter Aktivität der **PAH**, die die Umwandlung von Phenylalanin zu Tyrosin katalysiert, kommt es zu einer Akkumulation von Phenylalanin in Zellen und Körperflüssigkeiten. Tyrosin wird damit zur essenziellen Aminosäure. Das überschüssige Phenylalanin wird zu **Phenylpyruvat, Phenyllaktat** und **Phenylazetat** (Phenylketone) abgebaut, die renal ausgeschieden werden. Die hohe Plasmaphenylalaninkonzentration hemmt die Aktivitäten der Tyrosin- und Tryptophanhydroxylase: Die Folge ist ein **Defizit der Neurotransmitter** Dopamin, Serotonin, Noradrenalin und Adrenalin sowie von Melanin (> Abb. 6.1). Die irreversible Schädigung von Hirnstrukturen führt zu mentaler Retardierung. Intermit-

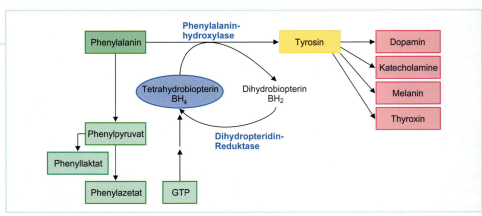

Abb. 6.1 Stoffwechsel von Phenylalanin und Tetrahydrobiopterin. [L141]

6.1 STÖRUNGEN DES STOFFWECHSELS AROMATISCHER AMINOSÄUREN

tierende hohe Phenylalaninkonzentrationen verursachen reversible toxische Effekte im Sinne von neuropsychologischen Auffälligkeiten. Die zugrunde liegenden Mechanismen sind nicht vollständig geklärt.

Hypothesen zur Pathogenese des Zerebralschadens
- Phenylalanin hemmt den Transport anderer Aminosäuren über die Blut-Hirn-Schranke, wodurch es zu einer Störung der intrazerebralen Proteinsynthese und Myelinisierung kommt.
- Phenylalanin hemmt die ATP-Sulfurylase; hierdurch kommt es zu einem vermehrten Myelinabbau.
- Der Enzymdefekt ist mit einer Beeinträchtigung der Neurotransmittersynthese assoziiert.

Klinik der unbehandelten Phenylketonurie (PKU)
Neugeborene mit klassischer PKU sind klinisch unauffällig. Unbehandelte Kleinkinder haben häufig **blonde Haare,** helle Haut und blaue Augen, leiden oft an **ekzematösen Hautveränderungen** und weisen einen pferdestallähnlichen Uringeruch (Phenylessigsäure) auf. Im 2. Lebenshalbjahr entwickelt sich ein hochgradiger, progredienter **mentaler Entwicklungsrückstand. Epileptische Anfälle,** Pyramidenbahnzeichen (gesteigerte Muskeleigenreflexe) und extrapyramidale Störungen (erhöhter Muskeltonus) sind häufig. Das Bewegungsmuster ist **hyperkinetisch, Verhaltensauffälligkeiten** mit aggressivem Verhalten treten regelmäßig auf. Vor Einführung der diätetischen Therapie wurden die meisten Patienten in einer geschlossenen Behinderteneinrichtung untergebracht.
Bei Patienten mit milder PKU und insbesondere mit milder Hyperphenylalaninämie ist das Risiko einer geistigen Behinderung deutlich geringer.

Diagnostik
- **Quantitative Bestimmung von Phenylalanin** im **Neugeborenenscreening** am 3. Lebenstag!
- Zur Diagnosebestätigung sollte die umgehende stationäre Aufnahme des Kindes in ein spezialisiertes Stoffwechselzentrum erfolgen. Bei bestätigter Hyperphenylalaninämie (> Tab. 6.1) mittels Analyse der **Aminosäuren im Plasma** müssen sekundäre Formen (**Leberfunktionsdiagnostik**) ausgeschlossen werden. Darüber hinaus muss zur Klassifikation des Defekts vor Therapiebeginn eine Untersuchung auf BH_4-Sensitivität erfolgen.
- **Untersuchung auf BH_4-Sensitivität:** In den letzten Jahren wurde erkannt, dass pharmakologische Dosen von BH_4 die Plasmaphenylalaninkonzentration nicht nur bei Patienten mit BH_4-Mangel durch Defekt der Synthese oder Regeneration des Kofaktors senken, sondern auch bei der überwiegenden Mehrzahl der Patienten mit milderen Phänotypen eines PAH-Defekts ohne BH_4-Mangel und bei einigen Patienten mit klassischer PKU. Bei jedem Patienten mit Hyperphenylalaninämie wird daher vor Beginn der Diät ein **BH_4-Belastungstest** durchgeführt: Verabreichung von BH_4 20 mg/kg KG p.o. und Messung der Plasmaphenylalaninkonzentration vor Verabreichung von BH_4 sowie 4, 8, 15 und 24 h nach Gabe von BH_4. Kommt es zu einem Abfall der Plasmaphenylalaninkonzentration um mindestens 30 %, liegt eine BH_4-sensitive Hyperphenylalaninämie vor (BH_4-sensitiver Defekt der PAH oder Defekt der Synthese oder Regeneration von BH_4).
- **Mutationsanalyse** des *PAH*-Gens: Die Genotypisierung erlaubt Rückschlüsse auf die Schwere des klinischen Verlaufs und eine mögliche BH_4-Sensitivität, die Korrelation zum Phänotyp ist jedoch nicht immer konsistent. Die DNA-Analyse kann auch zur pränatalen Diagnostik eingesetzt werden. Die Indikation zur pränatalen Diagnostik bei Phenylketonurie ist jedoch wegen der guten Behandelbarkeit der Erkrankung überaus umstritten.

Therapie des PAH-Defekts ohne BH_4-Sensitivität
Phenylalaninfreie Diät: In den ersten Tagen nach Diagnosestellung wird zur raschen Senkung der stark erhöhten Plasmaphenylalaninkonzentration eine phenylalaninfreie Säuglingsnahrung gefüttert.
Phenylalaninarme Diät: Nach Abfall der Plasmaphenylalaninkonzentration (< 600 µmol/l) wird mit der phenylalaninarmen Diät begonnen. Da Phenylalanin eine essenzielle Aminosäure ist, darf es nicht vollständig aus der Nahrung entfernt werden. Hierzu werden entsprechend der individuellen Phenylalanintoleranz kleine Mengen Muttermilch oder handelsübliche Säuglingsnahrung im Wechsel mit phenylalaninfreier Milch gefüttert.
Später müssen besonders eiweißreiche Nahrungsmittel (Fleisch, Fisch, Milchprodukte) vollständig gemieden werden (weitgehend **vegetarische Diät**). Back- und Teigwaren aus speziellem eiweißarmem Mehl und andere eiweißarme Spezialnahrungsmittel kommen zum Einsatz.
Wegen der geringen erlaubten täglichen Zufuhr an natürlichem Protein muss eine **Eiweißsubstitution mit phenylalaninfreiem Aminosäurengemisch** erfolgen, das mit Tyrosin, Vitaminen, Mineralstoffen und Spurenelementen angereichert ist. Der Geschmack dieser Präparate ist sehr unangenehm.

Therapie des PAH-Defekts mit BH_4-Sensitivität
Bei diesen Patienten kann auf die Durchführung einer Diät verzichtet werden. Die Verabreichung von BH_4 in einer Dosierung von 10–15 mg/kg/d führt in der Regel zu einer zufriedenstellenden Senkung der Plasmaphenylalaninkonzentration. Ein entsprechendes Präparat ist für Kinder ab 0 Jahre zugelassen.

Aus Studentensicht

Klinik
- Neugeborene klinisch unauffällig
- **Unbehandelte Kleinkinder:** Blonde Haare, ekzematöse Hautveränderungen, pferdestallähnlicher Uringeruch
- **Im 2. LJ:** Mentaler Entwicklungsrückstand, epileptische Anfälle, hyperkinetisches Bewegungsmuster, Verhaltensauffälligkeiten

Diagnostik
- Neugeborenenscreening am 3. Lebenstag: **Phenylalaninkonzentration**
- Diagnosebestätigung mittels **AS**-Analyse, Ausschluss sekundärer Formen (**Leberfunktionsdiagnostik**)
- BH_4-Sensitivität: Oraler BH_4-Belastungstest
- Mutationsanalyse des *PAH*-Gens

Therapie ohne BH4-Sensitivität:
- Phenylalanin**freie** Diät in den ersten Tagen
- Phenylalanin**arme** Diät nach Abfall der Plasmaphenylalaninkonzentration (< 600 µmol/l)
- Eiweißsubstitution mit phenylalaninfreiem AS-Gemisch

Therapie mit BH4-Sensitivität: BH_4-Gabe (10–15 mg/kg/d).

Aus Studentensicht

> **MERKE**

Therapieziel: Plasmaphenylalaninkonzentration:
- 1.–12. LJ: 42–360 µmol/l
- > 12 Jahre: 42–600 µmol/l

Therapieüberwachung: Regelmäßige Bestimmungen der Plasmaphenylalaninkonzentration aus Kapillarblut.

Therapiedauer: Beginn so früh wie möglich, lebensbegleitend.

> **MERKE**

6.1.1.2 Defekte der Biosynthese oder Regeneration von BH4

Defekte von Enzymen der Biosynthese oder der Regeneration von BH_4.

Pathogenese
- BH_4: Kofaktor der Phenylalanin-, Tyrosin-, Tryptophanhydroxylase
- BH_4-Mangel → **Hyperphenylalaninämie, Neurotransmittermangel**

Klinik
- **Infantiler Parkinsonismus:** Hypokinesie, Hypomimie, Stammhypotonie, Extremitätenhypertonie
- Ohne Therapie → motorische, mentale **Entwicklungsverzögerung**

Diagnostik
- Oraler BH_4-Belastungstest
- Pterine im Urin

Therapie
- BH_4, Neurotransmittervorstufen
- Defekte Dihydropteridinreduktase: phenylalaninarme Diät, Neurotransmittervorstufen

6 STOFFWECHSELERKRANKUNGEN

> **MERKE** Der Ersatz der Diät durch eine Kofaktortherapie bei BH_4-sensitiven Formen des PAH-Defekts führt zu einem erheblichen Gewinn an Lebensqualität.

Therapieziel
Therapieziel ist eine Plasmaphenylalaninkonzentration von:
- 42–360 µmol/l im 1.–12. Lebensjahr
- 42–600 µmol/l > 12 Jahre

Therapieüberwachung
Hierzu werden regelmäßige Bestimmungen der Plasmaphenylalaninkonzentration aus Kapillarblut (zunächst täglich, dann wöchentlich, dann monatlich) durchgeführt. Die Blutentnahme erfolgt in der Regel durch die Eltern, die Proben werden per Post verschickt.

Therapiedauer
Mit der Therapie sollte unbedingt innerhalb der ersten 2 Lebenswochen begonnen werden. Auch durch einen späten Behandlungsbeginn bei symptomatischen Kindern (z. B. Kinder aus Ländern, in denen es kein Neugeborenenscreening gibt) kann die Intelligenzentwicklung noch positiv beeinflusst und die neurologische Symptomatik gebessert werden.
Früher war eine Lockerung oder sogar vollständige Beendigung der Diät im Pubertätsalter unter der Vorstellung der abgeschlossenen Hirnreifung üblich. Hierbei wurden schlechte Erfahrungen im Sinne auftretender neurologischer und psychiatrischer Symptome gemacht. Daher sollte die **Therapie lebensbegleitend** durchgeführt werden.

> **MERKE** Therapie bei Phenylketonurie: Beginn so früh wie möglich, Einhaltung so streng wie möglich, Dauer lebensbegleitend.

Prognose
Unter strikter, im 1. Lebensmonat begonnener phenylalaninarmer Diät kommt es zu einer nahezu altersentsprechenden geistigen und körperlichen Entwicklung.

6.1.1.2 Defekte der Biosynthese oder Regeneration von BH_4

Etwa 2 % aller Hyperphenylalaninämien werden durch Defekte von Enzymen der Biosynthese (GTP-Cyclohydrolase, 6-Pyruvoyl-Tetrahydropterin-Synthase) oder der Regeneration von BH_4 (Dihydropteridinreduktase, Pterin-Carbinolamin-Dehydratase) verursacht. Früher „atypische PKU" genannt. Bei Defekt der Sepiapterinreduktase fehlt die begleitende Hyperphenylalaninämie.

Pathogenese
BH_4 ist Kofaktor der Phenylalanin-, Tyrosin- und Tryptophanhydroxylase. Folgen eines BH_4-Mangels sind eine **Hyperphenylalaninämie** sowie ein **Mangel der Neurotransmitter** Dopamin, Serotonin, Noradrenalin und Adrenalin, der das klinische Bild prägt. Außerdem kommt es zu einer Akkumulation abnormer Pterine.

Klinik
Der Neurotransmittermangel führt zum **infantilen Parkinsonismus.** Die Symptome sind Hypokinesie, Hypomimie, Stammhypotonie, Extremitätenhypertonie, Schluckbeschwerden mit Hypersalivation, okulogyre Krisen, Myoklonien, choreoathetotische Bewegungsstörung. Bei ausbleibender Therapie kommt es zu einer hochgradigen **motorischen und mentalen Entwicklungsverzögerung.**

Diagnostik
Wegen der erheblichen therapeutischen Konsequenzen ist bei jeder im Screening entdeckten Hyperphenylalaninämie der Ausschluss eines BH_4-Mangels erforderlich!
- **Oraler BH_4-Belastungstest:** Bei Vorliegen eines Defekts der Synthese oder Regeneration von BH_4 normalisiert sich die Plasmaphenylalaninkonzentration nach Gabe von BH_4 innerhalb weniger Stunden.
- Bestimmung der Pterine im Urin: Nachweis pathologischer Konzentrationen von Biopterin und Neopterin.
- Aktivität der Dihydropteridinreduktase in Erythrozyten.
- Bestimmung von biogenen Aminen und Pterinen im Liquor.

Therapie
BH_4 wird zur Senkung der Plasmaphenylalaninkonzentration verabreicht. Zur Überwindung der Blut-Hirn-Schranke sind sehr hohe BH_4-Dosen erforderlich, die im klinischen Alltag nicht eingesetzt werden

6.1 STÖRUNGEN DES STOFFWECHSELS AROMATISCHER AMINOSÄUREN

können. Daher erhalten alle Patienten mit atypischer PKU **Neurotransmittervorstufen:** L-Dopa, Carbidopa, 5-OH-Tryptophan.
Bei Defekt der Dihydropteridinreduktase ist BH_4 wirkungslos, da es zu BH_2 oxidiert wird und durch den Enzymdefekt keine Wiederherstellung von BH_4 möglich ist. Patienten mit diesem Defekt erhalten eine phenylalaninarme Diät und Neurotransmittervorstufen.

Prognose
Sie ist umgekehrt proportional zum Alter bei Therapiebeginn, jedoch insgesamt sehr viel heterogener als bei Defekt der PAH. Insbesondere bei den BH_4-Synthese-Defekten treten trotz früh einsetzender und adäquat durchgeführter Therapie nicht selten neurologische Symptome auf.

6.1.1.3 Maternale Phenylketonurie
Definition
Bei der maternalen Phenylketonurie handelt es sich um eine Embryofetopathie durch Hyperphenylalaninämie der Schwangeren.

Pathogenese
Hohe mütterliche Plasmaphenylalaninkonzentrationen führen zu einer Schädigung des Fetus. Das Ausmaß hängt von der Höhe der Plasmaphenylalaninkonzentration der Mutter ab.

Klinik
Die Leitsymptome sind **niedriges Geburtsgewicht, Mikrozephalie** und angeborene **Herzfehler.** In der weiteren Folge tritt oft eine mentale Retardierung auf. Der IQ-Wert ist umgekehrt proportional zur mütterlichen Plasmaphenylalaninkonzentration in der Schwangerschaft.

Prophylaxe
Die fetale Schädigung kann nur durch eine präkonzeptionell begonnene und über den gesamten Schwangerschaftsverlauf konsequent beibehaltene, strikt phenylalaninarme Diät verhindert werden.

Prozedere
Bei PKU-Patientinnen sollte zunächst eine konsequente Schwangerschaftsverhütung erfolgen. Bei bestehendem Kinderwunsch wird die Diät stark intensiviert. Bei konstant im Zielbereich liegenden Plasmaphenylalaninkonzentrationen (120–360 µmol/l) werden die Kontrazeptiva abgesetzt. Bei eingetretener Schwangerschaft erfolgt die strikte diätetische Weiterbehandlung bis zur Entbindung.

> **MERKE** Zur Verhütung der fetalen Schädigung bei maternaler PKU ist eine strenge Diäteinstellung **vor und während** der Schwangerschaft erforderlich!

6.1.2 Tyrosinämien
Definition
Es handelt sich um angeborene Defekte von Enzymen des Tyrosinstoffwechsels, die zu umschriebenen Krankheitsbildern mit Beteiligung der Leber, der Nieren, der Augen oder der Haut führen.

6.1.2.1 Tyrosinämie Typ 1 (hepatorenale Tyrosinämie)
Definition
Der autosomal-rezessiv vererbte Defekt der Fumarylazetoazetathydrolase führt zu hepatischen, renalen und neurologischen Symptomen.

Epidemiologie
Die Häufigkeit beträgt 1:700 in Quebec und 1:50.000 in Norwegen.

Pathogenese
Der Enzymdefekt durch Mutationen im *FAH*-Gen führt zu einer Akkumulation von Fumarylazetoazetat und Maleylazetoazetat, die zu den hepatotoxischen Metaboliten Sukzinylazetoazetat und Sukzinylazeton verstoffwechselt werden. Sukzinylazeton hemmt die 5-Aminolävulinsäure-Dehydratase, wodurch es zu einer massiv vermehrten Ausscheidung von 5-Aminolävulinsäure kommt, die das Auftreten porphyrieähnlicher Symptome erklärt (> Abb. 6.2).

Klinik
Akute Form: Sie kommt häufiger vor und manifestiert sich in den ersten Lebenswochen mit einer akuten Lebererkrankung, die zu Erbrechen, Ikterus, Hepatomegalie, Ödemen, Aszites, Hypoglykämie und einer schweren Gerinnungsstörung mit Blutungsneigung führt. Die Erkrankung schreitet rasch zum terminalen Leberversagen fort.

Aus Studentensicht

6.1.1.3 Maternale Phenylketonurie

Definition: Embryofetopathie durch Hyperphenylalaninämie der Schwangeren.

Pathogenese: Hohe mütterliche Plasmaphenylalaninkonzentrationen → Schädigung des Fetus.

Klinik: Niedriges Geburtsgewicht, **Mikrozephalie,** angeborene **Herzfehler.**

Prophylaxe: Strikte phenylalaninarme Diät präkonzeptionell und über gesamten Schwangerschaftsverlauf.

Prozedere
- Konsequente Schwangerschaftsverhütung
- Bei Kinderwunsch stark intensivierte Diät
- Bei konstanten Plasmaphenylalaninkonzentrationen (120–360 µmol/l): Absetzen der Kontrazeptiva

MERKE

6.1.2 Tyrosinämien

Definition: Angeborene Enzymdefekte des Tyrosinstoffwechsels.

6.1.2.1 Tyrosinämie Typ 1 (hepatorenale Tyrosinämie)

Definition: Defekte Fumarylazetoazetathydrolase.

Pathogenese: Mutiertes *FAH*-Gen → Akkumulation von Fumaryl- und Maleylazetoazetat → Verstoffwechselung zu hepatotoxischen Metaboliten.

Klinik
- **Akute Form:** Erste Lebenswochen mit akuter Lebererkrankung
- **Chronische Form:** Schleichend, Gedeihstörung, progressive Lebererkrankung mit Blutungsneigung, Rachitis, Niereninsuffizienz

Aus Studentensicht

ABB. 6.2

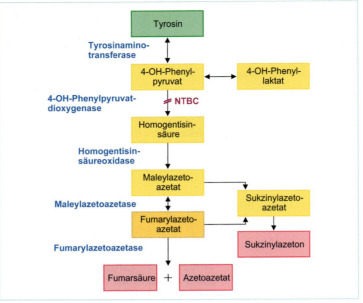

Abb. 6.2 Der Tyrosinstoffwechsel. [L141]

Komplikationen: Ohne Therapie → **Leberzirrhose** mit terminalem Leberversagen, **hepatozelluläres Karzinom**.

Diagnostik
- Hypoglykämie, -proteinämie, Hyperbilirubinämie
- **Aminotransferasen** i. S. ↑
- **Gerinnungsstörung**
- Tyrosin, Methionin i.P. ↑
- **Sukzinylazeton** im Urin und i.P. ↑
- **5-Aminolävulinsäure** im Urin ↑
- **DNA-Analyse:** *FAH*-Gen

MERKE

Therapie
- **NTBC:** Herbizid → keine Bildung hepatotoxischer Metaboliten
- **Diät:** Tyrosin-, phenylalanin- und methioninarm
- **Lebertransplantation**

6 STOFFWECHSELERKRANKUNGEN

Chronische Form: Schleichend entwickeln sich eine Gedeihstörung, ein Wachstumsrückstand, eine progressive Lebererkrankung mit Blutungsneigung, eine Rachitis durch renal-tubuläre Dysfunktion (De-Toni-Debré-Fanconi-Syndrom) und eine Niereninsuffizienz.

Komplikationen

Ohne medikamentöse Therapie kommt es zu einer **Leberzirrhose** mit terminalem Leberversagen. Ein **hepatozelluläres Karzinom** tritt bei unbehandelten Patienten, die nicht bereits im frühen Säuglingsalter im Rahmen einer akuten Krise verstorben sind, typischerweise im Kleinkind- bis Schulalter auf.

Diagnostik

- **Routinelabor:** Hypoglykämie, Hyperbilirubinämie, Hypoproteinämie
- Aktivitäten der **Aminotransferasen** im Serum erhöht
- **Gerinnungsstörung:** Quick erniedrigt, PTT verlängert, Fibrinogen, AT III und die Aktivitäten weiterer Gerinnungsfaktoren erniedrigt
- α-**Fetoprotein** erhöht (nur bei erhaltener Leberfunktion!)
- **Aminosäuren im Plasma:** Tyrosin und Methionin erhöht
- **Tubulopathieprofil:** Hyperaminoazidurie, Glukosurie, Hyperphosphaturie: De-Toni-Debré-Fanconi-Syndrom
- **Sukzinylazeton** im Urin und im Plasma erhöht (spezifischer Parameter!)
- **5-Aminolävulinsäure** im Urin erhöht
- **Messung der Enzymaktivität** in Leber oder Fibroblasten
- **DNA-Analyse:** *FAH*-Gen
- **Pränatale Diagnostik:** Bestimmung der Aktivität der Fumarylazetoazetase in Chorionzotten, Messung von Sukzinylazeton im Fruchtwasser, Mutationsanalyse (bei bekannter Mutation des Indexpatienten)

Differenzialdiagnose

- Transitorische Tyrosinämie
- Tyrosinämie Typ 2
- Hereditäre Fruktoseintoleranz
- Galaktosämie
- Riesenzellhepatitis
- Neonatale Hämochromatose
- Neonatale Infektionen

MERKE Jedes Leberversagen im Kindesalter sollte an eine Tyrosinämie Typ 1 denken lassen.

Therapie

NTBC-Therapie: Diese erfolgreiche medikamentöse Therapie hat das therapeutische Vorgehen bei Patienten mit Tyrosinämie Typ 1 revolutioniert. 2-(2-Nitro-4-Trifluoro-Methylbenzoyl)-1,3-Cyclohexandion ist ein Herbizid, das die 4-Hydroxyphenylpyruvat-Dioxygenase hemmt. Hierdurch wird die Bildung

der toxischen Metabolite Maleylazetoazetat, Fumarylazetoazetat, Sukzinylazetoazetat und Sukzinylazeton verhindert.
Tyrosinarme, phenylalaninarme und methioninarme Diät: Sie sollte auch bei NTBC-Therapie durchgeführt werden, weil es durch die Hemmung der 4-Hydroxyphenylpyruvat-Dioxygenase zu einer Hypertyrosinämie kommt.
Lebertransplantation: Sie galt früher als einzige effektive Therapieoption. Bei einer frühzeitigen NTBC-Therapie kann in den meisten Fällen darauf verzichtet werden.

6.1.2.2 Tyrosinämie Typ 2 (okulokutane Tyrosinämie)

Definition
Die seltene, autosomal-rezessiv vererbte Aktivitätsminderung der Zytosol-Tyrosinaminotransferase in der Leber führt zu einer Erhöhung von Tyrosin im Plasma. Dies manifestiert sich an der Haut und an den Augen.

Pathogenese
Durch den Defekt der Tyrosinaminotransferase im Leberzytosol kommt es zu einer Akkumulation von Tyrosin im Plasma und im Liquor. Die Kornealäsionen werden durch kristalline Tyrosinablagerungen verursacht.

Klinik
Im Bereich der **Haut** (80 %) kommt es zu palmaren und plantaren schmerzhaften, nicht juckenden Hyperkeratosen. Selten besteht eine Hyperhidrosis. An den **Augen** (75 %) zeigen sich in den ersten Lebensmonaten korneale herpetiforme Erosionen und Ulzerationen, die zu Lakrimation, Photophobie und Rötung führen. Als **neurologische Komplikation** (60 %) kann eine mentale Retardierung auftreten.

Diagnostik
- Tyrosin im Plasma stark erhöht (> 1.200 µmol/l diagnostisch)
- 4-Hydroxyphenylpyruvat, -laktat und -azetat im Urin erhöht
- Bestimmung der Enzymaktivität aus Lebergewebe
- DNA-Analyse

Therapie
Durch eine **tyrosin- und phenylalaninarme Diät** kommt es zu einer raschen Abheilung der kornealen und kutanen Veränderungen. Bei einem frühen Therapiebeginn kann die mentale Retardierung verhindert werden.

6.1.2.3 Transitorische Tyrosinämie des Neugeborenen

Definition
Der vorübergehende Anstieg des Tyrosins im Plasma wird in den ersten 2 Lebenswochen durch verzögerte Ausreifung der Enzyme Tyrosinaminotransferase oder 4-Hydroxyphenylpyruvat-Dioxygenase in der Leber verursacht.

Epidemiologie
Betroffen sind 0,2–10 % aller Neugeborenen, häufig handelt es sich um unreife Kinder. Eine proteinreiche Ernährung des Kindes (> 3 g/kg KG/d) begünstigt das Auftreten der transitorischen Tyrosinämie.

Klinik
Meist sind die Kinder asymptomatisch, insbesondere besteht keine Leberschädigung! Gelegentlich werden Lethargie, Trinkschwäche und eine Verminderung der Spontanmotorik beobachtet.

Diagnostik
Phenylalanin (Neugeborenenscreening!) und Tyrosin sind im Plasma erhöht.

Therapie
Die Therapie besteht in einer Verminderung der Proteinzufuhr sowie der Verabreichung von Vitamin C in einer Dosierung von 200–400 mg/d zur Aktivierung der 4-Hydroxyphenylpyruvat-Dioxygenase. Dies führt zu einer raschen Normalisierung der biochemischen Veränderungen.

Prognose
Meist kommt es innerhalb 1 Monats zur Spontanheilung, bei Therapie erfolgt die Blutwertnormalisierung schneller.

Aus Studentensicht

6.1.2.2 Tyrosinämie Typ 2 (okulokutane Tyrosinämie)

Definition: Aktivitätsminderung der Zytosol-Tyrosinaminotransferase in der Leber.

Pathogenese
- Tyrosin-Akkumulation in Plasma und Liquor
- Kristalline Tyrosinablagerungen → Kornealäsionen

Klinik
- Hyperkeratosen palmar und plantar
- Korneale herpetiforme Erosionen und Ulzerationen
- Mentale Retardierung

Diagnostik: Tyrosin i.P. ↑↑ (> 1.200 µmol/l).

Therapie: Tyrosin- und phenylalaninarme Diät.

6.1.2.3 Transitorische Tyrosinämie des Neugeborenen

Definition: Vorübergehend Tyrosin ↑ i.P durch verzögerte Enzymausreifung.

Klinik: Meist asymptomatisch; gelegentlich Lethargie, Trinkschwäche, verminderte Spontanmotorik.

Diagnostik: Phenylalanin und Tyrosin i.P. ↑.

Therapie: Proteinzufuhr senken, Vitamin C-Gabe (200–400 mg/d) → Aktivierung der 4-Hydroxyphenylpyruvat-Dioxygenase.

Aus Studentensicht

6.1.2.4 Alkaptonurie

Definition: Defekt der Homogentisinsäureoxidase mit typischer Trias: Homogentisinurie, Ochronose, Arthritis.

Klinik
- **Nachdunkelung des Urins** im Kindesalter
- Mittleres Erwachsenenalter: **Ochronose** (Dunkelfärbung von Knorpel, dunkle Flecken in der Sklera), **Arthritis**

Diagnostik: Homogentisinsäurekonzentration im Urin ↑.

Therapie: Eiweißarme Diät.

6.2 Störungen des Stoffwechsels schwefelhaltiger Aminosäuren

6.2.1.1 Homozystinurie

Definition: Defekt der β-Zystathioninsynthetase → Bindegewebsläsionen, verstärkte Thrombozytenadhäsivität, okuläre Symptome.

ABB. 6.3

Epidemiologie: 1 : 200.000.

Klinik: Unauffällig bei Geburt, später Organsymptome:
- **Augen:** Linsenluxation, Glaukom, Myopie
- **Skelett:** Dysproportionierter Großwuchs, Arachnodaktylie, Skoliose
- **Gefäße:** Frühzeitige Arteriosklerose, Thromboembolien
- **ZNS:** Psychomotorische Entwicklungsverzögerung, psychiatrische Auffälligkeiten, epileptische Anfälle

6 STOFFWECHSELERKRANKUNGEN

6.1.2.4 Alkaptonurie

Definition
Bei diesem autosomal-rezessiv vererbten Defekt der Homogentisinsäureoxidase kann die Homogentisinsäure, die im Stoffwechsel von Phenylalanin und Tyrosin anfällt, nicht weiter metabolisiert werden. Es entsteht die typische Trias aus Homogentisinurie, Ochronose und Arthritis.

Klinik
Einziges Symptom im Kindesalter ist die **Nachdunkelung des Urins** durch Oxidation und Polymerisation der Homogentisinsäure. Bei Verwendung alkalihaltiger Waschmittel kommt es zu einer Rotfärbung der Windeln. Außerdem besteht eine charakteristische Dunkelfärbung des Zerumens. Arthritis und Ochronose treten erst im mittleren Erwachsenenalter auf.
Ochronose: Es kommt zu Dunkelfärbung von Knorpel durch Homogentisinsäureablagerung, dunklen Flecken in der Sklera, diffuser Schwarzverfärbung der Konjunktiva, der Kornea und des Ohrknorpels.
Arthritis: Sie tritt mit zunehmendem Alter bei fast allen betroffenen Patienten auf. Vor allem die großen Gelenke wie Hüfte und Knie sowie die Wirbelsäule sind betroffen. Es bestehen die klinischen Charakteristika der rheumatoiden Arthritis und die radiologischen Zeichen einer Osteoarthritis. Häufig kommt es zu degenerativen Veränderungen der LWS mit Verschmälerung der Zwischenwirbelräume und Verschmelzung der Wirbelkörper.

Diagnostik
Nachweis einer erhöhten Homogentisinsäurekonzentration im Urin.

Therapie
Die Erkrankung wird durch eine eiweißarme Diät behandelt.

6.2 Störungen des Stoffwechsels schwefelhaltiger Aminosäuren

6.2.1.1 Homozystinurie

Definition
Der autosomal-rezessiv vererbte Defekt der β-Zystathioninsynthetase führt zu Bindegewebsläsionen und einer verstärkten Thrombozytenadhäsivität (➤ Abb. 6.3). Folgen sind charakteristische Symptome am Auge, an den Gefäßen und am Skelett sowie thromboembolische Komplikationen.

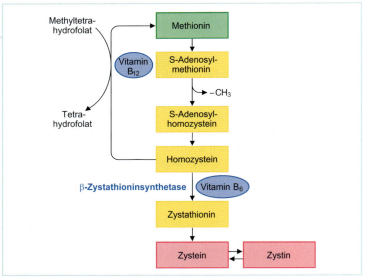

Abb. 6.3 Stoffwechsel schwefelhaltiger Aminosäuren. [L141]

Epidemiologie
Die Häufigkeit beträgt 1 : 200.000.

Klinik
Bei Geburt sind die Kinder unauffällig. Im weiteren Verlauf kommt es zu Symptomen im Bereich verschiedenster Organsysteme:
- **Augen:** Linsenluxation (charakteristisches klinisches Zeichen!), Glaukom, Myopie.
- **Skelett:** Veränderungen ähnlich denen bei Marfan-Syndrom: Dysproportionierter Großwuchs, lange Extremitäten, Arachnodaktylie, Skoliose.
- **Gefäße:** Frühzeitige Arteriosklerose, Thromboembolien.

6.2 STÖRUNGEN DES STOFFWECHSELS SCHWEFELHALTIGER AMINOSÄUREN

- **ZNS:** Eine psychomotorische Entwicklungsverzögerung ist in etwa 60 % der Fälle nachweisbar. Psychiatrische Auffälligkeiten und epileptische Anfälle bestehen bei etwa 50 % der Patienten.

LERNTIPP Du solltest die Zeichen einer Homozystinurie und ihre Komplikationen nennen können.

Diagnostik
- **Gesamt-Homozystein** und Methionin im Plasma erhöht, Zystin im Plasma erniedrigt
- **Homozysteinausscheidung** im Urin erhöht
- **Bestimmung der Enzymaktivität** in Fibroblasten
- **DNA-Analyse:** CBS-Gen
- **Pränatale Diagnostik:** Bestimmung der Enzymaktivität aus Amnionzellen oder Chorionzotten, Mutationsanalyse (bei bekannter Mutation des Indexpatienten)

Therapie
Therapieziel ist die möglichst weitgehende Normalisierung des Gesamthomozysteins im Plasma. Zunächst sollte die **Vitamin-B$_6$-Abhängigkeit** ausgetestet werden, da etwa 50 % der Patienten auf eine hoch dosierte Substitutionstherapie mit Vitamin B$_6$ (300–900 mg/d) ansprechen. Begleitend erfolgt eine Folsäuresubstitution. Bei Erfolglosigkeit wird eine **methioninarme (eiweißarme) Diät** unter Substitution von Zystin durchgeführt. Alternativ kann **Betain** zur Remethylierung von Homozystein zu Methionin eingesetzt werden.

6.2.1.2 Zystinurie
Definition
Bei der Zystinurie handelt es sich um eine autosomal-rezessiv vererbte renal-tubuläre Transportstörung der dibasischen Aminosäuren Ornithin, Arginin, Lysin sowie von Zystin. Die einzige klinische Komplikation ist die Bildung von Nierensteinen (➤ Tab. 6.2).

Tab. 6.2 Übersicht der wichtigsten Transportstörungen.

Lokalisation	Nicht transportierte Metaboliten	Erkrankung
Nierentubulus	Aminosäuren Glukose Phosphat	De-Toni-Debré-Fanconi-Syndrom
	Glukose	Renale Glukosurie
	Dibasische Aminosäuren	Zystinurie
Darmmukosa und Nierentubulus	Neutrale Aminosäuren	Hartnup-Krankheit
Lysosomen	Zystin	Zystinose

Epidemiologie
Die Häufigkeit beträgt 1 : 2.000 bis 1 : 7.000.

Pathogenese
Es handelt sich um eine gestörte Rückresorption von dibasischen Aminosäuren und Zystin im proximalen Tubulus. Dadurch sind die Konzentrationen dieser Substanzen im Urin erhöht. Die schlechte Wasserlöslichkeit von Zystin mit Auskristallisation im sauren Milieu führt typischerweise zum klinischen Leitsymptom der **Nephrolithiasis**.

Klinik
Bis auf die u. U. bereits im Kleinkindalter auftretende **Nephrolithiasis** sind die Patienten beschwerdefrei.

Diagnostik
- **Aminosäuren im Urin:** Zystin, Ornithin, Arginin und Lysin sind erhöht.
- Die **Nitroprussidprobe** (Brandprobe) im Urin ist positiv.
- **Sonografie** der Nieren und ableitenden Harnwege: Nephrolithiasis?

Therapie
Das Ziel der Therapie ist die **Verhinderung einer Nephrolithiasis**. Hierzu erfolgt eine hohe Flüssigkeitszufuhr, die auch nächtliches Trinken vorsieht (Wecker stellen). Eine Urinalkalisierung erhöht die Zystinlöslichkeit.
In schwierigen Fällen kann eine **medikamentöse Therapie** mit D-Penicillamin oder Mercaptopropionylglycin erwogen werden. Dadurch kommt es zur Bildung eines besser löslichen Disulfids mit Zystin. Bei bereits eingetretener Nephrolithiasis werden die Nierensteine durch Lithotripsie oder operativ entfernt.

Aus Studentensicht

LERNTIPP

Diagnostik
- **Gesamt-Homozystein** und Methionin i.P. ↑, Zystin i.P. ↓
- **DNA-Analyse:** CBS-Gen
- Pränatale Diagnostik

Therapie: Test auf **Vitamin-B$_6$-Abhängigkeit** (hoch dosierte Substitutionstherapie). Bei Erfolglosigkeit **methioninarme Diät**.

6.2.1.2 Zystinurie

Definition: Renal-tubuläre Transportstörung der AS Ornithin, Arginin, Lysin sowie Zystin.

TAB. 6.2

Epidemiologie: 1 : 2.000–1 : 7.000.

Pathogenese: Gestörte Rückresorption von dibasischen AS und Zystin im proximalen Tubulus → Konzentrationen im Urin ↑ → Auskristallisation im sauren Milieu → **Nephrolithiasis**.

Klinik: Nephrolithiasis.

Diagnostik
- Zystin, Ornithin, Arginin, Lysin im Urin ↑
- Positive **Nitroprussidprobe** im Urin
- Sonografie

Therapie:
- Hohe Flüssigkeitszufuhr, Urinalkalisierung
- In schwierigen Fällen: D-Penicillamin oder Mercaptopropionylglycin
- Nephrolithiasis: Lithotripsie, operative Entfernung

Aus Studentensicht

6.2.1.3 Nephropathische Zystinose

Definition: Lysosomale Transportstörung von Zystin mit Speicherung in fast allen Geweben.

Pathogenese: Mutiertes *CTNS*-Gen → lysosomaler Transportdefekt für Zystin → Speicherung in vielen Geweben → schwere Nierenfunktionsstörungen.

Klinik
- Zunächst regelrechte Entwicklung, dann Appetitlosigkeit, Erbrechen, Dystrophie, Fieber, Polydipsie, Polyurie, **Vitamin-D-refraktäre Rachitis**
- Später: **Zystinkristalle** in Kornea und Konjunktiva, **Fanconi-Syndrom, terminale Niereninsuffizienz**

Diagnostik
- **Spaltlampe:** Kristalline Einlagerungen
- **Fundusuntersuchung:** Pigmentveränderungen
- **Zystinkonzentration** in Leukozyten ↑↑
- **DNA-Analyse**

Therapie
- Vitamin D hoch dosiert, **Cysteamin**
- Bei Niereninsuffizienz: Hämodialyse, Nierentransplantation

● **PRAXISTIPP**

6.3 Störungen des Stoffwechsels der verzweigtkettigen Aminosäuren Leucin, Isoleucin und Valin

6.3.1.1 Ahornsirupkrankheit (Leuzinose)

Definition: Defekter Dehydrogenasekomplex der α-Ketosäuren der verzweigtkettigen AS Leucin, Isoleucin und Valin.

Pathogenese: Gestörte oxidative Decarboxylierung von Leucin, Isoleucin und Valin → Akkumulation der ASn und der korrespondierenden α-Ketosäuren in allen Organen und Körperflüssigkeiten.

---

6 STOFFWECHSELERKRANKUNGEN

6.2.1.3 Nephropathische Zystinose

Definition

Es handelt sich um eine autosomal-rezessiv vererbte lysosomale Transportstörung von Zystin mit Speicherung von Zystin in fast allen Geweben. Dies führt insbesondere zu einer renalen Insuffizienz (➤ Tab. 6.2).

Epidemiologie

Die Häufigkeit beträgt 1 : 50.000 bis 1 : 100.000.

Pathogenese

Mutationen im *Cystinosin*-Gen (*CTNS*-Gen) führen zu einem lysosomalen Transportdefekt für Zystin. Dadurch kommt es zur Speicherung von Zystin im retikuloendothelialen System vieler Gewebe, nicht jedoch in der Muskulatur oder im Gehirn. Die Zystinspeicherung in verschiedenen Organen ruft keine wesentlichen klinischen Symptome hervor. Aber in der Niere kommt es zu schweren Funktionsstörungen, zunächst am Tubulus, dann auch am Glomerulus. Zystinablagerungen in der Kornea treten ebenfalls auf.

Klinik

Zunächst verläuft die Entwicklung regelrecht. In der zweiten Hälfte des 1. Lebensjahrs beginnt die klinische Symptomatik mit Appetitlosigkeit, Erbrechen, Dystrophie, Fieber, Polydipsie, Polyurie und **Vitamin-D-refraktärer Rachitis**. Es kommt zu einer Wachstumsverzögerung. Die intellektuelle Entwicklung ist normal. Es besteht eine Photophobie, bei der Spaltlampenuntersuchung lassen sich **Zystinkristalle** in Kornea und Konjunktiva nachweisen. Es entwickelt sich ein **Fanconi-Syndrom** mit generalisierter Hyperaminoazidurie, Glukosurie, Polyurie, renaler Azidose, Phosphaturie und Hyperkaliurie. Dehydratation und Hypokaliämie können im Rahmen von Infekten zu schweren Stoffwechselkrisen führen. Eine **terminale Niereninsuffizienz** tritt innerhalb der 1. Lebensdekade auf.

Diagnostik
- **Spaltlampe:** kristalline Einlagerungen in Kornea und Konjunktiva
- **Fundusuntersuchung:** typische Pigmentveränderungen
- **Zystinkonzentration** in Leukozyten stark erhöht
- **DNA-Analyse:** (*CTNS*)-Gen

Therapie

Die tubuläre Dysfunktion wird symptomatisch behandelt. Meist sind hohe Dosen Vitamin D erforderlich. **Cysteamin** bindet Zystin in zweifacher Weise: Es bildet Zystein, das über den Zysteintransporter aus den Lysosomen ausgeschleust werden kann, und das gemischte Disulfid Zystein-Cysteamin, das über den Lysintransporter aus den Lysosomen ausgeschleust werden kann. Diese Behandlung kann die Progression zum terminalen Nierenversagen aufhalten. Bei **niereninsuffizienten Patienten** müssen Hämodialyse und Nierentransplantation erfolgen.

> **PRAXISTIPP**
>
> Die Nitroprussidprobe (Brandprobe) ist bei Zystinurie und Homozystinurie positiv, nicht aber bei Zystinose.

6.3 Störungen des Stoffwechsels der verzweigtkettigen Aminosäuren Leucin, Isoleucin und Valin

6.3.1.1 Ahornsirupkrankheit (Leuzinose)

Definition

Die Ahornsirupkrankheit ist eine autosomal-rezessiv vererbte Stoffwechselerkrankung durch einen Defekt des gemeinsamen Dehydrogenasekomplexes der α-Ketosäuren der verzweigtkettigen Aminosäuren Leucin, Isoleucin und Valin. Es kommt zu einer ausgeprägten neurologischen Symptomatik im Neugeborenenalter bei charakteristischem Uringeruch (➤ Abb. 6.4).

Epidemiologie

Die Häufigkeit beträgt 1 : 100.000 bis 1 : 200.000.

Pathogenese

Die oxidative Decarboxylierung der verzweigtkettigen Aminosäuren Leucin, Isoleucin und Valin ist gestört. Dies führt zu einer Akkumulation der Aminosäuren und der korrespondierenden α-Ketosäuren in allen Organen und Körperflüssigkeiten. Die Bezeichnung Ahornsirupkrankheit entstand durch den würzigen Uringeruch, der an Ahornsirup erinnert.

6.3 STÖRUNGEN DES STOFFWECHSELS DER VERZWEIGTKETTIGEN AS LEUCIN, ISOLEUCIN UND VALIN

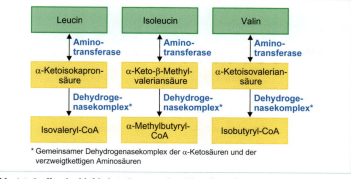

Abb. 6.4 Stoffwechseldefekt bei Ahornsirupkrankheit. [L141]

Klinik
Klassische neonatale Form: Nach einem symptomfreien Intervall von bis zu 5 Tagen kommt es **innerhalb der 1. Lebenswoche** zu einer **rasch progredienten neurologischen Symptomatik:** Trinkschwäche, Erbrechen, Lethargie, Koma, muskuläre Hypertonie und Opisthotonus. Intermittierend treten Episoden mit muskulärer Hypotonie, epileptischen Anfällen und auffälligem süßlich-würzigem Geruch von Urin, Schweiß und Zerumen auf. Unbehandelt versterben die Patienten in einer schweren Ketoazidose.
Intermediärform: Die Symptome sind rezidivierendes Erbrechen, Gedeihstörung, psychomotorische Retardierung und Ataxie. Die Ketoazidose fehlt häufig.
Intermittierende Form: Hier kommt es bei unauffälliger psychomotorischer Entwicklung nur im Rahmen kataboler Phasen (z. B. Infektion, Impfung, Operation) zu episodenhaften metabolischen Entgleisungen.

Diagnostik
Die Ahornsirupkrankheit wird heute im Rahmen des erweiterten **Neugeborenenscreenings** durch den Nachweis von Aminosäuren im Blut mittels Tandemmassenspektrometrie bereits am 3. Lebenstag erfasst.
- Schwere metabolische **Azidose** (Ketoazidose!), Hypoglykämie
- **Aminosäuren im Plasma:** Leucin, Isoleucin und Valin erhöht
- **Organische Säuren im Urin:** α-Ketosäuren der verzweigtkettigen Aminosäuren erhöht
- **Alloisoleucin** im Plasma und im Urin erhöht (spezifisch für Ahornsirupkrankheit)

Therapie
Die Notfalltherapie beinhaltet die **Anabolisierung** und **Detoxifikation.**
Akute Krise: Die Zufuhr an exogenem Protein wird kurzzeitig gestoppt. Der Katabolismus wird durch eine hoch dosierte Glukoseinfusion bei gleichzeitiger Insulininfusion durchbrochen.
Die Entfernung toxischer Metaboliten erfolgt durch forcierte Diurese und/oder Hämofiltration/Hämodialyse. Immer sollte ein Therapieversuch mit dem Kofaktor Thiamin in einer Dosierung von 10 mg/d unternommen werden.
Dauertherapie: Lebensbegleitend werden eine eiweißarme Diät und Eiweißsubstitution mit leucin-, isoleucin- und valinfreien Aminosäurenmischungen durchgeführt. Bei nachgewiesener Thiaminsensitivität wird Thiamin in einer Dosierung von 10–800 mg/d verabreicht.
Lebertransplantation: In den letzten Jahren setzt sich die Lebertransplantation zur Behandlung von Patienten mit Ahornsiruperkrankung zunehmend durch. Im Rahmen einer sog. Dominotransplantation kann der Patient mit Ahornsiruperkrankung seine Leber an einen weiteren Empfänger, z. B. mit Leberversagen, weitergeben. Dies liegt daran, dass die Enzymaktivität des gemeinsamen Dehydrogenasekomplexes der α-Ketosäuren der verzweigtkettigen Aminosäuren bei Gesunden zu 90 % in der Muskulatur und zu 10 % in der Leber liegt. Das bedeutet auch, dass die Aktivität beim Patienten mit Ahornsiruperkrankung nach der Lebertransplantation nur bei 10 % liegt. Dies ist jedoch für eine weitgehend normale Stoffwechselfunktion ausreichend. Damit können die Patienten sich nach der Transplantation in der Regel normal ernähren. Bei schweren katabolen Situationen sollte die Leucinkonzentration jedoch überwacht und ggf. ein diätetisches Notfallregime durchgeführt werden.

Prognose
Sie ist umgekehrt proportional zum Alter bei Behandlungsbeginn (**Neugeborenenscreening!**). In allen katabolen Situationen (Infektion, Impfung, Operation) kann es zu schwerer Ketoazidose, Hirnödem und letalem Ausgang kommen.

6.3.1.2 Methylmalonazidurie (MMA) und Propionazidämie (PA)
Definition
Hier handelt es sich um angeborene Störungen im Abbau von Leucin, Isoleucin und Valin, die zu vermehrter Ausscheidung organischer Säuren führen – „organische Azidurien" (➤ Abb. 6.5). Die Leitsym-

---

Aus Studentensicht

ABB. 6.4

Klinik
- **Klassische Form:** Rasch progrediente **neurologische Symptomatik** mit Trinkschwäche, Lethargie, Koma
- **Intermediärform:** Rezidivierendes Erbrechen, Gedeihstörung, psychomotorische Retardierung, Ataxie
- **Intermittierende Form:** Während kataboler Phasen episodenhafte metabolische Entgleisungen

Diagnostik
- Erweitertes **Neugeborenenscreening**
- Schwere **Ketoazidose**
- Leucin, Isoleucin, Valin i. P. ↑
- α-Ketosäuren der verzweigtkettigen AS im Urin ↑
- **Alloisoleucin** i.P. und im Urin ↑

Therapie
- Notfalltherapie: **Anabolisierung** und **Detoxifikation**
- Akute Krise: Stopp von exogenem Protein, hoch dosierte Glukoseinfusion bei gleichzeitiger Insulininfusion; forcierte Diurese, Hämofiltration
- Dauertherapie: Lebensbegleitend eiweißarme Diät, Substitution mit leucin-, isoleucin- und valinfreien AS-Mischungen
- Lebertransplantation

6.3.1.2 Methylmalonazidurie (MMA) und Propionazidämie (PA)
Definition: Störungen im Abbau von Leucin, Isoleucin und Valin → Ausscheidung organischer Säuren.

Aus Studentensicht

ABB. 6.5

Ätiologie
- **MMA:** Defekte Methylmalonyl-CoA-Mutase
- **PA:** Defekte Propionyl-CoA-Carboxylase

Pathogenese: Enzymdefekte → Akkumulation organischer Säuren, Mangel an freiem Carnitin, Nachweis **spezifischer Acylcarnitine**. Hemmung der Pyruvatdehydrogenase → sekundärer Laktatanstieg → **Hypoglykämie**. Beides zusammen führt zur **metabolischen Azidose** und **Hyperammonämie** → Hirnödem.

Klinik
- **Neonatale Form:** Akute Trinkschwäche, Lethargie, schließlich Koma
- **Chronisch-intermittierende Form:** Während kataboler Stoffwechselsituationen rezidivierende metabolische Krisen mit Azidose und Hyperammonämie
- **Chronisch-progrediente Form:** Gedeihstörung, psychomotorisch Entwicklungsretardierung

Diagnostik
- Metabolische Azidose, Hypoglykämie, Hyperammonämie
- **Freies Carnitin** i.P. ↓, spezifische **Acylcarnitine** ↑
- Organische Säuren im Urin
- DNA-Analyse

6 STOFFWECHSELERKRANKUNGEN

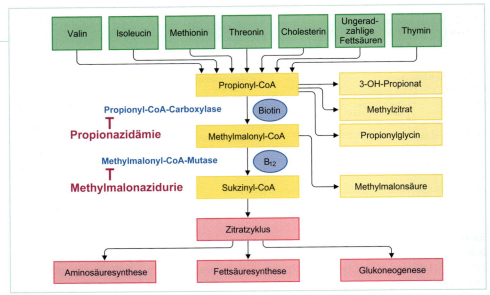

Abb. 6.5 Störungen beim Abbau verzweigtkettiger Aminosäuren bei Methylmalonazidurie und Propionazidämie (T = Defekt des Enzyms). [L141]

ptome sind eine metabolische Azidose und Hyperammonämie, die bereits im Neugeborenenalter zum Koma führen können.

Epidemiologie
Die kumulative Häufigkeit verschiedener Enyzmdefekte beträgt etwa 1 : 10.000.

Ätiologie
- **MMA:** Defekt der Methylmalonyl-CoA-Mutase
- **PA:** Defekt der Propionyl-CoA-Carboxylase

Pathogenese
Die Enzymdefekte führen zu einer Akkumulation organischer Säuren. Darüber hinaus kommt es infolge einer Hemmung der Pyruvatdehydrogenase zu einem sekundären Laktatanstieg. Beides zusammen führt zur **metabolischen Azidose**. Die akkumulierenden organischen Säuren werden zur endogenen Detoxifikation mit Carnitin verestert: Nachweis **spezifischer Acylcarnitine** und Entstehung eines Mangels an freiem Carnitin. Über die Hemmung der Pyruvatcarboxylase kommt es zur **Hypoglykämie**. Methylmalonsäure und Propionyl-CoA hemmen die Azetylglutamatsynthetase, wodurch Azetylglutamat als Kofaktor der Carbamoylphosphatsynthetase (Harnstoffzyklus) fehlt und die **Hyperammonämie** entsteht. Diese führt zum **Hirnödem** und damit zur Hirnschädigung.

Klinik
Neonatale Form: Es handelt sich um ein akutes Krankheitsbild, das sich in den ersten Lebenstagen mit Trinkschwäche, Erbrechen, Dehydratation, Hepatopathie, Lethargie, muskulärer Hypotonie und schließlich Koma und Multiorganversagen manifestiert.
Chronisch-intermittierende Form: Im Rahmen kataboler Stoffwechselsituationen (Infektion, Impfung, Operation) treten rezidivierende metabolische Krisen mit Azidose und Hyperammonämie auf. Im Intervall sind die Kinder asymptomatisch.
Chronisch-progrediente Form: Es handelt sich um ein unspezifisches Krankheitsbild mit Gedeihstörung, muskulärer Hypotonie und psychomotorischer Entwicklungsretardierung.

Diagnostik
MMA und PA können heute im Rahmen erweiterter **Neugeborenenscreeningprogramme** durch den Nachweis spezifischer Acylcarnitine im Blut mittels Tandemmassenspektrometrie bereits am 3. Lebenstag erfasst werden. Beide Erkrankungen sind jedoch derzeit nicht Bestandteil des offiziellen Screeningprogramms der gesetzlichen Krankenkassen.
- **Laborleitbefunde:** Metabolische Azidose, Hypoglykämie, Hyperammonämie
- **Freies Carnitin** im Plasma erniedrigt, spezifische **Acylcarnitine** erhöht
- **Organische Säuren im Urin:** Nachweis von 3-Hydroxypropionat, Methylzitrat, Propionylglycin (PA) oder von Methylmalonsäure (MMA)
- **Bestimmung der Enzymaktivität** aus kultivierten Fibroblasten
- **DNA-Analyse**

6.3 STÖRUNGEN DES STOFFWECHSELS DER VERZWEIGTKETTIGEN AS LEUCIN, ISOLEUCIN UND VALIN

> **CAVE** Die Hyperammonämie tritt nicht nur bei Harnstoffzyklusdefekten auf, sondern kann auch ein Kardinalsymptom von organischen Azidurien sein.

Therapie
Die **Notfalltherapie** beinhaltet die **Anabolisierung** und **Detoxifikation**.
Die Zufuhr an exogenem Protein wird kurzzeitig gestoppt. Der Katabolismus wird durch eine hoch dosierte Glukoseinfusion bei gleichzeitiger Insulininfusion durchbrochen. Die parenterale Ernährung sieht eine hohe Kalorienzufuhr vor. Die Entfernung toxischer Metaboliten erfolgt durch forcierte Diurese und die Verabreichung von L-Carnitin i. v., das die pathologischen Metaboliten bindet und sie dadurch renal ausscheidbar macht. Bei Versagen der konservativen Therapie wird eine Hämofiltration oder Hämodialyse durchgeführt.
Dauertherapie: Die Patienten erhalten lebensbegleitend eine streng **eiweißarme Diät** und eine Eiweißsubstitution mit vorstufenfreier Aminosäurenmischung. Zur Detoxifikation wird L-Carnitin in einer Dosierung von etwa 100 mg/kg KG/d verabreicht.
Kofaktortherapie: Hydroxycobalamin wird bei Nachweis einer Vitamin-B_{12}-abhängigen Form einer Methylmalonazidurie substituiert.

Prognose
Die Prognose ist erheblich vom Ausmaß und von der Dauer der initialen Hyperammonämie und der Häufigkeit später auftretender Hyperammonämien abhängig. Durch die frühzeitige Erkennung und Behandlung der Erkrankungen können die Mortalität und die Inzidenz neurologischer Symptome (z. B. extrapyramidale Bewegungsstörungen) und mentaler Retardierungen wahrscheinlich erheblich reduziert werden.

> **FALL A:** Leo ist das 2. Kind gesunder Eltern. Seine Schwester ist im Alter von 3 Wochen nach einem neonatalen hyperammonämischen Koma bei einer Methylmalonazidurie trotz intensivster Therapiebemühungen gestorben. Die Eltern wurden bei einer eingehenden genetischen Beratung darüber aufgeklärt, dass das Wiederholungsrisiko 25 % beträgt. Trotzdem haben sie sich gegen die Durchführung einer pränatalen Diagnostik entschieden.
> **K:** Leo kommt nach einer komplikationslosen Schwangerschaft am errechneten Geburtstermin zur Welt und zeigt nach der Geburt keinerlei klinische Auffälligkeiten.
> **Diag:** Bereits am 1. Lebenstag wird durch den Nachweis erhöhter Konzentrationen von Propionylcarnitin mittels Tandemmassenspektrometrie die Diagnose einer Methylmalonazidurie gestellt.
> **D:** Die Diagnose wird durch die Untersuchung der organischen Säuren im Urin und durch die Bestimmung der Enzymaktivität in kultivierten Fibroblasten bestätigt.
> **T:** Leo erhält seit dem 1. Lebenstag eine eiweißarme Diät unter Eiweißsubstitution mit einer vorstufenfreien Aminosäurenmischung. Im Alter von 1 Jahr wird wegen einer zunehmenden Essstörung eine PEG-Sonde gelegt. Außerdem wird er mit L-Carnitin behandelt. Relevante Hyperammonämien oder gar ein Koma konnten durch diese Maßnahmen verhindert werden.
> **V:** Leo ist inzwischen 4,5 Jahre alt und hat sich weitgehend altersentsprechend entwickelt. Der Verlauf bei diesem Patienten zeigt, dass die Prognose auch sehr schwerwiegender angeborener Stoffwechselerkrankungen durch eine frühzeitige Diagnosestellung im erweiterten Neugeborenenscreening und eine frühzeitige Therapie erheblich verbessert werden kann.

6.3.1.3 Isovalerianazidämie (IVA)
Definition
Die IVA ist eine autosomal-rezessiv vererbte Störung des Abbaus von Leucin durch Defekt der Isovaleryl-CoA-Dehydrogenase. Dies kann bereits im Neugeborenenalter zu einer schweren Stoffwechselkrise und Koma führen.

Epidemiologie
Die Häufigkeit beträgt etwa 1:100.000.

Pathogenese
Der Defekt der Isovaleryl-CoA-Dehydrogenase (IVCDH) durch Mutationen im *IVD*-Gen führt zu einem verminderten Abbau von Leucin. Hierdurch kommt es zur Akkumulation von Isovaleryl-CoA, der neurotoxischen Isovaleriansäure und einer Vielzahl weiterer Abbauprodukte, die renal ausgeschieden werden (> Abb. 6.6). Ein sekundärer Carnitinmangel entsteht durch Veresterung des akkumulierenden Isovaleryl-CoA zu Isovalerylcarnitin. Darüber hinaus wird Isovaleryl-CoA auch mit Glycin zu Isovalerylglycin verestert. Dieser Entgiftungsmechanismus wird therapeutisch genutzt.

Klinik
Neonatale Form: Es handelt sich um ein akutes Krankheitsbild, das sich am 3.–6. Lebenstag mit Trinkschwäche, Erbrechen und Dehydratation manifestiert. Häufig kommen epileptische Anfälle sowie ein unangenehmer schweißiger Körpergeruch hinzu. Die Patienten werden zunehmend lethargisch und zeigen Bewusstseinstrübungen bis zum Koma.

Aus Studentensicht

ABB. 6.6

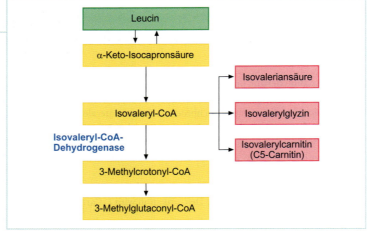

Abb. 6.6 Leucinstoffwechsel und Metaboliten bei Isovalerianazidämie. [L141]

- **Chronisch-intermittierende Form:** Rezidivierende Stoffwechselkrisen mit Erbrechen, Lethargie, Koma
- **Asymptomatische Form:** Trotz milder biochemischer Auffälligkeiten keine Symptome

Diagnostik
- Erweitertes **Neugeborenenscreening**
- Metabolische Azidose, Hyperammonämie, milde Ketonurie
- Isovaleriansäure und Isovalerylglyzin im Urin
- **Freies Carnitin** i.P. ↓, spezifische **Acylcarnitine** ↑
- **DNA-Analyse**

Therapie
- **Notfalltherapie:** Stopp von exogenem Protein, hoch dosierte Glukoseinfusion bei gleichzeitiger Insulininfusion, L-Carnitin und Glycin i. v.
- **Dauertherapie:** Lebensbegleitend eiweißarme Diät, Substitution mit leucinfreier AS-Mischung, L-Carnitin und Glycin

6.4 Störungen des Stoffwechsels von Lysin, Hydroxylysin und Tryptophan

6.4.1 Glutarazidurie Typ 1 (GA 1)

Definition: Gestörter Abbau von Lysin, Hydroxylysin und Tryptophan.

Epidemiologie: 1 : 80.000.

Pathogenese: Defekte Glutaryl-CoA-Dehydrogenase → verminderter Abbau von Lysin, Hydroxylysin, Tryptophan → Akkumulation von Glutarsäure, 3-Hydroxyglutarsäure, Glutakonsäure.

6 STOFFWECHSELERKRANKUNGEN

Chronisch-intermittierende Form: Im Rahmen kataboler Stoffwechselsituationen, typischerweise erstmalig im Verlauf des 1. Lebensjahres, kommt es zu rezidivierenden Stoffwechselkrisen mit Erbrechen, Lethargie und Koma.

Asymptomatische Form: Inzwischen ist bekannt, dass einige Patienten trotz milder biochemischer Auffälligkeiten keine Symptome entwickeln.

Diagnostik
Die IVA wird heute im Rahmen des erweiterten **Neugeborenenscreenings** durch den tandemmassenspektrometrischen Nachweis des spezifischen Metaboliten Isovalerylcarnitin bereits am 3. Lebenstag erfasst.
- **Laborleitbefunde:** Metabolische Azidose, Hyperammonämie, milde Ketonurie
- **Organische Säuren im Urin:** Nachweis von Isovaleriansäure und Isovalerylglyzin
- **Freies Carnitin** im Plasma erniedrigt, spezifische **Acylcarnitine** erhöht
- **Bestimmung der Enzymaktivität** aus kultivierten Fibroblasten
- **DNA-Analyse**

Therapie
Die **Notfalltherapie** beinhaltet die Anabolisierung und Detoxifikation. Die Zufuhr an exogenem Protein wird kurzzeitig gestoppt. Der Katabolismus wird durch eine hoch dosierte Glukoseinfusion bei gleichzeitiger Insulininfusion durchbrochen. Zur Elimination toxischer Metaboliten werden L-Carnitin und Glycin i. v. verabreicht. Bei Versagen der konservativen Therapie wird eine Hämofiltration oder Hämodialyse durchgeführt.

Dauertherapie: Die Patienten erhalten lebensbegleitend eine eiweißarme Diät und eine Eiweißsubstitution mit leucinfreier Aminosäurenmischung. Zur Unterstützung der Isovaleryl-CoA-Ausscheidung werden L-Carnitin und Glycin p. o. verabreicht.

Prognose
Ohne Behandlung verstirbt mehr als die Hälfte der Kinder mit der akuten neonatalen Form in der initialen Krise. Bei frühzeitiger Diagnosestellung im Neugeborenenscreening und raschem Therapiebeginn bestehen gute Aussichten auf eine altersentsprechende geistige und motorische Entwicklung.

6.4 Störungen des Stoffwechsels von Lysin, Hydroxylysin und Tryptophan

6.4.1 Glutarazidurie Typ 1 (GA 1)

Definition
Es handelt sich um eine autosomal-rezessiv vererbte Störung des Abbaus von Lysin, Hydroxylysin und Tryptophan durch Defekt der Glutaryl-CoA-Dehydrogenase. Bei ausbleibender Therapie kann es zu einer schweren enzephalopathischen Krise mit Verlust sämtlicher statomotorischer Fähigkeiten und dem Auftreten einer extrapyramidalen Bewegungsstörung kommen.

Epidemiologie
Die Häufigkeit beträgt etwa 1 : 80.000.

Pathogenese
Der Defekt der Glutaryl-CoA-Dehydrogenase (GCDH) führt zu vermindertem Abbau von Lysin, Hydroxylysin und Tryptophan und zur Akkumulation von Glutarsäure, 3-Hydroxyglutarsäure und Glutakon-

säure, die renal ausgeschieden werden (> Abb. 6.7). Ein sekundärer Carnitinmangel entsteht durch Veresterung des akkumulierenden Glutaryl-CoA zu Glutarylcarnitin. Bisher sind 150 krankheitsauslösende Mutationen im *GCDH*-Gen bekannt. Im Rahmen der gefürchteten enzephalopathischen Krise kommt es durch bisher nicht geklärte Mechanismen zu einer irreversiblen Schädigung des Striatums und damit zur extrapyramidalen Bewegungsstörung.

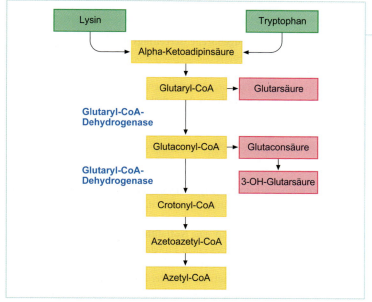

Abb. 6.7 Lysin- und Tryptophanstoffwechsel sowie Metaboliten bei Glutarazidurie Typ 1. [L141]

Klinik

Vor Auftreten der enzephalopathischen Krise ist das klinische Leitsymptom eine **progrediente Makrozephalie**. Bei der Geburt ist der Kopfumfang häufig noch normal, in den ersten Lebensmonaten kommt es typischerweise zu einem beschleunigten Kopfwachstum mit Kreuzen der Perzentilen. Das charakteristische Merkmal der GA 1 ist die **frontotemporale Hirnatrophie** mit Flüssigkeitsansammlungen (**Hygromen**) und **Hämatomen**.

Nach meist unauffälliger neurologischer Entwicklung erleiden die meisten Kinder mit GA 1 eine einzige schwere **enzephalopathische Krise**. Diese wird typischerweise durch einen banalen Infekt oder eine katabole Stoffwechselepisode (protrahiertes Fasten, Impfung) ausgelöst und tritt durchschnittlich im Alter von 1 Jahr auf. Sie führt zu einem **Verlust sämtlicher statomotorischer Fähigkeiten** und zum Auftreten

Klinik
- Progrediente Makrozephalie: **Frontotemporale Hirnatrophie** mit **Hygromen** und **Hämatomen**
- Schwere **enzephalopathische Krise** im 1. LJ → Verlust sämtlicher statomotorischer Fähigkeiten, **extrapyramidale Bewegungsstörung**

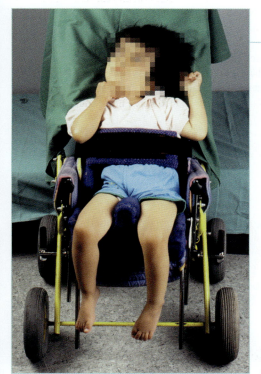

Abb. 6.8 Glutarazidurie Typ 1. 4 Jahre altes Mädchen nach enzephalopathischer Krise: schwere Behinderung mit dyston-dyskinetischer Bewegungsstörung. [O530]

Aus Studentensicht

6 STOFFWECHSELERKRANKUNGEN

einer **extrapyramidalen Bewegungsstörung** mit Dystonie, Dyskinesien und Choreoathetose (> Abb. 6.8). Die Intelligenz ist in der Regel weitgehend unbeeinträchtigt.

> **CAVE** Die für die GA 1 pathognomonischen subduralen Hygrome können zur Fehldiagnose der Kindesmisshandlung führen.

CAVE

Diagnostik
Die GA 1 wird heute im Rahmen des erweiterten **Neugeborenenscreenings** durch den tandemmassenspektrometrischen Nachweis des spezifischen Metaboliten Glutarylcarnitin bereits am 3. Lebenstag erfasst.
- **Organische Säuren im Urin:** Nachweis von Glutarsäure, 3-Hydroxyglutarsäure, Glutakonsäure
- **Freies Carnitin** im Plasma erniedrigt, spezifische **Acylcarnitine** erhöht
- **Bestimmung der Enzymaktivität** aus kultivierten Fibroblasten oder Leukozyten
- **DNA-Analyse**
- **Schädelsonografie, MRT:** Frontotemporale Hirnatrophie, Basalganglienveränderungen

Diagnostik
- Erweitertes **Neugeborenenscreening**
- Organische Säuren im Urin
- **Schädelsonografie, MRT:** frontotemporale Hirnatrophie, Basalganglienveränderungen

Therapie
Präsymptomatische Patienten unter 6 Jahre erhalten eine **lysinarme Diät** und eine Eiweißsubstitution mit lysinfreier und tryptophanarmer Aminosäurenmischung. Zur Detoxifikation wird L-Carnitin in einer Dosierung von etwa 100 mg/kg KG/d verabreicht.
Bei Infekten, Impfungen und Operationen muss präventiv eine **Notfalltherapie** erfolgen. Sie beinhaltet die Anabolisierung und Detoxifikation. Die Zufuhr an exogenem Protein wird kurzzeitig gestoppt. Der Katabolismus wird durch eine hoch dosierte Glukoseinfusion bei gleichzeitiger Insulininfusion durchbrochen. Zur Elimination toxischer Metaboliten wird L-Carnitin in erhöhter Dosierung i. v. verabreicht.
Bei **Kindern ab 6 Jahren** kann die Therapie gelockert werden, da bisher keine enzephalopathischen Krisen in dieser Altersgruppe beobachtet wurden. Proteinexzesse sollten jedoch vermieden und Proteine mit niedrigem Lysingehalt bevorzugt werden. Die L-Carnitin-Substitution kann auf 50 mg/kg KG/d reduziert werden.
Bei **postsymptomatischen, neurologisch auffälligen Patienten** sind diätetische Maßnahmen in der Regel nicht mehr effektiv. Die Bewegungsstörung kann durch die Gabe des GABA-Analogons Baclofen oder durch Benzodiazepine, z. B. Clonazepam, günstig beeinflusst werden. Viele Patienten benötigen eine perkutane Gastrostomie zur Sicherstellung der Flüssigkeits- und Nährstoffzufuhr.

Therapie
- Präsymptomatische Patienten < 6 Jahre: **Lysinarme Diät**
- Präventive **Notfalltherapie:** Stopp von exogenem Protein, hoch dosierte Glukoseinfusion bei gleichzeitiger Insulininfusion, L-Carnitin i. v. hoch dosiert
- **Kinder ab 6 Jahren:** Therapielockerung

Prognose
Die Auswertung der Daten aus erweiterten Neugeborenenscreeningprogrammen hat gezeigt, dass eine Diagnosestellung und der Therapiebeginn in den ersten Lebenstagen in der überwiegenden Mehrzahl der Fälle die enzephalopathische Krise und damit die schwere Behinderung verhindern können.

6.5 Störungen des Harnstoffzyklus

6.5 Störungen des Harnstoffzyklus

Definition
Es handelt sich um angeborene, mit einer Ausnahme autosomal-rezessiv vererbte Defekte der am Harnstoffzyklus beteiligten Enzyme. Sie verursachen häufig bereits in der Neugeborenenperiode lebensbedrohliche Symptome und gehen typischerweise mit einer Hyperammonämie einher (> Abb. 6.9).

Definition: Vererbte Defekte der Enzyme des Harnstoffzyklus.

ABB. 6.9

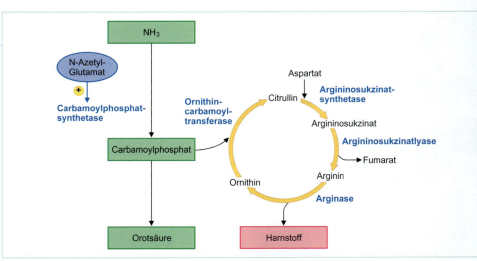

Abb. 6.9 Der Harnstoffzyklus. [L141]

118

6.5 STÖRUNGEN DES HARNSTOFFZYKLUS

Defekte
- Carbamoylphosphatsynthetase (CPS)
- Ornithincarbamoyltransferase (OCT)
- Argininosukzinatsynthetase (ASS): Citrullinämie
- Argininosukzinatlyase (ASL): Argininobernsteinsäurekrankheit
- Arginase: Argininämie
- N-Azetylglutamat-Synthetase (NAGS)

Epidemiologie
Harnstoffzyklusdefekte treten mit einer Häufigkeit von etwa 1:30.000 auf.

Vererbung
- Die Defekte der CPS, ASS, ASL, Arginase und NAGS werden autosomal-rezessiv vererbt.
- Nur der Defekt der OCT wird X-chromosomal-rezessiv vererbt.

Pathogenese
Der Harnstoffzyklus eliminiert überschüssigen Stickstoff, indem Ammoniak zu ungiftigem Harnstoff metabolisiert wird. Liegt einer der o. g. Enzymdefekte vor, kommt es zur **Hyperammonämie** und zur Akkumulation der Aminosäuren vor dem Block, während die Aminosäuren hinter dem Block in verminderter Konzentration nachweisbar sind. Darüber hinaus kommt es regelmäßig zu einer **erhöhten Glutaminkonzentration** im Plasma. Der erhöhte Glutamingehalt in Astrozyten führt über osmotische Effekte zu Astrozytenschwellung und **Hirnödem**. Bei Akkumulation von Carbamoylphosphat wird **Orotsäure** gebildet, die als wichtiger diagnostischer Marker dient: Sie ist erhöht bei allen Harnstoffzyklusstörungen außer bei CPS- und NAGS-Mangel.

Klinik
Neonatale Manifestation: Nach einem kurzen symptomfreien Intervall von etwa 24 h kommt es zu Trinkschwäche, Erbrechen, Lethargie, Irritabilität, Tachypnoe, epileptischen Anfällen und Koma. Sehr häufig wird die Erkrankung als Sepsis fehldiagnostiziert! Unbehandelt versterben die Kinder innerhalb weniger Tage.
Manifestation im Kleinkindalter: Die Symptomatik ist weniger akut und variabler und tritt bei erhöhter exogener Proteinzufuhr (z. B. bei Umstellung von Muttermilch auf Säuglingsnahrung) oder bei endogener Proteinbelastung durch Katabolie (Infekt, Impfung) auf. Die Symptome sind Anorexie, Lethargie, Erbrechen, Gedeihstörung und psychomotorische Entwicklungsretardierung. Häufig sind Verhaltensauffälligkeiten das einzige klinische Symptom. Eine Hepatomegalie fehlt selten. Oft wird die Erkrankung wegen des im Vordergrund stehenden rezidivierenden Erbrechens als gastrointestinale Erkrankung oder Nahrungsmittelallergie fehldiagnostiziert.
Manifestation in der Pubertät: Die neurologische Symptomatik steht im Vordergrund. Bei hoher exogener Proteinzufuhr oder im Rahmen kataboler Stoffwechselsituationen (Infektion, Impfung, Operation) kommt es zu einer akuten Enzephalopathie mit Lethargie, Verhaltensauffälligkeiten (Agitation und Desorientiertheit), Erbrechen, Kopfschmerzen und Ataxie. Ohne Therapie kommt es zu Koma mit Hirnödem und Exitus letalis. Im Intervall sind die Patienten weitgehend symptomfrei, eine mentale Retardierung ist jedoch häufig.
Sonderform Arginasedefekt: Bei dieser Störung tritt eine charakteristische Symptomatik mit spastischer Diplegie auf, die oft als Zerebralparese fehldiagnostiziert wird.

> **LERNTIPP** Über Klinik und Symptome solltest du Bescheid wissen.

> **PRAXISTIPP**
> Bei unspezifischer schwerwiegender Symptomatik im Neugeborenenalter und bei rezidivierendem Erbrechen muss an die Bestimmung von Ammoniak im Plasma gedacht werden.

Diagnostik
- **Hyperammonämie** (1. Lebenswoche ≥ 150 µmol/l, dann ≥ 50 µmol/l)
- **Blutgasanalyse:** Respiratorische Alkalose
- **Aminosäuren im Plasma:** Erhöhung von Glutamin und – in Abhängigkeit vom Defekt – von spezifischen Aminosäuren vor dem Enzymblock, verminderte Konzentrationen der Aminosäuren hinter dem Block
- **Orotsäure im Urin:** Erhöht bei allen Defekten außer NAGS- und CPS-Mangel
- **Bestimmung der Enzymaktivität** aus Lebergewebe
- **DNA-Analyse**

Aus Studentensicht

Epidemiologie: 1:30.000

Vererbung
- Autosomal-rezessiv: CPS, ASS, ASL, Arginase, NAGS
- X-chromosomal-rezessiv: OCT

Pathogenese
- Enzymdefekt → **erhöhte Glutaminkonzentration** i.P. → Astrozytenschwellung, Hirnödem
- **Orotsäure** als wichtiger diagnostischer Marker

Klinik
- **Neonatale Manifestation:** Nach 24 h Trinkschwäche, Lethargie, epileptische Anfälle, Koma
- **Manifestation im Kleinkindalter:** Lethargie, Gedeihstörung, psychomotorische Entwicklungsretardierung
- **Manifestation in der Pubertät:** Akute Enzephalopathie mit Lethargie, ohne Therapie → Koma mit Hirnödem und Exitus letalis
- **Sonderform Arginasedefekt:** Spastische Diplegie

LERNTIPP

PRAXISTIPP

Diagnostik
- **Hyperammonämie** (1. Lebenswoche ≥ 150 µmol/l, dann ≥ 50 µmol/l)
- **Orotsäure** im Urin ↑ (außer bei NAGS-, CPS-Mangel)

Aus Studentensicht

6 STOFFWECHSELERKRANKUNGEN

Checkliste: Differenzialdiagnosen bei Hyperammonämie

CHECKLISTE

Checkliste: Differenzialdiagnosen bei Hyperammonämie.

Angeboren	Erworben
Harnstoffzyklusdefekte	Leberfunktionsstörung
Organische Azidurien	Transitorische Hyperammonämie des Neugeborenen
Störungen des Transports oder der Oxidation von Fettsäuren	Valproattherapie
Hyperinsulinismus-Hyperammonämie-Syndrom	Reye-Syndrom

Therapie

Die **Notfalltherapie** beinhaltet die **Anabolisierung** und **Detoxifikation**.
Die Zufuhr an exogenem Protein wird kurzzeitig gestoppt. Der Katabolismus wird durch eine hoch dosierte Glukoseinfusion bei gleichzeitiger Insulininfusion durchbrochen. Die parenterale Ernährung sieht eine hohe Kalorienzufuhr vor.

Therapie
- Notfalltherapie: Stopp von exogenem Protein, hoch dosierte Glukoseinfusion bei gleichzeitiger Insulininfusion, hohe parenterale Kalorienzufuhr
- **Aktivierung alternativer Wege der Stickstoffelimination:** Natriumbenzoat
- **Aminosäurensubstitution:** L-Arginin oder L-Citrullin
- **Dauertherapie:** Lebensbegleitend strenge **eiweißarme Diät,** Eiweißsubstitution mit essenziellen AS
- **Lebertransplantation** im frühen Säuglingsalter

Aktivierung alternativer Wege der Stickstoffelimination: Natriumbenzoat bindet Glycin unter Bildung von Hippursäure, die renal ausgeschieden wird. Phenylbutyrat bindet Glutamin unter Bildung von Phenylazetylglutamin, das renal ausgeschieden wird.
Bei Versagen der konservativen Therapie wird eine Hämofiltration durchgeführt.
Aminosäurensubstitution: Die Aminosäuren L-Arginin oder L-Citrullin werden bei den meisten Harnstoffzyklusdefekten substituiert (nicht bei Argininämie).
Dauertherapie: Die Patienten erhalten lebensbegleitend eine streng **eiweißarme Diät** und eine Eiweißsubstitution mit einer Mischung essenzieller Aminosäuren. Natriumbenzoat und/oder Phenylbutyrat werden zur Aktivierung alternativer Wege der Stickstoffelimination gegeben.
Eine **Lebertransplantation** wird heute zunehmend bereits im frühen Säuglingsalter durchgeführt.

Prognose

Bei Manifestation mit schwerem hyperammonämischem Koma im Neugeborenenalter besteht ein hohes Behinderungsrisiko. Bei prospektiver Therapie (z. B. bei Geschwisterkindern) ist die Prognose besser.

MERKE

MERKE Die IQ-Entwicklung verläuft umgekehrt proportional zur Komadauer und -schwere.

FALL

FALL A: Emma ist das 1. Kind gesunder, nichtkonsanguiner Eltern. Schwangerschaft und Geburt verlaufen komplikationslos. Geburtsgewicht 3.400 g, Apgar 9/10/10. Am 3. Lebenstag treten eine zunehmende Müdigkeit, Trinkschwäche und Tachydyspnoe auf. Unter dem Verdacht auf eine Neugeboreneninfektion erfolgt die Verlegung von der Entbindungsstation auf die Neugeborenen-Intensivstation.
D + K: Nach Abnahme von Blutkulturen wird mit einer antibiotischen Therapie begonnen. Am Abend des 3. Lebenstages ist Emma tief komatös. Die daraufhin veranlasste Bestimmung der Ammoniakkonzentration im Plasma ergibt eine ausgeprägte Hyperammonämie mit 1.353 µmol/l (normal < 150 µmol/l). Eine Azidose besteht nicht (pH-Wert 7,53). Bei der Untersuchung der Aminosäuren im Plasma finden sich erhöhte Konzentrationen von Glutamin, Citrullin und Argininosukzinat bei erniedrigter Argininkonzentration. Die Orotsäureausscheidung im Urin ist erhöht. Die Patientin wird intubiert und in ein spezialisiertes Stoffwechselzentrum verlegt.
Diag: Aufgrund der Hyperammonämie bei fehlender Azidose, der Konstellation der Plasmaaminosäuren und der erhöhten Orotsäureausscheidung im Urin kann die Diagnose einer Argininobernsteinsäure-Erkrankung durch Defekt der Argininosukzinatlyase gestellt werden. Die Diagnose bestätigt sich molekulargenetisch.
T: Die exogene Proteinzufuhr wird umgehend gestoppt und es wird mit einer hoch dosierten Glukoseinfusion und der Verabreichung von Fett i. v. begonnen, um eine hohe Energiezufuhr zu erreichen. Die Patientin erhält außerdem Argininhydrochlorid und Natriumbenzoat i. v. Unter dieser Therapie kommt es zu einem raschen Absinken der Ammoniakkonzentration im Plasma. Bereits 12 h nach Aufnahme liegt diese im Normbereich und Emma kann bereits am nächsten Tag extubiert werden.
Der Defekt der Argininosukzinatlyase spricht besonders gut auf eine Therapie mit Arginin an, da bei ausreichender Verfügbarkeit von Arginin Argininosukzinat gebildet wird, dessen renale Clearance der von Harnstoff entspricht. Argininosukzinat wird somit nahezu vollständig über die Niere eliminiert, wodurch überschüssiger Stickstoff aus dem Körper entfernt wird. Die Gefahr der metabolischen Entgleisung mit hyperammonämischen Krisen ist bei dieser Form der Harnstoffzyklusstörung daher vergleichsweise gering.
V: Emma erhält eine eiweißarme Diät bei Substitution essenzieller Aminosäuren mit einer speziellen Aminosäurenmischung. Außer L-Arginin benötigt sie derzeit keine Medikamente. Im Alter von 1 Jahr wird wegen einer zunehmenden Essstörung eine PEG-Sonde gelegt. Emma ist jetzt 5 Jahre alt und besucht den Kindergarten. Die psychomotorische Entwicklung ist mittelgradig retardiert und es besteht eine Störung der Feinmotorik. Das Mädchen läuft seit dem Alter von 19 Monaten frei und hat im Alter von 23 Monaten begonnen zu sprechen. Darüber hinaus ist die Leber deutlich vergrößert, die Aktivitäten der Aminotransferasen im Serum sind erhöht. Eine chronische Hepatopathie mit langsam progredienter Leberfunktionsstörung und Leberfibrose ist die typische Langzeitkomplikation der hier vorliegenden angeborenen Stoffwechselstörung.

6.6 Störungen des Glycinstoffwechsels

Definition
Erhöhungen von Glycin in verschiedenen Körperflüssigkeiten durch primären Defekt des Glycin spaltenden Enzymkomplexes (nichtketotische Hyperglycinämie) oder sekundär bei Vorliegen anderer angeborener Stoffwechselerkrankungen, insbesondere organischer Azidämien (ketotische Hyperglycinämie).

6.6.1 Nichtketotische Hyperglycinämie

Defekt
Der Defekt liegt im Glycin spaltendes Enzymsystem in der Leber und im ZNS.

Vererbung
Die Erkrankung wird autosomal-rezessiv vererbt. Sie kommt besonders häufig in Finnland vor.

Pathogenese
Der Enzymdefekt führt zu Glycinanhäufung in Plasma, Liquor und ZNS. Obwohl Glycin im ZNS als Neurotransmitter hemmender Synapsen wirkt, hat es über die Aktivierung glutaminerger N-Methyl-D-Aspartat-Rezeptoren (NMDA-Rezeptorn) auch einen exzitatorischen Effekt. Dies führt zu schweren epileptischen Anfällen und Hirnschäden.

Klinik
Neonatale Form (80 %): Die Kinder sind bei Geburt unauffällig. Die Symptomatik beginnt meist am 2. Lebenstag mit Trink- und Saugschwäche, therapieresistenten myoklonischen epileptischen Anfällen, Lethargie, Koma, muskulärer Hypotonie und Apnoephasen. Bei Überleben kommt es zu mentaler Retardierung, Myoklonien und Mikrozephalie.
Late-Onset-Form (20 %): Der Symptombeginn erfolgt im Kleinkindalter bis zur Adoleszenz. Die Patienten weisen neurologische Symptome unterschiedlicher Ausprägung auf.

Diagnostik
- **Glycin** in Plasma, Urin und Liquor erhöht
- **Verhältnis Liquorglycin zu Plasmaglycin** stark erhöht
- Ausschluss organischer Azidurien (ketotische Hyperglycinämie)
- EEG: Nachweis des charakteristischen „Burst-Suppression"-Musters
- Bestimmung der Enzymaktivität in Leberzellen
- Mutationsanalyse

Therapie
Zur **Glycinausschleusung** wird Natriumbenzoat, zur **Glycinrezeptorblockade im ZNS** werden Strychnin und Benzodiazepine und zur **NMDA-Rezeptor-Blockade im ZNS** Dextromethorphan und Ketamin verabreicht.

Prognose
Bei der neonatalen Form der Erkrankung ist die Prognose trotz Therapie sehr schlecht.

6.7 Störungen des Kohlenhydratstoffwechsels

Physiologie
Glukose ist der zentrale Energieträger des menschlichen Stoffwechsels. Gehirn und Erythrozyten sind absolut glukoseabhängig. Die Blutglukosekonzentration ist das Ergebnis von Glukoseproduktion und Glukoseverbrauch.

> **MERKE** Definition der Hypoglykämie: < 45 mg/dl (2,5 mmol/l) für jedes Lebensalter in der Pädiatrie!

Für die Regulation der Blutglukose wichtige Stoffwechselwege
Glykolyse: Anaerober Abbau von Glukose zu Pyruvat in Erythrozyten, Nierenmark und Skelettmuskel.
Glykogensynthese: Glykogenbildung aus Glukose zur Speicherung in Leber, Nierenrinde, Skelettmuskel.
Glukoneogenese: Neubildung von Glukose aus Aminosäuren, Pyruvat und Glyzerol (aus Fettabbau).
Lipolyse: Abbau von Fetten zu Glyzerol und freien Fettsäuren.
Ketogenese: Bildung von Ketonkörpern (Azetoazetat, β-Hydroxybutyrat und Azeton) aus in Hungersituationen anfallenden Fettsäuren (Lipolyse). Ketonkörper dienen dann als alternative energiereiche Substrate in Gehirn und Muskulatur.
Lipogenese: Aufbau von Fetten (➤ Abb. 6.10).

Aus Studentensicht

ABB. 6.10

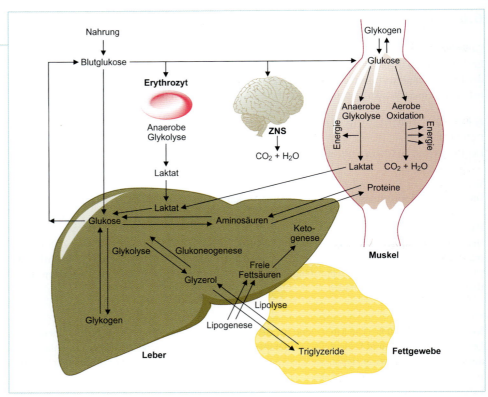

Abb. 6.10 Der Glukosestoffwechsel. [L141]

Die wichtigsten an der Regulation der Blutglukose beteiligten Hormone
Insulin: Senkung der Blutglukose durch Förderung des Glukosetransports in die Zelle, Förderung der Glykogensynthese, Hemmung der Glykogenolyse, Hemmung der Glukoneogenese.
Glukagon: Erhöhung der Blutglukose durch Förderung der Glykogenolyse, Förderung der Glukoneogenese.
Wachstumshormon: Kurzfristig durch Stimulation der β-Zellen des Pankreas insulinähnliche Wirkung, langfristig blutglukosesteigernde Wirkung durch Hemmung des Glukoseverbrauchs und Förderung der Glukoneogenese (Antiinsulinwirkung).
Adrenalin: Freisetzung erfolgt in Stresssituationen, Glukosebereitstellung durch Glykogenolyse, Förderung der Glukoseaufnahme in die Zellen zur Energiebereitstellung für die Muskulatur.
Kortisol: Erhöhung der Blutglukose durch vermehrte Glukoneogenese aus Aminosäuren.

Blutglukose-Hormone: Insulin, Glukagon, Wachstumshormon, Adrenalin, Kortisol.

6.7.1 Hypoglykämien

Definition
Unter Hypoglykämie versteht man ein Absinken der Blutglukosekonzentration unter 45 mg/dl (2,5 mmol/l). Bisher gibt es keine systematischen Untersuchungen, die zu einer überzeugenden Definition für Hypoglykämie führen könnten. Unten stehende Richtlinien reflektieren den aktuellen Kenntnisstand. Entgegen früheren Definitionen besteht kein Hinweis darauf, dass Frühgeborene eine höhere Toleranz gegenüber Glukosemangel haben. Im Gegenteil: Aufgrund geringerer Glykogenreserven ist der Glukosebedarf vermutlich höher.

6.7.1 Hypoglykämien

Definition: Absinken der Blutglukosekonzentration < 45 mg/dl (2,5 mmol/l).

Epidemiologie
Die Hypoglykämie ist die häufigste metabolische Störung im Kindesalter, die im Neugeborenen- und Säuglingsalter häufiger als im späteren Kindesalter auftritt.

Epidemiologie: Häufigste metabolische Störung im Kindesalter.

Ätiologie
In der Checkliste sind wichtige Ursachen von Hypoglykämien im Kindesalter aufgeführt.

MERKE Wiederholte oder lang dauernde Hypoglykämien führen zu Schäden des ZNS.

6.7 STÖRUNGEN DES KOHLENHYDRATSTOFFWECHSELS

Checkliste: Wichtige Ursachen von Hypoglykämien im Kindesalter.

Ungenügende Glukosezufuhr	• Hunger • Malabsorption • Lebererkrankungen • Geringe Glykogenreserven (z. B. FG/NG) • Verminderte Glykogenolyse • Verminderte Glukoneogenese
Erhöhter Verbrauch	• Vermehrte Muskelarbeit • Hyperinsulinismus • Katabolismus
Angeborene Stoffwechselstörungen	• Hyperinsulinismus • Störungen der Fettsäureoxidation • Glykogenspeichererkrankungen • Glukoneogenesestörungen • Hereditäre Fruktoseintoleranz • Galaktosämie • Organische Azidurien
Mangel an blutzuckersteigernden Hormonen	• Wachstumshormonmangel • ACTH-Mangel bei Hypopituitarismus • Nebennierenrindeninsuffizienz • Glukagonmangel
Medikamente	• Insulin • Betablocker • Salizylate

Klinik

> **CAVE** Hypoglykämien sind häufig asymptomatisch!
> Wichtig ist nicht nur der absolute Blutglukosewert, sondern vor allem die Geschwindigkeit des Blutglukoseabfalls: Je rascher der Abfall, desto ausgeprägter sind die Symptome (➤ Tab. 6.3).

Tab. 6.3 Übersicht klinischer Hypoglykämiezeichen in verschiedenen Altersstufen.

Neugeborene	Ältere Kinder
Tremor, Irritabilität	Blässe
Apnoe, Zyanose	Kaltschweißigkeit
Schrilles Schreien	Kopfschmerzen
Blässe	Schwindel
Apathie	Sehstörungen
Muskuläre Hypotonie	Bauchschmerzen, Erbrechen
Tachypnoe	Hunger
Trinkschwäche	Verhaltensauffälligkeiten
Epileptische Anfälle	Epileptische Anfälle
Koma	Koma

Die Gefährdung des Gehirns im Rahmen der Hypoglykämie ist von der Verfügbarkeit alternativer energiereicher Substrate abhängig. Besonders bedrohlich sind daher hypoketotische Hypoglykämien (Hyperinsulinismus, Störungen des Transports oder der Oxidation von Fettsäuren).

Diagnostik

- **Anamnese:** Alter bei Beginn der Symptomatik, Symptomatik nüchtern oder postprandial? Länge der möglichen Nüchternperioden, Begleitsymptome
- **Glukose** im Plasma
- Blutgasanalyse
- Transaminasen, Kreatinkinase
- Laktat, Ammoniak im Plasma
- Freie Fettsäuren und Ketonkörper (3-Hydroxybutyrat) im Plasma (➤ Tab. 6.4 und ➤ Tab. 6.5)
- Gesamtcarnitin, freies Carnitin, Acylcarnitine im Plasma
- Insulin, C-Peptid, Kortisol, TSH
- T_3, fT_4, Wachstumshormon, Glukagon, ACTH
- Organische Säuren im Urin in der 1. Portion nach der Hypoglykämie
- Gezielte Bestimmung der Enzymaktivität aus Erythrozyten, Fibroblasten oder Lebergewebe
- Gezielte DNA-Analyse

6 STOFFWECHSELERKRANKUNGEN

> **PRAXISTIPP**
> Eine gezielte Diagnostik ist nur in der Phase der akuten Hypoglykämie sinnvoll!

Tab. 6.4 Unterteilung der Hypoglykämien in hypoketotische und ketotische Formen.

Hypoketotische Hypoglykämien (Plasmaketonkörper niedrig)	Ketotische Hypoglykämien (Plasmaketonkörper hoch)
Hyperinsulinismus	Störungen im Glykogenabbau
Störungen der Fettsäurenoxidation	Störungen der Glukoneogenese
Glykogenose Typ I	Endokrine Störungen
Postprandiale (reaktive) Hypoglykämie	Organische Azidurien

Tab. 6.5 Metabolitenkonstellation im Blut bei verschiedenen Störungen, die mit Hypoglykämien einhergehen.

Ketonkörper niedrig, freie Fettsäuren niedrig	• Hyperinsulinismus • NNR-Insuffizienz • Hypopituitarismus (Säuglinge)
Ketonkörper niedrig, freie Fettsäuren hoch	• Störungen der Fettsäurenoxidation
Ketonkörper hoch, freie Fettsäuren hoch	• Organische Azidurien • Glykogenose Typ VI • Glykogensynthetasemangel
Ketonkörper hoch, Laktat niedrig	• Hypopituitarismus (Kleinkinder) • Glykogenose Typ III
Laktat hoch	• Glykogenose Typ I • Fruktose-1,6-Bisphosphatase-Mangel • Pyruvatcarboxylasemangel • Defekte der mitochondrialen Atmungskette

Differenzialdiagnose
Die Begleitsymptome können diagnostische Hinweise zur Grunderkrankung liefern. ➤ Tab. 6.6 bietet eine Übersicht.

Tab. 6.6 Diagnoseweisende Symptome bei kindlichen Hypoglykämien.

Symptom	Erkrankung
Ausgeprägte Hepatomegalie	• Glykogenspeicherkrankheiten
Mäßiggradige Hepatomegalie	• Hereditäre Fruktoseintoleranz • Fruktose-1,6-Bisphosphatase-Mangel • Störungen der Fettsäurenoxidation
Geringgradige Hepatomegalie	• Hyperinsulinismus • Organische Azidurien
Leberfunktionsstörung	• Hereditäre Fruktoseintoleranz • Galaktosämie • Tyrosinämie Typ 1
Kleinwuchs	• Hypothalamisch-hypophysäre Insuffizienz • Glykogenspeicherkrankheiten
Gaumenspalte, Mikropenis	• Kongenitaler Panhypopituitarismus
Makrosomie	• Intrauterin beginnender Hyperinsulinismus
Somnolenz, Koma	• Störungen der Fettsäurenoxidation

Notfalltherapie der Hypoglykämie bei unbekannter Diagnose
- **Patient ohne Bewusstlosigkeit:** Schnell resorbierbare Kohlenhydrate p. o.
- **Symptomatischer Patient:** Glukose 20 % 2 ml/kg KG als Bolus i. v., dann Glukoseinfusion (8 mg/kg KG/min)
- **Asymptomatischer Patient:** Glukoseinfusion (8 mg/kg KG/min)
- **Glukoseinfusion nicht möglich:** Glukagon (50 µg/kg KG) i. m.

6.7.1.1 Hyperinsulinismus
Definition
Es handelt sich um eine passagere oder persistierende Erhöhung der Plasmainsulinkonzentration trotz Hypoglykämie.

Epidemiologie
Mit 55 % ist der Hyperinsulinismus die häufigste Ursache persistierender Hypoglykämien im 1. Lebensjahr.

Aus Studentensicht

PRAXISTIPP

TAB. 6.4

TAB. 6.5

TAB. 6.6

Notfalltherapie
- **Ohne Bewusstlosigkeit:** Schnell resorbierbare Kohlenhydrate p. o.
- **Symptomatisch:** Glukose 20 % (2 ml/kg KG) als Bolus i. v., dann Glukoseinfusion (8 mg/kg KG/min)
- **Asymptomatisch:** Glukoseinfusion (8 mg/kg KG/min), wenn nicht möglich Glukagon (50 µg/kg KG) i. m.

6.7.1.1 Hyperinsulinismus

Definition: Erhöhung der Plasmainsulinkonzentration trotz Hypoglykämie.

Epidemiologie: Häufigste Ursache persistierender Hypoglykämien im 1. LJ.

Ätiologie

- **Transitorischer Hyperinsulinismus über wenige Tage** bei mütterlichem Diabetes mellitus, Erythroblastosis fetalis, Beckwith-Wiedemann-Syndrom und Medikamenteneinnahme der Mutter in der Schwangerschaft (Thiazide, Sulfonamide, β-Mimetika, Tokolytika, Diazoxid, Antidiabetika)
- **Transitorischer Hyperinsulinismus, z. T. über Monate,** bei Mangelgeborenen und postnataler Asphyxie
- **Persistierender Hyperinsulinismus** bei kongenitalem Hyperinsulinismus

> **MERKE** Der Hyperinsulinismus ist die häufigste Ursache persistierender Hypoglykämien im 1. Lebensjahr.

6.7.1.2 Kongenitaler Hyperinsulinismus (CHI)

Klassifikation

- **Schwerer neonataler CHI mit diffuser β-Zell-Hyperplasie (60 %):** Autosomal-rezessiv vererbte Mutationen im Sulfonylharnstoff-Rezeptor-Gen (*SUR1*-Gen) oder im *KIR6.2*-Gen des ATP-sensitiven Kaliumkanals der pankreatischen β-Zelle.
- **CHI mit fokaler adenomatöser Hyperplasie des Pankreas:** Somatischer Verlust maternaler Allele der Chromosomenregion 11p15, in der auch das *SUR1*-Gen liegt. Dadurch werden paternal vererbte rezessive *SUR1*-Mutationen demaskiert und führen in einem umschriebenen Pankreasbereich zu einem Defekt des ATP-sensitiven Kaliumkanals.
- **Milder CHI:** Autosomal-dominant vererbte Mutationen im *Glukokinase*-Gen oder im *Glutamatdehydrogenase*-Gen (**Hyperinsulinismus-Hyperammonämie-Syndrom**).

Klinik

Neonatale Form: Die Patienten sind bei Geburt häufig makrosom, in 50 % der Fälle treten in den ersten Lebenstagen epileptische Anfälle auf. Die Symptome der Hypoglykämie sind Apnoen, Zittrigkeit, Trinkschwäche und Somnolenz.

Infantile Form: Diese Form der Erkrankung manifestiert sich meist durch das Auftreten epileptischer Anfälle.

> **MERKE** Da dem ZNS sowohl primäres (Glukose) als auch alternatives (Ketonkörper) energiereiches Substrat fehlt, ist für junge Säuglinge das Risiko, im Rahmen einer Hypoglykämie durch Hyperinsulinismus einen bleibenden Hirnschaden zu entwickeln, außerordentlich hoch.

Diagnostik

- Extrem gesteigerter Glukosebedarf: > 10 mg/kg KG/min
- Plasmainsulinkonzentration bei Plasmaglukose < 2 mmol/l: > 3 mU/l
- Freie Fettsäuren im Plasma bei Plasmaglukose < 2 mmol/l: < 600 µmol/l
- 3-Hydroxybutyrat bei Plasmaglukose < 2 mmol/l: < 0,1 mmol/l
- **Glukagontest** (100 µg/kg KG i. m.): Anstieg der Plasmaglukosekonzentration > 30 % des Ausgangswertes in 10–30 min
- **Lokalisationsdiagnostik bei Verdacht auf fokale Form:** ^{18}F-Dopa-PET/CT

> **MERKE** Biochemische Leitsymptome bei Hyperinsulinismus sind Hypoglykämie, erhöhte Insulinkonzentration, erniedrigte freie Fettsäuren und erniedrigte Ketonkörperkonzentrationen.

Therapie

Therapieziel ist die Vermeidung hypoketotischer Hypoglykämien (> 55 mg/dl [3 mmol/l]) und der damit verbundenen Langzeitfolgen wie psychomotorische Retardierung, Epilepsie und Mikrozephalie.
Häufig ist eine **hoch dosierte altersabhängige intravenöse Glukosezufuhr** erforderlich:

- Neugeborene: 15–20 mg/kg KG/min
- Säuglinge: 12–13 mg/kg KG/min
- Kleinkinder: 8–12 mg/kg KG/min

Orale Glukosezufuhr: Sie beinhaltet häufige kleine Mahlzeiten mit definierter Kohlenhydratmenge. Hierzu werden Oligosaccharide (Maltodextrin®) oder eine Glukosepolymer-Lösung (Dextroneonat®) verwendet. Oft ist eine Dauersondierung der Kohlenhydrate erforderlich. Durch den Einsatz ungekochter Maisstärke (Mondamin®) zur verzögerten Glukosefreisetzung und -resorption aus komplexen Kohlenhydraten kann die Plasmaglukosekonzentration über einen längeren Zeitraum aufrechterhalten werden („Depoteffekt").

6 STOFFWECHSELERKRANKUNGEN

Aus Studentensicht

Medikamentöse Therapie
- **Glukagon:** Dauerinfusion (1[–4] mg/d) bei Blutzuckerinstabilität.
- **Diazoxid** reduziert Insulinsekretion.
- **Octreotid** hemmt Insulinsekretion.

Medikamentöse Therapie

Glukagon: Wenn trotz hoher i. v. Glukosezufuhr keine Blutzuckerstabilisierung möglich ist, ist Glukagon als Dauerinfusion (1[–4] mg/d) das wirksamste Medikament zur Aufrechterhaltung der Euglykämie. Es aktiviert als antiinsulinäres Hormon die Glukoneogenese und die Glykogenolyse.

Diazoxid (bis 15 mg/kg/d in 2–3 Dosen für 5–7 Tage) führt über eine Öffnung des Kaliumkanals an der pankreatischen β-Zelle zu einer Reduktion der Insulinsekretion. Bei Dosierungen > 10 mg/kg/d sollte zusätzlich Hydrochlorothiazid (0,5–1 mg/kg/d in 2 Gaben) eingesetzt werden (synergistischer Effekt). Mögliche Nebenwirkungen sind eine Hypertrichose, Überwässerung, Hyperurikämie, Hypotonie und allergische Exantheme. 75–90 % der Neugeborenen mit CHI sprechen nicht oder nur unzureichend auf Diazoxid an.

Octreotid (5–30 µg/kg/d s. c.) hemmt die Insulinsekretion über verschiedene Mechanismen an der pankreatischen β-Zelle (Kaliumkanal, Kalziumkanal, Exozytose).

> **MERKE** Erfolgskriterien des Ansprechens auf medikamentöse Therapie:
> **Komplettes Ansprechen:** Stabilisierung des Blutzuckerspiegels im euglykämischen Bereich bei altersentsprechender oraler Kohlenhydratzufuhr.
> **Partielles Ansprechen:** Deutliche Senkung der Glukosebedarfs, jedoch nicht auf eine altersentsprechende Kohlenhydratzufuhr. Anreicherung der Nahrung mit Kohlenhydraten und/oder nächtliche Sondierung erforderlich.

Operativ: Pankreasteilresektion.

Operative Therapie

Sie besteht in einer **Pankreasteilresektion** bei Versagen diätetischer und medikamentöser Therapieversuche. Bei der diffusen Form erfolgt die subtotale Pankreasresektion (95 %). Bei der fokalen adenomatösen Form wird die fokale Läsion nach intraoperativer Lokalisation durch Untersuchung serieller Gefrierschnitte aus Biopsien entfernt.

> **MERKE** Eine subtotale Pankreasresektion ist mit einem hohen Risiko (etwa 75 %) der Entwicklung eines insulinpflichtigen Diabetes mellitus in der Pubertät verbunden. Der sichere präoperative Ausschluss einer fokalen adenomatösen Erkrankungsform ist daher von essenzieller Bedeutung!

6.7.1.3 Kongenitaler Hyperinsulinismus mit Hyperammonämie (Hyperinsulinismus-Hyperammonämie-Syndrom)

Definition: Erhöhte Aktivität der Glutamatdehydrogenase durch mutiertes *GLUD1*-Gen.

Definition
Bei der früher als leucinsensitive Hypoglykämie bezeichneten Störung handelt es sich um eine autosomal-dominant vererbte Erkrankung, die durch Mutationen im Gen der Glutamatdehydrogenase 1 (*GLUD1*-Gen) mit erhöhter Aktivität der Glutamatdehydrogenase bedingt ist.

Diagnostik
Diagnostik: Leucinbelastungstest, DNA-Analyse.

- **Leucinbelastungstest:** Verabreichung von L-Leucin (50 mg/kg KG). Im positiven Fall kommt es innerhalb von 30 min zu einem Anstieg des Plasmainsulins und zu einer Hypoglykämie.
- **DNA-Analyse.**

> **CAVE** Der Leucinbelastungstest kann zu lebensbedrohlichen Hypoglykämien führen. Er darf nur bei liegendem i. v. Zugang und unter strenger ärztlicher Überwachung durchgeführt werden. Heute ist die Durchführung einer molekulargenetischen Untersuchung der Durchführung eines Leucinbelastungstests vorzuziehen.

Therapie
Therapie: Eiweißarme Diät, Eiweißsubstitution mit leucinfreier AS-Mischung, Diazoxid.

Diätetische Therapie: Eine eiweißarme Diät und Eiweißsubstitution mittels einer leucinfreien Aminosäurenmischung sind wirksam.
Medikamentöse Therapie: Diazoxid.

6.7.1.4 Endokrin bedingte Hypoglykämien

Definition: Hyporegeneratorische Hypoglykämien.

Definition
Hyporegeneratorische Hypoglykämien durch STH-Mangel, ACTH-Mangel, Panhypopituitarismus oder Nebennierenrindeninsuffizienz.

Pathogenese: Hormonmangel → fehlende Bereitstellung glukoneogenetischer Substrate → Hypoglykämie.

Pathogenese
Ein Mangel an Hormonen, die die Plasmaglukosekonzentration steigern, führt zu einer fehlenden Bereitstellung glukoneogenetischer Substrate (Aminosäuren, Glyzerol). Hierdurch kommt es zur Hypoglykämie.

Klinik
Häufig manifestieren sich endokrine Störungen durch schwere Hypoglykämien in der Neugeborenenperiode mit kurzer Nüchterntoleranz. Neugeborene mit Hypopituitarismus haben in knapp 50 % der Fälle zusätzliche kongenitale Mittellinienanomalien, z. B. eine septooptische Dysplasie sowie einen Kleinwuchs bei Wachstumshormonmangel.
Je älter die Kinder sind, desto seltener treten symptomatische Hypoglykämien auf und umso länger ist die Nüchterntoleranz.

Diagnostik
- Der Glukosebedarf ist im Vergleich zum Hyperinsulinismus deutlich niedriger (wichtiges Unterscheidungsmerkmal!).
- Hormonbestimmungen **in der Hypoglykämie:** Insulin, C-Peptid, Kortisol, TSH, T_3, fT_4, Wachstumshormon, Glukagon, ACTH.

Therapie
Die Behandlung besteht in einer Substitution fehlender Hormone.

6.7.2 Diabetes mellitus

Definition
Beim Diabetes mellitus handelt es sich um eine Störung des Energiestoffwechsels durch absoluten oder relativen Mangel an Insulin. Dies betrifft die Freisetzung und Verwertung von Glukose, den Verbrauch und die Speicherung von Fetten sowie den Auf- und Umbau von Struktureiweißen, geht mit Hyperglykämie einher und kann zu einer Vielzahl von Langzeitkomplikationen führen.

Epidemiologie
Der Diabetes mellitus ist die häufigste Stoffwechselerkrankung bei Kindern und Jugendlichen. In Deutschland sind davon mehr als 20.000 der 0- bis 19-Jährigen betroffen.

> **MERKE** Die Inzidenzrate des Diabetes mellitus hat sich seit den 1990er-Jahren verdoppelt. Die Erkrankung tritt insbesondere in den jüngeren Altersgruppen vermehrt auf.

Klassifikation
Die verschiedenen Formen des Diabetes mellitus in Abhängigkeit von den zugrunde liegenden pathogenetischen Mechanismen sind in ➤ Tab. 6.7 zusammengefasst.
Diabetes mellitus Typ 1: Es ist die häufigste Form im Kindesalter (90 % der Patienten < 25 Jahre), bei der die genetische Prädisposition im Vordergrund steht. Es handelt sich um eine Autoimmunerkrankung mit Zerstörung der β-Zellen, die durch einen absoluten Insulinmangel gekennzeichnet ist.
Diabetes mellitus Typ 2: Parallel zum Anstieg der Prävalenz von Übergewicht und Adipositas im Kindes- und Jugendalter hat die Häufigkeit des Diabetes mellitus Typ 2 in Deutschland zugenommen. Es handelt sich um einen relativen Insulinmangel bei erhöhter Insulinresistenz, selten besteht eine Insulinabhängigkeit.

Tab. 6.7 Klassifikation des Diabetes mellitus.

Diabetes mellitus Typ 1	
Diabetes mellitus Typ 2	
Weitere Diabetesformen	**Genetische Defekte der β-Zell-Funktion** • MODY 1–13 **Neonataler Diabetes mellitus** **Diabetes mellitus als Folge von Pankreaserkrankungen** • Zystische Fibrose • Hämochromatose **Insulinresistenzsyndrome**

Weitere Diabetesformen
MODY („Maturity-Onset Diabetes of the Young"): Es handelt sich um autosomal-dominant vererbte Störungen der Insulinfreisetzung. Klinisch imponieren die MODY-Formen wie ein Typ-2-Diabetes und wurden bis vor wenigen Jahren dieser Gruppe zugeordnet. In der Regel besteht keine Azetonurie oder Ketoazidose.
Diese Erkrankungsform wird oft fälschlicherweise als „harmlos" eingestuft und kann daher früh zu diabetischen Folgeerkrankungen führen. In ➤ Tab. 6.8 sind die verschiedenen MODY-Formen und ihre genetischen Ursachen dargestellt. Die häufigste Form ist MODY 3 (60 %). MODY 2 (20 %) geht im Vergleich zu den anderen MODY-Formen mit einem günstigeren klinischen Verlauf einher. MODY 5 ist mit kongenitalen Nierenerkrankungen assoziiert und führt im Verlauf oft zu terminaler Niereninsuffizienz.

| Aus Studentensicht | 6 STOFFWECHSELERKRANKUNGEN |

Neonataler Diabetes: Manifestation eines Diabetes mellitus in den ersten 6 Lebensmonaten. Es handelt sich um Gendefekte, die zu einer Entwicklungsstörung des Pankreas oder der β-Zellen führen.

Diabetes mellitus als Folge von Pankreaserkrankungen: Jede Erkrankung, die zu einer Zerstörung von Pankreasgewebe und damit von β-Zellen führt, kann zu einem Diabetes mellitus führen. Besonders häufig ist ein Diabetes mellitus bei Patienten mit zystischer Fibrose.

TAB. 6.8

Tab. 6.8 MODY-Formen (Auswahl).

MODY-Typ	Gendefekt	Klinische Zeichen	Besonderheiten	Therapie
MODY 1	*HNF-4*	• Typ-2-ähnlicher Diabetes • Häufig mikrovaskuläre Folgeschäden	–	Orale Antidiabetika Insulin
MODY 2	*Glukokinase*	• Gestörte Glukosetoleranz • Teilweise nur interkurrent (z. B. bei Infekten) • Niedriges Risiko für Folgeerkrankungen	Homozygot: neonataler Diabetes	Diät Körperliche Aktivität
MODY 3	*HNF-1A*	• Typ-2-ähnlicher Diabetes • Häufig mikrovaskuläre Folgeschäden		Orale Antidiabetika Insulin
MODY 4	*IPF-1*	• Typ-2-ähnlicher Diabetes	Homozygot: Pankreasagenesie	Orale Antidiabetika Insulin
MODY 5	*HNF-1β*	• Typ-2-ähnlicher Diabetes	Renale Fehlbildungen Niereninsuffizienz	Insulin
MODY 6	*Neuro D1*	• Typ-2-ähnlicher Diabetes	–	Insulin
MODY 7	*KLF11*	• Erniedrigte Insulinbildung	–	Insulin

Nach Grulich-Henn 2005.

Insulinresistenzsyndrome: Es handelt sich um Störungen der Glukosetoleranz bei massiv erhöhten Insulin- und C-Peptid-Konzentrationen. Sie treten am häufigsten bei Mädchen nach der Pubertät auf und sind begleitet von Acanthosis nigricans, Hirsutismus und Zyklusstörungen im Rahmen des polyzystischen Ovarsyndroms (PCOS).

6.7.2.1 Diabetes mellitus Typ 1

6.7.2.1 Diabetes mellitus Typ 1
Ätiologie und Pathogenese

Ätiologie und Pathogenese
Prädisposition: Gene der HLA-Region (*HLA-DR3/4* und *HLA-DQB1 02/03*).

Genetische Prädisposition
Der Diabetes mellitus Typ I wird hauptsächlich über Gene der HLA-Region vermittelt, insbesondere *HLA-DR3/4* und *HLA-DQB1 02/03*; inzwischen sind jedoch mindestens zehn weitere Gene bekannt, die zum Diabetesrisiko beitragen. Daher ist das Erkrankungsrisiko bei familiärer Belastung deutlich erhöht (➤ Tab. 6.9).

TAB. 6.9

Tab. 6.9 Familiäres Risiko des Diabetes mellitus Typ 1.

Betroffener Verwandter	Risiko (%)
Geschwisterkind	5
Zwilling, zweieiig	5
Zwilling, eineiig	30–70
Vater	7
Mutter	3
Beide Eltern	20

Umweltfaktoren

Umweltfaktoren: Virusinfektionen (Mumps, Masern, Röteln, *Coxsackie*), Kuhmilch- und frühe Glutenexposition.

Virusinfektionen (Mumps, Masern, Röteln, *Coxsackie*) werden mit der Entstehung des Diabetes mellitus in Zusammenhang gebracht.
Frühe Kuhmilchexposition: Kuhmilchverbrauch und Stilldauer korrelieren mit der Diabetesinzidenz und Kuhmilchantikörper werden bei frisch diagnostizierten Patienten mit Diabetes vermehrt nachgewiesen. Eine molekulare Ähnlichkeit zwischen Kuhmilchantigenen und β-Zell-Oberflächenantigenen könnte hierfür eine Ursache sein.
Eine **frühe Glutenexposition** in den ersten 3 Lebensmonaten ist mit einer erhöhten Diabetesinzidenz assoziiert.

Autoimmunprozess: Genetische Prädisposition, Umweltfaktoren → Immunprozess → direkte Zerstörung von β-Zellen durch zytotoxische T-Zellen und Makrophagen **(TH1-Antwort)**, sowie Antikörper gegen β-Zellen durch B-Lymphozyten **(TH2-Antwort)**.

Autoimmunprozess
Die Kombination einer genetischen Prädisposition und auslösender Umweltfaktoren bewirkt einen Immunprozess, bei dem Makrophagen in die Insel einwandern und den T-Helferzellen Antigene über MHC-Klasse-II-Moleküle präsentieren. Makrophagen aktivieren über Interleukine spezifisch zytotoxische T-

Zellen sowie unspezifisch Makrophagen, die eine direkte Zerstörung von β-Zellen bewirken (**TH1-Antwort**). Zusätzlich werden B-Lymphozyten aktiviert, die gegen β-Zellen gerichtete Antikörper produzieren (**TH2-Antwort**). Der Zeitraum zwischen dem Beginn des Autoimmunprozesses und der Manifestation des Diabetes (bei etwa 80- bis 90 %iger Zerstörung der Inselzellen) beträgt in der Regel mehrere Jahre (➤ Abb. 6.11).

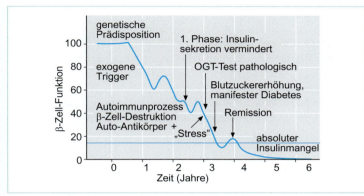

Abb. 6.11 Schematischer Ablauf der immunologischen Zerstörung von pankreatischen β-Zellen, die der Manifestation des Diabetes mellitus vorausgeht. [L141]

Stressfaktoren
Ereignisse, die mit einem erhöhten Insulinbedarf einhergehen (Infektion, Operation), beschleunigen die β-Zell-Destruktion. Sie gehen der Diabetes-Erstmanifestation oft voraus und werden damit als Auslöser angesehen.

Pathophysiologie
Pathogenetisches Prinzip ist der **Insulinmangel**.
Wirkungen von Insulin:
- **Transport** von Glukose in Muskel- und Fettzellen. Der Glukoseeintritt in Leberzellen, Gehirnzellen und Erythrozyten ist ohne Insulin möglich. Transport von Aminosäuren in Muskelzellen und Transport von Ionen (K^+, Mg^{2+}, PO_4^{3-}) in die Zellen.
- **Steigerung von Syntheseprozessen:** Glykogensynthese, Fettsäuresynthese, Triglyzeridsynthese.
- **Hemmung von Abbauvorgängen:** Lipolyse, Glykogenolyse.
- **Hemmung von Synthesevorgängen:** Glukoneogenese.

> **MERKE** Insulin ist ein anaboles Hormon!

Auswirkungen des Insulinmangels:
- Der **Insulinmangel** führt zu vermindertem Glukoseeintritt in Muskel- und Fettzellen. Eine verminderte Glykogensynthese, gesteigerte Glukoneogenese und verminderter Ionentransport in die Zelle führen zu **Hyperglykämie, Hyperosmolarität und Katabolismus.**
- Bei Überschreiten der Nierenschwelle für Glukose (180 mg/dl) kommt es zu **Glukosurie**, osmotischer Diurese, Polyurie, Dehydratation und kompensatorischer Polydipsie.
- Die **Ketoazidose** ist Folge einer massiven Synthese von 3-Hydroxybutyrat und Azetoazetat durch zellulären Glukosemangel bei gesteigerter Lipolyse.
- **Elektrolytverlust:** K^+ und Na^+ gehen mit der Ketonkörperausscheidung im Urin verloren. Dadurch kommt es zu zunehmendem Wasser- und Elektrolytverlust mit Verstärkung der Dehydratation.
- Die **Stressreaktion** entsteht vor allem durch die Dehydratation. Die vermehrte Ausschüttung von Adrenalin, Glukagon, Kortisol und Wachstumshormon führt zur Beschleunigung der metabolischen Dekompensation.
- Das **Coma diabeticum** entsteht durch die progressive Dehydratation, Azidose, Hyperosmolarität und Elektrolytentgleisung.

Klinik bei Erstmanifestation
Die Symptomatik bei Diabetes mellitus Typ 1 beginnt meist schleichend über Tage bis Wochen. Die Diagnose wird jedoch oft erst bei beginnender Stoffwechselentgleisung gestellt, wenn sich die Symptomatik akut verschlechtert. Leitsymptome sind **Polyurie und Polydipsie**. Es kommt zu **Gewichtsverlust** trotz Heißhunger und Polyphagie. Häufig besteht eine schwere **Exsikkose**. Weitere Symptome sind Müdigkeit, Leistungsknick, abdominelle Schmerzen (Pseudoperitonitis), Übelkeit und Erbrechen. Bei einer fortgeschrittenen Ketoazidose sind die **Kussmaul-Atmung** (respiratorischer Kompensationsversuch bei metabolischer Azidose) mit süßlich-fruchtigem Fötor sowie eine **Bewusstseinsstörung** charakteristisch.

Aus Studentensicht

6 STOFFWECHSELERKRANKUNGEN

Labor

- **Hyperglykämie:** Blutzucker ≥ 11 mmol/l (200 mg/dl) mit Symptomatik oder Nüchternblutzucker ≥ 7 mmol/l (126 mg/dl)
- Insulin und C-Peptid i. S.
- HbA_{1c} ↑
- AK gegen β-Zell-Antigene

Labor

- **Hyperglykämie:** Ein zu einem beliebigen Zeitpunkt gemessener Blutzucker ≥ 11 mmol/l (200 mg/dl) bei gleichzeitig bestehender Symptomatik (oben) oder ein Nüchternblutzucker ≥ 7 mmol/l (126 mg/dl) zu zwei unabhängigen Zeitpunkten sichert die Diagnose eines Diabetes mellitus.
- **Glukosurie.**
- **Hyperketonämie und Ketonurie.**
- **Blutgasanalyse:** Metabolische Azidose.
- **Blutbild:** Häufig Leukozytose.
- **Elektrolytbestimmung** (Na^+, K^+, Cl^-, Ca^{2+}, Ph^-) im Serum.
- **Insulin und C-Peptid im Serum:** Maß für die endogene β-Zell-Restaktivität, werden äquimolar sezerniert.
- HbA_{1c} (glykosylierter Hämoglobinanteil) erhöht.
- **Nachweis von Antikörpern** gegen β-Zell-Antigene (Inselzellantikörper): Glutamat-Decarboxylase-Antikörper (GADA), Insulinantikörper (IAA), Tyrosinphosphataseantikörper (IA-2A).

Verlauf

- **Manifestationsphase**
- **Partielle Remission** der β-Zellen („honeymoon")
- **Chronischer Diabetes:** Sekundäre Dekompensation, steigender Insulinbedarf (> 0,5 IE/kg KG/d)

Verlauf

- **Manifestationsphase.**
- **Partielle Remission:** Nach der 1. Phase des schweren Insulinmangels kommt es in 60–80 % der Fälle zu einer zeitweisen Erholung der β-Zellen mit erneuter endogener Insulinproduktion („honeymoon"). Die Stoffwechseleinstellung ist bei geringem Insulinbedarf in dieser Phase stabil. Die Dauer beträgt Wochen bis Monate.
- **Chronischer Diabetes:** Sekundäre Dekompensation nach Erschöpfung körpereigener Insulinreserven mit steigendem Insulinbedarf (> 0,5 IE/kg KG/d).

Initialtherapie

Initialtherapie: Therapie der Ketoazidose:
- **Flüssigkeitssubstitution** zunächst mit NaCl 0,9 %, Hyperosmolarität vorsichtig reduzieren
- **Kaliumsubstitution** bei gesicherter Diurese
- **Insulin:** Beginn mit 0,05–0,1 IE/kg KG/h i. v.

Therapie der Ketoazidose: Der Therapiebeginn sollte sofort nach Diagnosestellung erfolgen.

Die **Flüssigkeitssubstitution** beginnt zunächst mit NaCl 0,9 %. Wegen der Gefahr eines Hirnödems sollte die Hyperosmolarität vorsichtig reduziert werden! Wenn der Blutzucker auf etwa 15 mmol/l (270 mg/dl) abgefallen ist, wird mit einer vorsichtigen Zugabe von Glukose 5 % begonnen (Verhinderung eines zu raschen Osmolaritätsabfalls).

Eine **Kaliumsubstitution** sollte bei gesicherter Diurese früh erfolgen, weil durch den Kaliumtransport von extra- nach intrazellulär durch Insulin und den Rückgang der Azidose die Gefahr der Hypokaliämie besteht.

Eine **Pufferung** mit Natriumbikarbonat wird nur bei Schock und eingeschränkter myokardialer Funktion durchgeführt. Die Azidose wird in der Regel durch die Gabe von Flüssigkeit, Elektrolyten, Glukose und Insulin erfolgreich korrigiert.

Insulin: Beginn mit 0,05–0,1 IE/kg KG/h i. v., langsame Blutzuckersenkung anstreben!

> **PRAXISTIPP**
>
> 0,1 IE/kg KG i. v. Altinsulin senken den Blutzucker in der Regel um 5,5 mmol/l/h (100 mg/dl/h).

In einigen Fällen ist keine Infusionsbehandlung erforderlich, da die Dehydratation nur geringgradig ist und sofort mit subkutanen Insulininjektionen begonnen werden kann.

> **CAVE** Innerhalb der ersten 24 h nach Therapiebeginn kann sich der klinische Zustand durch ein Hirnödem verschlechtern!

Dauertherapie

Dauertherapie: Subkutane Insulingabe, nach Remission 1 IE/kg KG/d:
- **Konventionelle Therapie (CT):** 2 tägliche Injektionen von Normal- und Verzögerungsinsulin bei festgelegten Nahrungszeiten und -mengen
- **Intensivierte Therapie (ICT):** Behandlungsstandard → Basis-Bolus-Therapie; Blutzuckerkontrolle täglich 5- bis 6-mal (Zielbereich 4–9 mmol/l, 70–160 mg/dl); fast 50 % mit Insulinpumpe

Insulintherapie: Es wird fast nur noch Humaninsulin verwendet. Die Wirkdauer ist je nach verwendeten Präparaten sehr kurz (Insulinanalogon, z. B. Insulin lispro), kurz (Normalinsulin), mittellang (Basalinsulin [NPH]) oder lang (Insulinanalogon, z. B. Insulin detemir, Levemir® oder Insulin glargin, Lantus®). Nach Azidoseausgleich und klinischer Stabilisierung sollte möglichst rasch auf die subkutane Gabe von Insulin übergegangen werden. Richtlinie für den Insulinbedarf nach Remission: 1 IE/kg KG/d.

Konventionelle Therapie (CT): Sie besteht aus 2 täglichen Injektionen einer festen Mischung aus Normal- und Verzögerungsinsulin bei festgelegten Nahrungszeiten und -mengen. Die CT ist heute bei Kindern und Jugendlichen eher obsolet.

Intensivierte Therapie (ICT): Sie ist Behandlungsstandard in der Pädiatrie! Trennung von Basalinsulin und Mahlzeiteninsulin (Basis-Bolus-Therapie). Meist werden Basalinsulin als NPH-Insulin 2- bis 4-mal täglich und Normalinsulin oder ein sehr kurz wirksames Insulinanalogon zusätzlich zu den Mahlzeiten verabreicht. Dies bedeutet 3–4 Injektionen täglich bei Normalinsulin und bei der Verwendung von einem sehr kurz wirksamen Insulinanalogon entsprechend der Nahrungsaufnahmehäufigkeit bis zu > 7. Der Blutzucker muss täglich 5- bis 6-mal oder häufiger kontrolliert werden (Zielbereich 4–9 mmol/l, 70–160 mg/dl).

6.7 STÖRUNGEN DES KOHLENHYDRATSTOFFWECHSELS

Die Durchführung einer ICT mittels kontinuierlicher subkutaner Insulininjektionstherapie (CSII – Continuous Subcutaneous Insulin Infusion) kann, vor allem im Kleinkindalter, gegenüber einer Therapie mit multiplen Injektionen vorteilhaft sein. Mittlerweile verwenden fast 50 % der Kinder und Jugendlichen eine Insulinpumpe. Bei der sensorunterstützten Insulinpumpentherapie kann zusätzlich über einen Glukosesensor eine kontinuierliche Glukosemessung im subkutanen Fettgewebe erfolgen. Dies hilft dabei, individuelle tageszeitliche Schwankungen besser einschätzen zu lernen und Hypoglykämien rascher zu erkennen. Trotzdem sollte vor jeder Insulingabe eine Blutzuckerselbstkontrolle aufgrund der physiologischen Differenz zwischen Blut- und Gewebeglukose erfolgen.

Faustregeln zur Insulindosisanpassung (Korrekturfaktor):
In Abhängigkeit vom Körpergewicht senkt 1 IE zusätzliches Normalinsulin oder Analoginsulin den Blutzuckerwert:
- bei 30–40 kg um 5,0 mmol/l (90 mg/dl),
- bei 40–50 kg um 2,8 mmol/l (50 mg/dl),
- bei > 50 kg um 2,2 mmol/l (40 mg/dl).

Abschätzung der pro Kohlenhydrateinheit (KE) notwendigen Insulinmenge in Abhängigkeit von der Tageszeit (KE-Faktor):
- Morgens 1,5 IE Normalinsulin pro KE
- Mittags 1,0 IE Normalinsulin pro KE
- Abends 1,2 IE Normalinsulin pro KE

Diese Zahlen gelten für das Alter 6–12 Jahre. Jüngere Kinder benötigen weniger!

> **MERKE** Die Korrektur- und KE-Faktoren sind interindividuell sehr unterschiedlich und jeder Patient sollte die eigenen Werte kennen.

Veränderung der Grundmenge des Verzögerungsinsulins:
Eine Dosisanpassung sollte erfolgen, wenn der Blutzucker über mehrere Stunden zur Zeit des Wirkungsmaximums außerhalb des Zielbereichs von 4–9 mmol/l (70–160 mg/dl) liegt. Bei erhöhten Werten mittags wird z. B. die morgendliche Basalinsulindosis um 10 % erhöht.
Dosisanpassung bei Sport: Hier ist durchschnittlich eine Reduktion der Insulindosis um 10–20 % pro Stunde möglich (erhebliche Variabilität!).

> **PRAXISTIPP**
> Die Insulinresorbtionszeit ist besonders kurz, wenn die Injektionsstelle vorher massiert wird.

Ernährung
Durch die intensivierte Insulintherapie sind die Ernährungsrichtlinien für Diabetiker in den letzten Jahren deutlich weniger restriktiv geworden. Empfohlen wird eine gesunde, eher fettarme Mischkost mit einem Kohlenhydratanteil von etwa 50 %. Alle Nahrungsmittel können gegessen werden. Diabetikernahrungsmittel mit Zuckeraustauschstoffen bieten keine Vorteile. Eine Kohlenhydrateinheit (KE) entspricht 10–12 g Kohlenhydraten. Die Ernährungsberatung ist ein wichtiger Eckpunkt der Diabetikerbetreuung und -schulung. Nur die Kenntnis der Blutglukosewirksamkeit der Nahrung erlaubt eine adäquate Insulindosierung.

Therapiekomplikationen
Hypoglykämie: Zu hohe Insulindosis, zu geringe Nahrungszufuhr und zu hoher Glukoseverbrauch können eine Hypoglykämie (BZ < 60 mg/dl) auslösen. Meist genügt dann eine orale Kohlenhydrataufnahme. In schweren Fällen werden Glukagon 0,5 mg i. m. oder Glukose 20 % i. v. verabreicht.

> **PRAXISTIPP**
> Besondere Bedeutung für eine stabile Stoffwechseleinstellung haben regelmäßige Schulungen. Ältere Patienten sollten auf das Risiko von Alkohol hingewiesen werden: Auch Stunden nach Alkoholkonsum kann es zu Hypoglykämien kommen.

Dawn-Phänomen: Hierunter versteht man eine morgendliche Hyperglykämie ohne vorausgegangene Hypoglykämie durch Insulinresistenz in den frühen Morgenstunden und nachlassende Insulinwirkung aufgrund der Kinetik der Insulinpräparationen. Die Therapie erfolgt durch Spätinjektion mit einem lang wirkenden Insulin oder dem Einsatz einer Insulinpumpe.
Somogyi-Phänomen: Es kommt sehr viel seltener als das Dawn-Phänomen vor. Es kommt zu einer morgendlichen reaktiven Hyperglykämie durch hohe abendliche Insulindosis mit nächtlicher Hypoglykämie. Die Therapie besteht aus einer Reduktion der abendlichen Insulindosis.

Aus Studentensicht

MERKE

PRAXISTIPP

Ernährung
- Gesunde, eher fettarme Mischkost mit Kohlenhydratanteil von ~50 %
- 1 KE = 10–12 g Kohlenhydrate
- Ernährungsberatung

Therapiekomplikationen
- **Hypoglykämie** (BZ < 60 mg/dl)
- **Dawn-Phänomen:** Morgendliche Hyperglykämie durch Insulinresistenz in den frühen Morgenstunden und nachlassende Insulinwirkung
- **Somogyi-Phänomen:** Morgendliche reaktive Hyperglykämie durch hohe abendliche Insulindosis mit nächtlicher Hypoglykämie

PRAXISTIPP

Aus Studentensicht

Stoffwechselüberwachung
- Blutglukosemessung
- HbA₁c < 7,5 %
- Blutdruckmessung
- Augenärztliche Untersuchung: Fundusspiegelung
- Serologisches Screening auf Zöliakie und Hashimoto-Thyreoditis, Neuropathie-Screening

Folge- und Begleiterkrankungen
- Mikroangiopathie: Retino-, Nephro- und Neuropathie
- Makroangiopathie
- Immunologische Begleiterkrankungen: Hashimoto-Thyreoiditis

Prognose: Lebenserwartung durchschnittlich 15 Jahre weniger gegenüber der Normalbevölkerung.

FALL

6.7.2.2 Diabetes mellitus Typ 2

Epidemiologie: Assoziiert mit Zunahme der Adipositas, ♀ > ♂.

---

6 STOFFWECHSELERKRANKUNGEN

Stoffwechselüberwachung
- **Blutglukosemessung** 5- bis 8-mal täglich oder über eine kontinuirliche Glukosemssung: Ziel 4–9 mmol/l (70–160 mg/dl)
- **Dokumentation** von BZ, Insulindosis, Nahrungsmenge und Besonderheiten (Hypoglykämie, Sport) in einem Tagebuch oder mithilfe eines EDV-Programms
- **HbA₁c-Kontrollen** alle 3 Monate, mindestens 3-mal jährlich: Ziel < 7,5 %
- **LDL-, HDL-Cholesterin und Triglyzeride im Serum** alle 2 Jahre
- **Serologisches Screening** auf Zöliakie (Transglutaminaseantikörper) und Hashimoto-Thyreoiditis (thyreoidale Peroxidase- und Thyreoglobulinantikörper) 1-mal jährlich
- **Albuminausscheidung im Urin** 1-mal jährlich
- **Blutdruckmessung** vierteljährlich
- **Augenärztliche Untersuchung** mit Fundusspiegelung 1-mal jährlich
- **Neuropathie-Screening** jährlich, bei langfristig schlechter Stoffwechsellage oder spätestens ab dem 11. Lebensjahr

Diabetische Folgeerkrankungen und Begleiterkrankungen
- **Mikroangiopathie:** Sie kann schon vor der Pubertät auftreten und manifestiert sich an unterschiedlichen Organen.
  - **Retinopathie:** Sie tritt bei 20 % nach 10 Jahren, bei 45–60 % nach 20 Jahren auf. Das Risiko für die Entwicklung einer Retinopathie erhöht sich bei schlechter Blutzuckereinstellung über längere Zeit um das 8-Fache bei HbA₁c über 10 % bzw. um das 4-Fache bei HbA₁c über 9 %.
  - **Nephropathie:** Sie tritt bei 40 % nach 25 Jahren auf; in 50 % der Fälle ist sie Todesursache. Frühsymptom ist eine Mikroalbuminurie, die Folge arterielle Hypertonie.
  - **Neuropathie:** Sie ist bei Kindern selten.
- **Makroangiopathie:** Die Arteriosklerose kann bereits bei Kindern beginnen.
- **Immunologische Begleiterkrankungen:** Es besteht eine erhöhte Inzidenz für Zöliakie (1–4 %), Hashimoto-Thyreoiditis (4–25 %), perniziöse Anämie (2–4 %) und Morbus Addison (0,5 %).

Prognose
Die Lebenserwartung diabetischer Kinder ist durchschnittlich bisher wohl noch um 15 Jahre gegenüber der Normalbevölkerung vermindert. Sie hängt insbesondere von den vaskulären und neuronalen Komplikationen ab. Die Entwicklung von Folgeerkrankungen kann durch eine strenge Stoffwechseleinstellung signifikant reduziert werden. Wichtig für die Mortalität ist die Nephropathie mit Niereninsuffizienz und Bluthochdruck. Eine Besserung der Prognose kann durch Dialyse und Nierentransplantation erreicht werden.

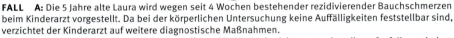

> **FALL A:** Die 5 Jahre alte Laura wird wegen seit 4 Wochen bestehender rezidivierender Bauchschmerzen beim Kinderarzt vorgestellt. Da bei der körperlichen Untersuchung keine Auffälligkeiten feststellbar sind, verzichtet der Kinderarzt auf weitere diagnostische Maßnahmen.
> 2 Wochen später erfolgt eine erneute Vorstellung. Die Mutter berichtet nun, dass ihr aufgefallen sei, dass Laura in den letzten Wochen sehr viel getrunken und mindestens 2 kg an Gewicht verloren habe. Jetzt wird der Kinderarzt hellhörig.
> **K:** Bei der körperlichen Untersuchung finden sich milde Zeichen einer Dehydratation.
> **D:** Die Urinuntersuchung ergibt eine deutliche Glukosurie und Ketonurie. Laura wird daraufhin sofort in die Kinderklinik eingewiesen. Die Laboruntersuchungen ergeben: Glukose im Serum 25 mmol/l (450 mg/dl), metabolische Azidose (pH 7,29, pCO₂ 28 mmHg, Bikarbonat 17 mmol/l) und HbA₁c-Konzentration 9,5 % (deutlich über dem Normbereich).
> **Diag:** Es handelt sich um eine Erstmanifestation eines Diabetes mellitus Typ 1.
> **T:** Unmittelbar nach Aufnahme wird mit einer intravenösen Rehydratation unter Verwendung von isotoner Kochsalzlösung sowie mit einer intravenösen Insulintherapie in einer Dosierung von 0,05 IE/kg KG/h begonnen. Unter dieser Therapie kommt es zu einem kontinuirlichen Abfall des Blutzuckers, der nicht schneller als 100 mg/dl/h erfolgen sollte. Am nächsten Tag kann die Therapie bei stabilen Blutzuckerwerten auf subkutane Insulingaben (Therapie mit 3–4 Spritzen) umgestellt werden (Dosierung: 1,0–1,5 IE/kg KG/h).
> **V:** 1 Woche später wird Laura nach intensiver Schulung nach Hause entlassen. Ihre Mutter hat bereits gelernt, ihr die Insulinspritzen zu verabreichen.

6.7.2.2 Diabetes mellitus Typ 2

Epidemiologie
Mit der Zunahme der Adipositas im Kindesalter ist eine Häufigkeitszunahme des Diabetes mellitus Typ 2 im Jugendalter zu beobachten. Es sind mehr Mädchen als Jungen betroffen. Das Erkrankungsalter beträgt meist > 10 Jahre.

Ätiologie und Pathogenese
Grundlage ist die Kombination aus Insulinresistenz und Insulinsekretionsdefizit. Einen entscheidenden Einfluss hierauf haben genetische Veranlagung, ethnischer Hintergrund, intrauterine Faktoren (SGA), Bewegungsarmut und Übergewicht.

6.7 STÖRUNGEN DES KOHLENHYDRATSTOFFWECHSELS

Klinik
Die Symptomatik bei Diagnosestellung reicht von einer asymptomatischen Hyperglykämie bis zur diabetischen Ketoazidose oder hyperosmolaren, nichtketotischen Hyperglykämie. Letztere sind bei Diabetes mellitus Typ 2 selten, aber mit einer erheblichen Morbidität assoziiert.

Komplikationen
- **Mikroangiopathie:** Retinopathie, Nephropathie und Neuropathie mit den Spätfolgen Erblindung, Niereninsuffizienz und Dialyse, Beinamputation
- **Makroangiopathie:** Schlaganfall und Herzinfarkt

Therapie
Die kausale Therapie ist eine Steigerung der körperlichen Aktivität und/oder eine Gewichtsreduktion. Wird nach 3 Monaten keine befriedigende Stoffwechseleinstellung erreicht, ist eine zusätzliche pharmakologische Therapie indiziert (> Abb. 6.12).

Aus Studentensicht

Klinik: Von asymptomatischer Hyperglykämie bis diabetische Ketoazidose oder hyperosmolare, nichtketotische Hyperglykämie.

Komplikationen
- Mikroangiopathie: Retino-, Nephro- und Neuropathie
- Makroangiopathie

Therapie:
- Steigerung körperlicher Aktivität, Gewichtsreduktion
- Pharmakologische Therapie

ABBIDUNG 6.12

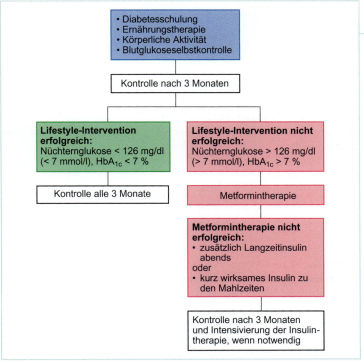

Abb. 6.12 Behandlung des asymptomatischen Diabetes mellitus Typ 2 bei Kindern und Jugendlichen (nach Wiegand 2005). [F705-001]

Prävention
Da Frühformen asymptomatisch verlaufen, ist eine Screeninguntersuchung in Risikogruppen sinnvoll. Indikationen für die Durchführung eines oralen Glukosetoleranztests fasst > Tab. 6.10 zusammen.

Prävention: Screening in Risikogruppen.

Tab. 6.10 Indikationen für die Durchführung eines oralen Glukosetoleranztests.
Kinder ab dem 10. Lebensjahr
• Mit Übergewicht (BMI > 90. Perzentile) und
• Risikofaktoren:
– Positive Familienanamnese für Typ-2-Diabetes bei erst- oder zweitgradig Verwandten
– Ethnische Herkunft: Asiat, Afrikaner, Indianer, Hispanier
– Zeichen der Insulinresistenz oder mit ihr assoziierter Veränderungen (Acanthosis nigricans, arterielle Hypertonie, Dyslipidämie, polyzystisches Ovarsyndrom)
– Extreme Adipositas (BMI > 99,5. Perzentile)

TAB. 6.10

6.7.3 Glykogenspeichererkrankungen

Definition
Hier handelt es sich um Krankheiten durch hereditäre Enzymdefekte des Glykogenabbaus bzw. der Glykogensynthese mit pathologischer Glykogenspeicherung in vielen Organen. Die klinischen Leitsymptome sind Hepatomegalie und Hypoglykämie (> Abb. 6.13).

6.7.3 Glykogenspeichererkrankungen

Definition: Hereditäre Enzymdefekte mit pathologischer Glykogenspeicherung.

Aus Studentensicht

ABB. 6.13

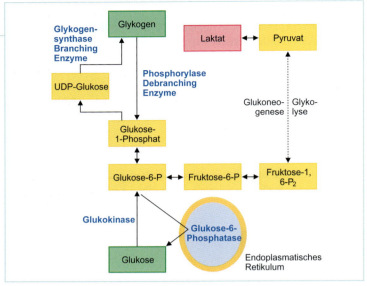

Abb. 6.13 Der Glykogen- und Glukosestoffwechsel. [L141]

Epidemiologie
Die kumulative Häufigkeit der Glykogenosen beträgt etwa 1 : 60.000.
Mit einer Ausnahme werden alle Formen autosomal-rezessiv vererbt. Der Phosphorylase-b-Kinase-Mangel wird X-chromosomal-rezessiv vererbt.

6.7.3.1 Glykogenose Typ Ia (von Gierke)

6.7.3.1 Glykogenose Typ Ia (von Gierke)

Ätiologie

Ätiologie: Defekt der Glukose-6-Phosphatase in Leber, Niere, Dünndarm.

Bei dieser Form der Glykogenose liegt ein Defekt der Glukose-6-Phosphatase in Leber, Niere und Dünndarm vor.

Pathogenese

Pathogenese: Defekte Glukose-6-Phosphatase → Akkumulation von Glukose-6-Phosphat in Leber und Niere → Stimulation Glykogensynthese → massive Glykogenspeicherung → Hepatomegalie, schwere Hypoglykämien, Laktatazidose, Hyperlipidämie, Hyperurikämie.

Die Glukose-6-Phosphatase setzt Glukose aus Glykogen und aus glukoneogenetischen Substraten frei. Bei einem Enzymdefekt kommt es zu einer Akkumulation von Glukose-6-Phosphat in Leber und Nieren und zu einer Stimulation der Glykogensynthese mit der Folge einer massiven Glykogenspeicherung vor allem in der Leber (**Hepatomegalie**), in den Nieren und in Thrombozyten. Biochemisch bestehen **schwere Hypoglykämien** und eine **Laktatazidose,** da alle Präkursoren, die normalerweise in der Leber zu Glukose umgewandelt werden (Glykogen, Galaktose, Fruktose, Glyzerol, Aminosäuren), zu Pyruvat und Laktat abgebaut werden. Außerdem kommt es zu einer **Hyperlipidämie** bei verminderter Lipoproteinlipaseak-

ABB. 6.14

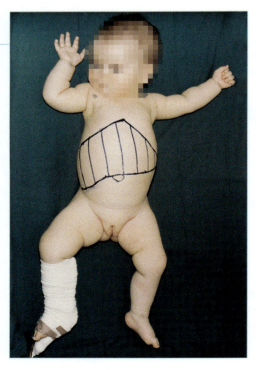

Abb. 6.14 5 Monate alter Säugling mit Glykogenose Typ Ia: Ausgeprägte Hepatomegalie. [O530]

tivität bei Hypoinsulinismus. Die **Hyperurikämie** entsteht durch die kompetitive Hemmung der renalen Harnsäuresekretion durch Laktat.

Klinik
Oft ist ein **epileptischer Anfall** das Initialsymptom. Häufig fehlen Hypoglykämiesymptome trotz sehr niedriger Blutzuckerwerte, da Laktat als alternatives Substrat im ZNS verwendet wird. Das Abdomen ist bei extremer **Hepatomegalie** ohne Splenomegalie vorgewölbt (> Abb. 6.14), die Nieren sind vergrößert. Betroffene Säuglinge haben durch vermehrtes subkutanes Fettgewebe ein charakteristisches **Puppengesicht**. Es kommt zu einer Wachstumsretardierung mit proportioniertem **Kleinwuchs**. Spätsymptome sind Xanthome, Blutungsneigung und Gicht.

> **MERKE** Vor Therapiebeginn fehlen häufig Hypoglykämiesymptome trotz sehr niedriger Blutzuckerwerte, da Laktat als alternatives Substrat im ZNS verwendet wird. Bei intermittierend auftretenden Hypoglykämien stehen nach erfolgter Stoffwechseleinstellung (keine chronische Laktatazidose mehr) keine alternativen Substrate im ZNS mehr zur Verfügung und die Gefahr der Hirnschädigung durch die Hypoglykämie ist sehr viel höher!

Diagnostik
- Nüchternhypoglykämie mit kurzer Nüchterntoleranz
- Laktatazidose ohne Ketonkörpererhöhung
- Hypertriglyzeridämie > Hypercholesterinämie
- Hyperurikämie
- Aktivitäten der Aminotransferasen im Serum mäßig erhöht
- Glukose-6-Phosphatase-Aktivität in Leberzellen vermindert
- DNA-Analyse

Therapie
Das **Ziel** ist eine möglichst konstante Aufrechterhaltung der Blutglukosekonzentration zur Vermeidung von Hypoglykämien und des damit assoziierten Risikos einer Hirnschädigung. Darüber hinaus sollen sekundäre metabolische Veränderungen und eine übermäßige Glykogenspeicherung in den betroffenen Organen verhindert werden.
Tagsüber werden häufig kleine kohlenhydratreiche Mahlzeiten verabreicht. Dabei werden 60 % der Kalorien als Kohlenhydrate zugeführt. Ab dem 2. Lebensjahr kann eine Zufütterung von ungekochter Maisstärke (Mondamin®) zur Verlängerung der Nüchterntoleranz durch verzögerte Glukosefreisetzung und -resorption erfolgen. Fruktose und Laktose sind wegen der Verstärkung der Laktatazidose (s.o.) verboten. **Nachts** erfolgt eine kontinuierliche Dauersondierung von Säuglingsnahrung oder eines Glukosepolymers (Dextroneonat®). Bei Säuglingen und Kleinkindern ist eine Magensonde jedoch mit einem erheblichen Risiko der Sondendislokation und konsekutiver Aspiration und/oder Hypoglykämie verbunden. In dieser Altersgruppe wird daher die Anlage einer perkutanen endoskopischen Gastrostomie (PEG) empfohlen. Ältere Kinder legen sich selbst abends eine Magensonde, die am Morgen wieder entfernt wird.

Prognose
Wachstum und Rückbildung der laborchemischen Veränderungen sind vom Zeitpunkt des Therapiebeginns und von der Intensität der Therapie abhängig. Gefürchtet ist die Entwicklung von hepatozellulären Adenomen und Karzinomen im Erwachsenenalter. Eine weitere wichtige Komplikation ist das Auftreten einer Niereninsuffizienz.

> **MERKE** Durch die kontinuierliche nächtliche Dauersondierung konnte die Langzeitprognose von Patienten mit Glykogenose deutlich verbessert werden. Eine minutiöse Schulung der Eltern bezüglich des Umgangs mit der Ernährungspumpe und der Sondenkonnexion ist von vitaler Bedeutung. Die Installation eines Warnsystems (z. B. Klingelmatte) ist hilfreich.

6.7.3.2 Glykogenose Typ Ib

Ätiologie
Bei der Glykogenose Typ Ib handelt es sich um einen intrazellulären Transportdefekt von Enzymsystemen, die die Glukose-6-Phosphatase durch mikrosomale Membranen transportieren.

Klinik
Klinisch ist die Glykogenose Typ Ib zunächst nicht vom Typ Ia zu unterscheiden. Zusätzlich bestehen bei Typ Ib eine **Neutropenie und Granulozytenfunktionsstörung.** Diese führen zu rezidivierenden bakteriellen Infektionen, die sich hauptsächlich an der Haut und pulmonal manifestieren. Eine weitere schwerwiegende Komplikation ist das Auftreten einer chronisch-entzündlichen Darmerkrankung, die an den Morbus Crohn erinnert („Crohn-like bowel disease").

6 STOFFWECHSELERKRANKUNGEN

Diagnostik
- Laborchemie wie Typ Ia
- Gesamtleukozytenzahl normal, neutrophile Leukozyten bis auf ein Zehntel der Norm vermindert
- Enzymdiagnostik nur aus frischem Lebergewebe möglich (nicht tiefgefroren!)
- DNA-Analyse

Therapie
Die Therapie der Glykogenose Ib entspricht der des Typs Ia. Zusätzlich sind jedoch eine Infektionsbekämpfung (antibiotische Dauertherapie mit Cotrimoxazol) und -prophylaxe erforderlich (Verabreichung des rekombinanten Granulozyten-Kolonie-stimulierenden Faktors (G-CSF) bei Granulozyten < 1.000/µl).

6.7.3.3 Glykogenose Typ II (Pompe)

Ätiologie
Dem Morbus Pompe liegt ein Defekt der lysosomalen sauren α-1,4-Glukosidase zugrunde.

Pathogenese
Das Enzym ist in allen Lysosomen lokalisiert und spaltet das durch Endozytose und Autophagozytose in die Lysosomen gelangte Glykogen in Glukoseeinheiten. Bei Fehlen des Enzyms bleibt Glykogen in den Lysosomen liegen. Hierdurch kommt es zu einer Auftreibung der glykogenreichen Organe: Myokard, Skelettmuskulatur, Leber und Nieren. Auch das ZNS ist betroffen.

Klinik
Infantile Form: Die Symptomatik beginnt meist in den ersten Lebensmonaten mit den Leitsymptomen der **Makroglossie** und **muskulären Hypotonie.** Es besteht eine ausgeprägte **Kardiomegalie,** ein Herzgeräusch fehlt in der Regel. Die Muskulatur ist aufgetrieben und prall. Eine Hepatomegalie tritt erst sekundär bei zunehmender Herzinsuffizienz auf. Die Intelligenz ist normal. Die Kinder versterben im 1. Lebensjahr an Herzinsuffizienz oder Aspirationspneumonie.
Juvenile Form: Die Erkrankung manifestiert sich durch das verspätete Erreichen motorischer Meilensteine. Das Herz ist nicht betroffen. Die Myopathie verläuft langsam progredient und die Patienten versterben in der Regel vor Erreichen des Erwachsenenalters.
Adulte Form: Das klinische Leitsymptom der Muskelschwäche tritt in der 3.–4. Lebensdekade auf. Die Lebenserwartung kann normal sein.

Diagnostik
- Keine Hypoglykämien
- Aktivitätserhöhungen von CK und Aminotransferasen
- Oligosaccharide im Urin: Pathologisches Muster
- EKG und Echokardiografie: Hinweise auf Kardiomyopathie
- Sonografie des Skelettmuskels: Auffällige Muskelstruktur
- Elektronenmikroskopische Untersuchung von Hautbiopsien: Abnorme, glykogenbepackte Lysosomen
- Messung der Enzymaktivität in Leukozyten, Leber, Skelettmuskel oder Fibroblasten
- DNA-Analyse

Therapie
Eine Enzymersatztherapie ist zugelassen. Die Therapie führt zu einer deutlichen Verbesserung der respiratorischen, kardialen und motorischen Funktion. Mit der Behandlung sollte möglichst frühzeitig begonnen werden. Daneben stehen symptomatische Therapiemaßnahmen (Physiotherapie) im Vordergrund.

Prognose
Die infantile Form führt ohne Enzymersatztherapie im 1. Lebensjahr zum Tod durch Herzinsuffizienz. Der Verlauf der juvenilen und adulten Form ist protrahierter.

6.7.3.4 Glykogenose Typ III (Cori)

Ätiologie
Es handelt sich um einen Defekt der Amylo-1,6-Glukosidase (Debranching Enzyme).

Pathogenese
Die Seitenketten des Glykogens werden nicht gelöst. Das Glykogen hat abnorme, kurze Seitenketten. Zu einer schweren Hypoglykämie kommt es erst, wenn das Glykogen bis zu den Verzweigungspunkten abgebaut ist, d.h., die Nüchterntoleranz ist länger als bei Glykogenose Typ I. Wichtige biochemische Unterscheidungsmerkmale sind die Ketose bei der Glykogenose Typ III und die Laktatazidose bei der Glykogenose Typ I.

Aus Studentensicht

Diagnostik
- Wie Typ Ia
- Enzymdiagnostik aus frischem Lebergewebe

Therapie: Wie Typ Ia, zusätzlich Infektionsbekämpfung und -prophylaxe.

6.7.3.3 Glykogenose Typ II (Pompe)

Pathogenese: Akkumulation von Glykogen in Lysosomen → Auftreibung glykogenreicher Organe: Myokard, Skelettmuskulatur, Leber, Nieren.

Klinik
- **Infantile Form:** Makroglossie, muskuläre Hypotonie, pralle und aufgetriebene Muskulatur
- **Juvenile Form:** Verspätete motorische Entwicklung, progrediente Myopathie
- **Adulte Form:** Muskelschwäche in 3.–4. Lebensdekade

Diagnostik
- Oligosaccharide im Urin
- Sonografie des Skelettmuskels
- Elektronenmikroskopisch: Abnorme, glykogenbepackte Lysosomen

Therapie: Frühzeitige Enzymersatztherapie, Physiotherapie.

Prognose: Ohne Enzymersatztherapie Tod durch Herzinsuffizienz im 1. LJ.

6.7.3.4 Glykogenose Typ III (Cori)

Pathogenese: Glykogen mit abnormen, kurzen Seitenketten → schwere Hypoglykämie.

6.7 STÖRUNGEN DES KOHLENHYDRATSTOFFWECHSELS

Klinik
Die **Hepatomegalie** ist bei Erkrankungsbeginn ähnlich ausgeprägt wie bei Typ I. In der Pubertät besteht eine Tendenz zur Rückbildung der Lebergröße. Im jungen Erwachsenenalter entwickelt sich häufig eine schwere **Myopathie** und **Kardiomyopathie**.

Diagnostik
- Geringere Hypoglykämieneigung, höhere Fastentoleranz
- Kaum Laktaterhöhung
- Geringe Harnsäureerhöhung
- Ausgeprägte Ketose bei Fasten (im Gegensatz zu Typ I)
- Amylo-1,6-Glukosidase-Aktivität in Erythrozyten und Leberzellen vermindert
- DNA-Analyse

Therapie
Die diätetische Therapie ähnelt der bei Typ I. Meist ist sie weniger streng, selten ist eine nächtliche Dauersondierung notwendig. Fruktose und Laktose sind erlaubt. Eine hohe Proteinzufuhr bewirkt eine Substratbereitstellung für die intakte Glukoneogenese und verhindert dadurch die Muskelproteolyse.

Prognose
Bezüglich der Leber- und Nierenfunktion ist die Prognose günstig. Bei Beteiligung der Muskulatur ist sie ungünstig. Viele dieser Patienten sind im Erwachsenenalter auf einen Rollstuhl angewiesen.

6.7.3.5 Glykogenose Typ IV
Ätiologie
Es handelt sich um einen Defekt der α-1,4–1,6-Transglukosidase (Branching Enzyme).

Pathogenese
Die Seitenketten des Glykogens werden nicht verzweigt. Das Glykogen hat abnorme, lange Ketten. Die Ähnlichkeit zu Amylopektin hat der Erkrankung den Namen **Amylopektinose** gegeben. Das abnorme Glykogen führt frühzeitig zur Entwicklung einer Leberzirrhose. Darüber hinaus ist die Glukosefreisetzung aus den abnormen Glykogenketten gestört.

Klinik
Diese Form der Glykogenose ist die einzige, die sich durch eine **Leberfunktionsstörung** manifestiert. Die Erkrankung führt rasch zu **Leberzirrhose** und **terminalem Leberversagen** innerhalb der ersten 5 Lebensjahre. Hypoglykämien können auftreten, stehen aber nicht im Vordergrund.

Diagnostik
- Aktivitäten der Aminotransferasen im Serum erhöht
- Hypalbuminämie, Hypoproteinämie
- Gerinnungsstörung
- Geringe Hypoglykämieneigung
- **Sonografie oder MRT der Leber:** Leberzirrhose, Aszites
- **Leberhistologie:** Nachweis PAS-positiver Ablagerungen in den Hepatozyten
- **Elektronenmikroskopie:** Nachweis charakteristischer fibrillärer Strukturen
- **Enzymaktivität** in Leberzellen vermindert
- DNA-Analyse

Therapie
In den meisten Fällen besteht die einzige langfristige Therapieoption in der Durchführung einer Lebertransplantation.

Prognose
Ohne Lebertransplantation ist die Prognose schlecht, nach einer Lebertransplantation ist sie sehr gut.

6.7.3.6 Glykogenose Typ VI
Ätiologie
Beim Defekt des Leberphosphorylasekomplexes handelt es sich um die häufigste Form der Glykogenose.

Formen
- Defekt der Leberphosphorylase, autosomal-rezessiv
- Defekt der Phosphorylase-b-Kinase ausschließlich der Leber, X-chromosomal-rezessiv
- Defekt der Phosphorylase-b-Kinase von Leber und Muskel, autosomal-rezessiv

---

Aus Studentensicht

Klinik: Hepatomegalie, später schwere Myo- und Kardiomyopathie.

Diagnostik
- Höhere Fastentoleranz mit ausgeprägter Ketose
- Amylo-1,6-Glukosidase-Aktivität in Erythrozyten und Leberzellen ↓

Therapie: Diätetische Therapie, selten mit nächtlicher Dauersondierung; Fruktose und Laktose erlaubt; hohe Proteinzufuhr für intakte Glukoneogenese.

6.7.3.5 Glykogenose Typ IV

Ätiologie: Defekt der α-1,4–1,6-Transglukosidase.

Pathogenese: Seitenketten des Glykogens nicht verzweigt → Glykogen mit abnormen langen Ketten → frühzeitige Leberzirrose, gestörte Glukosefreisetzung aus Glykogen.

Klinik: Manifestation durch **Leberfunktionsstörung**. Frühzeitige **Leberzirrhose** und **terminales Leberversagen** in den ersten 5 LJ.

Diagnostik
- Leberzirrhose, Aszites
- PAS-positive Ablagerungen in Hepatozyten
- Elektronenmikroskopie: Charakteristische fibrilläre Strukturen
- Enzymaktivität in Leberzellen ↓

Therapie: Lebertransplantation.

6.7.3.6 Glykogenose Typ VI

Aus Studentensicht

Klinik: Milde Glykogenose mit **Hepatomegalie**. Im frühen Kindesalter ähnliche Symptomatik wie Typ I möglich, häufig Kleinwuchs.

Diagnostik
- Aminotransferasen-Aktivität ↑
- Enzymaktivitätsbestimmung in Lebergewebe

Therapie: Kohlenhydratreiche Mahlzeiten.

Prognose: Rückbildung aller Symptome in der Pubertät.

6.7.3.7 Glykogensynthasedefekt (Glykogenose Typ 0)

Ätiologie: Störung des Glykogenaufbaus.

Klinik: **Bewusstseinsstörungen,** unkoordinierte Augenbewegungen, epileptische Anfällen in **frühen Morgenstunden** oder nach protrahiertem Fasten.

Diagnostik
- Nüchternhypoglykämie, Ketose
- Postprandiale Laktatazidose
- Enzymaktivitätsbestimmung

Therapie: Häufige, proteinreiche Mahlzeiten. 1–2 Nachtmahlzeiten aus ungekochter Maisstärke.

6.7.4 Störungen des Galaktosestoffwechsels

Definition: Erhöhte Galaktosekonzentrationen in Geweben und Körperflüssigkeiten durch autosomal-rezessiv vererbte Störungen des Galaktosestoffwechsels.

6.7.4.1 Klassische Galaktosämie

Definition: Mangel der Galaktose-1-Phosphat-Uridyltransferase.

Epidemiologie: 1 : 40.000.

Ätiologie: Mutiertes *GALT*-Gen.

---

6 STOFFWECHSELERKRANKUNGEN

Klinik
Es handelt sich um die mildeste klinische Verlaufsform der Glykogenosen mit dem Leitsymptom der **Hepatomegalie**. Im frühen Kindesalter kann die Symptomatik die des Typs I imitieren und häufig besteht ein erheblicher Kleinwuchs. In der Pubertät bilden sich jedoch alle Symptome zurück, die Leber verkleinert sich. Bei Patienten mit Kleinwuchs findet ein eindrucksvolles Aufholwachstum statt.

Diagnostik
- Zunächst ausgeprägte Hypoglykämieneigung möglich
- Erhöhte Aktivitäten der Aminotransferasen
- Keine Laktatazidose
- Bestimmung der Enzymaktivität in Lebergewebe
- DNA-Analyse

Therapie
Meist sind bis auf kohlenhydratreiche Mahlzeiten keine intensiven diätetischen Maßnahmen erforderlich. Bei Patienten mit ausgeprägter Hypoglykämieneigung im Kleinkindalter wird vorübergehend eine Therapie wie bei Typ I durchgeführt.

Prognose
Sie ist ausgezeichnet. In der Pubertät erfolgt eine Rückbildung aller Symptome.

6.7.3.7 Glykogensynthasedefekt (Glykogenose Typ 0)

Ätiologie
Es handelt sich um eine Störung des Glykogenaufbaus und nicht, wie bei den klassischen Glykogenspeichererkrankungen, um einen Defekt des Glykogenabbaus.

Klinik
Es kommt typischerweise in den **frühen Morgenstunden** oder nach protrahiertem Fasten zu **Bewusstseinsstörungen,** unkoordinierten Augenbewegungen und epileptischen Anfällen, da die Kinder über keine Glykogenreserven zur Aufrechterhaltung der Plasmaglukosekonzentration verfügen. Die Leber ist typischerweise nicht vergrößert. Das Wachstum ist retardiert.

Diagnostik
- Nüchternhypoglykämie
- Ketose
- Postprandiale Laktatazidose
- Bestimmung der Enzymaktivität in Lebergewebe
- DNA-Analyse

Therapie
Die Behandlung erfordert die Verabreichung häufiger, proteinreicher Mahlzeiten. 1–2 Nachtmahlzeiten mit Gabe ungekochter Maisstärke in einer Dosierung von jeweils 1–2 g/kg KG verhindern frühmorgendliche Hypoglykämien.

6.7.4 Störungen des Galaktosestoffwechsels

Definition
Autosomal-rezessiv vererbte Störungen des Galaktosestoffwechsels führen zu erhöhten Galaktosekonzentrationen in Geweben und Körperflüssigkeiten. Die klinischen Symptome reichen von asymptomatischen Verlaufsformen bis zu Erkrankungen, die mit lebensbedrohlichen Krisen in der Neugeborenenperiode und schweren Langzeitkomplikationen assoziiert sind (➤ Abb. 6.15).

6.7.4.1 Klassische Galaktosämie

Definition
Der Mangel der Galaktose-1-Phosphat-Uridyltransferase führt durch die Anhäufung von Galaktose-1-Phosphat und Galaktose in den Zellen zu Leberschaden, Katarakt und Nierentubulusschädigung.

Epidemiologie
Die klassische Galaktosämie tritt mit einer Häufigkeit von etwa 1 : 40.000 auf.

Ätiologie
Die Erkrankung wird durch Mutationen im Gen der **Galaktose-1-Phosphat-Uridyltransferase** (*GALT*-Gen), das auf Chromosom 9 lokalisiert ist, verursacht. In 70 % der Fälle liegt die Mutation Q188R vor.

6.7 STÖRUNGEN DES KOHLENHYDRATSTOFFWECHSELS

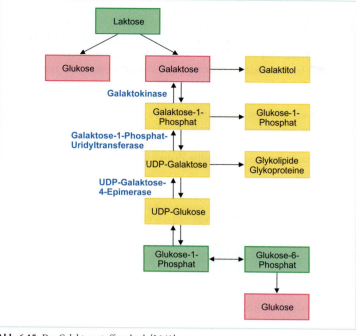

Abb. 6.15 Der Galaktosestoffwechsel. [L141]

Pathogenese
Muttermilch und voll adaptierte Säuglingsmilch enthalten als einziges Kohlenhydrat Laktose (Glukose plus Galaktose). Die verminderte Aktivität der Galaktose-1-Phosphat-Uridyltransferase führt dazu, dass Galaktose-1-Phosphat nicht abgebaut wird. Die Akkumulation von Galaktose-1-Phosphat schädigt die Parenchymzellen von Nieren, Leber, Darm und Gehirn. Galaktit akkumuliert in den Augenlinsen und führt zu Katarakt. Galaktose-1-Phosphat hemmt die Phosphoglukomutase, dadurch kommt es zur Hypoglykämie.

Klinik
Wenige Tage nach Milchfütterung tritt ein **sepsisähnliches Bild** mit Trinkschwäche, Erbrechen, Diarrhö, Ikterus, Lethargie und muskulärer Hypotonie auf. Die begleitende schwere **Leberfunktionsstörung** mit Hepatomegalie, Ödemen und Aszites führt zu einer schweren Gerinnungsstörung mit Blutungsneigung. Die Nierenfunktionsstörung äußert sich als Tubulopathie mit Hyperaminoazidurie. Eine gramnegative Sepsis (*E. coli*) tritt häufig auf. Innerhalb von Tagen oder Wochen kommt es zu nukleären **Katarakten**, die rasch irreversibel werden. Bei der fulminanten Form ist die Erkrankung tödlich, wenn sie nicht umgehend behandelt wird.

> **MERKE** Die klinische Trias bei klassischer Galaktosämie ist Leberzirrhose, Katarakt und geistige Retardierung.

Diagnostik
Neugeborenenscreening am 3. Lebenstag: Messung der Galaktosekonzentration im Blut und halbquantitativer Nachweis der Aktivität der Galaktose-1-Phosphat-Uridyltransferase (Beutler-Test). Häufig befinden sich die Kinder aber bei Eintreffen des Screeningergebnisses bereits in stationärer Behandlung.
- Hyperbilirubinämie mit Erhöhung des **direkten Bilirubins**
- **Gerinnungsstörung:** Quick-Erniedrigung, PTT-Verlängerung
- Erhöhte Aktivitäten der Aminotransferasen im Serum
- **Hypoglykämie**
- Reduzierende Substanzen im Urin erhöht
- Hyperaminoazidurie (Tubulusschaden)
- **Beutler-Test:** Halbquantitativer Nachweis der Galaktose-1-Phosphat-Uridyltransferase-Aktivität
- **Galaktose-1-Phosphat**-Konzentration in Erythrozyten erhöht
- Quantitative **Enzymaktivitätsmessung** in Erythrozyten
- **DNA-Analyse**

Therapie
Notfalltherapie: Die Zufuhr an Muttermilch oder Säuglingsmilch auf Kuhmilchbasis muss umgehend gestoppt werden! Bei schwerer Gerinnungsstörung werden Vitamin K und/oder Fresh Frozen Plasma i. v.

Aus Studentensicht

ABB. 6.15

Pathogenese: Aktivität der Galaktose-1-P-Uridyltransferase ↓ → kein Abbau von Galaktose-1-P → Akkumulation von Galaktose-1-P → Schädigung der Parenchymzellen von Niere, Leber, Darm, Gehirn.

Klinik: Wenige Tage nach Milchfütterung → **sepsisähnliches Bild** mit Trinkschwäche, Lethargie, muskulärer Hypotonie; schwere **Leberfunktionsstörung** mit Hepatomegalie, Ödemen, Aszites, Gerinnungsstörung; Tubulopathie mit Hyperaminoazidurie; nukleäre **Katarakte**.

MERKE

Diagnostik
- Neugeborenenscreening
- Direktes Bilirubin ↑
- Gerinnungsstörung: Quick ↓, PTT ↑
- Hypoglykämie
- Beutler-Test
- Galaktose-1-P-Konzentration in Erythrozyten ↑

Therapie
- **Notfalltherapie:** Sofortiger Stopp von Muttermilch oder Säuglingsmilch auf Kuhmilchbasis! Bei schwerer Gerinnungsstörung: Vitamin K, Fresh Frozen Plasma i. v. Großzügige Antibiotikatherapie.
- **Dauertherapie:** Galaktosefreie Säuglingsnahrung.

6 STOFFWECHSELERKRANKUNGEN

verabreicht. Eine Antibiotikatherapie sollte großzügig erfolgen, da stets vom Vorliegen einer gramnegativen Sepsis ausgegangen werden muss.

Dauertherapie: Säuglinge erhalten eine weitgehend **galaktosefreie Säuglingsnahrung** (Säuglingsnahrung auf Soja- oder Kaseinhydrolysatbasis).

Mit Einführung der Beikost wird die Einhaltung der Diät schwieriger. Das Therapieziel der vollständigen Eliminierung von Galaktose aus der Ernährung ist in praxi unerreichbar. Die wichtigste Galaktosequelle sind Milch und Milchprodukte, in denen Galaktose in β-glykosidischer Bindung vorliegt. Hieraus kann im Darm freie Galaktose freigesetzt werden. Obst und Gemüse können erhebliche Mengen nicht nur an gebundener Galaktose in α-glykosidischer Bindung, sondern auch an freier, löslicher Galaktose enthalten. Darüber hinaus liegt die endogene Galaktoseproduktion beim Erwachsenen bei etwa 1 g täglich.

Bei Mädchen mit hypergonadotropem Hypogonadismus sollte ab dem 12. Lebensjahr eine Hormonsubstitutionstherapie durchgeführt werden.

> **MERKE** Beim geringsten klinischen Verdacht auf Vorliegen einer angeborenen Störung im Galaktosestoffwechsel muss die Milchernährung sofort beendet und die Ernährung des Kindes auf eine galaktosefreie Säuglingsmilch umgestellt werden. Wird früh genug mit der galaktosefreien Diät begonnen, bilden sich die klinischen Symptome (Ikterus, Gerinnungsstörung, Katarakte) rasch zurück. Die Progression zur Leberzirrhose kann verhindert werden.

Prognose
Trotz frühzeitig begonnener und konsequent durchgeführter Therapie ist die Prognose nicht so gut wie ursprünglich angenommen. Ein hypergonadotroper Hypogonadismus tritt bei 54 % der Mädchen (Ovarialfibrose) auf. Weitere häufige Komplikationen sind Sprachstörungen (65 %), Rechenschwäche (44 %), Intentionstremor (14 %), Mikrozephalie (13 %) und Ataxie (8 %). Der IQ liegt bei 83 % der über 12 Jahre alten Patienten unter 85.

Duarte-Variante
Es handelt sich um eine harmlose Variante mit verminderter Aktivität der Galaktose-1-Phosphat-Uridyltransferase durch andere Mutationen am Transferaselocus. Die Duarte-Variante ist nur bezüglich des Wanderungsverhaltens des Enzyms in der Gelelektrophorese von der normalen Transferase unterscheidbar. Diese Mutationen führen nicht zu klinischen Symptomen.

6.7.4.2 Defekt der Uridin-Diphosphat-Galaktose-4-Epimerase
Definition
Die autosomal-rezessiv vererbte Störung des Galaktosestoffwechsels tritt sehr selten in ihrer schweren klinischen Form auf.

Klassifikation
Generalisierte Form: Hier liegt die Enzymaktivität < 10 %, die Galaktose-1-Phosphat-Konzentration in Erythrozyten ist stark erhöht. Klinische Manifestation und Verlauf entsprechen der der klassischen Galaktosämie.

Milde Form: Inkompletter Enzymdefekt, die Galaktose-1-Phosphat-Konzentration in Erythrozyten ist nur initial erhöht, es gibt keine klinischen Symptome.

Diagnostik
- **Neugeborenenscreening** am 3. Lebenstag: Galaktosekonzentration im Blut erhöht, Beutler-Test normal
- Galaktose-1-Phosphat-Konzentration in Erythrozyten erhöht
- Aktivität der Galaktose-1-Phosphat-Uridyltransferase in Erythrozyten normal
- Aktivität der Uridin-Diphosphat-Galaktose-4-Epimerase in Erythrozyten erniedrigt

Therapie
Bei der **generalisierten Form** wird eine galaktosearme Diät durchgeführt. Bei Vorliegen eines kompletten Enzymdefekts kann Galaktose nicht aus Glukose synthetisiert werden. Eine vollständige Entfernung von Galaktose aus der Ernährung würde daher zu einem Substratmangel für die Bildung galaktosylierter Metaboliten (Galaktoproteine und Galaktolipide) führen. Es wird daher empfohlen, kleine Mengen exogener Galaktose zuzuführen.

Bei einem **partiellen Defekt** wird vorübergehend eine laktosefreie Säuglingsnahrung bis zur Normalisierung von Galaktose-1-Phosphat in Erythrozyten gefüttert.

6.7.4.3 Defekt der Galaktokinase
Definition
Es handelt sich um eine autosomal-rezessiv vererbte Störung des Galaktosestoffwechsels, die zu beidseitigen Katarakten führt.

Aus Studentensicht

MERKE

Duarte-Variante: Harmlose Variante mit verminderter Aktivität der Galaktose-1-P-Uridyltransferase, keine klinischen Symptome.

6.7.4.2 Defekt der Uridin-Diphosphat-Galaktose-4-Epimerase

Definition: Gestörter Galaktosestoffwechsel, autosomal-rezessiv.

Diagnostik: Neugeborenenscreening:
- Galaktosekonzentration im Blut ↑
- Beutler-Test normal

Therapie
- **Generalisierte Form:** Galaktosearme Diät
- **Partieller Defekt:** Vorübergehend laktosefreie Säuglingsnahrung

6.7.4.3 Defekt der Galaktokinase

Definition: Gestörter Galaktosestoffwechsel, autosomal-rezessiv.

Klinik
Beidseitige Katarakte treten in den ersten Lebenswochen auf. Ein Pseudotumor cerebri ist eine häufige zusätzliche klinische Manifestationsform des Galaktokinasedefekts.

Diagnostik
- **Neugeborenenscreening** am 3. Lebenstag: Galaktosekonzentration im Blut erhöht, Beutler-Test normal
- Galaktose, Galaktitol und Glukose im Urin erhöht

Therapie
Die Durchführung einer milchfreien Ernährung reicht aus. Andere Quellen geringerer Mengen an Galaktose können vernachlässigt werden, da die geringe zugeführte Galaktosemenge entweder metabolisiert oder ausgeschieden wird, bevor signifikante Mengen an Galaktitol entstehen, das für die Kataraktbildung verantwortlich ist.

6.7.5 Störungen des Fruktosestoffwechsels

6.7.5.1 Hereditäre Fruktoseintoleranz

Definition
Es besteht ein autosomal-rezessiv vererbter Mangel an Fruktose-1-Phosphat-Aldolase, wodurch es nach Fruktosegenuss zu Erbrechen und schwerer Leberfunktionsstörung kommt (> Abb. 6.16a).

Epidemiologie
Die Häufigkeit beträgt 1 : 20.000.

Ätiologie
Die Erkrankung wird durch Mutationen im *Aldolase-B*-Gen *(ALDOB*-Gen), das auf Chromosom 9 lokalisiert ist, verursacht.

Pathogenese
Der Enzymdefekt führt zu Akkumulation von Fruktose-1-Phosphat in Leber, Niere und Darm (toxisch). Fruktose-1-Phosphat wirkt als kompetitiver Inhibitor für die Phosphorylase, wodurch die Glykogenolyse gehemmt wird: Es kommt zur **Hypoglykämie**. Eine zusätzliche Hemmung der Glukoneogenese führt zu Hypoglykämieverstärkung.

Klinik
Solange eine fruktosefreie Ernährung (Muttermilch oder Säuglingsanfangsnahrung) erfolgt, bestehen keine Symptome. **Nach der Zufuhr von Fruktose** kommt es zu Erbrechen, Diarrhö, **postprandialer Hypoglykämie**, Lethargie, epileptischen Anfällen, Ikterus und Hepatomegalie. Bei weiterer Fruktosezufuhr entsteht eine schwere **Leberfunktionsstörung** mit Gerinnungsstörung (> Abb. 6.16b).

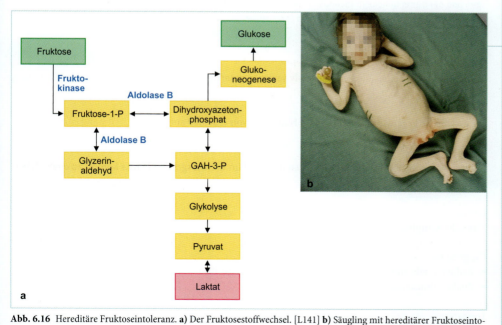

Abb. 6.16 Hereditäre Fruktoseintoleranz. **a)** Der Fruktosestoffwechsel. [L141] **b)** Säugling mit hereditärer Fruktoseintoleranz: Dystrophie, Hepatomegalie und Aszites nach chronischer Fruktosezufuhr. [O530]

Aus Studentensicht

6 STOFFWECHSELERKRANKUNGEN

Ältere Kinder zeigen eine ausgeprägte Abneigung gegenüber fruktose- und saccharosehaltigen Nahrungsmitteln (Obst und Süßigkeiten). Patienten mit hereditärer Fruktoseintoleranz haben typischerweise **kariesfreie Zähne**.

> **LERNTIPP** Die Klinik der hereditären Fruktoseintoleranz musst du kennen.

Diagnostik

LERNTIPP

Diagnostik
- Genaue **Ernährungsanamnese**
- Postprandiale **Hypoglykämie**
- Chronische metabolische **Azidose**
- **Direktes Bilirubin** i. S. ↑
- DNA-Analyse

- **Genaue Ernährungsanamnese**
- Postprandiale **Hypoglykämie**
- Chronische metabolische **Azidose** (renale tubuläre Azidose)
- Erhöhte Aktivitäten der Aminotransferasen im Serum
- Bilirubinkonzentration im Serum erhöht (mit erhöhtem Anteil an **direktem Bilirubin**)
- Gerinnungsstörung
- Phosphatkonzentration im Serum niedrig
- Generalisierte Hyperaminoazidurie
- Reduzierende Substanzen im Urin erhöht bei negativem Glukosenachweis
- **DNA-Analyse**: Heute statt Fruktosebelastungstest und Enzymaktivitätsbestimmung

MERKE

> **MERKE** Erkrankungen mit Hypoglykämie, Ikterus und Hepatomegalie: Tyrosinämie Typ 1, klassische Galaktosämie, hereditäre Fruktoseintoleranz.

Therapie

Therapie: Lebensbegleitend fruktosefreie bis -arme Diät, Vitaminsubstitution mit Multivitaminpräparaten.

Lebensbegleitend wird eine fruktosefreie bis -arme Diät durchgeführt. Nach Rückbildung der Lebervergrößerung ist 1g Fruktose pro Tag erlaubt. Aufgrund der Abneigung gegenüber fruktosehaltigen Nahrungsmitteln fällt den Patienten die Diäteinhaltung in der Regel nicht schwer. Eine Vitaminsubstitution erfolgt mittels Multivitaminpräparaten.

MERKE

> **MERKE** Beim geringsten klinischen Verdacht auf Vorliegen einer angeborenen Störung im Fruktosestoffwechsel muss die Fruktosezufuhr sofort beendet und die Ernährung des Kindes auf eine fruktosefreie Diät umgestellt werden. Eine Besserung der klinischen Symptomatik erhärtet die Verdachtsdiagnose.

Prognose
Wenn die Erkrankung rechtzeitig erkannt wird, ist die Prognose sehr gut. Die Leberfunktion normalisiert sich unter Therapie vollständig, Spätkomplikationen sind nicht bekannt.

PRAXISTIPP

> **PRAXISTIPP**
> Die Verabreichung fruktosehaltiger Infusionslösungen führt bei Menschen mit angeborenen Störungen im Fruktosestoffwechsel zu akuter Lebensgefahr. Fruktose-, sorbitol- und invertzuckerhaltige Infusionslösungen und der früher übliche intravenöse Fruktosebelastungstest sind daher heute obsolet.

6.7.5.2 Essenzielle Fruktosurie

6.7.5.2 Essenzielle Fruktosurie

Definition

Definition: Defekte Fruktokinase, autosomal-rezessiv.

Es handelt sich um eine autosomal-rezessiv vererbte, gutartige Anomalie durch Defekt der Fruktokinase.

Epidemiologie
Die essenzielle Fruktosurie tritt mit einer Häufigkeit von 1:50.000 auf.

Pathogenese

Pathogenese: Fruktose nicht phosphoryliert → Hyperfruktosämie, Fruktosurie.

Fruktose kann nicht phosphoryliert werden und wird im Urin ausgeschieden. Es kommt zu einer Hyperfruktosämie und Fruktosurie.

Klinik
Klinische Symptome bestehen nicht.

Diagnostik
- Reduzierende Substanzen im Urin positiv durch Fruktosurie
- Zuckerdünnschichtchromatografie

Therapie
Eine Behandlung ist nicht erforderlich.

6.7.6 Störungen des Glukosetransports

Definition
Hereditäre Defekte des Glukosetransports an Zellmembranen unterschiedlicher Organe, die zu umschriebenen Krankheitsbildern führen und häufig gut behandelbar sind.

6.7.6.1 Kongenitale Glukose-Galaktose-Malabsorption (SGLT$_1$-Defekt)

Definition
Der angeborene Defekt des aktiven Natrium-Glukose-Kotransporters SGLT$_1$ führt in der Neugeborenenperiode zu einer massiven, lebensbedrohlichen Diarrhö führt. Er ist aber sehr gut therapierbar.

Pathogenese
Durch einen hereditären Defekt des „aktiven" Natrium-Glukose-Kotransporters SGLT$_1$ in der luminalen Zellmembran der Mukosazelle kann Glukose nicht aus dem Darm resorbiert werden. Es kommt zu einer osmotischen Diarrhö.

Klinik
Klinisches Leitsymptom sind **ausgeprägte Durchfälle** in der Neugeborenenperiode. Sie sind durch Flüssigkeits- und Elektrolytentgleisung mit einer **hohen Letalität** verbunden, wenn Glukose und Galaktose nicht aus der Nahrung entfernt werden. Die Symptome sistieren innerhalb 1 h nach Entfernen der nichtresorbierbaren Zucker aus der Nahrung.

Diagnostik
- Reduzierende Substanzen im Stuhl
- DNA-Analyse

Therapie
Eine vollständige Elimination von Glukose und Galaktose aus der Nahrung ist erforderlich. Die Verabreichung von Fruktose, die an der apikalen Enterozytenmembran durch den „passiven" Transporter GLUT$_5$ in die Zelle aufgenommen wird, ist sinnvoll.

6.7.6.2 Glukose-Transporterprotein-Syndrom (GLUT$_1$-Defekt)

Definition
Der Defekt des Glukosetransporters GLUT$_1$ wird wahrscheinlich autosomal-dominant vererbt. Er führt zu einem intrazerebralen Glukosemangel mit dem klinischen Leitsymptom epileptischer Anfälle.

Pathogenese
Durch eine angeborene Störung des „passiven" Glukosetransports an der Blut-Hirn-Schranke und im ZNS kommt es zu einem intrazerebralen Glukosemangel, der zu epileptischen Anfällen im Säuglingsalter führt.

Klinik
Das Leitsymptom sind **infantile epileptische Anfälle**. Darüber hinaus können eine psychomotorische Entwicklungsretardierung, eine sekundäre Mikrozephalie, eine muskuläre Hypotonie und eine Ataxie auftreten.

Diagnostik
- **Biochemisches Leitsymptom:** Erniedrigung der Liquorglukosekonzentration bei normaler Plasmaglukosekonzentration und normalem Liquorlaktat
- Glukoseaufnahmestudien an Erythrozyten
- DNA-Analyse

Therapie
Als Therapie wird eine **ketogene Diät** mit extrem niedrigem Kohlenhydratanteil (4 % der Energie), niedrigem Proteingehalt (6 % der Energie) und sehr hohem Fettanteil (90 % der Energie) verordnet. Dies sorgt für die intrazerebrale Bereitstellung von Ketonkörpern als alternative energiereiche Substrate.

> **CAVE** Vor Beginn einer ketogenen Diät muss eine Störung des Transports oder der Oxidation von Fettsäuren unbedingt ausgeschlossen werden (Acylcarnitinanalyse im Plasma). Bei Kindern mit o. g. Stoffwechseldefekten kann keine Ketogenese erfolgen. Sowohl die 2-tägige Nulldiät, die als Vorbereitung auf die ketogene Diät empfohlen wird, als auch die massive Fettbelastung würden bei solchen Patienten zu lebensbedrohlichen metabolischen Dekompensationen führen.

> **PRAXISTIPP**
> Bei der ketogenen Diät handelt es sich um eine sehr einseitige Ernährungsform, die mit einem hohen Risiko der Unterversorgung bezüglich einer Vielzahl von Nahrungsbestandteilen verbunden ist. Es muss daher eine altersentsprechende Substitution von Vitaminen und Mineralstoffen erfolgen. Eine engmaschige ärztliche Überwachung ist unbedingt erforderlich!

Prognose
Durch die ketogene Diät lässt sich die Anfallsfrequenz bei Kindern mit $GLUT_1$-Defekt innerhalb weniger Wochen deutlich reduzieren. Mit zunehmendem Alter nimmt die zerebrale Glukoseutilisation bei Kindern zu, sodass nach dem 10. Lebensjahr die diätetische Therapie versuchsweise beendet werden kann.

6.7.6.3 Fanconi-Bickel-Syndrom ($GLUT_2$-Defekt)

Definition
Der autosomal-rezessiv vererbte Defekt des Glukosetransporters $GLUT_2$ führt zu Glykogenspeicherung in der Leber und renaler Tubulopathie.

Pathogenese
Der Defekt des Glukosetransporters $GLUT_2$ wird in Hepatozyten, pankreatischen β-Zellen sowie an der basolateralen Membran von Enterozyten und renalen Tubuluszellen exprimiert. Dies führt zu einer hepatischen Glykogenakkumulation und zu einer proximalen renal-tubulären Funktionsstörung mit gestörter Utilisation von Glukose und Galaktose.

Klinik
Die Symptome der Erkrankung sind eine ausgeprägte Hepatomegalie, Gedeihstörung, Kleinwuchs, Rachitis und Osteopenie.

Diagnostik
- Glukosurie, Phosphaturie, generalisierte Hyperaminoazidurie, renaler Bikarbonatverlust
- Hypophosphatämie
- Erhöhte Aktivität der alkalischen Phosphatase im Serum
- DNA-Analyse

Therapie
Die tubulären Verluste werden durch eine Substitution von Wasser und Elektrolyten, Vitamin D, Phosphat und Natriumbikarbonat ausgeglichen.
Die diätetische Galaktosezufuhr wird eingeschränkt. Fruktose kann uneingeschränkt zugeführt werden, da der Fruktosetransport von $GLUT_2$ unabhängig ist. Der Kleinwuchs kann durch eine hochkalorische Diät mit häufigen kleinen Mahlzeiten und Verabreichung von ungekochter Maisstärke (Mondamin®) günstig beeinflusst werden.

6.8 Störungen des Transports und der Oxidation von Fettsäuren

Seit der Einführung erweiterter Neugeborenenscreeningprogramme ist bekannt, dass genetisch bedingte Defekte des Transports oder der Oxidation von Fettsäuren zu den häufigsten angeborenen Stoffwechselstörungen gehören (➤ Abb. 6.17). Die Erkrankungen gehen unbehandelt mit einer sehr hohen Mortalität und Morbidität einher, sind aber im präsymptomatischen Stadium oft ausgezeichnet behandelbar.

Epidemiologie
Die kumulative Inzidenz für alle Defekte beträgt 1:8.000 Neugeborene.

Klassifikation (➤ Abb. 6.17)
- **Störungen des Carnitinzyklus**
  - Defekt des Carnitintransporters (CTD)
  - Defekt der Carnitinpalmitoyltransferase 1 (CPT 1)
  - Defekt der Acylcarnitin-Carnitin-Translocase (CACT)
  - Defekt der Carnitinpalmitoyltransferase 2 (CPT 2)
- **Störungen der mitochondrialen β-Oxidation von Fettsäuren**
  - Defekt der Very-Long-Chain-Acyl-CoA-Dehydrogenase (VLCAD)
  - Defekt der Long-Chain-3-Hydroxy-Acyl-CoA-Dehydrogenase (LCHAD)
  - Defekt der Medium-Chain-Acyl-CoA-Dehydrogenase (MCAD)
  - Defekt der Short-Chain-Acyl-CoA-Dehydrogenase (SCAD)

6.8 STÖRUNGEN DES TRANSPORTS UND DER OXIDATION VON FETTSÄUREN

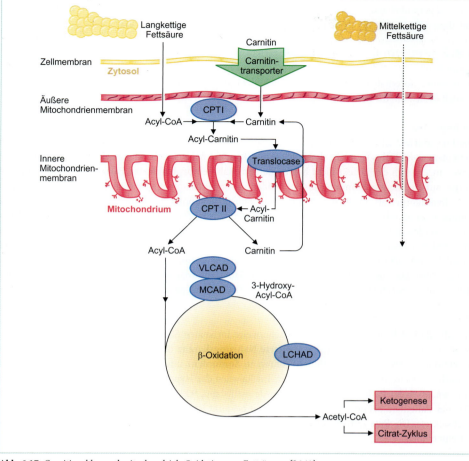

Abb. 6.17 Carnitinzyklus und mitochondriale Oxidation von Fettsäuren. [L141]

Beispielhaft werden der Carnitintransporterdefekt (Carnitinzyklusstörung) und der Defekt der Medium-Chain-Acyl-CoA-Dehydrogenase (Störung der mitochondrialen β-Oxidation von Fettsäuren) besprochen.

6.8.1 Carnitintransporterdefekt

Definition
Es handelt sich um einen autosomal-rezessiv vererbten Defekt des natriumabhängigen Carnitintransporters im Muskel und in der Niere, der hauptsächlich zu kardialen und muskulären Symptomen führt.

Pathogenese
Der Defekt des natriumabhängigen Carnitintransporters führt zu einem schweren systemischen Carnitinmangel, der mit muskulärer Hypotonie und Kardiomyopathie einhergeht.

Klinik
Die Erkrankung manifestiert sich zwischen dem 2. und 7. Lebensjahr mit progressivem Herzversagen durch **hypertrophe Kardiomyopathie** und **muskuläre Schwäche**. Unbehandelt sterben die Patienten im Kindesalter.

Diagnostik
Der Carnitintransporterdefekt wird im erweiterten **Neugeborenenscreening** am 3. Lebenstag durch Tandemmassenspektrometrie erfasst.
- Carnitinkonzentration im Plasma extrem erniedrigt
- Carnitinkonzentration im Urin erhöht
- Carnitintransport an kultivierten Fibroblasten vermindert
- DNA-Analyse

Therapie
Die Behandlung besteht in der Verabreichung von **L-Carnitin** in einer Dosierung von 100 mg/kg KG/d.

Prognose
Durch die Therapie mit L-Carnitin wird die kardiale und muskuläre Funktion innerhalb weniger Monate nahezu normalisiert. Die Prognose des behandelten Carnitintransporterdefekts ist damit ausgezeichnet,

---

Aus Studentensicht

ABB. 6.17

6.8.1 Carnitintransporterdefekt

Definition: Defekter Carnitintransporter in Muskel und Niere.

Klinik: Zwischen 2. und 7. LJ mit progressivem Herzversagen durch **hypertrophe Kardiomyopathie** und **muskuläre Schwäche**.

Diagnostik: Neugeborenenscreening.

Therapie: Gabe von **L-Carnitin** (100 mg/kg KG/d).

Aus Studentensicht

6.8.2 Medium-Chain-Acyl-CoA-Dehydrogenase-Defekt

Pathogenese: Mutiertes *ACADM*-Gen → kein Abbau der Fettsäuren mit Kettenlänge von C_6 bis C_{10} → im Rahmen **protrahierter Fastenperioden** → schwere **hypoketotische Hypoglykämie**.

Klinik: Protrahierte Nahrungskarenz oder katabole Stoffwechselsituationen → **Somnolenz, Koma**; häufig Übelkeit, Erbrechen, Hepatomegalie.

Diagnostik
- **Neugeborenenscreening**
- **In der Krise:** Hypoketotische Hypoglykämie, metabolische Azidose
- **DNA-Analyse:** *ACADM*-Gen

LERNTIPP

Therapie
- **Notfalltherapie:** Glukoseinfusion
- **Dauertherapie:** Vermeidung protrahierten Fastens; erhöhte Glukosezufuhr in katabolen Stoffwechselsituationen

Prognose: Unbehandelt mit einer hohen Mortalität und Morbidität assoziiert.

FALL

---

6 STOFFWECHSELERKRANKUNGEN

während der unbehandelte Defekt mit einer extrem hohen Mortalität assoziiert ist. Es ist daher sehr sinnvoll, diese Erkrankung durch ein erweitertes Neugeborenenscreening zu erfassen.

6.8.2 Medium-Chain-Acyl-CoA-Dehydrogenase-Defekt

Definition
Bei diesem autosomal-rezessiv vererbten Defekt der mitochondrialen Oxidation mittelkettiger Fettsäuren handelt es sich um die häufigste angeborene Störung dieser Gruppe.

Pathogenese
Der Enzymdefekt ist durch Mutationen im *ACADM*-Gen bedingt und führt dazu, dass Fettsäuren einer Kettenlänge von C_6 bis C_{10} nicht abgebaut werden können. Bei ausreichenden Glykogen- und Glukosereserven macht sich der Defekt nicht bemerkbar. Im Rahmen **protrahierter Fastenperioden,** wenn der Körper auf die Energiegewinnung aus der Oxidation von Fettsäuren angewiesen ist, entsteht kein Acetyl-CoA. Ketonkörper als alternative energiereiche Substrate können daher nicht gebildet werden und es kommt zu einer schweren **hypoketotischen Hypoglykämie.** Die akkumulierenden mittelkettigen Fettsäuren werden mit Carnitin verestert und es entstehen **Acylcarnitine** spezifischer Kettenlänge, die mittels Tandemmassenspektrometrie nachgewiesen werden können (Neugeborenenscreening!). Da hierbei Carnitin verbraucht wird, ist die Konzentration an freiem Carnitin im Plasma niedrig. Der Acetyl-CoA-Mangel führt dazu, dass N-Acetylglutamat als Kofaktor der Carbamoylphosphatsynthetase (Harnstoffzyklus) vermindert gebildet wird. Es kommt zu einer (milden) **Hyperammonämie.**

Klinik
Der MCAD-Defekt manifestiert sich typischerweise im späten Säuglings- oder frühen Kleinkindalter, meist vor dem 18. Lebensmonat. **Protrahierte Nahrungskarenz** oder katabole Stoffwechselsituationen (Infektionen, Impfungen, Operationen) führen zu **Somnolenz** und **Koma.** Häufig gehen Übelkeit und Erbrechen voraus, die Leber ist vergrößert. Im Rahmen der Hypoglykämie kommt es zu epileptischen Anfällen. 50 % der Patienten erleiden einen Atemstillstand, 90 % benötigen Intensivmaßnahmen. Etwa 25 % der Patienten, bei denen die Diagnose nicht bekannt ist, versterben im Rahmen ihrer ersten Stoffwechselkrise. Die Rate gravierender neurologischer Langzeitkomplikationen ist bei den überlebenden Patienten hoch.

Diagnostik
Die Patienten werden im erweiterten **Neugeborenenscreening** am 3. Lebenstag durch den Nachweis erhöhter Konzentrationen von Octanoylcarnitin identifiziert.
- Freies Carnitin im Plasma erniedrigt
- **In der Krise:** Hypoketotische Hypoglykämie, metabolische Azidose, Hyperammonämie, Aminotransferasen erhöht, Hyperurikämie, freie Fettsäuren im Plasma hoch, 3-Hydroxybutyrat im Plasma niedrig
- **Organische Säuren im Urin:** Nachweis spezifischer Metaboliten
- **DNA-Analyse:** *ACADM*-Gen

> **LERNTIPP** Den Laborbefund eines MCAD-Defekts in der Krise solltest du einordnen können.

Therapie
Notfalltherapie: Die Glukoseinfusion ist die lebensrettende Maßnahme.
Dauertherapie: Die Vermeidung protrahierten Fastens ist die einzig verfügbare therapeutische Langzeitmaßnahme bei MCAD-Defekt. In katabolen Stoffwechselsituationen (Infekt, Fieber, Erbrechen) muss die Glukosezufuhr erhöht werden. Gelingt dies nicht durch die orale Gabe von Maltodextrin, erfolgt die stationäre Aufnahme zur intravenösen Glukosezufuhr.

Prognose
Unbehandelt ist der MCAD-Defekt mit einer hohen Mortalität und Morbidität assoziiert. Die Ergebnisse erweiterter Neugeborenenscreeningprogramme zeigen, dass eine frühzeitige Diagnosestellung und die damit einhergehende Meidung protrahierter Nüchternepisoden zu einer dramatischen Verbesserung der Prognose führen. Mortalität und Morbidität können nahezu vollständig vermieden werden.

> **FALL A:** Franziska, ein bisher stets gesundes 18 Monate altes Mädchen, erkrankt mit akutem Erbrechen und Diarrhö. Es bestehen subfebrile Temperaturen um 38,5 °C. Bei der Vorstellung in der Praxis am Nachmittag diagnostiziert der Kinderarzt eine akute Gastroenteritis und verordnet eine „Teepause". Zu Hause verabreicht die Mutter des Kindes in einstündigen Abständen kleine Mengen Kamillentee. Gegen Mitternacht sieht die Mutter noch einmal nach ihrer Tochter, Franziska ist jedoch nicht erweckbar.

D: Bei Aufnahme auf der Intensivstation ist sie tief komatös. Die Laboruntersuchungen ergeben eine Hypoglykämie (1,5 mmol/l; 28 mg/dl), eine metabolische Azidose (pH 7,17; pCO$_2$ 13, BE −16, HCO$_3$ 12), eine mäßiggradige Hyperammonämie (110 µmol/l) sowie erhöhte Aktivitäten der Aminotransferasen im Serum. Im Urin lassen sich keine Ketonkörper nachweisen. Die weitere Diagnostik ergibt erhöhte Konzentrationen freier Fettsäuren sowie eine erniedrigte 3-Hydroxybutyrat-Konzentration. Bei der Analyse der Acylcarnitine im Plasma ist die Octanoylcarnitinkonzentration massiv erhöht.
Diag: Die Diagnose eines Medium-Chain-Acyl-CoA-Dehydrogenase-Mangels wird molekulargenetisch gesichert.
T + Pg: Die intravenöse Glukoseinfusion führt innerhalb von 12 h zu einer Normalisierung der Vigilanz und des neurologischen Befundes. Weitere Stoffwechselkrisen konnten durch die Vermeidung protrahierter Fastenperioden (> 8 h) verhindert werden. Franziska ist inzwischen 6 Jahre alt und altersentsprechend entwickelt.

6.9 Speichererkrankungen

Checkliste: Übersicht und Einteilung wichtiger Speichererkrankungen.

Heteroglykanosen	Sphingolipidosen
Mukopolysaccharidosen	**Morbus Gaucher**
• Typ I-H Pfaundler-Hurler	• Infantile Form
• Typ I-S Scheie	• Spätinfantile Form
• Typ I-H/S	• Adulte Form
• Typ II Hunter	**Morbus Niemann-Pick**
	• Typen A–F
• Typ III Sanfilippo	**Morbus Krabbe**
• Typ IV Morquio	• Infantile Form
• Typ VI Maroteaux-Lamy	• Juvenile Form
• Typ VII Sly	• Adulte Form
Oligosaccharidosen	**Metachromatische Leukodystrophie**
• Mannosidose	• Spätinfantile Form
• Fukosidose	• Juvenile Form
• Sialidose	• Adulte Form
Mukolipidosen	**Morbus Fabry**
• Typ II	**G$_{M1}$-Gangliosidose**
• Typ III	• Typ I, infantile Form
• Typ IV	• Typ II, spätinfantile Form
	• Typ III, adulte Form
	G$_{M2}$-Gangliosidose
	• Typ I: Morbus Tay-Sachs
	• Typ II: Morbus Sandhoff

6.9.1 Heteroglykanosen

6.9.1.1 Mukopolysaccharidosen

Definition
Bei dieser Gruppe von Erbkrankheiten kommt es durch unterschiedliche angeborene lysosomale Enzymdefekte zu einem unvollständigen Abbau und zur Speicherung von sauren Mukopolysacchariden in verschiedenen Organen.

Vererbung
Mit einer Ausnahme werden alle Mukopolysaccharidosen autosomal-rezessiv vererbt, der Typ II Hunter wird X-chromosomal-rezessiv vererbt.

Pathogenese
Mukopolysaccharide sind polyanionische Polymere aus Neutralzuckern, Uronsäuren und Aminozuckern, die mit Schwefelsäure verestert sind. Chondroitinsulfat, Dermatansulfat und Heparansulfat sind für die Entstehung der Mukopolysaccharidosen am wichtigsten. Mukopolysaccharide sind der Hauptbestandteil der interzellulären Grundsubstanz im Bindegewebe.
Eine **Mukopolysaccharidspeicherung in mesenchymalen Geweben** führt zu knöchernen Veränderungen: **Dysostosis multiplex** mit Vergröberung von Gesichtszügen als typisches gemeinsames Symptom der Mukopolysaccharidosen.

Aus Studentensicht

6 STOFFWECHSELERKRANKUNGEN

Eine **Mukopolysaccharidspeicherung in viszeralen Geweben** führt zu Organomegalie, insbesondere zu einer Hepatosplenomegalie als klinischem Leitsymptom.

Eine **Mukopolysaccharidspeicherung in neuralen Geweben** führt zu einer progressiven mentalen Retardierung.

Die Mukopolysaccharide werden im Urin ausgeschieden und können hier zu diagnostischen Zwecken detektiert werden.

Klinik

Die häufigsten Symptome sind kraniofaziale Dysmorphie, psychomotorische Retardierung, Dysostosis multiplex und Korneatrübungen. Sie treten jedoch bei den einzelnen Formen der Erkrankung mit unterschiedlicher Ausprägung auf. ➤ Tab. 6.11 fasst die klinischen Leitsymptome der einzelnen Mukopolysaccharidosen zusammen. Im Folgenden wird exemplarisch die häufigste und klassische Mukopolysaccharidose, der Typ I-H (Pfaundler-Hurler), beschrieben.

Klinik: Kraniofaziale Dysmorphie, psychomotorische Retardierung.

TAB. 6.11

Tab. 6.11 Klinische Leitsymptome der Mukopolysaccharidosen.

Erkrankung	Psychomotorische Retardierung	Dysostosis multiplex	Korneatrübung
MPS I-H Pfaundler-Hurler	+++	+++	+++
MPS I-S Scheie	–	+	+
MPS II Hunter	+++	++	–
MPS III Sanfilippo	+++	+	–
MPS IV Morquio	–	+++	+
MPS VI Maroteaux-Lamy	–	+++	++
MPS VII Sly	++	++	–

Mukopolysaccharidose Typ I-H (Pfaundler-Hurler)

Mukopolysaccharidose Typ I-H (Pfaundler-Hurler)

Definition: Defekt der α-L-Iduronidase.

Definition
Es handelt sich um die schwerste Form der Mukopolysaccharidose durch Defekt der α-L-Iduronidase.

Epidemiologie
Die Häufigkeit beträgt 1 : 100.000.

Klinik
Es handelt sich um die schwerste Form der Mukopolysaccharidose. Die Kinder sind bei Geburt unauffällig. Im Lauf des 1. Lebensjahres entwickeln sich die typischen Merkmale:

Klinik: Manifestation im 1. LJ:
- Kraniofaziale Dysmorphie
- Hepatosplenomegalie
- Regrediente Entwicklung mit **Verlust bereits erworbener psychomotorischer Fähigkeiten**

- Kraniofaziale Dysmorphie: Großer Kopf, Balkonstirn, breite, eingesunkene Nasenwurzel, wulstige Augenbrauen
- Hornhauttrübung (➤ Abb. 6.18)
- Makroglossie und Gingivahyperplasie
- Einschränkung der Mimik
- Hepatosplenomegalie
- Hernien
- Atemwegsobstruktion und rezidivierende Atemwegsinfektionen
- Skelettanomalien: Zwergwuchs mit zusammengedrängtem Rumpf, Sitzbuckel, dorsolumbale Kyphose, Gelenkkontrakturen und tatzenartige Hände
- Charakteristisch: regrediente Entwicklung mit **Verlust bereits erworbener psychomotorischer Fähigkeiten**
- Spätsymptome: Blindheit, Hydrozephalus und Herzklappenfehlfunktion

Diagnostik

Diagnostik
- **Mukopolysaccharidscreening** im Urin
- **Blutausstrich:** Lymphozytenvakuolen
- **Pränatale Diagnostik**

- **Mukopolysaccharidscreening** im Urin: Metachromatische Anfärbung von Mukopolysacchariden (Toluidinblaufärbung)
- Quantifizierung und Differenzierung der **sauren Mukopolysaccharide** im Urin
- Immer auch Untersuchung der **Oligosaccharide im Urin**
- **Blutausstrich:** Lymphozytenvakuolen
- **Enzymaktivitätsmessung** der Iduronidase in Leukozyten oder Fibroblasten
- **DNA-Analyse**
- **Pränatale Diagnostik!**

MERKE

> **MERKE** Bei der Mukopolysaccharidose Typ I handelt es sich um die schwerste Form der Mukopolysaccharidosen.

6.9 SPEICHERERKRANKUNGEN

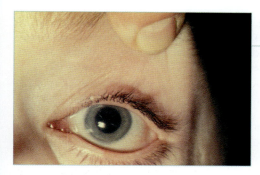

Abb. 6.18 Mukopolysaccharidose Typ I (Pfaundler-Hurler): Hornhauttrübung. [O530]

Therapie
Neben der symptomatischen Therapie (Frühförderung, orthopädische Maßnahmen, Krankengymnastik, Infektionsbekämpfung usw.) stehen derzeit zwei kausale Therapieansätze zur Verfügung.
Knochenmarktransplantation: Sie sollte möglichst vor dem 24. Lebensmonat durchgeführt werden. Bei früh transplantierten Kindern wird das ZNS effektiv geschützt, Gelenkprobleme und Mobilität werden hingegen nur wenig beeinflusst.
Enzymersatztherapie: Sie kommt zum Einsatz, wenn kein Spender zur Verfügung steht oder die Diagnose zu spät gestellt wurde. Es zeigt sich kein Effekt auf die ZNS-Schädigung, die Wirkung auf die Hepatosplenomegalie und die Gelenkbeweglichkeit ist hingegen sehr gut.

6.9.1.2 Oligosaccharidosen
Definition
Es handelt sich um eine Gruppe angeborener lysosomaler Speichererkrankungen mit einer vorwiegenden Störung des Glykoproteinstoffwechsels.

Mannosidose
Klinik
Die Erkrankung manifestiert sich gegen Ende des 1. Lebensjahres mit einer psychomotorischen **Entwicklungsverzögerung**. Sitzen und Laufen werden verspätet erlernt. Die Sprache entwickelt sich erst gegen Ende des 2. Lebensjahres. Der Umweltkontakt ist gut, eine Sonderschulausbildung ist möglich.
Phänotyp: Die Körpergröße ist altersgemäß. Das Gesicht ist rundlich, die Nase plump, die Nasenwurzel eingesunken, die Lippen prominent. Eine Makrozephalie besteht in 30 % der Fälle. Eine Schwerhörigkeit ist häufig. Bei 50 % der Kinder besteht eine Hepatomegalie, oft treten Hernien auf. Die Skelettveränderungen sind eher leicht ausgeprägt im Sinne einer Dysostosis multiplex.

Fukosidose
Klinik
Infantile Form: Eine schwere Entwicklungsverzögerung tritt im 1. Lebensjahr auf. Weitere Symptome sind Vergrößerung der Gesichtszüge, Spastik, rezidivierende Infektionen und Hepatomegalie. Die Patienten versterben meist vor dem 10. Lebensjahr.
Adulte Form: Die Krankheit verläuft langsamer, ist klinisch der infantilen Form ansonsten ähnlich.

Sialidose (Neuraminidasemangel)
Klinik
Das klinische Spektrum der Sialidose reicht von der eher milden Form mit kirschrotem Makulafleck und Myoklonien bis zur schweren kongenitalen Form mit Hydrops fetalis.

6.9.1.3 Mukolipidosen
Definition
Es handelt sich um lysosomale Speichererkrankungen mit Störung des komplexen Kohlenhydratstoffwechsels, die Merkmale sowohl der Mukopolysaccharidosen als auch der Sphingolipidosen aufweisen und deshalb Mukolipidosen genannt wurden.
Als beispielhafter Vertreter dieser Gruppe wird die klinische Symptomatik der Mukolipidose II beschrieben.

Mukolipidose II (I-Cell Disease)
Klinik
Die Symptomatik der Mukolipidose II ähnelt der der Mukopolysaccharidose Typ I (Pfaundler-Hurler). Die Kinder sind bei Geburt häufig untergewichtig. Es besteht eine unverwechselbare **Gesichtsdysmorphie** mit Balkonstirn, eingesunkener Nasenwurzel, Schwellung der Augenlider und rundlicher Kinn-

---

Aus Studentensicht

ABB. 6.18

Therapie
- KMT vor 24. Lebensmonat
- Enzymersatztherapie

6.9.1.2 Oligosaccharidosen
Definition: Störung des Glykoproteinstoffwechsels.

Mannosidose
Klinik
- Ende 1. LJ psychomotorische **Entwicklungsverzögerung**
- **Phänotyp:** Rundliches Gesicht, plumpe Nase, prominente Lippen; häufig Schwerhörigkeit, Hepatomegalie, Hernien

Fukosidose
Klinik
- **Infantile Form:** Schwere Entwicklungsverzögerung im 1. LJ
- **Adulte Form:** Langsamerer Verlauf

Sialidose (Neuraminidasemangel)
Klinik
- Milde Form: Kirschroter Makulafleck, Myoklonien
- Schwere kongenitale Form: Hydrops fetalis

6.9.1.3 Mukolipidosen
Definition: Lysosomale Speichererkrankungen mit Störung des komplexen Kohlenhydratstoffwechsels.

Klinik: Oft untergewichtig, **Gesichtsdysmorphie**, Hepatosplenomegalie. Dysproportionierter Kleinwuchs, tatzenartige Hände, derb verdickte Haut, schwere psychomotorische Retardierung.

6 STOFFWECHSELERKRANKUNGEN

Wangen-Partie. Eine Gingivahyperplasie ist häufig. Die Hepatosplenomegalie ist extrem ausgeprägt. Die Skelettauffälligkeiten sind ein dysproportionierter Kleinwuchs, eine schwere Osteodysplasie mit Gelenkkontrakturen, Hüftgelenkluxationen und Sitzbuckel. Die Hände sind tatzenartig. Die Haut ist derb verdickt. Es besteht eine schwere psychomotorische Retardierung.

6.9.2 Sphingolipidosen

Definition
Lysosomale Lipidspeichererkrankungen, bei denen der Enzymdefekt zur intrazellulären Akkumulation verschiedener Glykolipide führt.

Vererbung
Mit einer Ausnahme werden alle Sphingolipidosen autosomal-rezessiv vererbt, der Morbus Fabry wird X-chromosomal-rezessiv vererbt.

Pathogenese und Klinik
Da Glykolipide gehäuft in Membranstrukturen von Gehirn und Nervengewebe vorkommen, treten hauptsächlich **neurodegenerative Symptome** auf.
Zusätzlich bestehen häufig eine Hepatosplenomegalie, ophthalmologische Symptome und Skelettveränderungen.

Therapie
Eine Enzymersatztherapie konnte bisher erfolgreich für Morbus Gaucher und Morbus Fabry entwickelt werden.

Prävention
Die effektivste präventive Maßnahme ist die pränatale Diagnostik.

6.9.2.1 Morbus Gaucher

Definition
Der Morbus Gaucher ist ein autosomal-rezessiv vererbter Defekt der Glukozerebrosidase mit Zerebrosidspeicherung im RES von Milz, Leber, Knochenmark und Lymphknoten.

Häufigkeit
Die Häufigkeit der nichtneuronopathischen Form beträgt 1:40.000 (1:1.000 bei Aschkenasim), die der akut-neuronopathischen Form 1:100.000 und die der chronisch-neuronopathischen Form 1:50.000 bis 1:1.000.000.

Klassifikation
Die frühere Klassifikation des Morbus Gaucher umfasste drei Typen, die sich hinsichtlich des Zeitpunkts der Erstmanifestation, der Mitbeteiligung des ZNS und der Lebenserwartung unterscheiden. Diese Einteilung wurde verlassen, da viele klinische Verläufe intermediären Formen entsprechen und damit nicht eindeutig zuzuordnen sind. Heute unterscheidet man eine **nichtneuronopathische Verlaufsform** (ehemals Typ 1) und eine **neuronopathische Verlaufsform** des Morbus Gaucher, die **akut** (ehemals Typ 2) oder **chronisch** (ehemals Typ 3) auftreten kann.

Ätiologie und Pathogenese
Der Morbus Gaucher wird durch Mutationen im *Glukozerebrosidase*-Gen *(GBA)*-Gen verursacht. Der Defekt der Glukozerebrosidase führt zu einer Störung des Abbaus komplexer Glykosphingolipide, die wesentliche Bestandteile von Zellmembranen sind. In der Folge wird nicht gespaltenes Glukozerebrosid in Makrophagen, vor allem in Milz, Leber und Knochenmark, gespeichert (Gaucher-Zellen).

Klinik
Nichtneuronopathische Verlaufsform: Die massive Splenomegalie steht im Vordergrund und führt zu Hyperspleniusmus mit Panzytopenie (> Abb. 6.19). Knochenschmerzen sind ein weiteres charakteristisches Symptom, das oft mit Fieber einhergeht (DD: Osteomyelitis). Aseptische Knochennekrosen und pathologische Frakturen treten gehäuft auf. Eine Auftreibung an den distalen Femurenden findet sich bei etwa 80 % der Patienten. Bei frühem Krankheitsbeginn kommt es zu Kleinwuchs und Dystrophie. Neurologische Symptome bestehen definitionsgemäß nicht.
Neuronopathische Verlaufsform: Die **akut-neuronopathische** Verlaufsform manifestiert sich im 2.–3. Lebensmonat. Es treten Fütterungsschwierigkeiten mit Gedeihstörung und gehäufte Infekte der Atemwege auf. Es besteht eine ausgeprägte Hepatosplenomegalie. Im 2. Lebenshalbjahr treten die neurologischen Symptome in den Vordergrund: Dysphagie, Stridor, Augenmuskellähmungen, Opisthotonus, zunehmende Tetraspastik. Ein kirschroter Makulafleck kann oft nachgewiesen werden. Der zerebrale Abbauprozess

---

Aus Studentensicht

6.9.2 Sphingolipidosen

Definition: Lysosomale Lipidspeichererkrankungen.

Klinik: Neurodegenerative Symptome.

Therapie: Enzymersatztherapie.

Prävention: Pränatale Diagnostik.

6.9.2.1 Morbus Gaucher

Definition: Defekte Glukozerebrosidase.

Klassifikation: Nichtneuronopathische sowie **neuronopathische** Verlaufsform, die **akut** oder **chronisch** auftreten kann.

Pathogenese: Mutiertes *Glukozerebrosidase*-Gen → Abbaustörung komplexer Glykosphingolipide → Speicherung (Gaucher-Zellen).

Klinik
- **Nichtneuronopathische Verlaufsform:** Massive Splenomegalie mit Panzytopenie. Häufig aseptische Knochennekrosen, pathologische Frakturen.
- **Neuronopathische Verlaufsform:**
  - **Akut-neuronopathisch:** Gedeihstörung, ausgeprägte Hepatosplenomegalie; zunehmend neurologische Symptome; Tod meist im 2.–3. LJ
  - **Chronisch-neuronopathisch:** Im 2.–3. LJ Fieberschübe, vermehrte Blutungsneigung, Hepatosplenomegalie; Infiltration des Knochenmarks → Panzytopenie

6.9 SPEICHERERKRANKUNGEN

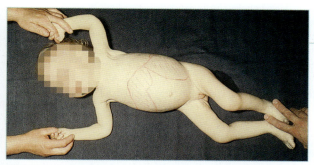

Abb. 6.19 Säugling mit massiver Splenomegalie und etwas geringer ausgeprägter Lebervergrößerung bei Morbus Gaucher. [O530]

schreitet rasch fort und das Finalstadium ist durch schwerste Kachexie, Gelenkkontrakturen und therapieresistente Infektionen charakterisiert. Der Tod tritt meist im 2.–3. Lebensjahr ein.

Die **chronisch-neuronopathische** Verlaufsform beginnt später und verläuft langsamer. Im 2.–3. Lebensjahr (in 30 % der Fälle erst am Ende der 1. Lebensdekade) kommt es zu Fieberschüben, vermehrter Blutungsneigung, Hepatosplenomegalie. Die Infiltration des Knochenmarks führt zu einer Panzytopenie, die durch einen Hypersplenismus weiter verstärkt wird. Die zerebrale Beteiligung manifestiert sich häufig als horizontale supranukleäre Blickparese (Blickapraxie). Weitere Symptome sind eine meist leichte mentale Retardierung mit Verhaltensauffälligkeiten, Choreoathetosen und epileptische Anfälle.

Diagnostik

- **Blutbild:** Anämie und Thrombozytopenie
- Ferritin im Serum erhöht
- Aktivität der sauren Phosphatase im Serum erhöht
- Aktivität des Angiotensin-Converting-Enzyms (ACE) im Serum erhöht
- Aktivität der Chitotriosidase im Serum erhöht
- Nachweis von „Gaucher-Zellen" im Knochenmark (Makrophagen mit Glukozerebrosidspeicherung; ➤ Abb. 6.20)
- Glukozerebrosidaseaktivität in Leukozyten oder Fibroblasten vermindert
- Sonografie des Abdomens
- Röntgen des Achsenskeletts und Beckens
- Röntgen-Thorax
- EKG und Echokardiografie
- Augenärztliche Untersuchung
- DNA-Analyse

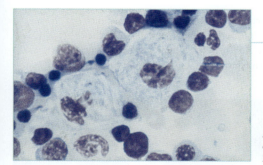

Abb. 6.20 Knochenmarkausstrich: Mit Glukozerebrosiden angefüllte, „knitterpapierartig" aussehende Gaucher-Zellen. [O530]

Therapie

Eine **Enzymersatztherapie** ist für die Behandlung der nichtneuronopathischen und der chronisch-neuronopathischen Verlaufsform zugelassen. Rekombinant hergestellte Glukozerebrosidase (Cerezyme®) wird in 2-wöchigen Abständen i.v. verabreicht. Die Therapie führt zu einer Steigerung der Leistungsfähigkeit, zu einer Verbesserung der hämatologischen Parameter, zu einer Reduktion von Leber- und Milzgröße und zu einem eindrucksvollen Wachstumsschub.

Eine **medikamentöse Substratreduktion** (Miglustat, Zavesca®) beinhaltet eine Hemmung der Synthese der Speichersubstanz und verfolgt damit mechanistisch ein andersartiges Therapieziel. Sie ist bisher nur für Patienten über 18 Jahre zugelassen, für die eine Enzymersatztherapie nicht infrage kommt.

Die **symptomatische Therapie** beinhaltet hauptsächlich pflegerische und unterstützende Maßnahmen. Bei Knochenschmerzen kommen Kortikosteroide und orthopädische Maßnahmen zum Einsatz. Vor Einführung der Enzymersatztherapie stellte die Splenektomie die einzige Möglichkeit dar, wenn ein ausgeprägter Hypersplenismus mit Blutungsneigung infolge der Thrombozytopenie bestand. Die Durchführung einer Knochenmarktransplantation ist seit Einführung der Enzymersatztherapie bei Morbus Gaucher nicht mehr indiziert.

Aus Studentensicht

ABB. 6.19

Diagnostik
- **Blutbild:** Anämie, Thrombozytopenie
- „Gaucher-Zellen" im Knochenmark

ABB. 6.20

Therapie
- Enzymersatztherapie
- Medikamentöse Substratreduktion
- Symptomatische Therapie

Aus Studentensicht

6.9.2.2 Niemann-Pick-Krankheit

Niemann-Pick Typ A und B
Definition: Speicherung von Sphingomyelin in Lysosomen.

Klinik
- **Typ A – akute infantile neuropathische Form:** Gedeihstörung, Hepatosplenomegalie; Im 2. LJ neurologische Verschlechterung; Tod meist vor 4. LJ
- **Typ B – chronisch-viszerale Form:** Hepatosplenomegalie, Lungenbeteiligung mit Makrophageninfiltration

ABB. 6.21

Diagnostik
- Röntgen-Thorax
- **Schaumzellen** in Knochenmark und Lymphknoten
- Enzymaktivitätsbestimmung
- DNA-Analyse

ABB. 6.22

6 STOFFWECHSELERKRANKUNGEN

6.9.2.2 Niemann-Pick-Krankheit

Niemann-Pick Typ A und B

Definition
Ein Defekt der Sphingomyelinase führt zur Speicherung von Sphingomyelin in den Lysosomen von Knochenmark, Leber, Milz und Gehirn.

Klinik
Typ A: Akute infantile neuropathische Form: Die Symptomatik beginnt unspezifisch im Alter von 3–4 Monaten mit Trinkunlust und Gedeihstörung. Das Leitsymptom ist die Hepatosplenomegalie, wobei die Lebervergrößerung typischerweise überwiegt (im Gegensatz zum Morbus Gaucher, bei dem die Splenomegalie überwiegt). Im 2. Lebenshalbjahr kommt es zu einer neurologischen Verschlechterung mit Verlust des sozialen Kontakts und einer muskulären Hypotonie, die später in eine Spastik übergeht. Die Muskeleigenreflexe sind schlecht auslösbar. Die Patienten versterben in der Regel vor dem 4. Lebensjahr.

Typ B: Chronisch-viszerale Form: Eine Hepatosplenomegalie tritt im Kleinkindalter auf (➤ Abb. 6.21). Charakteristisch ist die Lungenbeteiligung mit Makrophageninfiltration. Eine ZNS-Beteiligung liegt nicht vor, die Lebenserwartung ist wahrscheinlich normal (cave: Lungenbeteiligung).

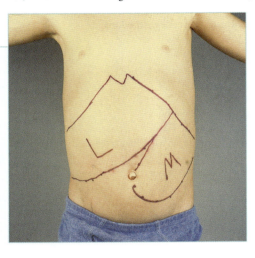

Abb. 6.21 Hepatosplenomegalie bei Morbus Niemann-Pick. [O530]

Diagnostik
- **Kirschroter Makulafleck** in 50 % der Fälle nachweisbar (➤ Abb. 6.22a)
- **Röntgen-Thorax** bei Typ B: Interstitielle Zeichnungsvermehrung (➤ Abb. 6.22b)
- **Schaumzellen** (lipidspeichernde RES-Zellen) im Knochenmark und in Lymphknoten
- **Bestimmung der Enzymaktivität** in kultivierten Fibroblasten
- **DNA-Analyse**

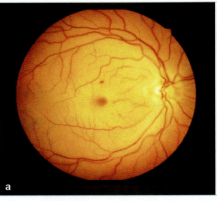 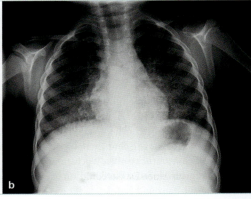

Abb. 6.22 Morbus Niemann-Pick. **a)** Kirschroter Makulafleck. **b)** Röntgen-Thorax bei Morbus Niemann-Pick Typ B mit vermehrter interstitieller Zeichnung. [O530]

Niemann-Pick Typ C

Definition
Eine Cholesterintransportstörung (Defekte im Gen *NPC1* bzw. *NPC2*) führt zu einer pathologischen Speicherung vorwiegend von Cholesterin, aber auch Sphingomyelin in Leber, Milz, Knochenmark und Gehirn.

Klinik
Variabler Beginn vom Neugeborenenalter bis zur 6. Lebensdekade. Meist besteht eine Hepatosplenomegalie, Neugeborene können durch einen Ikterus mit Cholestase auffallen. Im Verlauf kommt es zu neurologischen Symptomen wie Pyramidenbahnzeichen, extrapyramidalen Störungen und Krampfanfällen. Die supranukleär bedingte vertikale Blicklähmung ist ein wichtiges Frühzeichen. Darüber hinaus entwickeln Betroffene eine Dysarthrie, einen fortschreitenden intelektuellen Abbau bis hin zur Demenz und Schluckstörungen, die zu Aspirationspneumonien führen können.

Diagnostik
- Nachweis erhöhter Plasmachitotriosidaseaktivität
- Oxysterole im Urin erhöht
- Positiver Filipintest in Fibroblasten
- DNA-Analyse

Therapie
Miglustat, ein Hemmstoff der Lipidsynthese, kann bei frühzeitigem Behandlungsbeginn die Progression der neurologischen Erkrankung verlangsamen.

6.9.2.3 Morbus Krabbe

Definition
Dem Morbus Krabbe liegt ein Defekt der Galaktozerebrosid-β-Galaktosidase zugrunde. Synonym: Globoidzellleukodystrophie.

Pathogenese
Der Defekt der **Galaktozerebrosid-β-Galaktosidase** führt nicht zu einer Akkumulation von Galaktozerebrosid, sondern von Galaktosylsphingosin, einem toxischen Metaboliten. Er resultiert in einer Zerstörung der Oligodendrozyten sowie zentraler und peripherer Demyelinisierung.

Klinik
Die Symptomatik beginnt im Alter von 3–6 Monaten mit Irritabilität, schwer beeinflussbaren, lang anhaltenden Schreiattacken, tonischer Streckung der unteren Extremitäten bei Lärm oder Licht, Blindheit bei Optikusatrophie und Taubheit. Es kommt zu permanentem Opisthotonus, gebeugten Armen und gestreckten Beinen, Hyperpyrexie, Hypersalivation, häufigen epileptischen Anfällen und Verlust des sozialen Kontakts zur Umwelt. Die Kinder versterben durchschnittlich im Alter von 13 Monaten.

Diagnostik
- **Biochemisches Leitsymptom:** Erhöhte Liquoreiweißkonzentration
- **Nervenleitgeschwindigkeit** vermindert
- **cMRT:** Demyelinisierung, Verkalkungen
- **Bestimmung der Enzymaktivität** in Leukozyten oder kultivierten Fibroblasten
- **DNA-Analyse**

Therapie
Da keine kausale Therapie zur Verfügung steht, muss sich die Behandlung auf symptomatische Maßnahmen beschränken.

6.9.2.4 Metachromatische Leukodystrophie

Definition
Es handelt sich um einen Defekt der Zerebrosidsulfatase (Arylsulfatase A).

Pathogenese
Sulfatid (Galaktozerebrosidsulfat) ist ein Bestandteil der Myelinscheiden im peripheren und zentralen Nervensystem. Durch den Enzymdefekt wird die Sulfatbindung nicht gespalten und es kommt zur Sulfatidakkumulation, die zur Demyelinisierung führt.

Aus Studentensicht

Niemann-Pick Typ C
Definition: Pathologische Speicherung von Cholesterin und Sphingomyelin.

Klinik: Hepatosplenomegalie, extrapyramidale Störungen, Krampfanfälle, intellektueller Abbau; Frühzeichen ist vertikale Blicklähmung.

Diagnostik
- Plasmachitotriosidaseaktivität ↑
- DNA-Analyse

Therapie: Miglustat.

6.9.2.3 Morbus Krabbe

Definition: Defekte Galaktozerebrosid-β-Galaktosidase.

Pathogenese: Akkumulation von toxischem Galaktosylsphingosin → zentrale und periphere Demyelinisierung.

Klinik: Extreme Schreiattacken, tonische Streckung der unteren Extremitäten, Optikusatrophie, Taubheit. Tod durchschnittlich mit 13 Monaten.

Diagnostik
- Liquoreiweißkonzentration ↑
- Nervenleitgeschwindigkeit ↓
- cMRT

6.9.2.4 Metachromatische Leukodystrophie

Definition: Defekte Zerebrosidsulfatase.

Pathogenese: Sulfatidakkumulation → Demyelinisierung.

Aus Studentensicht

6 STOFFWECHSELERKRANKUNGEN

Klinik
- **Spätinfantile Form:** Muskelhypotonie, Hyporeflexie; später spastische Tetraparese, Bulbärparalyse, Optikusatrophie
- **Frühjuvenile Form:** Ataxie, Pyramidenbahnzeichen bei abgeschwächten Muskeleigenreflexen, dementieller Verlauf
- **Juvenile Form:** Schulschwierigkeiten, motorische und Verhaltensstörungen, Demenz

Diagnostik
- Nervenleitgeschwindigkeit ⇊
- cMRT

Therapie: KMT in Einzelfällen stabilisierend.

Klinik
Spätinfantile Form: Sie manifestiert sich im späten Säuglingsalter oder frühen Kleinkindalter mit Regression bereits erworbener Fähigkeiten: Muskelhypotonie, Hyporeflexie, Ataxie und Gehunfähigkeit. Später kommt es zu spastischer Tetraparese, Bulbärparalyse (Schluckstörungen) und Optikusatrophie. Der Tod tritt meist durch Aspiration im Alter zwischen 3 und 6 Jahren ein.
Frühjuvenile Form: Die Symptomatik beginnt im Kleinkindalter mit Gangunsicherheit, Ataxie und Pyramidenbahnzeichen (positiver Babinski) bei abgeschwächten Muskeleigenreflexen. Früh treten Verhaltensstörungen auf. Es kommt zu einem dementiellen Verlauf. Die Kinder versterben nach 5–10 Jahren.
Juvenile Form: Die Erkrankung manifestiert sich im Schulalter mit Schulschwierigkeiten und Verhaltensstörungen. Die Symptomatik ähnelt einer endogenen Psychose. Motorische Störungen und Demenz treten erst nach Jahren auf. Die Patienten versterben nach 12–15 Jahren.

Diagnostik
- **Nervenleitgeschwindigkeit** erheblich vermindert
- **cMRT:** Demyelinisierung
- **Bestimmung der Enzymaktivität** in Leukozyten oder kultivierten Fibroblasten
- **DNA-Analyse**

Therapie
Eine kausale Therapie steht nicht zur Verfügung. In Einzelfällen konnte durch eine Knochenmarktransplantation eine Stabilisierung der Erkrankung über viele Jahre hinweg erreicht werden. Da keine systematischen Studien vorliegen, gibt es keine generelle Empfehlung. Derzeit werden sowohl zur intrathekalen Enzymersatztherapie als auch zur Gentherapie klinische Studien durchgeführt.

6.9.2.5 Morbus Fabry

Definition
Der Morbus Fabry wird X-chromosomal-rezessiv vererbt und beruht auf einem Defekt der α-Galaktosidase.

Pathogenese
Der Defekt der **α-Galaktosidase** führt zur Akkumulation des Glykosphingolipids Ceramidtrihexosid im Endothel von Gefäßen und Epithelien vieler Organe (besonders der Nieren) sowie Zellen der glatten Muskulatur. Das ubiquitäre Vorkommen der Speichersubstanzen erklärt die Manifestation der Erkrankung in vielen Organsystemen.

Klinik
Bei männlichen Patienten beginnt die Symptomatik häufig im Schulalter. Charakteristisch sind anfallsartig auftretende brennende Schmerzen an Händen und Füßen **(Akroparästhesien)**, die durch Kälte und Wärme verstärkt werden. Die Regulation der Schweißbildung ist gestört (vermindert oder vermehrt). Ein weiteres klinisches Leitsymptom sind kleine, rötliche bis blauschwarze Gefäßektasien, die an verschiedenen Stellen des Körpers auftreten: **Angiokeratoma corporis diffusum.** Augenveränderungen sind häufig: **Cornea verticillata** (diffuse, spiralförmige Hornhauttrübung) und **Katarakte.** Kardiale **Klappeninsuffizienzen und Störungen der Erregungsüberleitung** sind Folgen der Ablagerung von Speichermaterial am Herzen. Die **chronische Niereninsuffizienz** stellt die häufigste Todesursache (durchschnittlich im Alter von 40 Jahren) dar.
Trotz der X-chromosomal-rezessiven Vererbung treten auch bei weiblichen Konduktorinnen häufig klinische Symptome auf.

6.9.2.5 Morbus Fabry

Definition: Defekte α-Galaktosidase.

Pathogenese: Akkumulation von Ceramidtrihexosid in Endothel, Epithelien, glatter Muskulatur.

Klinik
- ♂: Akroparästhesie, Angiokeratoma corporis diffusum, Cornea verticillata, Katarakte; kardiale Klappeninsuffizienzen, chronische Niereninsuffizienz
- ♀ Konduktorinnen häufig mit klinischen Symptomen

> **MERKE** Nicht selten werden Patienten mit Morbus Fabry in Unkenntnis der Diagnose wegen der multiplen, „unerklärlichen" Symptome einer psychiatrischen Behandlung zugeführt. Die Kenntnis der Erkrankung ist wegen der verfügbaren Enzymersatztherapie von erheblicher Bedeutung.

Diagnostik: Doppelbrechende Substanzen im Urin.

Diagnostik
- Nachweis doppelbrechender Substanzen im Urin
- Bestimmung der Enzymaktivität in Leukozyten oder Fibroblasten
- DNA-Analyse

Therapie: Enzymersatztherapie.

Therapie
Die **Enzymersatztherapie** mit gentechnisch hergestellter α-Galaktosidase führt zu einer raschen Reduktion der Lipidanreicherung im Plasma und in der Leber, die Nierenfunktion bessert sich, die Schmerzkrisen lassen nach.

6.9.2.6 GM₂-Gangliosidose Typ I (Tay-Sachs-Krankheit)

Definition

Der Morbus Tay-Sachs beruht auf einem Defekt der Hexosaminidase A. Synonym: Infantile amaurotische Idiotie.

Klinik

Die Tay-Sachs-Krankheit tritt häufig bei Kindern jüdischer Abstammung (Aschkenasim) auf, sonst ist sie selten. Bei Geburt sind die Kinder unauffällig. Im Alter von etwa 6 Monaten kommt es zum **Verlust bereits erworbener statomotorischer Fähigkeiten**. Ein charakteristisches Frühsymptom sind **myoklonische Schreckbewegungen** auf Geräusche. Typischerweise fehlt eine Hepatosplenomegalie. Im 2. Lebensjahr kommt es zu Spastik, Schluckstörungen, epileptischen Anfällen, Nystagmus, Erblindung und einer progredienten Makrozephalie durch Schwellung der weißen Hirnsubstanz. Die Patienten versterben durchschnittlich im Alter von 2–4 Jahren, meist an einer Aspirationspneumonie.

Diagnostik

- **Kirschroter Makulafleck** bei allen Patienten!
- Bestimmung der Enzymaktivität in Leukozyten oder Fibroblasten.
- DNA-Analyse.

Therapie

Eine kausale Therapie steht nicht zur Verfügung.

6.10 Peroxisomale Erkrankungen

> **LERNTIPP** Präge dir zu jedem Bild der peroxisomalen Erkrankungen einen prägnanten Fakt ein.

Definition

Gruppe genetisch determinierter Erkrankungen, die durch Defekt der peroxisomalen Biogenese oder durch angeborene Funktionsstörungen peroxisomaler Proteine entstehen. Sie führen zu schweren Symptomen in der Kindheit (➤ Tab. 6.12).

Tab. 6.12 Einteilung peroxisomaler Erkrankungen.

Störungen der peroxisomalen Biogenese	Peroxisomale Erkrankungen durch Defekte einzelner Proteine
Zellweger-Syndrom	X-chromosomal vererbte Adrenoleukodystrophie
Neonatale Adrenoleukodystrophie	Defekt der Acyl-CoA-Oxidase
Infantile Refsum-Erkrankung	Defekt des bifunktionellen Enzyms
Rhizomele Chondrodysplasia punctata	Defekt der peroxisomalen Thiolase
	Defekt der DHAP-Alkyl-Transferase
	Defekt der Alkyl-DHAP-Synthase
	Glutarazidurie Typ III
	Klassische Refsum-Erkrankung
	Hyperoxalurie Typ I
	Akatalasämie

DHAP: Dihydroxyazetonphosphat
Acyl-CoA-Oxidase: Bifunktionelles Enzym; Thiolase: Enzym der peroxisomalen β-Oxidation; DHAP-Alkyl-Transferase und Alkyl-DHAP-Synthase: Enzyme der Plasmalogenbiosynthese.

Pathogenese

Peroxisomen kommen in allen Zellen außer in reifen Erythrozyten vor. Sie haben eine wichtige Funktion im Rahmen kataboler (Abbau von überlangkettigen Fettsäuren, Gallensäuren, Prostaglandinen und Leukotrienen) und anaboler (Synthese von Plasmalogenen und Cholesterin) Stoffwechselwege. Genetische Defekte von Enzymen des peroxisomalen Stoffwechsels können zu verschiedensten Erkrankungen beim Menschen führen. Zwei Erkrankungsgruppen werden unterschieden: **Störungen der peroxisomalen Biogenese** mit Ausfall sämtlicher peroxisomaler Funktionen und Erkrankungen durch **Defekte einzelner Proteine**.

6.10.1 Defekte der peroxisomalen Biogenese

Pathogenese

Bei den Defekten der peroxisomalen Biogenese ist der Import peroxisomaler Matrixproteine gestört, wodurch es zu einem vollständigen Verlust aller peroxisomalen Funktionen kommt.

6 STOFFWECHSELERKRANKUNGEN

Aus Studentensicht

Diagnostik
- Überlangkettige Fettsäuren i.P. ↑↑
- DNA-Analyse

Klinik
Das phänotypische „Zellweger-Spektrum" bildet mit dem klassischen Zellweger-Syndrom, der neonatalen Adrenoleukodystrophie und der infantilen Refsum-Erkrankung ein **Kontinuum** mit abnehmender Schwere, während die rhizomele Chondrodysplasia punctata sich klinisch deutlich unterscheidet.

Diagnostik
- Konzentrationen der überlangkettigen Fettsäuren im Plasma massiv erhöht
- Plasmalogenbiosynthese gestört
- Fehlender Nachweis intakter Peroxisomen in kultivierten Fibroblasten
- Erhöhte Phytansäurekonzentration bei rhizomeler Chondrodysplasia punctata und klassischer Refsum-Erkrankung
- DNA-Analyse
- Pränatale Diagnostik bei allen Formen möglich

6.10.1.1 Zellweger-Syndrom (zerebrohepatorenales Syndrom, ZS)

Klinik: Autosomal-rezessiv:
- Kraniofaziale Dysmorphie
- **Okuläre Anomalien:** Katarakte, Glaukom, Hornhauttrübungen
- **Neurologische Symptome:** „floppy infant", Entwicklungsstillstand
- Häufig Nierenzysten und cholestatische Lebererkrankung

Klinik
Es handelt sich um die schwerste autosomal-rezessiv vererbte Form einer peroxisomalen Biogenesestörung.

Die Kinder weisen eine charakteristische **kraniofaziale Dysmorphie** mit hoher Stirn, Hypertelorismus, eingesunkener Nasenwurzel und Epikanthus auf. Oft zeigen sich **okuläre Anomalien:** Katarakte, Glaukom, Hornhauttrübungen, Retinopathia pigmentosa, Dysplasie des Nervus opticus. **Neurologische Symptome** sind eine schwere muskuläre Hypotonie („floppy infant"), neonatale epileptische Anfälle und ein psychomotorischer Entwicklungsstillstand. Immer besteht eine charakteristische neuronale Migrationsstörung, die auf bestimmte Hirnareale begrenzt ist. Eine **cholestatische Lebererkrankung** mit frühzeitiger Entstehung einer Leberzirrhose ist häufig. Bei den meisten Patienten bestehen **Nierenzysten,** die jedoch sehr klein sein können.

Therapie
Wirksame Behandlungsmethoden stehen derzeit nicht zur Verfügung.

Prognose
Die Patienten versterben im frühen Säuglingsalter.

Prognose: Tod im frühen Säuglingsalter.

6.10.1.2 Neonatale Adrenoleukodystrophie (NALD)

Klinik: Häufig neonatale epileptische Anfälle, schwere psychomotorische Retardierung, Retinitis pigmentosa, Hörverlust, Nebenniereninsuffizienz.

Klinik
Die Patienten zeigen einen protrahierteren Verlauf einer peroxisomalen Biogenesestörung. Die Dysmorphiezeichen sind wenig ausgeprägt. Häufig treten **neonatale epileptische Anfälle** auf. Es kommt zu einer schweren **psychomotorischen Retardierung.** Eine Hepatomegalie und Leberfunktionsstörung treten regelmäßig auf. Charakteristisch sind eine **Retinitis pigmentosa** und ein **Hörverlust. Symptome der Nebenniereninsuffizienz** sind Ermüdbarkeit, Erbrechen und Hautfaltenpigmentierung. Ein Überleben bis in die 2. Lebensdekade ist möglich.

Therapie
Wirksame Behandlungsmethoden stehen derzeit nicht zur Verfügung.

Prognose
Die Patienten versterben meist vor dem 6. Lebensjahr.

Prognose: Tod < 6. LJ.

6.10.1.3 Infantiles Refsum-Syndrom (IRD)

Klinik: Hepatomegalie, Nebennierenatrophie, Hörverlust, Retinitis pigmentosa.

Klinik
Es handelt sich um die leichteste Verlaufsform einer peroxisomalen Biogenesestörung. Die Manifestation erfolgt später. Die Dysmorphiezeichen sind gering oder fehlen. Zunächst werden die motorischen Meilensteine erreicht, im Alter von 1–3 Jahren erfolgt eine langsame Regression. Die neurologische Symptomatik ist weniger stark ausgeprägt als bei Patienten mit ZS und NALD. **Hepatomegalie** und **Nebennierenatrophie** bestehen regelmäßig. **Hörverlust** und **Retinitis pigmentosa** sind charakteristisch. Die Patienten überleben durchschnittlich länger als solche mit ZS und NALD.

Therapie
Eine phytansäurearme Diät, ggf. in Kombination mit einer Plasmapheresetherapie, kann das Fortschreiten der peripheren Neuropathie aufhalten.

Therapie: Phytansäurearme Diät.

Prognose
Die Patienten versterben meist vor dem 8. Lebensjahr.

Prognose: Tod < 8. LJ.

6.10.1.4 Rhizomele Chondrodysplasia punctata (RCDP)

Klinik

Die Symptome der Erkrankung sind charakteristische Verkürzungen der proximalen Extremitäten, kraniofaziale Dysmorphie, Katarakte, psychomotorische Retardierung, Wirbelkörperveränderungen und Kalzifikationen der Epiphysen.

Therapie

Wirksame Behandlungsmethoden stehen derzeit nicht zur Verfügung.

6.10.2 Defekte peroxisomaler Proteine

6.10.2.1 X-chromosomal vererbte Adrenoleukodystrophie (X-ALD)

Definition und Pathogenese

Die X-chromosomal-rezessiv vererbte Adrenoleukodystrophie ist die häufigste peroxisomale Erkrankung. Ein Defekt des peroxisomalen ABC-Transporters ABCD1 führt zu einer Akkumulation überlangkettiger Fettsäuren, zu einer entzündlichen Demyelinisierung des ZNS, zu peripherer Neuropathie sowie adrenaler und testikulärer Insuffizienz.

Klinik

Bekannt sind 6 verschiedene klinische Verlaufsformen, unterschiedliche Phänotypen treten häufig auch bei identischem Genotyp innerhalb einer Familie auf. Betroffen sind hauptsächlich Jungen. Mehr als die Hälfte weiblicher Mutationsträger zeigt jedoch ebenfalls neurologische Symptome.

Kindlich-zerebrale Form (48 %): Es handelt sich um die schwerste klinische Verlaufsform mit rascher Progredienz der neurologischen Symptomatik. Zunächst sind die Kinder völlig unauffällig. Die Symptomatik beginnt im Alter von 3–10 Jahren mit Verhaltensauffälligkeiten, Visusverschlechterung und vermindertem Hörvermögen. Innerhalb weniger Monate kommt es zu einem vegetativen Stadium mit spastischer Tetraparese, epileptischen Anfällen und Demenz. Die Patienten versterben meist innerhalb von 3 Jahren nach Diagnosestellung.

Jugendlich-zerebrale Form (5 %): Sie unterscheidet sich von o. g. Form nur durch das Manifestationsalter.

Erwachsen-zerebrale Form (3 %): Sie unterscheidet sich von o. g. Formen nur durch das Manifestationsalter.

Adrenomyeloneuropathie (25 %): Die Symptomatik beginnt in der 3. Lebensdekade. Die Demyelinisierung des Rückenmarks und der peripheren Neurone führt zu spastischer Paraparese der Beine, Inkontinenz und somatosensiblen Störungen.

Addison-only-Form (10 %): Isolierte Nebennierenrindeninsuffizienz.

Asymptomatische Form (10 %): Es treten keine Symptome auf.

> **PRAXISTIPP**
>
> Bei jedem Patienten mit einer Nebenniereninsuffizienz muss an eine X-ALD gedacht werden und es sollten die überlangkettigen Fettsäuren im Plasma bestimmt werden. Dies ist insbesondere für alle relevant, die später in der Erwachsenenmedizin (Allgemeinärzte, Internisten) arbeiten. Bei Diagnosestellung einer Addison-only-Form sollten Verwandte untersucht werden, damit ggf. eine frühzeitige Knochenmarktransplantation erfolgen kann.

Diagnostik
- Konzentrationen der **überlangkettigen Fettsäuren** im Plasma erhöht
- **cMRT:** Demyelinisierungsbezirke vor allem periventrikulär, okzipital betont (> Abb. 6.23)
- **DNA-Analyse**
- **Bei Nebenniereninsuffizienz:** ACTH erhöht, Kortisol erniedrigt

Therapie

In einem sehr frühen Stadium der neurologischen Symptomatik ist die Durchführung einer **Knochenmarktransplantation** eine Behandlungsmethode, die zur permanenten Heilung führen kann.

Kürzlich wurde erstmals eine erfolgreiche **Gentherapie** hämatopoetischer Stammzellen bei Patienten mit X-ALD durchgeführt.

Bei Jungen < 6 Jahren ohne klinische Symptome kann die Durchführung einer speziellen **Diät** das Auftreten neurologischer Symptome hinauszögern. Hierbei werden einfach ungesättigte Fettsäuren in Form von Glyzerintrioleat (GTO) und Glyzerintrierukat (GTE) als 4:1-Mischung („Lorenzos Öl") zugeführt. Hierunter kommt es zu einer Normalisierung der überlangkettigen Fettsäuren im Plasma. Durch die Therapie kann das Zeitfenster zur Vorbereitung einer Knochenmarktransplantation verlängert werden. Das Fortschreiten einer bereits bestehenden neurologischen Symptomatik wird jedoch nicht aufgehalten.

Aus Studentensicht

6.10.1.4 Rhizomele Chondrodysplasia punctata (RCDP)

6.10.2 Defekte peroxisomaler Proteine

6.10.2.1 X-chromosomal vererbte Adrenoleukodystrophie (X-ALD)

Definition: Akkumulation überlangkettiger Fettsäuren, entzündliche Demyelinisierug des ZNS, periphere Neuropathie.

Klinik: 6 verschiedene Formen, v.a. ♂ betroffen:
- **Kindlich-zerebral:** Spastische Tetraparese, epileptische Anfälle, Demenz
- **Jugendlich-zerebral**
- **Erwachsen-zerebral**
- **Adrenomyeloneuropathie:** Spastische Paraparese der Beine, somatosensible Störungen
- **Addison-only:** Isolierte Nebennierenrindeninsuffizienz
- **Asymptomatisch**

PRAXISTIPP

Diagnostik
- **Überlangkettige Fettsäuren** i.P. ↑
- **cMRT**

Therapie: Heilung durch frühe **Knochenmarktransplantation**; erstmals erfolgreiche **Gentherapie**; bei ♂ < 6 Jahren ohne klinische Symptome spezielle **Diät**.

Aus Studentensicht

6 STOFFWECHSELERKRANKUNGEN

Prognose
Sie ist in erheblichem Maß von der klinischen Verlaufsform (im Kleinkindalter letal bis asymptomatisch) und von einer rechtzeitigen Therapie bei symptomatischen Verlaufsformen abhängig.

ABB. 6.23

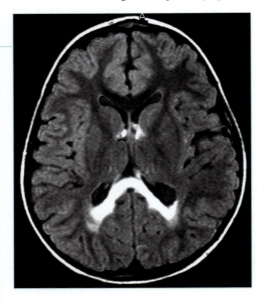

Abb. 6.23 MRT des Schädels bei X-ALD: Periventrikuläre Demyelinisierungsbezirke im okzipitalen Marklager. [O530]

FALL

FALL **A:** Kevin ist 8,5 Jahre alt. Bis vor 1 Jahr bestanden keinerlei Probleme. Seit etwa 6 Monaten jedoch hat er große Schwierigkeiten beim Schreiben, seine vorher so schöne Schrift ist kaum noch zu entziffern. Am 1. Advent beim Weihnachtsbasteln wollen ihm die Strohsterne einfach nicht mehr gelingen. Aus Wut und Enttäuschung darüber fegt er die Bastelutensilien vom Tisch, rennt aus dem Zimmer und fällt hin, wie so oft in letzter Zeit. Seine Mutter erkennt ihn einfach nicht wieder und beschließt, ihn in der Kinderklinik vorzustellen.
K: Bei der Untersuchung fallen neben einer deutlichen Hyperpigmentierung der Haut ein erhöhter Muskeltonus, gesteigerte Muskeleigenreflexe und eine gestörte Feinmotorik, vor allem im Bereich der Hände, auf.
D: Die cMRT zeigt ausgedehnte symmetrische signalintense Läsionen parietookzipital. Die daraufhin veranlasste Bestimmung der überlangkettigen Fettsäuren im Serum ergibt einen klassischen pathologischen Befund. Die erhöhte basale ACTH-Konzentration bei niedrigem basalem Kortisol im Serum weist auf die begleitende Nebenniereninsuffizienz hin.
Diag: Es handelt sich um den typischen Verlauf der kindlich-zerebralen Form einer X-chromosomal-rezessiv vererbten Adrenoleukodystrophie.
T + Pg: Kevins Eltern erfahren, dass aufgrund der bestehenden Veränderungen im MRT und der neurologischen Symptomatik durch eine Knochenmarktransplantation keine dauerhafte Heilung erzielt werden kann. Im Alter von 10 Jahren befindet sich Kevin in einem vegetativen Zustand mit Tetraspastik, Verlust der Seh-, Sprech- und Hörfähigkeit und Einbuße aller kognitiven Funktionen. Kevin verstirbt 6 Monate später.
Die Untersuchung der langkettigen Fettsäuren im Serum bei seinem 3-jährigen Bruder Justin ergibt, dass er glücklicherweise nicht von der Erkrankung betroffen ist.

6.10.2.2 Klassisches Refsum-Syndrom

Pathogenese: Akkumulation von Phytansäure.

6.10.2.2 Klassisches Refsum-Syndrom
Pathogenese
Durch eine Störung des Phytansäureabbaus kommt es zu einer Akkumulation und Speicherung von Phytansäure im Plasma und im Gewebe.

Klinik
Die Erkrankung manifestiert sich meist in der Adoleszenz, gelegentlich auch im Kleinkindalter mit peripherer Polyneuropathie, zerebellärer Ataxie und Retinitis pigmentosa (Nachtblindheit als Frühsymptom). Dysmorphie, mentale Retardierung und Leberfunktionsstörung fehlen typischerweise.

Klinik: Periphere Polyneuropathie, zerebellärer Ataxie und Retinitis pigmentosa.

Diagnostik
- **Nervenleitgeschwindigkeit** vermindert
- Akustisch und visuell evozierte Potenziale abnorm
- Elektroretinogramm pathologisch
- Liquoreiweiß erhöht
- Phytansäure im Serum erhöht
- Enzymdefektnachweis in Fibroblasten

Diagnostik: Nervenleitgeschwindigkeit ↓.

Therapie
Durch eine phytansäurearme Diät und eine Plasmapherese kann die Phytansäurekonzentration reduziert werden.

Therapie: Phytansäurearme Diät, Plasmapherese.

Prognose
Die Therapie kann das Fortschreiten der peripheren Polyneuropathie aufhalten.

6.11 Lipoproteinstoffwechselstörungen

6.11.1 Hyperlipoproteinämien

Definition
Es handelt sich um eine Konzentrationserhöhung der Plasmalipide über die altersentsprechende 95. Perzentile (➤ Tab. 6.13).

> **MERKE** Genetische und sekundäre Hypercholesterinämien sind ein wichtiger Risikofaktor für die frühzeitige Entwicklung einer Atherosklerose. Sie sollten bereits im Kindesalter behandelt werden, da schon frühzeitig Gefäßläsionen entstehen, deren Ausmaß mit der Höhe des LDL-Cholesterins bzw. des LDL/HDL-Quotienten assoziiert ist.

Physiologie
Lipide (Triglyzeride und Cholesterin) sind wasserunlöslich und müssen im Blut an Plasmaeiweiße gebunden transportiert werden. Lipoproteine bestehen aus Lipiden und Apoproteinen, die für die Hydrophilität sorgen. Die Benennung der Lipoproteine erfolgt nach ihrem Verhalten bei der Ultrazentrifugation:
- Chylomikronen
- VLDL (Very-Low-Density Lipoproteine)
- LDL (Low-Density Lipoproteine)
- HDL (High-Density Lipoproteine)

Chylomikronen werden ausschließlich im Dünndarm aus resorbiertem Fett gebildet. Sie transportieren das aus der Nahrung stammende Neutralfett und Cholesterin über die Lymphe in die Blutbahn und dann zur Leber. In der Leber werden VLDL, LDL und HDL gebildet, in das Blut abgegeben und durch Fettgewebs- und andere Zellen über spezifische LDL-Rezeptoren aufgenommen. **Lipoprotein(a),** ein LDL-Partikel mit angelagertem Apoprotein(a), ist bei erhöhten Plasmakonzentrationen ein eigenständiger, aber nachgeordneter Risikoindikator für Koronarerkrankungen sowie für thrombotische Erkrankungen im Kindesalter. Die Plasmakonzentrationen der Lipide und Lipoproteine steigen bei gesunden Kindern bis zum 18. Lebensjahr an, insbesondere in den ersten 3 Lebensjahren und gegen Ende der Pubertät. Zur Bewertung sind daher altersbezogene Referenzwerte erforderlich (➤ Tab. 6.13).

Tab. 6.13 Richtwerte zur orientierenden Beurteilung von Lipid- und Lipoproteinbefunden bei Kindern und Jugendlichen bis 19 Jahre.

Alter (Jahre)	Cholesterin (mg/dl)	Triglyzeride (mg/dl)	LDL-Cholesterin (mg/dl)	HDL-Cholesterin (mg/dl)	Lp(a) (mg/dl)
1–3	‹ 140	‹ 100	‹ 90	≥ 35	‹ 30
4–7	‹ 150	‹ 75	‹ 100	≥ 45	‹ 30
8–15	‹ 160	‹ 90	‹ 110	≥ 45	‹ 30
16–19	‹ 170	‹ 90	‹ 110	≥ 45	‹ 30

Umrechnung: Cholesterin in mg/dl × 0,0259 = mmol/l; Triglyzeride in mg/dl × 0,01 = mmol/l

6.11.1.1 Familiäre Hypercholesterinämie – LDL-Rezeptor-Defizienz (FH)

Definition
Hier liegt ein autosomal-dominant vererbter Defekt der **LDL-Rezeptoren** vor (Typ II nach Fredrickson).

Epidemiologie
Die **heterozygote Form** ist eine der häufigsten kongenitalen Stoffwechselstörungen, die Inzidenz beträgt 1 : 500. Die **homozygote Form** ist selten (1 : 1.000.000).

Pathogenese
Der Funktionsverlust der LDL-Rezeptoren führt zu einem verminderten intrazellulären Abbau von LDL. Dadurch bleibt die Feedbackhemmung des Schrittmacherenzyms der Cholesterinsynthese HMG-CoA-Reduktase aus und die endogene Cholesterinsynthese nimmt zu. Bei der **heterozygoten Form** steigt die Cholesterinkonzentration im Plasma auf das 2-Fache, bei der **homozygoten Form** auf das 6- bis 10-Fache der Norm an, wodurch das **Atheroskleroserisiko** massiv erhöht ist.

Klinik
Kinder mit der **heterozygoten Form** sind im Kindesalter asymptomatisch. Arcus lipoides corneae, Xanthelasmen und Xanthome (➤ Abb. 6.24) sind bei Kindern selten. Gefäßschäden entstehen jedoch früh und das Risiko für frühzeitige Herzinfarkte ist stark erhöht.

Aus Studentensicht

6.11 Lipoproteinstoffwechselstörungen

6.11.1 Hyperlipoproteinämien

Definition: Plasmalipide › 95. Perzentile.

MERKE

Physiologie: Transport wasserlöslicher Lipide über Plasmaeiweiße:
- Chylomikronen
- VLDL, LDL, HDL
- **Lipoprotein(a):** Risikofaktor für Koronarerkrankungen, thrombotische Erkrankungen im Kindesalter

TAB. 6.13

6.11.1.1 Familiäre Hypercholesterinämie – LDL-Rezeptor-Defizienz (FH)

Definition: Defekte **LDL-Rezeptoren.**

Epidemiologie: Heterozygote Form 1 : 500.

Pathogenese: Anstieg der Plasma-Cholesterinkonzentration: **Heterozygot** 2 ×, **homozygot** 6–10 × → massiv erhöhtes **Atheroskleroserisiko.**

Klinik
- **Heterozygote Form:** Asymptomatisch im Kindesalter, jedoch früher Gefäßschäden
- **Homozygote Form:** Koronare Arteriosklerose vor dem 10. LJ, Xanthome, Arcus lipoides corneae, HI bereits im Kindesalter

6 STOFFWECHSELERKRANKUNGEN

Kinder mit der **homozygoten Form** zeigen einen Beginn der koronaren Arteriosklerose vor dem 10. Lebensjahr. Massive Xanthome können schon bei Geburt bestehen. Immer sind Xanthome und ein Arcus lipoides corneae zu beobachten. Herzinfarkte können bereits im Kindesalter auftreten und führen häufig vor dem 30. Lebensjahr zum Tod.

Diagnostik
- **Familienanamnese:** Bei Hyperlipidämie oder frühen kardiovaskulären Erkrankungen bei Verwandten ersten oder zweiten Grades: **Lipidbestimmung** (Cholesterin, Triglyzeride). Sie sollte frühestens ab dem 3. Lebensjahr wegen sonst fehlender therapeutischer Konsequenz erfolgen.
- Unabhängig von der Familienanamnese einmalige **Gesamtcholesterinbestimmung** bei jedem Kind im Rahmen einer Vorsorgeuntersuchung (z. B. U9 oder U10).
- Bei Hypercholesterinämie Erhebung des **vollständigen Lipidstatus** aus Nüchternplasma: Gesamtcholesterin, Triglyzeride, LDL- und HDL-Cholesterin, Lipoprotein(a) und Gesamthomozystein
- Leber- und nierenassoziierte Parameter sowie Schilddrüsenfunktionsparameter zum Ausschluss einer sekundären Hyperlipidämie.
- **DNA-Analyse.**
- Hochauflösende **Ultraschalluntersuchung** der Aa. carotideae und der Aorta abdominalis zur frühzeitigen Detektion einer erhöhten Intima-Media-Dicke.
- Bei homozygoter Hypercholesterinämie: jährlich **Echokardiografie** und **Belastungs-EKG.**

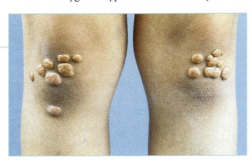

Abb. 6.24 Xanthome bei Hypercholesterinämie. [O530]

Therapie
Bei der **heterozygoten Form** werden diätetische und medikamentöse Maßnahmen veranlasst (siehe Therapie der Hyperlipoproteinämien im Kindesalter). Bei der **homozygoten Form** ist darüber hinaus eine regelmäßige Elimination des LDL-Cholesterins durch extrakorporale Verfahren (LDL-Apherese) oder eine Lebertransplantation erforderlich.

6.11.1.2 Familiäre Hypercholesterinämie – familiärer Apolipoprotein-B-Defekt (FBD)

Definition
Es handelt sich um eine autosomal-dominant vererbte Fettstoffwechselstörung durch Defekt von Apolipoprotein B.

Epidemiologie
Die Erkrankung ist mit einer Inzidenz von 1:200 bis 1:700 ähnlich häufig wie die FH.

Pathogenese
Mutationen im *ApoB3500*-Gen führen zu einer ineffizienten Bindung des strukturell veränderten Apolipoprotein B an den LDL-Rezeptor, wodurch das LDL-Cholesterin im Plasma ansteigt.

Klinik und Diagnostik
Phänotyp, kardiovaskuläre Risiken und diagnostische Maßnahmen sind vergleichbar mit denen bei FH.

6.11.1.3 Familiäre Hypertriglyzeridämie (FHT)

Definition
Bei der häufig autosomal-dominant vererbten Fettstoffwechselstörung liegt eine Vermehrung von Triglyzeriden und VLDL vor (Typ IV nach Fredrickson).

Epidemiologie
Die Häufigkeit der familiären Triglyzeridämie beträgt 1:500. In 10–20 % der Fälle tritt die Hyperlipidämie bereits im Kindes- oder Jugendalter auf.

Klinik und Diagnostik
- Meist besteht eine Adipositas oder ein metabolisches Syndrom (Adipositas, Glukoseintoleranz mit Hyperinsulinämie, Hyperurikämie, erniedrigtes HDL-Cholesterin und arterielle Hypertonie).

Aus Studentensicht

Diagnostik
- Bei positiver Familienanamnese → **Lipidbestimmung**
- Einmalige **Gesamtcholesterinbestimmung**
- Bei Hypercholesterinämie → **vollständiger Lipidstatus**
- Homozygot: Jährlich **Echokardiografie** und **Belastungs-EKG**

ABB. 6.24

Therapie
- **Heterozygot:** Diät, medikamentös
- **Homozygot:** LDL-Apherese, Lebertransplantation

6.11.1.2 Familiäre Hypercholesterinämie – familiärer Apolipoprotein-B-Defekt (FBD)

Definition: Defektes Apolipoprotein B.

Epidemiologie: 1:200 bis 1:700.

Pathogenese: Mutiertes *ApoB3500*-Gen → LDL-Cholesterin i.P.↑.

6.11.1.3 Familiäre Hypertriglyzeridämie (FHT)

Definition: Triglyzeride↑, VLDL↑.

Epidemiologie: 1:500.

Klinik und **Diagnostik**
- Adipositas, metabolisches Syndrom
- Triglyzeride i.P. 200–500 mg/dl
- VLDL↑

- Das Risiko für Myokardinfarkte ist erhöht, aber in deutlich geringerem Maße als bei FH.
- Triglyzeride im Plasma 200–500 mg/dl.
- VLDL ist erhöht.

Therapie
Den Patienten werden eine Gewichtsnormalisierung sowie die Durchführung einer fettarmen Diät empfohlen.

6.11.1.4 Familiäre kombinierte Hyperlipidämie (FKHL)

Definition
Es ist die häufigste autosomal-dominant vererbte Erkrankung des Lipoproteinstoffwechsels, die mit einer Erhöhung von Serumcholesterin- und Triglyzeridkonzentrationen einhergeht.

Epidemiologie
Die Häufigkeit der kombinierten Hyperlipidämie beträgt 1:250. Die Hyperlipidämie manifestiert sich im Adoleszenten- oder frühen Erwachsenenalter.

Klinik und Diagnostik
- Das Atheroseroserisiko ist vor allem durch die Hypercholesterinämie deutlich erhöht.
- Cholesterin und Triglyzeride im Plasma erhöht.
- LDL und VLDL erhöht.

Therapie
Zur Cholesterin- und Triglyzeridreduktion werden Diät und Medikamente empfohlen (siehe Therapie der Hyperlipoproteinämien im Kindesalter). Bei adipösen Patienten wird eine Gewichtsabnahme angestrebt.

6.11.1.5 Familiäre Hyperchylomikronämie durch Defekt der Lipoproteinlipase oder des Apolipoproteins C II

Definition
Es handelt sich um einen seltenen, autosomal-rezessiv vererbten Defekt der Lipoproteinlipase oder ihres Kofaktors Apolipoprotein C II (Typ I nach Fredrickson).

Pathogenese
Durch die Verminderung der Aktivität der Lipoproteinlipase ist der Abbau von Chylomikronen verlangsamt: Es kommt zur **Hyperchylomikronämie.** Chylomikronen bestehen zu 95 % aus Triglyzeriden, wodurch die exzessive **Hypertriglyzeridämie** entsteht.

Klinik
Die Symptomatik beginnt im Schulalter mit eruptiven **Xanthomen** im Gesicht und am Körper sowie einer **Hepatomegalie.** Bei Triglyzeridkonzentrationen > 1.000 mg/dl besteht ein erhöhtes **Pankreatitisrisiko** mit chronisch-rezidivierenden Bauchschmerzen oder akuten, lebensbedrohlichen Ereignissen. Nicht selten fällt die Lipämie bei einer Routineblutentnahme zufällig auf (milchiges Serum und abgrenzbare Fettschicht nach Sedimentation der Erythrozyten). Das Atheroseroserisiko ist nur mäßig erhöht.

Diagnostik
- Triglyzeride im Nüchternplasma erhöht
- Bestimmung der Enzymaktivität im Plasma

Therapie
Die diätetische Therapie beruht auf der strengen Begrenzung der Zufuhr natürlicher langkettiger Fette auf etwa 12–25 g/d. Die Diät lässt sich durch die Verabreichung von mittelkettigen Triglyzeriden (MCT), die überwiegend ohne Bildung von Chylomikronen über den Portalkreislauf zur Leber transportiert werden, akzeptabler gestalten. Essenzielle Fettsäuren und fettlösliche Vitamine müssen u. U. substituiert werden.

6.11.1.6 Phytosterinämie (Sitosterinämie)

Definition
Seltene, autosomal-rezessive Erkrankung, die mit erhöhten Konzentrationen aus der Nahrung stammender pflanzlicher Sterine und einer schweren, frühzeitig manifesten Atherosklerose einhergeht.

Pathogenese
Pflanzliche Sterine aus der Nahrung werden bei Vorliegen von Mutationen im *ABCD5*- oder *ABCD8*-Gen vermehrt absorbiert bzw. vermindert biliär ausgeschieden.

Aus Studentensicht

Therapie: Gewichtsnormalisierung, fettarme Diät.

6.11.1.4 Familiäre kombinierte Hyperlipidämie (FKHL)

Definition: Serumcholesterin↑, Triglyzeride↑.

Epidemiologie: 1:250.

Klinik und **Diagnostik**
- Cholesterin↑, Triglyzeride↑
- LDL↑, VLDL↑

Therapie: Diät und medikamentös.

6.11.1.5 Familiäre Hyperchylomikronämie durch Defekt der Lipoproteinlipase oder des Apolipoproteins C II

Pathogenese: Defekte Lipoproteinlipase → verlangsamter Abbau von Chylomikronen → **Hyperchylomikronämie,** exzessive **Hypertriglyzeridämie.**

Klinik: Eruptive **Xanthome** an Gesicht und Körper, **Hepatomegalie;** bei Triglyzeridkonzentrationen > 1.000 mg/dl → erhöhtes **Pankreatitisrisiko.**

Diagnostik: Triglyzeride im Nüchternplasma↑.

Therapie: Natürliche langkettige Fette max. 12–25 g/d.

6.11.1.6 Phytosterinämie (Sitosterinämie)

Pathogenese: Hohe Konzentration pflanzlicher Sterine.

Aus Studentensicht

Klinik: **Xanthome,** schwere Atherosklerose, **Myokardinfarktrisiko**↑↑.

Diagnostik: Phytosterine i.P. ↑.

Therapie: Phytosterinarme Diät, Ezetimib.

6.11.1.7 Sekundäre Hyperlipoproteinämien

TAB. 6.14

MERKE

6.11.1.8 Sekundäre Hyperlipoproteinämien

Diätetische Therapie
- **Hypercholesterinämie:** Ab 3. LJ fett- und cholesterinarme Ernährung.
- **Hypertriglyzeridämie:** Begrenzte Zufuhr an Mono- und Disacchariden sowie gesättigten Fettsäuren
- Zusätzliche **Hyperhomozysteinämie:** Folsäure (0,5–5 mg/d), regelmäßige sportliche Aktivität

---

6 STOFFWECHSELERKRANKUNGEN

Klinik
Ab dem Vorschulalter treten **Xanthome** und eine schwere Atherosklerose auf, die mit einem **extrem erhöhten Myokardinfarktrisiko** bereits im Kindes- und Jugendalter assoziiert ist. Einige Patienten zeigen eine milde Hämolyse, eine Thrombozytopenie und eine Splenomegalie. Arthralgien und eine Arthritis können ebenfalls auftreten.

Diagnostik
- Phytosterine im Plasma erhöht
- DNA-Analyse

Therapie
Eine **phytosterinarme Diät** in Kombination mit Ezetimib reduziert die Phytosterinkonzentration im Plasma.

6.11.1.7 Sekundäre Hyperlipoproteinämien

Sekundäre Hyperlipoproteinämien können im Rahmen verschiedener Erkrankungen oder bei Einnahme bestimmter Medikamente auftreten. Wichtige Ursachen sind in ➤ Tab. 6.14 zusammengefasst. Häufig können sekundäre Hyperlipidämien durch die Behandlung der Grunderkrankung oder durch das Weglassen auslösender Substanzen günstig beeinflusst werden. Bei schwerer und langfristig bestehender sekundärer Hyperlipidämie ist eine lipidsenkende Therapie wie bei primär genetischen Hyperlipidämien indiziert.

Tab. 6.14 Wichtige Ursachen sekundärer Hyperlipoproteinämien.

	Erkrankungen	Auswirkungen auf den Lipidstoffwechsel
Lebererkrankungen	Extrahepatische Gallengangsatresie	HDL↓, LpX
	Biliäre Zirrhose	HDL↓, LpX
	Glykogenose Typ I	TG↑↑, Chol↑
Endokrinopathien	Hypothyreose	LDL↑, TG↑, HDL↓
	Hyperthyreose	LDL↓, HDL↓
	Diabetes mellitus	LDL↑, TG↑, HDL↓
	Morbus Cushing	LDL↑, TG↑
Andere Erkrankungen	Nephrotisches Syndrom	LDL↑, TG↑, HDL↓
	Niereninsuffizienz	LDL↑↑
	Anorexia nervosa	TG↑, HDL↓
	Lupus erythematodes	TG↑↑
	Pankreatitis	TG↑
	Adipositas	LDL↑, HDL↓, TG↑
Medikamente	Betablocker	TG↑, HDL↓
	Kortikosteroide	LDL↑, TG↑
	Ciclosporin	LDL↑
	Tacrolimus	LDL↑
	Thiazide	LDL↑, TG↑
	Östrogene	TG↑
	Gestagene	LDL↑, TG↑

MERKE Bei Vorliegen einer Hyperlipidämie sollten mögliche Grunderkrankungen (➤ Tab. 6.14) stets ausgeschlossen werden!

6.11.1.8 Therapie der Hyperlipoproteinämien im Kindesalter

Diät
Bei Kindern mit **Hypercholesterinämie** sollte ab dem 3. Lebensjahr eine Ernährungsmodifikation erfolgen. Die Diät sieht eine fettarme (< 30 % der Gesamtenergiezufuhr) und cholesterinarme (< 150 mg/d) Ernährung vor, die arm an gesättigten Fettsäuren (tierische Fette) ist. Die Aufnahme mehrfach ungesättigter Fettsäuren (z. B. Olivenöl) und komplexer Kohlenhydrate (Vollkornprodukte) sollte erhöht werden. Der regelmäßige Verzehr von mit Sitostanol angereicherter Margarine wird empfohlen, da die Zufuhr von 1–3 g täglich das LDL-Cholesterin um 10–15 % senken kann. Durch die sonstige diätetische Therapie ist eine mittelfristige Senkung des LDL-Cholesterins um 7–15 % möglich.

Bei Kindern mit **Hypertriglyzeridämie** ist eine Diät mit begrenzter Zufuhr an Mono- und Disacchariden sowie gesättigten Fettsäuren ratsam. Bei adipösen Patienten sollte eine Gewichtsreduktion angestrebt werden. Durch die diätetische Therapie ist eine mittelfristige Senkung der Triglyzeride um 80 % möglich.

Bei zusätzlich vorliegender **Hyperhomozysteinämie** sollte Folsäure (0,5–5 mg/d) verabreicht werden. Regelmäßige sportliche Aktivität ist zur Unterstützung der diätetischen Therapie wichtig.

Medikamentöse Therapie

Sie sollte ab dem Alter von 8 Jahren bei nicht ausreichend erfolgreicher Diättherapie ergänzend erwogen werden. Die Indikationen hierzu fasst die Checkliste zusammen.

Cholesterinsynthesehemmer (Statine) hemmen die HMG-CoA-Reduktase, das Schlüsselenzym der Cholesterinbiosynthese, und senken das LDL-Cholesterin um 20–60 % und die Triglyzeride in geringem Maße. Bisher ist nur Pravastatin für Kinder ab 8 Jahre (Simvastatin und Atorvastatin ab 10 Jahre) zugelassen, es wird einmal täglich in einer Dosierung von 10–40 mg verabreicht. Nebenwirkungen (Erhöhungen der Aktivitäten der Aminotransferasen und Myopathien mit Muskelschmerzen und CK-Aktivitätserhöhung) sind sehr selten.

Der **Sterintransporterinhibitor Ezetimib** hemmt die Cholesterinaufnahme im Darm und senkt das LDL-Cholesterin um 15–20 % und die Triglyzeride um 10–15 %. Die Substanz ist für Kinder ab 10 Jahre zugelassen und wird einmal täglich in einer Dosierung von 10 mg verabreicht. Nebenwirkungen (Kopfschmerzen, Bauchschmerzen oder Diarrhö) sind sehr selten.

Bei ungenügender Wirkung einer Monotherapie können Pravastatin und Ezetimib kombiniert verabreicht werden.

Anionenaustauscherharze (Colestyramin, Colestipol) sind weniger gut wirksam, stärker belastend und daher cholesterinsenkende Medikamente der zweiten Wahl.

Fibrate (Bezafibrat, Fenofibrat) steigern die Aktivität der Lipoproteinlipase und vermindern die Konzentration von Apolipoprotein C III. Sie werden bei schwerer Hypertriglyzeridämie und bei schwerer kombinierter Hyperlipidämie eingesetzt. Mögliche Nebenwirkungen sind Erhöhungen der Aktivitäten der Aminotransferasen, Myopathien, gastrointestinale Beschwerden und Cholelithiasis.

Neue Therapieansätze: Seit 2015 ist in Deutschland **Evolocumab**, ein monoklonaler Antikörper, zur Therapie der familiären Hypercholesterinämie in homozygoter Form für Kinder ab 12 Jahren zugelassen. Über eine Hemmung der Proproteinkonvertase Subtilisin/Kexin Typ 9 kommt es zu einem verminderten Abbau der LDL-Cholesterin-Rezeptoren an der Leberoberfläche und in der Folge durch vermehrte LDL-Cholesterin-Aufnahme in die Leber zu einer Reduktion des LDL-Serumspiegels.

Checkliste: Indikationen zur medikamentösen Therapie bei Kindern mit Hyperlipoproteinämie.

- LDL-Cholesterin > 190 mg/dl und Gesamtcholesterin/HDL-Cholesterin > 5 oder
- LDL-Cholesterin > 160 mg/dl und Gesamtcholesterin/HDL-Cholesterin > 5 **plus** eines der folgenden 4 Kriterien:
  - Positive Familienanamnese (Verwandte 1. oder 2. Grades)
  - 1 hochgradiger Risikofaktor/Risikokondition (arterieller Hypertonus, Rauchen, Lp(a) > 30 mg/dl, Diabetes mellitus Typ 1 oder 2)
  - 2 mäßiggradige Risikofaktoren/Risikokonditionen (BMI ≥ 85. – < 97. Perzentile, HDL erniedrigt)
  - Übergewicht, Adipositas oder Insulinresistenz

6.11.2 Hypolipoproteinämien

6.11.2.1 Hypoalphalipoproteinämie

Definition
Es handelt sich um einen autosomal-rezessiv vererbten Defekt der **ApoA-I-Synthese**. Synonyme: HDL-Mangel, Tangier-Krankheit.

Pathogenese
Der Mangel an protektivem HDL führt zu einem erhöhten Atheroskleroserisiko.

Klinik und Diagnostik
- Große gelbliche Tonsillen, Hepatosplenomegalie, periphere Neuropathie, diffuse Korneainfiltrationen, frühzeitige Koronarsklerose
- HDL stark erniedrigt, Cholesterin niedrig, VLDL normal, Triglyzeride hoch

6.11.2.2 Abetalipoproteinämie

Definition
Es ist eine autosomal-rezessiv vererbte Störung mit abnormer Synthese ApoB enthaltender Lipoproteine.

Klinik und Diagnostik
- Fettmalabsorption, Diarrhö, Retinitis pigmentosa, zerebelläre Ataxie, Akanthozytose
- Serum wasserklar, Cholesterin und Triglyzeride erniedrigt, Chylomikronen, LDL und VLDL fehlen

Therapie
Die Vitamine A, D, E und K sowie mittelkettige Triglyzeride werden substituiert.

Aus Studentensicht

Medikamentöse Therapie: ab 8 Jahren ergänzend zur Diättherapie:
- **Cholesterinsynthesehemmer:** Pravastatin ab 8 Jahre (Simvastatin und Atorvastatin ab 10 Jahre) zugelassen
- **Sterintransporterinhibitor:** Ezetimib
- **Anionenaustauscherharze:** zweite Wahl
- **Fibrate**
- **Evolocumab:** monoklonaler AK, verminderter Abbau der LDL-Cholesterin-Rezeptoren auf Leberoberfläche

Checkliste: Indikationen zur medikamentösen Therapie bei Kindern mit Hyperlipoproteinämie

CHECKLISTE

6.11.2 Hypolipoproteinämien

6.11.2.1 Hypoalphalipoproteinämie

Definition: Defekte ApoA-I-Synthese.

Pathogenese: Mangel an protektivem HDL.

Klinik: Große gelbliche Tonsillen, Hepatosplenomegalie, frühzeitige Koronarsklerose.
Diagnostik: HDL↓↓, Cholesterin↓, Triglyzeride↑.

6.11.2.2 Abetalipoproteinämie

Definition: Abnorme Synthese ApoB enthaltender Lipoproteine.

Klinik: Fettmalabsorption, zerebelläre Ataxie.
Diagnostik: Serum wasserklar, Cholesterin↓, Triglyzeride↓.

Therapie: Vitamin A, D, E, K und mittelkettigen Triglyzeriden.

6 STOFFWECHSELERKRANKUNGEN

6.11.2.3 Smith-Lemli-Opitz-Syndrom

Definition
Autosomal-rezessiv vererbtes Fehlbildungssyndrom mit Störung der endogenen Cholesterinbiosynthese durch einen Defekt des Enzyms 7-Dehydrocholesterol-Reduktase.

Epidemiologie
Die Häufigkeit beträgt ca. 1:60.000.

Pathogenese
Mutationen im *SLO*-Gen führen zu einer verminderten Aktivität der 7-Dehydrocholesterol-Reduktase. Die Folge sind eine verminderte Synthese von Cholesterin und eine Akkumulation von 7-Dehydrocholesterol und 8-Dehydrocholesterol. Durch die erniedrigte Cholesterinkonzentration kann es sekundär zu einem Mangel an Gallensäuren, Steroidhormonen und Signalproteinen kommen.

Klinik
Klinisch zeigt sich bei erkrankten Kindern eine **kraniofaziale Dysmorphie** mit Mikrozephalie, Mikrotrognathie, Blepharoptose, Epikanthus und anteveritierter Nasenöffnung. Gaumenspalten und Katarakte treten gehäuft auf. Eine Daumenverkürzung, Poly- und Syndaktylien sind häufig. Charakteristische **Organfehlbildungen** sind Hypospadie, Pylorusstenose und Herzfehler. Eine mentale Retardierung ist die Regel. Die meisten Kinder entwickeln schon bald nach der Geburt eine **Gedeihstörung** und eine verminderte Wachstumsgeschwindigkeit, die zu **Kleinwuchs** führt. Milde Phänotypen kommen vor.

Diagnostik
- **Gesamtcholesterin** in 90 % der Fälle **erniedrigt** (< 100 mg/dl)
- 7- und 8-Dehydrocholesterol im Plasma erhöht
- DNA-Analyse
- Pränatale Diagnostik möglich

Therapie
Die Zufuhr von exogenem Cholesterin als Pulver oder als Eigelb führt zu einer Erhöhung der Cholesterinkonzentration und über die Feedbackhemmung zu einer verminderten Produktion der Cholesterinvorstufen 7- und 8-Dehydrocholesterol. Dies kann auch durch die Gabe von Simvastatin erreicht werden.

Prognose
Die Therapie führt in vielen Fällen zu deutlichen Entwicklungsfortschritten und besserer Gewichtszunahme. Kongenitale Fehlbildungen können naturgemäß nicht beeinflusst werden.

> **MERKE** Nicht nur Erhöhungen, sondern auch erniedrigte Konzentrationen von Cholesterin können zu schwerwiegenden Symptomen führen!

6.12 Harnsäurestoffwechselstörungen

6.12.1 Lesch-Nyhan-Syndrom

Definition und Pathogenese
Das Lesch-Nyhan-Syndrom ist ein X-chromosomal-rezessiv vererbter Defekt der **Guanin-Hypoxanthin-Phosphoribosyl-Transferase**.

Epidemiologie
Die Häufigkeit der Erkrankung beträgt 1:300.000.

Pathogenese
Regulativ kommt es durch Wegfall einer Feedbackhemmung zu einer vermehrten Harnsäuresynthese mit Hyperurikämie und vermehrter Harnsäureausscheidung im Urin.

Klinik
Es sind nur Jungen betroffen. Die Erkrankung manifestiert sich am Ende der Säuglingszeit mit psychomotorischer Retardierung, Dystonie, Spastik, Choreoathetose, zwanghaften Selbstverstümmelungstendenzen und Aggressivität, die sich oft auch gegenüber anderen äußert (> Abb. 6.25).
Später treten Tophi, eine Gichtarthritis, Harnsäuresteine sowie eine fortschreitende Nephropathie bis zur Niereninsuffizienz auf.

Aus Studentensicht

6.11.2.3 Smith-Lemli-Opitz-Syndrom

Definition: Gestörte endogene Cholesterinbiosynthese.

Pathogenese: Mutiertes *SLO*-Gen → Cholesterin-Synthese ↓ → sekundärer Mangel an Gallensäuren, Steroidhormonen, Signalproteinen.

Klinik
- **Kraniofaziale Dysmorphie**
- **Organfehlbildungen:** Hypospadie, Pylorusstenose und Herzfehler
- Mentale Retardierung, **Gedeihstörung, Kleinwuchs**

Diagnostik: Gesamtcholesterin ↓ (< 100 mg/dl).

Therapie: Zufuhr von exogenem Cholesterin oder Simvastatin.

MERKE

6.12 Harnsäurestoffwechselstörungen

6.12.1 Lesch-Nyhan-Syndrom

Definition: Defekte Guanin-Hypoxanthin-Phosphoribosyl-Transferase.

Pathogenese: Vermehrte Harnsäuresynthese mit Hyperurikämie.

Klinik: Nur ♂, psychomotorische Retardierung, zwanghafte Selbstverstümmelungstendenzen; später fortschreitende Nephropathie.

6.12 HARNSÄURESTOFFWECHSELSTÖRUNGEN

> **LERNTIPP** Folgende Schlagwörter solltest du zum Lesch-Nyhan-Syndrom nennen können: vermehrte Harnsäurebildung, geistige Retardierung und Automutilation (Selbstverstümmelung).

Diagnostik
- Harnsäure im Serum erhöht
- Harnsäureausscheidung vermehrt
- Bestimmung der Enzymaktivität in Erythrozyten oder kultivierten Fibroblasten
- DNA-Analyse

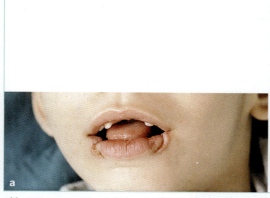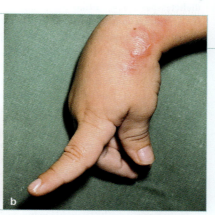

Abb. 6.25 Junge mit Lesch-Nyhan-Syndrom: **a)** Zeichen der Selbstmutilation im Bereich der Lippen. **b)** Verletzung am Handgelenk durch Autoaggression. [O530]

Therapie
Bisher ist eine Therapie der zerebralen Symptome nicht möglich. Eine Therapie mit Allopurinol (Hemmung der Xanthinoxidase) beeinflusst die Gelenk- und Nierenveränderungen. Die Einstellung des Urin-pH-Werts um 7 verbessert die Harnsäurelöslichkeit und reduziert dadurch das Risiko der Nephrolithiasis. Mechanische Schutzmaßnahmen sind bei Selbstverstümmelung erforderlich.

6.12.2 Xanthinurie

Definition
Die Xanthinurie ist ein autosomal-rezessiv vererbter Defekt der **Xanthinoxidase**.

Pathogenese
Die gestörte Umwandlung von Hypoxanthin und Xanthin zu Harnsäure führt zu einer vermehrten Xanthinausscheidung im Urin und es kommt zu Xanthinsteinen.

Klinik
Das klinische Leitsymptom ist das Auftreten von Xanthinsteinen. Gelegentlich kann eine Myopathie durch Ablagerung von Xanthinkristallen in der Muskulatur auftreten.

Diagnostik
- Biochemisches Leitsymptom **Hypourikämie**: Harnsäure im Serum erniedrigt (< 1 mg/dl)
- Bestimmung der Enzymaktivität in Leber- und Dünndarmzellen

ÜBUNGSFRAGEN FÜRS MÜNDLICHE MIT LÖSUNGSHILFEN

1. Zoe, ein 5-jähriges Mädchen, ist seit 4 Wochen schlapp und müde. Seit der letzten Woche klagt sie über Bauchschmerzen, muss häufig Wasser lassen und hat sich gestern zweimal übergeben. Vor 8 Wochen war ein fieberhafter Infekt der oberen Luftwege aufgetreten. Zoes Appetit ist weiterhin gut. Dennoch hat sie 2 kg an Gewicht abgenommen. Sie trinkt sehr gut, bis zu 4 Liter am Tag, und verlangt stets nach Eistee und Limonade. Bisher war Zoe immer gesund gewesen.
Körperlicher Untersuchungsbefund:
5 Jahre altes Mädchen, Größe 106 cm (25. Perzentile), Gewicht 16 kg (10. Perzentile), Temperatur 37 °C. HF 99/Min., RR 90/60 mmHg. AF 35/Min. Schläfrig, Augen leicht haloniert, Mundschleimhaut trocken, Rachen reizlos. Angestrengtes Atemmuster, Lunge seitengleich belüftet, keine Rasselgeräusche. Vaginaler Soor. Weitere körperliche Untersuchung altersentsprechend.
Was ist deine Verdachtsdiagnose?

Bei den klinischen Zeichen **Müdigkeit, Polyurie, Polydipsie, Gewichtsverlust, Bauchschmerzen, Übelkeit, Erbrechen, Kussmaul-Atmung** sollte an einen **Diabetes mellitus Typ 1** gedacht werden.

Aus Studentensicht

LERNTIPP

Diagnostik
- Harnsäure i. S. ↑
- Harnsäureausscheidung ↑

ABB. 6.25

Therapie: Allopurinol; mechanische Schutzmaßnahmen bei Selbstverstümmelung.

6.12.2 Xanthinurie

Definition: Defekte **Xanthinoxidase**.

Pathogenese: Gestörte Umwandlung von Hypoxanthin zu Xanthin → Xanthinausscheidung im Urin ↑.

Klinik: Xanthinsteine.

Diagnostik: Hypourikämie: Harnsäure i. S. ↓ (< 1 mg/dl).

IMPP-Schwerpunkte
! Vor allem sind Störungen des Kohlenhydratstoffwechsels von Bedeutung. Aber auch einzelne Fragen zum Stoffwechsel schwefelhaltiger Aminosäuren, zu Störungen des Transports und der Oxidation von Fettsäuren, zu peroxisomalen Erkrankungen sowie zu Harnsäurestoffwechselstörungen wurden gestellt.

NKLM-Lernziele
Eine Übersicht der dem Fach zugeordneten NKLM-Lernziele findest du im Anhang ab Seite 648.

Aus Studentensicht

2. Welche weiterführende Diagnostik würdest du veranlassen?

Eine Urinuntersuchung ist indiziert (Proteinurie, **Glukosurie, Ketonurie**). Eine Blutgasanalyse (**metabolische Azidose**) sollte zügig veranlasst werden. Eine Blutzuckermessung und die Bestimmung von **Insulin, C-Peptid** und **Elektrolyten** ist umgehend notwendig. Der **HbA1c**-Wert gibt einen indirekten zeitlichen Hinweis auf die Dauer der Störung des Glukosestoffwechsels. Die Serum-Osmolarität ist aufgrund der Polyurie und der Exsikkose erhöht. Zum Ausschluss einer infektbedingten Hyperglykämie sollte ein Blutbild mit Differenzialblutbild angefertigt werden und die Bestimmung von CRP, Nieren-, Leber- und Pankreaswerten erfolgen. 90 % der Kinder weisen bei der Manifestation **diabetesspezifische Antikörper** auf. Es muss daher die Bestimmung von **Insulin-Autoantikörpern (IAA), Inselzellantikörpern (ICA), Glutamatdekarboxylase-Antikörpern** (GAD) und der **Insulinrezeptor-Tyrosinphosphatasen IA-2/IA-2β** erfolgen.

Bei nicht eindeutiger Klinik und Bewusstseinsstörung müssen andere Stoffwechselerkrankungen oder Intoxikationen ausgeschlossen werden. Diese können ebenfalls das Bild einer Ketoazidose, jedoch ohne Hyperglykämie, zeigen. Die Bestimmung von Laktat und Ammoniak ist daher indiziert.

Beim neonatalen Diabetes mellitus oder einer Manifestation in den ersten 6 Lebensmonaten sollte an die Durchführung einer molekulargenetischen Untersuchung gedacht werden.

3. Nenne metabolische und endokrine Krankheiten, die im Neugeborenenscreening erfasst werden.

1. Hypothyreose
2. Adrenogenitales Syndrom (AGS)
3. Biotinidasemangel
4. Galaktosämie
5. Phenylketonurie (PKU) und Hyperphenylalaninämie (HPA)
6. Ahornsirupkrankheit (MSUD)
7. Medium-Chain-Acyl-CoA-Dehydrogenase-Mangel (MCAD)
8. Long-Chain-3-Hydroxy-Acyl-CoA-Dehydrogenase-Mangel (LCHAD)
9. Very-Long-Chain-Acyl-CoA-Dehydrogenase-Mangel (VLCAD)
10. Carnitinzyklusdefekte
11. Glutarazidurie Typ I (GA I)
12. Isovalerianazidurie (IVA)
13. Mukoviszidose

KAPITEL 7
Infektiologie

7.1	Häufige klinische Infektionsbilder im Kindesalter	168
7.1.1	Sepsis	168
7.1.2	Meningitis	169
7.1.3	Osteomyelitis, septische Arthritis	171
7.2	Klassische bakterielle Infektionen	173
7.2.1	Infektionen mit Streptokokken der Gruppe A	173
7.2.2	Pneumokokkeninfektionen	174
7.2.3	Staphylokokkeninfektionen	174
7.2.4	Infektionen mit Haemophilus influenzae	175
7.2.5	Meningokokkeninfektionen	176
7.2.6	Diphtherie	178
7.2.7	Pertussis (Keuchhusten)	179
7.2.8	Tetanus	180
7.2.9	Botulismus	181
7.2.10	Salmonellosen	182
7.2.11	Durchfallerkrankungen durch *Escherichia coli*	*183*
7.2.12	Andere bakteriell bedingte Durchfallerkrankungen	184
7.2.13	Brucellose	184
7.2.14	Listeriose	185
7.2.15	Mykoplasmose	186
7.2.16	Chlamydieninfektionen	187
7.3	Infektionen durch Mykobakterien	188
7.3.1	Tuberkulose	188
7.3.2	Nichttuberkulöse mykobakterielle Erkrankungen	193
7.4	Lyme-Borreliose	194
7.5	Virusinfektionen	196
7.5.1	Masern	196
7.5.2	Röteln	198
7.5.3	Exanthema subitum (Dreitagefieber)	199
7.5.4	Erythema infectiosum (Ringelröteln)	200
7.5.5	Varizellen (Windpocken)	201
7.5.6	Herpes zoster	202
7.5.7	*Herpes-simplex*-Infektionen	203
7.5.8	Parotitis epidemica (Mumps)	205
7.5.9	Infektiöse Mononukleose (Pfeiffer-Drüsenfieber)	206
7.5.10	RS-Virus-Infektionen	207
7.5.11	Influenzavirusinfektionen	208
7.5.12	Infektion mit dem Influenzavirus *H1N1*	*209*
7.5.13	Parainfluenzavirusinfektionen	210
7.5.14	*Coxsackie-Virus*-Erkrankungen	210
7.5.15	Adenovirusinfektionen	212
7.5.16	Rotavirusinfektionen	212
7.5.17	Norovirusinfektionen	213
7.5.18	Poliomyelitis	213
7.5.19	Zytomegalievirusinfektion	214
7.5.20	Frühsommermeningoenzephalitis (FSME)	217
7.5.21	Human-Immunodeficiency-Virus-Infektion (HIV)	217

Aus Studentensicht

Immer wieder Husten, Schnupfen, Heiserkeit – die Infektiologie beschäftigt uns nicht nur beim Lernen für die Prüfung, sondern tagtäglich. Daher ist es vielleicht auch das Lieblingsthema vieler Prüfer. Vor allem die Virusinfektionen haben es ihnen angetan, starte daher mit diesem Themengebiet in deinen Lerntag! Da viele Erkrankungen spezifische Exantheme ausbilden, glänzt du hier oft schon mit einer Blickdiagnose. Wenn die Infektiologie nicht so dein Thema ist, hier die wichtigsten Facts zum Punktesammeln: Subakut sklerosierende Panenzephalitis als Masernkomplikation, Eosinophilie bei Parasiteninfektion und das Krankheitsbild der infektiösen Mononukleose. Mit diesem Wissen hast du drei Punkte sicher und den Rest schaffst du auch noch.

7 INFEKTIOLOGIE

7.6	Impfungen	221
7.6.1	Impfkalender	221
7.6.2	Diphtherieimpfung	222
7.6.3	Tetanusimpfung	222
7.6.4	Pertussisimpfung	222
7.6.5	Hib-Impfung	223
7.6.6	Polioimpfung	223
7.6.7	Hepatitis-B-Impfung	223
7.6.8	Pneumokokkenimpfung	224
7.6.9	Meningokokkenimpfung	224
7.6.10	Masernimpfung	225
7.6.11	Mumpsimpfung	225
7.6.12	Rötelnimpfung	225
7.6.13	Varizellenimpfung	226
7.6.14	Humane-Papillomaviren-Impfung	226
7.6.15	Rotavirusimpfung	227
7.6.16	BCG-Impfung	227
7.7	Pilzinfektionen	227
7.7.1	Tinea	227
7.7.2	Candidiasis	228
7.7.3	Aspergillose	229
7.8	Wurmerkrankungen	229
7.8.1	Infektionen mit Nematoden (Fadenwürmer)	229
7.8.2	Infektionen mit Trematoden (Saugwürmer)	232
7.8.3	Taeniasis	232

LERNTIPP Fragen über die Infektiologie werden sehr gern gestellt. Mit den Virusinfektionen und den häufigsten Infektionsbildern im Kindesalter musst du dich besonders gut auskennen.

Checkliste: Begriffsklärung Sepsis, septischer Schock und Multiorganversagen.

SIRS	SIRS ist durch das Vorliegen von 2 oder mehr der folgenden Symptome charakterisiert		
	Körpertemperatur > 38,5 °C oder < 36 °C		
Alter	Herzfrequenz (/min)	Atemfrequenz (/min)	Leukozytenzahl (× 10^3/μl) oder > 10 % Stabkernige
< 1 Monat	< 100 oder > 180	> 40	< 5 oder > 19,5
1–11 Monate	< 90 oder > 180	> 34	< 5 oder > 7,5
2–5 Jahre	> 140	> 22	< 6 oder > 15,5
6–12 Jahre	> 130	> 18	< 4,5 oder > 13,5
13–18 Jahre	> 110	> 14	< 4,5 oder > 11
Sepsis	SIRS in Anwesenheit oder als Folge einer vermuteten oder bestätigten Infektion		
Septischer Schock	Sepsis mit arterieller Hypotonie trotz ausreichender Volumensubstitution zusammen mit Perfusionsstörungen und Laktatazidose, Oligurie oder akuter Bewusstseinsstörung		
Multiorganversagen	Schwere Organfunktionsstörungen bei akut krankem Patienten.		
Modifiziert nach: International Pediatric Sepsis Consensus Conference (2005).			

7.1 Häufige klinische Infektionsbilder im Kindesalter

7.1.1 Sepsis

Definitionen

SIRS (Systemic Inflammatory Response Syndrome) bezeichnet eine systemische entzündliche Reaktion, die durch Mikroorganismen (Bakterien, Pilze, Viren, Parasiten) oder nichtinfektiöse Faktoren (z. B. Trauma, Verbrennung) ausgelöst wird.

Aus Studentensicht

LERNTIPP

Checkliste: Begriffsklärung Sepsis, septischer Schock und Multiorganversagen

CHECKLISTE

7.1 Häufige klinische Infektionsbilder im Kindesalter

7.1.1 Sepsis

Definition: SIRS: Durch Mikroorganismen oder nichtinfektiöse Faktoren ausgelöste systemische entzündliche Reaktion.

7.1 HÄUFIGE KLINISCHE INFEKTIONSBILDER IM KINDESALTER

> **MERKE** Sepsis = SIRS + Infektion!

Ätiologie und Pathogenese
Bakterien, Pilze, Viren oder Parasiten können eine Sepsis auslösen. Nach der Neugeborenenperiode häufig nachgewiesene Erreger sind Pneumokokken, Staphylokokken, Meningokokken, *Haemophilus influenzae Typ b*, Streptokokken, *Escherichia coli*, Salmonellen und Shigellen. Aus einer zunächst harmlosen Erkrankung (Otitis media, Sinusitis, Pneumonie) oder einer okkulten Bakteriämie kann sich eine lebensbedrohliche Sepsis entwickeln. Bei nosokomialen Infektionen überwiegen Staphylokokken, Enterobakterien wie Klebsiellen, Enterobacter und Serratia.

Die Endotoxinfreisetzung aus Bakterien stimuliert die Ausschüttung endogener Mediatoren (u. a. Interleukine, Tumor-Nekrose-Faktor). Diese führen über Wirkungen an der Zellmembran und die Aktivierung von Leukozyten und humoralen Abwehrsystemen zur Abnahme des peripheren Vasomotorentonus, zu einer Störung der peripheren Sauerstoffutilisation und zur Endothelschädigung. Eine Sepsis kommt am häufigsten auf onkologischen sowie auf neonatologischen und pädiatrischen Intensivstationen vor. Die Übertragung erfolgt überwiegend über die Hände des medizinischen Personals. Zunehmende Bedeutung erhalten septisch verlaufende Infektionen durch multiresistente gramnegative Bakterien (MRGN).

Klinik
Bei **Neugeborenen** kommt es vor allem zu unspezifischen und gering ausgeprägten Symptomen mit Temperaturinstabilität, Tachypnoe und Tachykardie, Trinkschwäche, Erbrechen, Icterus prolongatus und blassgrauem Hautkolorit.
Ältere Kinder leiden unter einem schweren Krankheitsgefühl, hohem Fieber und Schüttelfrost, Gliederschmerzen, Tachypnoe und Tachykardie und weisen häufig eine Hepatosplenomegalie auf. Ein Exanthem sowie petechiale Blutungen bei Meningokokkensepsis oder als Ausdruck einer beginnenden Verbrauchskoagulopathie können auftreten.
Komplikationen sind septische Streuherde und der septische Schock.

Diagnostik
- **Blutbild:** Leukozytose und Linksverschiebung oder Leukopenie
- **Entzündungsparameter:** C-reaktives Protein erhöht, BKS erhöht, Procalcitonin erhöht, IL-6 früher als CRP erhöht
- **Blutkulturen** aerob und anaerob
- **Urinkultur**
- **Bakteriologische Untersuchung** von Abstrichmaterial
- **Lumbalpunktion** bei jedem Säugling mit Sepsisverdacht
- Gegenstromelektrophorese oder Latexagglutinationstest zum **Antigennachweis** in Urin und Liquor

Therapie
Die wichtigste **Basismaßnahme** ist, wenn möglich, die Beseitigung der Infektionsquelle (z. B. chirurgische Herdsanierung, Entfernung infizierter Katheter).
Darüber hinaus ist eine **frühzeitige antibiotische, antimykotische, antivirale oder antiparasitäre Chemotherapie** nach zu erwartendem Erreger, häufig als Kombinationstherapie (z. B. Cephalosporin, Ampicillin und Aminoglykosid), erforderlich. **Supportive Maßnahmen** sind z. B. die Kreislaufstabilisierung, eine ausreichende Oxygenierung, eine parenterale Ernährung sowie die Substitution von Gerinnungsfaktoren.

Prognose
Die Letalität ist auch heute noch hoch und beträgt bei Neugeborenen 15–30 %, bei älteren Kindern 10–50 %, bei septischem Schock 60–70 %.

> **MERKE** Bei jedem Säugling mit Sepsisverdacht sollte eine Lumbalpunktion durchgeführt werden.

7.1.2 Meningitis

Definition
Bei Meningitis handelt es sich um eine Entzündung der Leptomeninx (Arachnoidea und Pia mater) meist durch Infektion mit Bakterien, Viren, Pilzen, Protozoen oder Parasiten.

7.1.2.1 Bakterielle Meningitis
Epidemiologie
60 % aller Meningitiden betreffen das Kindesalter. Die höchste Inzidenz besteht in den beiden ersten Lebensjahren. Im 1. Lebensjahr sind 75 von 100.000 Säuglingen, insgesamt sind 3 von 100.000 Kindern pro Jahr betroffen.

Aus Studentensicht

> **MERKE**

Ätiologie: Ausgelöst durch Bakterien, Pilze, Viren oder Parasiten: Pneumokokken, Staphylokokken, *H. influenzae Typ b*, *E. coli*. Harmlose Erkrankung → lebensbedrohliche Sepsis. Endotoxinfreisetzung aus Bakterien → Ausschüttung endogener Mediatoren: Aktivierung von Leukozyten, Wirkung an der Zellmembran und den humoralen Abwehrsystemen → peripherer Vasomotorentonus ↓, Störung der peripheren O₂-utilisation, Endothelschädigung. Übertragung: überwiegend über die Hände des medizinischen Personals.

Klinik
- **Neugeborene:** Unspezifische Symptome.
- **Ältere Kinder:** Schweres Krankheitsgefühl mit hohem Fieber, Schüttelfrost, Gliederschmerzen. Meningokokkensepsis, Verbrauchskoagulopathie: Exanthem, petechiale Blutungen.
- **Komplikationen:** Septische Streuherde, septischer Schock.

Diagnostik
- **Labor:** Leukozytose und Linksverschiebung oder Leukopenie, CRP↑, BKS↑, IL-6↑, aerobe und anaerobe Blutkulturen
- **Bakteriologische Untersuchung**
- **Liquor, Urin:** Antigennachweis

Therapie
- **Basismaßnahme:** Beseitigung der Infektionsquelle; frühzeitige antibiotische, **antimykotische**, antivirale oder antiparasitäre Chemotherapie
- **Supportive Maßnahmen:** Kreislaufstabilisierung, ausreichende Oxygenierung, parenterale Ernährung, Substitution von Gerinnungsfaktoren

> **MERKE**

7.1.2 Meningitis

Definition: Entzündung der Arachnoidea und Pia mater (Leptomeninx).

7.1.2.1 Bakterielle Meningitis

Aus Studentensicht

Ätiologie
- **Neugeborene:** β-hämolysierende Streptokokken der Gruppe B, *E. coli*
- **Säuglinge › 7. Lebenswoche:** *N. meningitidis, S. pneumoniae*

Pathogenese
- Neugeborene, Säuglinge: Sepsis, Bakteriämie → Befall der Meningen
- Kleinkinder: Hämatogene Streuung von Nasen-Rachen-Rauminfektionen

Klinik
- **Neugeborene:** Plötzliche Atemstörung, blassgraues Hautkolorit, schrilles Schreien, gespannte Fontanelle, Ophistotonus.
- **Säuglinge › 6. Lebenswoche:** Fieber, Erbrechen, vorgewölbte Fontanelle, Berührungsempfindlichkeit↑.
- **Kinder › 1. LJ:** Fieber, Kopfschmerzen, Nackensteifigkeit, Erbrechen.
- **Brudzinski-Zeichen:** Passive Beugung des Nackens führt zur Beugung von Hüft- und Kniegelenken.
- **Kernig-Zeichen:** Schmerzhafte passive Kniegelenksstreckung bei gebeugter Hüfte und heftigem reflektorischem Widerstand.

MERKE

Komplikationen
- Akuter Hydrozephalus, entzündliche Gefäßverschlüsse, Sinusvenenthrombosen und kortikale Defekte. **Waterhouse-Friderichsen-Syndrom** bei Meningokokkensepsis
- **Spätschäden:** Psychomotorische Entwicklungsverzögerung, Hörstörungen

Diagnostik
- **Lumbalpunktion:** Zellzahl, -differenzierung, Eiweiß, Glukose, Antigennachweis
- **Blutentnahme:** Leukozytose oder -penie, Thrombozytopenie, CRP und Procalcitonin↑, Blutkulturen

MERKE

Therapie: Bei noch nicht bekanntem Erreger:
- Neugeborene, Säuglinge: Kombinationstherapie (Cephalosporin, Ampicillin, Aminoglykosid i. v.) Ältere Kinder: Monotherapie mit Cefotaxim i. v.
- Bakterielle Meningitis: Dexamethason als supportive Maßnahme vor der initialen Antibiotikagabe

---

7 INFEKTIOLOGIE

Ätiologie
Bei **Neugeborenen** bis zur 6. Lebenswoche sind β-hämolysierende Streptokokken der Gruppe B und *Escherichia coli* am häufigsten. Seltener verursachen Listerien, Staphylokokken oder Klebsiellen eine Meningitis.
Nach der 7. Lebenswoche sind nur noch 2 Erreger relevant: *Neisseria meningitidis* und *Streptococcus pneumoniae*.
Eine Meningitis durch *Haemophilus influenzae Typ b* wird bei vollständig geimpften Kindern nur noch selten nachgewiesen.

Pathogenese
Bei Neugeborenen und Säuglingen erfolgt der Befall der Meningen im Zug einer Sepsis oder einer Bakteriämie. Bei Kleinkindern handelt es sich meist um eine hämatogene Streuung von Infektionen des Nasen-Rachen-Raums. Sekundäre Meningitiden treten auf bei fortschreitender Infektion der paranasalen Sinus, des Mittelohrs und des Mastoids und bei Schädel-Hirn-Trauma mit Liquorfistel und sekundärem Einwandern von Pneumokokken in den Liquorraum.

Klinik
Neugeborene: Je jünger das Kind, desto unspezifischer sind die Symptome! Eine plötzliche Atemstörung ist das auffälligste Symptom. Weitere klinische Symptome sind blassgraues Hautkolorit, Trinkschwäche, Erbrechen, schrilles Schreien, eine gespannte Fontanelle, Opisthotonus, vermehrte Berührungsempfindlichkeit, Hyperexzitabilität, Bewusstseinsstörungen und zerebrale Anfälle.
Säuglinge nach der 6. Lebenswoche: Klinische Leitsymptome sind **Fieber und Erbrechen**. Außerdem können eine vorgewölbte Fontanelle, Apathie, Unruhe oder Lethargie, eine vermehrte Berührungsempfindlichkeit, Bewusstseinsstörungen und zerebrale Anfälle auftreten.
Kinder nach dem 1. Lebensjahr: Klinische Leitsymptome sind **Fieber und Kopfschmerzen**. Nackensteifigkeit, Erbrechen, Bewusstseinsstörung, epileptische Anfälle können hinzukommen.
Brudzinski-Zeichen: Die passive Beugung des Nackens führt zur Beugung von Hüft- und Kniegelenken.
Kernig-Zeichen: Die passive Kniegelenkstreckung bei gebeugter Hüfte ist schmerzhaft und wird mit heftigem reflektorischem Widerstand beantwortet.

MERKE Je jünger das Kind ist, desto unspezifischer sind die Symptome einer Meningitis.

Komplikationen
Ein akuter Hydrozephalus, subdurale Hygrome, entzündliche Gefäßverschlüsse, Sinusvenenthrombosen und kortikale Defekte sind wichtige mögliche Komplikationen einer Meningitis. Als weitere Folge kann das Syndrom der inadäquaten ADH-Sekretion (SIADH) vorkommen. Das **Waterhouse-Friderichsen-Syndrom** ist die klassische Komplikation bei Meningokokkensepsis (➤ Kap. 7.2.5).
Zu den **Spätschäden** zählen psychomotorische Entwicklungsverzögerung, Hörstörungen, Hirnnervenlähmungen, Epilepsie und Hydrozephalus.

Diagnostik
- **Lumbalpunktion:** Zellzahl, Zelldifferenzierung, Eiweiß, Glukose, Gegenstromelektrophorese oder Latexagglutinationstest zum Antigennachweis, bakteriologische Kultur, Polymerase-Kettenreaktion zum direkten Erregernachweis
- **Blutentnahme:** Leukozytose mit Linksverschiebung oder Leukopenie, Thrombozytopenie möglich, C-reaktives Protein und Procalcitonin häufig erhöht, Blutkulturen
- **Neuroradiologische Diagnostik (MRT, CT):** Bei fokal-neurologischen Symptomen, Hinweisen auf Sinusitis, Mastoiditis oder septische Sinusvenenthrombose

MERKE Liquorbefunde bei bakterieller Meningitis:
Zellzahl > 1.000/μl, Granulozytenanteil > 70 %, Eiweiß > 40 mg/dl, Glukose < 1,7 mmol/l (30 mg/dl), Laktat > 3,5 mmol/l, Liquor-Blutglukose-Relation < 0,3.

Therapie
Antibiotikatherapie bei noch nicht bekanntem Erreger: Neugeborene und Säuglinge erhalten eine Kombinationstherapie (z. B. Cephalosporin, Ampicillin und Aminoglykosid i. v.), bei älteren Kindern kann eine Monotherapie mit Cefotaxim i. v. erfolgen. Die Therapie wird nach Identifikation des Erregers ggf. umgesetzt. Die Mindesttherapiedauer bei Neugeborenen beträgt 14 Tage, bei älteren Kindern 7–10 Tage. Eine Verabreichung von Dexamethason (2 × 0,4 mg/kg KG/d über 2 Tage) als supportive Maßnahme bei bakterieller Meningitis (v. a. durch Hib) jenseits der 6. Lebenswoche kann zu einer Reduktion der Hörschäden führen. Die erste Gabe sollte vor der initialen Antibiotikagabe erfolgen! Eine eindeutige Therapieempfehlung zum Einsatz von Dexamethason kann aufgrund der aktuellen Studienlage nicht gegeben werden.

7.1 HÄUFIGE KLINISCHE INFEKTIONSBILDER IM KINDESALTER

Prävention
- Schutzimpfung gegen *Haemophilus influenzae Typ b,* auch beim Indexpatienten < 2 Jahre, erfolgt 6–8 Wochen nach Genesung.
- Pneumokokkenimpfung mit Konjugatimpfstoff für alle Säuglinge und Kinder < 2 Jahre.
- Impfung gegen Meningokokken der Gruppe C für alle Kinder im 2. Lebensjahr.
- Seit 2013 ist auch eine Impfung gegen Meningokokken der Serogruppe B zugelassen. Eine Impfempfehlung durch die STIKO ist bisher nur für bestimmte Risikogruppen erfolgt.
- Chemoprophylaxe für Kontaktpersonen von Hib- und Meningokokken-Meningitispatienten: Rifampicin p. o.

Prognose
Die Pneumokokkenmeningitis ist mit der höchsten Letalität (6–20 %) verbunden. Bei der Hib-Meningitis beträgt sie 5 %, bei der Meningokokkenmeningitis 1–4 %.

Meldepflicht
Eine Meldepflicht besteht bei Krankheitsverdacht, Erkrankung oder Tod an Meningokokken-Meningitis.

> **MERKE** Die Pneumokokkenmeningitis ist mit der höchsten Letalität assoziiert.

7.1.2.2 Virusmeningitis
Epidemiologie
Eine Virusmeningitis kommt bei Neugeborenen und jungen Säuglingen selten, im späteren Kindes- und jungen Erwachsenenalter häufiger vor.

Ätiologie
Auslöser sind ECHO-, Coxsackie- (beides Enteroviren) und Mumpsviren, seltener Adeno-, Parainfluenza-, FSME- und lymphozytäres Choriomeningitisvirus.

Klinik
Die Erkrankung beginnt plötzlich mit Fieber, Erbrechen, Kopfschmerzen und meningitischen Zeichen. Der Verlauf ist in der Regel gutartig.

Diagnostik
- **Lumbalpunktion:** Zellzahl, Zelldifferenzierung, Eiweiß, Glukose, Antigennachweis und Bakteriologie
- Nachweis spezifischer RNA-Sequenzen mittels RT-PCR in Liquor oder Stuhl (v. a. Enteroviren)
- **Serologische Antikörpertests** auf Mumps, FSME und Borrelien;. ei Enteroviren aufgrund der hohen Durchseuchungsrate nachrangig
- **Virusisolierung** aus Liquor, Stuhl, Rachenspülwasser

> **MERKE** Liquorbefunde bei Virusmeningitis:
> Zellzahl 11–500/µl, Anteil mononukleärer Zellen > 70 %, Eiweiß < 100 mg/dl, Glukose normal.

Therapie
Symptomatisch, Flüssigkeitszufuhr, Bettruhe. Bei V. a. HSV-Meningoenzephalitis wird Aciclovir i. v. verabreicht.

Prognose
Die Prognose ist sehr gut.

Meldepflicht
Meldepflicht besteht bei Krankheitsverdacht auf Poliomyelitis.

7.1.3 Osteomyelitis, septische Arthritis
Definition
Es handelt sich um eine bakterielle Infektion eines Knochens ausgehend vom Knochenmark bzw. Entzündung eines Gelenks.

Epidemiologie
80 % aller Osteomyeliten kommen im Kindesalter vor, 50 % davon im Säuglingsalter. Eines von 5.000 Kindern unter 13 Jahren ist betroffen.

Aus Studentensicht

Ätiologie
- **Jedes Alter:** *S. aureus*, Streptokokken Gruppe A, Pneumokokken
- **Frühgeborene:** *Candida albicans*, *E. coli*
- **Neugeborene:** Streptokokken Gruppe B
- **Säuglinge/Kleinkinder:** *H. influenzae*, Tuberkulose

Pathogenese
- **Säuglinge:** Infektion überschreitet Metaphysen-Epiphysen-Grenze, septische Arthritis entlang der A. nutricia.
- **Kleinkinder:** Gefäßlose Epiphysenfuge als Infektionsschutz.
- **Schulkinder, Adoleszente:** Durch Epiphysenschluss Gelenkinfektion möglich.

Lokalisation: Am häufigsten: lange Röhrenknochen. Knie, Hüfte, Ellbogen, Sprunggelenk.

Klinik: Hohes Fieber, Schüttelfrost; lokale Schwellung, Rötung, Überwärmung, Schmerzen.

Diagnostik
- **Blutentnahme:** Leukozytose und Linksverschiebung, CRP↑, BKS↑
- **Keimnachweis:** Blutkultur, Gelenkpunktion, Biopsie
- **Bildgebende Diagnostik:** Initiale Weichteilschwellung

Therapie: Antibiotika i. v.: Clindamycin und Cefotaxim. **Ruhigstellung** zur Schmerzbekämpfung in den ersten Tagen. **Chirurgische Therapie** bei bakterieller Arthritis, Abszessen, Nekrosen, Sequestern, Fisteln und fehlendem Ansprechen auf Antibiotika.

MERKE

---

7 INFEKTIOLOGIE

Ätiologie
- **Alle Altersstufen:** *Staphylococcus aureus*, Streptokokken der Gruppe A, Pneumokokken
- **Frühgeborene:** *Candida albicans*, *Escherichia coli*
- **Neugeborene:** Streptokokken der Gruppe B
- **Säuglinge und Kleinkinder:** *Haemophilus influenzae*, Tuberkulose
- **Bei Neutropenie:** *Pseudomonas aeruginosa*
- **Bei Sichelzellanämie:** Salmonellen

Pathogenese nach Altersstufen
Säuglinge: Die Infektion überschreitet die Metaphysen-Epiphysen-Grenze und kann entlang der A. nutricia zur septischen Arthritis führen.
Kleinkinder: Die perforierenden Arterienäste haben sich zurückgebildet, die Epiphysenfuge ist gefäßlos und wirkt deshalb als Barriere gegen die Ausbreitung der Osteomyelitis.
Schulkinder und Adoleszente: Durch Schluss der schützenden Epiphysenfuge kann die Infektion wieder in das Gelenk einbrechen.

Lokalisation
Lange Röhrenknochen sind am häufigsten betroffen, seltener das Os ilium, das Os pubis, Wirbelkörper, Schädel- oder Kieferknochen. Häufige Gelenkmanifestationen sind Knie, Hüfte, Ellbogen und Sprunggelenk.

Klinik
Die Erkrankung beginnt mit hohem Fieber und Schüttelfrost. Hinzu kommen eine lokale Schwellung, Rötung, Überwärmung und Schmerzen. Bei Säuglingen sind die Symptome unspezifischer, häufig zeigt sich nur eine auffallende Bewegungsarmut einer Extremität.

Komplikationen
- Spontanfraktur
- Wachstumshemmung des betroffenen Knochens bei Befall der Epiphyse und der Epiphysenfuge
- Chronische Osteomyelitis
- Gelenkarthrose bei Arthritis

Diagnostik
- **Blutentnahme:** Leukozytose und Linksverschiebung, C-reaktives Protein erhöht, BKS regelmäßig beschleunigt, oft > 100 mm in der 1. Stunde (wichtiger Verlaufsparameter!).
- **Keimnachweis** anstreben, um eine gezielte Therapie zu ermöglichen! Blutkultur (in 40–50 % der Fälle hier Erregernachweis möglich), Gelenkpunktion, Biopsie.
- **Sonografie:** Initiales Weichteilödem, Ergussnachweis bei bakterieller Arthritis.
- **MRT:** Bei Osteomyelitis zur Frühdiagnostik und zur Erkennung radiologisch und szintigrafisch stummer Herde sehr hilfreich.
- **Röntgenbild** des betroffenen Knochens in 2 Ebenen: Initial besteht lediglich eine Weichteilschwellung. Typische Zeichen der Osteomyelitis sind frühestens nach 10 Tagen nachweisbar: osteolytische Herde, Periostreaktionen, Verkalkungen.
- **99 m-Technetium-Szintigrafie:** Wird am 2.–4. Tag positiv. Es kommt zur Technetiumanreicherung in entzündlichen Herden. **Cave: Strahlenbelastung!** Also nur bei gezielter Fragestellung.
- **Biopsie:** Erfolgt immer dann, wenn andere raumfordernde Prozesse, z. B. ein Ewing-Sarkom, nicht eindeutig ausgeschlossen werden können.

Therapie
Eine intravenöse **Antibiotikatherapie** ist stets erforderlich. Sie erfolgt zunächst mit Clindamycin (Staphylokokkenwirksamkeit) und Cefotaxim (Wirksamkeit gegen gramnegative Keime). Nach Keimisolation kann ggf. eine Umstellung des Antibiotikums erfolgen. Die Therapie dauert mindestens 3 Wochen. Bei unkomplizierter septischer Arthritis sind 2 Wochen ausreichend.
Eine **Ruhigstellung** zur Schmerzbekämpfung ist in den ersten Tagen sinnvoll. Später sollte eine Ruhigstellung vermieden werden, da die funktionelle Bewegung den Heilungsprozess fördert.
Eine **chirurgische Therapie** ist bei bakterieller Arthritis, bei Abszessen, Nekrosen, Sequestern, Fisteln und bei fehlendem Ansprechen auf die antibiotische Therapie notwendig.

MERKE Eine eitrige Arthritis muss sofort chirurgisch entlastet werden.

Prognose
In etwa 80 % der Fälle kommt es zu einer Restitutio ad integrum.

7.2 Klassische bakterielle Infektionen

7.2.1 Infektionen mit Streptokokken der Gruppe A

Definition

β-hämolysierende Streptokokken der Gruppe A (v.a. *Streptococcus pyogenes*) gehören zu den häufigsten bakteriellen Erregern von Infektionskrankheiten des oberen Respirationstrakts. Sie verursachen insbesondere eine Angina tonsillaris, Scharlach und das Erysipel.

Erreger

Streptokokken der Gruppe A sind grampositive, ovale bis runde, unbewegliche, nicht Sporen tragende Bakterien. **Virulenzfaktoren:** Das M-Protein und Oberflächenmoleküle wie die Hyaluronsäurekapsel führen zu verstärkter Virulenz und weisen eine immunologische Kreuzreaktivität zu kardialem Myosin und kardialem Sarkolemm auf. Bei **Exotoxinbildung** verursachen die pyrogenen Exotoxine das Scharlachexanthem.

Inkubationszeit

Die Inkubationszeit beträgt 2–4 Tage.

Klinik

Angina tonsillaris: Leitsymptome sind Fieber und Halsschmerzen. Es bestehen eine Rötung und Vergrößerung der Tonsillen mit eitrigen Stippchen (> Abb. 7.1a). Begleitend kommt es zu einer zervikalen Lymphknotenvergrößerung. Vorzugsweise sind Schulkinder und Adoleszente betroffen. Bei tonsillektomierten Patienten tritt eine **Pharyngitis** auf.

Scharlach ist definiert als Angina tonsillaris plus Exanthem, das durch Streptokokken hervorgerufen wird, die pyrogene Exotoxine produzieren. Leitsymptome sind Fieber, Halsschmerzen und Erbrechen. Beim **Enanthem** handelt es sich um eine düsterrote entzündliche Verfärbung der Pharynxschleimhaut und Tonsillitis mit eitrigen Stippchen. Typisch ist die **Himbeerzunge:** Gerötete Zunge mit deutlich erhabenen Papillen. Das **Exanthem** beginnt am Brustkorb und überzieht dann den ganzen Körper mit Betonung der Leistengegend. Die Effloreszenzen sind stecknadelkopfgroße, dicht stehende hellrote Papeln, die sich rau anfühlen. Es besteht eine typische periorale Blässe (> Abb. 7.1b). Ein Übergang des Exanthems in eine groblamelläre Schuppung, vor allem an Händen und Füßen, ist charakteristisch. Die **nekrotisierende Fasziitis** und das **Streptokokken-Toxin-Schock-Syndrom** sind schwer verlaufende invasive Infektionen durch Streptokokken der Gruppe A.

Streptokokken der Gruppe A können außerdem das **Erysipel** und eine **Impetigo contagiosa** verursachen (> Kap. 17).

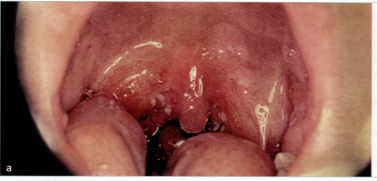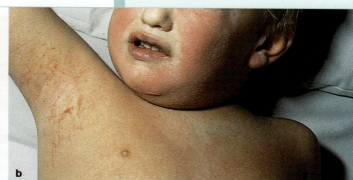

Abb. 7.1 Streptokokkenangina. **a)** Eitrige Stippchen auf beiden Tonsillen. **b)** Kind mit Scharlach und typischer perioraler Blässe. [O530]

> **MERKE** Von Scharlach spricht man, wenn bei einer Angina tonsillaris ein charakteristisches Exanthem besteht.

Komplikationen

- **Rheumatisches Fieber:** Ausbruch mit einer Latenz von 21 Tagen. Leitsymptome sind Pankarditis, Arthritis, Erythema anulare und Chorea minor (> Kap. 9).
- **Akute Poststreptokokkenglomerulonephritis:** Auftreten einer Hämaturie 6–10 Tage nach der Streptokokkeninfektion (> Kap. 15).

Aus Studentensicht

7.2 Klassische bakterielle Infektionen

7.2.1 Infektionen mit Streptokokken der Gruppe A

Definition: Häufigste bakterielle Erreger von Infektionskrankheiten des oberen Respirationstrakts: β-hämolysierende Streptokokken der Gruppe A.

Erreger: Grampositive, ovale bis runde, unbewegliche, nicht Sporen tragende Bakterien. Virulenzfaktoren: M-Protein, Oberflächenmoleküle, Hyaluronkapsel → Virulenz↑; Exotoxinbildung → Scharlachexanthem.

Klinik
- **Angina tonsillaris:** Fieber, Halsschmerzen. Tonsillenrötung, -vergrößerung mit eitrigen Stippchen. **Pharyngitis** bei tonsillektomierten Patienten.
- **Scharlach** = Angina tonsillaris + Exanthem: Fieber, Halsschmerzen, Erbrechen. **Enanthem:** düsterrote entzündliche Pharynxschleimhaut und Tonsilitis mit eitrigen Stippchen. **Himbeerzunge:** gerötete Zunge mit deutlich erhabenen Papillen. **Exanthem:** am Brustkorb beginnende und den ganzen Körper überziehende, stecknadelkopfgroße, dicht stehende hellrote, raue Papeln. periorale Blässe. An Händen und Füßen: groblamelläre Schuppung.
- **Komplikationen:** nekrotisierende Fasziitis, Streptokokken-Toxin-Schock-Syndrom, Erysipel, Impetigo contagiosa.

MERKE

Komplikationen: Rheumatisches Fieber, akute Poststreptokokkenglomerulonephritis.

| **Aus Studentensicht** | 7 INFEKTIOLOGIE |

Diagnostik: Rachenabstrich, Antikörpertiter gegenüber Streptolysin-O und -S.

Diagnostik
- **Rachenabstrich:** Schnelltest, kultureller Streptokokkennachweis.
- **Antikörpertiter** gegenüber Streptolysin-O und -S; Hyaluronidase, Streptokinase und Desoxyribonuklease sind als Verlaufsparameter hilfreich, haben aber in der Akutphase keine Bedeutung.

Therapie
Die Behandlungsindikation der Tonsillopharyngitis wird vor allem durch die deutlich verkürzte Infektiosität begründet. In letzter Zeit werden bakteriologische Versagerquoten unter Penicillin von 20–30 % beobachtet. Mangelnde Compliance, insbesondere nach Abklingen der Symptome, ist wohl die wichtigste Ursache.
Penicillin V in einer Dosierung von 100.000 IE/kg KG/d p. o. ist jedoch immer noch die Therapie der Wahl. Die Therapiedauer beträgt 7 Tage. Beschwerdefreiheit ist nach 24–48 h zu erwarten.
Bei Therapieversagen oder bei Penicillinallergie kommen Cephalosporine, Amoxicillin mit Clavulansäure oder Makrolide zum Einsatz.

Therapie: Penicillin V. Bei Therapieversagen oder Penicillinallergie: Cephalosporine, Amoxicillin mit Clavulansäure oder Makrolide.

> **MERKE** Eine 5-tägige Therapie mit einem Cephalosporin oder Amoxicillin mit Clavulansäure ist genauso erfolgreich wie eine 10-tägige Therapie mit Penicillin V, jedoch deutlich teurer.

7.2.2 Pneumokokkeninfektionen

Epidemiologie: Häufigster Erreger von Pneumonien, Meningitiden, Otitiden, Sinusitiden: S. pneumoniae. Tröpfcheninfektion.

Epidemiologie
Streptococcus pneumoniae ist weltweit einer der häufigsten Erreger von Pneumonien, Meningitiden, Septitiden, Otitiden und Sinusitiden. Die Übertragung erfolgt durch Tröpfcheninfektion. Disponierend für Pneumokokkeninfektionen sind Abwehrstörungen. Die Letalität invasiver Infektionen beträgt etwa 5 %.

Erreger
Streptococcus pneumoniae ist ein verkapseltes grampositives Bakterium (Diplokokken).

Klinik
Bakterielle Meningitis, vor allem otogene Meningitis; Pneumonie, vor allem Lobärpneumonie; Otitis und Sinusitis.

Klinik: Otogene Meningitis, Lobärpneumonie.

Diagnostik
- **Gram-Färbung** und Nachweis von grampositiven Diplokokken
- **Erregerisolierung** aus Sputum, Liquor, Blut oder Pleuraerguss mittels PCR oder kultureller Anzucht
- **Antigennachweis** durch Latexagglutinationstest

Diagnostik: Grampositive Diplokokken, Erregerisolierung, Antigennachweis.

Therapie
Antibiotikum der ersten Wahl bei invasiver Infektion ist Penicillin G. Lokal begrenzte Infektionen können mit Amoxicilin behandelt werden. Eine Alternative sind Cephalosporine.

Therapie
- Invasive Infektion: Penicillin G
- Lokal begrenzte Infektionen: Amoxicillin

Prophylaxe
Eine **Pneumokokkenschutzimpfung** mit einem Konjugatimpfstoff wird für alle Säuglinge und Kleinkinder bis zum vollendeten 2. Lebensjahr empfohlen.

7.2.3 Staphylokokkeninfektionen

Definition
Infektionen mit **koagulasepositiven Staphylokokken** (*Staphylococcus aureus*) führen entweder zu lokalen eitrigen Infektionen oder durch die Freisetzung von Toxinen zu Krankheitsbildern, die unabhängig vom Infektionsort auftreten. Infektionen mit **koagulasenegativen Staphylokokken** (*Staphylococcus epidermidis*) sind eine häufige Ursache nosokomialer Infektionen.

Definition
- **Koagulasepositive Staphylokokken (S. aureus):** Lokal eitrige Infektionen oder durch Toxinfreisetzung bedingte Krankheitsbilder
- **Koagulasenegative Staphylokokken (S. epidermidis):** Nosokomiale Infektionen

Klassifikation
- Koagulasepositive Staphylokokken (*Staphylococcus aureus*)
- Koagulasenegative Staphylokokken (*Staphylococcus epidermidis, Staphylococcus haemolyticus*)

Erreger
Es handelt sich um grampositive, nichtbewegliche Kokken, die in haufenartiger Anordnung vorkommen und hochaktive Exotoxine produzieren: Hämolysine, Hyaluronidase, Proteasen, Katalase u. a. Meist besteht durch Bildung von Penicillinase eine Resistenz gegenüber Penicillin.

Erreger: Grampositive Kokken, produzieren: Hämolysine, Hyaluronidase, Proteasen, Katalase, Penicillinase (→ Penicillinresistenz).

Epidemiologie
Staphylokokken kommen ubiquitär vor, sie sind Bestandteil der normalen Hautflora. Die Übertragung erfolgt ausgehend von Wunden oder Abszessen sowie aerogen durch asymptomatische Träger.

7.2 KLASSISCHE BAKTERIELLE INFEKTIONEN

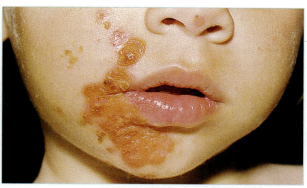

Abb. 7.2 Impetigo contagiosa: Überwiegend konfluierende Erosionen mit honiggelben Krusten, im Randbereich vereinzelt Bläschen sichtbar. Bakteriologische Untersuchung: *Staphylococcus aureus*. [M174]

Klinik
Koagulasepositive Staphylokokken (Staphylococcus aureus) verursachen Staphylokokkenabszesse, eine Impetigo contagiosa (➤ Abb. 7.2) (➤ Kap. 17.2.1), eitrige Konjunktivitiden, das Hordeolum, Pneumonien im Säuglingsalter, Osteomyelitis und Arthritis, das Staphylococcal Scalded Skin Syndrome, das toxische Schocksyndrom und Nahrungsmittelintoxikationen.
Koagulasenegative Staphylokokken (Staphylococcus epidermidis) sind die häufigsten Krankheitserreger nosokomialer Infektionen im Kindesalter. Sie können fast jedes infektiöse Krankheitsbild bei Neugeborenen verursachen und spielen bei katheterassoziierten Infektionen eine besondere Rolle.

Diagnostik
- Gram-Präparat
- Erregerisolierung

Therapie
Bei Nachweis **koagulasepositiver Staphylokokken (Staphylococcus aureus)** und Abszessbildung ist eine chirurgische Drainage des Eiterherds erforderlich. Bei leichten Infektionen kann eine perorale antibiotische Therapie mit penicillinasefesten Penicillinen oder Cephalosporinen (z. B. Cefuroxim) erfolgen. Bei schweren Infektionen werden penicillinasefeste Penicilline, Clindamycin, Rifampicin, Fusidinsäure oder Cephalosporine i. v. verabreicht.
Koagulasenegative Staphylokokken (Staphylococcus epidermidis): Auf der Haut vorkommende Stämme sind meist penicillinsensibel, sonst wird mit Vancomycin oder Teicoplanin i. v. behandelt. In 50 % der Fälle ist eine Fremdkörperentfernung (Katheter) erforderlich.

Methicillin-resistenter Staphylococcus aureus
Eine fehlende Empfindlichkeit gegenüber ß-Laktamase-festen Penicillinen unterscheidet den Methicillin-resistenten Staphylococcus aureus vom Methicillin-sensiblen Staphlyococcus aureus. Die Resistenz resultiert aus der Bildung eines zusätzlichen Penicillinbindungsproteins (PBP2a), das eine verminderte Affinität zu allen ß-Laktam-Antibiotika aufweist. Aufgrund ihrer Multiresistenz sind sie schwer zu therapieren und haben eine starke Tendenz zur epidemischen Verbreitung in Krankenhäusern und anderen stationären Einrichtungen. Betroffen sind vor allem chronisch kranke Kinder mit längeren Krankenhausaufenthalten und häufigen Antibiotikatherapien. Zunehmend treten aber auch Infektionen durch sog. CA-MRSA (community acquired MRSA) bei sonst gesunden Kindern auf. Bei diesen Patienten liegt häufig eine nasale Besiedelung mit MRSA vor. Um Infektionen, chronische Verläufe und Übertragungen von MRSA zu vermeiden, wird in Deutschland ein mikrobielles Screening für bestimmte Risikogruppen empfohlen. Bei Nachweis eines Trägertums wird eine Dekolonisationsbehandlung durchgeführt.
Infektionen mit MRSA werden mit Glykopeptid-Antibiotika wie Vancomycin oder Teicoplanin in möglicher Kombination mit Fosfomycin, Rifampicin oder Doxycyclin behandelt. Bei schwerer Infektion werden zudem Reserveantibiotika wie Linezolid oder Daptomycin zur Therapie herangezogen.
Der Nachweis von MRSA aus Blut oder Liquor ist meldepflichtig.

7.2.4 Infektionen mit Haemophilus influenzae
Definition
Die Infektion mit **Haemophilus influenzae** kann zu einer Vielzahl von Infektionen führen. Die schweren, sog. invasiven Infektionen wie Meningitis, Epiglottitis und Sepsis werden hauptsächlich von *Haemophilus influenzae* Typ b verursacht, gegen den eine aktive Immunisierung zur Verfügung steht.

Aus Studentensicht

ABB. 7.2

Klinik
- **Koagulasepositive Staphylokokken:** Staphylokokkenabszesse, Impetigo contagiosa, eitrige Konjunktivitiden, Pneumonien im Säuglingsalter, Staphylococcal Scalded Skin Syndrome, toxisches Schocksyndrom
- **Koagulasenegative Staphylokokken:** Nosokomiale Infektionen

Therapie
- **Koagulasepositive Staphylokokken:** Chirurgische Drainage des Eiterherds; Infektionen: antibiotische Therapie mit penicillinasefesten Penicillinen, Cephalosporinen, Clindamycin, Rifampicin, je nach Schwere p. o. oder i. v.
- **Koagulasenegative Staphylokokken:** Vancomycin oder Teicoplanin i. v.

Methicillin-resistenter Staphylococcus aureus: Fehlende Empfindlichkeit gegenüber β-Laktamase-festen Penicillinen, daher schwer therapierbar. Risikogruppe: Chronisch kranke Kinder mit längeren Krankenhausaufenthalten und häufigen Antibiotikatherapien → mikrobielles Screening empfohlen. Positiver Nachweis → Dekolonisationsbehandlung. Bei manifester Infektion Therapie mit Vancomycin oder Teicoplanin in Kombination mit Fosfomycin, Rifampicin oder Doxycyclin.

7.2.4 Infektionen mit Haemophilus influenzae

Definition: Invasive Infektionen wie Meningitis, Epiglottitis, Sepsis durch **H. influenzae**.

Aus Studentensicht

Erreger: Kleines, gramnegatives Stäbchen. Kapseltyp b → invasive Infektionen. Inkubationszeit: wenige Tage.

Epidemiologie: Tröpfcheninfektion. Deutlicher Rückgang seit Hib-Schutzimpfung.

Klinik
- **Infektionen des Respirationstrakts:** Sinusitis, Otitis media, Mastoiditis, Bronchitis, Pneumonie
- **Weichteilinfektionen:** Phlegmone
- **Invasive Infektionen:** Arthritis, Osteomyelitis, Sepsis, Endokarditis

Diagnostik: Bakteriologischer Nachweis.

Therapie: Cephalosporine.

Prophylaxe
- **Aktive Immunisierung** mit Hib-Vakzine. Nicht mehr erforderlich nach dem 6. LJ, außer bei erhöhtem Risiko.
- Hib-Meningitis, -Epiglottitis: Chemoprophylaxe von Kontaktpersonen mit Rifampicin.

MERKE

7.2.5 Meningokokkeninfektionen

Definition: N. meningitis-Infektion → oberflächliche Infektionen des Nasen-Rachen- und Urogenitaltrakts, Sepsis und Meningitis bis hin zum **Waterhouse-Friderichsen-Syndrom.**

Erreger: Gramnegative Diplokokken, semmelförmig innnerhalb von Granulozyten.

Epidemioloige: Tröpfcheninfektion. Inkubationszeit: 1–10, meist < 4 Tage.

Klinik: Meningokokkensepsis: Akuter Beginn mit schwerem Krankheitsgefühl, Fieber, Schüttelfrost, Gelenk-, Muskelschmerzen, Meningismus. Hämorrhagische Hauteffloreszenzen.

---

7 INFEKTIOLOGIE

Erreger
Es handelt sich um ein kleines, gramnegatives, oft kokkoides, unbewegliches, sporenloses Stäbchen. Es sind bekapselte und unbekapselte Stämme bekannt. Fast alle invasiven Infektionen wie Meningitis und Epiglottitis werden durch den Kapseltyp b (**Haemophilus influenzae Typ b**) verursacht. Die Inkubationszeit beträgt wenige Tage.

Epidemiologie
Unbekapselte Stämme gehören zur Normalflora des Nasen-Rachen-Raums. Die Übertragung erfolgt durch Tröpfcheninfektion. Invasive Erkrankungen kommen vor allem bei Säuglingen und Kleinkindern vor. Seit Einführung der Hib-Schutzimpfung ist es zu einem deutlichen Rückgang der Häufigkeit invasiver Infektionen gekommen.

Klinik
Infektionen des Respirationstrakts durch *Haemophilus influenzae* sind Sinusitis, Otitis media, Mastoiditis, Bronchitis und Pneumonie. **Weichteilinfektionen** (Phlegmone, Zellulitis, Empyeme, Abszesse) können ebenso auftreten. Die charakteristischen, durch *Haemophilus influenzae* verursachten **invasiven Infektionen** sind Arthritis, Osteomyelitis, Sepsis, Endokarditis, Meningitis und Epiglottitis.

Diagnostik
Ein bakteriologischer Nachweis aus **Blut, Liquor, Abstrichen** und **Eiter** ist bei allen systemischen Infektionen erforderlich.

Therapie
Cephalosporine sind die Antibiotika der Wahl.

Prophylaxe
Die Behandlung kann durch eine **aktive Immunisierung** mit Hib-Vakzine erfolgen. Bei Anwendung eines Kombinationsimpfstoffs mit Pertussisantigen sind 4 Impfungen für die Grundimmunisierung erforderlich (monovalenter Impfstoff: 3 Dosen).
Sie schützt vor invasiven Infektionen (Meningitis, Epiglottitis, Sepsis, Osteomyelitis, Phlegmone). Eine Hib-Impfung nach dem 6. Lebensjahr ist nicht mehr erforderlich. Bei erhöhtem Risiko (Immundefekt, Asplenie) kann sie aber auch bei älteren Kindern erfolgen. Bei Erkrankung an einer Hib-Meningitis oder -Epiglottitis wird eine Chemoprophylaxe von Kontaktpersonen mit Rifampicin durchgeführt.

> **MERKE** *Haemophilus influenzae Typ b* ist Erreger der lebensbedrohlichen Epiglottitis sowie von Meningitis und Sepsis. Die Letalität dieser invasiven Infektionen beträgt ohne Therapie 60–90 %, mit Therapie < 10 %.

7.2.5 Meningokokkeninfektionen

Definition
Die Infektion mit **Neisseria meningitidis** kann neben oberflächlichen Infektionen des Nasen-Rachen- und Urogenitaltrakts zu Sepsis und Meningitis führen. Die schwerste Verlaufsform der Meningokokkensepsis, das **Waterhouse-Friderichsen-Syndrom,** ist mit einer extrem hohen Letalität verbunden.

Erreger
Bei **Neisseria meningitidis** handelt es sich um unbewegliche, gramnegative Diplokokken, die meist semmelförmig innerhalb von Granulozyten liegen.

Epidemiologie
2–5 % aller Personen sind asymptomatische Träger von Meningokokken im Nasen-Rachen-Raum. Die Übertragung erfolgt durch Tröpfcheninfektion. Der Erkrankungsgipfel liegt im 6.–12. Lebensmonat, ein 2. Inzidenzgipfel tritt im Jugendalter auf. Die Inkubationszeit beträgt 1–10 Tage, meist weniger als 4 Tage.

Klinik
Die **Meningitis** ist die häufigste invasive Meningokokkeninfektion. Weitere klinische Manifestationsformen sind katarrhalische Infektionen des Nasen-Rachen-Raums, Infektionen der Urogenitalschleimhaut mit Urethritis, Zervizitis, Vaginitis sowie Sepsis oder perakute Sepsis mit Todesfolge.
Die **Meningokokkensepsis** beginnt akut mit schwerem Krankheitsgefühl, Fieber, Schüttelfrost, Gelenk- und Muskelschmerzen sowie Meningismus. Hämorrhagische Hauteffloreszenzen sind charakteristisch. Sie sind zunächst stecknadelkopfgroß, dann vergrößern sie sich rasch bei unregelmäßiger Verteilung über den ganzen Körper und verfärben sich dunkelrot bis schwarz. Hautnekrosen treten als Folge der disseminierten intravasalen Gerinnung auf. Es können erhebliche Gewebsdefekte in der Haut und in der

7.2 KLASSISCHE BAKTERIELLE INFEKTIONEN

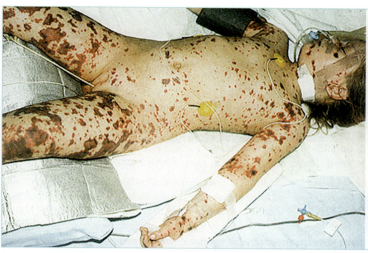 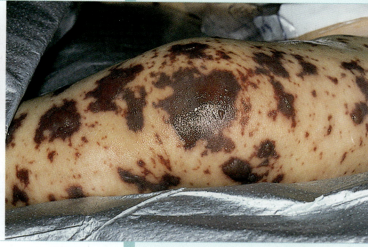

Abb. 7.3 Waterhouse-Friderichsen-Syndrom. [S110]

Muskulatur entstehen. Schwerster Verlauf einer Meningokokkensepsis mit Nebennierenrindennekrose ist das **Waterhouse-Friderichsen-Syndrom** (> Abb. 7.3).

> **MERKE** Schwerster Verlauf einer Meningokokkensepsis ist das Waterhouse-Friderichsen-Syndrom.

Komplikationen
- Multiorganversagen: Toxische Myokardiopathie mit Herzinsuffizienz, Schock, Nebennierenrindenblutung, Nierenversagen, disseminierter intravasaler Gerinnung, Nekrosen der Akren
- Perikarditis und Myokarditis
- Arthritis
- Pneumonie

Differenzialdiagnose der Meningokokkensepsis
- Akute allergische Vaskulitis
- Toxisches Schocksyndrom
- Purpura Schoenlein-Henoch
- Leukämie

Diagnostik
- **Blutentnahme:** Leukozytose und Linksverschiebung, Anämie, Thrombozytopenie; C-reaktives Protein erhöht, pathologische Gerinnungsparameter
- **Liquoruntersuchung:** ausgeprägte Pleozytose (> 1.000 Zellen/μl), Eiweißerhöhung, Glukoseerniedrigung
- **Erregernachweis** in Kulturen von Blut, Liquor, Hautläsionen; Gram-Färbung: gramnegative Diplokokken
- **Antigennachweis** in Liquor und Urin mittels Gegenstromelektrophorese oder Latexagglutination

Therapie
Die Therapie der Wahl ist die intravenöse Verabreichung von Cefotaxim oder Ceftriaxon i. v. Penicillin G (500.000 IE/kg KG/d) wird bei Nachweis penicillinempfindlicher Stämme i. v. verabreicht. Bei hoher Keimzahl sollte eine einschleichende Therapie erfolgen, um eine rasche Endotoxinausschüttung mit überschießender Immunantwort des Organismus zu verhindern bzw. abzuschwächen. Die Therapiedauer beträgt bei unkomplizierter Meningitis 4–7 Tage, bei Komplikationen länger.

Prognose
Die Letalität liegt bei Meningokokkenmeningitis bei 1–4 %, bei Meningokokkensepsis bei 5–25 %, bei Waterhouse-Friderichsen-Syndrom bei 35 %!
Spätschäden sind eine psychomotorische Entwicklungsverzögerung, Hörstörungen, Hirnnervenlähmungen, Hemiplegie, zerebrale Anfälle oder Hydrozephalus.

Prophylaxe
Eine Isolierung des Indexpatienten ist bis 24 h nach Therapiebeginn erforderlich. Kontaktpersonen erhalten eine Chemoprophylaxe mit Rifampicin. Die Impfung gegen Meningokokken der Gruppe C mit einem Konjugatimpfstoff wird für alle Kinder im 2. Lebensjahr empfohlen. Seit 2013 ist ebenfalls eine Impfung gegen Meningokokken der Serogruppe B zugelassen, eine Impfempfehlung durch die STIKO ist bisher nur für bestimmte Risikogruppen erfolgt.

Aus Studentensicht

MERKE

Komplikationen: Multiorganversagen: Toxische Myokardiopathie mit Herzinsuffizienz, Schock, Nebennierenrindenblutung. Perikarditis und Myokarditis.

Diagnostik
- **Labor:** Leukozytose und Linksverschiebung, Anämie, Thrombozytopenie, CRP↑, Gerinnungsstörung
- **Liquoruntersuchung:** Pleozytose, Eiweiß↑, Glukose↓
- **Erregernachweis**
- **Antigennachweis** in Liquor und Urin

Therapie: Cefotaxim oder Ceftriaxon i. v., bei unkomplizierter Meningitis für 4–7 Tage.

Prophylaxe: Isolierung des Indexpatienten bis 24 h nach Therapiebeginn. Kontaktperson: Rifampicin. Impfempfehlung gegen Meningokokken der Gruppe C für alle Kinder im 2. LJ.

Aus Studentensicht

7.2.6 Diphtherie

Definition: Infektion durch Corynebacterium diphtheriae mit pseudomembranösen Belägen.

Erreger: Corynebacterium diphtheriae: Grampositives, unbewegliches, keulenförmiges Stäbchen.

Epidemiologie: Tröpfcheninfektion. Inkubationszeit: 2–5 Tage.

Klinik
- **Tonsillen- und Rachendiphtherie:** Fieber, Abgeschlagenheit, Schluckbeschwerden, süßlich-fauliger Mundgeruch. Gerötete Tonsillen mit grauweißen Belägen.
- **Nasendiphtherie:** Meist bei Säuglingen, blutig-seröser Schnupfen.
- **Kehlkopfdiphtherie:** Diphtherischer Krupp mit Heiserkeit, bellendem Husten, inspiratorischem Stridor, Dyspnoe.

ABB. 7.4

Komplikationen: Exotoxinbedingt ab der 2. Krankheitswoche: Myokarditis oder Polyneuritis.

Diagnostik: Bakteriologischer Erreger sowie Toxinnachweis.

Therapie: Antitoxisches Diphtherieserum i. v., zusätzlich Penicillin zunächst i. v. über 14 Tage.

---

7 INFEKTIOLOGIE

Meldepflicht
Meldepflicht besteht bei Krankheitsverdacht, Erkrankung oder Tod an Meningokokkenmeningitis und -sepsis.

7.2.6 Diphtherie

Definition
Diphterie ist eine akute bakterielle Infektionskrankheit durch **Corynebacterium diphtheriae** mit **pseudomembranösen Belägen** auf Tonsillen, Pharynx-, Larynx- und Nasenschleimhaut. Exotoxinbedingte Komplikationen wie Myokarditis und Polyneuritis können auftreten.

Erreger
Corynebacterium diphtheriae ist ein grampositives, unbewegliches, keulenförmiges Stäbchen. Typen sind *Corynebacterium diphtheriae gravis*, *mitis* und *intermedius* mit unterschiedlich starker Exotoxinbildung.

Epidemiologie
Die Übertragung erfolgt durch Tröpfcheninfektion. Die Inkubationszeit beträgt 2–5 Tage. Durch die Impfung ist es zu einem deutlichen Rückgang der Inzidenz gekommen.

Klinik
Tonsillen- und Rachendiphtherie: Leitsymptome sind Fieber, Abgeschlagenheit und Schluckbeschwerden. Es besteht eine druckschmerzhafte zervikale Lymphknotenschwellung. Die Tonsillen sind gerötet und zeigen grauweiße Beläge (> Abb. 7.4). Die Pseudomembranen lassen sich schwer entfernen, es kommt zu Blutungen. Ein süßlich-fauliger Mundgeruch ist charakteristisch.

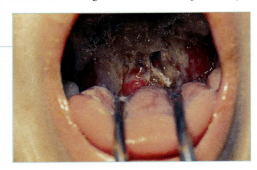

Abb. 7.4 Diphtherie: Tonsillen mit grauweißen Belägen. [O530]

Nasendiphtherie: Sie tritt meist bei Säuglingen auf und manifestiert sich mit blutig-serösem Schnupfen. Es kommt zur Bildung von Membranen und Borken.
Kehlkopfdiphtherie: Der diphtherische Krupp geht mit Heiserkeit, bellendem Husten, inspiratorischem Stridor, Dyspnoe und drohender Erstickung einher.

Varianten
Progrediente Diphtherie: Sie geht meist von einer Tonsillendiphtherie aus und führt an mehreren Stellen gleichzeitig zu einer konfluierenden Membranbildung. Durch das häufigere Auftreten von Toxinkomplikationen ist diese Form mit einer höheren Letalität assoziiert.
Toxische oder maligne Diphtherie: Diese Form geht mit Fieber, Ödeme, Nekrosen, Membranen und Lymphknotenschwellung in extrem ausgeprägter Form (Cäsarenhals) einher.

Komplikationen
Sie sind exotoxinbedingt und treten ab der 2. Krankheitswoche auf.
- **Myokarditis:** Herzrhythmusstörungen, Kreislaufversagen, akuter Herztod.
- **Polyneuritis:** Gaumensegelparese, Schluckstörung, Augenmuskelparesen, Ateminsuffizienz.
  Landry-Paralyse: Parästhesien, schlaffe Lähmungen der Körpermuskulatur, Schluck- und Zwerchfelllähmung.

Diagnostik
- Bakteriologischer **Nachweis** von **Corynebacterium diphtheriae und des Diphtherietoxins.**
- Abstrichmaterial zur mikrobiologischen Untersuchung muss unter den Pseudomembranen entnommen werden!

Therapie
Bei der Behandlung der Diphtherie ist die intravenöse Verabreichung von **antitoxischem Diphtherieserum** erforderlich. Bei Verwendung des antitoxischen Diphtherieserums vom Pferd muss wegen der Gefahr der anaphylaktischen Reaktion zuvor ein intrakutaner Verträglichkeitstest mit verdünnter Lösung erfolgen. Ein humanes Präparat ist in der Schweiz erhältlich. Zusätzlich wird Penicillin zunächst i. v. über 14 Tage zur Eradikation der Erreger gegeben.

7.2 KLASSISCHE BAKTERIELLE INFEKTIONEN

Prophylaxe
Die wirksamste Prophylaxe ist die Impfung! Kontaktpersonen ohne Immunität erhalten Penicillin V, Kranke werden isoliert.

Meldepflicht
Meldepflicht besteht bei Krankheitsverdacht, Erkrankung und Tod an Diphtherie.

7.2.7 Pertussis (Keuchhusten)

Definition
Die akute bakterielle Infektionskrankheit des Respirationstrakts geht mit einer charakteristischen Hustenform einher.

Erreger
Bordetella pertussis ist ein gramnegatives, unbewegliches, bekapseltes, aerobes Stäbchen, das Toxin bildet. Die Vermehrung erfolgt ausschließlich auf Zilien tragendem Epithel der Atemwegsschleimhäute.

Epidemiologie
Die Übertragung erfolgt durch Tröpfcheninfektion mit erheblicher Kontagiosität. Die Exposition führt in 70–80 % der Fälle zur Erkrankung. Die Ansteckungsgefahr ist im Stadium catarrhale am höchsten. Die Inkubationszeit beträgt 7–14 (20) Tage.

Klinik
Stadium catarrhale: Dauer 1–2 Wochen. Es kommt zu Fieber mit Rhinitis, Konjunktivitis und uncharakteristischem Husten.
Stadium convulsivum: Dauer 4–6 Wochen. Meist besteht kein Fieber mehr, dafür treten **paroxysmale Hustenattacken** auf: Stakkatohusten, Gesichtsverfärbung erst rot, dann zyanotisch-blau, laut ziehende juchzende Inspiration, Herauswürgen von zähem Schleim, oft mit Erbrechen. Hustenattacken sind nachts gehäuft, symptomfreie Intervallphasen typisch. Bei jungen Säuglingen treten oft ausschließlich **lebensbedrohliche Apnoeanfälle** auf. Eine venöse Einflussstauung bei intrathorakaler Drucksteigerung kann zu Konjunktivalblutungen und Petechien im Kopfbereich führen.
Stadium decrementi: Dauer 2–4 Wochen. Häufigkeit und Intensität der Hustenanfälle nehmen allmählich ab.

Komplikationen
- Pneumonie und Otitis media durch Sekundärinfektionen mit *Haemophilus influenzae* oder Pneumokokken
- Zerebrale Anfälle (2–4 %)
- Enzephalopathie mit Dauerschäden (0,5 %)
- Letale Verläufe (0,1 %, am häufigsten bei jungen Säuglingen)

> **MERKE** Eine Pertussiserkrankung kann bei Säuglingen zu lebensbedrohenden Apnoeanfällen führen.

Differenzialdiagnose
- Bronchiolitis
- Chlamydienpneumonie
- Zystische Fibrose
- Fremdkörperaspiration

Diagnostik
- Leukozytose mit absoluter und relativer **Lymphozytose**: charakteristisch.
- **Bakteriologischer Erregernachweis** mittels tiefen Nasen-Rachen-Abstrichs.
- **Nachweis von Bordetella-pertussis-DNA:** schnell und sensitiv.
- **Nachweis spezifischer Antikörper** ist 2–4 Wochen nach Erkrankungsbeginn sinnvoll: IgM, IgA und IgG gegen *Bordetella pertussis* in 90 % der Fälle positiv.

Therapie
Eine antibiotische Therapie ist sinnvoll, solange der Patient Bordetellen ausscheidet: ab Ende der Inkubationszeit, Stadium catarrhale bis frühes Stadium convulsivum. Makrolide sind die Therapie der Wahl (Erythromycin, Azithromycin oder Clarithromycin). Alternativ kommt Cotrimoxazol infrage. Die Therapiedauer beträgt 14 Tage. Säuglinge im Stadium convulsivum müssen wegen der Apnoegefahr stationär überwacht werden.

> **LERNTIPP** Die Klinik und Therapie des Keuchhustens hast du besser immer parat, sie werden gern abgefragt.

Aus Studentensicht

7.2.7 Pertussis (Keuchhusten)

Definition: Akute bakterielle Infektionskrankheit des Respirationstrakts.

Erreger: Bordetella pertussis: Gramnegatives, toxinbildendes, aerobes Stäbchen.

Epidemiologie: Tröpfcheninfektion. Stadium catarrhale mit erheblicher Kontagiosität: Exposition führt in 70–80 % zur Erkrankung.

Kinik
- **Stadium catarrhale:** 1–2 Wochen, Fieber, Rhinitis, Konjunktivitis, Husten
- **Stadium convulsivum:** 4–6 Wochen, **paroxysmale Hustenattacken,** bei jungen Säuglingen lebensbedrohliche Apnoeanfälle
- **Stadium decrementi:** 2–4 Wochen, Hustenanfälle allmählich abnehmend

Komplikationen
- Sekundärinfektionen: Pneumonie, Otitis media
- Zerebrale Anfälle

MERKE

Diagnostik: Leukozytose mit absoluter und relativer Lymphozytose, bakteriologischer Erregernachweis, PCR, Antikörpernachweis.

Therapie: Makrolide über 14 Tage. Alternativ Co-trimoxazol.

LERNTIPP

Aus Studentensicht

Prophylaxe: Aktive Immunisierung von jungen Säuglingen.

MERKE

FALL

7 INFEKTIOLOGIE

Prophylaxe
Da keine transplazentare Immunität (Nestschutz) besteht, ist der sorgfältige Schutz von jungen Säuglingen vor der Infektion erforderlich! Die **aktive Immunisierung** erfolgt mit azellulären Impfstoffen, die statt ganzer Bordetellen nur 1–4 Virulenzfaktoren enthalten. Diese sind wesentlich besser verträglich als Ganzkeimimpfstoffe, die nicht mehr empfohlen werden. Eine **Chemoprophylaxe** mit Makroliden wird vor allem bei Säuglingen und Kindern mit schweren kardialen und pulmonalen Erkrankungen bei engem Kontakt mit Pertussispatienten durchgeführt.

> **MERKE** Pertussis hinterlässt eine lang dauernde, aber keine lebenslängliche Immunität, sodass ältere Menschen, die die Erkrankung als Kind durchgemacht haben, wieder erkranken und als Überträger fungieren können.

Meldepflicht
Meldepflicht besteht bei Erkrankung an Pertussis.

> **FALL A:** Emily, ein 5 Monate altes Mädchen, wird wegen eines seit 1 Woche bestehenden Infekts der oberen Luftwege in die Kinderklinik aufgenommen. Neben einem trockenen Husten und Temperatur bis 38,3°C zu Beginn des Infekts beobachtet die Mutter seit 2 Tagen vor Aufnahme Atemaussetzer, die „wesentlich länger als gewöhnlich" sind. Mehrmals erbricht Emily im Rahmen von Hustenanfällen.
> Der 5 Jahre alte Bruder leidet seit 2–3 Wochen ebenfalls an einem hartnäckigen trockenen Husten, der mit starken, insbesondere nächtlichen Hustenattacken einhergeht. Der Junge ist zwar im 1. Lebensjahr nach den Empfehlungen der STIKO geimpft worden, hat aber die empfohlene 4. Impfung gegen Keuchhusten im 2. Lebensjahr bei Verwendung eines Kombinationsimpfstoffs nicht erhalten.
> **D:** Bei Aufnahme zeigt Emily eine erhöhte Atemfrequenz, leicht gerötete Konjunktiven und glasiges Sekret im Nasen-Rachen-Raum. Die Laboruntersuchung ist bis auf eine absolute Lymphozytose unauffällig. Bei Emily sind IgA- und IgG-Antikörper, bei ihrem Bruder IgA-, IgM- und IgG-Antikörper gegen *Bordetella pertussis* nachweisbar. Die Erregeranzüchtung nach tiefem Nasenabstrich ist bei Emily positiv.
> **Diag:** Bei der Patientin besteht eine akute Pertussisinfektion, die von ihrem Bruder trotz begonnener aktiver Immunisierung übertragen wurde.
> **T:** Um gefährliche Apnoen zu vermeiden bzw. frühzeitig zu erkennen, wird Emily für 10 Tage unter Monitorkontrolle stationär behandelt. Mit dem Ziel, eine Milderung der Symptomatik im Stadium catarrhale zu erreichen, erhält sie über 5 Tage Azithromycinsaft (10 mg/kg KG/d). Beide Geschwister werden nach Abklingen der Erkrankung entsprechend den Empfehlungen weiter geimpft.

7.2.8 Tetanus

Definition: Bakterielle Infektion mit tonischen Muskelkrämpfen.

Erreger: Clostridium tetani: Grampositiv, Sporen bildend, strikt anaerob. Toxine: Tetanolysin, Tetanospasmin.

Pathogenese: Spezifische Toxinwirkung auf Motoneurone → Verstärkung der reflektorischen Erregbarkeit.

Klinik: Schleichender Beginn. Leitsymptome: **Rigor** und **Spasmen**. Trismus (Masseterkrampf) und Risus sardonicus (Rigor der mimischen Muskulatur). Generalisierte Krämpfe mit **Opisthotonus**.

7.2.8 Tetanus

Definition
Mit tonischen Muskelkrämpfen einhergehende bakterielle toxämische Infektionskrankheit.

Erreger
Clostridium tetani ist ein grampositives, Sporen bildendes Bakterium, das nur unter anaeroben Bedingungen existieren kann. Tetanussporen lassen sich ubiquitär im Erdreich und in den Fäzes von Menschen und Tieren nachweisen. Die Toxine Tetanolysin und Tetanospasmin verursachen die typischen klinischen Krankheitssymptome.

Epidemiologie
Dank der aktiven Impfung ist die Tetanusinzidenz deutlich zurückgegangen. Die Inkubationszeit beträgt 8–10 Wochen.

Pathogenese
Das Toxin gelangt über die Blutbahn und entlang den Nervenaxonen zum Rückenmark und zum Gehirn. Die spezifische Wirkung des Toxins auf die Motoneuronen entfaltet sich im Sinne einer Verstärkung der reflektorischen Erregbarkeit.

Klinik
Die Erkrankung beginnt meist schleichend mit Auftreten neurovegetativer Symptome: Schwitzen, Frösteln und Schlaflosigkeit. Dann manifestieren sich die Leitsymptome **Rigor und Spasmen**.
Es kommt zum **Masseterkrampf** (Trismus) und zum Risus sardonicus (Rigor der mimischen Muskulatur).
Es treten Zwerchfellkrämpfe mit epigastrischen Schmerzen, anfallsweise Muskelspasmen des ganzen Körpers sowie Reflexspasmen auf. Es kommt zu **Opisthotonus**, der Patient leidet bei vollem Bewusstsein an starken Schmerzen. Wirbelkörperfrakturen sind häufig die Folge. Krämpfe der Atemmuskulatur, des Larynx und der Schlundmuskulatur sind lebensbedrohlich.
Nach einer Nabelinfektion mit *Clostridium tetani* kann es zum **Tetanus neonatorum** kommen.

7.2 KLASSISCHE BAKTERIELLE INFEKTIONEN

Diagnostik
- Kultureller Erregernachweis auf anaeroben Medien durch Abstrich der kontaminierten Wunde gelingt nur bei ⅓ der Fälle und ist wenig aussagekräftig.
- Die Diagnosestellung ist daher nur anhand des **klinischen Bildes** möglich.

Therapie
Eine **Wundexzision** ist zur Reduktion der Toxinbildung erforderlich. **Humanes Tetanusimmunglobulin** wird mehrfach i. m., bei manifestem Tetanus in extrem hoher Dosierung (5.000 IE) und als lokale Infiltration in die Wundränder appliziert. Simultan erfolgt die aktive Impfung mit Tetanustoxoid. Die frühzeitige Verabreichung von Metronidazol i. v. (30 mg/kg KG/d) über 10–14 Tage verhindert durch Abtötung der Keime eine weitere Toxinbildung. Diazepam und Phenobarbital werden zur Lösung der Spasmen eingesetzt. Unter Umständen ist eine maschinelle Beatmung nötig.

Prognose
Die Letalität beträgt 25–60 %. Todesursachen sind respiratorische Insuffizienz und kardiovaskuläre Komplikationen.

Prophylaxe
Eine aktive Immunisierung soll ab dem Alter von 2 Monaten erfolgen. Im Fall einer Verletzung ist die Klärung des Impfschutzes von zentraler Bedeutung. Bei fehlender Immunität wird eine Simultanimpfung durchgeführt.

> **MERKE** Auch bei Verletzungen im Kindesalter muss immer geklärt werden, ob ein ausreichender Tetanusimpfschutz vorliegt.

Meldepflicht
Eine Meldepflicht besteht nach dem Infektionsschutzgesetz nicht mehr.

7.2.9 Botulismus

Definition
Als Botulismus bezeichnet man eine Nahrungsmittelvergiftung mit dem Toxin des Anaerobiers **Clostridium botulinum,** die typischerweise zu gastroenterologischen und neurologischen Symptomen führt.

Erreger
Clostridium botulinum ist ein grampositiver, Sporen bildender obligater Anaerobier. Die 8 verschiedenen Typen von *Clostridium botulinum* produzieren Neurotoxine, die zu den stärksten bekannten biologischen Giften gehören. Die Inkubationszeit bei Nahrungsmittelbotulismus beträgt in der Regel 12–48 h (bis 8 Tage), bei Säuglingsbotulismus dagegen 3–30 Tage.

Pathogenese
Das Toxin wird in Nahrungsmitteln von sich vermehrenden Clostridien gebildet und freigesetzt. Zu einer besonders raschen Erregerentwicklung kommt es in geräuchertem Fleisch, Schinken, Wurstwaren und Konserven. Sie werden mit Nahrungsmitteln aufgenommen und enteral resorbiert. Das Toxin hemmt die Freisetzung von Acetylcholin an den motorischen Endplatten und an den parasympathischen Synapsen. Dies führt zu einer lang anhaltenden Blockade der Erregungsübertragung. Rückenmark und Gehirn sind nicht betroffen.

Klinik
Bei **Nahrungsmittelbotulismus** stehen **gastroenterologische** (Übelkeit, Erbrechen, Völlegefühl, Obstipation und Diarrhö) und **neurologische** Symptome (Schwindel, Doppelbilder, Akkommodationslähmungen, Ptosis und Mydriasis) im Vordergrund. Bei bulbärer Beteiligung kommt es zu Schluckstörung, Zungenlähmung und Hirnnervenlähmungen. Eine zunehmende **Ateminsuffizienz** führt zu Schnappatmung, fehlende Speichelproduktion zu quälendem **Durstgefühl**. In der weiteren Folge zeigt sich eine zunehmende **Muskelschwäche,** die sich **bei klarem Bewusstsein** über Rumpf- und Extremitätenmuskulatur ausbreitet. Der Tod tritt durch eine zentrale Atemlähmung oder Aspirationspneumonie ein.
Säuglingsbotulismus: Betroffen sind hauptsächlich Säuglinge in den ersten 8 Lebensmonaten. Sporen kommen im Erdboden und in Nahrungsmitteln (Bienenhonig!) vor. Häufig ist eine Obstipation von 3- oder mehrtägiger Dauer erstes Symptom. Es folgen Somnolenz, zunehmende Muskelhypotonie mit Verlust der Kopfkontrolle, Schluckstörung, Stimmbandlähmung, kraftloses Schreien, Ptosis und fehlende Pupillenreaktionen. Eine vollständige Rückbildung der Symptomatik erfolgt erst nach Wochen. Komplikationen sind Atemlähmung und Aspirationspneumonie.

Aus Studentensicht

Therapie
- Wundexzision und mehrfache Gabe von **humanem Tetanusimmunglobulin** i. m. und lokal; gleichzeitig aktive Tetanustoxoid-Impfung.
- Metronidazol i. v. (30 mg/kg KG/d) über 10–14 Tage. Diazepam und Phenobarbital zur Spasmenlösung.

Prophylaxe: Aktive Immunisierung ab 2 Monaten.

MERKE

7.2.9 Botulismus

Definition: Nahrungsmittelvergiftung durch **Clostridium-botulinum**-Toxin.

Erreger: Clostridium botulinum: Grampositiver, Sporen und Neurotoxin bildender obligater Anaerobier.

Klinik
- **Nahrungsmittelbotulismus:** Gastroenterologische und neurologische Symptome; Ateminsuffizienz, quälendes Durstgefühl durch fehlende Speichelproduktion und zunehmende **Muskelschwäche** bei klarem Bewusstsein. Tod durch zentrale Atemlähmung oder Aspirationspneumonie.
- **Säuglingsbotulismus:** Erkrankung in den ersten 8 Lebensmonaten durch Sporen im Erdboden und in Nahrungsmitteln (cave: Bienenhonig!).

Aus Studentensicht

Diagnostik: Anamnese, Klinik, Toxinnachweis im Blut, Stuhl, Magensaft.

Therapie: Nahrungsmittelbotulismus: Sofortige **Magen-Darm-Entleerung. Botulismusantitoxin** zur Neutralisation. Cave: anaphylaktische Reaktion.

7.2.10 Salmonellosen

Definition: Bakterielle Infektionen mit weitem klinischen Spektrum bis hin zur schweren Allgemeininfektion.

Erreger: Gramnegative, bewegliche Stäbchen. Familie der **Enterobacteriaceae**.

Epidemiologie
- **S. enteritidis:** Hauptreservoir sind Tiere. Inkubationszeit: wenige h bis Tage.
- **S. typhi:** Mensch als einziges Reservoir. Inkubationszeit ca. 2 Wochen.

Klinik
- **Akute Gastroenteritis, Enterokolitis** (*S. enteritidis*): Bauchschmerzen, Erbrechen, Diarrhö, wässrig-schleimige Stühle mit Blutbeimengungen
- **Akute Lebensmittelvergiftung:** Schwere Flüssigkeits- und Elektrolytverluste
- **Bakteriämie/Septikämie** (*S. enteritidis*): Fieber, Schweißausbrüche, Muskelschmerzen über Tage und Wochen
- **Typhus abdominalis** (*S. typhi* oder *paratyphi*): Fieber, dick belegte Zunge, Bradykardie, blutige Diarrhöen, Erbsbreistühle, Splenomegalie, Bewusstseinsstörung, blassrotes Exanthem

Komplikationen: Darmblutung, fokale Infektionen, Myokarditis.

MERKE

---

7 INFEKTIOLOGIE

Diagnostik
- Anamnese und klinische Symptomatik!
- Toxinnachweis in Blut, Stuhl, Magensaft, Erbrochenem, Speiseresten

Therapie
Bei Nahrungsmittelbotulismus muss die sofortige **Magen-Darm-Entleerung** erfolgen. Bei geringstem Verdacht wird **Botulismusantitoxin** vom Pferd zur Neutralisation frei zirkulierender Toxinmoleküle verabreicht. Cave: anaphylaktische Reaktionen. Intensivmedizinische Maßnahmen stehen daher im Vordergrund.
Antibiotika sind bei beiden Formen des Botulismus unwirksam.

Prophylaxe
Vom Verzehr verdorbener Konservennahrungsmittel ist dringend abzuraten. **Cave:** Bienenhonig wegen der Gefahr des Säuglingsbotulismus (z. B. zum Bestreichen von Schnullern).
Hygienische Maßnahmen sind extrem wichtig, da die Erreger mit dem Stuhl ausgeschieden werden.

Meldepflicht
Eine Meldepflicht besteht bei Erkrankung und Tod.

7.2.10 Salmonellosen

Definition
Die bakteriellen Infektionen betreffen primär den Gastrointestinaltrakt. Sie können ein weites Spektrum klinischer Bilder hervorrufen, die bis hin zur schweren Allgemeininfektion (Typhus abdominalis) reichen.

Erreger
Salmonellen sind gramnegative, bewegliche Stäbchen aus der Familie der **Enterobacteriaceae**. Sie besitzen somatische (O-) und Geißel-(H-)Antigene. Über 2.000 Serotypen sind bekannt.

Epidemiologie
Hauptreservoir für **Salmonella enteritidis** sind Tiere: Rinder, Schweine, Hühner. Die Inkubationszeit beträgt wenige Stunden bis Tage. Die Übertragung erfolgt vor allem durch infizierte Nahrungsmittel (Geflügel, Ei, Milch) und Trinkwasser. Das einzige bekannte Reservoir für **Salmonella typhi** ist der Mensch. Die Übertragung erfolgt daher nur durch Kontakt zu Typhuskranken oder Dauerausscheidern. Die Inkubationszeit liegt bei etwa 2 Wochen.

Klinik
Akute Gastroenteritis und Enterokolitis: Erreger ist *Salmonella enteritidis*, die Symptome sind Bauchschmerzen, Erbrechen, Diarrhö. Die Stühle sind wässrig-schleimig mit Blutbeimengungen. Dazu kommen Fieber, Kopfschmerzen und Krankheitsgefühl. Die Krankheitsdauer beträgt wenige Tage.
Akute Lebensmittelvergiftung: Der Verzehr von Nahrungsmitteln mit hohem Erregergehalt führt zu heftigem Erbrechen, profusen Durchfällen, schweren Flüssigkeits- und Elektrolytverlusten und drohendem Schock.
Bakteriämie/Septikämie: *Salmonella enteritidis* kann akute oder intermittierende Bakteriämien auslösen. Typische Symptome, die über Tage und Wochen andauern können, sind Fieber, Schüttelfrost, Schweißausbrüche, Muskelschmerzen, Anorexie und Gewichtsverlust. In 10 % der Fälle kommt es zu fokalen Infektionen, z. B. Osteomyelitis.
Typhus abdominalis: Bei Infektion mit **Salmonella typhi** oder **paratyphi** ist der Krankheitsbeginn schleichend. Das **Stadium incrementi** geht mit Fieber, Müdigkeit, Kopfschmerzen und einer dick weißlich oder bräunlich belegten Zunge einher. Bei Fieber besteht eine auffällige **Bradykardie.** In der 2.–3. Woche geht der Fieberverlauf in eine **Kontinua** über, dann erfolgt ein **lytischer Abfall.** Blutige Diarrhöen oder eine Obstipation sind etwa gleich häufig. **Erbsbreistühle** treten erst später kurzfristig auf. Eine **Splenomegalie** besteht häufig. Charakteristisch sind eine **Bewusstseinsstörung** (Typhus: Nebel), ein **blassrotes Exanthem** (Roseolen) an der Bauchhaut, eine erhebliche Reduktion des Allgemeinzustands und Gewichtsverlust.

Komplikationen
- **Darmblutung** mit Perforation
- Hämatogene Entstehung **fokaler Infektionen** in allen Organen möglich
- **Myokarditis** mit EKG-Veränderungen (häufig)

> **MERKE** Das einzige bekannte Reservoir für *Salmonella typhi* ist der Mensch.

Diagnostik
- **Blutentnahme:** Leukopenie mit Neutrophilie und Linksverschiebung, Fehlen der Eosinophilen, später folgt die Entwicklung einer Lymphozytose.
- **Erregernachweis im Stuhl.**
- Die **Blutkulturen** sind bei Krankheitsbeginn positiv.
- Der **Antikörpernachweis** hat nur geringe praktische Bedeutung.
- **Nachweis salmonellenassoziierter Antigene** mittels PCR.

Therapie
Bei der **Salmonellengastroenteritis** steht der Ausgleich der Wasser- und Elektrolytverluste im Vordergrund. Eine antibiotische Therapie ist nur in sehr schweren Fällen und bei Säuglingen im 1. Lebenshalbjahr oder bei immunsupprimierten Patienten indiziert. Sie vermindert weder die Schwere noch die Dauer der Diarrhö und verlängert die Ausscheidung von Salmonellen.
Beim **Typhus abdominalis** ist neben dem Ausgleich der Wasser- und Elektrolytverluste eine Antibiotikatherapie mit Ceftriaxon, Amoxicillin oder Cotrimoxazol indiziert. Dexamethason wird bei schwerem Typhus mit Bewusstseinsstörung und Schocksymptomatik eingesetzt.

Prophylaxe
Eine prophylaktische Immunisierung mit oralem Lebendimpfstoff oder parenteralem Kapsel-Polysaccharid-Impfstoff gegen Typhus (HIV-Infizierte und Kinder < 6 Jahre) ist bei Expositionsrisiko (Reisen, Kontakt mit Dauerausscheidern, Laborpersonal) indiziert.
Hygienische Maßnahmen sind von besonderer Bedeutung: gründliches Händewaschen, Meidung von potenziell kontaminiertem Trinkwasser und Nahrungsmitteln.

Meldepflicht
Bei Krankheitsverdacht, Erkrankung und Tod an Typhus. Bei Salmonellose besteht Meldepflicht, wenn die betroffene Person im Lebensmittelverkehr tätig ist oder ein epidemischer Zusammenhang zwischen zwei gleichartig Erkrankten vermutet wird.

7.2.11 Durchfallerkrankungen durch *Escherichia coli*

Definition
Derzeit sind 5 verschiedene Gruppen darmpathogener *Escherichia-coli*-Stämme bekannt. Das klinische Bild wird einerseits durch die Eigenschaften des jeweils vorliegenden Erregers, andererseits durch das Alter und den Allgemein- bzw. Ernährungszustand des Patienten bestimmt.

Erreger
- **EPEC:** Enteropathogene *E. coli*
- **ETEC:** Enterotoxin bildende *E. coli*
- **EIEC:** Enteroinvasive *E. coli*
- **EAEC:** Enteroaggregative *E. coli*
- **EHEC:** Enterohämorrhagische *E. coli*

Klinik
EPEC: Leichte bis sehr schwere Durchfallerkrankungen bei Säuglingen und Kleinkindern mit zehn bis 20 wässrigen Stuhlentleerungen täglich. Unbehandelt beträgt die Dauer der Erkrankung 10–15 Tage.
ETEC: Wässrige, nicht blutige Durchfallerkrankungen durch Toxinbildung, Dauer 7–14 Tage.
EIEC: Shigellenruhrähnliches Krankheitsbild mit Fieber, blutig-schleimiger Diarrhö, Erbrechen, Schwächegefühl, Tenesmen und krampfartigen Bauchschmerzen.
EAEC: Akute, länger dauernde wässrige Durchfälle, Fieber, Erbrechen.
EHEC: Der Erreger bildet Verotoxin und führt zu Durchfallerkrankungen, hämorrhagischer Kolitis und zum **hämolytisch-urämischen Syndrom (HUS,** ➤ Kap. 15.1.10). Die Erkrankung beginnt 3–9 Tage nach Infektion mit schmerzhaften, kolikartigen Bauchkrämpfen und wässriger Diarrhö. Später erfolgt der Übergang zu einer frequenten Entleerung kleinvolumiger, blutiger Stühle. In der Regel kommt es in 6–10 Tagen ohne Residuen zur Abheilung. 5–10 % der Kinder mit einer EHEC-Infektion entwickeln ein HUS mit intravasaler Hämolyse, Erythrozytenfragmentierung, Thrombozytopenie sowie eine Nierenfunktionseinschränkung mit Hämaturie.

Diagnostik
- Erreger- und Enterotoxinnachweis im Stuhl
- Antigennachweis durch PCR

Therapie
Die Substitution von Wasser- und Elektrolytverlusten steht im Vordergrund. Eine Antibiotikatherapie wird nicht routinemäßig empfohlen und ist bei EHEC-Infektion sogar kontraindiziert. Bei Säuglingen oder immunsupprimierten Patienten kann Cotrimoxazol verabreicht werden.

7 INFEKTIOLOGIE

Prophylaxe
Hygienische Maßnahmen sind besonders wichtig! Muttermilchernährung ist von hoher prophylaktischer Bedeutung. Der Genuss nichtpasteurisierter Milch ist mit einem erheblichen Erkrankungsrisiko assoziiert.

> **MERKE** 5–10 % der Kinder mit einer EHEC-Infektion entwickeln ein hämolytisch-urämisches Syndrom.

Meldepflicht
Bei allen Formen der „Enteritis infectiosa" besteht Meldepflicht.

7.2.12 Andere bakteriell bedingte Durchfallerkrankungen
Definition
Akute infektiöse Gastroenteritiden gehören zu den wichtigsten Infektionskrankheiten des Menschen. Im Kindesalter überwiegen Viren als Infektionserreger bei Weitem. In diesem Kapitel werden einige wichtige bakterielle Gastroenteritisformen besprochen.

Campylobacterenteritis
Campylobacter jejuni oder **Campylobacter fetus:** Gramnegative Stäbchen; Reservoir sind Haustiere und infizierte Menschen. Die Inkubationszeit beträgt 1–8 Tage. Es erkranken bevorzugt Neugeborene und junge Säuglinge mit Fieber und Diarrhö. Eine postinfektiöse Arthritis nach Wochen kommt vor; es besteht eine Assoziation mit HLA-B27. Eine Therapie mit Makroliden kürzt den Krankheitsverlauf ab.

Yersiniose
Yersinia enterocolitica, Yersinia pseudotuberculosis: Gramnegative Stäbchen; Reservoir sind Nager, Katzen und Vögel. Die Infektion mit *Yersinia enterocolitica* verursacht bei Säuglingen, Kleinkindern unter 6 Jahren und bei Erwachsenen zu einer Gastroenteritis. *Yersinia pseudotuberculosis* führt bei Kindern unter 6 Jahren durch eine mesenteriale Lymphknotenschwellung zum klinischen Bild der Appendizitis. Septische Bilder treten bei Immundefekt auf. Postinfektiös kann es zu Erythema nodosum und Arthritis kommen.
Diagnostische Maßnahmen sind der Erregernachweis im Stuhl oder in Lymphknotengewebe sowie der Antikörpernachweis im Blut. Antibiotika (Cotrimoxazol) kommen nur bei septischen Krankheitsbildern zum Einsatz.

Shigellose
Shigella sonnei, Shigella dysenteriae, Shigella flexneri, Shigella boydii: Gramnegative, unbewegliche Bakterien aus der Familie der **Enterobacteriaceae**; 85 % der Ruhrinfektionen erfolgen durch **Shigella sonnei.** Reservoir sind Erkrankte und Keimträger (Schmierinfektion). Shigellen produzieren ein Enterotoxin. Die Inkubationszeit beträgt 36–72 h. Es kommt zu einer akuten ulzerierenden Kolitis mit Bauchschmerzen, Tenesmen, Diarrhö, wässrig-schleimigen Stühlen mit Blut und Eiter. Seltener tritt Erbrechen auf. Komplikationen sind ein meningitisch-enzephalitischer Verlauf, Myokarditis, Otitis oder Pneumonie.
Der Erregernachweis erfolgt aus frischem Stuhl. Die Therapie ist symptomatisch, bei schweren Verlaufsformen wird mit Ampicillin oder Cotrimoxazol behandelt.

Pseudomembranöse Enterokolitis
Sie wird vorwiegend durch **Clostridium difficile** verursacht. Toxin A (Enterotoxin) und Toxin B (Zytotoxin) führen zur Virulenz. Sie tritt besonders nach antibiotischer Behandlung, vor allem mit Ampicillin, Clindamycin, Erythromycin, Cephalosporinen oder Cotrimoxazol, auf. Das Toxin verursacht plaqueartige Läsionen im Kolon mit Pseudomembranbildung. Das klinische Spektrum reicht von leichter Diarrhö und Kolitis mit uncharakteristischen Entzündungserscheinungen bis zur pseudomembranösen Enterokolitis. Auftreten können hohes Fieber, Abgeschlagenheit, blutig-wässrige Stühle, Abgang von Schleimhautfetzen, Zeichen des Kreislaufschocks, toxisches Megakolon und Darmperforation. Unbehandelt halten die Durchfälle Tage bis Wochen an. Die Erkrankung ist mit einer hohen Letalität assoziiert.
Die Therapie beinhaltet das Absetzen des auslösenden Antibiotikums und eine Behandlung mit Metronidazol oder Vancomycin p. o. über 10–14 Tage.

7.2.13 Brucellose
Definition
Die Brucellose ist eine septische Erkrankung mit dem Leitsymptom Fieber. Sie wird durch Brucellen verursacht, deren Hauptwirte Ziegen, Schafe, Rinder, Schweine und Hunde sind. Synonyme sind Maltafieber und Morbus Bang.

Erreger
Brucella suis, Brucella abortus Bang und **Brucella melitensis** sind gramnegative, pleomorphe, unbegeißelte, strikt aerobe kokkoide Bakterien.

7.2 KLASSISCHE BAKTERIELLE INFEKTIONEN

Epidemiologie
Die Übertragung erfolgt durch Ziegen und Schafe *(B. melitensis)*, Schweine *(B. suis)*, Rinder *(B. abortus)* oder Hunde *(B. canis)*. Kinder infizieren sich vorwiegend durch nichtpasteurisierte Milch. In Deutschland werden Infektionen meist aus dem Mittelmeerraum, aus Mexiko oder Südamerika eingeschleppt. Die Inkubationszeit beträgt durchschnittlich 2–3 Wochen.

Klinik
Es gibt subklinische, akute oder chronische Verlaufsformen. Prodromi sind Müdigkeit, Abgeschlagenheit, Gewichtsverlust, Nachtschweiß, Arthralgien, Muskelschmerzen und Konzentrationsstörungen. Dann treten septische Temperaturen mit undulierendem Fieberverlauf oder eine Kontinua auf. Weitere Symptome sind Nasenbluten, petechiale Blutungen, trockener Husten, Obstipation und Bauchschmerzen, Hepatosplenomegalie oder eine zervikale und axilläre Lymphadenitis.

Komplikationen
Je später mit der antibiotischen Therapie begonnen wird, desto häufiger folgen eine eitrige Monarthritis, Sakroiliitis, Spondylitis, Epididymitis-Orchitis, interstitielle Nephritis, Pyelonephritis oder Meningoenzephalitis. Eine Endokarditis der Aortenklappe ist die häufigste Todesursache!

Diagnostik
- **Blutentnahme:** Anämie, Leuko- und Thrombozytopenie, vor allem bei Infektion mit *B. melitensis*
- Kultureller **Erregernachweis** aus Blutkulturen oder Lymphknotenmaterial
- **Antikörpernachweis** im Blut und bei Meningitis im Liquor

> **PRAXISTIPP**
> Die Brucellose ist eine wichtige Differenzialdiagnose bei Fieber unklarer Ursache.

Therapie
Die intrazelluläre Persistenz der Erreger erfordert eine längerfristige antibiotische Therapie. Eine Kombinationstherapie reduziert das Rezidivrisiko. Bei Kindern unter 9 Jahren wird Cotrimoxazol in Kombination mit Rifampicin über 6 Wochen verabreicht. Folinsäure wird zur Vorbeugung gegen Blutbildveränderungen gegeben. Ältere Kinder und Erwachsene erhalten Doxycyclin und Rifampicin.

Prophylaxe
Die Expositionsprophylaxe ist die wichtigste vorbeugende Maßnahme.

Meldepflicht
Meldepflicht besteht bei Erkrankung und Tod an Brucellose.

7.2.14 Listeriose

Definition
Die Listeriose ist eine Infektionskrankheit, die meist durch **Listeria monocytogenes** hervorgerufen wird. Sie führt insbesondere bei Neugeborenen und immunsupprimierten Patienten zu schweren, bedrohlichen Krankheitsbildern.

Erreger
Listeria monocytogenes ist ein grampositives Stäbchen mit 3 Serotypen. Eine Vermehrung ist auch im Kühlschrank möglich („Kälteanreicherung").

Epidemiologie
⅓ aller Listeriosen betrifft Schwangere und Neugeborene. In der Schwangerschaft tritt die Infektion vor allem im 3. Trimenon auf. Die Übertragung erfolgt intrauterin, perinatal oder über Hände und Instrumente. Sie kann aber auch über Nahrungsmittel erfolgen. Die Inkubationszeit beträgt Tage bis Wochen.

Klinik
In der **Schwangerschaft** ist der klinische Verlauf in der Regel asymptomatisch bis leicht. Die Listeriose manifestiert sich als grippaler Infekt oder unklares Fieber. Ein Verlauf unter dem Bild einer Harnwegsinfektion oder einer Mononukleose ist möglich. Die mütterliche Infektion kann zu einer Infektion des Fetus führen, dadurch kommt es zum Abort, zur Totgeburt oder zur Geburt eines kranken Kindes.
Neonatalperiode: Von der **Frühinfektion** vor dem 7. Lebenstag sind meist Frühgeborene betroffen. Es kommt zu einer schweren Erkrankung, bei der septische und respiratorische Symptome im Vordergrund stehen. Eine Hepatosplenomegalie, Hautveränderungen (makulopapulös, vesikulopapulös, petechial) oder eine Meningitis können hinzukommen. Die Letalität ist sehr hoch! Besonders wichtig ist, peripartal auf verdächtige Symptome und Befunde bei der Mutter zu achten! Bei einer **Spätinfektion** nach dem

---

Aus Studentensicht

Epidemiologie: Kinder infizieren sich vorwiegend durch nichtpasteurisierte Milch.

Klinik: Abgeschlagenheit und Muskelschmerzen. Später: septische Temperaturen mit petechialen Blutungen, Bauchschmerzen und Hepatosplenomegalie.

Diagnostik: Anämie, Leuko- und Thrombozytopenie, kultureller Erregernachweis oder Antikörpernachweis.

PRAXISTIPP

Therapie
- **Kinder < 9 Jahre:** Cotrimoxazol und Rifampicin über 6 Wochen.
- **Ältere Kinder und Erwachsene:** Doxycyclin und Rifampicin. Folinsäure gegen Blutbildveränderungen.

7.2.14 Listeriose

Definition: Infektionskrankheit durch **Listeria monocytogenes**.

Erreger: Listeria monocytogenes: Grampositives Stäbchen.

Epidemiologie: ⅓ aller Listeriosen betrifft Schwangere und Neugeborene.

Klinik
- **Schwangerschaft:** Asymptomatisch bis leicht, Manifestation als grippaler Infekt, unklares Fieber. Bei Infektion des Fetus: Abort, Totgeburt oder Geburt eines kranken Kindes.
- **Neonatalperiode: Frühinfektion** vor 7. Lebenstag mit septischen und respiratorischen Symptomen. Hepatosplenomegalie, Hautveränderungen und Meningitis möglich. **Spätinfektion** nach 7. Lebenstag mit Meningitis und Enzephalitis.

7 INFEKTIOLOGIE

7. Lebenstag stehen Meningitis und Enzephalitis im Vordergrund. Der Anteil reifer Neugeborener ist höher und die Prognose ist besser als bei Frühinfektion.

Infektionen jenseits der Neonatalperiode betreffen hauptsächlich Patienten mit Dispositionsfaktoren (Malignom, Immundefekt, Hämosiderose). Klinisch stehen ZNS-Symptome (Meningitis, Meningoenzephalitis, Hirnabszess) im Vordergrund. Weitere Manifestationen sind Sepsis, Arthritis, Peritonitis, Hepatitis, Lymphadenitis, Endo- bzw. Perikarditis und Gastroenteritis.

Diagnostik
- **Blutentnahme:** Leukozytopenie (vor allem bei neonataler Frühsepsis) oder Leukozytose mit Linksverschiebung; C-reaktives Protein und BKS erhöht
- **Erregernachweis** in Blutkulturen, Liquor, Abstrichen

Therapie
In der Schwangerschaft kann eine rechtzeitige Therapie mit **Ampicillin** eine Infektion des Feten verhindern bzw. kontrollieren. Betroffene Kinder erhalten Ampicillin und ein Aminoglykosid (Gentamycin) über 2–3 Wochen.

Prognose
Die Letalität beträgt insgesamt 30 %, bei Frühsepsis 40–60 %.

Prophylaxe
Schwangere und Immunsupprimierte sollten potenziell kontaminierte Nahrungsmittel (Weichkäse, nichtpasteurisierte Milch, rohes Fleisch und Fisch) meiden.
Darüber hinaus sind Hygienemaßnahmen sowie die rechtzeitige Diagnostik und korrekte Therapie bei Schwangeren wichtig.

Meldepflicht
Bei Nachweis von *Listeria monocytogenes* aus Blut, Liquor, anderen sonst sterilen Materialien oder bei Neugeborenen besteht Meldepflicht.

> **MERKE** 1/3 aller Listeriosen betrifft Schwangere und Neugeborene. In der Schwangerschaft kann eine rechtzeitige Therapie mit Ampicillin eine Infektion des Fetus verhindern.

7.2.15 Mykoplasmose

Definition
Infektionen mit Mykoplasmen führen bei Schulkindern häufig zu Pneumonien. Im Erwachsenenalter betreffen sie häufig das Urogenitalsystem. Dadurch kann es zu einer perinatalen Infektion des Neugeborenen mit Auftreten schwerer respiratorischer Symptome sowie einer Sepsis kommen.

Erreger
Es handelt sich um gramnegative, pleomorphe Bakterien ohne Zellwand, die einen toxischen Einfluss auf den Stoffwechsel von Schleimhautepithelzellen haben und zu einer Störung der Ziliarfunktion des Respirationstrakts führen. **Mycoplasma pneumoniae, Mycoplasma salivarium** und **Mycoplasma orale** verursachen Atemwegsinfektionen. **Mycoplasma hominis und Ureaplasma urealyticum** führen zu Urogenitalinfektionen des Erwachsenen.

Epidemiologie
Erregerreservoir ist nur der Mensch. Die Übertragung von *Mycoplasma pneumoniae* erfolgt durch Tröpfcheninfektion. Schulkinder und junge Erwachsene erkranken bevorzugt. 20–30 % aller Pneumonien in dieser Altersgruppe werden durch Mykoplasmen verursacht. *Mycoplasma hominis* wird durch Sexualverkehr übertragen, Neugeborene werden im Geburtskanal infiziert. Die Inkubationszeit beträgt 1–4 Wochen.

Klinik
Infektion mit Mycoplasma pneumoniae: Grippeähnlicher Beginn mit Fieber, Kopf- und Halsschmerzen, Reizhusten (pertussisähnlich). Es kann zu einer Tracheobronchitis oder zu einer interstitiellen Pneumonie kommen. Typischerweise ist der Auskultationsbefund gering, der Röntgenbefund aber ausgeprägt (➤ Abb. 7.5). Ein flüchtiges masernähnliches Exanthem tritt in 10–20 % der Fälle auf.
Die Infektion mit Mycoplasma hominis oder **Ureaplasma urealyticum** führt zu Urogenitalinfektionen. Die Übertragung der Infektion auf das Neugeborene erfolgt während der Geburt. Es kommt zu einer schweren respiratorischen Erkrankung des Neugeborenen, eine Sepsis ist möglich.

Aus Studentensicht

- **Infektionen jenseits der Neonatalperiode:** Patienten mit Dispositionsfaktoren. Meningitis, Meningoenzephalitis und Hirnabszesse im Vordergrund.

Diagnostik: Leukozytopenie oder -zytose mit Linksverschiebung, CRP↑, BKS↑, Erregernachweis.

Therapie: Ampicillin und Gentamycin.

Prophylaxe: Schwangere, Immunsupprimierte: Meiden von Weichkäse, nichtpasteurisierter Milch, rohem Fleisch und Fisch.

> **MERKE**

7.2.15 Mykoplasmose

Definition: Infektionen mit Mykoplasmen führen bei Kindern zu Pneumonien und bei Erwachsenen zu Urogenitalinfektionen.

Erreger: Gramnegative, pleomorphe Bakterien ohne Zellwand.
- **Atemwegsinfektionen:** *M. pneumoniae, salivarium* und *orale*
- **Urogenitalinfektionen:** *M. hominis* und *Ureaplasma urealyticum*

Epidemiologie: 20–30 % der Pneumonien im Schulalter.

Klinik
- **M. pneumoniae:** Grippeähnlicher Beginn. Tracheobronchitis oder interstitielle Pneumonie möglich. 10–12 % der Fälle mit masernähnlichem Exanthem.
- **M. hominis** oder **Ureaplasma urealyticum:** Urogenitalinfektion. Bei Neugeborenen schwere respiratorische Erkrankung.

7.2 KLASSISCHE BAKTERIELLE INFEKTIONEN

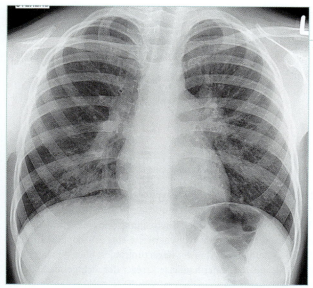

Abb. 7.5 Röntgen-Thorax bei Mykoplasmenpneumonie: Zentrale entzündliche Infiltrate, rechts mehr als links, die peripher netzartig wirken. [R376]

Diagnostik
- **Röntgen-Thorax:** Eine interstitielle Zeichnungsvermehrung ist charakteristisch. Darüber hinaus können perihiläre und flächige segmentale Verdichtungen sowie pleurale Reaktionen nachweisbar sein.
- **Serologischer Antikörpernachweis:** IgM-Titer-Anstieg ist für eine frische Infektion beweisend.
- **Antigennachweis** und **DNA-Nachweis** erfolgen mittels PCR.

Therapie
Makrolide, z. B. Erythromycin oder Clarithromycin, sind Mittel der Wahl bei der Behandlung von Infektionen mit *Mycoplasma pneumoniae*. Kinder, die älter als 9 Jahre sind, können mit Doxycyclin behandelt werden. Infektionen durch *Mycoplasma hominis* werden mit Clindamycin oder Doxycyclin therapiert, Infektionen durch *Ureaplasma urealyticum* mit Makroliden.

> **MERKE** Mykoplasmen führen bei Schulkindern häufig zu Pneumonien.

7.2.16 Chlamydieninfektionen
Definition
Die Infektion durch obligat intrazelluläre Bakterien kann bei Erwachsenen zu Trachom und Urethritis führen. Dadurch kommt es über eine vertikale Infektion zur Erkrankung des Neugeborenen mit Einschlusskörperchenkonjunktivitis und Pneumonie.

Erreger
Chlamydia trachomatis, Chlamydia pneumoniae und **Chlamydia psittaci** sind obligat intrazelluläre Bakterien, die einen charakteristischen Entwicklungszyklus durchlaufen. Die Inkubationszeit beträgt 7–14 Tage.

Klinik

> **LERNTIPP** Du kennst die Symptome der konnatalen Clamydieninfektion: Konjunktivitis und Pneumonie.

Infektionen mit Chlamydia trachomatis
Das **Trachom** ist eine Keratokonjunktivitis mit typischer Follikelbildung und Papillenhypertrophie an der Innenseite des Oberlids. Rezidivierende Verläufe begünstigen die Entstehung eines entzündlichen Mikropannus mit Narben und Neovaskularisation der Hornhaut. 15 % der Trachompatienten erblinden. Die **eitrige Konjunktivitis** tritt vor allem bei Neugeborenen auf (➤ Abb. 7.6). Die Infektion erfolgt sub partu. Am 5.–11. Lebenstag kommt es zu einer mukopurulenten, hämorrhagischen, konjunktivalen Sekretion, begleitend besteht ein deutliches Lidödem. An der Lidinnenseite findet sich typischerweise eine follikuläre Injektion. Einschlusskörperchen in Konjunktivalepithelien sind durch Färbung nachweisbar. Bindehautnarben können auftreten. Es kann zu einer Atemwegsinfektion mit Bronchitis und Pneumonie kommen. Die charakteristische klinische Manifestation bei älteren Kindern ist die „Schwimmbadkonjunktivitis".

Aus Studentensicht

ABB. 7.5

Diagnostik: Röntgen-Thorax (interstitielle Zeichnungsvermehrung), Antikörpernachweis, PCR.

Therapie
- *M. pneumoniae* und *Ureaplasma urealyticum:* Makrolide
- *M. hominis:* Clindamycin oder Doxycyclin

MERKE

7.2.16 Chlamydieninfektionen

Definition: Bei Chlamydieninfektion der Schwangeren kann es zur vertikalen Infektion des Neugeborenen kommen.

Erreger: *Chlamydia trachomatis, pneumoniae* und *psittaci* sind obligat intrazelluläre Bakterien.

LERNTIPP

Klinik
- *Chlamydia trachomatis:* Trachom, eitrige Konjunktivitis, Atemwegsinfektionen mit Bronchitis und Pneumonie, Chlamydienpneumonie, Urethritis des Erwachsenen
- *Chlamydia pneumoniae:* Infektion der oberen und unteren Atemwege; 50 % der Infektionen klinisch inapparent
- *Chlamydia psittaci:* Ornithose: Plötzlicher Schüttelfrost, hohes Fieber, Kopf- und Muskelschmerzen, Exanthem, interstitielle Pneumonie, Splenomegalie; Komplikationen: Myo-, Peri- und Endokarditis, Thrombophlebitis

Aus Studentensicht

ABB. 7.6

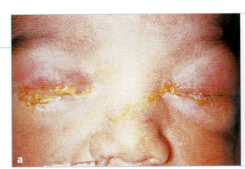
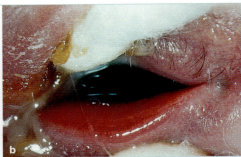

Abb. 7.6 Ophthalmia neonatorum: **a)** Lidödem und Sekret. **b)** Papilläre Konjunktivitis. [E282]

Die **Chlamydienpneumonie** tritt in der 3.–19. Lebenswoche mit Tachypnoe, persistierendem stakkatoartigem Husten und exspiratorischem Giemen auf. Meist besteht kein Fieber. In über 50 % der Fälle liegt eine begleitende Otitis media vor. Im Röntgenbild zeigen sich eine Überblähung und eine diffuse interstitielle Zeichnungsvermehrung. Die Laboruntersuchung ergibt typischerweise eine Eosinophilie im peripheren Blut und im Trachealsekret. Die Erkrankung verläuft in der Regel protrahiert über Wochen.

Urethritis des Erwachsenen: *Chlamydia trachomatis* ist der häufigste Erreger der nichtgonorrhoischen Urethritis. Die Bedeutung in der Pädiatrie liegt darin, dass auf diesem Weg die Neugeborenenkonjunktivitis und die Pneumonie beim Neugeborenen entstehen.

MERKE

> **MERKE** *Chlamydia trachomatis* ist Erreger der häufigen Erwachsenenurethritis und über diesen Weg Auslöser der Neugeborenenkonjunktivitis und -pneumonie.

Infektionen mit Chlamydia pneumoniae
Sie verursachen Infektionen der oberen (Sinusitis, Pharyngitis, Otitis media) und unteren (Bronchitis, Pneumonie) Atemwege. Etwa 50 % der Infektionen verlaufen klinisch inapparent. In 10 % der Fälle tritt eine Chlamydienpneumonie auf. Eine ätiologische Bedeutung von *Chlamydia pneumoniae* bei der koronaren Herzerkrankung und der Arteriosklerose wird diskutiert.

Infektionen mit Chlamydia psittaci
Die **Ornithose** (Papageienkrankheit) beginnt plötzlich mit Schüttelfrost, hohem Fieber, Kopf- und Muskelschmerzen und einem Exanthem. Eine interstitielle Pneumonie mit trockenem Reizhusten und pleuralen Schmerzen ist häufig. Bei 70 % der Patienten besteht eine Splenomegalie. Komplikationen sind Myo-, Peri- und Endokarditis, Thrombophlebitis und eine ZNS-Beteiligung.

Diagnostik: Antigen- und Antikörpernachweis, chlamydienspezifischer DNA-Nachweis.

Diagnostik
- **Antigennachweis** aus Konjunktival-, Rachen- oder Urethralabstrich
- **Antikörpernachweis** im Blut
- Nachweis **chlamydienspezifischer DNA** mittels PCR: hohe Sensitivität und Spezifität

Therapie: Lokale und systemische Therapie mit Erythromycin über 10–14 Tage.

Therapie
Auch bei einer isolierten Konjunktivitis gilt: Zur Erregerelimination aus dem Nasen-Rachen-Raum und zur Prophylaxe einer Pneumonie soll nicht nur eine lokale, sondern auch eine systemische Therapie mit Erythromycin über 10–14 Tage erfolgen. Die Ornithose wird 3–4 Wochen lang behandelt.

Prophylaxe
Eine postnatale Silbernitratprophylaxe nach Credé verhindert die Chlamydienkonjunktivitis bzw. die nasopharyngeale Infektion nicht. Alternativ erfolgt eine Prophylaxe mit Erythromycinsalbe. Ein Screening auf Chlamydien wird bei sexuell aktiven Mädchen und Frauen jünger als 25 Jahre empfohlen. Die perinatale Übertragungsrate liegt bei 50 %, die Hälfte der infizierten Kinder zeigt klinische Symptome. Bei Nachweis einer urogenitalen Chlamydieninfektion sollte stets auch der Sexualpartner mitbehandelt werden.

MERKE

> **MERKE** Eine postnatale Silbernitratprophylaxe nach Credé verhindert die Chlamydienkonjunktivitis bzw. die nasopharyngeale Infektion nicht. Alternativ wird eine Prophylaxe mit Erythromycinsalbe empfohlen.

7.3 Infektionen durch Mykobakterien

7.3.1 Tuberkulose

Definition
Die Tuberkulose ist eine chronische, lebenslang persistierende Infektion mit *Mycobacterium tuberculosis* oder (selten) *Mycobacterium bovis*. In vielen Fällen verläuft sie subklinisch, in der Mehrzahl der Fälle

Definition: Chronische, lebenslang persistierende Infektion mit *M. tuberculosis* oder *M. bovis*, die meistens als Lungentuberkulose verläuft.

7.3 INFEKTIONEN DURCH MYKOBAKTERIEN

symptomatischer Infektionen als Lungentuberkulose. Sie kann jedoch auch zu vielgestaltigen Krankheitsbildern in allen anderen Organen führen.

Erreger
Mycobacterium tuberculosis und **Mycobacterium bovis** sind unbewegliche, dünne, säurefeste Stäbchen, die mithilfe einer Färbung nach Ziehl-Neelsen nachweisbar sind. Die insgesamt schwer kultivierbaren Keime wachsen äußerst langsam, daher benötigt man zum kulturellen Nachweis eine lange Zeit. Ein Direktnachweis gelingt durch Fluoreszenzmikroskopie nach Auramin-Rhodamin-Färbung, ein DNA-Nachweis mittels Polymerase-Kettenreaktion (PCR).

Epidemiologie
In den letzten Jahren ist die Zahl der Neuerkrankungen kontinuierlich rückläufig. Die Inzidenz bei Kindern mit ausländischer Staatsangehörigkeit beträgt 9,8 : 100.000, bei deutschen Kindern 1,4 : 100.000. Am häufigsten betroffen sind Kinder unter 5 Jahren, die auch das höchste Risiko für einen primär generalisierten Verlauf (tuberkulöse Meningitis oder Miliartuberkulose) haben. 1 % der Schulanfänger, 3–5 % der 13- bis 15-Jährigen und 35 % der Erwachsenen sind tuberkulinpositiv (infiziert, aber nicht erkrankt). Wichtigste Übertragungsform für die kindliche Lungentuberkulose ist die Inhalation von mykobakterienhaltigen Tröpfchen, wobei fast immer Erwachsene mit offener Lungentuberkulose die Ansteckungsquelle sind. Infektionen von Kind zu Kind sind selten, da auch bei offener Tuberkulose nur geringe Erregermengen ausgeschieden werden. Die Darmtuberkulose entsteht durch Aufnahme mykobakterienhaltiger Nahrung, z. B. durch Milch, die mit *Mycobacterium bovis* kontaminiert ist. Die transplazentare Übertragung ist extrem selten.

Risikofaktoren
Ein erhöhtes Risiko, bei Infektion klinisch zu erkranken, besteht bei niedrigem sozioökonomischem Status, in Kriegs- und Hungerzeiten, bei Morbus Hodgkin, Diabetes mellitus, AIDS, Immundefekt, zytostatischer Therapie und nach Maserninfektion.

Immunität
Nach einer durchgemachten Infektion wird eine Immunität erworben, die die Gefahr der Infektionsausbreitung verringert. Voraussetzung dafür ist ein tuberkulöser Herd mit vermehrungsfähigen Bakterien. Sind alle Erreger eliminiert, kann eine erneute Infektion wie eine Erstinfektion verlaufen (keine bleibende Immunität). Nach der Infektion kommt es zur Phagozytose der Mykobakterien. Die bakteriellen Antigene werden dem T-Zell-System präsentiert, wodurch es nach einer Inkubationszeit von 3–6 Wochen zu einer T-Zell-abhängigen Sensibilisierung kommt („positive Tuberkulinreaktion vom verzögerten Typ").

Asymptomatisch verlaufende Tuberkulose
Nach Ablauf der Inkubationszeit tritt Fieber ohne weitere Organsymptome auf. Die Aktivität wird durch die Bestimmung der Blutkörperchensenkungsgeschwindigkeit (bei Aktivität beschleunigt) überprüft. Außerdem müssen eine Röntgenuntersuchung der Lunge und eine Nüchternmagensaftgewinnung an 3 Tagen zum Mykobakteriennachweis erfolgen. Ein Erythema nodosum ist ein verdächtiger Zusatzbefund.

Primäre Lungentuberkulose im Kindesalter
Unkomplizierter Primärkomplex: 90 % der Primärinfektionen betreffen die Lunge. Zunächst entsteht eine umschriebene exsudative Alveolitis. Die Bakterien werden über den Lymphweg in die regionären Lymphknoten transportiert. Lungenherd und Hiluslymphknoten bilden den Primärkomplex. Dieser ist meist weder klinisch noch radiologisch nachweisbar. Im Entzündungszentrum kommt es zur Verkäsung und es bildet sich ein epitheloidzelliger Randwall, wodurch die Infektion abgeriegelt wird. Eine Verkalkung und fibrotische Umwandlung erfolgen innerhalb von etwa 2 Jahren.
Primärinfiltrat: Es entstehen röntgenologisch sichtbare Infiltrate durch stärkere perifokale Entzündung.
Bronchiallymphknotentuberkulose: Lymphogener Übergriff der Infektion der Hiluslymphknoten des Primärkomplexes auf Lymphknoten der Gegenseite. Die Folge sind polyzyklische Hiluslymphknotenvergrößerungen.
Bronchiallymphknotenperforation: Zerstörung der Bronchialwand durch den Druck vergrößerter Lymphknoten und durch das Übergreifen von Entzündungsprozessen. Häufig ist sie klinisch symptomlos. Reizhusten oder exspiratorisches Keuchen kommen vor. Meist kommt es im zugehörigen Lungensegment zu einer Resorptionsatelektase. Nach Abheilung der Bronchialperforation ist eine Bronchusstenose mit Ventilwirkung möglich, die zu einem Ventilemphysem führt.
Bronchustuberkulose: Sie entsteht nach Lymphknotenperforation oder nach käsigem Zerfall eines Lungenherds. Der Angriff des Knorpelgerüsts der Bronchialwand verursacht Bronchiektasen.
Zur fortschreitenden Primärtuberkulose kommt es durch Einschmelzung des Primärherds.
Abheilung: Die Herde werden durch Rückbildung, Einkapselung und Kalzifizierung eingedämmt. In den primär infizierten Herden kommt es zu einer latenten Erregerpersistenz, von der später wieder eine aktive Tuberkulose ausgeht (➤ Abb. 7.7).

Aus Studentensicht

Erreger: Unbewegliche, dünne, **säurefeste Stäbchen**. Nachweisbar mit einer **Ziehl-Neelsen-Färbung**.

Epidemiologie: Inhalation von mykobakterienhaltigen Tröpfchen von Erwachsenen mit offener Lungentuberkulose. Aufnahme mykobakterienhaltiger Nahrung → Darmtuberkulose.

Immunität: Infektion → Immunität. Erneute Infektion → Phagozytose der Mykobakterien → Präsentation der bakteriellen Antigene gegenüber den T-Zellen: T-Zell-abhängige Sensibilisierung nach einer Inkubationszeit von 3–6 Wochen.

Asymptomatisch verlaufende Tuberkulose: Fieber ohne weitere Organsymptome. Diagnostik: BSG, Röntgen-Thorax, Nüchternmagensaftgewinnung an 3 Tagen: Mykobakteriennachweis.

Primäre Lungentuberkulose im Kindesalter:
- **Unkomplizierter Primärkomplex:** Umschriebene exsudative Alveolitis. Primärkomplex = Lungenherd und Hiluslymphknoten.
- **Primärinfiltrat:** Perifokale Entzündung.
- **Bronchiallymphknotentuberkulose:** Polyzyklische Hiluslymphknotenvergrößerungen. **Bronchiallymphknotenperforation:** Reizhusten, exspiratorisches Giemen. **Bronchustuberkulose:** Bronchiektasen.
- **Fortschreitende Primärtuberkulose:** Einschmelzung des Primärherds.
- **Abheilung:** Eindämmung der Herde durch Rückbildung, Einkapselung und Kalzifizierung.

Aus Studentensicht

7 INFEKTIOLOGIE

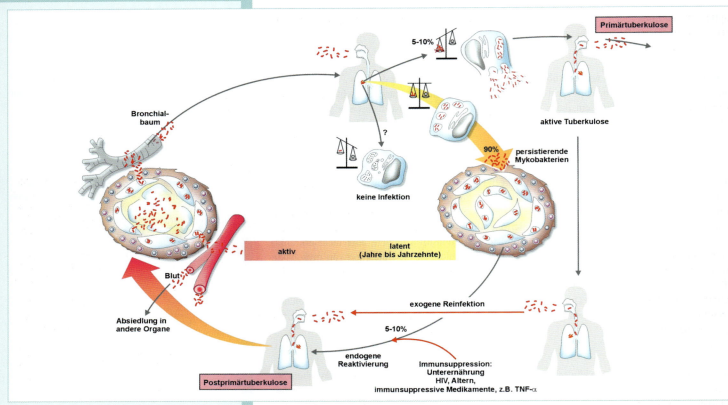

Abb. 7.7 Infektion mit *M. tuberculosis,* Aufnahme in die Lunge über Tröpfcheninfektion, Ausbildung eines Gleichgewichts oder Primärtuberkulose; Übergang in Latenzzustand mit persistierenden Mykobakterien in einem produktiven Granulom; exogene Reinfektion oder endogene Reaktivierung über Schwächung der zellulären Immunantwort: aktive (Postprimär-)Tuberkulose; Infektionsübertragung durch abgehustete *M. tuberculosis* (nach Ulrichs und Kaufmann 2006). [F705-002]

Lungentuberkulose bei Jugendlichen und Erwachsenen

Sie ist meist Folge der Reaktivierung einer früher erworbenen Infektion. Eine Reaktivierung wird durch Immundefizienz, chronische Erkrankung und erhebliche körperliche Belastungen gefördert. Meist kommt es zu posterioren apikalen oder subapikalen Infiltraten mit oder ohne Kavitation und ohne Vergrößerung von Hiluslymphknoten. Die initialen Lungenherde der unteren und anterioren Lungenfelder und die Hiluslymphknotenvergrößerungen sind nicht mehr nachweisbar. Nekrotische Lungenherde haben die Tendenz zur Verflüssigung und können nach Anschluss an das Bronchialsystem abgehustet werden, wodurch Kavernen entstehen. Erwachsene mit Tuberkulose sind wesentlich infektiöser als Kinder mit Tuberkulose, da hier Kavernen fehlen! Persistierende Kavernen können Ausgangspunkt für Rezidive sein. Symptome der Tuberkulose im Jugend- und Erwachsenenalter sind Husten, Auswurf, Nachtschweiß, Ermüdbarkeit und Gewichtsverlust. Bei der Röntgenuntersuchung sieht man einen infraklavikulären weichen Schatten, der als Rundherd oder Frühinfiltrat bezeichnet wird.

Generalisierte Tuberkuloseerkrankungen

Miliartuberkulose: Bei Erstinfektion gelangen Tuberkulosebakterien über den Ductus thoracicus regelmäßig in das Blut. Bei schlechter Abwehrlage, bei Einbruch großer Bakterienmengen oder anderen interkurrenten Infektionen kann es zu einer rasch progredienten Aussaat mit einer Vielzahl von Tuberkuloseherden in alle Organe kommen. Betroffen sind vor allem Säuglinge und schwer kranke Patienten. Es handelt sich um eine akute Erkrankung mit hohem Fieber, Schüttelfrost und Nachtschweiß. Das Röntgenbild der Lunge ist mit multiplen kleinen Fleckschatten typisch verändert. Unbehandelt verläuft die Erkrankung in 6–10 Wochen tödlich. Jenseits der Säuglingsperiode sind Kinder relativ resistent gegenüber einem Fortschreiten der Erkrankung.

Meningitis tuberculosa: Hierzu kommt es vor allem bei Kleinkindern nach Primärinfektion im Lauf des 1. Erkrankungsjahres. Meist ist sie Folge der Ruptur eines subdural gelegenen Herdes in den Arachnoidalraum, selten entsteht sie hämatogen. Die meningeale Entzündung ist hauptsächlich an der Hirnbasis lokalisiert. Die Folgen sind Wesensveränderung, Spielunlust, Kopfschmerzen, Fieber, Erbrechen, Berührungsempfindlichkeit, schrilles Schreien sowie Hemiparese oder Hemiplegie bei Beteiligung von Hirnarterien und Hirnnervenlähmungen. Eine progrediente Bewusstseinstrübung und Ateminsuffizienz sind häufig zu finden. Der **Liquor** ist klar, zeigt eine mäßige Eiweißerhöhung, die Glukosekonzentration ist erniedrigt, die Zellzahl erhöht. Bei Stehenlassen des Liquors bilden sich Spinnengewebsgerinnsel. Ein Syndrom der inadäquaten ADH-Sekretion ist eine häufige Komplikation. Bei frühzeitiger Therapie ist die Prognose recht gut.

Lungentuberkulose bei Jugendlichen und Erwachsenen: Reaktivierung einer früher erworbenen Infektion: Posteriore apikale oder subapikale Infiltrate mit oder ohne Kavitation, ohne Vergrößerung von Hiluslymphknoten. Abhusten nekrotischer Lungenherde → Kavernen. Symptome: Husten, Auswurf, Nachtschweiß, Ermüdbarkeit, Gewichtsverlust. Röntgen: Rundherd oder Frühinfiltrat als infraklavikulärer weicher Schatten.

Generalisierte Tuberkuloseerkrankungen
- **Miliartuberkulose:** Erstinfektion: Tuberkulosebakterien gelangen in das Blut. Rasch progrediente Aussaat. Hohes Fieber, Schüttelfrost, Nachtschweiß. Röntgen: Multiple kleine Fleckschatten.
- **Meningitis tuberculosa:** Folge einer subdural gelegenen Herdruptur in den Arachnoidalraum. Wesensveränderung, Spielunlust, Kopfschmerzen, Fieber, Erbrechen, schrilles Schreien, Hemiparese, -plegie. Progrediente Bewusstseinseintrübung, Ateminsuffizienz. Liquor klar, Eiweiß↑, Glukose↓, Zellzahl↑.
- **Pleuritis serofibrinosa exsudativa und Pericarditis sicca:** Fieber, Reizhusten, atemabhängige Thoraxschmerzen.

Pleuritis serofibrinosa exsudativa und **Pericarditis serosa:** Es handelt sich um die Mitreaktion der Pleura bei pleuranahem Sitz eines Tuberkuloseherds. Sie tritt in den ersten 3–6 Monaten nach Primärinfektion mit Fieber, Reizhusten und atemabhängigen Thoraxschmerzen auf. Analog zur Pleuritis kann eine Perikarditis entstehen.

> **MERKE** Der Tuberkulintest kann bei Miliartuberkulose und Meningitis tuberculosa in bis zu 40 % der Fälle negativ ausfallen.

Extrapulmonale Tuberkulose

Gastrointestinale Tuberkulose: Es handelt sich um eine ingestive Primärinfektion oder eine intestinale Manifestation durch verschluckte Mykobakterien bei offener Lungentuberkulose. Der Primärherd liegt in den meisten Fällen im Bereich der Ileozäkalklappe. Es kommt meist zur raschen Abheilung, eine Schwellung der regionären Lymphknoten persistiert jedoch. Die postprimäre (hämatogen entstandene) Bauchtuberkulose befällt das Peritoneum. Ulzera, Perforation, Obstruktion, Fistelbildung, Blutungen und Malabsorption sind mögliche Symptome einer gastrointestinalen Tuberkulose.

Halslymphknotentuberkulose: Betroffen sind meist zervikale oder supraklavikuläre Lymphknoten. Sie tritt vorzugsweise bei sonst asymptomatischen Patienten auf und ist Folge eines nicht mehr nachweisbaren Primärherds im Bereich der Tonsillen oder einer postprimären hämatogenen Infektion. Es besteht eine Neigung zu Einschmelzung und Fistelbildung.

Urogenitaltuberkulose: Die meisten Patienten mit Lungentuberkulose haben eine klinisch unentdeckte Mitbeteiligung der Niere mit Dysurie, Makrohämaturie und Flankenschmerzen. Die **sterile Leukozyturie** gilt als klassisches Zeichen der Urogenitaltuberkulose. Häufig besteht eine begleitende Mikrohämaturie.

Skelett-Tuberkulose: Sie entsteht immer hämatogen. In 50 % der Fälle mit Skeletttuberkulose ist die Wirbelsäule betroffen (Spondylitis tuberculosa), meist die untere HWS oder die obere LWS. Selten ist die Infektion auf einen Wirbelkörper beschränkt. Häufig entstehen Senkungsabszesse (Psoasabszess). Das früheste radiologische Zeichen ist eine Verschmälerung der Zwischenwirbelräume. Nach Zusammenbruch von Wirbelkörpern entsteht ein Gibbus. Die Coxitis tuberculosa betrifft vor allem Klein- und Schulkinder.

> **MERKE** Erwachsene mit Tuberkulose sind wesentlich infektiöser als Kinder mit Tuberkulose, da hier Kavernen fehlen.

Diagnostik

- **Tuberkulinhauttest:** Nachweis der Auseinandersetzung des Organismus mit Tuberkulosebakterien: Die **Intrakutanprobe nach Mendel-Mantoux** ist die Methode der Wahl. Hierzu wird eine genau bemessene Tuberkulinmenge in 0,1 ml Lösungsmittel streng intrakutan verabreicht. Die Standardtestdosis beträgt 2 Tuberkulineinheiten und entspricht dem früher verwendeten GT 10. Der Test ist positiv, wenn nach 72 h eine tastbare Induration von > 5 mm nachweisbar ist (> Abb. 7.8). Falsch negative Ergebnisse können in der Inkubationsphase, nach Lebendimpfungen (Masern, Mumps, Röteln, Varizellen), nach Infektionskrankheiten (Masern, Pertussis), bei Kachexie, bei Meningitis tuberculosa und Miliartuberkulose, bei Sarkoidose und unter zytostatischer oder Kortikosteroidtherapie auftreten. Falsch positive Ergebnisse können durch Kreuzreaktionen mit Umweltmykobakterien entstehen.
- **Mikroskopischer Nachweis von säurefesten Stäbchen im Direktpräparat:** Er erfolgt aus Sputum, Lymphknoten- oder Gewebequetschpräparat oder aus Magensaft und sollte stets angestrebt werden.
- **Kultureller Nachweis:** Bei Erwachsenen erfolgt er aus Sputum, bei Kindern aus Nüchternmagensaft, da in der Regel kein Sputum produziert werden kann. Alternativ kann er aus Bronchiallavageflüssigkeit, Liquor, Urin oder Gewebe erfolgen. Eine Speziesidentifizierung gelingt heute durch molekulargenetische Verfahren innerhalb kurzer Zeit. Eine Resistenztestung sollte bei jedem kulturellen Isolat durchgeführt werden.

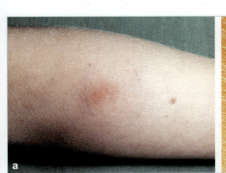
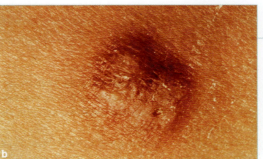

Abb. 7.8 Intrakutanprobe nach Mendel-Mantoux: Rötung und tastbare Induration. [O530]

Aus Studentensicht

7 INFEKTIOLOGIE

- **Nachweis spezifischer Mykobakterien-DNA** mittels PCR.
- **Röntgen-Thorax:** Sie sollte bei jedem Kind mit Verdacht auf Tuberkulose durchgeführt werden.
- **CT-** und **MRT-**Untersuchungen werden bei extrapulmonaler Manifestation durchgeführt.
- **Immunologische Tuberkulose-in-vitro-Vollbluttests:** Der ELISA-Test (Quantiferon Tb-Gold-Test®) und der Elispot (T-SPOT.TB®) quantifizieren die Interferonbildung bzw. die Zahl der γ-Interferon bildenden T-Lymphozyten. Sie weisen eine relativ hohe Sensitivität und Spezifität auf. Bei Lymphopenie, zellulärem Immundefekt und immunsuppressiver Therapie sind sie jedoch – wie der Hauttest – wenig sensitiv.

> **MERKE** Der kulturelle Nachweis von Mykobakterien ist noch immer der Goldstandard der Tuberkulosediagnostik. Zur Optimierung der Therapie sollte bei jedem kulturellen Isolat eine Resistenztestung durchgeführt werden.

Therapie

MERKE

Therapie
- **Tuberkulinkonversion:** Tuberkulöse Primärinfektion ohne Organbefund, klinische Symptome, Mykobakteriennachweis und ohne vorausgegangene BCG-Impfung: Monotherapie mit Isoniazid für 9 Monate.
- **Primär unkomplizierte Tuberkulose:** Dreifachtherapie: Isoniazid, Rifampicin und Pyrazinamid über 2 Monate, dann Isoniazid und Rifampicin über weitere 4 Monate.
- **Primär komplizierte Tuberkulose:** Primäre Tuberkulose mit Lymphknoteneinbruch, **tuberkulöse Pleuritis** bzw. **Perikarditis, Abdominaltuberkulose:** Dreifachtherapie über 9 Monate.
- **Miliartuberkulose:** Vierfachtherapie mit Isoniazid, Rifampicin, Pyrazinamid und Streptomycin über 2 Monate, dann Isoniazid und Rifampicin über 2 Monate, Zusatztherapie mit Prednisolon über 6 Wochen.
- **Tuberkulöse Meningitis:** Vierfachtherapie mit Isoniazid, Rifampicin, Pyrazinamid und Ethambutol über 2 Monate, Weiterbehandlung mit Isoniazid und Rifampicin über 10 Monate, Dexamethason über 6 Wochen.
- **Skelett-Tuberkulose:** Vierfachtherapie mit Isoniazid, Rifampicin, Pyrazinamid und Ethambutol über 2 Monate, Weiterbehandlung mit Isoniazid und Rifampicin für weitere 7–10 Monate.

Tuberkulinkonversion: Tuberkulöse Primärinfektion ohne nachweisbaren Organbefund, ohne klinische Symptome, ohne Mykobakteriennachweis und ohne vorausgegangene BCG-Impfung (!): Monotherapie mit Isoniazid für 9 Monate (> Tab. 7.1).

Primär unkomplizierte Tuberkulose: Tuberkulose mit positivem Tuberkulintest, einem röntgenologisch nachweisbaren Primärkomplex bzw. einer Hiluslymphknotenschwellung mit/ohne Nachweis von *M. tuberculosis*: Isoniazid, Rifampicin und Pyrazinamid über 2 Monate, dann Isoniazid und Rifampicin über weitere 4 Monate.

Primär komplizierte Tuberkulose: Primäre Tuberkulose mit zusätzlichem Lymphknoteneinbruch und/oder Ventilationsstörung durch Bronchuskompression: Therapie wie bei unkomplizierter Tuberkulose, Therapieverlängerung auf insgesamt 9 Monate. Alternativ initiale Vierfachtherapie mit Isoniazid, Rifampicin, Pyrazinamid und Ethambutol für 2 Monate, Gesamttherapiedauer 6 Monate.

Tuberkulöse Pleuritis bzw. Perikarditis: Dreifachtherapie wie bei primär komplizierter Tuberkulose.

Miliartuberkulose: Vierfachtherapie mit Isoniazid, Rifampicin, Pyrazinamid und Streptomycin über 2 Monate, Weiterbehandlung mit Isoniazid und Rifampicin bis zu einer Gesamtdauer von 9–12 Monaten, Zusatztherapie mit Prednisolon über 6 Wochen.

Tuberkulöse Meningitis: Vierfachtherapie mit Isoniazid, Rifampicin, Pyrazinamid und Ethambutol über 2 Monate, Weiterbehandlung mit Isoniazid und Rifampicin über 10 Monate, Zusatztherapie mit Dexamethason über 6 Wochen.

Skelett-Tuberkulose: Vierfachtherapie mit Isoniazid, Rifampicin, Pyrazinamid und Streptomycin über 2 Monate, gefolgt von Isoniazid und Rifampicin für weitere 7–10 Monate.

Abdominaltuberkulose: Dreifachtherapie wie bei primär komplizierter Tuberkulose.

Bei nachgewiesener Resistenz der Keime muss die Kombinationstherapie verlängert und modifiziert werden, z. B. durch den Einsatz von Zweitrangantituberkulotika (z. B. Protionamid, Capreomycin, Amikacin, p-Aminosalizylsäure, Fluorchinolone oder Linezolid).

> Abb. 7.9 fasst die Vorgehensweisen zur Tuberkuloseprävention und -therapie zusammen.

TAB. 7.1

Tab. 7.1 Wichtige Nebenwirkungen von Antituberkulotika.

Medikament	Nebenwirkung
Isoniazid (INH)	• INH-Hepatitis • Periphere Neuropathie • Vitamin-B_6-Supplementierung bei Säuglingen erforderlich
Rifampicin (RMP)	• Akute Hepatopathie zu Therapiebeginn • Enzyminduktion: Spiegelveränderungen von Medikamenten, z. B. Antikonvulsiva, Theophyllin, Marcumar®, Kontrazeptiva, Ciclosporin • Rotfärbung des Urins
Pyrazinamid (PZA)	• Akute Hepatitis zu Therapiebeginn • Harnsäureerhöhung im Plasma
Ethambutol (EMB)	• Optikusneuritis • Frühsymptom: Störung des Rot-Grün-Farbsehens
Streptomycin (SM)	• Ototoxizität (N. acusticus und N. vestibulocochlearis) • Nephrotoxizität

Prophylaxe

Aufgrund der niedrigen Tuberkuloseinzidenz in Deutschland und wegen der ungünstigen Nutzen-Risiko-Relation wird die BCG-Impfung nicht mehr empfohlen. Eine hämatogene Streuung bei Primärtuberkulose wird nicht mit Sicherheit verhindert und eine Miliartuberkulose und Meningitis tuberculosa können trotz Impfung auftreten.

Alternativ sollten möglichst gezielte, wiederholte Tuberkulintestungen durchgeführt werden, um eine Tuberkulose möglichst früh diagnostizieren und behandeln zu können. Nach Tuberkuloseexposition wird eine INH-Prophylaxe über 3 Monate verordnet.

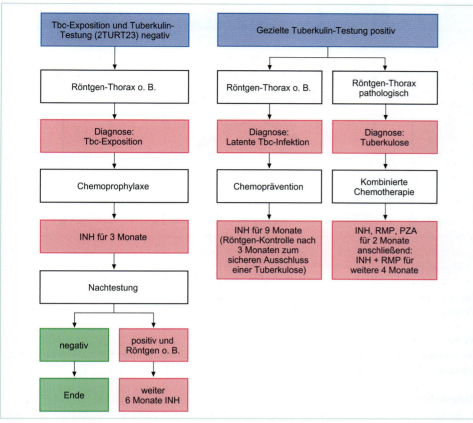

Abb. 7.9 Vorgehensweise zur Tuberkuloseprävention und -therapie (nach Magdorf 2006). [O531]

Meldepflicht
Meldepflicht besteht bei aktiver Erkrankung und Tod an Tuberkulose sowie bei Behandlungsabbruch oder -verweigerung.

MERKE Aufgrund der niedrigen Tuberkuloseinzidenz in Deutschland und wegen der ungünstigen Nutzen-Risiko-Relation wird die BCG-Impfung nicht mehr empfohlen. Eine hämatogene Streuung bei Primärtuberkulose wird nicht mit Sicherheit verhindert und eine Miliartuberkulose und Meningitis tuberculosa können trotz Impfung auftreten!

7.3.1.1 Tuberkulosescreening bei asylsuchenden Kindern

Deutschland und Europa erleben derzeit eine hohe Zuwanderung von Flüchtlingen aus Ländern mit deutlich höherer Tuberkuloseinzidenz. Zudem haben Asylsuchende auf der Flucht und in Gemeinschaftunterkünften ein erhöhtes Risiko für eine Tuberkulose-Exposition.
Insbesondere Kleinkinder haben ein erhöhtes Risiko für schwere und disseminierte Verläufe.
Daher ist eine zeitnahe Detektion einer infektiösen Tuberkulose nach Einreise wichtig.
Ist eine Tuberkulose-Exposition bekannt, erfolgt die Diagnostik nach ➤ Abb. 7.9. Bei asylsuchenden Kindern über 15 Jahre wird vor Aufnahme in eine Gemeinschafteinrichtung ein ärztliches Zeugnis (Röntgen-Thorax) verlangt, das bescheinigt, dass keine ansteckungsfähige Tuberkuloseerkrankung vorliegt.
Das Vorgehen bei Kindern und Jugendlichen unter 15 Jahren gibt ➤ Abb. 7.10 wieder. Bei Kindern unter 5 Jahren wird als Screeningverfahren ein Tuberkulinhauttest, bei Kindern über 5 Jahre alternativ ein immunologischer Tuberkulose-Vollbluttest durchgeführt.

7.3.2 Nichttuberkulöse mykobakterielle Erkrankungen

Definition
Es handelt sich um Infektionen durch Mykobakterien, die nicht zum *M.-tuberculosis*-Komplex gehören (Synonym: Mycobacteria Other Than Tuberculosis – MOTT).

Erreger
- Gruppe I: *Mycobacterium kansasii, simiae, marinum*
- Gruppe II: *Mycobacterium scrofulaceum, szulgai, xenopi*
- Gruppe III: *Mycobacterium avium, intracellulare, haemophilum, malmoense, ulcerans*
- Gruppe IV: *Mycobacterium fortuitum, chelonae, abscessus*

Aus Studentensicht

ABB. 7.10

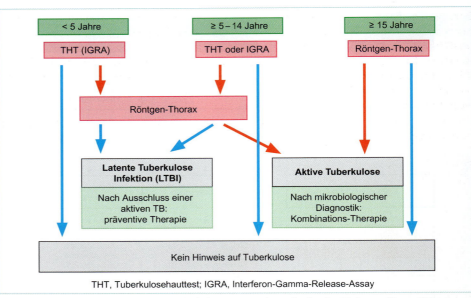

Abb. 7.10 Altersadaptiertes Vorgehen zum Tuberkulose-Screening bei asylsuchenden Kindern und Jugendlichen in Deutschland (nach Ritz et al. 2015). [F705-005]

Klinik
Die **zervikale Lymphadenitis** mit ausgeprägter Neigung zu Fistelbildung ist die häufigste klinische Manifestation. Selten treten Infektionen an Bronchien, Lunge, Haut und Knochen auf.

Klinik: Zervikale Lymphadenitis mit ausgeprägter Neigung zur Fistelbildung.

Diagnostik
- Erregerisolierung aus primär sterilem Gewebe (Lymphknoten, Knochen).
- Der Beweis, dass eine Infektion durch MOTT verursacht wird, kann in Einzelfällen schwierig sein, da sie teilweise auch als Kommensalen auftreten können.

Diagnostik: Erregerisolierung aus primär sterilem Gewebe.

Therapie
Bei Lymphadenitis durch MOTT ist die totale **chirurgische Exstirpation** der betroffenen Lymphknoten und der Fistelgänge unbedingt anzustreben. Ist eine chirurgische Entfernung nicht vollständig möglich, erfolgt die medikamentöse Therapie mit Clarithromycin oder Azithromycin in Kombination mit Rifampicin und Ethambutol über 6–12 Monate.
Alle anderen Manifestationen durch MOTT werden mit Clarithromycin oder Azithromycin in Kombination mit Rifampicin und Ethambutol über einen Zeitraum von bis zu 2 Jahren behandelt.
Erkrankungen durch MOTT sind nicht meldepflichtig.

Therapie: Totale **chirurgische Exstirpation** der betroffenen Lymphknoten und Fistelgänge. Bei unvollständiger chirurgischer Entfernung: medikamentöse Therapie mit Clarithromycin oder Azithromycin in Kombination mit Rifampicin und Ethambutol über 6–12 Monate.

7.4 Lyme-Borreliose

Definition
Die chronische, durch Zecken übertragene Multisystemerkrankung verläuft in 3 Stadien und verursacht hauptsächlich Symptome der Haut, des ZNS und der Gelenke.

Definition: Chronische, durch Zecken übertragene, Multisystemerkrankung.

Erreger
Borrelia burgdorferi gehört zur Familie der Spirochäten, bewegliche Mikroorganismen mit spiralförmigem Körperbau ohne Geißeln.

Epidemiologie
Die Übertragung erfolgt vor allem durch die Zecke *Ixodes ricinus*. Die Durchseuchung von *Ixodes ricinus* mit *Borrelia burgdorferi* beträgt etwa 30 %, die Infektionsrate (Serokonversion) nach dem Stich durch eine infizierte Zecke 10 %. Die Wahrscheinlichkeit für die klinische Manifestation liegt bei 2–4 % (Manifestationsindex). Es besteht eine saisonale Häufung im Frühsommer und Herbst.

Klinik
Von Bedeutung ist eine Unterscheidung zwischen frühem und spätem Erkrankungsstadium sowie zwischen lokalisierter und generalisierter Erkrankungsmanifestation (➤ Tab. 7.2).
Erythema migrans: Nach einer Latenz von 1–3 Wochen entwickelt sich an der Zeckenstichstelle eine livide Verfärbung mit zentrifugaler Ausbreitung und zentraler Abblassung (➤ Abb. 7.11). Nur selten treten Allgemeinsymptome wie Fieber und Kopfschmerzen auf, Spontanremissionen sind häufig. Rezidive an gleicher Stelle oder an anderen Körperregionen kommen vor.

Epidemiologie: Manifestationsindex: 2–4 % mit saisonaler Häufung im Frühsommer und Herbst.
Klinik
- **Erythema migrans:** Livide Verfärbung mit zentrifugaler Ausbreitung und zentraler Abblassung nach 1–3 Wochen an der Zeckenstichstelle.
- **Borrelienlymphozytom:** Solitärer Hauttumor mit derber Infiltration und Rötung.
- **Acrodermatitis chronica atrophicans:** An Akren und Hautfläche über den großen Gelenken.
- **Neuroborreliose:** Akute periphere Fazialisparese im Kindesalter, monosymptomatisch, begleitende lymphozytäre Pleozytose im Liquor.

Borrelienlymphozytom: Es ist insgesamt seltener als das Erythema migrans und tritt als solitärer Hauttumor mit derber Infiltration und Rötung und Prädilektion an Ohren, Mamillen und Skrotum auf. Es persistiert oft über Wochen und Monate.

Acrodermatitis chronica atrophicans: Die Manifestation ist jederzeit im Verlauf einer Borreliose möglich. Sie kommt fast nur bei Erwachsenen vor (lange Inkubationszeit!). Prädilektionsstellen sind die Akren und die Hautflächen über den großen Gelenken.

Neuroborreliose: Die Lyme-Borreliose ist die häufigste verifizierbare Ursache einer akuten peripheren Fazialisparese im Kindesalter. Meist verläuft sie monosymptomatisch, fast immer besteht eine begleitende lymphozytäre Pleozytose im Liquor.

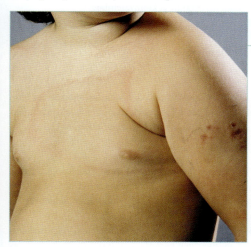

Abb. 7.11 Erythema migrans. Livide Verfärbung mit zentrifugaler Ausbreitung und zentraler Abblassung. [O530]

Borrelienmeningitis: Nach der Enterovirusinfektion und Mumps ist die Lyme-Borreliose die dritthäufigste verifizierbare Ursache der serösen Meningitis im Kindesalter. Die Borrelienmeningitis ist die zweithäufigste Manifestation einer Neuroborreliose im Kindesalter. Sie lässt sich weder anamnestisch noch klinisch von einer Virusmeningitis unterscheiden.

Bannwarth-Syndrom: Lymphozytäre Meningoradikulitis mit Beteiligung des peripheren Nervensystems. Es ist das typische Erkrankungsbild der Neuroborreliose des Erwachsenenalters, das bei Kindern selten auftritt. Es geht mit radikulären Schmerzen oder Sensibilitätsstörungen einher.

Gelenke: Arthralgien, akute und chronische Arthritiden kommen vor. Meist handelt es sich um eine Monarthritis, die Kniegelenke sind am häufigsten betroffen.

Tab. 7.2 Übersicht der klinischen Symptome der Lyme-Borreliose.

Organsystem	Frühstadium lokalisiert	Frühstadium generalisiert	Spätstadium
Haut	Erythema migrans	Lymphozytom	Acrodermatitis chronica atrophicans
Nervensystem		Fazialisparese Meningitis Meningoradikulitis	Chronische Enzephalomyelitis
Gelenke		Arthralgien Oligoarthritis	Chronische Arthritis
Herz		Karditis Perikarderguss	

> **MERKE** Die Lyme-Borreliose ist die häufigste Ursache einer akuten peripheren Fazialisparese im Kindesalter.

Diagnostik
- In 50 % der Fälle ist die **Anamnese** bezüglich Zeckenstich und Erythema migrans negativ.
- **Antikörpernachweis:** Spezifische IgM- und IgG-Antikörper gegen *Borrelia burgdorferi* in Blut, Liquor, Gelenkpunktat.
- **Liquoruntersuchung:** Eine lymphozytäre Pleozytose und die intrathekale Immunglobulinsynthese mit IgM-Dominanz sind obligate Befunde bei der Neuroborreliose!

Therapie
Bei Erythema migrans und Lymphozytom wird eine orale Therapie mit Amoxicillin (bei Kindern > 9 Jahren Doxycyclin) durchgeführt. Bei Neuroborreliose, Arthritis und Karditis muss eine parenterale antibiotische Therapie mit Cephalosporinen der 3. Generation (z. B. Ceftriaxon) über 2(–4) Wochen erfolgen.

Aus Studentensicht

- **Borrelienmeningitis:** Seröse Meningitis.
- **Bannwarth-Syndrom:** Lymphozytäre Meningoradikulitis mit Beteiligung des peripheren Nervensystems. Radikuläre Schmerzen oder Sensibilitätsstörungen.
- **Gelenke:** Arthralgien, akute und chronische Arthritiden.

Diagnostik: Antikörpernachweis: Spezifische IgM- und IgG-Antikörper gegen B. burgdorferi.
Liquoruntersuchung: lymphozytäre Pleozytose, intrathekale Immunglobulinsynthese mit IgM-Dominanz (Neuroborreliose).

Therapie
- Erythema migrans, Lymphozytom: Orale Therapie mit Amoxicillin
- Neuroborreliose, Arthritis, Karditis: Parenterale Therapie mit Cephalosporinen der 3. Generation über 2–4 Wochen

Aus Studentensicht

7.5 Virusinfektionen

7.5.1 Masern

Definition: Hochkontagiöse, zweiphasige, komplikationsreiche Viruserkrankung.

Epidemiologie: Tröpfcheninfektion. Kontagiosität und Manifestationsindex: Sehr hoch. Infizierte Personen sind 4 Tage vor bis 4 Tage nach Exanthemausbruch infektiös.

Klinik
- **Prodromalstadium** (3–5 Tage): Fieber, Reizhusten, Rhinitis, Konjunktivitis.
- **Koplik-Flecken:** Enanthem mit kalkspritzigen Belägen auf hochroter, leicht granulierter Schleimhaut.
- **Exanthemstadium:** Plötzlicher Fieberanstieg bei stark reduziertem AZ. Sich vom Gesicht ausbreitendes makulopapulöses, hochrotes, livides, gelegentlich hämorrhagisches Exanthem. Generalisierte Lymphadenopathie.

ABB. 7.12

---

7 INFEKTIOLOGIE

Prophylaxe
Die Vermeidung von Zeckenstichen (Bekleidung) ist die effektivste prophylaktische Maßnahme.

7.5 Virusinfektionen

7.5.1 Masern

Definition
Bei Masern handelt es sich um eine hochkontagiöse, zweiphasige, komplikationsreiche Viruserkrankung. Sie ist durch eine erhebliche Beeinträchtigung des Allgemeinzustands gekennzeichnet.

Erreger
Das Masernvirus ist ein RNA-Virus aus der Familie der Paramyxoviren.

Epidemiologie
Die Übertragung erfolgt durch Tröpfcheninfektion. Die Kontagiosität und der Manifestationsindex sind sehr hoch (nahezu 100 %). Infizierte Personen sind 4 Tage vor bis 4 Tage nach Exanthemausbruch infektiös. Ein „Nestschutz" besteht während des 1. Lebenshalbjahrs. Die Inkubationszeit beträgt 8–12 Tage.

Klinik
Prodromalstadium: Es dauert 3–5 Tage und geht mit Fieber, Reizhusten, Rhinitis und Konjunktivitis einher. Pathognomonisch sind die Koplik-Flecken, die 2–3 Tage nach Beginn des Prodromalstadiums auftreten: Enanthem mit kalkspritzerartigen Belägen auf hochroter, leicht granulierter Schleimhaut, meist gegenüber den Molaren (➤ Abb. 7.12).
Exanthemstadium: Es beginnt mit einem plötzlichen Fieberanstieg bei stark reduziertem Allgemeinzustand. Es tritt ein makulopapulöses, hochrotes, livides, gelegentlich hämorrhagisches Exanthem auf, das retroaurikulär und im Gesicht beginnt und sich dann rasch über den ganzen Körper ausbreitet. Häufig besteht eine generalisierte Lymphadenopathie. Das Exanthem blasst ab dem 3. Tag ab (➤ Tab. 7.3 und ➤ Abb. 7.12).

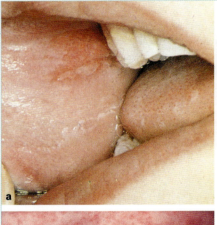
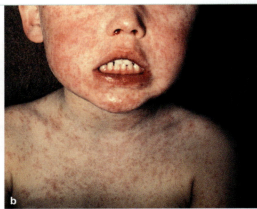
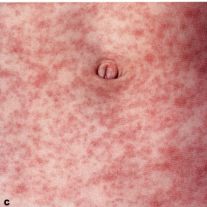

Abb. 7.12 Masern. **a)** Koplik-Flecken: Enanthem mit kalkspritzerartigen Belägen gegenüber den Molaren. **b)** Schwerkranker Junge mit Konjunktivitis, Rhinitis und einem Exanthem aus makulopapulösen, lividen, teilweise konfluierenden Effloreszenzen. **c)** Masernexanthem: Hochrote, konfluierende, makulopapulöse Effloreszenzen. [O530]

Komplikationen

- Otitis media, Bronchopneumonie und Diarrhö durch bakterielle Sekundärinfektion sind die häufigsten Komplikationen.
- „Masernkrupp", Bronchiolitis und Masernpemphigoid sind heute selten.
- Pathologisches EEG: 50 % der Fälle.
- Thrombozytopenie (1:6.000).
- **Akute Masernenzephalitis** (Häufigkeit 1:1.000!): Sie tritt am 3.–9. Tag nach Exanthembeginn auf. Symptome: Somnolenz, Koma, epileptische Anfälle, Hemiplegien und Hirnnervenlähmungen. Die Letalität beträgt 10–20 %, die Defektheilungsrate 20 %.
- **Subakute sklerosierende Panenzephalitis** (SSPE, Häufigkeit 7–11:100.000): Persistierende Maserninfektion des ZNS; Manifestation nach einer Latenz von 5–10 Jahren; 3 Stadien: Verhaltensauffälligkeiten, Myoklonien und Anfälle, Dezerebrationsstarre.

Tab. 7.3 Übersicht der Erkrankungen mit flächenhaftem Exanthem.

Erkrankung	Exanthem	Lokalisation des Exanthems	Schleimhautsymptome	Besonderheit
Masern	Großfleckig, livide, konfluierend	Beginn hinter den Ohren, Ausbreitung über Stamm und Extremitäten	Koplik-Flecken Enanthem	Zweiphasiger Verlauf Reduzierter Allgemeinzustand
Röteln	Mittelfleckig, hellrot, diskret	Beginn am Kopf, wenig am Stamm	Leichtes Enanthem	Stark vergrößerte nuchale Lymphknoten Guter Allgemeinzustand
Scharlach	Feinfleckig, rau	Beginn in den Leisten, blasses Munddreieck	Eitrige Angina Himbeerzunge	Antibiotikatherapie
Exanthema subitum	Klein- bis mittelfleckig	Nacken und Stamm	Nagayama-Flecken	3 Tage Fieber, dann Ausschlag
Ringelröteln	Mittelfleckig, konfluierend	Schmetterlingserythem im Gesicht, Girlanden an den Extremitäten	Keine	Vertikale Infektion

MERKE Bakterielle Komplikationen bei Masern entstehen durch eine transitorische Immunschwäche von mindestens 6 Wochen Dauer, die durch die Maserninfektion ausgelöst wird.
Die schwerwiegenden neurologischen Komplikationen der Maserninfektion sind der Grund für die Empfehlung einer Immunprophylaxe.

Diagnostik

- **Blutentnahme:** Leukopenie durch Lymphopenie; Eosinophile fehlen
- **Virusisolierung** aus Blut, Rachensekret, Urin und Liquor möglich
- **Nachweis spezifischer IgM-Antikörper**
- **Nachweis spezifischer Masern-RNA** mittels RT-PCR

Therapie

Die Behandlung ist symptomatisch: Antipyrese, ausreichende Flüssigkeitszufuhr und Verabreichung von Sekretolytika. Eine antibiotische Therapie wird bei Auftreten einer Masernpneumonie und Masernotitis (bakterielle Sekundärinfektion) durchgeführt.

Prophylaxe

Die aktive Immunisierung ist im Rahmen des Impfkalenders vorgesehen. Die Eltern sollten darüber informiert werden, dass zwischen dem 7. und 12. Tag nach der Impfung Fieber, ein flüchtiges Exanthem und eine Konjunktivitis auftreten können („Impfmasern"). Eine Inkubationsimpfung (Impfung innerhalb von 3 Tagen nach Exposition) unterdrückt den Masernausbruch wirksam. Sie wird daher bei allen Personen ab dem Alter von 9 Monaten empfohlen, die ungeimpft sind, in der Kindheit nur einmal geimpft wurden oder deren Impfstatus unklar ist. Eine passive Immunisierung nach Masernkontakt (humane Immunglobuline) ist bei immundefizienten Patienten sowie für andere Personen indiziert, bei denen die Masernimpfung kontraindiziert ist.

Prognose

Sie ist in der Regel gut. Dennoch beträgt die Letalität 0,1–1:1.000.

Aus Studentensicht

Komplikationen: Otitis media, Bronchopneumonie und Diarrhö durch bakterielle Sekundärinfektion. Akute Masernenzephalitis. Subakute skelorisierende Panenzephalitis.

Diagnostik: Labor: Leukopenie durch Lymphopenie, fehlende Eosinophile. Virusisolierung, spezifischer **IgM-Antikörper**-Nachweis, spezifischer **Masern-RNA**-Nachweis.

Therapie: Symptomatisch. Masernpneumonie, Masernotitis: Antibiotika (bakterielle Sekundärinfektion).

Prophylaxe: Aktive Immunisierung unterdrückt Masernausbruch. Immundefiziente Patienten: passive Immunisierung nach Masernkontakt.

Aus Studentensicht

LERNTIPP

7.5.2 Röteln

Definition: Hochkontagiöse Viruserkrankung mit nuchaler Lymphadenopathie, makulopapulösem, teilweise konfluierendem Exanthem.

Epidemiologie: Tröpfcheninfektion. Infizierte Personen sind 7 Tage vor bis 7 Tage nach Exanthemausbruch infektiös. Inkubationszeit: 14–21 Tage.

Klinik: Prodromalsymptomatik: Fieber, Rhinokonjunktivitis, nuchale Lymphadenopathie. Diskretes, makulopapulöses, hellrotes Exanthem, das im Gesicht beginnt und sich an Körper und Extremitäten ausbreitet. Transiente Arthralgien oder Arthritiden.

ABB. 7.13

Komplikationen
- **Rötelnembryopathie:** Diaplazentare Infektion durch Virämie bei Erstinfektion der Schwangeren → Abort, Frühgeburt, konnatale Rötelninfektion.
- **Gregg-Syndrom:** Trias aus **Herzfehler, Katarakt** und **Innenohrschwerhörigkeit.** Zusätzliche Symptome sind Dystrophie, Hepatosplenomegalie, Myokarditis, Meningoenzephalitis.

MERKE

---

7 INFEKTIOLOGIE

Meldepflicht
Eine Meldepflicht besteht bei Krankheitsverdacht, Erkrankung und Tod an Masern sowie bei Erregernachweis.

> **LERNTIPP** Zur Maserninfektion solltest du unbedingt die Koplik-Flecken nennen können und die subakute sklerosierende Panenzephalitis als schwere Komplikation kennen.

7.5.2 Röteln

Definition
Hochkontagiöse Viruserkrankung mit nuchaler Lymphadenopathie, makulopapulösem, teilweise konfluierendem Exanthem bei in der Regel gering beeinträchtigtem Allgemeinzustand und der gefürchteten Komplikation der Embryofetopathie.

Erreger
Rubivirus ist ein pleomorphes RNA-Virus aus der Familie der Togaviren.

Epidemiologie
Die Übertragung erfolgt durch Tröpfcheninfektion, die Kontagiosität ist hoch, der Manifestationsindex niedrig. Infizierte Personen sind 7 Tage vor bis 7 Tage nach Exanthemausbruch infektiös. Bei diaplazentarer Infektion kommt es zu einer konnatalen Infektion (Rötelnembryofetopathie). Ein „Nestschutz" besteht während des 1. Lebenshalbjahres. Die Inkubationszeit beträgt 14–21 Tage.

Klinik
Eine milde Prodromalsymptomatik mit Temperaturen um 38 °C und eine Rhinokonjunktivitis gehen voraus. Es besteht eine charakteristische, ausgeprägte nuchale Lymphadenopathie. Das Exanthem ist diskret, makulopapulös, hellrot, beginnt im Gesicht und breitet sich über Körper und Extremitäten aus (➤ Abb. 7.13). Die Effloreszenzgröße liegt zwischen Scharlach und Masern: Scharlach < Röteln < Masern (➤ Tab. 7.3). Das Krankheitsgefühl ist wenig ausgeprägt, 50 % der Fälle verlaufen asymptomatisch. Bei Jugendlichen, insbesondere bei Mädchen, kann es einige Tage nach Exanthemausbruch zu transienten Arthralgien oder Arthritiden kommen.
Eine Enzephalitis ist selten, ihre Prognose ist deutlich günstiger als die der Masernenzephalitis.

Abb. 7.13 Rötelnexanthem. [O530]

Komplikationen
Rötelnembryopathie: 10–15 % der Frauen im gebärfähigen Alter haben keine Rötelnantikörper. Die Infektion erfolgt diaplazentar durch Virämie bei Erstinfektion der Schwangeren. Eine Infektion während der ersten Schwangerschaftsmonate kann zu Abort, Frühgeburt oder konnataler Rötelninfektion führen. Eine Infektion nach dem 4. Schwangerschaftsmonat kann zudem noch Mikrozephalie und Schwerhörigkeit verursachen. Die Trias aus **Herzfehler, Katarakt und Innenohrschwerhörigkeit** (Gregg-Syndrom) ist für die konnatale Rötelninfektion charakteristisch. Zusätzlich kommen Dystrophie, Purpura, Hepatosplenomegalie, Myokarditis, interstitielle Pneumonie und Meningoenzephalitis vor. Ein erhöhtes Röteln-IgM im Serum des Kindes beweist die konnatale Infektion. Neugeborene mit konnatalen Röteln sind lange hochkontagiös!

> **MERKE** Das Risiko für das Kind ist am größten, wenn die Mutter zwischen der 1. und 11. SSW an Röteln erkrankt. Es treten dann in 85 % der Fälle Aborte, Frühgeburten oder Fehlbildungen auf. Bei Infektion im 2. Trimenon beträgt das Risiko 30 %.

7.5 VIRUSINFEKTIONEN

Diagnostik
- Leukopenie mit Lymphozytose und Vermehrung der Plasmazellen
- Nachweis spezifischer **IgM-Antikörper**
- **Erregernachweis** aus Rachensekret, Urin, Liquor
- Nachweis spezifischer **Röteln-RNA** mittels RT-PCR

Therapie
Bei postnatal erworbenen Röteln ist eine Behandlung in der Regel nicht erforderlich. In besonderen Fällen kann Rötelnimmunglobulin bis 7 Tage post expositionem verabreicht werden. Patienten mit konnatalen Röteln bedürfen einer umfassenden Betreuung.

Prophylaxe
Eine gut verträgliche aktive Immunisierung steht zur Verfügung! Die Überprüfung von Impfstatus und ggf. Antikörperstatus bei Frauen im gebärfähigen Alter ist für die Verhinderung der Rötelnembryopathie von essenzieller Bedeutung.

> **MERKE** Typische Symptome der konnatalen Rötelninfektion: **Gregg-Trias** aus Herzfehler, Katarakt und Innenohrschwerhörigkeit.

Meldepflicht
Meldepflicht besteht bei Krankheitsverdacht, Erkrankung und Tod an Röteln sowie bei Erregernachweis.

7.5.3 Exanthema subitum (Dreitagefieber)

Definition
Gutartige, durch das humane Herpesvirus 6 (HHV-6) verursachte Viruserkrankung mit 3-tägigem Fieber sowie nachfolgendem flüchtigem makulopapulösem Exanthem.

Erreger
Meist verursacht das **humane Herpesvirus 6** (*HHV-6*), gelegentlich das **humane Herpesvirus 7** (*HHV-7*) das Exanthema subitum.

Epidemiologie
Es handelt sich um die häufigste Exanthemerkrankung im 1. Lebensjahr, die fast ausschließlich Kinder im Alter von 6 Monaten bis 2 Jahren betrifft. Die Inkubationszeit beträgt 5–15 Tage.

Klinik
Hohes Fieber (39,5–41 °C) persistiert für 3–5 (maximal 8) Tage. Der Allgemeinzustand ist überraschend gut. Begleitend können eine Gastroenteritis, Husten oder Papeln auf weichem Gaumen und Uvula (Nagayama-Flecken) auftreten. Bei Entfieberung am 4. Erkrankungstag zeigt sich ein flüchtiges, meist makulöses, nur leicht papulöses **Exanthem**. Es tritt typischerweise an Nacken und Stamm auf, während das Gesicht häufig wenig betroffen ist (> Tab. 7.3 und > Abb. 7.14).

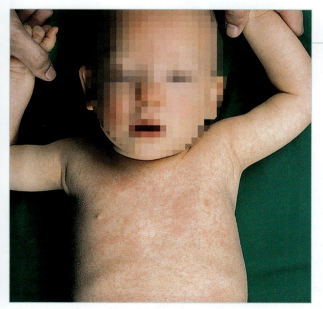

Abb. 7.14 Exanthema subitum. Die Erkrankung ist durch ein dezentes feinfleckig-makulopapulöses Exanthem gekennzeichnet, das stammbetont auftritt. [O530]

Aus Studentensicht

Diagnostik: Leukopenie mit Lymphozytose und Vermehrung der Plasmzellen. **IgM-Antikörper**-Nachweis. **Röteln-RNA** mit RT-PCR.

Therapie: Postnatal erworbene Röteln: keine Therapie. Selten Rötelnimmunglobulin bis 7 Tage post expositionem.

MERKE

7.5.3 Exanthema subitum (Dreitagefieber)

Definition: Gutartige Viruserkrankung.

Erreger: Humanes Herpesvirus 6.

Klinik: Für 3–5 Tage persistierendes **hohes Fieber** (39,5–41°C). Bei Entfieberung: Makulöses, nur leicht papulöses **Exanthem**.

ABB. 7.14

Aus Studentensicht

Therapie: Antipyrese.

MERKE

7.5.4 Erythema infectiosum (Ringelröteln)

Definition: Mäßig bis stark kontagiöse, durch *Parvovirus B 19* ausgelöste Infektionskrankheit.

Epidemiologie: Tröpfcheninfektion. Infektiösität besteht Tage vor dem Auftreten des Exanthems. Inkubationszeit: 4–14 Tage.

Klinik: Livides Wangenerythem (Schmetterlingsfigur) mit perioraler Blässe → makulopapulöses, juckendes, girlandenförmiges Exanthem mit zentraler Abblassung an Stamm und Extremitäten.

ABB. 7.15

Komplikationen
- Fetale Komplikationen: **Anämie, Myokarditis** mit folgender Herzinsuffizienz, Abort, **Totgeburt**
- Patienten mit chronisch hämolytischen Anämien: Lebensbedrohliche **aplastische Krise**

---

7 INFEKTIOLOGIE

Komplikationen
Fieberkrämpfe treten bei 8 % der Kinder auf.

Diagnostik
- Leukozytopenie mit relativer Lymphozytose
- Nachweis spezifischer IgM-Antikörper

Therapie
Im Rahmen der rein symptomatischen Therapie steht die Antipyrese, auch im Hinblick auf das Risiko des Auftretens von Fieberkrämpfen, im Vordergrund.

Prognose
Die Prognose ist gut.

> **MERKE** Das Exanthema subitum ist die häufigste Exanthemerkrankung im 1. Lebensjahr, die durch das *humane Herpesvirus 6* verursacht wird.

7.5.4 Erythema infectiosum (Ringelröteln)

Definition
Die mäßig bis stark kontagiöse, durch *Parvovirus B19* ausgelöste Infektionskrankheit tritt vorwiegend im Schulalter auf.

Erreger
Das DNA-**Parvovirus B19** verursacht das Erythema infectiosum.

Epidemiologie
Die Übertragung erfolgt durch Tröpfcheninfektion. Die Infektiösität ist in den Tagen vor Auftreten des Exanthems am höchsten, Kinder mit Exanthem sind praktisch nicht mehr ansteckungsfähig! Eine diaplazentare Übertragung ist möglich. Die Inkubationszeit beträgt 4–14 Tage.

Klinik
Das Exanthem tritt ohne Vorboten und ohne wesentliche Beeinträchtigung des Allgemeinzustands auf. Es besteht ein livides Wangenerythem (Schmetterlingsfigur) mit perioraler Blässe. Anschließend kommt es zu einem makulopapulösen, juckenden, girlandenförmigen Exanthem mit zentraler Abblassung an Stamm und Extremitäten („Ringel"-Röteln! ➤ Tab. 7.3 und ➤ Abb. 7.15). Arthralgien oder eine Arthritis treten hauptsächlich bei Mädchen auf.

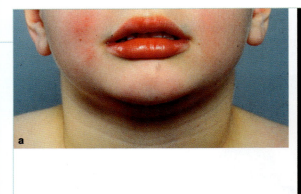
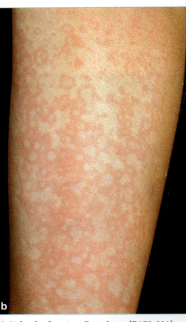

Abb. 7.15 Erythema infectiosum. **a)** Wangenerythem, periorale Blässe. **b)** Girlandenförmiges Exanthem. [R179-001]

Komplikationen und vertikale Parvovirus-B19-Infektion
Bei postnataler Infektion treten höchst selten ernste Komplikationen auf.

7.5 VIRUSINFEKTIONEN

Etwa 70 % der Erwachsenen besitzen eine Immunität gegen Parvovirus B19. Tritt bei einer Schwangeren dennoch eine Primärinfektion auf, beträgt das fetale Erkrankungsrisiko 5–10 %. Die fetalen Komplikationen sind bei Infektion zwischen der 13. und 20. Schwangerschaftswoche am höchsten. Die Symptome sind eine hochgradige **Anämie**, gelegentlich auch eine **Myokarditis**, die zu einer Herzinsuffizienz führen kann. Unter dem Bild eines nichtimmunologischen **Hydrops fetalis** kann es zu Abort oder **Totgeburt** kommen.

Bei Patienten mit chronischen hämolytischen Anämien (u. a. Sphärozytose, Sichelzellanämie, Thalassämie) kann eine Parvovirus-B19-Infektion zu einer lebensbedrohlichen **aplastischen Krise** führen.

Diagnostik
Ein Nachweis spezifischer IgM-Antikörper ist nur in unklaren Fällen erforderlich.

Therapie
Die Therapie ist symptomatisch. Bei abwehrgeschwächten Patienten mit chronischer Anämie kann ein Therapieversuch mit Immunglobulinen i. v. erfolgen. Bei frischer Parvovirus-B19-Infektion in der Schwangerschaft sollten wöchentliche Ultraschalluntersuchungen zum Ausschluss eines Hydrops fetalis durchgeführt werden. Liegt ein fetaler Hydrops vor, werden wiederholt intrauterine Transfusionen durchgeführt.

Therapie: Symptomatisch. Abwehrgeschwächte Patienten: Immunglobuline i. v.

Prognose
Die Prognose ist in der Regel gut.

7.5.5 Varizellen (Windpocken)

Definition
Hochkontagiöse, durch Primärkontakt mit dem *Varicella-Zoster*-Virus verursachte Infektionskrankheit mit stammbetontem, juckendem, vesikulärem Exanthem sowie Enanthem.

Definition: Hochkontangiöse, durch Primärkontakt mit dem **Varicella-Zoster-Virus** verursachte Infektionskrankheit.

Erreger
Das **Varicella-Zoster-Virus**, ein DNA-Virus aus der Gruppe der Herpesviren, verursacht die Windpocken.

Epidemiologie
Die Übertragung erfolgt vorwiegend durch direkten Kontakt mit Varizelleneffloreszenzen oder durch intensiven Kontakt (cave: Krankenhausinfektion). Die Kontagiosität und der Manifestationsindex sind hoch. Über 90 % aller Kinder werden bis zum 14. Lebensjahr infiziert. Infizierte Personen sind 1–2 Tage vor Auftreten des Exanthems bis 5 Tage nach Auftreten der letzten frischen Effloreszenz infektiös. Varizellen treten auch als Erstinfektion nach Kontakt mit Herpes zoster auf. Die Infektion hinterlässt eine lebenslange Immunität. Die Inkubationszeit beträgt 14–16 Tage, sie kann bis auf (8–)10 Tage verkürzt bzw. bis zu 21 Tage, nach Gabe von *Varicella-Zoster*-Immunglobulin bis zu 28 Tage, verlängert sein.

Epidemiologie: Über 90 % aller Kinder werden bis zum 14. LJ über direkten Kontakt mit Varizelleneffloreszenzen infiziert. Infizierte Patienten sind 1–2 Tage vor und bis 5 Tage nach Auftreten der letzten frischen Effloreszenz infektiös. Hinterlässt eine lebenslange Immunität.

Klinik

> **LERNTIPP** Fragen über die Klinik zu diesem Thema werden gern gestellt.

> **LERNTIPP**

Das vesikuläre Exanthem tritt schubweise auf und beginnt am Stamm. Gesicht, behaarter Kopf und Mundhöhle sind betroffen. Alle Effloreszenzstadien (Macula, Papula, Vesicula, Crusta) treten nebeneinander auf: „**Sternenhimmel**" (➤ Abb. 7.16 a und b). Es besteht ein ausgeprägter Juckreiz.

Klinik: Schubweises Auftreten eines vesikulären Exanthems mit allen Effloreszenzstadien: „**Sternenhimmel**". Ausgeprägter Juckreiz.

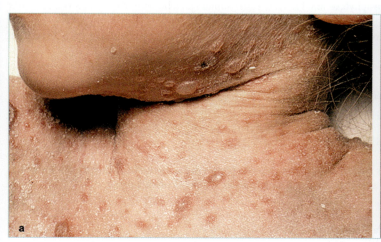
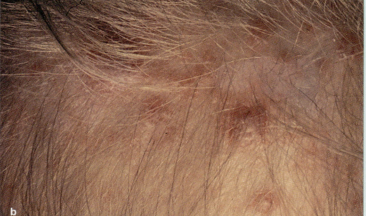

Abb. 7.16 Varizellen. **a)** Sternenhimmel: Maculae, Papulae, Vesiculae und Crustae treten nebeneinander auf. **b)** Varizelleneffloreszenzen am behaarten Kopf. [O530]

Aus Studentensicht

> **MERKE** Der sog. Sternenhimmel mit gleichzeitigem Nachweis von Macula, Papula, Vesicula und Crusta ist für Windpocken charakteristisch.

Komplikationen: Bakterielle Sekundärinfektionen: Impetigo, Abszesse, Phlegmone. Pneumonie. Zerebellitis mit Ataxie. Enzephalitis. Zerebrale Vaskulitis. Schwere systemische Verläufe bei immunsupprimierten Patienten. Fetales Varizellensyndrom.

Komplikationen
- **Bakterielle Sekundärinfektionen:** Impetigo, Abszesse, Phlegmone, nekrotisierende Fasziitis, toxisches Schocksyndrom.
- Thrombozytopenie mit Blutungen.
- Pneumonie (viral und bakteriell).
- Hepatitis.
- Arthritis.
- **Zerebellitis** mit Ataxie (1:4.000), gute Prognose.
- **Enzephalitis** mit epileptischen Anfällen und Koma (1:25.000), schlechte Prognose.
- **Zerebrale Vaskulitis** mit ischämischem Infarkt mit Hemiplegie, Aphasie und Visusverlust, kann Monate nach einer Varizelleninfektion auftreten.
- **Schwere systemische Verläufe** bei immunsupprimierten Patienten (Leukämie, Kortikosteroidtherapie, Frühgeborene).
- **Fetales Varizellensyndrom:** Eine Varizelleninfektion der Schwangeren in den ersten beiden Schwangerschaftsdritteln (vor allem 8.–21. Schwangerschaftswoche) führt zur Varizellenembryopathie. Symptome sind Hautnarben, Skelett- und Muskelhypoplasien, Augen- (Chorioretinitis, Katarakt, Mikrophthalmus) und ZNS-Anomalien (kortikale Atrophie, Ventrikeldilatation, Kleinhirnhypoplasie).
- **Konnatale Varizellen:** Varizellenerkrankung in den ersten 10 Lebenstagen. Alle klinischen Schweregrade sind möglich. Bei manifester Erkrankung der Mutter 5 Tage prä- bis 2 Tage postpartal werden keine ausreichenden Antikörpermengen auf das Neugeborene übertragen, es erkrankt meist schwer zwischen dem 5. und 10. Lebenstag. Die Prognose ist mit einer Letalität des Neugeborenen von 30 % besonders schlecht. Beginnen die Windpocken bei der Schwangeren vor dem 5. Tag vor Entbindung, kann das Kind mit Varizellen geboren werden oder erkrankt innerhalb der ersten 4 Lebenstage. Hier ist die Prognose gewöhnlich gut.

Diagnostik
- **Virusnachweis** aus Bläscheninhalt möglich (Elektronenmikroskopie)
- Nachweis spezifischer VZV-IgM-**Antikörper**

Therapie
Symptomatische Therapie: Synthetische Gerbstoffe werden zur Behandlung des Juckreizes und zur rascheren Austrocknung der Effloreszenzen eingesetzt. Bei starker Beeinträchtigung durch den Juckreiz kann eine systemische antipruriginöse Therapie erfolgen. Die Fingernägel sollten zur Vermeidung superinfektionsgefährdeter Kratzeffloreszenzen gekürzt werden.
Antivirale Therapie: Bei konnatalen Varizellen, komplizierten Verläufen und bei immunsupprimierten Patienten wird Aciclovir i. v. verabreicht.

Therapie
- **Symptomatisch:** Synthetische Gerbstoffe
- **Antiviral:** Aciclovir i. v.

Prophylaxe
Empfohlen wird die **aktive Immunisierung** mit Varizellenlebendimpfstoff für alle Kinder zwischen 11 und 14 Monaten, ungeimpfte 9- bis 17-jährige Jugendliche ohne Varizellenanamnese, seronegative Frauen mit Kinderwunsch und Risikopatienten (immunsuppressive Therapie, Leukämie, schwere Neurodermitis).
Eine **Postexpositionsprophylaxe** mit *Varicella-Zoster*-Immunglobulin ist nur innerhalb von 72 (96) h sinnvoll.
Eine **Chemoprophylaxe** exponierter Personen ist mit Aciclovir ab dem 7.–9. Tag nach Exposition möglich.

Prophylaxe
- **Aktive Immunisierung:** Varizellenlebendimpfstoff
- **Postexpositionsprophylaxe:** *Varicella-Zoster*-Immunglobulin innerhalb von 72 h
- **Chemoprophylaxe:** Aciclovir ab Tag 7–9 nach Exposition

Meldepflicht
Meldepflicht besteht bei Krankheitsverdacht, Erkrankung und Tod an Varizellen sowie bei Erregernachweis.

7.5.6 Herpes zoster

Definition: Akute schmerzhafte Zweitinfektion durch *Varicella-Zoster*-Virus nach früherer Windpockenerkrankung.

Definition
Akute, meist auf ein bis zwei Dermatome beschränkte schmerzhafte Zweitinfektion durch das **Varicella-Zoster-Virus** im Sinne einer Reaktivierung nach früherer Windpockenerkrankung.

Erreger
Erreger ist das **Varicella-Zoster-Virus.**

7.5 VIRUSINFEKTIONEN

Epidemiologie
Ein Herpes zoster tritt selten vor dem 10. Lebensjahr auf. Die Inzidenz ist bei immunsupprimierten Patienten höher als bei immunkompetenten. Ein Kontakt mit Herpes zoster kann bei Patienten ohne Immunität zu einer Varizellenerstinfektion führen. Die Kontagiosität des Herpes zoster ist allerdings deutlich geringer als die der Varizellen.

Klinik
Der Befall ist meist einseitig und schmerzhaft: Vesikuläre, gruppiert angeordnete Effloreszenzen sind im Bereich eines oder zweier Dermatome nachweisbar. Begleitend besteht häufig eine regionale Lymphadenopathie. Sonderformen sind der Zoster oticus (Ohr) und der Zoster ophthalmicus (Auge).

Komplikationen
- Generalisierung bei immunsupprimierten Patienten
- Bakterielle Superinfektion
- Persistierende Neuralgien (im Kindesalter selten)
- Passagere periphere Lähmungen
- Sensibilitätsstörungen
- Erblindung
- Hörverlust

Therapie
Die Behandlung ist in der Regel symptomatisch. Immunsupprimierte Patienten erhalten Aciclovir i. v.

7.5.7 Herpes-simplex-Infektionen

Definition
Es handelt sich um primäre oder rezidivierende Infektionen durch das humane **Herpesvirus 1 und 2** mit Befall der Haut, der (Mund-)Schleimhaut, des Auges, des ZNS (HSV-1) sowie des Genitales (HSV-2 häufiger als HSV-1).

Erreger
Das **Herpes-simplex-Virus** (HSV), ein DNA-Virus, weist zwei Stämme (HSV-1 und HSV-2) mit unterschiedlichen biologischen und antigenen Determinanten auf.

Epidemiologie
Die Durchseuchung mit HSV-1 erfolgt meist im Kleinkindalter, die mit HSV-2 im Adoleszenten- oder Erwachsenenalter (venerische Infektion). Die Antikörperprävalenz im Erwachsenenalter gegen HSV-1 liegt bei 90 %, die gegen HSV-2 abhängig vom sozioökonomischen Status bei 3 % (Nonnen) bis 60 %. Die Übertragung erfolgt durch engen Haut- und Körperkontakt. Die Inkubationszeit beträgt wenige Tage.

Klinik
Primärinfektion: Sie verläuft meist subklinisch oder mit charakteristischen klinischen Manifestationen.
Sekundärinfektion: Sie ist Ausdruck der Reaktivierung einer latenten Infektion durch unspezifische Stimuli wie Wärme, UV-Licht, Menses, Fieber oder Stress.

Organmanifestationen
Herpesinfektionen der Haut: Im Prodromalstadium zeigt sich zunächst Brennen oder Juckreiz, später bilden sich vesikuläre Effloreszenzen. Es besteht eine ausgeprägte Rezidivneigung. Sekundäre bakterielle Superinfektionen sind häufig (DD: Impetigo contagiosa). Eine topische Medikation (Aciclovir) ist im Frühstadium indiziert.
Eczema herpeticatum: Es handelt sich meist um eine Primärinfektion mit HSV-1 bei vorbestehendem chronischem Ekzem. Häufig kommt es zu ausgedehnten Hautveränderungen mit hohem Fieber. Cave: Dehydratation, Elektrolytentgleisung, bakterielle Superinfektion, Sepsis! Eine systemische Therapie mit Aciclovir sollte erfolgen, bei Superinfektion wird eine antibiotische Therapie durchgeführt.
Stomatitis aphthosa (Gingivostomatitis): Sie ist die häufigste Form der Primärinfektion mit HSV-1. Vesikuläre Effloreszenzen und Aphthen finden sich im Bereich der gesamten Mundschleimhaut (> Abb. 7.17). Der Speichelfluss ist vermehrt, es besteht ein Foetor ex ore. Hohes Fieber bis über 40 °C ist häufig. Kinder verweigern die Nahrungs-, in schweren Fällen auch die Flüssigkeitsaufnahme (Schmerzen!). Dadurch kann es zu einer Dehydratation kommen. Die Therapie ist symptomatisch mit lokalanästhetischen Maßnahmen, um die Nahrungsaufnahme zu erleichtern. Bei ausgeprägter Symptomatik muss eine parenterale Flüssigkeitszufuhr erfolgen.
Keratoconjunctivitis herpetica: Sie kommt als Primärinfektion oder als Reaktivierung vor. Die Schwellung und Rötung der Konjunktiva ohne Eitersekretion sind charakteristisch. Cave: Erblindung! Die Therapie besteht in einer topischen Behandlung mit Aciclovir.

Aus Studentensicht

Klinik: Einseitiger, schmerzhafter Befall mit vesikulären, gruppiert angeordneten Effloreszenzen im Bereich von 1 oder 2 Dermatomen. Regionale Lymphadenopathie.

Komplikationen: Generalisierung bei immunsupprimierten Patienten, bakterielle Superinfektion, persistierende Neuralgien.

Therapie: Symptomatisch. Immunsupprimierte Patienten: Aciclovir i. v.

7.5.7 Herpes-simplex-Infektionen

Definition: Primäre oder rezidivierende Infektionen mit Befall der Haut, Schleimhaut, des Auges, des ZNS (HSV-1) sowie des Genitales (HSV-2).

Epidemiologie: Übertragung durch engen Haut- und Körperkontakt.

Klinik
- **Primärinfektion:** Subklinisch
- **Sekundärinfektion:** Reaktivierung einer latenten Infektion

Organmanifestationen
- **Herpesinfektionen der Haut:** Brennen, Juckreiz, vesikuläre Effloreszenzen, sekundäre bakterielle Superinfektionen
- **Eczema herpeticatum:** Primärinfektion mit HSV-1 bei vorbestehendem chronischem Ekzem. Dehydratation, Elektrolytentgleisung, bakterielle Superinfektion, Sepsis. Systemische Therapie mit Aciclovir, antibiotische Therapie bei Superinfektion
- **Stomatitis aphthosa (Gingivostomatitis):** Vesikuläre Effloreszenzen und Aphthen im Bereich der gesamten Mundschleimhaut. Vermehrter Speichelfluss, Foetor ex ore. Aufgrund von Schmerzen Verweigerung von Nahrungs- und Flüssigkeitsaufnahme
- **Keratoconjunctivitis herpetica:** Schwellung und Rötung der Konjunktiva ohne Eitersekretion. Therapie: Aciclovir

7 INFEKTIOLOGIE

ABB. 7.17

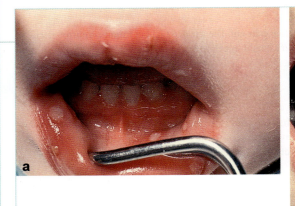
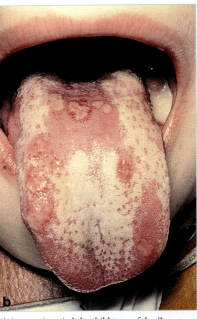

Abb. 7.17 Stomatitis aphthosa: **a)** Aphthen an Unter- und Oberlippe. **b)** Ausgeprägte Aphthenbildung auf der Zunge. [O530]

- **Meningo-/Enzephalitis:** Primärinfektion (30 %). Hohes Fieber, Kopfschmerzen, Wesensveränderung, Bewusstseinsverlust, epileptische Anfälle. Liquor: Pleozytose, Eiweiß↑. Therapie: Aciclovir i. v.
- **Herpes genitalis:** Vesikuläre Effloreszenzen im Genitalbereich. Systemische Gabe von Aciclovir
- **Konnatale HSV-Infektion:** Diaplazentare, hämatogene Infektion des Fetus
- **Neonatale HSV-Infektionen:** Lokalisierte Infektion von Haut, Augen und Schleimhäuten, ZNS-Infektionen, disseminierte systemische Infektion mit oder ohne ZNS-Beteiligung. Gabe von Aciclovir oder Foscarnet i.v.

Meningo-/Enzephalitis: Sie entsteht meist durch HSV-1, im Neugeborenenalter kann sie durch eine Infektion mit HSV-2 im Geburtskanal hervorgerufen werden. In 30 % der Fälle handelt es sich um eine Primärinfektion, in 70 % der Fälle um eine Reaktivierung. Symptome sind hohes Fieber, Kopfschmerzen, Abgeschlagenheit, Wesensveränderung, zunehmende Somnolenz, Bewusstseinsverlust, epileptische Anfälle, Herdsymptomatik und Koma. Die entzündlichen Hirnveränderungen sind meist temporal lokalisiert. Bei der Laboruntersuchung findet sich eine Liquorpleozytose mit Liquoreiweißerhöhung. Weitere diagnostische Maßnahmen sind EEG (fokale Veränderungen temporal sind charakteristisch) und MRT des Schädels. Die Letalität bzw. Defektheilungsrate ist hoch. Die Therapie besteht in der frühzeitigen intravenösen Verabreichung von Aciclovir, die bereits bei Verdacht erfolgen sollte. Bei Aciclovirresistenz wird Foscarnet eingesetzt.

Herpes genitalis: Er wird meist durch HSV-2 verursacht und führt zu vesikulären Effloreszenzen im Genitalbereich. Bei Frauen ist die Zervix häufiger als Vagina und Vulva, bei Männern sind Glans und Präputium häufiger als Skrotum und Penisschaft betroffen. Therapeutisch ist eine systemische Gabe von Aciclovir erforderlich.

Konnatale HSV-Infektion: Diaplazentare, hämatogene Infektion des Fetus mit HSV-1 oder HSV-2. Selten kommt es zu Dystrophie, bullösem Exanthem, Mikrozephalie, Mikrophthalmie, Chorioretinitis und Katarakt.

Neonatale HSV-Infektionen: Sie verlaufen fast immer symptomatisch. Es gibt 3 etwa gleich häufige klinische Manifestationsformen:
- Lokalisierte Infektion von Haut, Augen und Schleimhäuten
- ZNS-Infektion
- Disseminierte systemische Infektion mit oder ohne ZNS-Beteiligung: Hyperexzitabilität, Lethargie, Erbrechen, Apnoe, Zyanose, Ateminsuffizienz

Bei ⅔ der betroffenen Neugeborenen besteht ein bullöses Exanthem. Herpesläsionen in Mund und Rachen werden bei ⅓ der Patienten beobachtet. Eine Beteiligung des ZNS äußert sich durch epileptische Anfälle, Koma und Opisthotonus. Die Therapie beinhaltet eine intravenöse Verabreichung von Aciclovir oder Foscarnet. Der frühzeitige Therapiebeginn ist prognostisch entscheidend.

Vorkommen von Organmanifestationen durch HSV-Infektion in Abhängigkeit vom Alter jenseits der Neugeborenenperiode:
- **Kleinkinder und Schulkinder:** Die meisten HSV-Infektionen verlaufen klinisch inapparent. Eine Stomatitis aphthosa ist die häufigste klinische Manifestation.
- **Bei älteren Kindern und Jugendlichen** sind die typischen Symptome eine Pharyngotonsillitis, ein Herpespanaritium, die Keratoconjunctivitis herpetica, die Herpesenzephalitis und der Herpes genitalis.

MERKE

MERKE Die Stomatitis aphthosa ist die häufigste Form der Primärmanifestation einer HSV-1-Infektion.

Diagnostik

Diagnostik: HSV-Isolierung aus Bläscheninhalt oder Liquor. HSV-DNA-Nachweis. **Virusanzüchtung.** HSV-1-, HSV-2-**Antikörper**-Nachweis.

- **HSV-Isolierung** aus Bläscheninhalt oder Liquor: Immunfluoreszenz, Elektronenmikroskopie
- Nachweis spezifischer HSV-DNA mittels PCR
- **Virusanzüchtung** in Zellkulturen
- Nachweis spezifischer HSV-1- und HSV-2-**Antikörper**

7.5.8 Parotitis epidemica (Mumps)

Definition
Mumps ist eine akute Viruserkrankung mit schmerzhafter Schwellung der Speicheldrüsen sowie Befall von ZNS, Pankreas und Hoden.

Erreger
Das Mumpsvirus ist ein RNA-Virus aus der Familie der Paramyxoviren.

Epidemiologie
Die Übertragung erfolgt durch Tröpfcheninfektion. Der Manifestationsindex ist niedrig, 30–40 % aller Infektionen verlaufen subklinisch. Ein „Nestschutz" besteht während der ersten 6 Lebensmonate. Infizierte Personen sind 3 Tage vor bis maximal 9 Tage nach Erkrankungsausbruch infektiös. Die Inkubationszeit beträgt 16–18 Tage.

Klinik
30–40 % der Infektionen verlaufen klinisch inapparent. Klinische Leitsymptome sind **Fieber** und **schmerzhafte Parotisschwellung** (70 % beidseitig, 30 % einseitig). Die Submandibulardrüsen, seltener auch die Sublingualdrüsen können ebenfalls betroffen sein. Abstehende Ohrläppchen, Schmerzen beim Kauen und Rötung der Speicheldrüsenausführungsgänge sind Begleitsymptome. Die Dauer der Schwellung erstreckt sich über 3–7 Tage (➤ Abb. 7.18).

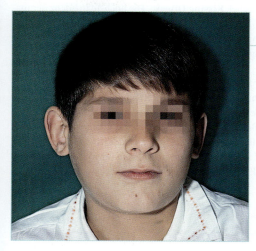

Abb. 7.18 Mumpsparotitis: Rechtsseitige Parotisschwellung. [O530]

Komplikationen
- **Aseptische Meningitis:** Häufigste Komplikation im Kindesalter (3–15 %, unbemerkt 70 %) mit mononukleärer Pleozytose und meist blandem Verlauf.
- **Meningoenzephalitis** (Häufigkeit 1 : 1.000 bis 1 : 5.000): Benommenheit, Erbrechen, neurologische Ausfälle.
- **Orchitis, Epididymitis:** Sie tritt selten im Kindesalter auf, bei einer Infektion im Adoleszenter oder bei jungen Männern ist sie häufig (25–30 %). In 13 % der Fälle kommt es zu einer Beeinträchtigung der Fertilität, selten zum Fertilitätsverlust.
- **Pankreatitis:** Unspezifische gastrointestinale Symptomatik.
- **Hörstörung** (Häufigkeit 1 : 10.000): Transiente oder permanente, meist einseitige Taubheit.
- **Okuläre Komplikationen:** Optikusneuritis, Uveokeratitis, Dakryoadenitis, Zentralvenenthrombose.
- **Andere Organkomplikationen:** Nephritis, Thyreoiditis, Myokarditis, Arthritis.

Diagnostik
- Aktivitätserhöhung der **Amylase** im Serum
- Nachweis spezifischer IgM-**Antikörper**
- **Virusisolierung** (bei ZNS-Befall) aus Speichel, Blut, Urin, Liquor
- Nachweis spezifischer **Mumps-RNA** mittels RT-PCR

Prophylaxe
Die aktive Immunisierung ist im Rahmen des Impfkalenders vorgesehen. Die Eltern sollten darüber informiert werden, dass zwischen dem 7. und 12. Tag nach der Impfung eine grippale Symptomatik auftreten kann.

Therapie
Eine Behandlung ist in der Regel nicht erforderlich.

Aus Studentensicht

7.5.8 Parotitis epidemica (Mumps)

Definition: Akute Viruserkrankung mit schmerzhafter Schwellung der Speicheldrüsen sowie ZNS-, Pankreas- und Hodenbefall.

Epidemiologie: Tröpfcheninfektion. Infizierte Personen sind 3 Tage vor bis max. 9 Tage nach Erkrankungsausbruch infektiös.

Klinik: Fieber, schmerzhafte Parotisschwellung. Abstehende Ohrläppchen, Schmerzen beim Kauen, Rötung der Speicheldrüsenausführungsgänge.

ABB. 7.18

Komplikationen: Aseptische Meningitis, Meningoenzephalitis, Orchitis, Epididymitis.

Diagnostik: Amylase↑ i. S., IgM-**Antikörper**-Nachweis, **Virusisolierung** aus Speichel, Blut, Urin, Liquor, **Mumps-RNA**-Nachweis.

Prophylaxe: Aktive Immunisierung.

Aus Studentensicht

7 INFEKTIOLOGIE

Meldepflicht
Meldepflicht besteht bei Krankheitsverdacht, Erkrankung und Tod an Mumps sowie bei Erregernachweis.

> **MERKE** Häufigste Komplikation von Mumps im Kindesalter ist die aseptische Meningitis. Häufige Komplikationen von Mumps im Erwachsenenalter sind die Orchitis und Epididymitis mit Beeinträchtigung der Fertilität.

7.5.9 Infektiöse Mononukleose (Pfeiffer-Drüsenfieber)

7.5.9 Infektiöse Mononukleose (Pfeiffer-Drüsenfieber)

Definition: Akute oder subakute Viruskrankheit durch Epstein-Barr-Virus (EBV).

Definition
Akute oder subakute Viruskrankheit durch **Epstein-Barr-Virus (EBV)** mit pseudomembranöser Tonsillitis, generalisierter Lymphadenopathie, Hepatosplenomegalie und atypischer Lymphozytose („Pfeiffer-Zellen").

Erreger
Das **Epstein-Barr-Virus (EBV)** ist ein DNA-Virus der Herpesgruppe. EBV befällt B-Lymphozyten und Rachenepithelzellen. „Pfeiffer-Zellen" sind jedoch reaktive T-Lymphozyten.

Epidemiologie
Die Übertragung erfolgt meist durch infektiösen Speichel: **Kissing Disease.** Die höchste Inzidenz der manifesten Infektion liegt im Adoleszentenalter. EBV-Infektionen im Kleinkindalter verlaufen z. T. subklinisch. Ab dem 30. Lebensjahr ist die Durchseuchung nahezu 100 %. Es besteht ein relativer „Nestschutz" für 6 Monate. Die Inkubationszeit beträgt 10–50 Tage.

Epidemiologie: Übertragung durch infektiösen Speichel: Kissing Disease. Inkubationszeit 10–50 Tage.

Klinik
Zum Krankheitsbild der akuten infektiösen Mononukleose gehören hohes **Fieber,** eine ausgeprägte, generalisierte zervikale **Lymphadenopathie** und eine **Tonsillopharyngitis** mit gräulichen, die Tonsillengrenzen überschreitenden pseudomembranösen Belägen (➤ Abb. 7.19). Hepatosplenomegalie, Exanthem und Ikterus sind häufige Begleitsymptome. Klinisch bereitet die Unterscheidung von einer Streptokokkenangina oft Schwierigkeiten. Bei Kindern mit angeborenen Immundefekten oder nach Organtransplantation führt eine EBV-Primärinfektion oder EBV-Reaktivierung nicht selten zu schweren, häufig letalen **lymphoproliferativen Krankheitsbildern**.

Klinik: Hohes **Fieber,** generalisierte zervikale **Lymphadenopathie, Tonsillopharyngitis.** Hepatosplenomegalie, Exanthem, Ikterus. Kinder mit angeborenen Immundefekten: schwere, häufig letale **lymphoproliferative Krankheitsbilder.**

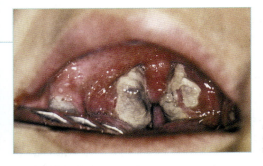

Abb. 7.19 Mononukleose. Monozytenangina: Gräuliche, die Tonsillengrenzen überschreitende pseudomembranöse Beläge. [O530]

> **MERKE** Die akute EBV-Infektion geht mit der Trias aus hohem Fieber, Tonsillopharyngitis und Lymphadenopathie einher.

Komplikationen
- Milzruptur in der 2. Erkrankungswoche – cave: Palpation!
- Atemwegsobstruktion durch Tonsillenhyperplasie
- Meningoenzephalitis
- Guillain-Barré-Syndrom
- Myokarditis
- Nephritis
- Interstitielle Pneumonie
- Anämie, Neutropenie, Thrombozytopenie
- Ampicillininduziertes Exanthem (tritt bei 80 % der fälschlicherweise mit Ampicillin behandelten Patienten auf).
- Verschiedene Malignome wie Burkitt-Lymphom, Morbus Hodgkin, Nasopharynxkarzinom und T-Zell-Lymphom sind mit EBV assoziiert, der pathogenetische Zusammenhang ist nicht geklärt.

Komplikationen: Milzruptur in der 2. Erkrankungswoche, Atemwegsobstruktion durch Tonsillenhyperplasie.

Diagnostik

- **Atypische Lymphozytose (Lymphomonozyten):** Leukozytose mit 10.000–20.000/µl in 90 % der Fälle, davon > 66 % Lymphozyten, davon 20–40 % atypische „Pfeiffer-Zellen".
- **Paul-Bunnell-Hämagglutinationstest:** Agglutination von Schafserythrozyten, damit Nachweis heterophiler Antikörper. Bei älteren Kindern und Erwachsenen ist der Test in 90 % der Fälle bei akuter Erkrankung positiv.
- **Antikörpernachweis:** ➤ Tab. 7.4.
- Nachweis von **spezifischer EBV-DNA** durch PCR
- Bei Patienten mit EBV-assoziierten lymphoproliferativen Syndromen ist die Bestimmung der **Viruslast** mittels PCR sinnvoll.

Tab. 7.4 Spezifische EBV-Antikörperprofile.

	Anti-VCA-IgG	Anti-VCA-IgM	Anti-EA	Anti-EBNA
Keine frühere Infektion	–	–	–	–
Akute Mononukleose	+	+	+/–	–
Länger zurückliegende EBV-Infektion	+	–	–	+
Chronisch-aktive Mononukleose	+++	–/+	+++	–/+
Lymphoproliferative Krankheitsbilder nach Organtransplantation	++	–/+	++	–/+

VCA: Viruskapsidantigen; EA: Early Antigen; EBNA: Epstein-Barr Nuclear Antigen (Berner 2013).

Therapie

Eine etablierte antivirale Therapie existiert nicht. Antibiotika (vor allem Ampicillin) sind kontraindiziert. In der Akutphase ist eine körperliche Schonung indiziert (Milzruptur). Eine langwierige Rekonvaleszenz mit wochenlanger Schwäche ist nicht selten.

Bei EBV-assoziierten lymphoproliferativen Krankheitsbildern nach Stammzell- oder Organtransplantation kann Rituximab wirksam eingesetzt werden.

> **LERNTIPP** Präge dir das Krankheitsbild der infektiösen Mononukleose gut ein. Klinik, Diagnostik, Therapie sowie Komplikationen werden gern geprüft.

7.5.10 RS-Virus-Infektionen

Definition
RS-Viren sind die häufigsten Erreger schwerer Infektionen des unteren Respirationstrakts (Bronchiolitis, Pneumonie) im 1. Lebensjahr.

Erreger
Das **Respiratory-Syncytial-Virus** ist ein RNA-Virus aus der Familie der Paramyxoviren.

Epidemiologie
RSV kann in jedem Lebensalter Atemwegserkrankungen hervorrufen, die höchste Morbidität besteht jedoch in den ersten beiden Lebensjahren. Die Durchseuchungsrate am Ende des 2. Lebensjahres beträgt nahezu 100 %. Die Übertragung erfolgt durch Tröpfcheninfektion oder Schmierinfektion durch nicht erkrankte Zwischenträger. Die Kontagiosität ist hoch. Trotz positiver Serologie besteht eine Reinfektionsrate von 10–20 % (Impfproblematik). Die Inkubationszeit beträgt 3–6 Tage. Die Virusausscheidung dauert bei sonst gesunden Kindern 3–8 Tage, bei Frühgeborenen 4 Wochen, bei Immundefizienten noch länger.

Klinik
Im 1. Lebenshalbjahr kommt es vor allem zu einer **Bronchiolitis** mit Tachydyspnoe, Einziehungen, feuchten Rasselgeräuschen oder zu einer **Pneumonie.** Ab dem 2. Lebenshalbjahr überwiegt die **obstruktive Bronchitis** mit Fieber, Husten, Tachydyspnoe, verlängertem Exspirium, Giemen und Pfeifen. Bei Säuglingen und Frühgeborenen können primär Apnoen auftreten. Die Reinfektion im Kleinkindalter erfolgt meist als Infekt der oberen Luftwege. Besonders schwere Verläufe treten bei Frühgeborenen mit bronchopulmonaler Dysplasie (BPD), Herzfehlern und Immundefekten auf. Die RSV-Infektion ist eine wichtige nosokomiale Infektion.

Diagnostik
- **Virusantigennachweis** aus Nasopharyngealsekret, Schnelltest möglich
- Nachweis spezifischer RSV-RNA mittels RT-PCR

Therapie
Die **symptomatische Therapie** beinhaltet die Verabreichung von Sauerstoff und den Ausgleich von Flüssigkeitsdefiziten. Zudem kann ein Therapieversuch mit inhalativem Epinephrin und/oder β_2-Sympathomimetika erfolgen.

Aus Studentensicht

Prophylaxe: Hygienemaßnahmen. **Medikamentöse Prophylaxe** (Palivizumab, Synagis®) empfohlen für Kinder < 2 Jahre mit schwerer bronchopulmonaler Dysplasie, hämodynamisch wirksamem Herzvitium und bei kleinen Frühgeborenen.

> **MERKE**

7.5.11 Influenzavirusinfektionen

Definition: Akute, oft pandemisch verlaufende Virusinfektion.

Epidemiologie: Tröpfcheninfektion. Altersgipfel: 5–14 Jahre. Neue Subtypen und Pandemien durch Genaustausch der Oberflächenantigene (Antigenshift). Epidemien durch Antigendrift (Antigenvariation eines Subtyps).

Klinik
- **Säuglinge:** Obstruktive Tracheobronchitis oder Bronchiolitis
- **Kleinkinder:** Hohes Fieber, Apetitlosigkeit, Übelkeit, Erbrechen. Infektkrämpfe. Bei Beteiligung der Kehlkopfschleimhaut: Krupphusten
- **Schulkinder, Adoleszente:** Fieber > 39 °C, Abgeschlagenheit, Kopf-, Rücken-, Gliederschmerzen, retrosternale Schmerzen, Halsschmerzen, Nasenbluten. Rachenrötung, bogenförmige, livide Verfärbung des weichen Gaumens bei trockenem, pertussiformen Husten, zäher, blutig tingierter Schleim. Lytische Entfieberung nach 5–6 Tagen.

Komplikationen: Vor allem betroffen sind Kleinkinder, alte Menschen, chronisch Kranke, Diabetiker, Schwangere. Bakterielle Pneumonie durch Superinfektion, Myokarditis, toxisch bedingte Herzinsuffizienz (wichtigste Todesursache).

Diagnostik: Virusisolierung, Influenza-A- und B-Schnelltest, viraler RNA-Nachweis.

Therapie: Symptomatisch. Bakterielle Superinfektion: Antibiotika. Risikopatienten, schwer Erkrankte: Antivirale Therapie mit Oseltamivir.

---

7 INFEKTIOLOGIE

Eine **antivirale inhalative Therapie** mit Ribavirin wird wegen fehlenden Wirksamkeitsnachweises nicht mehr empfohlen.

Prognose
Die Letalität bei Risikopatienten nach Hospitalisierung liegt bei etwa 1 %.

Prophylaxe
Hygienemaßnahmen sind von besonderer Bedeutung, insbesondere in der Klinik.
Zur medikamentösen Prophylaxe stehen ein monoklonaler RSV-spezifischer Antikörper (Palivizumab, Synagis®) sowie ein Immunglobulinpräparat mit hoher RSV-Antikörper-Konzentration zur Verfügung.
Eine **medikamentöse Prophylaxe** ist indiziert bei Kindern unter 2 Jahren mit schwerer bronchopulmonaler Dysplasie, mit hämodynamisch wirksamem Herzvitium (relevante Links-rechts- und Rechts-links-Shunt-Vitien, pulmonale Hypertonie) und bei kleinen Frühgeborenen.

> **MERKE** RS-Viren sind die häufigsten Erreger von schweren Infektionen des unteren Respirationstrakts bei Säuglingen und führen zu Bronchiolitis, Pneumonie und obstruktiver Bronchitis.

7.5.11 Influenzavirusinfektionen

Definition
Es handelt sich um akute, oft pandemisch verlaufende Virusinfektionen mit ausgeprägter Morbidität auch im Kindesalter.

Erreger
Influenzaviren sind RNA-Orthomyxoviren, serologisch existieren 3 Hauptgruppen (A, B, C).

Epidemiologie
Die Übertragung erfolgt durch Tröpfcheninfektion, die Kontagiosität ist hoch. Der Altersgipfel liegt bei 5–14 Jahren. Durch Genaustausch der Oberflächenantigene (Antigenshift) entstehen neue Subtypen und Pandemien. Zu Epidemien kommt es alle 2–3 Jahre in Zusammenhang mit Antigendrift (Antigenvariation eines Subtyps). Bei Reinfektion treten meist mildere Verläufe auf, da trotz gering veränderter antigener Determinanten meist eine Protektion durch bereits erworbene Antikörper vorliegt. Die Inkubationszeit beträgt 1–3 Tage.

Klinik
Säuglinge: Es kommt zum Bild einer obstruktiven Tracheobronchitis oder Bronchiolitis. Sepsisähnliche Verläufe treten bei sehr jungen Säuglingen ohne Leihimmunität auf.
Kleinkinder: Die Symptome der akuten Influenzavirusinfektion sind hohes Fieber, Appetitlosigkeit, Übelkeit und Erbrechen. Ein Krupphusten entsteht durch die Beteiligung der Kehlkopfschleimhaut (stenosierende subglottische Laryngitis). Infektkrämpfe treten relativ häufig auf.
Schulkinder, Adoleszente: Die unspezifischen Symptome der Infektion sind Fieber > 39 °C, Abgeschlagenheit, Kopf-, Rücken-, Gliederschmerzen, retrosternale Schmerzen, Halsschmerzen und häufig Nasenbluten. Außerdem bestehen eine Rötung des Rachens sowie eine bogenförmige, livide Verfärbung des weichen Gaumens bei trockenem, pertussiformem Husten und zähem, blutig tingiertem Schleim. Die lytische Entfieberung erfolgt nach 5–6 Tagen. Die Rekonvaleszenz dauert Wochen, oft verbunden mit einem hartnäckigen Reizhusten.

Komplikationen
Kleinkinder, alte Menschen, chronisch Kranke, Diabetiker und Schwangere sind besonders gefährdet durch:
- Bakterielle Pneumonie durch Superinfektion
- Myokarditis
- Toxisch bedingte Herzinsuffizienz als wichtigste Todesursache
- Enzephalitis oder Myelitis
- Bei Influenza B Reye-Syndrom, insbesondere bei Salizylsäureverabreichung

Diagnostik
- **Virusisolierung** in den ersten 3 Krankheitstagen aus Nasen-Rachen-Sekret
- Influenza-A- und Influenza-B-**Schnelltest**
- Nachweis viraler **RNA** durch RT-PCR

Therapie
Die Behandlung erfolgt vorwiegend symptomatisch. Bakterielle Superinfektionen sollten frühzeitig antibiotisch behandelt werden. Bei Risikokindern und schwer Erkrankten kann eine antivirale Therapie mit

Oseltamivir (Neuraminidaseinhibitor) durchgeführt werden. Sie ist bei Therapiebeginn innerhalb von 48 h nach Symptombeginn wirksam.

Prophylaxe
Eine jährliche Impfung mit einem Impfstoff mit aktueller Antigenkombination wird für Personen empfohlen, die Risikogruppen angehören (z. B. medizinisches Personal). Die Chemoprophylaxe mit Neuraminidasehemmern kann die Impfung ergänzen.

Meldepflicht
Meldepflicht besteht bei positivem Erregernachweis, auch mittels Schnelltest.

Checkliste: Differenzierung von Influenza und „banaler" Infektion der oberen Luftwege.

Symptome	Influenza	Banale Infektion
Beginn der Beschwerden	Schlagartig	Langsam
Fieber, Schüttelfrost	Häufig	Selten
Husten	Üblich, stark	Unüblich, leicht
Kopfschmerzen	Vorherrschend	Selten
Gelenk- und Gliederschmerzen	Häufig, oft sehr ausgeprägt	Kaum
Müdigkeit und Abgeschlagenheit	2–3 Wochen Dauer	Nur kurz und schwach ausgeprägt

Aus: Scholz et al. 2003.

7.5.12 Infektion mit dem Influenzavirus *H1N1*

Definition
Die pandemisch verlaufende Infektion mit den typischen Symptomen einer Influenza wird durch das **Influenza-H1N1-Virus** ausgelöst.

Erreger
Das Influenza-H1N1-Virus ist ein RNA-Orthomyxovirus der serologischen Hauptgruppe A, das bei Enten, Menschen und Schweinen vorkommt.

Epidemiologie
Bei Menschen und Schweinen haben sich H1N1-Influenzaviren durch die Spanische Grippe von 1918 etabliert. Dieser Subtyp hat unter Menschen einige 10 Millionen Tote gefordert. Im Frühjahr 2009 breitete sich in der Hochebene von Mexico-City ein zuvor unbekannter Subtyp des H1N1-Virus aus und verursachte innerhalb weniger Wochen eine erneute Pandemie (Pandemie H1N1 2009/10). Die Übertragung erfolgt durch Tröpfcheninfektion, das Virus ist hochkontagiös. Bei Kindern unter 5 Jahren besteht ein besonders hohes Risiko für Komplikationen der Erkrankung.

Klinik und Komplikationen
Das klinische Bild entspricht dem der Influenza.

Diagnostik
Nachweis erregerspezifischer RNA mittels RT-PCR: Er ist nur in Ausnahmefällen indiziert (Säuglinge, Klein- und Schulkinder sowie Jugendliche mit Immunschwäche oder schwerer chronischer Erkrankung). **Schnelltest auf Influenza A:** Unspezifisch.

Therapie
Es handelt sich um eine selbstlimitierende Erkrankung, die gewöhnlich nicht schwerer verläuft als eine „normale" Influenza. Die Behandlung ist daher in den meisten Fällen symptomatisch. Eine Therapie mit Neuraminidasehemmern ist bei nichtgeimpften Risikokindern indiziert. Bei 1–2 Jahre alten, sonst gesunden Kindern und bei > 2 Jahre alten Kindern im Rahmen einer Umgebungsprophylaxe wird die Indikation zur medikamentösen Therapie großzügig gestellt. Die medikamentöse Therapie ist bei Beginn innerhalb von 48 h nach Symptombeginn wirksam. Für Kinder ab 1 Jahr ist Oseltamivir, für Kinder ab 5 Jahren ist Zanamivir zugelassen. Eine Off-Label-Anwendung von Oseltamivir kann bei gravierender klinischer Indikation erwogen werden.

Prophylaxe
Eine Impfung gegen Influenza A/H1N1 in Kombination mit der saisonalen Grippeschutzimpfung ist bei Kindern ab 6 Monaten möglich. Die Chemoprophylaxe mit Neuraminidasehemmern kann die Impfung ergänzen.

7.5.13 Parainfluenzavirusinfektionen

Definition
Parainfluenzaviren sind häufige Erreger von Erkrankungen des gesamten Respirationstrakts, die im Säuglings- und Kleinkindalter insbesondere auch mit **Pseudokrupp** assoziiert sind.

Erreger
Parainfluenzaviren sind RNA-Paramyxoviren. Bekannt sind die Serotypen 1–4.

Epidemiologie
Die Durchseuchung erfolgt meist vor dem 4. Lebensjahr. Die Übertragung geschieht durch Tröpfcheninfektion. Reinfektionen sind häufig, jedoch meist symptomarm. Ein „Nestschutz" besteht in den ersten 6 Monaten gegenüber Infektionen mit Parainfluenzavirus 1 und 2, nicht gegen 3. Die Inkubationszeit beträgt 2–4 Tage.

Klinik
Parainfluenzaviren verursachen 10–15 % der kindlichen Atemwegsinfektionen, in 80 % der Fälle ist der obere Respirationstrakt betroffen.
Säuglinge und Kleinkinder: Die akute Laryngotracheobronchitis („Pseudokrupp") ist das häufigste in dieser Altersklasse durch Parainfluenzaviren hervorgerufene Krankheitsbild. Die typischen klinischen Symptome sind Fieber, bellender Husten, Tachydyspnoe und inspiratorischer Stridor.
Ältere Kinder: Sie zeigen unspezifische Symptome wie Rhinitis, Pharyngitis, Laryngotracheitis, Bronchitis, Bronchiolitis und Pneumonie.

Komplikationen
- **Bakterielle Superinfektionen:** Otitis media, Tracheitis, Pneumonie, bei erneutem Fieberanstieg sollte von einer Superinfektion ausgegangen werden.
- Nach Parainfluenzavirusinfektion kann es, wie bei RSV-Infektion, zu lang anhaltender **bronchialer Hyperreagibilität** mit rezidivierenden obstruktiven Atemwegsbeschwerden kommen.
- Bei Immundefizienz kommt es zu sehr schweren, auch **letalen Verläufen**.

Diagnostik
- **Erregernachweis** durch Antigennachweis in Atemwegssekreten.
- Nachweis erregerspezifischer RNA im Rahmen von Multiplex-PCR-Verfahren, die die wichtigsten respiratorischen Krankheitserreger gleichzeitig detektieren können.

Therapie
Die Behandlung ist symptomatisch. Bei bakterieller Superinfektion sollte eine antibiotische Therapie erfolgen. Bei immundefizienten Patienten wird ein Therapieversuch mit Ribavirin durchgeführt. Zur Therapie des Pseudokrupps ➤ Kap. 13.3.1.

> **MERKE** Der Pseudokrupp (subglottische Laryngitis) ist ein häufiges Krankheitsbild bei Säuglingen und Kleinkindern, das durch Parainfluenzaviren ausgelöst wird.

7.5.14 Coxsackie-Virus-Erkrankungen

Definition
Die meist akuten Virusinfektionen durch **Coxsackie-Virus A** und **B** sind mit einem breiten klinischen Spektrum verbunden.

Erreger
Coxsackie-Viren A *(A1–A24)* sowie **B** *(B1–B6)* gehören zur Familie der Enteroviren.

Epidemiologie
Die Übertragung erfolgt fäkal-oral. 95 % der Infektionen verlaufen klinisch stumm. Es besteht eine jahreszeitliche Häufung im Spätsommer und Herbst. Die Inkubationszeit beträgt 2–35 Tage, meist 3–6 Tage.

Klinik

> **LERNTIPP** Über das Coxsackie-Virus A als Erreger der Hand-Fuß-Mund-Krankheit solltest du im Bilde sein.

Sommergrippe: Sie ist die häufigste klinische Manifestation mit unspezifischer, fieberhafter Erkrankung der oberen Atemwege, Kopf- und Gliederschmerzen, Pharyngitis, Tonsillitis, Laryngitis, Lymphadenopathie und Bronchitis.

Aus Studentensicht

7.5.13 Parainfluenzavirusinfektionen

Definition: Parainfluenzaviren sind häufige Erreger von Erkrankungen des gesamten Respirationstrakts.

Epidemiologie: Durchseuchung meist vor dem 4. LJ. Tröpfcheninfektion. Inkubationszeit: 2–4 Tage.

Klinik
- **Säuglinge, Kleinkinder:** Akute Larnygotracheobronchitis („**Pseudokrupp**"). Fieber, bellender Husten, Tachydyspnoe, inspiratorischer Stridor
- **Ältere Kinder:** Unspezifische Symptome: Rhinitis, Pharyngitis, Laryngotracheitis, Bronchitis, Bronchiolitis, Pneumonie

Komplikationen: Bakterielle Superinfektionen, lang anhaltende bronchiale Hyperreagibilität mit rezidivierenden obstruktiven Atemwegsbeschwerden.

Diagnostik: Antigennachweis, erregerspezifischer RNA-Nachweis.

Therapie: Bakterielle Superinfektion: Antibiotische Therapie. Immundefiziente Patienten: Ribavirin.

MERKE

7.5.14 Coxsackie-Virus-Erkrankungen

Definition: Meist akute Virusinfektionen durch **Coxsackie-Virus A** und **B**.

LERNTIPP

Klinik
- **Sommergrippe:** Unspezifische, fieberhafte Erkrankung der oberen Atemwege

7.5 VIRUSINFEKTIONEN

Hand-Fuß-Mund-Krankheit: Sie führt zu Blasenbildung an Händen und Füßen sowie zu Ulzerationen der Mundschleimhaut (➤ Abb. 7.20).

Herpangina: Sie geht mit hohem Fieber bis 41 °C, Erbrechen und vesikulär-ulzerösen Effloreszenzen mit erythematösem Randsaum an Gaumenbögen (➤ Abb. 7.21), Tonsillen, weichem Gaumen, Uvula und Pharynx einher. DD: Stomatitis aphthosa durch Herpesviren! Eine hämorrhagische Konjunktivitis kann ebenfalls auftreten.

Myalgia epidemica (Bornholmer Krankheit): Die Symptome sind Fieber, stechende Muskelschmerzen im Brust- und oberen Abdominalbereich, Schweißausbrüche und Schocksymptomatik.

Eine **Perimyokarditis** oder eine **aseptische Meningitis** oder **Enzephalitis** kann ebenfalls durch Coxsackie-Viren verursacht werden.

Aus Studentensicht

- **Hand-Fuß-Mund-Krankheit:** Blasenbildung an Händen und Füßen, Ulzerationen der Mundschleimhaut
- **Herpangina:** Hohes Fieber, Erbrechen, vesikulär-ulzeröse Effloreszenzen mit erythematösem Randsaum an Gaumenbogen, Tonsillen, weichem Gaumen, Uvula und Pharynx
- **Myalgia epidemica (Bornholmer Krankheit):** Fieber, stechende Muskelschmerzen im Brust- und oberen Abdominalbereich, Schweißausbrüche, Schocksymptomatik
- **Perimyokarditis, aseptische Meningitis, Enzephalitis**

ABB. 7.20

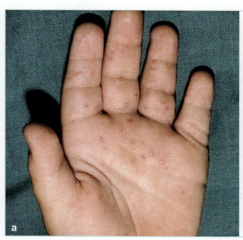 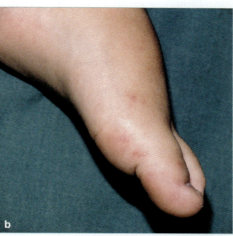

Abb. 7.20 Hand-Fuß-Mund-Krankheit: **a)** Blasenbildung an den Handinnenflächen. **b)** Blasenbildung an den Füßen. [O530]

ABB. 7.21

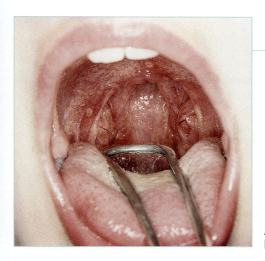

Abb. 7.21 Herpangina: Pharyngitis mit Aphthen. [O530]

Coxsackie-Virus-Infektionen bei Neugeborenen führen zu besonders schweren Verläufen. Die Übertragung erfolgt vertikal durch die kurz vor der Geburt subklinisch erkrankte Mutter oder als nosokomiale Infektion auf der Neugeborenenstation. Klinische Symptome sind Pneumonie, Myokarditis, Hepatitis, Meningoenzephalitis, Sepsis und Schock.

Diagnostik
- **Virusisolierung** aus Bläscheninhalt, Blut, Liquor
- Der Antikörpernachweis ist wegen der Vielfalt der Erreger sinnlos.
- Nachweis spezifischer **Virus-RNA** mittels RT-PCR

Diagnostik: Virus-RNA-Nachweis.

Therapie
Die Behandlung ist symptomatisch.

Prophylaxe
Eine Impfung ist nicht verfügbar. Hygienische Maßnahmen verhüten nosokomiale Infektionen.

> **MERKE** Die Hand-Fuß-Mund-Krankheit wird durch das Coxsackie-Virus ausgelöst.

MERKE

7.5.15 Adenovirusinfektionen

Definition
Adenoviren sind die Ursache für 5–8 % der akuten respiratorischen Erkrankungen im Kindesalter sowie gastrointestinale und ophthalmologische Symptome.

Erreger
Das **Adenovirus** ist ein DNA-Virus, 51 Serotypen sind bekannt.

Epidemiologie
Die Übertragung erfolgt durch Tröpfcheninfektion sowie fäkal-oral. Adenoviren lassen sich nur schwer durch Desinfektionsmittel inaktivieren, daher besteht die Gefahr der nosokomialen Infektion. Die Inkubationszeit beträgt 5–8 Tage.

Klinik
Akute respiratorische Erkrankungen: Sie gehen mit einer Pharyngitis mit wässrigen Bläschen am weichen Gaumen und einer Bronchopneumonie einher. Beim „pharyngokonjunktivalen Fieber" bestehen eine follikuläre Konjunktivitis und eine Lymphadenitis.
Keratoconjunctivitis epidemica: Es handelt sich um eine gefürchtete, auch nosokomiale Infektion mit Fremdkörpergefühl, Juckreiz, Brennen, Ödem und Photophobie. Die Konjunktiva weist große ovale Follikel und Pseudomembranen auf. Begleitend besteht eine präaurikuläre Lymphadenopathie. Hornhautkomplikationen sind bei Kindern seltener als bei Erwachsenen. Die Kontagiosität ist extrem hoch.
Gastrointestinale Infektionen führen zu Diarrhö. Eine Assoziation mit einer Invagination und einer Appendizitis ist bekannt.
Hämorrhagische Zystitis wird ebenfalls durch Adenoviren verursacht.

Diagnostik
- Im Gegensatz zu anderen Virusinfektionen sind häufig eine **Leukozytose** und ein **erhöhtes C-reaktives Protein** nachweisbar.
- **Virusisolierung** aus Rachenspülwasser, Augenabstrich, Stuhl, Urin, Gewebe
- **Virusantigennachweis**
- Nachweis spezifischer **Virus-DNA** mittels PCR

Therapie
Die Behandlung ist symptomatisch. Bei schwerer Immundefizienz und systemischer Adenovirusinfektion kann ein Therapieversuch mit Cidofovir erfolgen.

> **MERKE** Typisch für eine Adenovirusinfektion ist die Kombination von respiratorischer Erkrankung mit ophthalmologischen und/oder gastrointestinalen Symptomen.

7.5.16 Rotavirusinfektionen

Definition
Rotaviren gelten weltweit als die häufigsten Gastroenteritiserreger im Säuglings- und Kleinkindalter.

Erreger
Es handelt sich um Viren mit doppelsträngiger RNA und Radspeichenstruktur des Kapsids (rota: das Rad). Die Gruppen A–F sind bekannt, humanpathogen sind vorwiegend Viren der Gruppe A.

Epidemiologie
Die Übertragung erfolgt fäkal-oral. Rotaviren sind die häufigsten Erreger von Durchfallerkrankungen bis zum Alter von 2 Jahren. Infektionen treten vor allem während der Wintermonate auf („Winterenteritis"). Nosokomiale Infektionen auf Frühgeborenenstationen sind sehr gefürchtet. Die Inkubationszeit beträgt 1–3 Tage.

Klinik
Die Hauptsymptome sind **Erbrechen** und **Diarrhö** mit grüngelben, übel riechenden Stühlen bei wenig erhöhten Temperaturen. Bei jungen Säuglingen besteht die Gefahr der Dehydratation und Elektrolytentgleisung. In über 50 % der Fälle zeigen sich unspezifische respiratorische Symptome.

Diagnostik
Der **Rotavirusantigennachweis** erfolgt mittels Stuhlprobe.

Therapie
Eine orale Rehydratation reicht meist aus (> Kap. 14.4). In schwereren Fällen erfolgt die stationäre Aufnahme zur parenteralen Rehydratation.

7.5 VIRUSINFEKTIONEN

Prophylaxe
Hygienische Maßnahmen auf Neugeborenenstationen sind zur Vermeidung nosokomialer Infektionen von entscheidender Bedeutung.
In Deutschland sind 2 attenuierte **orale Lebendimpfstoffe** gegen Rotaviren für Säuglinge im Alter von 6–12 Wochen zugelassen. Schwere Rotavirusgastroenteritiden, schwere Dehydratationen und Hospitalisationen können durch die Impfung verhindert werden. Seit 2013 wird die Impfung allgemein durch die STIKO empfohlen.

Meldepflicht
Meldepflicht besteht bei Erregernachweis.

> **MERKE** Rotaviren sind weltweit die häufigsten Gastroenteritiserreger im Säuglings- und Kleinkindalter.

7.5.17 Norovirusinfektionen

Definition
Bei einer Infektion mit **Noroviren** kommt es bei Kindern und Erwachsenen zu einer akuten Gastroenteritis.

Erreger
Noroviren gehören zu den streng humanpathogenen RNA-Caliciviren.

Epidemiologie
Die Übertragung der Viren erfolgt aerogen oder fäkal-oral, oft über die Hände nach Kontakt mit Stuhl und Erbrochenem. Die Inkubationszeit beträgt 24–48 h. Noroviren sind bei Kindern für etwa 30 % aller nichtbakteriellen Gastroenteritiden verantwortlich und treten gehäuft in den Monaten Oktober bis März auf.

Klinik
Es kommt zu einer akuten Gastroenteritis mit heftigem Brechdurchfall, Bauchschmerzen, Kopf- und Muskelschmerzen bei nur geringem Fieber. Nach 1–3 Tagen ist die Krankheit im Normalfall überstanden. Es entwickelt sich keine dauerhafte Immunität. Die Problematik der Norovirusinfektion besteht in ihrer schnellen Ausbreitung unter Patienten sowie medizinischem Personal.

Diagnostik
Der **Erregernachweis** erfolgt aus Stuhl oder Erbrochenem mittels PCR.

Therapie
Es steht keine kausale antivirale Behandlung zur Verfügung. Die Therapie ist daher symptomatisch mit dem Ausgleich der Flüssigkeits- und Elektrolytverluste.

Meldepflicht
Meldepflicht besteht bei Erregernachweis.

7.5.18 Poliomyelitis

Definition
Das breite Spektrum reicht von meist klinisch inapparenter Infektion bis zum Vollbild der paralytischen Poliomyelitis mit zentraler und peripherer Atemlähmung sowie persistierenden schlaffen Paresen.

Erreger
Das **Poliomyelitisvirus** ist ein RNA-Virus aus der Familie der Enteroviren, 3 Serotypen sind bekannt.

Epidemiologie
Die Übertragung erfolgt fäkal-oral oder als Tröpfcheninfektion. Die Kontagiosität ist hoch. 90–95 % der Infektionen verlaufen klinisch stumm. Ein epidemisches Auftreten wurde seit Beginn der Impfära lediglich in Entwicklungsländern beobachtet. Die Inkubationszeit beträgt 1–2 Wochen.

> **MERKE** Trotz der zunehmenden Impfmüdigkeit in Deutschland stieg die Zahl der Polioinfektionen bisher nicht an.

Pathogenese
Nach der Infektion kommt es zu einer Vermehrung des Virus im Epithel und im lymphoretikulären Gewebe des Pharynx und des Darmkanals. Gelangt das Virus durch die Blut-Liquor-Schranke, wird vor al-

---

Aus Studentensicht

Prophylaxe: Hygienische Maßnahmen. **Orale Lebendimpfstoffe** für Säuglinge im Alter von 6–12 Wochen.

MERKE

7.5.17 Norovirusinfektionen

Definition: Noroviren verursachen eine akute Gastroenteritis.

Epidemiologie: Aerogen, fäkal-oral. Inkubationszeit: 24–48 h.

Klinik: Akute Gastroenteritis mit heftigem Brechdurchfall, Bauchschmerzen, Kopf- und Muskelschmerzen für eine Dauer von 1–3 Tagen.

7.5.18 Poliomyelitis

Definition: Breites Spektrum von meist klinisch inapparenter Infektion bis zum Vollbild der paralytischen Poliomyelitis.

Epidemiologie: Fäkal-oral, Tröpfcheninfektion. Inkubationszeit: 1–2 Wochen.

MERKE

Pathogenese: Infektion → Virusvermehrung im Epithel, im lymphoretikulären Pharynx- und Darmkanalgewebe. Erkrankung betrifft hauptsächlich motorische Vorderhornzellen des Rückenmarks.

Aus Studentensicht

Klinik
- **Vorkrankheit (Minor Illness,** 1–3 Tage): Abgeschlagenheit, Fieber, Halsschmerzen, Erbrechen, Diarrhö
- **Nichtparalytische Poliomyelitis (Major Illness,** 5–10 % betroffen): abakterielle Meningitis mit Fieber, Kopfschmerzen, Nackensteifigkeit, Liquorpleozytose
- **Paralytische Poliomyelitis (Kinderlähmung,** 1 % betroffen): doppelgipflige Fieberkurve („Dromedarkurve"). Adynamie, schlaffe Lähmungen, erhebliche Schmerzen. Lähmung der Zwerchfellmuskulatur → respiratorische Insuffizienz
- **Bulbäre Poliomyelitis:** hohes Fieber, Hirnnervenlähmungen, Schluckstörung, zentrale Atemlähmung
- **Polioenzephalitis:** sehr schlechte Prognose
- **Postpoliomyelitissyndrom** (sehr häufig): Jahre nach Primärinfektion: Muskelschwund und Schmerzen

MERKE

Diagnostik: Virus-, Antikörpernachweis, virusspezifischer RNA-Nachweis.

Therapie: Bettruhe, intensive physiotherapeutische Maßnahmen. Analgetika, Antiphlogistika.

Prophylaxe: Aktive Immunisierung mit inaktivierter Poliomyelitisvakzine.

MERKE

7.5.19 Zytomegalievirusinfektion

Definition: CMV-Infektionen meist inapparent. Bei gestörter Immunkompetenz jedoch mit hoher Morbidität und Letalität verbunden.

---

7 INFEKTIOLOGIE

lem die graue Substanz befallen (polios: grau). Die Erkrankung betrifft hauptsächlich die motorischen Vorderhornzellen des Rückenmarks.

Klinik

Vorkrankheit (Minor Illness): Sie manifestiert sich mit Abgeschlagenheit, Fieber, Halsschmerzen, Erbrechen und Diarrhö. Sie dauert 1–3 Tage. In den meisten Fällen ist die Infektion damit überstanden.
Nichtparalytische Poliomyelitis (Major Illness): Sie betrifft 5–10 % der Fälle und tritt nach einer Latenzzeit von etwa 1 Woche auf. Die Symptome sind eine abakterielle Meningitis mit Fieber um 39 °C, Kopfschmerzen, Nackensteifigkeit und Liquorpleozytose.
Paralytische Poliomyelitis (Kinderlähmung): 1 % der Fälle ist davon betroffen. Eine doppelgipflige Fieberkurve („Dromedarkurve") ist charakteristisch. Weitere Symptome sind Adynamie, schlaffe Lähmungen und häufig erhebliche Schmerzen. Sensibilitätsstörungen fehlen typischerweise bei Poliomyelitis. Auftreten können vegetative Symptome: Tachykardie, Hypertonie, Schweißausbrüche. Durch eine Lähmung der Zwerchfellmuskulatur kommt es zu einer respiratorischen Insuffizienz.
Bulbäre Poliomyelitis: Sie ist durch hohes Fieber, Hirnnervenlähmungen, Schluckstörungen und eine zentrale Atemlähmung gekennzeichnet.
Polioenzephalitis: Es handelt sich um eine enzephalitische Verlaufsform mit sehr schlechter Prognose.
Postpoliomyelitissyndrom: Es tritt sehr häufig auf. Viele Jahre nach der Primärinfektion kann es erneut zu Muskelschwund und Schmerzen in ehemals betroffenen und nicht betroffenen Muskelregionen kommen.

> **MERKE** Bei der Poliomyelitis sind hauptsächlich die motorischen Vorderhornzellen des Rückenmarks betroffen.

Diagnostik
- **Virusnachweis durch kulturelle Anzucht** aus Stuhl, Rachenspülwasser, Liquor
- **Antikörpernachweis**
- Nachweis **virusspezifischer RNA** mittels RT-PCR

Therapie
Bettruhe, sorgfältige Pflege und intensive physiotherapeutische Maßnahmen stehen im Mittelpunkt. Analgetika und Antiphlogistika kommen zum Einsatz. Bei Verdacht auf eine bedrohliche Form sollte eine frühzeitige Intensivüberwachung eingeleitet werden.

Prophylaxe
Sie besteht in einer **aktiven Immunisierung** mit inaktivierter Poliomyelitisvakzine (IPV) nach Salk. Die Schluckimpfung sollte wegen der Gefahr der Impfpoliomyelitis (1:1 Mio. Impfdosen bei Erstimpfung) nicht mehr durchgeführt werden.

Prognose
Minor Illness: Meist kommt es zur Restitutio ad integrum.
Paralytische Poliomyelitis: Die Letalität in der Frühphase betrug früher 5–7 %. Die partielle Rückbildung der peripheren Paresen ist, beginnend in der 3. Krankheitswoche, noch bis zu 1,5 Jahre nach Infektion bei adäquater Lagerung und Physiotherapie möglich.
Bulbäre Poliomyelitis und Polioenzephalitis: Sie sind mit einer sehr schlechten Prognose assoziiert.
Spätfolgen sind Gelenkkontrakturen, Muskelatrophien, Bein- und Armlängendifferenzen, Skoliose und Osteoporose.

Meldepflicht
Meldepflicht besteht bei Krankheitsverdacht, Erkrankung und Tod an Poliomyelitis sowie bei Erregernachweis.

> **MERKE** Durch sorgfältige Dokumentation aller schlaffen Lähmungen soll in Deutschland die Poliomyelitisfreiheit (nach den WHO-Richtlinien) überwacht werden.

7.5.19 Zytomegalievirusinfektion

Definition
Die weitverbreitete Infektion durch **Zytomegalieviren** (CMV) verläuft meist klinisch inapparent. Bei Patienten mit gestörter oder noch nicht ausgebildeter Immunkompetenz ist sie jedoch mit hoher Morbidität und Letalität assoziiert.

Erreger
Das **Zytomegalievirus** ist ein DNA-Virus der Herpesgruppe *(humanes Herpesvirus 5).*

7.5 VIRUSINFEKTIONEN

Epidemiologie
Die CMV-Infektion ist die häufigste konnatale Infektion. Die **horizontale** Übertragung erfolgt über Speichel, Urin, Muttermilch sowie Blut und transplantierte Organe.
Die **vertikale** Übertragung erfolgt durch die infizierte Mutter.
0,2–0,4 % aller Neugeborenen werden infiziert, 3–4 % davon erkranken symptomatisch. Obwohl weit über 90 % der infizierten Neugeborenen bei Geburt klinisch asymptomatisch sind, entwickeln 5–15 % von ihnen bleibende Spätschäden (Hörverlust, geistige Retardierung; > Abb. 7.22b). Die Inkubationszeit nach Organtransplantation beträgt 4 Wochen bis 4 Monate, bei Bluttransfusion 3–12 Wochen.

Pathologie
Ein zytopathogener Effekt mit Bildung von Riesenzellen mit intranukleären Einschlüssen (Eulenaugenzellen) ist für die CMV-Infektion charakteristisch.

> **MERKE** Die CMV-Infektion ist die häufigste konnatale Infektion.

Klinik

> **LERNTIPP** Die Klinik der konnatalen CMV-Infektion wird gern abgefragt.

Infektionen im Kindesalter, immunkompetente Patienten: Der Verlauf ist meist asymptomatisch. Sonst tritt ein mononukleoseähnliches Krankheitsbild mit Fieber, Pharyngitis, Lymphadenopathie und Hepatosplenomegalie auf.
Infektionen im Kindesalter, immundefiziente Patienten: Es kommt zu interstitieller Pneumonie, Retinitis, Ösophagitis und chronischer Diarrhö. Bei Frühgeborenen tritt ein sepsisähnliches Krankheitsbild auf, das mit einer Letalität von 24 % assoziiert ist.
Konnatale CMV-Infektion: Etwa 96 % aller Neugeborenen mit konnataler CMV-Infektion sind bei Geburt klinisch asymptomatisch. Akutsymptome sind Hautblutungen, Hepatosplenomegalie, Ikterus, Dystrophie, Mikrozephalie, Chorioretinitis (> Abb. 7.22), intrazerebrale Verkalkungen, Petechien durch Thrombozytopenie und hämolytische Anämien mit extramedullärer Blutbildung, u. a. in der Haut.
Bleibende Spätschäden treten bei 90 % der symptomatisch Erkrankten und bei 5–15 % der asymptomatischen Patienten auf: Hörschäden, Sehschäden, psychomotorische Retardierung und Zahndefekte (> Abb. 7.22b).

Diagnostik
- Nachweis spezifischer Virus-DNA mittels PCR in Blut, Urin und Liquor zur Bestimmung der Viruslast
- Nachweis spezifischer IgM- und IgG-Antikörper
- Nachweis des **CMV-Antigens pp65** oder des **CMV-Early-Antigens** im Urin

> **MERKE** Der Nachweis von CMV ist nur in Verbindung mit der klinischen Symptomatik ein zuverlässiger Hinweis auf eine CMV-Erkrankung.

Aus Studentensicht

Epidemiologie: Häufigste konnatale Infektion.
- **Horizontale Übertragung:** Speichel, Urin, Muttermilch, Blut und tranplantierte Organe.
- **Vertikale Übertragung:** Durch infizierte Mutter
- 0,2–0,4 % aller Neugeborenen infiziert, 3–4 % davon erkranken symptomatisch

MERKE

LERNTIPP

Klinik
- **Infektionen im Kindesalter, immunkompetente Patienten:** meist asymptomatisch oder mononukleoseähnliches Krankheitsbild
- **Infektionen im Kindesalter, immundefiziente Patienten:** interstitielle Pneumonie, Retinitis, Ösophagitis, chronische Diarrhö
- **Konnatale CMV-Infektion:** 96 % asymptomatisch. Akutsymptome: Hautblutungen, Hepatosplenomegalie, Ikterus, Dystrophie, Mikrozephalie, Petechien durch Thrombozytopenie und hämolytische Anämien
- **Spätschäden:** Hör- und Sehschäden, psychomotorische Retardierung

Diagnostik: PCR, spezifischer IgM- und IgG-Antikörpernachweis, Nachweis von **CMV-Antigen pp65** oder **CMV-Early Antigen** im Urin.

MERKE

ABB. 7.22

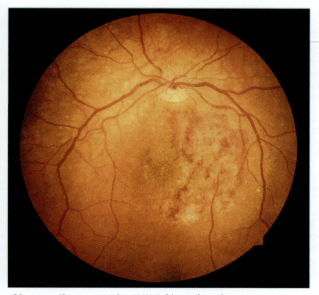

Abb. 7.22a Chorioretinitis bei CMV-Infektion. [O530]

Aus Studentensicht

ABB. 7.23

7 INFEKTIOLOGIE

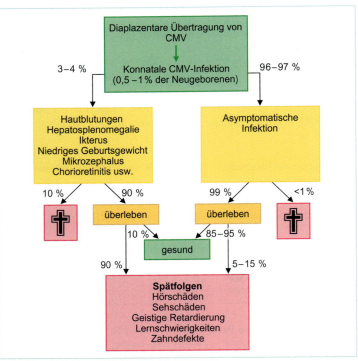

Abb. 7.22b Manifestationen der konnatalen CMV-Infektion (nach Deutsche Gesellschaft für pädiatrische Infektiologie). [L141/W1020]

Therapie

Bei symptomatischer konnataler CMV-Infektion oder bei Immunsuppression kann ein Therapieversuch mit Ganciclovir i. v. oder Valganciclovir p. o. unternommen werden. Insbesondere die Progredienz der Innenohrschwerhörigkeit wird damit verringert. Nebenwirkungen sind Knochenmarkdepression, Leber- und Nierentoxizität. Bei ganciclovirresistenten CMV-Stämmen kommt Foscarnet oder Cidofovir zum Einsatz.

Therapie: Ganciclovir i. v. oder Valganciclovir p. o. bei symptomatischer konnataler CMV-Infektion oder bei Immunsuppression.

Prognose

Bei symptomatischer konnataler CMV-Infektion beträgt die Letalität 10 %, bei asymptomatischer konnataler CMV-Infektion liegt sie < 1 %.

Prophylaxe

Jede Frau im gebärfähigen Alter sollte vor einer Schwangerschaft ihren CMV-Antikörperstatus feststellen lassen. Hygienische Maßnahmen sind vor allem im Krankenhaus wichtig. Der Einsatz von leukozytenfreien Blutprodukten CMV-seronegativer Spender für Frühgeborene wird aufgrund der diagnostischen Lücke (AK-negative frische Virämie) nicht mehr empfohlen. Die Gabe von Ganciclovir oder Valganciclovir p. o. kann die Inzidenz von symptomatischen CMV-Erkrankungen bei seronegativen Transplantatempfängern reduzieren.

Prophylaxe: Messung des CMV-Antikörperstatus vor einer Schwangerschaft, hygienische Maßnahmen.

FALL

FALL A: Eine 27 Jahre alte Schwangere erkrankt in der 30. SSW für wenige Tage mit Fieber, Pharyngitis und zervikaler Lymphadenopathie. In der 38. SSW wird Lisa mit einem zu niedrigen Geburtsgewicht von 2.900 g bei normaler Körperlänge von 48 cm und einem regelrechten Kopfumfang von 36 cm geboren.
D: Bei der körperlichen Untersuchung unmittelbar nach der Geburt fallen eine Hepatosplenomegalie und Petechien am Stamm auf. Bereits 1 h postnatal muss Lisa wegen insuffizienter Spontanatmung intubiert und beatmet werden.
Die Laboruntersuchungen ergeben eine Leukozytose (30.000/μl), eine Thrombozytopenie (70.000/μl), eine Erhöhung des C-reaktiven Proteins (5,5 mg/dl) sowie Cholestasezeichen (direktes Bilirubin im Serum 5,5 mg/dl; Aktivität der γ-Glutamyltransferase im Serum 900 IU/l; Aktivität der alkalischen Phosphatase im Serum 760 IU/l). Die Röntgenaufnahme des Thorax zeigt beidseits pneumonische Infiltrate. Die Sonografie des Schädels ist unauffällig.
Diag: Der Nachweis des CMV-Early-Antigens im Urin und des CMV-Antigens pp65 im Blut sichert die Diagnose einer konnatalen Zytomegalievirusinfektion. Die daraufhin veranlasste ophthalmologische Untersuchung ergibt eine Chorioretinitis.
T + V: Aufgrund des schweren Krankheitsbildes wird eine Therapie mit Ganciclovir i. v. durchgeführt. Nach 11 Tagen kann Lisa extubiert werden. Im Verlauf der folgenden Wochen bessert sich der klinische Zustand kontinuierlich. Die Laborwerte normalisieren sich. Eine Hörprüfung im Alter von 8 Monaten ergibt eine milde Hörminderung. Lisa entwickelt sich altersentsprechend.

7.5.20 Frühsommermeningoenzephalitis (FSME)

Definition
Die FSME ist eine durch Zecken übertragene Flavivirusinfektion mit endemischem Vorkommen in verschiedenen Regionen Mittel- und Osteuropas.

Erreger
Das **FSME-Virus** ist ein Flavivirus, ein RNA-Virus aus der Familie der Arboviren („arthropod-borne"). Es wird durch Arthropoden, Zecken und Mücken übertragen).

Epidemiologie
Die Übertragung erfolgt durch Zeckenstich *(Ixodes ricinus)*. In Endemiegebieten sind 0,1 % der Zecken infiziert. 25–30 % der infizierten Personen erkranken. Es besteht eine jahreszeitliche Häufung im Hochsommer. Die Inkubationszeit beträgt 3–14 Tage.

Klinik
Prodromalstadium: Bei 30 % der Infizierten treten Fieber und eine grippale Symptomatik auf.
Zentralnervöse Krankheitsphase: Bei 10–30 % der grippeähnlich Erkrankten kommt es nach einer symptomfreien Latenzphase von 1–20 Tagen zu Meningitis (60 %), Meningoenzephalitis (30 %) oder Meningomyeloenzephalitis (10 %). Symptome sind hohes Fieber, Kopfschmerzen, Übelkeit, Erbrechen, epileptische Anfälle, Schwächegefühl, Müdigkeit, Apathie und Koma. Im Akutstadium kommen Lähmungen der peripheren Nerven sowie eine Hirnstamm- oder Bulbärsymptomatik vor. Spätschäden sind Lähmungen mit Schultergürtelatrophie und zerebelläre Ausfälle.
Im Kindesalter treten vor allem unkomplizierte Meningitiden auf, die schwer verlaufenden Encephalitiden und letal verlaufenden Erkrankungen im Erwachsenenalter.

Diagnostik
- **Liquor:** Bild einer Virusmeningitis (> Kap. 7.1.2)
- Nachweis spezifischer **IgM- und IgG-Antikörper** bereits zu Beginn der neurologischen Erkrankung möglich
- Nachweis virusspezifischer **RNA** mittels RT-PCR nur während der uncharakteristischen Krankheitsphase

Therapie
Eine spezifische Therapie ist nicht verfügbar, die Behandlung erfolgt symptomatisch.

Prophylaxe
Die **aktive Immunisierung** wird für Personen empfohlen, die sich in Risikogebieten aufhalten. Bei Kindern < 2 Jahre sollte die Indikation wegen der hohen Fieberrate (25 % Temperatur > 38 °C) jedoch zurückhaltend gestellt werden.
Für die passive Immunisierung mit FSME-Immunglobulin stehen derzeit keine Präparate mehr zur Verfügung.

Prognose
Die Letalität der FSME beträgt etwa 1 %.

7.5.21 Human-Immunodeficiency-Virus-Infektion (HIV)

Definition
Die Infektion erfolgt durch das humanpathogene Retrovirus HIV, den Auslöser des in der Regel tödlich verlaufenden, erworbenen Immundefektsyndroms AIDS (Acquired Immunodeficiency Syndrome).

Erreger
HIV-1: Das Retrovirus ist fähig, genetische Information mittels einer reversen Transkriptase in DNA zu „übersetzen" und sich in die Wirtszell-DNA zu integrieren. Es tritt hauptsächlich in Europa und Nordamerika auf.
HIV-2: Es kommt vorwiegend in Westafrika und Indien vor. Die durch HIV-2 verursachte Erkrankung verläuft milder und die Infektion wird seltener vertikal übertragen.

Epidemiologie
Während der ersten Jahre waren aus dem pädiatrischen Patientengut hauptsächlich Hämophiliepatienten betroffen. Heute besteht das größte Patientenkollektiv aus Kindern HIV-infizierter Mütter. Die vertikale Infektion erfolgt intrauterin und perinatal. Eine Infektion durch Muttermilch hat bei uns kaum Bedeutung, da HIV-infizierten Müttern vom Stillen abgeraten wird. Die vertikale Transmissionsrate in Deutschland beträgt ohne Prophylaxe 15 %, mit Prophylaxe < 2 %.

Aus Studentensicht

Pathogenese: Zielzellen zur Integration der Virus-DNA: CD4-positive Zellen. Während der klinisch meist asymptomatischen Phase: Virusvermehrung in den Lymphknoten, die dadurch zerstört werden. Die entstehende chronische Infektionskrankheit ist durch einen zunehmenden Immundefekt gekennzeichnet.

Klinik
- **Vertikale Infektion:** ⅓ symptomatisch in den ersten 3 LJ; meist erst nach 6–7 Jahren.
- **Klinische Frühsymptome:** Mononukleoseähnliches Bild mit Fieber, Hepatosplenomegalie, generalisierter Lymphadenopathie, makulopapulösem Exanthem.
- **Klinische Spätsymptome:** Opportunistische Infektionen, Malignome, AIDS definierende Erkrankungen. Häufig inadäquate Impfantwort bei HIV-positiven Kindern.

Checkliste: Symptome der HIV-Infektion im Kindesalter

CHECKLISTE

TAB. 7.5

7 INFEKTIOLOGIE

Die Inzidenz opportunistischer Infektionen und anderer AIDS definierender Erkrankungen im Kindesalter ist in den westlichen Ländern seit Einführung hochaktiver antiretroviraler Kombinationstherapien dramatisch zurückgegangen.

Pathogenese

Zielzellen der Infektion sind in erster Linie Zellen, die das CD4-Molekül auf ihrer Oberfläche tragen, z. B. T-Helferzellen, Monozyten, Makrophagen und Gliazellen. Nach Bildung eines DNA-Strangs wird das retrovirale Genom in die humane DNA integriert. Die zu Beginn der Infektion sehr hohe Virusreplikation wird durch die ausgebildete Immunität vermindert. In dieser klinisch meist asymptomatischen Krankheitsphase kommt es jedoch weiterhin zur Virusvermehrung in den Zielzellen, insbesondere in Lymphknoten, die dadurch zerstört werden.

Es entsteht eine chronische Infektionskrankheit, die durch einen zunehmenden Immundefekt gekennzeichnet ist.

Klinik

Horizontale Infektion: Sie ist in der Pädiatrie von untergeordneter Bedeutung. Das klinische Erscheinungsbild entspricht dem von Erwachsenen.

Vertikale Infektion: Ohne Behandlung werden vertikal infizierte Kinder in ⅓ der Fälle in den ersten 3 Lebensjahren symptomatisch, bei ¼ der Kinder kommt es im Säuglingsalter schon zu schweren AIDS-definierenden Infektionen. Der überwiegende Teil wird jedoch erst nach 6–7 Jahren symptomatisch.

Klinische Frühsymptome: Bei ⅓ der Infizierten kommt es 1–12 Wochen nach der Infektion zu einem mononukleoseähnlichen Krankheitsbild mit Fieber, Hepatosplenomegalie, generalisierter Lymphadenopathie und makulopapulösem Exanthem.

Klinische Spätsymptome: Bei fortschreitendem Immundefekt treten opportunistische Infektionen, Malignome und AIDS definierende Erkrankungen auf (Checkliste und ➤ Tab. 7.6).

Die klinische Klassifikation nach CDC (Centers for Disease Control) (➤ Tab. 7.5) dient der Kommunikationserleichterung. HIV-positive Kinder zeigen oft eine inadäquate Impfantwort.

Checkliste: Symptome der HIV-Infektion im Kindesalter.

Milde Symptome (Kategorie A, CDC)
- Lymphadenopathie (> 0,5 cm, > 2 Stationen)
- Hepatosplenomegalie
- Dermatitis
- Parotisschwellungen, Parotitis
- Rezidivierende oder persistierende Infektionen der oberen Luftwege, Sinusitis oder Otitis

Mäßig schwere Symptome (Kategorie B, CDC)
- Persistierendes Fieber > 1 Monat
- Anämie < 8 g/dl, Neutropenie < 1.000/µl, Thrombozytopenie < 100.000/µl > 30 Tage
- Kardiomyopathie/Karditis
- Lymphoide interstitielle Pneumonie
- Hepatitis
- Nephropathie
- Rezidivierende oder chronische Durchfälle
- CMV-Infektion < 2. Lebensmonat
- Herpes-simplex-Stomatitis > 2 Episoden/Jahr
- Herpes-simplex-Bronchitis, -Pneumonie, -Ösophagitis, < 2. Lebensmonat
- Herpes zoster > 2 Episoden an > 1 Dermatom
- Disseminierte Varizellen
- Bakterielle Meningitis, Pneumonie, Sepsis
- Nocardiose
- Oropharyngeale Candidose > 2 Monate bei Kindern > 6 Monate
- Toxoplasmose < 2. Lebensmonat
- Leiomyosarkom

Tab. 7.5 CDC-Klassifikation der HIV-Infektion bei Kindern < 13 Jahre (CDC, 1994).

	Keine Symptome	Milde Symptome/Befunde	Mäßige Symptome/Befunde	Schwere Symptome/Befunde
Kein ID	N1	A1	B1	C1
Mäßiger ID	N2	A2	B2	C2
Schwerer ID	N3	A3	B3	C3
ID: Immundefekt.				

7.5 VIRUSINFEKTIONEN

Tab. 7.6 AIDS definierende Erkrankungen bei Kindern unter 13 Jahren (Kategorie C, CDC).

Bakterielle Infektionen	> 2 Septikämien, Pneumonien, Meningitiden, Knochen- oder Gelenkinfektionen, Abszesse in 2 Jahren Tuberkulose, extrapulmonal oder disseminiert Atypische Mykobakteriose, extrapulmonal oder disseminiert	
Pilzinfektionen	Candidiasis von Ösophagus, Trachea, Bronchien, Lunge Histoplasmose, extrapulmonal oder disseminiert Kryptokokkose, extrapulmonal Kokzidioidomykose, extrapulmonal *Pneumocystis-jirovecii*-Pneumonie	
Virusinfektionen	HSV	Bronchitis, Pneumonie, Ösophagitis bei Kindern > 1 Monat oder mukokutanes Ulkus > 1 Monat
	EBV	Lymphoide interstitielle Pneumonie
	CMV	Zytomegalie außerhalb von Leber, Milz und Lymphknoten bei Kindern > 1 Monat
	HIV	Enzephalopathie Wasting Syndrome
	JC-Viren	Progressive multifokale Leukenzephalopathie
Parasitäre Infektionen	ZNS-Toxoplasmose bei Kindern > 1 Monat	
	Kryptosporidiose, Diarrhö > 1 Monat I sosporidiose, Diarrhö > 1 Monat	
Maligne Tumoren	Lymphome Kaposi-Sarkom	

Diagnostik

- **Unspezifische Laborveränderungen:** Hypergammaglobulinämie (später Hypogammaglobulinämie), erhöhte Aktivitäten der Aminotransferasen, Leukopenie, Thrombozytopenie und Anämie
- Nachweis von spezifischer **HIV-DNA/RNA** mittels PCR oder RT-PCR
- Konzentration der **CD4-positiven T-Zellen** ist erniedrigt.
- Nachweis spezifischer **HIV-Antikörper** im Serum: Bestätigung erfolgt mit einer 2. Untersuchungsmethode und aus einer 2. Blutprobe
- Nachweis von spezifischem **HIV-Antigen (p24)**
- **Virusanzucht** in der Kultur
- **Nachweis einer HIV-Infektion beim Neugeborenen:** Bei vertikaler Infektion ist die Differenzierung zwischen diaplazentar übertragenen mütterlichen IgG-Antikörpern und kindlichen Antikörpern in den ersten 18 Lebensmonaten nicht möglich. Alle Kinder HIV-positiver Mütter weisen daher unabhängig vom Infektionsstatus in den ersten Monaten HIV-Antikörper auf, die bis in das 2. Lebensjahr persistieren können. Durch Nachweis HIV-spezifischer DNA aus kindlichen Lymphozyten oder HIV-spezifischer RNA aus Plasma kann die kindliche Infektion innerhalb der ersten 4–6 Wochen spezifisch erfasst werden. Bei Kindern, die postnatal oder deren Mütter während der Schwangerschaft antiretroviral behandelt wurden, kann der positive Nachweis u. U. erst nach 4 Monaten erfolgen.

> **MERKE** Die Durchführung der HIV-Diagnostik erfordert das explizite Einverständnis des Patienten oder des Erziehungsberechtigten.

Therapie

Unerlässliche Voraussetzung für den Beginn einer antiretroviralen Therapie (ART) ist die zweifelsfrei gesicherte Diagnose einer HIV-Infektion. Die Indikationen zur Therapie sind in ➤ Tab. 7.7 zusammengefasst.
Therapieziel ist die Senkung der Viruslast unter die Nachweisgrenze (< 50 Kopien/ml).
Mehrere Substanzgruppen stehen derzeit zur Verfügung:
- Nukleosidische und nukleotidische Reverse-Transkriptase-Inhibitoren (**NRTI**, z. B. Azidothymidin, Zidovudin, Lamivudin)
- Nichtnukleosidische Reverse-Transkriptase-Inhibitoren (**NNRTI**, z. B. Efavirenz, Nevirapin), Proteaseinhibitoren (**PI**, z. B. Ritonavir)
- Entry- und Fusionsinhibitoren (Maraviroc, Enfurvirtide)
- Integraseinhibitoren (Raltegravir)

Insgesamt stehen für Kinder weniger klinische Daten und somit auch weniger zugelassene Substanzen zur Verfügung.
Eine **Dreifachtherapie** (2 NRTI + 1 PI oder 2 NRTI + 1 NNRTI) ist gegenüber einer Zweifachtherapie mit 2 NRTI überlegen. Die Empfehlungen zu Medikamentenkombinationen in Abhängigkeit vom Alter sind in ➤ Tab. 7.8 zusammengefasst.
Eine **sorgfältige Überwachung** (CD4, Viruslast, Medikamentenspiegel, Nebenwirkungen) von Patienten, die eine ART erhalten, ist unbedingt erforderlich. Die Therapie sollte spätestens nach 12 Wochen zu einer Reduktion der Viruslast um 1 log und nach 4–6 Monaten unter die Nachweisgrenze führen. Dies ist bei 50–70 % der Patienten der Fall. Bei Therapieversagen erfolgt eine Umstellung der Therapie.

Aus Studentensicht

TAB. 7.6

Diagnostik: Unspezifische Laborveränderungen, spezifische HIV-DNA/RNA, CD4-positive T-Zellen ↓, spezifische HIV-Antikörper i. S., spezifisches HIV-Antigen p24, Virusanzucht. **Nachweis einer HIV-Infektion beim Neugeborenen:** Nachweis HIV-spezifischer DNA aus kindlichen Lymphozyten oder HIV-spezifischer RNA aus Plasma.

MERKE

Therapie: Ziel der ART ist die Senkung der Viruslast unter die Nachweisgrenze (< 50 Kopien/ml). **NRTI:** Nukleosidische und nukleotidische Reverse-Transkriptase-Inhibitoren. **NNRTI:** Nichtnukleosidische Reverse-Transkriptase-Inhibitoren. **PI:** Proteaseinhibitoren. **Dreifachtherapie:** 2 NRTI + 1 PI oder 2 NRTI + 1 NNRTI. Sorgfältige Überwachung ist unbedingt erforderlich. **Unerwünschte Nebenwirkungen:** Übelkeit, Diarrhö, Exantheme, Störungen des Lipidmetabolismus, Lipodystrophie, schwere Laktatazidose. Kinder erhalten neben der ART Immunglobuline sowie bei Unterschreiten des Grenzwertes für CD4-Zellen eine antibiotische Dauertherapie mit Cotrimoxazol.

Aus Studentensicht

7 INFEKTIOLOGIE

TAB. 7.7

Tab. 7.7 Indikationsstellung für die kombinierte antiretrovirale Therapie bei Kindern in Abhängigkeit vom Alter.

	Klinik	Viruslast	Zahl CD4-Zellen
0–12 Monate	Alle Stadien (CDC-Klassifikation)	Alle unabhängig von der Viruslast	Alle unabhängig von CD4-Zahl
12–36 Monate	B und C	> 100.000	< 25 % oder < 1000/µl
36–60 Monate	B und C	> 100.000	< 20 % oder < 500/µl
> 60 Monate	B und C	> 100.000	< 350/µl

TAB. 7.8

Tab. 7.8 Antiretrovirale Therapie: Empfehlungen zu Medikamentenkombinationen in Abhängigkeit vom Alter.

Prinzip/Alter	Medikamentenkombination
2 NRTI + 1 PI ‹ 6 Jahre › 6 Jahre	2 NRTI + NFV 2NRTI+LPV/r2 2NRTI + ATV/r 2 NRTI + LPV/r
2 NRTI + 1 NNRTI ‹ 3 Jahre › 3 Jahre	2 NRTI + NVP2 NRTI + NVP2 NRTI + EFV
3 NRTI + 1 NNRTI Säuglinge	„Babycocktail" AZT + 3 TC + ABC + NVP

AZT: Zidovudin; 3 TC: Lamivudin; ABC: Abacavir; NVP: Nevirapin; EFV: Efavirenz; NFV: Nelfinavir; LPV/r: Lopinavir/Ritonavir; ATV/r: Atazanavir/Ritonavir.

Unerwünschte Nebenwirkungen der ART sind häufig und können zum Abbruch der Therapie führen. Die wichtigsten sind Übelkeit, Diarrhö, Exantheme, Störungen des Lipidmetabolismus, Lipodystrophie und eine schwere Laktatazidose.

Neben der ART erhalten Kinder mit HIV-Infektionen **Immunglobuline** i. v. bei rezidivierenden viralen und bakteriellen Infektionen. Bei Unterschreiten eines Grenzwertes der CD4-Zellen erfolgt eine **antibiotische Dauertherapie** mit Cotrimoxazol zur Prophylaxe der *Pneumocystis-jirovecii*-Pneumonie (*P. carinii*).

MERKE

MERKE Bei der HIV-Therapie ist die regelmäßige Einnahme der Medikamente von zentraler Bedeutung. Eine schlechte Compliance führt zur Gefährdung des Therapieerfolgs und zur Resistenzentwicklung! Ein „Einschwören" der Beteiligten auf das Therapieregime ist daher unabdingbar.

Prophylaxe: HIV-Testung vor/während Schwangerschaft, antiretrovirale Kombinationstherapie ab spätestens 24+0 SSW, primäre Sectio am wehenlosen Uterus in der 37.–38. SSW, vom Stillen dringend abraten, postnatal Zidovudin p.o. für 4 Wochen oder i.v. für 10 Tage.

Empfehlungen zur Prophylaxe der vertikalen HIV-Infektion
- HIV-Testung vor oder während der Schwangerschaft.
- Beginn einer antiretroviralen Kombinationstherapie spätestens ab 24+0 SSW (nicht vor 13+0 SSW), Anpassung einer präpartal begonnenen medikamentösen Therapie in Hinblick auf Nebenwirkungen auf das exponierte Kind.
- Primäre Sectio am wehenlosen Uterus in der 37.–38. SSW, vaginale Geburt bei Viruslast < 50 Kopien/ml
- Prä- und perioperativ Zidovudin i.v. bei Viruslast > 50 Kopien/ml
- Vom Stillen wird dringend abgeraten!
- Das Neugeborene erhält postnatal Zidovudin p.o. für 4 Wochen oder i.v. für 10 Tage, eine risikoadaptierte Steigerung der Transmissionsprophylaxe ist möglich.

MERKE

MERKE Prophylaktische Maßnahmen können die vertikale *HIV*-Transmissionsrate von 15 % auf unter 2 % senken!

TAB. 7.9

Tab. 7.9 Impfungen bei HIV-Infektion (nach Deutsche Gesellschaft für Pädiatrische Infektiologie, 2013).

Impfstoff	Asymptomatische Infektion	Symptomatische Infektion
Inaktivierte Impfstoffe/Toxoide	Empfohlen	Empfohlen
Masern, Mumps, Röteln und andere Lebendimpfstoffe	Empfohlen	Empfohlen (CD4 ≥ 200/µl)
Influenza	Empfohlen	Empfohlen
Varizellen	Empfohlen (CD4 ≥ 15 %)	Kontraindiziert
Tuberkulose (BCG)	Kontraindiziert	Kontraindiziert

Empfehlungen zu Impfungen bei HIV-Infektion
Siehe hierzu ➤ Tab. 7.9.

Prognose
Die Prognose quoad vitam ist langfristig wahrscheinlich immer noch infaust. Die Morbidität konnte jedoch durch den Einsatz aller Therapiemaßnahmen erheblich reduziert werden. Dadurch wird die Lebensqualität der Patienten positiv beeinflusst.
Es besteht die Hoffnung, dass weitere Fortschritte bei der Weiterentwicklung der antiretroviralen Polychemotherapie erzielt werden können und die Lebenserwartung betroffener Kinder dadurch weiter steigt.

7.6 Impfungen

Eine wichtige ärztliche Aufgabe besteht darin, für einen ausreichenden Impfschutz der Patienten zu sorgen. Die Grundimmunisierung sollte im Säuglingsalter früh begonnen, ohne Verzögerungen durchgeführt und zeitgerecht abgeschlossen werden. Auffrischimpfungen sorgen dafür, dass der Impfschutz erhalten bleibt. Der derzeitige Impfkalender umfasst Impfungen zum Schutz vor Diphtherie (D/d), Pertussis (aP), Tetanus (T), *Haemophilus influenzae* Typ b (Hib), Hepatitis B (HB), Poliomyelitis (IPV), Pneumokokken, Meningokokken, Masern, Mumps, Röteln (MMR), Varizellen, Humanen Papillomaviren (HPV) und Rotaviren (➤ Tab. 7.10).

Tab. 7.10 Impfkalender nach Empfehlungen der STIKO, 2015.

Impfstoff	Alter in vollendeten Monaten					Alter in vollendeten Jahren			
	2	3	4	11–14	15–23	5–6	9–14	15–17	Ab 18
Tetanus	G1	G2	G3	G4		A	A	A	A[e]
Diphterie	G1	G2	G3	G4		A	A	A	A[e]
Pertussis	G1	G2	G3	G4		A	A	A	A[e]
H. influenza Typ b	G1	G2[c]	G3	G4					
Poliomyelitis	G1	G2[c]	G3	G4			A		
Hepatitis B	G1	G2[c]	G3	G4			N		
Pneumokokken[a]	G1		G2	G3					
Rotaviren	G1[b]	G2	(G3)						
Meningokokken C				G1 ab vollendetem 12. Monat					
Masern				G1	G2				S[f]
Mumps, Röteln				G1	G2				
Varizellen				G1	G2				
HPV							G1[d] G2[d]	N[d]	

A: Auffrischimpfung; G: Grundimmunisierung aller noch nicht geimpften Jugendlichen bzw. Komplettierung des Impfschutzes; N: Nachholimpfung: Grundimmunisierung aller noch nicht Geimpften bzw. Komplettierung einer unvollständigen Impfung.
[a] Frühgeborene erhalten eine zusätzliche Impfstoffdosis im Alter von 3 Monaten, d. h. insgesamt 4 Dosen
[b] Die 1. Impfung sollte bereits ab dem Alter von 6 Wochen erfolgen, je nach verwendetem Impfstoff sind 2 bzw. 3 Dosen im Abstand von mindestens 4 Wochen erforderlich.
[c] Bei Anwendung eines monovalenten Impfstoffes kann diese Dosis entfallen.
[d] Standardimpfung für Mädchen im Alter von 9–13 bzw. 9–14 Jahren (je nach verwendetem Impfstoff) mit 2 Dosen im Abstand von 6 Monaten, bei Nachholimpfung im Alter > 13 bzw. > 14 Jahren oder bei einem Impfabstand von < 6 Monaten zwischen 1. und 2. Dosis ist eine 3. Dosis erforderlich (Fachinformation beachten).
[e] Td-Auffrischimpfung alle 10 Jahre. Die nächste fällige Td-Impfung einmalig als Tdap- bzw. bei entsprechender Indikation als Tdap-IPV-Kombinationsimpfung.
[f] Einmalige Impfung für alle nach 1970 geborenen Personen ≥18 Jahre mit unklarem Impfstatus, ohne Impfung oder mit nur 1 Impfung in der Kindheit, mit 1 MMR-Impfstoff.

7.6.1 Impfkalender

Um die Zahl der Injektionen möglichst gering zu halten, sollten vorzugsweise Kombinationsimpfstoffe verwendet werden. Impfstoffe mit unterschiedlichen Antigenkombinationen von D/d, T, aP, HB, Hib, IPV bzw. MMR und Varizellen sind verfügbar. Nicht zum empfohlenen Zeitpunkt durchgeführte Impfungen sollten frühestmöglich nachgeholt werden.

Kontraindikationen
Häufig unterbleiben indizierte Impfungen, weil bestimmte Umstände irrtümlicherweise als Kontraindikationen angesehen werden. Echte und falsche Kontraindikationen sind in ➤ Tab. 7.11 zusammengefasst.

7 INFEKTIOLOGIE

Aus Studentensicht

TAB. 7.11

Tab. 7.11 Echte und falsche Kontraindikationen für Impfungen.

Echte Kontraindikationen	Falsche Kontraindikationen
• < 2 Wochen nach akuter, behandlungsbedürftiger Erkrankung • Allergien gegen Impfstoffbestandteile (z. B. Neomycin, Streptomycin, Hühnereiweiß) • Immundefekt (Lebendimpfung) • Schwangerschaft (Lebendimpfung)	• Banale Infekte mit Temperaturen < 38,5 °C • Kontakt des Impflings zu Personen mit ansteckenden Erkrankungen • Epileptische Anfälle in der Familie • Fieberkrämpfe in der Anamnese des Impflings (ggf. Antipyretikaprophylaxe) • Ekzem • Antibiotikatherapie • Therapie mit niedrig dosierten oder lokal angewendeten Kortikosteroiden • Schwangerschaft der Mutter des Impflings • Immundefekt (Totimpfstoffe) • Neugeborenenikterus • Frühgeburtlichkeit • Chronische Erkrankungen sowie nicht progrediente Erkrankungen des ZNS

7.6.2 Diphtherieimpfung

Impfstoff: Toxoidimpfstoff.

Durchführung: Grundimmunisierung: 3 Impfungen im 1. LJ und 1 im 2. LJ. Auffrischimpfung im 6. LJ., dann alle 10 Jahre.

7.6.2 Diphtherieimpfung

Impfstoff
Es handelt sich um einen Toxoidimpfstoff (mit Formalin entgiftetes Diphtherietoxin).

Durchführung
Die Grundimmunisierung erfolgt durch 3 Impfungen im 1. Lebensjahr und 1 Injektion im 2. Lebensjahr. Eine Auffrischung wird im 6. Lebensjahr und dann alle 10 Jahre durchgeführt.
Bei allen Auffrischimpfungen und bei Erstimpfungen nach dem 6. Lebensjahr wird ein Kombinationsimpfstoff mit reduziertem Diphtherietoxoidgehalt (Td) verwendet.

Nebenwirkungen
Häufig kommt es zu Lokalreaktionen (Rötung, Infiltration), vorwiegend bei Impfung älterer Kinder. Deshalb wird bei allen Auffrischimpfungen und bei Erstimpfungen nach dem 6. Lebensjahr ein Kombinationsimpfstoff mit reduziertem Diphtherietoxoidgehalt (Td) verwendet.

MERKE Bei Erstimpfung nach dem 6. Lebensjahr wird die Toxoiddosis reduziert.

MERKE

7.6.3 Tetanusimpfung

Impfstoff: Toxoidimpfstoff.

Durchführung: Grundimmunisierung: 3 Impfungen im 1. LJ und 1 im 2. LJ in Kombination mit Diphtherie und Pertussis.

Simultanimpfung: Bei Verletzung und fehlendem Impfschutz kontralaterale Verabreichung von Tetanusimmunglobulin und Toxoidimpfstoff.

7.6.3 Tetanusimpfung

Impfstoff
Es handelt sich um einen Toxoidimpfstoff (mit Formalin entgiftetes Tetanustoxin).

Durchführung
Die Grundimmunisierung erfolgt durch 3 Impfungen im 1. Lebensjahr im Abstand von 4–8 Wochen und 1 Injektion im 2. Lebensjahr in Kombination mit Diphtherie und Pertussis. Eine Boosterimpfung wird im 6. Lebensjahr und dann alle 10 Jahre durchgeführt.

Simultanimpfung
Bei Verletzung und fehlendem Impfschutz werden Tetanusimmunglobulin und Toxoidimpfstoff gleichzeitig kontralateral verabreicht. Bei Ungeimpften erfolgt eine Wiederholung der aktiven Impfung nach 4 Wochen und nach 6 Monaten.
Nach neuesten Empfehlungen sollte die Tetanusimpfung im Verletzungsfall dazu genutzt werden, einen fehlenden Schutz gegen Diphtherie und Pertussis durch Verwendung eines Kombinationsimpfstoffes (z. B. Boostrix®) aufzufrischen.

Verträglichkeit
Sie ist sehr gut, allergische Begleitreaktionen sind selten.

7.6.4 Pertussisimpfung

Impfstoffe: Azelluläre Pertussisimpfstoffe (aP).

Durchführung: Grundimmunisierung: 3 Dosen DTaP ab der vollendeten 8. Lebenswoche, 1 Dosis zwischen 11 und 14 Monaten. Auffrischung zwischen 5–6 Jahren und 9–17 Jahren.

7.6.4 Pertussisimpfung

Impfstoffe
Azelluläre Pertussisimpfstoffe (aP) bestehen nicht mehr aus ganzen Zellen von *Bordetella pertussis*, sondern entweder aus zellfreien Extrakten oder aus hochgereinigten einzelnen Komponenten des Erregers.

Durchführung
Die Grundimmunisierung aller Säuglinge erfolgt mit 3 Dosen von DTaP ab der vollendeten 8. Lebenswoche. 1 Dosis wird im Alter zwischen 11 und 14 Monaten verabreicht. Alle Kinder erhalten im Alter von 5–6 Jahren und 9–17 Jahren eine Auffrischimpfung zusammen mit der Auffrischung gegen Tetanus und

Diphtherie. Ab dem Alter von 5–6 Jahren werden sowohl zur Auffrischimpfung als auch für eine ggf. nachzuholende Grundimmunisierung Impfstoffe mit reduziertem Pertussis-Antigengehalt (ap statt aP) verwendet.

Wirksamkeit
Die Schutzrate beträgt 80–90 %.

Nebenwirkungen
Azelluläre Pertussisimpfstoffe sind ausgezeichnet verträglich. Lokalreaktionen treten bei unter 1 %, Fieber über 39,5 °C nur noch bei 0,5 % aller Säuglinge auf. Es besteht kein gehäuftes Auftreten von Fieberkrämpfen oder anderen neurologischen Symptomen.

Kontraindikationen
Es sind keine Kontraindikationen bekannt.

> **MERKE** Im 1. Lebensjahr werden in Deutschland Schutzimpfungen gegen Diphtherie, Tetanus, Pertussis, *Haemophilus influenzae* Typ b, Poliomyelitis, Hepatitis B und Pneumokokken empfohlen.

7.6.5 Hib-Impfung
Impfstoffe
Es stehen 4 Konjugatimpfstoffe aus Polyoligosaccharidkapselantigen von *Haemophilus influenzae* Typ b mit verschiedenen Trägerproteinen zur Verfügung.

Durchführung
Bei alleiniger Applikation erfolgt die Impfung im 3. und 5. Lebensmonat sowie im Alter zwischen 11 und 14 Monaten. Bei Verwendung von Kombinationsimpfstoffen erfolgt die dreimalige Applikation im 1. Lebensjahr. Nach dem 12. bzw. 15. Lebensmonat reicht eine einmalige Hib-Impfung aus. Eine Hib-Impfung nach dem 5. Lebensjahr ist in der Regel nicht mehr erforderlich, kann aber bei Risikokindern, z. B. nach Splenektomie, durchgeführt werden.

Wirksamkeit
Bezüglich invasiver Hib-Erkrankungen konnten hohe Schutzraten (> 90 %) nachgewiesen werden. Die Verträglichkeit ist gut.

7.6.6 Polioimpfung
Impfstoff
Die inaktivierte, trivalente Poliomyelitisvakzine nach Salk enthält im Gegensatz zur früher verwendeten Schluckimpfung nicht vermehrungsfähige Viren. Sie wird parenteral verabreicht.

Durchführung
Bei alleiniger Applikation wird die Impfung im 3. und 5. Lebensmonat sowie im Alter zwischen 11 und 14 Monaten durchgeführt. Bei Verwendung von Kombinationsimpfstoffen erfolgt die dreimalige Applikation im 1. Lebensjahr. Eine Auffrischimpfung sollte im Alter zwischen 9 und 17 Jahren stattfinden.

Wirksamkeit
Sie entspricht der des früher verwendeten oral zu verabreichenden Impfstoffs.

Kontraindikationen
Es sind keine Kontraindikationen bekannt.

> **MERKE** Die Polioschluckimpfung wird wegen des – wenn auch sehr geringen – Risikos einer vakzineassoziierten paralytischen Poliomyelitis nicht mehr empfohlen.

7.6.7 Hepatitis-B-Impfung
Impfstoffe
Es handelt sich um gentechnologisch hergestellte Impfstoffe, die frei von HBV und HIV sind.

Durchführung
Seit Oktober 1995 wird die Hepatitis-B-Impfung für alle Säuglinge empfohlen. Der Grund für eine Impfempfehlung für alle Säuglinge ist: In Deutschland erkranken jährlich 50.000 Personen an einer Hepatitis B. 10 % davon werden chronische Virusträger. Die Viruspersistenz bei Erkrankung im Neugeborenenalter liegt bei 90 %!

Aus Studentensicht

MERKE

7.6.5 Hib-Impfung

Impfstoffe: Konjugatimpfstoffe aus Polyoligosaccharidkapselantigen von *H. influenzae*.

Durchführung: Bei Kombinationsimpfstoff dreimalige Applikation im 1. LJ.

7.6.6 Polioimpfung

Impfstoff: Inaktivierte, trivalente Poliomyelitisvakzine nach Salk, parenterale Gabe.

Durchführung: Bei Kombinationsimpfstoff dreimalige Applikation im 1. LJ, Auffrischung zwischen 9–17 Jahren.

MERKE

7.6.7 Hepatitis-B-Impfung

Impfstoffe: Gentechnologisch hergestellt.

Durchführung: Bei Kombinationsimpfstoff 3-mal Applikation im 1. LJ.

Aus Studentensicht

7.6.8 Pneumokokkenimpfung

Impfstoff: 7-, 10- und 13-valente Pneumokokken-Konjugat-Impfstoffe.

Durchführung: 2 Impfungen im 1. LJ und 1 im 2. LJ, keine gleichzeitige Verabreichung des Meningokokken-C-Impfstoffs.

7.6.9 Meningokokkenimpfung

7.6.9.1 Meningokokken C

Impfstoff: Konjugierter Meningokokken-C-Impfstoff.

Durchführung: Einmalige Grundimmunisierung ab 12 Monaten. Keine Kombination mit Pneumokokken-, MMR-, Varizellen- oder MMRV-Impfung.

---

7 INFEKTIOLOGIE

Bei alleiniger Applikation wird die Impfung im 3. und 5. Lebensmonat sowie im Alter zwischen 11 und 14 Monaten durchgeführt. Bei Verwendung von Kombinationsimpfstoffen erfolgt die dreimalige Applikation im 1. Lebensjahr. Ein Kombinationsimpfstoff für Hepatitis A und B für Kinder nach dem 1. Lebensjahr ist verfügbar.

Wirksamkeit
Über 95 % der Kinder erreichen eine Anti-HBs-Antikörperkonzentration von > 10 IE/l. Eine routinemäßige postvakzinale Titerbestimmung ist daher nicht erforderlich. Sie wird nur bei Risikopatienten durchgeführt.

Nebenwirkungen
Bei etwa 5 % der geimpften Kinder treten Fieber, Unwohlsein und Lokalreaktionen auf.

Simultanimpfung
Sie wird bei Neugeborenen HBsAg-positiver Mütter unmittelbar postnatal, am besten im Kreißsaal, spätestens jedoch 12 h nach Geburt durchgeführt. Es erfolgt die kontralaterale Applikation von HBV-Immunglobulin und aktiver Impfung.

7.6.8 Pneumokokkenimpfung

Impfstoff
Es handelt sich um 7-, 10- und 13-valente Pneumokokken-Konjugat-Impfstoffe. Sie enthalten die 7, 10 oder 13 Serotypen, die 80 bzw. 90 % der invasiven Pneumokokkenerkrankungen wie Sepsis und 90 % der Pneumokokkenmeningitiden verursachen. Der für Erwachsene empfohlene 23-valente Pneumokokken-Polysaccharid-Impfstoff ist bei Kindern < 2 Jahren nicht wirksam.

Durchführung
Die STIKO empfiehlt eine Grundimmunisierung aller Säuglinge und Kleinkinder bis zum Alter von 24 Monaten. 2 Impfungen erfolgen im 1. Lebensjahr, 1 im 2. Lebensjahr, in der Regel zeitgleich mit den anderen empfohlenen Impfungen. Eine Kombination mit anderen Impfstoffen ist möglich (hexavalenter Impfstoff, MMR-Impfstoff, Varizellenimpfstoff). Eine gleichzeitige Verabreichung des Meningokokken-C-Impfstoffes sollte nicht erfolgen (Reduktion der Immunogenität).

Wirksamkeit
Die Effektivität der Impfstoffe als Schutz gegen invasive Infektionen wie Sepsis und Meningitis beträgt etwa 80 %. Die Impfstoffe schützen auch vor nichtinvasiven Pneumokokkeninfektionen wie z. B. Otitis media.

Nebenwirkungen
Die Impfstoffe sind insgesamt gut verträglich. Lokale Reaktionen an der Injektionsstelle (Schwellung, Erythem) sowie leichtes Fieber kommen jedoch vor.

Kontraindikationen
Es sind keine Kontraindikationen bekannt.

7.6.9 Meningokokkenimpfung

7.6.9.1 Meningokokken C

Impfstoff
Es handelt sich um einen konjugierten Meningokokken-C-Impfstoff.

Durchführung
Die STIKO empfiehlt die Meningokokken-C-Impfung für alle Kinder ab dem Alter von 12 Monaten. Die Grundimmunisierung erfolgt mit 1 Impfstoffdosis. Sie sollte nicht gleichzeitig mit einer Pneumokokken-, MMR-, Varizellen- oder einer MMRV-Kombinationsimpfung durchgeführt werden.

Nebenwirkungen
Der Impfstoff wird in der Regel gut vertragen. Gelegentlich treten Reaktionen an der Injektionsstelle (Schwellung, Rötung) oder grippeartige Beschwerden auf (Fieber, Kopfschmerzen, Gliederschmerzen).

Kontraindikationen
Es sind keine Kontraindikationen bekannt.

7.6.9.2 Meningokokken B
Seit 2013 ist eine Impfung gegen Meningokokken der Serogruppe B zugelassen. Eine Impfempfehlung durch die STIKO gibt es bisher nur für bestimmte Risikogruppen (z. B. Personen mit angeborener oder erworbener Immundefizienz, erworbener oder angeborener Asplenie).

7.6.10 Masernimpfung
Impfstoff
Es handelt sich um eine Lebendimpfung mit vermehrungsfähigem, attenuiertem Masernvirus. Sie ist als Monovakzine oder in Kombination mit Impfstoffen gegen Mumps und Röteln oder gegen Mumps, Röteln und Varizellen verfügbar.

Durchführung
Derzeit wird eine Impfung ab dem 12. Lebensmonat empfohlen, eine zweite Impfung erfolgt im 2. Lebensjahr.

Wirksamkeit
Die Impfung führt bei über 95 % der Geimpften zur Serokonversion. Sie schützt mit großer Sicherheit vor dem Auftreten einer SSPE.

Nebenwirkungen
Im Allgemeinen ist die Verträglichkeit gut. Fieber, Exanthem und Konjunktivitis sind am 7.–12. Tag nach der Impfung möglich („Impfmasern"). Die Geimpften sind nicht ansteckend. Ob nach der Impfung eine Enzephalitis auftreten kann, ist umstritten. Allergische Reaktionen können bei Überempfindlichkeit gegenüber Hühnereiweiß auftreten. Hauttests vom verzögerten Typ (Tuberkulintestung) können für einen Zeitraum von 4–6 Wochen falsch negativ ausfallen und sollten daher verschoben werden.

Kontraindikationen
Bei Säuglingen < 1 Jahr sollte die Masernimpfung nicht durchgeführt werden, da mütterliche Leihimmunität den Impferfolg reduzieren kann.
Weitere Kontraindikationen sind Schwangerschaft, Neomycinüberempfindlichkeit, akute fieberhafte Erkrankungen sowie primäre und sekundäre Immunmangelzustände außer HIV.

7.6.11 Mumpsimpfung
Impfstoff
Es handelt sich um eine Mumpslebendvakzine mit attenuiertem Mumpsvirus. Sie ist als Monovakzine oder in Kombination mit Impfstoffen gegen Masern und Röteln oder gegen Masern, Röteln und Varizellen verfügbar.

Durchführung
Derzeit wird die 1. Impfung ab dem 12. Lebensmonat empfohlen, die 2. Impfung erfolgt im 2. Lebensjahr.

Wirksamkeit
Die Impfung erzeugt sowohl eine humorale als auch eine zelluläre Immunität. Die Effektivität liegt bei über 95 %, insbesondere wird die Inzidenz der Mumpsmeningoenzephalitis deutlich vermindert.

Nebenwirkungen
Fieber und eine blande Parotisschwellung können nach der Impfung auftreten.

Kontraindikationen
Bei Säuglingen unter 1 Jahr sollte die Mumpsimpfung nicht durchgeführt werden, da mütterliche Leihimmunität den Impferfolg reduzieren kann.
Weitere Kontraindikationen Schwangerschaft, Neomycinüberempfindlichkeit sowie angeborene oder erworbene T-Zell-Defekte.

7.6.12 Rötelnimpfung
Impfstoff
Es handelt sich um eine Lebendimpfung aus attenuierten Rötelnviren. Sie ist als Monovakzine oder als Kombinationsimpfstoff mit Impfstoffen gegen Masern und Mumps oder gegen Masern, Mumps und Varizellen verfügbar.

Durchführung
Derzeit wird 1 Impfung ab dem 12. Lebensmonat empfohlen, die 2. Impfung erfolgt im 2. Lebensjahr. Eine gesonderte Rötelnimpfung bei Mädchen nach dem 11. Lebensjahr ist nicht mehr notwendig, wenn 2 Masern-Mumps-Röteln-Impfungen vorausgegangen sind.
Darüber hinaus erfolgt die individuelle Impfung erwachsener Frauen ohne Rötelnantikörper.

Aus Studentensicht

7.6.9.2 Meningokokken B
Meningokokken B: Impfempfehlung für bestimmte Risikogruppen.

7.6.10 Masernimpfung
Impfstoff: Lebendimpfstoff mit vermehrungsfähigem, attenuierten Masernvirus.

Durchführung: 1. Impfung ab 12. Lebensmonat, 2. im 2. LJ.

Nebenwirkungen: Fieber, Exanthem und Konjunktivitis am 7.–12. Tag nach Impfung möglich.

7.6.11 Mumpsimpfung
Impfstoff: Lebendvakzine mit attenuiertem Mumpsvirus.

Durchführung: 1. Impfung ab 12. Lebensmonat, 2. im 2. LJ.

7.6.12 Rötelnimpfung
Impfstoff: Lebendimpfung aus attenuierten Rötelnviren.

Durchführung: 1. Impfung ab 12. Lebensmonat, 2. im 2. Lj.

Aus Studentensicht

Wirksamkeit
Die Effektivität beträgt etwa 95 %.

Nebenwirkungen
Fieber, Impfexanthem, Lymphadenopathie und Arthralgien können, vorwiegend bei Adoleszentenimpfungen, auftreten.

Kontraindikationen
Bei Säuglingen < 1 Jahr sollte die Rötelnimpfung nicht durchgeführt werden, da die mütterliche Leihimmunität den Impferfolg reduzieren kann.

Weitere Kontraindikationen sind Schwangerschaft (jedoch kein Fall der pränatalen Impfschädigung bekannt), Immundefekt außer HIV sowie eine kurz zurückliegende Bluttransfusion oder Immunglobulingabe.

> **MERKE** Die Masern-, Mumps- und Rötelnimpfung wird erstmals ab dem 12. Lebensmonat durchgeführt.

7.6.13 Varizellenimpfung

MERKE

7.6.13 Varizellenimpfung

Impfstoff: Lebendimpfung.

Impfstoff
Es handelt sich um eine Lebendimpfung mit vermehrungsfähigem, attenuierten *Varicella-Zoster*-Virus.

Durchführung
Durchführung: Aktive Impfung im 2. LJ sowie für alle ungeimpften 9- bis 17-Jährigen, die noch nicht an Varizellen erkrankt sind.

Die aktive Impfung gegen Varizellen wird für alle Kinder im 2. Lebensjahr sowie für alle ungeimpften 9- bis 17-Jährigen, die noch nicht an Varizellen erkrankt sind, empfohlen. Sie wird in der Regel im Alter von 11 bis 14 Monaten durchgeführt, entweder simultan bei der ersten MMR-Impfung oder frühestens 4 Wochen danach. Bei Verwendung des Kombinationsimpfstoffes MMRV ist die Gabe einer 2. Dosis gegen Varizellen im Abstand von 4–6 Wochen erforderlich.

Wirksamkeit
Die Schutzrate beträgt bei Kindern bis zum 12. Lebensjahr 97 %, bei älteren Personen 90 %.

Nebenwirkungen
Der Impfstoff ist sehr gut verträglich. Milde lokale Reaktionen an der Impfstelle sind die häufigste Nebenwirkung. Selten treten wenige an Varizellen erinnernde Bläschen auf (Impfexanthem). Eine Zweiterkrankung im Sinne eines Herpes zoster kann durch das Impfvirus entstehen, allerdings fünfmal seltener als nach Wildvirusinfektion, der Erkrankungsverlauf ist wesentlich milder.

Kontraindikationen
Bei Säuglingen unter 11 Monaten sollte die Varizellenimpfung nicht durchgeführt werden (Leihimmunität kann den Impferfolg reduzieren). Weitere Kontraindikationen sind Schwangerschaft und Immundefekte.

7.6.14 Humane-Papillomaviren-Impfung

Impfstoff: Rekombinant hergestellte, nichtinfektiöse, virusähnliche Partikel.

Impfstoff
Es handelt sich um rekombinant hergestellte Impfstoffe, die nichtinfektiöse, virusähnliche Partikel enthalten.

Durchführung
Durchführung: Generelle Impfempfehlung für Mädchen im Alter von 12–17 Jahren zur Reduktion der Krankheitslast durch das Zervixkarzinom. 3 Dosen innerhalb von 6 Monaten, am besten vor dem ersten Geschlechtsverkehr.

Seit 2007 empfiehlt die STIKO zur Reduktion der Krankheitslast durch das Zervixkarzinom eine generelle Impfung gegen humane Papillomaviren (Typ HPV-16 und -18, die 70 % aller Zervixkarzinome verursachen) für alle Mädchen im Alter von 12 bis 17 Jahren. Die Impfung mit 3 Dosen innerhalb von 6 Monaten sollte vor dem ersten Geschlechtsverkehr abgeschlossen sein. Die Impfung gegen HPV kann genutzt werden, um andere für Jugendliche empfohlene Impfungen zu vervollständigen.

Wirksamkeit
Die bisher zugelassenen Impfstoffe sind sehr wirksam. So waren nahezu alle geimpften Frauen vor persistierenden Infektionen mit HPV-16 und/oder -18 geschützt, sofern sie vor der Impfung noch nicht mit HPV in Kontakt gekommen waren. Die Dauer der Immunität ist bisher nicht bekannt.

Nebenwirkungen
Die Impfstoffe gelten als gut verträglich. Gelegentlich kommen Hautreaktionen an der Einstichstelle (Rötung, Schmerzen, Schwellung) und vorübergehende Temperaturerhöhungen vor, selten sind Übelkeit, Erbrechen, Schwindel oder Überempfindlichkeitsreaktionen.

In sehr seltenen Fällen wurden Ohnmachtsanfälle nach der Impfung berichtet. Es wird daher empfohlen, geimpfte Personen über einen Zeitraum von 15 Minuten nach Verabreichung des Impfstoffs zu beobachten.

7.6.15 Rotavirusimpfung

Neu in den Impfkalender aufgenommen wurde die orale Rotavirusimpfung. Es stehen zwei Impfstoffe zur Verfügung: Rotarix® ist ein oraler, monovalenter Lebendimpfstoff und RotaTeq® ein oraler, 5-valenter Lebendimpfstoff. Die Impfserien bestehen je nach Impfstoff aus 2 (Rotarix®) bzw. 3 (RotaTeq®) Dosen, die ab dem Alter von 6 Wochen im Abstand von mindestens 4 Wochen p.o. verabreicht werden. Die Impfserie sollte spätestens bis zum Alter von 24 Wochen (Rotarix®) bzw. 32 Wochen (RotaTeq®) abgeschlossen sein. Die Impfung kann simultan mit anderen Standardimpfungen des Säuglingsalters verabreicht werden. Aufgrund einer potenziellen Interferenz von Muttermilch und Impfstoff empfielt die STIKO aktuell, möglichst kurz vor und kurz nach der Impfung nicht zu stillen.

7.6.16 BCG-Impfung

Impfstoff

Es handelt sich um einen attenuierten, bovinen Mykobakterienstamm.

Indikationsimpfungen

Die routinemäßige Impfung mit dem derzeit verfügbaren Impfstoff wird wegen der ungünstigen Nutzen-Risiko-Relation nicht empfohlen.

Wirksamkeit

Eine hämatogene Streuung bei Primärtuberkulose wird nicht mit Sicherheit verhindert. Miliartuberkulose und Meningitis tuberculosa können auch bei geimpften Kindern auftreten.

Nebenwirkungen

- Verlust der Tuberkulindiagnostik
- Impfulzera
- Regionäre Lymphknoteneinschmelzung (1:200 bis 1:2.000)
- BCG-Knochentuberkulose (1:5.000 bis 1:100.000)
- Generalisierte BCG-Tuberkulose bei primären Immundefekten

7.7 Pilzinfektionen

7.7.1 Tinea

Definition

Es handelt sich um Hauterkrankungen durch keratinophile Dermatophyten, die nach ihrer Lokalisation bezeichnet werden (➤ Tab. 7.12).

Tab. 7.12 Übersicht wichtiger Pilzinfektionen: DHS-System.

Dermatophyten Tinea	Hefen und Sprosspilze	Schimmelpilze
Trichophyten Epidermophyten Mikrosporen	Candida Kryptokokken Trichosporen	Aspergillen

Ätiologie

Trichophyten und Epidermophyten verursachen die Infektion. Die Übertragung erfolgt bei **Tinea capitis, faciei** und **corporis** meist durch Tiere, bei **Tinea pedum** meist von Mensch zu Mensch (Schwimmbäder, Sporthallen, Duschen).

Nomenklatur

- **Trichophytie:** Dermatophytose in behaarten Arealen
- **Epidermophytie:** Dermatophytose in unbehaarten Arealen
- **Onychomykose:** Nagelbefall

Klinik

Tinea capitis profunda: Betroffen sind der behaarte Kopf, Wimpern und Augenbrauen. Es zeigen sich scheibenförmige, scharf begrenzte, randbetonte und sich randwärts ausdehnende Herde mit Rötung, Schuppung und follikulären Pusteln. Pilze dringen an den Haaren in die Tiefe und bilden abszedierende Knoten mit eitriger Sekretion. Im erkrankten Areal kann es zu Haarausfall kommen. Eine nuchale Lymphknotenschwellung sowie Fieber können begleitend auftreten.

Aus Studentensicht

Diagnostik: Mikroskopischer Pilznachweis, Pilzkultur, evtl. Fluoreszenz unter Wood-Lampe.

Therapie
- **Lokal:** Imidazolderivate, fungizide Allylaminderivate
- **Systemisch:** Griseofulvin oder Fluconazol p. o.

7.7.2 Candidiasis

Definition: Entzündliche Erkrankung durch **Candida albicans**.

Ätiologie: Häufigster Erreger von Pilzerkrankungen im Kindesalter. In den ersten 3 Lebensmonaten kann es auch ohne prädisponierende Faktoren zur raschen *Candida*-Überwucherung kommen.

Klinik: Stomatitis/Mundsoor, Windeldermatitis, Vulvovaginitis, Balantitis candidomycetica, Hautcandidose, chronische mukokutane Candidiasis bei Immunschwäche, Candida-Sepsis, Lungencandidose.

ABB. 7.24

Diagnostik: Direkter Pilznachweis, Antigen-, Antikörpernachweis i. S.

Therapie
- **Lokal:** Nystatin, Miconazol, Amphotericin B
- **Systemisch:** Amphotericin B, Fluconazol, Caspofungin

Tinea manuum et pedum: An Palmae, Plantae und interdigital treten dyshidrosiforme, hyperkeratotisch-rhagadiforme oder mazerativ-erosive Hautveränderungen auf.

Tinea unguium ist bei Kindern selten, sie kann u. U. im Rahmen einer Fußmykose mit gelber Verfärbung, Dystrophie, Splitterung und distaler Abhebung des Nagels auftreten.

Diagnostik
- **Pilznachweis:** mikroskopischer Hyphennachweis im Nativpräparat.
- **Pilzkultur**
- Unter der Wood-Lampe (UV-Licht der Wellenlänge 365 nm) fluoreszieren einige Dermatophyten grün.

Therapie
- **Lokal:** Imidazolderivate (z. B. Canesten®), fungizide Allylaminderivate wie Terbinafin
- **Systemisch** wird Griseofulvin oder Fluconazol p. o. verabreicht.

7.7.2 Candidiasis

Definition
Es handelt sich um eine entzündliche Erkrankung, meist durch **Candida albicans**, mit Befall von Haut, Schleimhäuten und Organen. Sie tritt häufig im Rahmen von Störungen der körpereigenen Abwehr auf.

Ätiologie
Candida albicans ist der häufigste Erreger von Pilzerkrankungen im Kindesalter und physiologischer Saprophyt der Schleimhäute. Gehäufter Nachweis erfolgt in Kliniken. Die Pathogenität für den Menschen entsteht erst durch Begünstigung der Vermehrung, z. B. durch Antibiotika- oder Zytostatikatherapie, Immundefekte oder Verweilkatheter. Bei Säuglingen in den ersten 3 Lebensmonaten kann es auch ohne prädisponierende Faktoren zur raschen *Candida*-Überwucherung kommen.

Klinik
Stomatitis (Mundsoor): Weiße, mit dem Spatel schwer abstreifbare Beläge, bei Ablösung leicht blutend (➤ Abb. 7.23).

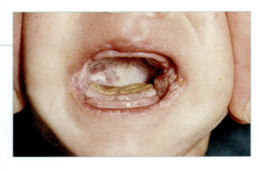

Abb. 7.23 Ausgeprägter Mundsoor mit weißen, schwer abstreifbaren Belägen am Gaumen und auf der Zunge. [O530]

Windeldermatitis: Rötung, Schuppung, Erosionen, Mazeration im Windelbereich
Vulvovaginitis: Rötung, Schwellung, Beläge, Juckreiz, Pusteln und Erytheme
Balanitis candidomycetica: Entzündliche Bläschen, Papeln an Glans und Präputium
Hautcandidose: Blassgelbe Maculae und Blasen auf rotem Grund, später nässend, hochrot. Pathognomonisch: Satelliten in der gesunden Haut um die flächige Dermatitis.
Chronische mukokutane Candidiasis: Gleichzeitiger Befall von Haut, Schleimhäuten und Nägeln. Tritt bevorzugt bei T-Zell-Defekt, IgA-Mangel und erworbener Immunschwäche auf!
Candida-Sepsis: Gefürchtete Komplikation immunsuppressiver Therapien. Unspezifische Symptome sind Fieber, Hepatosplenomegalie und rascher Verfall.
Lungencandidose: Häufigste Organmykose, die mit unspezifischen klinischen und röntgenologischen Zeichen einhergeht.

Diagnostik
- **Direkter Pilznachweis:** Mikroskopie, Anzüchtung
- **Antigen- und Antikörpernachweis** im Serum

Therapie
- **Lokal:** Nystatin, Miconazol, Amphotericin B.
- **Systemisch:** Amphotericin B, Fluconazol, Caspofungin.
- **Allgemein:** Zuckerarme Ernährung! Feuchtigkeit bekämpfen.

Prognose
Sie ist allgemein gut, bei systemischer Beteiligung jedoch ernst (abhängig vom Immunstatus).

> **MERKE** *Candida albicans* ist der häufigste Erreger von Pilzerkrankungen im Kindesalter.

7.7.3 Aspergillose

Ätiologie

Die Aspergillose wird durch **Aspergillus fumigatus, A. flavus, A. niger** u.a. ausgelöst. Die Inhalation der Sporen ist häufig, da Aspergillen ubiquitär präsent sind. Prädispositionen sind Immunsuppression, Tuberkulose und zystische Fibrose.

Klinik

Allergische bronchopulmonale Aspergillose: Sie tritt bei Patienten mit chronischen Lungenerkrankungen (zystische Fibrose, Asthma bronchiale) gehäuft auf und manifestiert sich anfangs mit den Symptomen einer obstruktiven Atemwegserkrankung. Dyspnoe und braun-blutiger Auswurf sind weitere Symptome.

Aspergillome sind isolierte Pilzknoten, die in bestehenden pulmonalen Hohlräumen (Kaverne, bronchogene Zyste) wachsen und nicht in das Lungengewebe infiltrieren. Intermittierender Husten ist oft das einzige Symptom.

Invasive Aspergillosen kommen fast ausschließlich bei immunsupprimierten Patienten vor. Alle Organe können betroffen sein. Die häufigste Form ist die invasive pulmonale Aspergillose – nicht selten mit Dissemination ins ZNS. Die Symptome sind ein schlechter Allgemeinzustand, hohes Fieber und Husten.

Diagnostik
- **Mikroskopischer** Nachweis
- **Kulturen** aus Sputum oder Bronchialsekret
- **Serologie**
- **IgE** hoch, **Eosinophilie**
- **Röntgen-Thorax:** Weiche, diffuse Infiltrate, bei Ansiedelung in präformierten Höhlen (Tbc) sind Rundherde mit apikaler Luftsichel charakteristisch.

Therapie

Bei einer invasiven Aspergillose ist die intravenöse Verabreichung von Voriconazol oder liposomalem Amphotericin B erforderlich. Oft ist eine chirurgische Intervention, z. B. eine Nasennebenhöhlenausräumung, notwendig.

7.8 Wurmerkrankungen

7.8.1 Infektionen mit Nematoden (Fadenwürmer)

7.8.1.1 Askariasis

Ätiologie

Die Eier von **Ascaris lumbricoides** (Spulwurm) haften an mit Fäkalien gedüngtem Gemüse. Die Aufnahme erfolgt fäkal-oral, befallen werden nur Menschen. Die Eier gelangen in den Dünndarm, wo die Larven ausschlüpfen. Sie durchbohren die Darmwand und gelangen in die Gefäße. Von dort wandern sie über Blut und Lymphe in die Lunge und über Bronchien und Trachea in den Rachenraum. Dort werden sie verschluckt und gelangen erneut in den Dünndarm. Hier erfolgt die Heranreifung zum Wurm.

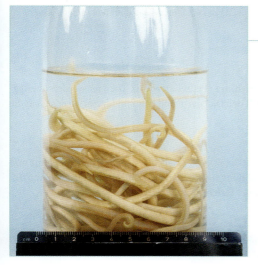

Abb. 7.24 Spulwürmer. [O530]

Aus Studentensicht

Klinik: Meist nur geringes Krankheitsbild: „Nabelkoliken", Übelkeit, Husten, Fieber, Pneumonien.

Diagnostik: Würmer/Wurmeier im Stuhl, Eosinophilie, Röntgen-Thorax.

Therapie: Pyrantel-Embonat einmalig oder Mebendazol über 3 Tage, Wiederholung nach 2 Wochen.

7.8.1.2 Enterobiasis

Ätiologie: Madenwurm **Oxyuris vermicularis**. Übertragung fäkal-oral über Perianalregion, infizierten Staub, Bettwäsche, Kleidung.

Klinik: Perianaler Pruritus.

Diagnostik: Inspektion Anus/Stuhl, **Wurmeier** auf perianalem Klebestreifen.

Therapie: Pyrantel-Embonat einmalig oder Mebendazol über 3 Tage, Wiederholung nach 2 Wochen.

TAB. 7.13

MERKE

7.8.1.3 Trichuriasis

Ätiologie: Peitschenwurm **Trichuris trichiura**. Aufnahme der Eier über gedüngtes Gemüse.

Klinik: Bei längerfristigem Befall hypochrome Anämie, Gewichtsstillstand, Durchfälle, Kolitis mit Blutungen und Tenesmen. Rektumprolaps.

Therapie: Mebendazol über 3 Tage.

7 INFEKTIOLOGIE

Klinik
Meist besteht ein nur geringes Krankheitsgefühl mit „Nabelkoliken" und Übelkeit. Im Larvenstadium kommen Husten, Fieber und Pneumonien hinzu. Vereinzelt kann es zu Ileus, Ikterus oder Appendizitis kommen. Gallenwegsobstruktionen sind möglich. Der Wurmaustritt erfolgt oral und anal (> Abb. 7.24).

Diagnostik
- **Würmer und Wurmeier** im Stuhl
- Labor: **Eosinophilie**
- **Röntgen-Thorax** (evtl. eosinophiles Lungeninfiltrat Löffler)

Therapie
Pyrantel-Embonat wird einmalig oder Mebendazol über 3 Tage verabreicht. Eine Wiederholung nach 2 Wochen ist erforderlich, da die Therapie nur gegen adulte Würmer und nicht gegen Larven wirkt.

Prophylaxe
Gründliches Waschen oder Blanchieren von Rohkost ist die wichtigste Präventivmaßnahme.

7.8.1.2 Enterobiasis
Ätiologie
Es handelt sich um eine häufige Wurmerkrankung bei Kindern durch **Oxyuris vermicularis** (Madenwurm). Die Übertragung erfolgt fäkal-oral von der Perianalregion Infizierter oder über Staub, Bettwäsche und Kleidung. Im Dünndarm entstehen Larven aus verschluckten Eiern, die in wenigen Tagen zur Geschlechtsreife heranwachsen und zum Zäkum wandern, wo die Kopulation stattfindet. Die Weibchen legen im Mastdarm und perianal ihre Eier ab. Durch digitale Autoinfektion (Kratzen) gelangen die Eier von den Fingernägeln zum Mund.

Klinik
Das klinische Leitsymptom ist der perianale Pruritus. Allgemeinsymptome treten nicht auf.

Diagnostik
- **Inspektion** Anus/Stuhl: weiße Würmer
- **Wurmeier** auf perianalem Klebestreifen

Therapie
Pyrantel-Embonat wird einmalig oder Mebendazol über 3 Tage verabreicht. Eine Wiederholung nach 2 Wochen ist erforderlich, da die Therapie nur gegen adulte Würmer und nicht gegen Larven wirkt. Die gleichzeitige Behandlung von Mitbewohnern ist empfehlenswert.

Tab. 7.13 Übersicht wichtiger Wurmerkrankungen.

Nematoden (Fadenwürmer)	Trematoden (Saugwürmer)	Zestoden (Bandwürmer)
Askariasis (Spulwurm)	Fasziolose (Leberegel)	Taeniasis (Rinderbandwurm)
Oxyuriasis (Madenwurm)		Taeniasis (Schweinebandwurm)
Trichuriasis (Peitschenwurm)		
Toxokariasis (Hunde-, Katzenspulwurm)		
Trichinose (Fadenwurm)		

MERKE Die Enterobiasis ist eine häufige Wurmerkrankung bei Kindern, die fäkal-oral übertragen wird.

7.8.1.3 Trichuriasis
Ätiologie
Es handelt sich um eine Infektion mit **Trichuris trichiura** (Peitschenwurm). Die Eier werden über gedüngtes Gemüse aufgenommen. Der Wurm besiedelt den Dickdarm und den Blinddarm, wo er sich in die Schleimhaut „einbohrt".

Klinik
Meist ist die Erkrankung harmlos. Bei längerfristigem Befall kann es jedoch zu hypochromer Anämie und Gewichtsstillstand kommen. Ein ausgeprägter Befall führt zu Durchfällen, Kolitis mit Blutungen und Tenesmen. Die in die Schleimhaut eingebohrten Würmer treten oft mit einem Rektumprolaps zutage.

Therapie
Die Behandlung erfolgt mit Mebendazol über 3 Tage. Die Anämiebehandlung ist wichtig!

7.8 WURMERKRANKUNGEN

Prophylaxe
Gründliches Waschen oder Blanchieren von Rohkost ist die wichtigste Präventivmaßnahme.

7.8.1.4 Toxokariasis
Ätiologie
Es handelt sich um eine Infektion mit **Toxocara canis** (Hundespulwurm) oder **Toxocara cati** (Katzenspulwurm). Die Eier werden mit dem Kot der Tiere ausgeschieden. Die Infektion des Menschen erfolgt durch Ingestion von Eiern auf kontaminierter Erde (10–80 % der Sandkisten auf öffentlichen Spielplätzen sind kontaminiert). Im Dünndarm verlassen die Larven die Eier, penetrieren die Darmwand und wandern über Blut und Lymphe als Larva migrans visceralis in verschiedenste Organe, z. B. Gehirn, Lunge, Leber und als Larva migrans ocularis in das Auge. Es bilden sich eosinophile Granulome.

Klinik
In Abhängigkeit von der aufgenommenen Menge an Wurmeiern kann es zu lang anhaltenden Störungen des Allgemeinbefindens mit unklaren Schmerzen, schlechtem Gedeihen, Anorexie, Hepatomegalie und Fieber kommen. Typisch ist eine **Lungenbeteiligung** mit Husten, Giemen, Dyspnoe und Auswurf. Am schwerwiegendsten ist die zumeist einseitige **okuläre Toxokariasis,** die mit Chorioretinitis, Endophthalmitis oder Papillitis mit konsekutivem Strabismus, Skotom oder Visusverschlechterung einhergeht.

Diagnose
- Ausgeprägte **Leukozytose** mit **Eosinophilie**
- **Hypergammaglobulinämie**
- **Anämie**
- Nachweis spezifischer **Antikörper**
- **Leberbiopsie** (nicht routinemäßig indiziert): Nachweis eosinophiler Granulome mit Larven

Therapie
Eine medikamentöse Therapie ist meist nicht erforderlich. In schweren Fällen wird Albendazol über 4 Wochen gegeben, bei okulärem Befall und Meningoencephalitis in Kombination mit Kortikosteroiden. Die Behandlung ist nicht immer erfolgreich.

Prophylaxe
Die Haustiersanierung ist entscheidend.

7.8.1.5 Trichinose
Ätiologie
Es handelt sich um eine Infektion mit **Trichinella spiralis.** Die Übertragung erfolgt meist durch rohes Schweinefleisch, sie ist durch Fleischbeschau selten geworden. Trichinen leben im Dünndarm von Säugetieren. Befruchtete Weibchen dringen in die Darmwand ein und setzen die Larven in den Lymphbahnen ab. Jungtrichinen gelangen über die Lymphe in das Blut und zur Muskulatur. Dort dringen sie in Muskelfasern ein, es kommt zu lokalem Zerfall, Abkapselung durch Bindegewebe und Verkalkung. Eingeschlossene Trichinen bleiben über viele Jahre entwicklungsfähig, entwickeln sich aber nur weiter, wenn sie mit dem umgebenden Muskelfleisch in einen neuen Wirt gelangen. Die Freisetzung im Darm des neuen Trägers geschieht durch Andauung der Kapsel.

Klinik
Die Symptomatik beginnt 7–10 Tage nach der Ingestion.
Intestinale Phase: Zunächst besteht ein allgemeines Krankheitsgefühl mit Bauchschmerzen, Erbrechen und Diarrhö. Anschließend wird die Muskulatur befallen.
Muskuläre Phase: Es treten Muskelschmerzen, Müdigkeit, Fieber, Augenschwellungen, Konjunktivitis und Eosinophilie auf. Der Befall der Atemmuskulatur kann zu Atemnot und Pneumonie führen.
ZNS-Befall: Es treten Symptome einer Meningitis, fokale Paresen bis hin zur Lähmung der Extremitäten, Erlöschen der Muskeleigenreflexe und eine periphere Neuropathie auf. Eine Myokarditis kann begleitend bestehen. Exantheme kommen vor.

> **MERKE** Die Trias Lidödeme, Muskelschmerzen und Fieber ist charakteristisch für die Trichinose.

Diagnostik
- **Eosinophilie** (50–80 %)
- **CK** im Serum häufig erhöht
- Nachweis spezifischer **Antikörper**
- **Mikroskopischer Nachweis** von Trichinen in der Muskelbiopsie

---

Aus Studentensicht

7.8.1.4 Toxokariasis

Ätiologie: Hundespulwurm **Toxocara canis** oder Katzenspulwurm **Toxocara cati**. Ingestion von Eiern aus kontaminierter Erde (Sandkisten!).

Klinik: Abhängig von Wurmeiermenge: Störung des Allgemeinbefindens, unklare Schmerzen, schlechtes Gedeihen, Anorexie, Hepatomegalie, Fieber, **Lungenbeteiligung, okuläre Toxokariasis.**

Diagnose: Ausgeprägte Leukozytose mit **Eosinophilie,** Hypergammaglobulinämie, Anämie, Nachweis spezifischer Antikörper.

Therapie: In schweren Fällen Albendazol für 4 Wochen. Okulärer Befall, Meningoencephalitis: Zusätzlich Kortikosteroide.

7.8.1.5 Trichinose

Ätiologie: Infektion mit **Trichinella spiralis.** Übertragung durch rohes Schweinefleisch.

Klinik
- **Intestinale Phase:** Bauchschmerzen, Erbrechen, Diarrhö
- **Muskuläre Phase:** Muskelschmerzen, Müdigkeit, Fieber, Augenschwellungen, Konjunktivitis
- **ZNS-Befall:** Meningitis-Symptome, Paresen bis Lähmungen, periphere Neuropathie

> **MERKE**

Diagnostik: Eosinophilie, CK i. S. ↑, Nachweis spezifischer Antikörper, mikroskopischer Nachweis von Trichinen in der Muskelbiopsie.

7 INFEKTIOLOGIE

Therapie
Albendazol oder Mebendazol sollte über mindestens 1 Woche verabreicht werden.

7.8.2 Infektionen mit Trematoden (Saugwürmer)

7.8.2.1 Fasziolose

Ätiologie
Es handelt sich um eine Infektion mit **Fasciola hepatica** (großer Leberegel) oder **Dicrocoelium lanceolatum** (kleiner Leberegel).
Schnecken fungieren als Zwischenwirt, feuchte Gräser sind passive Zwischenträger. Es erfolgen die Besiedelung des Darms von Pflanzenfressern und Ausscheidung der Eier mit dem Kot. Nach der oralen Infektion kommt es zur Penetration der Darmwand und zum Befall der Leber.

Klinik
Die klinischen Symptome sind fieberhafte Allgemeinerscheinungen und eine schmerzhafte Hepatomegalie.

Diagnostik
- **Leukozytose** und **Eosinophilie**
- Mikroskopischer Nachweis von **Leberegeleiern** in Stuhl und Duodenalsaft
- Nachweis spezifischer **Antikörper**

Therapie
Triclabendazol ist gut wirksam.

7.8.3 Taeniasis

7.8.3.1 Infektion mit *Taenia saginata* (Rinderbandwurm)

Ätiologie
Bei der Infektion mit **Taenia saginata** (Rinderbandwurm) handelt es sich um die häufigste Bandwurminfektion bei Kindern. Der Zwischenwirt Rind nimmt Bandwurmeier mit Gräsern von jauchegedüngten Wiesen auf. Die Larven schlüpfen im Rinderdarm aus, wandern durch die Darmwand in die Gefäße und über das Blut in die Muskulatur, wo die Einkapselung stattfindet (Finne). Bei Genuss von rohem Rindfleisch wird die Finne aufgenommen. Sie stülpt sich aus, haftet an der Darmwand und bildet Proglottiden. Der Bandwurm wächst bis zu einer Länge von 10 m heran! Glieder lösen sich ab und werden einzeln ausgeschieden.

Klinik
Es bestehen keine oder nur uncharakteristische Symptome. Bauchschmerzen, Gewichtsverlust, Heißhunger, Myalgien können auftreten.

Diagnostik
- **Bandwurmglieder** auf der Stuhloberfläche
- **Mikroskopisch:** Proglottiden
- **Eosinophilie**

Therapie
Praziquantel ist das Medikament der Wahl.

Prophylaxe
Hier gilt: Kein rohes Fleisch essen, sondern durchbraten, kochen oder einfrieren.

> **MERKE** Ein Befall mit *Taenia saginata* führt zur häufigsten Bandwurminfektion bei Kindern.

7.8.3.2 Infektion mit *Taenia solium* (Schweinebandwurm)

Ätiologie
Taenia solium wird durch rohes Schweinefleisch aufgenommen. Der Infektionsweg ist ähnlich wie bei Infektion mit dem Rinderbandwurm. Der Schweinebandwurm erreicht eine maximale Länge von 3–4 m. Die Infektion mit ihm ist allerdings seltener.

Klinik
Der im Darm sitzende Wurm verursacht kaum Symptome. Es droht jedoch die Gefahr der Zystizerkose als Folge einer Selbstinfektion (anal-orale Übertragung von Eiern oder Hochwürgen von Bandwurmgliedern). Es können Sehstörungen oder eine basale Meningitis auftreten.

Aus Studentensicht

Therapie: Albendazol oder Mebendazol über mind. 1 Woche.

7.8.2 Infektionen mit Trematoden (Saugwürmer)

7.8.2.1 Fasziolose

Ätiologie: Großer Leberegel, **Fasciola hepatica**, kleiner Leberegel, **Dicrocoelium lanceolatum**. Fäkal-orale Infektion mit Leberbefall.

Diagnostik: Nachweis von Leberegeleiern, spezifischen Antikörpern.

7.8.3 Taeniasis

7.8.3.1 Infektion mit Taenia saginata (Rinderbandwurm)

Ätiologie: Rinderbandwurm **Taenia saginata**. Aufnahme der Finnen bei Genuss rohen Rindfleisches.

Diagnostik: Bandwurmglieder auf Stuhloberfläche. Mikroskopisch: Proglottiden.

Therapie: Praziquantel.

MERKE

7.8.3.2 Infektion mit Taenia solium (Schweinebandwurm)

Ätiologie: Schweinebandwurm **Taenia solium**. Aufnahme bei Genuss rohen Schweinefleisches.

Klinik: Symptomlos. Gefahr der Zystizerkose als Folge einer Selbstinfektion: Sehstörungen, basale Meningitis.

7.8 WURMERKRANKUNGEN

Diagnostik
Sie erfolgt wie beim Rinderbandwurm.

Therapie
Praziquantel ist auch hier das Medikament der Wahl. Bei einer Zystizerkose wird Albendazol eingesetzt.

> **LERNTIPP** Bei ausgeprägter Eosinophilie solltest du immer an parasitäre Erkrankungen denken.

ÜBUNGSFRAGEN FÜRS MÜNDLICHE MIT LÖSUNGSHILFEN

1. Welche charakteristische Erkrankung tritt bei einer Erstinfektion mit Herpes simplex (Typ 1) im Kindesalter auf?

Die **Stomatitis aphthosa (Gingivostomatitis)** ist die häufigste Form der Primärinfektion mit HSV-1. Betroffen sind überwiegend Kleinkinder, die akut mit hohem Fieber und einem beeinträchtigten Allgemeinbefinden erkranken. **Vesikuläre Effloreszenzen und Aphthen** finden sich im Bereich der gesamten Mundschleimhaut. Der Speichelfluss ist vermehrt, es besteht ein „fauliger" Foeter ex ore. Kinder verweigern die Nahrungs-, in schweren Fällen auch die Flüssigkeitsaufnahme, wodurch es zu einer Dehydratation kommen kann.

2. Wie verläuft eine Varizellen-Infektion? Wie sehen typische Effloreszenzen aus?

Varizellen treten am häufigsten zwischen dem 3. und 10. Lebensjahr auf. Nach einer Inkubationszeit von ca 14–16 Tagen kommt es zu leichtem Fieber sowie wechselnd stark ausgeprägten Allgemeinsymptomen. Schubweise entstehen juckende Hauteffloreszenzen. Alle Effloreszenzstadien (**Makula, Papula, Vesicula, Crusta**) treten nebeneinander auf, es entsteht der charakteristische „**Sternenhimmel**". Das Exanthem beginnt am Stamm und breitet sich über das gesamte Integument aus. Auch Gesicht, **behaarter Kopf** und die Mundhöhle sind betroffen. Bei einem unkomplizierten Verlauf heilen die Windpocken narbenlos nach 2–3 Wochen ab.

3. Maria, ein 2-jähriges Mädchen, wird um 2 Uhr morgens wegen akut aufgetretener Atemnot vom Kindernotarzt in Ihre Klinik eingeliefert. Sie ist mit einer pfeifenden, keuchenden Atmung aus dem Schlaf erwacht. Aufgrund der stark angestrengten Atmung und eines plötzlich einsetzenden Hustens hat Marias Mutter den Rettungsdienst alarmiert. Sie berichtet, ihre Tochter sei abgesehen von einer leichten Rhinitis in den letzten Tagen fit gewesen. Fieber bestand nicht. Überhaupt sei Maria ein sehr gesundes Kind. Du siehst ein unruhiges 2,5 Jahre altes Mädchen in reduziertem Allgemein- und gutem Ernährungszustand. Hautkolorit blass-rosig, keine Zyanose. Bellender Husten und angestrengte Atmung, Atemfrequenz 45/min. Deutlicher inspiratorischer Stridor. Juguläre und interkostale Einziehungen. Lunge seitengleich belüftet, keine Rasselgeräusche. Kapilläre Füllungszeit prompt. Sonstige pädiatrische und neurologische Untersuchung unauffällig. Welche Verdachtsdiagnose stellst du? Beschreibe die Ätiologie der Erkrankung.

Die klinischen Leitsymptome sind eine plötzlich nachts aufgetretene Dyspnoe, einhergehend mit bellendem Husten und inspiratorischem Stridor. Dies sind die charakteristischen klinischen Zeichen eines **Pseudokrupp**-Anfalls. Ursächlich kommt es zu einer subglottischen Schwellung, die sowohl die Larynx- als auch die Trachealschleimhaut betreffen kann. Meist wird diese durch **Parainfluenzaviren** verursacht. Auch Influenza-, RS- und Adenoviren können zu einer subglottischen Laryngitis führen. Die Ansteckung erfolgt über Tröpfcheninfektion. Die Inkubationszeit beträgt 2–4 Tage. Betroffen sind meist Kleinkinder im Alter von 6 Monaten bis 3 Jahren. Die Erkrankung tritt gehäuft im Herbst und Winter auf. Ältere Kinder und Jugendliche erkranken bei gleichem Erreger gewöhnlich an unspezifischen Infekten der oberen Atemwege.

Aus Studentensicht

Therapie: Praziquantel. Bei Zystizerkose: Albendazol.

LERNTIPP

IMPP-Schwerpunkte

!!! Typische Virusinfektionen im Kindesalter und deren klinisches Erscheinungsbild
! Bakterielle Infektionen, insbesondere Pertussis

NKLM-Lernziele

- Benennung von impfpräventablen Erkrankungen sowie Nutzen, Nebenwirkungen, Risiken, Kontraindikationen und rechtliche Grundlagen von Impfungen
- Durchführung einer Impfaufklärung auf der Grundlage jeweils aktueller Informationen
- Ausführen einer fachgerechten Impfung

Eine Übersicht der dem Fach zugeordneten NKLM-Lernziele findest du im Anhang ab Seite 648.

KAPITEL 8
Immunologie

8.1 Primäre Immundefektsyndrome 235
8.1.1 Antikörpermangelsyndrom 236
8.1.2 Kombinierte T- und B-Zell-Defekte 238
8.1.3 Immundefekte bei syndromalen Erkrankungen 240

8.2 Sekundäre Immundefektsyndrome 243

8.3 Impfungen bei Immundefekt 243

Aus Studentensicht

Die Immunologie ist ein sehr komplexes Themenfeld mit zahlreichen Sonderfällen und unbekannten Schlupflöchern. Das wissen auch die Pädiater. Deshalb stellen sie selten Fragen zu diesem Thema. Mit einer Ausnahme: das DiGeorge-Syndrom und seine Klinik. Wichtig ist, über diesen Defekt Bescheid zu wissen. Aber verschaffe dir trotzdem einen allgemeinen Überblick und behalte die interessantesten Informationen im Hinterkopf.

LERNTIPP Zu diesem Thema wurden bisher nur wenig Fragen gestellt. Das DiGeorge-Syndrom solltest du allerdings kennen.

LERNTIPP

8.1 Primäre Immundefektsyndrome

Über 200 monogenetisch definierte primäre Immundefekte sind heute bekannt. Die kumulative Inzidenz aller primären Immundefekte beträgt 1:10.000. Wir unterscheiden Immundefekte, bei denen ein Antikörpermangel im Vordergrund steht (Antikörpermangelsyndrom), kombinierte Immundefekte und Defekte des angeborenen Immunsystems, Immundysregulationssyndrome, Komplementdefekte, Autoinflammationssyndrome, Defekte der Phagozytenzahl und/oder -funktion sowie andere gut definierte Immundefektsyndrome. Darüber hinaus können sekundäre Immundefekte, z. B. im Rahmen von Virusinfektionen, auftreten. In diesem Kapitel werden einzelne Immundefekte exemplarisch besprochen.

Infektanfälligkeit als Leitsymptom

Das führende Symptom eines primären Immundefekts ist meist eine pathologische Infektanfälligkeit. Zeichen einer pathologischen Infektanfälligkeit können Infektionen durch opportunistische **Erreger** sein, die bei immunkompetenten Menschen selten zu schwerwiegenden Infektionen führen. Hierzu zählen z. B. eine Candida-Sepsis, eine Pneumonie durch *Pneumocystis jirovecii*, eine Darminfektion durch Cryptosporidien oder Mikrosporidien oder eine disseminierte Infektion durch atypische Mykobakterien.
Die **Lokalisation** der Infektion kann auf einen Immundefekt hinweisen. Multifokale Infektionen können für eine systemische Abwehrschwäche sprechen. Aber auch atypische Lokalisationen, wie z. B. ein Leberabszess durch *S. aureus*, können ein Hinweis sein.
Der protrahierte **Verlauf** von Infektionen oder ein unzureichendes Ansprechen auf eine antibiotische Therapie können ebenfalls auf eine pathologische Infektanfälligkeit hindeuten. Gleiches gilt für den Schweregrad (**Intensität**) der Erkrankung: Hierbei werden **Major-Infektionen** wie z. B. Sepsis, Meningitis, Osteomyelitis, Pneumonie und invasive Abszesse von **Minor-Infektionen** wie z. B. Otitis media, Sinusitis, Bronchitis und oberflächliche Hautabszesse abgegrenzt.
Die Zahl der Infektionen (**Summe**) kann ebenfalls hinweisend sein. So sind rezidivierende Infektionen ein typisches Merkmal primärer Immundefekte.

MERKE Ein Leitsymptom für primäre Immundefekte ist die pathologische Infektanfälligkeit, gekennzeichnet durch **E**rreger, **L**okalisation, **V**erlauf, **I**ntensität und **S**umme (**ELVIS**).

Störung der Immunregulation als Leitsymptom

Störungen der Immunregulation äußern sich z. B. durch Fieber, Autoimmunerkrankungen, Lymphoproliferation, ekzematöse Hautveränderungen, chronische Darmentzündung oder Granulombildung. Diese Symptome können das einzige Merkmal eines primären Immundefekts sein. Erste Manifestation eines Immundefekts können nichtnekrotisierende, kleinherdige, epitheloidzellige **Granulome** („sarcoid-

---

8.1 Primäre Immundefektsyndrome

Inzidenz aller primären Immundefekte: 1:10.000.

- **Symptome** des primären Immundefekts: Infektanfälligkeit, rezidivierende Infekte.
- **Pathologische Infektanfälligkeit** ist gekennzeichnet durch opportunistische Erreger, protrahierten Infektionsverlauf, unzureichendes Ansprechen auf antibiotische Therapie.
- **Multifokale Infektionen** → systemische Abwehrschwäche. **Schweregrad: Major-Infekte** → Sepsis, Meningitis; **Minor-Infekte** → Otitis media, Sinusitis.

MERKE

- **Primärer Immundefekt** → Fieber, Autoimmunerkrankungen, Lymphoproliferation
- **Erste Manifestation** eines Immundefekts: Nichtnekrotisierende, kleinherdige, epitheloidzellige **Granulome**, Autoimmunität, rezidivierendes Fieber, chronische Darmentzündung

Aus Studentensicht

like lesions") sein, die vor allem in der Lunge, in lymphatischen Geweben, im Darm und in der Haut auftreten.

Autoimmunität, wie z. B. Autoimmunzytopenien oder Autoimmunthyreoiditis, ist eine häufige Manifestation bei primären Immundefekten. Auch **rezidivierendes Fieber** ohne Fokus oder **ekzematöse Hauterkrankungen,** die oft früh beginnen und schwer therapierbar sind, können darauf hindeuten. **Lymphoproliferation** in Form einer pathologischen Vergrößerung von Leber, Milz und Lymphknoten kann ein Leitsymptom oder Hauptmanifestation eines primären Immundefekts sein. Ebenso kann eine **chronische Darmentzündung** – besonders mit einem frühen Beginn und therapierefraktärem Verlauf – ein Hinweis sein.

> **MERKE** Hinweise auf eine Immunregulationsstörung und somit einen primären Immundefekt sind: **G**ranulome, **A**utoimmunität (Zytopenie, Thyreoiditis), **r**ezidivierendes **Fi**eber (ohne Infektion), **e**kzematöse Hauterkrankungen, **L**ymphoproliferation und (chronische) **D**armentzündung **(Akronym: GARFIELD).** Eine pathologische Infektanfälligkeit kann fehlen.

Checkliste: Warnsignale für einen Immundefekt

- Pathologische Infektanfälligkeit: ELVIS
- Immundysregulation: GARFIELD
- Gedeih- und Wachstumsstörungen
- Angeborene Immundefekte in der Familie
- Labor: Lymphopenie, Neutropenie, Hypogammaglobulinämie

Diagnostik

Einen Überblick der diagnostischen Maßnahmen bei Verdacht auf einen Immundefekt bietet > Tab. 8.1.

Tab. 8.1 Übersicht diagnostischer Maßnahmen bei Verdacht auf Immundefekt.

Unspezifisches Immunsystem	Humorales Immunsystem	Zelluläres Immunsystem
Zahl neutrophiler Granulozyten	Immunglobuline G, M, A, E, D	Lymphozytenzahl
Thrombozytenzahl	B-Zellen quantitativ	T-Zellen quantitativ
Jolly-Körperchen	B-Zell-Typisierung	CD4-, CD8-Zellen quantitativ
Komplementsystem: C_3, C_4, CH_{50}, Ap_{50}	In-vitro-Stimulation B-Zellen	In-vitro-Stimulation T-Zellen
Granulozytenfunktionstests	IgG-Subklassen	Hauttests
NK-Zell-Funktionstests	Impfantikörper (Tetanus, Pneumokokken)	HLA-Typisierung
Molekulargenetik	Molekulargenetik	Zytokine
Zytokine		Molekulargenetik

8.1.1 Antikörpermangelsyndrom

Definition
Es handelt sich um Immundefekte, bei denen es gehäuft zu Infektionen mit pyogenen Bakterien, vor allem Staphylokokken, Pneumokokken, Meningokokken und *Haemophilus influenzae,* nach dem 6. Lebensmonat kommt. Die Immunantwort auf Viren, Pilze und intrazelluläre Bakterien (Mykobakterien, Mykoplasmen) ist hier weitgehend ungestört.

8.1.1.1 Transitorische Hypogammaglobulinämie
Definition
Hier handelt es sich um eine Hypogammaglobulinämie, die über den 6. Lebensmonat hinaus persistiert.

Epidemiologie
Die Häufigkeit der transitorischen Hypogammaglobulinämie ist wahrscheinlich relativ hoch, besonders bei Frühgeborenen. Mädchen und Jungen sind gleich häufig betroffen. Es gibt nur wenige gut dokumentierte Fälle.

Pathogenese
Ein Differenzierungsdefekt mit verzögerter Reifung der T-Helfer-Funktion führt zur Hypogammaglobulinämie.

Klinik
Es besteht eine erhöhte Anfälligkeit gegenüber bakteriellen Infektionen mit vermehrtem Auftreten von **Otitiden** und **Sinusitiden,** die jedoch gut auf eine antibiotische Therapie ansprechen.

Checkliste: Warnsignale für einen Immundefekt

8.1.1 Antikörpermangelsyndrom

Definition: Immundefekte, bei denen es gehäuft zu Infektionen mit pyogenen Bakterien kommt.

8.1.1.1 Transitorische Hypogammaglobulinämie

Definition: Über den 6. Lebensmonat hinaus persistierende Hypogammaglobulinämie.

Pathogenese: Differenzierungsdefekt mit verzögerter Reifung der T-Helfer-Funktion.

Klinik: Bakterielle Infektanfälligkeit ↑ → Otitiden, Sinusitiden.

Diagnostik
- Isolierte Erniedrigung von IgG im Serum.
- Die Bildung von Impfantikörpern ist trotz Hypogammaglobulinämie normal: Es ist das wichtige Unterscheidungskriterium gegenüber bleibenden Formen der Hypogammaglobulinämie!

Therapie
In der Regel ist keine Therapie notwendig. Bei schweren bakteriellen Infektionen kann eine Immunglobulinsubstitution durchgeführt werden.

Prognose
Die Prognose ist sehr gut.

8.1.1.2 Variables Immundefektsyndrom (CVID)
Definition
CVID ist der zweithäufigste Immundefekt, der mit erniedrigten Serumspiegeln von IgG und IgA, oft auch IgM, einhergeht und zu gehäuften bakteriellen Infekten, typischerweise der Atemwege, führt.

Epidemiologie
Die Prävalenz der Erkrankung variiert zwischen 1:10.000 und 1:200.000.

Pathogenese
Meist handelt es sich um eine Störung der späten B-Zell-Differenzierung unterschiedlicher Genese.

Klinik
Die Erstmanifestation erfolgt typischerweise zwischen dem 10. und 20. Lebensjahr. Das klinische Bild ist variabel. Es kommt zu rezidivierenden **Infektionen** der oberen und unteren Atemwege sowie des Gastrointestinaltrakts. Auch Infektionen mit Mykobakterien, Pilzen und *Pneumocystis jirovecii* sind möglich. Häufig liegen eine **Lymphadenopathie** und **Splenomegalie** vor. **Autoimmunerkrankungen** sowie Malignome (insbesondere maligne Lymphome) treten gehäuft auf.

Diagnostik
- Hypogammaglobulinämie von mindestens 2 Immunglobulinklassen (IgG, IgA, IgM)
- Impftiter erniedrigt
- B-Zell-Phänotypisierung zur Klassifikation
- B-Zell-Zahlen oft erniedrigt, T-Helfer-Zahlen in 30 % erniedrigt
- T-Zell-Proliferation erniedrigt

Therapie
Es erfolgt eine **Immunglobulinsubstitution** intravenös oder subkutan. Die Dosierung ist variabel. Je nach vorhandener IgG-Eigenproduktion werden ca. 300–400 mg Immunglobulin/kg KG alle 3–4 Wochen i. v. appliziert.

8.1.1.3 Selektiver IgA-Mangel
Definition
Es ist der häufigste, autosomal-rezessiv oder -dominant vererbte Immundefekt mit isoliertem Fehlen von IgA im Serum und sekretorischem IgA. Er führt zu rezidivierenden Infektionen der oberen Luftwege, des Gastrointestinal- und des Urogenitaltrakts.

Epidemiologie
Der selektive IgA-Mangel ist mit einer Inzidenz von 1:500 der häufigste genetisch bedingte Immundefekt.

Pathogenese
Es handelt sich um eine Reifungsstörung IgA-produzierender Zellen.

Klinik
Die Erkrankung bleibt häufig asymptomatisch. Infektionen betreffen hauptsächlich die Atemwege, den Gastrointestinal- und den Urogenitaltrakt. Allergien, zöliakieähnliche Symptome, Autoimmunerkrankungen und maligne Tumoren treten gehäuft auf. Schwere Symptome bestehen, wenn gleichzeitig ein IgG-Subklassen-Defekt vorliegt.

Diagnostik
- Serum-IgA < 5 mg/dl bei völligem Fehlen von sekretorischem IgA.
- Begleitend kann ein IgG-Subklassen-Defekt vorliegen (IgG2).
- IgM ist oft erhöht.

Aus Studentensicht

Diagnostik: IgG i. S. ↓, normale Impfantikörperbildung.

Therapie: Immunglobulinsubstitution bei schweren bakteriellen Infektionen.

8.1.1.2 Variables Immundefektsyndrom (CVID)

Definition: Zweithäufigster Immundefekt → IgG und IgA i. S. ↓.

Epidemiologie: 1:10.000 bis 1:200.000.

Pathogenese: Störung der späten B-Zell-Differenzierung.

Klinik: Erstmanifestation zwischen 10. und 20. LJ mit variablem klinischem Bild: Rezidivierende Infektionen der Atemwege und des Gastrointestinaltrakts mit Lymphadenopathie und Splenomegalie.

Diagnostik: Mindestens 2 Immunglobulinklassen ↓, Impftiter ↓.

Therapie: Immunglobulinsubstitution.

8.1.1.3 Selektiver IgA-Mangel

Definition: Rezidivierende Infektionen durch isoliertes Fehlen von IgA i. S. und sekretorischem IgA.

Epidemiologie: 1:500.

Pathogenese: Reifungsstörung IgA-produzierender Zellen.

Klinik
- Häufig asymptomatisch
- Infektionen der Atemwege, des Gastrointestinaltrakts und Urogenitaltrakts
- Allergien, zöliakieähnliche Symptome, Autoimmunerkrankungen, maligne Tumoren

Diagnostik: Serum-IgA < 5 mg/dl bei völligem Fehlen von sekretorischem IgA.

8 IMMUNOLOGIE

Aus Studentensicht

Therapie: Immunglobulinsubstitution.

Therapie
Bei schweren Infektionen und gleichzeitigem IgG-Mangel kann u. U. eine **Immunglobulinsubstitution** durchgeführt werden.

> **CAVE** Bei komplettem Fehlen von IgA kann es durch die Anwendung von Immunglobulinpräparaten, die IgA enthalten, zu anaphylaktischen Reaktionen kommen, weil im Patientenserum Isoantikörper gegen IgA vorhanden sein können.

8.1.1.4 Infantile Agammaglobulinämie (Morbus Bruton)

Definition: Schwere Hypogammaglobulinämie durch vererbten B-Zell-Bildungsdefekt.

Definition
X-chromosomal-rezessiv oder selten autosomal-rezessiv vererbter Defekt der B-Zell-Bildung, der mit einer schweren Hypogammaglobulinämie einhergeht.

Epidemiologie: 1:100.000.

Epidemiologie
Die Häufigkeit beträgt 1:100.000.

Pathogenese: B-Zell-Proteintyrosinkinasedefekt → Differenzierungsstörung von Prä-B- zu B-Zellen → Fehlen von Keimzentren, retikuläre Verdichtung von Lymphknoten mit Kapselfibrose.

Pathogenese
Es handelt sich um eine Störung der Differenzierung von Prä-B-Zellen zu B-Zellen durch einen Defekt der B-Zell-Proteintyrosinkinase. Typisch sind das Fehlen von Keimzentren in den Lymphknoten und eine retikuläre Verdichtung von Lymphknoten mit Kapselfibrose. Thymus und zelluläre Immunität sind nicht betroffen.

Klinik
- **Rezidivierende Infektionen** nach dem 6. Lebensmonat → Sinusitis, Bronchitis, Pneumonie, Otitis, Sepsis
- Ab dem 2. LJ: **Chronische Meningitiden** durch ECHO-Viren

Klinik
Die Symptomatik beginnt nach dem 6. Lebensmonat, wenn die Konzentration passiv übertragener mütterlicher Antikörper im Serum abfällt. Es kommt zu schweren **rezidivierenden Infektionen** durch Pneumokokken, Staphylokokken und *Haemophilus influenzae*, die sich als Sinusitis, Bronchitis, Pneumonie, Otitis und Sepsis manifestieren. Ab dem 2. Lebensjahr kommt es häufiger zu **chronischen Meningitiden** durch ECHO-Viren. Trotz rezidivierender Infektionen besteht weder eine Lymphadenopathie noch eine Splenomegalie, weil eine Hypoplasie des lymphatischen Gewebes vorliegt.

Diagnostik
- IgG, IgA, IgM, IgE↓↓
- B-Zellen und Impfantikörper nicht nachweisbar bei intaktem T-Zell-System

Diagnostik
- IgG, IgA, IgM und IgE stark vermindert
- B-Zellen nicht nachweisbar
- Impfantikörper nicht nachweisbar (DD: Transitorische Hypogammaglobulinämie ➤ Kap. 8.1.1.1)
- T-Zell-System intakt
- Molekulargenetische Diagnosesicherung

Therapie: Regelmäßige Immunglobulingaben 400 mg/kg KG i.v. oder s.c.

Therapie
Es erfolgen regelmäßige intravenöse oder subkutane Immunglobulingaben in einer Dosierung von 400 mg/kg KG wöchentlich oder in 3- bis 4-wöchigen Abständen. Ziel ist eine Normalisierung der Serum-IgG-Konzentration. Bei Bedarf erfolgt eine großzügige antibiotische Therapie. Physiotherapeutische Maßnahmen (autogene Drainage, Inhalationen) sind bei rezidivierenden pulmonalen Infektionen sinnvoll.

Prognose
Unter o. g. Therapie lassen sich systemische Infektionen meist verhindern. Viele Patienten entwickeln eine chronische Lungenerkrankung mit chronischer Bronchitis, Bronchiektasen, Pulmonalfibrose und Cor pulmonale.

> **MERKE** Bei der infantilen Agammaglobulinämie Bruton fehlt aufgrund der begleitenden Hypoplasie des lymphatischen Gewebes typischerweise eine Lymphadenopathie oder Splenomegalie.

8.1.2 Kombinierte T- und B-Zell-Defekte

Definition: Defekt der humoralen und zellulären Immunabwehr.

Definition
Erkrankungen mit Störungen sowohl der humoralen als auch der zellulären Immunität.

8.1.2.1 Schwerer kombinierter Immundefekt

Definition: Vererbtes Immundefektsyndrom mit vollständigem Fehlen der B- und T-Zellfunktion.

Definition
Beim schweren kombinierten Immundefekt (Severe Combined Immunodeficiency, SCID) handelt es sich um die am schwersten verlaufende Gruppe von Immundefektsyndromen mit meist vollständigem Fehlen sowohl der B- als auch der T-Zell-Funktion. Die Vererbung erfolgt X-chromosomal- oder autosomal-rezessiv.

8.1 PRIMÄRE IMMUNDEFEKTSYNDROME

Epidemiologie
Der schwere kombinierte Immundefekt tritt mit einer Häufigkeit von 1:50.000 auf.

Einteilung und Pathogenese
B-positiver SCID: Diese X-chromosomal-rezessiv vererbte Form ist mit 50–60 % am häufigsten. T-Lymphozyten und NK-Zellen fehlen, B-Zellen sind nachweisbar, aber funktionslos. Da die Zahl der B-Zellen sogar erhöht sein kann, liegt meist keine Lymphozytopenie vor. Die Ursache sind Mutationen im Gen, das die „Common-γ-Chain" kodiert. Diese Kette ist Bestandteil zahlreicher Interleukinrezeptoren, z. B. für IL-7, das für die intrathymische T-Zell-Entwicklung von zentraler Bedeutung ist. Die autosomal-rezessive Form des B-positiven SCID wird durch Mutationen im *JAK-3-Kinase*-Gen verursacht.

B-negativer SCID: Es liegt eine ausgeprägte Lymphozytopenie oder Alymphozytose vor, da B- und T-Zellen vollständig fehlen. Die hochgradige Lymphozytenausreifungsstörung ist die Folge einer defekten V(D)J-Rekombination des T-Zell-Rezeptors und der Immunglobuline durch Mutationen im *RAG1*- und *RAG2*-Gen.

Omenn-Syndrom (SCID mit Eosinophilie): Bei meist fehlenden B-Zellen können zirkulierende aktivierte T-Zellen nachgewiesen werden, die Haut, Leber und andere Organe infiltrieren. Das T-Zell-Rezeptor-Repertoire ist eingeschränkt, worauf die Dysfunktion der T-Zellen mit Ausbildung autoimmunologischer Aktivitäten beruht. Die klinischen Symptome ähneln denen einer Graft-versus-Host-Reaktion.

ADA- und PNP-Mangel: In 10 % der SCID-Fälle ist eine Purinstoffwechselstörung durch Defekt der Adenosindesaminase (ADA) oder der Purinnukleosidphosphorylase (PNP) Ursache des Immundefekts. Lymphatische Zellen verfügen physiologischerweise über besonders hohe Aktivitäten dieser Enzyme und werden bevorzugt geschädigt, die Zellproliferation wird gehemmt.

Retikuläre Dysgenesie: Es handelt sich um die schwerste Form eines angeborenen Immundefekts mit dem Vollbild eines SCID und zusätzlicher Agranulozytose durch eine hämatopoetische Reifungsstörung.

MHC-Expressionsdefekt: Bei fehlender Expression der MHC-Klasse-II-Antigene ist die Anzahl von B- und T-Lymphozyten normal, ihre Funktion jedoch gestört.

Klinik
Die Symptome beginnen in der Regel im Alter von 2–3 Monaten. **Nicht tastbare Lymphknoten, fehlendes tonsilläres Gewebe** und **fehlendes Thymusgewebe** sind die klinischen Leitsymptome eines SCID. Rezidivierende intestinale Infektionen führen zu einer schweren **Gedeihstörung**, rezidivierende pulmonale Infektionen zu **respiratorischer Insuffizienz**. Eine ausgeprägte oropharyngeale **Candidiasis** ist charakteristisch. Eine häufig lebensbedrohliche Komplikation ist die **Pneumocystis-jirovecii-Pneumonie**. Eine BCG-Impfung führt in der Regel zu einer äußerst schweren generalisierten BCG-Infektion und ist strengstens kontraindiziert.

Diagnostik
- Lymphozytopenie (nicht obligat), oft Eosinophilie, Thrombozytose
- Röntgen-Thorax: Thymusaplasie
- Immunglobuline im Serum erniedrigt
- T-Zellen vermindert, B-Zellen variabel
- Lymphozytenstimulationstest pathologisch
- Impfantikörper nicht nachweisbar
- DNA-Analyse

> **MERKE** Lebendimpfungen sind bei schweren kombinierten Immundefekten absolut kontraindiziert, Totimpfungen vor einer Transplantation sinnlos.

Therapie
Kausale Therapie: Die Rekonstitution eines funktionstüchtigen Immunsystems kann durch eine Stammzell- bzw. Knochenmarktransplantation erreicht werden. Die Patienten benötigen keine GVH-Prophylaxe. Der ADA-Defekt war die erste Erkrankung, bei der erfolgreich eine Gentherapie durchgeführt wurde. Außerdem werden klinische Erfolge mit einer Enzymersatztherapie erzielt.

Symptomatische Therapie: Eine frühzeitige, aggressive antibiotische Therapie ist bei Infektionen erforderlich, zur PCP-Prophylaxe *(Pneumocystis jirovecii)* wird Cotrimoxazol eingesetzt. Blutprodukte müssen vor der Verabreichung zwingend bestrahlt werden und sollten *CMV*-frei sein. Lebendimpfungen sind kontraindiziert.

Prognose
Unbehandelt verläuft die Erkrankung innerhalb des 1. Lebensjahres tödlich. Bei Diagnosestellung innerhalb der ersten 3 Lebensmonate können 95 % der Patienten erfolgreich transplantiert werden.

Aus Studentensicht

Epidemiologie: 1:50.000.

Einteilung und Pathogenese
B-positiver SCID:
- Mit 50–60 % am häufigsten
- Fehlende T-Lymphozyten und NK-Zellen, funktionslose B-Zellen nachweisbar
- Genmutation → gestörte intrathymische T-Zell-Entwicklung

Klinik
- **Manifestation** mit 2–3 Monaten
- **Leitsymptome:** Nicht tastbare Lymphknoten, fehlendes Thymus- und tonsilläres Gewebe
- **Rezidivierende intestinale Infektionen** → Gedeihstörung
- **Rezidivierende pulmonale Infektionen** → respiratorische Insuffizienz
- **Lebensbedrohliche Komplikation:** Pneumocystis-jirovecii-Pneumonie

Diagnostik
- **Blutbild:** Leukozytopenie, Eosinophilie, Thrombozytose
- **Röntgen-Thorax:** Thymusaplasie
- **Immunologische Diagnostik:** Immunglobuline i. S.↓, T-Zellen↓, pathologischer Lymphozytenstimulationstest, nicht nachweisbare Impfantikörper

MERKE

Therapie
- **Kausal:** KMT
- **Symptomatisch:** Antibiotikatherapie bei Infektionen, PCP-Prophylaxe, keine Lebendimpfungen

Prognose: Unbehandelt → tödlicher Verlauf

Aus Studentensicht

> **MERKE**

8.1.3 Immundefekte bei syndromalen Erkrankungen

8.1.3.1 DiGeorge-Syndrom

Definition: Immundefekt aufgrund einer Mikrodeletion 22q11.2.

Epidemiologie: 1:5.000 bis 1:10.000.

Pathogenese: Frühembryonale Entwicklungsstörung der 3. und 4. Schlundtasche → Thymus- und Epithelkörperchenhypoplasie.

Klinik
- **Kraniofasziale Dysmorphie:** Epikanthus, kurze Nase, Fischmund, kurzes Philtrum, Mikroretrognathie, runde, breite Ohrmuscheln
- **Herzfehler**
- **Entwicklungsverzögerung, epileptische Anfälle,** rezidivierende Infekte

> **MERKE**

Diagnostik
- Hypokalzämie, Hyperphosphatämie, PTH i. S. nicht nachweisbar
- Mikrodeletion

ABB. 8.1

---

8 IMMUNOLOGIE

> **MERKE** Beim schweren kombinierten Immundefekt handelt es sich um einen pädiatrischen Notfall. Eine frühzeitige Transplantation ist lebensrettend.

8.1.3 Immundefekte bei syndromalen Erkrankungen

8.1.3.1 DiGeorge-Syndrom

Definition
Beim DiGeorge-Syndrom handelt es sich um einen Immundefekt, der meist durch eine Mikrodeletion 22q11.2 verursacht wird. Er geht mit kraniofazialer Dysmorphie, Hypoparathyreoidismus, kongenitalem Herzfehler und Thymusaplasie einher.

Epidemiologie
Die Häufigkeit beträgt 1:5.000 bis 1:10.000.

Pathogenese
Eine frühembryonale Entwicklungsstörung im Bereich der 3. und 4. Schlundtasche führt zu einer Hypoplasie von Thymus (zellulärer Immundefekt) und Epithelkörperchen (Hypoparathyreoidismus). Eine Mikrodeletion 22q11.2 liegt in etwa 90 % der Fälle vor.

Klinik
Die Patienten zeigen eine **kraniofaziale Dysmorphie** mit Epikanthus, kurzer Nase mit antevertierten Nasenlöchern, Fischmund (umgekehrte V-Form), wobei die Oberlippe häufig die Unterlippe überdeckt, kurzem Philtrum, Mikroretrognathie und runden, breiten Ohrmuscheln (➤ Abb. 8.1). **Herzfehler,** insbesondere Aortenbogenanomalien (unterbrochener oder rechter Aortenbogen, Truncus arteriosus, Fallot-Tetralogie), aber auch Ventrikelseptumdefekte oder ein persistierender Ductus arteriosus sind weitere Leitsymptome. Die meisten Patienten zeigen eine **Entwicklungsverzögerung,** 30–40 % der Patienten entwickeln einen Kleinwuchs. Eine ausgeprägte **Hypokalzämie,** die meist schon im Neugeborenenalter auftritt, führt häufig zu **epileptischen Anfällen** und **Tetanie.** Ein schwerer **zellulärer Immundefekt** mit rezidivierenden Infekten durch Viren, Pilze und Mykobakterien liegt in 10 % der Fälle vor.

> **MERKE** Das Akronym „CATCH 22" (**C**ardiac Abnormality, **A**bnormal Facies, **T**hymic Aplasia, **C**left Palate, **H**ypocalcemia, del **22**q11.2) beschreibt die Symptomenvielfalt beim DiGeorge-Syndrom.

Diagnostik
- Hypokalzämie, Hyperphosphatämie, Parathormon im Serum nicht nachweisbar
- T-Lymphozyten stark vermindert, B-Lymphozyten im Normbereich
- Beeinträchtigung der Antikörpersynthese durch Defekt der T-Helferzellen möglich
- Nachweis der Mikrodeletion 22q11.2

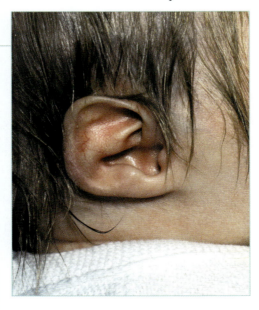

Abb. 8.1 Runde, breite Ohrmuschel bei DiGeorge-Syndrom. [O530]

Therapie
Die symptomatische Therapie besteht in der Verabreichung von Kalzium und Vitamin D. Die Knochenmarktransplantation oder eine Transplantation von fetalem Thymusgewebe kann bei Vorliegen eines kompletten DiGeorge-Syndroms den Immundefekt korrigieren.

Prognose
Ohne Therapie des Immundefekts ist die Lebenserwartung gering. Außerdem hängt sie stark vom Ausmaß der begleitenden Fehlbildungen ab. 80 % der Kinder mit komplettem DiGeorge-Syndrom versterben im 1. Lebensjahr.

8.1.3.2 Wiskott-Aldrich-Syndrom

Definition
X-chromosomal-rezessiv vererbte Erkrankung, die durch die klinische Trias Ekzem, Thrombozytopenie und rezidivierende opportunistische Infektionen gekennzeichnet ist.

Pathogenese
Mutationen im sog. Wiskott-Aldrich-Syndrom-Gen (WAS-Gen) führen zu Störungen der zellulären Signalübertragung. Durch die Einschränkung der Aktinpolymerisierung kommt es zur verminderten Thrombozytenbildung aus Megakaryozyten.

Klinik
Erste petechiale, **thrombozytopenische Blutungen** können bereits kurz nach der Geburt auftreten, später kommen gastrointestinale und intrakranielle Blutungen hinzu. Früh entwickelt sich ein **Ekzem**, das einer atopischen Dermatitis ähnelt (> Abb. 8.2).

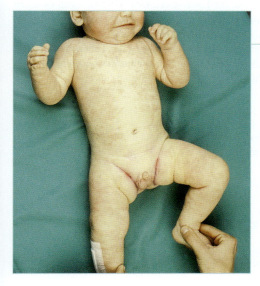

Abb. 8.2 Ekzem bei Wiskott-Aldrich-Syndrom, das der atopischen Dermatitis sehr ähnelt. [O530]

Zu einer Störung der humoralen Immunität kommt es bereits im 1. Lebensjahr, die T-Zell-Immunität ist zunächst normal, nimmt dann aber progredient über mehrere Jahre ab. Im 2. Lebensjahr treten rezidivierende **opportunistische Infektionen,** z. B. Otitiden, Pneumonien, Septikämien und Meningitiden auf, vor allem durch Pneumokokken, *Haemophilus influenzae,* Meningokokken oder *Pneumocystis jirovecii* verursacht. Autoimmunphänomene (Arthritis, Vaskulitis, hämolytische Anämie) kommen hinzu. Die Inzidenz lymphoretikulärer Malignome ist erhöht.

Diagnostik
- Hochgradige Thrombozytopenie
- IgM erniedrigt, IgG normal, IgA, IgD und IgE erhöht
- Impfantikörper vermindert
- Schwere Lymphozytopenien nach dem 6. Lebensjahr
- DNA-Analyse

Therapie
Kausale Therapie: Die Rekonstitution eines funktionstüchtigen Immunsystems kann durch eine Knochenmarktransplantation erreicht werden. Das Wiskott-Aldrich-Syndrom gehört zu den ersten Immundefekten, bei denen gentherapeutische Ansätze umgesetzt wurden.
Symptomatische Therapie: Eine frühzeitige, aggressive antibiotische Therapie ist bei Infektionen erforderlich. Zur PCP-Prophylaxe *(Pneumocystis jirovecii)* wird Cotrimoxazol, zur Pneumokokkenprophylaxe

---

Aus Studentensicht

Therapie
- **Symptomatisch:** Kalzium und Vitamin D
- KMT

Prognose: Komplettes DiGeorge-Syndrom → tödlicher Verlauf bei 80 % im 1. LJ.

8.1.3.2 Wiskott-Aldrich-Syndrom

Definition: Vererbte Erkrankung mit **Ekzem, Thrombozytopenie, rezidivierenden opportunistischen Infektionen.**

Pathogenese: Wiskott-Aldrich-Syndrom-Genmutation → eingeschränkte Aktinpolymerisierung → Thrombozytenbildung ↓.

Klinik
- Kurz nach Geburt: **Thrombozytopenische Blutungen,** später weitere Blutungen
- Ekzem
- Im 2. LJ: Rezidivierende **opportunistische Infektionen**
- Autoimmunphänomene
ABB. 8.2

Diagnostik
- **Thrombozytopenie**
- IgM↓, IgG normal, IgA↑, IgD↑, IgE↑, Impfantikörper↓

Therapie
- **Kausal:** KMT
- **Symptomatisch:** Antibiotische Therapie bei Infektionen, PCP- und Pneumonieprophylaxe, Immunglobulinsubstitution

8 IMMUNOLOGIE

Penicillin V verabreicht. Immunglobuline werden substituiert. Bei bedrohlichen Blutungen werden bestrahlte Thrombozytenkonzentrate transfundiert. Durch eine Splenektomie kann die Thrombozytenzahl zwar normalisiert werden, die Gefahr einer Pneumokokkeninfektion steigt jedoch. Lebendimpfungen sind kontraindiziert!

Prognose
Sie hat sich durch o. g. Therapiemaßnahmen deutlich verbessert. Todesursachen sind Infektionen (60 %), akute Blutungen (30 %) und Malignome (5 %).

8.1.3.3 Ataxia teleangiectatica (Louis-Bar-Syndrom)

Definition
Beim Louis-Bar-Syndrom handelt es sich um eine autosomal-rezessiv vererbte Erkrankung, die mit der klinischen Trias zerebelläre Ataxie, okulokutane Teleangiektasien und rezidivierende bronchopulmonale Infektionen assoziiert ist.

Pathogenese
Mutationen im *ATM*-Gen führen zu einem Defekt von DNA-Reparaturmechanismen und zu einer erhöhten Empfindlichkeit der Zellen gegenüber ionisierenden Strahlen. Es besteht eine massiv erhöhte Chromosomenbrüchigkeit an den Chromosomen 7 und 14, die Regionen betrifft, die für die Entwicklung des Immunsystems von Bedeutung sind. Funktionelle immunologische Störungen entstehen durch eine Störung der Signaltransduktion zwischen Zytoplasma und Kern.

Klinik
Die **zerebelläre Ataxie** tritt meist im 2. Lebensjahr auf, später kommen eine Choreoathetose, extrapyramidale Symptome und eine geistige Retardierung hinzu. Die **Teleangiektasien** entwickeln sich zwischen dem 3. und 5. Lebensjahr, zunächst an den Konjunktiven, dann an den Ohren, im Schulter-Hals-Bereich und an den Beugeseiten der Arme. Viele Patienten entwickeln **endokrinologische Symptome** (z. B. gestörte Glukosetoleranz, hypergonadotroper Hypogonadismus) und **Störungen der Leberfunktion**. Der **Immundefekt** führt zu rezidivierenden bronchopulmonalen Infektionen, die Inzidenz maligner Erkrankungen (Leukämie, Lymphome, Karzinome) ist erhöht.

Diagnostik
- Selektiver IgA-Mangel in 50–80 % der Fälle
- IgE erniedrigt, IgM erhöht, IgG-Subklassen-Defekt in 50 % der Fälle (IgG2 und IgG4)
- Lymphopenie, T-Zell-Defekt, CD4/CD8-Verhältnis erniedrigt
- Leberfunktionstests pathologisch
- α-Fetoprotein erhöht, CEA erhöht
- FSH erhöht
- Thymusdysplasie
- Testung der Chromosomenbrüchigkeit und der Zellradiosensitivität
- DNA-Analyse

Therapie
Eine kurative Therapie steht nicht zur Verfügung. Die Knochenmarktransplantation korrigiert nur den Immundefekt und wird nicht empfohlen. Symptomatische Maßnahmen sind eine frühzeitige, aggressive antibiotische Therapie bei Infektionen, eine PCP-Prophylaxe (*Pneumocystis jirovecii*) mit Cotrimoxazol und eine Immunglobulinsubstitution bei Hypogammaglobulinämie (IgA-arme Präparate bei IgA-Mangel!). Lebendimpfungen sind kontraindiziert.

Prognose
Die Lebenserwartung ist eingeschränkt. Die häufigsten Todesursachen sind pulmonale Infektionen, Bronchiektasen und Malignome.

8.1.3.4 Hyper-IgE-Syndrom (HIES)

Definition
Autosomal-rezessiv oder autosomal-dominant vererbte oder sporadisch auftretende primäre Immundefekte mit der Trias aus Ekzem, rezidivierenden Infektionen von Haut und Atemwegen und massiv erhöhtem IgE im Serum.

Pathogenese
Das klassische autosomal-dominante HIES (AD-HIES), das mit Skelett- und Bindegewebsveränderungen einhergeht, wird durch Mutationen im *STAT3*-Gen verursacht und ist mit einem kombinierten Immundefekt mit einer Bildungsstörung von Th17-Zellen assoziiert, die eine wichtige Rolle im Rahmen der Abwehr extrazellulärer Bakterien und Pilze spielen. Homozygote Mutationen im *TYK2*-Gen („tyrosine kina-

---

Aus Studentensicht

8.1.3.3 Ataxia teleangiectatica (Louis-Bar-Syndrom)

Definition: Vererbte Erkrankung mit **zerebellärer Ataxie, okulokutanen Teleangiektasien, rezidivierenden bronchopulmonalen Infektionen.**

Pathogenese: ATM-Genmutation → Defekt von DNA-Reparaturmechanismen, Empfindlichkeit ↑ gegenüber ionisierender Strahlen → Chromosomenbrüchigkeit an Chromosom 7 und 14 → funktionelle immunologische Störungen.

Klinik
- Im 2. LJ: **Zerebelläre Ataxie** → Choreoathetose, extrapyramidale Symptome, geistige Retardierung
- 3.–5. LJ: **Teleangiektasien**
- Endokrinologische Symptome, Leberfunktionsstörungen, rezidivierende Infektionen

Diagnostik
- Selektiver IgA-Mangel (50–80 %)
- IgE↓, IgM↑, IgG-Subklassen-Defekt (50 %)
- Lymphopenie, T-Zell-Defekt
- Testung der Chromosomenbrüchigkeit und Zellradiosensitivität

Symptomatische Therapie: Antibiotika bei Infektionen, PCP-Prophylaxe, Immunglobulinsubstitution.

8.1.3.4 Hyper-IgE-Syndrom (HIES)

Definition: Immundefekte mit **Ekzem, rezidivierenden Haut- und Atemwegsinfektionen, erhöhtem IgE i. S.**

Pathogenese
- STAT3-Genmutation → Immundefekt mit Bildungsstörung von Th17-Zellen (Abwehr extrazellulärer Bakterien und Pilze)
- TYK2- oder DOCK8-Mutationen → rezidivierende virale Infektionen und HNO-Beteiligung

se 2") oder *DOCK8*-Gen („dedicator of cytokinesis 8") führen zum autosomal-rezessiven HIES (AR-HIES). Rezidivierende virale Infektionen und eine HNO-Beteiligung können hier klinisch wegweisend sein.

Klinik
Bereits in den ersten Lebenswochen entwickelt sich eine chronische **Dermatitis** mit abszedierenden Staphylokokkeninfektionen. Später treten auch rezidivierende eitrige Infektionen der oberen Luftwege auf, die zu **Pneumatozelen** (Luftansammlung innerhalb des Lungengewebes als Folge einer umschriebenen Bronchialwandzerstörung mit Ventilmechanismus) führen. Es kommt zu schweren Infektionen von Knochen und Hirnhäuten. Häufigste Erreger sind *Staphylococcus aureus* und *Haemophilus influenzae*. Darüber hinaus kommt es zu wiederholten **Candida-Infektionen** der Schleimhäute, des Gastrointestinaltrakts und der Nägel.

Mit zunehmendem Alter vergröbern sich typischerweise die Gesichtszüge. Eine **Osteoporose** sowie **Zahnanomalien** (Persistenz der Milchzähne mit doppelter Zahnreihe) sind häufig.

Diagnostik
- Serum-IgE > 2.000 IU/ml bzw. 2 SD über der altersentsprechenden Norm
- Eosinophilie bis 50 %
- Nachweis hoher IgE-Antikörper-Konzentrationen gegen *Staphylococcus aureus* und *Candida albicans*
- T-Zell-Defekt, Th17-Zellen vermindert
- Hauttests immer negativ
- HIES-Score
- DNA-Analyse

Therapie
Der Nutzen einer Behandlung mit **Immunsuppressiva, Immunglobulinen, Interferon** oder einer **Knochenmarktransplantation** ist bisher nicht eindeutig belegt. Erste erfolgreiche Stammzelltransplantationen wurden bei AR-HIES-Patienten durchgeführt. Eine **Dauerprophylaxe** mit einem staphylokokkenwirksamen Antibiotikum sollte möglichst frühzeitig angesetzt werden. Bei schweren Pilzinfektionen ist eine **systemische antimykotische Therapie** indiziert. Hautabszesse erfordern meist eine **chirurgische Behandlung**.

Impfungen sollen gemäß den allgemeinen Empfehlungen durchgeführt werden.

8.2 Sekundäre Immundefektsyndrome

Verschiedene Grunderkrankungen sowie verschiedene Noxen können die kindliche Abwehr in so erheblichem Maße beeinträchtigen, dass eine gesteigerte Anfälligkeit gegenüber Infektionen auftritt. In Abhängigkeit davon, ob bevorzugt das B-Zell- oder das T-Zell-System betroffen ist, kommt es vermehrt zu bakteriellen oder viralen/mykotischen Infektionen. In den meisten Fällen besteht der erworbene Immundefekt nur passager und verschwindet mit Besserung der Grunderkrankung oder Elimination der auslösenden Noxe. Insgesamt werden sekundäre Immundefektsyndrome viel häufiger beobachtet als kongenitale Immundefekte. ➤ Tab. 8.2 fasst die häufigsten Ursachen sekundärer Immundefekte zusammen.

Tab. 8.2 Übersicht der häufigsten Ursachen sekundärer Immundefekte.

B-Zell-System	T-Zell-System
Lymphoretikuläre Neoplasien	Virusinfektionen: HSV, HHV-6, HBV
Renaler/enteraler Proteinverlust	Masern, Influenza A und B, HIV
Verbrennungen	Akute Leukämien
Rachitis	Ionisierende Strahlen
Unterernährung	Zytostatika
Asplenie	
EBV-Infektion	

8.3 Impfungen bei Immundefekt

Patienten mit Immundefekten können nicht adäquat auf Schutzimpfungen reagieren. Besonders durch Lebendimpfstoffe sind sie gefährdet, tödliche Verläufe nach BCG-, Masern- und oraler Polioimpfung sind bekannt. Impfungen mit Lebendimpfstoffen sind deshalb in vielen Fällen kontraindiziert.

Explizit erlaubt sind **Lebendimpfungen** bei selektivem IgA-Mangel, IgG-Subklassen-Defekten, Komplementdefekten und Asplenie. Die Varizellenimpfung ist bei seronegativen Kindern mit onkologischen Erkrankungen, die seit mindestens 12 Monaten in Remission sind und eine Lymphozytenzahl von > 1.200/μl aufweisen, ausdrücklich indiziert.

Aus Studentensicht

MERKE

IMPP-Schwerpunkte

Bisher wurden zu diesem Kapitel vom IMPP noch keine Fragen gestellt. Das DiGeorge-Syndrom wird aber gern als Distraktor verwendet.

NKLM-Lernziele

Eine Übersicht der dem Fach zugeordneten NKLM-Lernziele findest du im Anhang ab Seite 648.

8 IMMUNOLOGIE

Patienten mit B-Zell-Defekten können nach Impfungen nicht adäquat spezifische Antikörper bilden. Sie werden durch **Standardimmunglobuline** oder spezifische **Immunglobulinpräparate** (passive Immunisierung) geschützt.

Vor Beginn einer immunsuppressiven Therapie oder einer Organtransplantation sollten Patienten, die älter als 24 Monate sind, zusätzlich zu den Regelimpfungen eine Pneumokokkenimpfung und eine altersentsprechende *Hib*-Impfung erhalten.

> **MERKE** Lebendimpfungen sind bei selektivem IgA-Mangel, IgG-Subklassen-Defekten, Komplementdefekten und Asplenie explizit erlaubt.

ÜBUNGSFRAGEN FÜRS MÜNDLICHE MIT LÖSUNGSHILFEN

1. Nenne typische klinische Merkmale des DiGeorge-Syndroms.

Die Patienten zeigen eine **kraniofaziale Dysmorphie** mit Epikanthus, kurzer Nase mit antevertierten Nasenlöchern, Fischmund (umgekehrte V-Form), wobei die Oberlippe häufig die Unterlippe überdeckt, kurzem Philtrum, Mikroretrognathie und runden, breiten Ohrmuscheln. **Herzfehler,** insbesondere Aortenbogenanomalien (unterbrochener oder rechter Aortenbogen, Truncus arteriosus, Fallot-Tetralogie), aber auch Ventrikelseptumdefekte oder ein persistierender Ductus arteriosus sind weitere Leitsymptome. Die meisten Patienten zeigen eine **Entwicklungsverzögerung,** 30–40 % der Patienten entwickeln einen **Kleinwuchs.** Eine ausgeprägte Hypokalzämie, die meist schon im Neugeborenenalter auftritt, führt häufig zu **epileptischen Anfällen** und Tetanie. Ein schwerer **zellulärer Immundefekt** mit rezidivierenden Infekten durch Viren, Pilze und Mykobakterien liegt in 10 % der Fälle vor.

Das englischsprachige Akronym „**CATCH 22**" fasst die Symptomvielfalt zusammen: **C**ardiac Abnormality, **A**bnormal Facies, **T**hymic Aplasia, **C**left Palate, **H**ypocalcemia. In den meisten Fällen liegt eine Mikrodeletion 22q11.2 vor.

KAPITEL 9

Rheumatische Erkrankungen

9.1 Juvenile idiopathische Arthritis (JIA) 245
9.1.1 Systemische JIA: Still-Syndrom 248
9.1.2 Polyarthritis, Rheumafaktor negativ 249
9.1.3 Polyarthritis, Rheumafaktor positiv 249
9.1.4 Persistierende und extended Oligoarthritis 250
9.1.5 Arthritis mit Enthesitis 250
9.1.6 Arthritis mit Psoriasis 251

9.2 Reaktive Arthritis 251

9.3 Rheumatisches Fieber 252

9.4 Kawasaki-Syndrom 255

9.5 Autoinflammatorische Syndrome – periodische Fiebersyndrome 256
9.5.1 Familiäres Mittelmeerfieber 256

9.6 Systemischer Lupus erythematodes 257

9.7 Purpura Schoenlein-Henoch 257

Aus Studentensicht

Rheuma – da denkt doch jeder nur an alte Leute und dicke Gelenke, aber lass dich hier eines Besseren belehren, denn die rheumatischen Erkrankungen sind ein wichtiges Erkrankungsbild in der Pädiatrie. Leider wird es im Unterricht eher stiefmütterlich behandelt und scheint im ersten Moment etwas befremdlich. Um die Grundzüge schnell draufzuhaben, sieh dir die juvenile idiopathische Arthritis, vor allem das Stillsyndrom und das Kawasaki-Syndrom genauer an.

9.1 Juvenile idiopathische Arthritis (JIA)

Definition
JIA ist die Sammelbezeichnung für verschiedene Erkrankungen, die mit chronischer Arthritis eines oder mehrerer Gelenke vor dem 16. Lebensjahr mit der Mindestdauer von 6 Wochen und dem gemeinsamen Merkmal der chronischen Synovitis einhergehen. Sie unterscheiden sich voneinander durch die Art des begleitenden extraartikulären Befalls, ihren Verlauf und ihre Prognose.

Diagnosekriterien und Klassifikation
Die Diagnose JIA wird gestellt, wenn bei einem Kind < **16 Jahre** länger als **6 Wochen** anhaltend und ohne erkennbare andere Ursache an einem oder mehreren **Gelenken** folgende Beschwerden bestehen: **Schmerzen**, **Überwärmung**, selten **Rötung**, **Schwellung**, **Erguss** und **Bewegungseinschränkung**. Die derzeitige Klassifikation der JIA richtet sich nach den Empfehlungen der International League of Associations for Rheumatology (ILAR) (> Tab. 9.1).

> **MERKE** Bei einer **Oligoarthritis** sind **1–4** Gelenke, bei einer **Polyarthritis** sind **5 oder mehr** Gelenke betroffen.

Epidemiologie
Gelenkschmerzen sind nach Infekten der oberen Luftwege und Durchfallerkrankungen der dritthäufigste Vorstellungsgrund beim Kinderarzt. In den meisten Fällen handelt es sich um akute transiente Arthritiden (z. B. Coxitis fugax oder infektassoziierte Arthritiden). Die Inzidenz der JIA beträgt 5 : 100.000, die Prävalenz 20 : 100.000. Die häufigste Form ist eine Oligoarthritis. Bei positiver Familienanamnese steigt das Risiko auf das Zehnfache.

> **MERKE** Etwa 60 % der Kinder mit juveniler idiopathischer Arthritis haben eine Oligoarthritis, die Mehrzahl davon eine frühkindliche Form.

9.1 Juvenile idiopathische Arthritis (JIA)

Definition: Erkrankungen mit chronischer Arthritis eines oder mehrerer Gelenke vor dem 16. LJ, Dauer > 6 Wochen mit chronischer Synovitis.

Diagnosekriterien: Schmerzen, Überwärmung, Rötung, Schwellung, Bewegungseinschränkung eines oder mehrerer Gelenke bei Kindern < **16 Jahre**, > **6 Wochen** andauernd.

MERKE

Epidemiologie: Gelenkschmerzen dritthäufigster Vorstellungsgrund. Häufigste Form der JIA: Oligoarthritis.

MERKE

Aus Studentensicht

TAB. 9.1

9 RHEUMATISCHE ERKRANKUNGEN

Tab. 9.1 Klassifikation der JIA nach der International League of Associations for Rheumatology (ILAR).

	Subtyp der JIA	Relative Häufigkeit	Bevorzugtes Manifestationsalter (LJ)	Geschlechtsverteilung	Extraartikuläre Manifestationen
1	Systemische Arthritis (Still-Syndrom)	7–10 %	2–4	♀ = ♂	Fieber, Exanthem, Pleuritis, Perikarditis, Lymphadenopathie, Hepatosplenomegalie, Dystrophie, Kleinwuchs
2	Polyarthritis, Rheumafaktor negativ	10–17 %	2–16	80 % ♀	Subfebrile Temperaturen, Tenosynovitis, Iridozyklitis, Vaskulitis
3	Polyarthritis, Rheumafaktor positiv	3–5 %	7–13	90 % ♀	Subfebrile Temperaturen, Tenosynovitis, Rheumaknoten, Vaskulitis
4a	Persistierende Oligoarthritis (1–4 Gelenke)	50 %	2–6	80 % ♀	Chronische Iridozyklitis ohne Rötung oder Schmerz
4b	Extended (nach 6 Monaten) Oligoarthritis (≥ 5 Gelenke)				
5	Arthritis mit Enthesitis	10–15 %	9–13	80 % ♂	Enthesitis, akute Uveitis, HLA-B27 positiv
6	Arthritis mit Psoriasis	5–10 %	6–14	65 % ♀	Psoriasis
7	Andere Arthritis (erfüllt o. g. Kriterien nicht oder Kriterien mehrerer Kategorien)	7–10 %			

Pathogenese: Autoimmunerkrankung. Genetische Prädisposition → Infektion, Trauma, Stress → chronischer Verlauf.

Pathogenese
Die JIA ist eine Erkrankung noch unbekannter Ursache. Sie wird als Autoimmunerkrankung angesehen, die bei genetischer Prädisposition durch externe Faktoren wie Infektion, Trauma und Stress angestoßen wird und dann einen chronischen Verlauf nimmt. Die Pathogenese ist nicht abschließend geklärt.

Pathologische Anatomie: Chronische, nichteitrige Entzündung der Synovia mit lymphozytärer, plasmazellulärer Zellinfiltration → TH1-Zytokine, Interferon-γ, TNF-α → Synoviahyperplasie, -verdickung → Pannusbildung. Chronische Synovitis, Synovialproliferation → Erosion, Zerstörung des Gelenkknorpels.

Pathologische Anatomie
Es kommt zu einer chronischen, nichteitrigen Entzündung der Synovia mit lymphozytärer und plasmazellulärer Zellinfiltration. Die infiltrierenden Zellen produzieren vorwiegend TH1-Zytokine, neben Interferon-γ auch TNF-α. Hyperplasie und Verdickung der Synovia mit Ausdehnung auf den Gelenkknorpel führen zur Pannusbildung. Bei fortschreitender chronischer Synovitis und Synovialproliferation kommt es zur Erosion und Zerstörung des Gelenkknorpels und anderer Gelenkanteile. Rheumatoide Knötchen sind bei Kindern seltener als bei Erwachsenen. Es handelt sich um fibrinoides Material, umgeben von Rundzellinfiltraten. Es folgt eine unspezifische fibrinöse Serositis von Pleura und Perikard.

Allgemeine Symptome
Die Erstsymptome einer JIA sind oft **unspezifisch**: Müdigkeit, Weinerlichkeit, Leistungsknick, Verhaltensänderung. Die Leitsymptome der Gelenkentzündung wie Schmerzen, Schwellung, Überwärmung, Bewegungseinschränkung bestehen nicht immer von Anfang an. Die Kinder lassen sich tragen, betroffene Gelenke werden in **Schonhaltung,** meist in Beugung, gehalten. **Oligoartikuläre Formen** beginnen typischerweise asymmetrisch, vor allem an den großen Gelenken der Beine, **polyartikuläre Formen** symmetrisch an den kleinen Gelenken der Hände und Füße. Bei systemischen Verläufen und hoher Krankheitsaktivität kann es zu Wachstumsverlangsamung, verzögerter Pubertät und Gewichtsabnahme kommen.

- **Symptome:** Unspezifische Erstsymptome. Schonhaltung der betroffenen Gelenke.
- **Oligoartikuläre Form:** Asymmetrischer Beginn vor allem an großen Gelenken der Beine.
- **Polyartikuläre Form:** Symmetrischer Beginn an kleinen Gelenken der Hände und Füße.

LERNTIPP

LERNTIPP Die verschiedenen Formen der JIA solltest du sicher erkennen und voneinander abgrenzen können.

Diagnostik

Diagnostik
- Anamnese
- **Labor:** Klassifikation (HLA-B27, RF), Aktivitätsbestimmung, Verlaufskontrolle
- **Sonografie:** Ergussnachweis, Darstellung der Synovialmembranschwellung und entzündlicher Veränderungen der Sehnenscheiden
- Röntgen, MRT
- **Gelenkpunktion:** Ausschluss einer eitrigen Arthritis, **Synoviabiopsie**

- **Anamnese**: Alter, Dauer/Klinik/Lokalisation der Gelenkbeschwerden, (motorische) Verhaltensauffälligkeiten und Begleitsymptome sind bei der Diagnosestellung von Bedeutung. Es sollte auch immer eine Vorstellung beim Augenarzt erfolgen!
- **Laboruntersuchungen:** Die Werte allein sind für die Diagnose nie ausreichend. Sie können aber bei der Klassifikation (HLA-B27, RF), Aktivitätsbestimmung und Verlaufskontrolle unter Therapie hilfreich sein. Zudem lassen sich damit mögliche Differenzialdiagosen ausschließen.
- **Sonografie:** Sie dient dem Ergussnachweis sowie der Darstellung der Synovialmembranschwellung und entzündlicher Veränderungen von Sehnenscheiden, wie sie sich häufig bei der juvenilen Spondylarthropathie finden.
- **Röntgen**
  - **Frühveränderungen:** Weichteilschwellung, Osteoporose, Periostitis, beschleunigter Epiphysenfugenschluss, Beschleunigung oder Verzögerung des lokalen Knochenwachstums
  - **Spätveränderungen:** Gelenkknorpelerosionen, Gelenkspaltverschmälerung, Zystenbildung im Knochen, Gelenksubluxation, Knochendestruktion, Synostosen

- **MRT:** Sie wird heute regelmäßig eingesetzt, um das genaue Ausmaß der Gelenkschädigung zu beurteilen.
- **Knochenszintigrafie:** Sie hat heute bei der Diagnostik rheumatischer Erkrankungen im Kindesalter kaum noch Bedeutung.
- **Gelenkpunktion:** Sie wird unter sonografischer Kontrolle durchgeführt. Bei nachgewiesenem Erguss ist sie zum Ausschluss einer eitrigen Arthritis notwendig. Der Erguss wird, soweit möglich, abpunktiert und untersucht.
- **Synoviabiopsie:** Histologischer Nachweis der chronischen Entzündung und des synovialen Pannus.

Differenzialdiagnose

Nicht jede Arthritis im Kindesalter gehört zur JIA. Eine Vielzahl von Erkrankungen kann mit Arthritis einhergehen. Die Differenzierung von der JIA ist nicht immer einfach. ➤ Tab. 9.2 fasst die wichtigsten Differenzialdiagnosen zur JIA zusammen.

Tab. 9.2 Wichtige Differenzialdiagnosen zur JIA.

Krankheitsgruppe	Untergruppen	Beispiele
Initial auszuschließende DD	Septische Erkrankungen	Septische Arthritis Osteomyelitis
	Neoplastische Erkrankungen	Leukämie, Sarkome
	Nichtentzündliche Erkrankungen	Trauma, Hämophilie, Morbus Perthes, Epiphyseolysis capitis femoris
Erkrankungen mit Arthritis	Vaskulitis	Purpura Schoenlein-Henoch
		Kawasaki-Syndrom
	Immundefekte	B-Zell-Defekte
	Stoffwechselerkrankungen	Familiäres Mittelmeerfieber
		Zystische Fibrose
Arthritiserkrankungen	Akute transiente Arthritis	Coxitis fugax
	Infektassoziierte Arthritiden	Lyme-Arthritis
		Akutes rheumatisches Fieber

Therapie

Die Therapie der JIA unterliegt einem stetigen Wandel, in den letzten Jahren sind neue Substanzklassen (z. B. Biologika) eingeführt worden. Die wichtigsten **Ziele der Therapie** bestehen darin, den inflammatorischen Prozess zu unterdrücken, Schmerzen zu lindern, Gelenkschäden zu vermeiden, die Sehkraft zu erhalten und eine normale Entwicklung des Kindes zu gewährleisten. Hierzu ist eine multidisziplinäre Betreuung in einem spezialisierten Zentrum erforderlich.

Medikamentöse Therapie

- **Nichtsteroidale Antirheumatika (NSAR):** Sie wirken über eine Hemmung der Cyclooxygenase, werden meist gut vertragen und daher als initiale Therapie der JIA über mehrere Wochen empfohlen. Zum Einsatz kommen Naproxen (10–15 mg/kg KG), Diclofenac (2–3 mg/kg KG bei Kindern > 6 Jahre), Ibuprofen (20–40 mg/kg KG) und Indometacin (1–3 mg/kg KG).
- **Glukokortikoide:** Sie wirken antiphlogistisch und sind effektive Medikamente zur Therapie der JIA. Intraartikuläre Injektionen von Depot-Glukokortikoiden (Triamcinolonhexacetonid) in ein betroffenes Gelenk sind hochwirksam und komplikationsarm (fakultativ als Initialtherapie). Systemische Glukokortikoide kommen als schnell wirksame Medikamente bei hoher Krankheitsaktivität, zur Überbrückung des Zeitraums bis zum Wirkungseintritt der DMARD, bei Morbus Still, seropositiver Polyarthritis und therapierefraktärer Uveitis zum Einsatz. Ein mehrmonatiger Einsatz ist nicht zu empfehlen (cave: **Langzeitnebenwirkungen** wie Osteoporose und Fischwirbelkörperbildung bei Dauertherapie). Eine Pulstherapie (10–30 mg Methylprednisolon i. v. für 1–3 Tage) hat ein geringeres Langzeit-Nebenwirkungsrisiko als eine Dauertherapie.
- **Disease Modifying Anti Rheumatic Drugs (DMARD) und Immunsuppressiva:** Diese Substanzen werden bei nicht ausreichender Wirkung der o. g. Therapieformen und hoher Krankheitsaktivität verwendet. Der Eintritt der Wirkung dauert bis zu 3 Monate. Methotrexat wird am häufigsten, meist oral, eingesetzt. Die Wirksamkeit von Sulfasalazin (Arthritis mit Enthesitis), Leflunomid und Azathioprin ist ebenfalls nachgewiesen.
- **Disease Controlling Anti Rheumatic Drugs (DCARD) aus der Gruppe der Biologika:** Sie werden noch nicht als Medikamente der ersten Wahl eingesetzt, gewinnen aber zunehmend an Bedeutung, wobei die Steroide in den Hintergrund treten. Etanercept (TNF-α-Inhibitor) ist gut wirksam und verträglich, die Wirkung tritt innerhalb von 4 Wochen ein. Bei fehlendem Ansprechen kommen Infliximab oder Adalimumab (TNF-α-Inhibitoren), Anakinra (IL-1-Rezeptor-Antagonist), Tocilizumab (IL-6-Antagonist) oder Rituximab (wirkt gegen CD20-positive B-Zellen) zum Einsatz.

Aus Studentensicht

TAB. 9.2

Medikamentöse Therapie
- **Nichtsteroidale Antirheumatika (NSAR):** Initiale Therapie über mehrere Wochen
- **Glukokortikoide:** Als intraartikuläre Injektion von Depot-Glukokortikoiden oder sytemische Glukokortikoide mit schneller Wirksamkeit bei hoher Krankheitsaktivität
- **Disease Modifying Anti Rheumatic Drugs (DMARD):** Bei Unwirksamkeit der o. g. Therapieformen und hoher Krankheitsaktivität → Methotrexat

9 RHEUMATISCHE ERKRANKUNGEN

Aus Studentensicht

Therapie der Iridozyklitis: Glukokortikoidhaltige Augentropfen, -salben. Synechien → Mydriatika. Erfolglose Lokaltherapie → systemische Steroidtherapie, Immunsuppression, TNF-α-Blockade.

Supportive Therapie: Physiotherapie, Ergotherapie: Tägliche Therapieeinheiten erforderlich → Wiederherstellung der Beweglichkeit. Psychologische und sozialpädagogische Betreuung.

Therapie der Iridozyklitis
Die Iridozyklitis wird mit glukokortikoidhaltigen Augentropfen und -salben behandelt. Bei Synechien kommen Mydriatika zum Einsatz. Bei Erfolglosigkeit der Lokaltherapie wird eine systemische Steroidtherapie, eine Immunsuppression oder TNF-α-Blockade durchgeführt. Nur bei einzelnen Patienten ist eine Lensektomie oder Vitrektomie erforderlich.

Supportive Therapie
Physiotherapie und **Ergotherapie** haben bei der Behandlung von Kindern mit JIA eine hohe Bedeutung und sind äußerst wirksam. Die Behandlung muss intensiv sein, oft sind tägliche Therapieeinheiten erforderlich. Die krankengymnastische Behandlung spielt hauptsächlich bei der Beeinflussung sekundärer Gelenkdysfunktionen, die als Folge von Schmerzen und Schonhaltung entstehen, eine wichtige Rolle. Die Ergotherapie befasst sich vor allem mit der Funktion der Hände und versucht, die Beweglichkeit wiederherzustellen bzw. die Funktion zu erhalten. Eine völlige Ruhigstellung von Gelenken ist kontraindiziert. Nachtlagerschienen dienen zur Kontrakturprophylaxe. Begleitend kommen Thermo-, Elektro-, Ultraschall- und Kältetherapie sowie Massagen zum Einsatz. Eine Synovialektomie sollte nur nach ausbleibendem Erfolg konservativer Therapiemaßnahmen erwogen werden. Eine frühzeitige **psychologische und sozialpädagogische Betreuung** der Familien und spezifische Schulungsprogramme sind ein wesentlicher Baustein der Behandlung. Gelenkentlastende **Sportarten** werden empfohlen.

9.1.1 Systemische JIA: Still-Syndrom

9.1.1 Systemische JIA: Still-Syndrom

LERNTIPP

LERNTIPP Diese Form der JIA musst du unbedingt kennen und die Symptome nennen können.

Definition: Schwerste klinische Verlaufsform der JIA mit ausgeprägten extraartikulären Manifestationen.

Definition
Beim Still-Syndrom handelt es sich um die schwerste klinische Verlaufsform der juvenilen idiopathischen Arthritis mit ausgeprägten extraartikulären Manifestationen. Sie kommt bei Jungen und Mädchen etwa gleich häufig vor.

Epidemiologie
In etwa 10 % der Fälle mit JIA liegt die systemische Verlaufsform vor. Der Altersgipfel liegt bei 2–4 Jahren.

Klinik
Die Symptomatik beginnt in der Regel als schwere **akute Erkrankung** mit hohen septischen intermittierenden **Fieberschüben** über mindestens 2 Wochen bei erheblicher Beeinträchtigung des Allgemeinzustands. Ein makulopapulöses lachsfarbenes **Exanthem** tritt vorwiegend am Stamm und an den oberen Extremitäten auf. Es besteht oft nur während des Fiebers und geht mit Juckreiz einher. Eine **Polyserositis** führt zu Pleuritis, Perikarditis und Aszites. Weitere Symptome sind generalisierte **Lymphknotenvergrößerungen** und eine **Hepatosplenomegalie,** eine Iridozyklitis fehlt. Die Enzündung eines oder mehrerer Gelenke kann bis zu 6 Monate nach Krankheitsbeginn auftreten.

Klinik: Akute Erkrankung mit hohen septischen intermittierenden **Fieberschüben.** Makulopapulöses lachsfarbenes **Exanthem** am Stamm. **Polyserositis** → Pleuritis, Perikarditis, Aszites. Lymphknotenvergrößerung, Hepatosplenomegalie.

MERKE

MERKE Die klinischen diagnostischen Kriterien einer systemischen JIA sind Arthritis und tägliche intermittierende Fieberschübe, die mindestens 2 Wochen andauern. Dazu kommt wenigstens eines der folgenden Symptome: flüchtiges Exanthem, generalisierte Lymphknotenschwellungen, Hepatomegalie oder Splenomegalie, Serositis.

Diagnostik
- **Labor:** Leukozytose mit Linksverschiebung, Thrombozytose, schwere Anämie, Beschleunigung der BKS, C-reaktives Protein erhöht, S100A8/A9 und S100A12 erhöht, Rheumafaktor negativ, ANA negativ
- **Sonografie:** Nachweis von Erguss und Synovialmembranschwellung
- **Röntgen:** Bei fortgeschrittener Erkrankung subchondrale Erosionen, Gelenkspaltverschmälerungen und schwere Destruktionen
- **MRT** betroffener Gelenke: Detaillierte Gelenkbeurteilung

Diagnostik
- **Labor:** Leukozytose mit Linksverschiebung, schwere Anämie, S100A8/A9 und S100A12 ↑, Rheumafaktor und ANA negativ
- Bildgebende Diagnostik

Differenzialdiagnose
- Bakterielle Sepsis, septische Arthritis!
- Osteomyelitis
- Reaktive Arthritis nach Infektion
- Arthritis bei Morbus Crohn oder Colitis ulcerosa
- Lupus erythematodes

Differenzialdiagnose
- Bakterielle Sepsis, septische Arthritis!
- Osteomyelitis

Prognose
Die Erkrankung verläuft typischerweise in Schüben. Systemische Veränderungen persistieren meist über Monate und sind dann selbstlimitierend, können jedoch wieder auftreten. Die Arthritis kann über das

Prognose: Schubweiser Verlauf, persistierende systemische Veränderungen über Monate mit Selbstlimitierung.

Ende der systemischen Symptome hinaus bestehen bleiben und chronisch werden. In 20–30 % der Fälle kommt es zu dauerhafter Remission, in 35 % zur Defektheilung an Gelenken, bei 25 % der Patienten zeigt sich ein progredient destruktiver Verlauf. 5–10 % der Kinder entwickeln eine Amyloidose. Bei 5–8 % tritt ein Makrophagenaktivierungssyndrom als schwere Komplikation auf. Die Mortalität beträgt auch heute noch knapp 1 %.

9.1.2 Polyarthritis, Rheumafaktor negativ

Definition
Die Polyarthritis betrifft hauptsächlich Mädchen. Sie befällt mehrere kleine und große Gelenke, zeigt wenig Allgemeinsymptome und geht häufig mit einer recht guten Prognose einher.

Epidemiologie
Bei etwa 17 % der Patienten liegt diese Form vor, die damit die zweithäufigste Subgruppe der JIA ist. Sie manifestiert sich überwiegend im Kleinkindalter, kann jedoch bis ins jugendliche Alter auftreten (2–16 Jahre) und betrifft in 80 % der Fälle Mädchen.

Klinik
Häufig geht eine längere Phase mit **Gedeihstörung, Gewichtsverlust** und subfebrilen **Temperaturen** voraus. Später steht der **Gelenkbefall** im Vordergrund. Immer sind mehr als 5, meist mehr als 8 Gelenke betroffen. Es handelt sich um eine **symmetrische** Arthritis kleiner und großer Gelenke, die Fingergelenke sind typischerweise mit betroffen. In 50 % der Fälle besteht eine Koxarthritis, auch HWS und Kiefergelenke sind häufig betroffen. Oft bestehen nur eine mäßige Schwellung, Überwärmung und Ergüsse, die **Bewegungseinschränkung** ist jedoch häufig ausgeprägt (veränderte Körperhaltung). Begleitend tritt eine **Tenosynovitis** auf.

Diagnostik
- **Rheumafaktor** ist definitionsgemäß negativ.
- **ANA** in 30–40 % der Fälle positiv
- **Sonografie:** Nachweis von Erguss und Synovialmembranschwellung
- **Röntgen:** Typische rheumatische Veränderungen betroffener Gelenke
- **MRT** betroffener Gelenke: Detaillierte Gelenkbeurteilung

Prognose
Die Prognose ist bei rechtzeitiger Diagnosestellung und Therapie gut. Bei später Diagnosestellung ist es häufig bereits zu funktionell ungünstigen Gelenkkontrakturen, ausgeprägten Achsenfehlstellungen und Muskelatrophien gekommen. Die Restitutio ad integrum beträgt dann nur noch 10 %.

9.1.3 Polyarthritis, Rheumafaktor positiv

Definition
Es handelt sich um eine juvenile chronische Arthritis, die häufiger Mädchen als Jungen betrifft und bevorzugt im späteren Kindesalter auftritt. Sie zeigt einen schwereren Gelenkbefall als die seronegative Form und Ähnlichkeiten zur rheumatoiden Arthritis des Erwachsenenalters.

Epidemiologie
Bei 5 % der Patienten mit JIA liegt diese Form vor. In 90 % der Fälle sind Mädchen betroffen. Die Erkrankung tritt im späten Kindes- und frühen Adoleszentenalter, typischerweise im Alter von 7–13 Jahren auf.

Klinik
Es besteht eine **symmetrische Arthritis kleiner und großer Gelenke.** Sie entspricht der rheumatoiden Arthritis des Erwachsenen mit frühem Beginn. Insgesamt ist die Arthritis schwerer als bei der seronegativen Form, mit raschem Fortschreiten, Gelenkdestruktion und häufig **subkutanen Rheumaknoten** an den Streckseiten der Extremitäten. Es besteht oft eine **Tenosynovitis**. Begleitend können eine **Vaskulitis** der kleinen und mittleren Arterien und ein Befall innerer Organe bestehen. Mögliche **Allgemeinsymptome** der Erkrankung sind Wachstumsstillstand, verzögerte Pubertätsentwicklung, Leistungsknick, Gewichtsabnahme, Lymphadenopathie, milde Hepatosplenomegalie und emotionale Labilität.

Diagnostik
- **Rheumafaktor** ist definitionsgemäß positiv.
- **ANA** ist in 75 % der Fälle positiv.
- **Sonografie:** Nachweis von Erguss und Synovialmembranschwellung
- **Röntgen:** Frühzeitige Erosionen und Destruktionen
- **MRT** betroffener Gelenke: Detaillierte Gelenkbeurteilung

Prognose
Sie ist wegen des rasch destruierenden Verlaufs eher ungünstig.

9.1.4 Persistierende und extended Oligoarthritis

Definition
Die asymmetrische Arthritis betrifft vor allem Mädchen im Kleinkindalter und ist mit dem Risiko einer chronischen Iridozyklitis (Uveitis) verbunden. Man unterscheidet zwischen **persistierender Oligoarthritis**, 1–4 Gelenke betroffen, und **extended Polyarthritis**, im Verlauf kumulativ > 4 Gelenke betroffen.

Epidemiologie
Mit 50 % der Fälle ist die frühkindliche Oligoarthritis die häufigste Form der JIA. In 80 % der Fälle sind Mädchen betroffen. Der Altersgipfel liegt im 2.–3. Lebensjahr (**Kleinmädchenform**).

Klinik
Die Eltern berichten über motorische Rückschritte, Schwellung eines Knies, Hinken oder Schmerzen beim Wickeln.

Es besteht eine **asymmetrische Arthritis** vor allem der großen Gelenke mit Schwellung und Überwärmung, aber ohne Rötung. Knie-, Sprung- und Ellbogengelenke sind am häufigsten betroffen. Die Schmerzen in den Gelenken sind meist erstaunlich gering. Durch die artikuläre Entzündung kommt es zur verstärkten Durchblutung der gelenknahen Metaphysen und damit zum schnelleren Wachstum. Daraus kann eine Verlängerung des Beins mit kompensatorischer Kniebeugung, Muskelatrophie und Achsenfehlstellung resultieren. Besteht die Entzündung fort, kommt es zum vorzeitigen Epiphysenfugenschluss und damit u. U. im Vergleich zur Gegenseite zu einer verkürzten Beinlänge. Allgemeinsymptome sind in der Regel wenig ausgeprägt.

Chronische Iridozyklitis (Uveitis): Hierzu kommt es bei dieser Arthritisform in bis zu 25 % der Fälle, typischerweise **ohne** Rötung und Schmerzen. In 70 % treten Defektheilungen auf, in 10 % der Fälle kommt es zur Erblindung! Synechien müssen verhindert werden, da die Medikamente dann nicht mehr wirken.

> **MERKE** Risikofaktoren für die Entwicklung einer Iridozyklitis sind weibliches Geschlecht, früher Krankheitsbeginn, Arthritisdauer > 4 Jahre und der Nachweis von antinukleären Antikörpern. Bei Kindern mit frühkindlicher Oligoarthritis sollten unbedingt augenärztliche Untersuchungen in 6-wöchigen Abständen durchgeführt werden.

Diagnostik
- Rheumafaktor ist negativ.
- **ANA** in 70 % der Fälle positiv → **Risikofaktor** für chronische Iridozyklitis
- **Sonografie:** Nachweis von Erguss und Synovialmembranschwellung
- **Röntgen:** In der Initialdiagnostik vor allem Ausschluss einer Knochenerkrankung mit gelenknahem Muster (Trauma, Raumforderung, Osteolysen, etc), später typische rheumatische Veränderungen betroffener Gelenke
- **MRT** betroffener Gelenke: Detaillierte Gelenkbeurteilung

Spätkomplikationen der Iridozyklitis
Katarakt, Glaukom, Phthysis bulbi, Visusminderung oder Blindheit können die ernsten Langzeitfolgen der begleitenden Augenerkrankung sein.

Prognose
Unter konsequenter Therapie ist die Prognose gut. Bei der Mehrzahl der Kinder kommt es nach Monaten oder Jahren zu einer Remission, Rückfälle sind möglich. Selten resultieren schwere Gelenkdestruktionen und Behinderung. Die rechtzeitige Behandlung der chronischen Iridozyklitis ist von erheblicher prognostischer Bedeutung, um bleibende Sehstörungen zu vermeiden.

9.1.5 Arthritis mit Enthesitis

Definition
Diese Form der JIA geht mit asymmetrischer Monarthritis oder Oligoarthritis großer Gelenke und einer Sehnenentzündung (Enthesitis) einher. Sie betrifft häufiger ältere Jungen. In einem Teil der Fälle kann sie in einen Morbus Bechterew übergehen.

Epidemiologie
Bei etwa 15 % der Patienten mit JIA liegt diese Form vor. In 80 % der Fälle sind Jungen betroffen. Der Altersgipfel betrifft das 9.–13. Lebensjahr (**Großjungenform**). Die Familienanamnese ist häufig positiv für Oligoarthritis, Spondylitis ankylosans, Reiter-Syndrom oder akute Iridozyklitis.

Klinik
Es besteht eine asymmetrische Monarthritis oder Oligoarthritis großer Gelenke der unteren Extremitäten. Die Trias **asymmetrische Arthritis, Sehnenansatz- und Rückenschmerzen** ist klinisch wegweisend. Fersenschmerz, plantare Fasziitis und Achillessehnenentzündung sind häufig. Oft sind bereits im frühen

9.2 REAKTIVE ARTHRITIS

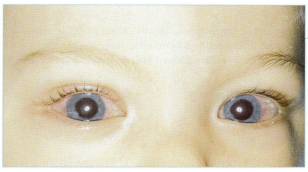

Abb. 9.1 Akute Iridozyklitis mit Rötung. [O530]

Verlauf Hüftgelenke oder **Iliosakralgelenke** beteiligt. Die periphere Arthritis ist in der Regel gutartig und transitorisch. Sobald röntgenologisch eine Sakroiliitis nachweisbar ist, spricht man von **juveniler Spondylarthritis** (10–15 %). Eine **akute Iridozyklitis** mit Rötung, Schmerzen und Lichtscheu tritt in 10 % der Fälle auf (> Abb. 9.1). Ein Teil der Fälle geht in eine Spondylitis ankylosans **(Morbus Bechterew)** über. Die Erkrankung kann jedoch in jedem Stadium zum Stillstand kommen.

Diagnostik
- **BKS** und **CrP** sind erhöht, initial oft normal.
- **Rheumafaktor** ist negativ.
- **ANA** ist negativ.
- **HLA-B27** in 75 % der Fälle positiv
- **Sonografie:** Nachweis von Erguss und Synovialmembranschwellung
- **Röntgen:** Typische rheumatische Veränderungen/Spätfolgen betroffener Gelenke
- **MRT:** Dynamische Untersuchung der Iliosakralgelenke

Prognose
Sie ist aufgrund der Heterogenität der HLA-B27-assoziierten Erkrankungen nicht einheitlich. In mehr als 30 % der Fälle kommt es zu Langzeitremissionen. Akute Schübe, oft infektgetriggert, sowie chronisch-progrediente Arthritiden kommen vor.

9.1.6 Arthritis mit Psoriasis
Definition
JIA, bei der meist sequenziell eine Psoriasis und eine Arthritis auftreten.

Epidemiologie
Bei etwa 10 % der Patienten mit JIA liegt diese Form vor. Der Altersgipfel liegt bei 6–14 Jahren, in 65 % der Fälle sind Mädchen betroffen.

Klinik
Die **Psoriasis** (Prädilektionsstellen: Haaransatz, Streckseiten der Gelenke, periumbilikal oder perianal) kann der **Arthritis** um viele Jahre vorausgehen oder folgen. Bei 10 % der Patienten tritt beides gleichzeitig auf. Die Arthritis ist überwiegend oligoartikulär. Charakteristisch sind ein Befall des Fingerendgelenks oder Zehenmittelgelenks sowie der Strahlbefall eines Fingers oder einer Zehe. **Nagelveränderungen** (Tüpfelnägel) und eine schwere **Iridozyklitis** kommen vor.

> **MERKE** Die chronische Iridozyklitis (Uveitis) ist eine häufige extraartikuläre Manifestation bei JIA, die bereits vor der Gelenkbeteiligung auftreten kann. Sie verursacht oft keine Beschwerden, kann dennoch zu Synechien, Katarakt, Glaukom, Makulaveränderungen und Erblindung führen (20 % unbehandelter Patienten, 1 % fachgerecht behandelter Patienten). Regelmäßige Spaltlampenuntersuchungen sind daher bei Kindern mit JIA unbedingt erforderlich. Die Therapie besteht aus mehrmonatiger lokaler Steroidbehandlung.

9.2 Reaktive Arthritis

Definition
Bei der reaktiven Arthritis handelt es sich um eine akute Oligo- oder Polyarthritis, die sehr häufig mehrere Tage oder Wochen nach einer Infektionserkrankung, insbesondere des Gastrointestinaltrakts, auftritt.

Epidemiologie
Die Inzidenz der reaktiven Arthritiden beträgt etwa 300 : 100.000, die Prävalenz 20 : 100.000. Am häufigsten erkranken Jungen im Alter von 8–12 Jahren.

Aus Studentensicht

ABB. 9.1

Diagnostik
- BKS und CrP ↑, Rheumafaktor und ANA negativ, HLA-B27 positiv
- Bildgebende Diagnostik

9.1.6 Arthritis mit Psoriasis

Definition: JIA mit Psoriasis und Arthritis.

Klinik: Oligoartrikuläre Arthritis. Nagelveränderungen, Iridozyklitis.

MERKE

9.2 Reaktive Arthritis

Definition: Nach einer Infektionserkrankung (besonders des Gastrointestinaltrakts) auftretende akute Oligo- oder Polyarthritis.

9 RHEUMATISCHE ERKRANKUNGEN

> **Aus Studentensicht**
>
> **Ätiologie:** Yersinia enterocolitica, Shigella, Salmonella.

Ätiologie
Häufig auftretende auslösende Keime sind *Yersinia enterocolitica*, *Shigella*, *Salmonella*, *Campylobacter*, *Chlamydia trachomatis*, Rötelnviren, *Parvovirus B19*, Hepatitis-B-, *Coxsackie*- und *EBV*-Viren.
Eine reaktive Arthritis kann auch nach Impfungen (vor allem Masern-Mumps-Röteln und Hepatitis B) auftreten.

> **MERKE** Jede fieberhafte Infektion kann eine Arthritis auslösen.

> **Aus Studentensicht**
>
> **Pathogenese:** Molekulare Mimikry: Bakterielle oder virale Antigene haben große Ähnlichkeit mit körpereigenen Antigenen → T-Zellen: Beseitigung von Fremdantigenen, gesunden Zellen.

Pathogenese
Die wichtigste pathogenetische Grundlage für die Entstehung der reaktiven Arthritis ist der Prozess der molekularen Mimikry. Bakterielle oder virale Antigene weisen eine so große Ähnlichkeit mit körpereigenen Antigenen auf, dass T-Zellen, die sich spezifisch gegen das Fremdantigen richten, auch gesunde Zellen angreifen und beseitigen.

> **Klinik**
> - Hochakuter Beginn mit schwerer Allgemeinerkrankung. Zweizeitiger Verlauf: Infektion → schmerzhafte Gelenkschwellung. Asymmetrische Oligo- oder Monarthritis.
> - **Coxitis fugax:** Häufigste Arthritis im Kindesalter. Infekt → transitorische, harmlose Synovitis des Hüftgelenks (**Hüftschnupfen**) oder des Kniegelenks.
> - **Reiter-Syndrom:** Reaktive Arthritis, Konjunktivitis, Urethritis.

Klinik
Die Symptomatik beginnt meist hochakut mit Zeichen einer **schweren Allgemeinerkrankung** und Fieber. Der zweizeitige Verlauf ist charakteristisch. Das spezifische klinische Leitsymptom ist die schmerzhafte Gelenkschwellung im Anschluss an eine gastrointestinale, urogenitale oder pulmonale Infektion. In der Regel handelt es sich um eine **asymmetrische Oligo- oder Monarthritis.** Betroffen sind vor allem Hüft-, Knie- oder Sprunggelenk. Schleimhautaphthen können auftreten.
Eine Sonderform der reaktiven Arthritis ist die **Coxitis fugax.** Sie ist die häufigste Arthritis im Kindesalter (Altersgipfel 3–8 Jahre). Im Anschluss an einen Infekt der oberen Luftwege kommt es zu einer transitorischen, harmlosen Synovitis des Hüftgelenks („Hüftschnupfen") oder des Kniegelenks.
Eine weitere Sonderform ist das **Reiter-Syndrom** mit reaktiver Arthritis, Konjunktivitis und Urethritis. Die Urethritis verläuft im Kindesalter oft asymptomatisch, die klassische Trias ist im Kindesalter daher selten zu finden.

> **Diagnostik**
> - **Labor:** Leukozytose und Linksverschiebung, CrP ↑, BKS ↑
> - Rheumafaktor und ANA negativ, ANCA teils positiv, HLA-B27 in 50–80 % positiv
> - Gelenkpunktion
> - Bildgebende Diagnostik

Diagnostik
- **Leukozytose** und Linksverschiebung
- **C-reaktives Protein** und **BKS** erhöht
- Rheumafaktor negativ
- ANA negativ, **ANCA** gelegentlich positiv
- **HLA-B27** in 50–80 % der Fälle positiv!
- **Direkter Erregernachweis** im Stuhl, Urin oder Rachenabstrich. Er gelingt oft nicht.
- **Gelenkpunktion** und Untersuchung des Ergusses: Dies ist wichtig zur Unterscheidung der reaktiven Arthritis von der septischen Arthritis.
- **Sonografie** des Gelenks: Synoviaverdickung, Gelenkerguss, entzündliche Sehnenverdickung
- **Röntgen:** Im Initialstadium häufig unauffälliger knöcherner Befund. Bei chronischem Verlauf periostale Verdickungen, fokale Osteopenien, Destruktionen von Knochen/Knorpelstrukturen

> **Therapie:** Nichtsteroidale Antiphlogistika, Sulfasalazin, physikalische Therapie.

Therapie
In der Regel reicht die Verabreichung nichtsteroidaler Antiphlogistika bis zum Rückgang der Inflammation aus. Kann die Entzündung nicht eingedämmt werden, kommen sog. krankheitsmodifizierende Substanzen, z. B. Sulfasalazin, zum Einsatz (siehe Therapie der JIA). Die physikalische Therapie ist eine wichtige Säule der Behandlung.

Prognose
Die Prognose der reaktiven Arthritis ist in der Regel günstig, der Verlauf häufig selbstlimitierend. Ein chronischer Verlauf ist möglich, aber selten. Der Nachweis von ANCA ist mit einer höheren Wahrscheinlichkeit für einen chronischen Verlauf assoziiert. Bei 40 % der zusätzlich HLA-B27-positiven Kinder ist ein Übergang in eine Spondylarthropathie zu erwarten.

9.3 Rheumatisches Fieber

> **9.3 Rheumatisches Fieber**
>
> **Definition:** Nach einer Streptokokkeninfektion auftretende entzündliche Erkrankung des mesenchymalen Gewebes.

Definition
Das Rheumatische Fieber ist eine entzündliche Erkrankung des mesenchymalen Gewebes aufgrund einer hyperergisch-allergischen Reaktion der Gelenke, des Herzens und des Gehirns. Sie tritt 2–5 Wochen nach einer Infektion mit β-hämolysierenden Streptokokken der Gruppe A auf.

Epidemiologie
Es erkranken überwiegend Schulkinder um das 10. Lebensjahr. Jungen und Mädchen sind gleich häufig betroffen.

9.3 RHEUMATISCHES FIEBER

> **MERKE** Das rheumatische Fieber ist die häufigste Ursache der erworbenen Herzaffektion im Kindesalter.

Ätiologie
Weniger als 3 % der Kinder, die an einer Infektion mit β-hämolysierenden Streptokokken der Gruppe A erkranken, bekommen ein rheumatisches Fieber. Einfluss auf die Prädisposition haben Alter sowie genetische und sozioökonomische Faktoren (Faktor X).

> **MERKE** Ätiologie des rheumatischen Fiebers: Infektion mit Streptokokken der Gruppe A + Sensibilisierung + Faktor X.

Pathogenese
Die Entstehung des akuten rheumatischen Fiebers ist nicht endgültig geklärt. Die Hypothese der abnormen Immunantwort gegen eine noch ungeklärte Komponente der Streptokokken der Gruppe A ist am wahrscheinlichsten. Dabei schädigen gegen Streptokokken gebildete Antikörper im Rahmen einer durch Antigenstrukturähnlichkeit bedingten Kreuzreaktion Gelenke, Herz und Gehirn. Alternativ wird ein direkt toxischer Effekt von Streptokokken, insbesondere auf das Herz, diskutiert.

Klinik
2–5 Wochen nach einer Streptokokkeninfektion (**Angina tonsillaris, Scharlach**) treten Allgemeinsymptome wie Anorexie, Gewichtsabnahme, Blässe, Müdigkeit und abdominelle Schmerzen ohne Hepatosplenomegalie auf. Die Symptome werden von **Fieber** begleitet, das typischerweise als Kontinua zwischen 38,5 °C und 40 °C verläuft. Die Organmanifestationen betreffen vorwiegend die Gelenke und das Herz, seltener Gehirn und Haut.

Arthritis: In 75 % der Fälle treten eine asymmetrische Rötung, Schwellung und Überwärmung der großen Gelenke auf. Knie, Ellbogen und Sprunggelenke sind häufig, Finger, Zehen und Wirbelsäule seltener betroffen. Ein Überspringen auf andere Gelenke ist charakteristisch. Es handelt sich um eine nichterosive Arthritis, d. h., Knorpel- und Knochenläsionen treten nicht auf! Die Symptome verschwinden unter antiphlogistischer Therapie innerhalb von 12–24 h.

Karditis: Das Risiko einer Herzbeteiligung beträgt 40–80 %. Mit jedem Rezidiv steigt die Wahrscheinlichkeit. Es handelt sich um eine Pankarditis mit Beteiligung von Peri-, Epi-, Myo- und Endokard. Eine Mitralinsuffizienz ist in der akuten Phase häufig, später kommt es durch Klappenvernarbung oft zu Stenosen. Neu auftretende Herzgeräusche sind hinweisend! Klinische Leitsymptome beinhalten eine Tachykardie sowie Arrhythmien (AV-Block I.–III. Grades). Perikardergüsse können im Rahmen einer Perikarditis auftreten. In schweren Fällen kann es zur akuten Herzinsuffizienz kommen. Sie ist die gefährlichste Komplikation des rheumatischen Fiebers, und mit jedem neuen Schub nimmt das Risiko zu. Die kardiale Manifestation des rheumatischen Fiebers führt als einzige regelmäßig zu bleibenden Schäden.

Chorea minor Sydenham: Sie ist seltener geworden und tritt in höchstens 10 % der Fälle zeitlich verzögert und häufig diskret auf. Die Symptomatik beginnt oft erst nach Monaten. Eine Verschlechterung der Handschrift ist hinweisend. Hinzu kommen Müdigkeit, Muskelhypotonie, ausfahrende, ataktische Bewegungen, Grimassieren, Sprach- und Schluckstörungen und eine hochgradige Bewegungsunruhe. In der Regel stellt sich innerhalb von Monaten ohne Residuen eine Restitutio ad integrum ein.

Erythema anulare: In 10 % der Fälle treten hauptsächlich am Stamm diskrete, blassrötliche, oft ringförmige, schmale Erythemstreifen auf, die variabel und flüchtig sind (> Abb. 9.2).

Rheumaknötchen: In 5–10 % der Fälle sind die pathognomonischen subkutanen Knötchen über Knochenvorsprüngen nachweisbar, die schmerzlos und verschieblich sind.

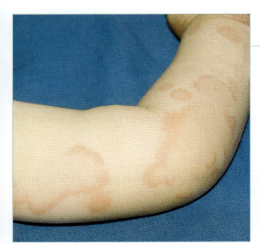

Abb. 9.2 Erythema anulare. [O530]

Aus Studentensicht

> **MERKE**

> **MERKE**

Pathogenese: Abnorme Immunantwort gegen eine noch unbekannte Komponente der Streptokokken (Gruppe A). Antikörper gegen Streptokokken schädigen Gelenke, Herz und Gehirn.

Klinik
- 2–5 Wochen nach einer Streptokokkeninfektion → Anorexie, Gewichtsabnahme, Blässe, Fieber.
- **Arthritis:** Asymmetrische Rötung, Schwellung, Überwärmung der großen Gelenke, Überspringen auf andere Gelenke, nichterosiv.
- **Karditis** (40–80 %): Pankarditis mit Peri-, Epi-, Myo- und Endokard. Mitralinsuffizienz in der akuten Phase. Neu auftretende Herzgeräusche! Tachykardie und Arrhythmien als Leitsymptome.
- **Chorea minor Sydenham** (10 %): Verschlechterung der Handschrift, Muskelhypotonie, ausfahrende, ataktische Bewegungen, Grimassieren, Sprach- und Schluckstörungen.
- Erythema annulare, Rheumaknötchen.

ABB. 9.2

9 RHEUMATISCHE ERKRANKUNGEN

Komplikation

Die rheumatische Endokarditis ist die einzige ernste Komplikation des rheumatischen Fiebers. Am häufigsten ist die Mitralklappe betroffen, aber auch die Aortenklappe kann befallen werden. Zu einem Befall der Trikuspidalklappe kommt es meist nur bei Patienten mit signifikanter Mitral- oder Aortenklappenerkrankung und konsekutiver pulmonaler Hypertonie.

> **MERKE** Lasègue, 1856: „Das rheumatische Fieber beleckt die Gelenke und das Gehirn, aber es beißt das Herz."

Verlauf

Der klassische Verlauf des rheumatischen Fiebers gestaltet sich folgendermaßen: Die Erkrankung beginnt mit Gelenksymptomen 2–3 Wochen im Anschluss an eine Pharyngitis und wird fakultativ von Karditis oder Erythema anulare begleitet. Später, wenn überhaupt, treten Rheumaknötchen oder eine Chorea minor auf. Die Erkrankungsgesamtdauer beträgt 3–6 Wochen. Rezidive infolge erneuter Streptokokkeninfektionen sind nicht selten.

Diagnostik

Nach den revidierten Jones-Kriterien ist die Diagnose eines rheumatischen Fiebers sehr wahrscheinlich, wenn 2 Hauptkriterien oder 1 Hauptkriterium und 2 Nebenkriterien erfüllt sind.

Checkliste: Revidierte Jones-Kriterien für die Diagnose eines rheumatischen Fiebers.

Hauptkriterien	Nebenkriterien
Karditis	Fieber
Polyarthritis	Arthralgien
Chorea minor	Vorausgegangenes rheumatisches Fieber
Erythema anulare	Erhöhte BKS und CRP, Leukozytose
Rheumaknötchen	Verlängerte PQ-Zeit im EKG
Plus Nachweis einer Streptokokkeninfektion durch positiven Rachenabstrich oder Antikörpernachweis	

- **Labor:** Beschleunigte BKS, C-reaktives Protein erhöht, normochrome Anämie, evtl. Leukozytose, gelegentlich unspezifische γ-Globulin-Erhöhung
- **Erregernachweis:** Streptokokken im Rachenabstrich, Antistreptolysintiter erhöht, Anti-DNAse erhöht, Antihyaluronidase erhöht
- **Röntgen-Thorax** meist unauffällig, evtl. Kardiomegalie
- **EKG:** AV-Block möglich, PQ-Verlängerung, ST-Senkung
- **Echokardiografie:** Nachweis von Klappenveränderungen, Nachweis von pathologischen Flussmustern an veränderten Klappen

Differenzialdiagnose

- Juvenile idiopathische Arthritis (JIA)
- Reaktive Arthritis nach anderen Infektionen
- Infektiöse Endokarditis
- Kollagenosen
- Lyme-Borreliose

Therapie

Schmerztherapie und Entzündungshemmung mit hoch dosierten nichtsteroidalen Antiphlogistika bis zur Entfieberung und Normalisierung der Entzündungsparameter (z. B. Ibuprofen 30 mg/kg/d).
Beseitigung evtl. noch vorhandener Streptokokken: Penicillin V ist das Medikament der Wahl (100.000 IE/kg KG/d p. o. über mindestens 10 Tage, dann 400.000 IE/d als langfristige Prophylaxe).
Therapie der Karditis: Prednison wird in einer Dosierung von 2 mg/kg KG/d über mindestens 2 Wochen verabreicht. Zusätzlich werden symptomatische Maßnahmen durchgeführt.
Therapie der Chorea: In leichten Fällen werden Benzodiazepine, in schweren Fällen wird Haloperidol eingesetzt.

Prophylaxe

Die Rezidivprophylaxe ist die wichtigste Maßnahme zur Eindämmung des rheumatischen Fiebers. Hierzu wird Penicillin V in einer Dosierung von zweimal täglich 200.000 IE oder Benzathin-Penicillin in einer Dosierung von 1,2 Mio. IE/Monat i. m. verabreicht. Die Dauer der Prophylaxe sollte mindestens 5 Jahre betragen und bei einem Rezidiv lebenslänglich durchgeführt werden.

Aus Studentensicht

Komplikation: Rheumatische Endokarditis.

MERKE

Verlauf: 2–3 Wochen nach einer Pharyngitis → Gelenksymptome fakultativ mit Karditis, Erythema anulare → fakultativ Rheumaknötchen, Chorea minor.

Diagnostik: Zutreffen von 2 Haupt- oder 1 Haupt- und 2 Nebenkriterien → Jones.

Checkliste: Revidierte Jones-Kriterien für die Diagnose eines rheumatischen Fiebers

CHECKLISTE

Differenzialdiagnose
- JIA
- Reaktive Arthritis nach anderen Infektionen

Therapie: Hoch dosierte nichtsteroidale Antiphlogistika zur **Schmerztherapie**, Penicillin V zur **Streptokokkenbehandlung**. **Karditis** → Prednison. **Chorea** → Benzodiazepine, Haloperidol.

> **PRAXISTIPP**
> Die Rezidivprophylaxe ist die wichtigste Maßnahme zur Eindämmung des rheumatischen Fiebers. Hierzu wird Penicillin V in einer Dosierung von 2 × 200.000 IE/d oder Benzathin-Penicillin in einer Dosierung von 1,2 Mio. IE/Monat i. m. verabreicht.

9.4 Kawasaki-Syndrom

Definition
Das Kawasaki-Syndrom ist eine akute systemische Vaskulitis des Kleinkindalters mit den Symptomen Konjunktivitis, Stomatitis und Lymphadenopathie. Dazu kommt eine gefürchtete kardiale Komplikation mit Aneurysmenbildung, Thrombose und Ruptur der Koronararterien, die zu einer myokardialen Ischämie führt. Synonym: Mukokutanes Lymphknotensyndrom.

Epidemiologie
Die Inzidenz in Deutschland beträgt etwa 9 : 100.000 Kinder < 5 Jahre. Betroffen sind hauptsächlich Kinder zwischen dem 1. und 5. Lebensjahr. Jungen sind häufiger betroffen als Mädchen. Die Inzidenz ist in Japan wesentlich höher.

Ätiologie
Sie ist weiterhin ungeklärt. Eine genetische Prädisposition liegt vor.

Pathologische Anatomie
Es bestehen schwere entzündliche Zellinfiltrationen der Media und Intima der Koronararterien. Thrombozytenthromben führen zu Verschlüssen kleiner und mittlerer Arterien.

Klinik
Das Vollbild des Kawasaki-Syndroms ist gekennzeichnet durch 6 Hauptsymptome und eine Reihe mehr oder weniger charakteristischer Nebensymptome.
Hauptsymptome:
- Antibiotikaresistentes Fieber > 5 Tage
- Akute zervikale Lymphadenopathie (> 1,5 cm)
- Konjunktivitis
- Schleimhautveränderungen von Lippen und Mundhöhle (Enanthem): trockene, hochrote, rissige Lippen. „Himbeerzunge" (➤ Abb. 9.3a) und diffuse Rötung von Mundschleimhaut und Pharynx
- Palmar- und Plantarerythem, Schuppung der Finger und Zehen in der 2.–3. Krankheitswoche (➤ Abb. 9.3b)
- Polymorphes, scharlachähnliches Exanthem

Nebensymptome:
- Karditis (Myokarditis und Perikarditis)
- Erbrechen und Diarrhö
- Schmerzhafte Gelenkschwellung
- Gallenblasenhydrops
- Laborveränderungen: Proteinurie und Leukozyturie, Leukozytose mit Linksverschiebung, ausgeprägte Thrombozytose (charakteristischerweise ab der 2.–3. Krankheitswoche). Blutsenkung und CRP erhöht. Geringgradige Pleozytose und Liquoreiweißvermehrung (aseptische Meningitis). Aktivitätserhöhungen der Aminotransferasen und Serumbilirubinerhöhung sowie Hypalbuminämie

Aus Studentensicht

> **PRAXISTIPP**

9.4 Kawasaki-Syndrom

Definition: Akute systemische Vaskulitis mit Konjunktivitis, Stomatitis, Lymphadenopathie. Myokardiale Ischämie als Komplikation.

Pathologische Anatomie: Entzündliche koronare Media- und Intimazellinfiltrationen. Thrombozytenthromben → Arterienverschlüsse.

Klinik
- **Hauptsymptome:** Antibiotikaresistentes Fieber, Lymphadenopathie, Konjunktivitis, Schleimhautveränderungen von Lippen und Mundhöhle, Palmar-, Plantarerythem, Exanthem
- **Nebensymptome:** Karditis, Erbrechen und Diarrhö, Gelenkschwellung, Gallenblasenhydrops, Laborveränderungen

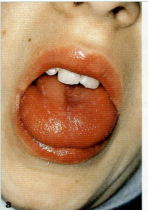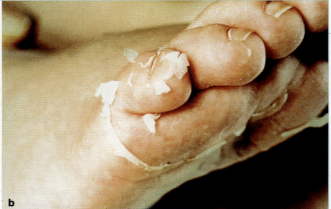

Abb. 9.3 Kawasaki-Syndrom. **a)** Lacklippen und Himbeerzunge. **b)** Hautschuppung. [S110]

9 RHEUMATISCHE ERKRANKUNGEN

Aus Studentensicht

Diagnostik: Fieber plus 4–5 Hauptsymptome oder 4 Hauptsymptome plus Koronaraneurysmen. Diagnosesicherung mit Laboruntersuchen und kardiologischer Diagnostik.

Verlauf
- **Akutphase** (7–14 Tage) Fieber, schlechter Allgemeinzustand, Hauptsymptome
- **Subakute Phase** (2.–3. Woche) Hautschuppung, Thrombozyten ↑
- **Rekonvaleszenzphase** mit Rückbildung der klinischen Symptome

Komplikation: Kardiale Beteiligung → Myokarditis, Perikarditis, Mitral- und Aorteninsuffizienz, Arrhythmien.

Differenzialdiagnose
- Scharlach
- Toxisches Schocksyndrom
- Leptospirose
- *Epstein-Barr-Virus*-Infektion

Therapie: Akutphase: einmalig hoch dosiert **Immunglobuline**, Azetylsalicylsäure.

LERNTIPP

MERKE

9.5 Autoinflammatorische Syndrome – periodische Fiebersyndrome

Definition: Genetisch fixierte Erkrankungen mit wiederkehrenden Fieberschüben und multisystemischen Entzündungsprozessen.

9.5.1 Familiäres Mittelmeerfieber

Definition: Wiederkehrende fieberhafte Krisen mit einer inflammatorischen Reaktion der serösen Häute.

Diagnostik
Die Diagnose eines kompletten Kawasaki-Syndroms ist gestellt, wenn Fieber plus 4–5 Hauptsymptome oder 4 Hauptsymptome und Koronaraneurysmen vorliegen. Inkomplette Kawasaki-Syndrome kommen vor, insbesondere im Säuglingsalter. Neben den Laboruntersuchungen, die die o. g. Auffälligkeiten ergeben, ist die kardiologische Diagnostik mit EKG und Echokardiografie von entscheidender Bedeutung.

Verlauf
Die Erkrankung verläuft typischerweise in 3 Phasen. In der **Akutphase** (7–14 Tage) stehen das hohe Fieber und der schlechte Allgemeinzustand des Kindes im Vordergrund. Die Hauptsymptome sind nachweisbar. In der **subakuten Phase** (2.–3. Woche) bilden sich Fieber, Lymphadenopathie und Exanthem zurück. Es kommt zur Hautschuppung an Fingern und Zehen sowie zum Thrombozytenanstieg. In der **Rekonvaleszenzphase** haben sich alle klinischen Symptome zurückgebildet und die BKS hat sich normalisiert.

Komplikationen
Die wichtigsten Komplikationen des Kawasaki-Syndroms betreffen das Herz. In der Akutphase manifestiert sich die kardiale Beteiligung als Myokarditis, Perikarditis, Mitral- und Aorteninsuffizienz sowie mit Arrhythmien. Infolge einer akuten Koronararteriitis kann es im subakuten Stadium zu Koronararterienaneurysmen kommen.

Differenzialdiagnose
- Scharlach
- Toxisches Schocksyndrom
- Leptospirose
- *Epstein-Barr-Virus*-Infektionen
- Juvenile idiopathische Arthritis
- Masern
- Adenovirusinfektion
- Vaskulitissyndrome

Therapie
In der akuten Phase werden einmalig hoch dosiert **Immunglobuline** i. v. (2 g/kg KG über 12 h) verabreicht. Fieber und systemische Manifestationen können innerhalb von 24 h ansprechen. Die frühzeitige Gabe kann eine Koronararterienbeteiligung verhindern. Bei Hochrisikopatienten wird eine Methylprednisolonstoßtherapie empfohlen.
Begleitend wird **Azetylsalizylsäure** in einer Dosis von 30–50 mg/kg KG/d verabreicht. Nach Entfieberung wird die Dosis auf 3–5 mg/kg KG/d reduziert und über einen Zeitraum von mindestens 6 Wochen zur Thrombozytenaggregationshemmung verabreicht.

> **LERNTIPP** Die Klinik und Therapie des Kawasaki-Syndroms werden gern abgefragt.

Prognose
Sie wird entscheidend durch das Ausmaß der kardialen Beteiligung beeinflusst. In 50 % der Fälle kommt es zu einer spontanen Rückbildung der Aneurysmen. Bei optimaler Therapie beträgt die Letalität 0,5 %. Eine kinderkardiologische Langzeitbetreuung ist notwendig.

> **MERKE** Beim Kawasaki-Syndrom ist eine frühzeitige, aggressive Therapie von entscheidender prognostischer Bedeutung.

9.5 Autoinflammatorische Syndrome – periodische Fiebersyndrome

Definition
Es handelt sich um seltene, meist genetisch fixierte Erkrankungen, die durch wiederkehrende Fieberschübe und multisystemische Entzündungsprozesse gekennzeichnet sind. Im Folgenden wird exemplarisch detaillierter auf das familiäre Mittelmeerfieber eingegangen.

9.5.1 Familiäres Mittelmeerfieber
Definition
Das familiäre Mittelmeerfieber ist das häufigste hereditäre periodische Fiebersyndrom. Es ist durch wiederkehrende fieberhafte Krisen gekennzeichnet, die mit einer inflammatorischen Reaktion der serösen Häute (v. a. Pleura, Peritoneum, Synovia) einhergehen.

Epidemiologie
Die Erkrankung kommt vor allem bei Migranten aus dem Mittelmeerraum vor. In diesen Gruppen beträgt die Überträgerhäufigkeit 11–29 %, somit ist durchschnittlich 1 von 25 betroffen.

Ätiologie
Die Erkrankung wird autosomal-rezessiv vererbt. Es liegen Mutationen im sog. *MEFV*-Gen vor, das für das Protein Pyrin kodiert. Dieses spielt eine Schlüsselrolle in der Regulation proinflammatorischer Moleküle.

Ätiologie: Autosomal-rezessiv vererbt: *MEFV*-Genmutation.

Klinik
Charakteristisch sind akut auftretende **selbstlimitierende Fieberschübe** über 1–3 Tage. Häufig kommt es aufgrund einer Mitbeteiligung der serösen Häute begleitend zu Schmerzkrisen. Auftreten können **Bauchschmerzen**, **Mon-/Oligoarthritiden** und **Thoraxschmerzen**. Hauterscheinungen wie ein erysipelartiges Erythem oder Myalgie können ebenso vorliegen. Selten kommt es zu Skrotalschwellung (Periorchitis), Glomerulonephritis, Meningitis und Perikarditis. Verschiedene Vaskulitiden können vorkommen. Zwischen den Krankheitsschüben sind die Patienten häufig beschwerdefrei.
Oft entwickeln betroffene Kinder schon während der ersten Lebensjahre Symptome.

Klinik: Akut auftretende selbstlimitierende Fieberschübe (1–3 Tage). Schmerzkrisen aufgrund einer Mitbeteiligung der serösen Häute. Bauch-, Thoraxschmerzen, Mon-/Oligoarthritiden.

Diagnostik
- Klinische Verdachtsdiagnose
- Laborwerte unspezifisch erhöht: CRP, BKS, Leukozyten, Serumamyloid
- DNA-Analyse (Mutationsnachweis im *MEFV*-Gen)
- Probatorische Colchizintherapie

Diagnostik: Klinische Verdachtsdiagnose. Unspezifische Erhöhung von CRP, BKS, Leukozyten, Serumamyloid. Probatorische Colchizintherapie.

Therapie
Akute Schübe können symptomatisch mit NSAR behandelt werden. Die dauerhafte Prophylaxe mit Colchizin (0,5–2 mg/Tag) kann das Risiko einer Amyloidose verhindern und den Verlauf der Krankheitsschübe mildern.

Therapie: Akute Schübe: NSAR. Prophylaktisch: Cholchizin.

9.6 Systemischer Lupus erythematodes

Siehe hierzu ➤ Kap. 15.1.6.

9.7 Purpura Schoenlein-Henoch

Siehe hierzu ➤ Kap. 15.1.9.

ÜBUNGSFRAGEN FÜRS MÜNDLICHE MIT LÖSUNGSHILFEN

1. Ein 7-jähriges Mädchen wird Ihnen wegen einer schmerzhaften Kniegelenksschwellung rechts, die seit 6 Wochen besteht, in der Notaufnahme vorgestellt. Weitere Symptome gibt es nicht und auch der körperliche Untersuchungsbefund ist unauffällig.

Die Patientin zeigt eine Monoarthritis des rechten Kniegelenks. Hierbei kommen folgende Differenzialdiagnosen in Betracht:
- Reaktive, postinfektiöse Arthritis
- Lyme-Arthritis
- Juvenile idiopathische Arthritis (JIA), oligoartikuläre Form (≤ 4 Gelenke)
- Juvenile idiopathische Arthritis (JIA), polyartikuläre Form (≥ 5 Gelenke)
- Enthesitis-assoziierte Arthritis (EAA)
- Psoriasis-Arthritis
- Lupus erythematodes mit Gelenkbeteiligung
- Arthritis bei chronisch-entzündlicher Darmerkrankung

2. Welche weiterführenden Untersuchungen würdest du durchführen?

Eine ausführliche **Blutuntersuchung** sollte Blutsenkungsgeschwindigkeit, Blutbild mit Differenzialblutbild, CRP, ASL-Titer, Rheumafaktor, Komplementfaktoren, antinukleäre Antikörper (ANA), DNA-Antikörper (anti-DNA), HLA-B27, Leber- und Nierenwerte und eine Borrelienserologie beinhalten. Der **Urin** sollte gestixt und auf Elektrolyt- und Eiweißausscheidung untersucht werden. Eine **augenärztliche Untersuchung** sollte zum Ausschluss einer Augenbeteiligung (Iridozyklitis, Uveitis) erfolgen. Eine **Sonografie** des Kniegelenks ist indiziert. Weiterführende bildgebende diagnostische Maßnahmen (z. B. MRT) können in Betracht gezogen werden. Bestehen Hinweise auf eine systemische Form der Erkrankung, so müssen ein EKG, eine Echokardiografie und ein Ultraschall des Abdomens ergänzend durchgeführt werden.

Aus Studentensicht

IMPP-Schwerpunkte
!!! Bei der juvenilen idiopathischen Arthritis sollte man sich vor allem die typischen klinischen Symptome sowie die dazugehörigen spezifischen Laborparameter einprägen.
! Klinik und Therapie des Kawasaki-Syndroms sind relevant.

NKLM-Lernziele
Eine Übersicht der dem Fach zugeordneten NKLM-Lernziele findest du im Anhang ab Seite 648.

Aus Studentensicht

9 RHEUMATISCHE ERKRANKUNGEN

3. Nenne Hauptsymptome des Kawasaki-Syndroms. Welche gefürchteten Komplikationen kennst du?

Die Hauptsymptome des Kawasaki-Syndroms sind:
- Antibiotikaresistentes Fieber unbekannter Ursache > 5 Tage
- Akute zervikale Lymphadenopathie (> 1,5 cm)
- Konjunktivitis
- Schleimhautveränderungen von Lippen und Mundhöhle (Enanthem): trockene, hochrote, rissige Lippen, „Himbeerzunge" und diffuse Rötung von Mundschleimhaut und Pharynx
- Palmar- und Plantarerythem, Schuppung der Finger und Zehen in der 2.–3. Krankheitswoche
- Polymorphes, scharlachähnliches Exanthem

Kardiovaskuläre Komplikationen können in der Akutphase sowie in der subakuten Phase auftreten und sind die häufigste Ursache für Morbidität und Mortalität. Die Symptome sind hierbei vielfältig und erstrecken sich von Perikarditis, Myokarditis, Klappenstenosen oder Insuffizienzen bis hin zu aneurysmatischen Veränderungen der Koronararterien. Diese **Koronaraneurysmen** treten bei 15–25 % der nicht behandelten Kinder auf und können zum Verschluss der Koronararterien mit myokardialer Ischämie führen.

KAPITEL 10 Hämatologie

10.1	Erkrankungen des roten Systems	260
10.1.1	Eisenmangelanämie	260
10.1.2	Megaloblastäre Anämie	261
10.1.3	Kongenitale hypoplastische Anämie: Diamond-Blackfan-Anämie (DBA)	262
10.1.4	Erworbene hypoplastische Anämien	263
10.1.5	Anämie der chronischen Erkrankung (ACD)	263
10.1.6	Blutungsanämien	264
10.1.7	Hämolytische Anämien	265
10.1.8	Sideroblastische Anämien (SA)	276
10.1.9	Panmyelopathien: aplastische Anämien	276
10.1.10	Myelodysplastische Syndrome (MDS)	278
10.2	Erkrankungen des weißen Systems	278
10.2.1	Neutrophile Leukozytopenie	278
10.2.2	Granulozytenfunktionsstörungen	280
10.2.3	Reaktive Veränderungen des weißen Blutbildes	281
10.3	Erkrankungen der Milz	281
10.3.1	Asplenie	281
10.3.2	Splenomegalie	282
10.4	Hämostaseologie	282
10.4.1	Hämophilie A	282
10.4.2	Hämophilie B	284
10.4.3	Von-Willebrand-Syndrom	285
10.4.4	Koagulopathie durch Vitamin-K-Mangel	286
10.4.5	Koagulopathie durch Lebererkrankungen	286
10.4.6	Verbrauchskoagulopathien	287
10.4.7	Thrombozytopenien	288
10.4.8	Thrombozytenfunktionsstörungen	290
10.4.9	Thrombozytosen	290

Aus Studentensicht

Physiologie
- **Pränatalphase:** Beginn der Blutbildung im Dottersack, später auch in Leber, Milz; ab 7. Monat im Knochenmark. **3 embryonale Hämoglobine** → Hb-Gower-1 und -2 sowie HbF. **Adultes Hämoglobin** → HbA_1 (3. Gestationsmonat) und HbA_2 (ab 36. SSW).
- **Perinatalphase:** 80 % HbF, 20 % HbA_1.
- **Postnatalphase:** Wechsel von fetalem zu adultem Hämoglobin. Im Alter von 10 Wochen: Auftreten der **Trimenonanämie** → durchschnittlicher Hb von 11,5 g/dl. Bei Frühgeborenen: Absinken bis auf 8 g/dl durch inadäquate EPO-Produktion (**Frühgeborenenanämie**). Kompensation durch Rechtsverschiebung der O_2-Dissoziationskurve.
- Erste Lebenstage → **Neutrophilie** (bis 20.000/µl) mit **Linksverschiebung.** Nach 1 Woche → relative Lymphozytose.

Physiologie

In der Pränatalphase beginnt die Blutbildung in der 2. Gestationswoche im Dottersack, später findet sie auch in Leber und Milz statt. Das Knochenmark übernimmt die Blutbildung ab dem 7. Monat. Während der intrauterinen Entwicklung werden 3 verschiedene Hämoglobine gebildet (**embryonale Hämoglobine**): Hb-Gower-1 und Hb-Gower-2 dominieren im 1. und 2. Gestationsmonat, HbF ($\alpha_2\gamma_2$, fetales Hämoglobin) im 3. Monat. Jetzt beginnt bereits die Produktion von HbA_1 ($\alpha_2\beta_2$, adultes Hämoglobin). Die Synthese von HbA_2 ($\alpha_2\delta_2$) beginnt in der 36. Schwangerschaftswoche.

In der Perinatalphase am errechneten Geburtstermin besteht der rote Blutfarbstoff zu 80 % aus HbF und zu 20 % aus HbA_1.

In der Postnatalphase erfolgt der Wechsel von fetalem zu adultem Hämoglobin, der erst 6–12 Monate nach der Geburt abgeschlossen ist. In den ersten Lebenstagen besteht eine kurzfristige Polyglobulie mit Hämoglobinkonzentrationen um 19,5 g/dl durch Volumenreduktion des Blutes (➤ Tab. 10.1). Nach der Neugeborenenperiode fällt der Hämoglobinwert stetig durch Drosselung der Erythropoese. Im Alter von 10 Wochen ist ein Tiefpunkt mit einem durchschnittlichen Hb von 11,5 g/dl erreicht: **Trimenonanämie.** Bei Frühgeborenen ist der Abfall durch inadäquate Erythropoetinproduktion ausgeprägter, der Hämoglobinwert kann bis auf 8 g/dl absinken (**Frühgeborenenanämie**). Die Trimenonreduktionen werden durch eine Rechtsverschiebung der O_2-Dissoziationskurve, also durch eine leichtere Abgabe von Sauerstoff an das Gewebe, kompensiert.

Die Lehrbücher der klinischen Chemie sind sicherlich nicht dein bester Freund, aber gib dir einen Ruck und nimm sie dir zu Hilfe. Lies dich zunächst noch einmal in die Grundlagen MCV und MCH ein, dann fällt es dir leichter, die hämatologischen Erkrankungen einzuteilen. Falls dich trotzdem die Verzweiflung packt, keine Panik, es ist nicht das beliebteste Prüfungsthema. Dennoch musst du dir einen Überblick verschaffen.

10 HÄMATOLOGIE

Die Leukozytenzahl steigt innerhalb der ersten Lebenstage steil bis auf Werte um 20.000/µl an: **Neutrophilie mit Linksverschiebung** („Alarmreaktion"). Nach etwa 1 Woche fallen die Leukozyten wieder ab und es kommt zur relativen Lymphozytose, die für das gesamte Kindesalter charakteristisch ist (> Tab. 10.2).

Tab. 10.1 Durchschnittliche Normwerte des roten Blutbildes im Kindesalter.

	1. Tag	7. Tag	3 Monate	12 Monate	4 Jahre	8 Jahre	12 Jahre
Hb (g/dl)	19,5	17,5	11,5	12,3	12,7	13,8	14,2
Ery (Mio./µl)	5,6	5,2	3,8	4,9	4,7	4,8	4,9
Hkt (%)	60	55	34	37	38	39	42
MCV (fl)	108	98	88	77	81	81	85

Tab. 10.2 Durchschnittliche Normwerte des weißen Blutbildes im Kindesalter.

	1 Woche	6 Monate	1 Jahr	2 Jahre	4 Jahre	8 Jahre	14 Jahre
Leukozyten (/µl)	11.000	10.000	9.000	8.500	8.000	8.000	7.000
Neutrophile (%)	45	33	31	41	45	52	58
Lymphozyten (%)	42	59	61	55	45	39	35

10.1 Erkrankungen des roten Systems

Als **Anämie** wird die Verminderung der Hämoglobinkonzentration oder der Erythrozytenzahl bezeichnet. Sie ist definiert als Unterschreitung der zweifachen Standardabweichung vom altersentsprechenden Mittelwert. Eine Übersicht liefert die Checkliste.

Checkliste: Übersicht der Anämien im Kindesalter nach pathogenetischen Gesichtspunkten.

Inadäquate Produktion	• Kongenitale hypoplastische Anämie • Erworbene hypoplastische Anämie • Transitorische aplastische Anämie • Angeborene dyserythropoetische Anämie
Vermehrter Abbau	• Angeborene Membrandefekte • Immunhämolytische Anämien • Hämoglobinopathien • Angeborene erythrozytäre Enzymdefekte • Toxisch-hämolytische Anämien • Mechanisch-hämolytische Anämien
Substratmangel	• Eisenmangelanämie • Infektanämie • Vitamin-B_{12}- oder Folsäuremangelanämie • Eiweißmangelanämie • Vitamin-E-Mangel-Anämie bei Säuglingen • Iron-refractory Iron Deficiency Anemia (IRIDA)
Chronische Erkrankung	• Erythropoetinmangel • Eisenmangel • Hämolyse und Dialyse
Erythrozytenverlust	• Blutungsanämie
Verteilungsstörung	• Hyperspleniesyndrom
Eisenverwertungsstörung	• Sideroblastische Anämie

10.1.1 Eisenmangelanämie

Definition
Es ist die weltweit häufigste Ursache der Anämie mit Verminderung der Hämoglobinkonzentration bei zunächst noch normaler Erythrozytenzahl. Sie ist die Folge von **Mangelernährung,** chronischen Infektionen und Wurmerkrankungen.

Physiologie
Am Ende des 1. Lebensjahres kommt es zu einem Engpass in der Eisenversorgung. Vor allem Kinder zwischen 1 und 3 Jahren sind davon betroffen.

Ätiologie
Verminderter Eisenspeicher oder erhöhter Bedarf: Prä- oder perinataler Blutverlust, Zwillinge, Frühgeborene, Austauschtransfusionen, relativer Eisenmangel (Polyglobulie) bei zyanotischen Herzfehlern, iatrogen (Blutentnahmen!).

Aus Studentensicht

TAB. 10.1

TAB. 10.2

10.1 Erkrankungen des roten Systems

Anämie: Verminderung der Hämoglobinkonzentration oder Erythrozytenzahl.

Checkliste: Übersicht der Anämien im Kindesalter nach pathogenetischen Gesichtspunkten

CHECKLISTE

10.1.1 Eisenmangelanämie

Definition: Verminderte Hämoglobinkonzentration durch Eisenmangel bei zunächst normaler Erythrozytenzahl.

Ätiologie
• **Eisenspeicher ↓/Bedarf ↑:** Blutverlust, Zwillinge, Frühgeborene
• **Eisenabsorption ↓:** Mangelernährung, Malabsorptionssyndrome
• **Eisenverlust:** Blutungen, v. a. gastrointestinal
• **Gestörte Eisenverwertung:** Chronische Infektionen, Tumoren

10.1 ERKRANKUNGEN DES ROTEN SYSTEMS

Verminderte Eisenabsorption: Alimentär, Malabsorptionssyndrome (Zöliakie, Gastroenteritis); Iron-refractory Iron Deficiency Anemia (IRIDA), eine seltene autosomal-rezessive Erkrankung, die nicht auf orale Eisentherapie anspricht (Mutation im *TMPRSS6*-Gen).
Erhöhter Eisenverlust: Blutungen (Nasenbluten, Darmpolypen, Colitis ulcerosa, Meckel-Divertikel, Hämangiome, Hypermenorrhö).
Gestörte Eisenverwertung: Chronisch-rezidivierende Infektionen, Tumoren.

Klinik
Außer bei extremen Formen bestehen wenig Symptome wie Blässe, Müdigkeit, Lern- und Konzentrationsstörungen, Abgeschlagenheit, Tachykardie und systolische Herzgeräusche.

> **MERKE** Ein chronischer Eisenmangel im Kindesalter führt langfristig zu Entwicklungs- und Intelligenzdefiziten, da Eisen ein wichtiger Kofaktor der Neurotransmittersynthese ist. Er muss daher ernst genommen und sorgfältig behandelt werden.

Diagnostik
- **Blutbild:** Mikrozytäre hypochrome Anämie: MCV erniedrigt, Mikrozytose, Erythrozytenzahl normal bis erhöht, Erythrozytenverteilungsbreite erhöht
- **Blutausstrich:** Hypochromie, Anulozyten (> Abb. 10.1), Poikilozytose
- **Retikulozytenzahl:** Normal
- **Serum:** Eisen und Ferritin erniedrigt, Transferrin erhöht, Transferrinsättigung vermindert, Eisenbindungskapazität erhöht, Erhöhung des löslichen Transferrinrezeptors

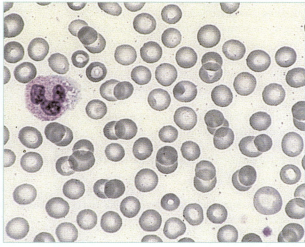

Abb. 10.1 Eisenmangelanämie. Blutausstrich. Zahlreiche Anulozyten und Mikrozyten. May-Grünwald-Giemsa-Färbung. Vergrößerung 600-fach. [R286]

Therapie
Ein Eisenmangel bedarf einer oralen Substitution zweiwertiger Eisensalze in einer Dosierung von 2–3 mg/kg KG/d über mindestens 4 Monate. Einige Tage nach Therapiebeginn kommt es zu einem Anstieg der Retikulozyten. Eine Normalisierung der Hämoglobinkonzentration ist nach etwa 2 Monaten zu erwarten. Eine parenterale Eisengabe ist nur bei Resorptionsstörungen oder oraler Unverträglichkeit indiziert. Die Dosierung errechnet sich wie folgt: erforderliche mg Eisen = kg KG × Hb-Differenz in g/dl × 3,5.

> **MERKE** Ein Versagen einer oralen Eisentherapie kann folgende Ursachen haben: Unterdosierung, mangelnde Compliance, Erbrechen, Diarrhö, Malabsorption, Folsäure- oder Vitamin-B$_{12}$-Mangel oder Fortbestehen einer chronischen Grunderkrankung (Infektion, Blutung, Tumor, Iron-refractory Iron Deficiency Anemia [IRIDA]).

10.1.2 Megaloblastäre Anämie

Definition
Die makrozytäre Anämie mit oder ohne Leukopenie, Thrombozytopenie und typischen Veränderungen in der Knochenmarkzytologie entsteht vor allem durch Störungen des Vitamin-B$_{12}$- oder Folsäurestoffwechsels.

Pathogenese
Es handelt sich um eine Störung der DNA-, RNA- und Proteinsynthese durch den Mangel an Vitamin B$_{12}$ und/oder Folsäure. Leukozyten, Thrombozyten und andere rasch proliferierende Gewebe, z.B. Darmschleimhautzellen, sind ebenfalls betroffen.

Aus Studentensicht

Klinik: Blässe, Müdigkeit, Konzentrationsstörungen, Tachykardie, systolisches Herzgeräusch.

MERKE

Diagnostik
- **Labor:** Mikrozytäre hypochrome Anämie (MCV ↓, Mikrozytose), Eisen ↓, Ferritin ↓, Transferrin ↑, Transferrinsättigung ↓, Eisenbindungskapazität ↑
- **Blutausstrich:** Hypochromie, Anulozyten, Poikilozytose

ABB. 10.1

Therapie: Zweiwertige Eisensalze 2–3 mg/kg KG/d über mindestens 4 Monate.

MERKE

10.1.2 Megaloblastäre Anämie

Definition: Makrozytäre Anämie durch Störungen des Vitamin-B$_{12}$- oder Folsäurestoffwechsels.

Pathogenese: Vitamin-B$_{12}$-/Folsäure-Mangel → Störung der DNA-, RNA- und Proteinsynthese.

10 HÄMATOLOGIE

Aus Studentensicht

Ätiologie: Streng vegetarische oder parenterale Ernährung, Malabsorptionssyndrome:
- **Vitamin-B_{12}-Mangel:** Mangel an Intrinsic-Faktor, Transcobalamin-II-Mangel
- **Folsäuremangel:** Tetrahydrofolsäuresynthese ↓

Klinik: Blässe, Appetitlosigkeit, Infektanfälligkeit. Bei **chronischem Vitamin-B_{12}-Mangel** → atrophische Glossitis, Parästhesien, Ataxie, Erlöschen der Muskeleigenreflexe und Hirnatrophie.

Diagnostik
- **Labor:** Normochrome makrozytäre Anämie, Retikulozyten ↓, Granulozyten ↓, Thrombozytopenie, LDH ↑↑
- **Blutausstrich:** Makrozyten, Rechtsverschiebung
- **Knochenmarkpunktion:** Reifungsstörungen aller Zelllinien, Megaloblasten, Riesenstabkernige

Therapie
- **Vitamin-B_{12}-Mangel:** Cyanocobalamin
- **Folsäuremangel:** 1–5 mg i. m./d über 5 Tage → 2,5 mg p. o./d über 14 Tage

10.1.3 Kongenitale hypoplastische Anämie: Diamond-Blackfan-Anämie (DBA)

Definition: Angeborene Anämie im frühen Säuglingsalter mit Mangel an Vorläuferzellen der Erythrozyten.

Ätiologie: Autosomal-dominant, mutierte Ribosomensynthese.

Klinik: Anämie → ohne Bluttransfusionen tödlich. **Kongenitale Fehlbildungen,** Kleinwuchs, späte Hepatosplenomegalie.

Diagnostik
- **Labor:** Normochrome makrozytäre Anämie bei fehlenden Retikulozyten
- **Knochenmarkpunktion:** Isolierte Aplasie der Erythropoese

Therapie: Prednison, Bluttransfusionen, KMT.

Ätiologie
Vitamin-B_{12}-Mangel: Er entsteht bei ungenügender Zufuhr (z. B. streng vegetarische Ernährung, parenterale Ernährung ohne Vitamin-B_{12}-Substitution), bei ungenügender Resorption (Malabsorptionssyndrome, Mangel an Intrinsic-Faktor) oder bei ungenügendem Transport (Transcobalamin-II-Mangel).
Folsäuremangel: Er tritt bei ungenügender Zufuhr (z. B. streng vegetarische Ernährung, Ziegenmilchernährung, parenterale Ernährung ohne Folsäuresubstitution), bei ungenügender Resorption (Malabsorptionssyndrome) oder bei gesteigertem Verbrauch bzw. verminderter Synthese von Tetrahydrofolsäure, der aktiven Form, auf (Medikamente, z. B. Antiepileptika, Methotrexat).

Klinik
Blässe, Appetitlosigkeit, Gedeihstörung und Infektanfälligkeit sind unspezifische Symptome. Eine leichte Hepatomegalie, gelegentlich auch eine geringgradige Splenomegalie können bestehen. Bei chronischem Vitamin-B_{12}-Mangel kommt es zusätzlich zu atrophischer Glossitis, Parästhesien, Ataxie, Erlöschen der Muskeleigenreflexe und Hirnatrophie. Bei alleinigem Folsäuremangel bestehen in der Regel keine neurologischen Symptome!

Diagnostik
- **Blutbild:** Normochrome makrozytäre Anämie: MCV stark erhöht, oft sehr niedrige Erythrozytenzahl
- **Blutausstrich:** Makrozyten, Rechtsverschiebung (Auftreten überalterter, hypersegmentierter Granulozyten), Anisozytose, Poikilozytose, kernhaltige rote Zellen
- **Retikulozytenzahl** erniedrigt, Granulozytenzahl erniedrigt, Thrombozytopenie möglich
- **Serum:** LDH stark erhöht
- **Knochenmarkpunktion:** Für die Diagnose entscheidend. Es finden sich Reifungsstörungen aller Zelllinien, Megaloblasten mit feinkörnig strukturiertem Kern und einer der Kernreifung vorauseilenden Hämoglobinisierung. Riesenstabkernige sind charakteristisch.
- **Ätiologische Differenzierung:** Vitamin B_{12} im Serum, Folsäure im Serum, Schilling-Test

Therapie
Vitamin-B_{12}-Mangel: Bei Fehlernährung oder vermehrtem Bedarf wird Cyanocobalamin in einer Dosierung von 50 µg/d verabreicht, sonst erfolgt die lebenslange parenterale Substitution mit initial 1 mg i. m. täglich, dann 0,5 mg i. m. vierteljährlich.
Folsäuremangel: Er wird mit 1–5 mg i. m./d über 5 Tage, dann mit 2,5 mg p. o./d über 14 Tage substituiert. Bei erfolgreicher Therapie kommt es zu einem Retikulozytenanstieg.

10.1.3 Kongenitale hypoplastische Anämie: Diamond-Blackfan-Anämie (DBA)

Definition
Seltene Form der angeborenen Anämie mit Manifestation im frühen Säuglingsalter und einem Mangel an Präkursoren roter Blutzellen in einem sonst unauffälligen Knochenmark.

Ätiologie
Die Vererbung erfolgt autosomal-dominant mit variabler Expressivität. Sporadische Fälle sind bekannt. Mutationen, die vor allem die Ribosomensynthese betreffen, können bei einem großen Teil der Patienten nachgewiesen werden.

Klinik
Die klinische Manifestation erfolgt im 2.–6. Lebensmonat mit einer hochgradigen **Anämie,** die bei Ausbleiben von Bluttransfusionen zu tödlichem Herzversagen führt. Initial besteht keine Hepatosplenomegalie, sie entwickelt sich erst später. In 25 % der Fälle liegen zusätzlich **kongenitale Fehlbildungen** (kraniofaziale Dysmorphie und triphalangeale Daumen) vor und häufig kommt es zu Kleinwuchs.

Diagnostik
- **Blutbild:** Ausgeprägte normochrome makrozytäre Anämie bei fehlenden Retikulozyten: MCV erhöht
- **Serum:** Eisen und Ferritin erhöht
- **Hb-Elektrophorese:** HbF-Konzentration erhöht
- **Knochenmarkpunktion:** Isolierte Aplasie der Erythropoese

Therapie
Prednisontherapie: Zwei Drittel der Patienten sprechen auf eine hoch dosierte Therapie an und es kommt zu einer Regeneration der Erythropoese. Im weiteren Verlauf kann die Prednisondosis sukzessive reduziert werden. In 50 % der Fälle ist eine niedrig dosierte Dauertherapie erforderlich.
Bluttransfusionstherapie: Bei Versagen der Prednisontherapie müssen regelmäßige Transfusionen in 2- bis 4-wöchigen Abständen durchgeführt werden. Zur Eisenelimination und Reduktion der sekundären Hämosiderose werden Chelatbildner (Deferoxamin, Deferasirox) verabreicht.

Knochenmarktransplantation: Sie wird bei Patienten durchgeführt, die nicht auf Kortikosteroide ansprechen und einen HLA-identischen Spender haben.

Prognose

Prospektive Daten zur Lebenserwartung von DBA-Patienten liegen noch nicht vor. Vermutlich ist die Überlebenszeit von transfusionsabhängigen Patienten aufgrund ihrer Hämosiderose kürzer als diejenige von Patienten mit Steroidansprechen oder Spontanremissionen. Die Langzeit-Überlebensrate nach Kochenmarktransplantation liegt bei 65–75 %. Patienten mit DBA haben mit zunehmendem Lebensalter ein erhöhtes Risiko für die Entwicklung von hämatologischen Neoplasien (insbesondere AML/MDS) und soliden Tumoren.

10.1.4 Erworbene hypoplastische Anämien

10.1.4.1 Transitorische Erythroblastopenie des Kindesalters (Transient Erythrocytopenia of Childhood, TEC)

Definition

Bei der TEC handelt sich um eine erworbene, selbstlimitierende, hypoplastische Anämie eines zuvor hämatologisch gesunden Kleinkindes.

Ätiologie

Es handelt sich vermutlich um einen postviralen Prozess, bei dem humorale Inhibitoren gegen erythrozytäre Vorläufer gebildet werden.

Klinik

Die Patienten im Kleinkindesalter (Häufigkeitsgipfel im Alter von 23 Monaten) zeigen eine ausgeprägte **Blässe**. Sie sind in der Regel gut an ihre Anämie adaptiert, da die Hb-Werte über Wochen langsam abfallen. Trotz ausgeprägter Anämie fehlen klinische Symptome.

Diagnostik

- **Blutbild:** Normozytäre, normochrome Anämie mit Retikulozytopenie, Leukozyten und Thrombozytenzahl meist normal
- Granulozytopenie bei ca. 30 % der Patienten

Therapie

Die TEC ist eine selbstlimitierende Erkrankung, deshalb darf – in Abhängigkeit vom Allgemeinzustand des Kindes – abgewartet werden. Bei klinischer Symptomatik und/oder Hb-Werten ≤ 5 g/dl ist eine Erythrozytentransfusion indiziert.

10.1.4.2 Parvovirus-B19-induzierte akute und chronische hypoplastische Anämien

Definition

Es handelt sich um erworbene, hypoplastische Anämien, die durch Infektion mit Parvovirus (HPV) B19 entstehen.

Klassifikation

Parvovirus-B19-induzierte hypoplastische Anämie beim Gesunden: Aplasie der Erythropoese über maximal 10 Tage, die sich nicht auf den Hb-Wert auswirkt.
Parvovirus-B19-induzierte aplastische Krise bei hämolytischen Anämien: Aplastische Krise über 10–14 Tage mit deutlicher Anämie und Retikulozytopenie ohne Zeichen der Hämolyse bei Patienten mit angeborener oder erworbener hämolytischer Anämie.
Chronische Infektion mit Parvovirus B19: Protrahierte Aplasie der roten Reihe bei Patienten mit angeborenen oder erworbenen Immundefekten. Therapeutisch werden Immunglobuline eingesetzt.
Pränatale Infektion mit Parvovirus B19: Bei ca. 6 % der Schwangeren mit einer HPV-B19-Infektion kann es zu einem Abort oder einer Totgeburt kommen. Noch seltener tritt beim Fetus ein nicht immunologischer Hydrops fetalis auf. Intrauterine Bluttransfusionen können indiziert sein. Postnatal persistierendes HPV-B19 kann zu einer chronischen Anämie führen.

10.1.5 Anämie der chronischen Erkrankung (ACD)

Definition

Unter ACD versteht man eine Anämie mit Beteiligung verschiedenster pathogenetischer hämatologischer Faktoren im Rahmen bakterieller und viraler Infektionen.

Pathogenese

Es steht weniger Eisen für die Hämoglobinsynthese zur Verfügung, weil es im Rahmen einer Infektion im RES zurückgehalten wird. Im Gegensatz zum echten Eisenmangel ist die totale Eisenbindungskapazität erniedrigt!

Aus Studentensicht

Prognose: Gute Prognose nach KMT.

10.1.4 Erworbene hypoplastische Anämien

10.1.4.1 Transitorische Erythroblastopenie des Kindesalters (Transient Erythrocytopenia of Childhood, TEC)

Definition: Erworbene, selbstlimitierende, hypoplastische Anämie.

Ätiologie: Postviraler Prozess → humorale Inhibitoren gegen erythrozytäre Vorläufer.

Klinik: Blässe.

Diagnostik: Blutbild: Normozytäre, normochrome Anämie mit Retikulozytopenie.

Therapie: Bei klinischer Symptomatik → Erythrozytentransfusion.

10.1.4.2 Parvovirus-B19-induzierte akute und chronische hypoplastische Anämien

Definition: Hypoplastische Anämie durch Parvovirus-B19-Infektion.

Klassifikation
- **Parvovirus-B19-induzierte hypoplastische Anämie beim Gesunden:** Erythropoeseaplasie < 10 Tage
- **Parvovirus-B19-induzierte aplastische Krise bei hämolytischen Anämien:** Aplastische Krise über 10–14 Tage, Anämie, Retikulozytopenie
- **Chronische Infektion mit Parvovirus B19:** Protrahierte Aplasie der roten Reihe
- **Pränatale Infektion mit Parvovirus B19**

10.1.5 Anämie der chronischen Erkrankung (ACD)

Definition: Anämie im Rahmen bakterieller und viraler Infektionen.

Pathogenese: Es ist weniger Eisen für die Hämoglobinsynthese vorhanden.

Aus Studentensicht

Diagnostik: Blutbild: Normochrome normozytäre Anämie mit Hb ↓.

Therapie: Infektionsbekämpfung.

> **MERKE**

10.1.6 Blutungsanämien

Definition: Anämie durch Blutverlust.

10.1.6.1 Akute Blutungsanämie

Ätiologie: Verletzungen, Thrombozytopenien, Koagulopathien.

Pathogenese: Zirkulierende Blutmenge ↓. Einstrom von Gewebsflüssigkeit in die Blutbahn → normochrome Anämie → Erythrozytenbildung ↑.

Klinik: Akutphase → **hypovolämischer Schock**. Kompensationsphase → normochrome Anämie.

Diagnostik: Akut unverändertes Blutbild → Entwicklung einer normochromen Anämie.

Therapie: Lokale Blutstillung, Flüssigkeitssubstitution, Erythrozytentransfusionen.

10.1.6.2 Chronische Blutungsanämie

Ätiologie: Gastrointestinale Blutungen.

Pathogenese: Chronischer Hämoglobinverlust → Eisenmangel.

Klinik: Blässe, Müdigkeit, Abgeschlagenheit.

Diagnostik: Labor: Mikrozytäre hypochrome Anämie, Eisen ↓, Eisenbindungskapazität ↑.

---

10 HÄMATOLOGIE

Klinik
Die klinischen Symptome hängen von der Grunderkrankung ab.

Diagnostik
- **Blutbild:** Normochrome normozytäre Anämie: MCV normal, Hb typischerweise zwischen 6 und 9 g/dl, häufig besteht eine Leukozytose.
- **Retikulozytenzahl:** Normal oder erniedrigt.
- **Serum:** Eisen und Eisenbindungskapazität niedrig, Ferritin erhöht (Akute-Phase-Protein).

Therapie
Die Infektionsbekämpfung steht im Vordergrund. Eine Eisentherapie ist kontraindiziert!

> **MERKE** Bei der ACD ist eine Eisentherapie kontraindiziert.

10.1.6 Blutungsanämien

Definition
Die Anämie entsteht durch akuten oder chronischen Blutverlust.

10.1.6.1 Akute Blutungsanämie

Ätiologie
Ursachen für relevante akute Blutverluste sind Verletzungen, Thrombozytopenien, Koagulopathien, Darmblutungen durch Meckel-Divertikel, Hypermenorrhö und Operationen.

Pathogenese
Zunächst kommt es zu einem Verlust an zirkulierender Blutmenge, eine Anämie besteht noch nicht. Erst bei Einstrom von Gewebsflüssigkeit in die Blutbahn kommt es zur normochromen Anämie. Kompensatorisch wird die Erythrozytenbildung im Knochenmark aktiviert. Dieser Prozess dauert jedoch 4–5 Tage, bis die Erythrozytenzahl und die Hämoglobinkonzentration wieder ansteigen.

Klinik
In der akuten Phase kann es zu einem **hypovolämischen Schock** kommen. In der Phase der Kompensation besteht eine normochrome Anämie mit Blässe, Müdigkeit, Abgeschlagenheit und systolischem Herzgeräusch.

Diagnostik
In der Akutphase ist das Blutbild unverändert, später kommt es zu einer normochromen Anämie.

Therapie
Die lokale **Blutstillung** ist essenziell. Einem drohenden hypovolämischen Schock kann durch Flüssigkeitssubstitution vorgebeugt werden. In schweren Fällen werden Erythrozytenkonzentrate oder Vollblut transfundiert.

10.1.6.2 Chronische Blutungsanämie

Ätiologie
Die häufigsten Ursachen einer chronischen Blutungsanämie sind **gastrointestinale Blutungen.** Polypen, Colitis ulcerosa, Magenulkus, Meckel-Divertikel, Ösophagusvarizen und Darmparasiten können zu einem chronischen intestinalen Blutverlust führen.

Pathogenese
Der chronische Hämoglobinverlust führt zu Eisenmangel.

Klinik
Es bestehen die Zeichen der Eisenmangelanämie: Blässe, Müdigkeit, Abgeschlagenheit, Tachykardie und systolische Herzgeräusche.

Diagnostik
- **Blutbild:** Mikrozytäre hypochrome Anämie: MCV erniedrigt
- **Blutausstrich:** Hypochromie, Anulozyten, Anisozytose, Poikilozytose, Erythrozytenzahl normal bis erhöht
- **Retikulozytenzahl:** Normal
- **Serum:** Eisen erniedrigt, Eisenbindungskapazität erhöht

10.1 ERKRANKUNGEN DES ROTEN SYSTEMS

Therapie
Die Behandlung entspricht der der Eisenmangelanämie (> Kap. 10.1.1). Intestinale Blutungsquellen werden operativ beseitigt.

> **MERKE** Häufigste Ursachen einer chronischen Blutungsanämie sind gastrointestinale Blutungen.

10.1.7 Hämolytische Anämien

Definition
Das gemeinsame Merkmal der hämolytischen Anämien durch Membrandefekte, angeborene Enzymdefekte oder Hämoglobinopathien ist die verkürzte Lebensdauer der Erythrozyten, die durch eine vermehrte Produktion roter Blutkörperchen kompensiert wird. Wichtige hinweisende Laborparameter sind eine Retikulozytose, eine indirekte Hyperbilirubinämie, eine erniedrigte Haptoglobinkonzentration und der Nachweis von Urobilinogen oder Hämoglobin im Urin.

Pathophysiologie
Die normale Erythrozytenlebensdauer beträgt 120 Tage. Täglich wird etwa 1 % der roten Blutzellen aus der Zirkulation entfernt und in gleicher Zahl vom Knochenmark ersetzt. Bei hämolytischen Störungen kann die Erythrozytenlebensdauer bis auf wenige Tage reduziert sein. Bei einer Lebensdauer von weniger als 20 Tagen ist eine Kompensation durch vermehrte Neubildung nicht mehr möglich und es kommt zur Anämie. Die extramedulläre Blutbildung ist ein charakteristisches Zeichen der Knochenmarküberlastung.

10.1.7.1 Angeborene Erythrozytenmembrandefekte

Hereditäre Sphärozytose

Definition
Die hereditäre Sphärozytose ist die häufigste genetisch bedingte hämolytische Anämie in Mitteleuropa. Ursache ist ein Membrandefekt, der zu kugelzellartiger Deformierung der Erythrozyten mit verkürzter Lebensdauer führt. Der Defekt wird in der Regel autosomal-dominant vererbt. Synonym: Kugelzellanämie.

Epidemiologie
Die hereditäre Sphärozytose tritt mit einer Häufigkeit von 1:5.000 auf.

> **MERKE** Die hereditäre Sphärozytose ist mit Abstand die häufigste Ursache angeborener hämolytischer Anämien.

Pathogenese
Verschiedene quantitative und qualitative Proteindefekte führen zu einer Störung der Aufhängung der Proteine des Membranskeletts (Spektrin, Ankyrin) an die Bande 3 in der Lipidmembran. Durch einen kontinuierlichen Verlust von Membranmaterial von der Erythrozytenoberfläche ändert sich das Verhältnis von Zelloberfläche zu Zellvolumen und der Erythrozyt nimmt Kugelgestalt an. In der Folge kommt es zu frühzeitiger Sequestration und Zerstörung der Sphärozyten in der Milz.

Klinik
In 50 % der Fälle manifestiert sich die Erkrankung bereits in der Neugeborenenperiode durch eine schwerwiegende Hyperbilirubinämie. Die chronische Anämie führt zu **Blässe,** die Hyperbilirubinämie zu **Skleren- und Hautikterus.** Charakteristisch ist ein Wechsel zwischen Phasen mäßiger Anämie und schubweise auftretenden hämolytischen Krisen im Rahmen fieberhafter Infekte. Im Kleinkindalter findet man regelmäßig eine **Splenomegalie. Gallensteine** werden im späten Kindes- oder Adoleszentenalter diagnostiziert.

Diagnostik
- **Blutbild:** Anämie und Retikulozytose, Leuko- und Thrombozytenzahl normal
- **Blutausstrich:** Sphärozyten mit vermindertem Durchmesser, hyperchrom, keine zentrale Aufhellung (> Abb. 10.2)
- **Serum:** Indirekte Hyperbilirubinämie, Haptoglobin erniedrigt
- **Urin:** Nachweis von Urobilinogen oder Hämoglobin im Urin
- **Osmotische Resistenz** der Erythrozyten vermindert
- **Durchflusszytometrie:** Verminderte Bindung des Fluoreszenzfarbstoffs Eosin-5-Maleimid

---

Aus Studentensicht

Therapie: Beseitigung der Blutungsquelle.

MERKE

10.1.7 Hämolytische Anämien

Definition: Lebensdauer der Erythrozyten ↓ durch Membrandefekte, angeborene Enzymdefekte oder Hämoglobinopathien mit folgender Erythrozytenproduktion ↑.

Pathophysiologie: Verkürzte Erythrozytenlebensdauer von 120 auf wenige Tage.

10.1.7.1 Angeborene Erythrozytenmembrandefekte

Hereditäre Sphärozytose
Definition: Vererbte Anämie durch Membrandefekt → kugelzellartige Deformierung der Erythrozyten mit Lebensdauer ↓.

MERKE

Pathogenese: Proteindefekte → Membrandefekt mit Verlust von Membranmaterial der Erythrozytenoberfläche → Veränderung des Verhältnisses Zelloberfläche zu -volumen → Erythrozyt: Kugelgestalt → frühzeitige Sequestration, Zerstörung der Sphärozyten.

Klinik
- Neugeborene: Schwerwiegende Hyperbilirubinämie (50 %) → **Skleren- und Hautikterus**
- Kleinkindalter: **Splenomegalie**
- Kindesalter: **Gallensteine**

Diagnostik
- **Labor:** Anämie, Retikulozytose, indirekte Hyperbilirubinämie, Haptoglobin ↓
- **Blutausstrich:** Sphärozyten mit Durchmesser ↓, hyperchrom, keine zentrale Aufhellung
- **Osmotische Resistenz** ↓ der Erythrozyten

Aus Studentensicht

ABB. 10.2

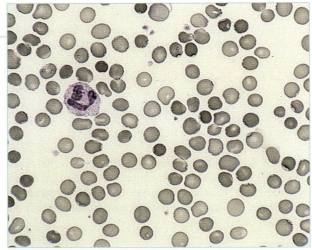

Abb. 10.2 Kugelzellanämie. Blutausstrich. Stark verkleinerte Erythrozyten ohne Aufhellung (Sphärozyten). May-Grünwald-Giemsa-Färbung. Vergrößerung 600-fach. [R286]

Therapie
Die Folgen der hereditären Sphärozytose können durch eine **Splenektomie** behoben werden. Die Indikation zur Splenektomie – ggf. auch zur subtotalen Splenektomie – hängt vom klinischen Schweregrad der hereditären Sphärozytose ab. Grundsätzlich sollte sie nicht vor dem Schulalter der Patienten erfolgen. **Präoperativ** muss eine Pneumokokken-, Meningokokken- und *Hib*-Impfung durchgeführt werden, **postoperativ** ist eine Penicillinprophylaxe über mehrere Jahre, teilweise auch lebenslang, notwendig.

Therapie
- **Splenektomie** abhängig vom klinischen Bild
- **Präoperativ:** Schutzimpfungen
- **Postoperativ:** Penicillinprophylaxe

MERKE   Mögliche Komplikationen einer Splenektomie sind Infektionen durch Pneumokokken, Meningokokken und *Haemophilus influenzae* sowie eine transitorische Thrombozytose. Wichtige prophylaktische Maßnahmen sind entsprechende Impfungen und eine antibiotische Dauertherapie mit Penicillin V.

Prognose
Die Prognose ist grundsätzlich gut.

Hereditäre Elliptozytose

Definition
Gutartige, autosomal-dominant oder -rezessiv vererbte Ellipsenform der Erythrozyten.

Hereditäre Elliptozytose
Definition: Gutartige, vererbte Ellipsenform der Erythrozyten.

Epidemiologie
Die hereditäre Elliptozytose tritt mit einer Häufigkeit von 1 : 2.000 auf.

Pathogenese
Spezifische Strukturdefekte von Spektrin führen zu einer gestörten Quervernetzung innerhalb des Membranskeletts und über Desintegration und Fragmentierung der Zellen zur Bildung der charakteristischen Elliptozyten.

Pathogenese: Strukturdefekte von Spektrin → Störung im Membranskelett → Desintegration und Fragmentierung der Zellen → **Elliptozyten**.

Klinik
Die klinische Symptomatik ist sehr variabel und kann bis zur schweren, regelmäßig transfusionsbedürftigen hämolytischen Anämie reichen. Dann bestehen auch ein Ikterus und eine Splenomegalie sowie häufig eine Cholelithiasis.

Klinik: Variables klinisches Bild → hämolytische Anämie.

Diagnostik
- **Blutbild:** Anämie und Retikulozytose, Leuko- und Thrombozytenzahl normal.
- **Blutausstrich:** 50–95 % der Erythrozyten sind elliptisch verformt. Kugelzellen, Poikilozyten und Mikrozyten können auch vorkommen.
- **Serum:** Indirekte Hyperbilirubinämie.

Diagnostik: Blutausstrich: Elliptische erythrozytäre Verformung.

Therapie
Eine Splenektomie ist nur in Ausnahmefällen erforderlich.

10.1.7.2 Paroxysmale nächtliche Hämoglobinurie

Definition
Es handelt sich um eine erworbene klonale Störung der Hämatopoese durch somatische Mutationen im X-chromosomalen *PIG-A*-Gen. Dies führt zu intravasaler nächtlicher Hämolyse mit intermittierender Hämoglobinurie, venösen Thrombosen und Knochenmarkversagen mit Panzytopenie.

Pathogenese
Das *PIG-A*-Gen kodiert für ein Protein, das wichtig ist für die Glycosylphosphatidylinositol-Verankerung (GPI) von Proteinen mit der Zelloberfläche, u. a. der Erythrozyten. Mutationen führen zu veränderten Erythrozyten mit erhöhter Sensitivität für die komplementabhängige Lyse.

Klinik
Durch eine verstärkte Hämolyse im Schlaf kommt es zu der charakteristischen nächtlichen und morgendlichen **Hämoglobinurie**. Gelegentlich können begleitend Bauch- und Kopfschmerzen auftreten. Häufig besteht eine Assoziation mit einer hypoplastischen oder aplastischen Panzytopenie.

Komplikationen
Pyogene Infektionen, Thrombosen oder thromboembolische Ereignisse können das Krankheitsbild komplizieren.

Diagnostik
Durchflusszytometrie (Fluorescence-activated Cell Sorting, FACS): Nachweis von Populationen mit unterschiedlich reduzierter Expression GPI-verankerter Proteine in allen 3 hämatopoetischen Zellreihen.

Therapie
Bei symptomatischen Patienten führt die Behandlung mit dem monoklonalen humanisierten Antikörper Eculizumab, einem Komplementinhibitor, in Kombination mit supportiven Maßnahmen zur signifikanten Reduktion der Symptomatik und Morbidität.
Eine Knochenmarktransplantation kann in schweren Fällen erforderlich sein.

10.1.7.3 Immunhämolytische Anämien

Definition
Es handelt sich um eine Gruppe von Erkrankungen, bei denen es durch unterschiedliche immunologische Pathomechanismen zu einer Verkürzung der Erythrozytenlebenszeit kommt.

Pathogenese
Die Checkliste fasst die wichtigsten Formen nach pathogenetischen Gesichtspunkten zusammen.

Checkliste: Einteilung der immunhämolytischen Anämien.

Autoimmunhämolytisch	Isoimmunhämolytisch	Medikamentös
• Wärmeantikörper	• Rh-Inkompatibilität	• Penicilline, Cephalosporine
• Kälteantikörper	• AB0-Inkompatibilität	• Isoniazid
• Anti-T-Antikörper	• Transfusionszwischenfälle	• Sulfonamide

Autoimmunhämolytische Anämie

Ätiologie
Eine autoimmunhämolytische Anämie tritt meist im Zusammenhang mit viralen oder bakteriellen Infektionen oder im Rahmen anderer Erkrankungen (z. B. Lupus erythematodes, juvenile rheumatoide Arthritis, Tumoren, Immundefekte) auf.

Pathogenese
Autoantikörper richten sich gegen Antigene der Erythrozytenoberfläche. Im Kindesalter kommen vorwiegend Wärmeantikörper (optimale Bindung bei 37 °C) und Anti-T-Antikörper vor. Letztere sind im Serum des Gesunden vorhanden und reagieren erst mit Erythrozyten, nachdem durch Neuraminidaseeinwirkung im Rahmen bestimmter Infektionen das Kryptantigen T der Erythrozytenoberfläche freigelegt wurde. Influenzaviren, Pneumokokken, Streptokokken, Staphylokokken, Clostridien und verschiedene *E. coli*-Stämme weisen eine Neuraminidaseaktivität auf. Die mit Antikörpern beladenen Erythrozyten werden teilweise in der Milz (Splenomegalie) und teilweise intravasal abgebaut. Kälteantikörper kommen vor allem im Zusammenhang mit Mykoplasmen vor.

Klinik

Akute hämolytische Krise: Die Erkrankung beginnt dramatisch mit erheblicher Blässe, Hämoglobinurie, meist nur leichtem Ikterus, Erbrechen, abdominellen Schmerzen und Kopfschmerzen. Eine kardiale Dekompensation ist möglich. Es besteht häufig eine nur mäßig ausgeprägte Splenomegalie. Oft kommt es zu einer raschen Spontanerholung.

Chronische Hämolyse: Häufig verläuft die Erkrankung über Monate und Jahre. Die Splenomegalie ist stärker ausgeprägt als bei akuten Formen.

Diagnostik

- **Blutbild:** Häufig schwere Anämie mit Retikulozytose
- **Blutausstrich:** Erhebliche Anisozytose, Kugelzellbildung, Nachweis kernhaltiger roter Zellen
- **Direkter Coombs-Test** ist immer stark positiv, indirekter Coombs-Test fakultativ positiv (> Abb. 10.3).
- Genauere **Antikörperidentifizierung**

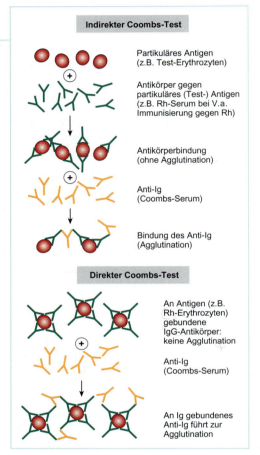

Abb. 10.3 Indirekter und direkter Coombs-Test. [L157]

> **MERKE**
> - **Direkter Coombs-Test:** Nachweis von Antikörpern auf der Erythrozytenoberfläche (Major-Test).
> - **Indirekter Coombs-Test:** Nachweis von Antikörpern, die sich im Serum befinden (Minor-Test).

Therapie

Akute hämolytische Krise: Bei vitaler Indikation muss die Transfusion eines von der Blutbank zur Verfügung gestellten passenden Erythrozytenkonzentrats erfolgen. Sollten Kälte-Autoantikörper vorhanden sein, ist die Transfusion eines auf Köpertemperatur von 37 °C erwärmten Erythrozytenkonzentrats notwendig. Der Einsatz von Kortikosteroiden oder Immunglobulinen hoch dosiert i. v. kann ebenfalls indiziert sein.

Prognose

Schwere Verläufe sind möglich, in der Regel kommt es jedoch zu einer Spontanremission.

Isoimmunhämolytische Anämie

Pathogenese

Isoimmunhämolytische Anämien werden entweder durch eine passive Übertragung von antierythrozytären **Antikörpern** (z. B. Rh-Inkompatibilität, AB0-Inkompatibilität) oder durch eine passive Übertragung von **Antigenen** gegen Blutgruppeneigenschaften des Empfängers (Transfusionszwischenfall) ausgelöst.

Klinik
Innerhalb weniger Minuten bis Stunden entwickelt sich ein schweres Krankheitsbild mit Fieber, Schüttelfrost, Urtikaria, Erbrechen, Dyspnoe, Lungenödem und allergischem Schock. Die intra- und extravasale Hämolyse kann zur Verbrauchskoagulopathie führen.

Diagnostik
- **Blutbild:** Anämie
- **Urin:** Hämoglobinurie
- **Serum:** Hyperbilirubinämie

Therapie
Jede Transfusion muss bei den geringsten Anzeichen einer Transfusionsreaktion umgehend abgebrochen werden. Die weiteren therapeutischen Maßnahmen sind die hoch dosierte Gabe von Kortikosteroiden sowie eine Schocktherapie.

10.1.7.4 Qualitative Hämoglobinopathien

Definition
Es handelt sich um hämolytische Anämien durch genetisch bedingte Strukturanomalien der Polypeptidketten des Hämoglobinmoleküls. Dies führt zu einer Änderung der Sauerstofftransportfunktion, einer erhöhten intraerythrozytären Präzipitationsneigung und dadurch zu einer Verkürzung der Erythrozytenlebenszeit.

Physiologie
Das Hämoglobinmolekül besteht aus 4 Polypeptidketten, 2 davon sind jeweils identisch. Jede Kette trägt 1 Häm. Physiologische Hämoglobine sind HbA_1 ($\alpha_2\beta_2$, 95 % des Hämoglobins), HbA_2 ($\alpha_2\delta_2$, 1,5–3 % des Hämoglobins) und HbF ($\alpha_2\gamma_2$, nur in Spuren nachweisbar).

Pathophysiologie
Etwa 500 unterschiedliche Hämoglobinvarianten wurden bisher identifiziert. Auf genetischer Ebene liegen den Erkrankungen Mutationen der Strukturgene einzelner Globinketten zugrunde. Der Anteil des anomalen Hämoglobins beträgt bei Heterozygoten 50 %, bei Homozygoten 80–100 %.

Sichelzellanämie

Definition
Bei der autosomal-rezessiv vererbten Hämoglobinopathie kommt es zu einer chronischen hämolytischen Anämie durch Sichelzellbildung. Sie ist mit einer ausgeprägten Neigung zu krisenhaften vasookklusiven (Mikro-)Infarktbildungen in zahlreichen Organen assoziiert.

Vorkommen
Die Sichelzellanämie tritt bevorzugt in Afrika, Südeuropa, Arabien und Indien auf. Träger des Sichelzellgens haben einen biologischen Vorteil gegenüber *Malaria falciparum*.

Pathogenese
Ein Austausch von Glutamin gegen Valin an Position 6 der β-Kette führt zur Bildung von **HbS**. Bei Desoxygenierung bildet HbS längs ausgerichtete Aggregate, durch die die Erythrozyten ihre Sichelform erhalten. Die verminderte Verformbarkeit der Sichelzellerythrozyten führt dazu, dass sie frühzeitig in Leber und Milz sequestriert und zerstört werden. Darüber hinaus kommt es zu sichelzellbedingten Gefäßverschlüssen, die zu multiplen Organinfarzierungen führen. Hiervon ist insbesondere die Milz betroffen, die initial vergrößert ist und innerhalb weniger Jahre schrumpft und fibrosiert („Autosplenektomie").

Klinik
Die Symptomatik beginnt im Alter zwischen 3 und 6 Monaten mit zunehmendem Ersatz von HbF durch HbA_1 bzw. HbS. Gefäßverschlusskrisen äußern sich mit heftigen Schmerzen und Schwellungen der betroffenen Gebiete (Extremitäten, Abdomen, Lunge, ZNS, Niere). Das **Hand-Fuß-Syndrom** ist häufig eines der ersten schweren Symptome. Gefäßverschlüsse in den Metakarpalia, Metatarsalia und Phalangen führen zu schmerzhaften Schwellungen und Rötungen von Händen und Füßen. Das **akute Thoraxsyndrom** geht mit pulmonaler Infarktbildung und Pneumonie einher. Interkurrierende Infekte mit Fieber, Hypoxie und Azidose können Krisen auslösen. Bei zunehmender funktioneller Asplenie kommt es gehäuft zu Infektionen mit Pneumokokken und *Haemophilus influenzae*. Eine weitere charakteristische Infektion ist die **Salmonellenosteomyelitis.** Während akuter lebensbedrohlicher **Sequestrationskrisen** verschwindet die Hauptmenge der Erythrozyten in Leber und Milz.

Aus Studentensicht

Klinik: Schweres Krankheitsbild mit Fieber, Schüttelfrost, Erbrechen, Lungenödem, allergischem Schock.

Diagnostik: Anämie, Hämoglobinurie, Hyperbilirubinämie.

Therapie: Kortikosteroide, Schocktherapie.

10.1.7.4 Qualitative Hämoglobinopathien

Definition: Genetisch bedingte Strukturanomalie der Polypeptidkette des Hämoglobinmoleküls → hämolytische Anämie.

Physiologie: HbA_1 ($\alpha_2\beta_2$, 95 %), HbA_2 ($\alpha_2\delta_2$, 1,5–3 %), HbF ($\alpha_2\gamma_2$, nur in Spuren nachweisbar).

Pathophysiologie: Mutationen der Strukturgene einzelner Globinketten.

Sichelzellanämie
Definition: Autosomal-rezessiv, Hämoglobinopathie mit chronisch hämolytischer Anämie durch Sichelzellbildung.

Vorkommen: Afrika, Südeuropa, Arabien, Indien.

Pathogenese: Glutamin gegen Valinaustausch in der β-Kette → **HbS**. Desoxygenierung: HbS bildet längs ausgerichtete Aggregate → Sichelform → frühzeitige Sequestrierung und Zerstörung in Leber und Milz, sichelzellbedingte Gefäßverschlüsse → Organinfarzierungen.

Klinik
- Infekte → **Gefäßverschlusskrisen**
- **Hand-Fuß-Syndrom:** Gefäßverschlüsse in den Metakarpalia, Metatarsalia und Phalangen mit schmerzhaften Schwellungen, Rötungen
- **Akutes Thoraxsyndrom:** Pulmonale Infarktbildung, Pneumonie
- **Sequestrationskrisen:** Erythrozytenverlust in Leber und Milz

Aus Studentensicht

Komplikationen: Hirn- und Netzhautinfarkte, Hüftnekrosen, Niereninsuffizienz, Kardiomyopathie.

Diagnostik
- Hämoglobin ↓, Leukozytose, Thrombozytose, Sichelzellen im Blutausstrich, Hyperbilirubinämie
- **Hämoglobinelektrophorese:** Nachweis von HbS

ABB. 10.4

Therapie: KMT. Alternativ Hydroxycarbamid zur HbF-Synthesesteigerung. Parenterale Wässerung, Azidosetherapie und Morphin bei akuten Krisen.

Prophylaxe: Schutzimpfungen gegen Pneumokokken, Meningokokken, HiB. Dauerprophylaxe mit Penicillin V.

10 HÄMATOLOGIE

Komplikationen
Vasookklusive Krisen im Bereich der Hirngefäße können zu **Hirninfarkten** mit Hemiplegien und epileptischen Anfällen führen, **Netzhautinfarkte** mit Sehstörungen einhergehen. Weitere Komplikationen sind **Hüftkopfnekrosen, Niereninsuffizienz** und **Kardiomyopathie.**

Diagnostik
- **Blutbild:** Hämoglobin 5–9 g/dl, Leukozytose mit Überwiegen neutrophiler Granulozyten, Thrombozytose
- **Blutausstrich:** Durchführung nativ mit Luftabschluss zum Sichelzellnachweis; Nachweis von Targetzellen, Poikilozytose (> Abb. 10.4), Retikulozytose und Howell-Jolly-Körperchen (nach Milzdestruktion)
- **Serum:** Hyperbilirubinämie, Leberfunktionsstörung; Hypergammaglobulinämie
- **Hämoglobinelektrophorese:** Nachweis von HbS
- **Knochenmarkpunktion:** Zellreiches Knochenmark mit Überwiegen der Erythropoese
- **Röntgen:** Erweiterung der Markräume, Osteoporose

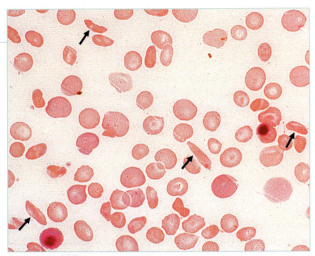

Abb. 10.4 Sichelzellanämie. Blutausstrich. Ausgeprägte Poikilozytose, die Erythrozyten sind z. T. sichelförmig deformiert (Pfeile). Zwei ausgeschwemmte kernhaltige Normoblasten. Targetzellen mit der typischen, abnormen Farbverteilung (Hämoglobin zentral und am Rand ringförmig verdichtet). May-Grünwald-Giemsa-Färbung. Vergrößerung 600-fach. [R286]

Differenzialdiagnose
- Rheumatisches Fieber
- Juvenile idiopathische Arthritis (JIA)
- Osteomyelitis
- Leukämie

Therapie
Kausale Therapie: Die hämatopoetische Knochenmarktransplantation ist die einzige kurative Behandlungsmöglichkeit.
Alternative Therapiemöglichkeiten: Hydroxycarbamid (Hydroxyharnstoff) induziert eine gesteigerte HbF-Synthese, die erfahrungsgemäß die Sichelung der Erythrozyten vermindert.
Symptomatische Maßnahmen: Bei akuten Krisen stehen die parenterale Wässerung, die Azidosetherapie und vor allem die kombinierte Schmerztherapie mit Morphin im Vordergrund. Atemtraining ist obligat. Eine Erythrozytentransfusion sollte durchgeführt werden, wenn eine Anämie-Symptomatik (u. a. Tachykardie, verminderte Belastbarkeit, Kopfschmerz) besteht und das Hämoglobin gleichzeitig abfällt.
Vasookklusive Krisen mit Fieber: Durchführung einer antiinfektiösen Therapie (z. B. Cefotaxim).
Akutes Thoraxsyndrom: Erythrozytentransfusion und frühzeitige Verabreichung von Sauerstoff über eine Nasenbrille. Bei pulmonaler Insuffizienz kann eine Austauschtransfusion lebensrettend sein.

Prophylaxe
Wegen der Autosplenektomie müssen die Kinder gegen Pneumokokken, Meningokokken und Hib geimpft werden. Zusätzlich erhalten sie eine antibiotische Dauerprophylaxe mit Penicillin V bis mindestens zum 5. Lebensjahr. In Deutschland gibt es Bestrebungen, ein Neugeborenenscreening auf Sichelzellanämie einzuführen, wie es in anderen europäischen Ländern üblich ist.

Methämoglobinämien

Definition
Es handelt sich um eine toxisch bedingte oder kongenitale Erhöhung des erythrozytären Methämoglobinanteils auf > 1 % des Gesamthämoglobins.

Pathogenese
Täglich werden 3 % des Hämoglobins zu Methämoglobin oxidiert und durch enzymatische (75 %) und nichtenzymatische (25 %) Prozesse wieder reduziert. Im Methämoglobin liegt das Eisenatom in dreiwertiger und nicht zweiwertiger Form vor, wodurch keine Sauerstoffbindung mehr erfolgen kann. Bei einer Methämoglobinkonzentration > 10 % tritt daher eine Zyanose auf. Anders als bei der kardial oder pulmonal bedingten Zyanose ist das Allgemeinbefinden jedoch kaum beeinträchtigt. Methämoglobinämien kommen besonders bei jungen Säuglingen vor, da das fetale Hämoglobin eine erhöhte Oxidierbarkeit aufweist und die Aktivität der Methämoglobindiaphorase in den ersten Monaten niedrig ist.

Ätiologie
Toxische Methämoglobinämie: Oxidation von Hämoglobin zu Methämoglobin erfolgt durch Nitrit, Nitrat, Anilinfarbstoffe, Medikamente (Azetanilin, Salazosulfapyridin, Furadantin, Primaquin, Sulfonamide, Stickstoffmonoxid) oder im Rahmen einer Säuglingsenteritis durch bakterielle Umwandlung von Nitrat zu Nitrit.
Kongenitale Methämoglobinämie durch Enzymdefekte: Autosomal-rezessiv vererbter Defekt der NADH-/NADPH-abhängigen Methämoglobindiaphorase oder der mikrosomalen Cytochrom-b5-Reduktase.
Hämoglobin-M-Varianten: Autosomal-dominant vererbte Aminosäuresubstitutionen der α- oder β-Kette, die zu einer Störung der reversiblen Sauerstoffbindung führen.

> **MERKE** Bei nicht gestillten Säuglingen kann eine Methämoglobinämie durch die Herstellung von Säuglingsnahrung mit Wasser mit zu hohem Nitrit- oder Nitratgehalt entstehen.

Klinik
Toxische Methämoglobinämie: Das führende Symptom ist die akut bis subakut auftretende schmutzig graubraune Zyanose. Erst bei Methämoglobinkonzentrationen > 40 % kommt es zu Dyspnoe und Tachykardie.
Kongenitale Methämoglobinämie durch Enzymdefekte: Eine schmutzig graubraune Zyanose besteht bereits bei Geburt. Bei einem Teil der Patienten kommt es zu einem Zerebralschaden.
Hämoglobin-M-Varianten: Bei Defekt der α-Ketten besteht die Zyanose ab Geburt, bei Defekt der β-Ketten tritt sie im 4.–6. Lebensmonat auf. Die Leistungsfähigkeit ist nicht eingeschränkt.

Therapie
Toxische Methämoglobinämie: Die Gabe des Redoxfarbstoffes Methylenblau (0,5–2 mg/kg KG i.v.) führt zu einer Rückbildung von Methämoglobin zu Hämoglobin durch eine Beschleunigung des NADPH-abhängigen Reduktionswegs. In schweren Fällen ist ein Blutaustausch indiziert.
Kongenitale Methämoglobinämie durch Enzymdefekte: Häufig ist eine Therapie nicht erforderlich. Bei Erkrankungen mit erhöhtem Sauerstoffbedarf sollte die Methämoglobinkonzentration z.B. durch die Gabe von Vitamin C (100–500 mg/d) gesenkt werden.
Hämoglobin-M-Varianten: Auch hier ist eine Therapie bei den meist asymptomatischen Patienten in der Regel nicht erforderlich. Bei Erkrankungen mit erhöhtem Sauerstoffbedarf kann Vitamin C (100–500 mg/d) verabreicht werden.

10.1.7.5 Quantitative Hämoglobinopathien: Thalassämiesyndrome

Definition
Es handelt sich um autosomal-rezessiv vererbte Defekte der quantitativen Synthese der Hämoglobinpolypeptidketten, die zu hämolytischen Anämien unterschiedlicher Schweregrade führen.

Pathogenese
Die genetische Information für die Synthese der Globinketten befindet sich auf dem kurzen Arm von Chromosom 11 (11p15) und telomernah auf dem kurzen Arm von Chromosom 16. Die verminderte Synthese einer Polypeptidkette führt zur Hemmung der **Hämoglobinsynthese mit hypochromer mikrozytärer Anämie**. Infolge der Imbalance der Peptidkettensynthese werden die nicht supprimierten Peptidketten im Überschuss gebildet und denaturieren bereits intrazellulär im Knochenmark zu Innenkörpern. Alternativ bilden sich atypische, zur Präzipitation neigende Tetramere (β_4, ω_4, α_4). Die innenkörperhaltigen Zellen verlieren ihre Elastizität und gehen intramedullär zugrunde (ineffektive Erythropoese). Die in die Peripherie gelangenden Erythrozyten unterliegen ebenfalls der frühzeitigen Hämolyse. Die Milz ist an

Aus Studentensicht

β-Thalassämien
Pathogenese: Hb-Synthesestörung → Produktion ↓ von β-Ketten. Homozygote Form → hypochrome hämolytische Anämie **(Thalassaemia major)**. Heterozygote Form → hypochrome mikrozytäre Anämie **(Thalassaemia minor)**.

Klinik: Thalassaemia major: Beginn im 3.–4. Lebensmonat mit Blässe, Ikterus, Hepatosplenomegalie. Später Kleinwuchs, Skelettveränderungen (Bürstenschädel), verzögerte Pubertätsentwicklung, Osteoporose mit pathologischen Frakturen. Cholelithiasis, transfusionsbedingte Hämosiderose.

ABB. 10.5

Diagnostik
- **Thalassaemia major:** Schwere Anämie, Ferritin↑, HbF 20–80 %
- **Thalassaemia minor:** Leichte Anämie, HbA₂↑, HbF↑ geringgradig

10 HÄMATOLOGIE

ihrer Zerstörung wesentlich beteiligt. Eine vermehrte Erythropoetinbildung bewirkt eine Stimulation der (ineffektiven) Erythropoese mit Ausweitung der blutbildenden Markräume, die zu typischen Skelettveränderungen führt.

Vorkommen
Hämoglobinopathien zählen zu den häufigsten Erbkrankheiten der Weltbevölkerung mit hoher Prävalenz im Mittelmeerraum und in Afrika (überwiegend β-Thalassämien) sowie in Asien (überwiegend α-Thalassämien und HbE-Thalassämie). Durch die Zuwanderung von Menschen aus den Endemiegebieten nach Mitteleuropa ist die medizinische Bedeutung dieser ursprünglich in Deutschland seltenen Krankheitsgruppe stark angestiegen.

β-Thalassämien

Pathogenese
Es handelt sich um Hb-Synthesestörungen mit quantitativ ungenügender Produktion von β-Ketten. Die Genexpression kann in all ihren Schritten durch über 100 verschiedene Mutationen gestört sein. Die homozygote Form der Erkrankung führt zu einer schweren hypochromen hämolytischen Anämie (**Thalassaemia major**). Bei der heterozygoten Form kommt es nur zu einer leichten hypochromen mikrozytären Anämie (**Thalassaemia minor**).

Klinik
Thalassaemia major: Die Symptomatik beginnt im 3.–4. Lebensmonat. Blässe, Ikterus und Hepatosplenomegalie stehen zunächst im Vordergrund (➤ Abb. 10.5). Bei unzureichender Behandlung kommen später Kleinwuchs, Skelettveränderungen durch Erweiterung der Markräume (Bürstenschädel, veränderte Jochbeine und Oberkiefer) und eine verzögerte Pubertätsentwicklung hinzu. Eine Osteoporose kann zu pathologischen Frakturen führen. Eine Cholelithiasis tritt häufig auf. Typische Langzeitkomplikationen entstehen vor allem durch die transfusionsbedingte Hämosiderose: Leberzirrhose, Diabetes mellitus und Herzinsuffizienz. Unbehandelt versterben die Patienten in den ersten Lebensjahren.
Thalassaemia minor: In der Regel bestehen keine relevanten klinischen Symptome.

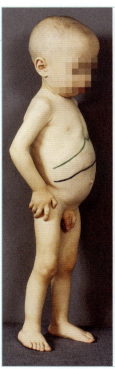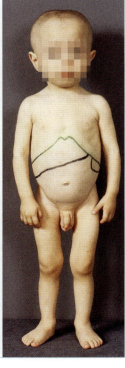

Abb. 10.5 Junge mit homozygoter β-Thalassämie: Schädeldeformierung und Hepatosplenomegalie. [O530]

Diagnostik
Thalassaemia major:
- Blutbild: Schwere Anämie mit ausgeprägter Anisozytose, Poikilozytose, Targetzellen und Erythroblasten (➤ Abb. 10.6)
- Serum: Eisen normal oder erhöht, Ferritin erhöht (bei zunehmender Hämosiderose steigende Werte)
- Hämoglobinelektrophorese: HbF 20–80 %
- DNA-Analyse

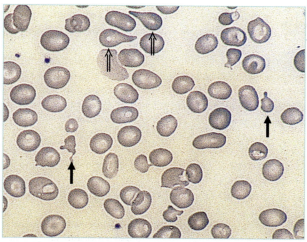

Abb. 10.6 β-Thalassaemia major. Blutausstrich. Beträchtliche Anisozytose und Poikilozytose mit Ausbildung von Fragmentozyten (Pfeile), Dakryozyten (Doppelpfeile) und Targetzellen. May-Grünwald-Giemsa-Färbung. Vergrößerung 600-fach. [R286]

Thalassaemia minor:
- Blutbild: Leichte Anämie mit ausgeprägter Mikrozytose und Hypochromie
- Hämoglobinelektrophorese: HbA_2 erhöht, HbF ggf. geringgradig erhöht

Therapie

Thalassaemia major: Die kausale Therapie besteht in einer hämatopoetischen Knochenmarktransplantation. Bei Verfügbarkeit eines HLA-identischen Spenders sollte sie noch vor dem Schulalter durchgeführt werden, da die Ergebnisse bei geringer Eisenüberladung besser sind. Kann die Knochenmarktransplantation nicht durchgeführt werden, sind die Patienten lebenslang auf regelmäßige Bluttransfusionen angewiesen. Der transfusionsbedingten Hämosiderose wird durch eine tägliche Eisenchelattherapie entgegengewirkt (Deferoxamin [Desferal®] s. c. oder i. v. und/oder Deferasirox [Exjade®] p. o.). Da die Serumferritinwerte nur ungenügenden Anhalt für das Ausmaß der sekundären Hämosiderose bieten, wird der Lebereisengehalt unblutig durch eine Biomagnetometeruntersuchung überprüft (in Deutschland in der Universitätsklinik Hamburg-Eppendorf verfügbar). Ein Schwerpunkt in der Betreuung von Thalassaemia-major-Patienten ist die Überwachung der im Rahmen der Hämosiderose besonders gefährdeten Organe Herz, Pankreas und Leber. Die Organdysfunktionen als Folge der Hämosiderose müssen frühzeitig behandelt werden: Kardiomyopathie und Herzrhythmusstörungen werden medikamentös therapiert, ein Diabetes mellitus ggf. mit Insulin und die exokrine Pankreasinsuffizienz durch die Verabreichung von Enzympräparaten. Hypothyreose, Hypoparathyreoidismus und Hypogonadismus werden hormonell behandelt.
Bei sehr hohem Transfusionsbedarf (> 200 ml Erythrozytenkonzentrat/kg KG/Jahr) wird eine Splenektomie durchgeführt.
Thalassaemia minor: Eine Therapie ist nicht erforderlich.

Prognose
Seit Einführung der regelmäßigen Transfusionstherapie in den 1960er-Jahren hat sich durch die Entwicklung von zunächst subkutanen und aktuell oralen Chelatbildnern die Prognose der Patienten deutlich verbessert. Die Überlebenszeit von nicht transplantierten Patienten ist von der Konsequenz und Qualität der Hämosiderosetherapie abhängig.

> **LERNTIPP** Die β-Thalassämie ist ein gern gefragtes Prüfungsthema. Du solltest über die Bedeutung des Herkunftslandes, Diagnostik, Klinik und Therapie Bescheid wissen.

α-Thalassämien

Pathogenese
Da die Synthese der beiden α-Globinketten durch 4 Strukturgene kontrolliert wird, gibt es 4 α-Thalassämie-Syndrome.
α-Thalassaemia major: Inaktivierung aller 4 α-Ketten-Gene (Hb-Bart's-Hydrops-fetalis-Syndrom mit intrauterinem Fruchttod).
α-Thalassaemia intermedia: Inaktivierung von 3 α-Ketten-Genen (HbH-Krankheit).
α-Thalassaemia minor: Deletion von 2 α-Ketten-Genen ohne klinische Relavanz.
α-Thalassaemia minima: Klinisch und hämatologisch nicht fassbare Form bei Deletion von 1 α-Ketten-Gen und erhaltener Funktion von 3 α-Globin-Genen.

10 HÄMATOLOGIE

Klinik

α-Thalassaemia major: Das Hb-Bart's-Hydrops-fetalis-Syndrom (γ_4) ist ohne intrauterine Transfusionen nicht mit dem Leben vereinbar.

α-Thalassaemia intermedia: Die HbH-Krankheit (β_4) ist durch eine hämolytische Anämie unterschiedlicher Ausprägung gekennzeichnet. Die meisten Patienten sind klinisch unbeeinträchtigt. Jüngere Kinder können hämolytische Krisen entwickeln.

α-Thalassaemia minor: Relevante klinische Symptome treten nicht auf.

α-Thalassaemia minima: Es treten keine Symptome auf.

Diagnostik

α-Thalassaemia major: Wegen der fehlenden α-Ketten-Synthese fehlen die Hämoglobine F, A_1 und A_2. Es sind nur Hb-Bart's (γ_4) und HbH (β_4) nachweisbar.

α-Thalassaemia intermedia: Mittelgradige hypochrome Anämie, Mikrozytose; postnatal Nachweis von Hb-Bart's (γ_4), später von HbH (β_4).

α-Thalassaemia minor: Leichte hypochrome Anämie bei normaler Serumeisenkonzentration; postnatal Nachweis von 5–10 % Hb-Bart's (γ_4).

α-Thalassaemia minima: Es bestehen keine hämatologischen Auffälligkeiten.

Wie bei den β-Thalassämien ist die Molekulargenetik bei den α-Thalassämien sehr heterogen; sie wird ergänzend zur konventionellen hämatologischen Diagnostik eingesetzt.

Therapie

α-Thalassaemia major: Intrauterine Transfusionen sind erforderlich. Postnatal entspricht die Behandlung der der β-Thalassämie. Die einzig kurative Behandlung ist die hämatopoetische Knochenmarktransplantation.

α-Thalassaemia intermedia: Es ist auf eine ausgewogene Ernährung mit ausreichender Folsäurezufuhr zu achten. Jüngere Kinder können im Rahmen hämolytischer Krisen gelegentlich transfusionsbedürftig werden.

α-Thalassaemia minor und minima: Diese Patienten benötigen keine Therapie.

10.1.7.6 Enzymdefekte

Definition

Zahlreiche hereditäre Erythrozytenenzymdefekte können zu kongenitalen nichtsphärozytären hämolytischen Anämien führen. Die Erkrankungen weisen eine Symptomatik auf, deren Schweregrad vom Ausmaß der Funktionsstörung und von der Bedeutung des Enzyms abhängt.

Glukose-6-Phosphat-Dehydrogenase-Mangel (G-6-PD-Mangel)

Der X-chromosomal-rezessiv vererbte Defekt der Glukose-6-Phosphat-Dehydrogenase ist eine der häufigsten genetisch bedingten Erkrankungen. Träger des Gendefekts haben gegenüber der Infektion mit Malaria einen biologischen Vorteil.

Pathogenese

Eine Störung des Pentosephosphatzyklus führt bei Einwirkung oxidativer Noxen zu Veränderungen verschiedener erythrozytärer Proteine. Dadurch kommt es über sekundäre Schädigungen der Erythrozytenmembran zur Hämolyse. Das Hämoglobin wird denaturiert und fällt als Heinz-Innenkörper aus. Die Auslösung hämolytischer Krisen durch die Favabohne hat der Erkrankung den Namen **Favismus** gegeben. Die Checkliste zeigt eine Reihe von Medikamenten, Chemikalien und Nahrungsmitteln, die bei Vorliegen eines Glukose-6-Phosphat-Dehydrogenase-Mangels eine hämolytische Krise bewirken können.

Checkliste: Wichtige Medikamente, Chemikalien und Nahrungsmittel, die bei G-6-PD-Mangel zu einer Hämolyse führen können.

- Dapson
- Dimercaprol
- Favabohnen
- Methylenblau
- Naphthalin
- Niridazol
- Nitrofurantoin
- Phenylhydrazin
- Primaquin
- Toluidinblau
- Trinitrotuluol
- Uricase (Rasburicase)

10.1 ERKRANKUNGEN DES ROTEN SYSTEMS

Klinik
Intermittierend auftretende hämolytische Anämie: Im Intervall sind die Patienten beschwerdefrei. Die akute Auslösung hämolytischer Krisen erfolgt durch oxidativen Stress. Das Ausmaß der Hämolyse hängt von der Art des Agens, der resorbierten Menge und dem Ausmaß des Enzymdefekts beim Patienten ab. Es kommt zu Ikterus und Hämoglobinurie. Eine schwere Hämolyse kann tödlich verlaufen. Eine Spontanerholung ist die Regel. Mit Eintritt der Retikulozytenkrise sistiert die Hämolyse. Dies geschieht auch bei weiter bestehender Schadstoffexposition, weil sich in jungen Erythrozyten eine höhere Enzymaktivität findet.
Chronische hämolytische Anämie: Sie ist sehr selten. Der Verlauf ist ähnlich wie bei anderen, nichtsphärozytären hämolytischen Anämien. Durch oxidative Noxen können zusätzlich hämolytische Krisen ausgelöst werden.
Bei beiden Formen besteht in der Regel keine Splenomegalie.

Diagnostik
- **Blutbild:** Anämie
- **Urin:** Hämoglobinurie
- **Supravitalfärbung** (Retikulozytenfärbung): Heinz-Innenkörper
- **G-6-PD-Aktivität** in Erythrozyten erniedrigt

Therapie
Die wichtigste Maßnahme besteht darin, auslösende Substanzen zu meiden. Die Patienten und ihre Familien müssen daher sehr genau über potenziell auslösende Noxen informiert werden und einen Notfallausweis bei sich tragen. Bei akuter Hämolyse erfolgt eine symptomatische Therapie.

Pyruvatkinasemangel als Beispiel für Defekte der Glykolyseenzyme
Der autosomal-rezessiv vererbte Pyruvatkinasemangel ist unter den insgesamt seltenen Defekten der Glykolyse als Auslöser einer hämolytischen Anämie der häufigste. Andere Defekte von Glykolyseenzymen sind u. a. der Hexokinasemangel und der Glukosephosphatisomerasemangel.

Pathogenese
Der Enzymdefekt führt zu einer verminderten Bildung von ATP, Pyruvat und NAD$^+$. Das akkumulierende 2,3-Diphosphoglyzerat führt zu einer Abnahme der Sauerstoffaffinität des Hämoglobins. Aus diesem Grund können Patienten mit einem Pyruvatkinasemangel niedrige Hämoglobinkonzentrationen wesentlich besser tolerieren als Patienten mit ebenso schweren Anämien anderer Ursache.

Klinik
Das klinische Bild reicht von einer milden Hämolyse bis zur schweren transfusionsbedürftigen hämolytischen Anämie. Die Symptome sind **Anämie, Blässe** und **Ikterus**. Gewöhnlich besteht eine **Splenomegalie**.

Diagnostik
- **Blutausstrich:** Morphologie der Erythrozyten unauffällig, gelegentlich Polychromasie
- **Pyruvatkinaseaktivität** in Erythrozyten vermindert

Therapie
Eine Splenektomie nach dem 5. Lebensjahr führt zu einer deutlichen Besserung der Hämolyse. Im Gegensatz zur Sphärozytose steigt hier postoperativ die Zahl der Retikulozyten an, da vorwiegend junge Erythrozyten betroffen sind.

10.1.7.7 Medikamentös bedingte immunhämolytische Anämien

Ätiologie und Pathogenese
Medikamente und Schadstoffe können zur Bildung von Autoantikörpern führen, die teilweise auch gegen Erythrozyten gerichtet sind und dadurch eine hämolytische Anämie verursachen können. Typische Auslöser sind Penicilline, Cephalosporine, Isoniazid, Sulfonamide, Rifampicin und Chinin. Früh- und Neugeborene sind besonders empfindlich.

Klinik
Nach Einnahme des auslösenden Medikaments kommt es zu einer akuten hämolytischen Anämie, die spätestens einige Wochen nach Beendigung der Medikamentenzufuhr sistiert. Bei Neugeborenen kann ein Kernikterus auftreten.

Diagnostik
- **Blutbild:** Häufig Anämie
- **Blutausstrich:** Anisozytose und Poikilozytose, Erythrozytenfragmente
- **Urin:** Hämoglobinurie
- **Supravitalfärbung** (Retikulozytenfärbung): Heinz-Innenkörper

---

Aus Studentensicht

Klinik: Intermittierend auftretende hämolytische Anämie: Oxidativer Stress → Ikterus, Hämoglobinurie.

Diagnostik: Anämie, Hämoglobinurie, Heinz-Innenkörper.

Therapie: Meidung auslösender Substanzen.

Pyruvatkinasemangel

Pathogenese: Enzymdefekt → ATP↓, Pyruvat↓, NAD$^+$↓. Akkumulierendes 2,3-Diphosphoglyzerat → Sauerstoffaffinität↓ des Hämoglobins.

Klinik: Anämie, Blässe, Ikterus, Splenomegalie.

Diagnostik: Pyruvatkinaseaktivität↓ in Erythrozyten.

Therapie: Splenektomie nach dem 5. LJ.

10.1.7.7 Medikamentös bedingte immunhämolytische Anämien

Ätiologie: Penicilline oder Cephalosporine, Schadstoffe → Bildung von Autoantikörpern gegen Erythrozyten → hämolytische Anämien.

Klinik: Einnahme des Medikaments → akute hämolytische Anämie.

Diagnostik: Anämie, Hämoglobinurie, Heinz-Innenkörper.

Aus Studentensicht

Therapie: Vermeidung der schädigenden Substanz.

10.1.7.8 Mechanisch-hämolytische Anämien

Definition: Hämolytische Anämie mit Fragmentozyten.

Ätiologie: Herzklappenprothesen → traumatische Schädigung der Erythrozyten → intravasale Hämolyse.

Klinik: Unklares Fieber, Hämoglobinurie.

10.1.8 Sideroblastische Anämien (SA)

Definition: Chronische Anämie mit Mikrozytose und Hyperchromie, hyperplastischer und ineffektiver Erythropoese, Hämsynthesestörung.

Pathogenese: Hämsynthesestörung → Eisenverwertungsstörung, Eisenüberladung (Hämosiderose).

Klinik: Systemische Eisenüberladung:
- *ABC-7*-Gendefekt → SA **mit Ataxie**
- *ALAS 2*-Gendefekt → SA **ohne Ataxie**

Diagnostik: Hypochrome mikrozytäre Anämie, Eisen↑, Ferritin↑, Ringsideroblasten.

Therapie: Deferoxamin, hoch dosierte Pyridoxintherapie.

MERKE

10.1.9 Panmyelopathien: aplastische Anämien

Definition: Zellbildungsstörung auf Stammzellebene mit Panzytopenie und Zellularität↓.

10.1.9.1 Kongenitale aplastische Anämie (Fanconi-Anämie)

Definition: Vererbte Anämie mit Fehlbildungen und progredientem Knochenmarksversagen.

---

10 HÄMATOLOGIE

Therapie
Die Zufuhr der schädigenden Substanz muss unterbrochen werden. In schweren Fällen ist eine Bluttransfusion oder Austauschtransfusion erforderlich.

10.1.7.8 Mechanisch-hämolytische Anämien
Definition
Es handelt sich um eine hämolytische Anämie mit dem Auftreten von Fragmentozyten.

Ätiologie und Pathogenese
Eine traumatische Schädigung der Erythrozyten durch Herzklappenprothesen, Kunststoffimplantate oder mikroangiopathische Veränderungen führt zu einer intravasalen Hämolyse.

Klinik
Häufig besteht unklares Fieber. Das biochemische Leitsymptom ist eine **Hämoglobinurie.** Ein sekundärer Eisenmangel durch Hämoglobinverlust kann auftreten.

10.1.8 Sideroblastische Anämien (SA)
Definition
Die Gruppe seltener chronischer Anämien ist verbunden mit Mikrozytose und Hypochromie, hyperplastischer und ineffektiver Erythropoese und Hämsynthesestörung mit Hypersiderämie und Ringsideroblasten im Knochenmark. Bei den hereditären Formen erfolgt die Vererbung autosomal- oder X-chromosomal-rezessiv. Synonym: Sideroachrestische Anämien.

Pathogenese
Eine Störung der Hämsynthese und des Eiseneinbaus führt zu einer Eisenverwertungsstörung und Eisenüberladung des Körpers (Hämosiderose). Man kennt hereditäre Formen und erworbene Formen, die durch Medikamente (z. B. Tuberkulostatika, Analgetika) oder durch eine Bleivergiftung verursacht werden können.

Klinik
Die im Kindesalter vorherrschende X-chromosomale SA liegt in zwei Formen vor, die klinisch unterschieden werden können. Ein Defekt im *ABC-7*-Gen führt zu einer **SA mit Ataxie.** Mutationen im *ALAS 2*-Gen beeinträchtigen die Aktivität der Delta-Aminolävulinsäure-Synthetase, des Schlüsselenyzms der Hämsynthese **(SA ohne Ataxie).**
Eine häufige Komplikation bei sideroblastischer Anämie ist die **systemische Eisenüberladung.** Sie ist bedingt durch die Hyperplasie der ineffektiven Erythropoese mit gesteigerter Eisenaufnahme aus der Nahrung.

Diagnostik
- **Blutbild:** Hypochrome mikrozytäre Anämie
- **Serum:** Eisen und Ferritin erhöht
- **Knochenmarkpunktion:** Nachweis von Ringsideroblasten (kreisförmige Anordnung von nicht verwertbarem Eisen in den um die Kerne gelagerten Mitochondrien der Erythroblasten)

Therapie
Eine Eisentherapie ist kontraindiziert! Eine Deferoxamintherapie wie bei der Thalassämie verhindert die Hämosiderose. In einigen Fällen kann eine hoch dosierte Pyridoxintherapie (Vitamin B_6) die Hämsynthese normalisieren. Auch eine Eisenentzugstherapie in Form von vorsichtigen Aderlässen ist wohl wirksam.

> **MERKE** Differenzialdiagnose der hypochromen Anämie:
> - Eisenmangelanämie: Serumeisen, Ferritin, Transferinsättigung niedrig
> - Thalassämie: Hämoglobinelektrophorese
> - Sideroblastische Anämie: Serumeisen und Serumferritin erhöht

10.1.9 Panmyelopathien: aplastische Anämien
Definition
Es handelt sich um eine ätiologisch heterogene Störung der Zellbildung auf der Ebene der Stammzellen mit peripherer Panzytopenie (Anämie, Leukozytopenie, Thrombozytopenie) und verminderter Zellularität im Knochenmark.

10.1.9.1 Kongenitale aplastische Anämie (Fanconi-Anämie)
Definition
Die Fanconi-Anämie ist eine seltene, autosomal-rezessiv oder X-chromosomal vererbte Erkrankung. Sie geht mit Kleinwuchs, zahlreichen Fehlbildungen, langsam progredientem Knochenmarksversagen, chromosomaler Instabilität sowie einer Prädisposition für Neoplasien einher.

10.1 ERKRANKUNGEN DES ROTEN SYSTEMS

Klinik
Die Panzytopenie ist in der Regel bei der Geburt und im Säuglingsalter nicht vorhanden. Sehr früh ist jedoch eine Makrozytose mit zu hohem MCV nachweisbar. Die Symptomatik beginnt meist zwischen dem 4. und 8. Lebensjahr. Zuerst entwickelt sich eine Thrombozytopenie, später kommen eine hochgradige Anämie und Leukozytopenie hinzu. In zwei Dritteln der Fälle bestehen kongenitale **Anomalien** mit Mikrozephalie, Mikrophthalmie, Skelettanomalien (Radius- und Daumenaplasie) sowie **Fehlbildungen** von Herz und Nieren. **Kleinwuchs** tritt in über zwei Drittel der Fälle auf, sehr häufig sind auch **Pigmentierungsstörungen** der Haut in Form von Hyper- oder Hypopigmentierungen. Eine mentale **Retardierung** kann bestehen. Das Risiko, an **Malignomen** zu erkranken, ist erhöht.

Diagnostik
- **Blutbild:** Schwere Panzytopenie (Anämie, Leukozytopenie und Thrombozytopenie), makrozytäre rote Blutzellen.
- **Hb-Elektrophorese:** HbF-Konzentration erhöht
- **Knochenmarkpunktion:** Zellarmes Knochenmark mit Verminderung aller Zellreihen, myeloische Vorläufer < 25 %; Vermehrung von Fettgewebe, Retikulum-, Plasma- und Mastzellen
- **Knochenmarkzellkultur:** Nachweis einer vermehrten spontanen und induzierbaren Chromosomenbrüchigkeit
- **Lymphozytenfragilitätstest:** Die Zugabe von Mitomycin C oder Diepoxybutan zu kultivierten Lymphozyten des Patienten führt bei Vorliegen einer Fanconi-Anämie zu einer im Vergleich zur Kontrolle deutlich erhöhten Zellzerstörung
- **DNA-Analyse**
- **Pränatale Diagnostik:** Sie ist bei bekanntem Indexfall möglich

Therapie
Symptomatische Therapie: Die Gabe von G-CSF und GM-CSF ist bei schwerer Neutropenie indiziert. Erythrozytentransfusionen sind bei Hb-Werten von 7–8 g/dl, Thrombozytentransfusionen bei Blutungen indiziert.
Kausale Therapie: Hämatopoetische Knochenmarktransplantation von einem HLA-identischen Geschwisterkind. Sie sollte möglichst in einem frühen Stadium des Knochenmarkversagens angestrebt werden.
Bei fehlendem Knochenmarkspender werden Androgene (Oxymetholon) eingesetzt. Sie sind bei 50 % der Patienten vorübergehend wirksam, können jedoch zu erheblichen Nebenwirkungen führen (Hepatome und andere Lebererkrankungen).

Prognose
Bei Durchführung einer hämatopoetischen Knochenmarktransplantation kommt es in mindestens 70 % der Fälle zur Heilung, wenn ein HLA-identisches Geschwisterkind als Spender verfügbar ist. Die Transplantation hat keinen Einfluss auf das mit dem Lebensalter zunehmende Risiko für die Entwicklung maligner Tumoren, insbesondere Plattenepithelkarzinome im Kopf-Hals-Bereich, der Anogenitalregion und der Haut.

10.1.9.2 Erworbene aplastische Anämien

Definition
Die erworbene aplastische Anämie ist eine seltene schwere Erkrankung des Knochenmarks mit Reduktion der Zellularität auf unter 30 % der Altersnorm und folgender Zytopenie im peripheren Blut.

Pathogenese
Durch die immunologische Wirkung von T-Lymphozyten auf Stammzellen kommt es zu gesteigerter Apoptose und zum Untergang des blutbildenden Gewebes. Die Ursachen sind weitgehend unklar, bei über 90 % der Erkrankten kann kein Auslöser gefunden werden (idiopathische aplastische Anämie). Bei ca. 5 % der Patienten kommt es im zeitlichen Zusammenhang mit einer Hepatitis, für die typischerweise kein Erreger nachgewiesen werden kann, zum Auftreten einer aplastischen Anämie. Dafür können verschiedenste andere Ursachen wie Medikamente, ionisierende Stahlen, Chemikalien, Infektionen mit z. B. Viren verantwortlich sein.

Klinik
Bei der Mehrzahl der Patienten steht zunächst eine **Blutungsneigung** im Vordergrund. Schleimhautblutungen treten häufig auf, innere Blutungen sind dagegen selten. Im weiteren Verlauf können sich **Infektionen** (insbesondere schwerwiegende bakterielle und mykotische Infektionen) in Abhängigkeit vom Ausmaß der Granulozytopenie ausbreiten.

Diagnostik
- **Blutbild:** Schwere Panzytopenie (Anämie, Leukozytopenie und Thrombozytopenie)
- **Knochenmarkpunktion:** Hypozelluläres Knochenmark

Aus Studentensicht

Klinik: Makrozytose bei Geburt. Symptome ab dem 4. LJ: Thrombozytopenie → Anämie, Leukozytopenie. Kongenitale **Anomalien, Kleinwuchs,** Pigmentierungsstörungen, mentale Retardierung. Höheres **Malignomrisiko.**

Diagnostik: Schwere Panzytopenie, HbF↑, zellarmes Knochenmark mit Verminderung aller Zellreihen.

Therapie
- **Symptomatisch:** G-CSF, GM-CSF, Erythrozyten-, Thrombozytentransfusionen
- **Kausal:** KMT

Prognose: Gute Prognose nach KMT ohne Verringerung des Malignomrisikos.

10.1.9.2 Erworbene aplastische Anämien

Definition: Erkrankung des Knochenmarks mit einer Zellularität < 30 %.

Pathogenese: Immunologische T-Lymphozytenwirkung auf Stammzellen → Apoptose ↑, Untergang des blutbildenden Gewebes.

Klinik: Blutungsneigung, Infektionen.

Diagnostik: Schwere Panzytopenie, hypozelluläres Knochenmark.

10 HÄMATOLOGIE

> **MERKE** Diagnostische Kriterien für die schwere Form der aplastischen Anämie (SAA):
> - Neutrophile Granulozyten < 500/µl
> - Thrombozyten < 20.000/µl
> - Retikulozyten < 2‰

Therapie
- **Supportive Therapie:** Substitution von Thrombozytenkonzentraten bei erhöhter Blutungsneigung. Die Indikation zu einer Transfusion von Erythrozytenkonzentrat besteht bei einem Hämoglobinwert < 7 g/dl. Es werden ausschließlich Leukozyten-depletierte bestrahlte Blutprodukte transfundiert.
- **Infektionsprophylaxe:** Wichtig ist die Erziehung zur Hygiene, insbesondere zum Händewaschen.
- **Immunsuppressive Therapie:** Ciclosporin A in Verbindung mit Antithymozytenglobulin (ATG)
- **Hämatopoetische Knochenmarktransplantation:** Sie wird angestrebt bei HLA-identischem Geschwisterkind als Spender und bei Versagen der konservativen Therapie.

Prognose
In 15 % der Fälle kommt es zu einer Spontanremission. Durch eine immunsuppressive Therapie kann in etwa 15 % der Fälle, durch hämatopoetische Knochenmarktransplantation in etwa 70 % der Fälle eine Heilung erzielt werden.

10.1.10 Myelodysplastische Syndrome (MDS)

Definition
Myelodysplastische Syndrome sind eine heterogene Gruppe klonaler Stammzellerkrankungen, die mit Zytopenie, hypo- bis hyperzellulärem Knochenmark und Übergang in eine akute myeloische Leukämie einhergehen.

Pathogenese
Es handelt sich um eine unkontrollierte Proliferation von meist noch normalen Endzellen mit chronischem Verlauf durch eine primäre Störung auf der Ebene der multipotenten Stammzelle. Klinische Manifestation und Verlauf sind abhängig vom Ausmaß der Proliferation des abnormen Klons und von der Kapazität der gesunden Resthämatopoese.

WHO-Klassifikation für primäres und sekundäres MDS
Primäres MDS:
- Refraktäre Zytopenie (RC): Periphere Blasten < 1 %, Knochenmarkblasten < 5 %
- Refraktäre Anämie mit Blastenexzess (RAEB): Periphere Blasten < 5 % oder Knochenmarkblasten 5–9 %
- Refraktäre Anämie mit Blastenexzess in Transformation (RAEB-T): Periphere Blasten oder Knochenmarkblasten 10–20 %

Sekundäres MDS: MDS nach Chemo- oder Strahlentherapie, bei kongenitalen Erkrankungen mit Knochenmarkversagen, nach erworbener aplastischer Anämie (AA) oder bei familiären Erkrankungen.

Klinik
Die klinische Symptomatik ist sehr variabel und hängt vom Ausmaß der Anämie und von der begleitenden Knochenmarkinsuffizienz ab. Die Erkrankung geht meist in eine akute myeloische Leukämie (AML) über, deren Prognose mit Chemotherapie sehr schlecht ist.

Diagnostik
- **Blutbild:** Makrozytäre Anämie, Blastennachweis
- **Knochenmarkpunktion**

Therapie
Die einzige Heilungschance besteht in der Durchführung einer allogenen Knochenmarktransplantation. Heute wird sie häufig bereits im Stadium des myelodysplastischen Syndroms und nicht erst bei Auftreten der AML durchgeführt.

10.2 Erkrankungen des weißen Systems

10.2.1 Neutrophile Leukozytopenie

Definition
Eine Verminderung der zirkulierenden neutrophilen Leukozyten auf absolute Werte < 1.500/µl bei normalen Erythrozyten- und Thrombozytenzahlen wird als Neutrozytopenie bezeichnet.

Aus Studentensicht

> **MERKE**

Therapie
- Thrombozyten-, Erythrozytenkonzentrattransfusionen
- Infektionsprophylaxe, Ciclosporin A-Gabe
- KMT

10.1.10 Myelodysplastische Syndrome (MDS)

Definition: Klonale Stammzellerkrankungen mit Zytopenie, hypo- bis hyperzellulärem Knochenmark → akute Leukämie.

Pathogenese: Primäre Störung der multipotenten Stammzellen → unkontrollierte Proliferation von normalen Endzellen mit chronischem Verlauf.

- **Primäres MDS:** Refraktäre Zytopenie, refraktäre Anämie mit Blastenexzess, refraktäre Anämie mit Blastenexzess in Transformation
- **Sekundäres MDS:** Nach Chemo- oder Strahlentherapie, bei kongenitalen Erkrankungen mit Knochenmarkversagen

Klinik: Variables Krankheitsbild, Entwicklung einer akuten myeloischen Anämie möglich.

Diagnostik: Makrozytäre Anämie, Blastennachweis.

Therapie: KMT.

10.2 Erkrankungen des weißen Systems

10.2.1 Neutrophile Leukozytopenie

Definition: Zirkulierende neutrophile Leukozyten < 1.500/µl.

10.2 ERKRANKUNGEN DES WEISSEN SYSTEMS

Pathogenese
Es liegt entweder eine verminderte Produktion im Knochenmark oder eine verkürzte Lebensdauer in der Peripherie zugrunde (Checkliste).

Checkliste: Wichtige Ursachen von Neutrozytopenien im Kindesalter.

Verminderte Produktion	• Schwere kongenitale Neutropenie (Kostmann) • Zyklische Neutropenie • Benigne/maligne familiäre Neutropenie • Ineffektive Granulopoese • Shwachman-Diamond-Syndrom • Glykogenose Typ Ib
Verkürzte Lebensdauer der Leukozyten	• Infektionen (z. B. Typhus, Paratyphus, Masern, Exanthema subitum, Influenza) • Autoimmunneutropenie • Medikamente • Allergische Agranulozytose • Hypersplenismus

Klinik
Die klinische Symptomatik ist vom Schweregrad der Neutrozytopenie abhängig. Eine Gefahr lebensbedrohlicher **pyogener Infektionen** besteht in der Regel nur bei schwerer Neutrozytopenie. Die Patienten sind hauptsächlich durch Infektionen mit *Staphylococcus aureus* und gramnegativen Bakterien (*Pseudomonas aeruginosa*) gefährdet. Es kommt zu Hautabszessen, Furunkulose, Otitis media, Pneumonie und Sepsis. Begleitend bestehen häufig **Schleimhautsymptome** wie Stomatitis, Gingivitis und Peridontitis. Eine isolierte Neutropenie führt nicht zu einer vermehrten Gefährdung durch Viren, Pilze und Parasiten. Zeichen der Lokalinfektion wie Exsudat, Eiterbildung, Ulzeration, Fissuren und regionale Adenopathie sind bei neutropenischen Patienten wenig ausgeprägt oder fehlen.

> **MERKE** Schweregrade der Neutropenie:
> - Milde Neutrozytopenie: 1.000–1.500/µl
> - Mäßiggradige Neutrozytopenie: 500–1.000/µl
> - Schwere Neutrozytopenie: < 500/µl

Zu einer **allergischen Agranulozytose** kann es antikörperinduziert durch Medikamente kommen. Der Verlauf ist dramatisch. Die Agranulozytose tritt 7–10 Tage nach Ersteinnahme des Medikaments auf. Es kommt zu Fieber, Schüttelfrost, Kopfschmerzen, Schleimhautnekrosen, Bakteriämie und Sepsis. Die Therapie erfolgt durch Elimination der auslösenden Noxe sowie Schock- und Infektionstherapie.

> **MERKE** Bei Patienten mit Neutrozytopenie fehlen die physiologischen Reaktionen des Organismus auf eine Infektion. Das Ausbleiben von Fieber, Eiterbildung, Pyurie beim Harnwegsinfekt oder einer granulozytären Pleozytose bei der Meningitis ist charakteristisch und schließt eine Infektion in keiner Weise aus.

10.2.1.1 Schwere kongenitale Neutropenie (Kostmann-Syndrom)

Definition
Die autosomal-rezessiv vererbte Erkrankung ist durch eine ausgeprägte Verminderung der neutrophilen Granulozyten und schwer verlaufende bakterielle Infektionen gekennzeichnet. Synonym: Infantile Agranulozytose.

Pathogenese
Eine Störung der über G-CSF ausgelösten Signalübertragungskaskade führt zu einem Fehlen aller Reifungsstufen jenseits der Promyelozyten im Knochenmark.

Klinik
Die klinische Symptomatik beginnt bereits in den ersten Lebenstagen mit Fieber, Haut- und Nabelinfektionen sowie einer Stomatitis. Die Infektionen neigen zur Generalisierung. Häufigste Erreger sind *Staphylococcus aureus, Escherichia coli* und Pseudomonas aeruginosa.

Diagnostik
- **Blutbild:** Hochgradige Neutrozytopenie
- **Knochenmarkpunktion:** Nahezu vollständiges Fehlen von Promyelozyten und Myelozyten bei normaler Anzahl myeloischer Vorstufen

---

Aus Studentensicht

Pathogenese: Produktion↓ im Knochenmark, Lebensdauer↓ in der Peripherie.

Checkliste: Wichtige Ursachen von Neutrozytopenien im Kindesalter

CHECKLISTE

Klinik: Infektionen mit **S. aureus** oder **gramnegativen Bakterien**: Hautabszesse, Pneumonie, Sepsis begleitet von Schleimhautsymptomen bei schwerer Leukopenie.

MERKE

Allergische Agranulozytose → antikörperinduziert durch Medikamente, 7–10 Tage nach Einnahme mit Fieber, Schüttelfrost, Bakteriämie, Sepsis. Therapie: Elimination der auslösenden Noxen.

MERKE

10.2.1.1 Schwere kongenitale Neutropenie (Kostmann-Syndrom)

Definition: Ausgeprägte neutrophile Granulozytenverminderung und schwer verlaufende Infektionen.

Pathogenese: Fehlen aller Reifungsstufen jenseits der Promyelozyten.

Klinik: Diverse Infektionen in den ersten Lebenstagen, häufig durch *S. aureus, E. coli*.

Diagnostik: Neutrozytopenie, Fehlen von Promyelozyten und Myelozyten.

10 HÄMATOLOGIE

Aus Studentensicht

Therapie: Rekombinante Wachstumsfaktoren der Granulopoese (G-CSF).

Therapie
Über 90 % der Patienten sprechen auf eine Therapie mit rekombinanten Wachstumsfaktoren der Granulopoese (G-CSF) an. Die benötigte Dosierung ist interindividuell verschieden. Mögliche, akut auftretende Nebenwirkungen umfassen Kopfschmerzen, Knochenschmerzen und Exantheme. Langfristige Nebenwirkungen sind Osteoporose, Knochenmarkfibrose und Splenomegalie. Alternativ kann eine Knochenmarktransplantation durchgeführt werden.

10.2.1.2 Zyklische Neutropenie

Definition: Periodisches Auftreten einer Neutrozytopenie – begleitet von bakteriellen Infektionen.

Definition
Es handelt sich um das periodische Auftreten einer Neutrozytopenie, die von bakteriellen Infektionen begleitet sein kann. In der Mehrzahl der Fälle tritt die Erkrankung sporadisch auf, in etwa 30 % der Fälle wird sie autosomal-dominant vererbt.

Pathogenese: Wechselnde Zellteilungsraten der Stammzellen.

Pathogenese
Die Erkrankung entsteht durch wechselnde Zellteilungsraten der Stammzellen im Knochenmark.

Klinik: Manifestation im 10. LJ. Zyklisches Auftreten einer bis zu maximal 10 Tage anhaltenden Neutrozytopenie mit Fieber, Mundschleimhautulzerationen.

Klinik
Die Erkrankung manifestiert sich um das 10. Lebensjahr. In regelmäßigen Zyklen von typischerweise 19–21 Tagen kommt es zu einer maximal 10 Tage anhaltenden Neutrozytopenie mit **Fieber** und **Mundschleimhautulzerationen**. Schwerwiegende Infektionen wie Abszesse, Osteomyelitis und Sepsis können ebenfalls auftreten.

Diagnostik: Im Schub schwere Neutrozytopenie.

Diagnostik
- **Blutbild:** Im Schub ist eine schwere Neutrozytopenie nachweisbar.
- **Knochenmarkpunktion:** Zum Zeitpunkt der peripheren Neutropenie Beginn einer verstärkten Myelopoese.

Therapie: Infektionsprophylaxe, G-CSF.

Therapie
Die Infektionen müssen, u. U. auch prophylaktisch, antibiotisch behandelt werden. Eine Therapie mit G-CSF kann die Dauer und Schwere der Neutropenie reduzieren.

Prognose
Die Prognose ist in der Regel gut.

10.2.2 Granulozytenfunktionsstörungen

Definition: Funktionsstörung neutrophiler Granulozyten mit Beeinträchtigung von Chemotaxis, Phagozytose und Bakterienabtötung.

Definition
Es handelt sich um angeborene und erworbene Funktionsstörungen neutrophiler Granulozyten mit Beeinträchtigung von Chemotaxis, Phagozytose und Bakterienabtötung. Beispielhaft wird die chronische Granulomatose besprochen.

10.2.2.1 Chronische Granulomatose (CGD)

Definition: Defekt der Sauerstoffradikalbildung von Phagozyten → Infektanfälligkeit ↑, Erkrankungen ↑ aus dem rheumatischen Formenkreis.

Definition
Der Defekt der Sauerstoffradikalbildung von Phagozyten wird X-chromosomal-rezessiv (65 %) oder autosomal-rezessiv vererbt. Er führt zu einer erhöhten Infektionsanfälligkeit und zu einer erhöhten Inzidenz von entzündlichen Erkrankungen aus dem rheumatischen Formenkreis. Synonyme: Chronic Granulomatous Disease, CGD; septische Granulomatose.

Epidemiologie
Die Häufigkeit der chronischen Granulomatose beträgt 1 : 200.000.

Pathogenese: Defekt der NADPH-Oxidase → Sauerstoffradikalbildung ↓ in den Phagozyten → Störung der Abtötung von katalasepositiven Bakterien und Pilzen → Granulozytenzerstörung ↑ → Granulombildung durch Lymphozyten und Histiozyten um die zerfallenden Granulozyten.

Pathogenese
Granulozyten und Makrophagen von Patienten mit CGD können Bakterien und Pilze regelrecht phagozytieren. Der Defekt der NADPH-Oxidase führt jedoch zu einer verminderten Sauerstoffradikalbildung in den Phagozyten und damit zu einer Störung der Abtötung von katalasepositiven Bakterien (*Staphylococcus aureus*, *Escherichia coli*, Klebsiellen, *Proteus*, Salmonellen) und Pilzen. Durch die ungestörte Vermehrung der Erreger gehen die Granulozyten zugrunde und die Erreger werden erneut frei, um von weiteren Granulozyten phagozytiert zu werden. Um diese zerfallenden Granulozyten bildet sich ein Wall aus Lymphozyten und Histiozyten, die Granulome bilden („chronische Granulomatose").

Klinik: Rezidivierende Infektionen beginnend im Säuglingsalter, Lymphknoten-, Haut- und Leberabszesse, Knochenmark-, Zahnfleisch- oder Mundschleimhautentzündungen durch S. aureus, B. cepacia oder Aspergillus.

Klinik
Die chronisch-**rezidivierenden Infektionen** beginnen im Säuglingsalter. Pneumonien treten am häufigsten auf. Außerdem kommt es zu **Lymphknoten-, Haut- und Leberabszessen** sowie zu Entzündungen des Knochenmarks, des Zahnfleisches oder der Mundschleimhaut. Die wichtigsten Erreger sind *Staphylococcus aureus*, *Burkholderia cepacia* und *Aspergillus*.

Neben schweren Infektionen treten gehäuft autoimmunologische Komplikationen auf (Crohn-artige Kolitis und restriktive Lungenerkrankungen).

Diagnostik
- **Dihydrorhodamin-Test:** Flowzytometrie zur quantitativen Messung der mikrobiziden Sauerstoffmetaboliten.
- **Histologie:** Granulomnachweis.
- **DNA-Analyse.**
- Eine **pränatale Diagnostik** ist bei bekanntem Indexpatienten möglich.

Diagnostik: Dihydrorhodamin-Test → Messung der mikrobiziden O_2-Metaboliten

Therapie
Bei Auftreten akuter Infektionen sollten intrazellulär wirksame **Antibiotika** verabreicht werden (Clindamycin, Rifampicin, Makrolide, Fosfomycin). Bei hochfieberhaften Verläufen und/oder Entwicklung von Granulomen werden frühzeitig **Kortikosteroide** eingesetzt. Die lebenslange prophylaktische Gabe von Cotrimoxazol und Itraconazol (wirksam gegen Aspergillen) führt zu einer Reduktion der schweren rezidivierenden Infektionen. Bei Verfügbarkeit eines HLA-identischen Spenders kann die Erkrankung durch eine **hämatopoetische Knochenmarktransplantation** geheilt werden. Die **Genersatztherapie** befindet sich in der Entwicklung.
Kinder mit CGD sollten alle empfohlenen Impfungen erhalten.

Therapie: Antibiotika bei akuten Infektionen, Kortikosteroide bei Granulombildung. KMT.

> **FALL A:** Felix, ein 3 Jahre alter Junge, leidet seit dem Alter von 6 Monaten an rezidivierenden Infektionen mit *Staphylococcus aureus*, die sich als schlecht heilende Haut- und Lymphknotenabszesse manifestieren. Wiederholt musste er deswegen operiert werden. Darüber hinaus wurde er bereits dreimal wegen einer ausgedehnten Pneumonie stationär behandelt. Der neue Kinderarzt, den die Familie nach einem Umzug aufsucht, vermutet einen angeborenen Immundefekt und beschließt, Felix zur weiteren Abklärung in eine spezialisierte Immundefektambulanz zu überweisen.
> **K:** Felix ist für sein Alter deutlich untergewichtig und zu klein. Es bestehen eine ausgeprägte zervikale Lymphknotenschwellung und eine Splenomegalie.
> **D:** Im Blutbild zeigt sich eine neutrophile Leukozytose (24.000/µl, 89 % Granulozyten). Das C-reaktive Protein im Serum und die Blutkörperchensenkungsgeschwindigkeit sind erhöht. Es besteht eine Hypergammaglobulinämie. Bei der histologischen Untersuchung eines Lymphknotens werden Granulome nachgewiesen. Der NBT-Test und der Ferrocytochromreduktionstest fallen pathologisch aus.
> **Diag:** Die Diagnose einer chronischen Granulomatose wird molekulargenetisch gesichert.
> **T:** Felix erhält zunächst eine Therapie mit Cotrimoxazol und Itraconazol zur Prophylaxe der rezidivierenden Infektionen. Die Ärzte teilen seinen Eltern mit, dass eine HLA-Testung des Bruders sinnvoll sei, da die chronische Granulomatose durch eine Knochenmarktransplantation geheilt werden könne.
> **V:** 6 Monate später wird Felix unter Verwendung von Stammzellen seines HLA-identischen Bruders transplantiert. Heute ist er 5 Jahre alt und gilt als geheilt.

FALL

10.2.3 Reaktive Veränderungen des weißen Blutbildes

Checkliste: Übersicht häufiger reaktiver Veränderungen des weißen Blutbildes im Rahmen von spezifischen Infektionen.

10.2.3 Reaktive Veränderungen des weißen Blutbildes

Checkliste: Risikofaktoren für eine Hirnblutung

CHECKLISTE

Erkrankung	Blutbildveränderung
Infektiöse Mononukleose	Mäßige Leukozytose 30–80 % „Lymphomonozyten"
Pertussis	Ausgeprägte absolute Lymphozytenvermehrung
Röteln	Normale oder leicht verminderte Leukozytenzahl Starke Vermehrung von Plasmazellen Relative Lymphozytose
Exanthema subitum	Erniedrigte Leukozytenzahl Erhebliche Neutropenie
Infektiöse Lymphozytose	Vermehrung normaler Lymphozyten

10.3 Erkrankungen der Milz

10.3.1 Asplenie
Definition
Unter Asplenie versteht man das anatomische oder funktionelle Fehlen der Milz.

10.3 Erkrankungen der Milz

10.3.1 Asplenie

Definition: Fehlen der Milz.

Ätiologie
Die häufigste Ursache für eine Asplenie ist die Splenektomie nach einem Trauma oder bei hämatologischen Erkrankungen. Eine kongenitale Asplenie kann als Teilsymptom des Ivemark-Syndroms vorkommen. Begleitend bestehen dann anatomische Variationen von Darm, Lunge und Herz. Eine funktionelle Asplenie kann bei der Sichelzellanämie auftreten.

Ätiologie: Splenektomie nach Trauma oder hämatologischen Erkrankungen, kongenital oder funktionell bei Sichelzellanämie.

10 HÄMATOLOGIE

Klinik
Das Fehlen der Milz birgt eine erhebliche Infektionsgefahr, vor allem durch Pneumokokken, Meningokokken und *Haemophilus influenzae*.

Diagnostik
- Howell-Jolly-Körperchen im peripheren Blutbild
- Sonografie des Abdomens

Therapie
Auftretende bakterielle Infektionen sollten frühzeitig und möglichst gezielt (Kulturen) behandelt werden.

Prophylaxe
Wichtige präventive Maßnahmen bei Asplenie sind die Impfungen gegen Pneumokokken, Meningokokken und *Haemophilus infuenzae* sowie eine antibiotische Dauerprophylaxe mit Penicillin V bis zum Erreichen des Erwachsenenalters.

10.3.2 Splenomegalie

Definition
Als Splenomegalie wird eine Vergrößerung der Milz bezeichnet.

Ätiologie
Wichtige Ursachen einer Splenomegalie im Kindesalter sind in der Checkliste zusammengefasst.

Checkliste: Übersicht wichtiger Ursachen der Splenomegalie im Kindesalter.

Hämolytische Erkrankungen	• Erythrozytenmembrandefekte • Hämoglobinopathien
Infektionen	• Sepsis • Endokarditis • Abszesse • Virusinfektionen: *EBV, CMV* • Protozoonosen
Maligne Erkrankungen	• Leukämien • Lymphome • Morbus Hodgkin
Stauung	• Pfortader- oder Milzvenenstauung • Leberzirrhose • Chronische Herzinsuffizienz
Zysten	• Angeboren • Erworben: Pseudozysten
Nichtmaligne Infiltration	• Lysosomale Speichererkrankungen • Retikuloendotheliosen • Hämangiome
Verschiedene	• Juvenile idiopathische Arthritis: Morbus Still • Lupus erythematodes

10.4 Hämostaseologie

10.4.1 Hämophilie A

Definition
Die X-chromosomal-rezessiv vererbte Koagulopathie basiert auf der Grundlage einer verminderten Aktivität von Faktor VIII:C, dem niedermolekularen Anteil des Faktor-VIII:C/Von-Willebrand-Faktor-Komplexes.

Epidemiologie
Die Hämophilie A tritt mit einer Häufigkeit von 1:5.000 männlichen Neugeborenen auf.

Ätiologie
In zwei Drittel der Fälle wird die Erkrankung X-chromosomal-rezessiv vererbt, in einem Drittel der Fälle handelt es sich um Spontanmutationen ohne positive Familienanamnese. Bei weiblichen Individuen tritt eine Hämophilie nur sehr selten auf. Dies kann bei verschobener X-Inaktivierung, numerischen oder strukturellen Anomalien der X-Chromosomen (z. B. Ullrich-Turner Syndrom, testikuläre Feminisierung) oder echter Homozygotie (Vater Hämophiler, Mutter Konduktorin) vorkommen.

10.4 HÄMOSTASEOLOGIE

Klinik

Neugeborene mit Hämophilie zeigen typischerweise **keine vermehrte Blutungsneigung**. Dies erklärt sich durch ein erhöhtes Thrombinbildungspotenzial bei physiologisch niedrigen antikoagulatorischen Proteinen. Später können Blutungen in jedem stark durchbluteten Gewebe auftreten. Die erste Blutung tritt charakteristischerweise nach einem **Lippenbändchenriss** auf. Die erste Blutung in ein Gelenk (Initialblutung) manifestiert sich häufig als **Kniegelenksblutung** (Krabbeln). Darüber hinaus kann es zu **ausgeprägten Hämatomen** an den Oberarmen (durch Hochhalten), an den Ellenbogen (Anstoßen an „Maxicosi") oder an der Brust (Anstoßen an „Gehfrei") kommen. Auch ohne äußere Einwirkung können **subkutane oder intramuskuläre Hämatome** entstehen, besonders gefährlich sind Psoasblutungen, die als Leistenzerrung imponieren. Die Gefahr **innerer Blutungen** ist erhöht. Charakteristisch für die Hämophilie ist außerdem das Fehlen exzessiver Blutungen aus kleinen Schnitt- und Schürfwunden, da die primäre Hämostase intakt ist. In Abhängigkeit vom Schweregrad (➤ Tab. 10.3) besteht eine milde bis ausgeprägte **hämorrhagische Diathese**.

Tab. 10.3 Schweregrade der Hämophilie.

Schwere Hämophilie	FVIII:C-Aktivität < 1 %
Mittelschwere Hämophilie	FVIII:C-Aktivität 1–5 %
Leichte Hämophilie	FVIII:C-Aktivität 5–40 %

Bei der **leichten** Hämophilie kommen signifikante Blutungen nur nach Traumen, Operationen oder Zahnextraktionen vor. Bei **mittelschwerer** Hämophilie sind Spontanblutungen möglich, bei **schwerer Hämophilie** sind sie die Regel. Es treten Blutungen in die großen Gelenke und in die Muskulatur, auffallende Sugillationen nach Bagatelltraumen und gelegentlich auch Hirnblutungen auf (➤ Abb. 10.7a).

> **CAVE** Eltern von Kindern mit Hämophilie werden überdurchschnittlich häufig der Kindesmisshandlung bezichtigt.

Aus Studentensicht

Klinik: Neugeborene weisen keine vermehrte Blutungsneigung auf, da Thrombinbildungspotenzial↑. Später folgen Blutungen in jedem stark durchbluteten Gewebe: nach Lippenbändchenriss, Kniegelenksblutung, Hämatome an den Oberarmen, subkutane oder intramuskuläre Hämatome, innere Blutungen.

TAB. 10.3

CAVE

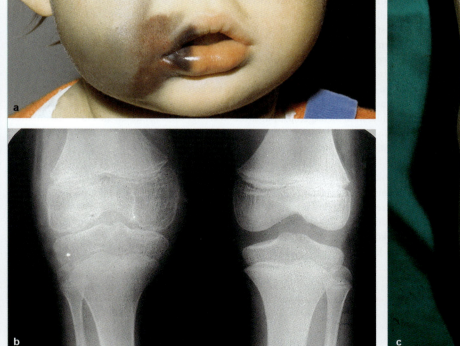
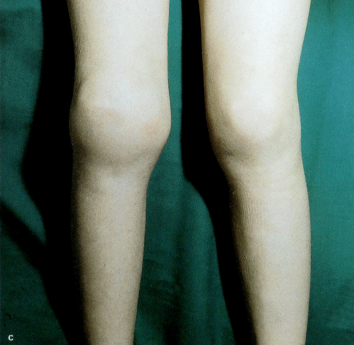

Abb. 10.7 Hämophilie. **a)** Weichteilblutungen. **b)** Röntgenbild beider Kniegelenke: Arthropathie des rechten Kniegelenks mit erheblicher Verschmälerung des Gelenkspalts bei Hämophilie A, linkes Kniegelenk unauffällig. **c)** Hämophile Arthropathie mit Schwellung und Deformierung des rechten Kniegelenks. [O530]

Komplikationen

Hämophiliearthropathie: Besonders betroffen sind die großen Gelenke (Sprung-, Knie-, Ellenbogen-, Hüftgelenk; ➤ Abb. 10.7b und ➤ Abb. 10.7c). Die Synovia setzt Enzyme frei, die das Blut im Gelenk abbauen. Hierzu verdickt sich die Synovia und wird stärker durchblutet, wodurch die Wahrscheinlichkeit weiterer Blutungen steigt (Circulus vitiosus). Langzeitfolgen sind Gelenkversteifungen und Arthrose, diese sind heute aber wegen aggressiver Behandlungsstrategien selten.

Infektionen: In den 1980er-Jahren lag die Durchseuchungsrate mit Hepatitis C und *HIV* bei nahezu 100 %. Seit 1986 ist keine Infektion mehr aufgetreten.

Komplikationen: Hämophilieathropathie: Enzymfreisetzung durch Synovia → Abbau des Bluts → Synoviaverdickung → Durchblutung↑ → weitere Blutungen.

Aus Studentensicht

Diagnostik: aPTT verlängert, Quick normal, FVIII:C-Aktivität ↓.

PRAXISTIPP

Therapie
- **Blutungsprophylaxe:** Meidung von Thrombozytenaggregationshemmern
- **DDAVP (Minirin®)** erhöht FVIII:C-Aktivität
- **Faktor VIII-Substitution** bei Bedarf oder dauerhaft

Therapie der Hemmkörperhämophilie: Alloantikörper gegen transfundierten FVIII → Gabe von hoch dosierten FVIII-Konzentraten.

MERKE

10.4.2 Hämophilie B

Definition: Aktivität ↓ des FIX → Koagulopathie.

---

10 HÄMATOLOGIE

Diagnostik
- Familien- und Blutungsanamnese
- **Gerinnung:** aPTT verlängert, Quick normal, Fibrinogen normal
- **FVIII:C-Aktivität** vermindert
- **DNA-Analyse**
- Eine **pränatale Diagnostik** ist möglich

> **PRAXISTIPP**
> Eine aPTT > 80 Sekunden ist nahezu beweisend für eine Hämophilie A oder B. Die Bestimmung der Aktivitäten der Einzelfaktoren muss trotzdem erfolgen.

Therapie
Blutungsprophylaxe: Thrombozytenaggregationshemmer wie Azetylsalizylsäure sollten gemieden werden, intramuskuläre Injektionen sind kontraindiziert! Bei Verletzungen sollte eine sorgfältige lokale Blutstillung erfolgen.

DDAVP (Minirin®): Es erhöht die FVIII:C-Aktivität um das Zwei- bis Vierfache durch Freisetzung aus dem Endothel. Bei schwerer Hämophilie ist der Effekt daher nur unzureichend. Die Wirkung ist nach 2- bis 3-maliger Gabe erschöpft.

Substitution von Faktor VIII bei akuter Blutung (Bedarfssubstitution): Heute werden sowohl virusinaktivierte plasmatische Faktoren als auch rekombinant hergestellte Präparate verwendet. Die früher mit der Faktorsubstitutionstherapie einhergehende Infektionsgefahr ist aufgrund eingehender Sicherheitsmaßnahmen heute minimal.

Die Dosierung hängt vom Ausmaß und von der Lokalisation der Blutung sowie dem Schweregrad der Hämophilie ab. Es werden 30–50 IE/kg KG in 8- bis 12-stündigen Intervallen i. v. verabreicht. 1 IE/kg KG Faktor VIII erhöht die FVIII:C-Aktivität um 1–2 %. Die anzustrebenden FVIII:C-Aktivitäten sind von der Situation abhängig (Gelenkblutungen, kleine Verletzungen: 30–50 %; kleine Operationen: 50–60 %; große Operationen, gastrointestinale Blutungen: > 60 %).

Dauersubstitution von Faktor VIII: Ziel der Therapie ist es, aus einer schweren eine mittelschwere Hämophilie zu machen, die FVIII:C-Aktivität also nicht mehr < 2 % abfallen zu lassen. Dies wird in der Regel durch eine Faktorsubstitution mit wöchentlicher Gabe von 3 × 20–40 IE/kg KG erreicht. Mit der Dauersubstitution wird normalerweise nach dem ersten Expositionstag bzw. bei Auftreten von kleineren Blutungen und zunehmender Mobilität (Krabbeln) begonnen, anfangs einmal wöchentlich. Je nach Blutungssymptomatik wird im Verlauf das Intervall auf 2- bis 3-mal wöchentlich gesteigert, bevor die Dosis erhöht wird. Ziel ist es, durch dieses Schema eine Prophylaxe bereits vor Auftreten der ersten Gelenksblutung durchzuführen und diese dadurch zu verhindern. Zudem ist mit diesem Regime die Inzidenz der Hemmkörperhämophilie wohl niedriger. Die Substitution erfolgt zunächst durch die Eltern (Heimselbstbehandlung). Mit etwa 10 Jahren lernen die Patienten, sich selbst den Faktor i. v. zu verabreichen. Sport ist in der Regel erlaubt, nur Kampfsportarten sollten vermieden werden.

Therapie der Hemmkörperhämophilie
Von Hemmkörperhämophilie spricht man, wenn Inhibitoren im Sinne von Alloantikörpern gegen transfundierten FVIII auftreten. Sie tritt vor allem bei Patienten mit schwerer Hämophilie auf. Die Therapie besteht in der hoch dosierten (100–200 IE/kg KG/d) Gabe von FVIII-Konzentrat über einen längeren Zeitraum. Alternativ können auch aktivierter Prothrombinkomplex oder aktivierter FVII eingesetzt werden. Die Therapie der Hemmkörperhämophilie ist mit enormen Kosten verbunden.

> **MERKE** Für mehr als 80 % aller Hämophilen weltweit gibt es keinen Zugang zu teuren Faktorprodukten.

Prognose
Bei rechtzeitiger und ausreichender Substitution ist die Lebenserwartung heute bei guter Lebensqualität annähernd normal.

10.4.2 Hämophilie B

Definition
X-chromosomal-rezessiv vererbte Koagulopathie auf der Grundlage einer verminderten biologischen Aktivität des plasmatischen Gerinnungsfaktors IX.

Epidemiologie
Die Hämophilie B tritt mit einer Häufigkeit von etwa 1 : 25.000 männlichen Neugeborenen auf.

Klinik
Die Hämophilie B ist von der Hämophilie A klinisch nicht zu unterscheiden.

Diagnostik
- Familien- und Blutungsanamnese
- **Gerinnung:** aPTT verlängert, Quick normal
- **FIX-Aktivität** vermindert
- **DNA-Analyse**
- Eine **pränatale Diagnostik** ist möglich.

Therapie
Die Therapie der Hämophilie B entspricht der der Hämophilie A. Die Substitutionstherapie erfolgt mit plasmatischen und rekombinant hergestellten Faktor-IX-Konzentraten. Faktor IX besitzt eine längere Halbwertszeit als Faktor VIII. Die Dosisintervalle bei Bedarfs- und Dauertherapie sind daher länger. DDAVP ist bei Hämophilie B nicht wirksam.

> **MERKE** Die Faktorsubstitutionstherapie stellt hohe Anforderungen an die betroffenen Familien. In der Regel erlernen die Eltern der Patienten die Durchführung intravenöser Injektionen und führen die Substitutionstherapie zu Hause eigenständig durch.

10.4.3 Von-Willebrand-Syndrom
Definition
Meist autosomal-dominant oder selten autosomal-rezessiv vererbte hämorrhagische Diathese auf der Grundlage quantitativer oder qualitativer Defekte des Von-Willebrand-Faktors (VWF), des großmolekularen Anteils des Faktor-VIII:C/Von-Willebrand-Faktor-Komplexes. Bei Von-Willebrand-Syndrom Typ 1 zeigt sich ein leichter Mangel, bei Typ 3 fehlt der Von-Willebrand-Faktor vollständigen. Qualitative Defekte des VWF werden als Typ 2 bezeichnet.

Epidemiologie
Es handelt sich mit einer Prävalenz von 1 % um die häufigste hereditäre hämorrhagische Diathese!

Pathogenese
Der VWF ist ein adhäsives Protein mit Bindungsstellen für zirkulierende Proteine (Faktor VIII), Kollagen und Thrombozytenoberflächenstrukturen. Das Fehlen oder der Defekt des VWF führt zu einer mangelhaften Adhäsion der Thrombozyten am verletzten Endothel der Gefäße (Störung der primären Hämostase). Die Bindung von Faktor VIII verhindert seinen vorzeitigen Abbau. Bei schweren Defekten (Typ 3) des VWF kommt es daher zusätzlich zu einer verminderten Faktor-VIII:C-Aktivität (Störung der sekundären Hämostase).

Klinik
Im Gegensatz zur Hämophilie ist das klinische Leitsymptom die **profuse Schleimhautblutung** als Ausdruck der Störung der primären Hämostase. Sie tritt vor allem im Nasen-Rachen-Raum auf. Häufig kommt es zu lang anhaltenden Blutungen nach Zahnwechsel, Zahnextraktion, Einriss des Zungenbändchens, Tonsillektomie und Adenotomie. Beim schweren Von-Willebrand-Syndrom (Typ 3) treten als Ausdruck der Störung der sekundären Hämostase auch hämophilieartige Blutungen auf.

Diagnostik
- Familien- und Blutungsanamnese
- **Gerinnung:** aPTT normal bis verlängert, Quick normal
- **VWFAg** ist vermindert
- **VWF:Ristocetin-Cofaktor** meist erniedrigt
- **VWF-Aktivität:** erniedrigt
- **FVIII:C-Aktivität** in Abhängigkeit von der Schwere des Defektes normal oder erniedrigt
- **VWF-Multimerenanalyse:** Differenzierung einzelner Subtypen
- Eine **DNA-Analyse** ist in Einzelfällen möglich.

Therapie
Neben der lokalen Blutstillung und der Meidung von Thrombozytenaggregationshemmern (Azetylsalizylsäure!) kommen Fibrinolysehemmer wie Tranexamsäure (10–20 mg/kg KG) zur Anwendung. Die Gabe des synthetischen ADH-Analogons Desmopressin (DDAVP) in einer Dosierung von 0,2 µg/kg KG i. v. kann bei leichten Verlaufsformen endogen gespeicherten VWF freisetzen. Es wird bei Blutungen und zur präoperativen Blutungsprophylaxe eingesetzt. In schweren Fällen werden spezielle plasmatische VWF-haltige Faktor-VIII-Konzentrate, z. B. in einer Dosierung von 20–50 IE/kg KG i.v. verabreicht.

Prognose
Der Verlauf ist variabel, oft bessert sich die Symptomatik mit Abschluss der Pubertät.

Aus Studentensicht

> **MERKE**

10.4.4 Koagulopathie durch Vitamin-K-Mangel

Definition: Diathese durch Vitamin-K-Mangel bedingte Aktivitätsminderung der Gerinnungsfaktoren II, VII, IX, X.

Pathophysiologie: Vitamin K aktiviert die Gerinnungsfaktoren II, VII, IX, X, Protein C und S durch eine Carboxylierung von Glutaminsäureresten.

Ätiologie: Alimentär, intestinale Malabsorptionssyndrome, Medikamente, biliäre Obstruktion, Morbus haemorrhagicus neonatorum.

Klinik: Haut-, Schleimhaut-, gastrointestinale Blutungen.

Diagnostik: Klärung der auslösenden Erkrankung, Quick↓, Aktivitäten↓ der Faktoren II, VII, IX, X.

Therapie: Vitamin-K-Substitution (1–5 mg p. o.), PPSB (Prothrombinkomplex)

10.4.5 Koagulopathie durch Lebererkrankungen

Definition: Hämorrhagische Diathese durch Synthesestörung von Gerinnungsfaktoren und Fibrinogen.

Pathogenese: Leichte Leberschädigung → Vitamin-K-abhängige Gerinnungsfaktoren↓. Schwere Leberschädigung → Fibrinogen↓, Faktor V ↓.

Klinik: Gerinnungsstörungen (85 %), hämorrhagische Diathese (15 %).

Diagnostik: Zeichen der Lebererkrankung i.S..

Therapie: Fresh Frozen Plasma, PPSB.

---

10 HÄMATOLOGIE

> **MERKE** Das Von-Willebrand-Syndrom ist die häufigste hereditäre hämorrhagische Diathese.

10.4.4 Koagulopathie durch Vitamin-K-Mangel

Definition
Der Grund für die hämorrhagische Diathese ist eine verminderte Aktivität der Gerinnungsfaktoren II, VII, IX, X infolge eines Vitamin-K-Mangels im Rahmen verschiedener Erkrankungen.

Pathophysiologie
Vitamin K ist ein fettlösliches Vitamin. Es wird vorwiegend mit der Nahrung zugeführt und aktiviert die Gerinnungsfaktoren II, VII, IX, X sowie die physiologischen Inhibitoren Protein C und S durch eine Carboxylierung von Glutaminsäureresten.

Ätiologie
- **Alimentär,** z. B. ausschließliche Muttermilchernährung
- **Intestinale Malabsorptionssyndrome:** Zöliakie, zystische Fibrose, protrahierte Diarrhö, chronisch-entzündliche Darmerkrankungen, Kurzdarmsyndrom
- **Medikamente:** Therapie mit Langzeit-Breitbandantibiotika, akzidentelle Cumarineinnahme, Phenytoin
- **Biliäre Obstruktionen,** z. B. Gallengangsatresie
- **Morbus haemorrhagicus neonatorum:** ➤ Kap. 1

Klinik
Die sekundäre Gerinnungsstörung führt zu Hautblutungen, Schleimhautblutungen und gastrointestinalen Blutungen.

Diagnostik
- Klärung der Grunderkrankung!
- **Gerinnung:** Quick erniedrigt, aPTT in schweren Fällen verlängert, Fibrinogen normal
- Aktivitäten der **Faktoren** II, VII, IX, X erniedrigt
- Thrombozytenzahl normal

Therapie
Bei leichten Blutungen reicht eine orale **Vitamin-K-Substitution** in einer Dosierung von 1–5 mg p. o. aus. Bei schwerer, lebensbedrohlicher Blutung werden 1 mg/kg KG Vitamin K i. v. (maximal 10 mg) verabreicht.
Supportiv kann **PPSB** (Prothrombinkomplex) in einer Dosierung von 30–50 IE/kg KG substituiert werden.

10.4.5 Koagulopathie durch Lebererkrankungen

Definition
Zur hämorrhagischen Diathese kommt es durch Störung der Synthese von Gerinnungsfaktoren und Fibrinogen infolge primärer Lebererkrankungen.

Pathogenese
Bei leichter Leberschädigung kommt es zu einer Verminderung der Synthese Vitamin-K-abhängiger Gerinnungsfaktoren (II, VII, IX, X). Bei schwerer Leberschädigung ist auch die Synthese von Fibrinogen und Faktor V gestört.

Klinik
85 % der Patienten mit Lebererkrankungen haben Gerinnungsstörungen, jedoch nur 15 % der Patienten mit Lebererkrankungen weisen eine signifikante hämorrhagische Diathese auf! Es kann zu flächenhaften Haut- und Schleimhautblutungen sowie zu gastrointestinalen Blutungen kommen.

Diagnostik
- **Serum:** Zeichen der Lebererkrankung
- **Gerinnung:** Quick erniedrigt, aPTT verlängert
- **Fibrinogen** und Aktivitäten der **Faktoren** II, V, VII, IX, X erniedrigt

Therapie
Häufig spricht die Gerinnungsstörung wegen der zugrunde liegenden Leberfunktionsstörung nicht auf Vitamin K an. In diesen Fällen müssen Fresh Frozen Plasma und PPSB substituiert werden.

10.4.6 Verbrauchskoagulopathien

Definition
Disseminierte intravasale Gerinnungsprozesse mit diffusen Fibrinablagerungen in kleinen Gefäßen führen zu einem Verbrauch von Gerinnungsfaktoren, deren Inhibitoren und von Thrombozyten. Dadurch kommt es zum klinischen Bild der Verbrauchskoagulopathie mit hämorrhagischer Diathese, Gewebsnekrosen und Ischämie.

Ätiologie
In der Pädiatrie können folgende Faktoren eine Verbrauchskoagulopathie auslösen: **Geburtskomplikationen** (vorzeitige Plazentalösung, perinatale Asphyxie, Mekoniumaspiration), **Infektionen** (gramnegative Sepsis, Meningokokken, konnatale Viruserkrankungen, z. B. *CMV*), **Zirkulationsstörungen** (Schock, Transfusionszwischenfälle, zyanotische Herzfehler) und **systemische Organerkrankungen** (Verbrennungen, Transplantatabstoßungen, Vaskulitiden, hämolytisch-urämisches Syndrom, akute Leukämien, insbesondere AML).

Pathogenese
Das endogene Gerinnungssystem wird über Kontaktfaktoren durch Endothelschäden aktiviert, das exogene Gerinnungssystem durch eingeschwemmtes Gewebsthromboplastin. Die Thrombozyten werden durch erythrozytäre Inhaltsstoffe aktiviert.
Die vermehrte **Thrombinbildung** ist entscheidend: Es kommt zur Proteolyse von Fibrinogen, Faktor V, VIII und XIII sowie zur Thrombozytenaggregation. Eine **disseminierte intravasale Gerinnung** ist die Folge. Parallel dazu wird reaktiv die Fibrinolyse aktiviert. Hierdurch kommt es zum charakteristischen Nebeneinander von Thrombophilie und hämorrhagischer Diathese.

Klinik
Das Vollbild der Verbrauchskoagulopathie ist unverkennbar. Es besteht ein Nebeneinander von Blutungen (Petechien, spontan auftretende flächenhafte Haut- und Schleimhautblutungen, gastrointestinale Blutungen) und Gewebsthrombosen (Infarkte großer Hautareale [> Abb. 10.8a], subkutane Ischämien, Niereninfarkte, Lungeninfarkte, ischämische Insulte). Es kommt zu Kreislaufschock und Multiorganversagen.

Diagnostik
- **Blutbild:** Thrombozytopenie
- **Gerinnung:** Quick erniedrigt, aPTT verlängert
- Antithrombin III vermindert, Plasminogen vermindert
- Fibrinogen erniedrigt, Fibrinspaltprodukte erhöht
- Fragmentozyten

Therapie
Die Behandlung der Grunderkrankung ist von essenzieller Bedeutung. Der Kreislaufschock wird mit Volumenersatz und Katecholaminen therapiert. Infektionen werden großzügig antibiotisch behandelt.
Eine spezifische Standardtherapie ist nicht verfügbar. Die früher übliche Heparinisierung wird nicht mehr empfohlen. Antithrombin kann bei erniedrigten AT-III-Konzentrationen substituiert werden. Zur Substitution von Gerinnungsfaktoren wird Fresh Frozen Plasma verabreicht. Die Gabe von Thrombozytenkonzentraten kann notwendig werden.

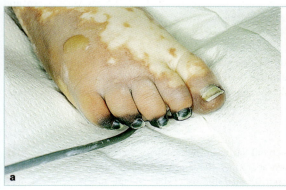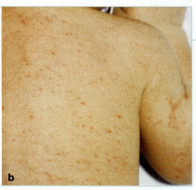

Abb. 10.8 a) Verbrauchskoagulopathie: Nekrosen im Bereich der Zehenspitzen. **b)** Petechien infolge einer Thrombozytopenie. [O530]

Aus Studentensicht

10.4.6 Verbrauchskoagulopathien

Definition: Verbrauch von Gerinnungsfaktoren, deren Inhibitoren sowie Thrombozyten durch disseminierte intravasale Gerinnungsprozesse mit diffusen Fibrinablagerungen in kleinen Gefäßen.

Ätiologie: Geburtskomplikationen, Infektionen, Zirkulationsstörungen, systemische Organerkrankungen.

Pathogenese: Thrombinbildung↑ → Proteolyse von Fibrinogen, Faktor V, VIII, XII, Thrombozytenaggregation → **disseminierte intravasale Gerinnung**, Aktivierung der Fibrinolyse → Thrombophilie und hämorrhagische Diathese.

Klinik: Blutungen, Gewebsthrombosen, Kreislaufschock, Multiorganversagen.

Diagnostik: Thrombozytopenie, Quick↓, aPTT verlängert, Fibrinogen↓.

Therapie: Behandlung der Grunderkrankung, AT-III-Konzentrationen, Fresh Frozen Plasma, Thrombozytenkonzentrate.

ABB. 10.8

10.4.7 Thrombozytopenien

Definition
Thrombozytopenien (< 150.000/µl jenseits der Neugeborenenperiode und < 100.000/µl bei Neugeborenen) sind die häufigste Ursache hämorrhagischer Diathesen, wobei Blutungen in der Regel erst bei Thrombozytenzahlen unter 20.000/µl beobachtet werden.

Klinik
Die thrombozytopenische Blutungsneigung ist charakterisiert durch Petechien (➤ Abb. 10.8b), Haut- und Schleimhautabschürfungen, Epistaxis, Zahnfleischbluten, subkonjunktivale Blutungen, gastrointestinale Blutungen, Hämaturie, Hirnblutungen und postoperative Nachblutungen.

Diagnostik
- **Blutbild:** Thrombozytopenie, manuelle Thrombozytenzählung aus Citratblut (wegen möglicher Pseudothrombozytopenie durch EDTA)
- **Blutausstrich:** Beurteilung durch einen Hämatologen (Plättchenzahl? Plättchengröße? Plättchenaggregate? Atypische Zellen der weißen Reihe?)
- **Gerinnung:** Ausschluss einer plasmatischen Gerinnungsstörung
- **Knochenmarkspunktion:** Nur bei unklarer Thrombozytopenie und bei Verdacht auf hämatologische Neoplasie
- Bestimmung **antithrombozytärer Antikörper** in Sonderfällen

Checkliste: Differenzialdiagnose der Thrombozytopenie im Kindesalter.

Verminderte Produktion (amegakaryozytär)	Erhöhter Verbrauch (megakaryozytär)
Kongenital • Isolierte hypoplastische Thrombozytopenie • Grey-Platelet-Syndrom • Bernard-Soulier-Syndrom • Fanconi-Syndrom	• Alloimmunthrombozytopenie* • Autoimmunthrombozytopenie* • Immunthrombozytopenische Purpura (ITP) • Medikamenteninduzierte Thrombozytopenie • Hämolytisch-urämisches Syndrom
Erworben • Leukämien • Aplastische Anämien • Maligne Lymphome • Viruserkrankungen: *EBV*, Varizellen, Masern • Heparininduzierte Thrombozytopathie (HIT)	• Thrombotisch-thrombozytopenische Purpura • Disseminierte intravasale Gerinnung • Wiskott-Aldrich-Syndrom **Pseudothrombozytopenie** • Thrombozytenagglutinate im EDTA-Blut
Verteilungsstörung • Hypersplenismus • Riesenhämangiom (Kasabach-Merritt-Syndrom)	
* ➤ Kap. 1 Neonatologie, ➤ Kap. 15 Nephrologie	

10.4.7.1 Immunthrombozytopenische Purpura (ITP)

Definition
Akut auftretende, meist benigne verlaufende Autoimmunthrombozytopenie mit verkürzter Plättchenüberlebenszeit bei einem sonst gesunden Kind. Synonym: Idiopathische thrombozytopenische Purpura.

Epidemiologie
Es handelt sich um die häufigste Form der hämorrhagischen Diathese im Kindesalter. Jungen und Mädchen sind gleich häufig betroffen. Der Altersgipfel liegt zwischen dem 2. und 6. Lebensjahr.

Pathogenese
In etwa 50 % der Fälle können Autoantikörper gegen Thrombozytenmembranantigene nachgewiesen werden. Der Autoimmunprozess wird meist durch einen 1–3 Wochen vorausgehenden viralen Infekt getriggert. Die IgG-Antikörper-beladenen Thrombozyten werden in Milz, Leber und Knochenmark sequestriert und abgebaut.

Klinik
Akute ITP: Die Erkrankung beginnt plötzlich mit flächigen Hämatomen, Petechien, Epistaxis, Schleimhautblutungen, gastrointestinalen Blutungen oder einer Hämaturie bei wenig beeinträchtigtem Allgemeinzustand. Eine Hepatosplenomegalie besteht selten und sollte stets an eine andere Genese denken lassen. Hirnblutungen treten in deutlich weniger als 1 % der Fälle auf.
Chronische ITP (Morbus Werlhof): Sie ist definiert als eine ITP, die länger als 12 Monate besteht. Meist sind ältere Mädchen betroffen.
Die Stadieneinteilung erfolgt in Abhängigkeit von der Blutungsneigung und der Thrombozytenzahl (➤ Tab. 10.4).

10.4 HÄMOSTASEOLOGIE

Tab. 10.4 Stadieneinteilung und Therapie der ITP.

Stadium	Blutungsneigung	Thrombozytenzahl (× 10³/µl)	Therapie
I	Keine	> 30–150	Beobachtung
II	Schwach Petechien Gelegentlich Epistaxis	> 10–30	Beobachtung Sport einschränken Therapie präoperativ
III	Wiederholte Haut- und Schleimhautblutungen	> 10–30	Beobachtung oder medikamentöse Therapie
IV	Schwere Blutung mit Hb-Abfall	< 10	Medikamentöse Therapie

Diagnostik

- **Blutbild:** Isolierte Thrombozytopenie mit Werten bis zu < 5.000/µl; eine begleitende Anämie tritt nur bei schwerer Blutung auf, keine Leukozytopenie.
- **Gerinnung:** Normal.
- **Knochenmarkpunktion:** Bei akuter ITP und klassischer Konstellation ist sie nicht erforderlich. Bei chronischer ITP (zum Ausschluss anderer Formen von Thrombozytopenie) oder vor Beginn einer Steroidtherapie wird sie durchgeführt. Charakteristisch ist eine deutlich gesteigerte Megakaryozytopoese.
- **Nachweis freier oder plättchenassoziierter Antikörper** (PA-IgG) in 80 % möglich, jedoch meist ohne diagnostische oder therapeutische Relevanz.
- Ein ausreichend sensitiver oder spezifischer Test zur serologischen Diagnose der ITP steht nicht zur Verfügung.
- **Diagnostik bei chronischer ITP:** Knochenmarkpunktion (s. o.), antinukleäre Antikörper, Immunglobuline inkl. IgG-Subklassen, virologische Serologien, Urinanalyse, Sonografie des Abdomens.

Therapie

Von Bedeutung ist die Aufklärung der Eltern mit Hinweisen zur Blutungsprävention und Verzicht auf nichtsteroidale Antiphlogistika wie Acetylsalicylsäure (ASS).
Die Indikation zur Therapie hängt vom Stadium und von der Dynamik der Erkrankung ab (> Tab. 10.4). Medikamentöse Therapiemaßnahmen werden nur in Ausnahmefällen eingesetzt, da in der überwiegenden Mehrzahl der Patienten die ITP ohne jede Therapiemaßnahme innerhalb von 6–9 Monaten vollständig abheilt. Folgende Medikamente kommen zum Einsatz:

- **Hoch dosierte Immunglobuline i. v. (IVIG):** Initialdosis 0,8 g/kg KG. Wiederholung, falls kontinuierliche Blutungen und/oder Thrombozyten < 10 × 10³/µl.
- **Kortikosteroide:** 4 mg/kg KG/d Prednison p. o. oder i. v. über 3–5 Tage.
- **Anti-Rh (D)-Immunglobulin:** 50 µg/kg KG einmalig intravenös, nur bei Rh-positiven Patienten.
- **Neue Immunsuppressiva und monoklonale Antikörper (Rituximab)** werden nur in seltenen Ausnahmesituationen bei Patienten mit schwer verlaufender ITP eingesetzt.
- **Thrombozytenkonzentrate:** Da auch Fremdthrombozyten vorschnell abgebaut werden, ist die einzige Indikation hierzu eine schwere lebensbedrohliche Blutung, z. B. eine ZNS-Blutung.
- **Splenektomie:** Auch diese Maßnahme kommt heute nur in seltenen Ausnahmefällen zum Einsatz. Sie führt bei 80 % der Fälle von chronischer ITP zu einer Verbesserung.

MERKE Bei der Therapie der chronischen ITP sollte sorgfältig darauf geachtet werden, dass der Patient unter den Nebenwirkungen der Therapie nicht mehr leidet als unter der Thrombozytopenie!

LERNTIPP Die Therapie der ITP wird gern abgefragt.

Prognose

Die Prognose ist insgesamt günstig. Unabhängig von der Therapieform erfolgt in 70 % der Fälle die Remission innerhalb von 1–6 Monaten. Lebensbedrohliche Blutungen (z. B. intrakranielle Blutungen) sind sowohl bei akuter als auch bei chronischer ITP selten und treten mit oder ohne Behandlung auf.

FALL A: Ferdinand, ein 6 Jahre alter Junge, wird in der Ambulanz der Kinderklinik vorgestellt, da die Mutter wegen multipler Hämatome und akuten Nasenblutens sehr besorgt ist.
K: Der Junge befindet sich in bestem Allgemeinzustand. Neben den flächigen Hämatomen, die insbesondere im Bereich der Unterschenkel bestehen, finden sich multiple Petechien am ganzen Körper. Die Nase ist wegen der nur schwer zum Stillstand zu bringenden Epistaxis tamponiert.
D: Im Blutbild zeigen sich bis auf eine ausgeprägte Thrombozytopenie (8.000/µl) keine Auffälligkeiten. Auch die Gerinnungsparameter sind normal.
Diag: Die Ärzte erklären Ferdinand und seiner Mutter, dass es sich um eine akute immunthrombozytopenische Purpura handele und dass ein kurzer stationärer Aufenthalt erforderlich sei.
T: Ferdinand erhält eine Infusion hoch dosierter Immunglobuline über 12 h.

Aus Studentensicht

TAB. 10.4

Diagnostik: Isolierte Thrombozytopenie < 5.000/µl, Nachweis freier oder plättchenassoziierter Antikörper (PA-IgG).

Therapie: Blutungsprävention, Verzicht auf nichtsteroidale Antiphlogistika. Hoch dosierte Immunglobuline i. v., Kortikosteroide, Rituximab.

MERKE

LERNTIPP

Prognose: Remission innerhalb von 1–6 Monaten bei 70 % der Fälle.

FALL

Aus Studentensicht

10 HÄMATOLOGIE

> **V:** Am nächsten Tag sind die Thrombozyten bereits auf 55.000/µl angestiegen und Ferdinand kann entlassen werden. Eine Kontrolluntersuchung 1 Woche später ergibt eine Thrombozytenzahl von 232.000/µl. Bisher, 1 Jahr später, sind weitere Episoden dieser Art nicht mehr aufgetreten.

10.4.8 Thrombozytenfunktionsstörungen

Definition: Vererbte Thrombozytenfunktionsstörung.

Pathogenese: Fehlen, Dysfunktion oder Antikörperblockade von Thrombozytenmembranrezeptoren.

Definition
Seltene, autosomal-rezessiv vererbte Störungen der Thrombozytenfunktion bei normaler Thrombozytenzahl gelten als Ursache von hämorrhagischen Diathesen.

Pathogenese
Eine Thrombozytenfunktionsstörung entsteht durch Nichtbinden von Liganden infolge von Fehlen, Dysfunktion oder Antikörperblockade von Thrombozytenmembranrezeptoren oder durch eine Störung des Thrombozytenstoffwechsels.

Formen
Bernard-Soulier-Syndrom: Mäßige bis schwere Thrombozytopenie bei Riesenthrombozyten und Verminderung der Plättchenagglutination.
Glanzmann-Thrombasthenie: Normale Thrombozytenzahl, fehlende Plättchenaggregation und fehlende thrombozytäre Gerinnungsaktivität.

Klinik
Ähnlich wie bei der Thrombozytopenie treten Schleimhautblutungen, Epistaxis, Menorrhagien und gastrointestinale Blutungen auf. Bei Glanzmann-Thrombasthenie beschreiben die Eltern die Hämatome als „wie mit Kirschmarmelade bekleckert".

Klinik: Schleimhaut-, gastrointestinale Blutungen, Epistaxis, Menorrhagien.

Diagnostik
- Wegweisend ist die klinische Symptomatik.
- Thrombozytenzahl normal oder erniedrigt
- Quick und aPTT normal

Therapie
Bei akuten Blutungen sind primär lokale Maßnahmen, DDAVP und Antifibrinolytika einzusetzen. Bei bedrohlichen Blutungen müssen Thrombozytenkonzentrate HLA-identischer Spender verabreicht werden. Als Ultima Ratio ist eine hämatopoetische Knochenmarktransplantation zu erwägen.

Therapie: Akut → lokale Maßnahmen, DDAVP, Antifibrinolytika. Thrombozytenkonzentrate, KMT.

10.4.9 Thrombozytosen

Definition
Bei einer Erhöhung der Thrombozytenzahl auf Werte über 450.000/µl liegt eine Thrombozytose vor.

Definition: Thrombozyten > 450.000/µl.

Ätiologie
Primäre Thrombozytose: Bei Patienten mit essenzieller Thrombozythämie (ET) besteht eine persistierende Thrombozytose (meist > 1 Mio./µl) ohne ätiologische Zuordnung. Es handelt sich um eine klonale Erkrankung. Einige krankheitsassoziierte Genmutationen sind bekannt (z. B. *JAK2*-Mutation).
Sekundäre Thrombozytosen: Sie treten im Rahmen anderer Grunderkrankungen auf, z. B. bei Infektionen, Kollagenosen, hämolytischer Anämie, Eisenmangelanämie und bei Zustand nach Splenektomie.

Ätiologie
- **Primär:** Klonale Erkrankung, > 1 Mio./µl
- **Sekundär:** Im Rahmen anderer Grunderkrankungen

Klinik
Bei Patienten mit essenzieller Thrombozythämie können thromboembolische Komplikationen auftreten. Patienten mit sekundären Thrombozytosen sind in der Regel asymptomatisch.

Klinik: Thromboembolische Komplikationen.

Therapie
Primäre Thrombozytose: Meist ist eine medikamentöse Langzeittherapie (z. B. mit Anagrelide) zur Reduktion der Thrombozytenzahl erforderlich. Nur bei Mikrozirkulationsstörungen sollte der Einsatz von Azetylsalizylsäure (ASS) erwogen werden.
Sekundäre Thrombozytosen: ASS ist indiziert bei Patienten nach Splenektomie und Thrombozytenzahlen > 1 Mio./µl Thrombozyten.

Therapie
- **Primär:** Anagrelide zur Reduktion der Thrombozytenzahl
- **Sekundär:** ASS nach Splenektomie

ÜBUNGSFRAGEN FÜRS MÜNDLICHE MIT LÖSUNGSHILFEN

1. Hämoglobinopathien wie die ß-Thalassämie gehören zu den häufigsten Erbkrankheiten der Weltbevölkerung. Welche klinischen Symptome und laborchemischen Veränderungen erwartest du bei der Thalassaemia major?

Die Symptomatik beginnt im 3.–4. Lebensmonat. **Blässe, Ikterus** und Hepatosplenomegalie stehen zunächst im Vordergrund. Bei unzureichender Behandlung kommen später **Kleinwuchs**, Skelettveränderungen durch Erweiterung der Markräume (**Bürstenschädel**, veränderte Jochbeine und Oberkiefer) und eine verzögerte Pubertätsentwicklung hinzu. Eine Osteoporose kann zu pathologischen Frakturen führen. Eine Cholelithiasis tritt häufig auf.
Laborchemisch kann eine **schwere hypochrome mikrozytäre Anämie** mit ausgeprägter Anisozytose, Poikilozytose, Targetzellen und Erythroblasten nachgewiesen werden. Das Serum-Eisen ist normal oder erhöht, **Ferritin ist erhöht** (bei zunehmender Hämosiderose steigende Werte). Der HbF-Anteil in der Hämoglobinelektrophorese beträgt 20–80 %.

2. Eine Mutter berichtet, dass ihr 11 Monate alter Sohn Jonas beim Hochziehen an einem Tisch auf die Knie gefallen sei. Zunächst habe sie den Sturz als Bagatelltrauma angesehen, nun schone der Junge jedoch das linke Bein. Zur Geburts- und Familienanamnese berichtet die Mutter über eine postpartale Nachblutung und dass sie ihren Vater nicht kenne. Außerdem sei ihr bei Jonas aufgefallen, dass er schnell blaue Flecken bekomme. Dem habe sie jedoch keine Bedeutung beigemessen. Bei der körperlichen Untersuchung schont Jonas das linke Bein. Das Knie ist geschwollen und überwärmt. Bei Bewegung des Kniegelenks weint er. Hüft- und Sprunggelenke sind frei. An den Schienbeinen und Armen siehst du vereinzelt Hämatome unterschiedlichen Alters.
Welche Verdachtsdiagnose hast du? Und welche weiteren Untersuchungen leitest du ein?

Aufgrund des klinischen Befunds und der Geburtsanamnese muss eine Hämophilie ausgeschlossen werden. Unterschieden werden die **Hämophilie A** mit einem Aktivitätsmangel von **Faktor VIII** und die **Hämophilie B** durch Mangel an **Faktor IX**.
Wegweisend ist die Blutungs- und Familienanamnese. Die Gerinnungsdiagnostik zeigt eine **verlängerte aPTT**, der Quick und Fibrinogen sind normal. Für die Diagnosestellung ist die Bestimmung der **Faktoraktivität** unumgänglich. Ein zusätzlich vorliegendes Von-Willebrand-Syndrom muss ausgeschlossen werden. Nach Einverständnis des Patienten bzw. der Eltern erfolgt die Mutationsanalyse des FVIII oder FIX-Gens.

3. Beschreibe das Vererbungsmuster der Hämophilie A.

Die Hämophilie A ist die zweithäufigste hereditäre Koagulopathie und wird mit einer Inzidenz von 1 : 8.000 **männlichen** Individuen **X-chromosomal rezessiv** vererbt oder entsteht – zu etwa einem Drittel – durch Neumutationen. Das defekte Faktor-VIII-Protein wird durch das FVIII-Gen kodiert. Verschiedene Mutationen sind bekannt und bestimmen den unterschiedlichen Phänotyp.
Frauen sind Trägerinnen (**Konduktorinnen**) dieser Mutation und vererben die Erkrankung mit einer Wahrscheinlichkeit von 50 %. Bei ihren Söhnen manifestiert sich die Hämophilie A, Töchter als Trägerinnen vererben das Gen zu 50 % an die nächste Generation weiter. Auch wenn die weiblichen Genträgerinnen von der Erkrankung nicht klinisch manifest betroffen sind, kann die Faktoraktivität mit 30–50 % erniedrigt sein. In Stresssituationen und bei einer Schwangerschaft kann die Aktivität weiter sinken und so zu Nachblutungen führen.

Aus Studentensicht

IMPP-Schwerpunkte
! Thalassämie (Epidemiologie, Klinik, Therapie)
! Autoimmunthrombozytopenie

NKLM-Lernziele
Eine Übersicht der dem Fach zugeordneten NKLM-Lernziele findest du im Anhang ab Seite 648.

KAPITEL 11 Onkologie

11.1	Leukämien	294
11.1.1	Akute lymphatische Leukämie (ALL)	294
11.1.2	Akute myeloische Leukämie (AML)	297
11.1.3	Chronisch-myeloische Leukämie (CML)	299
11.2	Non-Hodgkin-Lymphome (NHL)	300
11.3	Morbus Hodgkin	302
11.4	Histiozytosen	304
11.4.1	Langerhans-Zell-Histiozytosen (LCH)	304
11.4.2	Hämophagozytische Lymphohistiozytosen	305
11.5	Wilms-Tumor	306
11.6	Neuroblastom	309
11.7	Rhabdomyosarkom (RMS)	311
11.8	Retinoblastom	313
11.9	Osteosarkom	314
11.10	Ewing-Sarkom	316
11.11	Keimzelltumoren	317
11.12	Hirntumoren	319
11.12.1	Astrozytome	320
11.12.2	Primitive neuroektodermale Tumoren (PNET)	321
11.12.3	Ependymome	322
11.12.4	Kraniopharyngeom	323
11.13	Tumoren des Rückenmarks	323

Aus Studentensicht

Ausgeruht, aufmerksam und aufnahmefähig? Dann kann es losgehen. Das Thema Onkologie wird ausgesprochen gern gefragt und ist zudem wichtig für deinen späteren ärztlichen Alltag. Die gute Nachricht zuerst: Histiozytosen, Keimzell-, Hirn- und Rückenmarkstumoren musst du nicht bis ins Detail kennen. Über die restlichen Krankheitsbilder solltest du aber Bescheid wissen. Hier lohnt es sich tatsächlich, ausreichend Zeit zu investieren.

Jedes Jahr erkranken in Deutschland etwa 15 von 100.000 Kindern unter 15 Jahren an einem malignen Tumor (> Tab. 11.1).

Tab. 11.1 Häufigkeitsverteilung und Prognose maligner Erkrankungen.

Tumorart	Relative Häufigkeit (%)	5-Jahres-Überlebensrate (%)
Leukämien	31	89
ZNS-Tumoren	25	77
Lymphome	11	94
Neuroblastome	7	79
Weichteilsarkome	6	73
Wilms-Tumoren	5	93
Knochentumoren	5	68
Keimzelltumoren	3	94
Alle Tumoren		**85**

Daten des Kinderkrebsregisters Mainz, Jahresbericht 2015.

11 ONKOLOGIE

Die Heilungschance ist heute vielfach höher als noch vor 40 Jahren (> Abb. 11.1) und auch in den letzten Jahren ließen sich die Überlebensraten noch weiter kontinuierlich steigern. Die Prognose konnte insbesondere durch die Therapiedurchführung innerhalb großer nationaler Studien verbessert werden. Die höhere Überlebensrate führt jedoch auch zu einer Reihe von Spätfolgen, die hauptsächlich durch die aggressive Therapie verursacht werden.

Aus Studentensicht

ABB. 11.1

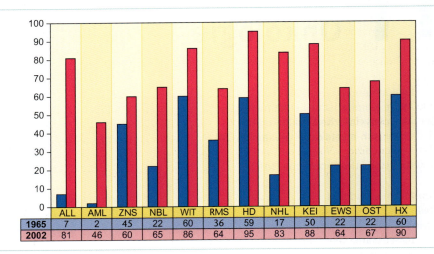

Abb. 11.1 5-Jahres-Überlebensrate bei verschiedenen Tumorarten 1965 und 2002 (nach Haas 2003).
ALL: Akute lymphatische Leukämie; AML: Akute myeloische Leukämie; ZNS: ZNS-Tumoren; NBL: Neuroblastom; WIT: Wilms-Tumor; RMS: Rhabdomyosarkom; HD: Morbus Hodgkin; NHL: Non-Hodgkin-Lymphom; KEI: Keimzelltumoren; EWS: Ewing-Sarkom; OST: Osteosarkom; HX: Histiocytosis X. [L141]

> **LERNTIPP** Für die Prüfung solltest du die Themen Leukämien, Non-Hodgkin-Lymphome, Wilms-Tumor, Rhabdomyosarkom, Osteosarkom und Ewing-Sarkom kennen.

11.1 Leukämien

11.1 Leukämien

Definition
Definition: Fehlende Ausdifferenzierung und unregulierte Proliferation unreifer hämatopoetischer Vorläuferzellen.

Unter Leukämie versteht man maligne Erkrankungen des hämatopoetischen Systems durch fehlende Ausdifferenzierung und unregulierte Proliferation unreifer hämatopoetischer Vorläuferzellen.

Epidemiologie
Epidemiologie: Häufigste maligne Affektion beim Kind.

Leukämien sind die häufigste maligne Affektion beim Kind und repräsentieren etwa ein Drittel aller Krebserkrankungen im Kindesalter. In Deutschland erkranken jährlich 5 von 100.000 Kindern unter 15 Jahren an einer Leukämie.

Einteilung
Einteilung: Unterscheidung von lymphatischer und myeloischer sowie akuter (95%) und chronischer Leukämie.

In Abhängigkeit von der entarteten Zelle unterscheidet man **lymphatische** und **myeloische Leukämien**. Je nach Verlauf werden **akute** und **chronische** Leukämien unterschieden. Im Kindesalter treten in 95 % der Fälle akute Leukämien auf.
Bei über 80 % der Leukämien handelt es sich um akute lymphatische Leukämien **(ALL)**, bei 15 % um akute myeloische Leukämien **(AML)**, bei 5 % um chronisch-myeloische Leukämien **(CML)** oder myelodysplastische Syndrome **(MDS)**. Eine chronisch-lymphatische Leukämie ist im Kindesalter eine Seltenheit.

> **LERNTIPP** Die Leukämien, vor allem die ALL, sind ein wichtiges Thema und werden gern gefragt. Du solltest daher ALL und AML voneinander abgrenzen und beschreiben können.

11.1.1 Akute lymphatische Leukämie (ALL)

11.1.1 Akute lymphatische Leukämie (ALL)

Definition: Maligne Erkrankungen des lymphatischen Systems mit Manifestation in allen Geweben.

Definition
Gruppe von malignen Erkrankungen des lymphatischen Systems, die sich im Knochenmark, im peripheren lymphatischen Gewebe und in allen anderen Geweben manifestieren können.

11.1 LEUKÄMIEN

Epidemiologie
27 % aller malignen Erkrankungen im Kindesalter sind akute lymphatische Leukämien. Sie treten vor allem im Alter zwischen 1 und 5 Jahren auf, Jungen erkranken etwas häufiger als Mädchen (1,2:1).

Ätiologie
Spontane somatische Mutationen oder präexistierende Keimbahnmutationen sind die wahrscheinlichste Ursache bei den meisten Patienten. Kinder mit chromosomalen Aberrationen (z. B. Trisomie 21) oder genetischen Syndromen (z. B. Fanconi-Anämie, Neurofibromatose Typ 1) haben ein deutlich erhöhtes Leukämierisiko. Die Rolle der radioaktiven Strahlung bei der Entstehung akuter Leukämien ist belegt. Mutagene Medikamente können mit großer Wahrscheinlichkeit ebenfalls Leukämien induzieren. Viele weitere potenzielle Faktoren werden diskutiert.

Pathogenese
Der Entstehungsort einer ALL ist das Knochenmark, das diffus von leukämischen Blasten infiltriert wird. Die Ausreifung der normalen Hämatopoese ist dadurch gestört und es kommt zur progressiven Knochenmarkinsuffizienz. Vom Knochenmark ausgehend können die Blasten andere Gewebe, insbesondere Leber, Milz und Lymphknoten, infiltrieren.

Klassifikation
Morphologie: Nach der (**FAB**)-Klassifikation (FAB: **F**rench-**A**merican-**B**ritish) lassen sich nach zytogenetischen Kriterien 3 Typen von Blasten unterscheiden: **L1**-Blasten (nacktkernige Lymphozyten), **L2**-Blasten (größer, polymorpher, mit zunehmendem Plasmasaum, irregulären Kernformen und prominenten Nukleoli) und **L3**-Blasten (fein gekörnter Kern, prominente Nukleoli, tiefblaues Plasma). Bei Nachweis von L3-Zellen handelt es sich um eine reife B-Zell-ALL.
Immunologie: Die Leukämiezellen werden heute mithilfe von monoklonalen Antikörpern in der Durchflusszytometrie verschiedenen Reifungsstufen von B- und T-Zellen zugeordnet. In 80 % der Fälle handelt es sich bei der ALL um eine monoklonale Proliferation von B-Vorläufer-Zellen unterschiedlicher Entwicklungsgrade. Die meisten ALL-Zellen der B-Reihe exprimieren das „common ALL Antigen" (cALLA).
Zytogenetik und Molekulargenetik: Chromosomale Veränderungen finden sich bei 70–80 % der Patienten. Bestimmte immunologisch definierte Subtypen sind mit typischen Chromosomenaberrationen korreliert. Hyperdiploide Chromosomensätze (51–65 Chromosomen) werden typischerweise bei Kleinkindern mit besonders guter Prognose gefunden. Bei den meisten chromosomalen Veränderungen handelt es sich um balancierte Translokationen, die häufigste ist t(12;21). Durch die Umlagerung des genetischen Materials bilden sich charakteristische Fusionsgene, deren Bedeutung für die Entstehung der Leukämie teilweise nachgewiesen ist.

Klinik
Die Erkrankung verläuft häufiger **schleichend** als foudroyant. **Unspezifische Symptome** wie unklares Fieber, Abgeschlagenheit, Blässe, Appetitlosigkeit und **Knochenschmerzen** erinnern an einen Virusinfekt. Die zunehmende Knochenmarkinsuffizienz führt zu **Blässe** (Anämie), **Hautblutungen** (Thrombozytopenie) und schweren **Infektionen** (Neutrozytopenie). Eine **Hepatosplenomegalie** besteht in zwei Drittel der Fälle und kann mit Bauchschmerzen einhergehen. Eine Infiltration des Hodens führt zu einer tastbaren Induration. Eine **Lymphadenopathie**, besonders der zervikalen und nuchalen Lymphknoten, tritt bei etwa der Hälfte der Patienten auf. Bei großem Thymustumor und/oder mediastinaler Lymphknotenvergrößerung können durch Kompression der Atemwege respiratorische Probleme (Stridor) oder durch Kompression der V. cava superior eine obere Einflussstauung auftreten. Ein Befall der Meningen (Meningeosis leucaemica) kann Kopfschmerzen, Erbrechen und Lähmungen peripherer Nerven verursachen.

Differenzialdiagnose
- Akute myeloische Leukämie
- Infektiöse Mononukleose
- Immunthrombozytopenische Purpura
- Eisenmangelanämie
- Aplastische Anämie
- Viraler Infekt mit reaktiver Myelosuppression (z. B. *Parvovirus B19*)
- Juvenile idiopathische Arthritis

Diagnostik
- Leukozytenzahl in > 50 % der Fälle normal!
- Blastennachweis im peripheren Blutbild nur gelegentlich möglich
- Anämie, Thrombozytopenie
- Hyperurikämie und LDH-Erhöhung als Ausdruck des vermehrten Zellumsatzes
- **Knochenmarkpunktion:** Ausstrich (➤ Abb. 11.2), Zytogenetik, Immunologie (s. o. Klinik)

Aus Studentensicht

Ätiologie
- Spontane somatische oder präexistierende Keimbahnmutationen
- Chromosomale Aberrationen (Trisomie 21)
- Radioaktive Strahlung, mutagene Medikamente

Pathogenese: Entstehungsort → Knochenmark: Diffuse Infiltration von leukämischen Blasten → Ausreifungsstörung der normalen Hämatopoese → Knochenmarkinsuffizienz.

Klassifikation
- **Morphologie:** FAB-Klassifikation: 3 zytogenetisch unterschiedliche Typen von Blasten
- **Immunologie:** Verschiedene Reifungsstufen von B- und T-Zellen
- **Zyto- und Molekulargenetik:** Chromosomale Veränderungen

Klinik: **Schleichender** Verlauf mit **unspezifischen Symptomen:** Fieber, Abgeschlagenheit, Blässe. Hautblutungen, schwere **Infektionen**. **Hepatosplenomegalie** → Bauchschmerzen. Tastbare Infiltration des Hodens. **Lymphadenopathie**. Meningeosis leucaemica → Kopfschmerzen, Erbrechen.

Differenzialdiagnose
- Akute myeloische Leukämie
- Infektiöse Mononukleose
- Immunthrombozytopenische Purpura
- Eisenmangelanämie

Diagnostik: Leukozytenzahl in > 50 % der Fälle normal, Anämie, Thrombozytopenie, Hyperurikämie, LDH↑, Knochenmark- und Lumbalpunktion, bildgebende Diagnostik.

- **Lumbalpunktion** (wenn keine Hirndruckzeichen oder Blutungsgefährdung): ZNS-Befall?
- **Zyto- und molekulargenetische Untersuchung** (u. a. Chromosomenanalyse, FISH)
- **Sonografie** des Abdomens: Leber, Milz, Nieren, intraabdominelle Lymphknoten
- **Sonografie des Hodens** bei auffälligem Tastbefund
- **Röntgen-Thorax:** Mediastinalverbreiterung, Pleuraerguss?
- EKG/Echokardiografie

Nach Abschluss der Diagnostik werden die Patienten in verschiedene Risikogruppen eingeteilt (> Tab. 11.2).

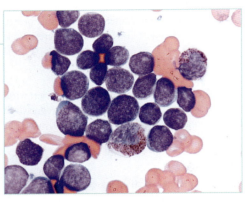

Abb. 11.2 Knochenmarkausstrichpräparat: Akute lymphatische Leukämie. [F706-001]

Tab. 11.2 Prognosefaktoren bei ALL im Kindesalter.

	Positive Faktoren	Negative Faktoren
Alter (Jahre)	1–5 (9)	< 1 oder > 10
Geschlecht	Weiblich	Männlich
Leukozyten (/µl)	< 20.000	> 100.000
Immunzytologie	c-ALL	T-ALL, pro-B-ALL
ZNS-Befall	Nein	Ja
Genetik	t(12; 21) Hyperdiploidie > 50	t(4;11) oder t(9; 22)
Prednison-Response in Vorphase	Gut	Schlecht

> **PRAXISTIPP**
> Bei einer Bipenie (Anämie und Thrombozytopenie) müssen stets weitere diagnostische Maßnahmen zum Ausschluss einer Leukämie folgen!

Therapie

Vorphase: Sie beinhaltet eine 7-tägige Prednisongabe sowie eine Dosis Methotrexat intrathekal. Ein schlechtes Ansprechen in dieser Phase ist ein früher Indikator der Multiresistenz der ALL bei etwa 10% der Patienten. Eine Wässerung beugt einem Tumorlysesyndrom vor (erniedrigte osmotische Resistenz der Blasten).

Induktionstherapie (5 Wochen) mit anschließender Induktionskonsolidierung (4 Wochen): Ziel in dieser Phase ist, die Leukämiezellen um 95% zu reduzieren (Remission). Hierzu werden Kortikosteroide, L-Asparaginase, Vincristin, Cyclophosphamid, Cytarabin, Daunorubicin intravenös und Methotrexat intrathekal verwendet.

Extrakompartmenttherapie: Sie dauert 8 Wochen. Hier zielt die Therapie auf das Erreichen von Extrakompartimenten, wie z. B. Hoden und ZNS. Methotrexat, intravenös und intrathekal, ist hierfür besonders geeignet.

Reinduktionstherapie: Diese 7-wöchige Phase ist ein entscheidendes Element der ALL-Therapie (Erhöhung der Überlebenswahrscheinlichkeit, Reduktion des ZNS-Rezidiv-Risikos). Sie entspricht weitgehend einer Wiederholung der Induktionstherapie.

Erhaltungstherapie: Bis zu einer Gesamttherapiedauer von 2 Jahren werden Methotrexat und 6-Mercaptopurin zur Remissionserhaltung oral verabreicht.

ZNS-Therapie: Durch die Bestrahlung besteht das Risiko, an einem malignen Hirntumor zu erkranken. Daher wird versucht, diese bei möglichst vielen Patienten durch eine systemische und intrathekale Chemotherapie zu ersetzen. T-ALL-Patienten erhalten derzeit bei subklinischem ZNS-Befall noch eine Radiotherapie mit niedriger Dosis (12 Gy).

Hämatopoetische Knochenmarktransplantation: Für alle ALL-Patienten mit besonders ungünstiger Prognose stellt die allogene Knochenmark- bzw. Blutstammzelltransplantation eine potenziell kurative Therapiemaßnahme dar.

Risiken der Therapie: Die wichtigsten Langzeitrisiken nach Leukämiebehandlung fasst > Tab. 11.3 zusammen.

Aus Studentensicht

Therapie
- **Vorphase:** Prednison (7 Tage), Methotrexat (1 Dosis intrathekal)
- **Induktionstherapie:** 95% Reduktion der Leukämiezellen durch Kortikosteroide, L-Asparaginase, Vincristin, Cyclophosphamid i. v. und Methotrexat intrathekal
- **Extrakompartmenttherapie:** Methotrexat i. v. und intrathekal
- **Reinduktionstherapie:** Wiederholung der Induktionstherapie
- **Erhaltungstherapie:** Methotrexat und 6-Mercaptopurin p.o. über 2 Jahre
- ZNS-Bestrahlung, hämatopoetische **KMT**

11.1 LEUKÄMIEN

Tab. 11.3 Risiken der Leukämietherapie.

Therapieelement	Langzeitrisiko
Chemotherapie	Kardiomyopathie Knochennekrosen Kleinwuchs Infertilität Zweitneoplasie
Schädelbestrahlung	Hirntumor Endokrinologische Ausfälle (z. B. TSH ↓) Kleinwuchs
Blutstammzelltransplantation	Infertilität Zweitneoplasie Chronische Graft-versus-Host-Erkrankung

Prognose

Die Prognose von Kindern mit ALL lässt sich durch eine Reihe von Parametern abschätzen (➤ Tab. 11.2). Die Gesamtprognose des rezidivfreien Überlebens liegt heute bei über 88 %! Je später ein Rezidiv auftritt, umso höher ist die Wahrscheinlichkeit, auch das Rezidiv zu überleben (bis 30 %). Kinder, bei denen es während des 1. Therapiejahres zu einem Rezidiv kommt, oder solche, bei denen ein Rezidiv bei T-ALL auftritt, haben mit alleiniger Chemotherapie keine Überlebenschance. Mit der hämatopoetischen Knochenmarktransplantation liegen die Heilungsraten bei 60 %.

FALL A: Paula ist 12 Jahre alt. Seit etwa 1 Jahr klagt sie immer wieder einmal über Schmerzen in den Armen und Beinen, die vom Kinderarzt als „Wachstumsschmerzen" gedeutet werden. Seit etwa 3 Monaten findet die Mutter, dass Paula ziemlich blass ist. Vor 2 Wochen erkrankt die Patientin an einem Infekt der oberen Luftwege, von dem sie sich nicht mehr richtig erholt. Sie wird wegen Fieber und Bauchschmerzen bei einer Gewichtsabnahme von 2,5 kg in 2 Wochen sowie bestehendem Nachtschweiß in der Klinik vorgestellt.
K: Paulas Allgemeinzustand ist bei Aufnahme erheblich reduziert. Auffallend ist insbesondere die ausgeprägte Blässe. Außerdem zeigen sich mehrere Hämatome im Bereich der unteren Extremitäten. Die Milz ist 15 cm, die Leber 10 cm unter dem Rippenbogen tastbar. Es besteht ein deutlicher Druckschmerz über dem linken Radius und das Mädchen klagt über wechselnde Schmerzen im Tibiabereich.
D: Die Laboruntersuchungen ergeben eine Leukozytose (55.400/μl), eine ausgeprägte Anämie (4,6 g/dl) sowie eine Thrombozytopenie (90.000/μl). Im peripheren Blutausstrich sind 70 % Blasten nachweisbar.
Diag: Die Diagnose einer c-ALL wird durch eine morphologische und immunologische Untersuchung des Knochenmarks gesichert.
T: Unmittelbar nach Aufnahme wird mit einer intravenösen Wässerungstherapie mit einer Zufuhr von 3 l/m² unter Zusatz von 20 ml Natriumbikarbonat/500 ml und Allopurinol in einer Dosierung von 10 mg/kg KG/d begonnen. Zusätzlich erhält Paula ein Erythrozytenkonzentrat transfundiert. Nach Diagnosesicherung wird mit der intravenösen und intrathekalen Chemotherapie begonnen. Als Antiemetikum dient Ondansetron.
Pg: Aufgrund des Alters und der initialen Leukozytenzahl gehört Paula zur Hochrisikogruppe. Die ereignisfreie 5-Jahres-Überlebensrate beträgt für diese Patienten derzeit 60 %.

11.1.2 Akute myeloische Leukämie (AML)

Definition
Es handelt sich um eine akute Leukämie, deren Zellen sich von Vorläuferzellen der Granulopoese, Monozytopoese, Erythrozytopoese oder Thrombozytopoese ableiten.

Epidemiologie
Bei 15 % aller Leukämien im Kindesalter handelt es sich um eine AML. Die Inzidenz ist in den ersten 2 Lebensjahren und in der Adoleszenz (12–16 Jahre) am höchsten. Die AML ist die häufigste Leukämie bei Neugeborenen.

Ätiologie
Bei bestimmten kongenitalen Erkrankungen ist das Risiko, an einer AML zu erkranken, deutlich erhöht (z. B. Trisomie 21, Fanconi-Anämie, Diamond-Blackfan-Anämie, Kostmann-Syndrom). Eine akute Leukämie als Zweiterkrankung nach anderen Krebserkrankungen ist meist eine AML. Zytostatika (Chlorambucil, Cyclophosphamid, Etoposid) spielen dabei eine wichtige Rolle.

Pathogenese
Für die Entstehung der AML sind mindestens 2 genetische Veränderungen notwendig, die gemeinsam das normale Proliferations- und Differenzierungsprogramm der hämatopoetischen Vorläuferzellen verändern. Der Entstehungsort einer AML ist das Knochenmark, das diffus von leukämischen Blasten infiltriert wird. Die Ausreifung der normalen Hämatopoese ist dadurch gestört und es kommt zur progressiven Knochenmarkinsuffizienz. Vom Knochenmark ausgehend können die Blasten andere Gewebe, insbesondere Leber, Milz und Lymphknoten, infiltrieren.

Aus Studentensicht

TAB. 11.3

Prognose: Wahrscheinlichkeit eines rezidivfreien Überlebens liegt bei 88%.

FALL

11.1.2 Akute myeloische Leukämie (AML)

Definition: Akute Leukämie, deren Zellen sich von Vorläuferzellen der Granulopoese, Monozytopoese, Erythrozytopoese oder Thrombozytopoese ableiten.

Epidemiologie: Häufigste Leukämie bei Neugeborenen.

Ätiologie: Kongenitale Erkrankungen (Trisomie 21, Fanconi-Anämie), Zweiterkrankung nach anderen Krebserkrankungen, Zytostatika.

Pathogenese: Mindestens 2 genetische Veränderungen → Veränderung des Proliferations- und Differenzierungsprogramms der hämatopoetischen Vorläuferzellen → diffuse Infiltration des Knochenmarks von leukämischen Blasten → Knochenmarkinsuffizienz.

Aus Studentensicht

Klassifikation
- **Morphologie:** 8 Untertypen (FAB)
- **Histochemie:** Myeloperoxidase- oder esterasepositiv
- **Immunphänotypisierung**
- **Zyto- und Molekulargenetik:** Zytogenetische Aberrationen

Klinik: Kürzere Anamnese als bei ALL. Lymphadenopathie, disseminierte intravasale Gerinnung bei Erstmanifestation, häufig meningealer Befall.

Diagnostik: Leukozyten↑↑, Anämie, Thrombozytopenie. Hyperurikämie, LDH↑. Gerinnungsstörung. **Knochenmarkpunktion:** Hyperzelluläres Mark mit 30–100 % Blasten, **Auer-Stäbchen**. Lumbalpunktion. Bildgebende Diagnostik.

ABB. 11.3

MERKE

Therapie
- **Induktionstherapie:** Reduktion der Leukämiezellen von 95% mit Cytarabin und Anthrazyklin
- **Konsolidierung:** 2 oder mehr Kurse der Induktionstherapie
- **Intensivierung:** Gabe von nichtkreuzresistenten Zytostatikakombinationen
- **ZNS-Therapie:** Intensivierte intrathekale Chemotherapie
- **Dauertherapie**

11 ONKOLOGIE

Klassifikation

Morphologie: Die FAB teilt die AML in 8 Untertypen ein: **M0** (undifferenzierte Leukämie), **M1** (akute Myeloblastenleukämie ohne Ausreifung), **M2** (akute Myeloblastenleukämie mit Ausreifung), **M3** (akute Promyelozytenleukämie), **M4** (akute myelomonozytäre Leukämie), **M5** (akute Monozytenleukämie), **M6** (Erythroleukämie) und **M7** (akute Megakaryozytenleukämie).

Die **Histochemie** ergänzt die morphologische Zuordnung: Die myeloische Reihe ist myeloperoxidasepositiv, die monozytäre Reihe ist esterasepositiv.

Die **Immunphänotypisierung** wird zur Klassifikation der Monozytenleukämie verwendet.

Zytogenetik und Molekulargenetik: Bei etwa 80 % der Kinder mit AML können zytogenetische Aberrationen nachgewiesen werden. Etwa 20 % der Patienten zeigen balancierte chromosomale Translokationen, bei denen Fusionsgene gebildet werden, die nicht in der normalen Zelle exprimiert werden. Die genetischen Veränderungen sind oft für die Unterform der Erkrankung nahezu spezifisch.

Klinik

Die Anamnese ist bei AML häufig kürzer und stürmischer als bei der ALL. Die Symptome der Knochenmarkinsuffizienz entsprechen denen der ALL. Zusätzliche Besonderheiten bei der AML sind die ausgeprägte Lymphadenopathie (vor allem bei M4 und M5), eine disseminierte intravasale Gerinnung bei der Erstmanifestation und ein häufigeres Auftreten eines meningealen Befalls (15 %).

Diagnostik

- Leukozytenzahl häufig stark erhöht
- Anämie, Thrombozytopenie
- Hyperurikämie und LDH-Erhöhung als Ausdruck des vermehrten Zellumsatzes
- Schwere Gerinnungsstörung häufig
- **Knochenmarkpunktion:** Ausstrich (hyperzelluläres Mark mit 30–100 % Blasten, Nachweis von **Auer-Stäbchen** [> Abb. 11.3]), Zytogenetik, Immunphänotypisierung (s.o.)
- **Lumbalpunktion** (wenn keine Hirndruckzeichen): ZNS-Befall?
- **Chromosomenanalyse**
- **Sonografie** des Abdomens: Leber, Milz, Nieren
- **Röntgen-Thorax:** Mediastinalverbreiterung, Pleuraerguss?

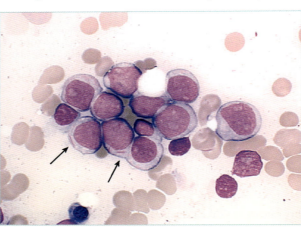

Abb. 11.3 Knochenmarkausstrichpräparat: Akute myeloische Leukämie FAB M4 mit Auer-Stäbchen (→). [T409]

> **MERKE** Eine Hyperleukozytose (≥ 100.000/μl), die bei etwa 20 % der Patienten auftritt, ist mit mehreren akut lebensbedrohlichen Komplikationen assoziiert: **Leukostase** (Mikrothromben und Embolien in Lunge, ZNS und Nieren), **Tumorlysesyndrom** (Hyperkaliämie, Hyperurikämie, Niereninsuffizienz) und **Blutungen** (durch Zellzerfallsprodukte und Thrombozytopenie).

Therapie

Induktionstherapie: Ziel in dieser Phase ist eine Reduktion der Leukämiezellen von 95 % (Remission). Sie beinhaltet die Verabreichung von Cytarabin und einem Anthrazyklin, ggf. kombiniert mit einem 3. Medikament (z. B. Etoposid).

Konsolidierung: Sie beinhaltet die erneute Gabe von 2 oder mehr Kursen mit Medikamentenkombinationen, die bereits in der Induktion verabreicht wurden.

Intensivierung: In dieser Phase werden nichtkreuzresistente Zytostatikakombinationen eingesetzt, um Resistenzentwicklungen zu vermeiden. Die Zeitdauer von Konsolidierung und Intensivierung beträgt je nach Studienprotokoll einige Monate bis 1 Jahr. Die Zahl und Intensität von Chemotherapieblöcken, die Kinder mit AML benötigen, sind weiterhin nicht abschließend bekannt.

ZNS-Therapie: Sie erfolgt durch eine intensivierte intrathekale Chemotherapie, eine ZNS-Bestrahlung erfolgt nur noch bei manifestem ZNS-Befall.

Dauertherapie: Der Effekt auf die Heilungsrate ist umstritten.

Hämatopoetische Knochenmarktransplantation: Die Indikation in 1. Remission wird international bei niedrigem Rezidivrisiko nicht gesehen. Auch für Hochrisiko-Patienten besteht aktuell keine generelle Indikation zur Knochenmarktransplantation in 1. Remission, da ein Vorteil für das Überleben nicht gezeigt werden konnte. Ausgenommen sind Patienten mit ungünstiger Zytogenetik oder schlechtem Therapieansprechen.

Prognose

Die Prognose von Kindern mit AML wird durch eine Reihe von Faktoren beeinflusst (> Tab. 11.4). Mit einer Gesamtheilungsrate von etwa 50–70 % haben sich die Heilungschancen bei AML in den letzten Jahren deutlich verbessert, sie sind jedoch weiterhin schlechter als bei ALL. Die Prognose für Patienten, die primär keine Remission erreichen oder ein Rezidiv erleiden, ist ungünstig. Spätrezidive mit einer Remissionsdauer von mehr als 1 Jahr haben jedoch eine deutlich bessere Prognose als Frührezidive.

Prognose: Gesamtheilungsrate von 50–70%.

Tab. 11.4 Prognosefaktoren bei AML im Kindesalter.

Positive Faktoren	Negative Faktoren
AML M1 mit Auer-Stäbchen	AML M0
AML M2 mit Auer-Stäbchen	AML M4
AML M3	AML M6
AML M4 und > 3 % Eosinophile	AML M7
t(8;21), t(15;17), inv(16)	Komplexe Karyotypen
< 15 % Blasten im Knochenmark Tag 15	Leukozyten ≥ 100.000/μl

> **MERKE** Die Anamnese ist bei AML häufig kürzer und stürmischer als bei der ALL. Weitere Besonderheiten bei der AML im Vergleich zur ALL sind die ausgeprägte Lymphadenopathie, die hohe Inzidenz teilweise bedrohlicher Gerinnungsstörungen in der Initialphase und das häufigere Auftreten eines meningealen Befalls. Die Heilungschancen sind bei der AML schlechter als bei der ALL.

11.1.3 Chronisch-myeloische Leukämie (CML)

Definition
Die klonale maligne Erkrankung der hämatopoetischen Stammzelle ist charakterisiert durch eine typische chromosomale Translokation, eine Hyperplasie der Myelopoese mit massiver Expansion der granulozytären Vorläuferzellen im peripheren Blut und einen häufig langjährigen Verlauf.

Definition: Klonale maligne Erkrankung der hämatopoetischen Stammzelle mit massiver Expansion der granulozytären Vorläuferzellen.

Epidemiologie
Nur bei 3 % aller Leukämien im Kindesalter handelt es sich um eine CML. 60 % der Patienten sind bei der Diagnosestellung älter als 10 Jahre.

Ätiologie
Die balancierte chromosomale Translokation t(9;22), bei der das *ABL*-Gen von Chromosom 22 auf Chromosom 9 positioniert wird, das sog. **Philadelphia-Chromosom**, ist das charakteristische Merkmal der CML. Es kann aber auch bei der ALL vorkommen.

Ätiologie: Philadelphia-Chromosom: Balancierte chromosomale Translokation t(9;22).

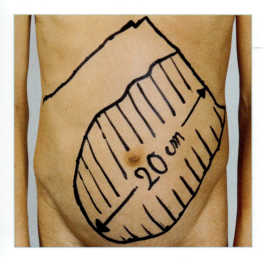

Abb. 11.4 Patient mit CML und ausgeprägter Splenomegalie. [T409]

> **Aus Studentensicht**
>
> **Pathogenese:** Philadelphia-Chromosom → **BCR-ABL-Fusionsgen** und prämaligner Klon → Wachstumsvorteil des malignen Klons → Überproduktion relativ normaler, überwiegend granulozytärer Zellen **(chronische Phase)** → weitere Chromosomenveränderungen → Dissoziation zwischen Proliferation und Differenzierung → unreife Blasten der myeloischen oder lymphatischen Reihe → **akute Blastenkrise.**
>
> **Klinik:** Fieber, Schwitzen, Knochenschmerzen, Splenomegalie → Schmerzen im linken Oberbauch. In Einzelfällen: Leukozytenstase → Atemnot, Sehstörungen, neurologische Ausfälle.
>
> **Verlauf: Chronische Phase** (5 Jahre) → **akzelerierte Phase:** Leukozyten ↑, Splenomegalie → **Blastenkrise.**
>
> **Diagnostik: Leukozyten**↑↑ (!250.000/µl), alkalische Leukozytenphosphatase ↓, Anämie. Blutausstrich. Hyperurikämie, LDH ↑. Knochenmarkpunktion. **Chromosomenanalyse:** Philadelphia-Chromosom. Bildgebung.
>
> **Differenzialdiagnose**
> - Leukämoide Reaktion bei schwerer Infektion
> - Septische Granulomatose
>
> **Therapie**
> - Chronische Phase: **Hydroxycarbamid.** Bei BCR-ABL-positiven Patienten: **Imatinib.**
> - Allogene hämatopoetische **KMT.**
>
> **11.2 Non-Hodgkin-Lymphome (NHL)**
>
> **Definition:** Maligne Tumore verschiedener Subpopulationen des lymphatischen Systems.

11 ONKOLOGIE

Pathogenese

Zunächst kommt es zur Translokation und dadurch zur Entstehung des Philadelphia-Chromosoms, eines *BCR-ABL*-Fusionsgens (beweisend für CML) und eines prämalignen Klons. Aufgrund von Wachstumsvorteilen des malignen Klons gegenüber normalen Stammzellen kommt es zu einer Überproduktion relativ normaler, überwiegend granulozytärer Zellen **(chronische Phase der CML).** In der Folge treten weitere Chromosomenveränderungen auf und es entwickelt sich eine zunehmende Dissoziation zwischen Proliferation und Differenzierung. Es entstehen unreife Blasten der myeloischen oder lymphatischen Reihe und es kommt zur **akuten Blastenkrise,** die nicht von der entsprechenden ALL oder AML zu unterscheiden ist.

Klinik

Unspezifische Symptome sind Fieber, Schwitzen, Knochenschmerzen, Schmerzen im linken Oberbauch durch eine oft massive Splenomegalie (> Abb. 11.4). In dieser Phase wird die Erkrankung in der Regel im Rahmen einer Routineblutuntersuchung diagnostiziert. In Einzelfällen kann es aufgrund der Hyperleukozytose zu einer Leukozytenstase mit akuten Symptomen wie Atemnot, Sehstörungen oder neurologischen Ausfällen kommen.

Verlauf

Die Erkrankung verläuft meist zwei- oder dreiphasig: Nach initial **chronischer Phase** tritt durchschnittlich nach 5 Jahren eine **akzelerierte Phase** mit steigenden Leukozytenzahlen und zunehmender Splenomegalie usw. auf. Relativ plötzlich setzt die (terminale) **Blastenkrise** ein.
Die meisten Patienten versterben wenige Monate nach Übergang in die akzelerierte Phase.

Diagnostik
- **Leukozytenzahl** meist stark erhöht (durchschnittlich 250.000/µl!)
- **Verminderung der Aktivität der alkalischen Leukozytenphosphatase** pathognomonisch
- **Anämie**
- **Thrombozytose** in einem Drittel der Fälle als Ausdruck der mitbetroffenen Megakaryozytopoese!
- **Blutausstrich:** Zellen aller Reifungsstufen der Granulopoese, Basophilie, Eosinophilie
- **Hyperurikämie** und **LDH-Erhöhung** als Ausdruck des vermehrten Zellumsatzes
- **Knochenmarkpunktion:** Zytogenetik, Immunphänotypisierung (s.o.): Hyperzelluläres Mark mit massiver Vermehrung der Granulopoese und oft auch der Megakaryozyten
- **Chromosomenanalyse:** Philadelphia-Chromosom
- **Sonografie des Abdomens:** Leber, Milz, Nieren, intraabdominelle Lymphknoten
- **Röntgen-Thorax:** Mediastinalverbreiterung, Pleuraerguss?

Differenzialdiagnose
- Leukämoide Reaktion bei schwerer Infektion
- Septische Granulomatose
- Juvenile myelomonozytäre Leukämie (JMML)
- Myeloproliferative Erkrankung.

Therapie

In der chronischen Phase können die klinischen Symptome und die Hyperleukozytose mit **Hydroxycarbamid** (Hydroxyharnstoff) behandelt werden, der pathologische Klon lässt sich hierdurch jedoch nicht eliminieren. Bei *BCR-ABL*-positiven Patienten kann eine spezifische Therapie zum Einsatz kommen. Der Wirkstoff **Imatinib** ist ein Tyrosinkinase-Inhibitor, der die *ABL*-Tyrosinkinase kompetitiv hemmt. Dadurch wird die unkontrollierte Proliferation der CML-Zellen unterbrochen und die Apoptose der betroffenen Zelle induziert. Das molekulare Ansprechen wird durch die Bestimmung der *BCR-ABL*-mRNA mittels quantitativer Polymerase-Kettenreaktion (PCR) nachgewiesen. Eine weitere kausale Therapieoption besteht in der Durchführung einer allogenen **hämatopoetischen Knochenmarktransplantation.**

Prognose

Bei einer Transplantation in der chronischen Phase sind die Erfolgschancen am höchsten (75 %). Besonders ungünstig ist ein myeloischer Blastenschub, da dieser in der Regel mit einer Chemotherapie nicht in Remission zu bringen ist, während dies bei einem lymphatischen Blastenschub oft gelingt.

11.2 Non-Hodgkin-Lymphome (NHL)

Definition

Die Non-Hodgkin-Lymphome (NHL) sind eine heterogene Gruppe maligner Tumoren verschiedener Subpopulationen des lymphatischen Systems.

11.2 NON-HODGKIN-LYMPHOME (NHL)

Epidemiologie
Der Anteil der NHL an allen kindlichen Tumoren beträgt etwa 7 %. Jungen erkranken doppelt so häufig wie Mädchen. Bei Diagnosestellung sind die Patienten durchschnittlich 9 Jahre alt.

Ätiologie
In der Mehrzahl der Fälle sind die Genloci der Immunglobulinketten in typspezifischen chromosomalen Translokationen involviert. Bei gewissen Immundefekten (z. B. Wiskott-Aldrich-Syndrom, Ataxia teleangiectatica) und nach Organtransplantation treten NHL gehäuft auf. Außerdem können sie bei X-gekoppeltem lymphoproliferativem Syndrom (*EBV*), bei *HIV-*, *HHV8*, *Hepatitis-C-* und *Helicobacter-pylori-*Infektionen entstehen.

> **Ätiologie:** Chromosomale Translokationen an Genloci der Immunglobulinketten, nach Immundefekten, Organtransplantationen, Infektionen.

Klassifikation
Die ausgedehnten Klassifikationen, die für Lymphome im Erwachsenenalter entwickelt wurden, haben in der Pädiatrie wenig Bedeutung. Die aktuelle WHO-Klassifikation unterscheidet Neoplasien der Vorläufer-B- und -T-Zellen sowie Neoplasien der reifen B- und T-Zellen. Bei den meisten NHL im Kindesalter handelt es sich um hochmaligne diffuse Neoplasien. Drei Formen werden aufgrund ihrer morphologischen, immunologischen und zytogenetischen Charakteristika unterschieden.

Kleinzellige Lymphome (Burkitt-Lymphome): Diese Untergruppe ist mit 50 % am häufigsten. Bei der endemischen Form handelt es sich um den häufigsten Tumor bei Kindern im tropischen Afrika. In Europa kommt fast nur die sporadische Form vor. Eine assoziierte *EBV*-Infektion tritt bei der endemischen Form in über 90 % der Fälle, bei der sporadischen Form nur in 20 % der Fälle auf. Bei über 25 % Blasten im Knochenmark spricht man von B-ALL. Charakteristisch ist eine Dysregulation des auf dem langen Arm von Chromosom 8 liegenden *c-myc*-Onkogens durch Translokation und Juxtaposition zu einem Immunglobulingen (Translokation t(8;14), t(8;22) oder t(2;8)).

Lymphoblastische T-Zell-Lymphome: 20–25 % der NHL gehören zu dieser Gruppe. Die Zellen ähneln überwiegend T-Zellen aus dem Thymus und zu einem geringeren Anteil B-Vorläuferzellen. Es besteht häufiger ein Mediastinalbefall als bei den anderen Formen. Verschiedene Translokationen führen zu Dysregulation der Expression eines Protoonkogens infolge Juxtaposition zu einem T-Zell-Rezeptor-Gen.

Großzellig-anaplastische Lymphome (Synonym: Ki-1-Lymphom): Weniger als 10 % der NHL bei Kindern gehören zu dieser Gruppe. Morphologisch finden sich pleomorphe anaplastische Zellen, die CD30 (Ki-1-Antigen) exprimieren. Immunologisch werden T- und Null-Typ unterschieden. Ätiologisch wurden verschiedene Translokationen identifiziert, die zu Fusionsgenen führen.

> **Klassifikation**
> - **Kleinzellige Lymphome (Burkitt-Lymphome):** Dysregulation des *c-myc*-Onkogens durch Translokation und Juxtaposition zu einem Immunglobulingen. Häufig EBV-Infektion-assoziiert.
> - **Lymphoblastische T-Zell-Lymphome.**
> - **Großzellig-anaplastische Lymphome.**

> **MERKE** Bei den meisten NHL-Subtypen des Kindesalters können spezifische chromosomale Translokationen in den Lymphomzellen nachgewiesen werden.

Stadieneinteilung
Die NHL-Stadien bei Kindern werden z. B. nach der modifizierten St.-Jude-Klassifikation eingeteilt (→ Tab. 11.5).

Tab. 11.5 Modifizierte St.-Jude-Klassifikation der NHL im Kindesalter.

Stadium	Ausdehnung
I	1 einzelner extranodaler Tumor oder nodales Gebiet, nicht Mediastinum oder Abdomen
II	1 einzelner extranodaler Tumor mit regionärem LK-Befall ≥ 2 nodale Regionen auf der gleichen Zwerchfellseite 2 einzelne extranodale Tumoren mit oder ohne regionären LK-Befall auf der gleichen Zwerchfellseite Primärer gastrointestinaler, in der Regel ileozäkaler Tumor mit oder ohne ausschließlich mesenterialen LK-Befall
III	2 einzelne extranodale Tumoren mit oder ohne regionären LK-Befall auf kontralateralen Zwerchfellseiten ≥ 2 nodale Regionen auf kontralateralen Zwerchfellseiten Primär intrathorakale Tumoren (Mediastinum, Pleura, Thymus) Ausgedehnte intraabdominelle Tumoren Alle paraspinalen oder epiduralen Tumoren
IV	Jeder initiale Befall von Knochenmark und/oder ZNS Zusätzlich: multifokaler Knochenbefall (auch ohne Knochenmarkbefall)

Klinik
Eine **zervikale schmerzlose Lymphknotenschwellung** ist das häufigste klinische Leitsymptom. **Mediastinale Tumoren** können zu Atemnot und oberer Einflussstauung führen. **Abdominelle Tumoren** fallen durch eine palpable Resistenz und Schmerzen auf. Häufig besteht eine Hepatosplenomegalie. Unspezifische Symptome sind Fieber unklarer Genese, Gewichtsverlust, Nachtschweiß, Abgeschlagenheit und Müdigkeit.

> **Klinik:** Zervikale schmerzlose Lymphknotenschwellung. Mediastinale Tumoren → Atemnot. Abdominelle Tumoren → palpable Resistenz, Schmerzen. Hepatosplenomegalie, B-Symptomatik.

Aus Studentensicht

Diagnostik: Biopsie und histologische Untersuchung aus Lymphknoten oder Primärtumor. Bildgebung, **Knochenmarkpunktion. Zyto-, Molekulargenetik.**

Therapie
- **Lymphoblastische Lymphome:** Kontinuierliche Zytostatikaexposition über längere Zeiträume
- **Nichtlymphoblastische Lymphome:** Kurze, intensive Chemotherapiekurse: Kortikosteroide, Cyclophosphamid, Methotrexat

Prognose: Wahrscheinlichkeit für rezidivfreies Überleben 82 %.

11.3 Morbus Hodgkin

Definition: Maligne lymphatische Systemerkrankung mit charakteristischen Tumorzellen in einem inflammatorischen Begleitinfiltrat.

Ätiologie: Genetische Faktoren, gehäuftes Auftreten mit Immundefekten, bei autoimmunhämolytischen Anämien, nach allogener KMT, nach *EBV*-Infektion.

Pathogenese: B-Zellen unterschiedlichen Reifegrads aufgrund einer Störung im Zellzyklus und der Apoptose.

Pathologische Klassifikation: Unterscheidung durch unterschiedliche Zahlen an HRS-Zellen, zelluläre Zusammensetzung des Begleitinfiltrats und der Anordnung der extrazellulären Matrix.

Diagnostik
- **Biopsie** und histologische Untersuchung aus Lymphknoten oder Primärtumor sind entscheidend.
- Das Blutbild kann normal sein.
- Harnsäure und LDH sind oft erhöht.
- **Bildgebung:** Sonografie, Röntgen, MRT betroffener Regionen
- **Knochenmarkpunktion:** Ausschluss einer Knochenmarkbeteiligung (> 5 % Blasten)
- **Zytogenetik und Molekulargenetik:** Nachweis von Translokationen und Rearrangements

Therapie
Die Unterteilung in **lymphoblastische** und **nichtlymphoblastische Lymphome** ist die therapiestrategisch wichtigste.

Für lymphoblastische Lymphome sind Therapiestrategien mit kontinuierlicher Zytostatikaexposition über längere Zeiträume, wie sie bei ALL angewandt werden, effektiv.

Lymphome vom Burkitt-Typ, andere hochmaligne nichtlymphoblastische Lymphome und großzellig-anaplastische Lymphome sprechen besser auf kurze, intensive Chemotherapiekurse mit hoher Dosisintensität unter Verwendung von Kortikosteroiden, Cyclophosphamid und Methotrexat an.

Die wichtigsten Kriterien zur Stratifizierung der Therapieintensität sind das Stadium, die Tumormasse und der ZNS-Befall.

Prognose
Mit einer nach o. g. Kriterien stratifizierten Therapie haben die Kinder mit allen NHL-Formen vergleichbare Überlebenschancen. Die Prognose ist mit einem rezidivfreien Überleben von 82 % gut. Bei Patienten mit B-NHL/B-ALL kann nach etwa 6–9 Monaten, bei großzellig-anaplastischen Lymphomen nach etwa 1 Jahr Rezidivfreiheit von einer Heilung ausgegangen werden. Für alle NHL-Formen gilt, dass Patienten, die ein Rezidiv während der Erstbehandlung erleiden, so gut wie keine Überlebenschance haben.

11.3 Morbus Hodgkin

Definition
Die maligne lymphatische Systemerkrankung ist durch den Nachweis charakteristischer Tumorzellen in einem inflammatorischen Begleitinfiltrat gekennzeichnet. Die Tumorzellen werden morphologisch und immunphänotypisch charakterisiert als einkernige Hodgkin- und mehrkernige Reed-Sternberg-Zellen (HRS-Zellen) beim klassischen Hodgkin-Lymphom und als „L&H-Zellen" beim nodulären lymphozytenprädominanten Hodgkin-Lymphom.

Epidemiologie
Bei 5 % aller malignen Erkrankungen im Kindesalter handelt es sich um einen Morbus Hodgkin. Der Altersmedian liegt bei 13 Jahren, Jungen sind etwas häufiger betroffen.

Ätiologie
Es gibt viele Hinweise auf die Bedeutung genetischer Faktoren (u. a. familiäre Häufungen, Zwillingsstudien). Der Morbus Hodgkin kommt gehäuft bei Patienten mit Immundefekten (z. B. Wiskott-Aldrich-Syndrom, Ataxia teleangiectatica, AIDS), bei Kindern mit autoimmunhämolytischen Anämien und nach allogener Knochenmarktransplantation vor. Ein Zusammenhang mit einer vorausgehenden *EBV*-Infektion gilt heute als gesichert.

Pathogenese
Hodgkin-Lymphome stammen überwiegend von B-Zellen unterschiedlichen Reifegrads ab. Es besteht eine Störung im Zellzyklus sowie von Mechanismen der Apoptose. Uneinheitliche zytogenetische Anomalien weisen auf einen instabilen Karyotyp hin.

Pathologische Klassifikation
Die aktuelle WHO-Klassifikation für die Hodgkin-Lymphome zeigt ➤ Tab. 11.6.

Das **NLPHL** zeigt L&H-Zellen (Lymphozyten und Histiozyten im Begleitinfiltrat).

Die 4 Subtypen des **CHL** unterscheiden sich durch die unterschiedliche Zahl an HRS-Zellen (zunehmend: LR – NS – MC – LD), die zelluläre Zusammensetzung des Begleitinfiltrats und die Anordnung der extrazellulären Matrix.

Im Kindesalter überwiegt der NS-Typ (68 %), gefolgt vom MC-Typ (21 %).

11.3 MORBUS HODGKIN

Tab. 11.6 WHO-Klassifikation für Hodgkin-Lymphome.

Noduläres lymphozytenprädominantes Hogkin-Lymphom (NLPHL)
Klassisches Hodgkin-Lymphom (CHL)
Lymphozytenreiches klassisches Hodgkin-Lymphom (LR)
Noduläre Sklerose (NS)
Mischtyp (MC)
Lymphozytenarmer Subtyp (LD)

Klinik

In 90 % der Fälle manifestiert sich die Erkrankung durch eine persistierende **schmerzlose Lymphknotenschwellung** (> 1,5 cm), meist zervikal oder supraklavikulär, seltener axillär oder inguinal. Husten und Atemnot können bei einem Mediastinalbefall auftreten. Die Milz ist häufiger betroffen als die Leber. **B-Symptome** (Fieber, Nachtschweiß, Gewichtsverlust) kommen bei einem Drittel der Patienten vor. Die **Stadieneinteilung** erfolgt entsprechend der Hodgkin-Lymphome im Erwachsenenalter nach der Ann-Arbor-Klassifikation (➤ Tab. 11.7).

Tab. 11.7 Stadieneinteilung des Morbus Hodgkin (Ann-Arbor-Klassifikation).

Stadium I	Befall von 1 Lymphknotenregion oder von 1 extralymphatischen Organ
Stadium II	Befall von ≥ 2 Lymphknotenregionen auf der gleichen Seite des Zwerchfells oder lokalisierter Befall von 1 extralymphatischen Organ und von ≥ 1 Lymphknotenregionen auf der gleichen Seite des Zwerchfells
Stadium III	Befall von Lymphknotenregionen auf beiden Seiten des Zwerchfells und/oder Befall von einem extralymphatischen Organ oder Milzbefall
Stadium IV	Disseminierter Befall viszeraler Organe (Knochenmark, Skelett, Lunge, Leber, Nieren, GIT, ZNS, Haut) mit oder ohne assoziierte Lymphknotenvergrößerung

Diagnostik

- **Lymphknotenbiopsie:** Histologischer Nachweis neoplastischer Zellen
- **Blutbild:** Leukozytose, Lymphopenie, Eosinophilie
- BKS-Beschleunigung, LDH, Ferritin, Haptoglobin und Kupfer erhöht
- **Röntgen-Thorax:** Mediastinalverbreiterung (➤ Abb. 11.5)?
- **Sonografie des Abdomens:** Leber, Milz, intraabdominelle Lymphknoten?
- **CT-Thorax** und **MRT** des Abdomens
- **PET**
- **Knochenmarkpunktion** und Knochenstanze
- **Lumbalpunktion**

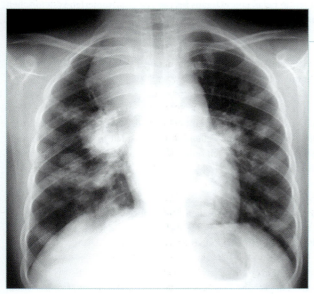

Abb. 11.5 Morbus Hodgkin. Mediastinale Lymphome und multiple intrapulmonale Rundherde. [R232]

Differenzialdiagnose

- Lymphadenitis colli
- Infektiöse Mononukleose
- Toxoplasmose
- Zytomegalie

Aus Studentensicht

TAB. 11.6

Klinik: Schmerzlose Lymphknotenschwellung. Mediastinalbefall → Husten, Atemnot. **B-Symptomatik.**

TAB. 11.7

Diagnostik: Lymphknotenbiopsie. Labor: Leukozytose, Lymphopenie, Eosinophilie, BKS-Beschleunigung, LDH↑, Ferritin↑, Haptoglobin↑, Kupfer↑. Bildgebende Diagnostik. **Knochenmark- und Lumbalpunktion.**

ABB. 11.5

Differenzialdiagnose
- Lymphadenitis colli
- Infektiöse Mononukleose
- Toxoplasmose

- Infektion mit atypischen Mykobakterien
- Leukämie
- Malignes Non-Hodgkin-Lymphom

Therapie
Der Morbus Hodgkin zeichnet sich durch eine hohe Empfindlichkeit gegenüber Zytostatika und ionisierenden Strahlen aus. Die Behandlung sieht eine **kombinierte Radiochemotherapie** vor. Die Chemotherapie besteht aus 2–6 Zyklen unterschiedlicher Kombinationen von Zytostatika, z. B.:
- COPDAC: Cyclophosphamid, Vincristin, Prednison, Dacarbazin
- OEPA: Vincristin, Etoposid, Prednison, Adriamycin

Bei inkompletter Remission wird eine Bestrahlung (20–30 Gy) der betroffenen Körperregion angeschlossen. Die Splenektomie ist heute obsolet.

Die Nachbeobachtungszeit ist lang, da (im Gegensatz zu den NHL) auch nach 5 Jahren noch Rezidive auftreten können.

Prognose
Sie ist mit einer Gesamtüberlebensrate von 95 % für alle Subtypen und Stadien exzellent. Die in den letzten Jahren sukzessiv durchgeführte Dosisreduktion bei der Strahlentherapie und Modifikationen der Chemotherapie haben nicht zu einer Verschlechterung der Prognose geführt. Auch bei Auftreten eines Rezidivs werden durch eine erneute Behandlung Remissionsraten von über 90 % erreicht.

> **MERKE** Die Prognose des behandelten Morbus Hodgkin ist ausgezeichnet. Dies gilt auch bei einem Rezidiv.

11.4 Histiozytosen

Definition
Histiozytosen nennt man Erkrankungen, bei denen Histiozyten, spezialisierte Zellen des Immunsystems, eine dominierende Rolle spielen. Hauptfunktion der **dendritischen Zellen** ist die Antigenpräsentation, die der **Makrophagen** die Phagozytose. Wichtigste Vertreter der Histiozytosen im Kindesalter sind die Langerhans-Zell-Histiozytosen (ausgehend von dendritischen Zellen) und die hämophagozytischen Lymphohistiozytosen (ausgehend von Makrophagen).

11.4.1 Langerhans-Zell-Histiozytosen (LCH)
Definition
Es handelt sich um die monoklonale Proliferation von speziellen dendritischen Zellen der Haut, den Langerhans-Zellen. Sie kann zu einem isolierten Befall eines Organs bis hin zur disseminierten systemischen Ausbreitung mit häufig tödlichem Ausgang führen.

Epidemiologie
Die Inzidenz beträgt 0,4:100.000 Kinder < 15 Jahren. Jungen sind häufiger betroffen als Mädchen. Der Häufigkeitsgipfel liegt zwischen dem 1. und 3. Lebensjahr.

Ätiologie
Diskutiert werden die Auslösung durch Viren, ein primärer Immundefekt oder eine maligne Erkrankung. Obwohl eine monoklonale Proliferation der Langerhans-Zellen vorliegt, handelt es sich nicht um eine maligne Erkrankung im klassischen Sinn, da morphologisch reife Zellen nachweisbar sind, spontane Regressionen auftreten und eine Aneuploidie fehlt.

Pathogenese
Normale Langerhans-Zellen teilen sich nicht mehr, LCH-Zellen sind hingegen durch Proliferation gekennzeichnet. Eine Inhibition von Adhäsionsmolekülen könnte die Migration der LCH-Zellen in verschiedene Organe erklären. Im Gewebe werden vermehrt Zytokine exprimiert.

Pathohistologie
Die Läsionen zeigen ein Infiltrat typischer Langerhans-Zellen, begleitet von Makrophagen, Lymphozyten, eosinophilen Granulozyten und Riesenzellen. Der elektronenmikroskopische Nachweis von **Birbeck-Granula** (tennisschlägerförmige intrazelluläre Partikel) oder der Nachweis des **CD1a-Antigens und/oder Langerin (CD207)** auf der Zelloberfläche sind für die Diagnose einer LCH beweisend.

Klinik
Die klinische Symptomatik ist sehr variabel. **Knochenläsionen** sind die häufigste Manifestation der LCH und treten bei 70–80 % der Patienten auf. Der Schädel, die langen Röhrenknochen, Becken, Rippen und

Wirbelsäule sind oft betroffen und werden von einer schmerzhaften Weichteilschwellung begleitet. Bei Säuglingen besteht häufig ein ausgedehntes Stadium mit Befall von **Haut** (seborrhoische, schuppende oder xanthomatöse Papeln), Leber, Milz, Nachweis von Blutbildveränderungen und Knochenläsionen sowie Fieber. Eine **Hepatopathie** mit Hepatomegalie kann zu Ikterus, Hypoproteinämie, Ödemen und Aszites führen. Eine Dysfunktion des **hämatopoetischen Systems** manifestiert sich als Anämie, Leukozytopenie und Thrombozytopenie. Der **Lungenbefall** führt zu Husten und Dyspnoe. Ein **Diabetes insipidus** ist die häufigste zerebrale Manifestation einer LCH. Die Stadieneinteilung ist in ➤ Tab. 11.8 zusammengefasst.

Tab. 11.8 Stadieneinteilung der LCH.

Lokalisierter Befall	Disseminierter Befall
Knochen monostotisch/polyostotisch	≥ 2 Organe mit oder ohne Organdysfunktion
Haut	Mit Beteiligung von Milz, Leber und/oder hämatopoetischem System
Lunge	Ohne Beteiligung von Milz, Leber und/oder hämatopoetischem System
Lymphknoten	
ZNS	
Andere (z. B. Thymus, Schilddrüse)	

Diagnostik
- Die Diagnosestellung erfolgt **histologisch,** dabei ist die Lichtmikroskopie richtungsweisend.
- Der immunhistologische Nachweis des **CD1a-Antigens** und/oder Langerin (CD207) auf der Zelloberfläche ist beweisend.
- Elektronenmikroskopischer Nachweis von **Birbeck-Granula** im Zytoplasma der Zellen der Läsion.

Therapie
Bei isoliertem Haut- oder Knochenbefall kann die spontane Regression abgewartet werden. Bei Multiorganbefall ist eine Therapie mit Steroiden und Vinblastin indiziert. Sind mehrere Knochen betroffen oder liegt eine Beteiligung des ZNS, der Augen oder Ohren vor, kann eine kurzfristige Therapie mit Steroiden und Vinblastin erwogen werden. Aufgrund beobachteter Spätschäden wird eine Strahlentherapie nicht länger empfohlen.

Prognose
Patienten mit Befall nur eines Organs haben eine Überlebenswahrscheinlichkeit von 100 %. Bei Patienten mit Multiorganbefall beträgt die Letalität 20 %. Spätschäden betreffen insbesondere das Skelett, endokrine Organe und das ZNS.

11.4.2 Hämophagozytische Lymphohistiozytosen
Hämophagozytische Lymphohistiozytosen sind reaktive, oft tödlich verlaufende Histiozytosen, bei denen es durch einen Immundefekt zu einer überschießenden, ineffektiven Immunantwort mit Aktivierung von Lymphozyten und Makrophagen mit ausgeprägter Hämophagozytose kommt. Der Immundefekt kann genetisch (familiäre hämophagozytische Lymphohistiozytose) oder sekundär bedingt sein.

11.4.2.1 Familiäre hämophagozytische Lymphohistiozytose (FHLH)
Epidemiologie
Die FHLH (Synonym: Morbus Farquhar) tritt mit einer Häufigkeit von 1:50.000 auf. Jungen und Mädchen sind gleich häufig betroffen.

Ätiologie und Pathogenese
Bisher sind 5 unterschiedliche Gendefekte, z. B. des *Perforin*-Gens, als Ursache einer FHLH bekannt. Die Vererbung erfolgt autosomal-rezessiv. Die unkontrollierte Aktivierung von Histiozyten und Lymphozyten ist Ausdruck einer ineffektiven Immunantwort und führt zu einer starken Ausschüttung inflammatorischer Zytokine.

Pathohistologie
Es liegt eine diffuse Infiltration von Leber, Milz, Lymphknoten, Knochenmark und Gehirn mit Lymphozyten und Histiozyten vor. Die Histiozyten sind benigne und zeigen eine aktive Phagozytose von Erythrozyten (Hämophagozytose), kernhaltigen Zellen und Thrombozyten.

Klinik
Die Erkrankung beginnt typischerweise im Säuglingsalter mit hohem **Fieber, Hepatosplenomegalie** und einer Bi- oder **Panzytopenie**. Lymphknotenschwellungen, Ikterus, Ödeme, Exantheme und neurologische Symptome wie epileptische Anfälle und Hirnnervenlähmungen können hinzukommen. Durch die zunehmende Neutrozytopenie kommt es zu schweren Infektionen durch Bakterien oder Pilze, die oft tödlich verlaufen.

11 ONKOLOGIE

Aus Studentensicht

Diagnostik
- Labor: Panzytopenie, Hypertriglyzeridämie, Aminotransferasen ↑ i. S., Fibrinogen ↓, Ferritin ↑
- Knochenmark: Lymphohistiozytäre Infiltration, NK-Zell-Aktivität ↓
- cMRT: Hirnatrophie, Demyelisierungsherde

Therapie: Etoposid, Steroide. Ciclosporin A, Antithymozytenglobulin als Erhaltungstherapie. Intrathekal → Methotrexattherapie. KMT.

11.5 Wilms-Tumor

Definition: Von der Niere ausgehender, maligner Tumor aus embryonalem Mischgewebe.

Ätiologie: Erhöhtes Risiko bei sporadischer Aniridie, WAGR-Syndrom, Denys-Drash-Syndrom, Beckwith-Wiedemann-Syndrom.

Pathogenese: Deletion oder Inaktivierung des Wilms-Tumorsuppressorgens **WT1**.

Pathologie: „Standardhistologie" → Mischung aus undifferenziertem, sehr unreifem embryonalem Gewebe, fibromyxoidem Stroma und epithelialem Gewebe mit Ausbildung von Tubuli.

Klinik: Vorgewölbtes Abdomen mit palpablem Abdominaltumor. Bauchschmerzen, Erbrechen, Fieber.

MERKE

Diagnostik
- Panzytopenie
- Hypertriglyzeridämie
- Aktivitäten der Aminotransferasen im Serum erhöht
- Fibrinogen erniedrigt
- Ferritin erhöht
- Nur mäßige CRP-Erhöhung trotz hohen Fiebers
- Die verminderte NK-Zell-Aktivität ist charakteristisch.
- Pro- und antiinflammatorische Zytokine im Plasma: sCD25 und CD95
- **Knochenmark:** Lymphohistiozytäre Infiltration, Hämophagozytose (kann initial fehlen)
- **Liquor:** Nur mäßige Pleozytose und Eiweißerhöhung
- **cMRT:** Hirnatrophie und Demyelinisierungsherde

Therapie
Etoposid und Steroide sind die Medikamente der Wahl, als Erhaltungstherapie wird Ciclosporin A eingesetzt. Antithymozytenglobulin (ATG) ist ebenfalls wirksam. Bei manifestem ZNS-Befall ist eine intrathekale Methotrexattherapie erforderlich. Eine Heilung kann nur durch eine Knochenmarktransplantation erzielt werden.

Prognose
Unbehandelt verläuft die Erkrankung tödlich. Nach einer Knochenmarktransplantation liegen die Heilungschancen bei 50–70 %.

11.5 Wilms-Tumor

Definition
Beim Wilms-Tumor handelt es sich um einen von der Niere ausgehenden, malignen Tumor aus embryonalem Mischgewebe. Er wächst zunächst expansiv, dann infiltrierend und metastasiert besonders in die regionären Lymphknoten und in die Lungen (Synonym: Nephroblastom).

Epidemiologie
5 % aller malignen Tumoren beim Kind sind Nephroblastome. Die Inzidenz beträgt 1 : 9.000. Der Häufigkeitsgipfel liegt im 2.–3. Lebensjahr, das Nephroblastom kann aber auch schon beim Neugeborenen auftreten. 80 % der Kinder erkranken vor dem 5. Lebensjahr. Mädchen und Jungen sind gleich häufig betroffen. 3–4 % der Patienten haben einen bilateralen Wilms-Tumor.

Ätiologie
Ein erhöhtes Risiko, an einem Wilms-Tumor zu erkranken, besteht bei Kindern mit sporadischer Aniridie, bei WAGR-Syndrom (**W**ilms-Tumor, **A**niridie, uro**g**enitale Fehlbildungen, geistige **R**etardierung), bei Denys-Drash-Syndrom (Wilms-Tumor, Hypospadie, Nephritis) und Beckwith-Wiedemann-Syndrom (Hemihypertrophie, Exophthalmus, Makroglossie, Gigantismus).

Pathogenese
Deletionen oder eine Inaktivierung des Wilms-Tumorsuppressorgens *WT1* finden sich bei 10–30 % der Wilms-Tumoren. Darüber hinaus kann der Verlust von Heterozygotie und von Imprinting an der Tumorentstehung beteiligt sein.

Pathologie
Wilms-Tumoren zeigen eine Mischung aus 3 feingeweblichen Komponenten: undifferenziertes, sehr unreifes embryonales Gewebe, fibromyxoides Stroma und epitheliales Gewebe mit Ausbildung von Tubuli. Bei ausgewogenem Mischungsverhältnis spricht man von einer „Standardhistologie". Eine „ungünstige Histologie" mit Anaplasie und starken Zellatypien und sarkomatösem Stroma kommt bei etwa 12 % der Wilms-Tumoren vor. Diese erfordert eine aggressivere postoperative Chemotherapie. Beim sog. Klarzelltyp handelt es sich um eine hochmaligne Unterform des Wilms-Tumors.

Klinik
Das **vorgewölbte Abdomen** mit palpablem Abdominaltumor ist in der Mehrzahl der Fälle das einzige Symptom (➤ Abb. 11.6). Nur ein Drittel der Patienten zeigt zusätzliche Symptome wie Bauchschmerzen, Erbrechen oder Fieber. Eine Hämaturie besteht selten. Der Allgemeinzustand ist in der Regel auch bei ausgedehnter Erkrankung sehr gut. Eine arterielle Hypertonie besteht in 10 % der Fälle. Die Stadieneinteilung ist in ➤ Tab. 11.9 zusammengefasst.

> **MERKE** Metastasierung des Wilms-Tumors: Lunge (früh, 80 %), Leber 20 %, Knochen und ZNS (Klarzelltyp).

11.5 WILMS-TUMOR

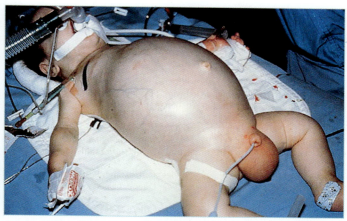

Abb. 11.6 Wilms-Tumor. Vorgewölbtes Abdomen bei Abdominaltumor. [E387]

Tab. 11.9 Stadieneinteilung der Wilms-Tumoren.	
Stadium I	Tumor auf die Niere beschränkt
Stadium II	Tumor überschreitet die Niere, jedoch vollständige operative Entfernung IIN– oder IIN+ in Abhängigkeit vom Lymphknotenbefall
Stadium III	Tumor überschreitet die Niere, keine vollständige operative Entfernung oder lokale Lymphknotenmetastasen
Stadium IV	Fernmetastasen
Stadium V	Bilateraler Tumor

Diagnostik
- **Vorsichtige Bauchpalpation** (Tumorrupturgefahr)!
- **Sonografie des Abdomens:** Geht der Tumor von der Niere aus (> Abb. 11.6)?
- **MRT des Abdomens:** Tumorausdehnung, Beziehung zu Nachbarorganen, Beurteilung der kontralateralen Niere
- **Röntgen-Thorax** in 2 Ebenen: Lungenmetastasen?
- **CT-Thorax:** bei Nachweis von Lungenmetastasen im Röntgenbild
- **PET** nur bei „Klarzelltyp"

> **CAVE** Eine Probebiopsie ist bei Verdacht auf Wilms-Tumor aufgrund hoher Tumorrupturgefahr nicht indiziert.

Differenzialdiagnose
- Neuroblastom
- Nebennierenrindenkarzinom
- Polyzystische Nieren
- Teratom
- Nierenabszess

Therapie
Bei allen Patienten (einzige Ausnahme Säuglinge < 6 Monate) wird eine **präoperative Chemotherapie** mit Vincristin und Actinomycin D über 4–6 Wochen durchgeführt. Hierdurch wird der Tumor verkleinert und in mehr als 50 % der Fälle gelingt eine Rückführung in Stadium I! Außerdem wird das Risiko einer intraoperativen Tumorruptur reduziert.
Während der **Operation** erfolgen eine endgültige Stadienfestlegung und die histologische Klassifikation. Die **postoperative Chemotherapie** wird in Abhängigkeit vom Tumorstadium, von der Histologie und dem Tumorvolumen zum Zeitpunkt der Operation durchgeführt. Bei niedrigen Stadien erfolgt sie mit Vincristin und Actinomycin D, in höheren Stadien wird die Therapie um Anthracycline ergänzt. Bei Patienten mit einem hochmalignen Nephroblastom und Patienten im Stadium IV werden zusätzlich Etoposid, Carboplatin, Cyclophosphamid und Ifosfamid eingesetzt.
In Einzelfällen (Stadien II, III, IV, V und/oder ungünstige Histologie) wird eine zusätzliche **Bestrahlung** vorgenommen.

> **MERKE** Durch die präoperative Chemotherapie gelingt bei über der Hälfte der Patienten mit Wilms-Tumor eine Rückführung in Stadium I, wodurch die gute Prognose der Erkrankung zusätzlich verbessert wird.

Prognose
90 % der Patienten mit Wilms-Tumor werden dauerhaft geheilt (98 % in Stadium I, 60 % in Stadien IV und V). Rezidive sind mit weniger als 4 % selten.

| Aus Studentensicht | 11 ONKOLOGIE |

MERKE Die Überlebensrate bei primärer Lungenmetastasierung ist höher als bei Entwicklung von Metastasen oder Rezidiven nach Therapiebeginn.

FALL **A:** Marie ist 23 Monate alt. Während eines Besuchs im Schwimmbad beobachtet die Mutter ihre Tochter und denkt erneut, dass der Bauch des Kindes immer dicker wird, obwohl Marie sonst schlank ist. Bei dieser Gelegenheit fällt ihr auch ein, dass sie in den letzten Wochen mehrere von Maries Hosen weggegeben hat, da sie sich über dem Bauch einfach nicht mehr schließen lassen. Marie ist jedoch sonst bester Dinge und die Mutter beschließt, sich keine weiteren Sorgen zu machen.
Wenige Tage später hat sie einen Termin beim Kinderarzt zur U7. Bei der Untersuchung fällt auch ihm Maries Bauchumfang auf, er führt eine Sonografie des Abdomens durch und überweist das Mädchen umgehend in die Universitätskinderklinik.
K: Bei Aufnahme auf der onkologischen Station ist Marie in bestem Allgemeinzustand. Einzige Auffälligkeit bei der körperlichen Untersuchung ist das prominente Abdomen, und der Oberarzt weist auf die Notwendigkeit einer äußerst vorsichtigen Bauchpalpation hin.
D: Sonografie und MRT des Abdomens zeigen einen großen, von der linken Niere ausgehenden Tumor. Die Röntgenaufnahme der Lunge ist unauffällig. Die Bestimmung der Katecholamine im Urin ergibt ebenfalls einen Normalbefund, wodurch ein Neuroblastom ausgeschlossen werden kann.
Diag: Bei Marie wird die Diagnose eines Nephroblastoms (Wilms-Tumor) gestellt.
T: Zunächst wird in Narkose ein zentraler Venenkatheter (Hickman-Katheter) gelegt. Ab sofort können alle Blutentnahmen und die Verabreichung der Medikamente über diesen Katheter erfolgen. Zunächst erhält Marie über 4 Wochen eine präoperative Chemotherapie. Während der anschließenden Operation stellen die Ärzte fest, dass der Tumor auf die Niere beschränkt ist und vollständig entfernt werden kann. Die histologische Untersuchung ergibt eine sog. Standardhistologie. Marie erhält postoperativ erneut eine 4-wöchige Chemotherapie. Bis auf den Haarausfall und eine Neutrozytopenie treten keine gravierenden Nebenwirkungen auf. Maries Mutter ist sehr froh darüber, dass die früher im Vordergrund stehende Übelkeit heute durch den Einsatz potenter Antiemetika weitestgehend verhindert werden kann.
V: 5 Monate nach der Erstaufnahme in die Klinik wird der Hickman-Katheter entfernt. Die Langzeitprognose für Marie ist ausgezeichnet.

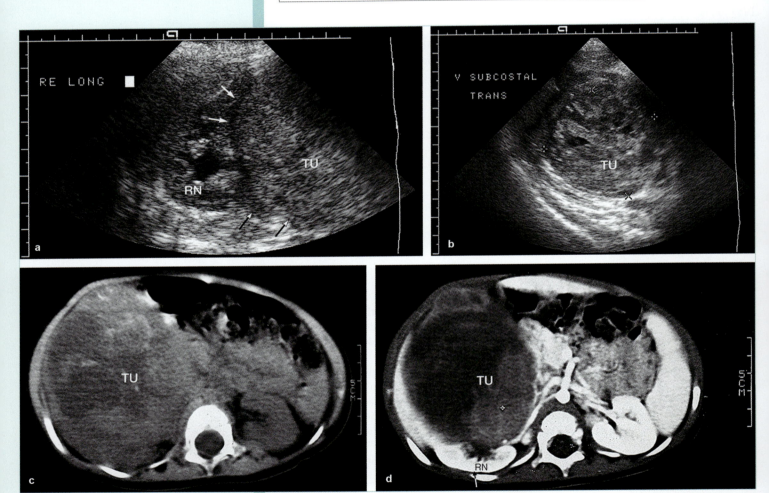

Abb. 11.7 Nephroblastom. **a)** Sonografie: Längsschnitt durch die rechte Nierenloge: Restniere (RN) kranial mit scharfer Grenze zum Tumor (TU). [O530] **b)** Sonografie: Querschnitt: Rundlicher Tumor (TU) mit komplexer Echogenität. [O530] **c)** CT nativ: Große Raumforderung mit unterschiedlicher Dichte und hyperdensen Arealen (Blutung). [S008-2] **d)** CT mit Kontrastmittel: Restniere (RN) dorsal und lateral mit starker KM-Aufnahme. Tumor (TU) mit unterschiedlicher Dichte (hypodense Zonen = Nekrosen). [S008-2]

11.6 Neuroblastom

Definition
Das Neuroblastom ist ein maligner embryonaler Tumor des Kindesalters, der vom Nebennierenmark, vom Grenzstrang des Sympathikus oder von sonstigen sympathischen Ganglien ausgeht.

Epidemiologie
9 % aller malignen Tumoren des Kindesalters sind Neuroblastome, die Inzidenz beträgt 1:7.000. Das Durchschnittsalter bei Diagnosestellung liegt bei 2 Jahren, 40 % aller Neuroblastome werden bereits im Säuglingsalter diagnostiziert.

Ätiologie
Neuroblastome entstehen pränatal. In 20 % der Fälle wird eine Amplifikation des *n-myc*-Onkogens nachgewiesen, wodurch sich die Prognose verschlechtert. 55 % der Tumoren weisen einen nahe-triploiden DNA-Gehalt auf, in 45 % der Fälle liegt ein diploider Chromosomensatz vor.

Pathologie
Unreife Neuroblastome zeigen sehr unreife, kleine, runde, basophile Zellen, die sich zu Pseudorosetten zusammenlagern. Elektronenmikroskopisch lassen sich katecholaminhaltige Granula nachweisen. Eine spezifische Färbemethode ist die neuronenspezifische Enolase (NSE).
Neuroblastome können ausreifen. Liegen reife neben unreifen Zellen vor, spricht man von **Ganglioneuroblastom**. Bei völliger Ausreifung heißen die Tumoren **Ganglioneurome**. Unreife kleine Neuroblastome werden in fetalen Nieren etwa 40-mal häufiger gefunden, als später klinisch manifest werden (**Neuroblastoma in situ**). Sie bilden sich spontan zurück.

Klinik
Die klinische Symptomatik ist in erheblichem Maß von der Tumorlokalisation abhängig (➤ Abb. 11.8). Über 70 % der Neuroblastome sind im Abdomen, 37 % im Bereich der Nebennieren (➤ Abb. 11.9), 13 % im Thorax und 5 % am Hals lokalisiert. Bauch- oder Halsschmerzen, Erbrechen, Obstipation oder Diarrhö, Knochenschmerzen und Fieber sind unspezifische Symptome der Erkrankung. Bei Vorliegen eines **Horner-Syndroms** (Miosis, Ptosis, Enophtalmus) muss unbedingt an die Möglichkeit eines Neuroblastoms gedacht werden. Bei Tumorlokalisation im hinteren Mediastinum kommt es zu Husten, Stridor und Dysphagie. Eine **Knochenmarkinfiltration** liegt in 50 % aller Fälle vor. In 15 % der Fälle besteht eine **primär neurologische Symptomatik** durch Rückenmarkkompression (Querschnittssymptomatik) oder durch die Katecholaminausschüttung (Myoklonien, Opsoklonus), die auch zu einem arteriellen Hypertonus führen kann. Ein **Brillenhämatom** durch retrobulbäre Infiltrationen ist charakteristisch für ein metastasiertes Neuroblastom (➤ Abb. 11.10). Tritt ein **Opsomyoklonus-Ataxie-Syndroms** (kurze, schnelle, unregelmäßige Augenbewegungen, Myoklonien von Rumpf und Extremitäten, Ataxie, auch Dancing Eye Syndrome) auf, muss unbedingt ein Neuroblastom ausgeschlossen werden.

> **MERKE** Bei 50 % der Patienten mit Neuroblastom bestehen bereits bei Diagnosestellung Metastasen, vor allem in Lymphknoten, Leber, Skelett und Knochenmark.

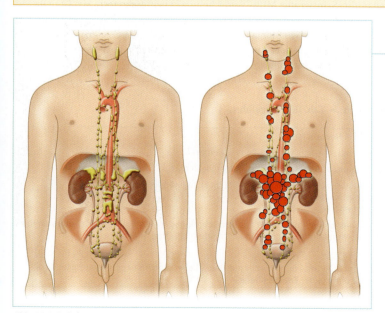

Abb. 11.8 Lokalisation von sympathischem Nervensystem (gelb) und Lokalisation von Neuroblastomen (rot). [L238]

Aus Studentensicht

11.6 Neuroblastom

Definition: Maligner embryonaler Tumor, ausgehend vom Nebennierenmark, Sympathikusgrenzstrang oder sonstigen sympathischen Ganglien.

Ätiologie: Pränatale Entstehung. Amplifikation des *n-myc*-Onkogens (20%). Nahe-triploider DNA-Gehalt (55%), diploider Chromosomensatz (45%).

Pathologie: Unreife Neuroblastome → unreife, kleine, runde, basophile Zellen → Pseudorosetten → katecholaminhaltige Granula nachweisbar. **Ganglionneuroblastom** → reife und unreife Zellen. **Ganglionneurom** → reife Zellen.

Klinik: 70% im Abdomen lokalisiert, unspezifische Symptome. **Horner-Syndrom** → Miosis, Ptosis, Enophtalmus. Mediastinaltumor → Husten, Stridor, Dysphagie. **Knochenmarkinfiltration** bei 50% → neurologische Symptomatik. Retrobulbäre Infiltration → **Brillenhämatom**. **Opsomyoklonus-Ataxie-Syndrom** → kurze, unregelmäßige Augenbewegungen, Myoklonien von Rumpf und Extremitäten.

MERKE

ABB. 11.8

Aus Studentensicht

ABB. 11.9

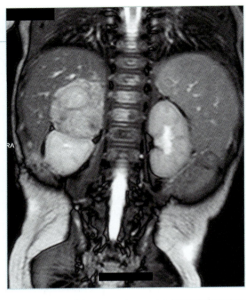

Abb. 11.9 MRT: Neuroblastom im Bereich der rechten Nebenniere. [R232]

ABB. 11.10

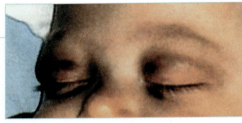

Abb. 11.10 Brillenhämatom bei einem 7 Monate alten Säugling mit Neuroblastom. [O530]

Diagnostik

LERNTIPP

> **LERNTIPP** Im Zusammenhang mit einer erhöhten neuronenspezifischen Enolase solltest du Klinik und Morphologie des Neuroblastoms nennen können.

Diagnostik
- Labor: Anämie, LDH↑, Ferritin↑, neuronenspezifische **Enolase**↑
- **Katecholamine** (Dopamin, Homovanillinsäure, Vanillinmandelsäure) ↑ im 24-h-Sammelurin
- Bildgebende Diagnostik zur Tumorlokalisation
- **Meta-^{123}Jod-Benzylguanidin-Szintigrafie**
- Lumbal-, Knochenmarkpunktion
- Biopsie → Amplifikation des **n-myc-Onkogens** im Tumorgewebe

- Anämie
- LDH und Ferritin erhöht
- Aktivität der neuronenspezifischen **Enolase (NSE)** im Serum erhöht
- **Katecholamine** im 24-h-Sammelurin erhöht (Dopamin, Homovanillinsäure und Vanillinmandelsäure)
- **Sonografie des Abdomens:** Primärtumorsuche
- **MRT** des Abdomens und des Spinalkanals, CT des Thorax: Tumorausdehnung, Beziehung zu den Nachbarorganen
- **Meta-^{123}Jod-Benzylguanidin-Szintigrafie:** MIBG-Anreicherung in neurosekretorischen Granula chromaffiner Zellen
- **Lumbalpunktion:** Bei neurologischer Symptomatik
- **Knochenmarkpunktion** zum Nachweis oder Ausschluss einer Infiltration
- **Amplifikation** des *n-myc*-Onkogens im Tumorgewebe (**Biopsie**)

Stadieneinteilung
Die Einteilung der Stadien ist in ➤ Tab. 11.10 aufgeführt.

TAB. 11.10

Tab. 11.10 Stadieneinteilung bei Neuroblastom.	
Stadium 1	Lokalisierter Tumor, operativ vollständig resezierbar
Stadium 2A	Lokalisierter Tumor, operativ nicht vollständig resezierbar
Stadium 2B	Lokalisierter Tumor, operativ vollständig oder nicht vollständig resezierbar Ipsilaterale Lymphknoten befallen Kontralaterale Lymphknoten frei
Stadium 3	Nicht resezierbarer unilateraler Tumor mit Überschreiten der Mittellinie mit oder ohne Lymphknotenbefall oder unilateraler Tumor mit kontralateralem Lymphknotenbefall
Stadium 4	Fernmetastasen
Stadium 4S	Kinder < 1 Jahr mit Stadium 1 oder 2, aber mit Haut-, Leber- und/oder geringgradigem Knochenmarkbefall ohne (**s**ine) Knochenbefall

Therapie

Zur Festlegung der therapeutischen Maßnahmen werden die in ➤ Tab. 11.11 aufgeführten Risikogruppen unterschieden.

Beobachtungspatienten im Säuglingsalter: Nach der Operation bzw. Gewebeentnahme wird der Patient 6–12 Monate lang beobachtet. Verschwindet der Tumor nicht, wird eine 2. Operation durchgeführt. Nimmt der Tumor an Größe zu, wird eine 1-wöchige Chemotherapie mit Doxorubicin, Vincristin und Cyclophosphamid angewandt, die bis zum Verschwinden des Tumors wiederholt wird.

Beobachtungspatienten > 1 Jahr: Beobachtung des Patienten über 6–12 Monate. Bei Zunahme des Tumors erfolgt eine Behandlung wie bei einem Standardrisikopatienten.

Standardrisikopatienten im Säuglingsalter: Im Säuglingsalter kann es zu einer raschen Tumorprogredienz kommen, die zu einer lebensbedrohlichen Symptomatik vor allem durch eine massive Hepatomegalie führen kann. Diese Patienten erhalten eine sofortige Chemotherapie wie oben.

Standardrisikopatienten > 1 Jahr: Sie erhalten 6 Blöcke intensiver Chemotherapie und 4 Blöcke einer milderen Erhaltungschemotherapie. Eine Bestrahlung wird durchgeführt, wenn nach intensiver Chemotherapie noch ein aktiver Tumorrest vorhanden ist. Eventuell erfolgt eine 2. Operation.

Hochrisikopatienten: Alle Patienten erhalten 6–8 Blöcke intensive Chemotherapie, meist gefolgt von einer Behandlung mit radioaktiv markiertem Methyljodbenzylguanidin (MIBG). Eventuell ist eine 2. Operation nötig. Bei Ansprechen des Tumors werden eine Hochdosischemotherapie im myeloablativen Wirkbereich und eine autologe Knochenmarktransplantation durchgeführt (sog. Megatherapie). Darüber hinaus erhalten die Kinder eine 1-jährige orale Retinolsäurebehandlung.

Tab. 11.11 Risikogruppen bei Neuroblastom.

	Alter	Genetik/Stadium
Beobachtungsgruppe (45 %)	Säuglinge	n-myc-negativ und Stadien 1–3 oder Stadium 4S ohne bedrohliche Symptomatik
	> 1 Jahr	n-myc-negativ und Stadium 1 oder 2 nach Operation
Standardrisikogruppe (15 %)	Säuglinge	n-myc-negativ und bedrohliche Symptomatik
	> 1 Jahr	n-myc-negativ und Stadium 2 oder 3 nach Operation
		Beobachtungspatienten mit Progression
Hochrisikogruppe (40 %)	Jedes Alter	n-myc-positiv und/oder Stadium 4

Prognose

Sie ist stark stadienabhängig. Bei Säuglingen ist sie besser als bei älteren Kindern. Die 5-Jahres-Überlebensrate für alle Stadien beträgt 74 % (90 % Stadien 1 und 2, 70 % Stadium 3, 20–30 % Stadium 4). Kinder < 1 Jahr überleben unabhängig vom Stadium in 90 % der Fälle.

> **MERKE** Das Modellprojekt zur Neuroblastomfrüherkennung hat ergeben, dass eine Screeninguntersuchung (Katecholamine im Urin) im Alter von 1 Jahr nicht sinnvoll ist. Die Stadium-4-Inzidenz und die Mortalitätsrate konnten durch die Screeninguntersuchung nicht reduziert werden. Stattdessen kam es zu einer erheblichen „Überdiagnose", d. h., es wurden Neuroblastome entdeckt, die sonst nie klinisch auffällig geworden wären.

11.7 Rhabdomyosarkom (RMS)

Definition

Das Rhabdomyosarkom ist der häufigste, hochmaligne Weichteiltumor im Kindesalter, der aus embryonalem Mesenchym entsteht. Er zeigt eine unterschiedliche Fähigkeit, quer gestreifte Zellelemente zu bilden, und kann in allen Körperregionen vorkommen.

Epidemiologie

4 % der malignen Erkrankungen im Kindesalter sind Rhabdomyosarkome. Es werden zwei Altersgipfel, einer zwischen 1 und 5 und ein zweiter zwischen 15 und 19 Jahren, beobachtet. Jungen erkranken etwas häufiger als Mädchen.

Ätiologie

Genetische Faktoren sowie Tumorsuppressorgene (z. B. p-53-Gen) spielen eine wichtige ätiologische Rolle.

Pathologie

Die Querstreifung in den Tumorzellen kann gelegentlich bereits lichtmikroskopisch, regelmäßig jedoch elektronenmikroskopisch nachgewiesen werden. Die Diagnose basiert auf dem immunhistochemischen Nachweis von Desmin und Myoglobin. Aufgrund histologischer Kriterien und des unterschiedlichen biologischen Verhaltens lassen sich 4 verschiedene Subtypen mit divergierender Prognose unterscheiden (➤ Tab. 11.12).

Aus Studentensicht

TAB. 11.12

Tab. 11.12 Einteilung der Rhabdomyosarkome (RMS) nach Prognose und Histologie.

	Histologie/Genetik	Tumorlokalisation
RMS mit günstiger Prognose	Botryoider Typ des embryonalen RMS Spindelzelltyp des embryonalen RMS	Traubenartige Vorwölbung in Hohlorgane wie Nase, Blase, Vagina Bündel und Stränge paratestikulär
RMS mit intermediärer Prognose	Klassisches embryonales RMS	Kopf-Hals-Bereich Urogenitalbereich Orbita
RMS mit ungünstiger Prognose	Alveoläres RMS t(2;13) und t(1;13) spezifisch	Extremitäten Stamm

Klinik

Klinik: Orbitabefall → Protrusio bulbi, Lidschwellung. Nasennebenhöhlenbefall → Behinderung der Nasenatmung. Extremitätenbefall → schmerzlose Weichteilschwellung. Blasen-/Prostatabefall → Dysurie, Harnverhalt, Hämaturie.

Die klinische Symptomatik ist erheblich von der Lokalisation des Tumors abhängig. Bei Orbitabefall kommt es zur Protrusio bulbi oder zur Lidschwellung, bei Befall der Nasennebenhöhlen zur Behinderung der Nasenatmung. Im Bereich der Extremitäten ist die völlig schmerzlose Weichteilschwellung wegweisend. Bei Rhabdomyosarkomen der Blasen-Prostata-Region kommt es zu Dysurie, Harnverhalt und Hämaturie.

MERKE Rhabdomyosarkome führen zu einer frühen Metastasierung. In 30 % der Fälle sind bereits bei Diagnosestellung Metastasen in Lunge, Leber, Knochen, Knochenmark oder Gehirn nachweisbar.

Diagnostik

Diagnostik
- **Labor:** Anämie, Leukozytose bei fortgeschrittenem Stadium
- Bildgebende Diagnostik
- Knochenmarkpunktion/PET → Metastasen?
- Lumbalpunktion → ZNS-Befall?
- Probebiopsie → histologische Untersuchung

- **Labor:** Anämie, Leukozytose: Hinweis auf fortgeschrittenes Stadium
- **Sonografie** der Orbita, Harnblase, Prostata
- **MRT** der betroffenen Region
- **Röntgen-Thorax** in 2 Ebenen
- Gegebenenfalls HNO-Untersuchung
- Gegebenenfalls Zystoskopie
- **Knochenmarkpunktion:** Obligat zum Nachweis von Knochenmarkmetastasen
- **Lumbalpunktion:** Obligat zum Nachweis eines ZNS-Befalls
- **PET:** Obligat zum Nachweis von Knochenmetastasen
- **Probebiopsie** und histologische Untersuchung des Tumors

Stadieneinteilung
- **Stadium I:** Mikroskopisch vollständig resezierbar
- **Stadium II:** Mikroskopisch nicht vollständig resezierbar
- **Stadium III:** Makroskopisch nicht vollständig resezierbar
- **Stadium IV:** Fernmetastasen

Therapie

Therapie
- **Stadium I:** Vollständige operative Tumorentfernung. Falls nicht möglich → zytostatische Chemotherapie → Zweiteingriff (Second-Look-Operation).

Die Wirksamkeit der Chemotherapie ist zuverlässig. Daher sollten primär keine verstümmelnden Operationen durchgeführt werden. Bei **Stadium I** wird primär eine vollständige operative Tumorentfernung angestrebt. Stellt sich intraoperativ heraus, dass eine Exstirpation mikroskopisch im Gesunden nicht gelingt, wird nach einer zytostatischen Chemotherapie im Rahmen eines Zweiteingriffs (Second-Look-Operation) erneut versucht, Tumorfreiheit zu erreichen. Bei allen offensichtlich inoperablen Tumoren wird primär nur eine Probebiopsie durchgeführt.

Die Einteilung in die unterschiedlichen Behandlungsgruppen erfolgt u. a. in Abhängigkeit von der Histologie, dem Tumorstadium und der Tumorlokalisation (➤ Tab. 11.13).

TAB. 11.13

Tab. 11.13 Definition von Risikogruppen für die Behandlung von Rhabdomyosarkomen (RMS).

Risikogruppe	Histologie	Tumorstadium	Lokalisation	LK-Status	Tumorgröße und Patientenalter
Niedrigrisiko	Günstig	I	Alle	N0	Günstig
Standardrisiko	Günstig	I	Alle	N0	Ungünstig
	Günstig	II, III	Günstig	N0	Alle Günstig
	Günstig	II, III	Ungünstig	N0	
Hochrisiko	Günstig	II, III	Ungünstig	N0	Ungünstig
	Günstig	II, III	Alle	N1	Alle
	Ungünstig	I, II, III	Alle	N0	Alle
Sehr hohes Risiko	Ungünstig	II, III	Alle	N1	Alle

Günstige Histologie: Embryonales RMS. Ungünstige Histologie: Alveoläres RMS.
Günstige Lokalisation: Orbita, Kopf/Hals, Urogenitaltrakt (nicht Blase/Prostata). Ungünstige Lokalisation: Orbita mit Knochenbefall, Kopf/Hals parameningeal, Blase/Prostata, Extremitäten, Thorax, Stamm.
Günstige Tumorgröße: ≤ 5 cm. Günstiges Patientenalter: ≤ 10 Jahre.

Behandlungsgruppe Niedrigrisiko: Die Patienten erhalten 4 Blöcke Chemotherapie mit Vincristin und Actinomycin D. Eine Bestrahlung ist nicht erforderlich.
Behandlungsgruppe Standardrisiko: Die Patienten erhalten 9 Blöcke Chemotherapie mit Ifosfamid, Vincristin und Actinomycin D sowie eine reduzierte Bestrahlung (32 Gy) des Tumorgebiets.
Behandlungsgruppe Hochrisiko: Die Patienten erhalten 9 Blöcke Chemotherapie mit Ifosfamid, Vincristin, Actinomycin D und Adriamycin sowie eine Erhaltungstherapie aus Cyclophosphamid und Vinblastin. Zusätzlich wird das Tumorgebiet mit 45 Gy bestrahlt.

Prognose
69 % der Patienten können dauerhaft geheilt werden (80 % Stadium I, 72 % Stadium II, 58 % Stadium III und 20–30 % Stadium IV). Embryonale Rhabdomyosarkome haben eine wesentlich bessere Prognose als alveoläre Rhabdomyosarkome. Die Prognose ist bei Orbitabefall deutlich besser als bei einem Befall der Extremitäten.

11.8 Retinoblastom

Definition
Beim Retinoblastom handelt es sich um den häufigsten, von der Netzhaut ausgehenden intraokulären Tumor des Kindesalters.

Epidemiologie
2 % der malignen Tumoren im Kindesalter sind Retinoblastome. Sie treten meist bei unter 4-Jährigen, bilaterale Retinoblastome bei unter 2-Jährigen auf. Sie kommen bei Jungen und Mädchen gleich häufig vor. 60 % der Kinder haben einen einseitigen Tumor, in 40 % der Fälle liegen bei Diagnosestellung multifokale Tumoren in beiden Augen vor.

Ätiologie
Das Retinoblastom entsteht durch den Verlust beider Allele des Retinoblastomgens RB_1 in einer Retinazelle. Der „Two-Hit-Hypothese" zufolge treten Retinoblastome unilateral, unifokal und sporadisch auf, wenn 2 postzygotische Mutationen vorliegen. Erfolgte zunächst eine präzygotische Mutation, die alle Körperzellen betraf, so führt eine 2. Mutation zu multifokalen bzw. bilateralen Retinoblastomen.

Pathologie
Retinoblastome entstehen in der Retina. Die kleinen, runden, basophilen Zellen liegen dicht und bilden häufig Pseudorosetten. Die Tumoren wachsen exophytisch in den Bulbus oder endophytisch in Richtung Sehnerveneintritt. Dabei droht der Durchbruch in das ZNS.

Klinik
Ein heller, weißlich gelber Fleck in der Pupille (**amaurotisches Katzenauge**) ist oft das Erstsymptom (> Abb. 11.11). Ein **Visusverlust** wird im frühen Kindesalter häufig nicht bemerkt. Protrusio bulbi und Schmerz durch ein Sekundärglaukom sind die Symptome bei ausgedehntem Retinoblastom.
Die Stadieneinteilung fasst > Tab. 11.14 zusammen.

Tab. 11.14	Stadieneinteilung des Retinoblastoms: Reese-Ellsworth-Klassifikation.
Stadium I	Solitäre/multiple Tumoren < 4 Dd am oder hinter dem Äquator
Stadium II	Solitäre/multiple Tumoren 4–10 Dd am oder hinter dem Äquator
Stadium III	Tumor diesseits des Äquators oder solitärer Tumor > 10 Dd hinter dem Äquator
Stadium IV	Multiple Tumoren, einige > 10 Dd, Tumor rostral der Ora serrata
Stadium V	Ausgeprägtes Tumorwachstum > 50 % der Retina oder Glaskörperaussaat
Dd: Diskusdurchmesser.	

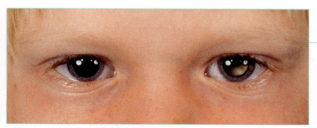

Abb. 11.11 Leukokorie des rechten Auges bei einer Patientin mit unilateralem Retinoblastom (mit freundlicher Genehmigung von Prof. N. Bornfeld, Essen). [M563]

11 ONKOLOGIE

Aus Studentensicht

Diagnostik
- **Ophthalmologische Untersuchung** mit Fundoskopie, **Orbitasonografie**
- MRT der Orbita und des Schädels
- Knochenmark- und Lumbalpunktion
- Skelettszintigrafie

Diagnostik
- **Ophthalmologische Untersuchung** mit Fundoskopie
- **Sonografie der Orbita**
- MRT der Orbita und des Schädels
- **Knochenmarkpunktion**
- **Lumbalpunktion**
- **Skelettszintigrafie**
- Eine präoperative **Biopsie** ist wegen der Gefahr der Verschleppung von Tumorzellen kontraindiziert.
- Cave: Kontralaterales Auge!

Therapie: Kryotherapie und Photokoagulation. Strahlentherapie, Chemotherapie, Enukleation, autologe KMT.

Therapie
Kryotherapie und Photokoagulation: Hierdurch können Tumoren < 3 mm zerstört werden.
Strahlentherapie: Kleinere Tumoren können mit radioaktiven Kontaktstrahlern, die auf die Sklera genäht werden, lokal bestrahlt werden (Brachytherapie). Größere oder multiple Tumoren werden perkutan bestrahlt, wenn nach der Therapie ein Visuserhalt zu erwarten ist.
Chemotherapie: Sie dient der Verkleinerung des Tumors vor Anwendung fokaler Therapien (oben) oder wird bei metastasierender Erkrankung angewandt.
Enukleation: Sie ist indiziert, wenn keine Aussicht auf Sehfähigkeit des Auges besteht.
Autologe Knochenmarktransplantation: Im Anschluss an eine Hochdosischemotherapie ist sie der einzige kurative Ansatz für Kinder mit metastasierender Erkrankung.

Prognose
Die Überlebensrate beträgt insgesamt 97 %. In höheren Stadien wird die Prognose ungünstiger, die Dauerheilungsraten liegen aber auch dann noch bei etwa 50 %.
Patienten mit Retinoblastom haben ein erhöhtes Risiko, an einem Zweittumor zu erkranken, insbesondere, wenn sie bestrahlt worden sind. Der häufigste Zweittumor ist das Osteosarkom. An seiner Entstehung ist ebenfalls das RB_1-Gen beteiligt.

MERKE

MERKE Das Retinoblastom hat unter den bösartigen Tumoren im Kindesalter die beste Prognose.

11.9 Osteosarkom

11.9 Osteosarkom

Definition
Definition: Hochmaligner, spindelzelliger Tumor, der von der Knochen bildenden Matrix ausgeht.

Beim Osteosarkom handelt es sich um einen hochmalignen, spindelzelligen Tumor, der von der knochenbildenden Matrix ausgeht. Er tritt überwiegend in der 2. Lebensdekade auf und ist am häufigsten in den Metaphysen der langen Röhrenknochen lokalisiert.

Epidemiologie
Epidemiologie: Häufigster maligner Knochentumor des Kindesalters.

Es handelt sich um den häufigsten malignen Knochentumor des Kindesalters mit einem Altersgipfel bei 10 Jahren. Jungen sind häufiger betroffen als Mädchen.

MERKE

MERKE Das Osteosarkom ist der häufigste maligne Knochentumor des Kindesalters.

Ätiologie
Ätiologie: Genetische Prädisposition, ionisierende Strahlen, alkylierende Substanzen.

Neben genetischer Prädisposition erhöhen ionisierende Strahlen und alkylierende Substanzen dosisabhängig das Risiko, an einem Osteosarkom zu erkranken.
Hochmaligne Osteosarkome weisen sehr variable Karyotypen mit zahlreichen numerischen und strukturellen Veränderungen auf und sind fast stets aneuploid. Vermutlich liegt eine Störung des Zellzyklus mit Inaktivierung des Tumorsuppressorgens RB_1 vor, das auch für die Entstehung des Retinoblastoms verantwortlich ist.

Lokalisation
Lokalisation: Hauptsächlich in den Metaphysen der langen Röhrenknochen, kniegelenksnah (50%).

Osteosarkome treten hauptsächlich in den Metaphysen der langen Röhrenknochen auf, **50 %** sind **kniegelenknah** lokalisiert. Die häufigsten Primärlokalisationen sind der distale Femur (33 %) und die proximale Tibia (14 %) sowie der proximale Humerus (10 %) und das Os ilium.

Pathologie
Man unterscheidet osteoblastische, chondroblastische und fibroblastische Osteosarkome.

Klinik
Klinik: Schwellung, Schmerzen, Bewegungseinschränkung, Rötung, Überwärmung. Metastasierung in Lunge und Skelett.

Die typischen Erstsymptome sind **Schwellung, Schmerzen** und **Bewegungseinschränkung** der betroffenen Extremität. **Rötung** und **Überwärmung** lassen zunächst an eine Osteomyelitis denken. In 20 % der

Fälle hat die Metastasierung bei Diagnosestellung bereits stattgefunden (70 % okkulte Metastasen). Typische Metastasierungsorte sind Lunge und Skelett.

Differenzialdiagnosen
Wichtige Differenzialdiagnosen sind:
- Ewing-Sarkom
- Osteomyelitis
- Myositis ossificans localisata
- Knochenverletzung
- Aneurysmatische Knochenzyste

> **MERKE** Eine wichtige Differenzialdiagnose zum Osteosarkom ist wegen der häufig begleitend bestehenden Rötung und Überwärmung die Osteomyelitis.

Diagnostik
- **Labor:** Aktivität der alkalischen Phosphatase erhöht.
- **Röntgen** des befallenen Knochens: Osteolysen neben Knochenneubildung und Periostabhebungen (Codman-Dreieck). Charakteristisch sind Spiculae (senkrecht zum Knochen in die Umgebung wachsendes Tumorosteoid; ➤ Abb. 11.12).

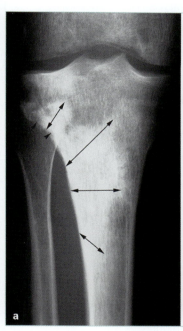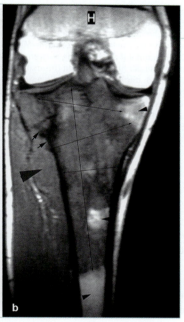

Abb. 11.12 Osteosarkom. **a)** Die konventionelle Aufnahme zeigt an der proximalen Tibia eine Zerstörung des Markraums mit vermehrter Sklerose (→), wobei die Kortikalis nicht mehr abgegrenzt werden kann. Weiterhin sieht man eine spicula-artige Periostreaktion (→). **b)** Die dazugehörige MRT zeigt, dass die medulläre Destruktion ausgedehnter ist, als es die konventionelle Aufnahme vermuten lässt (↔). Zusätzlich erkennt man die kortikale Destruktion (→). Medial angrenzend zeigt sich ein deutlicher Weichteiltumor (großer →). Im tumorösen Prozess zeigen sich noch kleinere Anteile mit normalem Marksignal (kleine →). [S008-3]

- **MRT:** Bildgebende Methode der Wahl zur Abbildung der medullären Ausdehnung, des Weichteilbefalls sowie der anatomischen Beziehung zu Gefäßen und Nerven
- **Skelettszintigrafie** (initial)/**PET** (im Verlauf): Metastasen?
- **Röntgen-Thorax, CT-Thorax:** Lungenmetastasen?
- Eine **Biopsie** des Tumors mit histologischer Untersuchung ist obligat.
- **Zytogenetik und Molekulargenetik:** Nachweis chromosomaler Veränderungen oder Mutationen im RB_1-Gen in Tumorzellen

Therapie
Im Anschluss an die bioptische Diagnosesicherung wird eine **präoperative Chemotherapie** mit Ifosfamid, Adriamycin, Methotrexat und Cisplatin über 10 Wochen durchgeführt. Dadurch werden unsichtbare Metastasen frühzeitig behandelt, man gewinnt Zeit zur Operationsvorbereitung und die Chancen für eine extremitätenerhaltende Operation werden gesteigert.
Anschließend erfolgt die **operative Versorgung.** Sie besteht in einer Amputation, Gelenkentfernung und Implantation einer Endoprothese, Umkehrplastik (Sprunggelenk wird Kniegelenk) oder, sehr selten, der Entnahme des Tumors.

Aus Studentensicht

Differenzialdiagnosen
- Ewing-Sarkom
- Osteomyelitis
- Myositis ossificans localisata
- Knochenverletzung
- Aneurysmatische Knochenzyste

MERKE

ABB. 11.12

Diagnostik
- **Labor:** Alkalische Phosphatase ↑
- **Röntgen:** Osteolysen neben Knochenneubildung und Periostabhebungen (Codman-Dreieck), Spiculae
- **Bildgebende Diagnostik:** Tumorlokalisation, Metastasen?
- **Tumorbiopsie**
- **Zyto- und Molekulargenetik:** Chromosomale Veränderungen, RB_1-Genmutation

Therapie: Präoperative Chemotherapie: Ifosfamid, Adriamycin, Methotrexat und Cisplatin über 10 Wochen → **operative Versorgung** → **postoperative Chemotherapie** bis Woche 30.

Die **postoperative Chemotherapie** wird mit z. B. Adriamycin, Methotrexat, Cisplatin und Ifosfamid bis zur Woche 30 durchgeführt. Eine operative Resektion einzelner Lungenmetastasen wird nur in Einzelfällen vorgenommen.

Prognose
Die langfristigen Heilungschancen liegen heute bei 70 %. Je kleiner das Tumorvolumen und je weiter peripher der Primärtumor liegt, desto günstiger ist die Prognose.

> **MERKE** Eine initiale Metastasierung beim Osteosarkom ist nicht gleichbedeutend mit einer infausten Prognose.

> **FALL A:** Der 10-jährige Lukas ist ein begeisterter Fußballspieler. Seit dem letzten Spiel plagen ihn Schmerzen oberhalb des rechten Knies. Die Stelle ist leicht gerötet und überwärmt. Bei bestimmten Bewegungen wird der Schmerz so stark, dass er für einen Augenblick innehalten muss. Nachdem die Schmerzen auch nach 1 Woche nicht nachlassen, wird Lukas in der Kinderklinik vorgestellt.
> **K:** Bei der Untersuchung findet sich eine tastbare, druckschmerzhafte, leicht gerötete Schwellung oberhalb des rechten Kniegelenks.
> **D:** Die Röntgenuntersuchung zeigt neben Osteolysen und Regionen der Knochenneubildung Spiculae im Bereich des distalen Femurs. Daraufhin werden eine MRT des Oberschenkels und eine Skelettszintigrafie veranlasst. Die Röntgenaufnahme der Lunge ist unauffällig, dennoch wird zusätzlich zum sicheren Ausschluss von Mikrometastasen noch eine CT des Thorax durchgeführt, die ebenfalls einen unauffälligen Befund ergibt.
> **Diag:** Die histologische Untersuchung einer Probebiopsie ergibt die Diagnose eines Osteosarkoms.
> **T:** Zunächst wird in Narkose ein zentraler Venenkatheter (Hickman-Katheter) gelegt. Ab sofort können alle Blutentnahmen und die Verabreichung der Medikamente über diesen Katheter erfolgen. Lukas erhält über 10 Wochen eine präoperative Chemotherapie, die ihn ziemlich belastet. Während der anschließenden Operation stellen die Ärzte fest, dass der Tumor die umgebende Muskulatur und die bindegewebigen Weichteile nicht angegriffen hat. Daher kann auf die so häufig notwendige Amputation verzichten werden, und Lukas erhält eine Endoprothese. Bei der histologischen Untersuchung stellt sich heraus, dass nur noch einzelne Tumorzellen nachweisbar sind, der Tumor also auf die präoperative Chemotherapie gut angesprochen hat. Eine erneute 10-wöchige Chemotherapie schließt sich an die Operation an. Lukas verträgt sie jetzt, vielleicht auch wegen der neu gewonnenen Zuversicht, besser.
> **V:** 14 Monate nach der Erstaufnahme in die Klinik wird der Hickman-Katheter entfernt. Wenig später beginnt Lukas mit dem Training. Er möchte unbedingt wieder Fußball spielen.

11.10 Ewing-Sarkom

Definition
Das hochmaligne Knochenendotheliom entsteht am häufigsten in der Markhöhle langer Röhrenknochen, kann aber auch kurze und flache Knochen befallen.

Epidemiologie
Es handelt sich um den zweithäufigsten malignen Knochentumor des Kindesalters mit einem Altersgipfel bei 15 Jahren. Jungen sind häufiger betroffen als Mädchen.

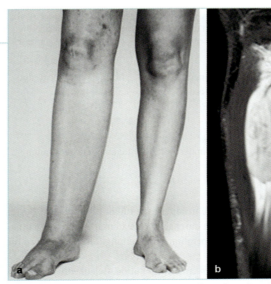

Abb. 11.13 Ewing-Sarkom. **a)** Proximale Schwellung des rechten Unterschenkels mit Narbe nach Probebiopsie. [E756] **b)** MRT: Darstellung des in a) gezeigten Ewing-Sarkoms. [O530]

Pathogenese
Das Rearrangement des *Ewing-Sarkom*-Gens (*EWS*-Gen) auf Chromosom 22 mit dem *FL1*-Gen auf Chromosom 11 gilt als molekularer Schlüssel zu den Ewing-Tumoren. Konsequenz der Genfusion ist die Bildung eines Transkriptionsfaktors mit starkem In-vitro-Transaktivierungspotenzial.

Lokalisation
Die häufigsten Primärlokalisationen sind das Os ilium, die Diaphysen der langen Röhrenknochen, die Rippen, die Skapula und die Wirbelsäule (> Abb. 11.13). Die Rippen sind zwar nicht häufig befallen, aber charakteristisch für das Ewing-Sarkom.

Klinik
Die typischen Erstsymptome sind **Schwellung, Schmerzen** und **Bewegungseinschränkung** der betroffenen Extremität. In 25 % der Fälle hat die **Metastasierung** bei Diagnosestellung bereits stattgefunden, typische Metastasierungsorte sind Lunge und Skelett. **Fieber, Leukozytose,** Anämie und BKS-Beschleunigung lassen hier ebenfalls, wie beim Osteosarkom, an eine Osteomyelitis denken.

> **MERKE** Metastasierung:
> - 25 % bei Diagnosestellung
> - Häufige Metastasierungsorte: Lunge, Skelett
> - Seltenere Metastasierungsorte: Leber, Lymphknoten

Diagnostik
- **Röntgen** des befallenen Knochens: Die sichtbare Abhebung des Periosts („Zwiebelschalen") ist charakteristisch.
- **CT** des befallenen Knochens
- **Skelettszintigrafie** (initial)/**PET** (im Verlauf): Metastasen?
- **MRT** aller klinisch oder szintigrafisch verdächtigen Regionen
- Röntgen-Thorax, CT-Thorax
- **Knochenmarkpunktion**
- **Biopsie** und histologische Untersuchung sind obligat.
- **Zytogenetik und Molekulargenetik:** Nachweis der Translokation t(11;22) oder der EWS-Bruchpunktregion auf Chromosom 22 (RT-PCR oder FISH) in Tumorzellen

Therapie
Im Anschluss an die bioptische Diagnosesicherung erhalten alle Patienten eine **präoperative Chemotherapie**. Als wichtigste Substanzgruppen gelten alkylierende Substanzen (Ifosfamid, Cyclophosphamid) und Anthrazykline (Doxorubicin) sowie Etoposid, Actinomycin D und Vincristin. Im Anschluss daran erfolgt bei allen Patienten mit entfernbaren Tumoren die möglichst radikale **Operation** des tumortragenden Knochens. Dabei wird das histologische Ansprechen auf die vorausgegangene Chemotherapie beurteilt.
Je nach Ansprechen folgen die weitere Chemotherapie und ggf. Hochdosischemotherapie und eine autologe Knochenmarktransplantation.
Radiotherapie: Sie hat einen festen Stellenwert, da die EWS-Zellen gut auf die Therapie ansprechen. Bei gutem Ansprechen (< 10 % Tumorzellen) werden die Patienten postoperativ mit 45 Gy, bei schlechtem Ansprechen und kontaminierten Resektionsrändern mit 54 Gy nachbestrahlt.

Prognose
Die Langzeitüberlebensrate konnte in den letzten Jahren auf insgesamt 63 % gesteigert werden. Je kleiner das Tumorvolumen und je weiter peripher der Primärtumor liegt, desto günstiger ist die Prognose.

> **LERNTIPP** Um Osteomyelitis, Osteosarkom und Ewing-Sarkom voneinander abgrenzen zu können, hilft die Kenntnis über die klinischen Symptome und radiologischen Zeichen.

11.11 Keimzelltumoren

Definition
Heterogene Gruppe von Tumoren, die in den Keimdrüsen, bei Kindern häufig an anderen mittelliniennahen Lokalisationen, auftreten. Alle Tumoren mit unterschiedlicher Histologie, Tumorbiologie und Prognose entstehen aus der totipotenten primordialen Keimzelle.

Aus Studentensicht

Pathogenese: Rearrangement des **Ewing-Sarkom**-Gens auf Chromosom 22 mit dem **FL1**-Gen auf Chromosom 11.

Lokalisation: Os ilium, Diaphysen der langen Röhrenknochen, **Rippen**, Skapula, Wirbelsäule.

Klinik: Schwellung, Schmerzen, Bewegungseinschränkung. Metastasierung bei Diagnosestellung bei 25% der Fälle. Fieber, Leukozytose, Anämie, BKS↑.

MERKE

Diagnostik
- **Röntgen:** Sichtbare Abhebung des Periosts („Zwiebelschalen"), CT
- Skelettszintigrafie (initial)/PET: Metastasen?
- Knochenmarkpunktion, Biopsie
- Zyto- und Molekulargenetik

Therapie: Präoperative Chemotherapie mit alkylierenden Substanzen, Anthrazyklinen, Etoposid, Actinomycin D und Vincristin → radikale **Operation** → Chemotherapie, autologe KMT, **Radiotherapie.**

LERNTIPP

11.11 Keimzelltumoren

Definition: Tumoren, die aus totipotenten primordialen Keimzellen entstehen.

11 ONKOLOGIE

Epidemiologie
Keimzelltumoren machen etwa 4 % aller (malignen) Tumoren im Kindesalter aus und treten in jeder Altersgruppe auf.

Aus Studentensicht – Pathogenese: Primordiale Keimzellen bevölkern die Keimanlagen während der Embryogenese nicht und überdauern extragonadal → extragonadale Keimzelltumoren.

Pathogenese
Extragonadale Keimzelltumoren entstehen aus primordialen Keimzellen, die während der Embryogenese die Keimanlagen nicht bevölkert und extragonadal überdauert haben. Häufig findet sich bei den Keimzelltumoren des Kindesalters eine Deletion am kurzen Arm des Chromosoms 1. Bestimmte Anteile des Genoms sind oft überrepräsentiert, während andere deletiert sind.

Klassifikation
Keimzelltumoren werden in Abhängigkeit von der Histologie, der Dignität und der Tumormarkerausschüttung klassifiziert (➤ Tab. 11.15).

Tab. 11.15 Klassifikation der Keimzelltumoren.

Histologie	Dignität	Tumormarker		Sensitivität gegenüber	
		AFP	β-hCG	Chemotherapie	Strahlentherapie
Seminom, Germinom	Maligne	–	(+)	+++	+++
Embryonales Karzinom	Maligne	–	–	+++	+
Dottersacktumor	Maligne	+++	–	+++	+
Chorionkarzinom	Maligne	–	+++	+++	+
Reifes Teratom	Benigne	–	–	–	?
Unreifes Teratom	Potenziell maligne	(+)	–	?	?

Lokalisation

Aus Studentensicht – Lokalisation: Ovar, Steißbeinregion, Hoden, ZNS, Mediastinum, Wirbelsäule, Abdomen.

Die Tumoren können ubiquitär vorkommen. Bei Kindern überwiegen extragonadale Tumoren. Die häufigsten Lokalisationen sind das Ovar (29 %), die Steißbeinregion (26 %, ➤ Abb. 11.14), der Hoden (21 %), das ZNS (12 %), das Mediastinum (3 %), die Wirbelsäule (3 %) und das Abdomen (3 %).

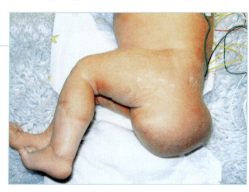

Abb. 11.14 Steißbeinteratom beim Neugeborenen. [O530]

Klinik

Aus Studentensicht – Klinik: Hodentumor → schmerzlose Schwellung. Ovarialtumore → Bauchumfang↑, Schmerzen. Mediastinaltumore → chronischer Reizhusten.

Beim Hodentumor führt die schmerzlose Schwellung zur Diagnose. Steißbeinteratome fallen bereits in der Geburtsklinik auf. Ovarialtumoren verursachen erst spät Symptome wie eine Zunahme des Bauchumfangs oder Schmerzen. Mediastinale Tumoren können zu chronischem Reizhusten führen.

Diagnostik

Aus Studentensicht – Diagnostik: α-Fetoprotein und β-hCG, bildgebende Diagnostik.

- α-Fetoprotein und β-hCG im Tumor oder im Serum eignen sich sowohl zur Diagnosestellung als auch als Verlaufsparameter.
- Sonografie, MRT der betroffenen Region
- Röntgen-Thorax, CT-Thorax: Lungenmetastasen?

Therapie

Aus Studentensicht – Therapie: Operation. Organüberschreitende Tumoren/Metastasierung → präoperative Chemotherapie. Postoperative Chemotherapie.

Zunächst wird die Operation durchgeführt. Bei organüberschreitenden Tumoren und/oder Metastasierung erfolgt eine präoperative Chemotherapie. Die bösartigen Keimzelltumoren sprechen ausgezeichnet auf Zytostatika an. Daher wird bei nahezu allen Patienten mit malignen Tumoren in Abhängigkeit vom Stadium und von der Histologie eine postoperative Chemotherapie mit verschiedenen Kombinationen durchgeführt (Ausnahme z. B. Dottersacktumor des Hodens, Stadium I). Eine Bestrahlung ist nur selten erforderlich.

Prognose
Die Dauerheilungsrate bei Keimzelltumoren liegt heute bei 87 % (100 % in Stadium I).

11.12 Hirntumoren

Epidemiologie
Nach den Leukämien sind Hirntumoren die zweithäufigste maligne Neoplasie im Kindesalter. Das mittlere Erkrankungsalter liegt bei etwa 6 Jahren, Jungen erkranken etwas häufiger als Mädchen. Die Astrozytome sind am häufigsten (50 %). Es folgen das Medulloblastom (20 %), das Ependymom (10 %) und das Kraniopharyngeom (8 %). Zwei Drittel aller Tumoren sind infratentoriell lokalisiert. Nur 2 % aller ZNS-Tumoren entstehen im Rückenmark.

Ätiologie
Das Risiko, an einem Hirntumor zu erkranken, ist nach einer Schädelbestrahlung erheblich erhöht. Diese Beobachtung belegt die ätiologische Bedeutung ionisierender Strahlen. Kinder von Eltern, die chemischen Kanzerogenen ausgesetzt waren, erkranken ebenfalls häufiger an Hirntumoren. Die genetische Grundlage von Hirntumoren ist geklärt bei Neurofibromatose Typ 1 (Astrozytome der Sehbahn und des Hirnstamms), tuberöser Hirnsklerose (subependymales Riesenzellastrozytom) und beim Basalzellnävussyndrom (Medulloblastom).

Pathologie
Die WHO-Klassifikation der kindlichen Hirntumoren zeigt ➤ Tab. 11.16.
Die Tumoren werden in 4 Malignitätsgrade eingeteilt, die in der Regel mit dem biologischen Verhalten des Tumors und der Prognose korrelieren. Morphologisch benigne Tumoren werden als WHO I, maligne Tumoren als WHO IV eingestuft. Immunhistochemisch können bei astrozytärer Differenzierung saures Gliafaserprotein (GFAP) und bei neuronaler Differenzierung Synaptophysin nachgewiesen werden.

Tab. 11.16 Vereinfachte WHO-Klassifikation der kindlichen Hirntumoren.

Tumoren des neuroepithelialen Gewebes (60–75 %)	Astrozytische Tumoren (30–35 %) Oligodendrogliale Tumoren (0–1 %) Gemischte Gliome Ependymale Tumoren (10–15 %) Tumoren des Plexus choroideus (2–3 %) Neuronale und gemischt neuronal-gliale Tumoren Tumoren des Pinealisparenchyms Embryonale Tumoren (15–20 %)
Tumoren der Sellaregion (8–10 %)	Hypophysenadenom Hypophysenkarzinom Kraniopharyngeom
Keimzelltumoren (3–5 %)	Germinom Embryonales Karzinom Dottersacktumor Chorionkarzinom Teratom Gemischter Keimzelltumor
Meningeale Tumoren (0–1 %)	Meningeom Hämangioperizytom Melanozytischer Tumor Hämangioblastom
Primäre Lymphome des ZNS (< 1 %)	
Metastasen extrazerebraler Tumoren	

Klinik
Die Diagnose wird bei zwei Drittel der Kinder um mehr als 4 Wochen, bei gutartigen Tumoren oft um Jahre verzögert gestellt. Unspezifische Symptome von Hirntumoren sind **Kopfschmerzen**, Erbrechen oder **Wesensveränderung**. Bei **Nüchternbrechen** muss bis zum Beweis des Gegenteils von einer intrakraniellen Raumforderung ausgegangen werden! Der gesteigerte Hirndruck kann zu **Stauungspapille**, Abduzensparese (plötzlich auftretendes **Schielen**) oder fokal-neurologischen Befunden wie Ataxie, Hemiparese oder Hirnnervenlähmungen führen. **Epileptische Anfälle** und **Sehstörungen** können auftreten. Zwangshaltungen des Kopfes werden häufig beobachtet. Mögliche begleitende neuroendokrinologische Störungen sind Kleinwuchs und Diabetes insipidus.

> **MERKE** Wichtige Symptomgruppen bei Hirntumoren: **Infratentorielle** Tumoren führen zu intrakranieller Drucksteigerung, **supratentorielle** Tumoren führen zu neurologischen Herdsymptomen!

Diagnostik
- **cMRT:** Hierdurch können der Hirntumor, das peritumorale Ödem und die angrenzenden Hirnstrukturen anatomisch exakt dargestellt werden. Eine **Kontrastmittelgabe** (Gadolinium) ist unbedingt erforderlich.

- **MRT des Spinalkanals:** Bei allen malignen Hirntumoren indiziert
- **Liquoruntersuchung:** Bei allen malignen Hirntumoren indiziert, jedoch wegen der Einklemmungsgefahr nicht bei erhöhtem Hirndruck!
- **Knochenmarkpunktion, PET:** Metastasensuche
- **Augenärztliche Untersuchung:** Fundusspiegelung, Visus- und Gesichtsfeldprüfung.
- **EEG:** Ableitung evozierter Potenziale
- **Endokrinologische Diagnostik** bei Sellatumoren
- Bestimmung von α-**Fetoprotein** und β-**hCG** im Serum bei Keimzelltumoren

> **PRAXISTIPP**
> Die Durchführung einer Lumbalpunktion ist bei einem Hirntumor mit erhöhtem Hirndruck wegen der Einklemmungsgefahr streng kontraindiziert!

Prognose
Die 5-Jahres-Überlebensrate beträgt bei kindlichen ZNS-Tumoren derzeit etwa 75 %, obwohl weniger als die Hälfte der Tumoren hochmaligne sind. Die Prognose ist abhängig vom histologischen Typ und vom Malignitätsgrad, aber auch von der Lokalisation des Tumors, der Operabilität und dem Alter des Kindes. Häufig führen neurologische, intellektuelle, neuroendokrine und psychosoziale Defizite zu einer Beeinträchtigung der Lebensqualität.

11.12.1 Astrozytome

Benigne pilozytische Astrozytome sind für das Kindesalter charakteristisch und machen mehr als die Hälfte aller Astrozytome aus. Sie sind gut abgrenzbar und wachsen langsam. Seltener sind **fibrilläre Astrozytome niedriger Malignität** (30 %), die langsam diffus infiltrierend, aber nicht destruierend wachsen. Am seltensten sind die **hochmalignen anaplastischen Astrozytome und Glioblastome** (15 %).

11.12.1.1 Kleinhirnastrozytom

Tumorcharakteristiken und klinische Besonderheiten
Es handelt sich um den häufigsten gutartigen Hirntumor im Kindesalter. Die Hemisphären sind bevorzugt betroffen. In 50 % der Fälle manifestiert sich der Tumor als große Zyste, in deren Wand der solide, Kontrastmittel anreichernde Tumoranteil liegt. Typische Symptome sind Hydrozephalus und Hirndrucksymptome.

Therapie
Der Tumor wird operativ entfernt, häufig gelingt die operationsmikroskopisch komplette Resektion. Selbst Rezidive können durch wiederholte Resektionen geheilt werden. Eine Bestrahlung erfolgt daher nur bei ausgedehnten Hirnstamminfiltrationen oder nach mehreren Rezidivoperationen.

Prognose
Die 5-Jahres-Überlebensrate liegt bei über 90 %. Das Kleinhirnastrozytom hat damit die beste Prognose unter den kindlichen Hirntumoren.

> **MERKE** Das Kleinhirnastrozytom hat unter den kindlichen Hirntumoren die beste Prognose.

11.12.1.2 Nervus-opticus-Gliom

Tumorcharakteristiken und klinische Besonderheiten
Meist handelt es sich um langsam wachsende Astrozytome niedrigen Malignitätsgrades des Sehnervs, die in 25 % der Fälle mit einer **Neurofibromatose Recklinghausen** assoziiert sind. Ein Sehverlust tritt besonders häufig auf. Bei Invasion des Chiasma opticum und des Hypothalamus kommt es zum **dienzephalen Syndrom** mit Anorexie und Verminderung des subkutanen Fettgewebes bei normalem Längenwachstum. Die Kinder sind häufig lebhaft und euphorisch. Ein horizontaler Nystagmus besteht in 25 % der Fälle. Bei Hypothalamusinvasion sind auch Appetitsteigerung, Adipositas, Diabetes insipidus und Hypogonadismus möglich.

Therapie
Der natürliche Verlauf ist oft nicht vorhersehbar. Selbst spontane Visusverbesserungen sind möglich. Bei aggressiv progredientem Verlauf wird versucht, durch die Resektion exophytischer Tumoranteile eine Entlastung des Chiasmas zu erreichen. Die vollständige Resektion des Glioms führt zu Blindheit und ist daher nur bei isoliertem Optikusgliom und Amaurose sinnvoll. Die lokale Bestrahlung kann einen drohenden Visusverlust in 90 % der Fälle aufhalten. Bei Kindern in einem Alter von unter 6 Jahren wird eine wenig aggressive zytostatische Chemotherapie durchgeführt, die in vielen Fällen zur Tumorverkleinerung oder wenigstens zur Symptombesserung führt.

Aus Studentensicht

PRAXISTIPP

11.12.1 Astrozytome

11.12.1.1 Kleinhirnastrozytom

Tumorcharakteristiken: Häufigster gutartiger Hirntumor im Kindesalter. Häufig betroffen sind die Hemisphären. Hirndrucksymptome und Hydrozephalus.

Therapie: Operative Entfernung, selten Bestrahlung.

MERKE

11.12.1.2 Nervus-opticus-Gliom

Tumorcharakteristiken: Langsam wachsende Astrozytome mit niedrigem Malignitätsgrad des Sehnervs, in 25% mit **Neurofibromatose Recklinghausen** assoziiert. Sehverlust. Bei Invasion des Chiasma opticum und des Hypothalamus → **dienzephales Syndrom:** Anorexie, subkutanes Fettgewebe ↓ bei normalem Längenwachstum.

Therapie: Resektion exophytischer Tumoranteile, lokale Bestrahlung, Chemotherapie.

Prognose
Auch bei inoperablen Tumoren kann eine Langzeitüberlebensrate von etwa 74 % erzielt werden.

11.12.1.3 Fibrilläres Astrozytom der Großhirnhemisphären
Tumorcharakteristiken und klinische Besonderheiten
Zwei Drittel der Gliome der Großhirnhemisphären sind fibrilläre Astrozytome. **Epileptische Anfälle** sind in 50 % der Fälle das klinische Leitsymptom. Fokale epileptische Anfälle können auf den Tumorsitz hinweisen. Im Gegensatz zu den pilozytischen Astrozytomen reichern diese Tumoren kein Kontrastmittel an.

Therapie
Der Tumor wird operativ entfernt, häufig gelingt die operationsmikroskopisch komplette Resektion. Bei inkompletter Resektion wird bei jüngeren Kindern eine Chemotherapie und bei älteren Kindern eine Bestrahlung durchgeführt.

Prognose
Die 5-Jahres-Überlebensrate liegt bei kompletter Resektion bei 80 %. In 50 % der Fälle ist eine Anfallsfreiheit erreichbar.

11.12.1.4 Hochmalignes supratentorielles Astrozytom
Tumorcharakteristiken und klinische Besonderheiten
Der Tumor ist schlecht abgrenzbar und reichert in der Regel Kontrastmittel an. Es besteht meist ein ausgeprägtes peritumorales Ödem. Bei Astrozytomen Grad III und IV nach WHO handelt es sich um hochmaligne Glioblastome.

Therapie
Die Therapie beinhaltet die Operation, Bestrahlung und Chemotherapie.

Prognose
Trotz intensiver Therapiemaßnahmen überleben langfristig nur 45 % der Kinder mit anaplastischem Astrozytom und 25 % der Kinder mit Glioblastom.

11.12.2 Primitive neuroektodermale Tumoren (PNET)

> **LERNTIPP** Das Medulloblastom ist ein häufig gefragtes Krankheitsbild.

Definition
Primitive neuroektodermale Tumoren (PNET) sind embryonale Tumoren, die wahrscheinlich aus einer gemeinsamen Progenitorzelle des ZNS entstehen. In 20 % der kindlichen Hirntumoren liegt ein PNET vor. In 88 % der Fälle geht er vom Kleinhirn aus und wird dann **Medulloblastom** genannt. Das Medulloblastom ist der häufigste Hirntumor bei Kindern unter 7 Jahren mit einem Häufigkeitsgipfel zwischen dem 4. und 8. Lebensjahr. Jungen sind häufiger betroffen als Mädchen.

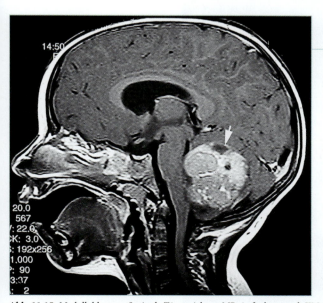

Abb. 11.15 Medulloblastom. Sagittale T1-gewichtete MR-Aufnahme nach KM-Gabe. Großer Tumor, der den gesamten IV. Ventrikel einnimmt. Der Tumor zeigt eine heterogene KM-Anreicherung und Tumorzysten (→). [M443]

Aus Studentensicht

MERKE

Tumorcharakteristiken: Lokal infiltrierendes Wachstum mit Metastasierung über die Liquorwege. MRT zum Metastasennachweis.

Therapie: Resektion. Intraoperative, intraventrikuläre Chemotherapie. Postoperative Chemotherapie. Bestrahlung von Gehirn und Rückenmark.

11.12.3 Ependymome

Definition: Ependymome entstehen in der ependymalen Ventrikelauskleidung.

Tumorcharakteristiken: Differenziertes Ependymom → niedrige Malignität. Anaplastisches Ependymom → hoher Proliferationsindex, infratentorielles Wachstum im IV. Ventrikel.

ABB. 11.16

MERKE Das Medulloblastom ist der häufigste Hirntumor bei Kindern unter 7 Jahren.

Tumorcharakteristiken und klinische Besonderheiten

Der Tumor wächst lokal infiltrierend, z. B. in den Hirnstamm, aber auch in den IV. Ventrikel und per continuitatem entlang der Liquorwege, z. B. bis zum Halsmark. Er metastasiert häufig über die Liquorwege und selten auch systemisch (➤ Abb. 11.15).

Bei der Hälfte der Medulloblastome wird ein Allelverlust auf Chromosom 17p nachgewiesen. Eine Amplifikation des *c-myc*-Onkogens ist mit einer schlechten Prognose assoziiert.

Der Tumor reichert nahezu immer gadoliniumhaltiges Kontrastmittel an. Eine ZNS-Metastasierung durch Dissemination von Tumorzellen über die Liquorwege liegt in 30 % der Fälle bereits bei Diagnosestellung vor. Die Durchführung einer MRT des Spinalkanals ist bei PNET zum Nachweis von Abtropfmetastasen obligat.

Therapie

Die primäre Resektion ist von großer Bedeutung, da die Kinder häufig durch die lokale Raumforderung und Liquorzirkulationsstörung vital bedroht sind. Eine komplette Resektion gelingt in 50 % der Fälle. Intraoperativ kann ein sog. Ommaya-Reservoir mit Zugang zu einem der Ventrikel implantiert werden, das perkutan angestochen wird und hierdurch eine intraventrikuläre Chemotherapie ermöglicht. Postoperativ wird eine Chemotherapie durchgeführt. Im Anschluss daran wird kernspintomografisch festgestellt, ob ein Resttumor vorhanden ist. Kinder über 4 Jahre erhalten in der Regel eine Bestrahlung von Gehirn und Rückenmark, die auch als kombinierte Radiochemotherapie durchgeführt werden kann. Bei jüngeren Kindern wird aufgrund der Folgeschäden zunächst darauf verzichtet und eine Chemotherapie bis zum Erreichen des entsprechenden Lebensalters eingesetzt.

Prognose

Die derzeitige Langzeitüberlebensrate von Kindern mit PNET liegt bei 52 %. Kinder mit primären Metastasen haben nur sehr geringe Heilungschancen.

11.12.3 Ependymome

Definition
Ependymome entstehen überwiegend im Bereich der ependymalen Auskleidung der Ventrikel.

Tumorcharakteristiken und klinische Besonderheiten

Differenzierte Ependymome sind von niedriger Malignität. Beim anaplastischen Ependymom ist die ependymale Architektur weitgehend aufgehoben und der Proliferationsindex liegt höher. Zwei Drittel wachsen infratentoriell im IV. Ventrikel mit Ausbreitung in den Kleinhirnbrückenwinkel, in den Hirnstamm und bis zum oberen Halsmark. Der Tumor reichert Kontrastmittel an. Bei infratentorieller Lokalisation oder bei Anaplasie liegen in 10 % der Fälle bereits initial Metastasen vor. Bei der Hälfte der Tumoren wird wie beim Medulloblastom eine Deletion auf dem kurzen Arm von Chromosom 17 gefunden.

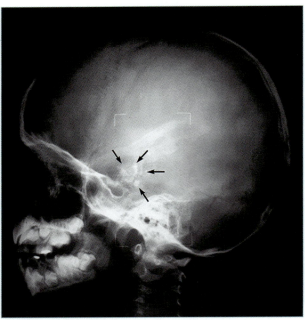

Abb. 11.16 Kraniopharyngeom mit ausgedehnten suprasellären Verkalkungen. [O530]

Therapie
Ependymome ohne Metastasen werden zunächst operiert. Anschließend erfolgt eine hyperfraktionierte Bestrahlung. Bei nachweisbarem Resttumor nach der Bestrahlung wird eine weitere Operation durchgeführt. Nur Patienten, deren Tumor bei diesem Eingriff ein hohes Grading aufweist, erhalten eine Chemotherapie.
Bei jüngeren Kindern soll durch eine intensivere postoperative Chemotherapie der Beginn der Strahlentherapie verzögert werden.

Prognose
Die rezidivfreien Überlebensraten betragen derzeit etwa 70 %.

11.12.4 Kraniopharyngeom
Definition
Es handelt sich um einen gutartigen epithelialen Tumor der Sellaregion mit ausgeprägter Verkalkungstendenz, lokal expansivem Wachstum und guter Prognose bei erfolgreicher operativer Therapie. Es ist der häufigste supratentorielle Tumor des Kindesalters (➤ Abb. 11.16).

Tumorcharakteristiken und klinische Besonderheiten
Das Kraniopharyngeom entsteht aus Resten der Rathke-Tasche, dem Vorläufer des Hypophysenvorderlappens, und wächst überwiegend suprasellär. Präoperativ bestehen bei mehr als 50 % der Patienten **Sehstörungen** (bitemporale Hemianopsie) und neuroendokrinologische Ausfälle **(Kleinwuchs)**. Der Tumor zeigt eine starke Verkalkungstendenz.

Therapie
Die operative Resektion erfolgt über einen transsphenoidalen Zugang, eine komplette Resektion gelingt in 75 % der Fälle. Perioperativ sind die Verabreichung von Hydrokortison sowie eine strenge Flüssigkeitsbilanzierung erforderlich. Bei Zeichen eines Diabetes insipidus wird Vasopressin gegeben. Eine Strahlentherapie ist nur bei unvollständiger Tumorresektion indiziert, eine Chemotherapie ist nicht wirksam.

Prognose
Bei kompletter Entfernung des Tumors lässt sich in 80 % der Fälle Rezidivfreiheit erreichen. Postoperativ können endokrine Störungen wie Diabetes insipidus, Hypothyreose, Wachstumshormonmangel oder eine Nebennierenrindeninsuffizienz auftreten.

11.13 Tumoren des Rückenmarks

Epidemiologie
Primäre Tumoren des Rückenmarks haben einen Anteil von etwa 2 % aller ZNS-Tumoren, wobei Astrozytome und Gangliogliome mit 70 % am häufigsten sind.

Einteilung
- **Intramedulläre Tumoren:** Astrozytome mit niedrigem Malignitätsgrad, Ependymome
- **Extramedulläre intradurale Tumoren:** Meist gutartig; Neurofibrome, Ganglioneurome, Meningeome
- **Extramedulläre extradurale Tumoren:** Metastasen von Neuroblastomen, Sarkomen, leukämische Infiltrate

Klinik
Häufig bestehen die Symptome aus einer Kombination von **Gangstörung und Rückenschmerzen**. Sphinkterinsuffizienzen, Sensibilitätsstörungen und Muskelschwäche kommen vor. Ein **Brown-Séquard-Syndrom** besteht bei ipsilateraler Muskelschwäche, Spastik und Ataxie sowie kontralateralem Verlust der Schmerz- und Temperaturempfindung.
In Abhängigkeit von der Tumorlokalisation treten folgende neurologische Symptome auf:

Tumorlokalisation C2–Th10
- Ipsilateral Verlust der Propriozeption
- Kontralateral Verlust von Schmerz- und Temperaturempfinden
- Spastische Parese, Klonus, Hyperreflexie, Babinski positiv

Tumorlokalisation Th10–L2
- Reithosenphänomen
- Früher Verlust der Sphinkterfunktion
- Spastische oder schlaffe Parese, Babinski positiv oder negativ

---

Aus Studentensicht

Therapie: Kein Metastasenbefall → Operation → hyperfraktionierte Bestrahlung. Chemotherapie.

11.12.4 Kraniopharyngeom

Definition: Gutartiger, epithelialer Tumor der Sellaregion mit ausgeprägter Verkalkungstendenz. Häufigster supratentorieller Tumor des Kindesalters.

Turmorcharakteristiken: Entstehung aus Resten der Rathke-Tasche. Klinisch zeigen sich **Sehstörungen** und neuroendokrinologische Ausfälle **(Kleinwuchs)**.

Therapie: Operative Resektion. Strahlentherapie bei unvollständiger Tumorresektion.

Prognose: In 80% der Fälle Rezidivfreiheit nach kompletter Tumorentfernung.

11.13 Tumoren des Rückenmarks

Klinik: Gangstörungen, Rückenschmerzen. Sphinkterinsuffizienzen, Sensibilitätsstörungen, Muskelschwäche. **Brown-Séquard-Syndrom** → ipsilaterale Muskelschwäche, Spastik, Ataxie, kontralateraler Verlust der Schmerz-, Temperaturempfindung. Neurologische Symptome abhängig von der Tumorlokalisation.

Aus Studentensicht

Diagnostik: Röntgen der Wirbelsäule, MRT.

Therapie: Chirurgische Intervention.

IMPP-Schwerpunkte
!!! Hirntumoren, im Allgemeinen pathophysiologische Grundlagen und deren Komplikationen (z. B. erhöhter intrakranieller Druck), im Speziellen Medulloblastom
!! Fragen zum Neuroblastom
! Ewing-Sarkom

NKLM-Lernziele
Eine Übersicht der dem Fach zugeordneten NKLM-Lernziele findest du im Anhang ab Seite 648.

Tumorlokalisation unterhalb L2
- Radikuläre Schmerzen
- Sphinkterfunktion lange erhalten
- Schlaffe Parese, Babinski negativ

Diagnostik
- **Röntgen der Wirbelsäule:** Kyphoskoliose und Aufweitung des Spinalkanals mit vergrößertem Abstand der Bogenwurzeln
- Eine **MRT** des Spinalkanals ist bei jedem klinischen Verdacht erforderlich.

Therapie
Die frühzeitige chirurgische Intervention vor dem Auftreten irreversibler Schäden ist prognostisch entscheidend. Eine komplette Resektion gelingt in 50–80 % der Fälle, auch bei intramedullärer Lokalisation.

Prognose
Die rezidivfreien Überlebensraten liegen bei 70 %. Bei Inoperabilität ist die Prognose sehr schlecht. Die Strahlentoleranz des Rückenmarks ist niedrig, höhere Dosen als 45 Gy sollten daher nicht eingesetzt werden. Wirbelkörper müssen jeweils vollständig bestrahlt werden, da es sonst durch unterschiedliches Wachstum zu einer Skoliose kommen kann. Häufig wird zusätzlich eine intensive Chemotherapie durchgeführt.

ÜBUNGSFRAGEN FÜRS MÜNDLICHE MIT LÖSUNGSHILFEN

1. Welcher ist der häufigste maligne Nierentumor im Kindesalter? Welche typischen Symptome dieses Tumors kennst du?

Der häufigste maligne Nierentumor bei Kindern ist das **Nephroblastom (Wilms-Tumor).** Klinisch sind die Patienten bei Erstdiagnose typischerweise **beschwerdefrei.** Häufig fällt den Eltern lediglich eine **Umfangszunahme des Abdomens** auf. Manchmal treten unspezifische Symptome wie Bauchschmerzen und Erbrechen auf. Leistungsabfall, Gewichtsverlust und Fieber werden erst im fortgeschrittenen Stadium beobachtet. Der Tumor wächst anfangs verdrängend mit umgebender Pseudokapsel, später infiltrativ. Bei Erstdiagnose ist das Malignom in 16 % der Fälle bereits metastasiert. Meistens sind regionale Lymphknoten oder die Lunge betroffen, gelegentlich die Leber oder das ZNS. Seltenere Symptome sind Hämaturie, arterielle Hypertonie und tumorbedingte Varikozelen. Zu 10 % manifestiert sich das Nephroblastom bilateral. Bei der Untersuchung ertastet sich die Raumforderung glatt begrenzt, manchmal höckrig. Die Palpation ist mit größter Vorsicht durchzuführen, um eine die Prognose verschlechternde Tumorruptur zu vermeiden.

2. Dir wird ein 10 jähriger Junge mit Schmerzen im rechten Unterschenkel vorgestellt. Du stellst eine tastbare Schwellung, Überwärmung und Rötung unterhalb des Kniegelenks fest. Der sonstige Skelettstatus ist ohne pathologischen Befund. In dem von dir veranlassten Röntgenbild in 2 Ebenen sind im Bereich der proximalen Tibia Knochenneubildung und Spiculae zu sehen. Welche Verdachtsdiagnose ergibt sich? Welche Differenzialdiagnosen dieser Erkrankung kennst du?

Aufgrund der Röntgenaufnahme der Tibia ist ein **Osteosarkom** die wahrscheinliche Diagnose. Charakteristischerweise sind hierbei **Osteolysen** neben **Knochenneubildungen** und **Periostabhebungen** zu sehen. Krankheitstypisch sind auch die **Spiculae,** senkrecht zum Knochen wachsendes Tumorosteoid. Das Osteosarkom ist ein seltener, häufig hochmaligner Tumor, der durch eine Knochenneu- oder Osteoidbildung gekennzeichnet ist. In den meisten Fällen ist der Primärtumor in der Metaphyse eines Röhrenknochens lokalisiert, in etwa 50 % der Fälle im distalen Femur oder in der proximalen Tibia. 20 % der Patienten zeigen zum Zeitpunkt der Diagnosestellung bereits eine Metastasierung. Aufgrund der Überwärmung und tastbaren Schwellung ist differenzialdiagnostisch eine **Osteomyelitis** in Betracht zu ziehen. Hier würde man laborchemisch erhöhte Entzündungszeichen sowie eine erhöhte Blutsenkungsgeschwindigkeit erwarten. Einer pathologischen Fraktur können eine Vielzahl ossärer Läsionen zugrunde liegen. Mögliche Differenzialdiagnosen sind maligne Knochentumoren (**Chondrosarkom, malignes fibröses Histiozytom, Ewing-Sarkom**) sowie gutartige Knochenläsionen wie die **aneurysmatische Knochenzyste** oder das **nichtossifizierende Knochenfibrom**.

3. Frau Meier bemerkt bei ihrer 6-jährigen Tochter Charlotte beim Anziehen kleine rote Punkte an beiden Unterschenkeln. Das Nachthemd ist wie so oft in letzter Zeit verschwitzt und die Kleine wirkt erkältet. Frau Meier beschließt, ihre Tochter in der Kinderklinik vorzustellen. Dort gibt sie an, dass Charlotte in letzter Zeit mehrfach leicht febrile Temperaturen gehabt habe. In den letzten Wochen sei es zu einem Gewichtsverlust von 2 kg auf 18 kg gekommen. Sie untersuchen die Patientin: 6 Jahre altes Mädchen in leicht reduziertem AZ und schlankem EZ. Petechien an beiden Unterschenkeln. Zervikale Lymphknotenpakete beidseits tastbar. Rachen leicht gerötet, seröse Rhinitis. Cor und Pulmo auskultatorisch unauffällig. Abdomen weich, Leber 4 cm, Milz 2 cm unter dem Rippenbogen tastbar. Folgende auffällige Laborbefunde ergeben sich: Hb 6,9 g/dl, Leukozyten 13.500/µl, Thrombozyten 15.000/µl, CRP 0,9 mg/dl, LDH 2.930 U/l, Harnsäure 7,9 mg/dl. Welche weiteren Untersuchungen müssen unmittelbar folgen?

Aufgrund der klinischen Symptome bei deutlichen Veränderungen im Blutbild mit Anämie und Thrombozytopenie besteht trotz normaler Leukozytenzahl der Verdacht auf eine akute **Leukämie.** Weitere Hinweise auf das Vorliegen dieser Erkrankung sind die Erhöhung der LDH und der Harnsäure als Zeichen eines Zelllyse-Syndroms. Die erweiterte **Laboruntersuchung** sollte folgende Parameter beinhalten: Blutbild mit Differenzialblutbild, Nieren- und Leberfunktionswerte, Gerinnung, Blutgruppe, ggf. HLA-Typisierung, Infektionsstatus (Bakteriologie, Mykologie, Virologie). Zur definitiven Diagnosestellung ist die **Knochenmarkspunktion** von essenzieller Bedeutung. Durch die **zytologische Untersuchung** kann die Erkrankung in eine akute lymphatische Leukämie (ALL) oder akute myeloische Leukämie (AML) differenziert werden. Mit der Immunphänotypisierung erfolgt die Einteilung in Subentitäten der ALL oder AML. Folgende bildgebende Diagnostik wird durchgeführt: Sonografie (Abdomen, Thorax, Lymphknotenstatus, bei männlichen Patienten Hoden bei auffälliger Palpation), Röntgen-Thorax in 2 Ebenen (mediastinale Raumforderung), Echokardiografie (ventrikuläre Funktion, Perikarderguss), cMRT (bei klinischer Symptomatik: Blutung, ZNS-Beteiligung), CT/MRT des Thorax/Abdomens (nur, falls Sonografie nicht ausreichend).

KAPITEL 12 Kardiologie

12.1 Angeborene Herzfehler 328
12.1.1 Kongenitale Ausflussbehinderungen des linken Ventrikels 330
12.1.2 Kongenitale Ausflussbehinderung des rechten Ventrikels 334
12.1.3 Angeborene Herzfehler mit Links-rechts-Shunt 334
12.1.4 Angeborene Herzfehler mit Rechts-links-Shunt 340
12.1.5 Seltenere zyanotische Herzvitien 343

12.2 Erworbene Herz- und Gefäßerkrankungen 348
12.2.1 Bakterielle Endokarditis 348
12.2.2 Myokarditis 350
12.2.3 Perikarditis 350
12.2.4 Herzinsuffizienz 351
12.2.5 Kardiomyopathien 352

12.3 Herzrhythmusstörungen 353
12.3.1 Störungen der Erregungsbildung 353
12.3.2 Störungen der Erregungsleitung 357

12.4 Akzidentelles Herzgeräusch 358

Aus Studentensicht

Keiner ist fehlerfrei, leider auch nicht immer Kinderherzen. Beschäftige dich daher intensiv mit den angeborenen Herzfehlern. Die Physiologie des Herzens ist dabei ein absolutes Muss. Einmal verinnerlicht, hilft sie dir beim Verstehen und Lernen der Klinik. Wo wir schon beim absoluten Muss sind, die typischen Auskultations- und Untersuchungsbefunde kommen bei dir hoffentlich wie aus der Pistole geschossen. Wenn nicht, keine Angst, die pathologischen Herztöne lassen sich leicht mithilfe von Internetvideos lernen.

> **LERNTIPP** Die angeborenen Herzfehler sind ein beliebtes Prüfungsthema. Von besonderer Bedeutung ist der ASD.

LERNTIPP

Angeborene Herz- und Gefäßanomalien gehören zu den häufigsten konnatalen Fehlbildungen. Die Symptomatik des herzkranken Kindes ist häufig unspezifisch und nicht mit der des Erwachsenen vergleichbar. Beim Säugling können vermehrtes Schwitzen, Trinkschwäche und Gedeihstörung, beim Jugendlichen mangelnde körperliche Belastbarkeit und Belastungsdyspnoe auf eine latente Herzinsuffizienz hinweisen. Typische Auskultations- und Untersuchungsbefunde bei den wichtigsten angeborenen Herzfehlern sind in ➤ Tab. 12.1 zusammengefasst.

Das **EKG** ist ein wichtiges diagnostisches Instrument in der Kinderkardiologie. Das EKG des Kindes durchläuft jedoch in den ersten Lebensjahren eine charakteristische physiologische Wandlung. Für die Praxis ist es daher entscheidend, die typischen Merkmale eines EKG in verschiedenen Altersgruppen zu kennen, um gezielt pathologische Veränderungen erkennen zu können.

Angeborene Herz- und Gefäßanomalien → häufigste konnatale Fehlbildungen, die sich mit unspezifischen Symptomen zeigen: **Säugling:** Schwitzen↑, Trinkschwäche, Gedeihstörung. **Jugendliche:** körperliche Belastbarkeit↓, Belastungsdyspnoe. EKG: wichtiges diagnostisches Instrument, durchläuft in den ersten Lebensjahren eine physiologische Wandlung.

Tab. 12.1 Typische Auskultations- und Untersuchungsbefunde bei den wichtigsten angeborenen Herzfehlern.

Befund	Diagnose
Schwirren im Jugulum tastbar Systolikum Maximum 2. ICR rechts Fortleitung in die Karotiden	Aortenstenose
Pulse an unteren Extremitäten nicht tastbar RR an oberen Extremitäten erhöht Uncharakteristisches Systolikum	Aortenisthmusstenose
Systolikum Maximum 2. ICR links 2. Herzton gespalten und leise	Pulmonalstenose
Präkordiales Schwirren tastbar Systolikum Maximum 3.–4. ICR links Pressstrahlgeräusch	Ventrikelseptumdefekt
Systolikum Maximum 2. ICR links 2. Herzton gespalten	Vorhofseptumdefekt
Pulsus celer et altus Maschinengeräusch Maximum 2. ICR links	Persistierender Ductus arteriosus

TAB. 12.1

Aus Studentensicht

MERKE

Herzhypertrophiediagnostik: Elektrische Herzachsenänderung, Amplitudenänderung der QRS-Komplexe → **Druckhypertrophie**. Leitungsverzögerung, Schenkelblock → **Volumenhypertrophie**.

LERNTIPP

12.1 Angeborene Herzfehler

Epidemiologie: Bei 1% der Neugeborenen, davon ⅓ behandlungsbedürftig.

TAB. 12.2

EKG des reifen Säuglings
- Rechte Herzachse (120–180°)
- R-Zacken bleiben dominant bis V_6
- Negatives T in V_1

EKG des Säuglings
- Rotation der Herzachse weiter nach links (<+ 120°)
- R-Zacken bleiben dominant in V_1
- R/S-Verhältnis in V_2 annähernd 1, in V_1 > 1

---

12 KARDIOLOGIE

MERKE T-Wellen-Beurteilung in der Pädiatrie:
- Beim Neugeborenen (1. Lebenswoche) findet sich ein positives T in V_1.
- Nach der 1. Lebenswoche bis Ende 1. Lebensmonat zeigt sich ein negatives T in V_1
- Nach dem 1. Lebensmonat bis 8. Lebensjahr ist ein negatives T in V_1 bis V_4 normal.
- Ein negatives T in V_1 kann bis in die späte Adoleszenz normal sein.
- Ein positives T in V_1 nach der 1. Lebenswoche bis zum 8. Lebensjahr ist Zeichen einer RVH.

Herzhypertrophiediagnostik im Kindesalter
Änderungen der elektrischen Herzachse und eine Amplitudenänderung der QRS-Komplexe (Sokolow-Index) sind Zeichen einer **Druckhypertrophie**.
Eine Leitungsverzögerung bzw. ein inkompletter oder kompletter Schenkelblock sind Zeichen einer **Volumenhypertrophie**.

LERNTIPP Die verschiedenen Herzvitien mit ihren typischen Auskultationsbefunden sind ein wichtiges Prüfungsthema. Du solltest daher die Tab. 12.1 gut beherrschen.

12.1 Angeborene Herzfehler

Epidemiologie
Knapp 1 % der lebend geborenen Kinder weist eine angeborene Herz- oder Gefäßanomalie auf (7.000 Neugeborene/Jahr in Deutschland). Bei etwa einem Drittel der Patienten treten behandlungsbedürftige Symptome bereits im Säuglingsalter auf. Etwa 15 % der Kinder benötigen keine Operation, etwa 5 % der Kinder gelten als inoperabel. Die approximative relative Häufigkeit einzelner Herz- und Gefäßanomalien ist in ➤ Tab. 12.2 zusammengefasst.

Tab. 12.2 Relative Häufigkeit angeborener Herz- und Gefäßanomalien.

Angeborene Herzfehler	Relative Häufigkeit (%)
Ventrikelseptumdefekt	49
Vorhofseptumdefekt	16
Pulmonalstenose	6
Persistierender Ductus arteriosus	4
Aortenisthmusstenose	4
Fallot-Tetralogie	3
Atrioventrikulärer Septumdefekt	3
Aortenstenose	2
Transposition der großen Arterien	2
Hypoplastisches Linksherz	2
Truncus arteriosus communis	1
Totale Lungenvenenfehlmündung	1
Andere	7

EKG des reifen Neugeborenen (➤ Abb. 12.1a)
- Rechte Herzachse (bis > + 180°)
- RV-Dominanz in den präkordialen Ableitungen: Hohes R in V_1, tiefes S in V_6, R/S-Verhältnis > 1 in rechten Brustwandableitungen, R/S-Verhältnis niedrig in linken Brustwandableitungen
- Niedrige Voltage der QRS-Komplexe in den Extremitätenableitungen
- Niedrige Voltage der T-Wellen
- Positives T in V_1 und negatives T in V_5 und V_6 bis zum Alter von 1 Woche normal

EKG des reifen Säuglings 1 Woche bis 1 Monat
- Rechte Herzachse (120–180°)
- R-Zacken bleiben dominant bis V_6, aber S-Dominanz möglich
- Negatives T in V_1
- Höhere Voltage der T-Wellen in den Extremitätenableitungen

EKG des Säuglings 1–6 Monate (➤ Abb. 12.1b)
- Rotation der Herzachse weiter nach links (<+ 120°)
- R-Zacken bleiben dominant in V_1
- R/S-Verhältnis in V_2 annähernd 1, in V_1 > 1 möglich
- Negative T-Wellen in rechten Brustwandableitungen

12.1 ANGEBORENE HERZFEHLER

Aus Studentensicht

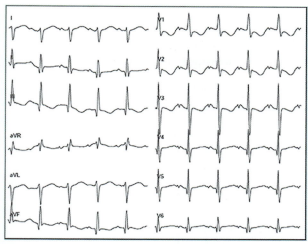

Abb. 12.1a EKG eines 6 Tage alten Neugeborenen. [O530]

ABB. 12.1A

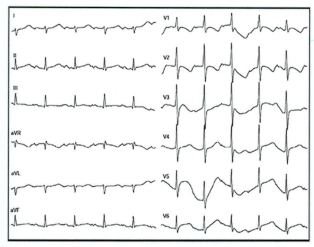

Abb. 12.1b EKG eines 1 Monat alten Jungen. [O530]

ABB. 12.1B

EKG im Alter von 6 Monaten bis 3 Jahren
- Herzachse normalerweise > + 90°
- R-Zacken dominant in V_6
- R/S-Verhältnis in V_1 1:1 oder weniger
- Persistenz der hohen Voltage in den Brustwandableitungen

EKG im Alter von 3–8 Jahren (> Abb. 12.1c)
- QRS-Progression in den Brustwandableitungen: Dominantes S in V_1, dominantes R in V_6
- Persistierend hohe Voltage in den Brustwandableitungen
- Deutliche Q-Zacken in den linken Brustwandableitungen möglich (< 0,5 mV)
- T-Wellen rechtspräkordial bleiben negativ

EKG von 6 Monaten bis 3 Jahren
- Herzachse normalerweise > + 90°
- R-Zacken dominant in V_6
- R/S-Verhältnis in V_1 1:1 oder weniger

EKG von 3–8 Jahren
- QRS-Progression in der Brustwandableitungen: dominantes S in V_1, dominantes R in V_6
- Persistierend hohe Voltage in den Brustwandableitungen

ABB. 12.1C

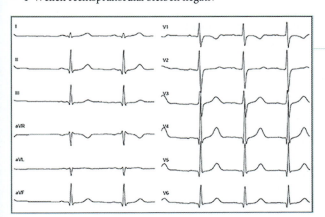

Abb. 12.1c EKG eines 7 Jahre alten Jungen. [O530]

Aus Studentensicht

EKG von 8–16 Jahren
- QRS-Achse 0° bis + 90° (durchschnittlich + 60°)
- R-Progression in den Brustwandableitungen

ABB. 12.1D

EKG-Besonderheiten bei Jugendlichen: Hoher Abgang der ST-Strecke (hoher J-Punkt), insbesondere in V_2-V_4.

EKG des Erwachsenen
- QRS-Achse 0° bis + 100° (durchschnittlich + 50°)
- Dominanter linker Winkel
- Positive T-Wellen in den Brustwandableitungen

Ätiologie
- **Chromosomenanomalien:** Trisomie 21, 18, 13, Mikrodeletion 22q11, Ullrich-Turner-Syndrom
- **Teratogene Einflüsse:** Diabetes mellitus, maternale Phenylketonurie, Rötelnembryopathie
- **Einzelne Gendefekte:** Hypertrophe Kardiomyopathie

12.1.1 Kongenitale Ausflussbehinderungen des linken Ventrikels

12.1.1.1 Aortenstenose

Definition: Stenose der Aorta → kongenitale Ausflussbehinderung des linken Ventrikels.

Epidemiologie: 2 % der angeborenen Herzfehler, ♂:♀ = 5 : 1.

Einteilung
- **Valvulär:** 75 %, Bikuspidale oder trikuspidale Klappe.
- **Subvalvulär:** 22 %, **Ringleistenstenose:** Unterhalb der Aortenklappe liegende fibröse Einengung. **Hypertrophe obstruktive Kardiomyopathie:** Muskuläre subaortale Einengung.
- **Supravalvulär:** Oberhalb der Klappenbasis gelegen.

Hämodynamik: Ausflussbehinderung → **Druckbelastung** → linke **Ventrikelhypertrophie**. Körperliche Belastung → Aortendruck ↓ → Missverhältnis vom Sauerstoffbedarf des hypertrophierten Myokards zur Koronardurchblutung → akuter Myokardinfarkt, plötzlicher Herztod.

---

12 KARDIOLOGIE

EKG im Alter von 8–16 Jahren (➤ Abb. 12.1d)
- QRS-Achse 0° bis + 90° (durchschnittlich + 60°)
- R-Progression in den Brustwandableitungen wie bei Erwachsenen
- Hohe Voltage in den Brustwandableitungen, R in den linkspräkordialen Ableitungen höher als bei Erwachsenen
- T-Wellen variabel (85 % negativ in V_1, 55 % negativ in V_2, positiv in V_4–V_6)

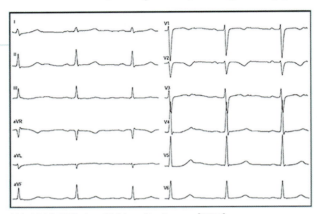

Abb. 12.1d EKG eines 12 Jahre alten Jungen. [O530]

EKG-Besonderheiten bei Jugendlichen
Hoher Abgang der ST-Strecke (hoher J-Punkt), insbesondere in V_2–V_4 („early repolarization"), tritt vor allem bei männlichen Jugendlichen auf. Eine Abgrenzung von pathologischen ST-Hebungen ist erforderlich.

EKG des Erwachsenen
- QRS-Achse 0° bis + 100° (durchschnittlich + 50°)
- Dominanter linker Winkel
- Positive T-Wellen in den Brustwandableitungen.

Ätiologie
Chromosomenanomalien, die häufig mit Herzfehlern assoziiert sind, sind die Trisomie 21, die Trisomie 18, die Trisomie 13, die Mikrodeletion 22q11 (Di-George-Syndrom) und das Ullrich-Turner-Syndrom. **Teratogene Einflüsse** können ebenfalls zu Herz- und Gefäßanomalien führen (z. B. Diabetes mellitus, maternale Phenylketonurie, Rötelnembryopathie, fetales Alkoholsyndrom).
Molekulargenetische Untersuchungen der letzten Jahre haben gezeigt, dass sowohl isolierte als auch syndromale Herz- und Gefäßanomalien häufiger als bisher angenommen auf **Defekten einzelner Gene** beruhen (z. B. hypertrophe Kardiomyopathien, supravalvuläre Aortenstenose, atrioventrikulärer Septumdefekt).

12.1.1 Kongenitale Ausflussbehinderungen des linken Ventrikels

12.1.1.1 Aortenstenose

Definition
Kongenitale Ausflussbehinderung des linken Ventrikels durch Stenose im Bereich der Aorta, die zu Druckbelastung und Hypertrophie des linken Ventrikels führt.

Epidemiologie
Bei 2 % der angeborenen Herzvitien handelt es sich um Aortenstenosen. Jungen sind fünfmal häufiger betroffen als Mädchen.

Einteilung
- **Valvuläre Aortenstenose:** Bei 75 % aller Aortenstenosen liegt diese Form vor. Die Klappe ist bikuspidal oder trikuspidal.
- **Subvalvuläre Aortenstenose:** Man unterscheidet zwei Formen, die zusammen etwa 22 % aller Aortenstenosen ausmachen: Die **Ringleistenstenose,** eine fibröse, unterhalb der Aortenklappe liegende Einengung, die häufig postoperativ, z. B. nach AVSD-Operation auftritt. Bei der **hypertrophischen obstruktiven Kardiomyopathie** (HOCM) handelt es sich um eine muskuläre subaortale Einengung, die bei familiärem Auftreten autosomal-dominant vererbt wird.
- **Supravalvuläre Aortenstenose:** Es handelt sich um eine dicht oberhalb der Klappenbasis gelegene Einengung der Aorta ascendens, die häufig beim Williams-Beuren-Syndrom vorkommt.

Hämodynamik
Die Ausflussbehinderung führt zu **Druckbelastung** mit konsekutiver **Hypertrophie** des linken Ventrikels. Bei hochgradiger Ausflussbehinderung muss der linke Ventrikel einen hohen Druck aufbringen, um

die Stenose zu überwinden und einen annähernd normalen Druck in der Aorta aufzubauen. Unter körperlicher Belastung kann der Druck in der Aorta absinken und es kann zu einem Missverhältnis zwischen dem Sauerstoffbedarf des hypertrophierten Myokards und der Koronardurchblutung kommen. Die Folge sind akuter Myokardinfarkt oder plötzlicher Herztod bei körperlicher Belastung.

Klinik
Bei hochgradiger Aortenstenose kommt es beim Neugeborenen zur linksventrikulären Dekompensation, zu **Kardiomegalie, Lungenödem** und **kardiogenem Schock.** Bei weniger ausgeprägten Stenosen sind 70 % der Patienten im Kindesalter beschwerdefrei, die körperliche Belastbarkeit kann leicht eingeschränkt sein. Das schwerwiegendste Symptom bei Jugendlichen ist die **Synkope,** wobei es bei körperlicher Belastung oder im Rahmen von Narkosen zu akutem Kammerflimmern und plötzlichem Herztod kommen kann.

> **MERKE** Bei Aortenstenose muss wegen der Synkopengefahr vor Wettkampfsport gewarnt werden.

Auskultations- und Untersuchungsbefund
Charakteristisch ist ein raues, mittel- bis niederfrequentes systolisches Austreibungsgeräusch im 2.–3. ICR rechts. Das Geräusch ist meist laut (3/6–5/6) mit Fortleitung in die Karotiden. Oft hört man einen frühsystolischen Klick, der einem Aortenöffnungston entspricht. Ein tastbares Schwirren im Jugulum ist typisch.

Diagnostik
- **Blutdruckmessung:** Der systolische Blutdruck kann erniedrigt sein, die Blutdruckamplitude ist vermindert.
- **Echokardiografie:** Bestimmung von Lokalisation und Schweregrad der Einengung, Erkennung der Klappenform, Bestimmung der Blutstromgeschwindigkeit in der Stenose, Errechnung des Druckgradienten, Beurteilung der linksventrikulären Funktion
- **EKG:** Zeichen der Linkshypertrophie, linksventrikuläre Repolarisationsstörungen (ST-Senkungen in V_5 und V_6) sind Hinweise auf eine subendokardiale Ischämie.
- **Ergometrie** mit Blutdruckmessung: Risikostratifizierung und Therapieplanung bei symptomatischen Patienten mit mittelschwerer Stenose
- **Röntgen-Thorax:** Normale Herzgröße, abgerundete Herzspitze, prominenter Aortenknopf, Verbreiterung des oberen Mediastinums nach rechts-konvex durch poststenotische Dilatation der Aorta ascendens
- **Invasive Diagnostik:** Eine Angiokardiografie, die Sondierung der Aorta und des linken Ventrikels zur genauen Messung und Lokalisation des Druckgradienten, ist bei Verdacht auf extravalvuläre Stenosen unumgänglich.

Therapie
Bei der kritischen Aortenstenose des Neugeborenen ist eine **Prostaglandininfusion** zur Aufrechterhaltung des Körperkreislaufs über den Ductus arteriosus lebensrettend.
Operationsindikationen sind ein Druckgradient > 64 mmHg in Ruhe, Synkopen sowie Erregungsrückbildungsstörungen im Ruhe-EKG oder pathologische Befunde in der Ergometrie.
Die **perkutane transluminale Ballondilatation** ist heute der operativen Klappensprengung ebenbürtig. Sie ist jedoch nur bei valvulärer Aortenstenose erfolgversprechend. Regelmäßig kommt es zu einer leichten Aorteninsuffizienz.
Die **operative Klappensprengung** erfolgt bei Versagen der Ballondilatation, wobei die miteinander verwachsenen Klappenkommissuren voneinander getrennt werden.
Die definitive Therapie der valvulären Aortenstenose bei stärker veränderter Klappe ist der **Klappenersatz** durch ein Implantat. Da die Klappen jedoch nicht mitwachsen, die Klappenhaltbarkeit begrenzt ist und Kunstklappen eine Dauerantikoagulation erfordern, wird ein Klappenersatz in der Regel erst bei Jugendlichen durchgeführt.

> **MERKE** Die Druckbelastung des linken Ventrikels durch die Aortenstenose resultiert in linksventrikulärer Hypertrophie. In schweren Fällen kann dies zu Myokardinfarkt und plötzlichem Herztod führen.

12.1.1.2 Aortenisthmusstenose

Definition
Einengung des Aortenlumens im Isthmusbereich, d. h. am Übergang des Aortenbogens zur Aorta descendens im Mündungsbereich des fetalen Ductus arteriosus Botalli. Man unterscheidet eine präduktale und eine postduktale Form der Fehlbildung. Häufig findet sich auch eine juxtaduktale Lage mit klinischem Mischbild.

Aus Studentensicht

Klinik
- Neugeborene: Hochgradige Stenose → linksventrikuläre Dekompensation, **Kardiomegalie, Lungenödem, kardiogener Schock.** Leichte Stenosen → leicht eingeschränkte Belastbarkeit.
- Jugendliche: Synkopen, körperliche Belastung → Kammerflimmern, plötzlicher Herztod.

MERKE

Auskultations- und Untersuchungsbefund: Raues, mittel- bis niederfrequentes systolisches Austreibungsgeräusch im 2.–3. ICR mit Fortleitung in die Karotiden. Tastbares Schwirren im Jugulum.

Diagnostik
- Blutdruckamplitude ↓
- Echokardiografie
- **EKG:** Linkshypertrophie, ST-Senkungen in V_5 und V_6
- **Belastungs-EKG:** Risikostratifizierung, Therapieplanung
- **Röntgen-Thorax:** Abgerundete Herzspitze, prominenter Aortenknopf, poststenotische Dilatation der Aorta
- Angiokardiografie

Therapie
- Neugeborene mit kritischer Aortenstenose: Prostaglandininfusion zur Aufrechterhaltung des Körperkreislaufs über den Ductus arteriosus.
- OP bei Druckgradienten > 64 mmHg, Synkopen oder Erregungsrückbildungsstörungen im Ruhe-EKG oder pathologischer Ergometrie: **Klappensprengung, perkutane transluminale Ballondilatation** (bei valvulärer Aortenstenose). **Klappenersatz** erst bei Jugendlichen.

MERKE

12.1.1.2 Aortenisthmusstenose

Definition: Einengung des Aortenlumens am Übergang des Aortenbogens zur Aorta descendens.

Aus Studentensicht

Epidemiologie: 4 % aller angeborenen Herzfehler.

Einteilung und Hämodynamik
- **Präduktale Aortenisthmusstenose:** Aortaeinengung vor Einmündung des oft persistenten Ductus, tubuläre Hypoplasie des Aortenbogens und des prästenotischen Teils der Aorta descendens, Ventrikelseptumdefekt. Hochgradige Stenose: Versorgung der Aorta descendens mit venösem Blut fast ausschließlich aus der A. pulmonalis über den offenen Ductus → Zyanose der unteren Körperhälfte.
- **Postduktale Aortenisthmusstenose:** Bei verschlossenem Ductus: linksventrikuläre Druckbelastung, Hypertonie in der Aorta ascendens, im Aortenbogen und den davon abgehenden Gefäßen. Jenseits der Stenose: Hypotonie und Minderdurchblutung der von der Aorta descendens und A. abdominalis versorgten Organe.

Klinik
- **Präduktal:** Hypoxie, Herzinsuffizienz → Zyanose, Trinkschwäche, Gedeihstörung, Hepatosplenomegalie. Verschluss des D. arteriosus → lebensbedrohliche Situation.
- **Postduktal:** Kopfschmerzen, Nasenbluten, kalte Füße, Wadenschmerzen bei Belastung → Apoplex durch arteriellen Hypertonus.

LERNTIPP

Auskultations- und Untersuchungsbefund
- Fehlende Femoralarterienpulse, Blutdruckerhöhung an der oberen Extremität bei Hypotonie der unteren Extremität. Pulsoxymetrischer Unterschied zwischen rechtem Arm und einem Bein.
- **Postduktal:** Zusätzlich systolisches Geräusch links paravertebral am Rücken.

MERKE

Diagnostik
- **Präduktal:** Echokardiografie: Stenose, Rechts-links-Shunt. EKG: Rechtsherzbelastung. Röntgen-Thorax: Herzgröße, prominentes Pulmonalsegment, Lungengefäßzeichnung↓ im Hilusbereich.
- **Postduktal:** Echokardiografie: Druckgradienten über der Stenose. EKG: Linksherzbelastung. Röntgen-Thorax: Prominente Aorta ascendens und Aortenkopf, Rippenusuren an den Unterrändern der 4.–10. Rippe. Angiokardiografie: Nachweis eines Kollateralkreislaufs, therapeutische Intervention.

12 KARDIOLOGIE

Epidemiologie
Bei etwa 4 % aller angeborenen Herzfehler liegt eine Aortenisthmusstenose vor. 75 % der Patienten weisen zusätzlich eine bikuspide Aortenklappe, teilweise mit Stenose, auf. Bei Patientinnen mit Ullrich-Turner-Syndrom besteht in 15–20 % der Fälle eine Aortenisthmusstenose. Insgesamt sind Jungen häufiger betroffen als Mädchen.

Einteilung und Hämodynamik
Präduktale Aortenisthmusstenose: Es handelt sich um eine Einengung der Aorta vor der Einmündung des Ductus arteriosus. In der Regel liegt gleichzeitig eine Persistenz des Ductus arteriosus vor. Häufig bestehen zusätzlich eine tubuläre Hypoplasie des Aortenbogens und des prästenotischen Teils der Aorta descendens sowie ein Ventrikelseptumdefekt. Die Aortenisthmusstenose ist so hochgradig, dass von der Aorta ascendens und vom Aortenbogen kaum Blut in die Aorta descendens fließt. Die Aorta descendens wird fast ausschließlich aus der A. pulmonalis infolge einer pulmonalen Hypertonie über den offenen Ductus arteriosus mit venösem Blut versorgt. Dadurch kommt es charakteristischerweise zu einer Zyanose der unteren Körperhälfte. Bei weit offenem Duktus sind die Femoralarterienpulse gut tastbar und die Blutdruckwerte an der oberen und unteren Extremität unauffällig. Bei Duktusverschluss kommt es zu einer Abschwächung der Femoralispulse und zu einer Abnahme der Blutdruckwerte an der unteren Extremität, die zu Nierenversagen mit Anurie führen kann.

Postduktale Aortenisthmusstenose: Die eng umschriebene, sanduhrförmige Einengung der Aorta distal der Einmündung des Ductus arteriosus führt bei verschlossenem Ductus arteriosus zu einer Druckbelastung des linken Ventrikels und zu einer Hypertonie in der Aorta ascendens, im Aortenbogen und in den hiervon abgehenden Gefäßen. Jenseits der Stenose bestehen eine Hypotonie und Minderdurchblutung der von der Aorta descendens und Aorta abdominalis versorgten Organe.

Klinik
Präduktale Aortenisthmusstenose: Hypoxie und Herzinsuffizienz können bereits im Neugeborenenalter zu Zyanose, Trinkschwäche, Gedeihstörung und Hepatosplenomegalie führen. Mit dem Verschluss des Ductus arteriosus entwickelt sich innerhalb weniger Tage eine lebensbedrohliche Symptomatik. Ohne Therapie beträgt die Letalität im 1. Lebensjahr 90 %.

Postduktale Aortenisthmusstenose: In vielen Fällen besteht zunächst keine relevante klinische Symptomatik. Das Herzgeräusch und die Pulsdifferenz fallen bei einer Vorsorgeuntersuchung auf. Bei Kleinkindern treten Kopfschmerzen, Nasenbluten, kalte Füße und Wadenschmerzen bei körperlicher Belastung auf. Bei Jugendlichen zeigt sich eine Claudicatio intermittens. Das gravierendste klinische Symptom ist ein Apoplex im Rahmen des arteriellen Hypertonus.

> **LERNTIPP** Wichtig ist, dass du von den Symptomen auf die Lage der Aortenisthmusstenose schließen kannst.

Auskultations- und Untersuchungsbefund
Präduktale Aortenisthmusstenose: Nach Duktusverschluss finden sich fehlende Femoralarterienpulse und eine Blutdruckerhöhung an der oberen Extremität bei Hypotonie der unteren Extremität. Pulsoxymetrisch kann ein relevanter Unterschied der Sauerstoffsättigung zwischen rechtem Arm (präduktal) und einem Bein (postduktal) nachgewiesen werden (sog. Differenzialzyanose). Die Auskultation ergibt ein uncharakteristisches systolisches Herzgeräusch mit Akzentuierung der Pulmonalkomponente des 2. Herztons.

Postduktale Aortenisthmusstenose: Es finden sich fehlende Femoralarterienpulse und eine Blutdruckerhöhung an der oberen Extremität bei Hypotonie der unteren Extremität. Die Auskultation ergibt ein systolisches Geräusch links paravertebral am Rücken.

> **MERKE** Das sichere Tasten der Fußpulse ist bei den Vorsorgeuntersuchungen des Neugeborenen und des Säuglings obligatorisch.

Diagnostik
Präduktale Aortenisthmusstenose
- **Echokardiografie:** Direkte Darstellung von Stenose und Ductus arteriosus, Darstellung eines Rechts-links-Shunts über den Duktus (hochverdächtig für eine kritische präduktale Aortenisthmusstenose!)
- **EKG:** Zeichen der Rechtsherzbelastung, da der rechte Ventrikel über den offenen Ductus arteriosus die untere Körperhälfte mitversorgt.
- **Röntgen-Thorax:** Die Herzgröße ist vom Grad der Dekompensation abhängig; meist prominentes Pulmonalsegment, vermehrte Lungengefäßzeichnung im Hilusbereich, verminderte Lungengefäßzeichnung in der Peripherie; für die primäre Diagnosestellung entbehrlich.
- **MRT:** Darstellung der genauen Morphologie bei unzureichender echokardiografischer Darstellbarkeit.

12.1 ANGEBORENE HERZFEHLER

Postduktale Aortenisthmusstenose
- **Echokardiografie:** Darstellung der Aortenisthmusstenose, Abschätzung des Druckgradienten über der Stenose.
- **EKG:** Zeichen der linksventrikulären Hypertrophie
- **Röntgen-Thorax:** Prominenz der Aorta ascendens, prominenter Aortenknopf, Betonung der Herzbucht, Rippenusuren an den Unterrändern der 4.–10 Rippe (Kollateralkreisläufe über Interkostalarterien)
- **Angiokardiografie:** Klärung der Lokalisation und Länge der Stenose, Nachweis eines Kollateralkreislaufs, Darstellung des prä- und poststenotischen Kalibers der Aorta descendens. Nach Möglichkeit sollte in gleicher Sitzung eine therapeutische Intervention (Dilatation, Stenteinlage) erfolgen.
- **MRT:** Darstellung der genauen Morphologie

Therapie

Präduktale Aortenisthmusstenose: Beim Neugeborenen ist eine **Prostaglandininfusion** zur Aufrechterhaltung des Körperkreislaufs über den Ductus arteriosus lebensrettend. Die **operative Korrektur** mit Resektion oder plastischer Überbrückung der Stenose und Verschluss des Duktus ist dringend indiziert. Das Operationsrisiko liegt unter 3%. Postoperativ kann es zu einer paradoxen Hypertonie kommen (Fehlreaktion prästenotisch gelegener Barorezeptoren). Die schwerwiegendste Operationskomplikation ist die sehr seltene Paraplegie durch eine intraoperative Ischämie des Rückenmarks.

Postduktale Aortenisthmusstenose: Die Therapie ist abhängig von der Morphologie. Die operative Resektion (> Abb. 12.2) erfolgt bei langstreckigen tubulären Stenosen, die Ballondilatation und Stenteinlage bei kurzstreckigen Stenosen. Unabhängig von der Therapieform kann postoperativ eine arterielle Hypertonie persistieren, die medikamentös behandelt wird.

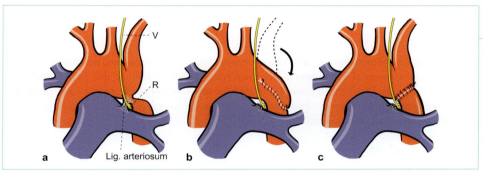

Abb. 12.2 **a)** Aortenisthmusstenose: Situs mit Nervus vagus (V) und Nervus recurrens (R). Das Ligamentum arteriosum (Botalli) setzt im Bereich der Enge an. **b)** Korrektur einer Aortenisthmusstenose mithilfe der Subklaviapatchplastik. **c)** Klassische Korrektur einer Aortenisthmusstenose mit Resektion der Enge und anschließender End-zu-End-Anastomose in Einzelknopftechnik. In beiden Fällen (b und c) wurde das Ligamentum arteriosum (Botalli) durchtrennt. Bei noch offenem Duktus muss dieser doppelt ligiert und durchtrennt werden. [L239]

Bei juxtaduktaler oder postduktaler Aortenisthmusstenose ist häufig kontrahiertes Duktusgewebe an der Stenose beteiligt, sodass eine Prostaglandininfusion oft zu einer Abnahme des Gradienten und damit zu einer Besserung der klinischen Situation führt.

Eine **Endokarditisprophylaxe** ist nicht erforderlich (> Kap. 12.2.1).

Aus Studentensicht

Therapie
- **Präduktal:** Neugeborene: **Prostaglandininfusion** zur Aufrechterhaltung des Körperkreislaufs über den Ductus. **Operative Korrektur:** Resektion, plastische Überbrückung.
- **Postduktal:** Langstreckige, tubuläre Stenosen: operative Resektion. Kurzstreckige Stenosen: Ballondilatation und Stenteinlage.

ABB. 12.2

Kontrahiertes Duktusgewebe → juxta-/postduktale Stenose. Prostaglandininfusion → Gradient↓ → klinische Besserung.

FALL

FALL **A:** Matthias kommt nach unauffälliger Schwangerschaft am Gründonnerstag komplikationslos zur Welt. Bei der Untersuchung stellt die Kinderärztin ein systolisches Herzgeräusch fest. Da das Neugeborene jedoch klinisch keinerlei Auffälligkeiten aufweist, meldet sie die kardiologischen Untersuchungen für den Dienstag nach Ostern an.
K: Am Ostersonntag trinkt Matthias deutlich schlechter und zeigt eine rasch zunehmende Tachydyspnoe. Eine Zyanose besteht nicht. Die hinzugerufene Kinderärztin auskultiert ein uncharakteristisches systolisches Herzgeräusch bei betontem 2. Herzton. Die Femoralispulse sind beidseits nicht tastbar, während die Pulse an den oberen Extremitäten kräftig sind. Die Leber ist deutlich vergrößert. Die Schwestern berichten, dass die Windel seit vielen Stunden nahezu trocken sei.
D: Im EKG finden sich Zeichen der rechtsventrikulären Belastung (hohes R und positives T in V_1). Der Röntgen-Thorax zeigt eine deutliche Vergrößerung des Herzens, ein prominentes Pulmonalsegment und eine vermehrte Lungengefäßzeichnung im Hilusbereich bei verminderter Lungengefäßzeichnung in der Peripherie.
Diag: Echokardiografisch lässt sich eine hochgradige präduktale Aortenisthmusstenose bei geschlossenem Ductus arteriosus Botalli nachweisen.
T: Matthias erhält neben verschiedenen symptomatischen Therapiemaßnahmen umgehend eine Prostaglandininfusion zur Eröffnung des Ductus arteriosus. Der Therapieerfolg zeigt sich klinisch und echokardiografisch (Nachweis des offenen Ductus arteriosus). Am gleichen Tag wird eine Angiokardiografie durchgeführt, die die Diagnose einer sehr hochgradigen präduktalen Aortenisthmusstenose bestätigt. Am Dienstag nach Ostern wird die Operation mit Resektion der Aortenisthmusstenose und End-zu-End-Anastomosierung der Aorta durchgeführt. In gleicher Sitzung wird der Duktus verschlossen.
V: Im Alter von 6 Wochen kann Matthias in gutem klinischem Zustand nach Hause entlassen werden.

12.1.2 Kongenitale Ausflussbehinderung des rechten Ventrikels

12.1.2.1 Pulmonalstenose

Definition
Es handelt sich um eine Verengung der Ausflussbahn des rechten Ventrikels bzw. der Pulmonalarterie, die den Abfluss des venösen Blutes in die Lunge behindert.

Epidemiologie
Bei etwa 6 % aller angeborenen Herzfehler liegt eine Pulmonalstenose vor.

Einteilung
- **Valvuläre Pulmonalstenose**
- **Subvalvuläre Pulmonalstenose** durch fibröse, fibromuskuläre oder muskuläre Einengung
- **Supravalvuläre Pulmonalstenose:** Dicht oberhalb der Klappe findet sich eine Stenose eines der beiden Hauptäste der A. pulmonalis.
- **Periphere Pulmonalstenosen** an der Aufzweigung der beiden Hauptäste in die Lappen- oder Segmentarterien

Hämodynamik
Es kommt zur rechtsventrikulären Drucksteigerung, z. T. über den Systemdruck, und zur Hypertrophie des rechten Ventrikels. Die Ausflussbahn ist bei poststenotischer Dilatation des Pulmonalisstamms verengt. Dies führt zu einem Blutrückstau in den rechten Ventrikel und den rechten Vorhof. Dadurch entsteht eine starke Dilatation der rechten Herzhöhlen und der enddiastolische Druck steigt. Eine sekundäre Trikuspidalinsuffizienz mit Hepatomegalie ist die Folge. Über ein offenes Foramen ovale kann es zu Rechts-links-Shunt auf Vorhofebene und sichtbarer Zyanose kommen.

Klinik
Bei der **kritischen Pulmonalstenose des Neugeborenen** kommt es mit Verschluss des Ductus arteriosus Botalli zu einer schweren Herzinsuffizienz und durch einen Rechts-links-Shunt über das Foramen ovale zu einer Zyanose. Die begleitenden klinischen Symptome sind Dyspnoe, Tachydyspnoe und Hepatomegalie. Bei einer weniger gravierenden Pulmonalstenose ist nur die körperliche Belastbarkeit eingeschränkt oder die Patienten sind asymptomatisch.

Auskultationsbefund
Das Herzgeräusch ist ein lautes, raues Systolikum im 2. ICR links mit präkordialem Schwirren. Der 2. Herzton ist leise oder fehlt ganz. Je hochgradiger die Stenose, desto weiter ist der 2. Herzton gespalten und desto weiter verlagert sich das Geräusch an das Ende der Systole.

Diagnostik
- **Echokardiografie:** Verdickte Pulmonalklappe mit verringerter Öffnung, verbreiterte Muskulatur sowie teilweise Dilatation des rechten Ventrikels; dopplersonografische Bestimmung des Druckgradienten.
- **EKG:** Zeichen der rechtsventrikulären Hypertrophie, rechtsventrikuläre Repolarisationsstörung (positive T-Welle in Ableitung V_1)
- **Röntgen-Thorax:** Der rechte Ventrikel bildet die linke Herzkontur, die abgerundet erscheint, die Herzspitze ist angehoben, das Pulmonalsegment prominent; die Lungengefäßzeichnung ist hilär vermehrt und peripher vermindert. Bei isolierter Pulmonalstenose ist diese Untersuchung entbehrlich.
- **Angiografie:** Bestätigung des Sitzes der Stenose und des Druckgradienten, Ausschluss einer Hypoplasie im weiteren Verlauf der A. pulmonalis. Sie wird im Rahmen der operativen Therapie durchgeführt.

Therapie
Beim Neugeborenen mit ausgeprägter Zyanose ist eine **Prostaglandininfusion** zur Eröffnung des Ductus arteriosus indiziert. Die kausal wirksame Ballondilatation sollte rasch folgen.
Bei Säuglingen und Kleinkindern ist eine interventionelle Therapie bei Druckgradienten > 50 mmHg, bei Schulkindern und Jugendlichen > 40 mmHg indiziert.
Die **Ballondilatation** ist auch die Therapie der Wahl für die Erstbehandlung der valvulären Pulmonalstenose beim älteren Kind. Schwerwiegende Komplikationen sind selten.
Operation: Bei dysplastischer Pulmonalklappe ist die Resektion der Klappe, bei muskulärer Stenose die Resektion der Muskulatur oder ein transanulärer Patch indiziert. Das Operationsrisiko beträgt 1 %.

12.1.3 Angeborene Herzfehler mit Links-rechts-Shunt

> **LERNTIPP** Bei den folgenden Erkrankungen wird gern geprüft, wie es zu der Entstehung eines Links-rechts- bzw. eines Rechts-links-Shunts kommt.

Aus Studentensicht

12.1.2 Kongenitale Ausflussbehinderung des rechten Ventrikels

12.1.2.1 Pulmonalstenose

Definition: Verengte Ausflussbahn des rechten Ventrikels bzw. der Pulmonalarterie.

Epidemiologie: 6 % aller angeborenen Herzfehler.

Einteilung
- **Valvulär, subvalvulär:** Fibröse, fibromuskuläre oder muskuläre Einengung
- **Supravalvulär:** Stenose eines der beiden Hauptäste der A. pulmonalis
- **Peripher:** An der Aufzweigung der beiden Hauptäste

Hämodynamik: Rechtsventrikuläre Drucksteigerung und Hypertrophie → Blutrückstau in den rechten Ventrikel und Vorhof → Dilatation der rechten Herzhöhlen, enddiastolischer Druck ↑ → sekundäre Trikuspidalinsuffizienz mit Hepatomegalie. Bei offenem Foramen ovale: Rechts-links-Shunt → Zyanose.

Klinik: Kritische Pulmonalstenose des Neugeborenen mit Verschluss des Ductus → Herzinsuffizienz. Rechts-links-Shunt → Zyanose. Dyspnoe, Tachydyspnoe, Hepatomegalie. Geringgradige Pulmonalstenose: eingeschränkte körperliche Belastbarkeit.

Auskultationsbefund: Systolikum im 2. ICR links mit präkordialem Schwirren. 2. Herzton gespalten, leise oder fehlend.

Diagnostik
- **Echokardiografie:** Verdickte Pulmonalklappe mit Öffnung ↓, verbreiterte Muskulatur mit rechtsventrikulärer Dilatation
- **EKG:** Rechtsventrikuläre Hypertrophie
- **Röntgen-Thorax:** Rechter Ventrikel bildet linke Herzkontur, prominentes Pulmonalsegment
- **Angiografie**

Therapie
- Neugeborenes mit ausgeprägter Zyanose: **Prostaglandininfusion,** Ballondilatation
- Säuglinge, Kleinkinder mit Druckgradienten > 50 mmHg/Schulkinder > 40 mmHg: **Ballondilatation.**

12.1.3 Angeborene Herzfehler mit Links-rechts-Shunt

> **LERNTIPP**

12.1.3.1 Ventrikelseptumdefekt (VSD)

Definition
Die Öffnung in der Scheidewand zwischen rechtem und linkem Ventrikel verursacht einen Übertritt arteriellen Blutes vom linken zum rechten Herzen, eine vermehrte Lungendurchblutung und ein systolisches Strömungsgeräusch.

Epidemiologie
Es handelt sich mit einer relativen Häufigkeit von 49 % um den häufigsten angeborenen Herzfehler.

Einteilung
Perimembranöser Defekt: VSD im Bereich des membranösen Septums, meist unterhalb der Aortenklappe, seltener im Bereich der rechtsventrikulären Ausflussbahn (➤ Abb. 12.3)
Muskulärer Defekt: VSD im Bereich des muskulären Septums; teilweise multipel („Swiss-Cheese-VSD")
Druckangleichender VSD: Sehr großer VSD mit Druckangleichung zwischen rechtem und linkem Ventrikel
Drucktrennender VSD: Kleinerer VSD, bei dem der Druck im rechten Ventrikel deutlich niedriger als im linken ist.

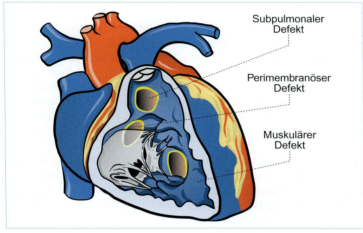

Abb. 12.3 Drei verschiedene Typen des Ventrikelseptumdefekts. Zum Zweck der Darstellung ist die Vorderwand des rechten Ventrikels entfernt worden. [L239]

Begleitfehlbildungen
Ein VSD ist häufig mit anderen Herz- oder Gefäßfehlbildungen (Pulmonalstenose, Aortenisthmusstenose, Aortenklappeninsuffizienz) assoziiert. Bei Verlagerung der überreitenden Aorta zu mehr als 50 % über den rechten Ventrikel spricht man von Double Outlet Right Ventricle (DORV).

Hämodynamik
Der VSD führt zu einem Links-rechts-Shunt und damit zu einer vermehrten Lungendurchblutung. Das Shuntvolumen ist vom Lungengefäßwiderstand abhängig. Bei einem großen VSD kommt es zu einer Druckangleichung zwischen rechtem und linkem Ventrikel und es entsteht eine Herzinsuffizienz. Bei persistierender Lungenüberperfusion kommt es durch obliterierende Gefäßveränderungen der Lunge zu einem progredienten Anstieg des Widerstands im kleinen Kreislauf. Er kann zur Umkehr der Shuntrichtung mit Entstehung eines Rechts-links-Shunts führen (**Eisenmenger-Reaktion,** ➤ Abb. 12.4).

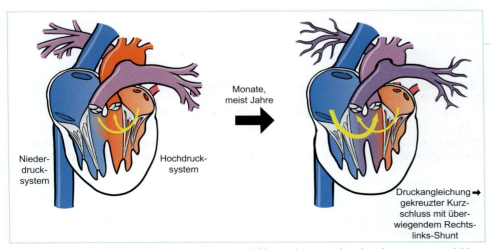

Abb. 12.4 Schematische Darstellung eines Ventrikelseptumdefekts. Nach Monaten bis Jahren kommt es zur Ausbildung von irreversiblen Gefäßverengungen im Lungengefäßbett. Eine Eisenmenger-Reaktion hat stattgefunden. [L239]

Aus Studentensicht

12.1.3.1 Ventrikelseptumdefekt (VSD)

Definition: Scheidewandöffnung zwischen rechtem und linkem Ventrikel → Übertritt des arteriellen Blutes vom linken zum rechten Herzen, Lungendurchblutung↑.

Epidemiologie: Häufigster angeborener Herzfehler (49 %).

Einteilung
- **Perimembranöser VSD**
- **Muskulärer VSD**
- **Druckangleichender VSD:** Großer Defekt mit Druckangleichung zwischen rechtem und linkem Ventrikel
- **Drucktrennender VSD:** Kleiner Defekt: Druck im rechten Ventrikel ‹ linken Ventrikel

ABB. 12.3

Begleitfehlbildungen: Oft mit anderen Herz- und Gefäßfehlbildungen assoziiert.

Hämodynamik: Links-rechts-Shunt → Lungendurchblutung↑. Großer VSD → Druckangleichung zwischen beiden Ventrikeln → Herzinsuffizienz. Persistierende Lungenüberperfusion → Gefäßveränderungen → Widerstand↑ im kleinen Kreislauf → Shuntumkehr → Rechts-links-Shunt (**Eisenmenger-Reaktion**).

ABB. 12.4

Aus Studentensicht

Klinik
- **Großer VSD:** Herzinsuffizienz mit Schwitzen, Dyspnoe, Trinkschwäche, Hepatomegalie, Gedeihstörung
- **Kleiner VSD:** Infektneigung, Schwitzen
- **Sehr kleiner VSD:** Asymptomatisch bei sehr lautem Herzgeräusch

Auskultationsbefund: Systolikum im 3.–4. ICR links, 2. Herzton betont und gespalten.

● **PRAXISTIPP**

Diagnostik
- **Echokardiografie:** Dopplerechokardiografische Darstellung des Shunts, Druckgradientenbestimmung
- **EKG:** Initial Linksherzhypertrophiezeichen, später Rechtsherzhypertrophiezeichen
- **Röntgen-Thorax:** Lungengefäßzeichnung↑, vergrößerter linker Vorhof, bei Eisenmenger-Reaktion Kalibersprung der Lungengefäße
- **Angiokardiografie:** Shuntdiagnostik mit Interventionsmöglichkeit

Therapie
- Herzinsuffizienztherapie: Digitalis, Diuretika, ACE-Hemmer
- Operativ durch direkte Naht oder Patchverschluss
- Katheterinterventioneller VSD-Verschluss

● **MERKE**

● **MERKE**

● **FALL**

---

12 KARDIOLOGIE

Klinik
Bei einem **großen VSD** kommt es in den ersten Lebenswochen zu einer progredienten Herzinsuffizienz mit vermehrtem Schwitzen, Dyspnoe, Trinkschwäche, Hepatomegalie und Gedeihstörung.
Bei **kleineren Defekten** bestehen nur geringgradige Symptome wie Infektneigung oder verstärktes Schwitzen.
Bei **sehr kleinen Defekten** sind die Kinder asymptomatisch, aber das Herzgeräusch ist besonders laut. Spontane Verkleinerungen von VSD bis hin zum Spontanverschluss sind häufig.

Auskultationsbefund
Bei der Untersuchung fällt ein mittelfrequentes holosystolisches Herzgeräusch (2/6–4/6) im 3.–4. ICR links auf. Der 2. Herzton ist betont und eng gespalten. Cave: Aufgrund der Druckverhältnisse ist in den ersten beiden Lebenstagen oft kein Geräusch hörbar.

> **PRAXISTIPP**
> Je größer der VSD, desto leiser ist das Herzgeräusch! Also „viel Lärm um nichts" bei kleinem VSD.

Diagnostik
- **Echokardiografie:** Darstellung des Defekts, dopplerechokardiografische Darstellung des Shunts und Bestimmung des Druckgradienten, Erfassung des Drucks im rechten Ventrikel.
- **EKG:** Bei einem kleinen Defekt ist es normal. Bei größerem Defekt zeigen sich initial meist Linksherzbelastungszeichen, später Rechtsherzhypertrophiezeichen. Im Verlauf treten bei hämodynamisch relevantem VSD biventrikuläre Hypertrophiezeichen auf. Die Linksachse des Herzens ist charakteristisch.
- **Röntgen-Thorax:** Bei einem kleinen Defekt ist er normal. Bei großem Shunt ist die Lungengefäßzeichnung vermehrt, das Herz ist bei vergrößertem linkem Vorhof groß. Bei Eisenmenger-Reaktion sind die zentralen Lungengefäße sehr kräftig, während die periphere Lungengefäßzeichnung fast verschwindet („Kalibersprung").
- **Angiokardiografie:** Bei isoliertem VSD ist sie heute meist nicht erforderlich. Sie ermöglicht eine exakte Shuntdiagnostik zur Entscheidung über eine Operationsindikation bei kleinem VSD sowie zur Bestimmung der pulmonalen Widerstandsverhältnisse und einer möglichen Operabilität bei großem VSD. Sie gibt Aufschluss über die Reversibilität der pulmonalen Drucksteigerung (Sauerstoffbeatmung, Iloprost-Inhalation oder NO-Beatmung). Zudem ermöglicht sie den Ausschluss zusätzlicher Vitien. Es besteht die Option des interventionellen VSD-Verschlusses abhängig von der Morphologie in gleicher Sitzung.

Therapie
Bei großen Defekten steht die Therapie der Herzinsuffizienz (Digitalis, Diuretika, ACE-Hemmer) im Vordergrund. In vielen Fällen kann abgewartet werden, ob sich eine spontane Tendenz zur Verkleinerung zeigt.
Die **Standardtherapie** besteht im operativen **Verschluss des VSD** durch direkte Naht oder einen Patchverschluss. Die wichtigste Komplikation ist die Verletzung des Reizleitungssystems durch eine Naht. Dadurch kommt es postoperativ zu einem kompletten AV-Block, der eine Schrittmacherimplantation erfordert. Postoperativ besteht bei den meisten Patienten ein Rechtsschenkelblock.
Bei erhöhtem pulmonalen Widerstand wird präoperativ durch Sauerstoffbeatmung, Iloprost-Inhalation oder NO-Beatmung untersucht, ob die pulmonale Widerstandserhöhung noch reversibel ist. Bei fixierter pulmonaler Hypertonie ist ein Defektverschluss kontraindiziert, da bei Wegfallen des Überlaufventils des rechten Ventrikels eine tödliche Rechtsherzinsuffizienz die Folge wäre. In diesen Fällen ist eine kombinierte Herz-Lungen-Transplantation die einzige therapeutische Option.
Als **Alternative** zur Operation kann heute bei Kindern mit einem Gewicht über 20 kg und mäßig hämodynamisch relevantem VSD ein **katheterinterventioneller VSD-Verschluss** durchgeführt werden.
Eine **Endokarditisprophylaxe** ist nicht erforderlich (> Kap. 12.2.1).

> **MERKE**   Bei kleinerem VSD kommt es in 42 % der Fälle innerhalb 1 Jahres, in 75 % bis zu einem Alter von 9 Jahren zum Spontanverschluss.

> **MERKE**   Bei fixierter pulmonaler Hypertonie ist bei VSD ein Defektverschluss kontraindiziert, da bei Wegfallen des Überlaufventils des rechten Ventrikels eine tödliche Rechtsherzinsuffizienz die Folge wäre.

> **FALL   A:** Tobias ist das 3. Kind gesunder Eltern. Schwangerschaft, Geburt und Perinatalphase verlaufen komplikationslos. Im Alter von 3 Wochen trinkt Tobias schlechter, er nimmt nicht mehr an Gewicht zu. Außerdem ist die Atmung beschleunigt. Als es beim Trinken zu einer Blaufärbung der Lippen kommt, ruft die Mutter den Notarzt.

K: Bei Ankunft des Notarztes hat sich die Blaufärbung der Lippen wieder zurückgebildet, das Munddreieck ist jedoch blassgrau. Tobias ist sehr zart (3.820 g bei einem Geburtsgewicht von 3.600 g) und schwitzt erheblich am Kopf. Die Leber ist deutlich vergrößert. Der Notarzt auskultiert ein lautes systolisches Herzgeräusch im 3.–4. ICR links.
D: Im EKG zeigen sich hohe S- und R-Wellen in V_1–V_6 sowie ein positives T in allen Brustwandableitungen. Die Befunde werden als Zeichen der biventrikulären Hypertrophie interpretiert. Im Röntgen-Thorax sind das Herz vergrößert und die Lungengefäßzeichnung vermehrt.
Diag: Echokardiografisch lässt sich ein großer Defekt im Ventrikelseptum als Ursache der Herzinsuffizienz nachweisen. Farbdopplerechokardiografisch wird ein großer Links-rechts-Shunt nachgewiesen.
T: Die Ärzte erklären Tobias' Eltern, dass ein solcher Herzfehler sich spontan verkleinern könne und eine sofortige Operation daher nicht indiziert sei. Da Tobias sich beim Trinken immer sehr anstrengen muss, wird ein Teil der Nahrung sondiert. Der Oberkörper wird hochgelagert. Eine medikamentöse Therapie mit Furosemid, Spironolacton und ß-Blocker wird eingeleitet. Die klinischen Zeichen der Herzinsuffizienz bilden sich hierunter zurück und Tobias beginnt, an Gewicht zuzunehmen.
V: Eine echokardiografische Kontrolluntersuchung 6 Wochen später zeigt jedoch einen unveränderten Befund. 1 Woche später wird der operative Verschluss des VSD erfolgreich durchgeführt. Tobias ist jetzt 3 Jahre alt. Er ist körperlich völlig altersentsprechend belastbar.

12.1.3.2 Persistierender Ductus arteriosus Botalli (PDA)

Definition
Durch die persistierende, ehemals fetale Verbindung zwischen A. pulmonalis und Aorta kommt es zu einem Links-rechts-Shunt von der Aorta in den Lungenkreislauf.

Epidemiologie
Bei etwa 4 % aller angeborenen Herzfehler handelt es sich um einen PDA, Mädchen sind häufiger betroffen als Jungen.

Begleitfehlbildungen
Ein PDA liegt häufig als Begleitfehlbildung bei anderen Herzfehlern, insbesondere bei zyanotischen Vitien, vor. Vitien, bei denen die Durchblutung des Systemkreislaufs oder der Lunge vom offenen Duktus abhängt, sind z. B. Aortenatresie, präduktale Aortenisthmusstenose und Pulmonalatresie. Hier kann der Duktusverschluss mithilfe von Prostaglandininfusionen verhindert oder verzögert werden.

Hämodynamik
Im Embryonalkreislauf wird das Blut, das aus dem rechten Ventrikel in die A. pulmonalis ausgeworfen wird, zur Umgehung des Lungenkreislaufs mit hohem Gefäßwiderstand über den Ductus arteriosus in die Aorta descendens abgeleitet. Nach der Geburt kommt es in den ersten Stunden bis Tagen zu einem Spontanverschluss des Duktus. In einigen Fällen, z. B. häufiger bei Neugeboreneninfektion oder respiratorischer Anpassungsstörung, bleibt der Verschluss aus, die Ätiologie ist unklar (> Abb. 12.5).
Bei Frühgeborenen liegt regelmäßig ein offener Duktus vor. Bei offenem Duktus fließt Blut aus der Aorta über die Pulmonalarterie in den Lungenkreislauf, sobald dort durch die Lungenentfaltung der Gefäßwiderstand abgesunken ist (Links-rechts-Shunt sowohl während der Systole als auch während der Diastole).

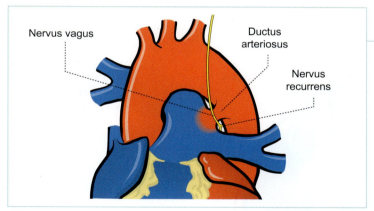

Abb. 12.5 Persistierender Ductus arteriosus Botalli. Zu beachten sind Nervus vagus und Nervus recurrens [L239].

Klinik
Bei Säuglingen mit weit offenem Duktus kommt es zu Blässe, Tachydyspnoe, Einziehungen, Trinkschwäche und rezidivierenden spastischen Bronchitiden. Ein kleiner PDA ist oft ein Zufallsbefund.

Auskultations- und Untersuchungsbefund
Es findet sich das charakteristische systolisch-diastolische Maschinengeräusch im 2. ICR links und paravertebral. Außerdem besteht ein Pulsus celer et altus.
Bei Neugeborenen lässt sich häufig nur ein systolisches Geräusch feststellen.

Aus Studentensicht

Diagnostik
- **Echokardiografie:** Shunt- und Duktusdarstellung
- **EKG:** Linksventrikuläre Belastung
- **Röntgen-Thorax:** Lungengefäßzeichnung ↑

Therapie
- Kleiner PDA: Gute Chance auf Spontanverschluss im 1. LJ. Frühgeborene: Verschluss mit Prostaglandinsynthesehemmern.
- Hämodynamisch wirksamer PDA: Interventioneller Verschluss durch Stahlspiralen oder Doppelschirme.
- Großer PDA: Minimalinvasive chirurgische Therapie als Durchtrennung oder Ligatur.

12.1.3.3 Vorhofseptumdefekt (ASD)

Definition: Pathologische Vorhofseptumöffnung → Blutfluss ↑ vom linken in den rechten Vorhof.

Epidemiologie: 16 % aller angeborenen Herzfehler.

Einteilung
- **Ostium-secundum-Defekt:** Zentral
- **Sinus-venosus-Defekt:** Hoch dorsal
- **Septum-primum-Defekt:** Tief
- **Offenes Foramen ovale**

Hämodynamik: Arterialisiertes Blut aus dem linken in den rechten Vorhof → Links-rechts-Shunt → Volumenbelastung des linken und rechten Vorhofs, des rechten Ventrikels, A. pulmonalis.

ABB. 12.6

Klinik: Im Schulalter: Körperliche Belastung ↓, Rhythmusstörungen.

---

12 KARDIOLOGIE

Diagnostik
- **Echokardiografie:** Direkte Darstellung des Duktus, dopplerechokardiografische Darstellung des Shunts in die Pulmonalarterie
- **EKG:** Zeichen der linksventrikulären Belastung, u. U. P-sinistroatriale
- **Röntgen-Thorax:** Die Lungengefäßzeichnung ist vermehrt; bei großem Shunt ist das Herz vergrößert.

Therapie
Bei kleinem PDA besteht eine gute Chance auf Spontanverschluss im 1. Lebensjahr. Bei Frühgeborenen ist ein medikamentöser Verschluss mit Prostaglandinsynthesehemmern (z. B. Indometacin) eine mögliche Therapieoption. Bei hämodynamisch wirksamem PDA besteht außer bei Frühgeborenen kein Zweifel an der Indikation zur Operation oder zum interventionellen Verschluss.
Bei kleinem PDA kommen bei Kindern mit einem Gewicht über 8 kg transvenös oder retrograd plazierte Stahlspiralen oder Doppelschirme zum Einsatz. Das Embolisations- und Reshuntrisiko liegt bei 5 %.
Bei großem PDA und kleinem Kind empfiehlt sich die minimalinvasive chirurgische Therapie, entweder als Durchtrennung oder als Ligatur. Das Reshuntrisiko beträgt hier 5 %.
Eine **Endokarditisprophylaxe** ist nicht erforderlich (➤ Kap. 12.2.1).

12.1.3.3 Vorhofseptumdefekt (ASD)

Definition
Die pathologische Öffnung im Vorhofseptum führt zu einem vermehrten Blutfluss vom linken in den rechten Vorhof und zu einer gesteigerten Lungendurchblutung.

Epidemiologie
Bei etwa 16 % aller angeborenen Herzfehler liegt ein ASD vor.

Einteilung
Ostium-secundum-Defekt (ASD II): Er liegt zentral im Vorhofseptum.
Sinus-venosus-Defekt: Er liegt hoch dorsal im Vorhofseptum in der Nähe der oberen Hohlvene.
Septum-primum-Defekt (ASD I): Er liegt tief im Vorhofseptum, reicht bis zum Klappenring und ist häufig mit einem septumnahen Spalt einer AV-Klappe kombiniert (inkompletter AV-Kanal).
Offenes Foramen ovale: Es ist kein Defekt, sondern eine normale anatomische Variante, die bei etwa 10 % der Erwachsenen nachweisbar ist. Bei erhöhtem Druck im rechten Vorhof kann ein kleiner Rechts-links-Shunt entstehen.

Hämodynamik
Aus dem linken Vorhof fließt arterialisiertes Blut über den Defekt in den rechten Vorhof. Dieser Links-rechts-Shunt führt zu einer Volumenbelastung des linken und rechten Vorhofs, des rechten Ventrikels und der A. pulmonalis. Zusätzlich können beim Sinus-venosus-Defekt eine oder beide Lungenvenen in den rechten Vorhof einmünden, wodurch die Volumenbelastung erheblich verstärkt wird (➤ Abb. 12.6).

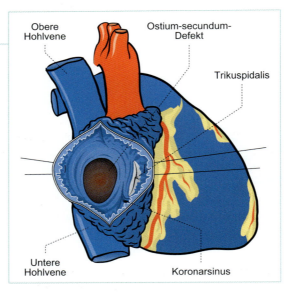

Abb. 12.6 Ostium-secundum-Defekt (Blick in den rechten Vorhof). [L239]

Klinik
Klinische Symptome sind im Säuglingsalter sehr selten, meist treten erst im Schulalter eine verminderte körperliche Belastbarkeit oder Rhythmusstörungen auf. Die Diagnose wird fast immer aufgrund des Auskultationsbefunds gestellt.

Auskultationsbefund
Es besteht ein mittelfrequentes spindelförmiges Systolikum im 2.–3. ICR links, das durch die relative Pulmonalstenose infolge der Volumenbelastung entsteht. Diagnostisch entscheidend ist der weit und fixiert gespaltene 2. Herzton mit lauter Pulmonalkomponente.

Diagnostik
- **Echokardiografie:** Direkte Darstellung und Größenbestimmung des Defekts, dopplerechokardiografische Darstellung des Links-rechts-Shunts
- **EKG:** Zeichen der rechtsventrikulären Hypertrophie, inkompletter oder kompletter Rechtsschenkelblock
- **Pulsoxymetrie:** Zum Ausschluss eines messbaren Rechts-links-Shunts
- **Transösophageale Echokardiografie** oder **Kardio-MRT:** Bei unzureichendem transthorakalen Schallfenster oder Verdacht auf zusätzliche Vitien
- **Röntgen-Thorax:** Häufig Normalbefund, bei großem Shunt verstärkte Lungengefäßzeichnung, prominentes Pulmonalsegment und Herzvergrößerung

Therapie
Therapie der Wahl beim hämodynamisch relevanten ASD ist der **interventionelle Verschluss.** Er sollte im Alter von 3–5 Jahren erfolgen, wenn ein Spontanverschluss nicht mehr erwartet wird. Nur selten ist aufgrund einer ungünstigen Morphologie ein operativer Verschluss erforderlich. Eine **Endokarditisprophylaxe** ist nicht erforderlich (➤ Kap. 12.2.1).

12.1.3.4 Atrioventrikulärer Septumdefekt (AVSD)
Definition
Die Hemmungsfehlbildung des Vorhof- und Ventrikelseptums einschließlich der AV-Klappen kommt besonders häufig bei Patienten mit Trisomie 21 vor. Sie führt frühzeitig zu einer fixierten pulmonalen Hypertonie und somit müssen bereits im Säuglingsalter diagnostische und therapeutische Maßnahmen erfolgen.

Epidemiologie
Bei etwa 3 % aller angeborenen Herzfehler handelt es sich um einen AVSD. Bei Trisomie 21 handelt es sich bei 40 % aller Herzfehler um einen AVSD. Bei 50 % der Patienten mit AVSD besteht eine Trisomie 21.

Pathologie
Es handelt sich um einen tief gelegenen Vorhofseptumdefekt (Septum-primum-Defekt) mit Inlet-Ventrikelseptumdefekt. Es besteht nur eine gemeinsame AV-Klappe.

Hämodynamik
Über den gemeinsamen Kanal sind alle vier Herzhöhlen miteinander verbunden. Zunächst besteht immer ein großer Links-rechts-Shunt auf Vorhof- und Ventrikelebene. Durch frühe Druckanhebung im kleinen Kreislauf kommt es gleichzeitig zum Auftreten eines Rechts-links-Shunts mit Entwicklung einer pulmonalen Hypertonie bereits in den ersten Lebensmonaten. Eine Fixierung ist bereits in der 2. Hälfte des 1. Lebensjahres möglich.

Klinik
Die Zeichen einer **ausgeprägten Herzinsuffizienz** mit Tachydyspnoe, Einziehungen, Trinkschwäche, rezidivierenden pulmonalen Infekten und Gedeihstörung manifestieren sich bereits in den ersten Lebenswochen. Meist besteht eine erhebliche Hepatomegalie.

Auskultationsbefund
Neben einem lauten VSD-Geräusch kann oft ein Mitralinsuffizienzgeräusch über der Herzspitze, oft auch ein diastolisches Strömungsgeräusch im 4. ICR links und rechts gehört werden. Der 2. Herzton ist meist eng gespalten und betont. Häufig ist am 1. Lebenstag noch kein Herzgeräusch auskultierbar!

> **CAVE** Ein unauffälliger kardialer Auskultationsbefund am 1. Lebenstag schließt einen angeborenen Herzfehler nicht aus.

Diagnostik
- **EKG:** Der überdrehte Linkstyp ist pathognomonisch! AV-Leitungsstörungen sind häufig (AV-Block I).
- **Echokardiografie:** Darstellung und Größenbestimmung des Defekts, Darstellung des Ausmaßes der AV-Klappen-Fehlbildung, dopplersonografische Darstellung des Shunts und des Ausmaßes einer AV-Klappen-Insuffizienz
- **Röntgen-Thorax:** Herzvergrößerung, liegende Eiform, prominenter rechter Vorhofbogen, prominentes Pulmonalsegment, vermehrte Hilus- und Lungengefäßzeichnung. Verminderung der peripheren Lungengefäßzeichnung nach Entwicklung der pulmonalen Hypertonie

---

Aus Studentensicht

Auskultationsbefund: Spindelförmiges Systolikum im 2.–3. ICR links, weit und fixierter gespaltener 2. Herzton.

Diagnostik
- **Echokardiografie:** Defektdarstellung, dopplerechokardiografische Darstellung des Links-rechts-Shunts
- **EKG:** Rechtsventrikuläre Hypertrophie, inkompletter/kompletter Rechtsschenkelblock
- **Pulsoxymetrie:** Ausschluss eines messbaren Rechts-links-Shunts
- **Transösophageale Echokardiografie/Kardio-MRT:** Verdacht auf zusätzliche Vitien
- **Röntgen-Thorax:** Lungengefäßzeichnung↑, Herzvergrößerung

Therapie: Interventioneller Verschluss beim hämodynamisch relevanten ASD im Alter von 3–5 Jahren.

12.1.3.4 Atrioventrikulärer Septumdefekt (AVSD)

Definition: Hemmungsfehlbildung des Vorhof- und Ventrikelseptums einschließlich der AV-Klappen → fixierte pulmonale Hypertonie.

Epidemiologie: 3 % aller angeborenen Herzfehler, häufig bei Trisomie 21.

Pathologie: Tiefer Vorhofseptumdefekt mit Inlet-Ventrikelseptumdefekt und gemeinsamer AV-Klappe.

Hämodynamik: Verbindung aller 4 Herzhöhlen → großer Links-rechts-Shunt auf Vorhof- und Ventrikelebene. Druck↑ im pulmonalen Kreislauf → Rechts-links-Shunt → pulmonale Hypertonie.

Klinik: Ausgeprägte Herzinsuffizienz mit Tachydyspnoe, Einziehungen, Trinkschwäche, Hepatomegalie.

Auskultationsbefund: Lautes VSD-Geräusch, oft Mitralinsuffizienzgeräusch über der Herzspitze.

CAVE

Diagnostik
- **EKG:** Pathognomonischer überdrehter Linkstyp, AV-Block I
- **Echokardiografie:** Defekt- und Shuntdarstellung
- **Röntgen-Thorax:** Herzvergrößerung, Hilus- und Lungengefäßzeichnung↑

Aus Studentensicht

12 KARDIOLOGIE

- **Herzkatheter:** Er tritt zunehmend in den Hintergrund, da die Echokardiografie bezüglich der Darstellung der Defekt- und Klappenmorphologie überlegen ist. Wenn er durchgeführt wird, zeigt sich die typische schwanenhalsförmige Konfiguration der linksventrikulären Ausflussbahn.

> **PRAXISTIPP**
> Der überdrehte Linkstyp ist für den AVSD pathognomonisch.

● **PRAXISTIPP**

Therapie
Zunächst wird die Herzinsuffizienz, die als Operationsindikation gilt, mit **Digitalis** und **Diuretika** behandelt. Beim kompletten AVSD wird die **operative Korrektur** im 3.–6. Lebensmonat angestrebt. Sie besteht in einem Verschluss des ASD und VSD mit einem oder zwei Patches und der AV-Klappen-Rekonstruktion. Das Operationsrisiko liegt unter 1 %, bei pulmonaler Hypertonie und Begleitfehlbildungen steigt es auf 10 %. Postoperativ treten häufig Herzrhythmusstörungen auf, insbesondere ein AV-Block, der in etwa 5 % der Fälle eine Schrittmacherimplantation erfordert.
Eine **Endokarditisprophylaxe** ist nicht erforderlich (➤ Kap. 12.2.1).

Therapie: Digitalis, Diuretika zur Herzinsuffizienzbehandlung. Operative Korrektur beim kompletten AVSD.

12.1.4 Angeborene Herzfehler mit Rechts-links-Shunt

12.1.4.1 Fallot-Tetralogie

Definition
Es handelt sich um das häufigste zyanotisches Herzvitium, bestehend aus Pulmonalstenose, hoch sitzendem großen VSD, Dextro- und Anteposition der Aorta („reitende Aorta") und Rechtsherzhypertrophie. Bei etwa 3 % aller angeborenen Herzfehler handelt es sich um eine Fallot-Tetralogie. Damit ist sie der häufigste Herzfehler, der mit einer schweren Zyanose einhergeht. Bei bis zu 30 % der betroffenen Kinder liegen chromosomale Abberationen vor. Die Fallot-Tetralogie ist auch ein häufiger Herzfehler bei Mikrodeletion 22q11 (DiGeorge-Syndrom). Jungen sind häufiger betroffen als Mädchen.

12.1.4 Angeborene Herzfehler mit Rechts-links-Shunt

12.1.4.1 Fallot-Tetralogie

Definition: Zyanotisches Herzvitium mit Pulmonalstenose, VSD, „reitender Aorta" und Rechtsherzhypertrophie.

Epidemiologie: 3 % aller angeborenen Herzfehler, häufigstes zyanotisches Vitium.

Pathologie
Es besteht eine Ausflussbehinderung des rechten Ventrikels durch eine valvuläre oder infundibuläre Pulmonalstenose. Außerdem liegt ein Ventrikelseptumdefekt dicht unterhalb der Aortenklappe mit Überreiten der Aorta über dem VSD (Dextroposition) und sekundärer Hypertrophie des rechten Ventrikels vor.

Begleitfehlbildungen
Mögliche Begleitfehlbildungen sind ein rechter Aortenbogen mit rechts deszendierender Aorta, eine Agenesie einer Pulmonalarterie, periphere Pulmonalstenosen sowie Ursprungs- und Verzweigungsanomalien der Koronararterien.

Pathologie: Pulmonalstenose → Ausflussbehinderung des rechten Ventrikels. VSD mit reitender Aorta und sekundärer Hypertrophie des rechten Ventrikels.

Hämodynamik
Bei hochgradiger Pulmonalstenose ist die Lungendurchblutung stark vermindert. Der Abstrom des venösen Blutes aus dem rechten Ventrikel erfolgt über den VSD in die Aorta. Infolge der geringeren Lungendurchblutung fließt nur eine geringe Menge arteriellen Blutes aus den Lungenvenen zurück in den linken Vorhof und über den linken Ventrikel in die Aorta. Die Aorta ist mit **arteriovenösem Mischblut** gefüllt, bei hochgradiger Pulmonalstenose ist der Anteil an arterialisiertem Blut gering und die arterielle Sauerstoffsättigung ist entsprechend niedrig. Es besteht eine Druckbelastung des rechten Ventrikels (➤ Abb. 12.7a). Der Rechts-links-Shunt führt zur Zyanose, dadurch kommt es zu einer reaktiven Polyglobulie und zur Gefahr von Thrombosen und Embolien. Kompensatorisch entwickelt sich eine Thrombozytopenie.

Hämodynamik: Pulmonalstenose → Lungendurchblutung↓ → venöser Blutabfluss aus dem rechten Ventrikel über VSD in Aorta, wenig arterielles Blut gelangt über linken Vorhof und Ventrikel in die Aorta → **arteriovenöses Mischblut** in der Aorta → arterielle O$_2$-Sättigung↓ → Zyanose → reaktive Polyglobulie mit Gefahr von Thrombosen, Embolien → kompensatorische Thrombozytopenie.

Klinik
Das Ausmaß der **Zyanose** hängt vom Schweregrad der Pulmonalstenose ab. Ist sie nur gering, spricht man von Pink Fallot, weil die Zyanose durch einen Links-rechts-Shunt über den VSD fehlt. Bei hochgradiger Pulmonalstenose kommt es am 2.–4. Lebenstag zu einer ausgeprägten, lebensbedrohlichen Zyanose. Es besteht eine Trinkschwäche, die zu einer Dystrophie führt.
Bei älteren Kindern können charakteristische **hypoxämische Anfälle** auftreten, die durch eine Zunahme der Infundibulumstenose bedingt sind. Klinisch kommt es zu Unruhe, Dyspnoe, Zunahme der Zyanose und Bewusstlosigkeit. Jeder Anfall kann tödlich enden. Die Einnahme einer Hockstellung erhöht den Widerstand im Systemkreislauf und verbessert dadurch die Lungenperfusion (➤ Abb. 12.7b). **Uhrglasnägel** und **Trommelschlägelfinger** (➤ Abb. 12.7d) sind nach dem 2. Lebensjahr regelmäßig vorhanden. Es zeigen sich eine vermehrte Venenfüllung sowie eine Injektion der Konjunktivalgefäße.

Klinik
- Geringe Stenose: Pink Fallot: Fehlende Zyanose durch Links-rechts-Shunt über dem VSD
- Hochgradige Stenose: Lebensbedrohliche Zyanose, Trinkschwäche → Dystrophie
- Ältere Kinder: **Hypoxämische Anfälle** durch Infundibulumstenose↑, Unruhe, Dyspnoe, Zyanose↑, Bewusstlosigkeit → Hockstellung, Uhrglasnägel, Trommelschlägelfinger

Auskultationsbefund
Er wird weitgehend durch die Pulmonalstenose bestimmt. Die Auskultation ergibt einen singulären 2. Herzton, weil die verdickte Pulmonalklappe zu keinem Pulmonalschlusston führt. Die Pulmonalste-

Auskultationsbefund: Pulmonalstenose → singulärer 2. Herzton. Raues, spindelförmiges Herzgeräusch im 2.–3. ICR links.

12.1 ANGEBORENE HERZFEHLER

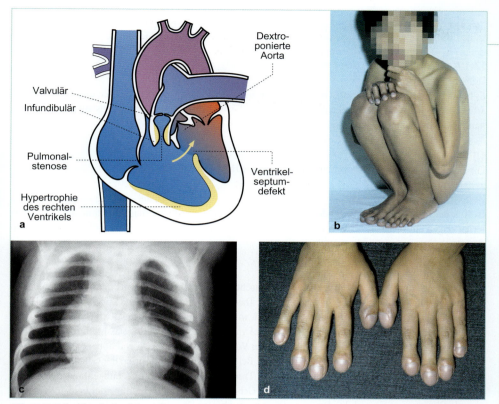

Abb. 12.7 Fallot-Tetralogie: **a)** Darstellung der Herzfehlerkombination. [L239] **b)** Charakteristische Hockstellung bei hypoxämischem Anfall. [O530] **c)** Röntgen-Thorax: Angehobene Herzspitze, konkaves Pulmonalsegment, verminderte Lungengefäßzeichnung. [O530] **d)** Trommelschlägelfinger. [O530]

se verursacht ein lautes, raues, spindelförmiges Herzgeräusch im 2.–3. ICR links. Das Systolikum kann im Extremfall als Schwirren tastbar sein und wird mit der Zunahme von Polyzythämie und Pulmonalstenose sowie mit Abnahme des systemischen Widerstands leiser.

Diagnostik
- **Echokardiografie:** Darstellung der einzelnen Fehlbildungskomponenten, dopplersonografische Bestimmung des Druckgradienten
- **EKG:** Rechtstyp, ausgeprägte Zeichen der rechtsventrikulären Hypertrophie
- **Pulsoxymetrie:** Zur Obkjektivierung von Schweregrad und Verlauf der zentralen Zyanose
- **Röntgen Thorax:** Eher kleines Herz, angehobene Herzspitze, Pulmonalsegment konkav, prominenter Aortenknopf, deutliche Verminderung der Lungengefäßzeichnung (transparente Lungenfelder!) (➢ Abb. 12.7c)
- **Herzkatheter:** Selektive Darstellung der Lungenarterien, Ausschluss aortopulmonaler Kollateralgefäße, zusätzlicher Ventrikelseptumdefekte und Koronararterienfehlbildungen

Therapie
Bei Neugeborenen mit duktusabhängiger Lungenperfusion wird eine **Prostaglandininfusion** durchgeführt, um den Duktus offen zu halten. Medikamente wie **Digitalis oder Diuretika** sind **kontraindiziert**, weil sie die infundibuläre Pulmonalstenose verstärken und einen hypoxämischen Anfall auslösen können. Die **Therapie des hypoxämischen Anfalls** beinhaltet eine Sedierung (z. B. Morphin), Sauerstoffzufuhr und eine intravenöse Volumengabe. Außerdem wird der Widerstand im Systemkreislauf erhöht, indem die Knie gegen die Brust gepresst werden (➢ Abb. 12.7b). Zur Rezidivprophylaxe werden β-Rezeptoren-Blocker (Propranolol 2–6 mg/kg KG/d) eingesetzt.
Als interventionelle Maßnahme wird die **Ballondilatation** der Pulmonalklappe durchgeführt. Dadurch wird die Lungenperfusion verbessert und die hypoplastische Lungenstrombahn zur Entwicklung gebracht.
Die **operative Korrektur** kann bereits im Säuglingsalter erfolgen. Sie umfasst den Verschluss des VSD durch Kunststoffmaterial und die Patcherweiterung der Pulmonalklappenstenose. Das Operationsrisiko liegt bei 3 %. Die Korrekturoperation ist auch möglich, wenn eine stärkere Hypoplasie des Hauptstamms und der beiden Hauptäste der A. pulmonalis sowie eine Hypoplasie des linken Vorhofs und linken Ventrikels vorliegen oder wenn ein abnormer Ast einer Koronararterie über den Ausflusstrakt des rechten Ventrikels zieht. In diesen Fällen erfolgt die operative Erweiterung der Ausflussbahn (**Anastomosenoperation**) mit Belassen des ASD oder Verkleinerung des VSD.
Eine **Endokarditisprophylaxe** ist erforderlich (➢ Kap. 12.2.1).

Aus Studentensicht

ABB. 12.7

Diagnostik
- **Echokardiografie:** Defektdarstellung, dopplersonografische Druckgradientenbestimmung
- **EKG:** Rechtstyp, rechtsventrikuläre Hypertrophie
- **Pulsoxymetrie**
- **Röntgen-Thorax:** Angehobene Herzspitze, transparente Lungenfelder
- **Herzkatheter**

Therapie
- Neugeborene mit duktusabhängiger Lungenperfusion: **Prostaglandininfusion**
- **Hypoxämischer Anfall:** Sedierung, O_2-Gabe, i.v.-Volumengabe, Hockstellung, Rezidivprophylaxe durch β-Rezeptoren-Blocker
- **Interventionell: Ballondilatation** der Pulmonalklappe, VSD-Verschluss, Patcherweiterung der Pulmonalklappenstenose
- **Endokarditisprophylaxe**

Aus Studentensicht

> **MERKE**

12.1.4.2 Transposition der großen Arterien (TGA)

Definition: Zyanotischer Herzfehler, bei dem die Aorta aus dem rechten und die Pulmonalarterie aus dem linken Ventrikel entspringen.

Epidemiologie: 2 % aller angeborenen Herzfehler.

Begleitfehlbildungen: VSD (40 %), Pulmonalstenose, extrakardiale Fehlbildungen (16 %).

Hämodynamik: Komplette Transposition: Komplette Trennung von System- und Lungenkreislauf, nicht mit dem Leben vereinbar. Aorta entspringt aus rechtem, A. pulmonalis aus linkem Ventrikel. O_2-armes Blut aus dem Körper → rechten Vorhof → rechten Ventrikel → Aorta → vollständige Ausschöpfung des O_2-Gehalts. Pulmonalvenöses Blut mit hohem O_2-Gehalt → linken Vorhof → A. pulmonalis → Lungenstrombahn.

Klinik: 1.–4. Lebenstag: Verschluss des Ductus arteriosus Botalli → **lebensbedrohliche Zyanose.** Trinkschwäche, Tachydyspnoe.

Diagnostik
- **Echokardiografie:** Defektdarstellung
- **Pulsoxymetrie**
- **BGA:** Ausmaß der Zyanose
- **EKG**
- **Röntgen-Thorax:** Eiförmiges Herz, Lungengefäßzeichnung ↑

Therapie: Prostaglandingabe bei drohendem Duktusverschluss. **Ballonatrioseptostomie** zur Erweiterung der Vorhofkommunikation. **Arterielle „Switch-Operation"** zur anatomischen Korrektur. Endokarditisprophylaxe.

12 KARDIOLOGIE

> **MERKE** Bei Fallot-Tetralogie sind positiv inotrope Medikamente und Diuretika kontraindiziert.

12.1.4.2 Transposition der großen Arterien (TGA)

Definition
Es handelt sich um einen zyanotischen Herzfehler, bei dem die Aorta aus dem rechten und die Pulmonalarterie aus dem linken Ventrikel entspringen. Dadurch sind Körper- und Lungenkreislauf nicht hintereinander, sondern parallel geschaltet.

Epidemiologie
Die TGA hat unter den angeborenen Herzfehlern eine Häufigkeit von etwa 2 %.

Begleitfehlbildungen
In 40 % der Fälle liegt ein begleitender VSD vor. Häufig besteht eine Pulmonalstenose und die Koronararterien zeigen ein variables Muster. Bei 16 % der Patienten mit TGA bestehen extrakardiale Begleitfehlbildungen.

Hämodynamik
Aorta und A. pulmonalis sind miteinander vertauscht. Die Aorta entspringt aus dem rechten Ventrikel und die A. pulmonalis aus dem linken Ventrikel. Das sauerstoffarme Blut, das aus dem Körper in den rechten Vorhof und in den rechten Ventrikel fließt, wird erneut in die Aorta ausgeworfen. Dadurch wird der Sauerstoffgehalt des Blutes im Körperkreislauf vollständig ausgeschöpft. Das pulmonalvenöse Blut strömt mit hoher Sauerstoffsättigung in den linken Vorhof zurück und wird von dort erneut über die A. pulmonalis in die Lungenstrombahn ausgeworfen. Bei kompletter Transposition der Gefäße ohne zusätzliche Begleitfehlbildung liegt also eine komplette Trennung von System- und Lungenkreislauf vor, die nicht mit dem Leben vereinbar ist! Kurz nach der Geburt besteht eine Verbindung der beiden Kreisläufe über das Foramen ovale und den Ductus arteriosus. Nach dem Verschluss dieser Verbindungen versterben die Patienten an einer extremen Hypoxie. Bei zusätzlich bestehendem ASD, VSD oder PDA kommt es, vor allem bei vermehrter Lungendurchblutung, über diese Defekte zu einem Shunt, der dem Körperkreislauf arterialisiertes Blut zuführt. Bei gleichzeitig bestehender Pulmonalstenose ist durch den erniedrigten Druck in der A. pulmonalis ein solcher Shunt nicht möglich, die Prognose ist dann schlecht.

Klinik
Am 1.–4. Lebenstag kommt es mit dem Verschluss des Ductus arteriosus Botalli zu einer schweren, **lebensbedrohlichen Zyanose,** die durch reine Sauerstoffatmung nicht zu beheben ist. Hinzu kommen **Trinkschwäche** und **Tachydyspnoe.** Unbehandelt entwickelt sich rasch eine schwere Herzinsuffizienz mit tödlichem Ausgang innerhalb der ersten Lebenstage.

Auskultationsbefund
Das Herzgeräusch ist uncharakteristisch. Der 2. Herzton ist singulär. Bei offenem Ductus Botalli besteht ein Systolikum im 2. ICR links.

Diagnostik
- **Echokardiografie:** Darstellung der Anatomie, Erfassung begleitender Fehlbildungen
- **Pulsoxymetrie:** Bestimmung der Sauerstoffsättigung
- **Blutgasanalyse:** Bestimmung des Ausmaßes der Zyanose und Bewertung der Kreislaufsituation
- **EKG:** Weitgehend normal, regelhaft positives T in V_1
- **Röntgen-Thorax:** Eiförmiges Herz mit schmalem Gefäßband, meist vermehrte Lungengefäßzeichnung
- **Herzkatheter:** Nicht mehr obligat, bei Begleitfehlbildungen aber indiziert

Therapie
Bei drohendem Duktusverschluss ist die **Prostaglandingabe** die erste lebenserhaltende Maßnahme. Präoperativ kann die Gefahr einer kritischen Hypoxämie durch eine Erweiterung der Vorhofkommunikation (**Ballonatrioseptostomie** nach Rashkind) reduziert werden.
Die **Korrekturoperation** wird bevorzugt innerhalb der ersten 2 Lebenswochen durchgeführt, um der Gefahr einer postoperativen Herzinsuffizienz zu begegnen, da der linke Ventrikel im natürlichen Verlauf der Transposition nach postnatalem Druckabfall im Lungenkreislauf hypotrophiert. Die anatomische Korrektur erfolgt mit der **„arteriellen Switch-Operation".** Hierbei werden die großen Arterien durchtrennt und in vertauschter Position mit den Gefäßstümpfen anastomosiert. Die Koronararterien werden in die Neoaortenwurzel implantiert (➤ Abb. 12.8).
Eine **Endokarditisprophylaxe** ist erforderlich (➤ Kap. 12.2.1).

12.1 ANGEBORENE HERZFEHLER

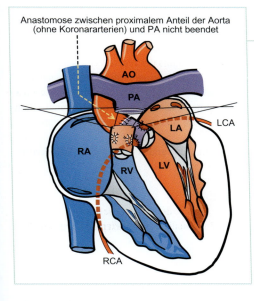

Anastomose zwischen proximalem Anteil der Aorta (ohne Koronararterien) und PA nicht beendet

Abb. 12.8 Prinzip der arteriellen Switch-Operation: Man verbindet dabei den proximalen Anteil der Aorta mit der Bifurkation der Pulmonalis – den proximalen Anteil der Pulmonalis mit dem distalen Teil der Aorta ascendens. Um eine arterielle Versorgung der beiden Koronararterien zu gewährleisten, werden sie in den proximalen Anteil der Pulmonalis reimplantiert („geswitcht"). RA: rechtes Atrium; RV: rechter Ventrikel; LA: linkes Atrium, LV: linker Ventrikel; AO: Aorta; PA: Pulmonalarterie; LCA: linke Koronararterie, RCA: rechte Koronararterie. [L239]

12.1.5 Seltenere zyanotische Herzvitien

12.1.5.1 Hypoplastisches Linksherz (HLH)

Definition
Es besteht eine Hypoplasie und damit Funktionslosigkeit des linken Ventrikels unterschiedlichen Ausprägungsgrades mit Mitralatresie, Aortenatresie und ausgeprägter Hypoplasie der aszendierenden Aorta.

Epidemiologie
Die Häufigkeit beträgt etwa 2 % aller angeborenen Herzfehler. Das HLH führt zu 25 % aller kardialen Todesfälle in der Neugeborenenperiode und ist die häufigste kardiale Todesursache in der ersten Lebenswoche.

Hämodynamik
Das venöse Blut fließt aus dem Körper über die Hohlvenen in den rechten Vorhof, in den rechten Ventrikel und weiter in die A. pulmonalis. Über einen PDA wird infolge einer pulmonalen Hypertonie auch der gesamte Körperkreislauf vom rechten Ventrikel versorgt. Das aus den Lungenvenen zurückströmende Blut fließt über ein paradox offenes Foramen ovale in den rechten Vorhof, den rechten Ventrikel, die A. pulmonalis und als arteriovenöses Mischblut über den PDA in den Systemkreislauf.

Klinik
Bei Duktusverschluss entwickelt das Neugeborene schlagartig das Bild eines kardiogenen Schocks. Bei protrahiertem Duktusverschluss bestehen die Zeichen der Herzinsuffizienz mit Tachydyspnoe, Einziehungen, Lungenödem und Hepatosplenomegalie. Fast alle Kinder versterben innerhalb der ersten 3 Monate, die meisten innerhalb der ersten 10 Tage.

Diagnostik
- **Echokardiografie:** Dilatation des rechten Ventrikels und der A. pulmonalis, normal großer linker Vorhof, Hypoplasie des linken Ventrikels, dopplersonografisch kein oder kaum Fluss in die Aorta ascendens
- **Blutdruckmessung:** Sie erfolgt an allen 4 Extremitäten und kann Hinweise auf Vorliegen bzw. Ausmaß der Aortenisthmusstenose geben.
- **Pulsoxymetrie:** Sie erfasst das Ausmaß der Zyanose und kann indirekt Auskunft über die Perfusionsverhältnissen geben.
- **Arterielle Blutgasanalyse** und **Serumlaborwerte:** Ausmaß der Zyanose und Organschädigung, sowie Bewertung der Kreislaufsituation
- **EKG:** Weitgehend unspezifisch, Repolarisationsstörungen weisen auf eine Myokardischämie hin.
- **Röntgen-Thorax:** Großes Herz und vermehrte Lungengefäßzeichnung
- **Herzkatheter:** Wenn echokardiografisch auch die Abklärung des Aortenbogens gelingt, kann zumindest der erste Teil der Norwood-Operation ohne Herzkatheteruntersuchung durchgeführt werden.

Therapie
Zunächst wird versucht, einen möglichst balancierten Fluss zwischen kleinem und großem Kreislauf herzustellen. Wichtig ist hierbei, die Spontanatmung zu sichern und den Duktus durch eine **Prostaglandininfusion** offen zu halten.

Aus Studentensicht

ABB. 12.8

12.1.5 Seltenere zyanotische Herzvitien

12.1.5.1 Hypoplastisches Linksherz (HLH)

Definition: Hypoplasie → Funktionslosigkeit des linken Ventrikels.

Epidemiologie: 2 % aller angeborenen Herzfehler, häufigste kardiale Todesursache in der 1. Lebenswoche.

Hämodynamik: Venöses Blut: Körper → rechter Vorhof → rechter Ventrikel → A. pulmonalis → PDA → Versorgung des gesamten Körperkreislaufs vom rechten Ventrikel. Lungenvenen → paradox offenes Foramen ovale → rechter Vorhof → rechter Ventrikel → A. pulmonalis → arteriovenöses Mischblut → PDA → Systemkreislauf.

Klinik: Herzinsuffizienz mit Tachydyspnoe, Einziehungen, Lungenödem, Hepatosplenomegalie. Duktusverschluss → kardiogener Schock.

Diagnostik
- **Echokardiografie:** Dilatation des rechten Ventrikels und A. pulmonalis, linksventrikuläre Hypoplasie
- **Blutdruckmessung:** An allen 4 Extremitäten
- **Pulsoxymetrie**
- **Arterielle BGA, Serumlaborwerte:** Ausmaß der Zyanose
- **EKG**
- **Röntgen-Thorax:** Vergrößertes Herz
- **Herzkatheter**

Therapie
- **Prostaglandininfusion** zur Verhinderung des Duktusverschlusses

Aus Studentensicht

- **Operation nach Norwood:**
  - 1. Pulmonalishomograft als neue Aorta
  - 2. Bidirektionaler kavopulmonaler Shunt (**Glenn-Anastomose**)
  - 3. Totale kavopulmonale Anastomose (**Fontan-Zirkulation**)
- Herztransplantation

12.1.5.2 Pulmonalatresie mit intaktem Ventrikelseptum

Definition: Atresie der trikuspidalen Pulmonalklappe, rechtsventrikuläre Hypoplasie bei fehlendem VSD.

Hämodynamik: Fehlender VSD → keine Entleerung des rechten Ventrikels. Lungendurchblutung über Kollateralkreislauf.

Klinik: Duktusverschluss → **lebensbedrohliche Zyanose.**

Auskultationsbefund: PDA: Systolikum im 2. ICR links. Atretische Pulmonalklappe: singulärer Herzton.

Diagnostik
- **EKG:** Rechtsherzhypertrophie
- **Echokardiografie:** Defektdarstellung
- **Röntgen-Thorax:** Lungengefäßzeichnung ↓
- **Herzkatheter**

Therapie: Prostaglandininfusion: Aufrechterhaltung der Lungendurchblutung. Interventionelle Eröffnung der Pulmonalklappe: Hochfrequenzperforation, Ballondilatation.

12.1.5.3 Trikuspidalatresie (TA)

Pathologie: Bindegewebiger membranöser Verschluss der Trikuspidalklappe → rechtsventrikuläre Hypoplasie.

Hämodynamik: Venöses Blut aus Hohlvenen → offenes Foramen ovale/ASD → linker Vorhof → Durchmischung mit dem aus Lungenvenen zurückströmendem arterialisierten Blut → arteriovenöses Mischblut → Aorta und Lungenstrombahn.

Klinik: Kurz nach Geburt Zyanose, Tachydyspnoe, Tachykardie. Lungendurchblutung ↑ → **Herzinsuffizienz.** Lungendurchblutung ↓ → **Zyanose.**

---

12 KARDIOLOGIE

Die erste Option ist die in 3 Stufen ablaufende **Operation nach Norwood.** In der ersten Stufe wird aus dem großen Pulmonalarterienstamm der hypoplastischen Aorta ascendens meist unter Einsatz eines Pulmonalishomografts eine neue Aorta geschaffen. Da jetzt keine Verbindung mehr zwischen rechtem Ventrikel und Pulmonalarterie besteht, wird mithilfe eines Goretex-Shunts der rechte Ventrikel an die Pulmonalgefäße angeschlossen und das Vorhofseptum entfernt. In der zweiten Stufe (4.–6. Lebensmonat) wird dieser aortopulmonale Shunt in einen bidirektionalen kavopulmonalen Shunt (**Glenn-Anastomose**) umgewandelt. In der dritten Stufe erfolgt die Ergänzung zur totalen kavopulmonalen Anastomose (**Fontan-Zirkulation**). Die 10-Jahres-Überlebensraten liegen bei 70 %, dennoch können postoperativ viele Komplikationen auftreten.

Die Herztransplantation ist eine weitere therapeutische Option. Aufgrund des Mangels an Spenderorganen kann es jedoch zu langen Wartezeiten kommen.

12.1.5.2 Pulmonalatresie mit intaktem Ventrikelseptum

Definition
Es handelt sich um eine Atresie der trikuspidal angelegten Pulmonalklappe mit Hypoplasie des rechten Ventrikels bei fehlendem VSD.

Hämodynamik
Ausflusstrakt und rechter Ventrikel bleiben hypoplastisch. Die Lungendurchblutung erfolgt ausschließlich über einen Kollateralkreislauf, meist über einen PDA, sonst über Bronchial-, Interkostalarterien oder über sog. Major Aortopulmonary Collateral Arteries (MAPCA) und ist dadurch vermindert.

Klinik
Bei einem Verschluss des Duktus kommt es am 2.–3. Lebenstag zu einer schweren, **lebensbedrohlichen Zyanose.**

Auskultationsbefund
Der PDA führt zu einem Systolikum im 2. ICR links. Der 2. Herzton ist singulär, da die Pulmonalklappe atretisch ist.

Diagnostik
- **EKG:** Ausgeprägte Rechtsherzhypertrophiezeichen; es besteht ein P-dextroatriale und das T in V_1 ist positiv.
- **Echokardiografie:** Darstellung der Anatomie und Größenabschätzung des rechten Ventrikels
- **Röntgen-Thorax:** Verminderte Lungengefäßzeichnung
- **Herzkatheter:** Gegebenenfalls zur Beurteilung der Kollateralgefäße indiziert

Therapie
Beim Neugeborenen ist eine **Prostaglandininfusion** zur Aufrechterhaltung der Lungendurchblutung über den Ductus arteriosus lebensrettend. Bei ausreichender Ventrikelgröße wird die rasche Dekompression des rechten Ventrikels durch Eröffnung der Pulmonalklappe und evtl. auch der rechtsventrikulären Ausflussbahn angestrebt. Dies wird interventionell mittels Hochfrequenzperforation und Ballondilatation oder operativ erreicht.

12.1.5.3 Trikuspidalatresie (TA)

Pathologie
Es handelt sich um einen bindegewebigen membranösen Verschluss der Trikuspidalklappe, der zu einer Hypoplasie des rechten Ventrikels und damit zu einem hypoplastischen Rechtsherzsyndrom führt.

Hämodynamik
Die verschlossene Klappe wird über ein offenes Foramen ovale oder einen zusätzlichen ASD, VSD oder PDA umströmt (> Abb. 12.9). Die Lungendurchblutung ist variabel. Das venöse Blut fließt aus den Hohlvenen über das offene Foramen ovale oder einen ASD in den linken Vorhof. Dort vermischt es sich mit dem aus den Lungenvenen zurückströmenden arterialisierten Blut. Das arteriovenöse Mischblut wird in die Aorta und in die Lungenstrombahn ausgeworfen.

Klinik
Die TA führt in der Regel kurz nach der Geburt zu Zyanose, Tachydyspnoe und Tachykardie. Bei vermehrter Lungendurchblutung dominiert die **Herzinsuffizienz,** während bei verminderter Lungendurchblutung die **Zyanose** im Vordergrund steht.

Auskultationsbefund
Es besteht ein uncharakteristisches, systolisches Herzgeräusch.

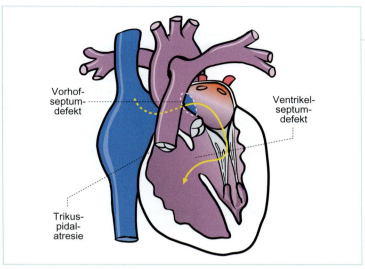

Abb. 12.9 Hämodynamik bei Trikuspidalatresie mit normal großen Gefäßen ohne Pulmonalstenose. Es bestehen gleichzeitig ein großer Vorhof- und Ventrikelseptumdefekt. Einer der beiden Ventrikel – meist der rechte – ist sehr häufig hypoplastisch (in der Zeichnung nicht dargestellt). [L239]

Diagnostik
- **EKG:** Ausgeprägte Linkshypertrophiezeichen
- **Echokardiografie:** Darstellung der Anatomie und Größenabschätzung des rechten Ventrikels
- **Herzkatheter:** Bei speziellen Fragestellungen

Therapie

Das Neugeborene erhält eine **Prostaglandininfusion,** um den Ductus arteriosus offen zu halten. Falls notwendig, wird im Rahmen der Herzkatheteruntersuchung eine **Atrioseptostomie** durchgeführt, um eine Öffnung zwischen den Vorhöfen zu schaffen oder zu vergrößern.
Die **operative Korrektur** erfolgt in mehreren Schritten in den ersten 3–4 Lebensjahren. Ziel ist, dem Systemkreislauf ausreichend Sauerstoff zuzuführen. Bei verminderter Lungendurchblutung wird ein modifizierter **Blalock-Taussig-Shunt** angelegt. Es handelt sich um eine Verbindung zwischen der rechten A. subclavia und der rechten A. pulmonalis unter Verwendung einer Goretex-Prothese. Ein Teil des Blutes, das durch die Aorta fließt, „shunted" nun in die Pulmonalarterie und wird in der Folge oxygeniert. Der untere Teil der Pulmonalarterie wird entweder abgesetzt und die Pulmonalklappe zugenäht oder als Damus-Kaye-Stansel-Anastomose mit der Aorta zusammengefasst und zur Systemversorgung verwendet. In einer zweiten Operation, die im Alter von etwa 6 Monaten erfolgt, wird eine **Glenn-Anastomose** angelegt. Der Blalock-Taussig-Shunt wird entfernt und die V. cava superior mit der rechten Pulmonalarterie verbunden. Hierdurch fließt Blut aus dem Kopf und aus den Armen passiv in die Pulmonalarterie und wird in der Folge oxygeniert. Das Blut für den Systemkreislauf setzt sich aus dem oxygenierten Anteil der oberen Körperhälfte und dem desoxygenierten Anteil der unteren Körperhälfte zusammen. Es werden also arterielle O_2-Sättigungen um 75–85 % erreicht. Das Vorhofseptum wird spätestens in diesem Schritt möglichst vollständig entfernt (Atrioseptektomie).
Die abschließende **Fontan-Operation** erfolgt im Alter von 2–3 Jahren. Das venöse Blut wird aus der V. cava inferior über eine Goretex-Prothese in die rechte Pulmonalarterie geleitet, wodurch die Oxygenierung des Bluts aus der unteren Körperhälfte ermöglicht wird. Postoperativ besteht durch den Widerstand in den Lungenarterien ein hoher zentralvenöser Druck. Dadurch kommt es bei 5 % der Patienten zu den charakteristischen klinischen Folgen der Fontan-Operation: Lebervergrößerung, Aszites, Eiweißverlust über den Darm und Herzrhythmusstörungen.

> **MERKE** Die charakteristischen klinischen Langzeitfolgen der Fontan-Operation sind Lebervergrößerung, Aszites, Eiweißverlustsyndrom über den Darm und Herzrhythmusstörungen.

> **LERNTIPP** Mache dich mit den operativen Therapiemaßnahmen der Trikuspidalatresie für die Prüfung vertraut.

12.1.5.4 Truncus arteriosus communis

Definition

Das vollständige Ausbleiben der Trennung zwischen Aorta und Pulmonalarterie führt dazu, dass aus beiden Ventrikeln ein gemeinsames großes Gefäß entspringt, das über einem hohen Ventrikelseptumdefekt reitet. Es besteht eine gemeinsame Klappe mit zwei bis sechs, meist vier Taschenklappen.

Aus Studentensicht

ABB. 12.9

Diagnostik
- **EKG:** Linkshypertrophie
- **Echokardiografie, Herzkatheter**

Therapie
- Neugeborene: **Prostaglandininfusion**
- **Atrioseptostomie**
- Operative Korrektur: Lungendurchblutung↓ → **Blalock-Taussig-Shunt:** Verbindung zwischen rechter A. subclavia und rechter A. pulmonalis → **Glenn-Anastomose:** Verbindung zwischen rechter V. cava superior und rechter A. pulmonalis → **Fontan-Operation:** Verbindung zwischen V. cava inferior und rechter A. pulmonalis.

MERKE

LERNTIPP

12.1.5.4 Truncus arteriosus communis

Definition: Fehlende Trennung zwischen Aorta und Pulmonalarterie.

12 KARDIOLOGIE

Aus Studentensicht

Epidemiologie: 1% aller angeborenen Herzfehler, ♂>♀.

Hämodynamik: Gemeinsames Gefäß für Koronar-, Lungen- und Körperkreislauf → Lungendurchblutung↑ → pulmonale Hypertonie. Venöses Blut → rechter Vorhof → rechter Ventrikel → Trunkus: Vermischung mit arterialisiertem Blut aus den Lungenvenen.

Klinik: Trinkschwäche, Tachydyspnoe, Hepatosplenomegalie, rezidivierende bronchopulmonale Infekte, Lungenödem.

Auskultationsbefund: VSD: Holosystolisches Geräusch. Trunkusstenose: Systolisches Austreibungsgeräusch.

Therapie: Operative Korrektur in den ersten Lebensmonaten: Entfernung der Lungengefäße vom gemeinsamen Trunkus, Implantation eines Conduits zur Herstellung der Lungendurchblutung.

12.1.5.5 Morbus Ebstein

Definition: Trikuspidalklappenanomalie durch ungenügende Ablösung der Klappensegel vom Myokard in der Embryonalphase.

Epidemiologie: 1 : 20.000.

Pathologie: Partielle Anheftung der Klappensegel → Verlagerung eines oder mehrerer hypoplastischer Trikuspidalklappensegel in die rechte Kammer. **Atrialisation des rechten Ventrikels.** Trikuspidalinsuffizienz.

Hämodynamik: Erschwerter Blutabstrom → Druck↑ im rechten Vorhof → Rechts-links-Shunt.

Klinik: Zyanose.

Auskultationsbefund: Weite Spaltung des 1. und 2. Herztons.

Diagnostik: Echokardiografie und 24-h-EKG.

Therapie: Behandlung der Herzinsuffizienz. Operative plastische Rekonstruktion der Trikuspidalklappe.

Epidemiologie
Bei etwa 1% aller angeborenen Herzfehler im Säuglingsalter liegt ein Truncus arteriosus communis vor, häufig ist er mit einer Mikrodeletion 22q11 (DiGeorge-Syndrom) assoziiert. Jungen sind häufiger betroffen als Mädchen.

Hämodynamik
Das gemeinsame Gefäß versorgt den Koronar-, Lungen- und Körperkreislauf. Die Lunge wird meist verstärkt durchblutet, es kommt zur pulmonalen Hypertonie. Das aus den Hohlvenen kommende venöse Blut fließt über den rechten Vorhof in den rechten Ventrikel und in den Trunkus, der auch das aus den Lungenvenen kommende arterialisierte Blut aufnimmt. Koronar-, Lungen- und Körperkreislauf werden mit arteriovenösem Mischblut versorgt.

Klinik
Frühzeitig treten **Trinkschwäche, Tachydyspnoe, Hepatosplenomegalie,** rezidivierende bronchopulmonale Infekte und ein **Lungenödem** auf. Ohne Operation beträgt die Letalität im 1. Lebensjahr 70–85%.

Auskultationsbefund
Es bestehen ein holosystolisches Geräusch eines VSD oder ein systolisches Austreibungsgeräusch durch eine relative Trunkusstenose und typischerweise ein singulärer 2. Herzton.

Therapie
Eine operative Korrektur ist in den ersten Lebensmonaten möglich, solange noch keine Fixierung der pulmonalen Hypertonie erfolgt ist. Dabei werden die Lungengefäße vom gemeinsamen Trunkus getrennt und die Lungendurchblutung wird durch Implantation eines Conduits (z. B. Rindervene) in den rechten Ventrikel hergestellt. Der Verschluss des VSD erfolgt so, dass die Aorta ihr Blut nur aus dem linken Ventrikel erhält.

12.1.5.5 Morbus Ebstein

Definition
Die Anomalie der Trikuspidalklappe entsteht durch die ungenügende Ablösung der Klappensegel vom Myokard in der Embryonalphase, bei der die freie Klappenöffnung in Richtung Trabekelzone des rechten Ventrikels verlagert ist.

Epidemiologie
Die Häufigkeit beträgt 1 : 20.000 Geburten.

Pathologie
Durch die partielle Anheftung der Klappensegel an die rechtsventrikuläre Wand oder das Septum kommt es zu einer Verlagerung eines oder mehrerer hypoplastischer Trikuspidalklappensegel in die rechte Kammer. In 75 % der Fälle besteht zusätzlich ein offenes Foramen ovale oder ein ASD. Der Teil des rechten Ventrikels oberhalb der Trikuspidalklappe gehört funktionell zum rechten Vorhof (**Atrialisation des rechten Ventrikels**). Meist findet sich zusätzlich eine hochgradige Trikuspidalinsuffizienz.

Hämodynamik
Der Blutabstrom aus dem dilatierten rechten Vorhof ist erschwert. Dadurch erhöht sich der Druck im rechten Vorhof und es kommt zu einem Rechts-links-Shunt.

Klinik
Die Hälfte der Patienten fällt in der Neugeborenenphase durch eine Zyanose auf. Mit abnehmendem pulmonalvaskulärem Widerstand kann die Zyanose zurückgehen, um nach vielen Jahren erneut aufzutreten.

Auskultationsbefund
Es findet sich ein systolisches Herzgeräusch am linken unteren Sternalrand. Auffällig ist insbesondere die weite Spaltung des 1. und 2. Herztons.

Diagnostik
- **Echokardiografie:** Darstellung der Verlagerung der frei beweglichen Segel zur Ebene der AV-Klappen-Ringe. Im Verlauf findet sich eine extreme Vergrößerung des rechten Vorhofs.
- **24-h-EKG:** Zum Nachweis häufig auftretender supraventrikulärer Tachykardien

Therapie
Bei Neugeborenen steht die Behandlung der Herzinsuffizienz im Vordergrund. Grundsätzlich sollte abgewartet werden, ob eine spontane Tendenz zur Besserungs eintritt. Bei ausgeprägter Rechtsherzinsuffizienz erfolgt der Versuch der operativen plastischen Rekonstruktion der Trikuspidalklappe.

12.1.5.6 Totale Lungenvenenfehlmündung (TLVF)

Definition
Es handelt sich um einen angeborenen Herzfehler, bei dem die Verbindung zwischen den Lungenvenen und dem linken Vorhof fehlt.

Epidemiologie
Die Häufigkeit beträgt etwa 1% aller Herzfehler.

Pathologie
Alle Lungenvenen münden in den rechten Vorhof oder in ein venöses Gefäß, das mit dem rechten Vorhof in Verbindung steht. Meist besteht zusätzlich ein offenes Foramen ovale oder ein ASD.

Einteilung
- **Suprakardiale Form:** Alle Lungenvenen münden nach einer Vereinigung in einem Sammelgefäß (Confluens) in die V. anonyma oder in die obere Hohlvene (> Abb. 12.10).
- **Kardiale Form:** Alle Lungenvenen münden direkt in den rechten Vorhof oder in den Sinus coronarius.
- **Infradiaphragmale Form:** Alle Lungenvenen münden in die V. cava inferior oder in die Pfortader.

Hämodynamik
Das arteriovenöse Mischblut gelangt vom rechten Vorhof teilweise in den Lungenkreislauf, teilweise über die zusätzlich bestehende interatriale Verbindung in den Körperkreislauf. Meist besteht eine ausgeprägte Dilatation von rechtem Vorhof und rechtem Ventrikel.

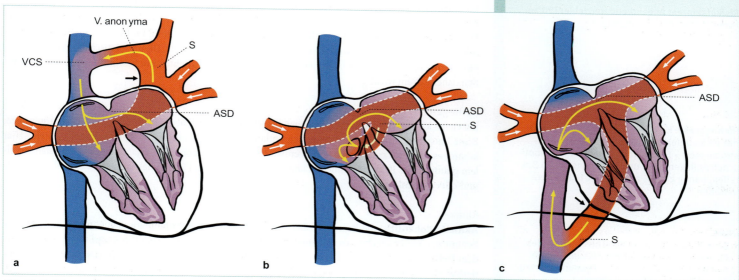

Abb. 12.10 Schematische Darstellung der 3 verschiedenen Typen einer totalen Lungenvenenfehlmündung: **a)** suprakardialer Typ, **b)** kardialer Typ, **c)** infradiaphragmaler Typ.
ASD: Vorhofseptumdefekt, S: Sammelgefäß der fehlmündenden Lungenvenen, VCS: V. cava superior, Pfeil: Ort der Ligatur beim Sammelgefäß. [L239]

Klinik
Verläuft der Blutfluss aus den Lungenvenen in den großen Kreislauf ohne Obstruktion, so entwickelt sich eine geringgradige Zyanose, Notfallsituationen sind selten. Bestehen hingegen hämodynamisch wirksame Engstellen, so kommt es zu einem Aufstau im pulmonalvenösen Schenkel und zur schweren pulmonalen Hypertonie mit Druckanstiegen im rechten Ventrikel, die über dem Systemdruck liegen können. Eine Zyanose, das erheblich verminderte Herzzeitvolumen und die Lungenstauung beherrschen das klinische Bild. Obstruktionen auf dem Weg des Lungenvenenblutes in den großen Kreislauf kommen bei der infradiaphragmalen Form durch die Zwischenschaltung des Leberparenchyms regelmäßig vor.

> **MERKE** Die infradiaphragmale totale Lungenvenenfehlmündung mit Stenose ist heute der einzige wirkliche kinderkardiologische Notfall, der mit der Diagnosestellung bei vorhandenem ASD oder ausreichend großem PFO eine **sofortige** Operation notwendig macht.

Diagnostik
- **Echokardiografie:** Detaillierte Darstellung der Lungenvenen und ihrer Mündung
- **Herzkatheter:** Meist nicht erforderlich
- **MRT- oder CT-Angiografie:** Bei unklarem Gefäßverlauf

Aus Studentensicht

12.1.5.6 Totale Lungenvenenfehlmündung (TLVF)

Definition: Fehlende Verbindung zwischen Lungenvenen und linkem Vorhof.

Epidemiologie: 1% aller Herzfehler.

Pathologie: Lungenvenen münden in den rechten Vorhof.

Einteilung
- **Suprakardial:** Mündung in die V. anonyma oder obere Hohlvene
- **Kardial:** Mündung in den rechten Vorhof/Sinus coronarius
- **Infradiaphragmal:** Mündung in die V. cava inferior/Pfortader

Hämodynamik: Arteriovenöses Mischblut → rechter Vorhof → Lungenkreislauf und über intraatriale Verbindung → Körperkreislauf.

Klinik: Hämodynamisch wirksame Engstellen → Aufstau im pulmonalvenösen Schenkel → pulmonale Hypertonie → rechtsventrikulärer Druck↑ → Zyanose, Herzzeitvolumen↓, Lungenstauung.

MERKE

Diagnostik: Echokardiografie zur Darstellung der Lungenvenen.

Aus Studentensicht

Therapie: Seit-zu-Seit-Anastomose des Confluens der Lungenvenen mit dem linken Vorhof.

12.2 Erworbene Herz- und Gefäßerkrankungen

12.2.1 Bakterielle Endokarditis

Definition: Im Anschluss an eine bakterielle Infektion auftretende akute oder subakute Erkrankung mit möglicher Herzklappenzerstörung.

Erreger
- Subakut: Viridansstreptokokken
- Akut: S. aureus

Risikofaktoren: Angeborene Herzfehler (90 %), hypertrophe Kardiomyopathie.

Pathogenese: Kardiovaskuläre Fehlbildungen führen im Defektbereich zu turbulenten Blutströmungen → Endokardläsionen mit thrombotischen Auflagerungen und Anheftungen von Bakterien, häufig gram+, zu 80–90 % linkes Herz betroffen.

Klinik
- **Akut:** Plötzliche akute Verschlechterung des Allgemeinzustands mit septisch intermittierendem Fieber, Tachykardie, Dyspnoe, Herzgeräusch, Herzinsuffizienz, Nierenversagen, Koma bis Tod
- **Subakut:** Schleichender Krankheitsbeginn mit unspezifischen Symptomen: Müdigkeit, Appetitlosigkeit. Splenomegalie, petechiale Hautblutungen, neurologische Symptome

Diagnostik
- Labor: Normozytäre, normochrome Anämie, Leukozytose, CRP↑, **Blutkulturen**
- **Transthorakale und -ösophageale Echokardiografie:** Vegetationen, Klappenperforationen und -insuffizienzen

MERKE

---

12 KARDIOLOGIE

Therapie
Es erfolgt eine Seit-zu-Seit-Anastomose des Confluens der Lungenvenen mit dem linken Vorhof. Bei Patienten mit der infradiaphragmalen Form führt eine Verzögerung der Operation rasch zu irreversiblen Lungenschäden.
Die Langzeitergebnisse sind bei initial positivem Operationserfolg gut.

12.2 Erworbene Herz- und Gefäßerkrankungen

12.2.1 Bakterielle Endokarditis

Definition
Akute oder subakute Erkrankung, die meist bei Kindern im Schulalter im Anschluss an eine bakterielle Infektion, im Rahmen einer bakteriellen Sepsis oder nach operativen Eingriffen in bakteriell infizierten Gebieten auftritt. Sie kann zur Zerstörung von Herzklappen führen und ist mit einer ernsten Prognose verknüpft. Sie betrifft fast ausschließlich Kinder mit vorbestehenden Veränderungen am Herzen.

Erreger
In 50–70 % der Fälle wird die **subakute Endokarditis** durch Viridansstreptokokken (*S. sanguis, S. bovis, S. mutans, S. mitis*) oder Enterokokken verursacht. *Staphylococcus aureus* ist der häufigste Erreger der **akuten Endokarditis.**

Risikofaktoren
Ein **angeborener Herzfehler** ist mit 90 % der häufigste prädisponierende Faktor für eine Endokarditis. Patienten mit hypertropher Kardiomyopathie haben ebenfalls ein erheblich erhöhtes Endokarditisrisiko. Die früher häufigste Ursache (Z. n. rheumatischer Karditis) spielt seit Einführung der konsequenten Antibiotikatherapie bei Streptokokkeninfektionen kaum noch eine Rolle. Die antibiotische Endokarditisprophylaxe perioperativ und bei bakteriellen Infektionen ist bei Patienten mit bestimmten angeborenen Vitien daher extrem wichtig!

Pathogenese
Bei vielen kardiovaskulären Fehlbildungen bestehen im Bereich des Defekts turbulente Blutströmungen. Diese entstehen immer dann, wenn sich entlang des Defekts ein hoher Druckgradient einstellt. Hier kommt es zu Endokardläsionen und es entwickeln sich thrombotische Auflagerungen, an die sich vor allem grampositive Bakterien anheften können. In 80–90 % der Fälle ist das linke Herz betroffen (Mitral- und/oder Aortenklappe).

Klinik
Akute Endokarditis: Sie kann auch bei zuvor kardiologisch asymptomatischen Kindern auftreten. Es kommt zu einer plötzlichen akuten Verschlechterung des Allgemeinzustands mit septisch intermittierendem Fieber, Tachykardie und Dyspnoe. Ein neu aufgetretenes oder verändertes Herzgeräusch ist auskultierbar. Häufig besteht eine Splenomegalie; bakterielle Embolien mit Abszessbildung sind in allen Organen möglich. Die Erkrankung kann innerhalb weniger Tage zu Herzinsuffizienz, Nierenversagen, Koma und Exitus letalis führen.
Subakute Endokarditis: Sie tritt fast ausschließlich bei einem vorbestehenden Herzfehler auf. Der Krankheitsbeginn ist schleichend („Endocarditis lenta"). Unspezifische Symptome sind Müdigkeit, Appetitlosigkeit, Gewichtsabnahme und nächtliches Schwitzen bei subfebrilen Temperaturen. Regelmäßig besteht eine Splenomegalie. Petechiale Hautblutungen oder neurologische Symptome (Paresen, Verwirrtheit, epileptische Anfälle) können als Folge bakterieller Embolien in verschiedenen Organen vorkommen. „Osler-Knötchen" treten an Palmae und Plantae auf und sind Ausdruck einer Immunvaskulitis.

Diagnostik
- Normozytäre, normochrome Anämie
- Leukozytose und Linksverschiebung, C-reaktives Protein erhöht
- Beschleunigte BKS
- Wiederholte aerobe und anaerobe **Blutkulturen** beim geringsten Verdacht auf eine Endokarditis
- Bei **Erregernachweis** ist die Bestimmung der minimalen Hemmkonzentration (MHK) zur Auswahl der geeigneten Antibiotika unbedingt erforderlich.
- **Transthorakale und -ösophageale Echokardiografie:** Nachweis von Vegetationen (60 %), Klappenperforationen, Klappeninsuffizienzen
- Mikrohämaturie bei Glomerulonephritis

MERKE Die wichtigsten diagnostischen Kriterien einer Endokarditis sind die klinische Symptomatik, der Erregernachweis in der Blutkultur und der positive Echokardiografiebefund.

12.2 ERWORBENE HERZ- UND GEFÄSSERKRANKUNGEN

> **CAVE** Ein negativer Echokardiografiebefund schließt eine infektiöse Endokarditis nicht aus.

Differenzialdiagnose
- Akutes rheumatisches Fieber
- Morbus Still
- Systemischer Lupus erythematodes (Libman-Sacks-Endokarditis)
- Kardiales Myxom (Fieber, Herzgeräusch, Embolien)

Therapie
Die **supportive Therapie** umfasst Bettruhe und Antipyrese. Bei adäquater Therapie entfiebern 75 % aller Patienten innerhalb 1 Woche. Weitere Hinweise auf Heilung sind negative Blutkulturen und eine Normalisierung der Entzündungsparameter.
Die intravenöse Therapie mit einem bakterizid wirkenden **Antibiotikum** muss über 4–6 Wochen durchgeführt werden. Die Auswahl des Antibiotikums (meist Kombinationstherapie) sollte möglichst nach einem Antibiogramm erfolgen. Bei (noch) fehlendem Keimnachweis kommen im Rahmen einer kalkulierten Chemotherapie z. B. Ampicillin und Gentamycin zum Einsatz.
Bei ungenügendem Ansprechen auf Antibiotika sollte eine **chirurgische Therapie** (Klappenersatzoperation) erwogen werden.

Komplikationen
Bei etwa 50 % der Patienten treten dauerhafte Folgeschäden auf:
- Klappenzerstörung (33 %)
- Mykotisches Aneurysma
- Extrakardiale embolische Komplikationen (25 %): zerebrale Embolie, Lungenembolie
- Glomerulonephritis (39 %)

Prognose
Die Letalität der bakteriellen Endokarditis liegt im Kindesalter unter 10 %. Zu einer erhöhten Mortalität führen Infektionen mit Nachweis von Pilzen, gramnegativen Keimen oder Methicillin-resistentem *Staphylococcus aureus* (MRSA) als verursachende Erreger sowie das Auftreten im Säuglingsalter und die Notwendigkeit einer chirurgischen Therapie.

Prophylaxe
Drei Aspekte sind entscheidend: die frühzeitige Durchführung von **Korrekturoperationen,** eine sorgfältige **Mund- und Zahnhygiene** und die antibiotische **Endokarditisprophylaxe** vor zahnärztlichen oder operativen Eingriffen (> Tab. 12.3). Bei Risikopatienten mit manifester Infektion wird eine antibiotische Therapie statt einer Prophylaxe empfohlen. Bei Herzfehlern mit geringem Druckgradienten und laminarem Shuntfluss kann auf die antibiotische Endokarditisprophylaxe verzichtet werden (> Tab. 12.4).

> **MERKE** Bei etwa 50 % der Patienten mit bakterieller Endokarditis treten dauerhafte Folgeschäden auf!

Tab. 12.3 Endokarditisprophylaxeschema vor operativen Eingriffen für Kinder.

Situation	Medikament	Einmalige Dosis 30–60 min präoperativ
Orale Einnahme möglich	Amoxicillin	50 mg/kg KG p.o.
Orale Einnahme nicht möglich	Ampicillin	50 mg/kg KG i.v.
Penicillin- oder Ampicillinallergie	Clindamycin	20 mg/kg KG p.o. oder i.v.

Tab. 12.4 Übersicht der Herzfehler mit Indikation zur Endokarditisprophylaxe.

Endokarditisprophylaxe erforderlich
• Z. n. Klappenersatz (mechanische und biologische Prothesen)
• Patienten mit rekonstruierten Klappen unter Verwendung von alloprothetischem Material in den ersten 6 Monaten nach Operation
• Z. n. Endokarditis
• Patienten mit angeborenen Herzfehlern – Zyanotische Herzfehler, die nicht oder palliativ mit systemisch-pulmonalem Shunt operiert sind – Operierte Herzfehler mit Implantation von Conduits (mit oder ohne Klappe) oder residuellen Defekten, d. h. turbulenter Blutströmung im Bereich des prothetischen Materials
• Alle operativ oder interventionell unter Verwendung von prothetischem Material behandelten Herzfehler in den ersten 6 Monaten nach Operation
• Herztransplantierte Patienten, die eine kardiale Valvulopathie entwickeln

---

Aus Studentensicht

CAVE

Differenzialdiagnose: Akutes rheumatisches Fieber, Morbus Still, systemischer Lupus erythematodes.

Therapie
- **Supportiv:** Bettruhe, Antipyrese
- **Antibiotische Therapie** i.v. nach Antibiogramm
- **Klappenersatz** bei ungenügendem Ansprechen auf Antibiotika

Komplikationen: Folgeschäden bei 50 %: Klappenzerstörung, mykotisches Aneurysma, extrakardiale embolische Komplikationen.

Prognose: Letalität < 10 %.

Prophylaxe: Frühzeitige Durchführung von **Korrekturoperationen, Mund- und Zahnhygiene, Endokarditisprophylaxe.**

MERKE

TAB. 12.3

TAB. 12.4

Aus Studentensicht

12.2.2 Myokarditis

Definition: Im Anschluss an einen Virusinfekt auftretende entzündliche Myokarderkrankung.

Ätiologie: 95 % durch Viren ausgelöst: Adeno-, *Coxsackie*-, Echo-Viren.

Klinik: Nach vorausgegangenem Virusinfekt anhaltendes Krankheitsgefühl mit Tachykardie, Dyspnoe. Hepatomegalie, obere Einflussstauung, abgeschwächten Herztönen und Galopprhythmen.

Auskultationsbefund: Leises Systolikum, Perikardreiben.

Diagnostik
- **EKG:** Extrasystolen, AV-Überleitungsstörungen
- **Echokardiografie: Linksventrikuläre** Dilatation, Kontraktilität ↓
- **Röntgen-Thorax:** Herzschatten ↑
- **Labor:** Entzündungsparameter, CK↑, CK-MB↑, Troponin T↑
- **Myokardbiopsie, Virusgenomnachweis**

Therapie
- **Symptomatisch:** Bettruhe, O₂-Gabe, Diuretika, Antiarrythmika
- **Gesicherte Virämie:** Immunglobulingabe
- **Herztransplantation,** Assist Device

Prognose: Hohe Letalität (25 %) bei akuter Myokarditis im Kindesalter.

12.2.3 Perikarditis

Definition: Entzündliche Erkrankung des Perikards: **Pericarditis sicca** oder **Pericarditis exsudativa.**

Ätiologie: Hämatogen, fortgeleitet, Tuberkulose oder rheumatisches Fieber. **Postkardiotomiesyndrom:** Erguss nach Herzoperationen.

Erreger: Staphylokokken, Streptokokken, *H. influenzae.*

---

12 KARDIOLOGIE

12.2.2 Myokarditis

Definition
Entzündliche Erkrankung des Myokards, die häufig im Anschluss an einen Virusinfekt auftritt. Sie ist in allen Altersgruppen selten.

Ätiologie
Die Myokarditis wird in 95 % der Fälle durch Viren (Adeno-, *Coxsackie*-, ECHO-Viren) verursacht. Selten entsteht sie durch Bakterien, Pilze oder Parasiten. Die toxische Myokarditis kommt bei der Diphtherie vor. Es besteht eine familiäre Prädisposition.

Klinik
Nach einem vorausgegangenen Virusinfekt besteht ein anhaltendes Krankheitsgefühl mit Schwäche, Tachykardie, Dyspnoe und Blässe. Die Symptomatik nimmt bereits bei geringer körperlicher Belastung zu. Zeichen der Herzbeteiligung sind eine Hepatomegalie, eine obere Einflussstauung, abgeschwächte Herztöne und Galopprhythmen. Häufig fallen die Kinder durch zufällig diagnostizierte Extrasystolen auf.

Auskultationsbefund
Häufig besteht ein leises systolisches Herzgeräusch durch relative Klappeninsuffizienz bei Herzdilatation. Gelegentlich kommt es zu Perikardreiben (raues systolisch-diastolisches Herzgeräusch).

Diagnostik
- **EKG:** Multifokale ventrikuläre Extrasystolen, AV-Überleitungsstörungen, wechselnd lokalisierte Erregungsrückbildungsstörungen
- **Echokardiografie:** Dilatation des linken Ventrikels, verminderte Kontraktilität, relative Mitralinsuffizienz, u. U. Perikarderguss
- **Röntgen-Thorax:** Vergrößerung des Herzschattens bei zunehmender Herzinsuffizienz
- **Routinelabor:** Unspezifische Entzündungsparameter, evtl. Erhöhung von CK und CK-MB, Troponin T
- **Myokardbiopsie:** Bei Kardiomyopathie unklarer Ursache, Eingriff mit potenziellen Komplikationen verbunden
- **Virusgenomnachweis:** Influenza-, *Coxsackie*-, ECHO-, Adeno-, *EB*-Viren
- Ausschluss einer Lyme-Borreliose (➤ Kap. 7.4)

Therapie
Die **symptomatische Therapie** sieht strenge Bettruhe, Sauerstoffzufuhr sowie die Verabreichung von ACE-Hemmern, ß-Blockern, ggf. Diuretika und Antiarrhythmika vor. Nach Möglichkeit sollte die zugrunde liegende Infektion behandelt werden. Bei akuter Myokarditis mit gesicherter Virämie kann eine Therapie mit Immungobulinen erfolgen.
In schweren Fällen ist eine **Herztransplantation** oder eine intermittierende Versorgung mit einem Kunstherzen (Assist Device) erforderlich.

Prognose
Die akute Myokarditis im Kindesalter ist mit einer hohen Letalität von 25 % assoziiert. Günstige Verläufe mit vollständiger Remission kommen jedoch auch vor. Als Langzeitkomplikation kann eine sekundäre Kardiomyopathie auftreten.

12.2.3 Perikarditis

Definition
Die entzündliche Erkrankung des Perikards kann ausschließlich fibrinös (**Pericarditis sicca**) verlaufen oder mit einem Erguss (**Pericarditis exsudativa**) einhergehen. Sie ist mit der Gefahr der Tamponade oder des Übergangs in eine konstriktive Perikarditis assoziiert.

Ätiologie
Eine Perikarditis kann **hämatogen** (im Rahmen einer Viruserkrankung oder im Rahmen einer Sepsis), **fortgeleitet** (aus Mediastinum, Lunge, Pleura, Myokard), im Rahmen einer **Tuberkulose,** beim **rheumatischen Fieber** oder bei anderen Autoimmunerkrankungen (z. B. SLE, JCA) auftreten.
Beim **Postkardiotomiesyndrom** handelt es sich um perikardiale Ergussbildung mit mäßig erhöhten Entzündungszeichen nach Herzoperationen.

Erreger
Typische Erreger sind Staphylokokken, Streptokokken, Pneumokokken, Meningokokken, *Haemophilus influenzae* und Mykobakterien.

12.2 ERWORBENE HERZ- UND GEFÄSSERKRANKUNGEN

Klinik
Die Erkrankung beginnt mit **Abgeschlagenheit** und **Fieber** bei graublassem Hautkolorit. Häufig bestehen **Thoraxschmerzen**. Später kommt es zu Zyanose, Tachydyspnoe und Tachykardie. Zeichen der **Herzinsuffizienz** sind eine obere Einflussstauung, Hepatomegalie, Aszites und periphere Ödeme. Initial besteht eine Pericarditis sicca. Tritt ein Erguss auf, spricht man von Pericarditis exsudativa.

Auskultationsbefund
Bei der Untersuchung findet sich in 80 % der Fälle Perikardreiben, das bei Auftreten eines Ergusses abnimmt. Die Herztöne sind leise.

> **MERKE** Klinische Leitsymptome der Perikarditis sind Fieber und Thoraxschmerzen bei beeinträchtigtem Allgemeinzustand.

Diagnostik
- **EKG:** Niedervoltage (bei Erguss) und wechselnd lokalisierte Repolarisationsstörungen
- **Röntgen-Thorax:** Verbreiterung des Herzschattens bei großem Erguss (Bocksbeutelform)
- **Echokardiogramm:** Ergussnachweis
- **Labor:** Blutbild, BKS, Blutkulturen, Virusserologie

Komplikationen
Bei großem Erguss und fehlender Entlastung kommt es zur Tamponade, die zu Kreislaufversagen und tödlichem Ausgang führt. Bei einer chronischen konstriktiven Perikarditis entsteht ein sog. Panzerherz (Verhärtung, Verdickung und Verkalkung des Perikards).

Therapie
Symptomatische Maßnahmen sind strenge Bettruhe und Sedierung. Bei bakterieller Perikarditis wird eine kalkulierte intravenöse Antibiotikatherapie mit z. B. Cefotaxim/Ceftriaxon plus Clindamycin durchgeführt. Gelingt der Erregernachweis, erfolgt die Antibiotikatherapie je nach Erreger und Antibiogramm. Nichtsteroidale Antiphlogistika sind immer indiziert. Kortikosteroide sind teilweise zusätzlich nötig, insbesondere bei Perikarderguss. Große Ergüsse sollten mittels Punktion entlastet werden.

12.2.4 Herzinsuffizienz

Definition
Eine Herzinsuffizienz liegt vor, wenn das Herz nicht in der Lage ist, ein für den metabolischen Bedarf des Organismus ausreichendes Herzminutenvolumen zu fördern.

Ätiologie
Im Kindesalter beruht eine Herzinsuffizienz meist auf einer Volumen- und/oder Druckbelastung durch **angeborene Herzfehler**. Seltener liegt eine primäre Kardiomyopathie vor. Weitere Ursachen sind eine bakterielle Endokarditis, eine Myokarditis und schwere Herzrhythmusstörungen. Schwere Allgemeinerkrankungen (Pneumonie, Sepsis, Anämie) oder toxische Myokardschädigungen (z. B. Chemotherapie) sind ebenfalls klassische Ursachen für eine Herzinsuffizienz.

Pathophysiologie
Vergrößerte Vorlast (Preload): Zunahme von Druck und Volumen in den Vorhöfen, erhöhte diastolische Füllung der Ventrikel, Stauung in den Körper- und Lungenvenen.
Vergrößerte Nachlast (Afterload): Zunahme des peripheren Strömungswiderstandes zur Aufrechterhaltung des arteriellen Blutdrucks, erhöhte Myokardbelastung, verminderte Kontraktilität der Ventrikelmuskulatur. Über eine Erhöhung der Herzfrequenz wird versucht, das Herzzeitvolumen aufrechtzuerhalten.

Klinik
Neugeborene, Säuglinge: In dieser Altersgruppe führt die Herzinsuffizienz zu unspezifischen Symptomen wie Trinkschwäche, Schwitzen in Ruhe, Zyanose, Gewichtszunahme durch Ödeme, Tachydyspnoe, Einziehungen, Tachykardie bei schwachem Puls und Gedeihstörung.
Ältere Kinder: In dieser Altersgruppe manifestieren sich zunehmend die aus der Erwachsenenmedizin bekannten Zeichen einer Herzinsuffizienz: Halsvenenstauung, Pleura- und Perikarderguss, Hepatosplenomegalie, Aszites, periphere Ödeme und Lungenödem.

Diagnostik
- **Röntgen-Thorax:** Verbreiterter Herzschatten, vermehrte Hilus- und Lungengefäßzeichnung, ggf. Pleuraergüsse
- **EKG:** Zeichen der Kammerhypertrophie und Vorhofbelastung, Repolarisationsstörungen

---

Aus Studentensicht

Klinik: Abgeschlagenheit, Fieber, Thoraxschmerzen. Später Zyanose, Tachydyspnoe, Tachykardie. **Herzinsuffizienz:** obere Einflussstauung, Hepatomegalie, Aszites, Ödeme. Initial: Pericarditis sicca → mit Erguss: Pericarditis exsudativa.

Auskultationsbefund: Perikardreiben.

MERKE

Diagnostik
- **EKG:** Wechselnd lokalisierte Repolarisationsstörungen
- **Röntgen-Thorax:** Herzschatten ↑ bei Erguss
- **Echokardiogramm, Labor**

Komplikationen: Tamponade → Kreislaufversagen, tödlicher Ausgang. Panzerherz.

Therapie
- Symptomatisch: Bettruhe, Sedierung
- Bakterielle Perikarditis: Antibiotikatherapie
- Nichtsteroidale Antiphlogistika, Kortikosteroide, Ergussentlastung

12.2.4 Herzinsuffizienz

Definition: Unfähigkeit des Herzens, genügend Herzminutenvolumen zu fördern.

Ätiologie: Meist **angeborene Herzfehler**.

Pathophysiologie
- Vorlast ↑ → Druck- und Volumen ↑ in den Vorhöfen, diastolische Ventrikelfüllung ↑, Stauung in den Körper- und Lungenvenen
- Nachlast ↑ → Peripherer Strömungswiderstand ↑ zur Aufrechterhaltung des Blutdrucks, Myokardbelastung ↑ → kompensatorische Herzfrequenz ↑

Klinik
- **Neugeborene, Säuglinge:** Trinkschwäche, Schwitzen, Zyanose, Ödeme, Tachykardie
- **Ältere Kinder:** Halsvenenstauung, Pleura- und Perikarderguss, Aszites

Diagnostik
- **Röntgen-Thorax:** Herzschatten ↑
- **EKG:** Kammerhypertrophie
- **Echokardiografie:** Ursache der Herzinsuffizienz

Aus Studentensicht

Therapie
- **Symptomatisch:** Körperliche Belastung↓, Nahrungssondierung, Oberkörperhochlagerung, O₂-Gabe
- **Kausal:** Operative Korrektur angeborener Herzfehler, Prostaglandininfusion bei duktusabhängigen Vitien, Behandlung anderer Grunderkrankungen
- **Medikamentös:** Diuretika, ACE-Hemmer, Digitalisglykoside, β-Blocker
- „Assist Device", **Herztransplantation**

12.2.5 Kardiomyopathien

Definition: Myokarderkrankungen mit kardialer Dysfunktion.

Einteilung nach WHO: Hypertrophe Kardiomyopathie (**HCM**) und dilatative Kardiomyopathie (**DCM**).

12.2.5.1 Hypertrophe Kardiomyopathie (HCM)

Definition: Genetisch determinierte Myokardhypertrophie mit/ohne Obstruktion der linksventrikulären Ausflussbahn.

Ätiologie: Familiär (55%), sporadisch (45%). Mutationen verschiedener Gene ursächlich. Sekundär bei diabetischer Fetopathie oder Steroidtherapie.

Pathophysiologie: Septumverdickung → Verkleinerung des Ventrikelkavums → Obstruktion der linksventrikulären Ausflussbahn. Gestörte diastolische Funktion mit abnormer Relaxation.

Klinik: Selten Symptome. Hauptkomplikation: **Plötzlicher Herztod** – ausgelöst durch supraventrikuläre Tachykardien, Überleitungsstörungen, myokardiale Ischämien.

Auskultationsbefund: Crescendo-Systolikum im 3.–4. ICR links, im 2. ICR rechts.

Diagnostik: EKG: Linksherzhypertrophie. **Echokardiografie:** Septum- und Myokarddicke.

---

12 KARDIOLOGIE

- **Echokardiografie:** Nachweis der strukturellen Ursache der Herzinsuffizienz (z. B. angeborener Herzfehler), Dilatation und verminderte Kontraktilität des betroffenen Ventrikels
- **Herzkatheter:** Selten erforderlich

Therapie
Symptomatische Therapie: Sie sieht eine Reduktion der körperlichen Belastung, Nahrungssondierung und parenterale Ernährung, Oberkörperhochlagerung, Flüssigkeitsbilanzierung, Sauerstoffzufuhr und ggf. Bluttransfusionen vor.

Kausale Therapie: Hierzu gehören die operative Korrektur angeborener Herzfehler, die Verabreichung einer Prostaglandininfusion bei duktusabhängigen Vitien sowie die Behandlung zugrunde liegender infektiöser, endokrinologischer und metabolischer Erkrankungen.

Medikamentöse Therapie: Hier ist ein stufenweises Vorgehen üblich. Diuretika zur Senkung der Vorlast, ACE-Hemmer und, in Abhängigkeit von der Grunderkrankung, Digitalisglykoside oder Betablocker zur Verlängerung der diastolischen Füllungsphase.

In schweren Fällen ist eine Versorgung mit einem Kunstherz (Assist Device) zur Überbrückung der Zeit bis zu einer **Herztransplantation** erforderlich.

12.2.5 Kardiomyopathien
Definition
Es handelt sich um Erkrankungen des Myokards, die mit einer kardialen Dysfunktion einhergehen und denen weder ein angeborener Herzfehler noch Krankheiten der Herzklappen, der Koronararterien oder eine Entzündung zugrunde liegen.

Einteilung der Kardiomyopathien nach WHO/ISFC
- Hypertrophe Kardiomyopathie (HCM)
- Dilatative Kardiomyopathie (DCM)
- Restriktive Kardiomyopathie (RCM)
- Arrhythmogene rechtsventrikuläre Kardiomyopathie (ARCM)
- Spezifische Kardiomyopathie: Ischämisch, valvulär, hypertensiv, entzündlich, metabolisch, allergisch, toxisch, Systemerkrankung, Myopathie, neuromuskuläre Erkrankung

Für die Pädiatrie sind insbesondere die HCM und die DCM von Bedeutung.

12.2.5.1 Hypertrophe Kardiomyopathie (HCM)
Definition
Bei der HCM handelt es sich um eine genetisch determinierte Erkrankung unterschiedlicher morphologischer und klinischer Expression. Sie ist charakterisiert durch eine Hypertrophie des Myokards mit und ohne Obstruktion der linksventrikulären Ausflussbahn ohne zugrunde liegende Ursache (Hypertonus, Klappenerkrankungen, angeborene Herzfehler).

Ätiologie
In 55% der Fälle tritt die HCM familiär, in 45% der Fälle tritt sie sporadisch auf.
Zahlreiche Mutationen verschiedener Gene konnten als Ursache hypertropher Kardiomyopathien identifiziert werden: z. B. *β-Myosin-Heavy-Chain*-Gen (*MHC*-Gen), α-*Tropomyosin*-, *Troponin-T*-Gen).
Sekundär kann es bei diabetischer Fetopathie und bei Steroidtherapie zu einer HCM kommen.

Pathophysiologie
Die charakteristische Verdickung des Septums führt zu einer Verkleinerung des Ventrikelkavums und zu einer variablen Obstruktion der linksventrikulären Ausflussbahn. Funktionell steht die gestörte diastolische Funktion mit einer abnormen Relaxation und verzögerten Mitralklappenöffnung im Vordergrund.

Klinik
Bei Kindern bestehen selten klinische Symptome. Daher kann es ohne Vorwarnung zur Hauptkomplikation, dem **plötzlichen Herztod**, kommen. Ursachen sind supraventrikuläre Tachykardien, Überleitungsstörungen und myokardiale Ischämien.

Auskultationsbefund
Auskultatorisch findet sich ein raues Crescendo-Systolikum im 3.–4. ICR links und im 2. ICR rechts.

Diagnostik
- EKG: Zeichen der Linkshypertrophie mit spitzwinklig negativem T
- Echokardiografie: Exakte Bestimmung der Septum- und Myokarddicke

Therapie
Durch Ausschaltung der sympathischen Stimulation und Senkung der Herzfrequenz mittels Betablockern (Propranolol 2 mg/kg KG/d) wird der Druckgradient reduziert. Eine Therapie mit Amiodaron schützt nicht vor dem plötzlichen Herztod und sollte bei Kindern aufgrund der Langzeitnebenwirkungen nicht dauerhaft eingesetzt werden.
Bei Therapieresistenz ist eine operative Therapie (Myektomie im Bereich des Septums) indiziert.

> **MERKE** Digitalisglykoside sind bei HCM streng kontraindiziert!

Therapie: β-Blocker. Bei Therapieresistenz: operative Myektomie im Septumbereich.

MERKE

Prognose
Die 10-Jahres-Überlebensrate liegt bei etwa 95 %.

12.2.5.2 Dilatative Kardiomyopathie (DCM)

Definition
Es handelt sich um eine Dilatation des linken Ventrikels sowie der anderen Herzhöhlen mit mäßiger Wandhypertrophie und ausgeprägter systolischer Funktionseinschränkung. Obwohl die Erkrankung selten ist, handelt es sich bei der DCM um die häufigste Indikation zur Herztransplantation im Kindesalter.

Definition: Dilatation des linken Ventrikels und der anderen Herzhöhlen mit mäßiger Wandhypertrophie.

Ätiologie
Eine abgelaufene Myokarditis ist die häufigste Ursache einer DCM. In 30 % der Fälle handelt es sich um familiäre Kardiomyopathien. Eine Doxorubicintherapie bei onkologischen Erkrankungen kann ebenfalls zu einer DCM führen.

Ätiologie: Nach abgelaufener Myokarditis, familiär, Doxirubicintherapie.

Pathophysiologie
Die erhebliche systolische Dysfunktion führt zum Low-Cardiac-Output-Syndrom. Typische Folgen sind Lungenödem und verminderte renale Perfusion.

Pathophysiologie: Systolische Dysfunktion → Lungenödem, renale Perfusion ↓.

Klinik
Oft fällt im Rahmen eines fieberhaften Infekts in den ersten 2 Lebensjahren die **Kardiomegalie** auf. Abgeschlagenheit, Ernährungs- und Gedeihstörung, Tachydyspnoe, hartnäckiger Husten und Ödemneigung sind die Zeichen der Herzinsuffizienz.

Klinik: Kardiomegalie, Abgeschlagenheit, Ernährungs- und Gedeihstörung, Tachydyspnoe, Ödemneigung.

Auskultationsbefund
Bei der Untersuchung finden sich häufig das systolische Geräusch der Mitralinsuffizienz und feinblasige Rasselgeräusche über den basalen Lungenabschnitten.

Auskultationsbefund: Systolikum, feinblasige Rasselgeräusche.

Diagnostik
- **EKG:** Zeichen der Linkshypertrophie und Repolarisationsstörungen
- **Echokardiografie:** Dilatierter linker Ventrikel mit verminderter Auswurffraktion
- **Herzkatheter:** Unbedingt indiziert

Diagnostik: EKG: Linksherzhypertrophie. **Echokardiografie, Herzkatheter.**

Therapie
Die symptomatische Therapie der Herzinsuffizienz erfolgt mit Flüssigkeitsrestriktion, Sauerstoffzufuhr, ACE-Hemmern, Diuretika und Digitalis. Bei rezidivierenden Dekompensationen sollte die Herztransplantation diskutiert werden. Zur Überbrückung kann ein Kunstherz (Assist Device) zum Einsatz kommen.

Therapie
- Symptomatisch: Flüssigkeitsrestriktion, O_2-Gabe, ACE-Hemmer, Diuretika, Digitalis
- Kausal: Assist Device, Herztransplantation

Prognose
Die 1-Jahres-Überlebensrate beträgt etwa 75 %, die 5-Jahres-Überlebensrate etwa 60 %.

12.3 Herzrhythmusstörungen

12.3.1 Störungen der Erregungsbildung

12.3.1.1 Extrasystolie

Definition
Bei Extrasystolen handelt es sich um Herzaktionen, die außerhalb des normalen Herzrhythmus auftreten.

Definition: Abnormal auftretende Herzaktionen.

Epidemiologie
Die Extrasystolie ist die häufigste Herzrhythmusstörung im Kindes- und Jugendalter.

Epidemiologie: Häufigste Herzrhythmusstörung.

Aus Studentensicht

Terminologie
- **Supraventrikuläre Extrasystolen:** Von oberhalb des His-Bündels ausgehende vorzeitige Herzaktion.
- **Ventrikuläre Extrasystolen:** Vom oder unterhalb des His-Bündels ausgehende vorzeitige Herzaktion.
- **Bigeminus:** 1 Normalschlag → Extrasystole. **Trigeminus:** 2 Normalschläge → Extrasystole.
- **Couplet:** 2 aufeinanderfolgende Extrasystolen. **Triplett:** 3 aufeinanderfolgende Extrasystolen. **Salve:** 3–5 aufeinanderfolgende Extrasystolen. **Ventrikuläre Tachykardie:** > 5 Extrasystolen.
- **Monomorphe Extrasystolen:** Extrasystolen mit gleichem Erregungsursprung. **Polymorphe Extrasystolen:** Extrasystolen mit unterschiedlichem Erregungsursprung.

Ätiologie: Bei akut entzündlichen Herzerkrankungen, angeborenen Herzfehlern, Herzoperationen, Elektrolytstörungen.

Klinik: Asymptomatisch.

Diagnostik
EGK:
- **Supraventrikuläre Extrasystolen:** Vorzeitig einfallende P-Wellen
- **Ventrikuläre Extrasystolen:** Vorzeitig einfallende Kammererregung mit QRS-Deformierung

Therapie: Bei höhergradigen Extrasystolen nach Herzoperation, Myokarditis oder Kardiomyopathie: Amiodaron, Propafenon, Betablocker, Verapamil, Sotalol.

> **MERKE**

12.2.5.2 Paroxysmale Reentrytachykardie

Definition: Reentrymechanismus → anfallsartige Herzfrequenzsteigerung > 200 Schläge/min.

Einteilung: Supraventrikuläre paroxysmale Tachykardie (90 %), ventrikuläre paroxysmale Tachykardie (10 %).

Ätiologie: Paroxysmale Tachykardie **mit Reentry im AV-Knoten** oder **mit Reentry über eine akzessorische Leitungsbahn.**

Pathogenese: Ausgelöst durch eine atriale oder ventrikuläre Extrasystole.

Klinik: Plötzlicher Herzfrequenzanstieg auf 150–300 Schläge/min.
- **Fetus:** Hydrops fetalis
- **Säugling:** Blässe, Schwitzen ↑, Tachydyspnoe, Trinkschwäche
- **Älteres Kind:** Schwindel, Angstgefühl

---

12 KARDIOLOGIE

Terminologie

Supraventrikuläre Extrasystolen: Vorzeitige Herzaktionen, die von einem Erregungszentrum oberhalb des His-Bündels ihren Ausgang nehmen.
Ventrikuläre Extrasystolen: Vorzeitige Herzaktionen, die von einem Erregungszentrum im oder unterhalb des His-Bündels ihren Ausgang nehmen.
Bigeminus: Jedem Normalschlag folgt 1 Extrasystole.
Trigeminus: 2 Normalschlägen folgt 1 Extrasystole.
Couplet: 2 aufeinanderfolgende Extrasystolen.
Triplett: 3 aufeinanderfolgende Extrasystolen.
Salve: 3–5 aufeinanderfolgende Extrasystolen.
Ventrikuläre Tachykardie: Mehr als 5 Extrasystolen in Folge (HF > 160/min).
Monomorphe Extrasystolen: Extrasystolen von jeweils gleicher Form, die meist den gleichen Erregungsursprung haben.
Polymorphe Extrasystolen: Extrasystolen von jeweils unterschiedlicher Form, die meist unterschiedliche Erregungsursprünge haben.

Ätiologie

Extrasystolen treten im Kindesalter insbesondere bei akut entzündlichen Herzerkrankungen, bei angeborenen Herzfehlern, nach Herzoperationen und bei Elektrolytstörungen auf.

Klinik

In den meisten Fällen sind die Patienten asymptomatisch. Ein Gefühl des „Herzstolperns" kann bestehen.

Diagnostik

Die Rhythmusstörungen werden im **EKG** beurteilt:
- **Supraventrikuläre Extrasystolen:** Vorzeitig einfallende P-Wellen, QRS-Komplexe nicht deformiert
- **Ventrikuläre Extrasystolen:** Vorzeitig einfallende Kammererregung mit QRS-Deformierung, veränderter Lagetyp

Therapie

Eine **Therapie ist nicht erforderlich** bei angeborenen, nicht operationspflichtigen Herzfehlern und monomorphen, singulären Extrasystolen ohne Grunderkrankung. Eine **Therapie ist erforderlich** bei höhergradigen Extrasystolen nach Herzoperation, bei Myokarditis und bei Kardiomyopathie. Mögliche Medikamente sind Amiodaron, Propafenon, Betablocker, Verapamil, Sotalol.

> **MERKE** Bei neu aufgetretenen ventrikulären Extrasystolen sollte bis zum Ausschluss einer Myokarditis keine körperliche Belastung erfolgen.

12.2.5.2 Paroxysmale Reentrytachykardie

Definition

Ein Reentrymechanismus führt zu anfallsartigem Auftreten einer Herzfrequenzsteigerung über 200 Schläge/min.

Einteilung

In 90 % der Fälle liegt eine supraventrikuläre paroxysmale Tachykardie, in 10 % der Fälle eine ventrikuläre paroxysmale Tachykardie vor.

Ätiologie der supraventrikulären paroxysmalen Tachykardie

- **Paroxysmale Tachykardie mit Reentry im AV-Knoten,** der eine funktionelle Dissoziation in eine schnell und eine langsam leitende Bahn aufweist.
- **Paroxysmale Tachykardie mit Reentry über eine akzessorische Leitungsbahn,** die entweder antegrad (d. h. mit Präexzitation bzw. Wolff-Parkinson-White-Syndrom während Sinusrhythmus) und retrograd oder nur retrograd leitet.

Pathogenese

Die paroxysmale Reentrytachykardie wird in der Regel durch eine atriale oder ventrikuläre Extrasystole ausgelöst. Sie beginnt ebenso plötzlich, wie sie endet, und kann wenige Sekunden bis Stunden anhalten.

Klinik

Es kommt zu einem plötzlichen Herzfrequenzanstieg auf 150 bis 300 Schläge/min. Je jünger das Kind ist, desto höher ist die Frequenz.
Paroxysmale Tachykardie des Fetus: Sie kann zu Hydrops fetalis führen und muss über die Mutter antiarrhythmisch behandelt werden (Digoxin).

Paroxysmale Tachykardie des Säuglings: Bei lang anhaltender Tachykardie können Blässe, vermehrtes Schwitzen, Tachydyspnoe und Trinkschwäche als Zeichen einer Herzinsuffizienz auftreten.
Paroxysmale Tachykardie des älteren Kindes: Die Tachykardie wird in der Regel überraschend gut toleriert. Es kommt selten zu Herzinsuffizienz. Schwächegefühl, Schwindel und Angstgefühle können auftreten.

Diagnostik
EKG: Die PQ-Zeit ist verkürzt. Die Kammerkomplexe sind während der Tachykardie in der Regel normal. Bei WPW-Syndrom kann eine Verbreiterung der Kammerkomplexe vorliegen, es zeigt sich eine δ-Welle.

Diagnostik: EKG: Verkürzte PQ-Zeit, WPW-Syndrom: δ –Welle.

Therapie
Paroxysmale Tachykardie des Säuglings: Der Anfall sollte immer unterbrochen werden. Die Stufentherapie besteht aus folgenden Schritten: Zur Vagusstimulation wird ein Eisbeutel auf das Gesicht gelegt, bei Unwirksamkeit erfolgt die rasche Verabreichung von Adenosin in einer Dosierung von 0,1 mg/kg KG als Bolus schnell i. v. (HWZ nur wenige Sekunden!). Bleibt die Wirkung aus, wird die Dosis in Schritten zu je 0,1 mg/kg KG gesteigert. Bei ausbleibendem Erfolg und Zeichen der Herzinsuffizienz wird die EKG-synchrone Kardioversion (0,5–1 J/kg KG) in Kurznarkose durchgeführt.
Paroxysmale Tachykardie des älteren Kindes: Der Anfall endet häufig spontan oder lässt sich durch Vagusstimulation (Valsalva, Trinken von Eiswasser) unterbrechen. Bei ausbleibendem Erfolg wird Adenosin in einer Dosierung von 0,1 mg/kg KG als Bolus schnell i. v. verabreicht. Bei Unwirksamkeit wird die Dosis in Schritten zu je 0,1 mg/kg KG gesteigert. Cave: Adenosin verursacht kurzzeitig einen totalen AV-Block und kann zur Synkope führen! Alternativ ist die Gabe von Amiodaron (initial 5 mg/kg KG i.v.) oder von Propafenon (1–2 mg/kg KG i. v.) möglich.
Prophylaktische Behandlung: Sie ist im Säuglingsalter sinnvoll und bei älteren Kindern mit häufigen, anhaltenden Anfällen indiziert. Zum Einsatz kommen Propafenon oder Betablocker (z. B. Metoprolol). Bei Versagen oder Unverträglichkeit der medikamentösen Therapie ist eine Hochfrequenzkatheterablation ab einem Alter von 5 Jahren möglich, indiziert und meist erfolgreich.

Therapie: Vagusstimulation, bei Unwirksamkeit: Adenosin (Bolus 0,1 mg/kg KG→ EKG-synchrone Kardioversion. Beim älteren Kind: Amiodaron, Propafenon. **Prophylaktisch:** Propafenon oder β-Blocker, ab 5 Jahren Hochfrequenzkatheterablation.

Prognose
Die Prognose ist in der Regel gut, Rezidive sind bei WPW-Syndrom besonders häufig.

> **MERKE** Digoxin ist bei WPW-Syndrom kontraindiziert, weil es über eine Verkürzung der antegraden Refraktärphase zu Vorhofflimmern führen kann.

MERKE

12.2.5.3 Vorhofflattern und Vorhofflimmern
Definition
Es handelt sich um hochfrequente Vorhofaktionen, die regelmäßig (Vorhofflattern) oder völlig unregelmäßig (Vorhofflimmern) ablaufen und zum inadäquaten Herzzeitvolumen bis hin zur akuten Herzinsuffizienz führen.

12.2.5.3 Vorhofflattern und Vorhofflimmern
Definitionen
- **Vorhofflattern:** Regelmäßige hochfrequente Vorhofaktionen
- **Vorhofflimmern:** Unregelmäßige hochfrequente Vorhofaktionen

Ätiologie
Vorhofflattern und Vorhofflimmern entstehen hauptsächlich durch eine chronische Überdehnung der Vorhöfe. Sie können bei Mitralklappenfehlern, nach Herzoperationen, nach einer Myokarditis oder bei einer Kardiomyopathie auftreten.

Ätiologie: Durch chronische Überdehnung der Vorhöfe bei Mitralklappenfehlern, nach Herzoperationen, Myokarditis oder Kardiomyopathie.

Klinik
Die klinischen Symptome sind neben der auskultierbaren Tachyarrhythmie Dyspnoe, Angst, Pulsdefizit, Herzklopfen und Schwindelgefühl. Bei Kindern mit vorgeschädigtem Herzen, besonders nach Operationen im Vorhofbereich und Vorhofflattern, besteht die Gefahr der 1:1-atrioventrikulären Überleitung, die zu Synkope und plötzlichem Herztod führen kann!

Klinik: Tachyarrhythmie, Dyspnoe, Angst, Herzklopfen, Schwindel. Vorgeschädigtes Herz → Gefahr 1:1-atrioventrikulärer Überleitung → Synkope, plötzlicher Herztod.

Diagnostik
Die Rhythmusstörung wird im **EKG** beurteilt.
- **Vorhofflattern:** Sägezahnartiges Bild der Vorhoferregung, Vorhoffrequenz 250–350/min, meist 2:1- oder 3:1-Überleitung
- **Vorhofflimmern:** Flache Vorhoferregungskurve, Vorhoffrequenz 350–600/min, absolute Kammerarrhythmie

Diagnostik
EKG:
- **Vorhofflattern:** Sägezahnartiges Bild, Vorhoffrequenz 250–350/min, 2:1/3:1-Überleitung
- **Vorhofflimmern:** Flache Vorhoferregungskurve, Vorhoffrequenz 350–600/min, absolute Kammerarrhythmie

Therapie
Vorhofflattern: Ein schnelles Eingreifen ist erforderlich! Die transösophageale atriale Überstimulation oder externe Kardioversion und die Gabe von Amiodaron sind in der Regel erfolgreich.
Vorhofflimmern: Eine Behandlung des im Kindesalter sehr seltenen Vorhofflimmerns mit ß-Blockern, ggf. in Kombination mit Digitalis, hat die Verlangsamung der Herzfrequenz zum Ziel. Der Versuch einer

Therapie
- **Vorhofflattern:** Transösophageale atriale Überstimulation, externe Kardioversion, Amiodaron
- **Vorhofflimmern:** β-Blocker, Digitalis, antitachykarder Schrittmacher, Thromboseprophylaxe

Aus Studentensicht

MERKE

MERKE

12.2.5.4 Kammerflattern und Kammerflimmern

Definition
- Kammerflattern: Regelmäßige hochfrequente Kammeraktion
- Kammerflimmern: Unregelmäßige hochfrequente Kammeraktion

Ätiologie: Hypoxie, Intoxikationen, Elektrolytstörungen, Elektrounfälle, Long-QT-Syndrom.

Klinik: Kreislaufstillstand.

Therapie: Kardiopulmonale Reanimation.

12.2.5.5 Long-QT-Syndrom

Definition: Kongenitale Erkrankung mit QT-Zeit↑.
- **Autosomal-dominant:** Romano-Ward-Syndrom (RWS)
- **Autosomal-rezessiv:** Jervell-Lange-Nielsen-Syndrom (JLNS)

Epidemiologie: RWS 1:7.000. JLNS 1,6–6:1 Mio.

Genetik: 8 **LQT**-Gene auf 7 Chromosomen identifiziert.

Pathogenese: Repolarisationsstörungen im kardialen Aktionspotenzial durch Defekte verschiedener kardialer Ionenkanäle. QT-Zeit↑ → frühe Neudepolarisationen → lebensbedrohliche Torsade-de-Pointes-Episoden. Taubheit beim JLNS durch Entwicklungsabnormalität in der Stria vascularis.

Klinik: Synkopen durch Trigger: Emotionaler Stress, körperliche Anstrengung. Vorausgehende auraähnliche Symptome: Blässe, Schweißausbrüche.

12 KARDIOLOGIE

Unterbrechung des Flimmerns durch externe Kardioversion ist nicht immer erfolgreich. Bei Therapieresistenz wird ein antitachykarder Schrittmacher implantiert.
Auf eine adäquate Thromboseprophylaxe sollte unbedingt geachtet werden.

> **MERKE** Bei Vorhofflimmern muss wegen der Gefahr der Thrombusbildung im Vorhof **vor** einer Kardioversion eine transösophageale Echokardiografie und ggf. eine Antikoagulation (z. B. PTT-wirksame Heparinisierung) veranlasst werden.

> **MERKE** Digitalis muss vor einer Kardioversion für mindestens 12 h abgesetzt sein, da es sonst zu einer prolongierten Asystolie kommen kann.

12.2.5.4 Kammerflattern und Kammerflimmern

Definition
Es handelt sich um hochfrequente Kammeraktionen, die regelmäßig (Kammerflattern) oder völlig unregelmäßig (Kammerflimmern) ablaufen und zum funktionellen Kreislaufstillstand durch fehlendes Herzzeitvolumen führen.

Ätiologie
Hypoxie, Intoxikationen (u. a. Digitalis, Adrenalin), Elektrolytstörungen (Hypokaliämie, Hyperkalzämie), Traumata, Elektrounfälle und das Long-QT-Syndrom können zu Kammerflattern oder Kammerflimmern führen.

Klinik
Kammerflattern oder Kammerflimmern führen zum Kreislaufstillstand!

Therapie
Die **kardiopulmonale Reanimation** ist lebensrettend. Eine asynchrone Defibrillation (4 J/kg KG) ist indiziert. Überlebt das Kind, kann die Implantation eines Defibrillators erwogen werden.

12.2.5.5 Long-QT-Syndrom

Definition
Die kongenitale Erkrankung ist charakterisiert durch eine Verlängerung der QT-Zeit im Oberflächen-EKG und tachykarde ventrikuläre Herzrhythmusstörungen (Torsade de Pointes), verbunden mit dem Risiko rezidivierend auftretender Synkopen und des plötzlichen Herztodes. Die autosomal-dominante Form wird als **Romano-Ward-Syndrom (RWS)** bezeichnet, die autosomal-rezessive Form mit Taubheit als **Jervell-Lange-Nielsen-Syndrom (JLNS)**. Das angeborene Long-QT-Syndrom muss von erworbenen pathologischen QT-Verlängerungen abgegrenzt werden, die z. B. bei Elektrolytstörungen (Hypokaliämie, Hypomagnesiämie) oder Therapie mit repolarisationsverlängernden Medikamenten, insbesondere Antiarrhythmika, auftreten können.

Epidemiologie
Das RWS tritt mit einer Häufigkeit von ca. 1:7.000 auf. Das JLNS ist wesentlich seltener mit einer geschätzten Prävalenz von 1,6–6:1 Mio. Kinder zwischen 4 und 15 Jahren.

Genetik
Bisher sind 8 *LQT*-Gene auf 7 Chromosomen mit mehr als 400 verschiedenen Mutationen beschrieben worden. Die Gene kodieren unterschiedliche Kalium-, Natrium- oder Kalziumkanäle. Mutationen der *LQT-1-* bis *-3-*Gene führen zu RWS, in *KCNQ1* und *KCNE1* zu JLNS.

Pathogenese
Es handelt sich um eine Erkrankung, bei der die Repolarisation im kardialen Aktionspotenzial durch Defekte verschiedener kardialer Ionenkanäle gestört ist. Eine Verlängerung der QT-Zeit kann zu frühen Nachdepolarisationen und lebensbedrohlichen Torsade-de-Pointes-Episoden führen. Die Ursache der Taubheit beim JLNS beruht auf einer Entwicklungsabnormalität in der die Endolymphe produzierenden Stria vascularis der Kochlea, woraus eine Störung im Kaliumgehalt der Innenohrflüssigkeit resultiert.

Klinik
Die Erkrankung manifestiert sich bevorzugt in der Kindheit und Jugend. Auch ein Teil der Fälle des plötzlichen Kindstodes wird der Erkrankung zugeschrieben. Mädchen sind häufiger betroffen. **Synkopen** können rezidivierend auftreten. Trigger sind emotionaler Stress, körperliche Anstrengung oder intensive auditorische Stimuli. Auraähnliche Symptome (Blässe, Schweißausbrüche, Unwohlsein, Übelkeit, Schwindel) können den Rhythmusstörungen vorausgehen. Die Episoden können als epileptischer Anfall fehlinterpretiert werden.

Diagnostik
- **Anamnese** und **Klinik** tragen beim Long-QT-Syndrom wesentlich zur Diagnosestellung bei!
- **EKG: Verlängerte QT-Zeit** (Beginn QRS-Komplex bis Ende T-Welle), Veränderungen der T-Welle sind möglich (T-Wellen-Alternans, eingekerbte T-Wellen), altersbezogen zu niedrige Ruhe-HF; Torsade de Pointes.
- **DNA-Analyse**
- **EEG** zum Ausschluss einer Epilepsie

Therapie
Torsade-de-Pointes-Tachykardie: Terminierung durch externe Kardioversion zur Verhinderung eines plötzlichen Herztodes. Beim nicht seltenen unmittelbaren Rezidiv werden die i. v. Gabe von Magnesium, einem Betablocker und Lidocain und ggf. auch eine temporäre Stimulation empfohlen.
Langzeitbehandlung: Bei symptomatischen Patienten ist eine Indikation zur Therapie immer gegeben. Die Therapie mit **β-Rezeptoren-Blockern** (Propranolol, Esmolol) hat sich dabei als effektiv erwiesen. Sie verringert die Inzidenz von Herzrhythmusstörungen bzw. Synkopen bei bis zu 80 % der Patienten). Bei fortbestehenden Symptomen ist die **Implantation eines Kardioverter-Defibrillators** möglich. Die Kinder sollten nicht an Leistungssport teilnehmen. Außerdem sind die übrigen Familienmitglieder ebenfalls zu untersuchen.

> **CAVE** Bei Long-QT-Syndrom sind Pharmaka wie z. B. Erythromycin, Terfenadin, Haloperidol, Chinin und eine Reihe anderer **Medikamente, die zu einer Verlängerung des kardialen Aktionspotenzials und damit der QT-Zeit führen, absolut kontraindiziert!** Dazu gehören auch konventionelle Antiarrhythmika der Klassen IA und III, die hier nicht nur ineffektiv sind, sondern durch eine weitere Zunahme der QT-Zeit die Arrhythmieneigung steigern.

Prognose
Ohne Behandlung versterben etwa 20 % der Patienten innerhalb 1 Jahres nach Auftreten der ersten Synkope.

12.3.2 Störungen der Erregungsleitung

12.3.2.1 Sinuatriale Überleitungsstörung
Definition
Bei dieser Rhythmusstörung ist die Erregungsleitung vom Sinusknoten auf die Vorhöfe verzögert oder blockiert.

Ätiologie
Eine sinuatriale Überleitungsstörung kann bei Sick-Sinus-Syndrom (meist nach herzchirurgischen Eingriffen), bei Digitalis- oder Antiarrhythmikaüberdosierung und bei entzündlichen Herzerkrankungen auftreten.

Klinik
Bradykardie, Schwindel, Bewusstlosigkeit und synkopale Anfälle sind die Folge der sinuatrialen Überleitungsstörung.

Diagnostik
EKG: Folgende in unterschiedlicher Kombination auftretende Veränderungen sind charakteristisch: eine schwere, unter Belastung nicht frequenter werdende Sinusbradykardie, ein permanenter junktionaler Ersatzrhythmus, ausgeprägte sinuatriale Leitungsstörungen und Episoden von Sinusarrest.

Therapie
Die Behandlung symptomatischer Bradykardien besteht in der Implantation eines atrialen Schrittmachers. Im akuten Notfall ist Atropin das Medikament der Wahl, um die Herzfrequenz zu steigern.

12.3.2.2 Atrioventrikuläre Überleitungsstörung
Definition
Eine vom Sinusknoten ausgehende Erregungswelle wird am AV-Übergang verzögert oder blockiert.

Ätiologie
Atrioventrikuläre Überleitungsstörungen können bei erhöhtem Vagotonus, bei Digitalisüberdosierung, bei Therapie mit Verapamil oder β-Blocker, bei angeborenen Herzfehlern und bei entzündlichen Herzerkrankungen auftreten.

Aus Studentensicht

Diagnostik: Anamnese und **Klinik** relevant!
- **EKG:** QT-Zeit ↑
- **DNA-Analyse**

Therapie
- **Torsade-de-Pointes-Tachykardie:** Kardioversion, unmittelbares Rezidiv: i. v. Magnesiumgabe, β-Blocker, Lidocain
- **Langzeitbehandlung:** β-Blocker, Kardioverter-Defibrillator

CAVE

12.3.2 Störungen der Erregungsleitung

12.3.2.1 Sinuatriale Überleitungsstörung

Definition: Sinuatriale Verzögerung oder Blockierung der Erregungsüberleitung.

Ätiologie: Sick-Sinus-Syndrom, Digitalis- oder Antiarrhythmikaüberdosierung, entzündliche Herzerkrankungen.

Klinik: Bradykardie, Schwindel, Bewusstlosigkeit, Synkopen.

Diagnostik: EKG: Sinusbradykardie, permanenter junktionaler Ersatzrhythmus, sinuatriale Leitungsstörung, Episoden von Sinusarrest.

Therapie: Atrialer Schrittmacher.

12.3.2.2 Atrioventrikuläre Überleitungsstörung

Definition: Verzögerung oder Blockade der Erregungswelle am AV-Übergang.

Ätiologie: Vagotonus ↑, Digitalisüberdosierung, Verapamil, β-Blocker, angeborene Herzfehler, entzündliche Herzerkrankungen.

12 KARDIOLOGIE

Einteilung
AV-Block I: Die atrioventrikuläre Überleitung ist verzögert. Es zeigt sich eine Verlängerung des PQ-Intervalls.
AV-Block II: Die atrioventrikuläre Überleitung ist intermittierend unterbrochen. Bei **Typ 1 (Wenckebach)** zeigt sich im EKG eine progressive Verlängerung des PQ-Intervalls bis zum Ausfall der Überleitung einer P-Welle. Bei **Typ 2 (Mobitz)** kommt es zum intermittierenden Ausfall einer oder mehrerer aufeinanderfolgender atrioventrikulärer Überleitungen ohne vorausgehende progressive Verlängerung des PQ-Intervalls. Meist findet sich ein festes Muster der Überleitung (z. B. 2:1, 3:1 etc.).
AV-Block III: Die atrioventrikuläre Überleitung ist komplett unterbrochen. Im EKG zeigt sich eine vollständige Dissoziation zwischen P-Wellen und Kammerkomplexen. Ein Ersatzrhythmus ist Voraussetzung für die Aufrechterhaltung einer ausreichenden Herztätigkeit. Häufig beruht diese Form des AV-Blocks auf einer Schädigung des fetalen Reizleitungssystems durch mütterliche Antikörper, z. B. bei Lupus erythematodes oder rheumatoider Arthritis, oder auf einer mechanischen Schädigung (postoperativ, kongenitale Herzfehler).

Klinik
Oftmals bestehen keine klinischen Symptome! Bei komplettem AV-Block können synkopale Anfälle auftreten, doch auch hier ist bei stabilem Ersatzrhythmus eine gute Leistungsfähigkeit möglich.

Diagnostik
EKG: Es dient zum Nachweis des oben beschriebenen spezifischen Musters der Überleitungsstörung.

Therapie
AV-Blöcke I und II: Eine Therapie ist meist nicht erforderlich.
AV-Block II, Typ 2: Bei synkopalen Anfällen erfolgt eine Schrittmacherimplantation.
AV-Block III: Eine Schrittmacherimplantation wird bei asymptomatischen Patienten und tolerablen minimalen Herzfrequenzen möglichst erst bei großen Kindern durchgeführt, da sonst zu viele wachstumsbedingte Schrittmacherwechsel erfolgen müssen.

12.4 Akzidentelles Herzgeräusch

Definition
Es handelt sich um ein Herzgeräusch ohne Krankheitswert, das nicht durch eine organische Erkrankung des Herzens oder der großen Gefäße hervorgerufen wird.

Epidemiologie
Bei 80 % aller Kinder zwischen 2 und 14 Jahren wird irgendwann in ihrem Leben ein oft über Jahre bestehendes Herzgeräusch festgestellt. Damit hat das akzidentelle Herzgeräusch eine große gesundheitspolitische Bedeutung, da es bei einer erheblichen Anzahl von Kindern und Jugendlichen oft ungerechtfertigte und teure Untersuchungen nach sich zieht.

Ätiologie
Es handelt sich in der Regel um einen turbulenten Blutstrom an Klappenunstetigkeiten bei normaler Herzanatomie. Häufig finden sich infrakardial akzessorische Sehnenfäden mit querem Verlauf ohne Krankheitswert.

Klinik
Folgende Kriterien sprechen für das Vorliegen eines akzidentellen Herzgeräusches und gegen das Vorliegen eines besorgniserregenden Herzgeräusches:
- Lautstärke < 3/6
- Lokalisation 2.–3. oder 3.–4. ICR links ohne Fortleitung
- Geräuschänderung bei Lagewechsel
- Lokalisation und kurze Dauer in der Systole
- Normale Herztöne
- Verstärkung des Geräusches bei erhöhtem Herzzeitvolumen (z. B. Fieber)
- Geräuschcharakter: mittelfrequent, „klingend, musikalisch"

MERKE Diastolische Geräusche sollten stets kardiologisch abgeklärt werden.

Diagnostik
Eine sorgfältige Anamneseerhebung und eine komplette körperliche Untersuchung mit umfassendem Auskultationsbefund lassen in der Regel die Diagnose eines akzidentellen Herzgeräusches zu. Eine **Echokardiografie** muss z. B. zur Erhärtung der Diagnose durchgeführt werden.

Aus Studentensicht

Einteilung
- **AV-Block I:** Verzögerung der AV-Überleitung.
- **AV-Block II: Typ 1 (Wenckebach):** Verlängerung des PQ-Intervalls bis Überleitungsausfall einer P-Welle. **Typ 2 (Mobitz):** Intermittierender Ausfall einer oder mehrerer AV-Überleitungen.
- **AV-Block III:** Vollständige Unterbrechung der AV-Überleitung. Vollständige Dissoziation zwischen P-Wellen und Kammerkomplexen.

Klinik: Häufig symptomlos. Kompletter AV-Block → Synkopen.

Diagnostik: EKG.

Therapie: AV-Block II, Typ 2 und AV-Block III: Schrittmacherimplantation bei großen Kindern.

12.4 Akzidentelles Herzgeräusch

Definition: Herzgeräusch ohne Krankheitswert.

Epidemiologie: Bei 80 % aller Kinder zwischen 2 und 14 Jahren.

Ätiologie: Turbulenter Blutstrom an Klappenunstetigkeiten bei normaler Anatomie.

Klinik: Lautstärke < 3/6, Lokalisation 2.–3. oder 3.–4. ICR links ohne Fortleitung, Geräuschänderung bei Lagewechsel, Verstärkung des Geräusches bei Herzzeitvolumen↑.

MERKE

Diagnostik: Anamnese, körperliche Untersuchung, Auskultation.

12.4 AKZIDENTELLES HERZGERÄUSCH

Aus Studentensicht

IMPP-Schwerpunkte
!!! Auskultationsbefunde bei angeborenen Herzfehlern
!! Aortenisthmusstenose/Trikuspidalatresie
! Pathophysiologie Links-rechts-/Rechts-links-Shunt

NKLM-Lernziele
Eine Übersicht der dem Fach zugeordneten NKLM-Lernziele findest du im Anhang ab Seite 648.

ÜBUNGSFRAGEN FÜRS MÜNDLICHE MIT LÖSUNGSHILFEN

1. Welcher ist der häufigste angeborene Herzfehler?

Der **Ventrikelseptumdefekt** (VSD) ist die häufigste angeborene kardiale Fehlbildung. Am zweithäufigsten sind Vorhofseptumdefekte.

2. Welche Komplikation kann bei einem Ventrikelseptumdefekt auftreten?

Bleibt ein großer VSD unbehandelt, kommt es durch die kontinuierliche Volumenbelastung des pulmonalen Kreislaufs nach dem 1. Lebensjahr zu einem irreversiblen Umbau der Alveolen mit Obliteration der Lungengefäße (**Eisenmenger-Reaktion**). Die progrediente Widerstandserhöhung führt zunächst zu einer Aufhebung des Links-rechts-Shunts mit kurzzeitiger klinischer Verbesserung und schließlich zur **Shunt-Umkehr** (Rechts-links-Shunt). Klinisch imponieren die Patienten mit **zentraler Zyanose** und Leistungsabfall. Das typische VSD-Geräusch kann nicht mehr auskultiert werden. Im **EKG** überwiegt eine **Rechtsherzhypertrophie**, der **Röntgen-Thorax** zeigt einen **Kalibersprung** zwischen zentralen und peripheren Lungengefäßen. Bei **irreversibler fixierter pulmonaler Hypertonie** (Persistenz unter Sauerstoff- oder NO-Beatmung und Prostaglandininfusion), ist der operative Verschluss des VSD aufgrund einer drohenden dekompensierten Rechtsherzinsuffizienz kontraindiziert und eine (Herz-)Lungentransplantation die einzige wirksame Therapieoption.

3. Samuel, 4 Tage alt, wird zur U2 vorgestellt. Der Junge wurde als 3. Kind gesunder Eltern nach unauffälliger Schwangerschaft und komplikationsloser Entbindung bereits 8 Stunden postnatal aus dem Geburtshaus entlassen. Seither wird Samuel voll gestillt, trinkt jedoch seit heute nur mäßig an der Brust und schwitzt viel während des Saugens. Zudem seien die Füße auffallend kühl, wobei die Hände schön warm seien.
Folgende Befunde ergeben sich bei der körperlichen Untersuchung:
4 Tage alter Säugling in reduziertem Allgemeinzustand, schlapp. Temperatur 37 °C. Haut rosig-ikterisch, kühle Füße. Herztöne rein, rhythmisch, uncharakteristisches Herzgeräusch. Femoralispulse schwach tastbar bei kräftigen Pulsen an den oberen Extremitäten. Pulmo seitengleich belüftet, keine Rasselgeräusche. Abdomen weich, Darmgeräusche regelrecht, Leber 1 cm unter dem rechten Rippenbogen tastbar. Neurologie: Fontanelle im Niveau, Reflexe altersgemäß.
Wie lautet deine Verdachtsdiagnose? Welche Einteilung dieses Herzfehlers kennst du?

Aufgrund der abgeschwächten Femoralispulse bei kräftig palpablen Pulsen an der oberen Extremität, des Herzgeräuschs sowie der Trinkschwäche ist an eine **Aortenisthmusstenose** zu denken. Diese ist definiert als Einengung der Aorta im Bereich des Übergangs der Aorta vom Aortenbogen zur Aorta descendens.
Die Aortenisthmusstenose kann anhand ihrer anatomischen Beziehung zum fetalen Ductus arteriosus Botalli in eine prä- und in eine postduktale Form eingeteilt werden.
Bei der **präduktalen Aortenisthmusstenose** liegt die Verengung der Aorta vor der Einmündung des Ductus arteriosus Botalli. In diesen Fällen bleibt der Ductus arteriosus meist offen, sodass es zu einem persistierenden Blutfluss aus der A. pulmonalis in die Aorta kommt. Dies führt zu einer Beimischung venösen Blutes, wodurch es charakteristischerweise zu einer Zyanose der unteren Körperhälfte kommt.
Bei der **postduktalen Aortenisthmusstenose** liegt dagegen die Einengung nach der Einmündung des Ductus arteriosus Botalli. Dies führt zu einer Druckbelastung des linken Ventrikels mit Hypertonie an der oberen und Hypotonie an der unteren Extremität. Gewöhnlich werden die Patienten erst später symptomatisch. Über eine Kollateralbildung entlang der Aa. thoracicae internae und intercostales wird die untere Körperhälfte mit sauerstoffreichem Blut versorgt.

KAPITEL 13 Erkrankungen des Respirationstrakts

13.1	Physiologie	362
13.1.1	Atemfrequenzen und Atmungsmuster	362
13.1.2	Symptome von Atemwegserkrankungen	362
13.2	Angeborene Fehlbildungen	363
13.2.1	Choanalatresie	363
13.2.2	Pierre-Robin-Sequenz	363
13.2.3	Kongenitale Laryngo- oder Tracheomalazie	363
13.2.4	Angeborene Tracheal- und Bronchusstenosen	364
13.2.5	Kongenitales lobäres Emphysem	364
13.3	Erkrankungen von Nase, Ohren und Rachen	365
13.3.1	Epistaxis	365
13.3.2	Akute Rhinopharyngitis	365
13.3.3	„Banaler" Infekt der oberen Luftwege	366
13.3.4	Retropharyngealer Abszess	366
13.3.5	Sinusitis	367
13.3.6	Erkrankungen der Rachenmandel	368
13.3.7	Obstruktive Schlafapnoen (OSA)	368
13.3.8	Angina tonsillaris	369
13.3.9	Otitis media acuta (AOM)	370
13.3.10	Mastoiditis	370
13.3.11	Seromukotympanon	371
13.4	Erkrankungen von Kehlkopf, Trachea und Bronchien	371
13.4.1	Subglottische Laryngitis (Pseudokrupp)	371
13.4.2	Supraglottische Laryngitis (akute Epiglottitis)	372
13.4.3	Fremdkörperaspiration	373
13.4.4	Akute Bronchitis	375
13.4.5	Obstruktive Bronchitis und Bronchiolitis	375
13.4.6	Primäre ziliäre Dyskinesie (Syndrom der immotilen Zilien)	377
13.4.7	Bronchiektasen	377
13.5	Asthma bronchiale	378
13.6	Erkrankungen der Lunge	384
13.6.1	Zystische Fibrose (Mukoviszidose, CF)	384
13.6.2	Pneumonie	390
13.6.3	Lungenabszess	392
13.6.4	Lungenatelektase	392
13.6.5	Exogen allergische Alveolitis (EAA)	393
13.6.6	Lungenemphysem	394
13.7	Erkrankungen der Pleura	394
13.7.1	Pleuritis und Pleuraempyem	394
13.7.2	Hydrothorax	395
13.7.3	Pneumothorax und Pneumomediastinum	396

LERNTIPP Folgende Themen werden gern abgefragt: Subglottische Laryngitis, Fremdkörperaspiration, Mukoviszidose und Asthma bronchiale.

Aus Studentensicht

LERNTIPP

Im Schnitt macht ein Kleinkind 6–8 Infekte der oberen Luftwege pro Jahr durch – die Erkrankungen des Respirationstrakts werden dir also oft begegnen. Konzentriere dich in diesem Kapitel vor allem auf die subglottische Laryngitis, Fremdkörperaspiration, Mukoviszidose und Asthma bronchiale. Mit einer Tafel Schokolade lernt sich dieses wichtige Kapitel bestimmt leichter. A propos Süßes – weißt du noch, in welchem Hauptbronchus Smarties meist bei Kindern landen?

13 ERKRANKUNGEN DES RESPIRATIONSTRAKTS

13.1 Physiologie

Die normale Atemfrequenz ist altersabhängig. Je jünger das Kind, desto höher ist die Atemfrequenz. Die Kenntnis der normalen Atemfrequenzen erlaubt, pathologische Zustände zu erkennen. Darüber hinaus können in verschiedenen klinischen Situationen charakteristische Atmungsmuster auffallen, die wertvolle differenzialdiagnostische Hinweise liefern. Die normalen Atemfrequenzen in verschiedenen Altersstufen sowie unterschiedliche Typen pathologischer Atmungsmuster sind hier aufgeführt.

13.1.1 Atemfrequenzen und Atmungsmuster

Normale Atemfrequenzen in verschiedenen Altersstufen
- Frühgeborenes: 40–60/min
- Reifgeborenes: 30–50/min
- Klein-, Schulkind: 15–20/min
- Erwachsene: 12–15/min

Typen pathologischer Atmungsmuster
- **Obstruktive Atmung:** Verlängertes Exspirium, Giemen, Pfeifen, Brummen. Vorkommen bei Asthma bronchiale oder obstruktiver Bronchitis.
- **Restriktive Atmung:** Erhöhte Frequenz, vermindertes Atemzugvolumen. Vorkommen z. B. bei Lungenfibrose.
- **Kussmaul-Atmung:** Erhöhte Frequenz, erhöhtes Atemzugvolumen, intermittierend sehr tiefe Atemzüge. Vorkommen bei metabolischer Azidose, z. B. bei diabetischer Ketoazidose oder bei organischer Azidurie. Bei einer Hyperammonämie kann die Atmung trotz fehlender metabolischer Azidose ähnlich aussehen.
- **Cheyne-Stokes-Atmung:** Periodisch zu- und abnehmende Atemzugvolumina, intermittierende Apnoen nach abnehmender Sequenz. Vorkommen bei ZNS-Schäden.
- **Biot-Atmung:** Periodische Atmung mit regelmäßiger Apnoe als klinischer Hinweis auf eine Hirnstammschädigung.
- **Schnappatmung:** Atemfrequenz erniedrigt, Atemzugvolumina variabel. Vorkommen bei Schock, Hypoxie, Asphyxie, Sepsis.

13.1.2 Symptome von Atemwegserkrankungen

Häufige Symptome von Atemwegserkrankungen sind Husten und Dyspnoe. Folgende Checklisten bieten erste Hinweise zur differenzialdiagnostischen Abklärung.

Checkliste: Differenzialdiagnose Husten.

Virusinfektionen	Bakterielle Infektionen	Pilzinfektionen
• Atemwegsinfekte • Bronchiolitis • Viruspneumonie • Pseudokrupp	• Bakterielle Pneumonie • Sinusitis • Pertussis • Tuberkulose	• Candida-Pneumonie • *Aspergillus*-Pneumonie • *Pneumocystis*-Pneumonie • Masernpneumonie
Gefäßfehlbildungen	**Tracheale Fehlbildungen**	**Andere**
• Pulmonalisschlinge • Doppelter Aortenbogen • Arteria lusoria	• Trachealstenose • Tracheoösophageale Fistel • Tracheale Obstruktion	• Larynxstenose • Bronchusstenose • Konnatale Zysten
Asthma bronchiale	**Exogene Ursachen**	**Sonstige Ursachen**
• Allergisches Asthma • Infektasthma • Allergische bronchopulmonale Aspergillose	• Fremdkörper • Inhalative Noxen • Kalte Luft	• Zystische Fibrose! • Bronchiektasen • Lungenembolie

Checkliste: Differenzialdiagnose Dyspnoe.

Obstruktion	Restriktion	Primär pulmonale Ursachen
• Asthma bronchiale • Obstruktive Bronchitis • Bronchiolitis • Pseudokrupp • Epiglottitis • Fremdkörper	• Pneumothorax • Pneumomediastinum • Zwerchfellparese • Pleuraerguss • Atelektasen • Schonatmung: Schmerzen	• Pneumonie • Aspiration • Atemnotsyndrom • Allergische Alveolitis • Zystische Fibrose • Lungenödem • Lungenfibrose
Kardiale Ursachen	**ZNS-Erkrankungen**	**Sonstige Ursachen**
• Angeborene Herzvitien • Herzinsuffizienz • Lungenembolie • Schock	• Meningitis • Enzephalitis • Neuromuskuläre Erkrankung	• Kohlenmonoxidvergiftung • Methämoglobinämie • Schwere Anämie

13.2 Angeborene Fehlbildungen

13.2.1 Choanalatresie

Definition
Es handelt sich um ein knöchernes oder membranöses Septum zwischen Nase und Pharynx.

Epidemiologie
Es handelt sich um die häufigste angeborene Fehlbildung der Nase, die in 80 % der Fälle mit weiteren kongenitalen Fehlbildungen assoziiert ist (z. B. CHARGE-Syndrom: **C**oloboma, **H**eart Disease, **A**tresia Choanae, **R**etarded Growth or Development, **G**enital Anomalies, **E**ar Anomalies).

Klinik

> **LERNTIPP** Da die Choanalatresie eine häufige angeborene Fehlbildung ist, musst du die Klinik gut kennen.

Einseitige Choanalatresie: Sie führt zu Atembehinderung, schleimig-eitrigen Absonderungen und Trinkproblemen. Sie ist etwa fünfmal häufiger als die beidseitige Choanalatresie.
Beidseitige Choanalatresie: Bereits in der Neugeborenenperiode kommt es, vor allem bei Anstrengung und beim Trinken, zu einer gefährlichen Ateminsuffizienz mit Einziehungen, Stridor und Zyanose. Die Folgen sind rezidivierende Aspirationspneumonien und eine Gedeihstörung.

Diagnostik
Beim Versuch der **Nasensondierung** lässt sich die Sonde nach etwa 5 cm nicht weiter vorschieben. Das membranöse Septum zeigt sich bei der **Nasenendoskopie.**

Therapie
Bei beidseitiger Choanalatresie sind die ersten **Sofortmaßnahmen** das Offenhalten des Mundes, das Einlegen eines Guedel-Tubus und die nachfolgende Intubation. Bei der **operativen Korrektur** wird das Septum perforiert und Kunststoffröhrchen werden zum Offenhalten der neu geschaffenen Öffnungen eingelegt. Häufig sind nach Entfernung der Röhrchen wiederholte Bougierungen über Monate erforderlich, um einen Wiederverschluss der Choanen zu verhindern.

> **MERKE** Die Choanalatresie ist die häufigste angeborene Fehlbildung der Nase.

13.2.2 Pierre-Robin-Sequenz

Definition
Autosomal-rezessiv vererbtes Fehlbildungssyndrom mit dem klinischen Leitsymptom der Mikroretrognathie, das zu Fütterungsschwierigkeiten und akuter respiratorischer Insuffizienz bei Neugeborenen führen kann.

Klinik
Es bestehen charakteristischerweise eine **mandibuläre Retrognathie** sowie ein hoher Gaumen oder eine mediane **Gaumenspalte.** Das Zurücksinken der Zunge (**Glossoptose**) kann bereits beim Neugeborenen zu inspiratorischem Stridor, Zyanose und respiratorischer Insuffizienz führen. Häufig besteht eine Trinkschwäche. Begleitende Fehlbildungen, insbesondere kongenitale Herzvitien (Vorhofseptumdefekt, Ventrikelseptumdefekt, persistierender Ductus arteriosus), treten häufig auf.

Therapie
Bei vitaler Gefährdung durch die Glossoptose muss die Zunge instrumentell vorgezogen werden. In diesen Fällen wird eine Tracheostomie durchgeführt. Durch die Anpassung einer Gaumen- bzw. Trinkplatte wird das Unterkieferwachstum gefördert.

Prognose
Eine chronische Hypoxie und Hyperkapnie können zu Cor pulmonale führen. Die Mortalitätsrate ist mit 20 % hoch und durch die begleitenden Herzfehler mitbedingt.

13.2.3 Kongenitale Laryngo- oder Tracheomalazie

Definition
Relativ häufige Ursache eines konnatalen Stridors durch angeborene Instabilität der Epiglottis, der Larynxwände oder der Trachealwand.

Aus Studentensicht

13.2 Angeborene Fehlbildungen

13.2.1 Choanalatresie

Definition: Knöchernes oder membranöses Septum zwischen Nase und Pharynx.

Epidemiologie: Häufigste angeborene Fehlbildung der Nase, in 80 % mit weiteren kongenitalen Fehlbildungen assoziiert (CHARGE-Syndrom).

LERNTIPP

Klinik
- **Einseitig:** Atembehinderung, schleimig-eitrige Absonderungen, Trinkprobleme
- **Beidseitig:** Bei Anstrengung: Ateminsuffizienz, Stridor, Zyanose. Rezidivierende Aspirationspneumonien, Gedeihstörung

Diagnostik: Nasensondierung nur 5 cm möglich, Nasenendoskopie.

Therapie
- **Sofortmaßnahmen:** Offenhalten des Mundes, Guedel-Tubus, Intubation
- **Operative Korrektur:** Septumperforation, Einlegen von Kunststoffröhrchen, Rebougierungen

MERKE

13.2.2 Pierre-Robin-Sequenz

Definition: Autosomal-rezessiv vererbtes Fehlbildungssyndrom mit Mikroretrognathie.

Klinik: Mandibuläre Retrognathie, hoher Gaumen, **Gaumenspalte. Glossoptose:** Zurücksinken der Zunge → Stridor, Zyanose, respiratorische Insuffizienz. Häufig kongenitale Herzvitien.

Therapie: Vorziehen der Zunge, Tracheostomie, Anpassung einer Gaumen- bzw. Trinkplatte.

13.2.3 Kongenitale Laryngo- oder Tracheomalazie

Definition: Angeborene Instabilität der Epiglottis, Larynxwände oder Trachealwand.

13 ERKRANKUNGEN DES RESPIRATIONSTRAKTS

Aus Studentensicht

Epidemiologie: Häufigste angeborene Larynxfehlbildung.

Pathogenese: Zu geringer oder verzögerter Kalziumeinbau in das Larynxskelett.

Klinik: Lageabhängiger inspiratorischer Stridor, „juchzendes" oder schnarchendes Atemgeräusch, Einziehungen. Verschlechterung der Symptomatik bei Infekten.

Differenzialdiagnose
- Hämangiome, Lymphangiome
- Anomalien mediastinaler Gefäße
- Konnatale Struma
- Geburtstraumatische Rekurrensparese

Diagnostik: Indirekte Laryngo-, Bronchoskopie.

MERKE

13.2.4 Angeborene Tracheal- und Bronchusstenosen

Definition: Sekundäre Verengung von Trachea oder Bronchus, häufig durch Gefäßfehlbildung.

Ätiologie: Gefäßfehlbildungen.

Klinik: Inspiratorischer Stridor, Dyspnoe, Trinkschwäche, Gedeihstörung. Symptomverschlechterung mit Zyanose bei Infekten.

Diagnostik: Röntgen, MRT, Bronchoskopie: Pulsierende Einengung von Trachea oder Bronchus.

13.2.5 Kongenitales lobäres Emphysem

Definition: Überblähung eines oder mehrerer Lungenlappen.

Epidemiologie
Es handelt sich um die häufigste angeborene Larynxfehlbildung. Jungen sind doppelt so häufig betroffen wie Mädchen.

Pathogenese
Die Laryngo- oder Tracheomalazie entsteht durch geringen oder verzögerten Kalziumeinbau in das Larynxskelett.

Klinik
Unmittelbar oder wenige Tage nach der Geburt kommt es bei der kongenitalen Laryngo- oder Tracheomalazie zu einem **lageabhängigen inspiratorischen Stridor**, der sich in Bauchlage bessert.
Ein „juchzendes" oder schnarchendes Atemgeräusch mit jugulären, interkostalen und subkostalen Einziehungen ist charakteristisch. Bei Infekten verschlechtert sich die Symptomatik durch eine zusätzlich auftretende Schleimhautschwellung. Eine ausgeprägte Symptomatik bzw. ein bedrohlicher Verlauf und eine Progression der Symptome sprechen gegen die Diagnose einer Laryngomalazie.

Differenzialdiagnose
- Hämangiome
- Lymphangiome
- Anomalien mediastinaler Gefäße
- Konnatale Struma
- Geburtstraumatische Rekurrensparese

Diagnostik
Die Diagnose kann mithilfe indirekter Laryngoskopie und/oder Bronchoskopie gesichert werden.

Therapie
In der Regel ist eine Behandlung nicht erforderlich. Im Rahmen von Infekten ist eine abschwellende Inhalationstherapie hilfreich.

Prognose
In den meisten Fällen kommt es bis zum Ende des 1. Lebensjahres zu einer Knorpelstabilisierung und damit zu einem Sistieren der Symptomatik.

MERKE Bei Laryngomalazie besteht ein postnataler Stridor, der sich in Bauchlage bessert. Ein bedrohlicher klinischer Verlauf und eine Progression der Symptome sprechen gegen die Diagnose.

13.2.4 Angeborene Tracheal- und Bronchusstenosen

Definition
Sie werden in der Regel durch eine Gefäßfehlbildung, die durch Druck von außen zu einer sekundären Verengung von Trachea oder Bronchus führt, verursacht. Das klinische Leitsymptom ist ein inspiratorischer Stridor.

Ätiologie
Häufig liegen Gefäßfehlbildungen wie ein doppelter Aortenbogen, ein Fehlabgang des Truncus brachiocephalicus oder eine Pulmonalisschlinge vor.

Klinik
Es besteht ein oft ausgeprägter **inspiratorischer Stridor**. Bei Infekten kommt es durch eine zusätzlich auftretende Schleimhautschwellung zu einer u. U. bedrohlichen Verschlechterung der Symptomatik mit **Zyanose**. Die Dyspnoe verursacht Trinkprobleme, die sekundär zu einer **Gedeihstörung** führen können.

Diagnostik
- **Röntgen:** Kontrastmittelfüllung des Ösophagus und Darstellung der Impression
- **MRT** mit Angiografie
- **Bronchoskopie:** Pulsierende Einengung von Trachea oder Bronchus

13.2.5 Kongenitales lobäres Emphysem

Definition
Das kongenitale lobäre Emphysem ist durch eine Überblähung eines oder mehrerer Lungenlappen charakterisiert.

13.3 ERKRANKUNGEN VON NASE, OHREN UND RACHEN

Pathogenese
Ein kongenitales Emphysem kann durch eine Störung im Aufbau der Bronchialwand (z. B. Fehlen des bronchialen Knorpels) sowie durch intraluminale (Sekret, Schleimhautfalten) oder extraluminale Bronchusobstruktionen (aberrierende Gefäße) entstehen.

Klinik
Meist ist der linke Oberlappen betroffen, seltener der rechte Ober- und Mittellappen. Eine **Dyspnoe** tritt bereits im frühen Säuglingsalter auf. Bei Infekten kommt es durch eine zusätzlich auftretende Schleimhautschwellung zu einer u. U. bedrohlichen Verschlechterung der Symptomatik mit **Zyanose**.

Therapie
In ausgeprägten Fällen ist eine Lobektomie erforderlich.

13.3 Erkrankungen von Nase, Ohren und Rachen

Checkliste: Differenzialdiagnose Stridor.

Neugeborene und Säuglinge	Kleinkinder und Schulkinder
• Weiche Epiglottis • Tracheastenose durch Gefäßanomalie • Pulmonalisschlinge • Doppelter Aortenbogen • Broncho- oder Tracheomalazie • Mikroretrognathie (Pierre-Robin-Sequenz) • Laryngealer Fremdkörper • Hämangiome, Lymphangiome • Konnatale Struma • Geburtstraumatische Rekurrensparese	• Pseudokrupp • Epiglottitis • Fremdkörperaspiration • Akutes Asthma bronchiale • Allergisch bedingtes Schleimhautödem • Bronchitis • Retropharyngeal-, Peritonsillarabszess

13.3.1 Epistaxis

Definition
Unter Epistaxis versteht man eine vorübergehende Blutung durch Gefäßalteration im Bereich der Nasenschleimhaut.

Ätiologie
Traumatische Ereignisse, Nasopharynxtumoren, Fremdkörper, eine akute oder chronische Rhinitis, Adenoide, schwere Hustenattacken (Pseudokrupp, Pertussis), fieberhafte Infektionen sowie verschiedenste Erkrankungen, die mit einer hämorrhagischen Diathese einhergehen, können zu Nasenbluten führen.

Klinik
Die Blutung aus der Nase nennt man Epistaxis. Die häufigste Blutungsquelle ist der *Locus Kiesselbachi* im vorderen Nasenseptumanteil.

Therapie
In der Regel ist keine Behandlung erforderlich. Bei starken Blutungen wird die Nase am sitzenden Patienten, u. U. unter Anwendung lokal wirksamer Hämostyptika, tamponiert.

13.3.2 Akute Rhinopharyngitis

Definition
Infektion der oberen Luftwege durch Viren oder Bakterien.

Ätiologie
Meist handelt es sich um primär virale Infektionen, die eine Tendenz zur sekundären bakteriellen Superinfektion aufweisen.

Pathologie
Es bestehen ein Ödem und eine Vasodilatation der Submukosa mit veränderter Schleimproduktion.

Klinik
Die unspezifischen Allgemeinsymptome sind Irritabilität, allgemeine Mattigkeit, Müdigkeit und Appetitlosigkeit. Rhinitis, Husten und Heiserkeit sind die Folge der lokalen Entzündungsreaktion. Muskelschmerzen, Übelkeit und Erbrechen können begleitend bestehen. Bei der Racheninspektion sieht man eine Rötung und Granulierung der Rachenhinterwand.

13 ERKRANKUNGEN DES RESPIRATIONSTRAKTS

Aus Studentensicht

Komplikationen: Rezidivierende Otitiden, Sinusitis, Mastoiditis, Peritonsillarabszess, Periorbitalphlegmone.

Komplikationen
Bei chronischer Tubenminderbelüftung kann es zu rezidivierenden Otitiden kommen. Bei bakterieller Superinfektion können Sinusitis, Mastoiditis, ein Peritonsillarabszess oder eine Periorbitalphlegmone entstehen. Bei Kindern mit Asthma bronchiale oder bei Patienten mit vorgeschädigter Lunge (z. B. ehemalige Frühgeborene mit BPD oder Patienten mit zystischer Fibrose) kann eine banale Virusinfektion zu einer erheblichen Verschlechterung der respiratorischen Symptomatik führen.

Diagnostik: Milde Leukozytose, Lymphozytose. CRP bei viraler Infektion **kaum erhöht**. Bakteriologischer Rachenabstrich.

Diagnostik
- **Blutbild:** Wenig ausgeprägte Leukozytose, relative Lymphozytose
- **C-reaktives Protein** bei alleiniger Virusinfektion meist nicht oder kaum erhöht, häufig sekundärer Anstieg bei bakterieller Superinfektion
- **Virusserologie** (meist nicht erforderlich)
- **Bakteriologischer Rachenabstrich**

Therapie: Symptomatisch.

Therapie
Die Behandlung ist symptomatisch. Antibiotika sind nur bei bakterieller Superinfektion sinnvoll.

13.3.3 „Banaler" Infekt der oberen Luftwege

Definition: Viral verursachter Atemwegsinfekt.

Definition
Der Atemwegsinfekt wird durch eine Vielzahl von Viren verursacht und betrifft Nase, Rachen und Kehlkopf. Er tritt umso häufiger auf, je jünger das Kind und je stärker die Exposition sind.

Epidemiologie: Je jünger das Kind und je stärker die Exposition, desto häufiger (6–8-mal pro Jahr).

Epidemiologie
Bei Kleinkindern können solche Infektionen etwa 6- bis 8-mal jährlich auftreten. Es treibt die Eltern fast zur Verzweiflung! Expositionsfaktoren für die zunehmende Häufigkeit sind Winter, Kindergarten, Schule und Geschwister. Mit zunehmendem Alter nimmt die Infektionsfrequenz ab.

Ätiologie: Influenza-, Parainfluenzavirus, *RSV*.

Ätiologie
Die typischen Erreger banaler Infekte der oberen Luftwege sind Influenzavirus, Parainfluenzavirus, *RSV*, Rhinovirus, Adenovirus.

Klinik: Fieber, Schnupfen, Husten, Heiserkeit.

Klinik
Es kommt zu Fieber, Schnupfen, Husten und Heiserkeit. Die Infektionen hinterlassen in der Regel eine nur kurze Immunität. Somit erklären sich die häufigen Rezidive.

Therapie: Symptomatisch. Wadenwickel, Paracetamol, Ibuprofen, NaCl-Nasentropfen, Flüssigkeit, Inhalation.

Therapie
Die Therapie beinhaltet ausschließlich symptomatische Maßnahmen. Das Fieber kann mit Wadenwickeln, Paracetamol oder Ibuprofen gesenkt werden (medikamentöse Intervention z. B. ab 38,5 °C in maximal 6-stündigen Abständen). Die Nasenatmung wird durch NaCl-Nasentropfen oder in schweren Fällen durch abschwellende Nasentropfen erleichtert. Bei zähem Sekret kann eine hohe Flüssigkeitszufuhr zur Sekretolyse beitragen. Inhalationen mit physiologischer Kochsalzlösung sind oft hilfreich. Antibiotika werden nur bei bakterieller Superinfektion verabreicht.

MERKE

> **MERKE** Ein Kleinkind, das 6- bis 8-mal jährlich an einem unkomplizierten Virusinfekt der oberen Luftwege erkrankt, hat mit hoher Wahrscheinlichkeit keinen Immundefekt! Hier kommt es vor allem darauf an, die Eltern zu beruhigen.

13.3.4 Retropharyngealer Abszess

Definition: Abszedierende Lymphadenitis der retropharyngealen Lymphknoten.

Definition
Akutes Krankheitsbild, das nur bei Säuglingen und Kleinkindern vorkommt und mit einer abszedierenden Lymphadenitis der retropharyngealen Lymphknoten einhergeht.

Ätiologie: Staphylokokken, Streptokokken.

Ätiologie
Staphylokokken oder Streptokokken sind die häufigsten Erreger.

Klinik: Rhinopharyngitis → klinische Verschlechterung mit Fieber, Halsschmerzen, Schluckstörung, Speichelfluss, rasselnde oder schnorchelnde Atmung, steife Kopfhaltung, Schwellung und seitliche Vorwölbung der Rachenhinterwand.

Klinik
Es kommt, oft im Anschluss an eine Rhinopharyngitis, zu einer plötzlich auftretenden klinischen Verschlechterung mit hohem Fieber, Halsschmerzen, Schluckstörung und Speichelfluss. Die Atmung ist behindert und klingt rasselnd oder schnorchelnd. Auffallend ist eine steife Kopfhaltung. Bei der Inspektion sieht man eine Schwellung und seitliche Vorwölbung der Rachenhinterwand, die bei Palpation fluktuiert. Im weiteren Verlauf kann sich der Abszess in das Mediastinum absenken.

13.3 ERKRANKUNGEN VON NASE, OHREN UND RACHEN

Diagnostik
- Neutrophile Leukozytose, C-reaktives Protein erhöht
- **MRT oder CT:** Nachweis der retropharyngealen Raumforderung

Differenzialdiagnose
- Pseudokrupp
- Meningitis
- Tuberkulose
- Prävertebrale Tumoren

Therapie
Die kausale Therapie besteht in einer Abszessinzision und Drainage. Zusätzlich sollte mit einem staphylokokkenwirksamen Antibiotikum behandelt werden.

13.3.5 Sinusitis
Definition
Bei Sinusitis handelt es sich um eine akute oder chronische Entzündung der Nasennebenhöhlen.

Einteilung
- Einfache akute Sinusitis
- Akute eitrige Sinusitis
- **Sinubronchitis:** Nebenhöhlenverschattung und vermehrte peribronchiale Zeichnung bzw. Hilusreaktion
- **Chronische Sinusitis:** Chronisch-rezidivierende Form im Rahmen rezidivierender Infekte oder echte chronische Sinusitis als Folge einer anderen Grunderkrankung

Pathogenese
Sinus maxillares, Sinus ethmoidales und Sinus sphenoidalis sind schon bei Geburt angelegt. Die Ausbildung des Sinus frontalis beginnt am Ende des 1. Lebensjahres. In Abhängigkeit von der Pneumatisation der verschiedenen Nasennebenhöhlen besteht eine unterschiedliche Altersdisposition für die Sinusitiden: Siebbeinentzündungen treten schon im Säuglingsalter, Kieferhöhlenentzündungen ab dem 3. Lebensjahr und Stirnhöhlenentzündungen ab dem 8. Lebensjahr auf.

Ätiologie
Meist kommt es im Rahmen eines katarrhalischen Atemwegsinfekts zu einer bakteriellen Infektion mit Streptokokken, Staphylokokken oder Anaerobiern.

Klinik
Einfache akute Sinusitis: Sie geht mit Fieber, eitrigem Schnupfen, einer Schleimstraße an der Rachenhinterwand, Husten und Kopfschmerzen einher.
Akute eitrige Sinusitis: Die Aszension der Infektion von den Sinus führt zu Wangenschwellung, Nasenrückenschwellung, Periorbitalödem und septischen Temperaturen.
Akute eitrige Siebbeinentzündung des Säuglings: Rötung und Schwellung des inneren Lidwinkels (DD: Dakryozystitis, Orbitalphlegmone, Oberkieferosteomyelitis).
Echte chronische Sinusitis: Sie tritt meist infolge einer anderen Grunderkrankung, z.B. Allergie, Immundefekt, zystische Fibrose, primäre Ziliendyskinesie, auf.

Komplikationen
- Periorbitalabszess
- Subdurales Empyem
- Hirnabszess
- Sinusvenenthrombose
- Osteomyelitis

Diagnostik
- **Sonografie** der Nasennebenhöhlen
- **Röntgen** der Nasennebenhöhlen
- **CT oder MRT**

Therapie
Bei einer einfachen akuten Sinusitis genügen abschwellende Nasentropfen. Indiziert ist eine Antibiotikatherapie bei Symptompersistenz über 7–10 Tage, schweren Verläufen (akut eitrige Sinusitis) oder biphasischem Verlauf mit erneuter Symptomzunahme nach Besserung.

Aus Studentensicht

Diagnostik: Neutrophile Leukozytose, CRP ↑, bildgebende Diagnostik.

Differenzialdiagnose: Pseudokrupp, Meningitis.

Therapie: Abszessinzision, Drainage, staphylokokkenwirksames Antibiotikum.

13.3.5 Sinusitis

Definition: Akute oder chronische Entzündung der Nasennebenhöhlen.

Einteilung: Einfach akut, akut eitrig. **Sinubronchitis:** Nebenhöhlenverschattung und vermehrte peribronchiale Zeichnung. **Chronische Sinusitis:** Chronisch-rezidivierende Form.

Pathogenese: Siebbeinentzündung ab Säuglingsalter. Kieferhöhlenentzündung ab dem 3. LJ. Stirnhöhlenentzündung ab dem 8. LJ.

Ätiologie: Bakterielle Infektion bei katarrhalischem Atemwegsinfekt.

Klinik: Einfach akut: Fieber, eitriger Schnupfen, Schleimstraße an der Rachenhinterwand, Husten. **Akut eitrig:** Wangen- und Nasenrückenschwellung, Periorbitalödem, septische Temperaturen. **Akute eitrige Siebbeinentzündung des Säuglings:** Rötung und Schwellung des inneren Lidwinkels. **Chronisch:** Meist im Rahmen anderer Grunderkrankungen.

Komplikationen: Periorbitalabszess, Sinusvenenthrombose, subdurales Empyem, Hirnabszess.

Diagnostik: Bildgebende Diagnostik der Nasennebenhöhlen.

Therapie: Abschwellende Nasentropfen, Antibiotikagabe. Kieferhöhlendrainage und -spülung, Inhalation.

13 ERKRANKUNGEN DES RESPIRATIONSTRAKTS

Je nach Lokalbefund sind außerdem Kieferhöhlendrainage und -spülung erforderlich. Bei chronischer Rhinosinusitis wird vor allem die regelmäßige nasale Lavage mit isotoner oder leicht hypertoner Kochsalzlösung empfohlen.

13.3.6 Erkrankungen der Rachenmandel

Definition
Chronisch-rezidivierende Entzündungen des Organs führen zu einer Hyperplasie der Rachenmandel, die eine Behinderung der Nasenatmung und hierdurch sekundär weitere rezidivierende Infekte hervorruft.

Physiologie
Im Volksmund spricht man von „Polypen". Sie liegen an der oberen Epipharynxbegrenzung und sind als lymphatisches Organ bei der Infektionsabwehr beteiligt. Im späteren Kindesalter erfolgt eine physiologische Rückbildung.

Klinik
Angina retronasalis: Es handelt sich um eine akute Entzündung der Rachenmandel, die zu Mundatmung, nasaler Sprache, einer Schleimstraße an der Rachenhinterwand und schmerzhafter Nackenlymphknotenvergrößerung führt.
Rachenmandelhyperplasie, Adenoide: Sie entsteht als Folge wiederholter Entzündungen. Begleitend liegt häufig auch eine Hyperplasie der Gaumenmandeln vor. Die Nasenatmung ist behindert, es besteht ein Dauerschnupfen und es kommt zu rezidivierenden Otitiden und Bronchitiden. Nächtliches Schnarchen und eine näselnde Sprache sind charakteristisch.
Facies adenoidea: Patienten mit länger persistierenden Adenoiden weisen einen charakteristischen Gesichtsausdruck auf. Der Mund ist meist geöffnet, die mimische Muskulatur hypoton. Durch nächtliche Schlafstörungen und rezidivierende Infekte kommt es zu Allgemeinerscheinungen wie Konzentrationsschwäche, Ermüdbarkeit und Appetitlosigkeit. Häufig wird von einem schulischen Leistungsknick berichtet.

Therapie
Die Therapie ist primär konservativ mit Applikation topischer Steroide. Die Adenotomie, die operative Entfernung des Rachenmandelpolsters, ist bei relevanten klinischen Sekundärsymptomen indiziert.

> **MERKE** Indikationen zur Adenotomie sind:
> - Behinderung der Nasenatmung
> - Rezidivierende und/oder chronische Entzündungen der Rachenmandel
> - Rezidivierende oder chronische Otitiden, Rhinitiden, Sinusitiden und Bronchitiden bei Rachenmandelhyperplasie
> - Obstruktive Schlafapnoen

13.3.7 Obstruktive Schlafapnoen (OSA)

Definition
Bei der OSA handelt es sich um eine prolongierte partielle und intermittierend komplette nächtliche Obstruktion der oberen Atemwege. Sie führt zu Schlafunterbrechungen und pathologischem Atemmuster.

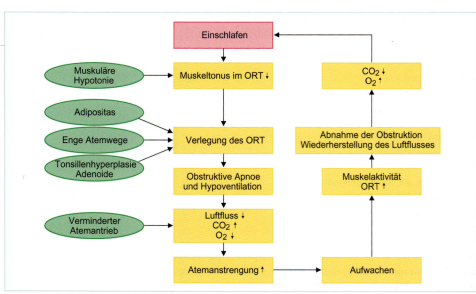

Abb. 13.1 Ursachen, Entstehungsweise und Ablauf der OSA im oberen Respirationstrakt. [L141]

13.3 ERKRANKUNGEN VON NASE, OHREN UND RACHEN

Epidemiologie
Habituelles Schnarchen tritt bei etwa 10 % aller Kinder auf. Die Häufigkeit gravierender OSA im Kindesalter wird auf 1 % geschätzt.

Ätiologie und Pathogenese
Die häufigste Ursache der OSA im Kindesalter ist die adenotonsilläre Hyperplasie (➤ Abb. 13.1).

Klinik
Das klinische Spektrum umfasst **habituelles Schnarchen**, die **obstruktive Hypoventilation** und die **obstruktive Schlafapnoe**. Die klinischen Symptome sind bevorzugte Mundatmung, unruhiger Schlaf und häufiges Aufwachen. Die rezidivierenden Schlafstörungen führen zu Müdigkeit während des Tages, Leistungsabfall in der Schule und zu Verhaltensauffälligkeiten. In schweren Fällen resultiert die chronische Hypoxämie in Gedeihstörung, Entwicklungsretardierung, Rechtsherzinsuffizienz oder Kreislaufstillstand.

Diagnostik
Die Diagnose wird in den meisten Fällen verzögert gestellt.
Die Durchführung einer Polysomnografie mit nächtlicher Aufzeichnung von EKG, EEG, Atemexkursionen, Sauerstoffsättigung und pCO_2 sichert die Diagnose.

Therapie
Die kombinierte Adenotomie- und Tonsillektomie bzw. die heute meist durchgeführte Tonsillotomie beseitigt die häufigste Ursache der OSA. Bei symptomatischen Formen im Rahmen schwerwiegender Grunderkrankungen (z. B. Trisomie 21, neuromuskuläre Erkrankungen) bedarf es eines umfassenden Therapiekonzepts.

> **MERKE** Obstruktive Schlafapnoen sind im Kindesalter häufig, nicht immer leicht zu diagnostizieren und können zu sehr ernsten Komplikationen führen.

13.3.8 Angina tonsillaris

Definition
Es handelt sich um eine bakterielle oder virale Entzündung der Gaumenmandeln. Besondere Bedeutung hat die eitrige, durch β-hämolysierende Streptokokken der Gruppe A verursachte Angina tonsillaris. Hier ist bei Vorkommen ernster Sekundärerkrankungen eine antibiotischen Therapie notwendig.

Klinik
Tonsillitis catarrhalis: Meist zeigt sich eine viral bedingte Rötung und Schwellung der Tonsillen in Kombination mit einer Pharyngitis. Stippchen fehlen!
Eitrige Angina tonsillaris: Meist durch β-hämolysierende Streptokokken der Gruppe A verursachte Rötung und Schwellung der Tonsillen mit Stippchen und eitrigen Belägen. Unterschieden werden die follikuläre Angina (stippchenförmige fibrinöse Beläge) und die lakunäre Angina (konfluierende fibrinöse Beläge). Begleitend bestehen hohes Fieber und eine zervikale Lymphknotenschwellung. Erbrechen und Bauchschmerzen sind häufig. Eine wichtige Differenzialdiagnose ist die infektiöse Mononukleose.
Angina ulceromembranosa (Plaut-Vincent): Sie kommt seltener vor und dann eher bei älteren Kindern. Typisch ist die einseitige Ulkusbildung einer Tonsille, die Schluckbeschwerden verursacht. Es besteht ein unangenehmer Foetor ex ore. Eine antibiotische Therapie ist erforderlich, da diese Form der Angina bakteriell bedingt ist (*Fusobacterium*-Plaut-Vincenti und *Borrelia*-Vincenti).
Seitenstrangangina: Miterkrankung der lymphatischen Seitenstränge bei einer Pharyngitis. Sie tritt bei tonsillektomierten Patienten häufiger auf.
Herpangina: *Coxsackie-A-Virus*-Infektion mit Bläschen, flachen Ulzera mit dunklem Hof auf der gesamten Mundschleimhaut, vor allem im Bereich der Gaumenbögen (➤ Kap. 7.5.14)

Komplikationen
Ein **Peritonsillarabszess** ist die häufigste lokale Komplikation der Tonsillitis. Die Symptome sind Schluckbeschwerden, eine Kieferklemme und eine Lymphadenitis colli. Die Behandlung besteht in einer Abszessspaltung und antibiotischen Therapie.
Die **tonsillogene Sepsis** entwickelt sich lymphogen, hämatogen oder über eine phlegmonöse Ausbreitung. Folgekrankheiten bei nicht behandelter Angina tonsillaris durch ß-hämolysierende Streptokokken sind Glomerulonephritis (➤ Kap. 15.1.5) und rheumatisches Fieber (➤ Kap. 9.3).

Therapie
Eitrige Angina tonsillaris: In letzter Zeit werden bakteriologische Versagerquoten unter Penicillin von 20–30 % beobachtet. Mangelnde Compliance, insbesondere nach Abklingen der Symptome, ist wohl die wichtigste Ursache. **Penicillin V** 100.000 IE/kg KG/d p. o. über 7 Tage ist jedoch die Therapie der Wahl.

Aus Studentensicht

Klinik: Klinisches Spektrum: **habituelles Schnarchen, obstruktive Hypoventilation, obstruktive Schlafapnoe.** Symptome: Mundatmung, unruhiger Schlaf, häufiges Aufwachen. Chronische Hypoxämie → Gedeihstörung, Entwicklungsretardierung, Rechtsherzinsuffizienz, Kreislaufstillstand.

Diagnostik: Polysomnografie mit nächtlicher Aufzeichnung von EKG, EEG, Atemexkursionen, O_2-Sättigung und pCO_2.

Therapie: Kombinierte Adeno- und Tonsillotomie.

MERKE

13.3.8 Angina tonsillaris

Definition: Bakterielle oder virale Entzündung der Gaumenmandeln.

Klinik
- **Tonsillitis catarrhalis:** Viral bedingte Rötung und Schwellung der Tonsillen und Pharyngitis, ohne Stippchen.
- **Eitrige Angina tonsillaris:** β-hämolysierende Streptokokken der Gruppe A: Rötung und Schwellung der Tonsillen mit Stippchen und eitrigen Belägen. Fieber, Lymphknotenschwellung, Erbrechen.
- **Angina ulceromembranosa:** Fusobacterium-Plaut-Vincenti: Einseitige Ulkusbildung einer Tonsille, Schluckbeschwerden, unangenehmer Foetor ex ore.
- **Seitenstrangangina:** Miterkrankung der lymphatischen Seitenstränge bei Pharyngitis.
- **Herpangina: Coxsackie-Virus:** Bläschen, flache Ulzera mit dunklem Hof auf gesamter Mundschleimhaut.

Komplikationen
- **Peritonsillarabszess:** Schluckbeschwerden, Kieferklemme, Lymphadenitis colli. Therapie: Abszessspaltung, Antibiotikagabe.
- **Tonsillogene Sepsis:** Lymphogene, hämatogene oder phlegmonöse Ausbreitung. Folgeerkrankungen bei ausbleibender Therapie: **Glomerulonephritis, rheumatisches Fieber.**

Therapie
- **Eitrige Angina tonsillaris: Penicillin V über 7 Tage**
- **Virale Tonsillitiden:** Symptomatisch

Aus Studentensicht

Beschwerdefreiheit ist nach 24–48 h zu erwarten. **Bei Therapieversagen** werden Cephalosporine, Amoxicillin plus Clavulansäure oder Makrolide eingesetzt. Eine 5-tägige Therapie mit einem Cephalosporin oder Amoxicillin plus Clavulansäure ist ebenso erfolgreich wie eine 10-tägige Therapie mit Penicillin V.
Virale Tonsillitiden: Hier sind nur symptomatische Maßnahmen wie Mundspülungen, Pinselungen und eine Antipyrese sinnvoll.

> **MERKE** Die Indikation zur Tonsillektomie/Tonsillotomie wird heute sehr viel strenger gestellt als früher. Sie wird nur noch bei Retrotonsillarabszess, mechanischer Atembehinderung bei extremer Tonsillenhyperplasie und bei mehr als 6 behandlungsbedürftigen Tonsillitiden innerhalb eines Jahres durchgeführt.

13.3.9 Otitis media acuta (AOM)

Definition
Die bakterielle Entzündung des Mittelohrs tritt meist im Rahmen eines katarrhalischen Virusinfekts als Sekundärinfektion auf.

Pathogenese
Die bei Kleinkindern häufig auftretende AOM kann entweder durch Viren (z. B. *RSV*-, Rhino-, Parainfluenza- und Influenzaviren) als alleinige Erreger verursacht werden oder durch eine bakterielle Superinfektion *(Streptococcus pneumoniae, Haemophilus influenzae, Moraxella catarrhalis)*, begünstigt durch Tubenfunktionsstörungen und Irritationen der Schleimhautepithelien.

Klinik
Leitsymptome sind starke **Ohrenschmerzen, Fieber** sowie eine Rötung und Vorwölbung des Trommelfells. Die Kinder sind extrem unruhig, schlafen nicht, schreien heftig und fassen sich häufig an die Ohrmuschel. Nach Trommelfellperforation kommt es zur eitrigen Otorrhö.

Komplikationen
- Mastoiditis
- Cholesteatom
- Meningitis
- Hirnabszess
- Sinusvenenthrombose
- Fazialisparese
- Hörverlust bei chronischem Mittelohrerguss, wodurch eine Sprachentwicklungsstörung entstehen kann.

> **MERKE** Die antibiotische Therapie bietet keinen absolut zuverlässigen Schutz vor Komplikationen wie der Mastoiditis.

Diagnostik
Trommelfellbefund: Es zeigen sich Rötung, Vorwölbung und Lichtreflexverlust. Außerdem besteht ein Tragusdruckschmerz.
Zu Beginn der Erkrankung ist in der Regel keine sichere Differenzierung zwischen viraler und bakterieller Genese möglich.

Therapie
Die Spontanheilungsrate der AOM ist insbesondere bei Kindern über 2 Jahre hoch. Der nachgewiesene Effekt einer Antibiotikabehandlung auf den Heilungsverlauf der AOM ist gering. Da Komplikationen mit oder ohne antibiotische Behandlung nicht sicher ausgeschlossen werden können, wird aktuell eine Nachuntersuchung im Zeitraum von 1–3 Tagen empfohlen. Bleibt eine Besserung aus, kann eine **Antibiotikatherapie** mit Amoxicillin durchgeführt werden bei Kindern unter 2 Jahren, die an einer bilateralen AOM ohne Otorrhö leiden, und bei Kindern jeden Alters mit AOM und schwerer Symptomatik (Otorrhö, Fieber, persistierende Otalgien). Säuglinge unter 6 Monaten sollten bei AOM immer eine antibiotische Therapie erhalten. Die Behandlungsdauer beträgt meist 10 Tage und kann bei milder oder moderater AOM auf 5–7 Tage verkürzt werden.
Neben der symptomatischen Behandlung sollte eine systemische **analgetische Behandlung** mit Paracetamol oder Ibuprofen erfolgen. Abschwellende Nasentropfen führen weder zum schnelleren Symptomrückgang (vor allem der Schmerzen) noch zu einer Reduktion der Komplikationsrate.

13.3.10 Mastoiditis

Definition
Die Mastoiditis ist eine signifikante Komplikation einer Otitis media mit Entzündung von Antrum und Warzenfortsatz.

13.3.9 Otitis media acuta (AOM)

Definition: Als Sekundärinfektion auftretende bakterielle Entzündung des Mittelohrs.

Pathogenese: Durch Viren oder bakterielle Superinfektion *(S. pneumoniae, H. influenzae, M. catarrhalis)* hervorgerufen.

Klinik: Leitsymptome: **Ohrenschmerzen, Fieber**, Rötung und Vorwölbung des Trommelfells.

Komplikationen: Mastoiditis, Hörverlust, Cholesteatom, Meningitis, Fazialisparese.

Diagnostik: Trommelfellbefund: Rötung, Vorwölbung, Lichtreflexverlust. Tragusdruckschmerz.

Therapie: Hohe Spontanheilungsrate. Amoxicillin bei bestehenden Symptomen.

13.3.10 Mastoiditis

Definition: Entzündung von Antrum und Warzenfortsatz.

Pathogenese
Es handelt sich um eine eitrige Einschmelzung der Zellsepten im pneumatisierten Warzenfortsatz. Bei hoher Erregervirulenz oder schlechter Abwehrlage steigt das Risiko der Entstehung einer Mastoiditis.

Klinik
Typische Symptome sind vermehrte Ohrenschmerzen, Wiederauftreten von Fieber, Druckschmerz und Rötung über dem Warzenfortsatz und bei Vorliegen eines subperiostalen Abszesses ein „abstehendes" Ohr.

> **MERKE** Ist eine akute Otitis media nach 2 Wochen nicht abgeheilt, kann eine Mastoiditis entstehen.

Therapie
Die **operative Ausräumung** des erkrankten Zellsystems ist die Therapie der Wahl. Leichte Formen sprechen meist auf eine antibiotische Therapie an.

13.3.11 Seromukotympanon
Definition
Es handelt sich um eine chronische Otitis exsudativa mit langfristig bestehendem Mittelohrerguss, die zu Schwerhörigkeit führt.

Pathogenese
Durch persistierende Belüftungsstörungen kommt es zur Absonderung eines sterilen Ergusses von gallertartig-muköser Konsistenz in die Paukenhöhle.

Klinik
Am häufigsten wird ein Seromukotympanon bei 4–8 Jahre alten Kindern beobachtet. Das Leitsymptom ist eine rasch auftretende **Schallleitungsschwerhörigkeit** mit Unaufmerksamkeit und Schulleistungsknick. Subjektiv sind die Patienten beschwerdefrei.

Diagnostik
- Impedanzaudiometrie
- Tympanometrie

Therapie
Eine Parazentese mit Sekretabsaugung und gleichzeitiger Implantation von Paukenröhrchen führt zu einer sofortigen Verbesserung des Hörvermögens.

13.4 Erkrankungen von Kehlkopf, Trachea und Bronchien

13.4.1 Subglottische Laryngitis (Pseudokrupp)
Definition
Die viral bedingte subglottische Entzündung führt zu den Leitsymptomen **bellender Husten** und **inspiratorischer Stridor**. Sie lässt sich durch Luftbefeuchtung, rektale Steroide und ggf. eine inhalative Adrenalintherapie effektiv behandeln (Synonym: Stenosierende Laryngotracheitis).

Ätiologie
Es handelt sich um eine meist viral bedingte Infektion der Larynx- und Trachealschleimhaut durch Parainfluenza-, RS- oder Adenoviren. Die Infektion tritt im Herbst und im Winter gehäuft auf.

Klinik
In der Regel besteht ein leichter Infekt der oberen Luftwege, bei dem es plötzlich zu **bellendem Husten** und **inspiratorischem Stridor** kommt. Dazu kommen Heiserkeit, juguläre, inter- und subkostale Einziehungen und Dyspnoe. Die Symptomatik tritt meist nachts auf. Es besteht nur leichtes Fieber. In schweren Fällen treten Zyanose, Ruhelosigkeit und Agitiertheit hinzu.

> **MERKE** Klinische Stadieneinteilung der subglottischen Laryngitis:
> - **Stadium I:** Bellender Husten
> - **Stadium II:** Stridor, juguläre und epigastrale Einziehungen
> - **Stadium III:** Zusätzlich Einziehungen am seitlichen Thorax, Atemnot, Tachykardie, Blässe, Unruhe, Angst
> - **Stadium IV:** Stridor, maximale Einziehungen, schwerste Atemnot, Puls klein und schnell, Zyanose, Sopor

---

Aus Studentensicht

Pathogenese: Eitrige Einschmelzung der Zellsepten im pneumatisierten Warzenfortsatz.

Klinik: Ohrenschmerzen, Fieber, Druckschmerz und Rötung über dem Warzenfortsatz.

MERKE

Therapie: Operative Ausräumung.

13.3.11 Seromukotympanon

Definition: Chronische Otitis exsudativa mit langfristig bestehendem Mittelohrerguss.

Pathogenese: Persistierende Belüftungsstörungen → Absonderung eines sterilen Ergusses in die Paukenhöhle.

Klinik: Schallleitungsschwerhörigkeit.

Diagnostik: Impedanzaudiometrie, Tympanometrie.

Therapie: Parazentese mit Sekretabsaugung, Implantation von Paukenröhrchen

13.4 Erkrankungen von Kehlkopf, Trachea und Bronchien

13.4.1 Subglottische Laryngitis (Pseudokrupp)

Definition: Viral bedingte subglottische Entzündung mit **bellendem Husten** und **inspiratorischem Stridor.**

Ätiologie: Viral bedingte Infektion der Larynx- und Trachealschleimhaut.

Klinik: Leichter Infekt der oberen Atemwege mit plötzlich auftretendem **bellenden Husten** und **inspiratorischem Stridor,** meist nachts.

MERKE

13 ERKRANKUNGEN DES RESPIRATIONSTRAKTS

Diagnostik

> **PRAXISTIPP**
> Auf die Durchführung einer Racheninspektion sollte unbedingt verzichtet werden, da Aufregung die respiratorische Situation verschlechtert!

Therapie
Die Beruhigung des Kindes, am besten durch die Mutter, ist eine der wichtigsten therapeutischen Maßnahmen.
Leichte Form mit Belastungsstridor: In diesen Fällen reicht eine Oberkörperhochlagerung und Sekretverflüssigung aus.
Mittelschwere Form mit inspiratorischem Stridor, aber Eupnoe: Empfohlen wird die einmalige Gabe von Steroiden (Dexamethason 0,15 mg/kg KG p. o. oder Prednisolon 1–2 mg/kg KG p. o.). Die Applikation kann alternativ intravenös erfolgen. Die häufig angewandte rektale Verabreichung von Prednisolon hat den Nachteil der unsicheren Resorption. Eine Inhalation mit Adrenalin kann erwogen werden, z. B. Suprarenin® 1 : 1.000, 1–3 ml (1 ml = 1 mg) oder Infektokrupp®, 1 ml = 4 mg.
Schwere Verlaufsform mit Dyspnoe: Sie erfordert nicht nur die intravenöse Verabreichung von Steroiden, sondern auch eine Adrenalininhalation (s. o.). Auf eine ausreichende Sauerstoffzufuhr sollte geachtet werden. Bei ausbleibender Besserung muss intubiert und maschinell beatmet werden. Die Indikation zur Intubation sollte aber aufgrund eines erhöhten Risikos für eine spätere subglottische Stenose äußerst zurückhaltend gestellt werden.

> **MERKE** Charakteristische Zeichen der kindlichen Dyspnoe sind Nasenflügeln sowie juguläre, inter- und subkostale Einziehungen, nach hinten geneigter Kopf und der Einsatz der Atemhilfsmuskulatur.

> **LERNTIPP** Krupp-Syndrom, akute Laryngotracheitis, stenosierende Laryngotracheitis werden häufig synonym für die subglottische Laryngitis verwendet. Präge dir die symptomatischen Unterschiede zwischen sub- und supraglottischer Laryngitis ein.

13.4.2 Supraglottische Laryngitis (akute Epiglottitis)

Definition
Das akute, schwere Krankheitsbild wird durch *Haemophilus influenzae* Typ b hervorgerufen. Es kommt zu jeder Jahreszeit vor und betrifft in erster Linie Kleinkinder zwischen 2 und 5 Jahren, die aus voller Gesundheit oder nach einem banalen Infekt mit hohem Fieber, kloßiger Sprache und Schluckbeschwerden erkranken.

Epidemiologie
Seit Einführung der *Hib*-Impfung ist die akute Epiglottitis im klinischen Alltag selten geworden.

Ätiologie
Meist handelt es sich um eine Infektion mit *Haemophilus influenzae* Typ b. Infektionen durch Staphylokokken oder Streptokokken sind selten.

Pathologische Anatomie
Es besteht ein ausgeprägtes supraglottisches Ödem mit leukozytärer Infiltration; die Epiglottis ist stark geschwollen und imponiert als pralle, hochrote Kugel.

Checkliste: Differenzialdiagnose des Krupp-Syndroms.

	Pseudokrupp	Epiglottitis
Alter	1–3 Jahre	2–6 Jahre
Ätiologie	Virus	*Haemophilus influenzae* Typ b
Häufigkeit	Häufig	Selten
Fieber	Mäßig	Sehr hoch
Stimme	Heiser	Kloßig
Husten	Bellend	Selten
Dysphagie	Fehlt	Häufig
Verlauf	Subakut	Hochakut
Leukozyten	Normal	Stark erhöht

Klinik

Die akute Epiglottitis ist ein **dramatisches, akut lebensbedrohliches Krankheitsbild.** Sie tritt in der Regel nach dem 2. Lebensjahr auf. Es bestehen hohes **Fieber** bis 40 °C, akute **Atemnot** und ein inspiratorischer **Stridor.** Hinzu kommen starke **Halsschmerzen,** eine Schluckstörung, die zu **Speichelfluss** führt, und eine charakteristische kloßige Sprache („**hot potato voice**"). Das Kind nimmt bevorzugt eine sitzende Position mit nach hinten gebeugtem Kopf ein. Meist besteht eine deutliche zervikale Lymphadenopathie. Bei schwerer Erkrankung kann es zu zunehmender Apathie und Eintrübung kommen.

> **MERKE** Bei der akuten Epiglottitis handelt es sich um einen pädiatrischen Notfall.

Klinik: Akut lebensbedrohliches Krankheitsbild mit hohem **Fieber**, akuter **Atemnot** und inspiratorischem **Stridor**. Halsschmerzen, Schluckstörung, kloßige Sprache, vermehrter Speichelfluss.

MERKE

Diagnostik

> **CAVE** Auf **keinen Fall** darf eine **Racheninspektion** vorgenommen werden, da die Gefahr des reflektorischen Atemstillstands besteht.

CAVE

- Alle invasiven diagnostischen Maßnahmen werden erst nach der Intubation in Narkose durchgeführt, da die damit einhergehende Aufregung lebensbedrohlich ist.
- Ausgeprägte **Leukozytose,** 10.000–40.000/µl, Linksverschiebung, Erhöhung des C-reaktiven Proteins als Zeichen der bakteriellen Infektion
- **Blutkulturen:** Nachweis von *Haemophilus influenzae* Typ b
- **Liquorpunktion:** Falls ein klinischer Hinweis auf Meningitis besteht.

Diagnostik: Leukozytose, Linksverschiebung, CRP↑, **Blutkulturen:** *H. influenzae* Typ b.

> **MERKE** Sämtliche invasiven Maßnahmen werden erst nach Narkosebeginn durchgeführt, um eine akute respiratorische Verschlechterung zu vermeiden.

MERKE

Komplikationen
- Akute obstruktive Ateminsuffizienz und Hypoxie
- Zervikale Lymphadenitis
- Meningitis
- Septische Arthritis
- Septischer Schock

Komplikationen: Akute obstruktive Ateminsuffizienz, zervikale Lymphadenitis.

Therapie

Respiration: Die laryngoskopisch durchgeführte Intubation erfolgt mit einem Tubus, dessen Größe eine Nummer unter der altersgemäßen Durchschnittsgröße liegt. Es ist eine sehr schwierige Intubation aufgrund der Epiglottisschwellung. Falls eine Intubation nicht möglich ist, muss eine Konisation erfolgen. Nach erfolgreicher Intubation wird Sauerstoff verabreicht. In der Regel kann eine Extubation nach 48–72 h erfolgen.

Antibiotikatherapie: Zunächst wird mit Cefotaxim intravenös behandelt. Nach Resistenztestung kann u. U. die Therapie mit Ampicillin fortgesetzt werden. Die Therapiedauer sollte mindestens 10 Tage betragen.

Therapie
- **Respiration:** Sauerstoffgabe nach erfolgreicher Intubation
- **Antibiotikatherapie** mit Cefotaxim oder Ampicillin

Prävention

Die Hib-Impfung ist die beste Präventionsmaßnahme zur Verhinderung der akuten Epiglottitis. Eine Umgebungsprophylaxe mit Rifampicin sollte bei allen Kontaktpersonen durchgeführt werden.

> **MERKE** Bei Verdacht auf supraglottische Laryngitis darf auf keinen Fall eine Racheninspektion durchgeführt werden. Sie kann zum reflektorischen Atemstillstand führen und ist lebensbedrohlich.

MERKE

13.4.3 Fremdkörperaspiration

Definition
Die Aspiration fester Partikel, die im Säuglings- und Kleinkindalter häufig vorkommt, kann zu einem Ventilmechanismus mit einseitiger Lungenüberblähung und Mediastinalverlagerung führen.

13.4.3 Fremdkörperaspiration

Definition: Aspiration fester Partikel: Ventilmechanismus → einseitige Lungenüberblähung, Mediastinalverlagerung.

Ätiologie und Pathogenese
Die Aspiration von flüssiger oder breiiger Nahrung, Nusspartikeln, Münzen, Nägeln, Perlen, Fruchtpartikeln u. Ä. führt zu einer Obstruktion der Atemwege. Am häufigsten liegt der Fremdkörper im rechten Hauptbronchus. Bei Bronchusverlegung entsteht eine Ventilstenose, bei der während der Inspiration Luft in die tiefer gelegenen Lungenabschnitte gelangt und bei Exspiration nicht mehr entweichen kann. Dadurch kommt es zu einer Überblähung der ipsilateralen Lunge mit Mediastinalverlagerung zur Gegenseite.

Ätiologie: Aspiration von diversen Partikeln, die meist im rechten Hauptbronchus liegen. Bronchusverlegung → Ventilstenose: eingeatmete Luft kann aus den tiefer gelegenen Lungenabschnitten nicht mehr entweichen → Überblähung der ipsilateralen Lunge.

Aus Studentensicht

Klinik: Hustenattacke nach Aspirationsereignis. Abgeschwächtes Atemgeräusch bei hypersonorem Klopfschall auf der betroffenen Seite.

CAVE

Diagnostik: Röntgen-Thorax in Exspiration.

ABB. 13.2

MERKE

Therapie: Fremdkörperentfernung, perioperative Antibiotikatherapie.

FALL

13 ERKRANKUNGEN DES RESPIRATIONSTRAKTS

Klinik

Unmittelbar nach dem Aspirationsereignis kommt es zu einer heftigen **Hustenattacke.** Es folgen weitere pertussiforme Hustenanfälle. Anschließend ist das Kind nicht selten asymptomatisch! Ein in- oder exspiratorischer **Stridor** besteht in weniger als einem Drittel der Fälle. Bei der Untersuchung findet sich bei etwa 50 % der Patienten auf der betroffenen Seite ein **abgeschwächtes Atemgeräusch** bei hypersonorem Klopfschall. Seltener sind ein verlängertes Exspirium, Giemen, Brummen oder grobblasige Rasselgeräusche auskultierbar.

> **CAVE** Ein unauffälliger körperlicher Untersuchungsbefund schließt bei typischer Anamnese eine Fremdkörperaspiration nicht aus.

Diagnostik

Röntgen-Thorax in Exspiration: Es zeigt sich eine Lungenüberblähung der betroffenen Seite mit Mediastinalverlagerung zur gesunden Seite (> Abb. 13.2). Bei länger zurückliegender Fremdkörperaspiration kann eine entzündliche Infiltration nachweisbar sein. In 10 % der Fälle ist das Röntgenbild trotz endoskopisch gesicherter Aspiration unauffällig!

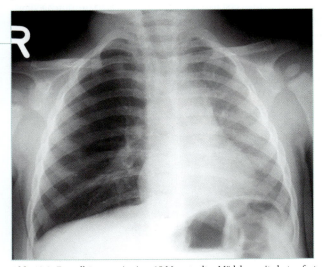

Abb. 13.2 Fremdkörperaspiration. 15 Monate altes Mädchen mit akut aufgetretenem Husten und Dyspnoe. Röntgen-Thorax p. a.: Einseitige Überblähung der rechten Lunge mit leichter Mediastinalverschiebung nach links. Dringender Verdacht auf das Vorliegen einer Fremdkörperaspiration rechts. Therapie: Bronchoskopische Entfernung mehrerer Erdnussfragmente. [R323]

> **MERKE** Bei Verdacht auf Fremdkörperaspiration sollte der Röntgen-Thorax in **Exspiration** durchgeführt werden.

Differenzialdiagnose
- Obstruktive Bronchitis
- Pseudokrupp
- Asthma bronchiale

Therapie

Die Behandlung besteht in einer bronchoskopischen **Fremdkörperentfernung.** Eine perioperative **Antibiotikatherapie,** z. B. mit Cefuroxim (staphylokokkenwirksam), ist sinnvoll, da der Fremdkörper meist zu einer lokalen Entzündungsreaktion führt und im Rahmen der Bronchoskopie Keime verschleppt werden können.

> **FALL A:** Der knapp 2 Jahre alte Philipp wird in der Notfallambulanz vorgestellt. Die Mutter berichtet, dass er vor 2 Tagen in einem unbeobachteten Moment eine Mandel gegessen habe und währenddessen plötzlich anfing zu schreien. Im Anschluss daran sei es zu einer heftigen, 15 min anhaltenden Hustenattacke gekommen. Nun beobachten die Eltern bei Anstrengung pfeifende Atemgeräusche sowie Einziehungen im Bereich des Jugulums.
> **K:** Bei der Untersuchung befindet sich Philipp in reduziertem Allgemeinzustand. Die Temperatur beträgt 39,4 °C. Es besteht eine deutliche Ruhedyspnoe mit interkostalen und jugulären Einziehungen. Das Atemgeräusch ist über der gesamten linken Lunge stark abgeschwächt, über der rechten Lunge ist es normal. Die transkutan gemessene Sauerstoffsättigung liegt bei 92 %.

D: Die Röntgenaufnahme des Thorax zeigt eine deutliche Überblähung mit vermehrter Transparenz links sowie eine Mediastinalverlagerung nach rechts. Außerdem sind deutliche Infiltrate im Bereich des linken Hilus nachweisbar. Die Laboruntersuchung zeigt eine Leukozytose (27.200/µl) und eine Erhöhung des CRP (5,3 mg/dl).
Diag: Es handelt sich um eine Fremdkörperaspiration mit konsekutiver Tracheobronchitis links.
T: 2 h nach stationärer Aufnahme wird eine bronchoskopische Fremdkörperentfernung (multiple Mandelpartikel im linken Hauptbronchus) in Allgemeinnarkose durchgeführt. Wegen der ausgeprägten begleitenden Tracheobronchitis erhält Philipp Cefuroxim i. v. Darüber hinaus werden postinterventionell Inhalationen mit NaCl 0,9 % durchgeführt.
V: Philipp wird 3 Tage später in bestem Allgemeinzustand nach Hause entlassen. Die antibiotische Therapie ist für weitere 7 Tage p. o. durchzuführen.

13.4.4 Akute Bronchitis

Definition
Es handelt sich um eine durch Viren verursachte, meist selbstlimitierende Erkrankung mit dem Hauptsymptom Husten.

Ätiologie
Influenza-, Parainfluenza-, Adeno- und *RS*-Viren sowie *Mycoplasma pneumoniae* können eine Bronchitis auslösen.

Klinik
Fieber oder subfebrile Temperaturen gehen mit einem allgemeinen Krankheitsgefühl einher. Der Husten ist zunächst trocken, später zunehmend produktiv.

Therapie
Die Behandlung beinhaltet symptomatische Maßnahmen wie Antipyrese, vermehrte Flüssigkeitszufuhr und Inhalationen mit physiologischer Kochsalzlösung. Antibiotika werden nur bei bakterieller Superinfektion (eitrige Sekrete) eingesetzt.

13.4.5 Obstruktive Bronchitis und Bronchiolitis

Definition
Obstruktive Bronchitis und Bronchiolitis sind obstruktive Erkrankungen des Respirationstrakts mit Schleimhautödem und vermehrter Sekretproduktion durch Virusinfektionen (Synonyme: „Spastische" Bronchitis und asthmoide Bronchitis).
Die **akute obstruktive Bronchitis** ist definiert als eine Affektion der mittleren und größeren Bronchien, die **akute Bronchiolitis** als eine Affektion der kleinen Bronchien und Bronchiolen.

Epidemiologie
Die akute obstruktive Bronchitis/Bronchiolitis ist eine der häufigsten Erkrankungen im Säuglings- und frühen Kindesalter. Etwa 1–2 % der Patienten bedürfen einer stationären Behandlung.

Ätiologie
In über 90 % der Episoden können Viren nachgewiesen werden, z. B. Rhinoviren (50 %), *RSV* (20 %), Parainfluenza- (10 %), Metapneumoviren (7 %), Coronaviren (5 %), Adenoviren (4 %). Die relativen Häufigkeiten unterscheiden sich je nach Region und Saison.

Pathogenese
Durch eine Virusinfektion mit Replikation des infektiösen Agens in der Tracheobronchialschleimhaut kommt es zu einer Nekrose des Epithels. Die Proliferation nicht zilientragender Zellen führt zu einer Beeinträchtigung der Clearance der Mukosa. Die vermehrte Schleimproduktion verursacht eine Verlegung des Bronchiallumens, die Infiltration der Mukosa und entzündliche Ödembildung eine Schleimhautschwellung mit Verkleinerung des Bronchiallumens.

Klinik
Akute obstruktive Bronchitis: Betroffen sind meistens Säuglinge und Kinder bis zum Grundschulalter. Die Atmung ist beschleunigt und erschwert **(Tachydyspnoe)**, es zeigen sich juguläre, inter- und subkostale **Einziehungen.** Das **Exspirium** ist typischerweise **verlängert**, auskultatorisch bestehen exspiratorisches Giemen, Pfeifen und Brummen sowie trockene Rasselgeräusche.
Akute Bronchiolitis: Säuglinge im 3.–4. Lebensmonat sind bevorzugt betroffen. Die Atemfrequenz ist beschleunigt und erschwert **(Tachydyspnoe)**, es zeigen sich juguläre, inter- und subkostale **Einziehungen.** Das **Atemgeräusch** ist oft **abgeschwächt** und es lassen sich feuchte Rasselgeräusche auskultieren. Giemen und trockene Rasselgeräusche fehlen. Bei zugrunde liegender *RSV*-Infektion können in 10–20 % der Fälle zentrale Apnoen auftreten.

Aus Studentensicht

13.4.4 Akute Bronchitis

Definition: Durch Viren ausgelöste, meist selbstlimitierende Erkrankung.

Ätiologie: Influenza-, Parainfluenza-, Adeno- und *RS*-Viren.

Klinik: Fieber, allgemeines Krankheitsgefühl, zunächst trockener Husten, später zunehmend produktiv.

Therapie: Antipyrese, Flüssigkeitszufuhr, Inhalation.

13.4.5 Obstruktive Bronchitis und Bronchiolitis

Definition: Obstruktive Erkrankungen des Respirationstrakts mit Schleimhautödem und vermehrter Sekretproduktion.
- **Akute obstruktive Bronchitis:** Mittlere und größere Bronchien
- **Akute Bronchiolitis:** Kleine Bronchien und Bronchiolen

Ätiologie: 90 % viral: Rhinoviren (50 %), *RSV* (20 %).

Pathogenese: Virusinfektion → Nekrose des Epithels, Schleimpoduktion ↑: Verlegung des Bronchiallumens bei gleichzeitiger Verkleinerung des Lumens aufgrund von Infiltration der Mukosa und entzündlicher Ödembildung.

Klinik
- **Akute obstruktive Bronchitis:** Säuglinge, Kinder bis zum Grundschulalter: Tachydyspnoe, Einziehungen, verlängertes Exspirium, exspiratorisches Giemen, Pfeifen, Brummen, trockene Rasselgeräusche
- **Akute Bronchiolitis:** Säuglinge im 3.–4. Lebensmonat: Atemfrequenz ↑, Tachydyspnoe, Einziehungen, abgeschwächtes Atemgeräusch, feuchte Rasselgeräusche

Aus Studentensicht

Diagnostik: Klinische Untersuchung, Beobachtung des Atemmusters, Atemfrequenzbestimmung, Auskultation, Pulsoxymetrie, Röntgen-Thorax, Virusnachweis, Schweißtest zum Ausschluss einer zystischen Fibrose.

ABB. 13.3

Checkliste: Differenzialdiagnose der akuten Bronchusobstruktion

CHECKLISTE

Therapie
- **Adjuvante Maßnahmen:** O_2-Zufuhr, Flüssigkeitssubstitution, Nasentropfen, Physiotherapie.
- **Bronchodilatatoren:** Bronchitis: kurzwirksames topisches Sympathomimetikum alle 4 h. Bronchiolitis: Inhalatives Epinephrin und/oder β2-Sympathomimetika.
- **Steroide:** Bei schwerer Obstruktion.

FALL

---

13 ERKRANKUNGEN DES RESPIRATIONSTRAKTS

Diagnostik
- Klinische Untersuchung und Beobachtung des Atemmusters
- Atemfrequenzbestimmung und Auskultation
- Messung der Sauerstoffsättigung mittels Pulsoxymetrie
- **Röntgen-Thorax:** Überblähung, streifige Zeichnungsvermehrung, Mikroatelektasen (➤ Abb. 13.3)
- **Labor:** Meist uncharakteristische Veränderungen
- **Virusnachweis:** RSV-Schnelltest, RSV- und Adenovirusantigen im Rachenspülwasser
- **Schweißtest:** Bei schwerer oder rezidivierender Obstruktion zum Ausschluss einer zystischen Fibrose

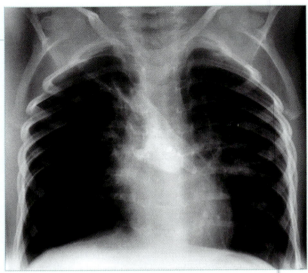

Abb. 13.3 Obstruktive Bronchitis. Deutliche Überblähung mit vermehrter Transparenz beider Lungenfelder, tief stehende Zwerchfelle, streifige Infiltrate perihilär links. [O530]

Checkliste: Differenzialdiagnose der akuten Bronchusobstruktion

Pulmonal	Andere
Obstruktive Bronchitis	Kongenitale Herzvitien mit pulmonaler Hypertonie
Bronchiolitis	Septikämie
Asthma bronchiale	Schwere metabolische Azidose
Pneumonie	
Zystische Fibrose	
Tracheobronchiale Fehlbildungen	
Fremdkörperaspiration	

Therapie

Adjuvante Maßnahmen: Die Sauerstoffzufuhr über eine Nasenbrille, eine ausreichende Flüssigkeitssubstitution, abschwellende Nasentropfen und Physiotherapie haben bei den obstruktiven Lungenerkrankungen einen besonderen Stellenwert.

Bronchodilatatoren: Die Wirksamkeit von β-Sympathomimetika und Parasympatholytika ist bei der obstruktiven Bronchitis etabliert. Hier wird die Applikation eines kurzwirksamen topischen Sympathomimetikums alle 4 h empfohlen. Bei der Bronchiolitis kann ein Therapieversuch mit inhalativem Epinephrin und/oder $β_2$-Sympathomimetika erfolgen. Die Ersttherapie erfolgt am besten unter pulsoxymetrischer Kontrolle, da sich der Zustand mancher Kinder unter Inhalation verschlechtern kann.

Steroide: Bei schwerer Obstruktion ist eine systemische Gabe hilfreich (z. B. Prednison/Prednisolon p. o. oder i. v.).

Prognose

Bei den meisten Kindern kommt es innerhalb weniger Tage zu einer Besserung der Symptomatik. Rezidivierende Bronchitiden sind jedoch im Säuglings- und Kleinkindalter schwer vom Asthma bronchiale abgrenzbar. In manchen Fällen ist daher eine Dauertherapie mit inhalativen Steroiden indiziert.
Bei protrahierter Bronchitis (> 4 Wochen) liegt meist eine bakterielle Infektion zugrunde. Eine Antibiotikatherapie über 2–3 Wochen wird empfohlen.

FALL A: Annika ist ein Frühgeborenes aus der 34. SSW. Im Alter von korrigiert 2 Wochen beginnt sie zu husten. Die Mutter bemerkt, dass sie sich bei der Atmung sehr anstrengt, und beobachtet Einziehungen unter dem Rippenbogen. Der Kinderarzt verordnet Salbutamol per inhalationem und Hustensaft. Bei ausbleibender Besserung und zunehmend blassgrauem Hautkolorit wird das Kind in der Notfallambulanz der Kinderklinik vorgestellt.

K: Bei Aufnahme besteht eine ausgeprägte Tachydyspnoe mit einer Atemfrequenz von 75/min. Die Sauerstoffsättigung liegt bei Raumluft bei nur 88 %, und Annika erhält Sauerstoff über eine Nasenbrille. Bei der Lungenauskultation ist das Atemgeräusch deutlich abgeschwächt und man hört feuchte Rasselgeräusche.
D: Der Schnelltest auf *RSV* im Rachensekret fällt positiv aus. Im Röntgen-Thorax zeigen sich eine massive Überblähung der Lunge sowie streifige Verdichtungen perihilär beidseits und rechts apikal.
Diag: Es handelt sich um eine *RSV*-Bronchiolitis bei einem Frühgeborenen.
T: Annika wird mit Sauerstoff, Kochsalz-Salbutamol-Inhalationen und intensiver Physiotherapie bei großzügiger Flüssigkeitszufuhr behandelt.
V: Unter der Behandlung bessert sich der klinische Zustand rasch. Nach 12-tägigem Aufenthalt in der Klinik zeigt sich bei der Röntgenkontrolluntersuchung eine deutliche Befundbesserung, und Annika kann unter Fortsetzung der Inhalationstherapie nach Hause entlassen werden.

13.4.6 Primäre ziliäre Dyskinesie (Syndrom der immotilen Zilien)

Definition
Das genetisch bedingte Fehlen oder eine Verminderung der Zilientätigkeit von Bronchial- und Trachealschleimhaut führt zu einer chronischen Bronchitis und zu Bronchiektasen. Liegt ein Syndrom der immotilen Zilien mit Situs inversus visceralis, chronischer Sinubronchitis und Bronchiektasen vor, spricht man vom **Kartagener-Syndrom**.

Ätiologie
Inzwischen sind zahlreiche verschiedene Gendefekte *(z. B. DNAI 1, DNAH 1, DNAH 5)* identifiziert worden, die eine primäre ziliäre Dyskinesie verursachen. Die Erkrankung wird in der Regel autosomal-rezessiv vererbt.

Epidemiologie
Die Häufigkeit beträgt 1:15.000.

Pathogenese
Der geordnete Zilienschlag ist eine wesentliche Voraussetzung für die mukoziliäre Clearance der Atemwege. Eine verminderte oder **fehlende mukoziliäre Clearance** führt zu chronischen Infektionen und Bronchiektasen. Die Drainage der Nasennebenhöhlen (chronische Sinusitis) und des Mittelohrs (rezidivierende Otitiden) sowie die Spermienmotilität (Fertilität) sind ebenfalls gestört.

Klinik
Die Erkrankung kann sich bereits in der Neugeborenenperiode als akutes **Atemnotsyndrom** manifestieren. Meist treten erste Krankheitssymptome jedoch erst im Kindesalter auf: **Husten**, rezidivierende obstruktive **Bronchitiden**, eine persistierende **Rhinitis** und rezidivierende **Otitiden** sind die typischen Symptome. Regelmäßig kommt es zur Ausbildung lobärer Atelektasen. Infolge vitaler, aber immotiler Spermien besteht eine primäre **Sterilität**.

Diagnostik
Zilienfunktionsdiagnostik: Die Biopsie erfolgt aus der Nasenmuschel oder der Bronchialschleimhaut zur Messung der Zilienschlagfrequenz und zur elektronenmikroskopischen Untersuchung zum Nachweis von Strukturanomalien.

Therapie
Die Behandlung entspricht der Langzeitbehandlung bei Mukoviszidose und beinhaltet intensive Physiotherapie, eine großzügige Antibiotikatherapie bei Infekten und in Ausnahmefällen die Resektion einzelner Lungenabschnitte bei Ausbildung großer Bronchiektasen.

Prognose
Die Progression der Lungenerkrankung verläuft langsamer als bei zystischer Fibrose. Bei sorgfältiger Behandlung kann die Morbidität durch die chronische Lungenerkrankung über lange Zeit niedrig gehalten werden.

13.4.7 Bronchiektasen

Definition
Unter Bronchiektasen versteht man Erweiterungen einzelner Bronchien durch eine irreversible Zerstörung der Bronchialwand und des peribronchialen Gewebes infolge entzündlicher Prozesse bei beeinträchtigter Immunabwehr.

Ätiologie
Bronchiektasen können als angeborene Fehlbildung oder als Folge chronisch-rezidivierender Bronchitiden vorkommen, z. B. bei primärer ziliärer Dysfunktion, zystischer Fibrose, Fremdkörperaspiration, Asthma bronchiale oder Immundefekten.

Aus Studentensicht

13.4.6 Primäre ziliäre Dyskinesie (Syndrom der immotilen Zilien)

Definition: Chronische Bronchitis und Bronchiektasen aufgrund fehlerhafter Zilientätigkeit von Bronchial- und Trachealschleimhaut. **Kartagener-Syndrom:** Syndrom der immotilen Zilien mit Situs inversus visceralis, chronischer Sinubronchitis, Bronchiektasen.

Ätiologie: Autosomal-rezessive Vererbung, verschiedene Gendefekte (z. B. *DNAI 1*) sind ursächlich.

Pathogenese: Verminderte oder **fehlende mukoziliäre Clearance** → chronische Infektionen und Sinusitiden, Bronchiektasen, rezidivierende Otitiden, gestörte Spermienmotilität.

Klinik: Neugeborenenperiode: akutes **Atemnotsyndrom**. Kindesalter: Husten, rezidivierende obstruktive Bronchitiden und Otitiden, persistierende Rhinitis. Ausbildung lobulärer Atelektasen. Primäre **Sterilität**.

Diagnostik: Zilienfunktionsdiagnostik.

Therapie: Intensive Physiotherapie, großzügige Antibiotikatherapie bei Infekten, Resektion einzelner Lungenabschnitte bei Ausbildung großer Bronchiektasen.

13.4.7 Bronchiektasen

Definition: Erweiterungen einzelner Bronchien durch irreversible Zerstörung der Bronchialwand und des peribronchialen Gewebes.

Ätiologie: Angeborene Fehlbildung oder Folge chronisch-rezidivierender Bronchitiden.

13 ERKRANKUNGEN DES RESPIRATIONSTRAKTS

Pathogenese
Voraussetzung für die Entstehung von Bronchiektasen ist das Zusammentreffen einer beeinträchtigten Immunabwehr und einer bakteriellen Infektion.

Klinik
Der **chronische Husten** ist das häufigste Symptom. Bei älteren Kindern kann es zu morgendlichem **eitrigen Auswurf** kommen. Verdächtig ist das rezidivierende Auftreten von Pneumonien mit konstanter Lokalisation. Bei der Auskultation finden sich feuchte Rasselgeräusche an umschriebenen Stellen.

Diagnostik
- **Röntgen-Thorax:** Wechselnde Verdichtungen und wabige Strukturen vor allem in den Lungenunterfeldern
- **CT-Thorax:** Detaillierte Darstellung der Veränderungen
- **Bronchoskopie:** Identifikation primärer Fehlbildungen
- Regelmäßige bakteriologische **Sputumuntersuchungen** mit Antibiogramm

Therapie
Ziele sind die **Sekretmobilisation** und die **Erregerelimination.**
Wie bei der zystischen Fibrose erfolgt die Sekretmobilisation durch hohe Flüssigkeitszufuhr, Bewegung, Feuchtinhalation und Physiotherapie. Die **antibiotische Therapie** ist die zweite Säule der Behandlung. Ausgedehnte Prozesse, die zu rezidivierenden schweren Pneumonien führen, müssen **chirurgisch** (Segment- oder Lappenresektion) entfernt werden.

13.5 Asthma bronchiale

> **LERNTIPP** Das Asthma bronchiale musst du gut beherrschen. Es wird in Prüfungen gern abgefragt.

Definition
Das Asthma bronchiale ist eine chronische Atemwegserkrankung, die mit einer reversiblen Obstruktion der Atemwege, Atemwegsödem und vermehrter Schleimproduktion im Rahmen einer chronischen – beim allergischen Asthma eosinophil dominierten – Inflammationsreaktion einhergeht. Klinische Symptome sind Husten, anfallsweise auftretende Dyspnoe und eine exspiratorische Atemflussbehinderung.

Epidemiologie
Asthma ist die häufigste chronische Erkrankung im Kindesalter. In den letzten 30 Jahren hat die Asthmaprävalenz erheblich zugenommen und sich etwa alle 10 Jahre verdoppelt. Allerdings hat sich während der letzten Jahre in einigen Industrieländern eine Plateaubildung gezeigt. Derzeit besteht bei ca. 10 % der Kinder in Deutschland ein Asthma bronchiale. Die Häufigkeit ist in Städten höher als auf dem Land. Die Prävalenz in den alten und neuen Bundesländern hat sich in den letzten 20 Jahren angeglichen und ist nun gleich. In 70 % der Fälle manifestiert sich die Erkrankung vor dem 5. Lebensjahr. In 90 % der Fälle handelt es sich um allergisches Asthma. Der beste Prädiktor für Asthma ist eine Allergie.

Ätiologie
Für die Entwicklung eines Asthma bronchiale spielen endogene und exogene Faktoren eine wichtige Rolle.
Genetische Faktoren: Das Risiko für allergisches Asthma steigt mit zunehmender Zahl atopisch erkrankter erstgradiger Blutsverwandter. Kinder, deren Eltern an einem Asthma bronchiale, einer allergischen Rhinokonjunktivitis oder einer atopischen Dermatitis leiden, haben ein erhöhtes Risiko, an einem Asthma bronchiale zu erkranken. Das höchste Risiko haben Kinder, deren Eltern beide ein Asthma bronchiale haben. Es gibt klare Hinweise für eine multigenetische Asthmaentwicklung mit komplexem Vererbungsmuster und unterschiedlicher Phänotypisierung, die ihrerseits von Umweltfaktoren geprägt wird. Eine wachsende Zahl von Genen wurde inzwischen identifiziert, die bei der Asthmaentwicklung funktionell bedeutsam sein könnten. Große epidemiologische Studien lassen weitere Ergebnisse in diese Richtung erwarten.
Umweltfaktoren: Assoziiert ist Asthma oft mit einer Atopie, der genetisch bedingten Disposition, auf übliche Umweltantigene überschießend IgE-Antikörper zu bilden. Bei 80 % der Kinder mit Asthma lassen sich spezifische IgE-Antikörper gegen übliche Allergene wie Nahrungsmittel, Pollen, Milben und Haustiere nachweisen. (➤ Abb. 13.4). Weitere Faktoren, wie u. a. respiratorische Infekte, werden diskutiert, der Zusammenhang ist aber noch nicht eindeutig geklärt. Eine präventive Funktion des Stillens konnte bislang nicht eindeutig geklärt werden.

> **MERKE** Das Asthma bronchiale ist eine genetisch mit determinierte Erkrankung. Leiden beide Eltern an Asthma, ist das Risiko für das Kind besonders hoch.

Aus Studentensicht

Pathogenese: Beeinträchtigte Immunabwehr plus bakterielle Infektion.

Klinik: Chronischer Husten, morgendlicher eitriger Auswurf, rezidivierendes Auftreten von Pneumonien mit konstanter Lokalisation.

Diagnostik: Röntgen-Thorax: Wechselnde Verdichtungen, wabige Strukturen. Bronchoskopie, **Sputumuntersuchungen**.

Therapie
- **Sekretmobilisation:** Hohe Flüssigkeitszufuhr, Bewegung, Inhalation, Physiotherapie
- **Erregerelimination:** Antibiotische Therapie. Chirurgische Resektion von Lungenanteilen mit rezidivierenden schweren Pneumonien

13.5 Asthma bronchiale

LERNTIPP

Definition: Chronische Atemwegserkrankung mit reversibler Obstruktion der Atemwege, Atemwegsödem und vermehrter Schleimproduktion.

Epidemiologie: Häufigste chronische Erkrankung im Kindesalter, 10 % der Kinder betroffen.

Ätiologie
- **Genetische Faktoren:** Höchstes Risiko bei Kindern, deren Eltern beide ein Asthma bronchiale haben.
- **Umweltfaktoren:** Häufig mit einer Atopie assoziiert, die dazu führt, dass auf übliche Umweltantigene überschießend IgE-Antikörper gebildet werden.

MERKE

13.5 ASTHMA BRONCHIALE

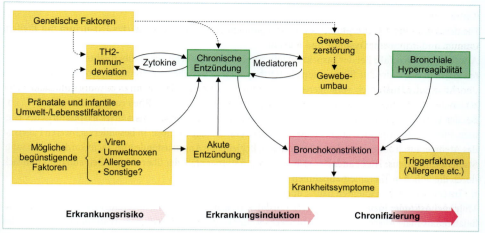

Abb. 13.4 Krankheitsverlauf des Asthma bronchiale. [L141/L231]

Pathogenese

Im Falle einer Allergenexposition bei allergischem Asthma erfolgt die **allergische Reaktion,** die aus einer innerhalb von Minuten auftretenden **frühen Phase** und einer erst nach einigen Stunden einsetzenden **späten Phase** besteht. Sie wird eingeleitet, wenn das prozessierte Allergen über eine antigenpräsentierende Zelle einer CD4-T-Helfer-2-Zelle dargeboten wird. Die TH2-Zellen sezernieren Interleukin-5 (IL-5) und initiieren damit die Rekrutierung und Aktivierung von eosinophilen Granulozyten (➤ Abb. 13.5). Über die Sekretion von IL-4 und IL-13 fördern sie die Produktion von allergenspezifischem IgE durch B-Lymphozyten. Das IgE wird u. a. an den hochaffinen IgE-Rezeptoren auf Mastzellen und Granulozyten gebunden. Die Kreuzvernetzung von zwei IgE-Rezeptoren beim Allergenkontakt führt zur Degranulation der Mastzelle und zur Ausschüttung verschiedener Mediatoren wie Histamin, Leukotrienen, Prostaglandinen und Zytokinen. Diese Mediatoren initiieren gemeinsam innerhalb von Minuten nach Allergenkontakt die Sofortreaktion mit **Bronchokonstriktion** und Rekrutierung weiterer entzündlicher Mediatoren. Die Atemwegsobstruktion bei der 3–6 h nach Allergenkontakt auftretenden Spätreaktion kann ohne therapeutische Maßnahmen mehrere Tage andauern und geht mit der anhaltenden Einwanderung von Lymphozyten und Granulozyten in das Lungenparenchym und Atemwegsepithel einher.

Langfristig führt die chronische Entzündung der Lunge zu einem Umbau mit **Verdickung der Atemwegswand** durch vermehrte Deposition von Kollagen, gesteigerte Vaskularisation und Hyperplasie der glatten Muskelzellen. Dadurch kann es letztlich zu einer irreversiblen Einschränkung der Lungenfunktion kommen. Das TH1/TH2-Paradigma betrachtet Interferon-γ produzierende TH1-Zellen als Gegenspieler der TH2-Zellen und entsprechend wird TH1-Zellen beim Asthma bronchiale ein protektiver Effekt zugeordnet. Es wird vermutet, dass durch eine frühzeitige Differenzierung der Immunantwort in Richtung TH1-Zelle die Vermeidung einer allergischen Reaktion auf inhalative Allergene erreicht wird. Für die überschießende TH2-Antwort wird derzeit eine Fehlfunktion regulatorischer T-Zellen verantwortlich gemacht.

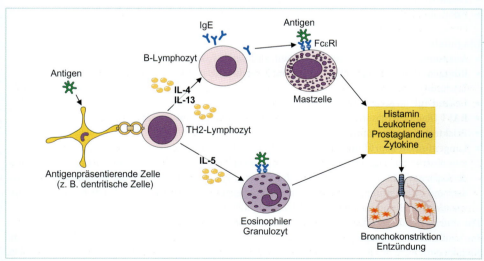

Abb. 13.5 Pathogenese der Bronchokonstriktion bei Asthma bronchiale: TH2-Lymphozyten aktivieren über Interleukin-5 (IL-5) eosinophile Granulozyten. Zusätzlich fördern sie über die Ausschüttung von IL-4 und IL-13 die Produktion von allergenspezifischem IgE durch B-Lymphozyten. IgE wird auf Mastzellen und Granulozyten gebunden. Die Kreuzvernetzung von zwei IgE-Rezeptoren beim Allergenkontakt führt zur Degranulation der Mastzelle und zur Ausschüttung von Histamin, Leukotrienen, Prostaglandinen und Zytokinen. Diese Mediatoren initiieren gemeinsam innerhalb von Minuten nach Allergenkontakt die Sofortreaktion mit Bronchokonstriktion und Rekrutierung weiterer entzündlicher Mediatoren. [L141/L231]

Aus Studentensicht

ABB. 13.4

Pathogenese
- Allergenexposition: „Frühe Phase": Präsentation des prozessierten Allergens → TH2-Zellen: IL-5 → Rekrutierung und Aktivierung von eosinophilen Granulozyten: IL-4, IL-13 → Produktion von allergenspezifischem IgE → IgE-Bindung auf Mastzellen und Granulozyten → Degranulation der Mastzellen: Ausschüttung von Histamin, Leukotrienen, Prostaglandinen, Zytokinen → **Bronchokonstriktion** und Rekrutierung weiterer entzündlicher Mediatoren
- **Spätreaktion:** 3–6 h nach Allergenkontakt: Atemwegsobstruktion. Einwanderung von Lymphozyten und Granulozyten in das Lungenparenchym bei ausbleibender Therapie
- **Langfristig:** Chronische Entzündung → **Verdickung der Atemwegswand** → irreversible Einschränkung der Lungenfunktion

ABB. 13.5

Aus Studentensicht

Klinik
- Leitsymptome: **Verlängertes Exspirium** mit Pfeifen, Giemen und Brummen, **Dyspnoe, Husten.**
- **Akuter Asthmaanfall:** Thoraxüberblähung, Orthopnoe, trockener Reizhusten, Atemnot mit verlängertem Exspirium, Einsatz der Atemhilfsmuskulatur und der Lippenbremse. Untersuchung: hypersonorer Klopfschall, exspiratorisches Giemen, Pfeifen und Brummen, Zyanose.
- **Status asthmaticus:** Über längere Zeit andauernder Asthmaanfall, durch die üblichen Therapiemaßnahmen nicht behebbar.
- **Auslöser:** Passivrauchen, respiratorische Virusinfekte, inhalative saisonale Allergene, Temperaturwechsel, körperliche Belastung.

Checkliste: Differenzialdiagnose Giemen und verlängertes Exspirium

CHECKLISTE

Checkliste: Differenzialdiagnose der bronchialen Obstruktion in Abhängigkeit vom Alter (von oben nach unten jeweils abnehmende Wahrscheinlichkeit)

CHECKLISTE

Komplikationen: Pneumothorax, Pneumomediastinum, Segment-, Lobär- oder Lungenkollaps.

Diagnostik: Anamnese, Röntgen-Thorax, Gesamt-IgE↑, Pricktest: Expositionsprüfung auf der Haut, Lungenfunktionsprüfung: Nachweis der reversiblen Bronchialobstruktion.

---

13 ERKRANKUNGEN DES RESPIRATIONSTRAKTS

Klinik
Die drei klinischen Leitsymptome des Asthma bronchiale sind ein **verlängertes Exspirium** mit Pfeifen, Giemen und Brummen, **Dyspnoe** und **Husten**.
Akuter Asthmaanfall: Bei der Inspektion fällt bereits eine deutliche Thoraxüberblähung auf. Die Patienten nehmen eine aufrechte Sitzposition ein (Orthopnoe). Es bestehen ein kraftloser, trockener Reizhusten und Atemnot mit deutlich verlängertem Exspirium und Einsatz der Atemhilfsmuskulatur. Die Kinder setzen die sog. Lippenbremse ein, um dem exspiratorischen Bronchialkollaps entgegenzuwirken.
Bei der Untersuchung zeigen sich ein hypersonorer Klopfschall sowie ein massives exspiratorisches Giemen, Pfeifen und Brummen über beiden Lungen. Es besteht eine Zyanose. In besonders schweren Fällen ist das Atemgeräusch abgeschwächt („silent chest"). Begleitende Angstzustände und Tachykardie sind häufig.
Status asthmaticus: Hier handelt es sich um einen Asthmaanfall, der über längere Zeit andauert und sich durch die üblichen Therapiemaßnahmen nicht beheben lässt.
Im **Intervall** sind die Patienten häufig über Tage und Wochen beschwerdefrei.
Mögliche **Auslöser** bronchoobstruktiver Episoden sind Passivrauchen, respiratorische Virusinfekte, inhalative saisonale Allergene, Temperaturwechsel oder körperliche Belastung („Anstrengungsasthma" des Adoleszentenalters).

Checkliste: Differenzialdiagnose Giemen und verlängertes Exspirium.

Anatomische Ursachen	Infektionen	Obstruktive Erkrankungen
• Aberrierende Gefäße • Fremdkörperaspiration • Bronchopulmonale Dysplasie • Atemwegsstenosen • Tracheo-, Bronchomalazie	• Obstruktive Bronchitis • Bronchiolitis *(RSV)*	• Asthma bronchiale • Zystische Fibrose • α$_1$-Antitrypsin-Mangel

Checkliste: Differenzialdiagnose der bronchialen Obstruktion in Abhängigkeit vom Alter (von oben nach unten jeweils abnehmende Wahrscheinlichkeit).

Säugling	Kleinkind	Schulkind
• Infektion: *RSV*-Bronchiolitis • Fehlbildung • Zu enge Atemwege • Zystische Fibrose • Gastroösophagealer Reflux • Asthma bronchiale	• Infektion • Asthma bronchiale • Rhinobronchiales Syndrom • Fremdkörperaspiration • Zystische Fibrose • Primäre ziliäre Dyskinesie	• Asthma bronchiale • Infektion • Rhinobronchiales Syndrom • Zystische Fibrose

Komplikationen
- Pneumothorax
- Pneumomediastinum
- Segment-, Lobär- oder Lungenkollaps
- Lokale Überblähung mit Emphysementwicklung
- Fassthorax

Diagnostik
- **Anamnese:** Krankheitssymptome, Verlauf, auslösende Faktoren, Familienanamnese
- **Röntgen-Thorax:** Lungenüberblähung mit Zwerchfelltiefstand, schmale Herzsilhouette, perihiläre Zeichnungsvermehrung
- **Gesamt-IgE** im Serum erhöht, Eosinophilie
- **RAST** (Radioallergosorbenttest): Erfassung spezifischer IgE-Antikörper
- **Pricktest:** Expositionsprüfung an der Haut
- **Lungenfunktionsprüfung:** Bestimmung des intrathorakalen Gasvolumens, Bestimmung der Atemwegsobstruktion, Nachweis der reversiblen Bronchialobstruktion (definiert als Anstieg der Einsekundenkapazität [FEV$_1$] > 12 % nach Inhalation eines ß-Sympathikomimetikums), Messung des Atemwiderstands, Überprüfung einer bronchialen Hyperreagibilität (standardisierte Laufbelastung oder Provokation mit Histamin, inhalativen Allergenen, Kälte)

Das stufenweise diagnostische Vorgehen ist in ➤ Abb. 13.6 zusammengefasst.
Im Schulalter ist die Diagnose Asthma bronchiale meist eindeutig zu stellen. Dies ist bei Säuglingen und Kleinkindern nicht der Fall. Schwierig ist die Abgrenzung zu rezidivierenden obstruktiven Bronchitiden.

Kriterien für das Risiko eines bleibenden Asthma bronchiale im Kleinkindalter:
- 3 Episoden mit Giemen, Pfeifen, Brummen in den letzten 6 Monaten
- Vorgeschichte von atopischer Dermatitis
- Eltern mit Asthma bronchiale
- Nachweise einer Sensibilisierung: Spezifisches IgE im Serum und/oder Pricktest

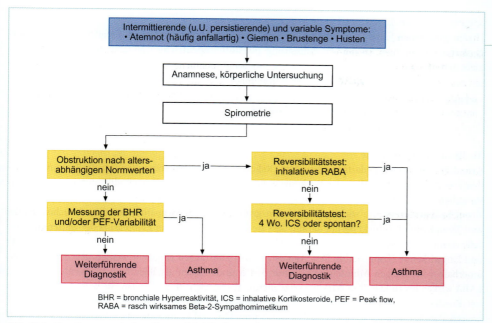

Abb. 13.6 Algorithmus zur Asthmadiagnostik bei Kindern und Jugendlichen (nach Zielen et al. 2006). [L141/L231]

- Pfeifendes Atemgeräusch außerhalb von Infekten
- Rhinorrhö ohne Infekt

Schweregradeinteilung

Klassischerweise wird neben der klinischen Symptomatik auch das Ergebnis der Lungenfunktionsprüfung herangezogen. Diese Einteilung trifft allerdings nur für unbehandelte Patienten zu und ist für die Anpassung der Therapie ungeeignet, da auch bei einem Patienten mit einem Asthma Stufe III unter Therapie ein Schweregrad I vorliegen kann. Daher wird für die Therapieanpassung und langfristige Verlaufskontrolle nach den Versorgungsleitlinien eine Klassifikation verwendet, die die Asthmakontrolle zur Grundlage hat und drei Grade unterscheidet: kontrolliertes, teilweise kontrolliertes und unkontrolliertes Asthma (➤ Tab. 13.1).

Tab. 13.1 Kriterien zur Bestimmung der Asthmakontrolle bei Kindern und Jugendlichen. Die Angaben beziehen sich auf eine beliebige Woche innerhalb der letzten 4 Wochen.

Kriterien	Kontrolliert	Teilweise kontrolliert	Unkontrolliert
	Alle Kriterien müssen erfüllt sein	1–2 Kriterien innerhalb einer beliebigen Woche	
Symptome tagsüber	Nein	Ja	≥ 3 Kriterien von „teilweise kontrolliert" in einer beliebigen Woche
Einschränkung der körperlichen Aktivität im Alltag	Nein	Ja	
Nächtliche Symptome, nächtliches Erwachen	Nein	Ja	
Erfordernis von Bedarfsmedikation/Notfallbehandlung	Nein	Ja	
Lungenfunktion	normal	< 80 % des Sollwertes (FEV1) oder des persönlichen Bestwertes (PEF)	
Exazerbation[1]	nein	≥ 1/Jahr	1/Woche

Modifiziert nach: Nationale Versorgungsleitlinie Asthma, 2. Auflage 2009, Änderungen von 2013

MERKE Lungenfunktionsprüfungen sind sowohl für die Diagnostik als auch für die Therapiekontrolle besonders wichtig.

Therapie

Ziel der Behandlung eines Asthma bronchiale im Kindesalter ist die uneingeschränkte Teilnahme am normalen Leben. Dies erfordert einen umfassenden Betreuungsansatz.

Aus Studentensicht

Allgemeine Maßnahmen: Expositionsprophylaxe gegenüber spezifischen Reizen, Allergenkarenz, Physiotherapie und psychosoziale Betreuung.

MERKE

Medikamentöse Therapie
- **Bronchodilatatoren:** β_2-Sympathomimetika vermindern das freie Kalzium im Zytoplasma der glatten Muskelzellen. SABA: Wirkeintritt innerhalb weniger Minuten, Wirkdauer 3–4 h, Bedarfsmedikament. LABA: Wirkeintritt nach 20–30 min, Wirkdauer bis zu 12 h. LABA + Kortikosteroide: Step-up-Therapie bei mangelnder Symptomkontrolle. Anticholinergika: spasmolytische und protektive Wirkung für 6–8 h, Bedarfsmedikament sowie Dauermedikation.
- **Entzündungshemmer:** Kortikosteroide, Leukotrien-Rezeptor-Antagonisten: Verzögerter Wirkeintritt: Produktion ↓ von Entzündungszellen.

TAB. 13.2

MERKE

ABB. 13.7

Langzeittherapie: Indiziert wenn ein Bedarfsmedikament das Asthma nur noch teilweise kontrolliert. Bevorzugt wird die Inhalationstherapie.

---

13 ERKRANKUNGEN DES RESPIRATIONSTRAKTS

Allgemeine Maßnahmen
Hierzu gehören die Expositionsprophylaxe gegenüber spezifischen Reizen mit möglichst strikter **Allergenkarenz** bei nachgewiesener Sensibilisierung, **physiotherapeutische** Maßnahmen und die **psychosoziale** Betreuung von Kind und Familie.

> **MERKE** Eine konsequente Elimination häuslicher Allergene kann das Ausmaß der erforderlichen medikamentösen Therapie in vielen Fällen erheblich reduzieren.

Medikamentöse Therapie
Grundsätzlich werden Bedarfsmedikamente (Reliever) und Dauertherapeutika (Controller) unterschieden (> Tab. 13.2). Bezüglich der Wirkungsweise unterscheidet man Bronchodilatatoren und Entzündungshemmer.

Bronchodilatatoren: Die wichtigsten Substanzgruppen sind β_2-Sympathomimetika, Anticholinergika und Theophyllin. Ihr Effekt beruht darauf, dass sie das freie Kalzium im Zytoplasma der glatten Muskelzelle vermindern. Die β_2-Sympathomimetika können in kurzwirkende (Short Acting Beta Agonist, SABA) und langwirkende (Long Acting Beta Agonist, LABA) Substanzen eingeteilt werden. Die SABA wirken innerhalb von wenigen Minuten, jedoch nur 3–4 h und werden als Bedarfsmedikamente eingesetzt. LABA wirken bis zu 12 h, ihre Wirkung setzt allerdings erst nach 20–30 min ein. Sie kommen zusammen mit Kortikosteroiden als Step-up-Therapie bei mangelnder Symptomkontrolle zum Einsatz. Anticholinergika wirken sowohl spasmolytisch als auch protektiv und können bei einer Wirkdauer von 6–8 h daher sowohl als Bedarfsmedikamente als auch zur Dauermedikation verwendet werden. Theophyllin wird heute aufgrund seiner geringen therapeutischen Breite nur noch selten eingesetzt.

Entzündungshemmer: Der Effekt tritt nicht sofort, sondern verzögert ein. Sie drosseln die Produktion von Entzündungsmediatoren bzw. hemmen sie kompetitiv oder sie stabilisieren die Membran von Entzündungszellen. Hierzu gehören Kortikosteroide und Leukotrien-Rezeptor-Antagonisten.

Tab. 13.2 Übersicht der Applikationsformen der verschiedenen Antiasthmatika.

Substanzgruppe	Applikationsform
β_2-Sympathomimetika	Topisch und systemisch
Glukokortikosteroide	Topisch und systemisch
Anticholinergika	Nur topisch
Theophyllinpräparate	Nur systemisch
Leukotrien-Rezeptor-Antagonisten	Nur systemisch

> **MERKE** Ziel der medikamentösen Therapie beim Asthma bronchiale ist es, die akute Atemwegsobstruktion möglichst rasch zu beseitigen und längerfristig den inflammatorischen Prozess der Atemwegsschleimhaut zu unterdrücken. Zur Vermeidung von Langzeitschäden benötigen viele Patienten eine Dauertherapie.

Das Therapieregime auf der Basis der Asthmakontrolle bei Kindern unter 5 Jahren ist in > Abb. 13.7 dargestellt.

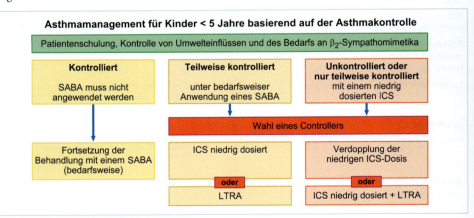

Abb. 13.7 Therapieregime auf Basis der Asthmakontrolle bei Kindern < 5 Jahre (nach Global Initiative for Asthma [GINA] 2009. [L141/L231]
ICS: inhalative Corticosteroide; LTRA: Leukotrien-Rezeptor-Antagonisten.

Langzeittherapie
Eine Langzeittherapie ist zu erwägen, wenn ein Bedarfsmedikament über einen längeren Zeitraum häufiger inhaliert werden muss, das Asthma also nur noch teilweise kontrolliert ist. > Abb. 13.8 zeigt ein Stufenschema zur medikamentösen Langzeittherapie des Asthma bronchiale bei Kindern und Jugendlichen.

Im weiteren Verlauf sollte die Therapie an den jeweiligen Grad der Asthmakontrolle nach dem Prinzip „so viel wie nötig und so wenig wie möglich" angepasst werden (> Abb. 13.9).

> **MERKE** Die **Einteilung von Antiasthmatika** erfolgt nach:
> - **Wirkungsweise:** Bronchodilatatoren und Entzündungshemmer
> - **Dauer bis zum Wirkungsbeginn:** Bedarfsmedikamente (Reliever) und Langzeittherapeutika (Controller)

Grundsätzlich wird **bevorzugt** eine **Inhalationstherapie** durchgeführt. Nur in schwereren Fällen kommt eine systemische Therapie zur Anwendung. Zur Inhalation verwendet man im frühen Kindesalter elektrische Geräte zur Feuchtinhalation (sog. Inhalierboys) oder man appliziert Dosieraerosole über Inhalationshilfen (Spacer). Bei Kindern ab dem Schulalter ist die Pulverinhalation zu bevorzugen. Die Basis der Therapie bei persistierendem Asthma (Stufen 2–4) ist die regelmäßige Anwendung eines antiinflammatorischen Medikaments.

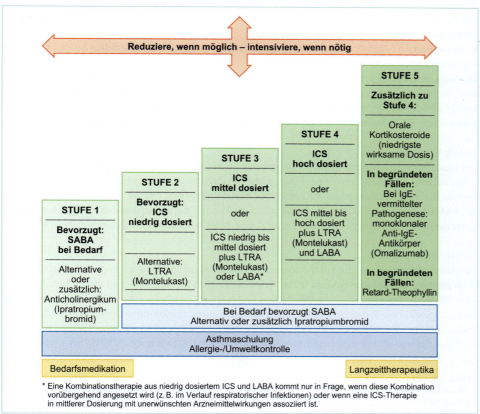

Abb. 13.8 Stufenschema zur Asthmakontrolle: Medikamentöse Langzeittherapie des Asthmas bei Kindern und Jugendlichen (modifiziert nach der nationalen Versorgungsleitlinie Asthma, 2. Auflage 2009, Änderungen von 2013). [L141/L231]

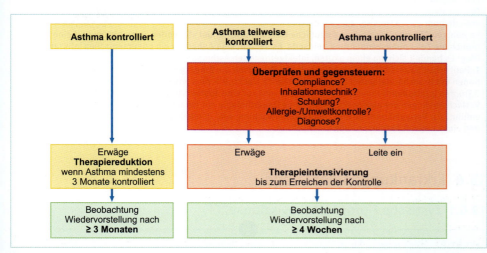

Abb. 13.9 Algorithmus zu einer an der Asthmakontrolle orientierten Therapieanpassung. (nach Berdel et al. 2007). [L141/L231]

Aus Studentensicht

Spezifische Immuntherapie
- Hyposensibilisierung → **subkutane oder sublinguale Applikation von Allergenen,** gegen die Überempfindlichkeit besteht → Milderung der Überempfindlichkeit.
- **Indikation:** Asthma bronchiale mit nachgewiesener spezifischer Sensibilisierung und Symptomverschlechterung in der jeweiligen Saison.
- **Kontraindikation:** Dauerhaft symptomatisches oder unzureichend behandeltes Asthma mit einem $FEV_1 < 70\%$ des Sollwerts.
- **Nebenwirkungen:** Lokalreaktionen (Quaddelbildung, Juckreiz) bis hin zu systemischen Komplikationen (Anaphylaxie).

Anti-IgE-Antikörper: Zusatztherapie bei Kindern > 6 Jahre mit persistierendem schweren Asthma bronchiale.

Verlauf: Gut therapierbar mit guter Langzeitprognose. Prognostisch ungünstige Faktoren: Früher Krankheitsbeginn im Säuglings- und frühen Kleinkindalter, Atopie, Rauchexposition, schwere bronchiale Hyperreagibilität.

FALL

13.6 Erkrankungen der Lunge

13.6.1 Zystische Fibrose (Mukoviszidose, CF)

LERNTIPP

---

13 ERKRANKUNGEN DES RESPIRATIONSTRAKTS

Spezifische Immuntherapie (SIT, Hyposensibilisierung)
Unter Hyposensibilisierung versteht man die **subkutane oder sublinguale Applikation von Allergenen,** gegen die eine Überempfindlichkeit besteht, in unterschwelligen, allmählich ansteigenden Konzentrationen mit dem Ziel, den Zustand der Überempfindlichkeit zu mildern. Die genaue Wirkung der spezifischen Immuntherapie (SIT) ist noch nicht eindeutig geklärt. Momentan geht man von 4 Modellen für die immunologische Wirksamkeit dieser Therapie aus:
- Aktivierung regulatorischer T-Zellen und damit Verminderung der Reaktionsbereitschaft und Zytokinproduktion der TH2-Zellen.
- Verschiebung der dominanten TH2-Antwort (IL-4, IL-5, IL-13) zugunsten einer TH1-Antwort (INFγ).
- Anstieg von allergenspezifischen IgG1 und IgG4, die die allergenspezifische Mastzelldegeneration und den Anstieg der IgE-Produktion hemmen können.
- Hemmung der Funktion von Effektorzellen (Mastzellen, basophile und eosinophile Granulozyten).

Die Indikation für eine SIT besteht bei einem Asthma bronchiale mit einer nachgewiesenen spezifischen Sensibilisierung und einer Symptomverschlechterung in der jeweiligen Saison. Sie stellt allerdings keinen Ersatz für eine antiasthmatische Therapie dar. Die sublinguale Applikationsform kann bei Kindern derzeit für die Gräserpollen- und Milben-SIT empfohlen werden, da für weitere Allergene noch keine ausreichenden Ergebnisse zur Wirksamkeit vorliegen.

Kontraindikation ist ein dauerhaft symptomatisches oder unzureichend behandeltes Asthma bronchiale mit einem $FEV_1 < 70\%$ des Sollwertes.

Die **Nebenwirkungen** der Hyposensibilisierungstherapie reichen von Lokalreaktionen (lokale Quaddelbildung, Schwellung, Rötung und Juckreiz am Injektionsort) bis zu systemischen Komplikationen (Anaphylaxie). Erheblich reduziert wird das Risiko durch die Verwendung moderner Allergenextrakte sowie das Einhalten von Vorsichtsmaßnahmen (Überwachung des Patienten für mindestens 30 min nach der Injektion).

Anti-IgE-Antikörper
Der neue Therapieansatz mit einem rekombinanten humanen monoklonalen Antikörper gegen IgE wird in Einzelfällen als Zusatztherapie bei Kindern über 6 Jahre mit persistierendem schwerem allergischem Asthma bronchiale angewendet. Der Antikörper bindet unabhängig von der Allergenspezifität an freies IgE und unterbindet so das Andocken von IgE an die Mastzelloberfläche. Dadurch wird das freie IgE bis unter die Nachweisgrenze gesenkt. Das Präparat wird 2- bis 4-wöchentlich subkutan verabreicht.

Verlauf und Prognose
Das Asthma bronchiale ist eine gut therapierbare Erkrankung und die Langzeitprognose ist gut. **Prognostisch ungünstige Faktoren** sind ein früher Krankheitsbeginn im Säuglings- und frühen Kleinkindalter, eine Atopie mit zusätzlicher nichtasthmatischer Präsentation, Rauchexposition, eine schwere bronchiale Hyperreagibilität sowie pathologische therapierefraktäre Lungenfunktionsparameter in der Pubertät. Irreversible Funktionsverluste lassen sich durch eine früh einsetzende medikamentöse Therapie reduzieren. Bei vielen Kindern kommt es mit zunehmendem Alter zu einer Abschwächung der klinischen Symptomatik.

> **FALL A:** Der 8-jährige Paul wird in der Notfallambulanz vorgestellt. Der Vater berichtet, dass seit 2 Tagen ein leichter Infekt mit Husten, Schnupfen und subfebrilen Temperaturen bestehe. Insbesondere bei Anstrengung bekomme der Junge schlecht Luft. Paul sei immer gesund gewesen, auch bei den übrigen Familienmitgliedern (5 Geschwister) seien derartige Episoden bisher nicht aufgetreten.
> **K:** Bei der Untersuchung zeigt sich eine leichte Lippenzyanose. Das Atemgeräusch über der gesamten Lunge ist sehr leise und vor allem dorsal auskultiert man ein deutliches exspiratorisches Giemen. Die Sauerstoffsättigung in Raumluft liegt bei 90 %. Beim Treppensteigen nimmt die Lippenzyanose deutlich zu. Wegen zunehmender Dyspnoe kann Paul kaum noch sprechen.
> **D:** Die Laboruntersuchung zeigt eine Lymphozytose und ein leicht erhöhtes CRP. Der pH-Wert ist bei leicht erniedrigtem CO_2 (32 mmHg) ausgeglichen.
> Im Röntgen-Thorax sieht man eine deutliche Überblähung mit tief stehenden Zwerchfellen und eine peribronchiale Zeichnungsvermehrung beidseits. Es besteht kein Anhalt für ein pneumonisches Infiltrat.
> **Diag:** Es handelt sich um einen akuten, infektgetriggerten Asthmaanfall.
> **T:** Paul erhält Sauerstoff über eine Nasenbrille, Prednison 4 × 2 mg/kg KG/d i. v. sowie regelmäßige Inhalationen mit Bronchodilatatoren (3- bis 6-mal täglich NaCl 0,9 % plus jeweils 8 Tropfen Salbutamol und 8 Tropfen Ipratropiumbromid). Darüber hinaus wird auf eine ausreichende Flüssigkeitszufuhr geachtet.
> **V:** Nach Abklingen der akuten Phase wird eine Dauertherapie mit Inhalation eines topischen Steroids durchgeführt. Zur Verlaufskontrolle und Therapieüberwachung wird in regelmäßigen, etwa 3-monatigen Abständen eine Lungenfunktionsprüfung durchgeführt.

13.6 Erkrankungen der Lunge

13.6.1 Zystische Fibrose (Mukoviszidose, CF)

> **LERNTIPP** Die zystische Fibrose ist ein gern gefragtes Prüfungsthema.

13.6 ERKRANKUNGEN DER LUNGE

Definition
Die Mukoviszidose ist die häufigste schwere, autosomal-rezessiv vererbte Stoffwechselstörung. Durch einen Defekt des Chloridkanals CFTR kommt es zu einer abnormen Zusammensetzung der Sekrete exokriner Drüsen mit Obstruktion der Drüsenausführungsgänge und zystisch-fibrotischer Umwandlung der betroffenen Organe.

Epidemiologie
Mit einer Inzidenz von 1:2.000 handelt es sich um die häufigste schwere angeborene Stoffwechselstörung. Jungen und Mädchen sind gleich häufig betroffen.

Vererbung
Die Erkrankung wird autosomal-rezessiv vererbt. Das defekte *(CFTR)-Gen (Cystic Fibrosis Transmembrane Conductance Regulator)* ist auf dem langen Arm von Chromosom 7 lokalisiert. Die Hauptmutation ΔF508 liegt bei 70 % aller Patienten in unseren geografischen Regionen vor. Über 2.000 weitere Mutationen sind bekannt.

Pathogenese
Der Gendefekt führt zu einem **Defekt des cAMP-abhängigen Chloridkanals CFTR** in der Apikalmembran submuköser Drüsen der Atemwege, des Gastrointestinaltrakts und der Schweißdrüsen (> Tab. 13.4). In Abhängigkeit der zugrunde liegenden Mutation kommt es entweder zu einer reduzierten Zahl oder vollständig fehlenden CFTR-Proteinen an der Zellmembran (z. B. ΔF508) oder zu einem Funktionsverlust von CFTR-Proteinen, die die Zellmembran erreichen (z. B. G551D). Beides induziert eine **gestörte Chloridsekretion** und eine **verstärkte Natriumresorption**. Dies hat eine Dehydratation intraluminaler Sekrete und dadurch eine **gestörte mukoziliäre Clearance** zur Folge. Das hochviskose Sekret gerinnt und präzipitiert in den Ausführungsgängen der Drüsen betroffener Organe. Die mit Sekretpräzipitaten ausgefüllten Drüsengänge der exokrinen Drüsen weiten sich aus und obstruieren durch fibröse Umwandlung. Die Azini atrophieren mit diffuser Fibrose und leukozytärer Infiltration. Die erhöhte Natrium- und Chloridkonzentration im Schweiß wird zu diagnostischen Zwecken genutzt.

Tab. 13.3 Übersicht der Organbeteiligungen bei zystischer Fibrose.

Lunge	Magen-Darm-Trakt	Leber, Galle
• Chronische Bronchitis • Rezidivierende Pneumonien • Bronchiektasen • Spontanpneumothorax	• Mekoniumileus • Rektumprolaps • Ileus • Invagination • Volvulus • Eiweißverlustsyndrom	• Icterus prolongatus • Fokale biliäre Leberzirrhose • Portale Hypertonie • Cholestase • Cholelithiasis • Cholezystitis
Pankreas	**Genitaltrakt**	**HNO**
• Schwere Maldigestion • Rezidivierende Pankreatitis • Pankreaszysten • Diabetes mellitus	• Sterilität der Männer • Fertilitätsminderung bei Frauen • Amenorrhö, Dysmenorrhö	• Chronische Sinusitis • Rezidivierende Otitiden

Lunge
Sie ist im Neugeborenenalter in der Regel bis auf eine Erweiterung und beginnende **Obstruktion der submukösen Drüsen** der Bronchialschleimhaut noch unauffällig. Im weiteren Verlauf entwickeln sich eine Hyperplasie und Hypersekretion der Drüsen der Bronchialschleimhaut mit zunehmender **Verlegung der kleinen Bronchien** durch **zähen Schleim**. Die gestörte mukoziliäre Clearance begünstigt das Auftreten pulmonaler Infektionen. Es kommt zu rezidivierenden Bronchitiden und Pneumonien. Sekundär entwickeln sich Bronchiektasen und Lungenabszesse. Durch **rezidivierende Infektionen** kommt es zu einer weiteren Mehrsekretion von hochviskösem Schleim mit zunehmender Obstruktion der Luftwege und einer Infektion des Sekrets mit Bakterien. Anfangs sind es Staphylokokken, Streptokokken und *Haemophilus influenzae*, später zunehmend gramnegative Keime wie *Pseudomonas aeruginosa* oder Problemkeime wie *Burkholderia cepacia*. Infolge rezidivierender Infektionen und der Keimbesiedelung des Schleims wandern Entzündungszellen, vornehmlich Leukozyten, in die Bronchialwand und das Bronchiallumen ein. Dadurch werden die Bronchialwand und das peribronchiale Bindegewebe zerstört und es entwickeln sich **Atelektasen, Zysten** und **emphysematöse Lungenabschnitte**. Damit ist das Risiko für das Auftreten eines Pneumothorax oder Pneumomediastinums und von Pleuraadhäsionen deutlich erhöht. Typischerweise treten Hämoptysen auf. Mit zunehmender Lungenveränderung kommt es zu Veränderungen in der Lungengefäßstrombahn und es entwickelt sich eine **pulmonale Hypertonie** mit Rechtsherzhypertrophie und Rechtsherzinsuffizienz.

Gastrointestinaltrakt
Bei Neugeborenen kommt es aufgrund des eingedickten Mekoniums bei etwa 10 % der Patienten zu einer besonderen Form des neonatalen Ileus, dem **Mekoniumileus**. Im Bereich der Bauchspeicheldrüse führt das

---

Aus Studentensicht

Definition: Abnorme Zusammensetzung der Sekrete exokriner Drüsen mit Obstruktion der Drüsenausführungsgänge und zystisch-fibrotischer Umwandlung der betroffenen Organe.

Epidemiologie: Häufigste schwere angeborene Stoffwechselstörung.

Vererbung: Autosomal-rezessiv vererbter Defekt im *CFTR*-Gen *(Cystic Fibrosis Transmembrane Conductance Regulator)*.

Pathogenese: Gendefekt → Defekt des c-AMP-abhängigen Chloridkanals CFTR → gestörte Chloridsekretion und Natriumresorption ↑ → Dehydratation intraluminaler Sekrete: gestörte mukoziliäre Clearance → Gerinnung des hochviskösen Sekrets → Obstruktion der Ausführungsgänge durch fibröse Umwandlung.

TAB. 13.3

Lunge: Neugeborenenalter: Erweiterung und beginnende **Obstruktion der submukösen Drüsen** der Bronchialschleimhaut. Weiterer Verlauf: Hyperplasie und Hypersekretion der Drüsen, **Verlegung der kleinen Bronchien** durch **zähen Schleim** → gestörte mukoziliäre Clearance → rezidivierende Bronchitiden und Pneumonien → Mehrsekretion von hochviskösem Schleim → Obstruktion der Luftwege, Infektion des Sekrets mit Bakterien. Einwanderung von Leukozyten in die Bronchialwand → **Atelektasen, Zysten, emphysematöse Lungenabschnitte**. Veränderungen der Lungengefäßstrombahn → **pulmonale Hypertonie**.

Gastrointestinaltrakt: Neugeborene: Eingedicktes Mekonium → **Mekoniumileus**. **Exokrine Pankreasinsuffizienz,** rezidivierende Pankreatitiden. Zunehmende Fibrose des Pankreas → Verdrängung der endokrinen Pankreaszellen → Insulinproduktion ↓: Mischform **Diabetes mellitus** Typ 1 und 2. Eingedickte Gallenflüssigkeit → rezidivierende Cholezystitiden, Cholangitidien, **fokale biliäre Zirrhose**.

Aus Studentensicht

Genitaltrakt
- ♂: Eingedickte Sekrete → Atrophie der Vasa deferentia, Nebenhoden, Samenbläschen mit Aspermie → **Infertilität**
- ♀: **Amenorrhöen, Dysmenorrhöen**

Respirationstrakt
- Symptombeginn in ersten 12 Lebensmonaten: therapieresistenter **Husten, obstruktive** Symptomatik. Weiterer Verlauf: Chronischer Husten mit gelblich grünem Sputum. Tachydyspnoe, verlängertes Exspirium, Giemen, Brummen, grobblasige Rasselgeräusche. Chronische pulmonale Überblähung. Rezidivierende pulmonale Infekte → Bronchiektasen. **Chronische Infektion mit Pseudomonas aeruginosa.**

MERKE

- **Allergische bronchopulmonale Aspergillose (ABPA):** Chronische Kolonisation mit **Aspergillus fumigatus** → Sensibilisierung mit überschießender IgG- und IgE-Antikörper-Bildung → plötzliche Lungenfunktionsverschlechterung, asthmatische Beschwerden, IgE i. S. ↑.

MERKE

Gastrointestinaltrakt: Erstsymptom: Mekoniumileus, chronische exokrine Pankreasinsuffizienz → Maldigestionssyndrom → ohne Therapie: Gedeihstörung. Rektumprolaps. Distales intestinales Obstruktionssyndrom.

ABB. 13.10

---

eingedickte Sekret bei über 90 % der Patienten in Abhängigkeit von der zugrunde liegenden Mutation zu einer **exokrinen Pankreasinsuffizienz**. Durch die Obstruktion der kleinen Pankreasausführungsgänge mit präobstruktiver Dilatation entwickeln sich mikroskopisch erkennbare Zysten und durch Autodigestion eine Fibrose des Pankreasgewebes. Diese Beobachtung hat zum international gebräuchlichen Namen „zystische Fibrose" geführt. Bei pankreassuffizienten Patienten kommt es in etwa 10 % der Fälle zu **rezidivierenden Pankreatitiden**. Die endokrinen Pankreaszellen (Langerhans-Inseln) sind nicht direkt betroffen, werden jedoch aufgrund zunehmender Fibrosierung verdrängt. Hierdurch kann es (meist erst im Adoleszenten- oder Erwachsenenalter) zu einer verminderten Insulinproduktion kommen, die gemeinsam mit einer zusätzlich bestehenden peripheren Insulinresistenz zu einer Mischform aus **Diabetes mellitus** Typ 1 und 2 führt. Die eingedickte Gallenflüssigkeit begünstigt die Entstehung von Konkrementen in der Gallenblase und in den Gallengängen (Biliary-Sludge-Phänomen), rezidivierende **Cholezystitiden** und Cholangitiden sind die Folge. Außerdem entwickelt sich durch die zunehmende Cholestase eine **fokale biliäre Zirrhose**.

Genitaltrakt
Bei männlichen Patienten kommt es aufgrund eingedickter Sekrete, einer Atrophie der Vasa deferentia, Nebenhoden und Samenbläschen mit folgender Aspermie zu **Infertilität**. Bei weiblichen Patientinnen treten **Amenorrhöen und Dysmenorrhöen** gehäuft auf, wenn das Längensollgewicht vermindert ist.

Klinik
Respirationstrakt
Der Beginn der Symptomatik erfolgt in der Regel in den ersten 12 Lebensmonaten. Das Erstsymptom ist oft lockerer **Husten**, der sich als therapieresistent erweist. Nicht selten entwickelt sich eine **obstruktive Symptomatik**. Im weiteren Verlauf kommt es zu chronischem produktiven Husten mit gelblich-grünlichem Sputum. Tachydyspnoe, ein verlängertes Exspirium, Giemen, Brummen sowie grobblasige Rasselgeräusche werden häufig und mit zunehmendem Alter nahezu regelhaft beobachtet. Es besteht eine chronische pulmonale **Überblähung**. Rezidivierende schwere pulmonale Infektionen führen im Lauf der Jahre zur Entwicklung von **Bronchiektasen**. Charakteristisch ist die **chronische Infektion mit Pseudomonas aeruginosa**.

MERKE Der Beginn der **chronischen Infektion mit Pseudomonas aeruginosa** stellt für Patienten mit zystischer Fibrose einen prognostisch ungünstigen Faktor dar.

Eine weitere charakteristische Lungenmanifestation bei mehr als 10 % der Patienten mit CF ist die **allergische bronchopulmonale Aspergillose (ABPA)**. Die chronische Kolonisation (nicht Infektion!) mit *Aspergillus fumigatus* führt zu einer Sensibilisierung mit überschießender Bildung von IgG- und IgE-Antikörpern. Eine plötzliche Verschlechterung der Lungenfunktion, asthmatische Beschwerden, neue Infiltrate im Röntgenbild bei Eosinophilie und Anstieg des IgE im Serum sind verdächtig auf ABPA. Der Nachweis spezifischer IgE- und präzipitierender Antikörper gegen *Aspergillus* sichert die Diagnose.

MERKE Eine plötzliche Verschlechterung der Lungenfunktion, asthmatische Beschwerden, neue Infiltrate im Röntgenbild bei Eosinophilie und Anstieg des IgE im Serum bei Patienten mit zystischer Fibrose sind verdächtig auf eine ABPA.

Gastrointestinaltrakt
Erstsymptom ist bei 10 % der Patienten ein **Mekoniumileus**. Bei dieser lebensbedrohlichen neonatalen Komplikation werden unkomplizierte Verlaufsformen ohne Perforation und komplizierte Formen mit

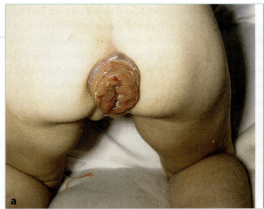 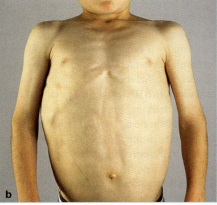

Abb. 13.10 CF: **a)** Rektumprolaps bei einem 19 Monate alten Jungen; **b)** Überblähter Thorax. [O530]

Perforation unterschieden. Später kommt es infolge einer chronischen exokrinen Pankreasinsuffizienz bei 80–85 % der Patienten klassischerweise zu einem **Maldigestionssyndrom,** das unbehandelt zu einer erheblichen **Gedeihstörung** führt. Die Stühle sind voluminös, fettglänzend und übel riechend. Ein **Rektumprolaps** (zähe Stuhlmassen) kommt im Kindesalter fast nur bei CF vor (> Abb. 13.10a). Das Abdomen ist gebläht und ausladend. Bei Jugendlichen oder erwachsenen Patienten kann es im Verlauf zu einem **distalen intestinalen Obstruktionssyndrom** (DIOS) kommen. Klinisch finden sich tastbare Resistenzen vor allem im rechten Unterbauch, die zähen Stuhlmassen im Darm entsprechen.

Hepatobiliäres System
Postnatal kann eine prolongierte **Hyperbilirubinämie** mit einem zu hohen Anteil an konjugiertem Bilirubin auftreten. Es entwickeln sich acholische Stühle und bierbrauner Urin. Es besteht eine **Hepatomegalie,** anfangs ohne Splenomegalie, die durch eine fettige Degeneration bedingt ist. Später kommt es zu einem fibrotischen Umbau mit Übergang in eine **fokale biliäre Zirrhose.** Eine portale Hypertonie und eine Splenomegalie sind die Folgen. Gelegentlich besteht eine Cholezystolithiasis, die mit rezidivierenden Cholezystitiden assoziiert sein kann.

Genitaltrakt
Bei über 98 % der betroffenen Männer besteht eine Atrophie der Vasa deferentia, der Nebenhoden und der Samenbläschen. Geringes Samenvolumen und Azoospermie führen zu **Infertilität.** Die Inzidenz von Inguinalhernien, Kryptorchismus und Hydrozelen ist erhöht.

Hals-Nasen-Ohren-Bereich
Rezidivierende Mittelohrentzündungen führen zu einer sekundären Hörminderung, die durch wiederholte Aminoglykosidgaben verstärkt werden kann. Es bestehen ein Ödem und eine Hyperplasie der Nasenschleimhäute sowie Nasennebenhöhlenpolypen (verbreiterter Nasenrücken). Die Patienten zeigen oft eine **chronische Sinusitis.**

Skelettsystem
Trommelschlägelfinger und **Uhrglasnägel** sind Ausdruck der chronischen Hypoxie. Im Rahmen der chronischen Lungenerkrankung verändert sich der knöcherne Thorax (Zunahme des Sagittaldurchmessers, **Fassthorax;** > Abb. 13.10b). Eine **Skoliose** und Kyphose sind bei erwachsenen Patienten häufig. Es kann zu rezidivierenden Entzündungen vor allem großer Gelenke (CF-assoziierte Arthropathie) kommen. Die Pathogenese ist ungeklärt, möglicherweise sind sie durch zirkulierende Immunkomplexe bedingt.

> **MERKE** Die Kombination aus rezidivierenden pulmonalen Infektionen und Gedeihstörung im Kindesalter muss an das mögliche Vorliegen einer zystischen Fibrose denken lassen! In diesen Fällen sollte unbedingt ein Schweißtest veranlasst werden.

Diagnostik
- **Schweißtest:** Der Schweiß wird mittels Pilocarpiniontophorese gewonnen. Ein Chloridgehalt > 60 mmol/l Schweiß gilt bei ausreichender Schweißmenge und korrekt durchgeführter Untersuchung als beweisend. Ein Wert > 30 mmol/l sollte kontrolliert werden (Graubereich). Bei positiven Testergebnissen sollte die Untersuchung in jedem Fall wiederholt werden, bei negativen Testergebnissen sollte sie wiederholt werden, wenn weiterhin der klinische Verdacht auf Vorliegen einer CF besteht. Falsch positive Ergebnisse sind bei jungen Säuglingen, Erwachsenen sowie bei Nebenniereninsuffizienz, Hypothyreose und Mangelernährung möglich. Der Schweißtest ist weiterhin die zuverlässigste Methode zur Erkennung der CF.
- **Untersuchung der Pankreasfunktion:** Die Konzentration der Pankreaselastase im Stuhl ist erniedrigt.
- **Röntgen-Thorax:** Schon im Frühstadium der Erkrankung zeigen sich eine Lungenüberblähung, Verdickung und Obstruktion von Bronchien, streifige Infiltrate und atelektatische Lungenbezirke. Komplikationen der fortgeschrittenen Erkrankung sind Pneumothorax, Emphysem, Pleuraergüsse, Bronchiektasen. Bei eingetretener pulmonaler Hypertonie zeigt sich ein Kalibersprung der A. pulmonalis.
- **Röntgen-NNH:** Die Nasennebenhöhlenschleimhaut ist verdickt. Es zeigt sich regelhaft ein Erguss mit Spiegelbildung oder eine vollständige Verschattung der NNH, sodass diese Untersuchung normalerweise unnötig ist.
- **Lungenfunktion:** Zeichen einer obstruktiven Lungenerkrankung
- **Potenzialdifferenzmessung:** Die transepitheliale Potenzialdifferenzmessung erfolgt an Nasen- und Rektumschleimhaut.
- **Bakteriologische Untersuchungen:** Regelmäßige Sputumuntersuchungen mit Antibiogramm
- **Antikörpernachweis:** Regelmäßige Bestimmung des *Pseudomonas-aeruginosa*-Antikörpertiters mittels ELISA, um frühzeitig eine Eradikationstherapie zu beginnen.

Aus Studentensicht

Hepatobiliäres System
- Postnatal: **Hyperbilirubinämie:** acholische Stühle, bierbrauner Urin, Hepatomegalie
- Später: Fibrotischer Umbau → **fokale biliäre Zirrhose** → portale Hypertonie, Splenomegalie.

Genitaltrakt: ♂ Atrophie der Vasa deferentia, Nebenhoden und der Samenbläschen. Samenvolumen↓, Azoospermie → Infertilität.

Hals-Nasen-Ohren-Bereich: Rezidivierende Mittelohrentzündungen → Hörminderung. Ödem, Hyperplasie der Nasenschleimhäute, Nasennebenhöhlenpolypen. Chronische Sinusitis.

Skelettsystem: Trommelschlägelfinger, Uhrglasnägel. Fassthorax, Skoliose, Kyphose. Rezidivierende Gelenksentzündungen.

MERKE

Diagnostik
- **Schweißtest:** Schweißgewinnung mittels Pilocarpiniontophorese, Chloridgehalt > 60 mmol/l beweisend für CF
- **Untersuchung der Pankreasfunktion:** Pankreaselastase↓ im Stuhl
- **Bildgebende Diagnostik:** Lungenüberblähung, Verdickung und Obstruktion von Bronchien, streifige Infiltrate, atelektatische Lungenbezirke, verdickte Nasenschleimhaut
- **Lungenfunktion:** Zeichen der obstruktiven Lungenerkrankung
- **Bakteriologische Untersuchung:** Regelmäßige Sputumuntersuchungen
- **Antikörpernachweis:** *P.-aeruginosa*-Antikörpertiter
- **Dreistufiges Neugeborenenscreening:** Analyse von Trypsin, von Pankreatitis-assoziiertem-Protein im Blut und bei positivem Befund *CFTR*-Gen-Mutationsanalyse
- **Mutationsanalyse:** *CFTR*-Gen

Aus Studentensicht

- **Neugeborenenscreening:**. Seit 1. September 2016 wird in Deutschland ein dreistufiges Neugeborenenscreening für CF durchgeführt. Es beinhaltet die Analyse von Trypsin, von **P**ankreatitis-**a**ssoziiertem **P**rotein im Blut sowie, bei positivem Befund, die Durchführung einer Mutationsanalyse des *CFTR*-Gens.
- **Mutationsanalyse des *CFTR*-Gens.**
- **Pränatale Diagnostik:** Ist die Mutation beim Indexpatienten bekannt, kann bei erneuter Schwangerschaft eine Mutationsanalyse aus Chorionzotten erfolgen.

> **MERKE** Bei positivem Testergebnis sollte der Schweißtest zur Bestätigung in jedem Fall wiederholt werden, bei negativem Testergebnis sollte er wiederholt werden, wenn weiterhin der klinische Verdacht auf Vorliegen einer CF besteht.

Therapie
Die Therapie der CF erfordert einen umfassenden Betreuungsansatz. Mit der Behandlung sollte frühzeitig, möglichst vor der Ausbildung klinischer Krankheitszeichen, begonnen werden.

Therapie der respiratorischen Symptome
Ziele der Behandlung sind eine ausreichende Sekretmobilisation und die Erhaltung der Lungenfunktion.
Physiotherapie: Die krankengymnastische und atemtherapeutische Betreuung ist von essenzieller Bedeutung. Sie führt zu Sekretmobilisation und -lyse und verbessert das Atemzugvolumen. Die Techniken sind autogene Drainage und Ausatemübungen. Eine sportliche Betätigung (Ausdauersportarten) wirkt sich günstig aus, einige Patienten sind Leistungssportler!
Inhalationstherapie: Intermittierende Inhalationen mit **Kochsalzlösung** (0,9–7 %) führen zu Sekretolyse. Darüber hinaus kommen **Bronchodilatatoren** (z. B. Salbutamol) zum Einsatz, die die Obstruktion verbessern, wodurch die Sekretmobilisation erleichtert wird. Die Inhalation von **Antibiotika** (Tobramycin, Colistin oder Amikacin) führt zu einer lokalen Infektionsbekämpfung in der Lunge. Die Inhalation mit **DNAse** reduziert die hohe Viskosität des Bronchialsekrets, das eine hohe DNA-Konzentration aufweist.
Antiinflammatorische Therapie: Hoch dosiertes Ibuprofen kann möglicherweise die respiratorische Situation verbessern.
Antibiotische Therapie: Hierfür ist die aktuelle Kenntnis des Erregers und des Antibiogramms unbedingt erforderlich. Sie wird **intermittierend** (bei jeder Verschlechterung des Allgemeinbefindens, anhaltendem Fieber, pathologischen Sputumbefunden, Dauer 3 Wochen), **kontinuierlich** (bei fortgeschrittenem Krankheitsstadium) oder **prophylaktisch** durchgeführt. Bei Nachweis von *Staphylococcus aureus* kommen z. B. Cefalexin, Erythromycin oder Flucloxacillin zum Einsatz. Bei Erstinfektion mit *Pseudomonas aeruginosa* wird zunächst mit Tobramycin per inhalationem oder Ciprofloxacin oral kombiniert mit Colistin per inhalationem behandelt. Bei akuter Exazerbation einer *Pseudomonas*-Infektion muss intravenös z. B. Ceftazidim oder Meropenem, meist in Kombination mit Tobramycin, eingesetzt werden.
Therapie der ABPA: Die Medikamente der Wahl sind Prednisolon in einer Dosierung von 1–2 mg/kg KG/d ausschleichend über insgesamt 3 Wochen und Itraconazol (10 mg/kg KG) über 6–12 Monate zusammen mit inhalativen Steroiden.

Therapie der gastrointestinalen Symptome
Ziele der Behandlung sind ein ausreichendes Gedeihen sowie ein gutes Wachstum und eine zeitgerechte Pubertätsentwicklung.
Eine **hyperkalorische Ernährung** (120–170 % des Normalbedarfs) und die Substitution fettlöslicher Vitamine können den Ernährungszustand und damit den Allgemeinzustand der Patienten erheblich verbessern. Bei akuter Verschlechterung erfolgen eine Nahrungssondierung und/oder eine parenterale Ernährung.
Substitution von Pankreasenzymen: Sie erfolgt in einer Dosierung, bei der die Kinder bei 2–3 Stuhlentleerungen täglich eine ausreichende Gewichtszunahme zeigen.
Therapie bei Mekoniumileus: Bei unkomplizierten Formen ohne Perforation ist eine Lösung des Ileus durch Kolonkontrasteinlauf in etwa 50 % der Fälle erfolgreich. Andernfalls und bei komplizierten Formen mit Perforation ist eine operative Therapie unvermeidlich. Wenn möglich, sollte eine modifizierte Operation nach Bishop Coop mit Resektion der verengten und der proximal dilatierten Darmabschnitte und der Anlage einer Seit-zu-End-Anastomose mit Anus praeter durchgeführt werden.
Distales intestinales Obstruktionssyndrom (DIOS): Die therapeutischen Maßnahmen beinhalten eine erhöhte Zufuhr von Pankreasenzymen, die Verabreichung von Laxanzien (Polyethylenglycol) und N-Acetylcystein oral sowie von Klysmen. Eventuell werden Gastrografin®-Einläufe durchgeführt. Operative Maßnahmen sollten, wenn möglich, unbedingt vermieden werden.
Rektumprolaps: Der Prolaps wird manuell reponiert. Bei rezidivierenden Formen ist eine chirurgische Intervention (Rektumraffung) erforderlich.
Biliäre Zirrhose: Bei Cholestase wird **Ursodeoxycholsäure** verabreicht, um die Cholerese zu verbessern. Bei Ösophagusvarizenblutung sind eine lokale Blutstillung und ggf. Sklerosierung der Varizen erforder-

---

Therapie der respiratorischen Symptome
- **Physiotherapie:** Autogene Drainage und Ausatemübungen
- **Inhalationstherapie:** Kochsalzlösung, Bronchodilatatoren, Antibiotika, DNAse
- **Antiinflammatorische Therapie:** Hoch dosiertes Ibuprofen
- **Antibiotische Therapie:** S. *aureus*: Cefalexin, Erythromycin; *P. aeruginosa*: Tobramycin p.i.
- **Therapie der ABPA:** Prednisolon, Itraconazol, inhalative Steroide

Therapie der gastrointestinalen Symptome
- **Hyperkalorische Ernährung,** Substitution fettlöslicher Vitamine
- **Pankreasenzymsubstitution**
- **Mekoniumileus:** Kolonkontrasteinlauf, operative Therapie
- **Distales intestinales Obstruktionssyndrom (DIOS):** Pankreasenzyme, Laxanzien, N-Acetylcystein
- **Rektumprolaps:** Manuelle Reponierung
- **Biliäre Zirrhose:** Cholestase: Ursodeoxycholsäure; Ultima ratio: Portokavaler Shunt

lich. Als **Ultima ratio** werden ein portokavaler Shunt angelegt oder eine Splenektomie durchgeführt. Die Zeit bis zu einer Lebertransplantation kann so oft jahrelang überbrückt werden.

Lungentransplantation
Sie ist das therapeutische Mittel der letzten Wahl. Selten wird bei eingetretenem Cor pulmonale eine kombinierte Herz-Lungen-Transplantation durchgeführt. Die derzeitige 1-Jahres-Überlebensrate beträgt 80–90 %, die 5-Jahres-Überlebensrate 50–60 %. Die schwerste Spätkomplikation ist die bei 40 % der Patienten auftretende Bronchiolitis obliterans.

Lungentransplantation: Therapeutisches Mittel der letzten Wahl.

Genotypspezifische Therapie
Pharmakologische Chaperone: 2015 wurden zwei medikamentöse Präparate zur genotypspezifischen Behandlung der CF zugelassen. Das Kombinationspräparat aus Lumacaftor und Ivacaftor ist für Patienten mit der Mutation ΔF508 in homozygotem Zustand zugelassen. Lumacaftor erhöht die Zahl an CFTR-Proteinen an der Zellmembran, Ivacaftor verbessert als sog. Gater die Funktion der CFTR-Proteine. Die Substanz Ivacaftor als Monopräparat wurde für Patienten zugelassen, die die Mutation G551D auf mindestens einem Allel tragen. Damit steht nun erstmals eine kausale, genotypspezifische pharmakologische Therapie für etwa 30 % aller Patienten mit CF zur Verfügung.
Die **Gentherapie** als weiterer kausaler Therapieansatz befindet sich derzeit in der tierexperimentellen Erprobung. Erste Therapieversuche an erwachsenen und jugendlichen Patienten konnten eine moderate Verbesserung der Lungenfunktion zeigen.

Genotypspezifische Therapie: Pharmakologische Chaperone: Kombipräparat Lumacaftor und Ivacaftor für ΔF508-Mutation im homozygoten Zustand zugelassen. Monopräparat Ivacaftor für die Mutation G551D (mindestens auf einem Allel).

Prognose
Der Verlauf der zystischen Fibrose wird ganz entscheidend vom Ausmaß der **Lungenbeteiligung** (> Abb. 13.11) und vom **Ernährungszustand** bestimmt. Auch heute sterben über 90 % der Patienten an Komplikationen der Lungenerkrankung.
Der Verlauf ist heterogen und wird von der zugrunde liegenden Mutation und von Umwelteinflüssen beeinflusst. Die mittlere Überlebensdauer hat sich in den letzten Jahrzehnten dramatisch verbessert. Entscheidende Faktoren hierfür sind die Möglichkeit der Supplementation von Pankreasenzymen, die Entwicklung einer effektiven Inhalationsbehandlung und physiotherapeutischen Behandlung und der frühzeitige Einsatz von Antibiotika. Nicht zuletzt haben die kontinuierliche Therapie und engmaschigen Verlaufskontrollen der Patienten in spezialisierten Zentren einen entscheidenden Einfluss auf die deutlich verbesserte Prognose.

Prognose: Verlauf abhängig von der Lungenbeteiligung und dem **Ernährungszustand.** 90 % sterben an Komplikationen der Lungenerkrankung.

> **MERKE** Entscheidend für die Verbesserung der Prognose von Patienten mit zystischer Fibrose sind eine ausreichende Energiezufuhr, die konsequente Physiotherapie und Inhalation, der rechtzeitige Einsatz von Antibiotika und die Betreuung in spezialisierten Zentren.

> **MERKE** Ein heute geborener Patient mit CF kann bei optimaler Therapie damit rechnen, das 5. Lebensjahrzehnt zu erreichen. Weitere Hoffnungen stützen sich auf die Entwicklung neuer Therapiestrategien.

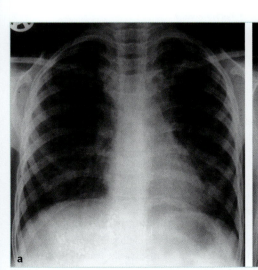 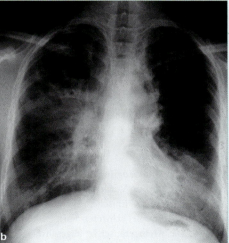

Abb. 13.11 a) Röntgen-Thorax bei einer Patientin mit CF (Alter 7 Jahre). Beginnende grobfleckig konfluierende, bis in die Peripherie reichende Zeichnungsvermehrung beidseits basal. **b)** Röntgen-Thorax bei derselben Patientin im Verlauf (Alter 22 Jahre). Zerstörter, geschrumpfter und mit Abszesshöhlen durchsetzter rechter Oberlappen. Ausgeprägte zystische und narbige Veränderungen mit Schrumpfung auch im linken Oberlappen. [O530]

Aus Studentensicht

FALL

> **FALL A:** Tim, ein 10 Monate alter Säugling, wird zur Abklärung einer Gedeihstörung in die Ambulanz der Kinderklinik überwiesen. Seit dem 6. Lebensmonat nimmt er kaum noch zu und das Gewicht ist von der 75. auf die 25. Perzentile abgerutscht. Die Mutter berichtet, dass die Stühle voluminös, fettglänzend und übel riechend seien. Im Alter von 8 Monaten habe Tim einen hartnäckigen Infekt der oberen Luftwege mit pfeifendem Atemgeräusch durchgemacht. Die Frage, ob ihr ein merkwürdig salziger Geschmack aufgefallen sei, wenn sie Tim einen Kuss gebe, bejaht die Mutter. Sie habe dem aber keine Bedeutung zugemessen.
> **K:** Bei der Untersuchung zeigt sich eine deutliche Dystrophie. Die Lunge ist auskultatorisch frei, der sonstige körperliche Befund ist unauffällig.
> **D:** Ein zweimal im Abstand von 14 Tagen durchgeführter Schweißtest ergibt deutlich erhöhte Chloridkonzentrationen (91 und 115 mmol/l).
> **Diag:** Die Diagnose einer zystischen Fibrose (Mukoviszidose) ist damit gesichert.
> **T:** Tim erhält eine hochkalorische Ernährung mit Substitution wasser- und fettlöslicher Vitamine sowie eine Pankreasenzymsubstitutionstherapie. Außerdem werden regelmäßige Inhalationen und Atemtherapiemaßnahmen durchgeführt. Wegen Nachweis von *Staphylococcus aureus* im Nasen- und Rachenabstrich erhält Tim eine orale antibiotische Dauertherapie.
> **V:** Tim wird regelmäßig in der Spezialambulanz der Kinderklinik untersucht. Seit der Diagnosestellung geht es ihm viel besser und er nimmt seit Beginn der Therapie ausreichend zu. Seine Eltern haben sehr gut gelernt, alle notwendigen Therapiemaßnahmen mit ihrem Sohn durchzuführen.

13.6.2 Pneumonie

Definition: Akute oder chronische Entzündung des Lungenparenchyms.

Definition
Unter Pneumonie versteht man eine akute oder chronische Entzündung des Lungenparenchyms durch infektiöse, allergische, physikalische oder chemische Reize.

Epidemiologie
Pneumonien treten besonders häufig im 1. Lebensjahr, dann zunehmend seltener auf. Im Vorschulalter beträgt die Inzidenz 40:1.000, im Alter von 9–14 Jahren 9:1.000.

Ätiologie
Ätiologie: Vorwiegend infektiös bedingt.

Pneumonien sind vorwiegend infektiös bedingt. Die altersabhängigen Erregerspektren sind in ➤ Tab. 13.4 zusammengefasst. Allergische Prozesse, chemische und physikalische Noxen sowie Autoimmunprozesse können ebenfalls Pneumonien auslösen.

TAB. 13.4

Tab. 13.4 Häufigste Erreger kindlicher Pneumonien in Abhängigkeit vom Alter.

Alter	Bakterien	Viren	Andere Erreger
1. und 2. Woche	• B-Streptokokken • E. coli	• RSV • CMV	• Chlamydien • Ureaplasmen
1.–3. Monat	• S. pneumoniae • S. aureus	• RSV • Adenoviren	• Chlamydien
3 Monate bis 1 Jahr	• H. influenzae	• RSV • Parainfluenza	• Mykobakterien
1–5 Jahre	• H. influenzae • M. catarrhalis • S. pneumoniae • S. aureus • S. pneumoniae	• RSV • Adenoviren • Influenza A + B • Parainfluenza	• Mykobakterien • Chlamydien
5–14 Jahre	• S. pneumoniae • S. aureus	• RSV • Parainfluenza • Adenoviren	• Mykoplasmen

Pathogenese
Pathogenese: Tröpfcheninfektion. Infektion der oberen Luftwege → Deszension der Erreger ins Bronchialsystem und Alveolen.

Die Übertragung erfolgt meist durch Tröpfcheninfektion. Nach initialer Infektion der oberen Luftwege kommt es zur Deszension der Erreger in das Bronchialsystem und in die Alveolen. Eine hämatogene Streuung ist seltener.

Klinik

Klinik
- **Neugeborene und Säuglinge:** Trinkschwäche, Husten, Temperaturinstabilitäten.
- **Ältere Kinder:** Husten, Fieber, Blässe, Tachykardie bis zur Tachydyspnoe, Einziehungen, Zyanose. Abgeschwächtes Atemgeräusch, fein- bis mittelblasige feuchte Rasselgeräusche.

Neugeborene und Säuglinge: Unspezifische Symptome wie Trinkschwäche, Husten und Temperaturinstabilitäten stehen im Vordergrund. Der Auskultationsbefund ist häufig normal.
Ältere Kinder: Die klinischen Symptome sind Husten, Fieber, Tachykardie, Blässe bei ausgeprägtem Krankheitsgefühl. Bei schweren Formen kommt es zu Tachydyspnoe, Nasenflügeln, Einziehungen und Zyanose. Das Atemgeräusch ist abgeschwächt, es finden sich fein- bis mittelblasige feuchte Rasselgeräusche. Bei atypischen (Mykoplasmen) oder zentralen Pneumonien kann der Auskultationsbefund normal sein. Bei basalen Pneumonien können Bauchschmerzen das einzige Symptom sein!

MERKE Bauchschmerzen können im Kindesalter auf eine basale Pneumonie hinweisen.

Komplikationen
Pleuritis, Empyeme und Lungenabszesse sind die wichtigsten Komplikationen kindlicher Pneumonien.

Diagnostik
- **Leukozytose** mit Linksverschiebung und erhöhtes **C-reaktives Protein** sprechen für eine bakterielle Genese.
- Messung der Sauerstoffsättigung: **Pulsoxymetrie**
- **Röntgen-Thorax:** Nachweis unterschiedlicher Verschattungsmuster bei Bronchopneumonien, Segment- oder Lobärpneumonien (> Abb. 13.12). Bei Mykoplasmenpneumonien finden sich typischerweise interstitielle Pneumonien mit retikulärem perihilären Verschattungsmuster und flächigen Infiltraten.
- **Erregernachweis:** Er ist bei klassischen bakteriellen Pneumonien in der Regel nicht möglich. Die Mykoplasmenserologie oder verschiedene Virusserologien können bei entsprechendem klinischen Verdacht hilfreich sein.

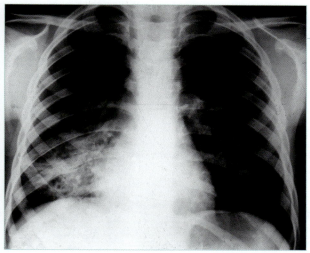

Abb. 13.12 Röntgen-Thorax: Lobärpneumonie. Flächiges Infiltrat rechts basal. [O530]

Therapie
Pneumonien im Säuglingsalter oder solche mit schwerer klinischer Symptomatik werden am besten stationär behandelt.
Symptomatische Maßnahmen: Bei Hypoxämie wird Sauerstoff zugeführt. Die Sekretolyse kann durch eine hohe Flüssigkeitszufuhr bzw. medikamentös unterstützt werden. N-Acetylcystein wird nicht mehr empfohlen.
Antibiotische Therapie: Sie sollte bereits bei Verdacht auf eine Pneumonie erfolgen. Häufig wird sie zumindest initial intravenös durchgeführt. Je nach erwartetem Erreger ergeben sich für verschiedene Altersgruppen unterschiedliche Antibiotika der ersten Wahl (> Tab. 13.5).

> **MERKE** Bei Pneumonien bei älteren Kindern handelt es sich häufig um atypische, durch Mykoplasmen ausgelöste Pneumonien. Dies ist für die Therapieentscheidung wichtig.

Tab. 13.5 Antibiotikaauswahl bei Pneumonie in unterschiedlichen Altersklassen.

Altersgruppe	Antibiotikum
Neugeborene	• Aminopenicillin + Aminoglycosid i. v.
3 Wochen bis 3 Monate	• Cefuroxim (± Makrolid) i. v. oder p. o.
4 Monate bis 5 Jahre	• Amoxicillin p. o. oder Ampicillin i. v. (± Makrolid) • Cephalosporine i. v. oder p. o. (± Makrolid)
Schulkinder und Jugendliche	• Aminopenicillin + Makrolid p. o.

Prognose
Sie hängt vom Alter des Patienten und von evtl. bestehenden Grunderkrankungen ab. Je jünger der Patient und je gravierender seine Grunderkrankung ist, desto langwieriger und gefährlicher ist der Verlauf.

> **FALL A:** Bruno, ein 12 Jahre alter Junge, erkrankt mit Fieber, Kopf- und Halsschmerzen und trockenem Husten. Nachdem die Symptome länger als 5 Tage bestehen, verschreibt der Kinderarzt unter der Annahme einer bakteriellen Superinfektion bei einem primären Virusinfekt ein Cephalosporin, das Bruno regelmäßig einnimmt. Da die erwartete Besserung ausbleibt, wird der Junge in der Ambulanz der Kinderklinik vorgestellt.
> **K:** Brunos Allgemeinzustand ist mäßig reduziert. Er hüstelt. Die Temperatur liegt bei 38,9 °C. Bei der Auskultation der Lunge finden sich keine Auffälligkeiten. Auch der sonstige Untersuchungsbefund ist unauffällig.

Aus Studentensicht

Diagnostik: Bakterielle Genese: Leukozytose mit Linksverschiebung und CRP↑. Pulsoxymetrie, Röntgen-Thorax, Erregernachweis.

ABB. 13.12

Therapie: Symptomatisch: O_2-Gabe, hohe Flüssigkeitszufuhr, N-Acetylcystein. **Antibiotische Therapie.**

MERKE

TAB. 13.5

FALL

Aus Studentensicht

D: Die Laboruntersuchung zeigt eine Leukozytose (22.000/μl, 70 % Granulozyten) und eine leichte Erhöhung des CRP (4,4 mg/dl) sowie eine deutliche Beschleunigung der BKS (72/105 mm). Aufgrund der auffälligen Laborwerte wird trotz unauffälligen Auskultationsbefundes ein Röntgen-Thorax angefertigt. Hier zeigt sich eine ausgeprägte interstitielle Zeichnungsvermehrung mit einem retikulären Verschattungsmuster.
Diag: Die Verdachtsdiagnose einer Mykoplasmenpneumonie wird durch den Nachweis spezifischer IgM-Antikörper im Serum bestätigt.
T: Die antibiotische Therapie wird auf Klarithromycin (Makrolidantibiotikum) umgestellt.
V: Innerhalb von 2 Tagen kommt es zur stabilen Entfieberung und zu einer deutlichen Besserung des Allgemeinzustands. Nach 1 Woche ist Bruno vollständig wiederhergestellt.

> **LERNTIPP** Präge dir die typischen Erreger der kindlichen Pneumonien ein.

13.6.3 Lungenabszess

Definition
Es handelt sich um einen umschriebenen Einschmelzungsprozess im Lungengewebe, der von einer Membran umgeben ist.

Definition: Umschriebener Einschmelzungsprozess im Lungengewebe.

Epidemiologie
Aufgrund der heute üblichen gezielten Antibiotikatherapie bei Pneumonien treten Lungenabszesse eher selten auf.

Lokalisation
Folgende Lokalisationen treten in abnehmender Reihenfolge auf: rechter Oberlappen, linker Oberlappen, apikale Segmente beider Unterlappen.

Lokalisation: Am häufigsten im rechten Oberlappen.

Ätiologie
- Staphylokokkenpneumonien des Säuglings und Kleinkindes
- Unzureichend behandelte Pneumonie bei Immunsuppression
- Bronchogen bei Aspiration von Fremdkörpern oder infektiösem Material

Ätiologie: Staphylokokkenpneumonien, unzureichend behandelte Pneumonien bei Immunsuppression.

Klinik
Fieber, Unwohlsein, Übelkeit, Erbrechen, Husten, purulentes Sputum sind die weitgehend unspezifischen Symptome der Erkrankung.

Klinik: Fieber, Erbrechen, Husten, purulentes Sputum.

Diagnostik
- **Röntgen-Thorax** in aufrechter Position: Abgekapselter Hohlraum mit Spiegelbildung
- **CT-Thorax:** Differenzierte Darstellung von Lokalisation und Ausmaß
- **Diagnostische CT-gesteuerte Punktion** (Bakteriologie), wenn gut zugänglich

Diagnostik: Bildgebende Diagnostik, diagnostische CT-gesteuerte Punktion.

Therapie
Eine Antibiotikatherapie sollte möglichst gezielt nach Antibiogramm und immer intravenös mit einem staphylokokkenwirksamen Antibiotikum erfolgen. Bronchoskopisch kann der Versuch einer endobronchialen Drainage unternommen werden. Bei fehlendem Erfolg muss die chirurgische Segmentresektion oder Lobektomie erfolgen.

Therapie: Antibiotikatherapie nach Antibiogramm, endobronchiale Drainage, chirurgische Segmentresektion.

13.6.4 Lungenatelektase

Definition
Periphere Lungenbezirke mit minder- oder unbelüfteten Alveolen bei sonst normaler Parenchymstruktur.

Definition: Periphere Lungenbezirke mit minder- oder unbelüfteten Alveolen bei sonst normaler Parenchymstruktur.

Ätiologie
- Erhöhte Oberflächenspannung der Alveolen (Surfactantmangel)
- Bronchusobstruktion durch Kompression von außen
- Intrabronchiale Obstruktion
- Verminderte Atemtätigkeit, oberflächliche Atmung, z. B. bei Schmerzen
- Skelettdeformitäten
- Zwerchfellparese
- **Sonderform Mittellappensyndrom:** Atelektase des rechten Mittellappens, bei der es aufgrund des gestreckt verlaufenden, relativ engen und nahezu rechtwinklig vom Zwischenbronchus abgehenden rechten Mittellappenbronchus im Rahmen von Entzündungen häufig zu Obstruktionen kommt

Ätiologie: Oberflächenspannung↓ der Alveolen (Surfactantmangel), Bronchusobstruktion durch Kompression von außen, intrabronchiale Obstruktion, **Mittellappensyndrom.**

Klinik
Die Symptome sind vom zugrunde liegenden Prozess und von der Atelektasenausdehnung abhängig. Kleine Atelektasen sind meist symptomlos. Bei ausgedehnten Atelektasen finden sich die klassischen Zeichen der

Klinik: Klopfschalldämpfung mit abgeschwächtem oder aufgehobenem Atemgeräusch, verminderte Thoraxexkursionen über den betroffenen Abschnitten. Tachypnoe, Zyanose. **Bronchialatmen.** Akut auftretende Atelektasen: respiratorische Dekompensation mit akuter Atemnot, Zyanose.

Klopfschalldämpfung mit abgeschwächtem oder **aufgehobenem Atemgeräusch.** Die Thoraxexkursionen können über den betroffenen Abschnitten vermindert sein. Tachypnoe und Zyanose kommen vor. Sind bei Verlegung kleiner Bronchien die größeren Atemwege noch luftdurchströmt, kommt es zu **Bronchialatmen.** Bei akut auftretenden Atelektasen größerer Lungenabschnitte kommt es zu einer dramatischen respiratorischen Dekompensation mit akuter Atemnot und Zyanose.

Differenzialdiagnose
- Pneumonische Infiltrate
- Pleuraerguss
- Intrathorakale Tumoren
- Gefäßmalformationen
- Thymusbedingte Verschattung
- Lungenagenesie beim Neugeborenen

Diagnostik
- **Röntgen-Thorax in 2 Ebenen:** Homogene, scharf begrenzte Verschattung, die dem Verlauf eines Segments oder eines Lungenlappens folgt; bei größerer Atelektase kommt es zur Mediastinalverlagerung zur kranken Seite und zum Zwerchfellhochstand auf der kranken Seite.
- **Sonografie:** Wichtig zur Abgrenzung gegenüber Pleuraergüssen
- **Bronchoskopie:** Bei allen größeren Atelektasen erforderlich (Fremdkörper, Schleimpfropf, Bronchuskompression von außen?)
- **CT, MRT:** Bei allen intrathorakalen Raumforderungen zum Ausschluss von Tumoren oder Gefäßanomalien indiziert

Therapie
Die Indikation zur **antibiotischen Therapie** sollte in allen Fällen großzügig gestellt werden, da die Gefahr einer sekundären Pneumonie hoch ist. Die **physiotherapeutische Behandlung** ist von besonderer Bedeutung (Abklopf- und Drainagetechniken, Sekretolyse). Bei Fremdkörperaspiration erfolgt die bronchoskopische Entfernung des Fremdkörpers. Bei zähem Sekret sind eine intensive Sekretolyse und u. U. eine gezielte bronchoskopische Absaugung und Bronchiallavage notwendig.

13.6.5 Exogen allergische Alveolitis (EAA)

Definition
Es handelt sich um eine generalisierte Entzündung des Lungeninterstitiums und der Alveolen durch chronische Inhalation feinster Partikel meist organischer Herkunft.

Ätiologie
Häufige Allergene im Kindesalter sind Vogelantigene (**Vogelhalterlunge**), Bakterien und Schimmelpilze (**Farmerlunge**), Klimaanlagen (**Befeuchterlunge**) oder feuchtes Mauerwerk.

Pathogenese
Interleukinaktivierte T-Lymphozyten führen zu einer **allergischen Typ-III-Reaktion.** Bereits nach wenigen Wochen kann eine zunehmende Fibrosierung festgestellt werden. Im Serum finden sich präzipitierende IgG- und IgM-Antikörper gegen das Allergen. Sie korrelieren aber nicht streng mit der Krankheitsaktivität.

Klinik
Im Kindesalter dominiert die **chronische Verlaufsform** mit Räusperhusten, leichter Ermüdbarkeit, Gewichtsabnahme und weinerlich-depressiver Grundstimmung, die zunächst an eine psychosomatische Erkrankung denken lässt.
Im weiteren Verlauf tritt eine **Belastungsdyspnoe** in den Vordergrund. Auskultatorisch finden sich weniger feinblasige Rasselgeräusche als bei der akuten Form. In 50 % der Fälle bestehen bei Diagnosestellung bereits Trommelschlägelfinger.
Die **akute Verlaufsform** ähnelt einer akuten Pneumonie durch Viren oder Mykoplasmen. Reizhusten, Tachydyspnoe, Zyanose und Fieber sprechen nicht auf eine antibiotische Therapie an.

Komplikation
Eine überaus ernst zu nehmende Komplikation der EAA ist die **Lungenfibrose**, die limitierend sein kann.

Diagnostik
- **Leukozytose** mit **Eosinophilie** nur in der Frühphase
- BKS-Beschleunigung
- Rheumafaktor erhöht, ACE erhöht (Akutphase)
- γ-**Globulin-Erhöhung** stets nachweisbar
- **Röntgen-Thorax:** Feinretikuläre, feinfleckige Zeichnung, milchglasartige Trübungen

13 ERKRANKUNGEN DES RESPIRATIONSTRAKTS

- **Hochauflösendes CT-Thorax:** Veränderungen lassen sich früher nachweisen
- **Lungenfunktionsprüfung:** Restriktive Ventilationsstörung, Reduktion der Vitalkapazität
- **Nachweis spezifischer IgG-Antikörper** gegen die entsprechenden Allergene im Serum: 30 % falsch positive, 10 % falsch negative Befunde
- **Bronchoalveoläre Lavage:** Nachweis der lymphozytären Alveolitis und Nachweis einer erniedrigten CD4/CD8-Ratio

> **MERKE** Die exogen allergische Alveolitis führt typischerweise zu einer restriktiven Lungenfunktionsstörung.

Therapie
Eine strengste **Allergenkarenz** (z. B. vorübergehende Hospitalisierung) ist erforderlich. Bis zur klinischen Normalisierung wird **Prednisolon** in einer Dosierung von 1–2 mg/kg KG/d verabreicht. Die Prednisolontherapie wird niedriger dosiert über einen Zeitraum von 3–6 Wochen fortgesetzt, bis sich die Lungenfunktion normalisiert. Später kann auf eine inhalative Steroidtherapie umgestellt werden.

Prognose
Bei frühzeitiger Therapie kann eine Restitutio ad integrum erreicht werden. Häufig wird die Diagnose jedoch verzögert gestellt und es ist bereits eine Lungenfibrose eingetreten. Dann verläuft die Erkrankung trotz immunsuppressiver Therapie nicht selten letal.

> **MERKE** Eine gefürchtete Komplikation der exogen allergischen Alveolitis ist die **Lungenfibrose,** die limitierend sein kann.

13.6.6 Lungenemphysem

Definition
Abnorme permanente Erweiterung der Lufträume distal der terminalen Bronchioli ohne signifikante Fibrose, die klinisch zu einer Überblähung führt (Thoraxform, erhöhte Transparenz im Röntgenbild, erhöhtes Residualvolumen in der Lungenfunktionsprüfung).

Ätiologie
- **Akutes Emphysem:** Es entsteht durch Obstruktionsmechanismus, z. B. kongenitales lobäres Emphysem, Fremdkörper oder Schleim, Asthma bronchiale, Bronchiolitis.
- **Primär chronisches Emphysem:** Homozygoter α$_1$-Antitrypsin-Mangel
- **Sekundär chronisches Emphysem:** Asthma bronchiale, zystische Fibrose

Klinik
Die Symptome sind sehr von der Grunderkrankung abhängig. Bei einem **akuten Emphysem** treten Tachypnoe, Dyspnoe und Zyanose auf. Bei einem **chronischen Emphysem** kommt es zu einer Belastungsdyspnoe und Zyanose. Trommelschlägelfinger und ein Fassthorax sind Zeichen der langfristigen Hypoxie und chronischen Überblähung.
Bei der Auskultation ist das **Atemgeräusch** über dem betroffenen Lungenareal typischerweise bei hypersonorem Klopfschall **vermindert.**

Diagnostik
Röntgen-Thorax: Es zeigt sich vermehrte Strahlentransparenz und verminderte Lungenzeichnung, tief stehendes Zwerchfell, Erweiterung der Interkostalräume.

Therapie
Die Behandlung erfolgt in Abhängigkeit von der Grundkrankheit. Physikalische Maßnahmen und eine konsequente Infektionsprophylaxe stehen im Vordergrund.

13.7 Erkrankungen der Pleura

13.7.1 Pleuritis und Pleuraempyem
Definition
Entzündung und Adhäsion der Pleurablätter ohne wesentliche Flüssigkeitsansammlung mit charakteristischem Auskultationsbefund (Pleuritis) oder entzündlicher Pleuraerguss mit eitrigem Exsudat (Pleuraempyem).

Aus Studentensicht

MERKE Therapie: Allergenkarenz, Prednisolon.

MERKE

13.6.6 Lungenemphysem

Definition: Abnorme permanente Erweiterung der Lufträume distal der terminalen Bronchioli ohne signifikante Fibrose.

Ätiologie
- **Akutes Emphysem:** Obstruktionsmechanismus
- **Primär chronisches Emphysem:** Homozygoter α$_1$-Antitrypsin-Mangel
- **Sekundär chronisches Emphysem:** Asthma bronchiale

Klinik: Akutes Emphysem: Tachypnoe, Dyspnoe, Zyanose. **Chronisches Emphysem:** Belastungsdyspnoe, Zyanose, Trommelschlägelfinger, Fassthorax. Auskultation: **vermindertes Atemgeräusch** über dem betroffenen Lungenareal.

Diagnostik: Röntgen-Thorax: Strahlentransparenz↑, Lungenzeichnung↓.

Therapie: Physikalische Maßnahmen, Infektionsprophylaxe.

13.7 Erkrankungen der Pleura

13.7.1 Pleuritis und Pleuraempyem

Definition: Pleuritis: Entzündung und Adhäsion der Pleurablätter. Pleuraempyem: Entzündlicher Pleuraerguss mit eitrigem Exsudat.

13.7 ERKRANKUNGEN DER PLEURA

Ätiologie
Bei Entzündungen der Pleura handelt es sich meist um eine Mitreaktion bei Erkrankungen anderer Organe (bakterielle Pneumonie, akute Virusinfektion, Mykoplasmeninfektion, Tuberkulose, rheumatisches Fieber). Unter den bakteriellen Erregern ist in der Mehrzahl der Fälle *Streptococcus pneumoniae* nachzuweisen, gefolgt von *Streptococcus pyogenes* und *Staphylococcus aureus*. Die Erkrankung verläuft stadienhaft – zunächst exsudativ (Pleuritis), dann purulent (Empyem), bevor es zur Organisation kommt.

Aus Studentensicht

Ätiologie: Mitreaktion bei Erkrankungen anderer Organe. Bakterielle Errgeger: **S. pneumoniae, S. pyogenes.** Stadienhafter Verlauf: Pleuritis → Empyem.

Klinik
Atemabhängige **Thoraxschmerzen**, verstärkt bei Husten und bei Inspiration, sowie die Ausstrahlung der Schmerzen in den Rücken und in die Schulterregion sind die charakteristischen klinischen Symptome. Mit Zunahme des Exsudats nehmen die Schmerzen ab. Bei ausgedehntem Erguss kommt es zu einer **Dyspnoe**. Bei der Untersuchung findet sich eine schmerzbedingte Schonhaltung mit Skoliose. Auskultatorisch bestehen im Frühstadium Pleurareiben und Pleuraknarren, später Klopfschalldämpfung und ein vermindertes Atemgeräusch.

Klinik: Atemabhängige **Thoraxschmerzen**, Schmerzabnahme bei Exsudatzunahme, **Dyspnoe**. Auskultation: Pleurareiben, Pleuraknarren bis zu Klopfschalldämpfung, Atemgeräusch↓.

> **MERKE** Schlechter Allgemeinzustand und Fieberpersistenz trotz Antibiotikatherapie sollten bei bestehender Pneumonie die Entwicklung eines Empyems vermuten lassen.

MERKE

Komplikationen
Pyopneumothorax, Perikarditis, Lungenabszess, Rippenosteomyelitis, Peritonitis und Sepsis sind mögliche Komplikationen eines Pleuraempyems, die jedoch bei frühzeitiger Therapie nur selten vorkommen.

Diagnostik
- **Röntgen-Thorax:** Ergussnachweis
- **Sonografie:** Unterscheidung zwischen freier Flüssigkeit und Schwielen
- **CT-Thorax:** Bei großen Verschattungen zur Mitbeurteilung parenchymatöser Organe indiziert
- **Pleurapunktion:** Materialgewinnung zur Klärung der Ätiologie (laborchemische und kulturelle Untersuchung)

Diagnostik: Röntgen-Thorax: Ergussnachweis. **Pleurapunktion:** Klärung der Ätiologie.

Therapie
Antibiotische Therapie: Intravenöse Verabreichung eines staphylokokkenwirksamen Antibiotikums, meist als Kombinationstherapie. Bei Keimnachweis erfolgt die Behandlung nach Antibiogramm.
Punktion und Drainage: Bei großen und/oder eitrigen Ergüssen sollte eine geschlossene Drainage angelegt werden und eine Fibrinolyse mit Urokinase über die Drainage erfolgen.
Chirurgische Intervention: Bei fehlender klinischer Besserung nach mehrtägiger konservativer Therapie (s.o.) sollte operativ eingegriffen werden.

Therapie: Antibiotische Therapie, Punktion und Drainage, chirurgische Intervention.

13.7.2 Hydrothorax

Definition
Beim Hydrothorax handelt es sich um eine nichtentzündliche Flüssigkeitsansammlung in der Pleurahöhle.

13.7.2 Hydrothorax

Definition: Nichtentzündliche Flüssigkeitsansammlung in der Pleurahöhle.

Ätiologie
- Kardiogen bei Rechtsherzinsuffizienz
- Nephrogen
- Hypoproteinämie (Malabsorptionssyndrom)
- Fehlinfusion (Infusothorax)
- Chylothorax: Stauung oder Verletzung des Ductus thoracicus oder des Ductus lymphaticus dexter

Ätiologie: Kardiogen, nephrogen, Hypoproteinämie.

Klinik
Oft ist ein Hydrothorax asymptomatisch. Bei großen Flüssigkeitsmengen kann es zu Tachydyspnoe, Einziehungen und Zyanose kommen. Bei der Untersuchung findet man ein abgeschwächtes Atemgeräusch und eine Klopfschalldämpfung.

Klinik: Bei großen Flüssigkeitsmengen: Tachydyspnoe, Einziehungen, Zyanose.

Diagnostik
- **Röntgen-Thorax:** Wie bei Pleuraerguss
- **Pleurapunktion:** Transsudat mit niedrigem spezifischem Gewicht, wenig Zellen, niedrigem Proteingehalt

Diagnostik: Pleurapunktion.

Therapie
Bei klinischer Symptomatik muss eine Entlastungspunktion erfolgen.

Therapie: Entlastungspunktion.

Aus Studentensicht

13.7.3 Pneumothorax und Pneumomediastinum

Definition: Durch Luft im Pleuraspalt werden beide Pleurablätter voneinander getrennt, sodass die Lunge zusammenfällt.

Ätiologie: Neugeborene: durch ungleichmäßige Entfaltung der Lunge → Überdehnung einzelner Lungenabschnitte. **Ältere Kinder:** durch heftigen Husten. **Schulkinder und Erwachsene:** Einriss subpleural gelegener bullöser Erweiterung von Alveolen → idiopathischer Spontanpneumothorax. **Iatrogen:** Tracheotomie, Intubation, hohe Beatmungsdrücke, Venenpunktionen.

Pathogenese: Transmurale Druckdifferenz ↑ von Atemwegen bis Pleura → Belastung der Luft zugewandten Lungenoberfläche. Einriss von Alveolen oder kleinen Bronchien → Verbindung zwischen Luftwegen und Pleuraspalt → Retraktionskraft der elastischen Lunge → Lungenkollaps. Ventilmechanismus: erheblicher Überdruck im Pleuraraum und Mediastinalraum → Blutgefäßkompression, Mediastinalverlagerung → **Spannungspneumothorax.**

Klinik: Leitsymptome: **Schmerzen, Dyspnoe.** Abgeschwächtes Atemgeräusch bei hypersonorem Klopfschall. Spannungspneumothorax: Schockgefahr.

Therapie: Pleuradrainage.

IMPP-Schwerpunkte

!!! Asthma bronchiale; Fremdkörperaspiration; Mukoviszidose; Krupp-Syndrom
!! Das klinische Bild der beidseitigen Choanalatresie; morpholgische Veränderungen sowie die dadurch bedingten Komplikationen des Pierre-Robin-Syndroms; Otitis media; verschiedene Angina-Formen
! Pneumonie

NKLM-Lernziele

Erkennen und Beschreiben von relevanten pathologischen Veränderungen und körperfremde Strukturen in Röntgenaufnahmen (Pneumothorax, Pneumomediastinum, Lappenatelektasen, Lobärpneumonien, Verschattung eines Hemithorax, Pleuraerguss, Lungenemphysem, Kavernen)
Eine Übersicht der dem Fach zugeordneten NKLM-Lernziele findest du im Anhang ab Seite 648.

---

13 ERKRANKUNGEN DES RESPIRATIONSTRAKTS

13.7.3 Pneumothorax und Pneumomediastinum

Definition
Der Pneumothorax ist durch Luft im Pleuraspalt gekennzeichnet, der die beiden gleitend verbundenen Pleurablätter voneinander trennt und die Lunge in Richtung Hilus zusammenfallen lässt.

Ätiologie
Neugeborene: Insbesondere bei Frühgeborenen tritt relativ häufig ein Pneumothorax auf. Durch die ungleichmäßige Entfaltung der Lunge kommt es zur Überdehnung einzelner Lungenabschnitte.
Ältere Kinder: Heftiger Husten bei Bronchitis, Pneumonie, Asthma oder bei abszedierender Pneumonie (Staphylokokken!) können einen Pneumothorax verursachen.
Schulkinder und Erwachsene: Ein idiopathischer Spontanpneumothorax durch Einriss subpleural gelegener bullöser Erweiterungen von Alveolen tritt nur in dieser Altersgruppe auf.
Iatrogen: Tracheotomie, Intubation, hohe Beatmungsdrücke oder Venenpunktionen können einen Pneumothorax verursachen.

Pathogenese
Jede Erhöhung der transmuralen Druckdifferenz von den Atemwegen bis zur Pleura belastet die der Luft zugewandte Oberfläche der Lunge. Durch einen Einriss von Alveolen oder kleinen Bronchien kommt es dann zu einer Verbindung zwischen Luftwegen und Pleuraspalt, die infolge der Retraktionskraft der elastischen Lunge zu einem Lungenkollaps führt. Ein Mediastinalemphysem entsteht dadurch, dass Luft aus perforierten Alveolen über das interstitielle Gewebe der Lunge in das Mediastinum dringt. Durch einen Ventilmechanismus kann sowohl im Pleuraraum als auch im Mediastinalraum ein erheblicher Überdruck entstehen, der zu Blutgefäßkompression und Mediastinalverlagerung führt. Es kommt zum gefürchteten **Spannungspneumothorax.**

Klinik
Schmerzen und Dyspnoe sind die Leitsymptome. Es findet sich ein abgeschwächtes Atemgeräusch bei hypersonorem Klopfschall. Bei Spannungspneumothorax besteht Schockgefahr!

Therapie
Bei kleinen Spontanpneumothoraces ist die Spontanresorptionsrate hoch. In anderen Fällen wird eine Pleuradrainage gelegt. Bei Spannungspneumothorax ist eine sofortige Entlastungspunktion erforderlich.

ÜBUNGSFRAGEN FÜRS MÜNDLICHE MIT LÖSUNGSHILFEN

1. Welches sind die häufigsten Erreger der Otitis media? Und welche klinischen Zeichen treten bei einer Otitis media auf?

Die häufigsten Erreger der Otitis media, die vor allem Säuglinge und Kleinkinder betrifft, sind *Streptococcus pneumoniae, Haemophilus influenza* und *Moraxella catarrhalis.*
Viren (z. B. RSV-, Rhino-, Parainfluenzaviren) können als alleinige Erreger oder als Wegbereiter einer bakteriellen Otitis media auftreten.
Leitsymptome sind starke Ohrenschmerzen, Fieber sowie eine Rötung und Vorwölbung des Trommelfells. Die Kinder sind extrem unruhig, schlafen nicht, schreien heftig und fassen sich häufig an die Ohrmuschel. Nach Trommelfellperforation kommt es zur eitrigen Otorrhö.

2. Ein 2-jähriges Mädchen wird um 2 Uhr morgens wegen akut aufgetretener Atemnot vom Kindernotarzt in Ihre Klinik eingeliefert. Sie ist mit einer pfeifenden, keuchenden Atmung aus dem Schlaf erwacht. Aufgrund der stark angestrengten Atmung und eines plötzlich einsetzenden Hustens hat Marias Mutter den Rettungsdienst alarmiert. Sie berichtet, ihre Tochter sei abgesehen von einer leichten Rhinitis in den letzten Tagen fit gewesen. Fieber bestand nicht. Überhaupt sei Maria ein sehr gesundes Kind.
Du siehst ein unruhiges 2 Jahre altes Mädchen in reduziertem Allgemein- und gutem Ernährungszustand. Hautkolorit blass-rosig, keine Zyanose. Bellender Husten und angestrengte Atmung, Atemfrequenz 45/Min. Deutlicher inspiratorischer Stridor. Juguläre und interkostale Einziehungen. Lunge seitengleich belüftet, keine Rasselgeräusche. Kapilläre Füllungszeit prompt. Sonstige pädiatrische und neurologische Untersuchung unauffällig.
Welche Verdachtsdiagnose stellst du? Welche Differenzialdiagnosen kommen in Betracht?

Die klinischen Leitsymptome sind eine plötzlich nachts aufgetretene Dyspnoe, einhergehend mit **bellendem Husten** und **inspiratorischem Stridor.** Dies sind die charakteristischen klinischen Zeichen eines **Pseudokrupp-Anfalls.** Ursächlich kommt es zu einer **subglottischen Schwellung,** die sowohl die Larynx- als auch die Tracheaschleimhaut betreffen kann. Meist wird diese durch Parainfluenzaviren verursacht. Auch Influenza-, RS- und Adenoviren können zu einer subglottischen Laryngitis führen. Betroffen sind meist Kleinkinder im Alter von 6 Monaten bis 3 Jahren.

Die **akute Epiglottitis** ist eine wichtige Differenzialdiagnose. Im Gegensatz zum Pseudokrupp-Anfall zeigen sich die Kinder meist in einem stark reduzierten Allgemeinzustand. Die akute Epiglottitis kann lebensbedrohlich sein und ist deshalb ein pädiatrischer Notfall. Sie geht mit hohem Fieber, kloßiger Sprache, inspiratorischem Stridor, Atemnot, Schluckbeschwerden und Speichelfluss einher. Es kommt zu einem ausgeprägten supraglottischen Ödem mit leukozytärer Infiltration. Hervorgerufen wird sie meist durch eine Infektion mit *Haemophilus influenzae* Typ b. Auch eine **bakterielle Tracheitis**, eine **Uvulitis**, eine **Fremdkörper-Aspiration**, ein **angioneurotisches Ödem**, ein **paravertebraler Abszess** oder ein **paratonsillärer Abszess** können sich mit einem inspiratorischen Stridor und Atemnot manifestieren und sollten deshalb als Differenzialdiagnose in Betracht gezogen werden.

3. Max, ein 10 Monate alter Säugling, wird dir zur Abklärung einer Gedeihstörung überwiesen. Seit dem 6. Lebensmonat nimmt er kaum noch zu, und das Gewicht ist von der 25. unter die 3. Perzentile abgerutscht. Die Mutter berichtet, dass die Stühle voluminös, fettglänzend und stinkend seien. Im Alter von 8 Monaten habe Tim einen hartnäckigen Infekt der oberen Luftwege mit pfeifendem Atemgeräusch durchgemacht. Die Frage, ob ihr ein merkwürdig salziger Geschmack aufgefallen sei, wenn sie Tim einen Kuss gebe, bejaht die Mutter. Sie habe dem aber keinerlei Bedeutung beigemessen.
Bei der Untersuchung zeigt sich eine deutliche Dystrophie. Die Lunge ist auskultatorisch frei, der sonstige körperliche Untersuchungsbefund ist unauffällig.
Welche Erkrankung vermutest du und wie wird diese vererbt?

Bei der **autosomal-rezessiv** vererbten **zystischen Fibrose** (Synonym: Mukoviszidose) handelt es sich mit einer Inzidenz von 1:2.000 um die häufigste schwere angeborene Stoffwechselstörung. Durch einen Defekt des Chloridkanals **Cystic Fibrosis Transmembrane Conductance Regulator** (CFTR) kommt es zu einer abnormen Zusammensetzung der Sekrete exokriner Drüsen mit Obstruktion der Drüsenausführungsgänge und zystisch-fibrotischer Umwandlung der betroffenen Organe. Jungen und Mädchen sind gleich häufig betroffen. Das defekte **CFTR-Gen** ist auf dem langen Arm von Chromosom 7 lokalisiert. Eine Hauptmutation (ΔF508) liegt bei 70 % aller Patienten in unseren geografischen Regionen vor. Über 2.000 weitere Mutationen sind bekannt.

KAPITEL 14 Gastroenterologie

Aus Studentensicht

Ein langes und kompliziertes Thema – aber mit den richtig gelegten Schwerpunkten hast du es schnell geschafft. Arbeite dich vom Darm, über die Leber hin zum biliären System und schon regnet es am Ende viele Punkte für dich. Außerdem sind Malabsorptionssyndrome wie Zöliakie, Fruktose- und Laktoseintoleranz nicht nur im Supermarkt der neuste Trend, sondern auch in den Prüfungen.

14.1	Erkrankungen des Ösophagus	401
14.1.1	Ösophagusatresie	401
14.1.2	Gastroösophagealer Reflux (GÖR)	402
14.1.3	Hiatushernie	403
14.1.4	Ösophagusachalasie	404
14.1.5	Ösophagitis	404
14.1.6	Ösophagusverätzungen	405
14.1.7	Ösophagusfremdkörper	406
14.2	Erkrankungen des Magens	407
14.2.1	Gastritis	407
14.2.2	Hypertrophe Pylorusstenose	407
14.3	Erkrankungen des Darms	409
14.3.1	Duodenalatresie und Duodenalstenose	409
14.3.2	Atresien und Stenosen von Jejunum und Ileum	410
14.3.3	Anal- und Rektumatresie	411
14.3.4	Morbus Hirschsprung	412
14.3.5	Meckel-Divertikel	413
14.3.6	Invagination	413
14.4	Akute infektiöse Gastroenteritis	415
14.5	Idiopathische chronisch-entzündliche Darmerkrankungen	417
14.5.1	Morbus Crohn	417
14.5.2	Colitis ulcerosa	420
14.6	Malabsorptionssyndrome	421
14.6.1	Glukose-Galaktose-Malabsorption	421
14.6.2	Laktoseintoleranz	422
14.6.3	Saccharoseintoleranz	422
14.6.4	Fruktosemalabsorption	423
14.6.5	Zöliakie	424
14.6.6	Postenteritisches Syndrom	427
14.6.7	Kuhmilchallergie (KMA)	427
14.6.8	Kurzdarmsyndrom	429
14.7	Chronisch-habituelle Obstipation	429
14.8	Maldigestion im Rahmen der Mukoviszidose	430
14.9	Erkrankungen der Leber und des biliären Systems	431
14.9.1	Unkonjugierte Hyperbilirubinämien	431
14.9.2	Konjugierte Hyperbilirubinämien	433
14.9.3	Cholestase	434
14.9.4	Virushepatitiden	439
14.9.5	Autoimmunhepatitis	444
14.9.6	Nichtvirale Infektionen der Leber	445
14.9.7	Akutes Leberversagen (ALV)	447
14.9.8	Leberzirrhose und portale Hypertonie	448
14.9.9	Reye-Syndrom	450
14.9.10	Morbus Wilson	451

14 GASTROENTEROLOGIE

14.10 Erkrankungen des Pankreas	452
14.10.1 Akute Pankreatitis	452
14.10.2 Chronische Pankreatitis	453
14.10.3 Generalisierte exokrine Pankreasinsuffizienz	453

LERNTIPP Erkrankungen des Darms, der Leber und des biliären Systems werden gern abgefragt.

Checkliste: Differenzialdiagnose gastrointestinale Blutung.

Oberer Gastrointestinaltrakt	Darm	Unterer Gastrointestinaltrakt
Ösophagitis	Koagulopathie	Kuhmilchproteinintoleranz
Ösophagusvarizen	Hämangiome	Gastroenteritis
Gastritis	Invagination	Purpura Schoenlein-Henoch
Peptisches Ulkus	Volvulus	Juvenile Polypen
Fremdkörper	Meckel-Divertikel	Colitis ulcerosa
Verätzung	Tumoren	Morbus Crohn
		Pseudomembranöse Enterokolitis
		Hämolytisch-urämisches Syndrom

Checkliste: Differenzialdiagnose Erbrechen.

Allgemeine Ursachen	Pharynx- und Ösophaguserkrankungen	Magenerkrankungen
Überfütterung	Achalasie	Hypertrophe Pylorusstenose
Zu rasche Fütterung	Tracheoösophageale Fistel	Gastritis
Zu große Mahlzeiten	Stenosen, Atresien	Magenulkus
Diätfehler	Gastroösophagealer Reflux	Mikrogastrie
Anfallsartiger Husten	Stenosen und Strikturen	Postentzündliche Strikturen
Psychogenes Erbrechen	Hiatushernie	
	Tumoren	
Darmobstruktion	**Darminfektion**	**Entzündliche Darmerkrankungen**
Duodenalatresie, -stenose	Gastroenteritis	Appendizitis
Pancreas anulare	Sepsis	Nekrotisierende Enterokolitis
Malrotation	Parasitäre Erkrankung	Peritonitis
Volvulus		Chronisch-entzündliche Darmerkrankungen
Invagination	**Weitere**	
Mekoniumileus	Harnstau	
Morbus Hirschsprung	Hydronephrose	
Analatresie		
Tumoren		
Strikturen und Stenosen		
Paralytischer Ileus		
Mechanischer Ileus		
Immunologische Darmerkrankungen	**Enzymdefekte**	**Lebererkrankungen**
Kuhmilchproteinintoleranz	Laktoseintoleranz	Hepatitis
Nahrungsmittelallergien	Disaccharidasemangel	Cholezystitis
Zöliakie	Enterokinasemangel	Abszess
		Reye-Syndrom
Metabolische Störungen	**Endokrine Erkrankungen**	**ZNS-Erkrankungen**
Galaktosämie	Adrenogenitales Syndrom	Meningitis, Enzephalitis
Hereditäre Fruktoseintoleranz	Hyperparathyreoidismus	Hirntumoren
Harnstoffzyklusstörungen		Hirndruck
Organische Azidurien		Hirnblutung
Urämie		Hydrozephalus
		Migräne

Aus Studentensicht

LERNTIPP

Checkliste: Differenzialdiagnose gastrointestinale Blutung

CHECKLISTE

Checkliste: Differenzialdiagnose Erbrechen

CHECKLISTE

Checkliste: Differenzialdiagnose Diarrhö.

Virale Gastroenteritis	Bakterielle Gastroenteritis	Parasitäre Gastroenteritis
Rotavirus	Salmonellen	*Giardia lamblia*
Adenovirus	Shigellen	*Entamoeba histolytica*
Norovirus	*Campylobacter jejuni*	Kryptosporidien
	Escherichia coli	
	Yersinia enterocolitica *Vibrio cholerae*	
Entzündliche Darmerkrankungen	**Malabsorptionssyndrome**	**Enzymdefekte**
Morbus Crohn	Kurzdarmsyndrom	Disaccharidasemangel
Colitis ulcerosa	Acrodermatitis enteropathica	Enterokinasemangel
Anaphylaktoide Purpura	Glukose-Galaktose-Malabsorption	Laktoseintoleranz
Hämolytisch-urämisches Syndrom	Chlorid-Natrium-Malabsorption	
Pseudomembranöse Enterokolitis	Hartnup-Erkrankung	
Eosinophile Gastroenteritis		
Abetalipoproteinämie		
Anatomische Ursachen	**Immunologische Erkrankungen**	**Pankreas, Leber**
Darmduplikatur	Zöliakie	Pankreatitis, akut, chronisch
Malrotation	Kuhmilchproteinintoleranz	Hepatitis
Fisteln	IgA-Mangel	Gallensäurenmangel
Intestinale Lymphangiektasie	Agammaglobulinämie	Leberzirrhose
	Kombinierter Immundefekt	
Endokrine Ursachen	**Andere Ursachen**	**Medikamenten-Nebenwirkungen**
Hyperthyreose	Laxanzienabusus	Erythromycin
Hyperparathyreoidismus	Nahrungsmittelvergiftung	

14.1 Erkrankungen des Ösophagus

14.1.1 Ösophagusatresie

Definition
Es handelt sich um eine häufige Fehlbildung der Speiseröhre mit blind endendem Ösophagus, bei der durch die vielfache Kombination mit einer Trachealfistel Aspirationsgefahr besteht.

Epidemiologie
Die Häufigkeit beträgt 1:2.000 bis 1:4.000. Jungen und Mädchen sind gleich oft betroffen. In 85% der Fälle besteht eine Fistelbildung zwischen Ösophagus und Trachea.

Ätiologie
Es handelt sich um eine Störung der Differenzierung des primären Vorderdarms in Ösophagus, Trachea und Lunge. Die Hälfte der Kinder weist zusätzliche Fehlbildungen auf. Bei der sog. VACTERL-Assoziation bestehen gleichzeitig Fehlbildungen der Wirbelsäule, des Anorektalbereichs, des Herzens, der Nieren und des Radius.

Klassifikation
Die Ösophagusatresien werden nach Vogt eingeteilt (➤ Abb. 14.1). Am häufigsten kommt Typ IIIB vor.

Klinik
Pränatal besteht häufig ein **Polyhydramnion** (Fruchtwasservermehrung durch fehlendes Schlucken des Fetus, übermäßiger Bauchumfang der Mutter), das mit dem Risiko einer Frühgeburt assoziiert ist. Die Kinder werden unmittelbar **postnatal** mit vermehrter **Schaumbildung** vor dem Mund auffällig! Bei ersten Trinkversuchen kommt es zu **Husten, Zyanose** und **Aspiration.** Eine Magensonde lässt sich nicht vorschieben.

Diagnostik
- Magensondierung postnatal
- **Röntgen von Thorax und Abdomen** („Babygramm") nach der Platzierung einer dünnen Magensonde, so weit es möglich ist. Aus der Lage des Sondenendes und der Luftverteilung im Gastrointestinaltrakt kann auf die Art der Fehlbildung geschlossen werden. Unter Intubationsbereitschaft kann vorsichtig isotonisches wasserlösliches Kontrastmittel über die Sonde zugeführt werden, um Fistelgänge darzustellen.

14 GASTROENTEROLOGIE

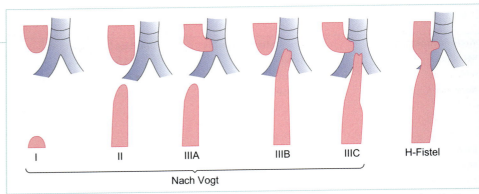

Abb. 14.1 Formen der Ösophagusatresie. **Typ I:** Kurzes oberes und unteres Ösophagussegment, die blind enden; **Typ II:** Oberer und unterer Ösophagusblindsack ohne ösophagotracheale Fistel; **Typ IIIA:** Oberer und unterer Ösophagusblindsack mit isolierter oberer ösophagotrachealer Fistel; **Typ IIIB:** Häufigste Form (90 %), ösophagotracheale Fistel des unteren Ösophagusblindsacks; **Typ IIIC:** Obere und untere ösophagotracheale Fistel; **H-Fistel:** Durchgängiger Ösophagus, ösophagotracheale Fistel. [L141]

Therapie
Wegen der Aspirationsgefahr sollte möglichst früh eine operative Versorgung mit Fistelverschluss erfolgen.

Prognose
Die Prognose ist vom Geburtsgewicht und vom Ausmaß begleitender Fehlbildungen abhängig. Bei Kindern mit einem Geburtsgewicht über 1.500 g ohne Herzfehler beträgt die Überlebensrate mindestens 90 %.

> **MERKE** Bei einer Ösophagusatresie sollte wegen des hohen Aspirationsrisikos eine möglichst frühzeitige Operation erfolgen.

14.1.2 Gastroösophagealer Reflux (GÖR)

Definitionen
Physiologischer gastroösophagealer Reflux: Reflux von Mageninhalt in den unteren Ösophagus über den nicht vollständig schließbaren unteren Ösophagussphinkter.
Pathologischer gastroösophagealer Reflux: Reflux, bei dem die Refluxepisoden zu häufig sind oder zu lang dauern.
Gastroösophageale Refluxkrankheit: Der Reflux verursacht eine Ösophagitis oder klinische Symptome.

Epidemiologie
40 % aller reifen Neugeborenen und ein noch höherer Prozentsatz Frühgeborener weisen in den ersten Lebenswochen eine noch nicht vollständig schließende Kardia auf. Der Übergang zwischen physiologischem und krankhaftem Reflux ist daher fließend. Ein erhöhtes Risiko für das Auftreten eines GÖR haben Kinder mit zystischer Fibrose, Asthma bronchiale, angeborener oder erworbener Hiatushernie, Motilitätsstörungen der Speiseröhre (z. B. bei Z. n. Operation einer Ösophagusatresie, Myopathie, Sklerodermie) und neurologischen Erkrankungen (z. B. Zerebralparese).

> **MERKE** Ein gastroösophagealer Reflux ist im frühen Säuglingsalter sehr häufig und nur selten behandlungsbedürftig.

Ätiologie
- Erhöhter intraabdomineller Druck
- Verminderter Sphinktertonus
- Klaffende Kardia
- Stumpfer His-Winkel
- Hiatushernie
- Häufige Ursache: Kuhmilchproteinallergie

Pathogenese
Transiente oder inadäquate Sphinkterrelaxationen führen zu Refluxepisoden. Durch den Reflux von saurem Mageninhalt in den Ösophagus entsteht eine **Ösophagitis**. Ihr Schweregrad reicht von einer alleinigen Gefäßinjektion mit Rötung bis zu tiefen Ulzerationen, die zu narbigen Strikturen, einem Brachyösophagus durch Schrumpfung oder zu einer intestinalen Metaplasie (**Barrett-Ösophagus**) führen.

Aus Studentensicht

ABB. 14.1

Therapie: Frühzeitige operative Versorgung.

MERKE

14.1.2 Gastroösophagealer Reflux (GÖR)

Definition
- **Physiologischer Reflux:** Reflux von Mageninhalt in den unteren Ösophagus
- **Pathologischer Reflux:** Zu häufig oder zu lang andauernde Refluxepisoden
- **Gastroösophageale Refluxkrankheit:** Reflux → Ösophagitis, klinische Symptome

Epidemiologie: 40 % aller reifen Neugeborenen und > 40 % aller Frühgeborenen zeigen in den ersten Lebenswochen eine noch nicht vollständig schließende Kardia → fließender Übergang zwischen physiologischem und krankhaftem Reflux.

MERKE

Ätiologie: Intraabdomineller Druck↑, Sphinktertonus↓, klaffende Kardia.

Pathogenese: Transiente oder inadäquate Sphinkterrelaxationen → Reflux von saurem Mageninhalt → Ösophagitis.

Klinik
Der GÖR verursacht zunächst keine klinischen Symptome. Beschwerden treten erst auf, wenn sich der Reflux häufig wiederholt, lang anhält, in den oberen Ösophagus reicht und saure Magensekrete zu einer Ösophagitis führen.
Im **Säuglingsalter** bestehen eine vermehrte **Unruhe**, häufiges Schreien, rezidivierendes **Erbrechen**, insbesondere in liegender Position, gelegentlich wird eine Hämatinbeimengung beobachtet. Eine Refluxkrankheit kann sich bei Säuglingen in einzelnen Fällen auch durch eine rein respiratorische Symptomatik mit rezidivierenden Aspirationspneumonien, Stridor, Heiserkeit oder Apnoen manifestieren.
Ältere Kinder geben **Sodbrennen** und **epigastrische Schmerzen** an.

Komplikationen
- Rezidivierende Aspirationspneumonien und obstruktive Bronchitiden
- Hämorrhagische Ösophagitis
- Eisenmangelanämie bei chronischer Blutung
- Narbige Strikturen durch rezidivierende Entzündungen (Dysphagie)

Diagnostik
Wegen der hohen Selbstheilungsrate im 1. Lebensjahr wartet man beim sonst gesunden Säugling bezüglich invasiver diagnostischer Verfahren eher ab.
- **Sonografie:** Wenig belastende Methode zur Darstellung des Refluxes. Eine Refluxkrankheit kann jedoch weder ausgeschlossen noch bewiesen werden.
- **Langzeit-pH-Metrie:** Sensitivste Methode zum Nachweis pathologischer, saurer Refluxphasen. Nichtsaure Reflexe, die ebenfalls bei Aspiration pulmonale Probleme verursachen können, werden nicht erkannt.
- **Impedanzmessung:** Vom pH-Wert unabhängige Messung. Auch nichtsaure Refluxepisoden werden erkannt.
- **Ösophagogastroduodenoskopie mit Schleimhautbiopsie:** Sie ist indiziert, wenn klinisch eine Ösophagitis vermutet wird.
- **Obere Magen-Darm-Passage:** Röntgenkontrastdarstellung von Ösophagus und Magen zum Nachweis von Hiatushernien oder Magenentleerungsstörungen und zum Ausschluss einer Malrotation

MERKE Wegen der hohen Selbstheilungsrate im 1. Lebensjahr verhält man sich beim sonst gesunden Säugling mit gastroösophagealem Reflux bezüglich invasiver diagnostischer Verfahren eher abwartend.

Therapie
Allgemeinmaßnahmen: Lagerung auf schräger Ebene (25 bis 30°) im Bett. Das Andicken der Nahrung wird nicht mehr empfohlen, da diese weiter in den Ösophagus refluiert und die Kontaktzeit mit dem Ösophagusepithel aufgrund der hohen Viskosität länger ist. Probatorisch kann kuhmilchfreie Ernährung gefüttert werden.
Prokinetika: Da Cisapride wegen kardialer Nebenwirkungen nicht mehr verfügbar ist, werden zur Beschleunigung der Magenentleerung Makrolidantibiotika in niedriger Dosierung (z. B. Erythromycin, 4 mg/kg KG/d) eingesetzt. Die Indikationsstellung sollte streng erfolgen.
Säuresupprimierende Medikamente: Diese Medikamente sollten nicht ohne den endoskopischen Nachweis einer Ösophagitis eingesetzt werden. Es kommen primär Protonenpumpenhemmer (Omeprazol, 1–2 mg/kg KG/d), seltener H_2-Rezeptor-Antagonisten (Ranitidin, 6–12 mg/kg KG/d) zum Einsatz.
Operation: Eine Fundoplicatio nach Nissen, eine Hemifundoplicatio nach Thal oder eine Hiatusplastik mit Gastropexie ist nur nach Versagen der konservativen Therapie indiziert, da alle operativen Eingriffe mit einer hohen Komplikationsrate assoziiert sind (z. B. Dumping-Syndrom).

14.1.3 Hiatushernie
Definition
Unter einer Hiatushernie versteht man den Durchtritt von Magenteilen aus dem Bauch in die Brusthöhle durch den Ösophagusspalt des Zwerchfells, der zum klinischen Leitsymptom einer Refluxösophagitis führt.

Einteilung
Gleithernie: Dies ist die häufigste Form. Nach Lockerung des Ligamentapparates und des Hiatus gleiten Kardia und Magenfundus in den Thoraxraum.
Paraösophageale Hernie: Die Kardia bleibt fest an ihrem Platz. Ein Teil des Magenfundus schiebt sich mit einem peritonealen Bruchsack an der Kardia und am distalen Ösophagus vorbei in den Thoraxraum.

14 GASTROENTEROLOGIE

Aus Studentensicht

Pathogenese: Übertritt von Magenanteilen → Kardiainsuffizienz, gastroösophagealer Reflux, Schleimhautulzerationen, Blutungen, narbiger Umbau.

Diagnostik: Obere Magen-Darm-Passage. **Ösophagogastroduodenoskopie** mit Schleimhautbiopsie.

Therapie: Operative Versorgung.

14.1.4 Ösophagusachalasie

Definition: Funktionelle Stenose des unteren Ösophagussphinkters.

Ätiologie: Störung der neuronalen Innervation im Plexus myentericus des Ösophagus.

Klinik: Progrediente Dysphagie mit Regurgitationen, Erbrechen von unverdauter Nahrung, retrosternale Schmerzen, nächtliche Hustenattacken.

Diagnostik: Röntgen-Thorax, Ösophagogastroduodenoskopie. **Manometrie:** Tonus↑ des unteren Ösophagussphinkters, Relaxation↓ des unteren Ösophagussphinkters. **Ösophagusbreischluck:** Kalibersprung (Sektglasform).

Therapie: Medikamentös: Nifedipin. **Interventionell:** Ballondilatation, Ösophagosphinkteromyotomie.

14.1.5 Ösophagitis

Definition: Entzündliche Schleimhautveränderungen meist des unteren Ösophagusdrittels.

Ätiologie: Chemisch: Säure- oder Laugenverätzung. Immunologisch: Nahrungsmittelallergie. Infektiös: *Candida*-Ösophagitis. Traumatisch, systemisch, idiopathisch.

Pathogenese
Der Übertritt von Magenanteilen durch den Hiatusschlitz über das Zwerchfell in den Thorax führt zu einer Kardiainsuffizienz, gastroösophagealem Reflux, Schleimhautulzerationen, Blutungen und narbigem Umbau.

Klinik
Die Symptome entsprechen denen des gastroösophagealen Refluxes (> Kap. 14.12).

Diagnostik
- **Obere Magen-Darm-Passage:** Röntgenkontrastdarstellung von Ösophagus und Magen
- **Ösophagogastroduodenoskopie** mit Schleimhautbiopsie zum Nachweis einer Ösophagitis

Therapie
Die Versorgung erfolgt operativ mit Durchführung einer retroösophagealen Hiatusplastik mit Gastropexie.

14.1.4 Ösophagusachalasie

Definition
Die funktionelle Stenose des unteren Ösophagussphinkters ist mit erhöhtem Sphinktertonus, fehlender Entspannung des Sphinkters und abnormer Peristaltik verbunden.

Ätiologie
Es handelt sich um eine Störung der neuronalen Innervation im Plexus myentericus des Ösophagus.

Klinik
Das Leitsymptom ist eine **progrediente Dysphagie mit Regurgitationen** und **Erbrechen** von unverdauter Nahrung. Gewichtsverlust und Gedeihstörung sind häufig. Weitere Symptome sind retrosternale Schmerzen und nächtliche Hustenattacken.

Diagnostik
- **Röntgen-Thorax:** Mediastinalverbreiterung, Megaösophagus mit Flüssigkeitsspiegel
- **Ösophagogastroduodenoskopie:** Ösophagusdilatation, Enge am unteren Ösophagussphinkter
- **Manometrie:** Erhöhter Tonus des unteren Ösophagussphinkters; fehlende oder herabgesetzte Relaxation des unteren Ösophagussphinkters
- **Ösophagusbreischluck:** Kalibersprung (Sektglasform)

Therapie
- **Medikamentös:** Nifedipin
- **Interventionell:** Zunächst erfolgt der Versuch der **Ballondilatation.** Ist die Behandlung erfolglos, wird eine **Ösophagosphinkteromyotomie** nach Heller durchgeführt.

Komplikationen
- Rezidivierende Aspirationspneumonien
- Bronchiektasen
- Stenosierende Narben

Prognose
Die Langzeitprognose wird durch eine hohe Rezidivrate, die postoperative Ausbildung eines gastroösophagealen Refluxes und ein erhöhtes Ösophaguskarzinomrisiko beeinträchtigt.

14.1.5 Ösophagitis

Definition
Unter Ösophagitis versteht man entzündliche Schleimhautveränderungen meist des unteren Ösophagusdrittels.

Ätiologie
- Chemisch: Säure- oder Laugenverätzung
- Immunologisch: Nahrungsmittelallergie (z. B. gegen Kuhmilch)
- Infektiös: *Candida*-Ösophagitis, Herpes-simplex-Virus, Zytomegalievirus
- Traumatisch: Bestrahlung
- Systemisch: Morbus Crohn
- Idiopathisch: Eosinophile Ösophagitis

Klinik
Dysphagie, retrosternale Schmerzen und Hämatinerbrechen treten in Abhängigkeit von der zugrunde liegenden Ursache auf.

Diagnostik
Zum histologischen Nachweis der Ösophagitis erfolgt eine **Ösophagogastroduodenoskopie** mit Schleimhautbiopsie.

Therapie
Die Behandlung erfordert die Therapie der Grunderkrankung (auch Therapie des gastroösophagealen Refluxes, ➤ Kap. 14.1.2).

14.1.6 Ösophagusverätzungen

Definition
Es handelt sich um schwerste entzündliche Veränderungen des Ösophagus durch Ätzstoffe, vor allem durch Säuren und Laugen, die zu bedrohlichen Früh- und Spätkomplikationen führen können.

Ätiologie
Ösophagusverätzungen entstehen durch die akzidentelle Ingestion von Säuren oder Laugen. Meist sind Kleinkinder zwischen dem 1. und 4. Lebensjahr betroffen.

> **MERKE** Laugenverätzungen sind gefährlicher als Säureverätzungen.

Pathogenese
- **Laugenverätzung:** Das Eindringen von Lauge in die Ösophaguswand führt zu einer perforationsgefährdeten **Kolliquationsnekrose.** Sekundär kann eine bakterielle Infektion hinzukommen. Besonders gefährlich sind Granulate aufgrund der langen Einwirkzeit auf den Schleimhäuten.
- **Säureverätzung:** Die Ingestion von Säuren führt typischerweise zu einer **Koagulationsnekrose.**

Klinik
Im Bereich der Mundschleimhaut kann man häufig bereits glasige **schmerzhafte Schleimhautschwellungen** erkennen. Dennoch können die Mundschleimhautsymptome wegen des reflektorischen Schluckakts bei der Ingestion gering ausgeprägt sein! Die schmerzhafte Dysphagie führt zu vermehrtem **Speichelfluss.** Häufig bestehen heftige **retrosternale Schmerzen** und **Erbrechen** (cave: erneute Verätzung). Bei Aspiration kommt es zu rezidivierenden **Hustenanfällen,** Larynx- und Trachealödem sowie **Stridor.** Es besteht die Gefahr des Kreislaufschocks.

> **MERKE** Rückschlüsse vom Ausmaß der Mundschleimhautveränderungen auf das Ausmaß der Ösophagusverätzung sind nicht möglich, da die Mundschleimhautläsionen wegen des reflektorischen Schluckakts bei der Ingestion gering ausgeprägt sein können.

Diagnostik
Es wird immer eine **Ösophagogastroduodenoskopie** durchgeführt. In gleicher Sitzung erfolgen die unten genannten therapeutischen Maßnahmen.

Therapie
Erbrechen sollte unbedingt vermieden und auf keinen Fall induziert werden, da die Gefahr einer erneuten Verätzung und der Aspiration besteht. Zunächst erfolgt die unverzügliche **Intubation.** Der Magen wird über eine großlumige **Magensonde** vollständig entleert und mit kaltem Wasser gespült. Postinterventionell wird die Magensonde belassen, um ein Zuschwellen des Ösophagus zu verhindern. Versuche, die Lauge mit Säuren zu neutralisieren, sollten wegen der damit einhergehenden Hitzeentwicklung unbedingt unterlassen werden. Zusätzlich werden **Antibiotika** (Ampicillin) und **säuresupprimierende Medikamente (z. B. Omeprazol)** verabreicht. Kortikosteroide werden nicht mehr eingesetzt, da sie das Strikturrisiko nicht reduzieren, aber das Risiko für Komplikationen erhöhen. Supportive Maßnahmen sind Analgesie und Flüssigkeitssubstitution.

> **CAVE** Bei Ösophagusverätzungen durch Säuren und Laugen darf auf keinen Fall Erbrechen ausgelöst werden, da die Gefahr einer erneuten Verätzung besteht.

Komplikationen
- **Frühkomplikationen:** Aspirationspneumonie, Perforation mit Mediastinitis, Sepsis
- **Spätkomplikationen:** Tracheoösophageale Fistel, Strikturen und Stenosen, Karzinom

Prognose
Die Mortalität beträgt 5–14 %.

> **MERKE** Nach Ösophagusverätzungen ist das Risiko für das Auftreten eines Ösophaguskarzinoms 1.000-fach erhöht.

14.1.7 Ösophagusfremdkörper

Definition
Ingestion unterschiedlichster Gegenstände, die in der Regel ungehindert den Magen-Darm-Kanal passieren, in einigen Fällen jedoch endoskopisch entfernt werden müssen.

Ätiologie
Akzidentelles Verschlucken verschiedener Gegenstände: Münzen, Knöpfe, Murmeln, Nadeln, Nägel usw. Es gibt fast nichts, was Kinder nicht verschlucken können! Es betrifft meist Kinder im Alter zwischen 6 Monaten und 4 Jahren.

Lokalisation
Der Fremdkörper verfängt sich in den meisten Fällen an einer der drei physiologischen Engen.

> **MERKE** Bevorzugte Lokalisation von Ösophagusfremdkörpern:
> - Unterhalb des M. cricopharyngeus
> - An der Querung des Aortenbogens
> - Knapp unterhalb des Zwerchfells

Klinik
Häufig bestehen keine klinischen Symptome. Eine Schluckstörung, vermehrtes Speicheln, Essensverweigerung oder retrosternale Schmerzen können vorkommen.

Diagnostik
- **Röntgen-Thorax** seitlich inklusive Pharynx
- **Röntgen-Abdomen** Leeraufnahme a. p.

Differenzialdiagnose
- Eosinophile Ösophagitis (hier oft Steckenbleiben von stückiger Nahrung)
- Achalasie

Therapie
Ösophagusfremdkörper, die nicht weitertransportiert werden, müssen grundsätzlich endoskopisch entfernt werden. Säurehaltige Mikrobatterien, blei- und quecksilberhaltige Fremdkörper und große spitze Gegenstände (Knochen, Rasierklingen, Sicherheitsnadeln) müssen, auch wenn sie den Ösophagus verlassen haben, ebenfalls endoskopisch entfernt werden. Magenfremdkörper werden nach 3–4 Tagen endoskopisch entfernt, falls sie nicht weitertransportiert wurden (Röntgenkontrollaufnahme). Es empfiehlt sich eine regelmäßige Stuhlinspektion zur Überwachung der Fremdkörperpassage!

Prognose
90 % der Fremdkörper passieren den Magen-Darm-Kanal problemlos.

> **MERKE** Säurehaltige Mikrobatterien, blei- und quecksilberhaltige Fremdkörper und große spitze Gegenstände sowie alle Ösophagusfremdkörper, die nicht weitertransportiert werden, müssen endoskopisch entfernt werden.

Aus Studentensicht

14.1.7 Ösophagusfremdkörper

Definition: Ingestion unterschiedlichster Gegenstände.

Ätiologie: Akzidentelles Verschlucken.

Diagnostik: Bildgebende Diagnostik.

Therapie: Endoskopische Entfernung.

14.2 Erkrankungen des Magens

14.2.1 Gastritis

Definition
Unter Gastritis versteht man eine entzündliche Zellinfiltration der Magenschleimhaut. Bei der **akuten Gastritis** finden sich vorwiegend Granulozyten, bei der **chronischen Gastritis** vorwiegend Lymphozyten. Im Kindesalter hat die Gastritis durch **Helicobacter pylori** die größte Bedeutung.

> **MERKE** Im Kindesalter ist eine Infektion mit *Helicobacter pylori* die häufigste Ursache einer Gastritis.

Epidemiologie
Etwa 6 % aller deutschen und 45 % aller türkischen Kinder in Deutschland sind bei der Einschulung mit *Helicobacter pylori* infiziert.

Ätiologie
Die Infektion mit *Helicobacter pylori* wird wahrscheinlich innerhalb von Familien weitergegeben. Der genaue Übertragungsweg ist noch ungeklärt. Der Keim unterliegt einer starken Mutationsrate, daher existieren unzählige Stämme, die mit verschiedenen Enzymsystemen und Toxizitätsfaktoren ausgestattet sind. Allen gemeinsam sind unipolare Geißeln zur Fortbewegung und das Enzym Urease.

Pathogenese
Das Bakterium haftet sich an die Oberfläche der Magenschleimhautzellen. Zunächst infiltrieren Granulozyten, dann Lymphozyten und Makrophagen die Mukosa. Die Freisetzung von Zytokinen unterhält den Entzündungsprozess. Makroskopisch zeigt sich bei infizierten Kindern eine charakteristische noduläre Antrumschleimhaut.

Klinik
Die akute Infektion verursacht Oberbauchbeschwerden und Übelkeit, vorübergehend kommt es zu einer Anazidität des Magens. Die chronische Infektion ist meist asymptomatisch.

Diagnostik
- **^{13}C-Harnstoff-Atemtest:** Nach Ingestion von ^{13}C-Harnstoff wird dieser bei Vorhandensein von *Helicobacter pylori* im Magen durch die Urease des Keims zu Ammoniak und $^{13}CO_2$ gespalten, das in der Ausatemluft nachgewiesen werden kann. Bei Kindern unter 6 Jahren ist die Rate falsch positiver Testergebnisse relativ hoch. Der Test eignet sich auch zur Verlaufskontrolle nach einer Eradikationstherapie.
- **Antigennachweis von Helicobacter pylori** im Stuhl
- **Serologie:** Der Nachweis von IgA- und IgG-Antikörpern gegen *Helicobacter pylori* erlaubt keine Unterscheidung zwischen einer noch bestehenden und einer ausgeheilten Infektion.
- **Ösophagogastroduodenoskopie** mit **Schleimhautbiopsien:** Vor Beginn einer Eradikationstherapie muss die Diagnose auf diesem Weg mit **kultureller Anzüchtung** des Keims und Antibiogramm aus der Biopsie gesichert werden.

Therapie
Behandelt wird nur die symptomatische Infektion. Ziel der Behandlung ist eine Eradikation des Keims. Hierzu werden **1 Protonenpumpenhemmer** (Omeprazol, 1 mg/kg KG/d) sowie **2 Antibiotika** nach Antibiogramm (z. B. Amoxicillin, 50 mg/kg KG/d, und Clarithromycin, 20 mg/kg KG/d) über 10–14 Tage verabreicht.

> **MERKE** Eine Eradikation von *Helicobacter pylori* gelingt mit einer Dreifachtherapie in 90 % der Fälle!

Prognose
Bei persistierender Infektion beträgt das Risiko, ein Ulkus zu entwickeln, 10–15 %. Bei erfolgreicher Eradikationstherapie ist die Ulkusrezidivrate minimal. Das Risiko eines Magenkarzinoms ist bei Bestehen einer *Helicobacter-pylori*-Infektion 3- bis 6-fach erhöht. Ob die Eradikationstherapie dieses Risiko senkt, ist noch nicht geklärt.

14.2.2 Hypertrophe Pylorusstenose

Definition
Die postnatal entstehende Hypertrophie der zirkulären Muskulatur des Pylorus führt zu funktioneller Obstruktion, schwallartigem Erbrechen und Gedeihstörung.

Epidemiologie
Die Häufigkeit beträgt etwa 1 : 500, Jungen sind viermal so häufig betroffen wie Mädchen.

Aus Studentensicht

14.2 Erkrankungen des Magens

14.2.1 Gastritis

Definition: Entzündliche Zellinfiltration der Magenschleimhaut.

MERKE

Ätiologie: Familiäre Weitergabe der Infektion mit *Helicobacter pylori*.

Pathogenese: Bakterium haftet an der Magenschleimhaut → Mukosainfiltration von Granulozyten, Lymphozyten, Makrophagen → Freisetzung von Zytokinen. Makroskopisch: noduläre Antrumschleimhaut.

Klinik: Akute Infektion: Oberbauchbeschwerden, Übelkeit. Chronische Infektion oft asymptomatisch.

Diagnostik: ^{13}C-Harnstoff-Atemtest, Helicobacter-pylori-Antigennachweis im Stuhl, Ösophagogastroduodenoskopie mit Schleimhautbiopsien.

Therapie: Eradikation des Keims: Protonenpumpenhemmer und zwei Antibiotika nach Antibiogramm.

MERKE

14.2.2 Hypertrophe Pylorusstenose

Definition: Postnatal entstehende Hypertrophie der zirkulären Muskulatur des Pylorus.

Aus Studentensicht

14 GASTROENTEROLOGIE

Ätiologie
Die genaue Ätiologie ist unklar. Zwillingsuntersuchungen sprechen für eine genetische Disposition. Wie bei der Achalasie zeigt sich eine Verminderung inhibitorischer Nervenzellen. Wahrscheinlich kommt es hierdurch zu einer sekundären muskulären Hypertrophie des Pylorus.

Klinik

Klinik: Symptombeginn 2.–6. Lebenswoche. Schwallartiges Erbrechen nach Nahrungsaufnahme. **Gedeihstörung, Dehydratation** mit hypochlorämischer Alkalose.

Die Symptomatik beginnt typischerweise in der 2.–6. Lebenswoche. Das Leitsymptom ist **schwallartiges Erbrechen** („im Bogen"). Die Kinder wirken hungrig, trinken gierig, bekommen Schmerzen und erbrechen. Die Magenperistaltik kann als Ausdruck des Versuchs der Pyloruspassage sichtbar sein (➤ Abb. 14.2a und b). Gelegentlich ist der Pylorus rechts epigastrisch als „Olive" tastbar. Die Kinder entwickeln eine schwere **Gedeihstörung** und eine **Dehydratation** mit hypochlorämischer Alkalose (➤ Abb. 14.2a).

ABB. 14.2

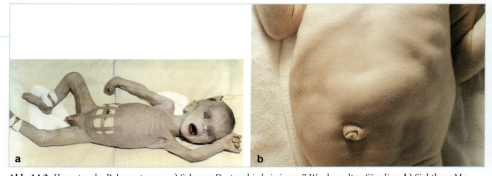

Abb. 14.2 Hypertrophe Pylorusstenose. **a)** Schwere Dystrophie bei einem 7 Wochen alten Säugling. **b)** Sichtbare Magenperistaltik. [O530]

MERKE

> **MERKE** Eine wichtige Differenzialdiagnose zur hypertrophen Pylorusstenose ist das adrenogenitale Syndrom mit Salzverlust. Hier besteht jedoch eine **hyperkaliämische Azidose**.

Diagnostik

Diagnostik: Metabolische, hypochlorämische Alkalose, Hypokaliämie. **Sonografie:** typische Pyloruskokarde, Querdurchmesser↑ und Verlängerung des Pyloruskanals.

- Metabolische, **hypochlorämische Alkalose!**
- **Hypokaliämie.**
- **Sonografie:** Nachweis der typischen Pyloruskokarde, der Zunahme des Querdurchmessers und der Verlängerung des Pyloruskanals. Der Magen ist durch Luft und/oder Nahrung deutlich dilatiert (➤ Abb. 14.3a und b).
- **Röntgen-Abdomen mit Kontrastmittel:** Meist nicht erforderlich. Es zeigt sich eine verzögerte oder fehlende Pyloruspassage des applizierten Kontrastmittels.

ABB. 14.3

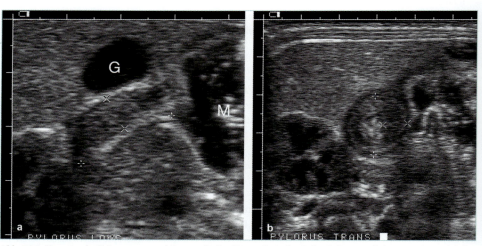

Abb. 14.3 Hypertrophe Pylorusstenose: **a)** Sonografischer Längsschnitt durch den Pylorusmuskel: 19 mm Länge (+) des Gesamtkanals (normal: 15 mm), Muskeldicke (×) 6 mm (normal: < 3 mm); M: Magen, G: Gallenblase. **b)** Sonografischer Querschnitt: Gesamtdurchmesser (+): 15 mm, Muskeldicke (×) 6 mm. [T742]

LERNTIPP

> **LERNTIPP** Um die richtige Diagnose zu stellen, beachte neben den typischen Symptomen auch das Alter des Kindes. Zum Beispiel manifestieren sich bei jungen Säuglingen sowohl Atresien als auch die hypertrophe Pylorusstenose. Die Symptome einer Atresie zeigen sich schon in den ersten Lebenstagen, die Pylorusstenose dagegen oft erst in den ersten Wochen.

Differenzialdiagnose
- Gastrointestinaler Infekt
- Gastroösophagealer Reflux
- Hiatushernie
- Duodenal- oder hohe Jejunalstenose
- Adrenogenitales Syndrom mit Salzverlust (hier **Hyperkaliämie** und metabolische **Azidose!**)
- Organische Azidurie
- Zerebrale Erkrankungen mit erhöhtem Hirndruck
- Nahrungsmittelunverträglichkeiten

Therapie
Die **Pyloromyotomie nach Weber-Ramstedt** (Längsspaltung der Pylorusmuskulatur bis auf die Schleimhaut) ist die Behandlungsmethode der Wahl. Präoperativ sind eine Rehydrierung und ein Elektrolytausgleich erforderlich.

Prognose
Bei erfolgreicher Therapie ist die Prognose ausgezeichnet, postoperativ sind die Kinder normal ernährbar und gedeihen gut.

> **MERKE** Leitsymptome der hypertrophen Pylorusstenose sind schwallartiges Erbrechen, Gedeihstörung und hypochlorämische Alkalose.

> **FALL** **A:** Tom, ein 5 Wochen alter, voll gestillter Säugling, wird wegen seit 2 Wochen bestehenden Erbrechens vorgestellt. Die Mutter ist besorgt, da das Gewicht des Kindes bei einem Geburtsgewicht von 3.610 g nun nur 3.700 g beträgt. Das Erbrechen tritt etwa 10 min nach der Mahlzeit „in hohem Bogen" auf.
> **K:** Bei der Untersuchung zeigen sich eine deutliche Dystrophie sowie stehende Hautfalten.
> **D:** Die Laboruntersuchung ergibt folgende Werte: Na^+ 129 mmol/l, K^+ 3,1 mmol/l, $Chlorid^-$ 85 mmol/l, pH 7,55; pCO_2 52; BE 9; HCO_3^- 29. Die Sonografie des Abdomens zeigt eine Verdickung der Pylorusmuskulatur sowie eine Verlängerung des Pyloruskanals.
> **Diag:** Hypertrophe Pylorusstenose.
> **T:** Nach einer Stabilisierungsphase mit Korrektur des Flüssigkeits- und Elektrolythaushalts wird eine Pyloromyotomie durchgeführt. Eine Woche später kann Tom in gutem Allgemeinzustand und mit einem Gewicht von 4.010 g nach Hause entlassen werden.

14.3 Erkrankungen des Darms

14.3.1 Duodenalatresie und Duodenalstenose
Definition
Es handelt sich um die fehlende oder geringe Lumenausbildung des Duodenums. Die Kardinalsymptome sind galliges Erbrechen und fehlende Stuhlentleerung postnatal.

Epidemiologie
Fehlbildungen des Duodenums sind mit einer Häufigkeit von 1:5.000 nicht selten.

> **MERKE** Bei einem Drittel der Patienten mit Duodenalatresie liegt ein Down-Syndrom vor.

Klinik
Bei der Hälfte der Schwangerschaften besteht durch die Unterbrechung der Fruchtwasserzirkulation ein **Polyhydramnion**. Postnatal entwickelt sich bei vollständiger Duodenalatresie in den ersten 24 h das klinische Bild eines **hohen Ileus** mit schwallartigem **Erbrechen** bei **fehlendem Mekoniumabgang**. Das Erbrechen ist gallig, wenn der Verschluss distal der Papilla Vateri liegt. Das Epigastrium ist vorgewölbt, die Peristaltik häufig sichtbar. Duodenalstenosen mit nur partieller Lumenobstruktion können später klinisch manifest werden.

Diagnostik
- Die Diagnose kann bereits im Rahmen einer **pränatalen Sonografie** gestellt werden.
- **Röntgen-Abdomenleeraufnahme im Hängen:** Nachweis des charakteristischen **Double-Bubble-Phänomens** mit prästenotischer Luft in der Magenblase und im distendierten Duodenum bei sonst luftleerem Abdomen.

> **MERKE** Das **Double-Bubble-Phänomen** ist das charakteristische radiologische Zeichen einer Duodenalatresie.

Aus Studentensicht

14 GASTROENTEROLOGIE

Therapie: Operative Duodenoduodenostomie.

Therapie
Die operative Duodenoduodenostomie sollte so früh wie möglich durchgeführt werden.

14.3.2 Atresien und Stenosen von Jejunum und Ileum

Definition: Fehlende oder geringe Lumenausbildung von Jejunum und Ileum.

Definition
Die fehlende oder geringe Lumenausbildung von Jejunum und Ileum führt zu Symptomen des mittelhohen Ileus.

Epidemiologie
Die Häufigkeit beträgt etwa 1:1.500.

Klinik
Bei 25 % der Schwangerschaften besteht durch die Unterbrechung der Fruchtwasserzirkulation ein **Polyhydramnion**. Postnatal entwickelt sich in den ersten 36 Stunden das klinische Bild eines **mittelhohen Ileus** mit **galligem Erbrechen** bei **fehlendem Mekoniumabgang**. Dazu kommen ein geblähtes Abdomen und eine Dyspnoe infolge des Zwerchfellhochstands. Wenig später entwickelt sich eine schwere Dehydratation mit Gewichtsabnahme und Hypochlorämie.

Klinik: Schwangerschaft: **Polyhydramnion**. Postnatal: **Mittelhoher Ileus** mit galligem **Erbrechen** bei **fehlendem Mekoniumabgang**. Gebläthes Abdomen, Dyspnoe. Dehydratation mit Gewichtsabnahme und Hypochlorämie.

Diagnostik
- Die Diagnose kann bereits im Rahmen einer **pränatalen Sonografie** mit Nachweis dilatierter Darmschlingen gestellt werden.
- **Röntgen-Abdomenleeraufnahme im Hängen:** Nachweis eines Luft-Flüssigkeit-Spiegels in Abhängigkeit von der Lokalisation der Stenose.

Diagnostik: Pränatale Sonografie, Röntgen-Abdomenleeraufnahme im Hängen.

Therapie
Die Operation besteht in der Resektion von atretischen oder stenotischen Darmanteilen und in der Durchführung einer End-zu-End-Anastomose.

Therapie: Resektion von atretischen oder stenotischen Darmanteilen mit End-zu-End-Anastomose.

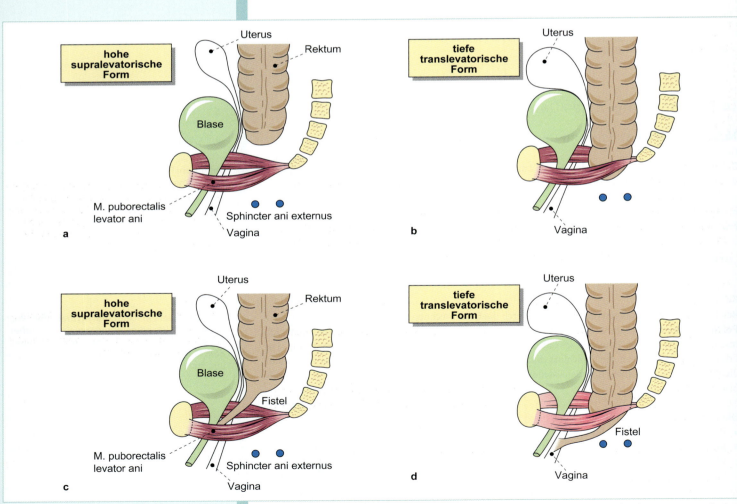

Abb. 14.4 Schemazeichnung zu Analatresie und -fistel. **a)** Hohe Atresie; **b)** Tiefe Atresie; **c)** Hohe Atresie mit urethraler Fistel; **d)** Tiefe Atresie mit vaginaler Fistel. [L106]

Therapie
Unmittelbar nach Diagnosestellung sollte die operative Entlastung durch Anlage eines **Anus praeter** erfolgen. Nach etwa 6 Monaten oder bei einem Gewicht von etwa 5 kg wird das aganglionäre Segment bis zum sicher normal innervierten Darmanteil (intraoperative Schnellschnittuntersuchungen) reseziert und mit dem Anorektum anastomosiert. Komplikationen sind eine iatrogene oder spontane Kolonperforation, eine nekrotisierende Enterokolitis oder eine Anastomoseninsuffizienz.

Prognose
Postoperativ kommt es in der Regel zu einer normalen Kontinenzentwicklung.

> **MERKE** Der Morbus Hirschsprung ist eine wichtige Differenzialdiagnose bei chronischer Obstipation, insbesondere im Säuglingsalter.

Therapie: Anlage eines **Anus praeter**. Im Alter von 6 Monaten: Entfernung des aganglionären Segments und Anastomosierung mit dem Anorektum.

MERKE

14.3.5 Meckel-Divertikel
Definition
Persistierender Teil des Ductus omphaloentericus, der durch Ulkusbildung und Blutung zum klinischen Bild einer akuten Appendizitis führen kann.

Definition: Persistierender Teil des Ductus omphaloentericus.

Epidemiologie
Bei 1–2 % der Gesamtbevölkerung persistiert der Ductus omphaloentericus. Das männliche Geschlecht ist häufiger betroffen als das weibliche.

Pathologie
Das Meckel-Divertikel enhält Magen-, Duodenum- und Kolonschleimhaut oder ektopes Pankreasgewebe. In über 50 % der Fälle befindet sich ektope Magenschleimhaut im Meckel-Divertikel. Hier kann ein Ulkus entstehen. In der Regel ist das Divertikel 50–75 cm proximal des ileozäkalen Überganges lokalisiert.

Pathologie: Enthält Magen-, Duodenum- und Kolonschleimhaut oder ektopes Pankreasgewebe. Magenschleimhaut: Ulkusentstehung möglich.

Klinik
Die meisten Meckel-Divertikel bleiben asymptomatisch. Bei Vorliegen eines Ulkus kann es zu einer gastrointestinalen Blutung und Peritonitis kommen. Die Inzidenz von Invaginationen ist erhöht, dann kommt es zu abdominellen Koliken.

Therapie
Das symptomatische Meckel-Divertikel wird reseziert.

Therapie: Resektion.

> **MERKE** Die wichtigste Differenzialdiagnose des Meckel-Divertikels ist die akute Appendizitis.

MERKE

14.3.6 Invagination
Definition
Häufige Ursache der Darmobstruktion im Kleinkindalter durch Einstülpung des proximalen in den distalen Darmanteil. Sie tritt hauptsächlich im Bereich des ileozäkalen Übergangs auf und kann zu einem bedrohlichen klinischen Krankheitsbild führen.

Definition: Darmobstruktion durch Einstülpung des proximalen in den distalen Darmanteil.

Epidemiologie
Neben den inkarzerierten Hernien ist die Invagination die häufigste Ursache einer Darmobstruktion im Kindesalter. Kinder im Alter zwischen dem 3. Lebensmonat und dem 2. Lebensjahr sind am häufigsten betroffen, 60 % davon sind jünger als ein Jahr. Jungen sind dreimal häufiger betroffen als Mädchen.

Epidemiologie: Häufigste Ursache einer Darmobstruktion im Kindesalter.

> **MERKE** Neben den inkarzerierten Hernien ist die Invagination die häufigste Ursache einer Darmobstruktion im Kindesalter.

MERKE

Lokalisation
Die Invagination ist meistens ileozäkal oder ileokolisch lokalisiert (➤ Abb. 14.6b).

Ätiologie
In 90 % der Fälle handelt es sich um idiopathische Formen. Eine Veränderung oder Verengung am proximalen Darmanteil begünstigt das Auftreten einer Invagination. Gehäuft findet sich die Invagination bei Adeno- und Rotavirusinfektionen, Meckel-Divertikel, Polypen, Purpura Schoenlein-Henoch und zystischer Fibrose.

Ätiologie: Idiopathisch (90 %).

Aus Studentensicht

Pathogenese: Durchblutungsstörung ↑ im Invaginatbereich und Behinderung des arteriellen Zuflusses → hypoxische Darmwandschädigung mit Ödem, Schleimhautblutungen → Perforation.

Klinik: Schmerzhafte Erregung ↔ auffallende Lethargie. Anfallsartige abdominelle Schmerzen. Zunächst normaler Stuhl, dann mit **Blutbeimengung.** Bei protrahiertem Verlauf: **Ileus** mit galligem Erbrechen.

Diagnostik: Rektale Untersuchung. **Abdomensonografie:** Invaginatdarstellung als Kokarde. Röntgen-Abdomenleeraufnahme. **Kolonkontrasteinlauf mit wasserlöslichem Kontrastmittel:** Abbruch der Kontrastmittelsäule, zangenförmiges Umfließen des Invaginatkopfs.

ABB. 14.6

Therapie: Primär: **Hydrostatische Reposition** mittels NaCl-Applikation in das Kolon. **Laparotomie** oder Laparoskopie zur manuellen Desinvagination und Resektion nekrotischer Darmabschnitte.

FALL

LERNTIPP

14 GASTROENTEROLOGIE

Pathogenese
Die zunehmende Durchblutungsstörung im Bereich des Invaginats und die Behinderung des arteriellen Zuflusses führen zu einer hypoxischen Darmwandschädigung mit Ödem, Schleimhautblutungen, Darminfarkten und Nekrosen bis zur Perforation.

Klinik
Charakteristisch ist der Wechsel von schmerzhafter Erregung und auffälliger Lethargie. Anfallsartige abdominelle Schmerzen treten in 15- bis 20-minütigen Abständen auf. Der Stuhl ist zunächst normal, dann kommt es als deutlicher Hinweis auf eine Invagination zu einer **Blutbeimengung.** Gelegentlich ist ein walzenförmiger abdomineller Tumor tastbar. Bei protrahiertem Verlauf kommt es zum **Ileus** mit galligem Erbrechen, bei Perforation treten peritonitische Symptome auf.

Diagnostik
- **Rektale Untersuchung: Blutiger Schleim** am untersuchenden Finger (Spätsymptom, nicht obligat)
- **Sonografie des Abdomens:** Invaginatdarstellung als Kokarde (> Abb. 14.6a)
- **Röntgen-Abdomenleeraufnahme:** Inhomogene Luftverteilung im Dickdarm, im Bereich des Invaginats findet sich keine Luftansammlung; heutzutage nur in Ausnahmefällen erforderlich.
- **Kolonkontrasteinlauf** mit wasserlöslichem Kontrastmittel: Abbruch der Kontrastmittelsäule, zangenförmiges Umfließen des Invaginatkopfs („Krebsscherenphänomen")

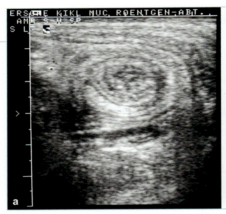 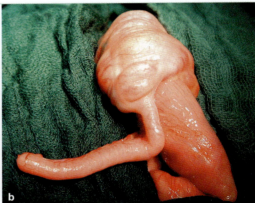

Abb. 14.6 Invagination. a) Sonografische Darstellung der typischen Kokarde. b) Operationssitus bei ileozäkaler Invagination mit Einstülpung des Ileums in das Zäkum. [O530]

Therapie
Primär wird die **hydrostatische Reposition** der Invagination mittels Applikation von NaCl 0,9 % in das Kolon angestrebt. Das Repositionsergebnis ist zufriedenstellend, wenn ein Flüssigkeitsübertritt in das terminale Ileum sonografisch dargestellt werden kann.
Bei erfolglosem Desinvaginationsversuch muss die **Laparotomie** oder Laparoskopie zur manuellen Desinvagination und ggf. die Resektion nekrotischer Darmabschnitte erfolgen (> Abb. 14.6b).

Prognose
Die Prognose ist gut, aber es besteht eine hohe Rezidivhäufigkeit.

> **FALL** **A:** Marcel ist 1 Jahr alt und wird wegen seit 1 Tag bestehender Bauchschmerzen vorgestellt. Die Schmerzen treten anfallsartig mit beschwerdefreien Intervallen auf. Während einer Schmerzphase zieht Marcel die Beine an und erbricht. Beim letzten Stuhlgang fanden sich Auflagerungen frischen Blutes.
> **K:** Bei der Palpation des Abdomens ist eine Resistenz im rechten Oberbauch zu tasten. Bei der rektalen Untersuchung ist die Ampulla recti leer, der Untersuchungsfingerling blutverschmiert.
> **D:** Die Laboruntersuchung zeigt normale Elektrolytwerte, die Leukozytenzahl beträgt 13.000/μl. Die Blutgaswerte sind normal. Die abdominelle Sonografie zeigt eine Schießscheibenstruktur (Kokarde) im rechten Mittelbauch sowie etwas freie retrovesikale Flüssigkeit.
> **Diag:** Ileozäkale Invagination.
> **T:** Unmittelbar im Anschluss an die Diagnosestellung erfolgt unter Durchleuchtungskontrolle ein Kolonkontrasteinlauf, durch den das in den Dickdarm invaginierte Ileum hydrostatisch reponiert wird. Dadurch kann glücklicherweise auf eine Laparotomie und manuelle Lösung der Invagination verzichtet werden.
> Nach erfolgreichem Nahrungsaufbau kann Marcel 3 Tage nach der stationären Aufnahme beschwerdefrei nach Hause entlassen werden.

> **LERNTIPP** Mit dem Krankheitsbild der Invagination musst du dich gut auskennen. Vor allem wird die Diagnostik häufig gefragt.

14.4 Akute infektiöse Gastroenteritis

Definition
Die akute, durch Viren, Bakterien oder Parasiten hervorgerufene Erkrankung betrifft hauptsächlich Säuglinge und junge Kleinkinder. Sie geht mit Erbrechen und Diarrhö einher und kann zu lebensbedrohlicher Dehydratation führen.

Epidemiologie
Die Häufigkeit akuter Durchfallerkrankungen ist in den ersten 3 Lebensjahren sehr hoch und liegt bei durchschnittlich 3 Episoden pro Jahr. 16 % aller Vorstellungen in pädiatrischen Notfallambulanzen erfolgen wegen akuter Gastroenteritis.

Ätiologie
- Viren (40 %): Rotaviren, Adenoviren, Enteroviren, Noroviren
- Bakterien (20 %): *Campylobacter jejuni,* Yersinien, Salmonellen, Shigellen, *Escherichia coli* (EPEC, ETEC, EIEC, EHEC), *Clostridium difficile, Vibrio cholerae*
- Parasiten (5 %): *Giardia lamblia,* Kryptosporidien, *Entamoeba histolytica*

In etwa 35 % der Fälle gelingt kein Erregernachweis (s. auch ➤ Kap. 7.2).

> **MERKE** Häufigste Ursache einer akuten Gastroenteritis ist eine virale Infektion mit Rota- oder Adenoviren.

Pathogenese
Die Übertragung erfolgt fäkal-oral. Die Diarrhö führt zu Wasser- und Elektrolytverlust und damit zur Dehydratation. Meist kommt es zusätzlich zu Erbrechen, wodurch die Dehydratation weiter verstärkt wird. Flüssigkeit wandert zur Aufrechterhaltung des zirkulierenden Blutvolumens vom Interstitium in die Gefäße; hierdurch wird die Exsikkose ebenfalls verschlimmert.

In Abhängigkeit von der Serumnatriumkonzentration unterscheidet man isotone, hypotone und hypertone Verlaufsformen (➤ Kap. 16).

Klinik
Fieber, Erbrechen und **Diarrhö** sind die Symptome der akuten Erkrankung. Bei protrahiertem Verlauf kommt es zu den klinischen Zeichen der **Dehydratation** mit Gewichtsabnahme, halonierten Augen, vermindertem Hautturgor und Oligo- oder Anurie (➤ Abb. 14.7).

Die klinischen Symptome bei Dehydratation unterschiedlicher Schwere sind in ➤ Tab. 14.1 zusammengefasst.

> **MERKE** Klinische Prüfung zur Abschätzung der Schwere einer Dehydratation erfolgt durch Zusammenschieben der Falten am Abdomen (➤ Abb. 14.7):
> - Falten verstreichen sofort = normal.
> - Falten verstreichen nach 1–2 s = leichte bis mittelgradige Dehydratation.
> - Falten verstreichen nach > 2 s = schwere Dehydratation.

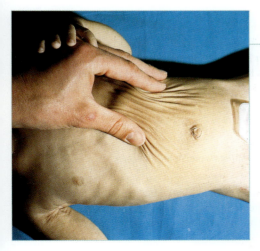

Abb. 14.7 Exsikkose im Verlauf einer Gastroenteritis bei einem 9 Monate alten Säugling. [O530]

Diagnostik
- **Blutentnahme:** Sie ist bei leichter oder mittelgradiger Dehydratation und oraler Rehydrierung in der Regel nicht erforderlich. Eine Bestimmung von Elektrolyten, Harnstoff, Kreatinin und Eiweiß im Serum sowie eine Blutgasanalyse sind bei schwerer Dehydratation oder bei Zweifeln an der Diagnose indiziert.

Aus Studentensicht

Therapie: Selbstlimitierende Erkrankung innerhalb weniger Tage.

TAB. 14.1

Orale Rehydratation: Bei leichter bis mittelgradiger Dehydratation (3–8 % Gewichtsverlust): orale Rehydratationslösung. Bei Nahrungsverweigerung: nasogastrale Sonde.

Intravenöse Rehydratation: Bei schwerer Dehydratation (≥ 9 % Gewichtsverlust): NaCl-Gabe, danach glukosehaltige Infusion mit Natrium und ggf. Kalium.

Realimentation: Wichtig für die Ausheilung der infektiös verursachten Schleimhautläsionen. Beginn 3–6 h nach Einleitung der Rehydratation. Nicht gestillte Säuglinge: gewohnte Säuglingsmilch. Kleinkinder: altersgemäße Nahrungsmittel mit polymeren Kohlenhydraten.

- **Stuhluntersuchung:** Sie ist bei blutigen Stühlen, schweren oder prolongierten Durchfällen, systemischen Beschwerden, hohem Fieber, kürzlichen Auslandsreisen, stationären Patienten, Immunsuppression oder Antibiotikatherapie indiziert:
  - **Antigenbestimmung** im Stuhl: Nachweis viraler Infektionen
  - **Stuhlkulturen:** Nachweis bakterieller Infektionen

Therapie
In den meisten Fällen ist die infektiöse Gastroenteritis eine innerhalb weniger Tage selbstlimitierende Erkrankung.
Vor Beginn einer Therapie wird das Kind unbekleidet gewogen, und der Flüssigkeitsverlust wird bei bekanntem Vorgewicht errechnet oder anhand klinischer Zeichen abgeschätzt (➤ Tab. 14.1).

Tab. 14.1 Klinische Schweregrade der Dehydratation.

Keine Dehydratation: < 3 % Gewichtsverlust	Leichte bis mittelgradige Dehydratation: 3–8 % Gewichtsverlust	Schwere Dehydratation: ≥ 9 % Gewichtsverlust
Keine Zeichen	• Trockene Schleimhäute • Eingesunkene Augen • Geringer oder fehlender Tränenfluss • Herabgesetzter Hautturgor • Veränderter Neurostatus: schläfrig, irritabel • Tiefe Azidoseatmung	Zunehmende Zeichen wie bei mäßiger Dehydratation *plus* herabgesetzte periphere Perfusion: kühle, blasse Akren, kapilläre Füllungszeit > 2 s, Kreislaufschock

Orale Rehydratation
Kinder mit leichter bis mittelgradiger Dehydratation (3–8 % Gewichtsverlust) werden oral rehydriert. Sie erhalten eine orale Rehydratationslösung (ORL), die 60 mmol/l Natrium, ≥ 20 mmol/l Kalium, > 25 mmol/l Chlorid, 10 mmol/l Zitrat, 74–111 mmol/l Glukose enthält und eine Osmolarität von 200 bis 250 mosmol/l aufweist (z. B. Infectodiarrstop ORL®). 40–50 ml/kg KG ORL werden innerhalb von 3–4 h in kleinen Portionen verabreicht. Bei Nahrungsverweigerung oder anhaltendem Erbrechen wird die ORL über eine nasogastrale Sonde kontinuierlich zugeführt. Gestillte Kinder werden von Beginn an weiter ad libitum gestillt. Zwischen den Stillmahlzeiten wird die ORL in kleinen Einzelportionen verabreicht. Reisschleim wird wegen der potenziellen allergischen Sensibilisierung nicht mehr empfohlen.

Intravenöse Rehydratation
Sie ist bei schwerer Dehydratation (≥ 9 % Gewichtsverlust), Bewusstseinstrübung, Kreislaufversagen oder bei Versagen der oralen Rehydratation indiziert. Im Schock werden 20 ml/kg KG NaCl 0,9 % i. v. als Bolus verabreicht. Bei Kindern ohne Schock werden 20 ml/kg KG NaCl 0,9 % i. v. über 2–4 Stunden appliziert. Danach kann eine glukosehaltige Infusion mit 0,45%igem NaCl verabreicht werden. Ein Kaliumzusatz (0,5 mmol/kg KG in 6 h, bei Hypokaliämie 1 mmol/kg KG in 6 h) erfolgt nach der ersten Miktion und Bestimmung des Serumkaliums.
Bei Vorliegen einer Hypernatriämie (> 150 mmol/l) sollte die intravenöse Rehydratation langsamer (über 10–12 h) erfolgen, da eine rasche Absenkung der Natriumkonzentration ein Hirnödem mit epileptischen Anfällen und irreversiblen Schäden zur Folge haben kann.
Eine Pufferung mit Natriumbikarbonat ist in der Regel nicht erforderlich, da eine Azidose durch die Rehydratation ausgeglichen wird.

Realimentation
Eine frühzeitige orale Realimentation ist für die Ausheilung der infektiös verursachten Schleimhautläsionen wichtig. Es wird 3–4(–6) h nach Einleitung der Rehydratation damit begonnen. In der verbleibenden Zeit der ersten 24 h wird der Flüssigkeitsbedarf des Kindes als Nahrung verabreicht. Dieser errechnet sich nach folgender Formel:

> 100 ml/kg KG für die ersten 10 kg
> + 50 ml/kg KG für die zweiten 10 kg
> + 20 ml/kg KG für jedes weitere kg.
> Laufende Verluste werden durch ORL ausgeglichen: 10 ml/kg KG pro Stuhl/Erbrechen.

Nicht gestillte **Säuglinge** erhalten zur Realimentation ihre gewohnte Säuglingsmilch. Ein Wechsel der Nahrung sollte vermieden werden. Säuglingen sollten keine vor dem Durchfall nicht zugeführten Proteine verabreicht werden, da hierdurch ein Food Protein-induced Enterocolitis Syndrome (FPIES) ausgelöst werden kann.
Kleinkinder erhalten zur Realimentation altersgemäße Nahrungsmittel mit polymeren Kohlenhydraten (z. B. Reis, Kartoffeln, Zwieback, Toastbrot, Salzstangen). Nach 2–5 Tagen sollte die Ernährung auf altersentsprechende Normalkost umgestellt sein.

14.3.3 Anal- und Rektumatresie

Definition
Der angeborene Verschluss des Enddarms entsteht durch die ausbleibende Trennung des Enddarms vom ventral gelegenen Urogenitalsystem während der Embryonalentwicklung. Als Langzeitfolge entwickelt sich häufig eine Inkontinenz.

Epidemiologie
Die Häufigkeit beträgt 1:1.500. Oft treten Begleitfehlbildungen auf: Ösophagusatresie, Urogenitalfehlbildungen, Fehlbildungen der lumbalen und sakralen Wirbelsäule.

Formen
- **Hohe Atresie:** Blindsack oberhalb des M. levator ani (40 % der Fälle)
- **Tiefe Atresie:** Blindsack unterhalb des M. levator ani (60 % der Fälle; ➤ Abb. 14.4)

Klinik
Postnatal fallen der fehlende Anus und die verstrichene Analfalte auf (➤ Abb. 14.5). Wird dies nicht erkannt und behandelt, kommt es zum Ileus. Wegen häufig vorhandener Fisteln erfolgt die Stuhlentleerung aus Vagina oder Urethra, schwere Harnwegsinfektionen sind die Folge.

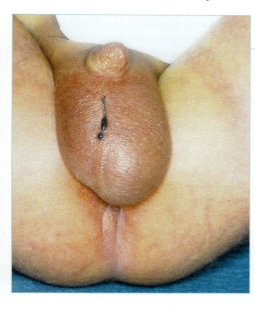

Abb. 14.5 Analatresie mit skrotaler Fistel. [O530]

Diagnostik
- **Untersuchung der Anogenitalregion:** Konfiguration des Analgrübchens, Mekoniumentleerung aus Vagina oder Urethra?
- **Sonografie:** Messung der Distanz zwischen Analgrübchen und Blindsack
- **Miktionszystourethrografie:** Darstellung des Fistelgangs vom Blindsack zur Vagina, Urethra oder Blase
- **Röntgen-Abdomenleeraufnahme im seitlichen Strahlengang in Bauchhängelage** (Columbia-Technik): Darstellung des Rektumstumpfes im Luftkontrast, Suche nach Fisteln

Therapie
Bei **tiefen Atresien** (bis 1,5 cm vom Analgrübchen entfernt) ist die operative transanale Anoproktoplastik sofort nach Diagnosestellung möglich.
Bei **hohen Atresien** erfolgt zunächst eine Anus-praeter-Anlage. Die Korrekturoperation wird im Alter von etwa 3–5 Monaten durchgeführt.

Prognose
Bei tiefen Atresien werden in der Regel befriedigende bis gute Kontinenzergebnisse erzielt. Bei hohen Atresien kommt es durch die hypo- bis aplastische Beckenbodenmuskulatur und durch eine gestörte Innervation oft zu einer schlechten Kontinenz.

> **MERKE** Häufige Begleitfehlbildungen bei Anal- und Rektumatresie:
> - Ösophagusatresie
> - Harnwegsfehlbildungen
> - Fehlbildungen der lumbalen und sakralen Wirbelsäule

Aus Studentensicht

14.3.3 Anal- und Rektumatresie

Definition: Angeborener Verschluss des Enddarms durch ausbleibende Trennung des Enddarms vom ventral gelegenen Urogenitalsystem.

Klinik: Postnatal: Fehlender Anus, verstrichene Analfalte. Vorhandensein von Fisteln: Stuhlleerung aus Vagina oder Urethra → schwere Harnwegsinfektionen.

ABB. 14.5

Diagnostik: Untersuchung der Anogenitalregion, Sonografie. **Miktionszystourethrografie:** Darstellung des Fistelgangs vom Blindsack zur Vagina, Urethra oder Blase. Röntgen-Abdomenleeraufnahme im seitlichen Strahlengang in Bauchhängelage.

Therapie
- **Tiefe Atresie:** Operative transanale Anoproktoplastik.
- **Hohe Atresie:** Anus-praeter-Anlage. Korrekturoperation mit 3–5 Monaten.

MERKE

14 GASTROENTEROLOGIE

14.3.4 Morbus Hirschsprung

Definition
Bei Morbus Hirschsprung handelt es sich um eine kongenitale Entwicklungsstörung der parasympathischen Innervation der Darmwand mit daraus folgender Darmtransportstörung. Synonym: Megacolon congenitum.

Epidemiologie
Die Inzidenz beträgt etwa 1 : 5.000. Jungen sind viermal so häufig betroffen wie Mädchen. Eine familiäre Belastung ist häufig, die Vererbung erfolgt teilweise autosomal-dominant, teilweise autosomal-rezessiv. Sporadisch auftretende Fälle kommen vor. Die Erkrankung tritt bei Trisomie 21 gehäuft auf.

Ätiologie
Es handelt sich um eine heterogene genetische Erkrankung mit einer gestörten Migration und Reifung der Zellen des enteralen Nervensystems, die zu einem völligen Fehlen von Ganglienzellen im Plexus submucosus Meißner und im Plexus myentericus Auerbach führt. Die aganglionären Segmente reichen unterschiedlich weit vom autonom innervierten M. sphincter ani internus nach proximal.

Pathogenese
Der aganglionäre Darmanteil verliert durch das Fehlen von NO und VIP enthaltenden inhibitorischen Neuronen seine Fähigkeit zur Relaxation, d. h., die Muskulatur bleibt tonisch kontrahiert. Dies führt zu einer funktionellen Obstruktion mit proximaler Dilatation und Hypertrophie des innervierten Darms, wodurch die Erkrankung auch ihren Namen **Megacolon congenitum** erhielt.

Klinik
Klinisches Leitsymptom ist eine **chronische Obstipationssymptomatik.** Bei 90 % der Patienten erfolgt postnatal ein verspäteter Mekoniumabgang (> 24 h). Die meisten Kinder entwickeln in der Neonatalperiode einen Stuhlverhalt, z. T. im Wechsel mit **explosionsartigen fötiden Stuhlentleerungen,** sowie ein aufgetriebenes Abdomen oder Zeichen eines Subileus oder Ileus mit galligem Erbrechen. Kinder mit nur kurzstreckigem aganglionären Segment werden gelegentlich erst bei der Umstellung von Muttermilchernährung auf Kuhmilchnahrung oder bei der Einführung von Beikost auffällig. Manchmal bestehen jahrelange fehlinterpretierte Obstipationsbeschwerden. Bei verzögerter Diagnosestellung entwickeln die Kinder eine **Gedeihstörung.** Bei der rektalen Palpation findet sich ein **erhöhter Sphinktertonus.** Bei rektaler Untersuchung oder beim Fiebermessen kommt es zu explosionsartigen Stuhl- und Luftentleerungen. Ein weiteres anamnestisches Charakteristikum ist die Entleerung sog. **Bleistiftstühle.**

> **MERKE** Klinisches Leitsymptom des Morbus Hirschsprung ist eine chronische Obstipation.

> **MERKE** Eine gefürchtete und häufig fatale Komplikation des nicht erkannten Morbus Hirschsprung ist ein **toxisches Megakolon** mit septischem Verlauf und der Gefahr einer sekundären Meningitis oder einer Darmperforation.

Diagnostik
- **Anorektale Manometrie:** Nachweis einer **fehlenden Relaxation** des inneren Analsphinkters bei rektaler Ballondehnung
- **Kolonkontrasteinlauf:** Er dient der präoperativen Abschätzung der Länge des aganglionären Segments (Nachweis des Lumensprungs).
- **Rektumbiopsie:** Für den sicheren Nachweis eines Morbus Hirschsprung ist die Biopsie obligat. Sie sollte 3 cm oberhalb der Linea dentata entnommen werden und submuköse Anteile enthalten. Die Ganglienzellen fehlen in den intramuralen Plexus. Die Acetylcholinesteraseaktivität ist erhöht.

> **MERKE** Für die Diagnosesicherung eines Morbus Hirschsprung ist die Darmbiopsie obligat.

Differenzialdiagnose
- Chronisch-habituelle Obstipation
- Zystische Fibrose (verspäteter Mekoniumabgang)
- Hypothyreose (verspäteter Mekoniumabgang)
- Kongenitales Mikrokolon
- Megakolon durch Stenosen (symptomatisches Megakolon)
- Neuronale intestinale Dysplasie
- Andere Ileusursachen

Aus Studentensicht

14.3.4 Morbus Hirschsprung

Definition: Darmtransportstörung aufgrund kongenitaler Entwicklungsstörung der parasympathischen Darmwandinnervation.

Ätiologie: Gestörte Migration und Reifung der Zellen des enteralen Nervensystems → Fehlen von Ganglienzellen im Plexus submucosus Meißner und im Plexus myentericus Auerbach.

Pathogenese: Tonisch kontrahierte Muskulatur des aganglionären Darmanteils → funktionelle Obstruktion mit proximaler Dilatation und Hypertrophie des innervierten Darms: **Megacolon congenitum.**

Klinik: Chronische Obstipationssymptomatik. Neonatalperiode: Wechsel von Stuhlverhalt und **explosionsartigen fötiden Stuhlentleerungen,** aufgetriebenes Abdomen, Zeichen eines Subileus oder Ileus mit galligem Erbrechen. Gedeihstörung bei verzögerter Diagnosestellung. Rektale Palpation: **Sphinktertonus ↑.** Explosionsartige Stuhl- und Luftentleerung bei rektaler Untersuchung. **Bleistiftstühle.**

> **MERKE**

> **MERKE**

Diagnostik: Anorektale Manometrie: Fehlende Relaxation des inneren Analsphinkters bei rektaler Ballondehnung. **Kolonkontrasteinlauf. Rektumbiopsie:** In den intramuralen Plexus fehlen Ganglienzellen, Acetylcholinesteraseaktivität ↑.

> **MERKE**

Differenzialdiagnose: Chronisch-habituelle Obstipation, zystische Fibrose, Hypothyreose, kongenitales Mikrokolon.

MERKE Die orale Rehydratation mit ORL ist in > 95 % der Fälle mit leichter bis mittelgradiger Dehydratation erfolgreich. Anschließend sollte rasch mit der Realimentation begonnen werden, da sonst ein postenteritisches Syndrom droht.

Medikamentöse Therapie
Säuglinge und Kinder mit akuter Gastroenteritis sollten nicht mit motilitätshemmenden Medikamenten wie Loperamid o. Ä. behandelt werden. Antibiotika sind bei Kindern über 1 Jahr nicht und bei Infektion mit *Salmonella typhi,* Amöben, *Giardia lamblia* und Nachweis von *Clostridium-difficile*-Toxin indiziert. Die Gabe von Racecadotril (Tiorfan®), einem Inhibitor der Enkephalinase, hemmt die intestinale Sekretion und vermindert dadurch das Stuhlvolumen und die Durchfalldauer. Sie wird als sinnvoll beurteilt.

Probiotika
Die Daten zur Gabe von Probiotika (z. B. *Lactobacillus* GG) sind zum Teil widersprüchlich, scheinen aber die Durchfalldauer, insbesondere bei Rotavirusinfektion und wässrigen Durchfällen, zu verkürzen. Je früher sie eingesetzt werden, desto wirksamer sind sie, auch bei antibiotikaassoziierter Diarrhö. Es gibt Hinweise auf einen präventiven Effekt.

MERKE Cola oder Apfelsaft sind wegen der zu hohen Osmolarität (Verstärkung der Diarrhö), Wasser oder Tee wegen der zu niedrigen Osmolarität (Gefahr der Hyponatriämie) zur Rehydratation nicht geeignet.

Prognose
Im Gegensatz zur Situation in Ländern der Dritten Welt ist die Prognose der akuten Gastroenteritis mit Dehydratation in industrialisierten Ländern ausgezeichnet.

14.5 Idiopathische chronisch-entzündliche Darmerkrankungen

14.5.1 Morbus Crohn

Definition
Die chronisch-entzündliche Darmerkrankung kann den den gesamten Magen-Darm-Trakt befallen. Sie tritt typischerweise segmental auf und betrifft die gesamte Darmwand. Sie kann zu Fisteln führen und ist durch zahlreiche extraintestinale Manifestationen gekennzeichnet.

Epidemiologie
Die Inzidenz des Morbus Crohn liegt derzeit bei etwa 5 : 100.000. Jungen und Mädchen sind gleich häufig betroffen. Bei 30 % aller Patienten manifestiert sich die Erkrankung im Kindes- oder Jugendalter. Die Inzidenz des Morbus Crohn steigt (insbesondere im 1. Lebensjahrzehnt), die Ursache hierfür ist unklar.

Ätiologie
Eine familiäre Häufung spricht für eine **genetische Prädisposition,** die Konkordanz eineiiger Zwillinge beträgt 85 %. Hinweise auf das Vorliegen einer **gestörten Immunregulation** ergeben sich z. B. aus der Assoziation mit einem selektiven IgA-Mangel. Umwelteinflüsse (Bakterien, Viren, Raffinadeprodukte, weniger gehärtete Margarine) können als Realisationsfaktoren wirksam werden.

Pathogenese
Eine Hypothese ist eine Störung der Immuntoleranz auf genetischer Basis, z. B. gegenüber der eigenen Darmflora. Es besteht ein Ungleichgewicht zwischen proentzündlichen (IL-1, IL-6, TNF-α) und kontraentzündlichen Mediatoren (IL-1ra, IL-10, IL-4). Eine Resistenz gegen IL-4 (Herabregulation von Entzündung) könnte zur Chronifizierung der Entzündung beitragen. Am Endothel kleiner Gefäße in der Muscularis mucosae und in der Submukosa kommt es zu IgG-Ablagerungen und Komplementaktivierung, d. h., das Gefäßendothel ist der primäre Angriffspunkt der Entzündungskaskade.
Der Einfluss psychosozialer Faktoren auf die Entstehung des Morbus Crohn ist wohl gering. Sie können jedoch die Symptommanifestation und den Verlauf der Erkrankung beeinflussen. Chronische Stressbelastungen können die Krankheit aktivieren.

Pathologie
Der **gesamte Gastrointestinaltrakt** kann betroffen sein. Prädilektionsstellen sind das **terminale Ileum** und das angrenzende Kolon. Ein **segmentales** Entzündungsmuster mit einem Wechsel von gesunden und kranken Abschnitten („skip lesions") ist charakteristisch. Die Entzündung erfasst **alle Darmwandschichten.** Zunächst kommt es zu lymphozytären Schleimhautinfiltrationen, dann zu typischen aphthösen Ulzerationen. **Epitheloidzellige Granulome** sind besonders charakteristisch für den Morbus Crohn, aber nicht obligat für die Diagnose. Es besteht eine ausgeprägte Tendenz zur Stenosierung, Fistel- und Abszessbildung.

Aus Studentensicht

MERKE

Medikamentöse Therapie: Antibiotika, Racecadotrilgabe: hemmt intestinale Sekretion → Stuhlvolumen ↓.

Probiotika: Verkürzen die Durchfalldauer.

MERKE

14.5 Idiopathische chronisch-entzündliche Darmerkrankungen

14.5.1 Morbus Crohn

Definition: Segmental auftretende chronisch-entzündliche Darmerkrankung.

Ätiologie: Genetische Prädisposition, gestörte Immunregulation.

Pathogenese: Immuntoleranzstörung auf genetischer Basis: Ungleichgewicht zwischen proentzündlichen und kontraentzündlichen Mediatoren. IgG-Ablagerung und Komplementaktivierung am Endothel kleiner Gefäße in der Muscularis mucosae und in der Submukosa.

Pathologie: Prädilektionsstellen: **Terminales Ileum,** angrenzendes Kolon. **Segmentales** Entzündungsmuster mit wechselnden gesunden und kranken Abschnitten. Entzündung **aller Darmwandschichten. Epitheloidzellige Granulome.** Tendenz zur Stenosierung, Fistel- und Abszessbildung.

Aus Studentensicht

MERKE

Klinik: Bauchschmerzen, Gewichtsverlust, chronische Durchfälle mit blutigen, schleimigen, übel riechenden Stühlen. Rezidivierende Fieberschübe, Arthritiden, Hautveränderungen: Erythema nodosum. **Analveränderungen:** Fissuren, perianale Abszesse, Mariskel. **Untergewicht, Wachstumsverzögerung.**

ABB. 14.8

Komplikationen: Hohe Rezidivneigung, Darmstenosen, Enteroenterale, enterovesikale, enterovaginale Stenosen, Abszesse.

Diagnostik
- Labor: Leukozytose mit Linksverschiebung
- CRP↑
- Calprotectin/Lactoferrin im Stuhl↑
- **Sono-Abdomen:** Darmwandverdickung
- **Endoskopie und Biopsie**
- **Augenärztliche Untersuchung**

Differenzialdiagnose: Colitis ulcerosa.

---

14 GASTROENTEROLOGIE

> **MERKE** Bei einem Morbus Crohn kann der gesamte Gastrointestinaltrakt befallen sein. Prädilektionsstellen sind das terminale Ileum und das angrenzende Kolon.

Klinik

Bauchschmerzen, Gewichtsverlust und **chronische Durchfälle** mit blutigen, schleimigen, übel riechenden Stühlen sind die klinischen Leitsymptome. Anorexie, Aktivitätsverlust, Aphten im Mund und Augenentzündungen kommen ebenfalls häufig vor (➤ Abb. 14.8a). Begleitsymptome sind rezidivierende Fieberschübe, unspezifische Arthritiden und Hautveränderungen wie das Erythema nodosum und das Pyoderma gangraenosum (➤ Abb. 14.8b). **Analveränderungen** wie Fissuren, perianale Abszesse und Mariskel sind für den Morbus Crohn charakteristisch. Bei der Untersuchung kann man gelegentlich ein walzenförmiges, druckschmerzhaftes Ileum im rechten Unterbauch tasten. Bei Diagnosestellung sind 20 % der Patienten **untergewichtig**, in 40 % der Fälle besteht eine **Wachstumsverzögerung**. Eine sekundär verzögerte Pubertätsentwicklung zeigt sich oft.

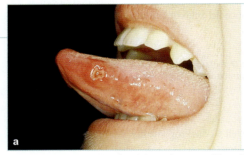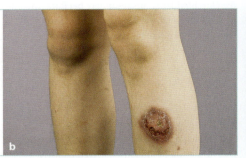

Abb. 14.8 Morbus Crohn. a) Aphthe an der Zunge. b) Pyoderma gangraenosum bei einem 13-jährigen Mädchen. [O530]

Komplikationen
- Hohe Rezidivneigung
- Darmstenosen
- Enteroenterale, enterovesikale, enterovaginale sowie perianale Fisteln
- Abszesse
- Arthritis
- Erythema nodosum
- Pyoderma gangraenosum

Diagnostik
- **Leukozytose** mit Linksverschiebung und absoluter Lymphopenie
- Beschleunigte **BKS**, erhöhtes **C-reaktives Protein** (korreliert mit Krankheitsaktivität)
- Hypochrome Anämie bei erniedrigtem Serumeisen und erniedrigtem Ferritin
- Hypalbuminämie, Hypoproteinämie bei hohem IgG
- Die Konzentrationen für Magnesium, Zink, Folsäure, Selen, Vitamin B_{12} und fettlösliche Vitamine sind erniedrigt.
- **Anti-Saccharomyces-cerevisiae-Antikörper (ASCA) im Serum** erhöht; wegen geringer Sensitivität nicht für den routinemäßigen Einsatz empfohlen
- **Calprotectin/Lactoferrin im Stuhl** erhöht: Indikator für die entzündliche Aktivität
- **Sonografie des Abdomens:** Darmwandverdickung, Nachweis intraabdomineller Abszesse
- **Endoskopie und Biopsie:** Schleimhautexsudat und Erythem, Pseudopolypen, Ulzerationen und Aphten der Mukosa, Strikturen, Engstellung ganzer Darmabschnitte; histologisch Nachweis epitheloidzelliger Granulome
- **Hydro-MRT des Dünndarms:** Verdickte Darmwände, Stenosen, Fisteln, Befall des terminalen Ileums, segmentaler Befall
- **Videokapselendoskopie:** Ausmaß des Dünndarmbefalls
- **Augenärztliche Untersuchung:** Iridozyklitis? Katarakt? Glaukom?

Differenzialdiagnose
- Colitis ulcerosa (➤ Tab. 14.2)
- Akute Appendizitis (häufig Schmerz im rechten Unterbauch)
- Gastrointestinale Infektionen
- Bakterielle Dünndarmüberwucherung
- Allergische Erkrankungen
- Immundefekte (insbesondere chronische Granulomatose)
- Vaskulitiden

14.5 IDIOPATHISCHE CHRONISCH-ENTZÜNDLICHE DARMERKRANKUNGEN

Tab. 14.2 Differenzialdiagnose Morbus Crohn, Colitis ulcerosa.

	Morbus Crohn	Colitis ulcerosa
Beteiligung des oberen Gastrointestinaltrakts	20 %	0 %
Ileum allein	19 %	0 %
Ileum und Kolon	75 %	< 5 %
Kolon	9 %	90 %
Rektum	50 %	100 %
Perianale Auffälligkeiten	Häufig	Ungewöhnlich
Strikturen, Fisteln	Häufig	Ungewöhnlich
Blutige Durchfälle	Gelegentlich	Häufig
Tastbare Resistenzen	Häufig	Nein
ANCA positiv	Selten	Häufig
Kolonkarzinomrisiko	Leicht erhöht	Stark erhöht
Radiologie	Segmentaler Befall	Kontinuierlicher Befall
	Wandverdickung, Stenosen	Verlust der Haustrierung
	Abnormes Ileum	Normales Ileum
Endoskopie	Fleckiger Befall	Hämorrhagische Mukosa
	Fokale Aphthen	Diffuse Entzündung
	Lineare Ulzera	Pseudopolypen
Histologie	Transmurale Entzündung	Mukosa, Submukosa befallen
	Epitheloidzellige Granulome	Kryptitis, Kryptenabszesse
	Lymphozytäre Infiltrate	Zerstörung des Schleimhautreliefs

Therapie

Ernährung: Die exklusive enterale Ernährung („Ernährungstherapie") ist bei Kindern und Jugendlichen mit aktivem Morbus Crohn die Therapie der ersten Wahl. Hierbei wird der Patient über einen Zeitraum von 6–8 Wochen ausschließlich mit einer Flüssignahrung ernährt. In der Regel kommen bilanzierte Trink- oder Sondennahrungen auf Volleiweißbasis zum Einsatz, die entweder getrunken oder über eine nasogastrale Sonde verabreicht werden. Neben der Abheilung der Entzündung kommt es zur Verbesserung des Ernährungszustands, der Knochenqualität und der Muskelmasse.

> **MERKE** Die exklusive enterale Ernährung bei Morbus Crohn ist ein wichtiges therapeutisches Instrument, insbesondere bei Patienten mit Wachstumsstörungen und ausgeprägter Malnutrition. Eine Remission kann durch alleinige Ernährungsbehandlung über 6–8 Wochen erzielt werden.

Die **adjuvante Therapie** beinhaltet die Substitution von Eisen, Folsäure, Vitamin B_{12} und weiteren Vitaminen.

Medikamentöse Therapie: Bei Dünndarmbefall oder bei hoher Aktivität wird Prednison (1–2 mg/kg KG/d, maximal 40 mg) über 2–4 Wochen verabreicht, dann erfolgen eine Reduktion und – falls im Einzelfall erforderlich – eine Langzeittherapie mit 0,2 mg/kg KG/d. Topische Kortikosteroide können bei Proktitis oder linksseitigem Kolonbefall eingesetzt werden und haben weniger systemische Nebenwirkungen. Bei Kolonbeteiligung und Arthralgien wird Sulfasalazin (50 mg/kg KG/d) verabreicht. Azathioprin ist ebenfalls wirksam (Zieldosis 2,5 mg/kg KG/d). Mikroverkapselte 5-Aminosalizylsäure kann bei Dünndarmbefall von Vorteil sein und ist bei mildem Verlauf oder Rezidiv indiziert. Metronidazol ist bei hoher Aktivität mit Fieber, Fisteln und perianalen Entzündungen indiziert. Bei Fistelleiden und deutlicher Entzündungsaktivität kommt der TNF-α-Inhibitor Infliximab zum Einsatz.

> **MERKE** Wegen der wachstumshemmenden Wirkung wird der Einsatz von Kortikosteroiden sorgfältig abgewogen. Nach Möglichkeit sollten alternative Therapieformen angewandt werden.

Chirurgische Therapie: Perforationen, intraabdominelle und perianale Abszesse und ausgeprägte intestinale Obstruktionen müssen operativ versorgt werden. Bei Kindern mit einem lokalisierten Befall und schwerer Wachstumsretardierung kann eine Darmteilresektion erwogen werden.

Psychotherapie: Ein Einfluss auf den Krankheitsverlauf ist nicht belegt, ein Nutzen für Krankheitsbewältigung und Lebensqualität wurde jedoch nachgewiesen.

Prognose

Der Krankheitsverlauf erstreckt sich in der Regel über Jahre bis Jahrzehnte. Der Verlauf ist schwer vorhersagbar. Die meisten Patienten erreichen jedoch ein normales Berufs- und Familienleben, die Lebens-

---

Aus Studentensicht

TAB. 14.2

Therapie
- **Ernährung:** Exklusive enterale Ernährung: ausschließlich Flüssigkeitsnahrung über 6–8 Wochen.
- **Adjuvante Therapie:** Substitution von Eisen, Folsäure und Vitamin B_{12}.
- **Medikamentöse Therapie:** Bei Dünndarmbefall oder hoher Aktivität → **Prednison** über 2–4 Wochen (1–2 mg/kg KG/d, maximal 40 mg), anschließend Reduktion oder Langzeittherapie (0,2 mg/kg KG/d). Bei Proktitis oder linksseitigem Kolonbefall → **topische Kortikosteroide**. Bei Kolonbeteiligung und Arthralgien → **Sulfasalazin** (50 mg/kg KG/d). Bei hoher Aktivität mit Fieber, Fisteln und perianalen Entzündungen → **Metronidazol**. Bei Fistelleiden und deutlicher Entzündungsaktivität → **Infliximab**.
- **Chirurgische Therapie:** Bei Perforationen, intraabdominellen und perinatalen Abszessen sowie ausgeprägten intestinalen Obstruktionen.
- **Psychotherapie.**

MERKE

MERKE

Aus Studentensicht

14.5.2 Colitis ulcerosa

Definition: Chronisch-entzündliche Erkrankung von Rektum und Kolon mit Mukosabefall.

Ätiologie: Genetische Prädisposition, gestörte Immunregulation, Umwelteinflüsse.

Pathogenese: Immuntoleranzstörung auf genetischer Basis. Ungleichgewicht zwischen proentzündlichen und kontraentzündlichen Mediatoren. Resistenz gegen IL-4 → Chronifizierung der Entzündung. Bindung von komplementaktivierenden IgG an Kolonepithelzellen.

Pathologie: Distal betonter, nach proximal abnehmender kontinuierlicher Entzündungsprozess von Rektum und Kolon. Kolon: Hochrot, granuliert, diffus blutend, schleimig-eitriges Sekret, fehlende Haustren. Histologisch: Kryptenabszesse.

Klinik: Blutige Durchfälle mit schmerzhaften Tenesmen. Vorausgehende extraintestinale Manifestationen: Arthritis, chronisch-aggressive Hepatitis.

Komplikationen: Pankolitis (50 %), toxisches Megakolon, Rezidivneigung.

> **MERKE**

Diagnostik
- Blutungsanämie, Hypalbuminämie, Hypoproteinämie
- **Antineutrophile zytoplasmatische Antikörper (ANCA)**↑ i. S.
- Calprotectin/Lactoferrin↑ im Stuhl
- **Abdomensonografie:** Darmwandverdickung, Nachweis intraabdomineller Abszesse
- **Endoskopie und Biopsie:** Ödem, ulzeröse Destruktion der Mukosa, Kryptenabszesse, Proktitis

---

14 GASTROENTEROLOGIE

erwartung ist nicht verkürzt. Rezidive und ein chronischer Verlauf treten auch nach einer Resektion auf. Operationen sind bei Patienten mit Morbus Crohn oft erforderlich.

14.5.2 Colitis ulcerosa

Definition
Es handelt sich um eine chronisch-entzündliche Erkrankung von Rektum und Kolon, bei der nur die Mukosa kontinuierlich befallen wird und deren Verlauf von genetischen, infektiösen und psychosomatischen Faktoren beeinflusst wird.

Epidemiologie
Die Inzidenz der Colitis ulcerosa ist mit etwa 5 : 100.000 stabil. Etwa 30 % aller Kolitisfälle treten vor dem 20. Geburtstag auf.

Ätiologie
Eine familiäre Häufung spricht für eine **genetische Prädisposition,** die Konkordanz eineiiger Zwillinge beträgt 45 %. Hinweise auf das Vorliegen einer **gestörten Immunregulation** ergeben sich z. B. aus der Beobachtung von Immunkomplexablagerungen an der Basalmembran. **Umwelteinflüsse** (Milcheiweiße, Emulsionsstabilisatoren, Carragenine) können als Realisationsfaktoren wirksam werden.

Pathogenese
Wie bei Morbus Crohn besteht eine Störung der Immuntoleranz auf genetischer Basis, z. B. gegenüber der eigenen Darmflora. Es herrscht ein Ungleichgewicht zwischen proentzündlichen (IL-1, IL-6, TNF-α) und kontraentzündlichen Mediatoren (IL-1ra, IL-10, IL-4). Eine Resistenz gegen IL-4 (Herabregulation von Entzündung) könnte zur Chronifizierung der Entzündung beitragen. Komplementaktivierende IgG binden an Kolonepithelzellen.
Der Einfluss psychosozialer Faktoren auf die Krankheitsentstehung ist gering, auf den Krankheitsverlauf mäßig. Chronische Stressbelastungen können die Krankheit aktivieren. Kinder und Jugendliche mit Colitis ulcerosa haben ein höheres Risiko für die Entwicklung von depressiven Störungen und Angststörungen.

Pathologie
Der **distal betonte,** nach proximal abnehmende **kontinuierliche** Entzündungsprozess von Rektum und Kolon ist typisch. Das Kolon ist hochrot, granuliert, kann diffus bluten und massiv schleimig-eitriges Sekret aufweisen. Bei protrahiertem Verlauf ist das Kolon erheblich verkürzt, es fehlen die Haustren, ein „starres Rohr" entsteht. Histologisch ist die Entzündung auf die Mukosa beschränkt, **Kryptenabszesse** sind charakteristisch.

Klinik
Blutige Durchfälle mit schmerzhaften **Tenesmen** stehen im Vordergrund.
Extraintestinale Manifestationen (Arthritis, chronisch-aggressive Hepatitis, sklerosierende Cholangitis, Iridozyklitis) können der chronisch-entzündlichen Darmerkrankung um Jahre vorausgehen.

Komplikationen
- Pankolitis in 50 % der Fälle
- Toxisches Megakolon: Es ist seltener geworden; dabei kann eine Kolonerweiterung mit begleitender Schocksymptomatik plötzlich auftreten.
- Rezidivneigung
- Strikturen
- „Backwash-Ileitis": Zusätzliche Beteiligung des terminalen Ileums (10–20 % der Fälle)
- Erhöhtes Karzinomrisiko: 5 % nach 10 Jahren, 50 % nach 20 Jahren, wenn durch die Therapie keine Remission erzielt wird

> **MERKE** Das Kolonkarzinomrisiko ist bei Colitis ulcerosa massiv erhöht. Regelmäßige Kontrollkoloskopien sind daher unerlässlich.

Diagnostik
- Die **Blutungsanämie** ist am häufigsten.
- **Leukozytose** mit Linksverschiebung und absoluter Lymphopenie
- Beschleunigte **BKS**, erhöhtes **C-reaktives Protein** (selten)
- Immunglobuline im Normbereich
- Hypalbuminämie und Hypoproteinämie.
- Die Konzentrationen für Magnesium, Zink, Folsäure und fettlösliche Vitamine sind erniedrigt.
- **Antineutrophile zytoplasmatische Antikörper (ANCA) im Serum** erhöht.

- **Calprotectin/Lactoferrin im Stuhl** erhöht: Indikator für die entzündliche Aktivität
- **Sonografie des Abdomens:** Darmwandverdickung, Nachweis intraabdomineller Abszesse
- **Endoskopie und Biopsie:** Ödem, Erythem und leichte Verletzbarkeit der Mukosa, ulzeröse Destruktion der Mukosa; in schweren Fällen sichtbare Residuen intakter Schleimhaut („Pseudopolypen"), Kryptenabszesse, Proktitis; die Schleimhautveränderungen nehmen von distal nach proximal ab.
- **Kolonkontrasteinlauf:** Er hat heutzutage in der Diagnostik keinen Stellenwert mehr. Kontinuierlicher Befall, Verlust der Haustrierung, Pseudopolypen, Strikturen, Spasmen (➤ Abb. 14.9).
- **Augenärztliche Untersuchung:** Iridozyklitis? Katarakt? Glaukom?

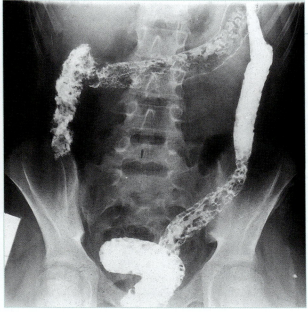

Abb. 14.9 Kolonkontrasteinlauf bei Colitis ulcerosa. [O530]

Therapie
Ernährung: Der Effekt einer exklusiven enteralen Ernährung bei der Colitis ulcerosa konnte bislang nicht belegt werden. Eine kalorische Supplementierung mittels Trinknahrungen ist bei Malnutrition indiziert. Die **adjuvante Therapie** beinhaltet die Substitution von Eisen, Folsäure, Vitamin B_{12} und weiteren Vitaminen.
Medikamentöse Therapie: Die Anwendung von 5-Aminosalizylsäure ist Standard und bei mildem Verlauf sowie bei der Rezidivprophylaxe gut wirksam. Bei Therapieresistenz werden Steroide oder Azathioprin eingesetzt. Zunehmend wird auch bei Colitis ulcerosa der TNF-α-Inhibitor Infliximab verabreicht.
Chirurgische Therapie: Perforationen, nicht beherrschbare Kolonblutungen, das toxische Megakolon und der Verdacht auf ein Kolonkarzinom sind Operationsindikationen. Bei Versagen der medikamentösen Therapie kann eine Kolektomie mit ileoanaler Anastomose (J-Pouch) erwogen werden. Im Gegensatz zum Morbus Crohn ist die Colitis ulcerosa chirurgisch in der Regel heilbar und das Risiko eines Kolonkarzinoms ist damit ebenfalls behoben.

> **MERKE** Ein erheblicher Anteil der Patienten mit chronisch-entzündlichen Darmerkrankungen entwickelt besonders in der Pubertät und in Phasen der aktiven Erkrankung psychische Auffälligkeiten, die teilweise einer professionellen Intervention bedürfen.

Prognose
Viele Patienten erreichen ein normales Berufs- und Familienleben. Es wird jedoch durch das **erhöhte Kolonkarzinomrisiko** überschattet. Daher besteht die Notwendigkeit einer lebenslangen Überwachung mit regelmäßigen Koloskopien und einer prophylaktischen Kolektomie bei Nachweis von Dysplasien.

14.6 Malabsorptionssyndrome

Malabsorptionssyndrome kommen in der Pädiatrie häufig vor und sind mit wichtigen Erkrankungen assoziiert.

14.6.1 Glukose-Galaktose-Malabsorption
Siehe hierzu ➤ Kap. 6.7.6.

Checkliste: Übersicht einiger wichtiger Malabsorptionsursachen im Kindesalter.

Malabsorption einzelner Nahrungsbestandteile	Generalisierte Malabsorption
• Glukose-Galaktose-Malabsorption • Laktasemangel • Saccharase-Isomaltase-Malabsorption • Inkomplette Fruktoseabsorption • Vitamin-B_{12}-Malabsorption • Acrodermatitis enteropathica	• Zöliakie • Postenteritisches Syndrom • Kuhmilchproteinintoleranz • Kurzdarmsyndrom • Lambliasis

14.6.2 Laktoseintoleranz

Definition
Die autosomal-rezessiv vererbte Disaccharidmalabsorption entsteht durch fehlende oder ungenügende Spaltung von Laktose mit der Folge einer osmotischen Diarrhö.

Formen
Primärer kongenitaler Laktasemangel: Extrem seltener genetisch determinierter kompletter Defekt der Laktase-Phlorizin-Hydrolase in der Mukosa.
Adulter Laktasemangel: Bei 30–50 % der Weltbevölkerung wird nach dem 3. Lebensjahr wie bei allen Säugetieren die Aktivität der Laktase heruntergeregelt. Populationen, die traditionell eine Milchwirtschaft entwickelt haben, weisen eine erhaltene Laktaseaktivität (sog. Laktase-Persisters) auf und stellen eine genetische Variante dar (z. B. Skandinavier). In Deutschland beträgt die Prävalenz des adulten Laktasemangels 15 %.
Sekundärer Laktasemangel: Relativ häufig tritt eine Verminderung der Laktaseaktivität im Bürstensaum der Epithelzellen der Zottenspitze infolge einer Läsion der Dünndarmmukosa auf, z. B. bei Zöliakie, postenteritischem Syndrom, Kuhmilchproteinintoleranz, Kurzdarmsyndrom, chronisch entzündlicher Darmerkrankung oder IgA-Mangel.

Pathogenese
Bei einer verminderten Aktivität der Laktase wird Laktose nicht resorbiert und persistiert im Lumen des Dünndarms. Gärungsprozesse führen zur Produktion von organischen Säuren und zur Gasbildung. Die im Darmlumen verbleibende Laktose entfaltet eine osmotische Wirkung, die eine Wassersekretion in das Darmlumen zur Folge hat. Über die Stimulation der Darmmotilität kommt es zu einer verkürzten Dünndarmpassage, die sekundär zu einer verminderten Protein- und Fettresorption führt.

Klinik
Primärer kongenitaler Laktasemangel: Die klinischen Symptome beginnen mit der ersten Milchfütterung und beinhalten profuse, wässrige Durchfälle und Meteorismus. Es besteht die Gefahr der schweren Dehydratation und Gedeihstörung.
Adulter Laktasemangel: Eine geringe Enzymrestaktivität erlaubt den Verzehr kleinerer Laktosemengen. Nach Aufnahme größerer Milchmengen kommt es zu wässrigen Durchfällen, Blähungen und Bauchkrämpfen. Betroffene meiden ohne Krankheitsbewusstsein Milchprodukte.
Sekundärer Laktasemangel: Laktosehaltige Nahrung führt zu wässrigen Durchfällen und Blähungen.

Diagnostik
- Sorgfältige **Ernährungsanamnese!**
- **H_2-Atemtest:** Orale Belastung mit Laktose und anschließende Messung der Wasserstoffkonzentration in der Ausatemluft. Bei Gärungsprozessen infolge eines Enzymdefekts ist die H_2-Konzentration erhöht.
- **Enzymaktivitätsbestimmung** in Dünndarmschleimhautbiopsie
- **DNA-Analyse**

Therapie
Die diätetische Reduktion der Laktosezufuhr ist hilfreich. Joghurt und Käse werden besser vertragen als Vollmilch. Laktosefreie Milch und Milchprodukte sind erhältlich. Verkapselte Laktase steht als Therapeutikum zur Verfügung.

> **MERKE** Bei 30–50 % der Weltbevölkerung wird nach dem 3. Lebensjahr wie bei allen Säugetieren die Aktivität der Laktase heruntergeregelt.

14.6.3 Saccharoseintoleranz

Definition
Die autosomal-rezessiv vererbte Disaccharidmalabsorption durch kongenitale Aktivitätsminderung der Saccharase-Isomaltase führt durch ungenügende Spaltung von Rohrzucker und Stärke bereits im Säuglingsalter zu profusen Durchfällen.

Aus Studentensicht

Checkliste: Übersicht einiger wichtiger Malabsorptionsursachen im Kindesalter

> **CHECKLISTE**

14.6.2 Laktoseintoleranz

Definition: Disaccharidmalabsorption durch fehlende oder ungenügende Laktosespaltung.

Formen
- **Primär-kongenital:** Genetischer Laktase-Phlorizin-Hydrolasedefekt in der Mukosa.
- **Adulter Laktasemangel:** Laktaseaktivität ↓ nach dem 3. LJ. Durch hohen Genuss an Milchprodukten kann eine erhaltene Laktaseaktivität erzielt werden.
- **Sekundärer Laktasemangel:** Laktaseaktivität ↓ im Bürstensaum der Epithelzellen der Zottenspite infolge einer Läsion der Dünndarmmukosa bei Zöliakie, postenteritischem Syndrom.

Pathogenese: Laktaseaktivität ↓ → keine Laktoseresorption → Persistenz im Dünndarmlumen → Gärungsprozesse: Organische Säuren und Gasbildung. Wassersekretion in das Darmlumen durch osmotische Wirkung der verbliebenen Laktose → Stimulation der Darmmotilität: Verkürzte Dünndarmpassage. Sekundär: Protein- und Fettresorption ↓.

Klinik
- **Primär-kongenitaler Mangel:** Nach Milchfütterung → profuse, wässrige Durchfälle, Meteorismus. Gefahr der schweren Dehydratation, Gedeihstörung.
- **Adulter Mangel:** Aufnahme größerer Milchmengen → wässrige Durchfälle, Blähungen, Bauchkrämpfe.
- **Sekundärer Mangel:** Laktosehaltige Nahrung → wässrige Durchfälle, Blähungen.

Diagnostik: Ernährungsanamnese. H_2-Atemtest: Gärungsprozesse erhöhen die H_2-Konzentration. Enzymaktivitätsbestimmung in der Dünndarmschleimhautbiopsie.

Therapie: Reduktion der Laktosezufuhr, verkapselte Laktase.

> **MERKE**

14.6.3 Saccharoseintoleranz

Definition: Disaccharidmalabsorption durch kongenitale Aktivitätsminderung der Saccharose-Isomaltase.

14.6 MALABSORPTIONSSYNDROME

Epidemiologie
Die Häufigkeit ist regional sehr unterschiedlich und beträgt etwa 1:10.000.

Ätiologie
Mutationen im *Saccharase-Isomaltase*-Gen (*SI*-Gen) führen zu einer Störung der Proteinfaltung, wodurch Saccharose schlecht und Isomaltose überhaupt nicht hydrolysiert werden kann.

Klinik
Die Ingestion von Saccharose (Rohrzucker) oder Isomaltose (Stärke) z. B. in Form von Früchten oder süßen Lebensmitteln führt **unmittelbar nach dem Verzehr zu wässrigen Diarrhöen** mit **Bauchkrämpfen.**

> **MERKE** Die Symptome einer Saccharoseintoleranz können bereits unmittelbar nach der ersten Fütterung von Milch auftreten, die nicht oder nur in geringem Maße an Muttermilch angepasst ist.

Diagnostik
- **Stuhl-pH** erniedrigt (< 5,5)
- **Reduktionsprobe** im wässrigen Stuhl positiv (> 0,5 %)
- **H_2-Atemtest:** Orale Belastung mit Saccharose oder Stärke und anschließende Messung der Wasserstoffkonzentration in der Ausatemluft. Bei Gärungsprozessen infolge eines Enzymdefekts ist die H_2-Konzentration erhöht.
- **Enzymaktivitätsbestimmung** in Dünndarmschleimhautbiopsie
- **DNA-Analyse**

Therapie
Die Elimination von Rohrzucker, Glukosepolymeren und Stärke aus der Nahrung führt zu einem sofortigen Sistieren der Durchfälle.

14.6.4 Fruktosemalabsorption

Definition
Die relativ häufig vorkommende, autosomal-rezessiv vererbte inkomplette Fruktoseabsorption führt nach Fruktosegenuss zu Bauchschmerzen, Meteorismus und Diarrhö und lässt sich diätetisch ausgezeichnet behandeln. Sie darf allerdings nicht mit der hereditären Fruktoseintoleranz durch Fruktaldolasemangel in der Leber verwechselt werden.

Ätiologie
Die Resorption von Fruktose erfolgt durch erleichterten Transport mithilfe des Glukosetransporters 5 ($GLUT_5$), der in der apikalen Membran der Enterozyten liegt. Mutationen im *$GLUT_5$*-Gen konnten bei Patienten mit inkompletter Fruktoseabsorption jedoch nicht nachgewiesen werden.

Pathogenese
Fruchtzucker kann nicht vollständig absorbiert werden, verbleibt im Darm und wird im Kolon durch Bakterien vergoren. Die Fruktoseresorptionskapazität wird typischerweise bei alleiniger Fruktosegabe schneller überschritten als bei kombinierter Gabe von Fruktose mit Glukose oder Stärke (Kotransport).

Klinik
Nach einer ersten Exposition mit Fruchtzucker (Apfelsaft!) treten **Blähungen und Durchfälle** mit stechend riechenden, schaumigen Stühlen auf. Bei protrahierter Exposition kann eine Gedeihstörung auftreten.

Diagnostik
- Sorgfältige **Ernährungsanamnese!**
- **H_2-Atemtest:** Orale Belastung mit Fruktose und anschließende Messung der Wasserstoffkonzentration in der Ausatemluft. Bei Gärungsprozessen infolge eines Enzymdefekts ist die H_2-Konzentration erhöht.

> **MERKE** Der Fruktose-H_2-Atemtest ist bei 50 % der Bevölkerung positiv. Nur die Kombination aus klinischer Symptomatik und pathologischem Atemtest erlaubt die Diagnose einer Fruktosemalabsorption.

Therapie
Eine **Reduktion** der alimentären **Fruktosezufuhr** ist hilfreich. Sie muss längst nicht so streng eingehalten werden wie bei der hereditären Fruktoseintoleranz. Insbesondere Nahrungsmittel mit einem Überschuss von Fruktose im Vergleich zu Glukose (Apfelsaft, Birnensaft, Trauben, Pflaumen) sollten gemieden werden. Durch gleichzeitige Gabe von Stärke (Brot, Kekse) lässt sich die Fruktoseresorption steigern.

Aus Studentensicht

Ätiologie: Saccharose-Isomaltase-Genmutation (*SI*-Gen).

Klinik: Ingestion von Saccharose oder Isomaltose → **unmittelbar nach Verzehr** wässrige Diarrhöen mit Bauchkrämpfen.

MERKE

Diagnostik: Stuhl-pH↓, Reduktionsprobe im wässrigen Stuhl positiv. H_2-Atemtest: Gärungsprozesse erhöhen die H_2-Konzentration. Enzymaktivitätsbestimmung in der Dünndarmschleimhautbiopsie.

Therapie: Elimination von Rohrzucker, Glukosepolymeren und Stärke aus der Nahrung.

14.6.4 Fruktosemalabsorption

Definition: Autosomal-rezessiv vererbte inkomplette Fruktoseabsorption.

Pathogenese: Unvollständige Fruchtzuckerabsorption → Gärung der im Darm verbliebenen Fruktose.

Klinik: Blähungen, Durchfälle mit stechend riechenden, schaumigen Stühlen nach Fruchtzuckeraufnahme.

Diagnostik: Ernährungsanamnese, H_2-Atemtest.

MERKE

Therapie: Reduktion der alimentären **Fruktosezufuhr.** Steigerung der Fruktoseresorption durch gleichzeitige Gabe von Stärke.

Aus Studentensicht

14.6.5 Zöliakie

Definition: Chronische immunologische Multiorganerkrankung, die als Folge der toxischen Glutenwirkung zu einem schweren Malabsorptionssyndrom führt.

Epidemiologie: 1 : 100, ♀ > ♂.

> **MERKE**

Ätiologie: Genetische Faktoren (HLA-DR, HLA-DP, HLA-DQ). Umweltfaktoren.

Pathogenese: Gliadin = alkohollösliche Komponente des Glutens. Intrazelluläre Aufnahme von Gliadin in Enterozyten → Mehrsynthese von HLA-DR-Molekülen → zytotoxische Reaktion. Zielantigen: Gewebstransglutaminase. Folge: Zottenatrophie mit Einschränkung der resorptiven Oberfläche → Malabsorption von Nahrungs- und Mineralstoffen.

Klinik: Getreidehaltige Beikost: **Chronische Durchfälle** mit voluminösen, übel riechenden, fettglänzenden Stühlen. **Missmutige**, weinerliche Kinder. **Gedeihstörung. Dystrophie** mit vollständigem Fehlen von subkutanem Fettgewebe, massiv vorgewölbtem Abdomen bei dünnen Extremitäten. Fortgeschrittene Malabsorption: Eiweißmangelödeme, Vitamin-K-Mangel-Blutungen, Vitamin-D-Mangel-Rachitis, **Eisenmangelanämie.**

ABB. 14.10

---

14 GASTROENTEROLOGIE

14.6.5 Zöliakie

Definition
Chronische immunologische Multiorganerkrankung, die als Folge der toxischen Wirkung von Gluten, dem Eiweißbestandteil von Weizen, Roggen, Hafer und Gerste, zu einem schweren Malabsorptionssyndrom führt.

Epidemiologie
Die Zöliakie ist mit einer Prävalenz von etwa **1 : 100** in Deutschland extrem häufig. Mädchen sind zwei- bis dreimal so häufig betroffen wie Jungen. Neue Untersuchungen unter Verwendung sensitiver serologischer Methoden zeigen, dass die Zahl der unerkannten Zöliakiefälle die der erkannten bei Weitem übersteigt (4 : 1).

> **MERKE** Die Zöliakie ist die häufigste Ursache einer chronischen Malabsorption im Kindesalter.

Ätiologie
Genetische Faktoren sind an der Entstehung der Erkrankung beteiligt. HLA-DR, HLA-DP und HLA-DQ korrelieren in nahezu 99 % mit der Erkrankung, insbesondere besteht eine Assoziation mit dem HLA-DQ-Dimer $DQA_{1\,0501}/DQB_{1\,0210}$. **Umweltfaktoren** haben ebenfalls einen hohen Stellenwert, so kann die Einführung von kleinen Mengen an glutenhaltiger Beikost im 4.–6. Lebensmonat bei gleichzeitigem Stillen u. U. die Entwicklung einer Zöliakie bei genetisch prädisponierten Säuglingen verhindern. Eine Gastroenteritis im frühen Säuglingsalter kann hingegen prädisponierend für die Zöliakie sein.

Pathogenese
Gliadin, die alkohollösliche Komponente von Gluten, ist das schädigende Agens. Bei intrazellulärer Aufnahme von Gliadinmolekülen im Enterozyten kommt es zu einer Mehrsynthese von HLA-DR-Molekülen. Dadurch wird eine zytotoxische Reaktion ausgelöst, an der aktivierte Lamina-propria-T-Zellen und Zytokine beteiligt sind. Das Zielantigen ist die Gewebstransglutaminase. Die Folge ist eine Zottenatrophie mit einer erheblichen Einschränkung der resorptiven Oberfläche, wodurch es zu einer schweren Malabsorption von Nahrungs- und Mineralstoffen kommt.

Klinik
Wochen bis Monate nach der Einführung **getreidehaltiger Beikost** (8.–24. Lebensmonat) treten **chronische Durchfälle** mit voluminösen, übel riechenden, fettglänzenden Stühlen auf. Die Kinder sind auffallend **missmutig** und weinerlich. Es kommt zu Gewichtsstillstand oder Gewichtsverlust und es entsteht eine **Gedeihstörung** mit Kreuzen der Perzentilen nach unten, meist unter die 3. Perzentile. In der weiteren Folge entwickelt sich eine schwere **Dystrophie** mit vollständigem Fehlen von subkutanem Fettgewebe (Tabaksbeutelgesäß) und einem massiv vorgewölbten Abdomen bei dünnen Extremitäten (➤ Abb. 14.10). Bei fortgeschrittener Malabsorption können Eiweißmangelödeme, Vitamin-K-Mangel-Blutungen und eine Vitamin-D-Mangel-Rachitis auftreten. Die Kinder sind aufgrund einer ausgeprägten **Eisenmangelanämie** blass. Sie zeigen eine muskuläre Hypotonie und sind infektanfällig.

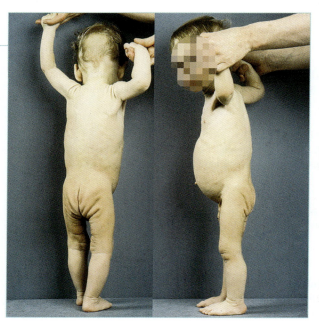

Abb. 14.10 Zöliakie. Dystrophie, prominentes Abdomen, schmale Extremitäten, Tabaksbeutelgesäß. [O530]

14.6 MALABSORPTIONSSYNDROME

Neben der klassischen Form der Zöliakie kommen 4 weitere **milde oder asymptomatische Verlaufsformen** vor: symptomatische, subklinische, potenzielle und refraktäre Zöliakie. Sie gehen zwar mit einer histologisch nachweisbaren Schädigung der Darmschleimhaut einher, werden wegen fehlender oder atypischer Klinik jedoch spät oder nicht diagnostiziert.

Die Zöliakie ist mit einer Reihe von Autoimmun- und anderen Erkrankungen assoziiert, die in einer Checkliste zusammengefasst sind. Bei Vorliegen einer dieser Erkrankungen sollte eine Zöliakie stets gezielt ausgeschlossen werden.

> **PRAXISTIPP**
> Bei Eisenmangelanämie ohne klare Ursache sollte immer an eine Zöliakie gedacht werden.

Checkliste: Erkrankungen, die mit der Zöliakie assoziiert sind.

Immunologische Erkrankungen	Andere Erkrankungen
• Selektiver IgA-Mangel • Diabetes mellitus Typ 1 • Autoimmunthyreoiditis Hashimoto • Autoimmunhepatitis • Migräne • IgA-Nephropathie • Depression und Angststörungen • Primär sklerosierende Cholangitis • Dermatitis herpetiformis Duhring	• Epilepsie mit zerebellärer Verkalkung • Down-Syndrom • Ullrich-Turner-Syndrom

> **MERKE** Die oft monosymptomatischen oder atypischen Verläufe der Zöliakie bei älteren Kindern, Jugendlichen und Erwachsenen gewinnen zunehmend an Bedeutung.

Diagnostik

- **Routinelabor:** Anämie, Serumeisen erniedrigt, Ferritin erniedrigt, Hypoproteinämie, Hypalbuminämie, Gerinnungsstörung, Hypokalzämie durch verminderte Vitamin-D- und Kalziumresorption, alkalische Phosphatase erhöht.
- **Antikörper: Endomysium-IgA-Antikörper** sind mit relativ hoher Sensitivität und Spezifität erhöht. Die Bestimmung von **Transglutaminase-IgA-Antikörpern** (ELISA) weist eine sehr hohe Sensitivität auf. Bei IgA-Mangel sollten Transglutaminase-IgG-Antikörper oder IgG-Antikörper gegen deamidiertes Gliadinpeptid bestimmt werden.
- **Ösophagogastroduodenoskopie** und **Dünndarmbiopsie:** Nach aktuellen Leitlinien muss die Diagnose vor Diätbeginn histologisch gesichert werden. Die Beurteilung schließt die Zottenhöhenabnahme (> Abb. 14.11), die Kryptenverlängerung und die Quantifizierung der intraepithelialen Lymphozyten (IEL) ein. Die Leitlinien sehen jedoch auch vor, dass bei hohen Antikörpertitern und Nachweis von HLA-DQ2 oder -DQ8 sowie Verschwinden der Symptome unter glutenfreier Ernährung auf eine Biopsie verzichtet werden kann. Die Entscheidung zum Verzicht auf eine Biopsie soll durch einen Kindergastroenterologen in Absprache mit den Sorgeberechtigten getroffen werden. Es gilt zu bedenken, dass die Diagnose eine lebenslange glutenfreie Diät mit erheblichen Einschränkungen notwendig macht.

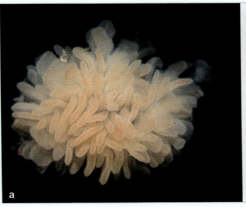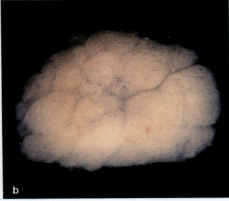

Abb. 14.11 Zöliakie. Lichtmikroskopie eines Dünndarmbiopsats: **a)** Normalbefund mit normalen Dünndarmzotten; **b)** Totale Zottenatrophie. [O530]

14 GASTROENTEROLOGIE

Aus Studentensicht

Checkliste: Indikationen zur Durchführung einer Zöliakieserologie

● **CHECKLISTE**

Checkliste: Indikationen zur Durchführung einer Zöliakieserologie.

Genetische Prädisposition
- Erstgradiger Verwandter mit Zöliakie
- Down-Syndrom
- Ullrich-Turner-Syndrom

Autoimmunität
- Thyreoiditis
- Diabetes mellitus Typ 1

Symptome unklarer Genese
- Dystrophie, Kleinwuchs
- Eisenmangelanämie
- Neurologische Erkrankung
- Psychiatrische Erkrankung
- Infertilität
- Osteoporose
- Dermatitis herpetiformis Duhring

● **MERKE**

MERKE Die Bestimmung von Transglutaminaseantikörpern weist eine sehr hohe Sensitivität auf und ist daher eine ausgezeichnete Methode für die Durchführung von Screeninguntersuchungen auf das Vorliegen einer Zöliakie.

Komplikationen: Sekundäre Laktoseintoleranz, Osteoporose, Zöliakiekrise.

Komplikationen
- Sekundäre Laktoseintoleranz
- Osteoporose
- Zöliakiekrise mit therapierefraktärer Diarrhö
- Ohne Diät erhöhtes Risiko für maligne Darmlymphome
- Schwere psychische Symptome

Differenzialdiagnose: Zystische Fibrose, Kuhmilchproteinintoleranz.

Differenzialdiagnose
- Zystische Fibrose
- Kuhmilchproteinintoleranz
- Angeborene intestinale Enzymdefekte (z. B. Disaccharidasemangel)
- Acrodermatitis enteropathica

● **CAVE**

CAVE Ein begleitender selektiver IgA-Mangel kann bei der serologischen Zöliakiediagnostik zu falsch negativen Ergebnissen führen.

Therapie: Lebenslange streng glutenfreie Ernährung.

Therapie
Die Therapie der Zöliakie besteht in der Einhaltung einer lebenslangen streng **glutenfreien Ernährung.** Das bedeutet, dass auf Weizen, Roggen, Gerste und Dinkel verzichtet werden muss. Alternative Kohlenhydrate sind Mais, Hirse, Reis und reine Weizenstärke. Sortenreiner Hafer kann verwendet werden, wenn keine Symptome oder Beschwerden unter dem Verzehr auftreten. Bei Mangel an Mikronährstoffen bei Diagnosestellung sollte eine gezielte Substitutionstherapie durchgeführt werden.
Unter der Diät kommt es innerhalb von Wochen bis Monaten zu einer Rückbildung der Symptome, die Schleimhaut normalisiert sich innerhalb von 6–12 Monaten.

● **MERKE**

MERKE Die Therapie der Zöliakie besteht in einer lebenslangen streng glutenfreien Ernährung ohne Weizen, Roggen, Hafer, Gerste und Dinkel. Alternativen sind Mais, Hirse, Reis und reine Weizenstärke.

● **FALL**

FALL A: Barbara ist 11 Monate alt. Sie wurde 5 Monate lang voll gestillt, seitdem erhält sie zusätzlich Obst-, Gemüse- und Breimahlzeiten. Seit dem 7. Monat nimmt sie nicht mehr an Gewicht zu, die Stühle sind weich und voluminös. Barbaras Wesen hat sich völlig verändert. Aus dem strahlenden Säugling ist eine missmutige kleine Nervensäge geworden.
K: Bei der Untersuchung ist Barbara sehr blass und dystroph. Das Gewicht liegt mit 6,9 kg unter der 3. Perzentile, die Körperlänge liegt auf der 25. Perzentile. Das Abdomen ist ausladend, die Extremitäten sind dünn, das Gesäß faltig.
D: Die Laboruntersuchung zeigt eine deutliche Eisenmangelanämie. Die Transglutaminaseantikörper sind erhöht. Bei der daraufhin veranlassten Dünndarmbiopsie ergibt die mikroskopische Untersuchung des Präparats eine subtotale Zottenatrophie.
Diag: Zöliakie.
T: Barbara erhält eine glutenfreie Diät. Darunter bessern sich die klinischen Symptome innerhalb weniger Wochen. Die Stuhlfrequenz nimmt ab, Barbara nimmt wieder zu, und ihre Laune bessert sich sichtlich. Eine Kontrolluntersuchung nach 3 Monaten zeigt eine vollständige Regeneration der Dünndarmzotten. Barbara muss lebenslang eine glutenfreie Diät einhalten.

14.6.6 Postenteritisches Syndrom

Definition

Es handelt sich um eine Malabsorption durch sekundären Mangel an Disaccharidasen und Peptidasen infolge einer Dünndarmschädigung durch eine akute infektiöse Gastroenteritis.

Ätiologie und Pathogenese

Infektiöse Noxen schädigen die Schleimhaut, und es kommt ähnlich wie bei der Zöliakie zu einer Abflachung der Dünndarmmukosa. Bei fehlender Wiederherstellung der Schleimhaut, persistierender Infektion oder bakterieller Fehlbesiedelung entsteht ein Malabsorptionssyndrom. Eine späte Realimentation ist ein wichtiger ätiologischer Faktor. Am häufigsten kommt es im Anschluss an eine Enteritis durch *Escherichia-coli*-Stämme zu einem postenteritischen Syndrom.

Klinik

Die Persistenz (> 14 Tage) oder das Wiederauftreten von Durchfällen im Anschluss an eine Gastroenteritis weist auf ein postenteritisches Syndrom hin. Fieber oder Erbrechen bestehen typischerweise nicht.

Differenzialdiagnosen der Enteropathien mit sekundärer Laktosemaldigestion
- Postenteritisches Syndrom
- Lambliasis
- Zöliakie
- Allergische oder eosinophile Gastroenteropathie
- Morbus Crohn
- Kurzdarmsyndrom
- Bakterielle Fehlbesiedelung
- Darmschädigung durch Bestrahlung oder Chemotherapie

Therapie

Eine frühzeitige Realimentation nach der Rehydratation ist eine wichtige Maßnahme zur Verhinderung des postenteritischen Syndroms, da ein Mangel an Nährstoffen die Regeneration der durch die Entzündung geschädigten Darmepithelzellen erschwert und zur weiteren atrophischen Schädigung der Enterozyten führen kann. Die Laktosezufuhr sollte reduziert werden, da ein sekundärer Laktasemangel besteht. Joghurt wird besser vertragen als Milch. Osmotisch wirksame Disaccharide sollten durch komplexe Kohlenhydrate mit protrahierter Resorption und Spaltung (z. B. Reis) ersetzt werden. Fruktose (Säfte) sollte gemieden werden. Die therapeutische Wirkung von Probiotika ist für die akute Gastroenteritis nachgewiesen, für das postenteritische Syndrom noch nicht.

14.6.7 Kuhmilchallergie (KMA)

Definition

Transiente Nahrungsmittelallergie gegen Kuhmilchprotein, für die Reproduzierbarkeit und Nachweis eines immunologischen Reaktionsmechanismus gefordert wird. Synonym: Kuhmilchproteinintoleranz.

Epidemiologie

Die Häufigkeit beträgt etwa 2–3:100. Genetische Faktoren sind das Hauptrisiko für IgE-vermittelte Reaktionen (Verwandte 1. Grades mit Atopie bzw. allergischen Manifestationen). Risiken für nicht IgE-vermittelte Reaktionen sind fehlendes Stillen und vorausgehende gastrointestinale Infektionen. In der Regel sind junge Säuglinge betroffen, eine Manifestation nach dem 12. Lebensmonat ist selten.

Ätiologie

Kuhmilch ist in der Regel das erste Fremdeiweiß, mit dem ein Säugling in Berührung kommt. Die über 25 Proteinfraktionen der Kuhmilch (β-Lactoglobulin an erster Stelle) sind die häufigsten Allergene.

Pathogenese

Bei IgE-vermittelten Reaktionen kommt es genetisch fixiert nach dem Priming durch Fremdantigene zur Interaktion von Effektor-T-Zellen mit Mastzellen und Eosinophilen sowie zu einer Mediatorfreisetzung und Aktivierung anderer Entzündungszellen (Typ I). Immunkomplexvermittelte Reaktionen mit Komplementaktivierung kommen auch vor (Typ III). IgG-Antikörper gegen Kuhmilch bedeuten dabei nicht notwendigerweise eine Sensibilisierung, sondern sind Ausdruck einer gastrointestinalen Antigenexposition. Der Dünndarmmukosaschaden entsteht durch eine Typ-IV-Reaktion und die vermehrte Produktion von Interferon-γ und anderen Zytokinen.

Klinik

Bei der KMA treten meist mindestens 2 Symptome gemeinsam auf. Man unterscheidet **Sofortsymptome** (nach Minuten), **Intermediärsymptome** (nach Tagen) und **Spätsymptome** (nach Wochen). Sie sind in ➤ Tab. 14.3 zusammengestellt. Bei gestillten Kindern stehen die atopische Dermatitis und blutig-

Aus Studentensicht

14 GASTROENTEROLOGIE

schleimige Stühle bei gutem Allgemeinzustand und gutem Gedeihen im Vordergrund. Nicht gestillte Kinder entwickeln neben der atopischen Dermatitis und schwerwiegenderen blutigen Durchfällen häufig eine Gedeihstörung. Oft führt eine KMA zu einer gastroösophagealen Refluxkrankheit.

Diagnostik
Zur Diagnostik ➤ Tab. 14.3.

TAB. 14.3

Tab. 14.3 Klinische Symptomatik und Diagnostik bei KMA.

Manifestation	Häufigkeit (%)	Symptome	Diagnostik	Therapie
Anaphylaxie	7	Minuten nach Ingestion Lippenschwellung, Laryngospasmus, Urtikaria, Erbrechen, Durchfall, Asthma, Schock	Anamnese (keine Provokation!)	Allergenelimination
Atemwege	25	Stunden nach Ingestion Giemen, Husten, Dyspnoe	Anamnese IgE-RAST Pricktest	Allergenelimination Hydrolysatnahrung
Haut	60	Tage, Wochen nach Ingestion Ekzem, Urtikaria	Anamnese IgE-RAST Pricktest Patch-Test	Allergenelimination Lokaltherapie
Gastrointestinaltrakt	55	Tage, Wochen nach Ingestion Durchfall, Erbrechen	Anamnese Ungestillte Säuglinge Fokale Zottenatrophie	Allergenelimination Elementarnahrung
		Tage, Wochen nach Ingestion blutig-schleimige Stühle	Anamnese	Allergenelimination Diät der Mutter Hydrolysatnahrung
		Tage, Wochen nach Ingestion gastroösophagealer Reflux	Anamnese Endoskopie	Allergenelimination Hydrolysatnahrung
		Selten: Ödeme, Durchfälle, intestinaler Eiweißverlust	Anamnese α_1-Antitrypsin im Stuhl Endoskopie: eosinophile Infiltrate	Allergenelimination Hydrolysatnahrung Steroide

Diagnostik: Ernährungsanamnese, Rektosigmoidoskopie und Histologie. Bei milderen Formen: **Provokationsversuch.**

- Die **detaillierte Ernährungsanamnese** ist entscheidend!
- Bei anaphylaktischen Reaktionen genügt die Anamnese, die Provokation verbietet sich.
- Bei nicht gestilltem Kind mit Gedeihstörung sollte eine Belastung mit Kuhmilch erst nach dem 1. Geburtstag erfolgen.
- Bei blutig-schleimigen Stühlen des voll gestillten Säuglings ist die entscheidende Frage, ob die Mutter etwas zu sich nimmt, das sonst nicht Bestandteil ihrer Ernährung ist (nicht nur Kuhmilch).
- Leukozytose und Eosinophilie sind häufig.
- IgE im Serum kann erhöht sein.
- RAST, Prick- und Patch-Tests sind oft nicht hilfreich.
- Die früher übliche Bestimmung von IgG-Antikörpern gegen Kuhmilch ist obsolet.
- Rektosigmoidoskopie inklusive Histologie zur Erkennung einer allergischen Proktolitis
- Bei milderen Formen kann unter klinischer Überwachung ein **Provokationsversuch** nach Auslassversuch unternommen werden. Das Wiederauftreten der Symptome sichert die Diagnose.

Therapie
Bei KMA sollte die kuhmilchhaltige Säuglingsnahrung durch **kuhmilchfreie** Hydrolysat- oder Elementarnahrungen ersetzt werden. Teilhydrolysate (sog. hypoallergene HA-Nahrungen) und Sojamilchnahrungen sind nicht indiziert. Kuhmilch wird im 1. Lebensjahr vollständig aus der Ernährung entfernt. Gegen Ende des 1. Halbjahres wird mit Zufütterung von Beikost (Kartoffel, Karotte, Reis usw.) begonnen. Im 2. Lebensjahr kann ein Expositionsversuch unternommen werden (in schweren Fällen unter klinischer Überwachung).

Therapie: Kuhmilchfreie Hydrolysat- oder Elementarnahrungen. Zufütterung von Beikost gegen Ende des 1. Halbjahres. Expositionsversuch im 2. LJ.

MERKE

> **MERKE** Teilhydrolysate (HA-Nahrungen) und Sojamilchnahrungen sind bei Kuhmilchallergie nicht indiziert.

Prognose
Die Kuhmilchelimination führt innerhalb weniger Tage zum Sistieren der Symptome. Eine Spontanremission ist bei 50 % der Kinder mit 1 Jahr, bei 75 % mit 2 Jahren und bei 90 % mit 3 Jahren zu beobachten. Bei Atopikern mit hohem IgE kommen in 50 % der Fälle zusätzliche Reaktionen auf weitere Nahrungs-

mittel und später auch auf Inhalationsallergene vor. Die Wiedereinführung von Kuhmilch sollte in schweren Fällen unter stationären Bedingungen erfolgen.

> **MERKE** Bei Kuhmilchallergie lässt die pathologische Reaktion nach dem 12.–18. Lebensmonat nach, sodass Kuhmilch dann in der Regel gut vertragen wird. Die Wiedereinführung von Kuhmilch sollte in schweren Fällen wegen der Gefahr des Schocks und der Dehydratation unter stationären Bedingungen erfolgen.

MERKE

> **LERNTIPP** Nahrungsmittelallergien treten auch häufig bei Hühnereiweiß, Fisch, Nüssen, Sellerie und Soja auf. Oft kommen Kreuzallergien vor.

LERNTIPP

14.6.8 Kurzdarmsyndrom

Definition
Die Malabsorption entsteht infolge primärer oder sekundärer Verkürzung des Dünndarms und führt zu Diarrhö und Dystrophie.

14.6.8 Kurzdarmsyndrom

Definition: Malabsorption durch Verkürzung des Dünndarms.

Ätiologie
Ein Kurzdarmsyndrom kann auf einer kongenitalen Verkürzung des Dünndarms beruhen oder sekundär nach einer Dünndarmresektion auftreten.

Ätiologie: Primär: Kongenitale Verkürzung. Sekundär: Dünndarmresektion.

Pathogenese
Die klinische Symptomatik ist davon abhängig, welche Darmanteile fehlen. Das Jejunum besitzt die größte resorptive Kapazität. Kohlenhydrate, Eisen, Folsäure und Vitamine werden vor allem im proximalen Jejunum, Fette und Aminosäuren eher in den mittleren Darmabschnitten, Gallensäuren und Vitamin B_{12} ausschließlich im terminalen Ileum resorbiert. Aufgrund der hohen Reservekapazität des Darms kann eine Reduktion des Restdarms auf 15–20 % der normalen Länge (60–90 cm) ohne wesentliche klinische Probleme toleriert werden.

Pathogenese: Klinische Symptomatik abhängig vom fehlenden Darmanteil. Proximales Jejunum: Kohlenhydrate, Eisen, Folsäure, Vitamine. Mittlere Darmabschnitte: Fette, AS. Terminales Ileum: Gallensäure, Vitamin B_{12}.

Klinik
Symptome treten in Abhängigkeit vom jeweils resezierten Darmabschnitt auf. Bei Ileumresektion besteht die Gefahr des Vitamin-B_{12}-Mangels. Es kann zu einer **Malabsorption** von Glukose, Aminosäuren und Fetten kommen. Infolge der schnelleren Nahrungspassage kommt es häufig zu wässrigen **Durchfällen**. Bei hochgradigem Kurzdarmsyndrom kann eine erhebliche **Dystrophie** mit Wachstumsverzögerung und sekundärer Entwicklungsverzögerung entstehen.

Klinik: Ileumresektion: Vitamin-B_{12}-Mangel. **Malabsorption** von Glukose, AS oder Fetten. **Durchfälle. Dystrophie** mit Wachstumsverzögerung bei hochgradigem Kurzdarmsyndrom.

Therapie
In schweren Fällen muss wegen der Gefahr o. g. Symptome eine **parenterale Ernährung** durchgeführt werden. Aufgrund der Bedeutung intraluminaler Nährstoffe sollten zusätzlich kleine Mengen oraler Nahrung gegeben werden. Eine enterale Dauerinfusion wird dabei besser vertragen als die Bolusfütterung. Proteinhydrolysate, komplexe Kohlenhydrate, mittelkettige Triglyzeride und spezielle Präparate, die Vitamine, Mineralstoffe und Spurenelemente enthalten, kommen zum Einsatz. Eine schrittweise Steigerung der oralen Nahrungszufuhr sollte stets versucht werden. Bei bakterieller Überwucherung des Darms wird eine regelmäßige antibiotische Therapie mit **Metronidazol** oder Humatin durchgeführt.

Therapie: Parenterale Ernährung. Schrittweise Steigerung der Nahrungszufuhr. Bei bakterieller Überwucherung des Darms: Metronidazol, Humatin.

> **MERKE** Schwere Symptome eines Kurzdarmsyndroms treten erst ab einem Verlust von mehr als 80 % des Dünndarms auf.

MERKE

14.7 Chronisch-habituelle Obstipation

14.7 Chronisch-habituelle Obstipation

Definition
Stuhlretention infolge unvollständiger Stuhlentleerung und/oder Defäkationsbeschwerden bei hartem Stuhl, die länger als 3 Monate persistieren.

Definition: Stuhlretention infolge unvollständiger Stuhlentleerung.

Epidemiologie
Es handelt sich um ein häufiges Symptom in der Pädiatrie. Die Häufigkeit wird auf 16 % bei 2-jährigen Kindern geschätzt. Eine sekundäre Enkopresis besteht bei 1 % aller Kinder im Einschulungsalter. Jungen sind dreimal häufiger betroffen als Mädchen.

Ätiologie
Die chronische Obstipation entwickelt sich meist als Folge einer inadäquat behandelten Verstopfungsepisode, die in der Regel durch exogene Störfaktoren ausgelöst wurde (Änderung von Tagesrhythmus oder

Ätiologie: Folge einer inadäquat behandelten Verstopfungsepisode, die durch exogene Störfaktoren verursacht wurde.

Aus Studentensicht

Pathogenese: Schmerzvolle Defäkation → Vermeidung der Defäkation → Einhärten großvolumiger Stuhlballen → bei Abgang: schmerzhafte Schleimhauteinrisse. Stuhlfüllung↑ → Defäkationsdrang↓ → sekundäre Enddarmdilatation → Überlaufenkopresis.

MERKE

Klinik: Rezidivierende **Bauchschmerzen,** Blähungen, **Inappetenz, Defäkationsschmerzen.** Blutauflagerungen auf dem Stuhl. Abstände der Stuhlentleerungen bis zu 10 Tage.

Checkliste: Differenzialdiagnose Obstipation

CHECKLISTE

Therapie: Allgemeinmaßnahmen: Ernährungsumstellung auf ballaststoffreiche Kost und ausreichende Flüssigkeitszufuhr, Toilettentraining. Stuhlimpaktion: Darmsäuberung mit **Sorbitklysmen,** hoch dosierte orale Makrogolgabe. Folgetherapie: **Polyethylenglykol.**

14.8 Maldigestion im Rahmen der Mukoviszidose

14 GASTROENTEROLOGIE

Umgebung, anale Läsionen mit Defäkationsschmerz, alimentär, primär psychisch, medikamentös). Schwere Allgemeinerkrankungen des Kolons sind selten die Ursache.

Pathogenese
Die Obstipation beginnt meist mit einer schmerzvollen Defäkation. Diese wird durch Rückhaltemanöver vermieden, wodurch es zum weiteren Einhärten z. T. großvolumiger Stuhlballen kommt, die bei Abgang zu schmerzhaften Schleimhauteinrissen führen. Damit entsteht ein **Circulus vitiosus.** Mit zunehmender Stuhlfüllung von Rektum und Sigma verliert sich der Defäkationsdrang und es kommt zu einer sekundären Dilatation des Enddarms. In schweren Fällen entwickelt sich eine Überlaufenkopresis.

> **MERKE** Die chronisch-habituelle Obstipation beginnt meist mit einer schmerzvollen Defäkation, die in einen **Circulus vitiosus** mündet.

Klinik
Rezidivierende **Bauchschmerzen,** Blähungen, **Inappetenz** und **Defäkationsschmerzen** sind die Symptome der chronisch-habituellen Obstipation. Blutauflagerungen auf dem Stuhl weisen auf Schleimhauteinrisse hin. Die Abstände zwischen einzelnen Stuhlentleerungen betragen häufig bis zu 10 Tagen. Bei lang andauernder Stuhlretention besteht Stuhlschmieren. Eine Enuresis findet sich bei einem Drittel der chronisch obstipierten Kinder nach dem 4. Lebensjahr.

Diagnostik
Bei genauer Anamnese und körperlicher einschließlich rektaler Untersuchung sind invasive diagnostische Maßnahmen zunächst nicht erforderlich.

Checkliste: Differenzialdiagnose Obstipation.

Erkrankungen des Gastrointestinaltraktes	Neuromuskuläre Erkrankungen
Chronisch-habituelle Obstipation	Aplasie der abdominellen Muskulatur
Morbus Hirschsprung	Myotone Dystrophie
Juveniler Dickdarmpolyp	Zerebralparese
Analstenose, Analstriktur	Myasthenia gravis
Chronische intestinale Pseudoobstruktion (CIPO)	Multiple Sklerose
Rektaler Abszess, Fissur, Fistel	
Metabolische Störungen	**Medikamente**
Dehydratation	Narkotika
Hypothyreose	Antidepressiva
Hypokaliämie	Chlorpromazin
Renal-tubuläre Azidose	Eisensubstitution
Zystische Fibrose	Morphinderivate

Therapie
Ziel der Behandlung ist ein normales Stuhlverhalten mit möglichst täglichem Absetzen eines weichen Stuhls ohne Defäkationsschmerz und ohne Kotschmieren bei völliger Beschwerdefreiheit.
Allgemeinmaßnahmen sind die Ernährungsumstellung auf ballaststoffreiche Kost bei ausreichender Flüssigkeitszufuhr sowie ein regelmäßiges Toilettentraining.
Bei bestehender Stuhlimpaktion sollte der Darm zunächst mit **Sorbitklysmen** gesäubert werden. Dies muss über mehrere Tage geschehen. Eine Durchführung in Sedierung ist bei erheblicher Abwehr des Kindes zur Verhinderung einer weiteren Traumatisierung zu erwägen. Alternativ kann die hoch dosierte orale Gabe von Makrogol erfolgen. Fissuren und Rhagaden werden mit Salben behandelt.
Im Anschluss daran werden Substanzen verabreicht, die den Stuhl weich halten, z. B. **Polyethylenglykol** 0,8 g/kg KG in 2 ED. Die Dosis muss individuell angepasst werden.

Prognose
Je früher mit der Therapie begonnen wird, desto günstiger ist die Prognose.

14.8 Maldigestion im Rahmen der Mukoviszidose

Siehe hierzu ➤ Kap. 13.6.1.

14.9 Erkrankungen der Leber und des biliären Systems

Erkrankungen der Leber und des Gallensystems kommen in der Pädiatrie häufig vor und sind entweder angeboren oder erworben. Im klinischen Alltag ist es daher wichtig, die klinischen Leitsymptome von Lebererkrankungen und die wichtigsten diagnostischen Maßnahmen zur Abklärung dieser Erkrankungen zu kennen.

Wichtige Symptome bei Lebererkrankungen
- Hepatomegalie
- Splenomegalie
- Ikterus
- Hämorrhagische Diathese
- Portale Hypertonie, Umgehungskreisläufe (periumbilikal, ösophageal, rektal)
- Enzephalopathie
- Palmarerythem
- Teleangiektasien im Gesicht
- Xanthome
- Hepatorenales Syndrom
- Endokrinologische Störungen

Wichtige diagnostische Maßnahmen bei Lebererkrankungen
- **Leberzellintegrität:** Aktivitäten der SGOT, SGPT, GLDH im Serum
- **Lebersyntheseleistung:** Albumin, Cholinesterase, Gerinnungsfaktoren, Transferrin, Coeruloplasmin, Haptoglobin im Serum
- **Biliäre Exkretion:** Aktivitäten der alkalischen Phosphatase, γ-GT, LAP, 5-Nukleotidase im Serum; Bilirubin, Cholesterin, Triglyzeride, Lipoprotein X, Gallensäuren im Serum
- **Immunologie:** Immunglobuline, HLA-B8, ANA, AMA, SMA, ANCA, LKN, SLA
- **Serologie:** Hepatitis A, B, C, D, *HSV, CMV, EBV,* Toxoplasmose, *Coxsackie,* Listeriose
- **Andere Laboruntersuchungen:** Serumferritin, Kupferausscheidung im Urin, $α_1$-Antitrypsin, $α_1$-Fetoprotein und Aminosäuren im Serum, Schweißtest
- **Bildgebende Verfahren:** Sonografie, Röntgen-Abdomen, CT, MRT, Radionuklidszintigrafie, Cholangiografie, Angiografie
- **Leberbiopsie:** Histologie, Immunhistochemie, Elektronenmikroskopie, Enzymologie

14.9.1 Unkonjugierte Hyperbilirubinämien

Checkliste: Differenzialdiagnose der unkonjugierten Hyperbilirubinämie im Kindesalter.

Vermehrte Produktion	• Physiologischer Neugeborenenikterus • Hämolytische Erkrankungen • Medikamente
Transportstörung zur Leberzelle	• Hypalbuminämie • Medikamente
Gestörte Aufnahme in die Leberzelle	• Physiologischer Neugeborenenikterus • Morbus Gilbert-Meulengracht
Transportstörung in die Leberzelle	• Physiologischer Neugeborenenikterus • Medikamente
Konjugationsstörung	• Physiologischer Neugeborenenikterus • Muttermilchikterus • Morbus Gilbert-Meulengracht • Crigler-Najjar-Syndrom I und II • Medikamente
Vermehrte enterale Rückresorption	• Physiologischer Neugeborenenikterus • Verzögerte Darmpassage • Untere intestinale Obstruktion

14.9.1.1 Crigler-Najjar-Syndrom Typ I
Definition
Es handelt sich um einen autosomal-rezessiv vererbten kompletten Defekt der Bilirubin-Uridin-Diphosphat-Glucuronyl-Transferase in Hepatozyten. Er führt zu schwerster, therapeutisch kaum beeinflussbarer indirekter Hyperbilirubinämie mit der frühzeitigen Komplikation des Kernikterus.

Ätiologie
Das vollständige Fehlen der Bilirubin-Uridin-Diphosphat-Glucuronyl-Transferase (UDPG-Transferase) in Hepatozyten führt zu einer Konjugationsstörung. Das Bilirubin kann nicht renal ausgeschieden werden, da es nicht konjugiert wird.

14 GASTROENTEROLOGIE

Klinik
Ein **Ikterus** mit einem raschen Anstieg des unkonjugierten Bilirubins auf 20–50 mg/dl tritt innerhalb der ersten Lebensstunden auf. Die Gallenflüssigkeit ist farblos, der Stuhl braun (Übertritt von unkonjugiertem Bilirubin über die Darmmukosa). Der Urin ist hell, und es lässt sich kein Bilirubin nachweisen. Ohne Therapie kommt es frühzeitig zu einem **Kernikterus.**

Diagnostik
- **Leberfunktionstests** unauffällig
- **Leberhistologie** unauffällig
- **UDPG-Transferase-Aktivität** in Lebergewebe fehlend

Therapie
Initial stehen eine intensive **Phototherapie** sowie **Austauschtransfusionen** im Mittelpunkt. Später wird eine intermittierende Phototherapie mit einer oralen Kalziumgabe (Kalziumphosphat bindet Bilirubin) kombiniert. Phenobarbital ist bei Typ I unwirksam. Die einzige Heilungschance besteht in der Durchführung einer **Lebertransplantation.**

Prognose
Die Mortalität im 1. Lebensjahr ist hoch, die Morbiditätsrate durch das frühe Auftreten eines Kernikterus ebenfalls.

14.9.1.2 Crigler-Najjar-Syndrom Typ II
Definition
Der autosomal-rezessiv vererbte partielle Defekt der UDPG-Transferase in Hepatozyten führt zu einer weniger ausgeprägten indirekten Hyperbilirubinämie und ist durch Phenobarbital gut beeinflussbar.

Ätiologie
Es handelt sich um einen partiellen Defekt der UDPG-Transferase in Hepatozyten.

Klinik
Der **Ikterus** mit indirekter Hyperbilirubinämie ist weniger ausgeprägt als bei Typ I. Die Gallenflüssigkeit und der Urin sind gefärbt, konjugiertes Bilirubin ist nachweisbar.

Diagnostik
- **Leberfunktionstests** unauffällig
- **Leberhistologie** unauffällig
- **UDPG-Transferase-Aktivität** in Lebergewebe vermindert

Therapie
Bei Typ II ist eine Enzyminduktion mit Phenobarbital erfolgreich.

14.9.1.3 Gilbert-Meulengracht-Syndrom
Definition
Es handelt sich um eine gutartige, autosomal-rezessiv vererbte unkonjugierte Hyperbilirubinämie, die durch intermittierende Ikterusschübe gekennzeichnet ist.

Epidemiologie
Bis zu 10 % der Bevölkerung sind vom Gilbert-Meulengracht-Syndrom betroffen.

Ätiologie
Bei den Patienten ist die Aktivität der UDPG-Transferase auf 10–30 % der Norm reduziert. Daraus resultiert ein Defekt der Bilirubinaufnahme und des Bilirubintransports auf hepatozellulärer Ebene.

Klinik
Häufig fehlt ein sichtbarer Ikterus. Die Auslösung ikterischer Schübe erfolgt durch Infekte, physische und psychische Belastungen und Fasten. Begleitend kommt es zu Anorexie, Müdigkeit, Krankheitsgefühl, Bauchschmerzen und Diarrhö. Der Stuhl ist gefärbt, der Urin hell.

Diagnostik
- **Unkonjugiertes Bilirubin** im Serum um 5 mg/dl
- **Leberfunktionstests** unauffällig
- **Leberhistologie** normal
- Verstärkung des Ikterus durch **Niacinsäure**

Therapie
Bei ausgeprägten Schüben ist eine Enzyminduktion mit Phenobarbital hilfreich.

> **MERKE** Beim Gilbert-Meulengracht-Syndrom ist die UDPG-Transferase-Aktivität auf 10–30 % der Norm vermindert. Dies führt in besonderen Belastungssituationen zu rezidivierenden ikterischen Schüben.

14.9.2 Konjugierte Hyperbilirubinämien

14.9.2.1 Dubin-Johnson-Syndrom

Definition
Die autosomal-rezessiv vererbte direkte Hyperbilirubinämie mit guter Prognose wird durch Störung der Sekretion des konjugierten Bilirubins in die Galle verursacht.

Ätiologie
Es handelt sich um eine hepatozelluläre Störung der Sekretion des konjugierten Bilirubins in die Galle.

Klinik
Der Beginn der Erkrankung ist in jedem Alter möglich. Die Diagnosestellung erfolgt in der Regel um das 10. Lebensjahr. Es besteht eine fluktuierende Hyperbilirubinämie um 2–8 mg/dl, wobei der konjugierte Anteil 30–80 % beträgt. Die subjektiven Beschwerden sind im Intervall häufig uncharakteristisch. Im akuten Schub treten Fieber, Übelkeit, Erbrechen, Bauchschmerzen, dunkler Urin, Stuhlentfärbung und eine Hepatomegalie auf.

Diagnostik
- **Direkte Hyperbilirubinämie**
- Ausscheidung **gallegängiger Farbstoffe** (Bromsulfalein) pathologisch – auf den Test wird heutzutage meist verzichtet.
- **Cholezystografie** negativ
- **Leberhistologie:** Lysosomale Anhäufung von braunem bis schwarzem Pigment

Checkliste: Differenzialdiagnose der konjugierten Hyperbilirubinämien im Kindesalter.

Familiäre konjugierte Hyperbilirubinämien	• Dubin-Johnson-Syndrom • Rotor-Syndrom
Hepatozelluläre Schädigung	• Infektion, z. B. neonatale Hepatitis • Toxische Faktoren • Metabolische Erkrankungen
Obstruktion der Gallenwege	• Erkrankungen der extrahepatischen Gallenwege • Erkrankungen der intrahepatischen Gallenwege • Cholestasesyndrome

Therapie
Bis auf symptomatische Maßnahmen in der akuten Krise wird keine Therapie durchgeführt. Die Prognose ist gut.

14.9.2.2 Rotor-Syndrom

Definition
Seltene autosomal-rezessiv vererbte direkte Hyperbilirubinämie durch Störung der Exkretion des konjugierten Bilirubins in die Galle, die durch fehlende Bauchschmerzen, positive Cholezystografie und fehlende lysosomale Pigmentablagerung vom Dubin-Johnson-Syndrom abgrenzbar ist.

Ätiologie
Störung der Exkretion des konjugierten Bilirubins in die Galle. Der Defekt ist nicht mit dem beim Dubin-Johnson-Syndrom identisch.

Klinik
Die klinischen Symptome entsprechen bis auf das Fehlen von Bauchschmerzen denen des Dubin-Johnson-Syndroms.

Diagnostik
- Ausscheidung **gallegängiger Farbstoffe** (Bromsulfalein) pathologisch
- **Cholezystografie** positiv
- **Leberhistologie:** Keine lysosomale Pigmentablagerung in den Leberzellen

Aus Studentensicht

14.9.3 Cholestase

Checkliste: Differenzialdiagnose wichtiger cholestatischer Erkrankungen im Kindesalter

CHECKLISTE

14.9.3.1 Neonatale Hepatitis (Riesenzellhepatitis)

Definition: In den ersten 3 Lebensmonaten auftretende cholestatische Lebererkrankung.

Ätiologie: Riesenzellhepatitis: Alterstypische Reaktion. Idiopathisch (50 %). **Infektiöse Form:** Bakteriell, viral. Übertragung: Diaplazentar, sub partu, postnatal. **Nichtinfektiöse Form** durch Stoffwechselerkrankungen oder toxische Faktoren.

Klinik: Neonatale Cholestase mit Ikterus, Stuhlentfärbung, dunklem Urin, Hepatosplenomegalie. Protrahierte Cholestase: Pruritus, Gedeihstörung, Vitaminmangelzustände.

Diagnostik
- Konjugierte Hyperbilirubinämie
- **Labor:** Aktivitäten ↑ der Aminotransferasen, Cholestaseenzyme ↑, Cholesterin ↑, Gallensäuren ↑, Blutgerinnungsstörung
- **Mikrobiologie:** Erreger- und Antikörpernachweis

---

14 GASTROENTEROLOGIE

Therapie
Bis auf symptomatische Maßnahmen in der akuten Krise wird keine Therapie durchgeführt. Die Prognose ist gut.

14.9.3 Cholestase

Checkliste: Differenzialdiagnose wichtiger cholestatischer Erkrankungen im Kindesalter.

Intrahepatische Cholestasen	Extrahepatische Cholestasen
Klassische Erkrankung mit intrahepatischer Cholestase	**Klassische Erkrankung mit extrahepatischer Cholestase**
Neonatale Hepatitis	Extrahepatische Gallengangsatresie
Stoffwechselerkrankungen	**Andere Erkrankungen**
Galaktosämie	Gallengangsruptur
Hereditäre Fruktoseintoleranz	Choledochusstenose
Tyrosinämie Typ 1	Pankreatikobiliäre Gangananomalien
α₁-Antitrypsin-Mangel	Kompression von außen
Zystische Fibrose	Biliary-Sludge-Syndrom
Morbus Niemann-Pick Typ C	Choledochuszyste
Zellweger-Syndrom	Cholelithiasis
Neonatale Hämochromatose	
Depletion der mitochondrialen DNA der Leber	
Intrahepatische Gallengangshypoplasie	
Syndromatische Form: Alagille-Syndrom	
Nichtsyndromatische Form	
Toxisch	
Parenterale Ernährung	
Medikamente	
Asphyxie und Schock	

14.9.3.1 Neonatale Hepatitis (Riesenzellhepatitis)

Definition
Die cholestatische Lebererkrankung tritt in den ersten 3 Lebensmonaten auf. Sie kann durch infektiöse und nichtinfektiöse Prozesse verursacht werden, zeichnet sich durch ein charakteristisches histologisches Bild aus und ist ohne Lebertransplantation mit einer schlechten Prognose assoziiert.

Epidemiologie
Die Häufigkeit beträgt 1:10.000 Lebendgeburten.

Ätiologie
Es handelt sich nicht um ein einheitliches Krankheitsbild. Die Beschreibung einer **Riesenzellhepatitis** muss eher auf die Reaktionsweise des Hepatozyten in dieser Altersgruppe als auf eine einheitliche Ursache bezogen werden.
In 50 % der Fälle bleibt die Ursache ungeklärt (**idiopathische Form**). Die **infektiöse Form** kann durch Viren (z. B. *HBV, HCV, CMV,* Röteln, *HSV, EBV, Parvo B19*), durch Bakterien (z. B. *E. coli,* B-Streptokokken, *S. aureus,* Listerien, *Treponema pallidum*) oder Protozoen (Toxoplasmen) ausgelöst werden. Die Übertragung erfolgt diaplazentar, sub partu oder postnatal. Die **nichtinfektiöse Form** wird durch Stoffwechselerkrankungen oder toxische Faktoren verursacht.

Klinik
Kardinalsymptom ist die **neonatale Cholestase** mit Ikterus, Stuhlentfärbung, dunklem Urin und Hepatosplenomegalie. Bei protrahierter Cholestase kommt es zu Pruritus, Gedeihstörung, hepatischer Osteopathie und Vitaminmangelzuständen.

Diagnostik
- Konjugierte Hyperbilirubinämie
- Variable Erhöhung der Aktivitäten der Aminotransferasen im Serum
- Cholestaseenzyme (alkalische Phosphatase, γ-GT, LAP) im Serum erhöht
- Cholesterin und Gallensäuren im Serum erhöht
- Blutgerinnungsstörung
- **Mikrobiologie:** Erregernachweis, Antikörpernachweis

- **Histologie:** Intrahepatische Gallengangshypoplasie, gestörte Läppchenarchitektur, Leberzellnekrosen, Riesenzellen, hepatozelluläre und kanalikuläre Cholestase, portale entzündliche Infiltration, geringe portale Fibrose

Verlauf
Die meisten Patienten zeigen eine charakteristische intrahepatische Gallengangshypoplasie mit einem rasch progredienten Verlauf zur biliären Zirrhose.

Therapie
Eine gezielte Therapie ist nur bei bakterieller Infektion möglich. **Phenobarbital** und **Ursodesoxycholsäure** werden zur Verbesserung der Cholestase eingesetzt. **Colestyramin** verhindert die Gallensäurenrückresorption im Darm. Wegen der gestörten Fettverdauung ist die Verabreichung mittelkettiger Triglyzeride (**MCT**) indiziert. Eine Vitamin-, Elektrolyt- und Spurenelementsubstitution ist wichtig. Bei progressivem Verlauf sollte eine **Lebertransplantation** angestrebt werden.

> **MERKE** Bei der neonatalen Hepatitis handelt es sich nicht um eine einheitliche Erkrankung. Die Beschreibung einer **Riesenzellhepatitis** muss eher auf die Reaktionsweise des Hepatozyten in dieser Altersgruppe als auf eine einheitliche Ursache bezogen werden.

14.9.3.2 α$_1$-Antitrypsin-Mangel
Definition
Häufigste Ursache genetisch bedingter Lebererkrankungen im Kindesalter durch Defekt des Proteaseinhibitors α$_1$-Antitrypsin, wodurch es zu einer cholestatischen Lebererkrankung sowie zu einem Lungenemphysem kommen kann. Synonym: α$_1$-Proteaseinhibitor-Krankheit.

Epidemiologie
Träger des homozygoten PiZZ-Phänotyps kommen mit einer Häufigkeit von etwa 1 : 1.500 vor. Wesentlich häufiger sind heterozygote Phänotypen wie PiMS und PiMZ.

> **MERKE** Der α$_1$-Antitrypsin-Mangel ist die häufigste genetisch bedingte Lebererkrankung im Kindesalter.

Einteilung
Die verschiedenen Allelprodukte (Proteaseinhibitorphänotypen) werden nach ihren elektrophoretischen Wanderungseigenschaften bezeichnet.
- **PiMM-Phänotyp:** Häufigster Typ, normale α$_1$-Antitrypsin-Konzentration (150–350 mg/dl)
- **PiZZ-Phänotyp:** Niedrigste α$_1$-Antitrypsin-Konzentration (< 80 mg/dl)
- **PiSS- PiPP-, PiSZ-, PiMS-Phänotyp:** Mittlere α$_1$-Antitrypsin-Konzentration (100–200 mg/dl)

Ätiologie
Die Erkrankung entsteht durch die Vererbung zweier abnormer Pi-Allele des α$_1$-Antitrypsin-Moleküls. Die klinisch wichtigste Mutation führt zum Proteaseinhibitorphänotyp PiZZ, der mit der Lungen-(Emphysem) und Lebererkrankung (Zirrhose, Hepatom) assoziiert ist.

Pathogenese
α$_1$-Antitrypsin ist ein Inhibitor verschiedener Proteasen. Beim Defekt von α$_1$-Antitrypsin entsteht die Lungenerkrankung durch eine weitgehend ungehinderte **proteolytische Wirkung** der neutrophilen Elastase auf das epitheliale Gewebe der Lunge. Zigarettenkonsum und Luftverschmutzung verursachen bereits in der 3. Lebensdekade eine chronisch-destruktive Lungenerkrankung.
Die Pathogenese der Leberzellschädigung wird im Kindesalter über eine Akkumulation von α$_1$-AT-Proteinaggregaten im endoplasmatischen Retikulum der Leberzellen erklärt.

Klinik
Bereits im Neugeborenenalter kann ein **cholestatisches Krankheitsbild** mit Ikterus, acholischen Stühlen, Hepatosplenomegalie und Juckreiz auftreten. In 10 % der Fälle kommt es sehr früh zu einer schweren Lebererkrankung mit beeinträchtigter Syntheseleistung, Aszites, Blutungen und Dystrophie. Bei der Mehrheit der Patienten verläuft die Lebererkrankung jedoch gutartig, und 80 % der Kinder zeigen im Adoleszentenalter nur noch geringe leberbezogene Auffälligkeiten.
Die **Lungenerkrankung** steht im Kindes- und Jugendalter im Hintergrund. Insbesondere, wenn nicht geraucht wird, ist eine ernste pulmonale Erkrankung bei PiZZ-Patienten in den ersten 2 Lebensdekaden unwahrscheinlich.

14 GASTROENTEROLOGIE

Aus Studentensicht

Diagnostik: Serumeiweißelektrophorese: α-Fraktion ↓. α₁-Antitrypsin ↓ i. S. Pi-Phänotypisierung i. S. **Leberhistologie:** PAS-positive Ablagerung im endoplasmatischen Retikulum.

Therapie: Chronische Lungenerkrankung: Intravenöse oder bronchiale Substitution von rekombinant hergestelltem α₁-Antitrypsin. Lebertransplantation.

MERKE

14.9.3.3 Intrahepatische Gallengangshypoplasie
Definition: Syndromatische Form: Autosomal-dominant vererbte Erkrankung mit Hypoplasie der interlobulären portalen Gallengänge und Gesichtsdysmorphie, Skelettfehlbildungen (**Alagille-Syndrom**). Nichtsyndromatische Form: Keine assoziierten Fehlbildungen.

Ätiologie: Alagille-Syndrom: Differenzierungsstörung durch „Jagged-1"-Proteindefekt.

Klinik: Postnatal: **Chronische Cholestase**. Ab 3.–4. Lebensmonat: **Juckreiz**. Gallengangshypoplasie → **Hypercholesterinämie** → Xanthomen (im 2.–3. LJ). Chronische **Malabsorption**. **Extrahepatische Manifestationen:** Gesichtsdysmorphie, Skelettanomalien, Embryotoxon, Herzvitien, Kleinwuchs.

Diagnostik
- **Labor:** Hypercholesterinämie, Lipoprotein X ↑, Gallensäuren ↑
- **Leberhistologie:** Intrahepatische Gallengangshypoplasie

Therapie: Symptomatische Therapie der chronischen Cholestase. Lebertransplantation.

Diagnostik
- **Serumeiweißelektrophorese:** α-Fraktion vermindert
- **α₁-Antitrypsin quantitativ** im Serum erniedrigt
- **Pi-Phänotypisierung** im Serum mittels isoelektrischer Fokussierung
- **Histologie** der Leber: PAS-positive Ablagerungen im endoplasmatischen Retikulum der Leberzellen
- **DNA-Analyse**

Therapie
Eine frühzeitige Sensibilisierung der Risikopatienten bezüglich der destruktiven Wirkung von Zigarettenrauch ist von hohem präventiven Nutzen.
Bei erwachsenen Patienten mit chronischer Lungenerkrankung wird eine intravenöse oder bronchiale Substitution mit rekombinant hergestelltem α₁-**Antitrypsin** durchgeführt. Eine spezifische Behandlung der Lebererkrankung ist nicht bekannt. In fulminanten Fällen muss eine **Lebertransplantation** durchgeführt werden.

> **MERKE** Der α₁-Antitrypsin-Mangel führt zu neonataler Cholestase und in der 3. Lebensdekade zu einem progressiven Lungenemphysem.

14.9.3.3 Intrahepatische Gallengangshypoplasie

Definition
Bei der syndromatischen Form handelt es sich um eine autosomal-dominant vererbte Erkrankung, die mit einer Hypoplasie der interlobulären portalen Gallengänge sowie mit Gesichtsdysmorphie, Skelettfehlbildungen, Augenfehlbildungen und Herzfehlern einhergeht (**Alagille-Syndrom**). Bei der nichtsyndromatischen Form bestehen hingegen keine assoziierten Fehlbildungen.

Epidemiologie
Die Häufigkeit der intrahepatischen Gallengangshypoplasie beträgt 1 : 20.000.

Einteilung
- **Syndromatische Form** mit assoziierten Fehlbildungen (**Alagille-Syndrom**)
- **Nichtsyndromatische Form** ohne assoziierte Fehlbildungen

Ätiologie
Beim Alagille-Syndrom handelt sich um eine Differenzierungsstörung durch Defekt des „Jagged-1"-Proteins, das ein Zelloberflächenligand für ein transmembranöses Rezeptorprotein, NOTCH1, ist. Bei einigen Patienten konnte eine Mutation im *NOTCH2*-Gen nachgewiesen werden.

Klinik
Postnatal kommt es zu einer **chronischen Cholestase**. Der Ikterus bessert sich meist in den ersten Lebensmonaten. Ab dem 3.–4. Lebensmonat beginnt ein quälender **Juckreiz**. Bei ausgeprägter Gallengangshypoplasie resultiert eine schwere **Hypercholesterinämie**, die ab dem 2.–3. Lebensjahr zu Xanthomen führen kann. Die chronische **Malabsorption** erklärt u. a. den Vitamin-K-Mangel, überraschend häufig (14 %) treten **intrakranielle Blutungen** auf. Die Cholestase bessert sich bei den meisten Patienten nach der Pubertät.
Extrahepatische Manifestationen sind eine Gesichtsdysmorphie, Skelettanomalien (Schmetterlingswirbel), das Embryotoxon (Anomalie der vorderen Augenkammer), Herzvitien (am häufigsten periphere Pulmonalstenosen) sowie ein Kleinwuchs bei normaler Wachstumshormonsekretion.

Diagnostik
- Charakteristische Kombination von verschiedenen Organmanifestationen
- **Hypercholesterinämie,** Lipoprotein X erhöht
- **Gallensäurenkonzentrationen** im Serum erhöht
- **Leberhistologie:** Intrahepatische Gallengangshypoplasie

Therapie
Die symptomatische Therapie der chronischen Cholestase steht im Vordergrund. Die Indikation zur Lebertransplantation ist schwierig zu stellen. Bei unstillbarem Juckreiz, schwerer Hypercholesterinämie und ausgedehnten Xanthomen kann sie auch bei noch guter Leberfunktion erwogen werden.

Ätiologie
Genetische Faktoren, immunologische Prozesse und Infektionen des Gallengangsystems werden diskutiert.

Prognose

Die Prognose ist bezüglich der Lebererkrankung weitaus günstiger als bezüglich der kardiologischen Situation. Es versterben deutlich mehr Kinder an der pulmonalen Hypertonie durch die peripheren Pulmonalstenosen als durch die Lebererkrankung.

14.9.3.4 Extrahepatische Gallengangsatresie

Definition

Häufigste Ursache einer neonatalen Cholestase durch progrediente fibröse Obliteration der extrahepatischen Gallengänge mit partieller oder kompletter Atresie des extrahepatischen Gallengangsystems.

Epidemiologie

Die Häufigkeit beträgt 1:15.000, Mädchen sind etwas häufiger betroffen als Jungen. In 10 % der Fälle bestehen zusätzliche Fehlbildungen (Polysplenie, Malrotation, bilobäre rechte Lunge).

> **MERKE** Die extrahepatische Gallengangsatresie ist die häufigste Ursache einer neonatalen Cholestase.

Pathologie

Es handelt sich um eine partielle, segmentale oder komplette (80 %) Gallengangsatresie. Die extrahepatischen Gallengänge fehlen oder sind bindegewebig ersetzt. Der Ductus cysticus oder die Gallenblase kann ebenfalls betroffen sein, eine Assoziation mit einer intrahepatischen Gallengangshypoplasie kommt vor.

Klinik

Kinder mit Gallengangsatresie werden meist zum Termin geboren und haben ein normales Geburtsgewicht. In der 2. bis 3. Lebenswoche entwickeln die Patienten einen zunehmenden **Ikterus** mit einer **direkten Hyperbilirubinämie,** bierbraunem Urin und wechselnd gefärbten und entfärbten Stühlen (> Abb. 14.12). Die Leber ist vergrößert und von derber Konsistenz, später kommt eine Splenomegalie hinzu. Der chronische **Juckreiz** tritt nach dem 4. Lebensmonat auf. Zu diesem Zeitpunkt manifestiert sich auch die ersten Anzeichen eines chronischen **Leberversagens**. Die Patienten weisen in der Regel eine schwere **Gedeihstörung** auf. Unbehandelt kommt es regelmäßig zur Entstehung einer **biliären Zirrhose**. Die Patienten versterben vor dem Ende des 2. Lebensjahres an terminalem Leberversagen.

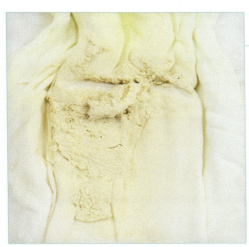

Abb. 14.12 Windel mit acholischem Stuhl bei Gallengangsatresie. [O530]

Diagnostik

- Progrediente **konjugierte Hyperbilirubinämie**
- **Cholestase:** Aktivitäten der alkalischen Phosphatase, γ-GT, LAP im Serum erhöht
- Gallensäurenkonzentrationen im Serum stark erhöht
- Hypercholesterinämie, Lipoprotein X im Serum erhöht
- Aktivitäten der Aminotransferasen im Serum zunächst nur wenig erhöht
- Konzentrationen fettlöslicher Vitamine im Serum erniedrigt
- **Sonografie:** Gallenblase vorhanden?
- **Leberfunktionsszintigrafie mit** ^{99m}Tc: Radionuklid wird gut in die Leber aufgenommen, dann aber nicht über das Gallenwegsystem in das Duodenum ausgeschieden und nur langsam renal eliminiert (Hepatobidatest).
- **Laparotomie** zur direkten Visualisierung des extrahepatischen Gallengangsystems, Durchführung einer **intraoperativen Cholangiografie** und einer **offenen Leberbiopsie** zur histologischen Beurteilung der intrahepatischen Gallengänge.

Aus Studentensicht

14.9.3.4 Extrahepatische Gallengangsatresie

Definition: Progrediente fibröse Obliteration der extrahepatischen Gallengänge mit partieller oder kompletter Atresie des extrahepatischen Gallengangsystems.

MERKE

Pathologie: Partielle, segmentale oder komplette (80 %) Gallengangsatresie. Fehlende oder bindegewebige, extrahepatische Gallengänge.

Klinik: 2.–3. Lebenswoche: **Ikterus** mit einer **direkten Hyperbilirubinämie,** bierbraunem Urin, wechselnd gefärbten und entfärbten Stühlen. Leber vergrößert, von derber Konsistenz. Nach 4. Lebensmonat: **Juckreiz,** chronisches **Leberversagen.** Gedeihstörung. Unbehandelt→ **biliäre Zirrhose.**

ABB. 14.12

Diagnostik
- **Labor:** Progrediente konjugierte Hyperbilirubinämie, Cholestase: Alkalische Phosphatase↑, γ-GT↑, LAP↑, Gallensäuren↑, Hypercholesterinämie, Lipoprotein X↑, fettlösliche Vitamine↓.
- **Sonografie:** Gallenblase vorhanden?
- Leberfunktionsszintigrafie mit ^{99m}Tc.
- **Laparotomie:** Visualisierung des extrahepatischen Gallengangsystems, intraoperative Cholangiografie, offene Leberbiopsie.

14 GASTROENTEROLOGIE

> **MERKE** Bei der Kombination aus konjugierter Hyperbilirubinämie, erhöhter γ-GT und Nachweis von Lipoprotein X im Säuglingsalter handelt es sich bis zum Beweis des Gegenteils um eine Gallengangsatresie!

Therapie
Operation nach Kasai (Hepatoportoenterostomie): Dabei erfolgen die Resektion des atretischen Abschnitts und die Anastomosierung einer Y-förmig ausgestalteten Jejunumschlinge mit der eröffneten Leberpforte zur Drainage der Gallenflüssigkeit. Sie ist nur indiziert, falls noch keine Zirrhose vorliegt, und lediglich in den ersten beiden Lebensmonaten erfolgreich.

Die Alternative zur Operation ist eine **Lebertransplantation.** Sie ist indiziert bei Aszitesbildung, progredientem Bilirubinanstieg, therapieresistenter pathologischer Gerinnung und einer Aktivität der Cholinesterase < 200 U/l im Serum.

Prognose
Ohne operative Korrektur ist die Prognose infaust. Bei operativer Korrektur vor dem 2. Lebensmonat beträgt die Langzeitüberlebensrate 73 %, bei Korrektur nach dem 2. Lebensmonat nur 20 %. Bei rechtzeitiger Lebertransplantation liegen die Überlebensraten bei 80–90 %.

> **MERKE** Die Therapie der extrahepatischen Gallengangsatresie beinhaltet entweder eine Hepatoportoenterostomie nach Kasai oder die Lebertransplantation. Beide Eingriffe müssen frühzeitig durchgeführt werden.

> **FALL A:** Oskar, ein 4 Wochen alter Säugling, wird beim Kinderarzt vorgestellt, weil er immer noch eine deutliche Gelbfärbung der Haut und nun auch eine zunehmende Gelbfärbung der Skleren zeigt. Die Stühle werden unter Muttermilchernährung zunehmend heller. Oskar trinkt sehr gut, nimmt jedoch nur sehr langsam an Gewicht zu. Der Kinderarzt überweist ihn zur weiteren Abklärung in die Kinderklinik.
> **K:** Außer dem deutlichen Haut- und Sklerenikterus sowie einer palpatorisch leicht vergrößerten Leber finden sich bei der Untersuchung keine weiteren Auffälligkeiten.
> **D:** Die Laboruntersuchung zeigt normale Blutbild- und Elektrolytwerte. Die Gesamtbilirubinkonzentration im Serum beträgt 8 mg/dl, die direkte Bilirubinkonzentration 6 mg/dl. Bei der abdominellen Sonografie kann die Gallenblase auch beim nüchternen Patienten nicht dargestellt werden. Die daraufhin durchgeführte nuklearmedizinische Untersuchung des Gallenwegsystems (Hepatobida-Test) erbringt nach der Aufnahme des radioaktiven Tracers in die Leber auch nach Stunden keinen Nachweis der Substanz im Darm. Zur weiteren Diagnostik erfolgt die offene Biopsie der Leber. Bei der Laparotomie zeigt sich, dass die Gallenblase vorhanden, jedoch hypoplastisch ist. Darüber hinaus ist der Ductus choledochus bei der Kontrastmitteldarstellung zum Duodenum hin nicht durchgängig. Histologisch zeigt sich eine beginnende Fibrose des Leberparenchyms, die Gallengänge sind entzündlich verändert.
> **Diag:** Extrahepatische Gallengangsatresie.
> **T:** Um den Galleabfluss in den Darm zu ermöglichen, wird die Hepatoportojejunostomie nach Kasai durchgeführt. Die Operation verläuft komplikationslos. 3 Wochen nach der Operation kann Oskar nach Hause entlassen werden. Seinen Eltern wird erklärt, dass die zu diesem frühen Zeitpunkt durchgeführte Operation mit einer recht guten Prognose assoziiert ist.
> Sollte dennoch eine fortschreitende Leberfibrose mit erneuter Cholestase als Hinweis auf eine doch zunehmende intrahepatische Komponente der Erkrankung auftreten, bleibt als weitere therapeutische Möglichkeit die Lebertransplantation.

14.9.3.5 Cholelithiasis

Definition
Bei einer Cholelithiasis sind Konkremente in der Gallenblase oder in den abführenden Gallengängen vorhanden.

Epidemiologie
Die Häufigkeit beträgt 1 : 4.000 bis 1 : 10.000.

Ätiologie
In Abhängigkeit von der zugrunde liegenden Erkrankung können unterschiedliche Gallensteine vorkommen:
Bilirubinsteine treten bei hämolytischen Erkrankungen oder bei Infektionen mit Hämolyse (schwere Sepsis, Schock) auf.
Gemischte Cholesterin-Bilirubin-Steine kommen bei rezidivierenden Cholezystitiden, neonatalem Sludge in der Gallenblase, Hyperkalzämien, zystischer Fibrose, Choledochuszyste oder angeborenen Gallengangstenosen vor.
Cholesterinsteine werden vorwiegend bei Mädchen, Adipositas, Einnahme oraler Kontrazeptiva, Hypercholesterinämie und Leberzirrhose beobachtet.

Klinik
Vorwiegend sind Mädchen im Schul- und Adoleszentenalter betroffen. Sie leiden unter **kolikartigen Oberbauchschmerzen** mit Ausstrahlung in den rechten Unterbauch oder in den Rücken. Hinzu kommen Übelkeit, Erbrechen und Fettintoleranz. Bei Choledochussteinen tritt ein Ikterus auf. Rezidivierende

---

Aus Studentensicht

MERKE

Therapie: Operation nach Kasai (Hepatoportoenterostomie): Resektion des atretischen Abschnitts, Anastomosierung einer Y-förmig ausgestalteten Jejunumschlinge mit der eröffneten Leberpforte zur Drainage der Gallenflüssigkeit. **Lebertransplantation.**

MERKE

FALL

14.9.3.5 Cholelithiasis

Definition: Konkremente in der Gallenblase oder in den abführenden Gallengängen.

Ätiologie
- **Bilirubinsteine:** Bei hämolytischen Erkrankungen oder Infektionen mit Hämolyse
- **Gemischte Cholesterin-Bilirubin-Steine:** Bei rezidivierenden Cholezystitiden, neonatalem Sludge in der Gallenblase
- **Cholesterinsteine:** Bei Mädchen, Adipositas, Einnahme oraler Kontrazeptiva, Hypercholesterinämie, Leberzirrhose

Klinik: Kolikartige Oberbauchschmerzen mit Ausstrahlung in den rechten Unterbauch. Übelkeit, Erbrechen, Fettintoleranz. Choledochussteine: Ikterus.

Cholangitiden, eine Cholezystitis oder eine Gallengangsobstruktion mit Cholestase sind die möglichen Komplikationen.

Diagnostik
- Leukozytose
- Aktivitäten der γ-GT und LAP im Serum erhöht
- **Sonografie:** Sicherer Steinnachweis
- **Röntgen-Abdomenleeraufnahme** zum Nachweis röntgendichter Konkremente

Therapie
Bei Gallenblasen-Sludge oder kleinen Cholesterinsteinen kann ein medikamentöser Lyseversuch mit Ursodesoxycholsäure unternommen werden. Bei der Operation wird heute zunehmend die laparoskopische Cholezystektomie durchgeführt. Im Rahmen einer therapeutischen ERCP können Choledochussteine retrograd entfernt werden. Die extrakorporale Stoßwellenlithotripsie (ESWL) wird aufgrund der anatomischen Verhältnisse bei kleinen Kindern und der hohen Rate an Rezidiven kaum mehr angewandt.

Prognose
Die Prognose ist gut, die Rezidivgefahr hoch. Ein gewisser Schutz kann durch eine prophylaktische Therapie mit Ursodesoxycholsäure gewährleistet werden.

14.9.4 Virushepatitiden

14.9.4.1 Hepatitis A

Definition
Die akute Entzündung der Leber wird durch das Hepatitis-A-Virus hervorgerufen. Sie kann subklinisch bis fulminant verlaufen und führt typischerweise weder zu einer chronischen Infektion noch zu einem Trägerstatus.

Ätiologie
Ursache ist das RNA-Virus HAV.

Epidemiologie
Die Durchseuchungsrate beträgt 5 % bei unter 10 Jahre alten Kindern und 8 % bei älteren Kindern. Es gibt **keine chronische Infektion, kein Trägertum.** Die Übertragung der Viren erfolgt auf fäkal-oralem Weg, die Übertragung durch Wasser und Nahrungsmittel ist möglich. Ein infizierter Patient ist 2 Wochen vor bis 2 Wochen nach Ausbruch der Erkrankung infektiös. Es erfolgt wohl keine transplazentare Übertragung. Die Inkubationszeit beträgt 14–48, durchschnittlich 28 Tage.

Pathologie
Leberzellschädigung oder Leberzelluntergang, entzündliche Infiltration von Leberparenchym und Portalfeldern.

Klinik
Bei Kindern überwiegen asymptomatische und leichte Verlaufsformen. Eine fulminante Hepatitis entwickelt sich in 0,1 % der Fälle.
In der präikterischen Phase kommt es zu Übelkeit, Erbrechen, Diarrhö, Fieber, abdominellen Schmerzen, Gewichtsverlust und Hepatosplenomegalie.
In der ikterischen Phase verschwinden die o. g. Symptome bei Säuglingen, bei älteren Kindern und Erwachsenen werden sie verstärkt. Dazu kommen Cholestase, Pruritus, dunkelbrauner Urin und acholische Stühle.

Komplikationen
- Fulminantes Leberversagen
- Myokarditis
- Enzephalopathie
- Kryoglobulinämie
- Knochenmarkshypoplasie
- Milzruptur
- Pankreatitis
- Guillain-Barré-Syndrom

Diagnostik
- Die Aktivitäten der Aminotransferasen im Serum sind bereits in der präikterischen Phase erhöht.
- Indirekte und direkte Hyperbilirubinämie

Aus Studentensicht

Diagnostik
- **Labor:** Leukozytose, γ-GT↑ und LAP↑
- **Bildgebende Diagnostik:** Steinnachweis

Therapie: Gallenblasen-Sludge, kleine Cholesterinsteine: Medikamentöse Lyse mit Ursodesoxycholsäure. Operation: Laparoskopische Cholezystektomie. Choledochussteine: ERCP.

14.9.4 Virushepatitiden

14.9.4.1 Hepatitis A

Definition: Durch das Hepatitis-A-Virus hervorgerufene akute Leberentzündung.

Epidemiologie: Keine chronische Infektion, kein Trägertum. Übertragung fäkal-oral. Infektiösität: 2 Wochen vor und nach Ausbruch der Erkrankung. Inkubationszeit: 14–48, durchschnittlich 28 Tage.

Klinik
- **Präikterische Phase:** Übelkeit, Erbrechen, Diarrhö, Fieber, abdominelle Schmerzen, Gewichtsverlust, Hepatosplenomegalie
- **Ikterische Phase:** Keine Symptome bei Säuglingen, Verstärkung bei Kindern, Erwachsenen: Cholestase, Pruritis, dunkelbrauner Urin, acholische Stühle

Komplikationen: Fulminantes Leberversagen, Myokarditis, Enzephalopathie.

Diagnostik
- Aminotransferasen↑ i. S., indirekte und direkte Hyperbilirubinämie

14 GASTROENTEROLOGIE

Aus Studentensicht

- Anti-HAV-IgM i. S.: kurz nach dem Ausbruch und insgesamt etwa 3 Monate lang nachweisbar
- Anti-HAV-IgG persistiert jahre- bis lebenslang → Immunität

- Leichte Aktivitätserhöhung der alkalischen Phosphatase im Serum
- Anti-HAV-IgM im Serum bereits kurz nach dem Ausbruch der Erkrankung nachweisbar, insgesamt etwa 3 Monate lang
- Anti-HAV-IgG persistiert jahre- bis lebenslang und ist Ausdruck der Immunität

Therapie
Eine spezifische Therapie ist nicht verfügbar.

> **MERKE** Leberschonkost, sog. Leberschutzcocktails und Kortikosteroide sind bei der Therapie der Hepatitis obsolet.

Prognose
Die Prognose ist gut. Vereinzelt kommt es zu einem protrahierten Verlauf mit erhöhten Aktivitäten der Aminotransferasen bis zu 1 Jahr. Die Letalität der selten vorkommenden fulminanten Hepatitis A beträgt jedoch 40 %.

Prävention: Hygienische Maßnahmen. **Postexpositionelle Prophylaxe:** Passive Immunprophylaxe mit Immunglobulin. Aktive Hepatitis-A-Impfung.

Prävention
Hygienische Maßnahmen stehen im Vordergrund. Eine passive Immunprophylaxe mit Immunglobulin dient heute vor allem zur **postexpositionellen Prophylaxe**. Vor Auslandsreisen in Endemiegebiete ist sie nur noch für Kinder unter 2 Jahren anzuraten. Ältere Kinder werden besser rechtzeitig aktiv immunisiert. Die aktive Hepatitis-A-Impfung ist allen gefährdeten Personen zu empfehlen. Für Kinder ist sie ab 12 bzw. 24 Monaten zugelassen. Ein Kombinationsimpfstoff gegen Hepatitis A und B ist verfügbar.

> **MERKE** Eine Hepatitis-A-Virus-Infektion führt typischerweise weder zu einer chronischen Infektion noch zu einem Trägerstatus.

14.9.4.2 Hepatitis B

Definition: Leberinfektion mit dem Hepatitis-B-Virus, die in eine chronische Infektion oder in einen infektiösen Trägerstatus übergehen kann.

Definition
Die Infektion der Leber mit dem Hepatitis-B-Virus verläuft im Kindesalter häufig subklinisch. In einem signifikanten Teil der Fälle geht sie jedoch entweder in eine chronische Infektion oder in einen infektiösen Trägerstatus über. Daher wird die aktive Impfung aller Säuglinge empfohlen.

Ätiologie: DNA-Virus HBV besteht aus 3 Antigenen: HBsAg, HBcAg, HBeAg. Gegen jedes werden Antikörper gebildet.

Ätiologie
Das DNA-Virus HBV besteht aus 3 Antigenen: HBsAg, HBcAg und HBeAg. Gegen jedes Antigen werden Antikörper gebildet. Mindestens 9 serologische Subtypen des HBsAg werden unterschieden. Unabhängig von den HBsAg-Subtypen können die Hepatitis-B-Viren in 8 Genotypen (A–H) unterteilt werden.

Epidemiologie: Übertragung über infizierte Körperflüssigkeiten, transplazentar. Inkubationszeit 45–180, durchschnittlich 90 Tage.

Epidemiologie
0,3–0,5 % der deutschen Bevölkerung sind HBsAg-Träger. Die Durchseuchungsrate in Deutschland beträgt 6 %. Die Infektion erfolgt über infizierte Körperflüssigkeiten: Blut und Blutprodukte, Samenflüssigkeit, Speichel sowie extrem selten Muttermilch. Außerdem ist eine transplazentare Übertragung (vertikale Infektion) möglich. Trägerstatus und chronische Formen sind häufig! Die Inkubationszeit beträgt 45–180, durchschnittlich 90 Tage.

Pathologie: Ballondegeneration und Nekrosen einzelner Parchenchymzellgruppen (**Mottenfraßnekrosen**). Infiltration des Parenchyms mit Lymphozyten, Makrophagen, Plasmazellen, neutrophilen Granulozyten.

Pathologie
Charakteristisch sind die Ballondegeneration und Nekrose einzelner Parenchymzellgruppen (**Mottenfraßnekrosen**). Es kommt zu einer Infiltration des Parenchyms mit Lymphozyten, Makrophagen, Plasmazellen und neutrophilen Granulozyten. Bei der chronisch-aggressiven Form bilden sich Regeneratknoten. Die Periportalfelder sind verbreitert und zeigen eine Gallengangsproliferation und Unterbrechung des Galleflusses.

Klinik: Säuglinge, Kleinkinder: Subklinischer Verlauf (50 %). Prodromalstadium (2–3 Wochen lang): Fieber, Erbrechen, Diarrhö. Später: **Hepatosplenomegalie, Ikterus**, Juckreiz, acholische Stühle, dunkler Urin. **Extrahepatische Manifestationen:** Papulöse Akrodermatitis, Arthralgien, Myalgien, Vaskulitis, Glomerulonephritis, Myo- und Perikarditis.

Klinik
Im Säuglings- und Kleinkindalter kommt es in über 50 % der Fälle zu subklinischen Verläufen. Das Prodromalstadium dauert 2–3 Wochen mit Fieber, Erbrechen und Diarrhö. In der Folge treten die Symptome der akuten Lebererkrankung auf: **Hepatosplenomegalie, Ikterus**, Juckreiz, acholische Stühle und dunkler Urin. Eine fulminante Hepatitis kommt bei 1 % der Patienten mit einer klinisch manifesten Hepatitis B vor.
Extrahepatische Manifestationen sind nicht selten, z. B. papulöse Akrodermatitis (Gianotti-Crosti-Syndrom), Arthralgien, Myalgien, Vaskulitis, Kryoglobulinämie, Glomerulonephritis, Myo- und Perikarditis.

Diagnostik

- Die Aktivitäten der Aminotransferasen im Serum sind erhöht, dabei kann die GOT als Marker für die Schwere der Leberzellschädigung herangezogen werden.
- Indirekte und direkte Hyperbilirubinämie.
- Nachweis von Urobilinogen im Urin.
- Erhöhung der Aktivitäten der alkalischen Phosphatase, γ-GT und 5'-Nukleotidase im Serum.
- Sekundäre Zeichen der Leberzellschädigung infolge der entstehenden Leberfunktionsstörung sind eine erniedrigte Aktivität der Cholinesterase, eine Hypoproteinämie und Hypalbuminämie sowie Gerinnungsstörungen.

Der Verlauf der serologischen Hepatitis-B-Marker ist in ➤ Abb. 14.13, die serologischen Marker der unterschiedlichen Virushepatitiden in ➤ Tab. 14.4 zusammengefasst.

Aus Studentensicht

Diagnostik
- **Labor:** Aminotransferasen ↑ (GOT: Leberzellschädigung), indirekte und direkte Hyperbilirubinämie, alkalische Phosphatase ↑, γ-GT ↑, 5'-Nukleotidase ↑
- **Sekundäre Zeichen** der Leberzellschädigung: Cholinesterase ↓, Hypoproteinämie, Hypalbuminämie

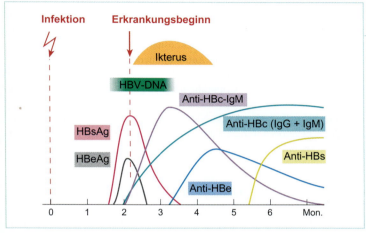

Abb. 14.13 Verlauf der serologischen Hepatitis-B-Marker. [L141]

ABB. 14.13

Komplikationen

- **Akute fulminante Hepatitis B:** Sie ist mit Blutungen, Ödemen und Aszites assoziiert. Es kommt zu Kloni und Hyperreflexie, später zu einer Areflexie. Ein pathologisches EEG, Stupor und Koma sind die Symptome der gefürchteten hepatischen Enzephalopathie. In der Regel besteht eine schwere Cholestase mit Bilirubinkonzentrationen über 20 mg/dl. Die Aktivitäten der Aminotransferasen sind massiv erhöht, es kommt zur Hyperammonämie. Die Mortalität beträgt 70–90 %.
- **Chronisch-persistierende Hepatitis B:** Erhöhte Aktivitäten der Aminotransferasen können monatelang bestehen. Die histologischen Veränderungen sind gering. Ein Übergang in eine chronisch-aggressive Hepatitis B ist möglich.
- **Chronisch-aggressive Hepatitis B:** Sie führt zu Hepatosplenomegalie, persistierendem Fieber und anhaltend erhöhten Aktivitäten der Aminotransferasen. Histologisch finden sich Leberzellnekrosen.
- **Leberzirrhose:** In 50 % der Fälle mit chronisch-aggressiver Hepatitis B kommt es zur Leberzirrhose. Die damit einhergehenden Symptome sind Spider-Nävi, Palmarerythem und Gedeihstörung.
- **Leberzellkarzinom.**

Komplikationen
- **Akute fulminante Hepatitis B:** Blutungen, Ödeme, Aszites. Symptome der Enzephalopathie. Mortalität: 70–90 %.
- **Chronisch-persistierende Hepatitis B:** Histologische Veränderungen gering.
- **Chronisch-aggressive Hepatitis B:** Hepatosplenomegalie, persistierendes Fieber, Leberzellnekrosen.
- **Leberzirrhose:** Spider-Nävi, Palmarerythem, Gedeihstörung.
- **Leberzellkarzinom.**

Tab. 14.4 Serologische Marker der Virushepatitiden.

Virus	Diagnostische Marker	Diagnose
HAV	Anti-HAV-IgM	Frische Hepatitis A
	Anti-HAV-IgG	Frische oder abgelaufene Hepatitis A, Impftiter
HBV	HBsAg	Akute oder chronische Hepatitis B
	HBeAg	Floride Infektion (hochinfektiös) oder chronische Infektion (infektiös)
	Anti-HBc-IgM	Hohe Titer → akute Infektion
		Niedrige Titer → chronische Infektion
	Anti-HBc-IgG	+ Anti-HBs positiv → überstandene Infektion
		+ Anti-HBs negativ → chronische Infektion
	Anti-HBs	Immunität → postinfektiös, nach Impfung
	Anti-HBe	Weniger infektiöses Stadium als bei HBeAg-positiven Patienten
	HBV-DNA	Infektiosität, sensiver Indikator für Virusreplikation
HCV	Anti-HCV	Akute, chronische oder überstandene Hepatitis C
	HCV-RNA	Anhaltende Infektion
HDV	HDAg	Akute oder chronische Hepatitis D
	Anti-HDV-IgM	Akute oder chronische Hepatitis D
	Anti-HDV-IgG	Hohe Titer, IgM positiv → chronische Infektion

TAB. 14.4

Aus Studentensicht

Therapie
- 6-monatige Positivität von HBsAg, HBeAg und Aminotransferasen↑ bei Kindern > 2 Jahren: α-Interferon
- **Kontraindikation:** Autoimmunerkrankungen, dekompensierte Leberzirrhose, Thrombo- oder Leukozytopenie
- **Nebenwirkungen:** Grippeähnliche Symptome, Neutropenie, Krämpfe, Epistaxis
- Alternativ: Lamivudingabe

Prognose: Chronifizierungsrate abhängig vom Erstinfektionsalter: Neugeborene (95%). Bestimmung der chronischen Hepatitis B-Prognose zum Zeitpunkt der Serokonversion von HbeAg zu Anti-HBe. HBsAg-Träger: Risiko↑ für hepatozelluläres Karzinom, Superinfektion mit HDV. Letalität der fulminanten Hepatitis: 80%.

Prävention: Restriktive Verwendung sorgfältig getesteter Blutprodukte. **Passive Immunprophylaxe** mit Hepatitis-B-Hyperimmunglobulin: postexpositionell innerhalb von 12h. **Aktive Immunprophylaxe:** Empfehlung für alle Säuglinge: Kombinationsimpfstoff gegen Hepatitis A und B. Neugeborene von HBsAg-positiven Müttern: **Simultanimpfung** (passiv und aktiv auf der kontralateralen Seite) unmittelbar nach der Geburt. Auffrischungen nach 4 Wochen und 6 Monaten.

MERKE

14.9.4.3 Hepatitis C

Definition: Hepatitis-C-Virus-Infektion.

Epidemiologie: Hepatitis-C-Virus ist weniger infektiös als das Hepatitis-B-Virus. Übertragung: Vertikale Transmission, i. v. Drogenabusus, Sexualkontakte. Inkubationszeit 2–26, durchschnittlich 8 Wochen.

14 GASTROENTEROLOGIE

Tab. 14.4 Serologische Marker der Virushepatitiden. *(Forts.)*

Virus	Diagnostische Marker	Diagnose
		Niedrige Titer, IgM negativ → überstandene Infektion
	HDV-RNA	Infektiosität, sensitiver Indikator für Virusreplikation
HEV	Anti-HEV-IgM	Frische Hepatitis E
	Anti-HEV-IgG	Abgelaufene Hepatitis E
	HEV-RNA	Infektiosität, sensitiver Indikator für Virusreplikation

Therapie
Nach mehr als 6 Monaten dokumentierter Positivität von HBsAg, HBeAg und erhöhten Aktivitäten der Aminotransferasen im Serum können Kinder über 2 Jahre mit α-Interferon behandelt werden. Die Substanz ist derzeit noch nicht für das Kindesalter zugelassen. Es besteht aber ein hoher Evidenzgrad für die Wirksamkeit: Serokonversion zu Anti-HBe 25–50%, Serokonversion zu Anti-HBs 10%. Durch die Serokonversion zu Anti-HBe werden die Viruslast und damit die Infektiosität deutlich reduziert.
Kontraindikationen für eine Therapie mit α-Interferon: Autoimmunerkrankungen, dekompensierte Leberzirrhose, Thrombo- oder Leukozytopenie, Epilepsie.
Nebenwirkungen einer Therapie mit α-Interferon: Grippeähnliche Symptome, Neutropenie, Krämpfe, Epistaxis (bei Absetzen reversibel).
Bei Kontraindikationen zur α-Interferon-Therapie oder bei Nichtansprechen auf α-Interferon kann eine Behandlung mit Lamivudin in Betracht gezogen werden. Lamivudin wird auch bei dem Beginn einer fulminanten Hepatitis B als Therapie empfohlen.

Prognose
Die **Chronifizierungsrate** hängt vom Alter bei Erstinfektion ab. Sie beträgt bei Neugeborenen bis zu 95%, bei 1- bis 5-jährigen Kindern 25–40% und bei Schulkindern und Erwachsenen etwa 5%.
Die Prognose der chronischen Hepatitis B wird vom Zeitpunkt der Serokonversion von HbeAg zu Anti-HBe bestimmt. Die spontane jährliche Serokonversion beträgt bei Kindern 8%. Eine spontane Serokonversion zu Anti-HBs und damit eine Heilung der chronischen Hepatitis wird bei weniger als 0,5% der Patienten beobachtet. Bei HBsAg-Trägern besteht das Risiko eines hepatozellulären Karzinoms sowie einer Superinfektion mit HDV. Die Letalität der fulminanten Hepatitis beträgt 80%.

Prävention
Eine wichtige Präventionsmaßnahme besteht in der restriktiven Verwendung sorgfältig getesteter Blutprodukte.
Eine **passive Immunprophylaxe** ist mit Hepatitis-B-Hyperimmunglobulin möglich. Sie sollte postexpositionell innerhalb von 12 h durchgeführt werden.
Die **aktive Immunprophylaxe** wird wegen der hohen Chronifizierungsrate für alle Säuglinge empfohlen. Ein Kombinationsimpfstoff gegen Hepatitis A und B ist verfügbar. Bei Neugeborenen HBsAg-positiver Mütter wird eine **Simultanimpfung** (passiv und aktiv auf der kontralateralen Seite) unmittelbar nach der Geburt (möglichst noch im Kreißsaal) durchgeführt. Nach 4 Wochen und nach 6 Monaten erfolgen die Auffrischimpfungen. Darüber hinaus sollten bei jedem Neugeborenen einer HBsAg-positiven Mutter HBsAg und HBeAg bestimmt werden, um eine intrauterine Infektion auszuschließen.

MERKE Die Chronifizierungsrate einer Hepatitis B ist extrem hoch und altersabhängig. Sie beträgt bei Neugeborenen 95% und bei Kleinkindern 25–40%. Daher wird empfohlen, bei allen Säuglingen eine aktive Immunprophylaxe durchzuführen.

14.9.4.3 Hepatitis C

Definition
Die Infektion mit dem Hepatitis-C-Virus wird vorwiegend durch vertikale Transmission übertragen. Sie verläuft häufig klinisch inapparent, geht aber oft in eine chronische Form der Erkrankung über, die wegen der schlechten Therapiemöglichkeiten mit einer ungünstigen Prognose verknüpft ist.

Ätiologie
Die Infektion erfolgt durch das RNA-Virus HCV. Es existieren mindestens 6 Genotypen und 90 Subtypen.

Epidemiologie
Es ist nicht genau bekannt, wie viele Kinder und Jugendliche in Deutschland an einer chronischen Hepatitis C leiden. Die Prävalenz liegt wahrscheinlich unter 0,5%. Das Hepatitis-C-Virus ist weniger infektiös als das Hepatitis-B-Virus. Die Übertragung erfolgt vor allem durch die vertikale Transmission (bei etwa 5% der Kinder HCV-RNA-positiver Mütter) und bei Jugendlichen auch über intravenösen Drogenabusus und Sexualkontakte. Die Inkubationszeit beträgt 2–26, durchschnittlich 8 Wochen.

Klinik
Die Infektion bleibt meist asymptomatisch oder äußert sich mit unspezifischen Symptomen. Die akute Hepatitis C unterscheidet sich nicht wesentlich von einer akuten Hepatitis A oder B. Eine fulminante Hepatitis ist selten und dann wohl vielfach mit einer HBV- oder HIV-Infektion kombiniert. Eine chronische Hepatitis ist sehr häufig und auch nach asymptomatischem Verlauf möglich. Wie bei Hepatitis B treten extrahepatische Manifestationen (Glomerulonephritis, Kryoglobulinämie, Arthritis) auf.

Diagnostik
- Die Aktivitäten der Aminotransferasen im Serum sind häufig im Normbereich, können aber auch deutlich erhöht sein oder undulierend verlaufen.
- Quantitativer Nachweis der Hepatitis-C-RNA (1–2 Wochen post infectionem)
- Genotypisierung
- Nach überstandener Infektion persistiert Anti-HCV über Monate, HCV-RNA ist nicht mehr nachweisbar.

Komplikationen
- Chronische Hepatitis C
- Leberzirrhose
- Leberzellkarzinom

Therapie
Für Kinder, die älter als 3 Jahre sind, wird eine Therapie mit pegyliertem α-Interferon-2b plus Ribavirin empfohlen, sofern keine Kontraindikationen (s.o.) vorliegen. Die Behandlungsdauer beträgt bei Genotypen 2 und 3 24 Wochen, bei Genotyp 1 48 Wochen. Ist die HCV-RNA nach 3–4-monatiger Therapie nicht negativ, ist von einem Non-Responder auszugehen. Bis zum Alter von 3 Jahren besteht außerdem eine Chance auf eine spontane Viruseliminiation.

Derzeit werden klinische Studien mit Proteaseinhibitoren, wie sie standardmäßig bei Erwachsenen eingesetzt werden, durchgeführt.

Prognose
Die **Chronifizierungsrate** ist mit 60–80 % sehr hoch. Die HCV-Infektion ist heute die häufigste Ursache einer chronischen Hepatitis in den westlichen Ländern. Die Wahrscheinlichkeit, bis zum Erwachsenenalter eine Leberzirrhose zu entwickeln, liegt bei etwa 10 %.

Prävention
Durch die jetzt mögliche Austestung aller Blutprodukte kam es zu einer deutlichen Abnahme der Inzidenz. Bisher ist kein Impfstoff verfügbar.

> **MERKE** Die Chronifizierungsrate der Hepatitis C beträgt 60–80 %. Die HCV-Infektion ist heute die häufigste Ursache einer chronischen Hepatitis in den westlichen Ländern. Oft entwickelt sich eine Leberzirrhose oder ein Leberzellkarzinom.

14.9.4.4 Hepatitis D

Definition
Infektion mit einem defekten RNA-Virus, das eine Hülle aus HBsAg und einen HDAg-haltigen Kern besitzt und dessen Replikation an die Anwesenheit des Hepatitis-B-Virus gebunden ist.

Ätiologie
Das inkomplette RNA-Virus HDV wird vom HBsAg umhüllt und ist zur Replikation auf das HBV angewiesen. Eine Hepatitis D entsteht durch Koinfektion mit HBV oder durch Superinfektion eines HBV-Trägers.

Epidemiologie
Die Hepatitis D ist endemisch in Italien, Ost- und Südosteuropa, im Nahen Osten, in Afrika und Südamerika. Etwa 2 % der HBsAg-positiven Patienten in Deutschland sind von einer HDV-Infektion betroffen. Die Übertragung erfolgt ähnlich wie beim Hepatitis-B-Virus, kann aber auch horizontal durch engen Kontakt, z. B. in der Familie (bei Kindern überwiegend), übertragen werden. Die Inkubationszeit beträgt bei Koinfektion 4–8 Wochen, bei Superinfektion 8–27, durchschnittlich 12 Wochen.

Klinik
Schwere akute und chronisch aktive Hepatitisformen sind nicht selten, auch eine fulminante Form kommt vor. Die Koinfektion verläuft gewöhnlich biphasisch. Durch eine Superinfektion können sich aus einem asymptomatischen HBsAg-Trägerstatus schnell eine chronisch-aktive Hepatitis und eine Leberzirrhose entwickeln.

14 GASTROENTEROLOGIE

Diagnostik
Nachweis von Anti-HDV-IgM und -IgG, von HDAg und HDV-RNA nur in Ausnahmefällen.

Therapie
Bei Patienten mit Nachweis von Anti-HDV-IgM, HBeAg und HBV-DNA sollte wegen der schlechten Prognose eine Behandlung mit α-Interferon versucht werden. Der Therapieerfolg ist deutlich schlechter als bei HBV-Infektionen und die Rezidivrate ist nach dem Absetzen hoch.

Prävention
Die Impfung gegen Hepatitis B schützt vor einer Koinfektion mit HDV.

> **PRAXISTIPP**
> Für alle akuten Hepatitiden besteht Meldepflicht bei Krankheitsverdacht, Erkrankung und Tod.

14.9.4.5 Hepatitis E

Definition
Die Infektion mit dem Hepatitis-E-Virus kommt hauptsächlich in Entwicklungsländern vor und ähnelt bezüglich ihres klinischen Verlaufs der Hepatitis-A-Infektion.

Ätiologie
Die Infektion erfolgt durch das RNA-Virus HEV.

Epidemiologie
Die Übertragung erfolgt fäkal-oral, vor allem durch kontaminiertes Wasser. Das Virus wird bis zu 2 Wochen nach Erkrankungsbeginn mit dem Stuhl ausgeschieden. Die Hepatitis E ist möglicherweise eine Zoonose. Das würde auch erklären, warum eine HEV-Übertragung von Mensch zu Mensch relativ selten vorkommt. Epidemien sind in Indien, Südostasien, Mittelamerika und Zentralafrika bekannt geworden. Die Inkubationszeit beträgt 14–63, durchschnittlich 45 Tage.

Klinik
Das klinische Bild ähnelt dem der Hepatitis A. Chronische Formen sind nicht bekannt.

Diagnostik
Nachweis von HEV-Ag, Anti-HEV, HEV-RNA

Therapie
Eine kausale Therapie ist nicht verfügbar.

Prävention
Hygienische Maßnahmen sind besonders wichtig. Eine spezifische Immunprophylaxe ist nicht verfügbar.

14.9.5 Autoimmunhepatitis

Definition
Seltene autoimmunologisch bedingte entzündliche Lebererkrankung mit fortschreitender Zerstörung des Leberparenchyms und Nachweis zirkulierender Autoantikörper, die häufig zu einer Leberzirrhose führt.

Ätiologie
Die Ätiologie ist bisher nicht geklärt. Vermutlich handelt es sich um einen genetisch determinierten Defekt der Immunregulation. Als Auslöser werden Infektionserreger (u. a. hepatotrope Viren wie z. B. humanes Herpesvirus 6 oder Hepatitis A), aber auch exogene Einflüsse diskutiert. In Abhängigkeit von den

Tab. 14.5 Klassifikation der Autoimmunhepatitis.

	Typ 1 Klassische (lupoide) Autoimmunhepatitis	Typ 2 LKM-1-positive Autoimmunhepatitis
ANA	+	–
SMA	+	–
p-ANCA	+	–
Anti-LKM-1/Anti-LC1	–	+
Anti-SLA	+	–

ANA: Antinukleäre Antikörper; SMA: Antikörper gegen glatte Muskulatur, p-ANCA: Antineutrophile zytoplasmatische Antikörper mit perinukleärem Fluoreszenzmuster; Anti-LKM-1: Antikörper gegen mikrosomales Antigen aus Leber und Niere; Anti-LC1: Antikörper gegen Leberzytosol; Anti-SLA: Antikörper gegen lösliches Leberantigen.

Aus Studentensicht

Therapie: α-Interferon.

PRAXISTIPP

14.9.4.5 Hepatitis E

Definition: Hepatitis-E-Virus-Infektion.

Epidemiologie: Übertragung fäkal-oral. Virusausscheidung bis zu 2 Wochen nach Erkrankungsbeginn. Inkubationszeit 14–63, durchschnittlich 45 Tage.

14.9.5 Autoimmunhepatitis

Definition: Seltene autoimmunologisch bedingte entzündliche Lebererkrankung.

Ätiologie: Genetisch determinierter Defekt der Immunregulation. Auslöser: Infektionserreger (hepatotrope Viren), exogene Einflüsse.

TAB. 14.5

nachgewiesenen Autoantikörpern werden zwei Formen der Erkrankung unterschieden (➤ Tab. 14.5). Bei 80 % der Patienten liegt Typ 1 vor.

Klinik
Die Erkrankung betrifft vor allem Mädchen jenseits des 10. Lebensjahres. Sie tritt akut oder mit schleichendem Beginn auf, 15 % der Patienten sind asymptomatisch. Eine fulminante Hepatitis kann vorkommen. Die unspezifischen Symptome sind Krankheitsgefühl, Leistungsschwäche, Anorexie, Bauchschmerzen, Juckreiz, Fieber und Arthralgien. Bei der Untersuchung zeigt sich eine konsistenzvermehrte Hepatosplenomegalie. Es besteht ein Ikterus, der Urin ist dunkel. Aszites und Leberhautzeichen können vorkommen. Häufig besteht eine Amenorrhö. Das Bild eines akuten Leberversagens ist möglich. Fakultative Begleitsymptome sind Kolitis, Thyreoiditis, Diabetes mellitus, hämolytische Anämie, Vitiligo und Arthritis. Der Übergang in eine chronische Erkrankung ist möglich.

Diagnostik
- BKS stark beschleunigt
- Relative Lymphozytose
- Hyperbilirubinämie
- Aktivitäten der Aminotransferasen und der GLDH im Serum erhöht
- Aktivitäten der alkalischen Phosphatase und γ-GT im Serum kaum erhöht
- **Hypergammaglobulinämie** mit extremer IgG-Erhöhung bis 5 g/dl charakteristisch
- **C3 und C4 erniedrigt**
- **Antikörpernachweis:** ANA, LKM-1, SLA, SMA
- In 80–90 % der Fälle Assoziation mit HLA-B8 und HLA-DR3 oder -DR4
- **Leberbiopsie**
- **ERCP** zum Ausschluss einer primär sklerosierenden Cholangitis

Therapie
Eine **immunsuppressive Therapie** ist wirksam. Es wird eine Kombinationstherapie mit Prednison und Azathioprin durchgeführt. In besonderen Fällen wird mit einer Steroidmonotherapie begonnen. Alternative Immunsuppressiva sind Cyclosporin A und Mycophenolat-Mofetil. Über 80 % der pädiatrischen Patienten reagieren zufriedenstellend.

Prognose
Unbehandelt entwickelt sich rasch eine Zirrhose. Unter immunsuppressiver Therapie ist die Prognose zunächst gut. Dennoch tritt trotz konsequenter Behandlung in 60–80 % der Fälle eine Leberzirrhose auf. Bei progredienter Leberinsuffizienz muss eine **Lebertransplantation** in Betracht gezogen werden.

> **MERKE** Therapie der Autoimmunhepatitis: Immunsuppressive Therapie mit Prednison und Azathioprin.

14.9.6 Nichtvirale Infektionen der Leber

14.9.6.1 Leberabszess
Definition
Unter Leberabszess versteht man eine eitrige Einschmelzung von Lebergewebe durch hämatogene oder biliäre Invasion von Bakterien.

Ätiologie
- Septische Granulomatose
- Immundefekte
- Sepsis
- Infektionen in der Bauchhöhle
- Aszendierende Cholangitis
- Penetrierende Verletzungen
- Postoperativ

Erreger
Streptokokken, Staphylokokken, Salmonellen, *Enterobacter, Escherichia coli,* Klebsiellen, *Pseudomonas* und *Proteus* können einen Leberabszess verursachen.

Klinik
Die Symptome sind uncharakteristisch mit Unwohlsein, Übelkeit, Erbrechen, Gewichtsverlust, Fieber, Schmerzen im rechten Oberbauch und druckschmerzhafter Hepatomegalie. Gelegentlich besteht begleitend ein leichter Ikterus.

Aus Studentensicht

Klinik: Akut oder schleichender Beginn. Unspezifische Krankheitssymptome. Untersuchung: Konsistenzvermehrte Hepatosplenomegalie. Ikterus, dunkler Urin. Aszites, Leberhautzeichen. Akutes Leberversagen möglich. Begleitsymptome: Kolitis, Thyreoiditis, Diabetes mellitus.

Diagnostik
- **Labor:** BKS stark beschleunigt, relative Lymphozytose, Hyperbilirubinämie, Aminotransferasen↑, GLDH↑
- Hypergammaglobulinämie mit extremer IgG-Erhöhung bis 5 g/dl
- C3↓, C4↓
- **Antikörpernachweis:** ANA, LKM-1, SLA, SMA
- Leberbiopsie
- **ERCP:** Ausschluss einer primär sklerosierenden Cholangitis

Therapie: Immunsuppressive Therapie: Kombinationstherapie mit Prednison und Azathioprin oder Cyclosporin A und Mycophenolat-Mofetil oder Steroidmonotherapie.

MERKE

14.9.6 Nichtvirale Infektionen der Leber

14.9.6.1 Leberabszess

Definition: Eitrige Einschmelzung von Lebergewebe durch hämatogene oder biliäre Bakterieninvasion.

Ätiologie: Septische Granulomatose, Immundefekte, Sepsis.

Klinik: Unwohlsein, Übelkeit, Erbrechen, Fieber, Schmerzen im rechten Oberbauch, druckschmerzhafte Hepatomegalie, leichter Ikterus.

14 GASTROENTEROLOGIE

Diagnostik
- Beschleunigte BKS, Leukozytose und Linksverschiebung
- Leberbezogene Laborparameter variabel
- Versuch des Erregernachweises in Blutkulturen
- Sonografie, CT, MRT

Therapie
Die Behandlung beinhaltet die chirurgische Drainage und die systemische antibiotische Therapie.

14.9.6.2 Echinokokkeninfektion

Definition
Die Infektion mit Eiern des Hunde- oder Fuchsbandwurms führt zu solitärer oder multipler Zystenbildung in der Leber und in anderen Organen.

Ätiologie
- *Echinococcus granulosus* (Hundebandwurm) → zystische Echinokokkose
- *Echinococcus multilocularis* (Fuchsbandwurm) → alveoläre Echinokokkose

Pathogenese
Bei Kindern tritt praktisch nur die zystische Echinokokkose auf. Die Infektion erfolgt durch Kontakt mit den Exkrementen von infizierten Schafen, Hunden, Schweinen und Kamelen. Die Eier der Erreger gelangen über die Nahrung in den Darm und penetrieren die Darmwand, wandern über den Portalkreislauf in die Leber oder in die Lunge und bilden dort zystische Strukturen, in denen eine erneute Vermehrung erfolgt.

Klinik
Die Inkubationszeit beträgt wenige Monate bis viele Jahre.
Die Infektion kann lange **asymptomatisch** bleiben. Vielfach handelt es sich um Zufallsdiagnosen bei bildgebender Diagnostik. Am häufigsten sind die **Leber** und die **Lunge** betroffen, Zysten können jedoch auch in allen anderen Organen auftreten.
Es besteht kaum Krankheitsgefühl. Symptome aufgrund einer Größenzunahme und Kompression des umgebenden Gewebes entstehen oft erst relativ spät und sind uncharakteristisch (abdominelle oder thorakale Schmerzen, Husten, Dyspnoe). Bei Gallengangsverschluss entsteht ein Ikterus. Koliken und rezidivierende Cholangitiden sind möglich. Eine spontane oder traumatische **Zystenruptur** kann eine **akute allergische Reaktion** mit Urtikaria bis zum anaphylaktischen Schock auslösen und durch die Aussaat von Tochterzysten zu einer Sekundärechinokokkose führen. Bei Infektion mit *Echinococcus granulosus* sind die Zysten in der Regel im rechten Leberlappen lokalisiert. Im Verlauf kommt es zu einer Verkalkung der Zysten.

Diagnostik
- **Eosinophilie** im peripheren Blut
- Nachweis **spezifischer Antikörper** (80 %)
- Hochspezifischer **Bestätigungstest**: *Echinococcus-granulosus*-Immunoblot
- **Parasitologischer Echinokokkennachweis** aus Operationsmaterial
- **Sonografie des Abdomens:** Darstellung von Leberzysten
- **Röntgen-Thorax:** Darstellung von Lungenzysten
- **CT/MRT:** Exakte anatomische Darstellung

Therapie
Zunächst wird eine **antiparasitäre Therapie mit Albendazol** über 3 Monate durchgeführt.
Bei fehlendem Ansprechen der medikamentösen Therapie und Ausschluss einer Verbindung zum Gallengangsystem kann ein neues minimalinvasives Verfahren, die **PAIR**-Methode (Punktion-Aspiration-Injektion-Reaspiration), zur Anwendung kommen. Dabei werden Zysten unter sonografischer Kontrolle so weit wie möglich abpunktiert und durch Instillation mit 95 % Ethanol über 30–60 min und anschließende Reaspiration desinfiziert.
Alternativ kommt eine **operative Zystenexstirpation** in Betracht. Intraoperativ muss eine unkontrollierte Zystenruptur unbedingt vermieden werden. Der Zysteninhalt wird abpunktiert und die Zyste vor der operativen Entfernung mit 95 % Ethanol oder mit einer 20 % NaCl-Lösung desinfiziert.
Da die alveoläre Echinokokkose unbehandelt letal verläuft, wird primär die radikale Exstirpation unter medikamentöser Therapie mit Albendazol durchgeführt.

Prognose
Bei solitären Zysten ist die Prognose sehr gut. Bei multiplen Zysten in mehreren Organen führt die Chemotherapie in 30 % der Fälle zu einer vollständigen Regression der Zysten und bei 30–50 % zu einer Degeneration und Größenreduktion.

Aus Studentensicht

Diagnostik
- **Labor:** Beschleunigte BKS, Leukozytose, Linksverschiebung, Erregernachweis in Blutkulturen
- Bildgebende Diagnostik

14.9.6.2 Echinokokkeninfektion

Definition: Infektion mit Eiern des Hunde- oder Fuchsbandwurms.

Pathogenese: Infektion durch Exkrementenkontakt von infizierten Schafen, Hunden, Schweinen, Kamelen. Über die Nahrung: Eier in den Darm → Darmwandpenetration → über Portalkreislauf: Lunge, Leber → Ausbildung zystischer Strukturen.

Klinik: Inkubationszeit: Wenige Monate bis viele Jahre. Am häufigsten **Leber** und **Lunge** betroffen, Zysten auch in anderen Organen. Symptome aufgrund einer Größenzunahme und Kompression des umgebenden Gewebes. Gallengangsverschluss → Ikterus. Spontane oder traumatische **Zystenruptur** → **akute allergische Reaktion** mit Urtikaria → anaphylaktischer Schock und Aussaat von Tochterzysten → Sekundärechinokokkose.

Diagnostik
- Eosinophilie im peripheren Blut
- Nachweis spezifischer Antikörper (80 %)
- **Hochspezifischer Bestätigungstest:** *E.-granulosus*-Immunoblot
- **Parasitologischer Echinokokkennachweis** aus Operationsmaterial
- Bildgebende Diagnostik

Therapie: Antiparasitäre Therapie mit Albendazol über 3 Monate. Bei Nichtansprechen: **PAIR**-Methode: Zysten werden unter sonografischer Kontrolle abpunktiert und mit 95% Ethanol desinfiziert. Alternativ: **operative Zystenexstirpation**.

14.9 ERKRANKUNGEN DER LEBER UND DES BILIÄREN SYSTEMS

> **CAVE** Kommt es im Rahmen einer Echinokokkeninfektion zur Entleerung einer Zyste in das Peritoneum, so kann dies zu Urtikaria und anaphylaktischem Schock führen. Diagnostische Punktionen sind daher streng kontraindiziert.

14.9.7 Akutes Leberversagen (ALV)

Definition
Ein akutes Leberversagen liegt vor, wenn eine akute Lebererkrankung bei einem vorher lebergesunden Kind innerhalb von 8 Wochen zu einer Einschränkung der Lebersyntheseleistung (Quick < 40 %, CHE < 2.500 U/l) mit oder ohne hepatische Enzephalopathie führt. In der Regel liegen eine konjugierte Hyperbilirubinämie und eine Transaminasenerhöhung vor.

Pathogenese
Das auslösende Agens schädigt primär die Hepatozyten und es kommt zur Leberzellnekrose. Überwiegen nach Elimination des auslösenden Agens regenerative Faktoren, kommt es zu einer Restitutio ad integrum, überwiegen die inhibitorischen Faktoren, kommt es zu einem kompletten Leberausfall.

Ätiologie
Die häufigsten Ursachen des ALV sind Infektionen und Intoxikationen. In > Tab. 14.6 sind häufige Ursachen in Abhängigkeit vom Alter zusammengefasst.

Tab. 14.6 Ursachen des akuten Leberversagens in Abhängigkeit vom Alter (modifiziert nach Mowat 1994).

Neugeborene	4 Wochen bis 3 Jahre	> 3 Jahre
Infektion	Infektion	Infektion
HSV, ECHO-, Adenoviren, CMV, EBV, HBV	HAV, HBV, HCV, HSV, Sepsis	HAV, HBV, HCV, HSV, Sepsis
Stoffwechselerkrankungen	Intoxikation	Intoxikation
Galaktosämie, Tyrosinämie, neonatale Hämochromatose, Morbus Niemann-Pick Typ C, Mitochondriopathie	Paracetamol, Amanitatoxin, Valproat, Isoniazid, Halothan	Paracetamol, Amanitatoxin, Valproat, Isoniazid, Halothan
Ischämie	Stoffwechselerkrankungen	Stoffwechselerkrankungen
Angeborene Herzvitien, Herzchirurgie, Myokarditis, Asphyxie	Hereditäre Fruktoseintoleranz, α$_1$-Antitrypsin-Mangel, Galaktosämie, Depletion der mitochondrialen DNA der Leber	Hereditäre Fruktoseintoleranz, α$_1$-Antitrypsin-Mangel, Morbus Wilson

Pathologie
Leber: Es finden sich ausgedehnte Leberzellnekrosen mit teilweise völligem Fehlen von Hepatozyten ohne Hinweis auf Regeneration. Die Gallengänge sind z. T. durch Untergang des umgebenden Gewebes sichtbar, z. T. durch Regeneration vermehrt. Begleitend zeigt sich eine entzündliche Infiltration der Portalfelder und des Parenchyms.
ZNS: In 40 % der Fälle besteht ein Hirnödem.

Klinik
Die Symptome des ALV sind progredienter Ikterus, Hepatomegalie, Anorexie, Erbrechen, Blutungen, Foetor hepaticus und Aszites. Eine abnehmende Lebergröße ist ein Hinweis auf ausgedehnte Lebernekrosen. Die Zeichen der **hepatischen Enzephalopathie** sind Ruhelosigkeit, irrationale Hyperaktivität, Verwirrtheitszustände, Lethargie, zunehmende Eintrübung, Apathie, Stupor und Koma.
Hepatorenales Syndrom: Eine Niereninsuffizienz, die sich im Rahmen eines FLV entwickelt. Die Pathogenese ist unklar.

> **MERKE** Gradeinteilung des hepatischen Komas:
> I: Leichte neuropsychiatrische Auffälligkeiten
> II: Somnolenz
> III: Stupor
> IV: Koma
> V: Schweres, tiefes Koma

Diagnostik
- **Hyperbilirubinämie**
- Erhöhte Aktivitäten der **Aminotransferasen** und der GLDH im Serum, im Verlauf Abfall (prognostisch ungünstig)
- Schlechte **Syntheseleistung:** Hypalbuminämie, Aktivität der CHE im Serum niedrig

---

Aus Studentensicht

CAVE

14.9.7 Akutes Leberversagen (ALV)

Definition: Vorliegen eines akuten Leberversagens bei akuter Lebererkrankung und einer Einschränkung der Lebersyntheseleistung (Quick ‹ 40 %, CHE ‹ 2.500 U/l) bei vorher lebergesundem Kind.

Pathogenese: Auslösendes Agens schädigt primär die Hepatozyten → Leberzellnekrose. Elimination des Agens: Überwiegen regenerative Faktoren → Restitutio ad integrum, überwiegen inhibitorische Faktoren → Leberausfall.

TAB. 14.6

Pathologie
- **Leber:** Leberzellnekrosen mit teilweise völligem Fehlen von Hepatozyten. Gallengänge sichtbar oder durch Regeneration vermehrt. Entzündliche Infiltration der Portalfelder und des Parenchyms.
- **ZNS:** Hirnödem (40 %).

Klinik: Progredienter Ikterus, Hepatomegalie, Anorexie, Erbrechen, Blutungen, Foetor hepaticus, Aszites. Abnehmende Lebergröße. **Hepatische Enzephalopathie:** Ruhelosigkeit, irrationale Hyperaktivität, Verwirrtheitszustände. **Hepatorenales Syndrom:** Niereninsuffizienz.

MERKE

Diagnostik
- **Labor:** Hyperbilirubinämie, Aminotransferasen↑, GLDH↑, Hypalbuminämie, CHE↓, Gerinnungsstörung
- Hyperammonämie
- Bildgebende Diagnostik

Aus Studentensicht

Komplikationen: Aszites, lebensbedrohliche Blutungen, hypoglykämisches Koma.

Therapie
- **Grunderkrankung:** Elimination der auslösenden Substanz.
- **Supportive Therapie:** Reduktion der Proteinzufuhr. Darmdekontamination mit Paromomycin und Lactulose → Reduktion der Ammoniakproduktion. Elektrolyt- und Flüssigkeitssubstitution, maschinelle Beatmung.
- **Leberersatztherapie:** Lebertransplantation.

14.9.8 Leberzirrhose und portale Hypertonie
Definition: Leberzirrhose: Knotiger Umbau des Lebergewebes mit Regeneratknoten ohne Zentralvene, gestörter Läppchenarchitektur, Bindegewebsvermehrung und Narbenbildung. **Portale Hypertonie:** Dauerhafte Blutdrucksteigerung in der Pfortader.

TAB. 14.7

Ätiologie
- **Postnekrotische Zirrhose:** Bei α_1-Antitrypsin-Mangel, akuter viraler Hepatitis, chronisch-aggressiver Hepatitis
- **Biliäre Zirrhose:** Folge einer intrahepatischen oder extrahepatischen Gallengangsatresie, zystischen Fibrose
- **Genetische Erkrankungen:** Klassische Galaktosämie, hereditäre Fruktoseintoleranz

Pathogenese: Pfortaderdruck↑ durch Fluss- oder Widerstandszunahme. Leberzirrhose → hyperdyname Zirkulation → Blutfluss↑ durch die Pfortader.

448

14 GASTROENTEROLOGIE

- Gerinnungsstörung, kein Ansprechen auf Vitamin K
- **Hyperammonämie**
- Hypoglykämie
- Sonografie, Echokardiografie, Röntgen-Thorax, EEG

Komplikationen
- Aszites
- Lebensbedrohliche Blutungen
- Hypoglykämisches Koma
- Nierenversagen, Elektrolytentgleisungen
- Hypoxie, kardiale Dekompensation, Schock
- Hirnödem

Therapie
Die Therapie des fulminanten Leberversagens beruht auf 3 Säulen.
- **Therapie der Grunderkrankung:** Eine spezifische Therapie der zugrunde liegenden Erkrankung ist nur selten möglich. Ein Beispiel hierfür ist die Elimination der auslösenden Substanz bei Morbus Wilson.
- **Supportive Therapie:** Sie beinhaltet folgende Maßnahmen: Reduktion der Proteinzufuhr, Darmdekontamination mit Paromomycin und Lactulose zur Reduktion der Ammoniakproduktion, Elektrolyt- und Flüssigkeitssubstitution, Zufuhr hoher Mengen Glukose zur Vermeidung von Hypoglykämien, Azidoseausgleich, maschinelle Beatmung, Verabreichung von Vitamin K sowie FFP-Faktoren- und Thrombozytenkonzentraten. Sedativa sollten möglichst vermieden werden, um das Ausmaß der Enzephalopathie beurteilen zu können. Eine antibiotische Therapie erfolgt großzügig zum Schutz vor Sekundärinfektionen. Bei Nierenversagen muss frühzeitig mit einer Hämodialyse begonnen werden.
- **Leberersatztherapie:** Bei zunehmendem Koma ist die Durchführung einer Lebertransplantation indiziert. Die Festlegung des geeigneten Transplantationszeitpunkts ist schwierig. Ist er zu früh, hätte der Patient vielleicht auch ohne Transplantation überlebt, ist er zu spät, ist der Patient nicht mehr transplantierbar. Bei Hirnödem ist keine sinnvolle Therapie mehr möglich.

Prognose
Die Prognose ist sehr ernst. Ohne Transplantation beträgt die Mortalität über 50 %, die 4-Jahres-Überlebenswahrscheinlichkeit nach ALV und Lebertransplantation liegt bei 60–80 %.

14.9.8 Leberzirrhose und portale Hypertonie
Definitionen
Leberzirrhose: Knotiger Umbau des Lebergewebes mit Regeneratknoten ohne Zentralvene, die von Bindegewebe eingeschlossenen sind, gestörter Läppchenarchitektur, Bindegewebsvermehrung und Narbenbildung (➤ Tab. 14.7).
Portale Hypertonie: Dauerhafte Steigerung des Blutdrucks in der Pfortader über 3–6 mmHg.

Tab. 14.7 Klassifikation der Leberzirrhosen.

Nach pathologischen Kriterien	Nach klinischen Kriterien	Nach ätiologischen Kriterien
Mikronodulär	Kompensiert inaktiv	Postnekrotische Zirrhose
Makronodulär	Kompensiert aktiv	Biliäre Zirrhose
Inkomplette septale Zirrhose	Dekompensiert inaktiv	
Biliäre Zirrhose	Dekompensiert aktiv	

Ätiologie
Eine **postnekrotische** Zirrhose tritt z. B. bei α_1-Antitrypsin-Mangel, akuter viraler Hepatitis, chronisch-aggressiver Hepatitis, Intoxikationen, konstriktiver Perikarditis, Ebstein-Anomalie, Budd-Chiari-Syndrom und ulzerativer Kolitis auf.
Eine **biliäre** Zirrhose ist z. B. die Folge einer intrahepatischen oder extrahepatischen Gallengangsatresie, der zystischen Fibrose oder der primär sklerosierenden Cholangitis.
Genetische Erkrankungen, die typischerweise zu einer Leberzirrhose führen können, sind die klassische Galaktosämie, die hereditäre Fruktoseintoleranz, die Tyrosinämie Typ 1, die Glykogenose Typ IV, der Morbus Wilson und das Zellweger-Syndrom.
Die **portale Hypertonie** hat **prä-, intra- und posthepatische Ursachen,** die in ➤ Tab. 14.8 zusammengestellt sind.

Pathogenese
Eine Erhöhung des Pfortaderdrucks kann durch eine Fluss- sowie durch eine Widerstandszunahme bedingt sein. Eine Leberzirrhose führt zu einer hyperdynamen Zirkulation und damit zu einem vermehrten

14.9 ERKRANKUNGEN DER LEBER UND DES BILIÄREN SYSTEMS

Tab. 14.8 Ursachen der portalen Hypertonie.

Prähepatisch	Intrahepatisch	Posthepatisch
Pfortaderthrombose	Akute und chronische Hepatitis	Thrombose der V. cava inferior
Nabelvenenkatheter	Fokale biliäre Fibrose bei CF	Budd-Chiari-Syndrom
Sepsis	Maligne Infiltration	Chronische Rechtsherzinsuffizienz
Cholangitis	Fettleber	Konstriktive Perikarditis
Pankreatitis	Hämangiome	

Blutfluss durch die Pfortader. Bei fortgeschrittener Erkrankung steht die Widerstandserhöhung im Vordergrund.

Klinik
Kompensierte Erkrankung: In diesem Stadium stehen die Symptome der Grunderkrankung im Vordergrund. Häufig bestehen eine Gedeihstörung und ein Vitaminmangel, insbesondere ein Mangel an fettlöslichen Vitaminen.
Abdominelle Symptome sind ein aufgetriebenes Abdomen durch die Hepatosplenomegalie, Aszites und eine paraumbilikale Venenzeichnung („Caput medusae").
Hämodynamische Symptome sind eine portale Hypertonie, die Ausbildung von Kollateralkreisläufen, Spider-Nävi und das Palmarerythem.
Pulmonale Komplikationen sind eine Hypoxämie durch intrapulmonale Shunts und die Ausbildung portopulmonaler Kollateralen.
Dekompensation: Es treten periphere Ödeme, vermehrt Aszites, eine hepatische Enzephalopathie, ein Foetor hepaticus, eine Verstärkung eines schon bestehenden Ikterus, Blutungen sowie eine Thrombozytopenie und Granulozytopenie durch Hypersplenismus auf.

Komplikationen
- Aszites
- Umgehungskreisläufe: Ösophagusvarizen/Fundusvarizen!
- Malabsorption
- Blutungen
- Enzephalopathie
- Sekundäre endokrinologische Störungen
- Vermehrte Infektionsneigung
- Cholelithiasis
- Nierenversagen

Diagnostik
- Hyperbilirubinämie.
- Erhöhte Aktivitäten der Aminotransferasen und der GLDH im Serum.
- Schlechte Syntheseleistung: Hypalbuminämie, CHE-Aktivität niedrig, Gerinnungsstörung.
- **Sonografie des Abdomens:** Beurteilung von Leber-, Milzgröße und Leberparenchymstruktur, Nachweis von Aszites.
- **Doppler-Sonografie der abdominellen Gefäße:** Untersuchung der Flüsse in Pfortader, Milzvene, Lebervenen.
- **Leberbiopsie:** Histologische Untersuchung zur Klärung der Grunderkrankung und zur Beurteilung des Ausmaßes des zirrhotischen Umbaus.
- **Ösophagogastroduodenoskopie:** Ösophagusvarizen, Fundusvarizen?

Therapie
Sie umfasst die Therapie der Grunderkrankung und die Behandlung von Komplikationen. Bei primären Lebererkrankungen ist bei Progredienz die **Lebertransplantation** die einzig erfolgversprechende Option. Bei **akuter Varizenblutung** können Somatostatin oder Octreotid als Dauerinfusion zur Senkung des Pfortaderdrucks eingesetzt werden, die Varizen können endoskopisch sklerosiert oder ligiert werden. Die Verabreichung von β-Blockern kann prophylaktisch hilfreich sein.
Die Behandlung des **Aszites** erfolgt durch Salz- und Flüssigkeitsrestriktion und die Gabe von Spironolacton (1–5 mg/kg KG/d). Intermittierend können Albumininfusionen mit anschließender Ödemausschwemmung mit Furosemid durchgeführt werden.

Prognose
Die Langzeitprognose ist von der Grunderkrankung abhängig. Bei Leberzirrhose zeigen Komplikationen der portalen Hypertonie die Notwendigkeit einer Lebertransplantation an. Bei einer kongenitalen Leberfibrose oder zystischen Fibrose kann nach erfolgreicher Behandlung von Ösophagusvarizenblutungen auch noch über Jahre eine gute Leberfunktion bestehen.

Aus Studentensicht

TAB. 14.8

Klinik
- **Kompensierte Erkrankung:** Symptome der Grunderkrankung, Gedeihstörung, Vitaminmangel
- **Abdominelle Symptome:** Aufgetriebenes Abdomen durch Hepatosplenomegalie, Aszites, paraumbilikale Venenzeichnung
- **Hämodynamische Symptome:** Portale Hypertonie, Ausbildung von Kollateralkreisläufen, Spider-Nävi, Palmarerythem
- **Pulmonale Komplikationen:** Hypoxämie durch intrapulmonale Shunts, Ausbildung portopulmonaler Kollateralen
- **Dekompensation:** Periphere Ödeme, Aszites, hepatische Enzephalopathie, Foetor hepaticus, Verstärkung des Ikterus, Blutungen, Hypersplenismus → Thromboyztopenie, Granulozytopenie

Komplikationen: Aszites, Umgehungskreisläufe: Ösophagusvarizen, Fundusvarizen. Malabsorption.

Diagnostik
- **Labor:** Hyperbilirubinämie, Aminotransferasen↑, GLDH↑, Hypalbuminämie, CHE↓, Gerinnungsstörung
- **Abdomensonografie:** Leber-, Milzgröße, Leberparenchymstruktur, Aszites
- **Doppler-Sonografie der abdominellen Gefäße:** Flüsse in Pfortader, Milz-, Lebervene
- **Leberbiopsie**
- **Ösophagogastroduodenoskopie:** Ösophagusvarizen, Fundusvarizen (?)

Therapie: Therapie der Grunderkrankung, Behandlung von Komplikationen. **Lebertransplantation**. **Akute Varizenblutung:** Somatostatin, Octreotid: Pfortaderdruck↓, endoskopische Sklerosierung der Varizen. **Aszites:** Salz- und Flüssigkeitsrestriktion, Spironolacton, Albumininfusionen und anschließende Ödemausschwemmung mit Furosemid.

14.9.9 Reye-Syndrom

Definition
Beim Reye-Syndrom handelt es sich um eine akute, nichtentzündliche Enzephalopathie unklarer Ursache mit diffuser feintropfiger Leberverfettung im Verlauf eines viralen Infekts (z. B. Varizellen).

Epidemiologie
Etwa 2:100.000 Kinder unter 18 Jahren (Altersgipfel 6 Monate bis 15 Jahre) sind betroffen.

Ätiologie
Die Ursache ist bisher nicht endgültig geklärt. Prädisponierende Faktoren für das Auftreten eines Reye-Syndroms sind:
- Vorausgehender Virusinfekt: Varizellen, Influenza A oder B
- Einnahme von Azetylsalizylsäure oder Paracetamol
- Toxine: Herbizide, Insektizide, Aflatoxine
- Genetische Prädisposition
- Mitochondriale Fehlfunktion mit verminderter Aktivität mitochondrialer Enzyme

Pathologie
Leber: Pathognomonisch ist die ausgeprägte feintropfige Leberverfettung („weiße Leber") bei Verminderung des Glykogengehalts. Nekrosen und Entzündungszeichen fehlen. Elektronenmikroskopisch finden sich charakteristische morphologische Veränderungen der Mitochondrien.
ZNS: Ödem und neurale Läsionen ohne Hinweis auf entzündlichen oder infektiösen Prozess.

Klinik
Wenige Tage nach dem Höhepunkt eines banalen Infekts kommt es zu unstillbarem **Erbrechen** und **Bewusstseinsverlust**. Abhängig vom Ausmaß des Hirnödems werden 5 Schweregrade unterschieden (➤ Tab. 14.9).
In schweren Fällen kann es innerhalb weniger Stunden zu Einklemmung und Exitus letalis kommen.

Tab. 14.9 Einteilung der klinischen Schweregrade des Reye-Syndroms.

Grad I	Lethargie, Schläfrigkeit, Erbrechen, Zeichen der Leberdysfunktion
Grad II	Tiefe Lethargie, Verwirrung, Delirium, Hyperventilation, Hyperreflexie
Grad III	Koma, epileptische Anfälle, Dekortikationsstarre, normale Pupillenreaktion
Grad IV	Epileptische Anfälle, tiefes Koma, Dezerebrationsstarre, starre Pupillen
Grad V	Koma, Verlust der Sehnenreflexe, Atemstillstand, schlaffe Lähmung im Wechsel mit Dezerebrationsstarre, Null-Linien-EEG

Diagnostik
- Aktivitäten von Aminotransferasen, GLDH, CK und LDH im Serum erhöht
- Hyperammonämie
- Hypoglykämie
- Gerinnungsstörung, die nicht auf Gabe von Vitamin K anspricht
- Freie Fettsäuren, Laktat und Pyruvat im Plasma erhöht
- Liquoruntersuchung unauffällig
- **Leberbiopsie:** Klassische Histologie (s.o.)

Therapie
Die Behandlung sollte stets auf einer Intensivstation erfolgen! Es ist keine spezifische Therapie möglich. Wichtigstes Ziel ist die **Prophylaxe oder Beseitigung des Hirnödems** durch Flüssigkeitsrestriktion, Hyperventilation, Dexamethason oder Mannitol. Zur Vermeidung von Hypoglykämie, Proteinabbau und Lipolyse wird Glukose infundiert.
Weitere supportive Maßnahmen sind Intubation und Beatmung, der Ausgleich metabolischer Störungen, eine antikonvulsive Therapie mit Benzodiazepinen sowie Sedierung, Relaxierung und Analgesie. Bei drohender Kreislaufdekompensation werden Katecholamine verabreicht. Eine Darmdekontamination erfolgt mit Lactulose und Paromomycin.

Prognose
Im Stadium I ist die Prognose gut. Hyperammonämie und PTT-Verlängerung sind prognostisch ungünstig. In den Stadien II und III ist eine Heilung möglich, jedoch kommt es häufig zu bleibenden neurologischen und psychischen Schäden. In den Stadien IV und V beträgt die Mortalität über 72 %.

Aus Studentensicht

14.9.9 Reye-Syndrom

Definition: Akute, nichtentzündliche Enzephalopathie unklarer Genese im Verlauf eines viralen Infekts.

Ätiologie: Prädisponierende Faktoren: Vorausgehender Virusinfekt: Varizellen, Influenza A oder B, Azetylsalizylsäure- oder Paracetamoleinnahme, Toxine: Herbizide, Insektizide, Aflatoxine.

Pathologie
- **Leber:** Feintropfige Leberverfettung. Elektronenmikroskopisch: Morphologische Veränderungen der Mitochondrien.
- **ZNS:** Ödem, neurale Läsionen.

Klinik: Unstillbares Erbrechen, Bewusstseinsverlust wenige Tage nach einem banalen Infekt.

TAB. 14.9

Diagnostik
- Aminotransferasen↑, GLDH↑, CK↑, LDH↑, Hyperammonämie, Hypoglykämie, Gerinnungsstörung, freie Fettsäuren↑, Laktat↑, Pyruvat↑
- Leberbiopsie

Therapie: Intensivmedizinische Behandlung. **Prophylaxe oder Beseitigung des Hirnödems:** Flüssigkeitsrestriktion, Hyperventilation, Dexamethason, Mannitol. Vermeidung von Hypoglykämien: Glukoseinfusion. Intubation, Beatmung, Ausgleich metabolischer Störungen, Sedierung. Darmdekontamination mit Lactulose und Paromycin.

14.9.10 Morbus Wilson

Definition
Der Morbus Wilson ist eine autosomal-rezessiv vererbte Störung des Kupferstoffwechsels durch einen hepatozellulären lysosomalen Transportdefekt mit verminderter biliärer Kupfersekretion, die zu toxischen Kupferablagerungen in Leber, Gehirn, Nieren und Kornea führt. Synonym: Hepatozerebrale Degeneration.

Epidemiologie
Die Häufigkeit der Erkrankung beträgt etwa 1:30.000. Bei Kindern überwiegt der hepatische Verlauf. 83% aller Kinder unter 10 Jahren und 52% aller Jugendlichen zwischen 10 und 18 Jahren weisen ausschließlich hepatische Symptome auf. Bei Erwachsenen stehen neuropsychiatrische Symptome im Vordergrund.

Ätiologie
Es handelt sich um einen autosomal-rezessiv vererbten Defekt des hepatozellulären lysosomalen Kupfertransporters ATP7B durch Mutationen im ***ATP7B*-Gen.**

Pathogenese
Der Defekt des Kupfertransporters ATP7B führt zu einer verminderten biliären Kupfersekretion und trotz vermehrter renaler Kupferausscheidung zu einer toxischen Kupferakkumulation in den Leberzellen. Zusätzlich ist die Übertragung von Kupfer auf Coeruloplasmin gestört und die Sekretion von Coeruloplasmin in das Blut vermindert. Nach Überschreitung der hepatischen Speicherkapazität (frühestens im 6. Lebensjahr) wird Kupfer aus nekrotischen Leberzellen freigesetzt und in Gehirn, Nieren, Kornea und Knochen abgelagert.

Pathologie
- **Leber:** Hepatomegalie und fettige Degeneration der Hepatozyten. Der Kupfergehalt der Leberzellen ist 3- bis 30-fach erhöht. Übergang in multinoduläre Zirrhose mit portaler Hypertonie.
- **ZNS:** Kupfereinlagerungen vor allem in den Nuclei caudatus und lentiformis
- **Auge:** Einlagerung von Kupfer in die Kornea: Kayser-Fleischer-Kornealring

Klinik
Die Erkrankung manifestiert sich selten vor dem 6. Lebensjahr.
Hepatische Symptome: Die Symptome sind zunächst unspezifisch mit Hepatosplenomegalie, Bauchschmerzen, Erbrechen, Müdigkeit und Leistungsabfall. Ein flüchtiger Ikterus kommt vor. Im weiteren Verlauf entwickeln sich ein Aszites und eine Blutungsneigung. Es kommt zur Leberzirrhose. Selten manifestiert sich die Erkrankung als Hämolyse mit fulminantem Leberversagen.
Neurologische Symptome: Sie treten selten vor dem 12. Lebensjahr auf. Charakteristisch sind eine verwaschene Sprache (Dysarthrie), Schriftverschlechterung (Dysgrafie), Hypersalivation, Tremor, Choreoathetose und Schluckstörung (Dysphagie).

Diagnostik
- Totale Kupferkonzentration im Serum erniedrigt oder erhöht
- Freie Kupferkonzentration im Serum erhöht
- Coeruloplasmin im Serum erniedrigt
- Kupferausscheidung im Urin erhöht
- Kupferausscheidung im Urin nach Belastung mit D-Penicillamin erhöht
- Kupferkonzentration im Lebergewebe erhöht
- Spaltlampenuntersuchung: Kayser-Fleischer-Kornealring

Therapie
Zur Behandlung des Morbus Wilson stehen mehrere Medikamente zur Verfügung.
D-Penicillamin: Es bindet als Chelatbildner Kupfer und fördert die renale Kupferausscheidung. Die Dosierung beträgt 20–30 mg/kg KG/d. In 30% der Fälle treten Nebenwirkungen auf: Exanthem, Fieber, Lymphknotenschwellung, nephrotisches Syndrom, Lupus erythematodes, aplastische Anämie, Goodpasture-Syndrom.
Trientine: Die Wirkungsweise entspricht der von D-Penicillamin; Nebenwirkungen treten jedoch seltener auf.
Zink: Es hemmt die Kupferabsorption und fördert die Bildung von Metallothioneinkomplexen. In der Regel ist eine alleinige Behandlung mit Zinksalzen für eine schnelle Entkupferung nicht effektiv genug.
Lebertransplantation: Sie ist nur bei progressivem und fulminantem Leberversagen indiziert.

Aus Studentensicht

14.9.10 Morbus Wilson

Definition: Autosomal-rezessiv vererbte Störung des Kupferstoffwechsels durch hepatozellulären lysosomalen Transportdefekt mit verminderter biliärer Kupfersekretion.

Pathogenese: Defekt des Kupfertransporters → biliäre Kupfersekretion ↓, renale Kupferausscheidung ↑ → toxische Kupferakkumulation in den Leberzellen. Gestörte Übertragung von Kupfer auf Coeruloplasmin, Coeruloplasminsekretion ↓ ins Blut → Überschreitung der hepatischen Speicherkapazität → Kupferfreisetzung aus nekrotischen Leberzellen → Ablagerung in Gehirn, Nieren, Kornea und Knochen.

Pathologie
- **Leber:** Hepatomegalie, fettige Degeneration der Hepatozyten. Kupfergehalt der Leberzellen 3- bis 30-fach erhöht. Übergang in multinoduläre Zirrhose mit portaler Hypertonie.
- **ZNS:** Kupfereinlagerungen in Nuclei caudatus und lentiformis.
- **Auge:** Kupfereinlagerung in die Kornea: Kayser-Fleischer-Kornealring.

Klinik
- **Hepatische Symptome** (> 6. LJ): Zunächst unspezifische Symptome. Später: Aszites, Blutungsneigung. Leberzirrhose.
- **Neurologische Symptome** (> 12 LJ): Verwaschene Sprache, Schriftverschlechterung, Hypersalivation, Tremor, Choreoathetose, Schluckstörung.

Diagnostik
- **Labor:** Freie Kupferkonzentration ↑, Coeruloplasmin ↓
- **Urin:** Kupferausscheidung ↑
- Kupferkonzentration im Lebergewebe ↑
- **Spaltlampenuntersuchung:** Kayser-Fleischer-Kornealring

Therapie:
- **D-Penicillamin** bindet als Chelatbildner Kupfer, fördert renale Kupferausscheidung.
- **Trientine:** Kupferkomplexierende Eigenschaften.
- **Zink** hemmt die Kupferabsorption, fördert Bildung von Metallothioneinkomplexen.
- **Lebertransplantation.**

Aus Studentensicht

14.10 Erkrankungen des Pankreas

14.10.1 Akute Pankreatitis

Definition: Akute, in der Regel seröse Entzündung der Bauchspeicheldrüse.

Ätiologie: Idiopathisch, Trauma, Medikamente, Mumpsinfektion.

Klinik: Gürtelförmige Oberbauchschmerzen mit Übelkeit und Erbrechen, sich verstärkende Schmerzen bei Nahrungsaufnahme, Rückenausstrahlung.

Komplikationen: Schock, Infektion, Sepsis, Hypokalzämie, Hyperglykämie.

Diagnostik
- **Labor:** Amylase↑, Lipase↑, hämorrhagisch-nekrotisierende Form: CRP↑↑
- **Sonografie:** Ödematöse Pankreasschwellung, Pseudozysten
- **MRT und MRCP:** Nachweis von Ganganomalien
- **ERCP**

Therapie: Symptomatische Behandlung und intensivmedizinische Betreuung, Nahrungs- und Flüssigkeitskarenz, parenterale Flüssigkeitszufuhr und Ernährung, Analgesie. Kontraindikation: Morphinderivate. Meropenem bei nekrotisierender Pankreatitis.

---

14 GASTROENTEROLOGIE

Prognose
Unbehandelt ist die Prognose der Erkrankung sehr schlecht. Bei rechtzeitigem Therapiebeginn ist sie ausgezeichnet und die Lebenserwartung nicht eingeschränkt. Selbst Dekompensationszeichen der Leberzirrhose wie Aszites und Gerinnungsstörung können unter Therapie nach etwa 1 Jahr verschwinden.

14.10 Erkrankungen des Pankreas

14.10.1 Akute Pankreatitis

Definition
Die akute, in der Regel seröse Entzündung der Bauchspeicheldrüse führt häufig zu Komplikationen und ist mit einer hohen Mortalitätsrate behaftet.

Klassifikation
- **Nach klinischen Aspekten:** Milde Pankreatitis und schwere Pankreatitis
- **Nach morphologischen Aspekten:** Interstitiell-ödematöse (90 %) oder hämorrhagisch-nekrotisierende (10 %) Pankreatitis

Ätiologie
- Idiopathisch (10–20 % der Fälle)
- Trauma
- Medikamente
- Mumpsinfektion
- Entzündliche und obstruktive Gallenwegserkrankungen
- Zystische Fibrose
- Im Rahmen von Systemerkrankungen: Lupus erythematodes, Hyperparathyreoidismus, Hyperlipidämie, organische Azidurie

Klinik
Klinisches Leitsymptom sind die plötzlich beginnenden, **gürtelförmigen Oberbauchschmerzen** mit Übelkeit und Erbrechen. Die Schmerzen verstärken sich bei der Nahrungsaufnahme und strahlen in den Rücken aus.

Komplikationen
- Schock
- Infektion, Sepsis
- Hypokalzämie, Hyperglykämie
- Verbrauchskoagulopathie
- Abszesse, Pseudozysten, Fisteln
- Übergang in hämorrhagisch-nekrotisierende Pankreatitis
- Übergang in chronische Pankreatitis

Diagnostik
- Erhöhte Aktivitäten der **Amylase** und **Lipase** im Serum; es besteht keine Korrelation zwischen der Höhe der Werte und der Schwere der Pankreatitis.
- C-reaktives Protein bei interstitiell-ödematöser Form nur wenig, bei hämorrhagisch-nekrotisierender Form exzessiv erhöht
- **Sonografie:** Ödematöse Pankreasschwellung, Pseudozysten
- **CT** mit Kontrastmittel
- **MRT und MRCP:** Nachweis von Ganganomalien
- **ERCP**

Therapie
Die Behandlung ist rein symptomatisch und beinhaltet eine intensivmedizinische Überwachung, Nahrungs- und Flüssigkeitskarenz, parenterale Flüssigkeitszufuhr und Ernährung sowie Analgesie. Morphinderivate sind wegen der Kontraktion des Sphincter Oddi kontraindiziert. Bei Verdacht auf eine nekrotisierende Pankreatitis (CRP > 12 mg/dl) ist eine antibiotische Therapie mit Meropenem indiziert.

Prognose
Die interstitiell-ödematöse Pankreatitis verläuft in der Regel mild und selbstlimitierend, die Letalität liegt unter 10 %. Die hämorrhagisch-nekrotisierende Form ist meist mit einem schweren Verlauf und einer Letalität von 25 % assoziiert.

> **MERKE** Eine Indikation zur Nahrungskarenz bei akuter Pankreatitis besteht nur bis zur Schmerzfreiheit. Die orale Ernährung sollte so bald wie möglich begonnen werden und ist unabhängig von der Höhe der Pankreasenzymaktivitäten im Blut.

14.10.2 Chronische Pankreatitis

Definition
Der chronisch fortdauernde, irreversible Entzündungsprozess geht mit rezidivierenden oder persistierenden Bauchschmerzen einher und ist durch die unaufhaltsame Progredienz der Organzerstörung bis zur Entstehung einer exokrinen und endokrinen Pankreasinsuffizienz gekennzeichnet.

Formen
- Primär chronische hereditäre Pankreatitis
- Sekundär chronische Pankreatitis (häufiger)

Ätiologie
Bei den **hereditären primären Pankreatitiden** handelt es sich um genetisch bedingte Erkrankungen mit Mutationen im *PRSS1*-Gen, im *SPINK1*-Gen oder im *CFTR*-Gen.
Die **sekundär chronischen Pankreatitiden** sind häufiger und können durch Hyperkalzämie, Hyperlipidämie, zystische Fibrose, Trauma, angeborene anatomische Fehlbildungen von Pankreas- und Gallenwegssystem, Dysfunktion des Sphincter Oddi, Nierenerkrankungen, sklerosierende Cholangitis und auf dem Boden eines Autoimmungeschehens entstehen.

Pathologie
Zunächst entstehen im Gangsystem Eiweißpräzipitate, die zu einer mechanischen Reizung, Atrophie und Auflösung der Epithelien führen. In der Folge entwickeln sich Strikturen und Stenosen. Die perikanalikuläre Bindegewebsvermehrung führt zu einer Parenchymschrumpfung. Es bilden sich Zysten, Narben und Verkalkungen. Die Organzerstörung schreitet bis zur totalen exokrinen und endokrinen Pankreasinsuffizienz fort.

Klinik
Die Symptomatik beginnt schleichend. Gedeihstörung, Meteorismus, Übelkeit, Erbrechen und Völlegefühl sind unspezifische Krankheitszeichen. Gelegentlich kommt es zu Oberbauchschmerzepisoden. Es besteht eine Fettintoleranz. Voluminöse, fettglänzende Stühle treten erst bei 80 % Organzerstörung auf. Ein Diabetes mellitus gilt als Spätmanifestation.

Diagnostik
- Chymotrypsin, Elastase im Stuhl erniedrigt
- Steatokrit erhöht
- Sekretin-Pankreozymin-Test
- Sonografie, CT, ERCP

Therapie
Eine kurative Therapie ist nicht verfügbar. Die Behandlung umfasst die Pankreasenzymsubstitution sowie die Substitution fettlöslicher Vitamine, ggf. eine Diabetesbehandlung und Analgesie.

14.10.3 Generalisierte exokrine Pankreasinsuffizienz

Definition
Autosomal-rezessiv vererbte Multiorganerkrankung mit zyklischer Neutropenie, Kleinwuchs und Skelettdeformitäten, die neben der zystischen Fibrose die häufigste Ursache einer angeborenen exokrinen Pankreasinsuffizienz ist. Synonym: Shwachman-Bodian-Diamond-Syndrom (SBDS).

Epidemiologie
Die Häufigkeit beträgt 1 : 20.000 bis 1 : 100.000.

Ätiologie
Der Krankheit liegt ein Defekt des *SBDS*-Gens zugrunde. Es wird vermutet, dass die dadurch bedingte Insuffizienz mikrotubulärer Zellelemente und Mikrofilamente eine Entwicklungsstörung multipler Organe verursacht. Es kommt zur progredienten Degeneration und lipomatösen Umwandlung des Pankreas.

Klinik
Die Kinder fallen bereits durch ein **niedriges Geburtsgewicht** auf. Es bestehen Fütterungsschwierigkeiten sowie eine **muskuläre Hypotonie**. Bereits in der Neonatalperiode kommt es zu **Gedeihstörung und Diarrhö**. Im 2. Lebensjahr besteht ein deutlicher **Kleinwuchs**. Eine vermehrte Infektanfälligkeit ist durch

---

Aus Studentensicht

MERKE

14.10.2 Chronische Pankreatitis

Definition: Chronisch fortdauernder, irreversibler Entzündungsprozess mit rezidivierenden oder persistierenden Bauchschmerzen.

Ätiologie: Hereditäre primäre Pankreatitis: Mutation im PRSS1-, SPINK1- oder CFTR-Gen. **Sekundär chronische Pankreatitis:** durch Hyperkalzämie, Hyperlipidämie, zystische Fibrose, Trauma, angeborene anatomische Fehlbildungen von Pankreas- und Gallenwegssystem.

Pathologie: Im Gangsystem entstehen Eiweißpräzipate → mechanische Reizung, Atrophie, Auflösung der Epithelien → Strikturen, Stenosen. Perikanalikuläre Bindegewebsvermehrung → Parenchymschrumpfung → Zysten, Narben, Verkalkungen → totale exokrine und endokrine Pankreasinsuffizienz.

Klinik: Schleichender Beginn. Unspezifische Krankheitszeichen. Oberbauchschmerzepisoden, Fettintoleranz. Voluminöse, fettglänzende Stühle bei 80 % Organzerstörung. Diabetes mellitus als Spätmanifestation.

Diagnostik: Chymotrypsin ↓, Elastase ↓ im Stuhl. Steatokrit ↑. Sekretin-Pankreozymin-Test. Bildgebende Diagnostik.

Therapie: Pankreasenzym- und fettlösliche Vitaminsubstitution. Diabetesbehandlung, Analgesie.

14.10.3 Generalisierte exokrine Pankreasinsuffizienz

Definition: Autosomal-rezessiv vererbte Multiorganerkrankung mit zyklischer Neutropenie, Kleinwuchs, Skelettdeformitäten. Häufige Ursache einer angeborenen exokrinen Pankreasinsuffizienz.

Ätiologie: Defekt des **SBDS**-Gens → Insuffizienz mikrotubulärer Zellelemente und Mikrofilamente → Entwicklungsstörung multipler Organe → progrediente Degeneration und lipomatöse Umwandlung des Pankreas.

Klinik: Niedriges Geburtsgewicht, Fütterungsschwierigkeiten, muskuläre Hypotonie, Gedeihstörung, Diarrhö. Im 2. LJ: Kleinwuchs. Vermehrte Infektanfälligkeit, Thrombozytopenie (70 %). Hypoplastisches Knochenmark mit Fetteinlagerung. Verzögerte Knochenreifung, kurze, verbreiterte Rippen und metaphysäre Ossifikationsdefekte. Psychomotorische Entwicklungsverzögerung (85 %).

Aus Studentensicht

14 GASTROENTEROLOGIE

eine ausgeprägte **Neutropenie** bedingt. Eine begleitende **Thrombozytopenie** besteht in 70 %, eine Anämie in 50 % der Fälle. Das Knochenmark ist hypoplastisch mit Fetteinlagerung. Es besteht eine verzögerte Knochenreifung und die typischen **Skelettanomalien** sind kurze, verbreiterte Rippen und metaphysäre Ossifikationsdefekte vor allem am Femur. Eine **psychomotorische Entwicklungsverzögerung** besteht in 85 % der Fälle.

Diagnostik

Diagnostik: Neutropenie oder Panzytopenie. Chymotrypsin↓, Elastase↓ im Stuhl. Fehlen pankreatischer Enzyme. Normaler Schweißtest, Knochenmarkpunktion.

- Neutropenie oder Panzytopenie
- Chymotrypsin, Elastase im Stuhl erniedrigt
- Fehlen pankreatischer Enzyme
- Normaler Schweißtest
- Knochenmarkpunktion

Therapie

Therapie: Pankreasenzymsubstitution. Neutropenie: Gabe von Wachstumsfaktoren (G-CSF).

Die Behandlung besteht in einer Pankreasenzymsubstitution. Bei gravierender Neutropenie können Wachstumsfaktoren (G-CSF) eingesetzt werden.

Prognose

Die Prognose ist hauptsächlich von der Häufigkeit und Schwere der Infektionen abhängig. Die Patienten haben zudem ein erhöhtes Risiko, eine Leukämie oder ein myelodysplastisches Syndrom zu entwickeln.

> **LERNTIPP** Folgende diagnostische Tests musst du beherrschen:
> - Elastase im Stuhl erniedrigt: Pankreasinsuffizienz
> - Serum-Lipase erhöht: Pankreatitis
> - ^{13}C-Atemtest: Helicobacter pylori
> - H_2-Atemtest: Laktoseintoleranz

LERNTIPP

ÜBUNGSFRAGEN FÜRS MÜNDLICHE MIT LÖSUNGSHILFEN

1. Erläutere typische Symptome einer hypertrophen Pylorusstenose.

Typische Symptome sind **schwallartiges, nicht galliges Erbrechen** nach der Nahrungsaufnahme mit Bauchschmerzen und teilweise **sichtbarer Magenperistaltik.** Meistens beginnen die Beschwerden zwischen der **2. und 6. Lebenswoche** und sind progredient. Durch die fehlende Nahrungs- und Flüssigkeitsaufnahme kommt es im Verlauf zu **Dehydratation** und **Gewichtsabnahme.** Häufig erfolgt die Erstvorstellung wegen „Gedeihstörung". Es kommt zur Dystrophie und stehende Hautfalten sind klinische Zeichen der **Exsikkose.** Manchmal ist rechts epigastrisch eine Resistenz in Form einer Olive zu tasten, das Korrelat zum hypertrophierten Pylorus.
Ein weiteres Leitsymptom ist die **hypochlorämische Alkalose** mit **Hypokaliämie,** die durch den Verlust von Säureäquivalenten in Form von Magensaft bei rezidivierendem Erbrechen bedingt ist. Die entstehende Alkalose führt durch eine Steigerung der Aktivität der Na^+/K^+-Pumpe zu einer Umverteilung von Kalium von intravasal in die Körperzellen und bedingt hierdurch die extrazelluläre Hypokaliämie.

IMPP-Schwerpunkte

!!! Hypertrophe Pylorusstenose
!! Extrahepatische Gallengangsatresie, Malabsorptionssyndrom
! Krankheiten, die zu einer indirekten Hyperbilirubinämie führen

NKLM-Lernziele

Eine Übersicht der dem Fach zugeordneten NKLM-Lernziele findest du im Anhang ab Seite 648.

2. Dir wird die 11 Monate alte Leonie vorgestellt. Sie wurde 5 Monate lang voll gestillt, seitdem erhält sie zusätzlich Obst-, Gemüse- und Breimahlzeiten. Seit dem 7. Monat nimmt sie nicht mehr an Gewicht zu. Sie leidet an breiigen, voluminösen Durchfällen und starkem Meteorismus. Auch ihr Wesen hat sich verändert. Das Mädchen, das früher immer gut gelaunt war, ist jetzt häufig eine missmutige kleine Nervensäge.
Bei der Untersuchung wirkt Leonie blass und ängstlich. Das Gewicht liegt mit 7,2 kg unterhalb der 3. Perzentile, die Körperlänge liegt auf der 10. Perzentile. Das Abdomen ist ausladend, die Extremitäten wirken dünn, das Gesäß faltig.
Welche Verdachtsdiagnose stellst du?

Bei dem hier geschilderten Fall handelt es sich am ehesten um die klassische Manifestation einer **Zöliakie.** Die **immunologisch bedingte Multiorganerkrankung** wird durch Gluten, den Eiweißbestandteil von Weizen, und Prolamine verwandter Getreidearten (Roggen, Dinkel, Gerste) bei genetisch prädisponierten Individuen (Assoziation mit HLA-Antigenen DQ2 und DQ8) ausgelöst. Gliadin, die alkohollösliche Komponente von Gluten, ist das schädigende Agens. Bei intrazellulärer Aufnahme von Gliadinmolekülen in Enterozyten kommt es zu einer zytotoxischen Reaktion, an der aktivierte Lamina-propria-T-Zellen und Zytokine beteiligt sind. Das Autoantigen ist dabei die Gewebetransglutaminase. Die Folge ist eine Zottenatrophie mit einer erheblichen Einschränkung der resorptiven Oberfläche, wodurch es zu einer schweren Malabsorption von Nahrungs- und Mineralstoffen kommt.

14.10 ERKRANKUNGEN DES PANKREAS

Aus Studentensicht

3. Daniel leidet seit 3 Tagen an Erbrechen und wässrigen, übel riechenden Durchfällen. Außerdem hatte er Fieber bis maximal 38,7 °C entwickelt. Die Eltern sind beunruhigt, da Daniel zunehmend schlechter trinkt und apathisch wirkt. Der große Bruder von Daniel leidet ebenfalls an Erbrechen und Durchfall. Die Familie sei in letzter Zeit nicht im Ausland gewesen. Daniel sei ansonsten ein gesunder, normal entwickelter Junge.
Du siehst bei der Untersuchung einen 3 Jahre alten Jungen mit blassgrauem Hautkolorit und trockenen Schleimhäuten. Leicht eingesunkene Augen, geringer Tränenfluss. Auskultatorisch fallen eine Tachykardie und eine vertiefte Atmung auf. Temperatur 38,3 °C, Gewicht 13,7 kg. In der Woche zuvor hatte Daniel bei der U7a noch 14,6 kg gewogen.
Schätze den Schweregrad der Dehydratation.

Fieber, Erbrechen und **Diarrhö** sind die klassischen Symptome einer akuten Gastroenteritis. Bei protrahiertem Verlauf kommt es zu den klinischen Zeichen der **Dehydratation** mit Gewichtsabnahme, halonierten Augen, vermindertem Hautturgor und Oligourie. Der Schweregrad einer Dehydratation lässt sich klinisch relativ gut abschätzen (➤ Tab. 14.1). Im vorliegenden Fall handelt es sich um eine mittelgradige Dehydratation. Hilfreich ist hier die Kenntnis des Gewichts vor der Erkrankung, sodass der Gewichtsverlust errechnet werden kann (0,9 kg/14,6 kg ≙ etwa 6 % Gewichtsverlust).

KAPITEL 15
Nephrologie und Urologie

15.1	Nierenerkrankungen mit Leitsymptom Hämaturie	458
15.1.1	IgA-Glomerulonephritis	459
15.1.2	Isolierte familiäre Hämaturie	460
15.1.3	Idiopathische benigne rekurrierende Hämaturie	461
15.1.4	Alport-Syndrom	461
15.1.5	Akute postinfektiöse Glomerulonephritis (AGN)	462
15.1.6	Systemischer Lupus erythematodes (SLE)	463
15.1.7	Rapid progressive Glomerulonephritis (RPGN)	465
15.1.8	Goodpasture-Erkrankung	466
15.1.9	Anaphylaktoide Purpura Schoenlein-Henoch (PSH)	466
15.1.10	Hämolytisch-urämisches Syndrom (HUS)	467
15.1.11	Nierenvenenthrombose	469
15.2	Nierenerkrankungen mit Leitsymptom Proteinurie	470
15.2.1	Nephrotisches Syndrom (NS)	471
15.2.2	Membranöse Glomerulonephritis	474
15.2.3	Membranoproliferative Glomerulonephritis (MPGN)	474
15.3	Tubulopathien	475
15.3.1	Renale Glukosurie	476
15.3.2	Renal-tubuläre Azidose (RTA)	476
15.3.3	De-Toni-Debré-Fanconi-Syndrom	477
15.3.4	Diabetes insipidus renalis	478
15.3.5	Bartter-Syndrom	479
15.4	Tubulointerstitielle Nephritis (TIN)	480
15.5	Arterielle Hypertonie	481
15.6	Niereninsuffizienz	483
15.6.1	Akute Niereninsuffizienz (ANI)	483
15.6.2	Chronische Niereninsuffizienz (CNI)	484
15.7	Kongenitale Nierenfehlbildungen	486
15.7.1	Nierenagenesie	486
15.7.2	Nierenhypoplasie	486
15.7.3	Lage- und Fusionsanomalien der Niere	487
15.7.4	Zystische Nierenerkrankungen	488
15.8	Harnwegsinfektionen (HWI)	489
15.9	Hydronephrose	491
15.9.1	Ureterabgangsstenose	491
15.9.2	Uretermündungsstenose	492
15.9.3	Vesikoureteraler Reflux (VUR)	492
15.10	Harninkontinenz	494

Aus Studentensicht

Der Spruch „Man hat es im Urin" kommt nicht von irgendwoher. Die Hämaturie zum Beispiel ist ein wichtiges Leitsymptom in der Klinik und stellt einen wichtigen Fragenkomplex dar. Außerdem gilt für die Nephrologie „Köpfchen beweisen" – verstehe die Befunde mit den dazugehörigen Laborkonstellationen, um das Kreuzchen richtig setzen zu können. Stures Auswendiglernen ist hier fehl am Platz. Nimm alles Gehirnschmalz zusammen und wage dich in die Nephrologie, viel Erfolg!

15 NEPHROLOGIE UND UROLOGIE

15.1 Nierenerkrankungen mit Leitsymptom Hämaturie

> **LERNTIPP** Die Nierenerkrankungen mit Hämaturie als Leitsymptom werden gern gefragt. Du solltest daher die typischen Urinbefunde sicher beherrschen.

Definitionen
Makrohämaturie: Mit dem bloßen Auge erkennbare Rotfärbung des Urins durch Erythrozyten
Mikrohämaturie: > 5 Erythrozyten/µl Urin ohne sichtbare Rotfärbung

> **PRAXISTIPP** Für die Untersuchung sollte stets frischer Urin verwendet werden.

Differenzialdiagnose
Bei „rotem" Urin handelt es sich nicht immer um eine Hämaturie. Wichtige Ursachen fasst ➤ Tab. 15.1 zusammen. Besteht tatsächlich eine Hämaturie, ist die Unterscheidung einer **glomerulären** Hämaturie von einer **nichtglomerulären** Hämaturie wichtig (➤ Tab. 15.2).
Das differenzialdiagnostische Vorgehen bei glomerulärer Hämaturie ist in ➤ Abb. 15.1, bei nichtglomerulärer Hämaturie in ➤ Abb. 15.2 dargestellt.

> **MERKE** Die Symptomenkonstellation Mikrohämaturie mit Proteinurie, eingeschränkter Nierenfunktion oder arterieller Hypertonie spricht für das Vorliegen einer Glomerulopathie.

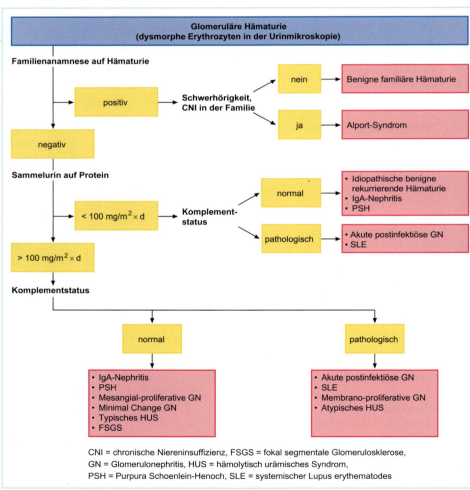

Abb. 15.1 Differenzialdiagnostisches Vorgehen bei glomerulärer Hämaturie (nach Benz et al. 2004). [L141/L231]

15.1 NIERENERKRANKUNGEN MIT LEITSYMPTOM HÄMATURIE

Tab. 15.1 Ursachen für „roten" Urin.

Endogen	Exogen	
• Erythrozyten	• Nahrungsmittel	• Rote Bete
• Hämoglobin		• Rhabarber
• Myoglobin		• Brombeeren
• Porphyrine	• Medikamente	• Chloroquin
• Amorphe Urate („Ziegelmehl")		• Deferoxamin
• Homogentisinsäure (Alkaptonurie)		• Ibuprofen
		• Metronidazol
		• Nitrofurantoin
		• Rifampicin
		• Phenytoin
		• Phenophthalein
		• Phenothiazine
	• Infektion:	• *Serratia marcescens*

Modifiziert nach Benz et al. 2004.

Tab. 15.2 Hämaturie: glomerulär versus nichtglomerulär.

Parameter	Glomeruläre Hämaturie	Nichtglomeruläre Hämaturie
Urinfarbe	Rotbraun, colafarben	Rot oder rosa
Koagele	Keine	Möglich
Proteinurie*	≥ 100 mg/m²/d	< 100 mg/m²/d
Erythrozytenmorphologie	Dysmorph	Normal
Erythrozytenzylinder	Möglich	Keine

* Nur bei Mikrohämaturie zur Differenzierung verwertbar, da bei Makrohämaturie falsch hohe Befunde für Proteinurie.

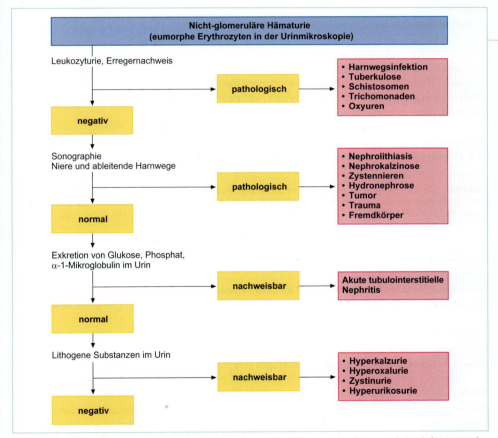

Abb. 15.2 Differenzialdiagnostisches Vorgehen bei nichtglomerulärer Hämaturie (nach Benz et al. 2004). [L141/L231]

15.1.1 IgA-Glomerulonephritis

Definition
Bei einer IgA-Glomerulonephritis handelt es sich um eine eigenständige Form einer Glomerulonephritis, deren Merkmal eine massive Ablagerung von Immunglobulin A im Mesangium der Glomeruli ist. Synonym: Morbus Berger.

Aus Studentensicht

TAB. 15.1

TAB. 15.2

ABB. 15.2

15.1.1 IgA-Glomerulonephritis

Definition: Glomerulonephritis mit massiver Ablagerung von IgA im Mesangium.

Aus Studentensicht

Epidemiologie: Häufige glomeruläre Erkrankung, ♂ > ♀.

Pathogenese: Exogene Antigene oder primäre Dysregulation des Immunsystems → IgA1-Synthese im Knochenmark ↑ → **Überproduktion von IgA** und intraglomeruläre Ablagerung.

Pathologie: Mesangiale Proliferation, Kapseladhäsion, epitheliale Halbmondbildungen.

Klinik: Manifestation im späten Schulalter. **Rezidivierende Makrohämaturieschübe,** Mikrohämaturie im Intervall.

Diagnostik: Mikro- und **Makrohämaturie, IgA** i. S., **Nierenbiopsie:** IgA-Ablagerungen im Mesangium.

Therapie: ACE-Hemmer, Angiotensin-Rezeptor-Blocker (ARB).
- Bei eingeschränkter Niereninsuffizienz und großer Proteinurie: Zusätzlich Prednison.
- Schwere Niereninsuffizienz: Nierenersatztherapie.

MERKE

15.1.2 Isolierte familiäre Hämaturie

Definition: Autosomal-dominant vererbte, isolierte, meist persistierende Mikrohämaturie.

Klinik: Isolierte Mikrohämaturie.

Diagnostik: Isolierte **Mikrohämaturie,** DNA-Analyse.

---

15 NEPHROLOGIE UND UROLOGIE

Epidemiologie
Die IgA-Glomerulonephritis ist eine der häufigsten glomerulären Erkrankungen. Jungen sind deutlich häufiger betroffen als Mädchen.

Pathogenese
Es liegt eine **Überproduktion von IgA** durch Steigerung der IgA1-Synthese im Knochenmark vor. Das überschüssige IgA wird aufgrund seiner veränderten physikochemischen Eigenschaften intraglomerulär abgelagert. Ursache für die Steigerung der IgA1-Synthese könnte z. B. die Induktion einer vermehrten IgA-Produktion durch **exogene Antigene** (Nahrung, Viren, Bakterien) sein, die aufgrund einer gestörten lokalen IgA-Immunantwort die Schleimhautbarriere passieren. Alternativ könnte eine **primäre Dysregulation** des Immunsystems vorliegen, die mit einer inadäquaten Umschaltung zwischen IgA- und IgG-Produktion einhergeht.

Pathologie
Es finden sich eine mesangiale Proliferation, Kapseladhäsionen und epitheliale Halbmondbildungen. Voraussetzung für die Diagnose ist der immunhistologische Nachweis von IgA-Ablagerungen im Mesangium der Glomeruli.

Klinik
Die Erkrankung beginnt meist im späten Schulalter. Klinisches Leitsymptom ist das Auftreten **rezidivierender Makrohämaturieschübe,** häufig in Assoziation mit Infekten, Impfungen oder körperlicher Belastung. Im Intervall besteht eine Mikrohämaturie.

Diagnostik
- Glomeruläre **Mikro-** und **Makrohämaturie;** geringgradige oder fehlende Proteinurie
- **IgA** im Serum in 15 % der Fälle erhöht
- **Nierenbiopsie:** Histologie und Immunhistologie

Therapie
Therapeutisch werden ACE-Hemmer und Angiotensin-Rezeptor-Blocker (ARB) eingesetzt. Bei eingeschränkter Niereninsuffizienz und großer Proteinurie kann zusätzlich eine immunsuppressive Therapie mit Prednison erfolgen. Kommt es zur schweren Niereninsuffizienz, muss eine Nierenersatztherapie (Hämodialyse, Nierentransplantation) durchgeführt werden.

Prognose
In 5–13 % der Fälle kommt es nach 10 Jahren zu einer Niereninsuffizienz.

> **MERKE** Die IgA-Glomerulonephritis ist eine der häufigsten glomerulären Erkrankungen im Kindesalter. Sie tritt häufig nach banalen Infekten des Respirationstraktes oder des Gastrointestinaltraktes auf und kann zu einer Niereninsuffizienz führen.

15.1.2 Isolierte familiäre Hämaturie

Definition
Die familiäre Hämaturie ist eine autosomal-dominant vererbte, isolierte, meist persistierende Mikrohämaturie, die keine histologischen Nierenveränderungen verursacht und mit einer guten Prognose verknüpft ist.

Vererbung
Bei einigen Patienten können heterozygote Mutationen im *COL4A3*- und *COL4A4*-Gen nachgewiesen werden. Es bestehen genetische Überschneidungen zum Alport-Syndrom.

Klinik
Es besteht eine **isolierte Mikrohämaturie.** Schwerhörigkeit oder Augenveränderungen fehlen. Dennoch ist die Abgrenzung zu leichten Fällen eines Alport-Syndroms nicht immer einfach.

Pathologie
Außer einer elektronenmikroskopisch nachweisbaren Verdünnung der glomerulären Basalmembran (**Thin Basement Membrane Nephropathy**) finden sich keine Auffälligkeiten.

Diagnostik
- Isolierte **Mikrohämaturie**
- Urinuntersuchung aller Familienmitglieder
- **DNA-Analyse**
- **Nierenbiopsie:** Keine histologischen Veränderungen (wird diagnostisch kaum noch durchgeführt)

Therapie
Eine Behandlung ist nicht erforderlich.

Prognose
Die Prognose ist ausgezeichnet.

15.1.3 Idiopathische benigne rekurrierende Hämaturie

Definition
Die idiopathische benigne rekurrierende Hämaturie ist eine nicht familiär auftretende isolierte asymptomatische Mikrohämaturie mit häufig intermittierendem Verlauf.

Epidemiologie
Bei 1% der Mädchen und bei 0,5% der Jungen tritt eine idiopathische benigne rekurrierende Hämaturie auf.

Pathologie
Es zeigen sich keine oder nur leichte Glomerulusveränderungen: mesangiale Proliferation, fokal-segmentale Glomerulonephritis.

Klinik
Außer einer häufig zufällig beobachteten isolierten Mikrohämaturie bestehen keine Symptome.

Diagnostik
- Isolierte glomeruläre **Mikrohämaturie**
- Eine **Nierenbiopsie** ist nicht indiziert

Therapie
Eine Behandlung ist nicht erforderlich.

Prognose
Die Prognose ist günstig.

15.1.4 Alport-Syndrom

Definition
Das Alport-Syndrom ist eine hereditäre Erkrankung der glomerulären Basalmembran, die eine progrediente Nephropathie mit Hämaturie, mit oder ohne Proteinurie, Schwerhörigkeit und Augenveränderungen zur Folge hat.

Vererbung
In etwa 80% der Fälle wird die Erkrankung X-chromosomal-dominant (Mutationen im ***COL4A5*-Gen**), in 15% der Fälle autosomal-rezessiv (Mutationen im *COL4A3*- und *COL4A4*-Gen) vererbt. Selten liegt ein autosomal-dominanter Erbgang vor.

Epidemiologie
Es handelt sich mit einer Prävalenz von 1:7.000 um die häufigste hereditäre progrediente Nierenerkrankung.

Pathologie
Zunächst Verdünnung, dann Aufsplittung und Verdickung der glomerulären Basalmembran, die zu progressiver Glomerulosklerose führt.

Klinik
Zunächst besteht eine asymptomatische **Mikrohämaturie,** gelegentlich mit intermittierenden Episoden einer Makrohämaturie. Bei Jungen entwickelt sich fast immer eine **Proteinurie,** die in fast 50% der Fälle den nephrotischen Bereich erreicht. Fast alle männlichen Patienten werden **niereninsuffizient**. Eine bilaterale progrediente **Innenohrschwerhörigkeit** findet man bei 75% der männlichen und 20% der weiblichen Patienten. 25% der Patienten weisen verschiedene **Augenveränderungen** (Lentikonus, Myopie) auf.

Therapie
Eine spezifische Therapie ist nicht verfügbar. ACE-Hemmer und Angiotensin-Rezeptor-Blocker (ARB) können die Proteinurie günstig beeinflussen. Bei terminaler Niereninsuffizienz muss die Hämodialyse oder eine Nierentransplantation erfolgen.

Aus Studentensicht

15.1.3 Idiopathische benigne rekurrierende Hämaturie

Definition: Isolierte asymptomatische Mikrohämaturie.

Epidemiologie: ♀:1%, ♂:0,5%.

Klinik: Isolierte Mikrohämaturie.

Diagnostik: Isolierte glomeruläre **Mikrohämaturie.**

15.1.4 Alport-Syndrom

Definition: Hereditäre Erkrankung der GBM mit Hämaturie, evtl. Proteinurie, Schwerhörigkeit und Augenveränderungen.

Vererbung: X-chromosomal-dominant (80%), autosomal-rezessiv (15%).

Epidemiologie: 1:7.000.

Klinik: Zunächst asymptomatische **Mikrohämaturie** mit intermittierender Makrohämaturie, später **Proteinurie**. Männliche Patienten werden **niereninsuffizient**. Bilaterale progrediente **Innenohrschwerhörigkeit**, **Augenveränderungen** (Lentikonus, Myopie).

Therapie: ACE-Hemmer, Angiotensin-Rezeptor-Blocker. Bei terminaler Niereninsuffizienz: Hämodialyse oder Nierentransplantation.

15 NEPHROLOGIE UND UROLOGIE

Prognose
Der wichtigste prognostische Faktor ist der Grad der Proteinurie. Bei den meisten männlichen Patienten kommt es in der 2. Lebensdekade zu einer terminalen Niereninsuffizienz. Der Hörverlust erfolgt parallel dazu und kann zu vollständiger Taubheit führen.

> **MERKE** Beim Alport-Syndrom handelt es sich um die häufigste hereditäre progrediente Nierenerkrankung, die durch eine progrediente Nephropathie, Schwerhörigkeit und Augenveränderungen gekennzeichnet ist.

15.1.5 Akute postinfektiöse Glomerulonephritis (AGN)

Definition
Bei der akuten postinfektiösen Glomerulonephritis (AGN) handelt es sich um eine endokapilläre akute allergisch-hyperergische Entzündung der Nierenglomeruli im Anschluss an akute Infektionen, die typischerweise zu einem nephritischen Syndrom führt, aber auch ein nephrotisches Syndrom verursachen kann.

Epidemiologie
Es handelt sich um die häufigste Ursache eines **akuten nephritischen Syndroms.** Im Kindesalter tritt eine AGN in 15 % der Fälle nach einer Impetigo contagiosa und in 5 % der Fälle nach einer Angina auf. Sie wird selten vor dem 3. Lebensjahr beobachtet und betrifft hauptsächlich Kinder zwischen 4 und 12 Jahren. Jungen sind doppelt so häufig betroffen wie Mädchen.

Ätiologie
Eine Vielzahl von Bakterien, Viren, Pilzen und Parasiten kann eine AGN verursachen. Die β-hämolysierenden Streptokokken der Gruppe A sind jedoch mit Abstand die häufigste Ursache (Poststreptokokkenglomerulonephritis).

> **MERKE** Die akute postinfektiöse Glomerulonephritis wird in den meisten Fällen durch eine Infektion mit β-hämolysierenden Streptokokken der Gruppe A ausgelöst (Poststreptokokkenglomerulonephritis).

Pathogenese
6 bis 10 Tage vor Beginn der Nierenerkrankung tritt in der Regel eine Infektion, z. B. mit β-hämolysierenden Streptokokken der Gruppe A (Angina oder Hautinfektion), auf. Streptokokkenantigene und korrespondierende Antikörper bilden unter Komplementverbrauch Immunkomplexe, die zur Entzündung führen. Die Entzündung resultiert in einer Einschränkung der glomerulären Funktion.

Pathologie
Es zeigt sich eine diffuse mesangial-proliferative Glomerulonephritis. Antigene, Antikörper und Komplementfaktoren lagern sich in den Kapillarschlingen der Glomeruli („humps") an. Es handelt sich um Anhäufungen subepithelialer Immunaggregate, die für eine AGN charakteristisch sind.

Klinik
In 20 % der Fälle verläuft die Erkrankung asymptomatisch. Symptome treten 1–4 Wochen nach einer Streptokokkeninfektion (Pharyngitis, Angina, Otitis, Impetigo, Scharlach) oder einer anderen Infektion auf.
Es zeigt sich ein **akutes nephritisches Syndrom** mit mindestens zwei der folgenden Symptome: Makrohämaturie, leichte Proteinurie, arterielle Hypertonie und Einschränkung der glomerulären Filtration mit Oligurie.
Zusätzlich können Ödeme der Augenlider und des Skrotums auftreten. Unspezifische Allgemeinsymptome sind Blässe, Appetitlosigkeit, Erbrechen und Kopfschmerzen.
Als **Komplikationen** können eine Anurie (5–10 % der Fälle), kardiovaskuläre Symptome (Folge von Wasser- und Salzretention) und zerebrale Symptome (Kopfschmerzen, Erbrechen, Bewusstseinsstörungen, epileptische Anfälle durch hypertensive Krisen) auftreten.
Die Dauer der klinischen Symptome beträgt in der Regel 1–2 Wochen. Die Proteinurie und die Hämaturie können bis zu 18 Monate persistieren.

> **MERKE** Die Symptome des akuten nephritischen Syndroms sind Makrohämaturie, leichte Proteinurie, arterielle Hypertonie und Einschränkung der glomerulären Filtration mit Oligurie.

Diagnostik
- **Mikrohämaturie** obligat, **Makrohämaturie** häufig
- Nachweis von **Erythrozytenzylindern** im Urin (glomerulärer Ursprung, ➤ Abb. 15.3)
- Mäßiggradige Proteinurie (meist < 0,5 g/d)

Aus Studentensicht

15.1.5 Akute postinfektiöse Glomerulonephritis (AGN)

Definition: Endokapilläre akute allergisch-hyperergische Entzündung der Nierenglomeruli im Anschluss an akute Infektionen.

Epidemiologie: Häufigste Ursache eines **akuten nephritischen Syndroms.** Erkrankungsgipfel zwischen 4 und 12 Jahren, ♂ : ♀ = 2 : 1.

Ätiologie: Hauptsächlich β-hämolysierende Streptokokken der Gruppe A (Poststreptokokkenglomerulonephritis).

Klinik: 1–4 Wochen nach Streptokokkeninfektion. **Akutes nephritisches Syndrom:** Makrohämaturie, leichte Proteinurie, arterielle Hypertonie, Einschränkung der glomerulären Filtration mit Oligurie. Ödeme von Augenlidern und Skrotum. **Komplikationen:** Anurie, kardiovaskuläre und zerebrale Symptome.

Diagnostik
- Mikro- oder Makrohämaturie, **Erythrozytenzylinder,** mäßiggradige Proteinurie
- Sonografie der Nieren, Biopsie
- Streptokokkennachweis: **Antistreptolysintiter, Antihyaluronidase, Antidesoxyribonuklease B**
- **Komplementaktivität ↓**, v. a. C3

- **Sonografie der Nieren**
- **Nierenbiopsie** bei rapid progressivem Verlauf.
- **Haut- oder Rachenabstrich:** Versuch des Streptokokkennachweises
- **Antistreptolysintiter, Antihyaluronidase** und **Antidesoxyribonuklease B** erhöht
- **Komplementaktivität,** vor allem C3, **vermindert**
- Kreatinin und Harnstoff im Serum häufig erhöht

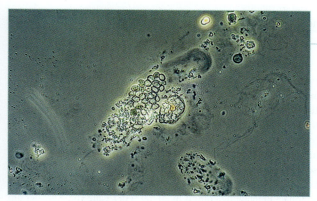

Abb. 15.3 Erythrozytenzylinder mit hyalinen Zylinderanteilen im Phasenkontrastmikroskop, Vergrößerung 400-fach. [R102]

Therapie
Obwohl häufig keine Streptokokken nachweisbar sind, wird mit Penicillin V in einer Dosierung von 100.000 IE/kg KG/d über 7–10 Tage p. o. behandelt. Bettruhe sollte bei kardiovaskulären oder zerebralen Symptomen und bei Ödemen, Hypertonie und Makrohämaturie eingehalten werden. Eine arterielle Hypertonie wird therapiert (➤ Kap. 15.5).

Prognose
Meist bilden sich Makrohämaturie, Ödeme und Hypertonie in 1–2 Wochen zurück und die glomeruläre Filtrationsrate normalisiert sich innerhalb von Wochen bis Monaten, was auf eine günstige Prognose hinweist. In über 95 % der Fälle kommt es innerhalb von 2 Monaten zu einer **Restitutio ad integrum.**

> **MERKE** Bei jedem Verdacht auf eine AGN ist die sofortige Einleitung einer Therapie mit Penicillin V erforderlich, obwohl der weitere Krankheitsverlauf in vielen Fällen dadurch wahrscheinlich nicht wesentlich beeinflusst wird.

15.1.6 Systemischer Lupus erythematodes (SLE)

Definition
Der systemische Lupus erythematodes (SLE) ist eine chronisch-entzündliche Autoimmunerkrankung, die durch eine B-Zell-Hyperaktivität, die Produktion von Autoantikörpern gegen Zellkernbestandteile und Ablagerungen von Immunkomplexen gekennzeichnet ist. Die Symptome des SLE sind Gewichtsverlust, Fieber, Panzytopenie und Arthritis mit Beteiligung von Herz, Lunge, ZNS, Haut und Nieren.

Epidemiologie
Der SLE kommt mit einer Häufigkeit von etwa 7 : 100.000 Kindern und Jugendlichen vor. Mädchen sind viermal häufiger betroffen als Jungen.

Ätiologie
Familiäre Häufungen belegen eine genetische Prädisposition. Es besteht eine Assoziation zu HLA-DR2, -DR3 und -DQW1. Die derzeitige Hypothese zur Ätiologie lautet, dass eine virale Infektion aufgrund einer Störung der Immunantwort zu einer polyklonalen B-Zell-Aktivierung führt.

Pathogenese
Die klinischen Organmanifestationen entstehen durch Immunkomplexbildung mit den entsprechenden Antigenen, die eine Vaskulitis vor allem der kleinen Gefäße auslöst.

Pathologie
Die Immunkomplexvaskulitis in verschiedenen Organen ist das immunhistologische Kennzeichen des SLE. Die Lupusnephritis wird nach pathohistologischen Kriterien klassifiziert (➤ Tab. 15.3).

Aus Studentensicht

15 NEPHROLOGIE UND UROLOGIE

Tab. 15.3 Vereinfachte pathohistologische Klassifikation der Lupusnephritis (International Society of Nephrology 2003).

Klasse I	Minimale mesangiale Lupusnephritis
Klasse II	Mesangiale proliferative Lupusnephritis
Klasse III	Fokale Lupusnephritis
Klasse IV	Diffuse Lupusnephritis
Klasse V	Membranöse Lupusnephritis
Klasse VI	Fortgeschrittene sklerosierende Lupusnephritis

Klinik

Meist erkranken Mädchen im Alter zwischen 9 und 15 Jahren. Die Erkrankung beginnt schleichend oder akut mit Krankheitsgefühl, Fieber und Gewichtsverlust. Nahezu jedes Organ kann beim SLE betroffen sein. Charakteristisch ist ein **schmetterlingförmiges Erythem** über Wangen und Nasenrücken mit erhöhter Lichtempfindlichkeit der Haut. Die **Lupusnephritis** tritt in über 80 % der Fälle auf, kann mit Hämaturie, Proteinurie, nephritischem oder nephrotischem Syndrom und akutem oder chronischem Nierenversagen einhergehen und bestimmt entscheidend die Langzeitprognose. Ein weiteres sehr häufiges Symptom (> 70 %) ist die symmetrische **Arthritis** ohne Gelenkdestruktion. Häufig (40 %) besteht eine **Perikarditis**. Eine **Panzytopenie** ist ein weiteres wichtiges Merkmal, wobei die Leukozytopenie in der Regel im Vordergrund steht. Eine pulmonale Beteiligung kommt in 20–50 % der Fälle vor. Eine der am meisten gefürchteten Komplikationen ist der **ZNS-Befall** (Kopfschmerzen, epileptische Anfälle, Wesensveränderung, Psychosen, Störung der Denk- und Merkfähigkeit), der in 30 % der Fälle vorkommt.

Diagnostik

- **Urin:** Hämaturie, Proteinurie
- **Panzytopenie:** Anämie, Leukozytopenie, Thrombozytopenie
- BKS beschleunigt
- α_2-Globulin und Gammaglobuline erhöht
- **C3** und **C4** erniedrigt
- Nachweis von **ANA, SMA** und **Anti-Doppelstrang-DNA-Antikörpern** im Serum
- **Nierenbiopsie:** Sie muss bei allen Patienten mit Hämaturie, Proteinurie, arterieller Hypertonie oder Einschränkung der glomerulären Filtrationsrate durchgeführt werden.

Therapie

Die Behandlung eines SLE erfordert einen umfassenden interdisziplinären Betreuungsansatz.
Das Haupttherapieprinzip besteht in der Durchführung einer **immunsuppressiven Therapie,** z. B. mit Prednison 0,5 mg/kg KG/d. Hydroxychloroquin (5 mg/kg KG/d) zeigt einen günstigen Effekt auf kutane Symptome und bewirkt u. U. eine Reduktion der Rezidivneigung. Nichtsteroidale Antirheumatika können die muskuloskelettalen Symptome und das Fieber günstig beeinflussen.
Die Lupusnephritis (LN) wird in Abhängigkeit der Schwere mit unterschiedlichen immunsuppressiven Therapieprotokollen behandelt.
Leichte/moderate LN Klasse II/III: Induktionstherapie mit Prednisolon 60 mg/m^2/d p.o. über 2 Wochen, dann schrittweise Reduktion auf < 6 mg/m^2/d.
Schwere LN Klasse III/IV: Induktionstherapie mit Methylprednisolon- und Cyclophosphamidpulsen i.v., dann Erhaltungstherapie mit Mycophenolat Mofetil (MMF).
Schwerste LN Klasse V: Induktionstherapie mit Prednisolon 60 mg/m^2/d p.o. über 2 Wochen, dann schrittweise Reduktion auf < 6 mg/m^2/d, zusätzlich Ciclosporin A oder MMF.
Das Biologikum Belimumab zeigt gute Ergebnisse bei der milden und mittelschweren Lupusnephritis. Langzeitverläufe fehlen noch, daher gelten noch keine allgemeinen Therapieempfehlungen.
Bei Bluthochdruck sollte eine **antihypertensive Therapie** mit ACE-Hemmern und/oder Angiotensin-Rezeptor-Blockern (ARB) durchgeführt werden, da diese nephroprotektiv sind.

> **MERKE** Die immunsuppressive Therapie des SLE ist zwar sehr wirksam, geht aber mit erheblichen Nebenwirkungen einher. Klassische Nebenwirkungen einer Steroidtherapie sind Cushing-Syndrom, arterielle Hypertonie, Diabetes mellitus, Glaukom und Wachstumsretardierung. Azathioprin und Methotrexat haben unerwünschte Nebenwirkungen auf den Gastrointestinaltrakt, die Leber und die Hämatopoese.

Prognose

Die Prognose des SLE hat sich durch die Durchführung einer aggressiven immunsuppressiven Therapie erheblich verbessert. Die 5-Jahres-Überlebensrate liegt derzeit deutlich über 80 %. Schwere, opportunistische Infektionen sind die häufigste Todesursache.

TAB. 15.3

Klinik
- Meist Mädchen (9–15 J.) mit schleichendem/akutem Krankheitsgefühl, Fieber und Gewichtsverlust
- **Schmetterlingförmiges Erythem** über Wangen und Nasenrücken
- **Lupusnephritis** (80 %): Hämaturie, Proteinurie, nephritisches/nephrotisches Syndrom und akutes/chronisches Nierenversagen
- Symmetrische **Arthritis** ohne Gelenkdestruktion (> 70 %)
- Perikarditis (40 %)
- **Panzytopenie** sowie pulmonale Beteiligung
- **ZNS-Befall** (30 %): Kopfschmerzen, epileptische Anfälle, Wesensveränderung, Psychosen, Störung der Denk- und Merkfähigkeit

Diagnostik
- Hämaturie, Proteinurie
- **Panzytopenie:** Anämie, Leukozytopenie, Thrombozytopenie
- C3↓, C4↓
- **ANA, SMA, Anti-Doppelstrang-DNA-Antikörper** i. S.
- **Nierenbiopsie**

Therapie: Immunsuppressive Therapie
- **Leichte/moderate LN Klasse II/III:** Induktionstherapie mit Prednisolon 60 mg/m^2/d p.o. über 2 Wochen, dann schrittweise Reduktion auf < 6 mg/m^2/d
- **Schwere LN Klasse III/IV:** Induktionstherapie mit Methylprednisolon- und Cyclophosphamidpulsen i.v., dann Erhaltungstherapie mit Mycophenolat Mofetil (MMF)
- **Schwerste LN Klasse V:** Induktionstherapie mit Prednisolon 60 mg/m^2/d p.o. über 2 Wochen, dann schrittweise Reduktion auf < 6 mg/m^2/d, zusätzlich Ciclosporin A oder MMF

MERKE

Prognose: 5-Jahres-Überlebensrate > 80 %.

15.1.7 Rapid progressive Glomerulonephritis (RPGN)

Definition

Die rapid progressive Glomerulonephritis (RPGN) ist eine Glomerulonephritis mit speziellen histologischen Veränderungen, die durch verschiedene Glomerulopathien hervorgerufen werden kann. Ihr Name resultiert aus dem klinischen Verlauf. Die RPGN führt frühzeitig zur Niereninsuffizienz. Entsprechend ist sie mit einer sehr schlechten Prognose verknüpft.

Pathogenese

Die Bezeichnung „rapid progressiv" steht für den klinischen Verlauf verschiedener Glomerulonephritiden, deren gemeinsames Merkmal eine **extrakapilläre Proliferation** bei der Mehrzahl (> 80 %) der Glomeruli ist. In Kombination mit einer hämorrhagischen Alveolitis der Lunge ist die RPGN als Goodpasture-Syndrom bekannt.

Ätiologie

Verschiedene Gruppen von Nierenerkrankungen können der RPGN zugrunde liegen: **Immunkomplexerkrankungen** (z. B. Purpura Schoenlein-Henoch, akute postinfektiöse Glomerulonephritis) sind im Kindesalter die häufigste Ursache einer RPGN. **Vaskulitiden** (Wegener-Granulomatose mit Nachweis von zytoplasmatischen Antikörpern gegen neutrophile Leukozyten, ANCA und Polyarteriitis, Nachweis von p-ANCA) sind die zweithäufigste Ursache. Außerdem kommt sie bei **Autoantikörpererkrankungen** (systemischer Lupus erythematodes, Nachweis von ANA; Goodpasture-Erkrankung, Nachweis von Anti-GBM-Antikörpern) und als **idiopathische** Form vor.

Pathologie

Die histologischen Veränderungen sind das Hauptkriterium der RPGN. Die charakteristischen **Halbmondbildungen** entstehen durch extrakapilläre Zellproliferation an der Innenseite der Bowman-Kapsel. Sie bestehen aus Fibrin, basalmembranähnlichem Material und Makrophagen. In der Immunfluoreszenz zeigen sich **lineare** Ablagerungen von Immunglobulinen oder **granuläre** Ablagerungen von Immunglobulinen und/oder Komplementfaktoren. Es gibt jedoch auch RPGN, bei denen es nicht zur Ablagerung von Immunglobulinen kommt.

Klinik

Initialsymptome sind **Makrohämaturie, Ödeme, Hypertonie** und **Oligurie**. Manche Kinder weisen ein nephritisches, andere ein nephrotisches Syndrom auf. Häufig kommt es in Wochen bis Monaten zu einer raschen Progression bis hin zur terminalen Niereninsuffizienz.

Diagnostik
- **Makrohämaturie,** Erythrozytenzylinder, Proteinurie
- Normochrome, normozytäre Anämie
- Harnstoff, Kreatinin, Harnsäure im Serum erhöht
- Nachweis von **ANCA** oder **Anti-GBM-Antikörpern** im Serum
- **Nierenbiopsie:** Histologie und Immunhistologie

Therapie

Aufgrund des bedrohlichen Charakters der Erkrankung wird meist eine aggressive **Kombinationstherapie** mit Kortikosteroiden und Cyclophosphamid durchgeführt. In Fällen mit linearen Immunglobulinablagerungen aufgrund von Anti-GBM-Antikörpern kann eine Plasmapherese sinnvoll sein.

Prognose

Die Prognose ist sehr ernst. Die Nierenfunktion nimmt in Abhängigkeit von der Zahl der betroffenen Glomeruli in wenigen Wochen bis Monaten ab.

> **MERKE** Die rapid progressive Glomerulonephritis kann durch eine Vielzahl von Erkrankungen ausgelöst werden und führt frühzeitig zu einer terminalen Niereninsuffizienz.

Checkliste: Nephritisches/nephrotisches Syndrom.

Nephritisches Syndrom	Nephrotisches Syndrom
Hämaturie	Große Proteinurie
Leichte bis mittelgradige Proteinurie	Hypalbuminämie
Arterieller Hypertonus	Ödeme
Einschränkung der glomerulären Filtration	Hyperlipidämie
Oligurie	

Aus Studentensicht

15.1.7 Rapid progressive Glomerulonephritis (RPGN)

Definition: Glomerulonephritis mit speziellen histologischen Veränderungen, die frühzeitig zur Niereninsuffizienz führt.

Pathogenese: **Extrakapilläre Proliferation** der Glomeruli.

Ätiologie: Zugrunde liegende Nierenerkrankungen: **Immunkomplexerkrankungen, Vaskulitiden, Autoantikörpererkrankungen** oder idiopathische Entstehung.

Pathologie: Extrakapilläre Zellproliferation → charakteristische **Halbmondbildungen. Lineare** oder **granuläre** Ablagerungen von Immunglobulinen und/oder Komplementfaktoren.

Klinik: Makrohämaturie, Ödeme, Hypertonie und **Oligurie.** Rasche Progression bis hin zur terminalen Niereninsuffizienz.

Diagnostik
- **Makrohämaturie,** Erythrozytenzylinder, Proteinurie
- **ANCA** oder **Anti-GBM-Antikörpern** i. S.
- Nierenbiopsie

Therapie: Aggressive **Kombinationstherapie** mit Kortikosteroiden und Cyclophosphamid.

MERKE

Checkliste: Nephritisches/nephrotisches Syndrom

CHECKLISTE

15 NEPHROLOGIE UND UROLOGIE

15.1.8 Goodpasture-Erkrankung

Definition
Die Goodpasture-Erkrankung ist eine im Kindesalter sehr seltene Erkrankung. Sie ist gekennzeichnet durch eine Kombination aus pulmonaler Blutung und Glomerulonephritis durch Antikörperbildung gegen die Lunge und gegen die glomeruläre Basalmembran.

Pathogenese
Es erfolgt eine Antikörperbildung sowohl gegen pulmonale Alveolen als auch gegen die glomeruläre Basalmembran.

Pathologie
Lichtmikroskopisch und immunhistologisch zeigt sich das Bild der rapid progressiven Glomerulonephritis.

Klinik
Hämoptysen sind das charakteristische Initialsymptom. **Hämaturie, Proteinurie** und progressive **Niereninsuffizienz** sind die Symptome der Nierenerkrankung.

Diagnostik
- Nachweis von **Anti-GBM-Antikörpern** im Serum
- **Nierenbiopsie**

Therapie
Bisher ist keine gezielte Therapie verfügbar. Meist werden ein Therapieversuch mit Immunsuppressiva sowie eine Plasmapherese durchgeführt.

Prognose
Die Prognose ist aufgrund der raschen Progressionstendenz schlecht. Eine akute Lungenblutung ist eine häufige Todesursache.

> **MERKE** Die Goodpasture-Erkrankung führt zu dem charakteristischen Symptomenkomplex aus pulmonaler Blutung und Glomerulonephritis.

15.1.9 Anaphylaktoide Purpura Schoenlein-Henoch (PSH)

Definition
Als anaphylaktoide Purpura Schoenlein-Henoch (PSH) wird eine leukozytoklastische Vaskulitis mit nichtthrombozytopenischer Purpura an den abhängigen Körperpartien, Arthritis, abdominellen Schmerzen und Glomerulonephritis mit nephritischem oder nephrotischem Syndrom bezeichnet.

Epidemiologie
Die PSH ist die häufigste systemische Vaskulitis im Kindesalter. Jungen sind häufiger betroffen als Mädchen.

Pathogenese
Nach Kontakt mit einem Fremdantigen (wahrscheinlich Bakterien) kommt es zu einer allergischen Vaskulitis mit Ablagerung IgA-haltiger Immunkomplexe in kleinen Blutgefäßen und Kapillaren. Eine Komplementaktivierung führt zur Infiltration durch polymorphkernige Leukozyten und Monozyten, die proteolytisch das Endothel schädigen.

Pathologie
Es finden sich zwei Arten von Läsionen: Eine Proliferation von Mesangialzellen und epitheliale Adhäsionen bzw. zelluläre und fibrinöse Halbmondbildungen an der Bowman-Kapsel mit Sklerosen und Nekrosen. Immunhistologisch lassen sich regelmäßig IgA-Ablagerungen nachweisen, meist kombiniert mit IgG und C3.

Klinik
Die Erkrankung manifestiert sich meist bei Kindern im Schulalter. Häufig beginnt die Symptomatik 1–2 Wochen nach einem Infekt der oberen Luftwege. Die charakteristischen Hautläsionen sind **petechiale Blutungen jeweils auf der Spitze einer Papel,** die bevorzugt an den Streckseiten der unteren Extremitäten und am Gesäß auftreten (> Abb. 15.4a und b). Arthralgien sowie eine **symmetrische Arthritis** sind häufig. Im Bereich des Darms kann es zu Ödemen und Blutungen kommen, die kolikartige abdominelle Bauchschmerzen, **blutige Stühle** und nicht selten Invaginationen verursachen können.
Bei etwa 50 % der Patienten besteht eine **Vaskulitis der Nieren,** die mit einer Hämaturie, Proteinurie und Ödemen einhergeht. Eine progrediente Niereninsuffizienz kann vorkommen.

Aus Studentensicht

15.1.8 Goodpasture-Erkrankung

Definition: Kombination aus pulmonaler Blutung und Glomerulonephritis.

Pathogenese: Antikörperbildung gegen pulmonale Alveolen und GBM.

Klinik: Hämoptysen, Hämaturie, Proteinurie, progressive **Niereninsuffizienz**.

Diagnostik: Anti-GBM-Antikörper i. S., Nierenbiopsie.

Therapie: Versuch mit Immunsuppressiva sowie Plasmapherese.

MERKE

15.1.9 Anaphylaktoide Purpura Schoenlein-Henoch (PSH)

Definition: Leukozytoklastische Vaskulitis mit nichtthrombozytopenischer Purpura an den abhängigen Körperpartien.

Epidemiologie: Häufigste systemische Vaskulitis im Kindesalter, ♂ > ♀.

Pathologie: Proliferation von Mesangialzellen, zelluläre sowie fibrinöse Halbmondbildungen an der Bowman-Kapsel.

Klinik
- Petechiale **Blutungen** jeweils auf der Spitze einer Papel
- Arthralgien sowie **symmetrische Arthritis**
- Kolikartige Bauchschmerzen, **blutige Stühle** und Invaginationen
- **Vaskulitis** der Nieren (50 %): Hämaturie, Proteinurie, Ödeme

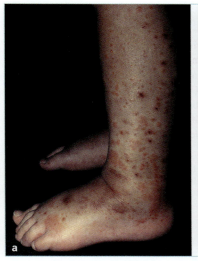
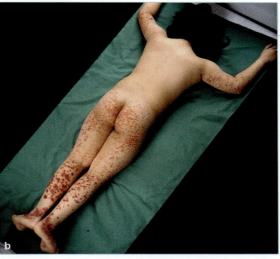

Abb. 15.4 a) und b) Purpura Schoenlein-Henoch. Blutungen auf der Spitze von Papeln, bevorzugt an den Streckseiten der unteren Extremitäten und am Gesäß. [O530]

> **LERNTIPP** Klinische Symptome sowie Diagnostik der PSH solltest du unbedingt kennen.

Diagnostik
- Normale Thrombozytenzahl trotz Petechien
- Gerinnungsstatus unauffällig
- Bei Nierenbeteiligung Hämaturie und/oder Proteinurie
- IgA im Serum in 50 % der Fälle erhöht
- Haemoccult oft positiv
- C3 im Serum normal, ANA nicht nachweisbar
- **Nierenbiopsie:** erforderlich bei großer Proteinurie > 4 Wochen, nephrotischem oder nephritischem Syndrom oder Verschlechterung der Nierenfunktion

Therapie
Bei schweren intestinalen Symptomen wie Koliken, Darmblutung, Invagination oder Perforation erhalten die Patienten Prednison in einer Dosierung von 1–2 mg/kg KG/d. Bei muskuloskeletalen Beschwerden ist die Gabe von Paracetamol oder nichtsteroidalen Antiphlogistika (Ibuprofen, Naproxen) indiziert. Die symptomatische Vaskulitis der Nieren kann mit ACE-Hemmern oder Angiotensin-Rezeptor-Blockern (ARB) behandelt werden. Bei großer Proteinurie, nephrotischem oder nephritischem Syndrom und proliferativer Histologie sollte der Einsatz von hoch dosierten Steroiden erwogen werden.

Prognose
Die Prognose ist bei der überwiegenden Mehrzahl der Patienten gut. Die Hautveränderungen bilden sich in der Regel innerhalb weniger Tage spontan zurück. Das Auftreten mehrerer Schübe innerhalb von 6–8 Monaten ist jedoch nicht selten. Gelegentlich persistiert die Mikrohämaturie länger als 1 Jahr. Bei Auftreten einer rapid progressiven Glomerulonephritis ist die Prognose sehr schlecht.

> **MERKE** Die anaphylaktoide Purpura Schoenlein-Henoch ist die häufigste systemische Vaskulitis im Kindesalter. Petechiale Blutungen auf der Spitze einer Papel an den Streckseiten der unteren Extremitäten und am Gesäß sind das charakteristische klinische Merkmal.

15.1.10 Hämolytisch-urämisches Syndrom (HUS)

Definition
Das hämolytisch-urämische Syndrom (HUS) ist die häufigste Ursache des akuten Nierenversagens im Kindesalter. Leitsymptome sind akute Niereninsuffizienz, hämolytische Anämie und Thrombozytopenie.

Epidemiologie
Das HUS ist die häufigste Ursache eines akuten Nierenversagens im Kindesalter. Die Inzidenz beträgt etwa 2 : 100.000 pro Jahr. Die Erkrankung wird überwiegend bei Kindern im Alter zwischen 1 und 4 Jahren beobachtet.

Aus Studentensicht

Ätiologie: Gehäuftes Auftreten nach Infektion mit enterohämorrhagischem *E. coli* (**EHEC**) durch Genuss von rohem Fleisch oder unpasteurisierter Milch; Hauptvirulenzfaktoren sind dabei die Shigatoxine.
- **D⁺HUS:** Assoziierte Diarrhö
- **Atypisches HUS:** Angeborene Komplementsystem-Erkrankung

MERKE

Pathogenese
- Bakterielle Endotoxine → **thrombotische Mikroangiopathie** insbesondere an der Niere
- **Thrombozytopenie** durch Thrombozytenschädigung in der Niere
- **Anämie** durch Erythrozytenschädigung in alterierten Gefäßen

Klinik
- **Prodromalphase:** Wässrige/blutige Durchfälle, Erbrechen, Fieber
- **Akute Phase:** Ausgeprägte Blässe (**hämolytische Anämie**), Petechien, Oligurie, Dehydratation, Ödeme (**Niereninsuffizienz**), arterielle Hypertonie sowie zerebrale Symptome

Diagnostik
- Anämie, Thrombozytopenie, LDH i. S. > 2.000 U/l, **Kreatinin** i. S. > 2,5 mg/dl
- Hämoglobinurie
- **Fragmentozyten** im Blutausstrich
- Erreger-, Toxin-, O157-Antigennachweis im Stuhl
- Sonografie: Nephromegalie, veränderte Echogenität

ABB. 15.5

Therapie
- **Symptomatische Therapie:** Elektrolyt-, Flüssigkeitssubstitution, Furosemid, Bluttransfusionen, Thrombozytenkonzentrate
- Akute Niereninsuffizienz (70 %): **Nierenersatztherapie.**

15 NEPHROLOGIE UND UROLOGIE

Ätiologie
Etwa 90 % der HUS-Erkrankungen im Kindesalter sind auf eine gastrointestinale Infektion mit enterohämorrhagischem *Eschechiria coli* (**EHEC**), insbesondere der Serogruppe O157, zurückzuführen. Hauptvirulenzfaktoren der **EHEC** sind die Shigatoxine. Die Übertragung erfolgt durch rohes Fleisch oder unpasteurisierte Milch. Wenn die Erkrankung mit einer Diarrhö assoziiert ist, spricht man von einem D⁺HUS. In seltenen Fällen kann ein HUS auch durch andere Erreger (Pneumokokken, Viren), durch Systemerkrankungen (Tumoren, Glomerulonephritiden, Transplantatabstoßung), durch Medikamente (Ciclosporin A, Tacrolimus, Mitomycin), durch Bestrahlung oder hereditär bedingt sein. Ein atypisches HUS kann durch eine angeborene Erkrankung des Komplementsystems verursacht werden.

> **MERKE** Das hämolytisch-urämische Syndrom ist die häufigste Ursache eines akuten Nierenversagens im Kindesalter und wird in 90 % der Fälle durch eine gastrointestinale Infektion mit enterohämorrhagischem *E. coli* (**EHEC**) verursacht. Die Gefahren des Verzehrs von rohem Fleisch oder unpasteurisierter Milch sollten nicht unterschätzt werden!

Pathogenese
Nach Ingestion kommt es zur Schleimhautadhäsion des Erregers im Darm. Das bakterielle Endotoxin gelangt in die Blutzirkulation und bindet an GB_3-Rezeptoren des Endothels. IL-6 und TNF-α werden sekundär aktiviert, wodurch die Endothelzellschicht in den Organen, die GB_3-Rezeptoren exprimieren, geschädigt wird. Insbesondere an der Niere, aber auch in anderen Organen und im ZNS kommt es zur thrombotischen Mikroangiopathie. Die Thrombozytopenie entsteht durch Adhäsion und Schädigung der Thrombozyten in der Niere, die Anämie durch Schädigung der Erythrozyten in den alterierten Gefäßbezirken.

Klinik
Das infektionsassoziierte HUS tritt durchschnittlich 4 Tage nach Infektion auf. In der **Prodromalphase** (5–10 Tage vor Beginn der akuten Erkrankung) treten wässrige oder blutige Durchfälle, Erbrechen und Fieber auf. In der **akuten Phase** kommt es zu einer ausgeprägten Blässe (**hämolytische Anämie**), Petechien (**Thrombozytopenie**), Oligurie, Dehydratation und Ödemen (**Niereninsuffizienz**) sowie **arterieller Hypertonie**. Die **zerebralen Symptome** reichen von Somnolenz über epileptische Anfälle bis zum Koma.

Diagnostik
- **Anämie** (Hämoglobin 5–9 g/dl), **Thrombozytopenie**, Leukozytose (> 20.000/µl)
- **Hämoglobinurie**
- **LDH** im Serum > 2.000 U/l
- **Kreatinin** im Serum > 2,5 mg/dl
- Nachweis der **charakteristischen Fragmentozyten** im Blutausstrich („Helmzellen", ➤ Abb. 15.5)
- **Stuhluntersuchung:** Erregersuche, Toxinnachweis, O157-Antigennachweis (Schnelltest)
- **Sonografie der Nieren:** Nephromegalie, Erhöhung der Echogenität im Bereich der Rinde, Verminderung der Echogenität im Bereich des Marks (➤ Abb. 15.6a und b)

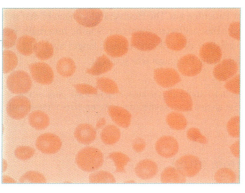

Abb. 15.5 HUS. Blutausstrich mit Fragmentozyten. [R377]

Therapie
Eine spezifische Therapie des HUS ist nicht verfügbar. Die **symptomatische Therapie** beinhaltet eine bilanzierte Elektrolyt- und Flüssigkeitssubstitution und diuretische Therapie mit Furosemid sowie Bluttransfusionen bei behandlungsbedürftiger Anämie und Thrombozytenkonzentrate bei klinischer Blutung. Eine **Nierenersatztherapie** (Peritoneal- oder Hämodialyse) wird bei akuter Niereninsuffizienz (in 70 % der Fälle erforderlich) durchgeführt. Bei Überwässerung sind extrarenale Komplikationen wie Hypertonie, zerebrale Affektion und pulmonale Symptome häufig und bedrohlich.
Ein atypisches HUS muss ggf. spezifisch therapiert werden (Plasma, Plasmapherese).

15.1 NIERENERKRANKUNGEN MIT LEITSYMPTOM HÄMATURIE

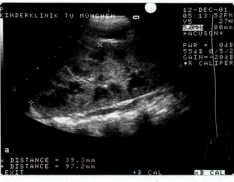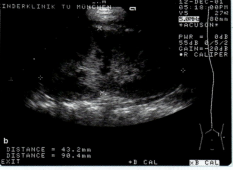

Abb. 15.6 a und b HUS: Nierenvergrößerung, erhöhte Echogenität im Bereich der Nierenrinde sowie Verminderung der Echogenität im Bereich des Nierenmarks. [R377]

Prognose
Bei aggressiver Therapie überleben 95 % der Patienten die akute Phase. Eine terminale Niereninsuffizienz mit der Notwendigkeit einer dauerhaften Nierenersatztherapie tritt in etwa 5 % der Fälle auf. In diesem Fall wird eine Nierentransplantation angestrebt. Eine partielle Einschränkung der Nierenfunktion ist 10 Jahre nach dem akuten Ereignis bei 30–60 % der Patienten nachweisbar.

> **MERKE** Das hämolytisch-urämische Syndrom ist eine überaus ernste Erkrankung! 70 % der Patienten benötigen eine vorübergehende Nierenersatztherapie. 10 % der Patienten erleiden schwerste Komplikationen (Exitus letalis oder terminale Niereninsuffizienz). Eine partielle Einschränkung der Nierenfunktion ist in etwa der Hälfte aller Fälle die Folge der Erkrankung.

> **FALL** **A:** Benedikt, ein bislang gesunder 2-jähriger Junge, erkrankt an einer Gastroenteritis mit wässrigen Durchfällen. Die Stühle sind teilweise blutig tingiert. Da er gut trinkt, muss er nicht ins Krankenhaus. 7 Tage später wird Benedikt wegen einer Rotfärbung des Urins erneut dem Kinderarzt vorgestellt. Die Mutter berichtet, dass Benedikt weniger Urin ausscheide.
> **K:** Bei der Untersuchung ist Benedikt auffallend blass. Außerdem zeigen sich Petechien an den abhängigen Körperpartien und ein über die Norm erhöhter Blutdruck. In der Kinderarztpraxis tritt plötzlich ein generalisierter epileptischer Anfall auf, der auf die Gabe von 10 mg Diazepam rektal sistiert. Benedikt wird mit dem Rettungswagen auf die Intensivstation der nächstgelegenen Kinderklinik transportiert.
> **D:** Im Aufnahmelabor fallen eine Anämie (Hb 5,9 g/dl), eine Thrombozytopenie (24.000/μl), eine Leukozytose (22.000/μl), erhöhte Retentionsparameter (Kreatinin 2,7 mg/dl; Harnstoff 70 mg/dl) und erhöhte Hämolyseparameter (LDH 3.150 U/l) auf. Im Blutausstrich sind Fragmentozyten nachweisbar. Im Stuhl werden der *Escherichia-coli*-Stamm O157 sowie Verotoxin nachgewiesen.
> **Diag:** Aufgrund der Klinik und des laborchemischen Befundes wird die Diagnose eines hämolytisch-urämischen Syndroms (HUS) gestellt, das in Zusammenschau mit der vorangegangenen Diarrhö als D⁺HUS bezeichnet wird.
> **T:** Aufgrund der Überwässerung bei akuter Niereninsuffizienz wird unter sorgfältiger Bilanzierung eine Therapie mit Furosemid begonnen. Zusätzlich wird der Blutdruck medikamentös gesenkt und die Anämie durch Bluttransfusionen kompensiert. Unter dieser Therapie bleibt Benedikt für 2 Tage auf niedrigem Niveau oligurisch, am 3. Tag nimmt die Urinproduktion wieder zu, sodass eine Dialysetherapie erfreulicherweise nicht notwendig ist.
> **V:** Benedikts Zustand bessert sich unter der supportiven Therapie zunehmend. Nur der arterielle Hypertonus persistiert. Weitere epileptische Anfälle treten nicht auf. Nach 3 Wochen kann Benedikt mit einer antihypertensiven Therapie (ACE-Inhibitor) nach Hause entlassen werden. In der Folge treten keine Rezidive mehr auf.

15.1.11 Nierenvenenthrombose
Definition
Die Nierenvenenthrombose ist eine akute thrombotische Verlegung einer oder beider Nierenvenen, die hauptsächlich bei jungen Säuglingen und bei Vorliegen typischer Prädispositionsfaktoren vorkommt. Sie führt bei Säuglingen meist zur Atrophie des betroffenen Organs.

Ätiologie
Bei **Neugeborenen und Säuglingen** sind die häufigsten Ursachen eine perinatale Asphyxie, eine Dehydratation (Diabetes insipidus), Schock, Sepsis oder ein mütterlicher Diabetes mellitus. Bei **älteren Kindern** sind zyanotische Herzfehler, ein nephrotisches Syndrom oder die Anwendung von Kontrastmitteln wichtige Ursachen. Ein prädisponierender Faktor, der sich in allen Altersklassen bemerkbar machen kann, ist eine **Thrombophilie** (z. B. Antithrombin-III-, Protein-C-, Protein-S-Mangel oder eine Resistenz gegenüber aktiviertem Protein C).

Pathogenese
Hypoxie, Endotoxine, Kontrastmittel o. ä. führen zu einer Endothelschädigung. Wenn zusätzlich ein Zustand der Hyperkoagulabilität (z. B. nephrotisches Syndrom) oder des verminderten Blutflusses (z. B. Schock, Sepsis, Dehydratation, Herzfehler) besteht, kommt es zur Thrombosierung der Nierenvene(n).

15 NEPHROLOGIE UND UROLOGIE

Klinik
In **75 %** der Fälle manifestiert sich eine Nierenvenenthrombose im **1. Lebensmonat**. Die Leitsymptome sind eine **Hämaturie**, **Nierenvergrößerung** und **Thrombozytopenie** bei progredienter Nierenfunktionsverschlechterung und rückläufiger Diurese. Bei älteren Kindern besteht ein Flankenschmerz. Die Veränderungen treten häufiger unilateral als bilateral auf. Bei beidseitiger Nierenvenenthrombose kommt es zu einem akuten Nierenversagen.

> **MERKE** Klassische Trias bei Nierenvenenthrombose: Hämaturie, Nierenvergrößerung, Thrombozytopenie.

Diagnostik
- **Hämaturie**
- **Thrombozytopenie** und hämolytische Anämie
- **Sonografie:** Erhebliche Nierenvergrößerung
- **Doppler-Sonografie:** Fehlender Fluss in der Nierenvene
- **Szintigrafie:** Fehlende Nierenfunktion

Therapie
Häufig ist ein konservatives Vorgehen empfehlenswert. Eine **fibrinolytische Therapie** mit Urokinase (4.400 IE/kg KG/h) sollte bei beidseitiger Nierenvenenthrombose oder eingeschränkter Nierenfunktion in Erwägung gezogen werden. Bei größeren Kindern wird eine **Heparinisierung** durchgeführt.
Eine Nephrektomie bei atrophiertem Organ wird so spät wie möglich und nur bei arterieller Hypertonie oder bei rezidivierenden Infektionen durchgeführt.

Prognose
Bei Säuglingen kommt es häufig zur progressiven Nierenatrophie, bei älteren Kindern kann es zur Restitution der Nierenfunktion kommen. Die Folge einer bilateralen Nierenvenenthrombose ist oft eine chronische Niereninsuffizienz.

15.2 Nierenerkrankungen mit Leitsymptom Proteinurie

Definitionen
Proteinurie: Erhöhte Eiweißkonzentration im Urin
Selektive Proteinurie: Ausscheidung von ausschließlich Albumin
Unselektive Proteinurie: Ausscheidung von Albumin und IgG
Tubuläre Proteinurie: Ausscheidung von α_1-Mikroglobulin
Physiologische Proteinurie: Proteinausscheidung < 100 mg/m² KOF/d
Kleine Proteinurie: Proteinausscheidung 100–1.000 mg/m² KOF/d
Große Proteinurie: Proteinausscheidung > 1.000 mg/m² KOF/d

Epidemiologie
Bei 10 % aller Kinder besteht eine Proteinurie > 300 mg/m² KOF/d, jedoch nur 0,1 % der Kinder zeigen eine persistierende Proteinurie in vier aufeinanderfolgenden Urinproben.

Differenzialdiagnose
Wird eine Proteinurie zufällig oder im Rahmen einer Screeninguntersuchung entdeckt, sollte zunächst überprüft werden, ob sie auf Anstrengung, Kälte oder Fieber zurückgeführt werden kann (**physiologische** Proteinurie). Der nächste diagnostische Schritt besteht darin, die Persistenz der Proteinurie zu überprüfen. Dies erfolgt durch Urinteststreifenuntersuchungen über 14 Tage morgens und abends. So lassen sich eine **persistierende, intermittierende** und **transiente** Proteinurie unterscheiden. Die häufigste Ursache der persistierenden Proteinurie ist die orthostatische Proteinurie. Hierbei besteht die Proteinurie nur bei aufrechter Körperhaltung, nicht dagegen im Liegen. Die Proteinausscheidung überschreitet nur selten 1.000 mg/m² KOF/d. Eine persistierende Proteinurie > 500 mg/m² KOF/d, die länger als 6 Monate persistiert, stellt eine Indikation zur Nierenbiopsie dar. Das Differenzialdiagnostische Vorgehen bei Proteinurie fasst ➤ Abb. 15.7 zusammen.

> **PRAXISTIPP**
> Ein negativer Befund bei der Urinteststreifenuntersuchung schließt eine Proteinurie nicht aus, jeder positive Befund muss kontrolliert werden.

15.2 NIERENERKRANKUNGEN MIT LEITSYMPTOM PROTEINURIE

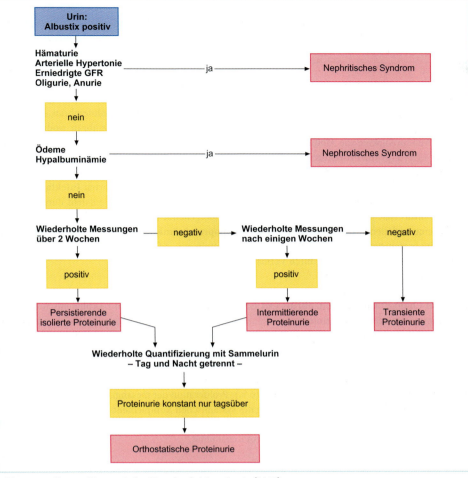

Abb. 15.7 Differenzialdiagnostisches Vorgehen bei Proteinurie. [L141]

15.2.1 Nephrotisches Syndrom (NS)

Definition
Als nephrotisches Syndrom (NS) wird ein klinisches Syndrom mit den Leitsymptomen Proteinurie und Hypalbuminämie, meist verbunden mit Ödemen und Hyperlipidämie, bezeichnet.

Epidemiologie
Die Häufigkeit beträgt etwa 2:100.000 Kinder unter 16 Jahren. Bezüglich des steroidsensiblen NS sind Jungen doppelt so häufig betroffen wie Mädchen. Bei steroidresistentem NS ist das Geschlechterverhältnis ausgewogen.

Ätiologie
Über 90 % der Fälle sind idiopathisch. 10 % der Fälle sind symptomatisch, treten also im Rahmen anderer Erkrankungen auf.
Folgende Erkrankungsgruppen können mit einem nephrotischen Syndrom assoziiert sein: **immunologisch bedingte Systemkrankungen** (z. B. systemischer Lupus erythematodes, Purpura Schoenlein-Henoch, Goodpasture-Erkrankung, rheumatisches Fieber), **metabolische und andere Erkrankungen** (z. B. Diabetes mellitus, Amyloidose, Alport-Syndrom, hämolytisch-urämisches Syndrom), **Infektionen** (z. B. kongenitale Toxoplasmose oder Zytomegalie, *EBV*, Masern, Varizellen) und **Allergien**. Darüber hinaus können **Impfungen** und **Medikamente** (nichtsteroidale Antiphlogistika, D-Penicillamin) ein nephrotisches Syndrom auslösen.
Dieses Kapitel befasst sich ausschließlich mit dem idiopathischen nephrotischen Syndrom.

Checkliste: Differenzialdiagnose der Erkrankungen mit Proteinurie im Kindesalter.

Angeborene tubuläre Erkrankungen	Erworbene tubuläre Erkrankungen	Glomeruläre Erkrankungen
Fanconi-Syndrom	Medikamente	Nephrotisches Syndrom
Nephropathische Zystinose	Vitamin-D-Intoxikation	IgA-Glomerulonephritis
Morbus Wilson	Interstitielle Nephritis	Alport-Syndrom
Proximale renaltubuläre Azidose	Sarkoidose	Alle Glomerulonephritiden

---

Aus Studentensicht

ABB. 15.7

15.2.1 Nephrotisches Syndrom (NS)

Definition: Proteinurie und Hypalbuminämie, meist mit Ödemen und Hyperlipidämie.

Epidemiologie: 2:100.000 < 16 Jahren. Steroidsensibles NS: ♂:♀ = 2:1. Steroidresistentes NS ♂:♀ = 1:1.

Ätiologie: 90 % idiopathisch, 10 % symptomatisch: immunologisch bedingte Systemerkrankungen, metabolische Erkrankungen, Infektionen, Allergien, Impfungen, Medikamente.

Checkliste: Differenzialdiagnose der Erkrankungen mit Proteinurie im Kindesalter

CHECKLISTE

Aus Studentensicht

15 NEPHROLOGIE UND UROLOGIE

Galaktosämie	Schwermetallvergiftung	Goodpasture-Erkrankung
	Neonatale Asphyxie	Hämolytisch-urämisches Syndrom
	Hypovolämischer Schock	Systemischer Lupus erythematodes
	Obstruktive Uropathien	

Pathophysiologie

- Verminderung der Anionendichte der GBM → Permeabilitätserhöhung → Proteinurie → **Hypalbuminämie** → **Ödeme**
- Verlust von Immunglobulinen → **Infektanfälligkeit ↑**
- Verminderte intravasale Flüssigkeit → Hypozirkulation → **Thromboseneigung**

Die **Proteinurie** entsteht durch eine erhöhte Permeabilität der glomerulären Basalmembran. Die Permeabilitätserhöhung beruht auf einer Verminderung der Anionendichte der Basalmembran, wodurch sie für negative Makromoleküle wie Albumin vermehrt permeabel wird. Der Proteinverlust beträgt meist mehr als $1\,g/m^2$ KOF/d (**große Proteinurie**) und betrifft hauptsächlich Albumin (**selektive Proteinurie**). In der Folge kommt es zu einer **Hypalbuminämie**. Durch den sinkenden onkotischen Druck wird intravasale Flüssigkeit in das Interstitium verlagert. Es entstehen **Ödeme**. Zu einer vermehrten **Infektanfälligkeit** kommt es durch den Verlust von Immunglobulinen. Eine **Thromboseneigung** entsteht durch das verminderte intravasale Flüssigkeitsvolumen, die damit einhergehende Hypozirkulation, einen AT-III-Verlust und eine begleitende Thrombozytose. Die **Hyperlipoproteinämie** ist entweder Folge einer Stimulation der Lipoproteinsynthese in der Leber durch Hypoproteinämie oder einer verminderten Aktivität der Lipoproteinlipase im Plasma, z. B. durch Verlust über den Urin.

Pathologie

- **„Minimal Change"-Glomerulonephritis (MCGN, 77 %):** Verschmelzen der Podozytenfußfortsätze, > 95 % steroidsensibel
- **Fokal-segmentale Glomerulosklerose (9 %):** Teilweise segmentale Narbenbildung in Glomeruli, 30 % steroidsensibel
- **Membranoproliferative Glomerulonephritis (6 %):** Vermehrung mesangialer Zellen/Matrix, Komplementaktivierung
- **Mesangial-proliferative Glomerulonephritis (3 %):** Diffuse Vermehrung mesangialer Zellen/Matrix, 55 % steroidsensibel

„Minimal Change"-Glomerulonephritis (MCGN, 77 %): Die Glomeruli sind morphologisch unverändert. Immunfluoreszenz und histologischer Befund sind unauffällig. Elektronenmikroskopisch zeigt sich ein Verschmelzen der Podozytenfußfortsätze. In > 95 % der Fälle besteht Steroidsensibilität.
Fokal-segmentale Glomerulosklerose (9 %): Die meisten Glomeruli sind morphologisch unauffällig, ein Teil zeigt eine segmentale Narbenbildung. Häufig kommt es zu einem progressiven Verlauf mit Beteiligung aller Glomeruli. In 30 % der Fälle besteht Steroidsensibilität.
Membranoproliferative Glomerulonephritis (6 %): Proliferation der mesangialen Zellen und Vermehrung der mesangialen Matrix sowie Aktivierung des systemischen Komplementsystems (➤ Kap. 15.2.3).
Mesangial-proliferative Glomerulonephritis (3 %): Diffuse Vermehrung der mesangialen Zellen und der Matrix. In 55 % der Fälle besteht Kortikosteroidsensibilität.

Klinik

Klinik: Altersgipfel 1–5 Jahre. Morgendliche **Lidödeme**, später tibiale und skrotale Ödeme. **Gewichtszunahme, Durst, verminderte Urinproduktion. Aszites, Pleuraergüsse,** beeinträchtigter Allgemeinzustand.

Die Erkrankung manifestiert sich bevorzugt im Kleinkindalter mit einem Altersgipfel zwischen 1 und 5 Jahren. Bei **MCGN** sind Jungen doppelt so häufig betroffen wie Mädchen. Oft ist ein Infekt der oberen Luftwege vorausgegangen. Das klinische Erstsymptom sind meist morgendliche **Lidödeme** (➤ Abb. 15.8). Später treten auch tibiale und beim Jungen skrotale Ödeme auf (➤ Abb. 15.9). **Gewichtszunahme, Durst** und **verminderte Urinproduktion** sind Folge der Abnahme des intravasalen Flüssigkeitsvolumens durch Einlagerung interstitieller Flüssigkeit. **Aszites** und **Pleuraergüsse** bestehen häufig. Die Kinder sind müde und zeigen oftmals einen beeinträchtigten Allgemeinzustand. Nephritische Zeichen sind eher selten, z. B. besteht nur in 30 % der Fälle eine Mikrohämaturie; der Blutdruck ist meist normal.

ABB. 15.8

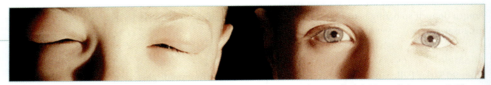

Abb. 15.8 Idiopathisches nephrotisches Syndrom. Massive Lidödeme vor Therapie (links); Normalisierung nach Therapie (rechts). [O530]

ABB. 15.9

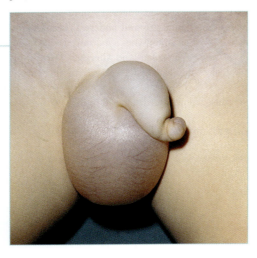

Abb. 15.9 Idiopathisches nephrotisches Syndrom. Skrotalödem. [O530]

15.2 NIERENERKRANKUNGEN MIT LEITSYMPTOM PROTEINURIE

Komplikationen
- Nephrogener Schock
- Allgemeine Infektionen
- Pneumokokkenperitonitis und -sepsis wegen erhöhter Empfindlichkeit gegenüber Pneumokokken
- Thrombose

Diagnostik
- **Proteinurie** > 1 g/m² KOF/d (fast ausschließlich Albumin, tägliche Kontrolle mit Albustix, einem Urinstix zum Nachweis einer Albuminurie)
- Gelegentlich Mikrohämaturie, wenn Makrohämaturie, eher keine MCGN!
- **Hypalbuminämie:** Albumin im Serum < 2,5 g/dl
- **Proteinelektrophorese:** Albumin niedrig, Gammaglobuline niedrig, relative Erhöhung der α_2-Globuline
- **Hypokalzämie** (Erniedrigung des proteingebundenen Anteils)
- **Hyperlipidämie:** Cholesterin und Triglyzeride im Serum erhöht
- C3 im Serum normal (nicht bei Poststreptokokken-GN)
- Kreatinin und Harnstoff im Serum in der Regel normal
- **Nierenbiopsie:** Zunächst nicht erforderlich, da meist MCGN

Therapie
Die symptomatische Therapie beinhaltet eine Flüssigkeitsrestriktion und eine natriumarme Kost. Diuretika (Furosemid) sollten wegen der Gefahr von Thromboembolien oder einer akuten Niereninsuffizienz nur bei ausgeprägten peripheren Ödemen und Aszites in niedriger Dosierung verabreicht werden. In schweren Fällen können Albumininfusionen notwendig werden, ihr Effekt ist jedoch vorübergehender Natur.
Standardisierte Prednisontherapie: Sie ist die kausale Behandlung bei NS, da dadurch die pathologische Proteindurchlässigkeit der glomerulären Basalmembran beeinflusst wird.
Initialtherapie (bei Erstmanifestation): 60 mg/m² KOF/d in 3 Einzeldosen über 6 Wochen, anschließend Reduktion der Dosis auf 40 mg/m² jeden 2. Tag morgens als Einzeldosis („alternierende Therapie") für weitere 6 Wochen. Bei über 90 % der Patienten besteht im Anschluss an diese Therapie keine Proteinurie mehr (steroidsensibles NS).
Bleibt die Proteinurie bestehen und sind weiter Ödeme vorhanden, handelt es sich um ein steroidresistentes NS. Nun muss zur Klärung der Ätiologie eine Nierenbiopsie durchgeführt werden. Kommt es kurz nach Absetzen von Prednison zu einem Rezidiv, wird die Rezidivtherapie durchgeführt.
Rezidivtherapie: 60 mg/m² KOF/d in 3 Einzeldosen, bis der Urin 3 Tage lang eiweißfrei ist. Dann Reduktion der Dosis auf 40 mg/m² KOF/d jeden 2. Tag morgens als Einzeldosis für 4 Wochen.
Bei schweren Nebenwirkungen der Glukokortikoide, häufigen Rezidiven oder Steroidresistenz stehen Glukokortikoid-sparende Medikamente wie Cyclosporin A, Levamisol, Mycophenolatmofetil, Cyclophosphamid oder Rituximab zur Verfügung.

Ansprechen auf die Therapie
Responder: 95 % aller Patienten mit MCGN.
Non-Responder: Selten bei MCGN.
- **Frequently Relapsing Nephrotic Syndrome:** Mindestens 2 Rezidive in 6 Monaten oder mindestens 4 Rezidive in 12 Monaten. Therapie mit Prednison, Cyclophosphamid oder Ciclosporin A und Mycophenolat-Mofetil (MMF).
- **Steroid-dependent Nephrotic Syndrome:** Mindestens 2 Rezidive bereits unter Standard-Rezidivtherapie mit Prednison oder Auftreten eines Rezidivs innerhalb von 14 Tagen nach Therapieende; dann Steroide weiter und Therapie wie oben.
- **Steroid-resistant Nephrotic Syndrome:** Anhaltende große Proteinurie nach vollständiger Initialtherapie; Indikation zur Nierenbiopsie zur ätiologischen Klärung.

Zur Therapieüberwachung und Früherkennung von Rezidiven wird eine tägliche Albustix-Kontrolle des Morgenurins bis mindestens 2 Jahre nach dem letzten Rezidiv empfohlen.

> **MERKE** Bei nephrotischem Syndrom sollten die Ödeme wegen der Gefahr von Thromboembolien oder einer akuten Niereninsuffizienz nur sehr vorsichtig ausgeschwemmt werden!

Prognose
Bei steroidsensiblem NS ist ein Drittel der Patienten nach einer Episode dauerhaft symptomfrei, ein Drittel hat seltene Rezidive und ein Drittel hat häufige Rezidive oder ist steroidresistent. Weitere Komplikationen ergeben sich aus der langfristigen immunsuppressiven Therapie, die viele Patienten benötigen. Gegen Ende der 2. Lebensdekade kommt es meist zur Spontanremission. Persistierende Nierenfunktionsstörungen treten in der Regel nicht auf.

Aus Studentensicht

Diagnostik
- Proteinurie > 1 g/m² KOF/d
- Albumin i. S. < 2,5 g/dl, Hypokalzämie, Hyperlipidämie
- Proteinelektrophorese: Relative Erhöhung der α_2-Globuline
- Nierenbiopsie: Zunächst jedoch nicht indiziert

Therapie
- **Symptomatische Therapie:** Flüssigkeitsrestriktion, natriumarme Kost, selten Albumininfusionen
- **Standardisierte Prednisontherapie:**
  - **Initialtherapie:** 60 mg/m² KOF/d in 3 Einzeldosen über 6 Wochen, anschließend Reduktion auf 40 mg/m² jeden 2. Tag morgens als Einzeldosis für weitere 6 Wochen.
  - **Rezidivtherapie:** 60 mg/m² KOF/d in 3 Einzeldosen, bis der Urin 3 Tage lang eiweißfrei ist. Dann Reduktion auf 40 mg/m² KOF/d jeden 2. Tag morgens als Einzeldosis für 4 Wochen.

Therapieansprechen: Responder: 95 % aller Patienten mit MCGN. Zur Therapieüberwachung und Früherkennung tägliche Albustix-Kontrolle des Morgenurins bis mindestens 2 Jahre nach dem letzten Rezidiv.

MERKE

15 NEPHROLOGIE UND UROLOGIE

Die Prognose des steroidresistenten NS ist abhängig von dessen Ursache. Bei genetisch bedingten Formen kommt es häufiger zu einer Niereninsuffizienz.

> **FALL A:** Der bisher gesunde 4-jährige Moritz wird dem Kinderarzt vorgestellt, da seit einigen Tagen Schwellungen der Augenlider bestehen. Diese sind morgens am stärksten ausgeprägt. Zusätzlich schwellen nun auch tagsüber die Beine an. Er hat vermehrt Durst, geht aber weniger häufig zur Toilette, sodass es zu einer Gewichtszunahme von 1,5 kg gekommen ist. Moritz ist außerdem blass und weniger aktiv als gewöhnlich.
> **K:** Bei der Untersuchung zeigen sich neben Lidödemen ausgeprägte prätibiale Ödeme mit starken Einschnürungen durch die Strümpfe.
> **D:** Aufgrund des schäumenden Urins und der positiven Urinstäbchenprobe wird eine Urinsammlung über 24 h durchgeführt, die eine selektive Proteinurie von 1,3 g/m² KOF/d ergibt. Bei der Laboruntersuchung finden sich außerdem eine Hypalbuminämie (2,3 g/dl), ein erhöhter Hämatokritwert und eine Hypercholesterinämie.
> **Diag:** Durch die selektive Proteinurie in Verbindung mit der bestehenden Hypalbuminämie ist die Diagnose eines nephrotischen Syndroms gesichert.
> **T:** Moritz erhält zunächst nach dem Standardschema zur Initialbehandlung Prednison in einer Dosierung von 60 mg/m² KOF/d. Nach 10 Tagen ist der Urin eiweißfrei, die Ödeme verschwinden, die Albuminkonzentration im Serum steigt an. Begleitend wird zu Beginn eine mäßige Einschränkung der Natriumzufuhr (< 2 mmol/kg KG/d) empfohlen, eine diuretische Therapie ist nicht erforderlich.
> **V:** Die Therapie mit Prednison wird in einer Dosierung von 60 mg/m² KOF/d für 6 Wochen und anschließend in einer Dosierung von 40 mg/m² KOF jeden 2. Tag für weitere 4 Wochen durchgeführt. Darunter entwickelt Moritz einen cushingoiden Habitus, der sich nach Abschluss der Therapie sukzessive zurückbildet. Eine vermehrte Eiweißausscheidung, die auch über die Zeit der Behandlung hinaus mittels Urinstäbchen gemessen und in einem Heft protokolliert wird, ist zu keinem Zeitpunkt mehr nachweisbar.

15.2.2 Membranöse Glomerulonephritis

Definition
Die membranöse Glomerulonephritis ist eine Form der Glomerulonephritis mit charakteristischen histologischen und immunologischen Befunden, die bei Erwachsenen die häufigste Ursache des nephrotischen Syndroms darstellt. Bei Kindern hingegen ist sie eher selten.

Pathogenese
Wahrscheinlich handelt es sich um eine Immunkomplexerkrankung. Sie tritt als sekundäre Glomerulonephritis bei Lupus erythematodes, chronischer Hepatitis, Gold- und Penicillamintherapie und bei Tumoren auf.

Pathologie
Es zeigen sich charakteristische morphologische und immunologische Befunde. Die glomeruläre Basalmembran ist diffus verdickt und es sind Einschlüsse aus Immunkomplexen (IgG und C3) in perlschnurartiger Anordnung nachweisbar. Typisch sind subepitheliale Immunkomplexablagerungen.

Klinik
Die Erkrankung manifestiert sich meist in der 2. Lebensdekade als **nephrotisches Syndrom.** Gelegentlich liegt eine Mikrohämaturie, selten eine Makrohämaturie vor. Es besteht ein erhöhtes Risiko für das Auftreten von Thrombosen.

Diagnostik
- **Proteinurie** und Hypalbuminämie
- **Nierenbiopsie:** Histologie und Immunhistologie
- Ausschluss sekundärer Ursachen

Therapie
Das nephrotische Syndrom wird mit Salzrestriktion und Diuretika, evtl. mit Immunsuppressiva behandelt. Falls möglich, sollte die Therapie der Grunderkrankung erfolgen.

Prognose
Im Kindesalter kommt es meist zur spontanen Ausheilung. Gelegentlich kann die Proteinurie persistieren.

15.2.3 Membranoproliferative Glomerulonephritis (MPGN)

Definition
Die membranoproliferative Glomerulonephritis (MPGN) ist eine häufige Ursache der chronischen Glomerulonephritis mit charakteristischen histologischen Veränderungen der Niere und Komplementerniedrigung. Die Prognose ist eher schlechter.

Epidemiologie
Es handelt sich um die häufigste Ursache der chronischen Glomerulonephritis im späten Kindes- und frühen Erwachsenenalter. Die Häufigkeit ist jedoch aus unbekannten Gründen weltweit rückläufig.

Aus Studentensicht

FALL

15.2.2 Membranöse Glomerulonephritis

Definition: Glomerulonephritis mit charakteristischen histologischen und immunologischen Befunden.

Pathogenese: Sekundäre Glomerulonephritis.

Pathologie: Diffus verdickte GBM, perlschnurartige Immunkomplexeinschlüsse (IgG und C3), subepitheliale Immunkomplexablagerungen.

Klinik: Manifestation als **nephrotisches Syndrom** in der 2. Lebensdekade. Gelegentlich Mikrohämaturie, erhöhtes Thromboserisiko.

Diagnostik: Proteinurie und Hypalbuminämie.
Nierenbiopsie: Histologie und Immunhistologie.

Therapie: Salzrestriktion, Diuretika, evtl. Immunsuppressiva.

15.2.3 Membranoproliferative Glomerulonephritis (MPGN)

Definition: Häufige Ursache der chronischen Glomerulonephritis. Histologische Veränderungen der Niere und Komplementerniedrigung.

Klassifikation
Nach pathoanatomischen, klinischen und laborchemischen Kriterien werden 3 Formen der MPGN (I–III) unterschieden.

Pathogenese
Bei allen 3 Formen der MPGN ist das **Komplementsystem aktiviert** und häufig der **C3-Nephritis-Faktor** nachweisbar. Dabei handelt es sich um einen Autoantikörper, der den Abbau eines C3-aktivierenden Proteins hemmt. Inzwischen wurden bei Patienten mit MPGN Mutationen in einem Gen nachgewiesen, das für den Faktor H, ein komplementregulierendes Protein, codiert.

Pathologie
Die charakteristischen histologischen Veränderungen sind Doppelkonturen der Basalmembranen durch mesangiale Interposition, eine Zunahme der mesangialen Matrix, eine Vergrößerung der Glomeruli mit Läppchenstruktur und extrakapillärer Proliferation sowie der Nachweis von C3 in veränderten Nierenbezirken.

Klinik
Die Erkrankung manifestiert sich bevorzugt in der 2. Lebensdekade. Im Vordergrund steht die **Proteinurie**. Ein **nephrotisches Syndrom** besteht initial bei 50 % der Patienten. 20 % zeigen eine **Makrohämaturie**. Der Verlauf ist chronisch progredient oder häufig rezidivierend.

Diagnostik
- **Proteinurie**
- Makrohämaturie (20 %)
- **C3** im Serum erniedrigt (Typ II), **C4** im Serum erniedrigt (Typ I)
- Nachweis des **C3-Nephritis-Faktors** (40–90 %)
- **Nierenbiopsie**: Histologie und Immunhistologie

Therapie
Die Behandlung gilt als schwierig. Die Effektivität von Steroiden ist nicht gesichert. Verschiedene immunsuppressive Konzepte kommen zum Einsatz. Bei terminalem Nierenversagen muss eine Nierenersatztherapie (Hämodialyse, Nierentransplantation) durchgeführt werden.

Prognose
Die Erkrankung verläuft progressiv mit Erreichen der terminalen Niereninsuffizienz innerhalb von 8–16 Jahren. Bei Typ II und initialem nephrotischen Syndrom ist die Prognose besonders ungünstig. Nach Nierentransplantation besteht ein hohes Rezidivrisiko im Transplantat (> 90 % bei Typ II). Der Einsatz moderner Immunsuppressiva scheint sich jedoch günstig auf die Nierenfunktion auszuwirken.

15.3 Tubulopathien

Definition
Als Tubulopathien werden erbliche oder erworbene Störungen eines oder mehrerer Tubulusabschnitte der Nieren bezeichnet. ➤ Tab. 15.4 gibt eine Übersicht über mögliche Ursachen für die Entstehung von Tubulopathien.

Tab. 15.4 Mögliche Ursachen von Tubulopathien.

Hereditäre primäre Tubulopathien: Proximale Tubulusabschnitte	
Störungen der Phosphatrückresorption	• Phosphatdiabetes • Pseudohypoparathyreoidismus
Störungen der Glukoserückresorption	Renale Glukosurie
Störungen der Aminosäurenrückresorption	• Zystinurie • Hartnup-Syndrom
Störungen der Bikarbonatrückresorption	Proximal tubuläre Azidose
Kombinierte proximale Tubulusfunktionsstörung	De-Toni-Debré-Fanconi-Syndrom
Hereditäre primäre Tubulopathien: Distale Tubulusabschnitte	
Störung der Säuresekretion	Distale tubuläre Azidose
Störung der Wasserrückresorption	Diabetes insipidus renalis
Sekundäre Tubulopathien	
Angeborene Stoffwechselerkrankungen	• Klassische Galaktosämie • Hereditäre Fruktoseintoleranz • Tyrosinämie Typ 1 • Morbus Wilson • Nephropathische Zystinose • Fanconi-Bickel-Syndrom

---

Aus Studentensicht

Klassifikation: MPGN I–III.

Pathogenese: Aktivierung des Komplementsystems, nachweisbarer **C3-Nephritis-Faktor.**

Pathologie: Doppelkonturen der GBM, Zunahme der mesangialen Matrix, Vergrößerung der Glomeruli, Nachweis von C3 in veränderten Nierenbezirken.

Klinik: Manifestation in 2. Lebensdekade. **Proteinurie**, nephrotisches Syndrom (50 %), Makrohämaturie (20 %).

Diagnostik: Proteinurie, C3 i. S. ↓, C4 i. S. ↓, C3-Nephritis-Faktor, Nierenbiopsie.

Therapie: Schwierig, daher verschiedene immunsuppressive Konzepte.

Prognose: Progressiver Verlauf mit Erreichen der terminalen Niereninsuffizienz innerhalb von 8–16 Jahren.

15.3 Tubulopathien

Definition: Störungen eines oder mehrerer Tubulusabschnitte der Nieren.

TAB. 15.4

Aus Studentensicht

Tab. 15.4 Mögliche Ursachen von Tubulopathien. *(Forts.)*	
Erworbene Erkrankungen	• Kupfervergiftung • Chronische Niereninsuffizienz • Vitamin-D-Mangel-Rachitis • Erworbener Diabetes insipidus
Sekundäre Tubulopathien	
Andere	• Idiopathische Hyperkalziurie • Hyperkaliämische Azidose • Bartter-Syndrom • Nierenfehlbildungen

15.3.1 Renale Glukosurie

Definition: Selektive Störungen der renalen Glukosereabsorption, autosomal-rezessiv.

Ätiologie und **Pathogenese:** Glukosekonzentration i.P. > 180 mg/dl (10 mmol/l) → Nierenschwelle für Glukose überschritten → Glukosurie (physiologisch).
- **Typ A: SGLT$_2$** Defekt des frühen proximalen Tubulus: Minimale Schwellenkonzentration↓, tubuläres Resorptionsmaximum↓
- **Typ B: SGLT$_1$** Defekt des späten proximalen Tubulus: Minimale Schwellenkonzentration↓

Diagnostik: Konstante **Glukosurie** bis 50 g/d bei normalem Blutzucker, **renales Glukoseresorptionsmaximum** bestimmen, DNA-Analyse.

15.3.2 Renal-tubuläre Azidose (RTA)

Definition: Störung der renalen Säureproduktion im proximalen oder distalen Tubulus.

Einteilung: Proximale, distale und hyperkaliämische RTA.

15 NEPHROLOGIE UND UROLOGIE

15.3.1 Renale Glukosurie

Definition
Als renale Glukosurie werden angeborene, autosomal-rezessiv vererbte selektive Störungen der renalen Glukosereabsorption bezeichnet.

Ätiologie und Pathogenese
Glukose wird zu 99 % im proximalen Tubulus rückresorbiert. Bei einem Anstieg der Glukosekonzentration im Plasma auf > 180 mg/dl (10 mmol/l) ist die Nierenschwelle für Glukose überschritten. Es kommt zur Glukosurie.
Die **renale Glukosurie Typ A** wird durch einen angeborenen Defekt des Glukosekotransporters **SGLT$_2$** des frühen proximalen Tubulus verursacht. Sowohl die minimale Schwellenkonzentration als auch das tubuläre Resorptionsmaximum für Glukose ist vermindert.
Die **renale Glukosurie Typ B** wird durch einen angeborenen Defekt des Glukosekotransporters **SGLT$_1$** des späten proximalen Tubulus verursacht. Die minimale Schwellenkonzentration ist vermindert, während das tubuläre Resorptionsmaximum erst bei zu hohen Glukosekonzentrationen erreicht wird. Zusätzlich besteht eine Glukose-Galaktose-Malabsorption.

Klinik
Die renale Glukosurie verursacht keine klinischen Symptome.

Diagnostik
- Konstante **Glukosurie** bis 50 g/d bei normalem Blutzucker
- Bestimmung des **renalen Glukoseresorptionsmaximums**
- **DNA-Analyse**

Therapie
Eine Therapie ist nicht erforderlich, da der Glukoseverlust von täglich 50 g gut kompensiert werden kann.

Prognose
Die Prognnose bei renaler Glukosurie ist ausgezeichnet.

15.3.2 Renal-tubuläre Azidose (RTA)

Definition
Als renal-tubuläre Azidose (RTA) werden Störungen der renalen Säureproduktion bezeichnet, die entweder durch verminderte Bikarbonatrückresorption im proximalen Tubulus oder durch ungenügende Wasserstoffionensekretion im distalen Tubulus entstehen.

Ätiologie
RTA können primär als hereditäre Störungen oder sekundär als Folge von angeborenen Stoffwechselerkrankungen, Autoimmunerkrankungen, Nephrokalzinose, Intoxikationen oder Mangelzuständen auftreten.

Einteilung
Man unterscheidet drei Formen der RTA:
- **Proximale RTA** (Typ II, selten)
  - Als eigenständige Erkrankung: Hereditär (autosomal-dominant), sporadisch, passager oder persistierend
  - Sekundär: Zystinose, klassische Galaktosämie, hereditäre Fruktoseintoleranz, Tyrosinämie Typ 1, Morbus Wilson oder als Teil eines generalisierten proximalen tubulären Transportdefekts (De-Toni-Debré-Fanconi-Syndrom)
- **Distale RTA** (Typ I, häufiger)
  - Als eigenständige Erkrankung: Hereditär (autosomal-dominant oder -rezessiv), sporadisch
  - Sekundäre Formen: Bei vielfachen Erkrankungen und Intoxikationen

- **Hyperkaliämische RTA** (Typ IV)
  - Als eigenständige Erkrankung: Hereditärer Hypoaldosteronismus (autosomal-rezessiv) oder hereditärer Pseudohypoaldosteronismus (autosomal-dominant oder -rezessiv)
  - Sekundäre Formen: Obstruktive Uropathie als häufigste Ursache, Nebennierenerkrankungen, Reninmangelzustände

Hier werden nur die primären, isolierten Formen der RTA besprochen.

Pathophysiologie
Proximale RTA (Typ II): Durch reduzierte Bikarbonatrückresorption im proximalen Tubulus geht Bikarbonat im Urin verloren. Die Bikarbonatkonzentration im Plasma sinkt auf 12 bis 15 mmol/l (normal 24 mmol/l) ab; es entsteht eine hyperchlorämische Azidose mit normaler Anionenlücke.
Distale RTA (Typ I): Hier besteht eine Störung der Wasserstoffionensekretion im distalen Tubulus, wodurch der Urin-pH auf 6,5–7,5 erhöht ist und auch bei erheblicher Azidose nicht unter 5,5 abfällt.
Hyperkaliämische RTA (Typ IV): Es handelt sich um einen Aldosteronmangel oder eine Aldosteronresistenz. Infolge der verminderten Mineralokortikoidwirkung wird in den distalen Tubuli zu wenig Natrium rückresorbiert und zu wenig Kalium ausgeschieden. Es kommt zur hyperkaliämischen Azidose.

Klinik
Die isolierte **proximale RTA** ist selten. Die Symptomatik ähnelt der bei distaler RTA sehr, doch bessert sie sich meist spontan im Kleinkindalter.
Die Symptome der viel häufigeren **distalen RTA** sind Erbrechen, mangelndes Gedeihen, Polyurie, Dehydratation, Rachitis, Osteoporose und Nephrokalzinose bzw. Nephrolithiasis. Fast immer besteht ein Kleinwuchs.
Die **hyperkaliämische RTA** ist meist geprägt von den Zeichen des Mineralokortikoidmangels, d. h. des renalen Salzverlustes und des Volumenmangels.

Diagnostik
- Metabolische Azidose: pH < 7,3; HCO_3^- < 18 mmol/l.
- Anionenlücke normal: $(Na^+ + K^+) - (Cl^- + HCO_3^-)$ = 8–13 mmol/l.
- Anionenüberschuss im Urin [$Cl^- > (Na^+ + K^+)$] bedeutet, dass die Azidose durch HCO_3^--Verlust bedingt ist (proximale RTA).
- Kationenüberschuss im Urin [$Cl^- < (Na^+ + K^+)$] spricht für eine distale RTA.
- **Säurebelastung:** Gabe von 0,1 mg/kg Ammoniumchlorid: Fällt der Urin-pH innerhalb von 8 h auf unter 5,5, handelt es sich um eine **proximale RTA**. Bleibt der Urin-pH stets bei > 5,5, handelt es sich um eine **distale RTA**.

> **MERKE** Eine erhöhte Anionenlücke weist auf eine endogene Säureüberproduktion (z. B. organische Säuren), eine Intoxikation (z. B. Salizylate) oder eine verminderte Säureausscheidung infolge von Niereninsuffizienz hin.

Therapie
Ziele sind die Anhebung der Bikarbonatkonzentration im Blut auf > 20 mmol/l, die Normalisierung der Kaliumkonzentration im Blut und der Kalziumausscheidung im Urin sowie die Rückbildung eventueller Skelettveränderungen.
Proximale RTA: Hier sind sehr hohe Alkalimengen (Natriumbikarbonat oder Kaliumbikarbonat oder -zitrat, 5–15 mmol/kg KG/d) erforderlich. Wegen der Tendenz zur Spontanheilung kann die Therapie u. U. nach den ersten Lebensjahren ausgeschlichen werden.
Distale RTA: Hier reicht eine Alkalimenge von etwa 6 mmol/kg KG/d aus. Die Rachitis wird initial mit hohen Dosen Vitamin D_3 (3.000 IE/d für 1 Monat), dann mit 500 IE/d behandelt.
Hyperkaliämische RTA: Dabei steht die Korrektur des Salzverlustes und des Mineralokortikoidmangels im Vordergrund.

15.3.3 De-Toni-Debré-Fanconi-Syndrom

Definition
Als De-Toni-Debré-Fanconi-Syndrom bezeichnet man die generalisierte Funktionsstörung des proximalen und distalen Tubulus ohne primäre Veränderung der Glomerulusfunktion. Leitsymptome sind Hyperaminoazidurie, renale Glukosurie, Hyperphosphaturie und Hypophosphatämie.

Ätiologie
Ein De-Toni-Debré-Fanconi-Syndrom kann entweder **idiopathisch** (autosomal-rezessiv oder -dominant, selten X-chromosomal-rezessiv oder sporadisch) oder sekundär im Rahmen angeborener **Stoffwechselerkrankungen** (z. B. klassische Galaktosämie, hereditäre Fruktoseintoleranz, Tyrosinämie Typ 1, Morbus Wilson, nephropathische Zystinose) oder im Rahmen von **Intoxikationen** (z. B. Schwermetalle, Gentamicin, Cisplatin, Ifosfamid) auftreten.

Aus Studentensicht

Pathophysiologie
- **Proximale RTA:** Reduzierte Bikarbonatrückresorption im proximalen Tubulus, Bikarbonatkonzentration im Plasma ↓, hyperchlorämische Azidose
- **Distale RTA:** Störung der Wasserstoffionensekretion im distalen Tubulus → Urin-pH steigt auf 6,5–7,5
- **Hyperkaliämische RTA:** Aldosteronmangel/-resistenz → zu wenig Natriumrückresorption, zu wenig Kaliumausscheidung

Klinik
- **Distale RTA:** Erbrechen, mangelndes Gedeihen, Polyurie, Dehydratation, Rachitis, Osteoporose, Nephrolithiasis; meist Kleinwuchs
- **Hyperkaliämische RTA:** Zeichen des Mineralokortikoidmangels (renaler Salzverlust, Volumenmangel)

Diagnostik
- Metabolische Azidose, Anionenüberschuss im Urin → proximale RTA, Kationenüberschuss im Urin → distale RTA
- **Säurebelastung:** Urin-pH < 5,5 → proximale RTA, > 5,5 → distale RTA

MERKE

Therapie
- **Proximale RTA:** Hohe Alkalimengen von 5–15 mmol/kg KG/d
- **Distale RTA:** Alkalimenge von etwa 6 mmol/kg KG/d
- **Hyperkaliämische RTA:** Korrektur des Salzverlusts und des Mineralokortikoidmangels

15.3.3 De-Toni-Debré-Fanconi-Syndrom

Definition: Generalisierte Funktionsstörung des proximalen und distalen Tubulus ohne primäre Veränderung der Glomerulusfunktion.

Ätiologie: Idiopathisch, sekundär durch angeborene Stoffwechselerkrankungen oder Intoxikationen.

Aus Studentensicht

Pathogenese
- Störung des transmembranalen Transports im Nierentubulus → renaler Bikarbonatverlust → renale tubuläre Azidose → Hypokaliämie
- Anionenverluste → Natriumverluste
- Metabolische Azidose → Vitamin-D-Resistenz
- Metabolische Azidose, Hypophosphatämie, Vitamin-D-Resistenz → Rachitis

Klinik: Erbrechen, Polydipsie, Dehydratation, Azidose, Salzhunger, Knochenschmerzen, **Rachitis,** Osteoporose, Muskelatrophie und **Kleinwuchs.**

Diagnostik: Polyurie, Glukosurie, Hyperaminoazidurie, Hyperphosphaturie, hyperchlorämische metabolische Azidose.

MERKE

Therapie: Symptomatisch: Flüssigkeits-, Elektrolytersatz; Natrium-, Kaliumbikarbonat oder -zitrat sowie Phosphatsubstitution. Vitamin D_3.

15.3.4 Diabetes insipidus renalis

Definition: Störung der Rückresorption von Wasser im distalen Tubulus und in den Sammelrohren.

Ätiologie
- **Primäre Form:** X-chromosomal-rezessiv, Mutationen im **Vasopressin-V2-Rezeptor-Gen.**
- **Sekundäre Formen:** Durch Erkrankungen, die zur Verminderung des Konzentrationsgradienten im Nierenmark führen oder die Wirkung von ADH am distalen Tubulus vermindern.

Pathogenese: Fehlendes Ansprechen des Nierentubulus auf ADH → verminderte Wasserrückresorption → Polyurie, Polydipsie.

Klinik: Polyurie, Polydipsie, Ausscheidung hypotonen Urins; Erbrechen, Exsikkose, Fieber, Gedeihstörung, Obstipation, Gewichtsschwankungen.

Diagnostik: Hypernatriämie, hohe Serumosmolarität (> 310 mosmol/l). Urinosmolarität übersteigt nie Serumosmolarität. ADH-Test, DNA-Analyse.

---

15 NEPHROLOGIE UND UROLOGIE

Pathogenese
Durch eine Störung des transmembranalen Transports im Nierentubulus kommt es zu einem renalen Bikarbonatverlust, der zu einer renalen tubulären Azidose führt. Durch exzessiven Bikarbonat- und Glukoseverlust kommt es zu einer Hypokaliämie. Die erheblichen Anionenverluste führen im Gegenzug zu Natriumverlusten. Die Rachitis entsteht durch die Kombination aus metabolischer Azidose, Hypophosphatämie und Vitamin-D-Resistenz. Die Vitamin-D-Resistenz entsteht infolge einer Störung der Konversion von Vitamin D_3 zum biologisch aktiven 1,25-Dihydroxy-Vitamin D_3 durch die metabolische Azidose.

Klinik
Das De-Toni-Debré-Fanconi-Syndrom manifestiert sich in der Regel in den ersten 6 Lebensmonaten. Klinisch ist es durch renale Verluste von Wasser, Elektrolyten und organischen Substanzen charakterisiert, die zu **Erbrechen, Polydipsie, Dehydratation,** Azidose, Salzhunger, Knochenschmerzen, **Rachitis,** Osteoporose, Muskelatrophie und **Kleinwuchs** führen. Bei sekundären Formen bestehen darüber hinaus die Symptome der Grunderkrankung. Im weiteren Verlauf kann sich eine Niereninsuffizienz entwickeln.

Diagnostik
- Polyurie, Glukosurie, Hyperaminoazidurie und Hyperphosphaturie
- Hyperchlorämische metabolische Azidose
- Hypokaliämie, Hypophosphatämie
- Alkalische Phosphatase im Serum erhöht, wenn eine Rachitis vorliegt

> **MERKE** Leitsymptome des De-Toni-Debré-Fanconi-Syndroms:
> - Glukosurie
> - Hyperaminoazidurie
> - Hyperphosphaturie
> - Tubuläre Azidose

Therapie
Die Therapie erfolgt **symptomatisch.** Die Flüssigkeits- und Elektrolytverluste müssen, möglichst gleichmäßig über den Tag und die Nacht verteilt, ausgeglichen werden. Dazu sind meist 1–3 l zusätzlich zur altersentsprechenden Flüssigkeitszufuhr erforderlich. Die Patienten erhalten Natrium- und Kaliumbikarbonat oder -zitrat sowie eine Phosphatsubstitution. Zur Verbesserung der Knochenmineralisation werden Vitamin D_3 oder 1,25-Dihydroxy-Vitamin D_3 verabreicht.

15.3.4 Diabetes insipidus renalis
Definition
Der Diabetes insipidus renalis ist definiert als Störung der Rückresorption von Wasser im distalen Tubulus und in den Sammelrohren durch fehlendes Ansprechen der Niere auf das antidiuretische Hormon ADH.

Ätiologie
Die **primäre Form** des Diabetes insipidus renalis wird meist X-chromosomal-rezessiv vererbt und durch Mutationen im **Vasopressin-V_2-Rezeptor-Gen (AVPR2)** verursacht. Bei der seltenen autosomal-rezessiv vererbten Form liegen Mutationen im Gen für den Wassertransportkanal **Aquaporin 2 (AQP2)** zugrunde.
Sekundäre Formen entstehen durch Erkrankungen, die zu einer Verminderung des Konzentrationsgradienten im Nierenmark führen (akute oder chronische Niereninsuffizienz, obstruktive Uropathie, vesikoureteraler Reflux, interstitielle Nephritis) oder durch Zustände, die die Wirkung von ADH am distalen Tubulus vermindern (Hypokaliämie, Hyperkalzämie, Lithiumtherapie).

Pathogenese
Das fehlende Ansprechen des Nierentubulus auf endogenes oder exogenes ADH führt zu einer verminderten Wasserrückresorption im distalen Tubulus und in den Sammelrohren. Es kommt zu Polyurie und Polydipsie.

Klinik
Polyurie und Polydipsie infolge einer renalen Konzentrationsschwäche mit **Ausscheidung hypotonen Urins** sind die wichtigsten Symptome der Erkrankung. Das Urinvolumen beträgt häufig mehrere Liter täglich. Sekundärsymptome sind Erbrechen, Exsikkose, Fieber, Gedeihstörung, Obstipation und Gewichtsschwankungen.

Diagnostik
- **Hypernatriämie** und **hohe Serumosmolarität** (> 310 mosmol/l)
- Niedrige Urinosmolarität (< 150 mosmol/l)
- Die Urinosmolarität übersteigt nie die Serumosmolarität.

- **ADH-Test:** Nach Gabe von ADH kommt es weder zu einem Anstieg der Urinosmolarität noch zu einem Abfall der Serumosmolarität. Patienten mit zentralem Diabetes insipidus sprechen hingegen auf exogene ADH-Gabe an.
- **DNA-Analyse**

> **MERKE** Beweisend für die Diagnose eines Diabetes insipidus renalis ist der ADH-Test, bei dem die Urinmenge und die Urinkonzentration unter exogener Zufuhr von ADH gemessen werden.

Therapie
Ziel ist es, Dehydratation und Hypernatriämie zu verhindern. Durch **kochsalzarme** und eiweißreduzierte Kost wird die osmotische Last der Nahrung reduziert. Bei Säuglingen ist Muttermilch ideal, da deren Osmolarität geringer als die industriell hergestellter Säuglingsnahrungen ist. Außerdem muss auf eine adäquate Kalorienzufuhr geachtet werden.
Thiaziddiuretika (Hydrochlorothiazid, 2 mg/kg KG/d) können die Urinausscheidung bis auf 30–50 % reduzieren **(paradoxe antidiuretische Wirkung)**, da sie das extrazelluläre Flüssigkeitsvolumen reduzieren. Dadurch kommt es zu einer Reduktion des glomerulären Filtrats und zu einer erhöhten Natriumrückresorption.
Prostaglandinsynthesehemmer (Indometacin, 2 mg/kg KG/d) können ebenfalls den Urinfluss senken.

Prognose
Der primäre Diabetes insipidus renalis verläuft als lebensbegleitende Erkrankung. Bei Verhinderung hypernatriämischer Dehydratationen hat er eine gute Prognose. Gefahr besteht bei Infektionen, Diarrhö und Hitze.

> **MERKE** Bei einem Diabetes insipidus renalis kann es zu einer akuten Dehydratation mit Hypernatriämie kommen. Der Ersatz des Wasserverlustes muss mit natriumarmen Infusionslösungen erfolgen. Die Verabreichung von unverdünnter physiologischer Kochsalzlösung (0,9%) kann zu Koma und Tod durch Hirnödem führen!

15.3.5 Bartter-Syndrom

Definition
Beim Bartter-Syndrom handelt es sich um eine Gruppe angeborener, autosomal-rezessiv vererbter renaler Tubulopathien (Typen I–IV) durch Defekte unterschiedlicher Ionenkanäle. Die Leitsymptome sind Hypokaliämie und metabolische Alkalose.

Ätiologie
Typ I: Defekt des Na/K/Cl-Kotransporters
Typ II: Defekt des Kaliumkanals
Typ III: Defekt des basolateralen Chloridkanals
Typ IV: Defekt der β-Untereinheit des Chloridkanals

Pathogenese
Bei Defekten des Chloridkanals und damit der Chloridrückresorption im aufsteigenden Schenkel der Henle-Schleife kommt im distalen Tubulus vermehrt Natriumchlorid an. Hier wird Natrium im Austausch gegen Kalium rückresorbiert. Durch eine vermehrte Kaliumausscheidung kommt es zur Hypokaliämie. Die Hypokaliämie stimuliert die Prostaglandinsynthese, wodurch das Renin-Angiotensin-Aldosteron-System stimuliert wird. Hierdurch wird die Hypokaliämie zusätzlich potenziert. Der Defekt des Kaliumkanals führt direkt zu vermehrter Kaliumausscheidung und damit zur Hypokaliämie und zu allen weiteren Folgen.

Klinik
Die Symptome der Erkrankung sind **Polyurie, Polydipsie, Dehydratation,** Wachstumsrückstand, Gedeihstörung, Muskelschwäche und Obstipation. Typischerweise tritt kein arterieller Hypertonus auf **(normotoner Hyperreninismus)**.

Diagnostik
- **Metabolische Alkalose** mit chronischer **Hypokaliämie**
- Hyponatriämie
- Kalium und Chlorid im Urin erhöht
- Hyperkalziurie
- **Plasmareninaktivität** erhöht, Aldosteronaktivität erhöht
- DNA-Analyse

15.4 Tubulointerstitielle Nephritis (TIN)

Definition
Als tubulointerstitielle Nephritis (TIN) werden akute und chronische Nierenerkrankungen definiert, die sich durch eine Entzündung oder sonstige Schädigung der tubulointerstitiellen Strukturen der Niere ohne wesentliche Beteiligung des glomerulären oder vaskulären Apparats auszeichnen.

Ätiologie
Neben der idiopathischen Form (mit und ohne Uveitis) kann man eine Vielzahl sekundärer tubulointerstitieller Nephritiden unterscheiden. Die wichtigsten Ursachen sind in ➤ Tab. 15.5 zusammengefasst.

Tab. 15.5 Ursachen der tubulointerstitiellen Nephritis.

Medikamente	Infektionen	Immunologisch	Hereditäre Erkrankungen	Andere Erkrankungen
• Analgetika • Antiphlogistika • Antibiotika • Virustatika • Antimykotika • Antikonvulsiva • Diuretika	• Streptokokken • Pneumokokken • CMV • EBV • HBV • HSV • HIV • Röteln • Mykoplasmen • Toxoplasmen • Askariden	• Glomerulonephritiden • Lupus erythematodes • Abstoßungsreaktion	• Alport-Syndrom • Zystennieren • Morbus Fabry • Hyperkalzämie • Hyperoxalurie • Morbus Lesch-Nyhan	• Harnwegsobstruktion • Lymphome • Sarkoidose • Strahlennephritis

Pathologie
Bei der **akuten TIN** beobachtet man entzündliche Infiltrate und Epithelzellschäden im tubulointerstitiellen Raum.
Bei der **chronischen TIN** kommen Tubulusatrophien und eine interstitielle Fibrose hinzu.

Klinik
Unspezifische Symptome zu Beginn der Erkrankung sind Müdigkeit, Anorexie, Bauchschmerzen, Erbrechen, Fieber, makulopapulöses Exanthem und Arthralgien. In einem Drittel der Fälle besteht gleichzeitig eine Uveitis.
Leitsymptome der renalen Erkrankung sind **Polyurie und Polydipsie** als Zeichen der Konzentrationsschwäche der Niere.

Diagnostik
- **Mikrohämaturie,** sterile Leukozyturie und Zylindrurie
- Glukosurie, **Proteinurie** (< 1 g/d)
- **Hyperaminoazidurie** (Tubulusschaden)
- Anämie, Leukozytose und häufig Eosinophilie
- Erhöhung der BKS
- Kreatinin im Serum in Abhängigkeit vom Ausmaß der Nierenfunktionsstörung erhöht
- **Nierensonografie:** Nachweis vergrößerter Nieren
- **Nierenbiopsie:** nur bei diagnostischen Unklarheiten

Therapie
Bei der **akuten TIN** sollten zunächst ätiologisch infrage kommende Medikamente abgesetzt und Infektionen behandelt werden. Da häufig die Polyurie im Vordergrund steht, sind die Flüssigkeits- und Elektrolytbilanzierung besonders wichtig.
Eine Steroidbehandlung bei der **chronischen TIN** wird kontrovers diskutiert, kann aber zu einer Besserung der Nierenfunktion und Ausheilung führen.

Prognose
Bei einer Minderzahl der Patienten kann sich eine progrediente und terminale Niereninsuffizienz einstellen.

15.5 Arterielle Hypertonie

Definition
Die arterielle Hypertonie ist definiert als die Erhöhung des systolischen und/oder diastolischen arteriellen Blutdrucks bei wiederholten Messungen auf Werte, die über der altersentsprechenden 95. Perzentile liegen.

Ätiologie
In mindestens 85 % der Fälle handelt es sich im Kindesalter um eine sekundäre renale Hypertonie, also um eine arterielle Hypertonie durch eine Erkrankung der Nierengefäße oder des Nierenparenchyms. Die wichtigsten Ursachen einer sekundären (nicht primären, essenziellen) chronischen arteriellen Hypertonie im Kindesalter sind in > Tab. 15.6 zusammengefasst.

Tab. 15.6 Wichtige Ursachen der sekundären arteriellen Hypertonie im Kindesalter.

Renal	Vaskulär	Endokrin	Zentralnervös
• Pyelonephritis • Glomerulonephritis • Hydronephrose • Multizystische Nierendegeneration • Vesikoureteraler Reflux • Harnleiterobstruktion • Segmentäre Nierenhypoplasie • Nierentrauma • Wilms-Tumor • Hämolytisch-urämisches Syndrom • Purpura-Schoenlein-Hennoch-Nephritis • Lupus erythematodes	• Nierenarterienstenose • Aortenisthmusstenose • Valvuläre Aortenstenose • Persistierender Ductus arteriosus • Nierenvenenthrombose • Vaskulitis	• Phäochromozytom • Hyperthyreose • Hyperparathyreoidismus • Cushing-Syndrom • Hyperaldosteronismus • Adrenogenitales Syndrom	• Hirntumor • Hirnblutung • Trauma

> **MERKE** Die arterielle Hypertonie im Kindesalter ist in mindestens 85 % der Fälle sekundär renal bedingt!

Pathogenese
- **Renoparenchymatöse Hypertonie:** Hämodynamische Störung infolge gestörter Ausscheidung von Natrium
- **Renovaskuläre Hypertonie:** Minderdurchblutung der Niere durch Nierenarterienstenose, meist infolge einer fibromuskulären Dysplasie. Die Minderperfusion führt zu einer Stimulation des Renin-Angiotensin-Aldosteron-Systems, wodurch es durch Erhöhung des peripheren Widerstands und des Intravasalvolumens zu einer Blutdrucksteigerung kommt.
- **Kardiovaskuläre Hypertonie:** Strukturelle Flusshindernisse führen zur Blutdruckerhöhung.
- **Endokrine Hypertonie:** Kortisolwirkung, Thyroxinwirkung, Katecholaminwirkung
- **Essenzielle Hypertonie:** Multifaktorielle Genese, familiäres Vorkommen, Einteilung in Abhängigkeit von der Plasma-Renin-Konzentration

Klinik
Die arterielle Hypertonie ist meist asymptomatisch. Erst bei gravierenden Blutdruckerhöhungen können Kopfschmerzen, Schwindel und Sehstörungen auftreten. Bei der klinischen Untersuchung wird ggf. eine Retinopathie festgestellt.

Diagnostik
- **Wiederholte Blutdruckmessungen** an allen Extremitäten: Basis der Diagnostik bei arterieller Hypertonie
- **24-h-Blutdruckmessung** zur Erfassung tageszeitlicher Schwankungen
- Urinuntersuchung
- Elektrolyte, Kreatinin, Harnstoff im Serum
- Bestimmung der Kreatininclearance
- Schilddrüsenhormone, Kortisol, Plasma-Renin-Aktivität, Aldosteron im Serum
- **Nierensonografie** und **Doppler-Sonografie**: Nierengröße, Parenchymstruktur, Flüsse in den Nierenarterien
- **Digitale Subtraktionsangiografie** bei V. a. Nierenarterienstenose
- Röntgen-Thorax, EKG, Echokardiografie

> **PRAXISTIPP**
> Bei Blutdruckmessungen im Kindesalter auf die Auswahl einer altersentsprechenden Manschettengröße achten.

Aus Studentensicht

15.5 Arterielle Hypertonie

Definition: Diastolische/arterielle Blutdruckwerte über der altersentsprechenden 95. Perzentile.

Ätiologie: 85 % sekundäre renale Hypertonie.

TAB. 15.6

MERKE

Pathogenese:
- **Renoparenchymatöse Hypertonie:** Gestörte Natriumausscheidung
- **Renovaskuläre Hypertonie:** Minderdurchblutung der Niere durch Nierenarterienstenose
- **Kardiovaskuläre Hypertonie:** Strukturelle Flusshindernisse
- **Endokrine Hypertonie**
- **Essenzielle Hypertonie**

Klinik: Kopfschmerzen, Schwindel, Sehstörungen erst bei gravierenden Blutdruckerhöhungen.

Diagnostik: Wiederholte Blutdruckmessungen an allen Extremitäten, 24-h-Blutdruckmessung, Urinuntersuchung, Elektrolyte, Kreatinin, Harnstoff i. S., Kreatininclearance, Schilddrüsenhormone, Kortisol, Plasma-Renin-Aktivität, Aldosteron i. S., **Nierensonografie, Doppler-Sonografie, digitale Subtraktionsangiografie.**

PRAXISTIPP

> **Aus Studentensicht**
>
> **Therapie**
> - **Supportive Maßnahmen:** Gewichtsnormalisierung, Natriumrestriktion, regelmäßige körperliche Betätigung. Behandlung der Grunderkrankung
> - **Basistherapeutika:** β-Blocker, ACE-Hemmer, AT1-Rezeptor-Blocker, Kalziumantagonisten, Diuretika
> - **Kombinationstherapie:** β-Blocker + Kalziumantagonist oder β-Blocker + Diuretikum oder ACE-Hemmer + Diuretikum
>
> TAB. 15.7

Therapie

Supportive Maßnahmen sind Gewichtsnormalisierung, Natriumrestriktion und regelmäßige körperliche Betätigung.

Die kausale Behandlung richtet sich nach der vorliegenden Grunderkrankung. Bei einer Aortenisthmus- oder Nierenarterienstenose steht die Korrektur des Defekts (Angioplastie oder Stenteinlage) im Vordergrund. Beim Nachweis einer pyelonephritischen Schrumpfniere erfolgt die Nephrektomie, bei einem Phäochromozytom die operative Tumorentfernung.

Eine **medikamentöse Therapie** ist bei regelmäßiger Überschreitung der Grenzwerte indiziert (➤ Tab. 15.7).

Tab. 15.7 Übersicht der im Kindesalter am häufigsten angewendeten Antihypertensiva.

Medikament	Wirkungsweise	Wichtigste Nebenwirkung
Diuretika		
Hydrochlorothiazid	Diurese	• Hypokaliämie
Furosemid	Diurese	• Hypokaliämie
Spironolacton	Diurese	• Hyperkaliämie • Gynäkomastie
Antiadrenergika		
Propranolol	β-Blockade	• Bradykardie • Bronchusobstruktion • Hypoglykämie
Phentolamin	α-Blockade	• Reflextachykardie
Prazosin	α-Blockade	• Orthostatische Hypotonie
Kalziumantagonisten		
Nifedipin	Kalziumantagonist	• Flush • Tachykardie • Ödem
Sympatholytika		
α-Methyldopa	Sympathikolyse	• Sedierung • Leberfunktionsstörung
Zentral wirksames Antihypertensivum		
Clonidin	α-Agonist im ZNS	• Sedierung • Obstipation
ACE-Hemmer		
Captopril	ConvertingEnzyme-Inhibition	• Proteinurie • Neutropenie • Exanthem • Hyperkaliämie
Enalapril	ConvertingEnzyme-Inhibition	• Transitorische Hypotonie
AT1-Rezeptor-Blocker		
Losartan	Angiotensin-2-Rezeptor-Blockade	• Hypotonie • Hypoglykämie • Hyperkaliämie
Vasodilatatoren		
Dihydralazin	Relaxation der Arteriolenmuskulatur	• Tachykardie • Übelkeit
Diazoxid	Relaxation der glatten Muskulatur	• Tachykardie • Hypotonie • Hyperglykämie • Hirsutismus
Natriumnitroprussid	Arteriolen- und Venolendilatation	• Thiozyanatproduktion
Minoxidil	Arteriolendilatation	• Ödem • Hypertrichose

Zunächst kommen **Basistherapeutika** (β-Rezeptoren-Blocker, ACE-Hemmer, AT1-Rezeptor-Blocker, Kalziumantagonisten, Diuretika) zum Einsatz. Unter pathophysiologischen Gesichtspunkten sind β-Rezeptoren-Blocker oder ACE-Hemmer besonders günstig.

Bei ausbleibender Blutdrucknormalisierung wird eine **Kombinationstherapie** durchgeführt (β-Rezeptoren-Blocker + Kalziumantagonist oder β-Rezeptoren-Blocker + Diuretikum oder ACE-Hemmer + Diuretikum).

Sollte eine Zweierkombination nicht ausreichen, wird eine Dreierkombination ausgewählt (β-Rezeptoren-Blocker + Diuretikum + Vasodilatator oder Kalziumantagonist + ACE-Hemmer + Vasodilatator oder Vasodilatator + Diuretikum + zentral wirksames Antihypertensivum, z. B. Clonidin). Gegebenenfalls sind zusätzlich Angiotensin-Rezeptor-Blocker (ARB) indiziert.

15.6 NIERENINSUFFIZIENZ

MERKE Folgende Kombinationstherapien sind für die Behandlung der arteriellen Hypertonie im Kindesalter geeignet:
- β-Rezeptoren-Blocker + Kalziumantagonist
- β-Rezeptoren-Blocker + Diuretikum
- ACE-Hemmer + Diuretikum
- β-Rezeptoren-Blocker + Diuretikum + Vasodilatator
- Kalziumantagonist + ACE-Hemmer + Vasodilatator
- Vasodilatator + Diuretikum + zentral wirksames Antihypertensivum, z. B. Clonidin

Prognose

Die erfolgreiche Blutdruckeinstellung ist für alle akuten und chronischen Nierenerkrankungen, insbesondere auch bei Patienten nach Nierentransplantation, essenziell. Eine regelmäßige Überwachung ist erforderlich. Wenn eine Blutdrucknormalisierung gelingt, ist die Langzeitprognose gut.

15.6 Niereninsuffizienz

15.6.1 Akute Niereninsuffizienz (ANI)

Definition

Der plötzliche Ausfall der Nierenfunktion durch unterschiedliche Ursachen wird als akute Niereninsuffizienz (ANI) bezeichnet. Der Nierenfunktionsausfall führt zu einer Erhöhung der Retentionsparameter (Kreatinin, Harnstoff), die in der Regel mit einer Reduktion der Urinproduktion einhergeht.
- **Oligurie:** Urinproduktion < 300 ml/m² KOF/d, bei Neugeborenen < 1 ml/kg KG/h
- **Anurie:** Urinproduktion < 100 ml/m² KOF/d
- **Polyurie:** Urinproduktion > 1.200 ml/m² KOF/d

Man unterscheidet eine **prärenale, renale** und **postrenale** ANI.

MERKE Die **prärenale** ANI ist definiert als eine vorübergehende Störung der Nierenfunktion als Folge einer renalen Minderdurchblutung ohne primäre Nierenerkrankung. Die **renale** ANI ist durch eine Nierenparenchymschädigung mit vorwiegend vaskulärer, glomerulärer oder tubulärer Komponente gekennzeichnet. Der **postrenalen** ANI liegt eine akute Harnabflussstörung zugrunde.

Epidemiologie

Die akute Niereninsuffizienz tritt im Kindesalter mit einer geschätzten Inzidenz von 2 : 100.000 auf.

Ätiologie

Prärenale, renale und postrenale Ursachen können zu einer akuten Niereninsuffizienz führen. Wichtige Ursachen sind in der Checkliste zusammengefasst.

Checkliste: Differenzialdiagnose der akuten Niereninsuffizienz im Kindesalter.

Prärenal (70 %)	Renal (25 %)	Postrenal (5 %)
Hypovolämie	Akute Glomerulonephritis	Obstruktive Uropathie
Akute Blutung	Nierenvenenthrombose	Vesikoureteraler Reflux
Gastrointestinale Verluste	Akute interstitielle Nephritis	Steine
Hypoproteinämie	Hämolytischurämisches Syndrom	Thrombose
Verbrennungen	Pyelonephritis	Tumoren
Renaler Salz- und Wasserverlust	Tumoren	Trauma
Arterielle Hypotonie		
Sepsis		
Verbrauchskoagulopathie		
Herzinsuffizienz		
Hypoxie		
Pneumonie		
Schocklunge		

Klinik

Das klinische Leitsymptom des akuten Nierenversagens ist die Verminderung der Diurese mit **Oligurie oder Anurie**. Begleitend kommt es zu einem **Anstieg harnpflichtiger Substanzen** im Serum und zu einer metabolischen **Azidose**. Häufig bestehen Ödeme und ein Aszites. Arterielle Hypertonie, Herzinsuffizienz, Lungenödem, Hirnödem und epileptische Anfälle sind weitere klinische Symptome. Hierdurch kommt es zu Übelkeit, Erbrechen und Kopfschmerzen. Im Finalstadium kann ein **urämisches Koma** auftreten. Die Störung des Elektrolythaushalts birgt die Gefahr der Hyperkaliämie.

Aus Studentensicht

MERKE

15.6 Niereninsuffizienz

15.6.1 Akute Niereninsuffizienz (ANI)

Definition: Plötzlicher Ausfall der Nierenfunktion unterschiedlicher Ursache.
- **Oligurie:** Urinproduktion < 300 ml/m2 KOF/d
- **Anurie:** Urinproduktion < 100 ml/m2 KOF/d
- **Polyurie:** Urinproduktion > 1.200 ml/m2 KOF/d

MERKE

Epidemiologie: 2 : 100.000.

Checkliste: Differenzialdiagnose der akuten Niereninsuffizienz im Kindesalter

CHECKLISTE

Klinik: Oligurie/Anurie. Anstieg **harnpflichtiger Substanzen** i. S., metabolische **Azidose**. Ödeme, Aszites. Arterielle Hypertonie, Herzinsuffizienz, Lungenödem, Hirnödem, epileptische Anfälle. Übelkeit, Erbrechen, Kopfschmerzen. **Urämisches Koma.**

15 NEPHROLOGIE UND UROLOGIE

Komplikationen
- Herzversagen durch Hypervolämie
- Lungenödem
- Arrhythmie
- Gastrointestinale Blutung durch Stressulkus
- Epileptische Anfälle
- Urämisches Koma

Diagnostik
- Kreatinin, Harnstoff und Harnsäure im Serum erhöht
- Glomeruläre Filtrationsrate vermindert
- Metabolische Azidose
- Hyperkaliämie, Hyperphosphatämie, Hyponatriämie
- Anämie
- Blutausstrich: Fragmentozyten (HUS)?
- C3, Antistreptokokkenantikörper (Poststreptokokken-GN) im Serum
- Anti-GBM-Antikörper (Goodpasture-Erkrankung) im Serum
- Hämaturie, Proteinurie, Osmolarität?
- **Röntgen Thorax:** Herzvergrößerung und Lungenödem durch Überwässerung
- **Sonografie der Nieren:** Morphologie, Hydronephrose?
- **Nierenbiopsie**

Therapie
Die Indikation zur **Dialyse** ist fließend. Bestimmende Parameter sind Überwässerung, Elektrolytstörungen, Harnstofferhöhung, metabolische Azidose. Bei einer postrenalen Ursache ist die Beseitigung der Obstruktion erforderlich. Bei prärenalen Ursachen muss die Grunderkrankung effektiv behandelt werden. Bei allen Formen sind die **Flüssigkeits- und Elektrolytbilanzierung** von essenzieller Bedeutung, um weitere Komplikationen zu vermeiden. Die Gabe eines Diuretikums (Furosemid) ist nur dann sinnvoll, wenn eine glomeruläre Restfunktion vorhanden ist. Die Hyperkaliämie kann bis zum Beginn der Dialyse mit Ionenaustauscherharzen (z. B. Resonium A®) sowie durch intravenöse Glukoseinfusion mit Altinsulin (0,1 IE/kg KG/h) behandelt werden.

> **MERKE** Wegen der Gefahr eines Herzstillstands ist die Behandlung der Hyperkaliämie eine Notfalltherapie.

Prognose
Die Ursache und die Dauer des akuten Nierenversagens bestimmen die Prognose. Bei einer akuten Niereninsuffizienz im Rahmen einer akuten Sepsis beträgt die Letalität immer noch 40 %. Eher günstig ist die Prognose bei prärenaler Niereninsuffizienz, hämolytisch-urämischem Syndrom, akuter interstitieller Nephritis und Harnsäurenephropathie. Bei rapid progressiver Glomerulonephritis und bilateraler Nierenvenenthrombose ist sie sehr ungünstig.

15.6.2 Chronische Niereninsuffizienz (CNI)

Definition
Unter chronischer Niereninsuffizienz (CNI) versteht man ein Absinken der glomerulären Filtrationsrate unter definierte stadienabhängige Grenzwerte.

Klassifikation
> Tab. 15.8 fasst die Klassifikation der chronischen Niereninsuffizienz im Kindesalter zusammen.

Tab. 15.8 „Chronic Kidney Disease"-Klassifikation der chronischen Niereninsuffizienz.

CKD Stadium 1	Nierenschädigung mit erhaltener Funktion GFR ≥ 90 ml/min/1,73 m²
CKD Stadium 2	Leichte Niereninsuffizienz GFR 60–89 ml/min/1,73 m²
CKD Stadium 3	Mäßige Niereninsuffizienz GFR 30–59 ml/min/1,73 m²
CKD Stadium 4	Fortgeschrittene Niereninsuffizienz GFR 15–29 ml/min/1,73 m²
CKD Stadium 5	Terminale Niereninsuffizienz GFR < 15 ml/min/1,73 m²

Epidemiologie
In Deutschland erreichen jährlich 5 : 1.000.000 Kinder unter 15 Jahren das Stadium der CNI.

Aus Studentensicht

Diagnostik
- Kreatinin, Harnstoff, Harnsäure i. S. ↑
- Glomeruläre Filtrationsrate ↓
- Metabolische Azidose
- Hyperkaliämie, Hyperphosphatämie, Hyponatriämie
- Röntgen-Thorax, Sonografie der Nieren, Nierenbiopsie

Therapie: Behandlung der Grunderkrankung. **Flüssigkeits-** und **Elektrolytbilanzierung.** Ionenaustauscherharze oder Glukoseinfusion mit Altinsulin bis zum Beginn der **Dialyse.**

MERKE

15.6.2 Chronische Niereninsuffizienz (CNI)

Definition: Absinken der glomerulären Filtrationsrate unter definierte stadienabhängige Grenzwerte.

TAB. 15.8

Epidemiologie: 5 : 1.000.000 Kinder < 15 Jahre.

15.6 NIERENINSUFFIZIENZ

Ätiologie
Etwa 70 % der CNI im Kindesalter werden durch primäre Nierenfehlbildungen verursacht. In 10 % der Fälle bestehen primäre Glomerulonephrititiden oder Glomerulopathien, in weiteren 60 % kongenitale Erkrankungen. In verschiedenen Altersgruppen finden sich unterschiedliche Ursachen. ➤ Tab. 15.9 fasst diese zusammen.

Tab. 15.9 Ätiologie der chronischen Niereninsuffizienz.

Kinder < 5 Jahre	Kinder > 5 Jahre
• Anatomische Anomalien	• Erworbene Glomerulopathien
• Nierenhypoplasie	• Glomerulonephritis
• Nierendysplasie	• Hämolytisch-urämisches Syndrom
• Obstruktive Uropathie	• Hereditäre Störungen
• Fehlbildungen	• Alport-Syndrom
	• Zystische Nierenerkrankungen

Pathogenese
Im Rahmen des auslösenden Prozesses kommt es zu einer glomerulären Schädigung. Zunächst nicht betroffene Glomeruli werden durch die Übernahme der Filtrationsleistung untergegangener Glomeruli sekundär geschädigt. Der erhöhte hydrostatische Druck führt zu einer zunehmenden Sklerose und Vernarbung der Glomeruli.

Die Urämie manifestiert sich spätestens ab einer GFR unter 20 % der Altersnorm mit einem Anstieg harnpflichtiger Substanzen im Serum. Die Folgen sind:
- **Azidose** durch Bikarbonatverlust und gestörte Säureausscheidung
- **Störung der Urinkonzentrierungsfähigkeit** durch Verlust funktionsfähiger Nephrone
- **Hyperkaliämie** durch abnehmende GFR, dadurch Aldosteronanstieg
- **Renale Osteodystrophie** durch verminderte intestinale Kalziumresorption, verminderte Bildung von 1,25-Dihydroxy-Vitamin D_3, Hyperphosphatämie und sekundären Hyperparathyreoidismus
- **Wachstumsretardierung** durch Azidose, Anämie, renale Osteodystrophie
- **Anämie** durch Verminderung der Erythropoetinsynthese, Hämolyse, Blutung und verkürzte Erythrozytenlebenszeit
- **Blutungsneigung** durch Thrombozytopenie und gestörte Thrombozytenfunktion
- **Infektionsneigung** durch Granulozytenfunktionsstörung und Störungen der zellulären Immunität
- **Neurologische Symptome** durch Toxizität urämischer Substanzen
- **Gastrointestinale Ulzerationen** durch Salzsäureüberproduktion
- **Arterielle Hypertonie** durch Wasser- und Natriumüberladung und exzessive Reninproduktion
- **Hypertriglyzeridämie** durch Verminderung der Lipoproteinlipaseaktivität
- **Gestörte Glukosetoleranz** durch Insulinresistenz der Gewebe

> **MERKE** Wenn die GFR auf etwa die Hälfte des Normwerts abgesunken ist, bedeutet das, dass nur noch ein Viertel aller Nephrone ausreichend funktioniert. Die weitere Progression der CNI ist zu diesem Zeitpunkt irreversibel, doch die Geschwindigkeit der Progression ist variabel.

Klinik
Die klinische Symptomatik ist sehr variabel und hängt vom Ausmaß der GFR-Einschränkung, vom Alter des Kindes und von der bestehenden Grunderkrankung ab. Unspezifische Symptome sind schlechtes Gedeihen, Erbrechen, Anorexie, Müdigkeit und häufige Infektionen. Klinische Symptome der fortgeschrittenen Urämie sind Foetor ex ore, Juckreiz, hämorrhagische Diathese, epileptische Anfälle und Koma. Polyurie, Anämie, Osteopathie und Kleinwuchs sprechen für das Vorliegen einer CNI.

Diagnostik
Die diagnostischen Maßnahmen entsprechen denen bei ANI.

Therapie
Ziele der Therapie sind, die Nierenfunktion so lange wie möglich zu erhalten und die Komplikationen der Niereninsuffizienz zu vermeiden oder zu minimieren. Ein umfassendes Betreuungskonzept ist erforderlich. Ein wichtiger Bestandteil der Behandlung ist die Vorbereitung auf eine Nierenersatztherapie.

Diät: Die Ernährung sollte möglichst iso- bis hochkalorisch sein und eine altersentsprechende Eiweißzufuhr beinhalten, da eine Proteinreduktion im Säuglings- und Kindesalter mehr Nachteile als Vorteile mit sich bringt. Eine diätetische Phosphatreduktion ist oft erforderlich. Hierzu stehen insbesondere für das Säuglingsalter Spezialnahrungen zur Verfügung. Eine Substitution von essenziellen Aminosäuren, wasserlöslichen Vitaminen, Zink und Eisen ist häufig hilfreich. Gelegentlich erlaubt nur eine Ernährung über eine Sonde (Gastrostomie) eine optimale Nährstoffzufuhr.

Nephroprotektion: Durch Reduktion der Proteinurie sowie Normalisierung des systemischen Blutdrucks kann die Phase der terminalen Niereninsuffizienz um viele Jahre hinausgezögert werden. Hierzu werden bevorzugt ACE-Hemmer oder AT1-Rezeptor-Antagonisten eingesetzt.

Aus Studentensicht

TAB. 15.9

Pathogenese: Glomeruläre Schädigung → sekundäre Schädigung bisher nicht betroffener Glomeruli (durch Übernahme der Filtrationsleistung) → hydrostatischer Druck↑ → Sklerose und Vernarbung der Glomeruli.
Folgen der **Urämie**: Azidose, Störung der Urinkonzentrierungsfähigkeit, Hyperkaliämie, renale Osteodystrophie, Wachstumsretardierung, Anämie, Blutungsneigung, Infektionsneigung, neurologische Symptome, gastrointestinale Ulzerationen, arterielle Hypertonie, Hypertriglyzeridämie, gestörte Glukosetoleranz.

MERKE

Klinik: Polyurie, Anämie, Osteopathie, Kleinwuchs. **Unspezifische Symptome:** Schlechtes Gedeihen, Erbrechen, Anorexie, Müdigkeit, häufige Infektionen. **Fortgeschrittene Urämie:** Foetor ex ore, Juckreiz, hämorrhagische Diathese, epileptische Anfälle, Koma.

Therapie
- **Diät:** Iso-, hochkalorische Ernährung, altersentsprechende Eiweißzufuhr, Phosphatreduktion
- **Nephroprotektion:** ACE-Hemmer oder AT1-Rezeptor-Antagonisten
- **Wasser-** und **Elektrolytbilanzierung**
- **Azidosebehandlung:** Natriumhydrogen-, Kaliumbikarbonat oder -zitrat
- **Chronic Kidney Disease – Mineral and Bone Disorder:** Kalziumkarbonat, 1,25-Dihydroxy-Vitamin D_3
- **Anämie:** Rekombinantes Erythropoetin und Eisen
- **Terminale Niereninsuffizienz:** Nierenersatztherapie

15 NEPHROLOGIE UND UROLOGIE

Wasser- und Elektrolytbilanzierung: Zunächst ist meist keine Wasserrestriktion notwendig. Bei arterieller Hypertonie, Ödemen und Herzinsuffizienz kommen Diuretika zum Einsatz. Die Hyperkaliämie wird mittels Kaliumrestriktion und Gabe von Furosemid sowie u. U. durch die orale oder rektale Verabreichung von Ionenaustauschern (z. B. Resonium A®) behandelt.

Azidosebehandlung: Natriumhydrogen- oder Kaliumbikarbonat oder -zitrat werden bei konstanter Erniedrigung des Serumbikarbonats auf unter 22 mmol/l gegeben.

Chronic Kidney Disease – Mineral and Bone Disorder (früher renale Osteodystrophie): Die Hyperphosphatämie wird durch die Gabe von Kalziumkarbonat behandelt. 1,25-Dihydroxy-Vitamin D_3 wird verabreicht, bis sich die Serumkalziumkonzentration, die Aktivität der alkalischen Phosphatase im Serum und die röntgenologischen Knochenveränderungen normalisiert haben.

Anämie: Die Therapie besteht in der Verabreichung von rekombinantem Erythropoetin und Eisen.

Terminale Niereninsuffizienz: In diesem Stadium muss eine Nierenersatztherapie (Hämodialyse oder Nierentransplantation) durchgeführt werden.

> **MERKE** Das Ziel einer erfolgreichen Nierenersatztherapie ist eine schnellstmögliche Nierentransplantation. Die Vorbereitungen sollten bereits vor Eintritt der Terminalphase eingeleitet werden.

15.7 Kongenitale Nierenfehlbildungen

Definition
Kongenitale Nierenfehlbildungen sind relativ häufige angeborene Organfehlbildungen in Form von Hypoplasie, Dysplasie oder Zystenbildung der Niere. Sie sind häufig asymptomatisch, können jedoch auch mit einer erhöhten Neigung zu Pyurien und sekundärer Schrumpfnierenbildung einhergehen.

15.7.1 Nierenagenesie
Definition
Als Nierenagenesie wird das Fehlen der Nieren- und Ureteranlage bezeichnet.

Epidemiologie
Die bilaterale Nierenagenesie tritt mit einer Häufigkeit von 1:4.000 auf und ist nicht mit dem extrauterinen Leben vereinbar. Die unilaterale Nierenagenesie kommt bei einem von 1.000 Lebendgeborenen vor.

Ätiologie
Es handelt sich um eine Fehlentwicklung des primitiven Harnleiters und des metanephrogenen Blastems.

Klinik
Bilaterale Nierenagenesie: Intrauterin besteht eine Oligo- oder Anhydramnie. Die Folge ist eine komplette Fehlbildung, die durch weiten Augenabstand, Epikanthus, tief sitzende Ohren, breite Nase, Hypognathie, schmale Hände und hypoplastische Lungen (**Potter-Sequenz**) gekennzeichnet ist. Die Kinder sterben meist unmittelbar postnatal an einer unbehandelbaren Lungenentfaltungsstörung und einer Ateminsuffizienz. Die Potter-Sequenz kann auch bei anderen schweren bilateralen Nierenfehlbildungen auftreten, die mit einer verminderten Urinproduktion einhergehen. Die Diagnose kann pränatal gestellt werden und stellt eine Indikation zum Schwangerschaftsabbruch dar.

Unilaterale Nierenagenesie: Jungen sind häufiger betroffen als Mädchen. Meist fehlt die linke Niere. Oft handelt es sich um eine Zufallsdiagnose. Die kontralaterale Niere ist kompensatorisch hypertrophiert. Assoziierte Fehlbildungen betreffen den Urogenitaltrakt (40 %), das Skelett (30 %), das Herz (15 %), den Gastrointestinaltrakt (15 %), das ZNS (10 %) und die Lunge (10 %). Es bestehen in der Regel keine klinischen Symptome. Die Diagnose kann pränatal gestellt werden.

Diagnostik
- **Bilaterale Nierenagenesie:** pränataler Ultraschall: Oligohydramnion, fehlende Blase, fehlende Nieren
- **Unilaterale Nierenagenesie:** Sonografie der Nieren, i. v. Urografie, Miktionszystourethrogramm (Ausschluss begleitender Ureterfehlbildungen)

> **MERKE** Eine bilaterale Nierenagenesie ist nicht mit dem extrauterinen Leben vereinbar.

15.7.2 Nierenhypoplasie
Definition
Die Nierenhypoplasie ist eine Verminderung der Nierenmasse einer Niere unter 50 % der Norm oder der Gesamtmasse beider Nieren um 30 % der Norm.

Aus Studentensicht

15.7 Kongenitale Nierenfehlbildungen

15.7.1 Nierenagenesie

Definition: Fehlen der Nieren- und Ureteranlage.

Epidemiologie: 1:4.000 (bilateral, nicht mit dem Leben vereinbar), 1:1.000 (unilateral).

Klinik
- **Bilaterale Nierenagenesie:** Intrauterine Oligo- oder Anhydramnie → komplette Fehlbildung (Potter-Sequenz) → unbehandelbare Lungenentfaltungsstörung, Ateminsuffizienz → Kinder sterben meist unmittelbar postnatal.
- **Unilaterale Nierenagenesie:** ♂ > ♀, meist fehlt linke Niere, kompensatorische Hypertrophie der kontralateralen Niere.

Diagnostik
- **Bilateral:** Pränataler Ultraschall
- **Unilateral:** Sonografie, i. v. Urografie, Miktionszystourethrogramm

MERKE

15.7.2 Nierenhypoplasie

Definition: Verminderung der Nierenmasse.

Pathologie

Einfache Form: Dabei handelt es sich um eine ein- oder doppelseitige Verminderung der Anzahl normal angelegter Nephrone, die häufig in Kombination mit anderen Fehlbildungen auftritt. Klinisch verläuft sie meist asymptomatisch. Die Häufigkeit beträgt 1:1.000 bis 1:6.000.

Oligomeganephronie: Zahlenmäßige Verminderung der Nephrone, die jedoch durch Hyperplasie bzw. Hypertrophie vergrößert sind. Die Nieren sind klein und zeigen eine unregelmäßige Oberfläche. Klinisch führt die Oligomeganephronie in der Regel zu einer zunehmenden Niereninsuffizienz.

Segmentäre Hypoplasie: Beschränkung der Hypoplasie auf einzelne Nierensegmente. Eine arterielle Hypertonie ist ein typisches Symptom bei dieser Form der Nierenhypoplasie.

15.7.3 Lage- und Fusionsanomalien der Niere

Definition

Darunter versteht man die Störung der physiologischen Rotation und Migration der Nierenanlage in der Fetalzeit.

15.7.3.1 Doppelniere

Pathologie

Hier liegt eine Duplikatur des Nieren- und Uretersystems vor. Der am oberen Hohlsystem entspringende Ureter mündet unterhalb des am unteren Hohlsystem entspringenden Ureters. Das Hohlsystem ist mit partieller Ureterdoppelbildung (Ureter fissus) doppelt angelegt. Man unterscheidet eine unkomplizierte (symptomlose) und eine komplizierte Doppelniere mit Symptomen wie rezidivierenden Harnwegsinfektionen oder arterieller Hypertonie.

Klinik

Meist verursacht eine Doppelniere keine klinischen Symptome. In seltenen Fällen kann es zu rezidivierenden Harnwegsinfektionen oder Inkontinenz kommen.

Diagnostik
- Urinuntersuchung
- Sonografie der Nieren und der ableitenden Harnwege
- Miktionszystourethrogramm
- Präoperativ Nierenszintigrafie

Therapie

Bei asymptomatischem Verlauf ist keine Behandlung erforderlich. Bei rezidivierenden Harnwegsinfektionen sind eine antibiotische Therapie und Prophylaxe nötig. Bei vesikoureteralem Reflux und distaler Ureterstenose erfolgt eine Resektion mit Reimplantation des Harnleiters.

15.7.3.2 Hufeisenniere

Pathologie

Verschmelzung der beiden unteren Nierenpole vor der Aorta abdominalis.

Klinik

Eine Hufeisenniere führt in der Regel nicht zu klinischen Symptomen. In seltenen Fällen können rezidivierende Harnwegsinfektionen, ein vesikoureteraler Reflux, eine Nierenbeckenabgangsstenose, Steinbildung oder unklare Mittel- und Unterbauchbeschwerden durch Gefäßkompression auftreten.

Diagnostik
- Urinuntersuchung
- **Sonografie** der Nieren und der ableitenden Harnwege
- Miktionszystourethrogramm
- Präoperativ Nierenszintigrafie

Therapie

Bei asymptomatischem Verlauf ist keine Behandlung erforderlich. Bei rezidivierenden Harnwegsinfektionen sollten eine antibiotische Therapie und Prophylaxe durchgeführt werden. Bei Hydronephrose durch Reflux, bei Nierenbeckenabgangsstenose oder bei Gefäßkompression ist eine operative Therapie erforderlich.

15.7.3.3 Beckenniere

Epidemiologie

Die Beckenniere tritt mit einer Häufigkeit von 1:600 auf.

Pathogenese

Es handelt sich um ein Ausbleiben der Nierenwanderung aus der Becken- in die Lumbalregion.

Aus Studentensicht

Pathologie
- **Einfache Form:** Ein- oder doppelseitige Verminderung der Anzahl normal angelegter Nephrone
- **Oligomeganephronie:** Zahlenmäßige Verminderung der Nephrone, jedoch Vergrößerung durch Hyperplasie/Hypertrophie
- **Segmentäre Hypoplasie:** Beschränkung auf einzelne Nierensegmente

15.7.3 Lage- und Fusionsanomalien der Niere

15.7.3.1 Doppelniere

Pathologie: Duplikatur des Nieren- und Uretersystems.
- Unkompliziert: Symptomlos
- Kompliziert: Rezidivierende HWI, arterielle Hypertonie

Klinik: Selten rezidivierende HWI, Inkontinenz.

Diagnostik: Urinuntersuchung, Sonografie, Miktionszystourethrogramm, präoperative Nierenszintigrafie.

Therapie
- Bei rezidivierenden **HWI:** Antibiotische Therapie und Prophylaxe
- Bei **vesikoureteralem Reflux** und **distaler Ureterstenose:** Resektion und Reimplantation

15.7.3.2 Hufeisenniere

Pathologie: Verschmelzung der beiden unteren Nierenpole.

Klinik: Selten rezidivierende HWI, vesikoureteraler Reflux, Nierenbeckenabgangsstenose.

Diagnostik: Urinuntersuchung, **Sonografie**, Miktionszystourethrogramm, präoperative Nierenszintigrafie.

Therapie: Rezidivierende **HWI:** Antibiotische Therapie, Prophylaxe. Hydronephrose durch Reflux, Nierenbeckenabgangsstenose; Gefäßkompression: Operative Therapie.

15.7.3.3 Beckenniere

Epidemiologie: 1:600.

Pathogenese: Ausbleiben der Nierenwanderung.

15 NEPHROLOGIE UND UROLOGIE

Pathologie
Lage der Niere im kleinen Becken, meist neben der A. iliaca communis.

Klinik
Eine Beckenniere führt in der Regel nicht zu klinischen Symptomen. Gelegentlich kann es zu rezidivierenden Harnwegsinfektionen oder einem vesikoureteralen Reflux kommen. Bei Frauen im gebärfähigen Alter kann eine Beckenniere ein Geburtshindernis darstellen!

Diagnostik
- Urinuntersuchung
- Sonografie der Nieren und der ableitenden Harnwege
- Miktionszystourethrogramm
- Präoperativ Nierenszintigrafie

Therapie
Meist ist keine Behandlung erforderlich. Bei rezidivierenden Harnwegsinfektionen sollte eine antibiotische Therapie und Prophylaxe durchgeführt werden. Funktionslose Nieren werden ggf. operativ entfernt.

15.7.4 Zystische Nierenerkrankungen

15.7.4.1 Zystenniere

Ätiologie
Man unterscheidet unter Berücksichtigung genetischer Gesichtspunkte zwei Formen von Zystennieren, die autosomal-rezessiv vererbte polyzystische Nierenerkrankung (ARPKD, früher Potter I) und die autosomal-dominant vererbte polyzystische Nierenerkrankung (ADPKD, früher Potter III).

> **LERNTIPP** Du kennst die Unterschiede zwischen der autosomal-rezessiv und der autosomal-dominant vererbten Form der Zystenniere. Vor allem nach der Pathologie mit typischem Befallsmuster wird gerne gefragt.

Epidemiologie
Die Häufigkeit der ARPKD beträgt etwa 1:20.000. Die ADPKD ist mit einer Häufigkeit von 1:1.000 die häufigste hereditäre monogene Nephropathie.

Pathologie
Beide Formen der Zystennieren treten bevorzugt bilateral auf; die Nieren sind stark vergrößert.
Bei der **ARPKD** sind praktisch nur die **Sammelrohre** erweitert. Bei der perinatalen Manifestation der ARPKD sind etwa 60 %, bei der juvenilen Manifestationsform 10 % der Sammelrohre dilatiert. Darüber hinaus bestehen bei der ARPKD eine Proliferation und Dilatation der intrahepatischen und später auch der extrahepatischen Gallengänge.
Bei der **ADPKD** können **alle Nephronabschnitte** von Zysten betroffen sein. In zwei Drittel der Fälle bestehen begleitend Leberzysten.

Klinik
In schweren Fällen einer **ARPKD** kommt es intrauterin zu einem **Oligohydramnion** mit Lungenhypoplasie und einer Potter-Sequenz (Nierenagenesie). Die Diagnose wird in den meisten Fällen bereits bei Geburt (> 80 %) oder im 1. Lebensjahr gestellt. Bei 50 % der Fälle findet sich ein palpabler, schmerzhafter **Bauchtumor**. Häufig besteht ein arterieller **Hypertonus**, rezidivierende Harnwegsinfektionen kommen ebenfalls vor. Frühzeitig beobachtet man Polyurie und Polydipsie, Azidose oder renalen Salzverlust. Die Hypertonie ist meist das klinische Hauptproblem. Im Spätstadium kommt es zur **Niereninsuffizienz** mit Anämie und Kleinwuchs. Bei 50 % der Fälle entwickeln sich bereits im 1. Lebensjahr die klinischen Zeichen einer **Leberfibrose** (Hepatomegalie, Ösophagusvarizen, Splenomegalie).
Nur 2 % der Patienten mit **ADPKD** werden bereits im Kindesalter klinisch manifest (früher „adulter" Typ polyzystischer Nieren). Es zeigen sich die Symptome der ARPKD in abgeschwächter Form.

Diagnostik
- **Sonografie** der Nieren:
  - ARPKD: Diffus verstärkte Echogenität der Nieren mit verwaschener Markrindengrenze, maximaler Zystendurchmesser 2 mm, Abnahme der Nierengröße mit zunehmendem Alter
  - ADPKD: Zysten größer und im Kindesalter weitere Zunahme der Nierengröße
- Urografie (wird nur noch selten durchgeführt):
  - ARPKD: Verzögerte Kontrastmittelausscheidung der vergrößerten Niere mit einer streifigen radiären Struktur in Nierenrinde und -mark, die den erweiterten Sammelrohren entspricht
  - ADPKD: Nachweis erweiterter „hirschgeweihartiger" Nierenbecken
- **DNA-Analyse**

Aus Studentensicht

Klinik: Selten rezidivierende HWI, vesikoureteraler Reflux. Kann Geburtshindernis darstellen.

Diagnostik: Urinuntersuchung, Sonografie, Miktionszystourethrogramm, präoperative Nierenszintigrafie.

Therapie: Rezidivierende HWI: Antibiotische Therapie, Prophylaxe.

15.7.4 Zystische Nierenerkrankungen

15.7.4.1 Zystenniere

Ätiologie: Autosomal-rezessiv vererbte polyzystische Nierenerkrankung (ARPKD) und autosomal-dominant vererbte polyzystische Nierenerkrankung (ADPKD).

> **LERNTIPP**

Epidemiologie: 1:20.000 (ARPKD), 1:1.000 (ADPKD).

Pathologie: Meist bilateral mit starker Nierenvergrößerung.
- ARPKD: Erweiterung der **Sammelrohre**, Proliferation und Dilatation der intra- und extrahepatischen Gallengänge.
- ADPKD: Alle **Nephronabschnitte** können von Zysten betroffen sein; ⅔ mit begleitenden Leberzysten.

Klinik: Schwere Fälle von **ARPKD**: Pränatal Oligohydramnion mit Lungenhypoplasie und Potter-Sequenz, Bauchtumor (50 %), häufig arterieller Hypertonus, rezidivierende HWI, Polyurie, Polydipsie, Azidose, renaler Salzverlust, **Niereninsuffizienz** mit Anämie, Kleinwuchs, klinische Zeichen einer **Leberfibrose** (50 %).
Patienten mit **ADPKD** werden meist erst im Erwachsenenalter symptomatisch.

Diagnostik
Sonografie:
- ARPKD: Diffus verstärkte Echogenität, verwaschene Markrindengrenze, max. Zystendurchmesser 2 mm, Abnahme der Nierengröße mit zunehmendem Alter
- ADPKD: Zysten größer und im Kindesalter weitere Zunahme der Nierengröße
- DNA-Analyse

Therapie
Eine kausale Therapie ist nicht verfügbar. Die Behandlung erfolgt **symptomatisch** und konzentriert sich neben der Therapie des arteriellen Hypertonus auf die extrarenalen Komplikationen, z. B. auf die respiratorische Insuffizienz beim Neugeborenen und auf die Leberfibrose beim älteren Kind.

Prognose
Durch frühzeitige Diagnosestellung und Therapie wird die Progression der Niereninsuffizienz gemildert. Die Überlebensrate von Kindern mit ARPKD beträgt nach 3 Jahren 94 % bei Jungen und 82 % bei Mädchen. 30 % der Patienten mit ARPKD haben bis zum Alter von 19 Jahren das Stadium der terminalen Niereninsuffizienz erreicht.

> **MERKE** Die häufigste Form der Zystennieren ist die autosomal-dominant vererbte polyzystische Nierenerkrankung (ADPKD).

15.7.4.2 Multizystische Nierendysplasie

Definition
Die multizystische Nierendysplasie ist eine frühembryonale, meist nicht hereditäre Entwicklungsstörung, die gewöhnlich bereits pränatal von polyzystischen Formen zu unterscheiden ist. Im Gegensatz zu den Zystennieren ist in der Regel nur eine Niere betroffen.

Epidemiologie
Die unilaterale multizystische Nierendysplasie gehört mit einer Häufigkeit von 1 : 4.500 zu den häufigsten angeborenen Nierenfehlbildungen. Jungen sind etwas häufiger betroffen als Mädchen. Häufig besteht eine Assoziation zu Fehlbildungen anderer Organe (z. B. kongenitale Herzvitien).

Pathologie
Im Bereich der betroffenen Niere ist die normale Nierenstruktur weitgehend durch undifferenziertes, zystisch verändertes Gewebe ersetzt. Durch Involution entsteht in den ersten Lebensjahren aus der unilateralen multizystischen Nierendysplasie die „angeborene" Solitärniere des Erwachsenen.

Klinik
In 70 % der Fälle wird die multizystische Nierendysplasie pränatal sonografisch erkannt. Es kommt zu einer kompensatorischen Hypertrophie der kontralateralen Niere. Postnatal können ein Bauchtumor, Flankenschmerzen, Erbrechen, eine Hämaturie oder bereits ein arterieller Hypertonus bestehen. Rezidivierende Harnwegsinfektionen können auftreten.

Therapie
Eine arterielle Hypertonie wird medikamentös behandelt. Eine Obstruktion, die zu rezidivierenden Harnwegsinfektionen führt, wird operativ beseitigt. Eine Nephrektomie der funktionslosen dysplastischen Niere ist heute nicht mehr zu vertreten. Sie wird nur im Rahmen operativer Eingriffe an der zweiten Niere, bei Schmerzen oder bei fehlender Involution durchgeführt.

Prognose
Durch die kompensatorische Hypertrophie der kontralateralen Niere bleibt die globale Nierenfunktion in den meisten Fällen erhalten. Regelmäßige sonografische Kontrolluntersuchungen sind erforderlich, um die Involution der dysplastischen Niere zu verfolgen und evtl. auftretende Komplikationen an der kontralateralen Niere rechtzeitig erkennen und behandeln zu können.

15.8 Harnwegsinfektionen (HWI)

Definition
Besiedelung des Harntrakts mit Mikroorganismen mit den Leitsymptomen Bakteriurie und Leukozyturie, die aufgrund der hohen Rezidivhäufigkeit zu narbigen Veränderungen mit renalen Funktionsstörungen führen können. Bei einer **Zystitis** sind Infektion und Entzündungsreaktion auf die Blase begrenzt, bei einer **Pyelonephritis** ist das Nierenparenchym betroffen. Außerdem unterscheidet man eine **asymptomatische** Bakteriurie und eine **symptomatische** Harnwegsinfektion sowie **unkomplizierte** und **komplizierte** Harnwegsinfektionen.

Epidemiologie
Bei etwa 3 % aller Mädchen und 1 % aller Jungen kommt es in der Kindheit zu mindestens einer Harnwegsinfektion. Die erste symptomatische Harnwegsinfektion tritt bei mehr als der Hälfte der Kinder bereits in den ersten 3 Lebensjahren auf. Im 1. Lebenshalbjahr sind mehr Jungen als Mädchen betroffen, später erkranken Mädchen 10- bis 20-fach häufiger als Jungen.

Aus Studentensicht

Therapie: Symptomatisch: Behandlung der arteriellen Hypertonie und der respiratorischen Insuffizienz beim Neugeborenen und der Leberfibrose beim älteren Kind.

MERKE

15.7.4.2 Multizystische Nierendysplasie

Definition: Frühembryonale Entwicklungsstörung, die in der Regel nur eine Niere betrifft.

Epidemiologie: 1 : 4.500, Assoziation zu Fehlbildungen anderer Organe.

Pathologie: Normale Nierenstruktur ist weitgehend durch undifferenziertes, zystisch verändertes Gewebe ersetzt.

Klinik: Kompensatorische Hypertrophie der kontralateralen Niere. Bauchtumor, Flankenschmerzen, Erbrechen, Hämaturie, arterieller Hypertonus, rezidivierende HWI.

Therapie: Symptomatisch: Behandlung der arteriellen Hypertonie, Beseitigung von Obstruktionen.

15.8 Harnwegsinfektionen (HWI)

Definition: Besiedelung des Harntrakts mit Mikroorganismen mit hoher Rezidivneigung.
- **Zystitis:** Entzündungsreaktion auf Blase begrenzt
- **Pyelonephritis:** Nierenparenchym betroffen

15 NEPHROLOGIE UND UROLOGIE

Ätiologie
Gramnegative Erreger aus dem Darmtrakt sind die häufigsten Erreger von Harnwegsinfektionen. In mehr als 80 % der Fälle wird die erste symptomatische Harnwegsinfektion durch *Escherichia coli*, seltener durch Klebsiellen, *Proteus*, Enterokokken oder Staphylokokken verursacht. Bei anatomischen oder funktionellen Harntransportstörungen werden *E. coli*-Infektionen seltener gefunden. In diesen Fällen ist *Pseudomonas aeruginosa* häufig der auslösende Erreger.

Prädisponierende Faktoren für eine Harnwegsinfektion sind Restharn, eine infravesikale Obstruktion, ein vesikoureteraler Reflux, hohe intravesikale Druckanstiege, Phimosen, Obstipation, eine Störung der vaginalen Flora (antibiotische Therapie) und ein Mangel an sekretorischem IgA im Urin.

Pathogenese
In den meisten Fällen handelt es sich um eine **aszendierende Infektion,** der eine erhöhte periurethrale Besiedelung mit dem uropathogenen Keim vorangeht. Hämatogene Pyelonephritiden oder hämatogen verursachte Nierenabszesse werden in erster Linie von *Staphylococcus aureus* verursacht, z. B. ausgehend von einer lokalen Infektion der Haut. Eine **Pyelonephritis** entsteht dann, wenn uropathogene Keime das Nierenparenchym erreichen und eine Entzündungsreaktion auslösen.

Klinik
Je jünger der Patient, desto unspezifischer sind die Symptome!

Beim **Neugeborenen** können Trinkschwäche, grau-blasses Hautkolorit und Berührungsempfindlichkeit Symptome einer beginnenden Urosepsis sein. Fieberschübe sind ungewöhnlich.

Säuglinge mit Harnwegsinfekt fallen oft lediglich durch hohes Fieber auf. Bei Säuglingen mit „unklarem Fieber" werden in 4–7 % der Fälle Harnwegsinfektionen als Ursache gefunden. Durchfälle, Erbrechen oder meningitische Zeichen sind nicht selten. Bei Säuglingen verläuft eine Harnwegsinfektion wesentlich häufiger als Urosepsis, in etwa 20 % der Fälle sind die Blutkulturen positiv. Es kann zu Elektrolytentgleisungen und Schock kommen.

Bei **Kleinkindern** mit Zystitis treten zunehmend Lokalsymptome in den Vordergrund. Die Kinder klagen über Schmerzen beim Wasserlassen (Dysurie). Fieber und Bauchschmerzen sind häufig. Nach bereits erreichter Harnkontinenz kann wieder ein Einnässen tagsüber einsetzen (sekundäre Harninkontinenz).

Ältere Kinder mit Zystitis leiden insbesondere unter Pollakisurie und imperativem Harndrang. Bei einer Pyelonephritis bestehen Fieber und ein- oder beidseitige Flankenschmerzen.

> **MERKE** Je jünger der Patient, desto unspezifischer sind die Symptome der Harnwegsinfektion! Bei jedem Säugling mit Fieber muss eine Urinuntersuchung zum Ausschluss einer Harnwegsinfektion erfolgen.

Diagnostik
- **Urinsediment:** Leukozyturie, evtl. Hämaturie
- Nitritnachweis im Urin, geringgradige Proteinurie
- **Urinkultur:** Signifikante Bakteriurie (> 100.000/ml)
- Leukozytose, CRP-Erhöhung im Serum, Procalzitonin bei Pyelonephritis erhöht
- **Sonografie** der Nieren und ableitenden Harnwege: Verdickung der Blasenwand, Ausschluss struktureller Fehlbildungen (Hydronephrose)
- **Sonografische Refluxprüfung:** Vesikoureteraler Reflux?
- **Röntgen-Miktionszystourethrogramm:** Vesikoureteraler Reflux?
- **99mTechnetium-DMSA-Scan:** hohe Spezifität und Sensitivität für Parenchymdefekte

> **PRAXISTIPP** Bei V. a. HWI sollte auf eine adäquate Uringewinnung geachtet werden. Bei Säuglingen mit positivem Beutelurin wird zur Bestätigung eine suprapubische Blasenpunktion, bei Mädchen alternativ eine Katheterisierung empfohlen.

> **MERKE** Bei etwa 30 % der Kinder mit Harnwegsinfektionen findet sich ein vesikoureteraler Reflux, bei 2 % der Mädchen und bei 5–10 % der Jungen eine Harnwegsobstruktion.

Therapie
Eine symptomatische Harnwegsinfektion erfordert eine **antibiotische Therapie.** Für die Behandlung des unkomplizierten Harnwegsinfekts jenseits des frühen Säuglingsalters gelten Cephalosporine (z. B. Cefalexin) als Mittel der ersten Wahl. Die Medikamente können oral verabreicht werden. Nach Erhalt der Bakterienkultur kann die antibiotische Therapie u. U. nach Antibiogramm umgestellt werden. Säuglinge mit fieberhaften Harnwegsinfektionen, die jünger als 6 Monate alt sind, bedürfen einer sofortigen parentera-

---

Aus Studentensicht

Ätiologie: Gramnegative Erreger aus dem Darmtrakt: **E. coli,** seltener Klebsiellen, *Proteus*, Enterokokken, Staphylokokken. **Prädisponierende Faktoren:** Restharn, infravesikale Obstruktion, vesikoureteraler Reflux, hohe intravesikale Druckanstiege, Phimosen, Störung der vaginalen Flora, Mangel an sekretorischem IgA im Urin.

Pathogenese: Meist **aszendierende Infektion.**

Klinik
- **Neugeborene:** Trinkschwäche, grau-blasses Hautkolorit, Berührungsempfindlichkeit
- **Säuglinge:** Hohes Fieber, Durchfälle, Erbrechen, meningitische Zeichen, Schock
- **Kleinkinder:** Dysurie, Fieber, Bauchschmerzen, sekundäre Harninkontinenz
- **Ältere Kinder:** Pollakisurie, imperativer Harndrang. Bei Pyelonephritis: Fieber, ein- oder beidseitige Flankenschmerzen

MERKE

Diagnostik
- **Urin:** Leukozyturie, evtl. Hämaturie, Nitritnachweis, Proteinurie, Urinkultur
- **Blut:** Leukozytose, CRP↑, Procalzitonin↑ bei Pyelonephritis
- Sonografie, sonografische Refluxprüfung, Röntgen-Miktionszystourethrogramm, 99mTechnetium-DMSA-Scan

PRAXISTIPP

MERKE

Therapie: Symptomatische HWI → **Antibiotikatherapie.**
- Unkomplizierte HWI: Cephalosporine (z. B. Cefalexin)
- Säuglinge < 6 Monate mit fieberhaften HWI: Sofortige parenterale antibiotische Kombinationstherapie → Cephalosporin (Cefotaxim) + Ampicillin oder Ampicillin + Aminoglykosid (Tobramycin)

len antibiotischen Kombinationstherapie, z. B. Cephalosporin (Cefotaxim) plus Ampicillin oder Ampicillin plus Aminoglykosid (Tobramycin).

Prophylaxe

Bei rezidivierenden Harnwegsinfektionen und/oder Reflux sollte eine **antibiotische Dauerprophylaxe** erfolgen, um weitere Harnwegsinfektionen und das damit verbundene Risiko pyelonephritischer Schäden zu verhindern. Hierzu werden orale Cephalosporine (z. B. Cefalexin), Trimethoprim oder Nitrofurantoin eingesetzt. Die Dauerprophylaxe wird über einen Zeitraum von mindestens 6 Monaten oder bis zum Nachweis, dass kein vesikoureteraler Reflux mehr besteht, durchgeführt.
Regelmäßige Urinuntersuchungen, vor allem bei Fieber, sind besonders wichtig, um erneute Harnwegsinfektionen frühzeitig zu erkennen und zu behandeln.

> **MERKE** Die empfohlenen prophylaktischen Maßnahmen sind unbedingt erforderlich, da rezidivierende Harnwegsinfektionen zu pyelonephritischer Schrumpfniere führen können.

15.9 Hydronephrose

Definition
Die Hydronephrose ist die Dilatation des Nierenbeckenkelchsystems mit Verschmälerung und Zerstörung des Nierenparenchyms.

Ätiologie
- Ureterabgangsstenose
- Uretermündungsstenose
- Vesikoureteraler Reflux
- „Hoher" Ureterabgang am Pyelon
- Aberrantes Gefäß
- Stein

Klinik
Rezidivierende Harnwegsinfektionen mit Fieber, Bauchschmerzen, Hämaturie und Pyurie sind die häufigste Folge einer Hydronephrose. In einigen Fällen kann ein Bauchtumor tastbar sein. Polydipsie, Hypertonie, Infektsteine des harnableitenden Systems und eine Niereninsuffizienz sind weitere mögliche Komplikationen.

Diagnostik
- **Sonografie** der Nieren und ableitenden Harnwege: Erweiterung des Nierenbeckenkelchsystems, schmaler Parenchymsaum
- **Ausscheidungsurografie:** Erweiterung des Nierenbeckenkelchsystems, schmaler Parenchymsaum
- **Funktionsszintigrafie:** Aussagemöglichkeit über die Funktionsleistung einer Niere im Verhältnis zur anderen

> **LERNTIPP** Präge dir die bildgebende Diagnostik gut ein.

Therapie
Bei Vorliegen einer Hydronephrose muss die zugrunde liegende anatomische Ursache behoben werden. Eine antibiotische Dauerprophylaxe ist beim Auftreten rezidivierender Harnwegsinfektionen unbedingt erforderlich.

Prognose
Die Prognose bei einer Hydronephrose ist von Ursache, Dauer und Ausmaß der Hydronephrose abhängig.

15.9.1 Ureterabgangsstenose

Definition
Die Ureterabgangsstenose ist eine Enge der Harnabflussbahn am pyeloureteralen Übergang.

Ätiologie
- **Trophische Störung:** Fibrosierung im Bereich des pyeloureteralen Übergangs durch lokale Ernährungsstörung der Ureterwand
- **Atypisch verlaufendes Blutgefäß:** Ureterkompression

Aus Studentensicht

Prophylaxe: Bei rezidivierenden HWI oder Reflux → **antibiotische Dauerprophylaxe:** Orale Cephalosporine, Trimethoprim oder Nitrofurantoin über mind. 6 Monate; regelmäßige Urinuntersuchungen wichtig zur Früherkennung.

MERKE

15.9 Hydronephrose

Definition: Dilatation des Nierenbeckenkelchsystems mit Zerstörung des Nierenparenchyms.

Klinik: Rezidivierende HWI mit Fieber, Bauchschmerzen, Hämaturie und Pyurie.

Diagnostik: Sonografie, Ausscheidungsurografie, Funktionsszintigrafie.

LERNTIPP

15.9.1 Ureterabgangsstenose

Definition: Enge der Harnabflussbahn am pyeloureteralen Übergang.

Ätiologie:
- **Trophische Störung:** Fibrosierung
- **Atypisch verlaufendes Blutgefäß:** Ureterkompression

15 NEPHROLOGIE UND UROLOGIE

- **Ureterkinking:** gewundener Verlauf des Ureters mit Behinderung des Harnabflusses
- **Hoher Abgang** des Ureters aus dem Pyelon
- **Gestörte Ureterperistaltik**
- **Tumor**
- **Harnstein**

Klinik
Es bestehen die klinischen Zeichen der Hydronephrose. Das Risiko für rezidivierende Harnwegsinfektionen ist erhöht.

Diagnostik
- **Sonografie:** Dilatation des Nierenbeckenkelchsystems, Verschmälerung des Parenchymsaums, die Niere stellt sich meist plump und vergrößert dar.
- **Dynamische Funktionsszintigrafie:** Beurteilung der Partialfunktionen und der Abflussverhältnisse.
- **Ausscheidungsurogramm** (wird nur noch selten durchgeführt): Dilatation des Nierenbeckenkelchsystems, Verschmälerung des Parenchymsaums. Durch Röntgenaufnahmen im zeitlichen Verlauf sind Aussagen über die Nierenfunktion bzw. die Konzentrierfähigkeit möglich. Darüber hinaus kann die Ureterperistaltik beurteilt werden. Steine kommen zur Darstellung.

Therapie
Bei akuter oder massiver Hydronephrose wird eine **perkutane Nephrostomie** durchgeführt, um das Nierenbeckenkelchsystem zu entlasten.
Die **Operation** besteht in einer Resektion des stenotischen pyeloureteralen Übergangs.

Prognose
Unbehandelt kommt es bei obstruktivem Abflussmuster zu einer Reduktion der Nephronmasse.

15.9.2 Uretermündungsstenose
Definition
Die Uretermündungsstenose ist eine Enge der Harnabflussbahn am ureterovesikalen Übergang.

Ätiologie
- **Meist angeboren:** Fibrose der Ureterwand
- **Funktionell:** Harnstein, Entzündung

Klinik
Es bestehen die Zeichen der Hydronephrose, eine Harninkontinenz kann vorkommen. Das Risiko für rezidivierende Harnwegsinfektionen ist erhöht.

Diagnostik
- **Sonografie:** Hydronephrose, Ureterdilatation (auch bei leerer Blase!).
- **Dynamische Funktionsszintigrafie.**
- **Ausscheidungsurogramm** (wird nur noch selten durchgeführt): Hydronephrose, Ureterdilatation; es erfolgt kein Abfluss des applizierten Kontrastmittels vom stenosierten Ureter in die Blase.

Therapie
Bei akuter oder massiver Hydronephrose wird eine **perkutane Nephrostomie** durchgeführt, um das Nierenbeckenkelchsystem zu entlasten. Die **Operation** (wenn erforderlich) besteht in einer Resektion des distalen stenotischen Ureteranteils und der Neueinpflanzung des Ureters in die Blasenwand.

Prognose
Unbehandelt kommt es zur Zerstörung und völligen Funktionslosigkeit der betroffenen Niere.

15.9.3 Vesikoureteraler Reflux (VUR)
Definition
Als vesikoureteraler Reflux (VUR) wird der Rückfluss des Urins von der Blase in den Ureter und evtl. in das Pyelon bezeichnet.

Ätiologie
- **Klaffendes Ureterostium:** Fehlender bzw. fehlentwickelter Ureterklappenmechanismus, hypoplastische Trigonummuskulatur
- **Blasendruckerhöhung:** Urethralklappen, Meatusstenose, Urethrastriktur, neurogene Blase
- **Infektion:** Sekundäre Sklerosierung des Klappenostiums

Aus Studentensicht

- **Ureterkinking:** Gewundener Verlauf des Ureters; hoher Ureterabgang, gestörte Ureterperistaltik, Tumor, Harnstein

Diagnostik
- **Sonografie:** Dilatation des Nierenbeckenkelchsystems
- **Dynamische Funktionsszintigrafie:** Partialfunktionen und Abflussverhältnisse

Therapie: Akute/massive Hydronephrose → **perkutane Nephrostomie.** Resektion des stenotischen pyeloureteralen Übergangs.

15.9.2 Uretermündungsstenose

Definition: Enge der Harnabflussbahn am ureterovesikalen Übergang.

Ätiologie: Meist **angeboren:** Fibrose. **Funktionell:** Harnstein, Entzündung.

Klinik: Zeichen der Hydronephrose, Harninkontinenz. Risiko für rezidivierende HWI ↑.

Diagnostik
- **Sonografie:** Hydronephrose, Ureterdilatation
- **Dynamische Funktionsszintigrafie**

Therapie: Akute/massive Hydronephrose → **perkutane Nephrostomie.** Resektion des distalen stenotischen Ureteranteils und Neuimplantation.

15.9.3 Vesikoureteraler Reflux (VUR)

Definition: Rückfluss des Urins von der Blase in den Ureter.

Ätiologie: Klaffendes Ureterostium: Fehlentwickelter Ureterklappenmechanismus, hypoplastische Trigonummuskulatur. **Blasendruckerhöhung, Infektion.**

Klinik
Rezidivierende Harnwegsinfekte, Bauch- oder Rückenschmerzen und eine Harninkontinenz treten bei Vorliegen eines vesikoureteralen Refluxes häufig auf.

Diagnostik
- **Sonografie:** Dilatation des Ureters bei voller Blase, evtl. Dilatation des gleichseitigen Pyelons mit Zeichen der Hydronephrose.
- **Miktionszystourethrogramm (MCU):** Nach Füllen der Blase mit wasserlöslichem Kontrastmittel bei Miktion oder schon vorher kommt es zu einem Rückfluss des Kontrastmittels von der Blase in den refluxiven Ureter, der u. U. bis in das Nierenbecken reichen kann (> Abb. 15.10).
- **Miktionsurosonografie:** Nicht strahlenbelastende Alternative zur MCU.
- **Ausscheidungsurogramm** (wird nur noch selten durchgeführt): Möglicherweise kein pathologischer Befund! Bei massivem Reflux Zeichen der Hydronephrose.
- **Zystoskopie:** Sie bietet eine direkte Beurteilungsmöglichkeit der Ureterostien (klaffend?), wird jedoch nur in Einzelfällen durchgeführt.
- **Zystomanometrie:** Bei sekundärem Reflux infolge neurogener Blasenfunktionsstörung atypischer Druckkurvenverlauf in Blase und Harnröhre bei Blasenfüllung und Miktion.

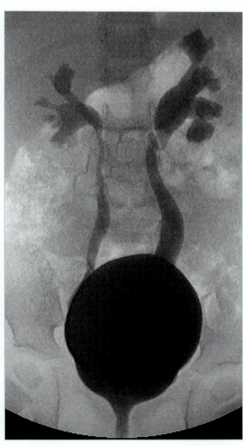

Abb. 15.10 3 Jahre altes Mädchen mit hochfieberhafter Harnwegsinfektion. Miktionszystourethrografie: Beidseitige vesikoureterorenale Refluxe. [R232]

Gradeinteilung des vesikoureteralen Refluxes nach dem MCU
(> Tab. 15.10 und > Abb. 15.11)

Tab. 15.10 Gradeinteilung des vesikoureteralen Refluxes nach dem MCU.

Grad	Radiologischer Befund
Grad I	VUR nur in den Ureter
Grad II	VUR in den Ureter und in das Pyelon
Grad III	VUR in den Ureter und in das Pyelon mit Pyelondilatation
Grad IV	VUR in den Ureter und in das Pyelon mit Pyelondilatation und Druckatrophie des Parenchyms
Grad V	Massiver VUR mit weitgehender Zerstörung des Parenchyms

---

Aus Studentensicht

Klinik: Rezidivierende HWI, Bauch- oder Rückenschmerzen, Harninkontinenz.

Diagnostik: Sonografie: Dilatation des Ureters. Miktionszystourethrogramm, Miktionsurosonografie, Ausscheidungsurogramm, Zystoskopie, Zystomanometrie.

ABB. 15.10

TAB. 15.10

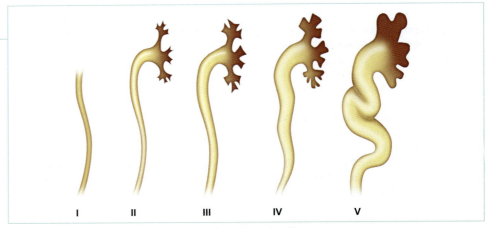

Abb. 15.11 Klassifikationsschema des vesikoureteralen Refluxes. [R232]

Therapie
Die Therapie ist abhängig von Refluxgrad, Alter des Patienten und der Anzahl der vorausgegangenen Harnwegsinfektionen. Bei rezidivierenden Harnwegsinfektionen können eine antibiotische Therapie und Dauerprophylaxe erforderlich werden. Als therapeutische Option steht außerdem die zystoskopische Unterspritzung zur Verfügung.

Operation: Wenn möglich, sollte sie nicht vor dem ersten Geburtstag durchgeführt werden. Das Prinzip einer operativen Antirefluxplastik besteht darin, einen künstlichen Ventilmechanismus zur Refluxverhinderung zu schaffen. Dies wird durch Tunnelung des distalen Uretersegments durch die Detrusormuskulatur erreicht.

Prognose
Ohne Behandlung kommt es durch rezidivierende Infektionen und Druckentstehung im Rahmen der Hydronephrose zur Zerstörung der betroffenen Niere. Postoperativ besteht bei funktionierender Uretermündungsplastik und konsequenter Langzeitantibiotikatherapie eine gute Prognose.

15.10 Harninkontinenz

Siehe hierzu ➤ Kap. 22.4.

ÜBUNGSFRAGEN FÜRS MÜNDLICHE MIT LÖSUNGSHILFEN

1. Wie manifestiert sich ein Harnwegsinfekt klinisch in Abhängigkeit vom Alter des Kindes?

Je jünger der Patient, desto unspezifischer sind die Symptome.
Neugeborene bieten häufig das unspezifische Bild einer Neugeboreneninfektion. Es können Trinkschwäche, ein blass-graues Hautkolorit und Berührungsempfindlichkeit auftreten. Fieberschübe sind ungewöhnlich. Bei **Säuglingen** tritt häufig hohes Fieber auf. Außerdem kann es zu Erbrechen, Durchfällen oder Meningitiszeichen kommen. **Ältere Kinder** sind insgesamt meist weniger beeinträchtigt. Symptome können eine Pollakisurie, Dysurie oder eine sekundäre Enuresis sein. Fieber und Bauchschmerzen sind häufig.

2. Was weißt du über die Pathogenese von Harnwegsinfektionen im Kindesalter?

Die Infektion kann beim Neugeborenen hämatogen oder **aszendierend** auftreten. Jenseits dieses Alters handelt es sich in den meisten Fällen um eine aszendierende Infektion. Im 1. Lebensjahr sind mehr Jungen als Mädchen betroffen. Im Gegensatz dazu sind jenseits des Säuglingsalters Mädchen, bedingt durch eine kürzere Urethra, weitaus häufiger betroffen. Die häufigsten Erreger von Harnwegsinfektionen sind gramnegative Bakterien aus dem unteren Darmtrakt. In der Mehrzahl der Fälle wird die erste symptomatische Harnwegsinfektion durch *Escherichia coli,* seltener durch Klebsiellen, *Proteus,* Enterokokken oder Staphylokokken ausgelöst.

Aus Studentensicht

ABB. 15.11

Therapie
- Antibiotische Therapie und Dauerprophylaxe bei rezidivierenden HWI
- **Operative** Antirefluxplastik: Schaffung eines künstlichen Ventilmechanismus zur Refluxverhinderung

15.10 Harninkontinenz

IMPP-Schwerpunkte
!! Klinik und Diagnostik der Purpura Schoenlein-Henoch
! Differenzierung Diabetes insipidus renalis/centralis; Potter-Sequenz; Bildgebung bei Hydronephrose

NKLM-Lernziele
Eine Übersicht der dem Fach zugeordneten NKLM-Lernziele findest du im Anhang ab Seite 648.

3. Ein 8-jähriger Junge wird dir wegen geschwollener Lider vorgestellt. Die Mutter berichtet, dass dies nun zum 2. Mal mit maximaler Ausprägung morgens aufgetreten sei und zuletzt als allergische Reaktion gewertet wurde. Bis auf einen Infekt der oberen Luftwege in der letzten Woche sei er gesund. Heute sei er jedoch müde, müsse nur selten zur Toilette, obwohl er viel trinke und habe auch am Bauch zugenommen.

Es ergibt sich folgender Untersuchungsbefund: 8 Jahre alter Junge in reduziertem AZ. Deutliche Lid- und Unterschenkelödeme beidseits. Pulmo seitengleich belüftet, keine Rasselgeräusche. Abdomen ausladend, kein Druckschmerz, Darmgeräusche regelrecht, Verdacht auf Aszites. Skrotalödem bds.

Die Laborbefunde sehen wie folgt aus:

Gesamteiweiß 5,0 g/dl, Albumin 2 g/dl, Gesamtcholesterin 450 mg/dl, AT-III 70 %, Kalzium 1,98 mmol/l, IgG 332 mg/dl. Blutbild, Natrium, Kalium, freies Kalzium, CRP, Nierenretentionsparameter, Quick, PTT, Triglyzeride, C3 im Normbereich.

Urin: Leukozyten, Nitrit, Blut negativ, Eiweiß 3,974 mg/g Kreatinin.

Welche Verdachtsdiagnose stellst du?

Anamnestisch ergaben sich Hinweise auf eine **Oligurie** sowie eine **Gewichtszunahme** mit **Aszitesbildung**. Zudem fiel bei der körperlichen Untersuchung eine periphere und zentrale Ödembildung auf. Die Untersuchung des Urins zeigte eine **ausgeprägte Proteinurie.** In der laborchemischen Untersuchung wurden eine Hypoproteinämie, Hypalbuminämie, Hyperlipidämie, eine Hypogammaglobulinämie sowie erniedrigte Konzentrationen von proteingebundenem Kalzium und AT-III festgestellt. In der Zusammenschau der Befunde ist damit von einem **nephrotischen Syndrom** auszugehen.

KAPITEL 16
Wasser und Elektrolyte

16.1 Wasser und Natrium 497
16.1.1 Dehydratation 497
16.1.2 Hyperhydratation 499

16.2 Elektrolyte 500
16.2.1 Hypokaliämie 500
16.2.2 Hyperkaliämie 501
16.2.3 Hypokalzämie 502
16.2.4 Hyperkalzämie 502

Aus Studentensicht

Nach einer durchzechten Nacht weiß jeder wie lebensrettend doch Wasser und Elektrolyte sein können. Danke ihnen also hier mit einem kurzen Blick in dieses Kapitel. Du wirst es schnell geschafft haben.

16.1 Wasser und Natrium

Physiologie
Bei der Geburt bestehen 78 % des Körpergewichts aus Wasser. Im Alter von 1 Jahr ist der Anteil des Wassers am Körpergewicht auf den des Erwachsenenalters, nämlich auf 60 %, gefallen.
Wasserumsatz: Beim Erwachsenen werden täglich 15 %, beim Säugling täglich 50 % des extrazellulären Volumens ausgetauscht. Daher kommt es zu einer besonders hohen Störanfälligkeit der Homöostase von Wasser und Elektrolyten bei Säuglingen!
Der **Wasserbedarf** ist abhängig von der Perspiratio insensibilis, den renalen und enteralen Verlusten sowie vom Alter (➤ Kap. 3).
Flüssigkeitskompartimente sind der Intrazellularraum und der Extrazellularraum, zu dem als gesondertes Kompartiment der Intravasalraum gehört. Beim Fetus ist der Extrazellularraum größer als der Intrazellularraum. Eine Umkehr dieses Verhältnisses auf die beim gesunden Erwachsenen gültigen Bedingungen erfolgt bis zum 9. Lebensmonat.

16.1 Wasser und Natrium

Physiologie: Beim Säugling werden täglich 50 % des extrazellulären Volumens ausgetauscht → hohe Störanfälligkeit der Homöostase von Wasser und Elektrolyten.

> **MERKE** Bei Säuglingen ist die Homöostase von Wasser und Elektrolyten besonders störanfällig.

MERKE

16.1.1 Dehydratation
Definition
Zustand des Wassermangels, der durch einen übermäßigen Wasserverlust und/oder eine ungenügende Wasserzufuhr entsteht. Je nach Serumnatrium unterscheidet man eine isotone, hypotone oder hypertone Dehydratation. Die klinischen Symptome bei Dehydratation unterschiedlicher Schwere sind in ➤ Tab. 14.1 zusammengefasst.

Klinik
In Abhängigkeit von der Schwere der Dehydratation können die Patienten wenig beeinträchtigt bis schwer krank sein. Charakteristische **klinische Exsikkosezeichen** sind ein verminderter Hautturgor mit stehenden Hautfalten, halonierte Augen, trockene Schleimhäute sowie bei Säuglingen eine eingesunkene Fontanelle. Die Atmung ist, insbesondere bei einer gleichzeitig bestehenden metabolischen Azidose, häufig beschleunigt. Im Verlauf kann es zu gravierenden zentralnervösen Symptomen (Unruhe, Apathie, epileptische Anfälle und Koma) kommen.

Diagnostik
- Hämoglobin, Hämatokrit und Plasmaproteine erhöht (Eindickung)
- Serumelektrolyte in Abhängigkeit von der vorliegenden Dehydratationsform verändert
- Plasmavolumen und zentraler Venendruck erniedrigt

16.1.1 Dehydratation

Definition: Wassermangel durch übermäßigen Verlust oder ungenügende Zufuhr.

Klinik: Klinische Exsikkosezeichen: Hautturgor↓ mit stehenden Hautfalten, halonierte Augen, trockene Schleimhäute. Säuglinge: eingesunkene Fontanelle. Beschleunigte Atmung bei gleichzeitig bestehender metabolischer Azidose. Im Verlauf: Gravierende zentralnervöse Symptome.

Diagnostik: Hämoglobin↑, Hämatokrit↑, Plasmaproteine↑, Plasmavolumen↓, zentraler Venendruck↓.

Aus Studentensicht

Therapie: Orale oder parenterale Rehydratation.

16.1.1.1 Isotone Dehydratation

Ätiologie: Wasser- und Salzverlust zu gleichen Teilen durch Diarrhö, Erbrechen oder akuten Volumenmangelschock.

Diagnostik: Serumnatrium 135–145 mmol/l. Serumosmolarität 275–295 mosmol/l. Harnstoff↑ und Kreatinin↑ bei verminderter glomerulärer Filtrationsrate.

Therapie
- **Orale Rehydratation** bei milder Dehydratation.
- **Parenterale Rehydratation:** Über 2–4 Stunden: NaCl 0,9 % i. v., gefolgt von glukosehaltiger Infusion mit 0,45 % NaCl i. v. und vorsichtiger Kaliumsubstitution; erfolgreiche Rehydratation meist nach 24 h abgeschlossen, Umstellung auf orale Zufuhr.

MERKE

16.1.1.2 Hypotone Dehydratation

Ätiologie: Verlust von relativ mehr Elektrolyten als Wasser durch Wasserdiffusion in den Intrazellularraum, Diarrhö, adrenogenitales Syndrom oder renales Salzverlustsyndrom.

Klinik: Epileptische Anfälle, Somnolenz und Koma durch begleitende Hyponatriämie.

Diagnostik: Serumnatrium < 135 mmol/l. Serumosmolarität < 275 mosmol/l. MCV↑, MCHC↓. Gesamteiweiß↑, Kreatinin↑, Harnstoff↑ i. S.

Therapie: Rehydratation unter langsamer Anhebung der Natriumkonzentration.

PRAXISTIPP

---

16 WASSER UND ELEKTROLYTE

Therapie
Je nach Schwere der Dehydratation reicht eine **orale Rehydratation** aus oder es muss **parenteral** rehydriert werden. Die Details der Rehydratationstherapie werden im ➤ Kap. 14.4 besprochen.

16.1.1.1 Isotone Dehydratation

Ätiologie
Verlust von Wasser und Salzen zu gleichen Teilen durch
- Diarrhö
- Erbrechen
- akuten Volumenmangelschock

Diagnostik
- **Serumnatrium 135–145 mmol/l**
- Serumosmolarität 275–295 mosmol/l
- MCV und MCHC normal
- Bei Verminderung der glomerulären Filtrationsrate Anstieg von Harnstoff und Kreatinin im Serum

Therapie
Orale Rehydratation: Sie ist bei milder Dehydratation ausreichend.
Parenterale Rehydratation: Zunächst müssen das Wasserdefizit und die laufenden Verluste ermittelt und die stattgefundenen und laufenden Natriumverluste abgeschätzt werden. Anschließend wird der Erhaltungsbedarf zuzüglich des Defizits in 24 h verabreicht. Hierzu werden 20 ml/kg KG NaCl 0,9 % i. v. über 2–4 Stunden appliziert, danach kann eine glukosehaltige Infusion mit NaCl 0,45 % verabreicht werden. Darüber hinaus sollte eine vorsichtige Kaliumsubstitution (z. B. 1–2 mmol/kg KG/d) erfolgen, um eine Hypokaliämie durch die hohe Flüssigkeitszufuhr zu vermeiden. Ein medikamentöser Azidoseausgleich ist wegen der raschen Selbstkorrektur meist nicht erforderlich. Eine Gewichtszunahme zeigt, dass die Rehydratation erfolgreich war, sie ist meist nach 24 h abgeschlossen. Ab diesem Zeitpunkt kann die parenterale Flüssigkeitszufuhr auf den Erhaltungsbedarf reduziert und langsam mit der Umstellung auf eine orale Zufuhr begonnen werden.

> **MERKE** Ursachen der isotonen Dehydratation sind Diarrhö, Erbrechen und akuter Volumenmangelschock.

16.1.1.2 Hypotone Dehydratation

Ätiologie
Verlust von relativ mehr Elektrolyten als Wasser durch
- Diffusion von Wasser in den Intrazellularraum
- Diarrhö
- adrenogenitales Syndrom
- renales Salzverlustsyndrom

Klinik
Bei dieser Form der Dehydratation treten durch die begleitende Hyponatriämie besonders häufig epileptische Anfälle, Somnolenz und Koma auf.

Diagnostik
- **Serumnatrium < 135 mmol/l**
- Serumosmolarität < 275 mosmol/l
- MCV erhöht und MCHC erniedrigt (Wassereinstrom in die Zelle)
- Gesamteiweiß, Kreatinin und Harnstoff im Serum erhöht

Therapie
Im Prinzip erfolgt die Rehydratation wie bei der isotonen Dehydratation. Bei der hypotonen Dehydratation müssen jedoch die zusätzlichen Natriumverluste berücksichtigt werden, da mehr Natrium als Wasser verloren wurde. Die Berechnung des Natriumbedarfs erfolgt in Abhängigkeit vom Körpergewicht.

> **PRAXISTIPP**
> Berechnung des Natriumbedarfs: (135 − gemessenes Serum-Na^+) × 0,6 × kg KG = mmol zu verabreichendes Natrium.

Die Natriumkonzentration im Serum soll langsam angehoben werden und darf unter keinen Umständen schneller als um 1 mmol/h steigen! Bei zu raschem Anstieg besteht die Gefahr der **zentralen pontinen**

Myelinolyse. Es handelt sich um einen Demyelinisierungsprozess im Bereich des Pons, der aus raschen intrazellulär-extrazellulären Wasserverschiebungen resultiert.

> **MERKE** Bei der hypotonen Dehydratation muss auf einen **langsamen Ausgleich** der Elektrolytentgleisung geachtet werden, da ein rascher Ausgleich eine zentrale pontine Myelinolyse zur Folge haben kann.

16.1.1.3 Hypertone Dehydratation

Ätiologie
Verlust von relativ mehr Wasser als Salz durch
- hyperpyretische Toxikose
- Diabetes insipidus
- Anorexie
- Hyperthermiesyndrom

Klinik
Hyperpyretische Toxikose: Die Ätiologie ist unklar. Sie tritt meist bei älteren, gut gediehenen Säuglingen auf. Es kommt zur „Enzephaloenteritis" mit schwerer Schocksymptomatik, hohem Fieber > 40 °C und rasch zunehmender Somnolenz. Dehydratationszeichen stehen klinisch nicht im Vordergrund, eher ein gedunsenes Aussehen mit **teigiger Hautkonsistenz.** Die Extremitäten sind bläulich marmoriert und kalt. Dazu kommen Hyperreflexie, Meningismus und eine erhöhte Anfallsbereitschaft. In zwei Drittel der Fälle besteht initial eine Diarrhö.

Diagnostik
- **Serumnatrium** > 145 mmol/l
- Serumosmolarität > 295 mosmol/l
- MCHC erhöht und MCV erniedrigt (Wasserausstrom aus der Zelle)
- Bei hyperpyretischer Toxikose metabolische Azidose, Hyperglykämie, Hyperphosphatämie, häufig Hypokalzämie

Therapie
Bei der hypertonen Dehydratation ist die Therapie besonders schwierig, da sie ein behutsames Vorgehen erfordert. Die Kreislaufexpansion muss sehr vorsichtig erfolgen! Eine isotone Lösung wird zur Rehydrierung und für die Erhaltungstherapie eingesetzt. Bei rascher Infusion kommt es zu einem raschen Wassereinstrom in die Zellen und damit zur Gefahr des **Hirnödems** mit epileptischen Anfällen. Die Natriumkonzentration im Serum soll langsam gesenkt werden und darf nicht schneller als um 0,5 mmol/h abfallen! Für die Rehydratation sind mindestens 48 statt 24 h anzusetzen. Auf eine adäquate Kalium- und Kalziumzufuhr ist zu achten.

> **MERKE** Bei hypertoner Dehydratation erfolgt die langsame Infusion von isotoner Lösung, da die Gefahr eines Hirnödems mit epileptischen Anfällen besteht.

16.1.2 Hyperhydratation

Definition
Zustand des Wasserüberschusses, der seltener als die Dehydratation ist und den man in Abhängigkeit vom Serumnatrium in eine isotone, hypotone oder hypertone Hyperhydratation einteilt.

Klinik
Die klassischen Zeichen einer Hyperhydratation sind Gewichtszunahme und Ödeme.

Diagnostik
- Hämoglobin, Hämatokrit und Plasmaproteine erniedrigt (Verdünnung)
- Serumelektrolyte in Abhängigkeit von der vorliegenden Dehydratationsform verändert
- Plasmavolumen und zentraler Venendruck erhöht

16.1.2.1 Isotone Hyperhydratation

Ätiologie
Volumenexpansion des Extrazellularraums durch gleichmäßige Vermehrung von Wasser und Salz bei
- übermäßiger Infusion isotoner Lösungen
- nephrotischem Syndrom
- akuter Glomerulonephritis und terminaler Niereninsuffizienz
- Herzinsuffizienz

Aus Studentensicht

Diagnostik: Serumnatrium 135–145 mmol/l. Serumosmolarität 275–295 mosmol/l.

Therapie: Flüssigkeitsrestriktion, Diuretika.

> **MERKE**

16.1.2.2 Hypotone Hyperhydratation

Ätiologie: Wasserintoxikation, Oligurie oder Anurie, inadäquate Infusion hypotoner Lösungen, Syndrom der inadäquaten ADH-Sekretion → Volumenexpansion des Extrazellularraums.

Klinik: Extra- und intrazelluläre Volumenzunahme mit Gefahr des Hirnödems. Erbrechen, Kopfschmerzen, epileptische Anfälle, Bewusstseinsstörungen.

Diagnostik: Serumnatrium < 135 mmol/l. Serumosmolarität < 275 mosmol/l.

Therapie: Behandlung der Grunderkrankung. Flüssigkeitsrestriktion, langsame Natriumsubstitution.

16.1.2.3 Hypertone Hyperhydratation

Ätiologie: Volumenexpansion des Extrazellularraums bei kochsalzreicher Ernährung von Säuglingen oder Infusion hypertoner Lösungen.

Klinik: Zerebrale Symptome

Diagnostik: Serumnatrium > 145 mmol/l. Serumosmolalität > 295 mosmol/kg.

Therapie: Flüssigkeits- und Natriumrestriktion.

16.2 Elektrolyte

16.2.1 Hypokaliämie

Definition: Kalium i. S. < 3,5 mmol/l.

Ätiologie: Unzureichende Zufuhr, vermehrte renale Ausscheidung, vermehrter enteraler Verlust, medikamentöse Therapie.

---

16 WASSER UND ELEKTROLYTE

Diagnostik
- **Serumnatrium 135–145 mmol/l**
- Serumosmolarität 275–295 mosmol/l

Therapie
Eine Entwässerung erfolgt durch Flüssigkeitsrestriktion und Diuretika. Bei niedrigem onkotischen Druck intravasal ist die Gabe von Humanalbumin bei anschließender Verabreichung von Furosemid wirksam.

> **MERKE** Die häufigste Ursache der isotonen Hyperhydratation ist die übermäßige Infusion isotoner Lösungen.

16.1.2.2 Hypotone Hyperhydratation

Ätiologie
Volumenexpansion des Extrazellularraums durch Vermehrung von mehr Wasser als Salz bei
- Wasserintoxikation
- Oligurie oder Anurie
- inadäquater Infusion hypotoner Lösungen
- Syndrom der inadäquaten ADH-Sekretion

Klinik
Es kommt zu einer Zunahme des extra- und intrazellulären Volumens mit der Gefahr des Hirnödems. Erbrechen, Kopfschmerzen, epileptische Anfälle und Bewusstseinsstörungen sind die begleitenden klinischen Symptome.

Diagnostik
- **Serumnatrium < 135 mmol/l**
- Serumosmolarität < 275 mosmol/l

Therapie
Grunderkrankungen müssen behandelt werden. Die Flüssigkeitszufuhr muss eingeschränkt, Natrium substituiert werden. **Cave:** Bei zu raschem Anstieg des Serumnatriums besteht die Gefahr der zentralen pontinen Myelinolyse!

16.1.2.3 Hypertone Hyperhydratation

Ätiologie
Volumenexpansion des Extrazellularraums durch Vermehrung von mehr Salz als Wasser. Kompensatorisch kommt es zu einem Wasserfluss vom Intra- in den Extrazellularraum, um die Isotonie wiederherzustellen. Diese Form der Hyperhydratation kommt vor bei
- kochsalzreicher Ernährung von Säuglingen
- Infusion hypertoner Lösungen

Klinik
Durch den Wasserfluss aus dem Intra- in den Extrazellularraum kann es zu zerebralen Symptomen wie bei der hypertonen Dehydratation kommen.

Diagnostik
- **Natrium im Serum > 145 mmol/l**
- Serumosmolalität > 295 mosmol/kg

Therapie
Flüssigkeitsrestriktion und Natriumrestriktion sind die bei hypertoner Hyperhydratation erforderlichen Maßnahmen.

16.2 Elektrolyte

16.2.1 Hypokaliämie

Definition
Die Kaliumkonzentration im Serum ist < 3,5 mmol/l.

Ätiologie
- **Unzureichende Zufuhr,** z. B. bei parenteraler Ernährung
- **Vermehrte renale Ausscheidung,** z. B. bei chronischer Nephritis, Tubulopathie, Hyperaldosteronismus, Cushing-Syndrom

- **Vermehrte enterale Verluste,** z. B. bei hypertropher Pylorusstenose, rezidivierendem Erbrechen, profuser Diarrhö
- **Medikamentöse Therapie,** z. B. mit Diuretika, Steroiden, Insulin

Klinik

Je schneller und ausgeprägter eine Hypokaliämie auftritt, desto auffälliger sind die klinischen Symptome. Die **Muskelschwäche** steht im Vordergrund: muskuläre Hypotonie bis hin zu schlaffen Lähmungen, Hyporeflexie, Adynamie, paralytischem Ileus. Bei Abnahme der renalen Konzentrationsleistung kommt es zu einer Polyurie. Außerdem bestehen eine Tachykardie, Rhythmusstörungen und charakteristische EKG-Veränderungen.

Diagnostik
- **Kalium im Serum** < 3,5 mmol/l
- **EKG:** ST-Senkung, T-Abflachung, T-Inversion, QT-Verlängerung

Therapie

Ein Ausgleich der Hypokaliämie kann häufig oral erfolgen, da die orale Gabe weniger risikoreich ist als die intravenöse. Je ausgeprägter die Kaliumdepletion ist, desto gefährlicher ist der schnelle Ausgleich.

> **MERKE** Eine intravenöse Verabreichung von Kalium setzt eine intakte Nierenfunktion voraus, da sonst die Gefahr der Hyperkaliämie besteht!

16.2.2 Hyperkaliämie

Definition

Die Kaliumkonzentration im Serum ist > 5,5 mmol/l.

Ätiologie
- Unkontrollierte intravenöse Zufuhr
- Transfusion größerer Mengen von Erythrozytenkonzentraten
- Ausstrom in den Extrazellularraum (Azidose)
- Störung der renalen Ausscheidung: Niereninsuffizienz, Hypoaldosteronismus, adrenogenitales Syndrom mit Salzverlust, Morbus Addison
- Akute Hämolyse
- Periodische hyperkaliämische Lähmungen
- Freisetzung bei Zelluntergang: Verbrennungen, Zytostatikatherapie bei Leukämien

Klinik

Je schneller der Anstieg der Kaliumkonzentration im Serum erfolgt, desto eher treten kardiale **Rhythmusstörungen** auf, die lebensbedrohlich sein können (Bradykardie, Kammerflimmern). Klinisch finden sich Störungen der neuromuskulären Erregbarkeit, die sich nicht nur am Herzen, sondern auch an der Skelettmuskulatur manifestieren können (Muskelschwäche, Parästhesien, Paresen).

Diagnostik
- **Kalium im Serum** > 5,5 mmol/l
- **EKG:** Verkürzte QT-Zeit, QRS-Verbreiterung, hohe T-Zacken, verlängertes P-R-Intervall mit Verlust der P-Welle, Herzrhythmusstörungen; Kammerflimmern und Herzstillstand bei Kalium > 9 mmol/l

Therapie

Die Hyperkaliämie erfordert eine **Notfalltherapie!** Eine Verdünnung des Extrazellularraums, z. B. durch Infusion von **NaCl 0,9 %,** ist insbesondere bei gleichzeitigem Vorliegen einer Hyponatriämie effektiv. Eine Azidose wird mit Natriumbikarbonat ausgeglichen. Eine Verabreichung von **Kalziumglukonat 10 % i. v.** hemmt die kardiotoxische Wirkung von Kalium. Sie wirkt sofort, die EKG-Verbesserung ist jedoch nur vorübergehender Natur. Durch die Infusion von **Glukose 20 %** bei gleichzeitiger Verabreichung von **Insulin i. v.** (auf 5 g Glukose 1 IE Insulin) wird ein Einstrom von Kalium in die Zelle bewirkt. Die orale oder rektale Gabe eines **Kationenaustauschers** (z. B. Resonium A®) entzieht dem Organismus Kalium. Bei Niereninsuffizienz kann nur eine Hämofiltration oder **Hämodialyse** die Hyperkaliämie beseitigen.

> **MERKE** Die Hyperkaliämie erfordert eine Notfalltherapie!
> - Azidoseausgleich mit Natriumbikarbonat
> - Kalzium i. v.
> - Glukoseinfusion mit Insulin
> - Kaliumbindendes Resonium A® rektal
> - Hämofiltration oder Hämodialyse

Aus Studentensicht

Klinik: Muskelschwäche: Muskuläre Hypotonie bis zu schlaffen Lähmungen, Hyporeflexie, Adynamie, paralytischer Ileus. Tachykardie, Rhythmusstörungen, charakteristische EKG-Veränderungen. Abnahme der renalen Konzentrationsleistung → Polyurie.

Diagnostik: Kalium i. S. < 3,5 mmol/l. EKG: ST-Senkung, T-Abflachung, T-Inversion, QT-Verlängerung.

Therapie: Orale Kaliumgabe.

MERKE

16.2.2 Hyperkaliämie

Definition: Kalium i. S. > 5,5 mmol/l.

Ätiologie: Unkontrollierte intravenöse Zufuhr, Transfusion größerer Mengen von Erythrozytenkonzentraten, Störung der renalen Ausscheidung.

Klinik: Kardiale **Rhythmusstörungen:** Bradykardie, Kammerflimmern. Störungen der neuromuskulären Erregbarkeit: Muskelschwäche, Parästhesien, Paresen.

Diagnostik: Kalium i. S. > 5,5 mmol/l. EKG: Verkürzte QT-Zeit, QRS-Verbreiterung, hohe T-Zacken, verlängertes P-R-Intervall mit Verlust der P-Welle, Herzrhythmusstörungen, Kammerflimmern. Herzstillstand bei Kalium > 9 mmol/l.

Therapie: Notfalltherapie! Bei gleichzeitigem Vorliegen einer Hyponatriämie: **NaCl 0,9 %.** Azidose: Natriumbikarbonat. **Kalziumglukonat 10 % i. v.:** hemmt die kardiotoxische Wirkung des Kaliums. **Glukose 20 %** und **Insulin i. v.:** Bewirkt einen Kaliumeinstrom in die Zelle. **Kationenaustauscher:** Entziehen dem Organismus Kalium. **Hämodialyse** bei Niereninsuffizienz.

MERKE

16 WASSER UND ELEKTROLYTE

16.2.3 Hypokalzämie

Definition
Die Gesamtkalziumkonzentration im Serum ist < 2,0 mmol/l.

Ätiologie
- Hypoparathyreoidismus
- Pseudohypoparathyreoidismus
- Vitamin-D-Mangel-Rachitis und Frühphase der Therapie einer Vitamin-D-Mangel-Rachitis
- Hyperphosphatämie
- Neugeborenenhypokalzämie (> Kap. 1.10.2)
- Di-George-Syndrom

Klinik
Die Symptome einer Hypokalzämie sind Apnoen des Neugeborenen, Tetanie, epileptische Anfälle, Muskelkrämpfe, Pfötchenstellung und Laryngospasmus. Haar- und Nagelwuchsstörungen treten bei protrahierter Hypokalzämie auf. Weitere Symptome sind Katarakte, Stammganglienverkalkungen und eine depressive Verstimmung.
Trousseau-Zeichen: Aufblasen einer Blutdruckmanschette mit arteriellem Mitteldruck über drei Minuten führt zu Pfötchenstellung.
Chvostek-Zeichen: Beim Beklopfen des N. facialis im Bereich der Wange kommt es zu einem Zucken der Mundwinkel.

Checkliste: Differenzialdiagnose Hypokalzämie.

Verminderte Parathormonsekretion oder -wirkung	• Hypoparathyreoidismus • Pseudohypoparathyreoidismus • Hypomagnesiämie
Verminderte Verfügbarkeit oder Wirkung von Vitamin D	• Vitamin-D-Mangel-Rachitis • Vitamin-D-abhängige Rachitis I und II • Phosphatdiabetes
Hyperphosphatämie	• Niereninsuffizienz • Zytostatikatherapie • Exzessive Phosphatzufuhr
Malabsorptionssyndrome	

Diagnostik
- **Gesamtkalzium im Serum < 2,0 mmol/l**
- **EKG:** QT-Verlängerung

Therapie
Eine asymptomatische Hypokalzämie wird langsam unter Zufuhr einer erhöhten Kalziumtagesmenge ausgeglichen. Bei neurologischer oder kardialer Symptomatik ist eine rasche Behandlung erforderlich. Hierzu wird **Kalziumglukonat 10 %** langsam **i. v.** verabreicht.

> **CAVE** Vorsicht bei i. v. Injektion von Kalziumglukonat! Bei zu rascher Injektion kann eine Bradykardie oder Asystolie auftreten.

16.2.4 Hyperkalzämie

Definition
Die Gesamtkalziumkonzentration im Serum ist > 2,6 mmol/l.

Ätiologie
- Hyperparathyreoidismus
- Thyreotoxikose
- Addison-Krise
- Immobilisation
- Hypophosphatämie
- Vitamin-D-Intoxikation
- Vitamin-A-Intoxikation
- Tumoren: paraneoplastisch, Metastasen
- Thiazidtherapie
- Sarkoidose
- Benigne familiäre Hyperkalzämie
- Idiopathische Hyperkalzämie

Checkliste: Differenzialdiagnose Hyperkalzämie.

Vermehrte Parathormonsekretion	• Primärer Hyperparathyreoidismus
Vermehrte intestinale oder renale Kalziumresorption	• Vitamin-D-Intoxikation • Milch-Alkali-Syndrom • Therapie mit Thiaziden • Sarkoidose • Phosphatmangel
Erhöhte Kalziumfreisetzung aus dem Knochen	• Hyperthyreose • Immobilisation • Maligne Tumoren • Paraneoplastische Parathormonbildung • Knochenmetastasen

Klinik

Häufig bestehen Symptome in Assoziation mit der Grunderkrankung. Die Symptome einer Hyperkalzämie können vielfältig sein. Charakteristisch sind **Polyurie** und **Polydipsie**. Außerdem bestehen **gastrointestinale** (Appetitlosigkeit, Übelkeit, Erbrechen, Obstipation), **kardiovaskuläre** (arterielle Hypertonie, Tachykardie, EKG-Veränderungen) und **neurologische** Symptome (Muskelschwäche, Somnolenz, Verwirrtheit, Halluzinationen, Koma). Weichteilverkalkungen und eine Nephrokalzinose treten bei langfristig bestehender Hyperkalzämie auf.

Diagnostik
- **Gesamtkalzium im Serum > 2,6 mmol/l**
- **EKG**: QT-Verkürzung

Therapie

Wichtig ist, die Zufuhr von **Kalzium** und **Vitamin D** sofort zu **beenden**. Anschließend erfolgen eine Rehydratation und forcierte Diurese mit **NaCl 0,9 %** und **Furosemid**, sofern eine intakte Nierenfunktion besteht. Die osteoklastische Aktivität kann mit Kalzitonin oder Glukokortikoiden gehemmt werden. Bei Niereninsuffizienz muss eine Hämodialyse erfolgen.

> **LERNTIPP** Du solltest die Serumkonzentrationen von Kalium und Kalzium einschätzen können, um daraus abzuleiten, ob es sich um eine Hypo- oder Hyperkaliämie bzw. -kalzämie handelt.

ÜBUNGSFRAGEN FÜRS MÜNDLICHE MIT LÖSUNGSHILFEN

1. Welche unterschiedlichen Formen der Dehydratation kennst du?

Pathogenetisch kommt es bei einer Dehydratation zu einem Wasser- und Elektrolytverlust. Am häufigsten kommt es zu einem Verlust von Wasser und Salzen zu gleichen Teilen, einer sog. **isotonen Dehydratation**. Laborchemisch liegt das Serumnatrium im Normbereich von 135–145 mmol/l. Bei einer **hypotonen Dehydratation** gehen relativ mehr Elektrolyte als Wasser verloren. Genau umgekehrt verhält es sich bei einer **hypertonen Dehydratation**.

Aus Studentensicht

Checkliste: Differenzialdiagnose Hyperkalzämie

CHECKLISTE

Klinik: Symptome der Grunderkrankung. **Polyurie, Polydipsie.** Gastrointestinale, kardiovaskuläre und neurologische Symptome. Weichteilverkalkungen und Nephrokalzinose.

Diagnostik: Kalzium i. S. > 2,6 mmol/l.

Therapie: Zufuhr von Kalzium und Vitamin D sofort beenden. Rehydratation und forcierte Diurese mit **NaCl 0,9 %** und **Furosemid**.

LERNTIPP

NKLM-Lernziele
Eine Übersicht der dem Fach zugeordneten NKLM-Lernziele findest du im Anhang ab Seite 648.

KAPITEL 17
Dermatologie

17.1	Harmlose Hautveränderungen des Neugeborenen	506
17.1.1	Erythema neonatorum	506
17.1.2	Milien	506
17.1.3	Seborrhoisches Ekzem des Säuglings	507
17.1.4	Mongolenfleck	507
17.2	Bakterielle Hauterkrankungen	508
17.2.1	Impetigo contagiosa	508
17.2.2	Staphylococcal Scalded Skin Syndrome (SSSS)	508
17.2.3	Erysipel	509
17.2.4	Panaritium	510
17.3	Virusbedingte Hauterkrankungen	510
17.3.1	Molluscum contagiosum	510
17.3.2	Viruspapillome	511
17.4	Blasen bildende Erkrankungen	512
17.4.1	Hereditäre Epidermolysen	512
17.4.2	Erythema exsudativum multiforme	513
17.4.3	Acrodermatitis enteropathica	514
17.5	Kongenitale Ichthyosen	515
17.6	Dermatitiden (Ekzeme)	516
17.6.1	Windeldermatitis	516
17.6.2	Atopische Dermatitis	517
17.6.3	Allergische Kontaktdermatitis	519
17.7	Urtikarielle Erkrankungen	520
17.7.1	Urtikaria	520
17.7.2	Hereditäres Angioödem	521
17.7.3	Strophulus infantum	521
17.8	Arzneimittel- und infektallergische Exantheme	522
17.8.1	Arzneimittelexantheme	522
17.8.2	Erythema nodosum	522
17.9	Epizoonosen	523
17.9.1	Skabies	523
17.9.2	Pediculosis capitis	524
17.9.3	Pediculosis pubis	524
17.10	Störungen der Pigmentierung	525
17.10.1	Hyperpigmentierungen	525
17.10.2	Hypopigmentierungen	526
17.11	Mastozytosen	527
17.11.1	Mastozytom	527
17.11.2	Urticaria pigmentosa und diffuse Mastozytose	527
17.12	Pilzbedingte Hauterkrankungen	528

Aus Studentensicht

Die Dermatologie mit ihren Dellwarzen, der Windeldermatitis und den Exanthemen ist nicht gerade das schönste Kapitel für die Augen, doch das Lernen der wichtigsten klinischen Charakteristika anhand von Bildmaterial wird dir ungemein helfen. Also zögere nicht zu lange und schnapp dir einen Bildatlas. Präge dir vor allem die arzneimittel- und infektallergischen Exantheme ein.

LERNTIPP Für die Dermatologie empfiehlt es sich, die klinischen Charakteristika auch anhand des Bildmaterials zu lernen.

17.1 Harmlose Hautveränderungen des Neugeborenen

17.1.1 Erythema neonatorum

Epidemiologie
Das Erythema neonatorum ist eine der häufigsten benignen Erkrankungen des Neugeborenen. 50 % aller Termingeborenen sind in den ersten Lebenstagen betroffen. Bei Frühgeborenen tritt es seltener auf.

Ätiologie
Die Ursache ist unbekannt. Man nimmt an, dass das Erythem Ausdruck der Umstellung der Haut auf die Bedingungen des extrauterinen Lebens ist.

Klinik
Es finden sich meist flächenhafte, konfluierende Erytheme mit zentraler gelblich weißer Papel oder Pustel an Brust, Rücken und Extremitäten. Das Gesicht ist selten, Handflächen und Fußsohlen sind nicht betroffen.

Diagnostik
Diagnostische Maßnahmen sind nicht erforderlich. Bei Anfertigung eines Ausstrichs eröffneter Pusteln findet man eine eosinophile Zellinfiltration.

Therapie
Eine Behandlung ist nicht notwendig.

Prognose
Die Prognose ist ausgezeichnet, die Hautveränderungen heilen innerhalb weniger Tage spontan ab.

17.1.2 Milien

Definition
Milia neonatorum sind spontan reversible epidermale Retentionszysten beim Neugeborenen. Sie kommen bei fast allen Neugeborenen vor.

Klinik
Es handelt sich um stecknadelkopfgroße, mit Hornmaterial gefüllte epidermale weißgelbe Zysten (> Abb. 17.1). Nicht selten entstehen sie explosionsartig im Gesicht des Neugeborenen. Sie kommen außerdem auf dem Zahnfleisch vor. Bei Vorkommen in der Mittellinie an der Grenze zwischen weichem und hartem Gaumen spricht man von Epstein-Perlen.

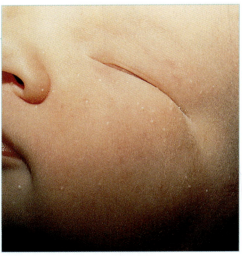

Abb. 17.1 Milien. [E476]

Therapie
Eine Behandlung ist nicht erforderlich.

17.1 HARMLOSE HAUTVERÄNDERUNGEN DES NEUGEBORENEN

Prognose
Die Prognose ist ausgezeichnet, die Hautveränderungen heilen innerhalb weniger Tage spontan ab.

17.1.3 Seborrhoisches Ekzem des Säuglings

Definition
Als seborrhoisches Ekzem des Säuglings bezeichnet man eine häufig auftretende erythematöse Hauterkrankung mit Schuppung bei jungen Säuglingen.

Ätiologie
Es handelt sich um eine Sonderform des seborrhoischen Ekzems. Die Ursache ist unklar, ein allergisches Streuphänomen auf *Candida* wird diskutiert.

Klinik
Betroffen sind hauptsächlich Säuglinge in den ersten 3 Lebensmonaten. Bevorzugt befallen sind der behaarte Kopf, das Gesicht, der Hals und der Stamm. In behaarten Arealen findet sich eine fettig-gelbliche Schuppung, an nicht behaarter Haut treten flächig konfluierende Erytheme mit gelblicher Schuppung auf (➣ Abb. 17.2).

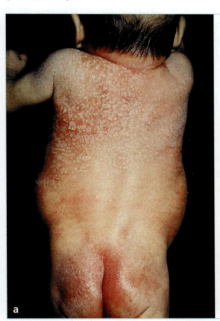
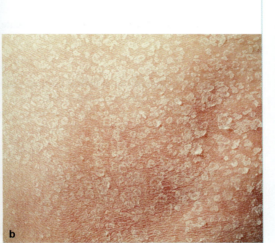

Abb. 17.2 Seborrhoische Säuglingsdermatitis (a und b). [O530]

Therapie
Neben der Meidung von Irritationen der Haut z. B. durch Seifen, kann eine milde hydrophile Hydrokortison-Creme 1% topisch aufgetragen werden.

Prognose
In der Regel bilden sich die Hautveränderungen spontan und ohne Rezidiv innerhalb weniger Wochen zurück.

17.1.4 Mongolenfleck

Epidemiologie
Ein Mongolenfleck tritt bei über 80% dunkelhäutiger Säuglinge und bei weniger als 10% hellhäutiger Säuglinge auf.

Ätiologie
Es handelt sich um eine dermale Ablagerung melaninhaltiger Melanozyten, die bei der Wanderung vom Neuralrohr zur Epidermis liegen geblieben sind.

Klinik
Meist präsakral finden sich blaugraue, in der Regel scharf begrenzte Maculae im Hautniveau.

Therapie
Eine Therapie ist nicht indiziert.

Aus Studentensicht

17.1.3 Seborrhoisches Ekzem des Säuglings

Definition: Häufige erythematöse Hauterkrankung mit Schuppung.

Klinik: In den ersten 3 Lmonaten: Befall von behaartem Kopf, Gesicht, Hals, Stamm: fettig-gelbliche Schuppung. Flächig konfluierende Erytheme mit gelblicher Schuppung an nicht behaarter Haut.

ABB. 17.2

Therapie: Vermeidung von Hautirritationen. Hydrophile Hydrokortison-Creme 1%.

17.1.4 Mongolenfleck

Ätiologie: Dermale Ablagerung melaninhaltiger Melanozyten.

Klinik: Präsakrale blaugraue, scharf begrenzte Maculae im Hautniveau.

Aus Studentensicht

17.2 Bakterielle Hauterkrankungen

17.2.1 Impetigo contagiosa

Definition: Hochkontagiöse, durch Staphylokokken oder Streptokokken verursachte superfizielle Pyodermie mit pustulösen Primäreffloreszenzen.

Klinik
- **Kleinblasiger Typ** (Streptokokken): Kleine, rasch platzende Bläschen
- **Großblasiger Typ** (Staphylokokken): Größere, schlaffe Blasen mit honiggelber Krustenbildung
- **Prädilektionsstellen:** Gesicht, Hände

Therapie: Fett-feuchte Umschläge mit antiseptischen Lösungen. Antibiotische Salben. Bei Bakteriennachweis: Systemische Antibiotikatherapie.

● **PRAXISTIPP**

17.2.2 Staphylococcal Scalded Skin Syndrome (SSSS)

Definition: Ausgedehnte Blasenbildung der Haut mit anschließender Epidermolyse, verursacht durch exfoliative Staphylokokkentoxine.

Pathogenese: Epidermolyse aufgrund der Zerstörung von Zell-Zell-Kontakt zwischen Stratum granulosum und Stratum spinosum.

Klinik: Staphylokokkeninfektion im Nasen-Rachen-Raum → generalisiertes makulöses Exanthem → **Epidermolyse** mit großflächiger Ablösung der oberflächlichen Epidermisschichten. **Prädilektionsstellen:** Rumpfvorderseite, Gesicht, Extremitäten. Abheilung innerhalb von 2 Wochen.

---

17 DERMATOLOGIE

Prognose
Die Prognose ist ausgezeichnet. Mongolenflecken blassen in der Regel innerhalb der ersten Lebensjahre ab.

17.2 Bakterielle Hauterkrankungen

17.2.1 Impetigo contagiosa

Definition
Hochkontagiöse, durch Staphylokokken oder Streptokokken verursachte superfizielle Pyodermie mit pustulösen Primäreffloreszenzen, die vorwiegend im Kleinkind- und Schulalter auftritt.

Ätiologie
Staphylococcus aureus und β-hämolysierende Streptokokken der Gruppe A sind die Erreger. Die Infektion wird als **Schmierinfektion** durch direkten Kontakt oder über Gegenstände übertragen.

Klinik
Man unterscheidet einen **kleinblasigen Typ,** bestehend aus kleinen, rasch platzenden Bläschen, die in der Regel durch Streptokokken verursacht werden, und einen durch Staphylokokken hervorgerufenen Typ mit Ausbildung **größerer, schlaffer Blasen** und typischer honiggelber Krustenbildung (➤ Kap. 7, ➤ Abb. 7.3). **Prädilektionsstellen** sind Gesicht und Hände.

Komplikation
Die gefürchtete, meist durch Streptokokken verursachte Impetigonephritis wird heute nur noch selten gesehen.

Therapie
Fett-feuchte Umschläge mit antiseptischen Lösungen haben sich zur Ablösung der Krusten bewährt. Darüber hinaus kommen antibiotische Salben zum Einsatz. Bei Nachweis von Streptokokken der Gruppe A oder ausgedehntem Befall ist eine systemische Antibiotikatherapie, z. B. mit penicillinasefesten Penicillinen oder einem oralen Cephalosporin, notwendig.

> **PRAXISTIPP**
> Nach einer Impetigo contagiosa sollten bis zu 3 Wochen lang Urinuntersuchungen durchgeführt werden, um eine Impetigonephritis rechtzeitig zu erkennen.

17.2.2 Staphylococcal Scalded Skin Syndrome (SSSS)

Definition
Das Staphylococcal Scalded Skin Syndrome (SSSS) ist ein durch exfoliative Staphylokokkentoxine verursachtes Krankheitsbild, das bevorzugt beim jungen Säugling eine ausgedehnte Blasenbildung der Haut mit anschließender Epidermolyse verursacht.
Nicht mehr gebräuchliche Synonyme sind Impetigo bullosa und Morbus Ritter von Rittershain. Die Begriffe Lyell-Syndrom oder toxische Epidermolyse werden heute für eine durch andere Ursachen ausgelöste Epidermolyse verwendet.

Ätiologie
Das SSSS wird durch die zwei biochemisch und immunologisch unterscheidbaren Exfoliatine A und B (ETA und ETB) verursacht.

Pathogenese
ETA und ETB wirken ausschließlich extrazellulär und zerstören den Zell-Zell-Kontakt zwischen Stratum granulosum und Stratum spinosum, wodurch es zur Epidermolyse kommt. In den Hautveränderungen lassen sich keine Staphylokokken nachweisen.

Klinik
Kinder in den ersten Lebensmonaten sind am häufigsten betroffen. Zuvor besteht häufig eine Staphylokokkeninfektion im Nasen-Rachen-Raum. Ein generalisiertes makulöses Exanthem geht innerhalb von 1–3 Tagen in eine **Epidermolyse** mit großflächiger Ablösung der oberflächlichen Epidermisschichten über (➤ Abb. 17.3). Das Nikolski-Zeichen ist positiv. Das klinische Bild kann einer Verbrennung zweiten Grades ähneln. **Prädilektionsstellen** sind die Rumpfvorderseite, das Gesicht und die Extremitäten. Charakteristischerweise bleiben die Schleimhäute ausgespart, der Allgemeinzustand der Kinder ist bei Ausbleiben sekundärer Komplikationen nicht stark beeinträchtigt. Innerhalb von 2 Wochen kommt es zur Abheilung.

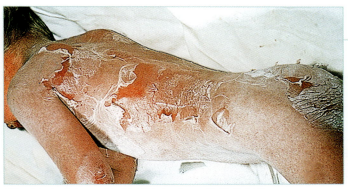

Abb. 17.3 Staphylococcal Scalded Skin Syndrome (SSSS). [M174]

Diagnostik
- **Histologie:** Hohe intraepidermale Blasenbildung **ohne** Nekrose
- **Bakteriologie** negativ

Differenzialdiagnose
- Medikamentöses Lyell-Syndrom
- Stevens-Johnson-Syndrom
- Pemphigus syphiliticus
- Epidermolysis bullosa hereditaria

Therapie
Die Behandlung erfordert die systemische Verabreichung eines staphylokokkenwirksamen Antibiotikums (z. B. Cefuroxim). Zusätzlich erfolgt eine Lokaltherapie mit antibiotischen Salben. Große Blasen werden eröffnet, Krusten mit feuchten Umschlägen abgelöst.

Prognose
Bei frühzeitiger Therapie ist die Prognose gut. Die Erkrankung hinterlässt eine weitgehende Immunität.

> **MERKE** SSSS ist eine hochkontagiöse Staphylokokkeninfektion, die vor allem bei Neugeborenen und jungen Säuglingen auftritt und mit ausgeprägter Blasenbildung einhergeht.

17.2.3 Erysipel

Definition
Das Erysipel ist eine akute, durch β-hämolysierende Streptokokken der Gruppe A verursachte fieberhafte Infektion der Kutis mit Beteiligung der kutanen Lymphgefäße.

Ätiologie
β-hämolysierende Streptokokken der Gruppe A verursachen das Erysipel.

Pathogenese
Der Erregereintritt erfolgt über Bagatellverletzungen (Rhagaden, Erosionen, Schnittverletzungen, Operationswunden). Im Anschluss daran entsteht eine Lymphangitis mit einer diffusen kutanen Entzündung.

Klinik
Die zunächst unauffällige Läsion breitet sich innerhalb von Stunden aus. Eine flammende **Rötung, Schwellung, Druckschmerzhaftigkeit** und **Überwärmung** sind die klassischen Lokalsymptome des Erysipels. Begleitend können hohes Fieber, Schüttelfrost und ein schweres Krankheitsgefühl bestehen.

Komplikationen
- Vulvabefall: Labiennekrose
- Penisbefall: Penisgangrän
- Schleimhautbefall: Larynxstenose
- Lidbefall: Nekrose, Sinusvenenthrombose
- Chronisch-rezidivierendes Erysipel
- Lymphstauung: Elephantiasis

Therapie
Bettruhe ist indiziert. Die systemische antibiotische Therapie mit Penicillin V p. o. oder Penicillin G i. v. steht im Mittelpunkt der Therapie. Cephalosporine oder Makrolide können ebenfalls eingesetzt werden.

Lokal können feuchte Umschläge mit antiseptischen Lösungen hilfreich sein. Zur Rezidivprophylaxe sollte die Eintrittspforte beseitigt werden.

> **MERKE** Klinische Symptome des Erysipels: Rötung, Schwellung, Überwärmung, Druckschmerzhaftigkeit, schweres Krankheitsgefühl mit Fieber und Schüttelfrost.

17.2.4 Panaritium

Definition
Als Panaritium wird eine Staphylokokkeninfektion des Nagelfalzes bezeichnet.

Ätiologie
Der Erreger ist in der Regel *Staphylococcus aureus*. Der Erregereintritt erfolgt meist im Bereich von Nagelfalzverletzungen (Nagelpflege!).

Klinik
Die Lokalsymptome sind Rötung, Schwellung, klopfendes Gefühl und Schmerzen. In ausgeprägten Fällen kommt es zu einer Abszedierung. Die chronische Form nennt sich Paronychie.

Therapie
Bei tiefen Formen ist ein chirurgisches Eingreifen erforderlich. Darüber hinaus kommen desinfizierende Fußbäder zur Anwendung. Eine systemische Antibiotikatherapie ist bei ausgedehnter Entzündung oder ausbleibendem Erfolg der Lokalbehandlung erforderlich.

17.3 Virusbedingte Hauterkrankungen

17.3.1 Molluscum contagiosum

Definition
Molluscum contagiosum ist eine benigne warzenähnliche infektiöse Epitheliose, die durch das *Molluscum-contagiosum-Virus* hervorgerufen wird. Synonyme sind Dellwarzen, Epithelioma contagiosum.

Ätiologie
Das *Molluscum-contagiosum-Virus*, ein streng epidermotropes quaderförmiges DNA-Virus der Poxvirusgruppe, verursacht die Dellwarzen. Die Übertragung erfolgt von Mensch zu Mensch über kleine Epitheldefekte und durch Schmierinfektion. Die Inkubationszeit beträgt mehrere Tage bis hin zu Wochen.

Klinik
Mollusca contagiosa treten häufig bei Kindern mit atopischer Diathese oder Immundefizienz auf. Es handelt sich um stecknadelkopf- bis erbsengroße, auf normaler Haut breitbasig aufsitzende Papeln von weißlicher, gelber bis blassrosa Farbe, die eine zentrale Eindellung aufweisen (> Abb. 17.4). Meist treten sie in hoher Anzahl auf. **Prädilektionsstellen** sind Gesicht, Hals, Stamm und die Extremitäten. Aus dem zentralen Porus lässt sich eine krümelige Masse ausdrücken. Bei Patienten mit atopischem Ekzem können Mollusken durch Autoinokulation in großer Zahl auftreten („Eczema molluscatum").

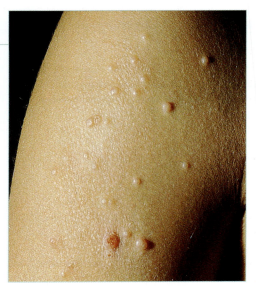

Abb. 17.4 Molluscum contagiosum. [M174]

> **LERNTIPP** Erreger und Klinik von Dellwarzen (Molluscum contagiosum) solltest du kennen.

Diagnostik
Mikroskopische Untersuchung des Molluscuminhalts: Nachweis von typischen „Molluscumkörperchen" (alterierte, ballonartig aufgetriebene, runde bis ovale virushaltige Epithelzellen).

Differenzialdiagnose
- Milien
- Hydrozystome
- Verrucae vulgares

Therapie
Nicht selten kommt es innerhalb von Wochen bis Monaten zur spontanen Abheilung der Läsionen. Die Dellwarzen werden unter Lokalanästhesie (z. B. EMLA-Salbe) durch Ausdrücken mit einer gebogenen Pinzette oder, nach Anritzen mit einem Skalpell oder einer Injektionsnadel, durch **Exkochleation** mit einem scharfen Löffel entfernt. Alternativ kann durch Auftragen einer Kaliumhydroxidlösung 5–10 % eine Entzündungsreaktion ausgelöst werden, wodurch die Spontanremission beschleunigt wird.

17.3.2 Viruspapillome

Definition
Viruspapillome sind durch humane Papillomaviren (HPV) hervorgerufene gutartige infektiöse Epitheliome bzw. infektiöse Akanthome der Haut. Im Bereich der Haut manifestieren sie sich klinisch als Warzen, an der Mundschleimhaut, im Bereich des Larynx sowie im Konjunktivalsack als Papillome und auf den Halbschleimhäuten des Genitales als Kondylome.

Epidemiologie
Kutane Warzen sind im Kindesalter sehr häufig, 50 % der Schulkinder sind Warzenträger. Larynxpapillome sind selten, 80 % der Patienten sind unter 7 Jahre alt, 5–30 % der Patienten erkranken bis zum 6. Lebensmonat. Genitale Infektionen mit HPV stellen eine der häufigsten sexuell übertragenen Erkrankungen dar und betreffen vorwiegend junge Erwachsene. Bei Kindern im präpubertären Alter sollte sexueller Missbrauch als Übertragungsweg erwogen werden.

Ätiologie
Das humane Papillomavirus (HPV) ruft gutartige Tumoren und Papillome hervor. Über 100 Genotypen sind bekannt.

Klinik
Verrucae vulgares et plantares werden durch HPV-1, HPV-2, HPV-4 und HPV-7s verursacht. Einzelne Papeln mit irregulärer schuppiger Oberfläche sind an allen Hautstellen, besonders aber in bradytrophen Arealen zu finden. Eine Sonderform sind die schmerzhaften plantaren Warzen oder Dornwarzen, z. B. der Fußsohle.
Filiforme Warzen stellen dünne Anhängsel mit einem Stiel und einer Basis dar. Bei Kindern sind sie häufig an Lippen, Augenlidern und Nase zu finden.
Verrucae planae juveniles werden durch HPV-3, HPV-10 und HPV-29 verursacht. Es handelt sich um meist multiple, flache, breite und hautfarbene Papeln. Prädilektionsstellen sind Extremitäten und Gesicht.
Die **Epidermodysplasia verruciformis** ist eine seltene, oft familiäre Erkrankung mit ausgedehntem kutanem Befall durch plane Warzen bei T-Zell-Defekt. Aus den Läsionen kann ein Morbus Bowen, ein Plattenepithel- oder ein Basalzellkarzinom entstehen.
Orale Papillome werden durch HPV-1 und HPV-13 verursacht und sind oft multiple, die Mundschleimhaut betreffende erhabene, papulöse Areale, die meist asymptomatisch sind.
Larynxpapillome werden durch HPV-6 und HPV-11 verursacht und betreffen vorwiegend Kinder zwischen dem 1. und 5. Lebensjahr. Sie sind gutartig, wachsen schnell und sind wegen einer ausgeprägten Rezidivneigung schwer zu behandeln. Die klinischen Symptome sind eine raue, belegte Stimme, Heiserkeit, rezidivierender kruppöser Husten und Stridor. Eine lebensbedrohliche Atemwegsobstruktion kann sich entwickeln. Nicht selten bestehen bei den Müttern Condylomata plana im Bereich der Geburtswege, sodass die Infektion wahrscheinlich sub partu übertragen wird.
Genitale Infektionen durch HPV manifestieren sich als Condylomata acuminata, Condylomata plana und als pigmentierte papulöse Effloreszenzen der genital-analen Hautregion. Eine besondere Bedeutung haben Infektionen mit „onkogenen" Papillomaviren (HPV-16, -18, -31, -33) als möglicher Kofaktor bei der Entstehung von Zervix-, Vulva-, Penis- und Analkarzinomen.

Aus Studentensicht

> **LERNTIPP**

Diagnostik: Mikroskopische Untersuchung des **Molluscuminhalts:** Typische Molluscumkörperchen.

Therapie: Spontane Abheilung innerhalb von Wochen bis Monaten. Entfernung der Dellwarzen: Unter Lokalanästhesie durch Ausdrücken mit einer gebogenen Pinzette, nach Anritzen mit einem Skalpell oder einer Injektionsnadel, durch Exkochleation mit einem scharfen Löffel.

17.3.2 Viruspapillome

Definition: Durch humane Papillomaviren hervorgerufene gutartige infektiöse Epitheliome bzw. infektiöse Akanthome der Haut.

Epidemiologie: 50 % der Schulkinder sind Warzenträger, 80 % der Patienten < 7 Jahre. Larynxpapillome sind selten, genitale Infektionen mit HPV sind eine der häufigsten sexuell übertragenen Erkrankungen.

Klinik
- **Verrucae vulgares et plantares** (HPV-1, -2, -4, -7s): Einzelne Papeln mit irregulärer schuppiger Oberfläche; Sonderform: Dornwarze.
- **Filiforme Warzen:** Dünne Anhängsel mit einem Stiel und einer Basis, häufig an Lippen, Augenlidern, Nase.
- **Verrucae planae juveniles** (HPV-3, -10, -29): Multiple, flache, breite und hautfarbene Papeln an Extremitäten oder im Gesicht.
- **Epidermodysplasia verruciformis:** Familiäre Erkrankung, bei T-Zell-Defekt plane Warzen, aus denen ein Morbus Bowen, Plattenepithel- oder Basalzellkarzinom entstehen kann.
- **Orale Papillome** (HPV-1, -13): Asymptomatische, multiple, die Mundschleimhaut betreffende erhabene, papulöse Areale.
- **Larynxpapillome** (HPV-6, -11): Gutartig, schnell wachsend, ausgeprägte Rezidivneigung. Raue, belegte Stimme, Heiserkeit, rezidivierender kruppöser Husten, Stridor.
- **Genitale Infektionen** (onkogene Papillomaviren: HPV-16, -18, -31, -33): Condylomata acuminata/plana, Zervix-, Vulva-, Penis- und Analkarzinom.

17 DERMATOLOGIE

Aus Studentensicht

Diagnostik: Analyse der viralen DNA. Laryngoskopie, histologische Untersuchung bei Larynxpapillomen.

Therapie
- Warzen: **Kryochirurgische** Entfernung. Alternative: **Salizylsäure** 20 % 2- bis 3-mal täglich über 2–4 Wochen.
- Periungale Warzen: **Cantharidin**.
- Epidermodysplasia verruciformis: Retinoid RO-10–9359.
- Larnyxpapillome: Chirurgische Behandlung **(Laserexzision), α- und β-Interferon**.
- Genitale Infektionen: Zytotoxische, chirurgische, immuntherapeutische und antivirale Behandlung.
- Impfstoff gegen HPV-16 und 18.

MERKE

17.4 Blasen bildende Erkrankungen

17.4.1 Hereditäre Epidermolysen

Definition: Erbliche Erkrankungen mit lokalisierter oder generalisierter Blasenbildung der Haut bei mechanischer Beanspruchung.

Klassifikation
- **Intraepidermale Epidermolysen:** Spaltbildung oberhalb der Basalmembran
- **Junktionale Epidermolysen:** Spaltbildung in der Basalmembran auf Ebene der Lamina lucida
- **Dermolytische dystrophische Epidermolysen:** Spaltbildung unterhalb der Basalmembran in der papillären Dermis

Klinik
- **Epidermolysis bullosa simplex:** Blasen bereits bei Geburt oder entstehen in der Säuglingszeit. Mechanische Traumen → runde bis ovale prall gefüllte Blasen, heilen narbenlos ab.
- **Epidermolysis bullosa dystrophica** (schwere Verlaufsform): Blasenbildung an allen Hautpartien. Mechanische Belastung → schlecht heilende Ulzerationen, Verhärtungen, Narben, Atrophien.
- **Epidermolysis bullosa polydysplastica** (sehr schwere Verlaufsform): Mundschleimhaut, Gastrointestinaltrakt: Großflächige Epidermolysen, Erosionen, Mutilationen, Sekundärinfektionen.
- **Epidermolysis bullosa letalis** (schwerste, tödliche Verlaufsform): Ausgedehnter Haut- und Schleimhautbefall: Ösophagus, Dünndarm, Gallenblase.

Diagnostik
- **Analyse der viralen DNA** aus der Läsion mittels Southern-Blot, In-situ-Hybridisierung und PCR sind die Methoden der Wahl.
- **Laryngoskopie** und histologische Untersuchung bei Larynxpapillomen.

Therapie
Warzen können **kryochirurgisch** entfernt werden. Alternativ kommt eine Behandlung mit **Salizylsäure 20 %** 2- bis 3-mal täglich über 2–4 Wochen in Betracht. Bei periungualen Warzen wird **Cantharidin** auf den Nagelfalz aufgetragen. Bei Epidermodysplasia verruciformis wird ein Therapieversuch mit Retinoid RO-10–9359 (ROCHE) p.o. über Wochen bis Monate unternommen. Larynxpapillome erfordern eine chirurgische Behandlung **(Laserexzision)**, die wegen der hohen Rezidivneigung alle 2–3 Wochen wiederholt werden muss. **α- und β-Interferon** werden eingesetzt, um die Papillomzahl zu verringern, die Wachstumsrate zu reduzieren und die Intervalle zwischen den Eingriffen zu verlängern. Genitale Infektionen werden zytotoxisch, chirurgisch, immuntherapeutisch und antiviral behandelt.
Ein Impfstoff gegen HPV-16 und HPV-18 (verursachen 70–80 % der Zervixkarzinome) ist in Europa für junge Mädchen und Frauen zugelassen. Die Impfung wird von der STIKO empfohlen.

Prognose
Warzen und Papillome zeigen häufig eine spontane Regression. Das humane Papillomavirus persistiert jedoch lokal in Abhängigkeit von lokalen (Durchblutung, Koinfektion) und humoralen (Immunitätslage) Faktoren. Rezidive sind häufig. Ein Wiederauftreten oder eine Progression bei Immunsuppression (iatrogen, HIV-Infektion) und Schwangerschaft ist bekannt.

> **MERKE** Bei Auftreten von Kondylomen bei Kindern sollte an die Möglichkeit eines sexuellen Missbrauchs gedacht werden.

17.4 Blasen bildende Erkrankungen

17.4.1 Hereditäre Epidermolysen
Definition
Hereditäre Epidermolysen sind eine heterogene Gruppe erblicher Erkrankungen, die mit lokalisierter oder generalisierter Blasenbildung der Haut bei mechanischer Beanspruchung einhergehen.

Klassifikation
Ursächlich sind bis heute 18 Mutationen beschrieben. Auf der Grundlage der klinischen, genetischen, ultrastrukturellen und immunhistologischen Befunde werden die hereditären Epidermolysen in drei Gruppen eingeteilt.
Intraepidermale Epidermolysen weisen eine Spaltbildung oberhalb der Basalmembran auf. Mehrere Varianten sind bekannt. Die meisten werden autosomal-dominant, einige wenige X-chromosomal-rezessiv vererbt. Mutationen in den Genen für Keratin 5 und 14 liegen zugrunde. Am häufigsten und mildesten ist die Epidermolysis bullosa simplex.
Junktionale Epidermolysen weisen eine Spaltbildung in der Basalmembran auf Ebene der Lamina lucida auf. Diese Form wird überwiegend autosomal-rezessiv vererbt. Mutationen in den Genen für Lamininketten, $β_4$-Kettensäure, $α_6/β_4$-Integrine und Kollagen XVII liegen zugrunde. Die Epidermolysis bullosa junctionalis ist die schwerste Form der hereditären Epidermolysen.
Dermolytische dystrophische Epidermolysen weisen eine Spaltbildung unterhalb der Basalmembran in der papillären Dermis auf. Sie werden entweder autosomal-dominant oder autosomal-rezessiv vererbt. Es liegen Mutationen im *Kollagen-VII*-Gen zugrunde.

Klinik
Die **Epidermolysis bullosa simplex** ist die **mildeste** Verlaufsform. Die Blasen sind bereits bei der Geburt vorhanden oder entstehen in der Säuglingszeit. Im Anschluss an mechanische Traumen entstehen an exponierten Stellen nach einigen Stunden runde bis ovale prall gefüllte Blasen. Einblutungen sind möglich, die Blasen reißen leicht ein. Die Schleimhäute sind in der Regel nicht betroffen. Die Blasen heilen innerhalb einiger Tage narbenlos ab. Wärme führt zu stärkerer Blasenbildung. Der Verlauf wird mit zunehmendem Alter leichter. Zur Blasenbildung kommt es dann nur noch nach stärkeren mechanischen Belastungen.
Die **Epidermolysis bullosa dystrophica** ist eine **schwere** Verlaufsform. Es kommt zur Blasenbildung an allen Hautpartien, die mechanischer Belastung ausgesetzt sind, z. B. an Fingern, Zehen, Handtellern, Fußsohlen, Knien, Ellbogen, Wangen, Nase und Gesäß (➤ Abb. 17.5). Die Schleimhäute sind beteiligt. Nach Einreißen der Blasendecken kommt es zu schlecht heilenden Ulzerationen, Verhärtungen, Narben, Atrophien, Pigmentverschiebungen, Keloiden, Kontrakturen und Milien sowie zu Synechien und Nageldys-

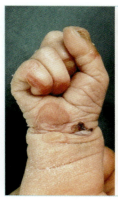
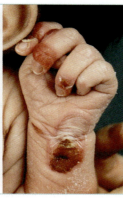

Abb. 17.5 Epidermolysis bullosa dystrophica. Blasen, Ulzerationen und Narben an Fingern und Handgelenken. [O530]

trophien. Ein bleibender Ausfall von Finger- und Zehennägeln, eine Rarefizierung der Endphalangen, eine Alopezie und Hyperhidrose sowie Zahndeformierungen, -verfärbungen und -ausfall können auftreten. Die **Epidermolysis bullosa polydysplastica** ist eine **sehr schwere** Verlaufsform. Großflächige Epidermolysen, Erosionen, Mutilationen und Sekundärinfektionen sind charakteristisch. Die Mundschleimhaut und der Gastrointestinaltrakt sind befallen. Zahnanomalien und eine Skeletthypoplasie bestehen ebenfalls. Die Erkrankung verläuft in der Regel nach wenigen Monaten oder Jahren tödlich.
Die **Epidermolysis bullosa letalis** ist die **schwerste** Verlaufsform mit ausgedehntem Haut- und Schleimhautbefall. Ösophagus, Dünndarm und Gallenblase sind betroffen. Der Tod tritt meist innerhalb weniger Wochen nach der Geburt ein.

Diagnostik
- Histologische Untersuchung betroffener Hautareale.
- Molekulargenetische Untersuchungen stehen heute im Mittelpunkt der diagnostischen Bemühungen.

Therapie
Eine kausale Therapie ist nicht möglich. **Symptomatische Maßnahmen** sind eine konsequente Hautpflege, die Verhinderung bakterieller Superinfektionen und die Vermeidung von Traumen. Die Berufsberatung und eine psychologische Begleitung betroffener Familien haben bei diesen Erkrankungen einen besonderen Stellenwert. Gentherapeutische Methoden wie z. B. die Transplantation autologer transfizierter Keratinozyten befinden sich in der Entwicklung.

17.4.2 Erythema exsudativum multiforme

Definition
Das Erythema exsudativum multiforme ist eine akut auftretende, zeitlich begrenzte Dermatose mit makulösen, papulösen, hämorrhagischen, bullösen und kokardenförmigen Effloreszenzen mit unterschiedlicher Lokalisation und Ausprägung sowie späteren Allgemeinerscheinungen.

Ätiologie
Neben der **idiopathischen** Form kommen **symptomatische** Formen durch Infektionen (Streptokokken, Mykoplasmen, Herpes-simplex-Virus), Einnahme von Medikamenten (Antibiotika, Barbiturate, Antikonvulsiva, Analgetika), und bei malignen Tumoren vor.

Pathogenese
Es handelt sich um eine allergisch-hyperergische Reaktion auf o. g. Antigene.

Klinik
Das **Erythema exsudativum multiforme minus** ist die leichtere klinische Verlaufsform. Die Erkrankung beginnt plötzlich. Gesicht und Streckseiten der Extremitäten sind besonders befallen, während die Schleimhäute nicht betroffen sind. Es entwickeln sich kokardenförmige Effloreszenzen aus münzgroßen hellroten Scheiben mit dunklem Zentrum. Ein Übergang in Blasen ist möglich. Begleitende Arthralgien kommen vor. Eine Abheilung erfolgt innerhalb von 2–3 Wochen mit Pigmentverschiebungen und starker Rezidivneigung.
Das **Erythema exsudativum multiforme majus** ist die schwerere Verlaufsform. Dabei ist mindestens eine Schleimhautregion mitbetroffen. Meist kommt es zu entzündlichen Veränderungen mit Vesikeln und Kokarden der Mundschleimhaut. Die Läsionen heilen in der Regel ohne Narbenbildung ab.
Vom Erythema exsudativum multiforme sind das **Stevens-Johnson-Syndrom** und die **toxische epidermale Nekrolyse (Lyell-Syndrom)** abzugrenzen. Diese überwiegend durch Arzneimittel ausgelösten Erkrankungen gehen mit stammbetonter/generalisierter großflächiger Blasenbildung und konfluierendem Erythem einher. Es kommt zu einer ausgedehnten Schleimhautbeteiligung mit hämorrhagischen, bullösen, erosiven, entzündlichen Veränderungen in Mund, Rachen, Nasenschleimhäuten, Konjunktiven,

---

Aus Studentensicht

ABB. 17.5

Diagnostik: Histologische und molekulargenetische Untersuchungen.

Therapie: Symptomatisch: Konsequente Hautpflege, Verhinderung bakterieller Superinfektionen, Vermeidung von Traumen.

17.4.2 Erythema exsudativum multiforme

Definition: Akut auftretende, zeitlich begrenzte Dermatose.

Ätiologie: Idiopathisch oder symptomatisch.

Klinik
- **Erythema exsudativum multiforme minus** (leichtere Verlaufsform): Plötzlicher Beginn mit kokardenförmigen Effloreszenzen aus münzgroßen hellroten Scheiben mit dunklem Zentrum an Gesicht und Streckseiten der Extremitäten. Abheilung innerhalb von 2–3 Wochen mit Pigmentverschiebungen und hoher Rezidivgefahr.
- **Erythema exsudativum multiforme majus** (schwerere Verlaufsform): Entzündliche Veränderungen mit Vesikeln und Kokarden der Mundschleimhaut, keine Narbenbildung.
- **Stevens-Johnson-Syndrom, toxische epidermale Nekrolyse (Lyell-Syndrom):** Durch Arzneimittel ausgelöst. Großflächige Blasenbildung und konfluierendes Erythem, ausgedehnte Schleimhautbeteiligung mit hämorrhagischen, bullösen, erosiven, entzündlichen Veränderungen in Mund-, Rachen-, Nasenschleimhäuten, Konjunktiven, Korneae, Genitalschleimhaut.

Aus Studentensicht

ABB. 17.6

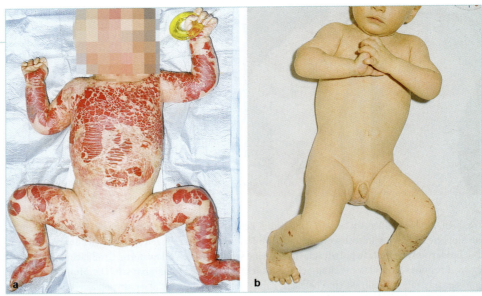

Abb. 17.6 Erythema exsudativum multiforme majus (Stevens-Johnson-Syndrom). **a)** Im akuten Stadium. **b)** Nach überstandener Erkrankung: Restitutio ad integrum. [O530]

Korneae und Genitalschleimhaut (> Abb. 17.6). Der Allgemeinzustand ist erheblich beeinträchtigt, es besteht häufig hohes Fieber. Mögliche Organmanifestationen wie Bronchitis, Pneumonie, Endokarditis, Nephritis, Gastroenteritis und Arthritis treten häufig bei der toxischen epidermalen Nekrolyse auf.

Therapie

Die Beseitigung des auslösenden Agens ist entscheidend. Bei leichten Formen erfolgt eine austrocknende Lokalbehandlung mit Vioformlotio 1 %. Bei schweren Formen sind eine stationäre Überwachung und Kortikosteroide erforderlich.

Therapie: Beseitigung des auslösenden Agens. Leichte Form: Austrocknende Lokalbehandlung mit Vioformlotio 1 %. Schwere Form: Stationäre Überwachung, Kortikosteroide.

MERKE

> **MERKE** Klinik des Erythema exsudativum multiforme:
> - **Erythema exsudativum multiforme minus:** Leichterer Verlauf ohne Befall der Schleimhäute, Abheilung nach etwa 2–3 Wochen, Rezidivneigung
> - **Erythema exsudativum multiforme majus:** Verlauf mit Schleimhautbefall

17.4.3 Acrodermatitis enteropathica

17.4.3 Acrodermatitis enteropathica

Definition: Autosomal-rezessiv vererbte Erkrankung mit enteraler Zinkmalabsorption.

Definition
Seltene autosomal-rezessiv vererbte Erkrankung mit enteraler Zinkmalabsorption.

Klinik
Die ersten klinischen Symptome erscheinen meist im Rahmen der Umstellung von Muttermilch auf Kuhmilch. Es bilden sich **bullöse Hautablösungen** mit nachfolgender Erythrodermie, die gewöhnlich um den Mund, an Händen und Füßen sowie im Genital- und Analbereich beginnen und sich dann auf andere Hautareale ausweiten (> Abb. 17.7). Es besteht eine Neigung zu Infektionen, insbesondere mit *Candida albicans*. Die Hautveränderungen gehen mit einer charakteristischen **Alopezie**, Paronychien, schweren **Diarrhöen** und einer **Schleimhautbeteiligung** (Stomatitis, Glossitis) einher. **Okuläre Symptome** (Photophobie, Konjunktivitis, Blepharitis, Korneadystrophie) sind häufig. Die Kinder sind lethargisch und anorektisch.

Klinik: Nach Umstellung von Muttermilch auf Kuhmilch: **Bullöse Hautablösungen** mit folgender Erythrodermie. Infektionsneigung mit Candida albicans. Zusätzlich **Alopezie**, Paronchien, **Diarrhöen** und Schleimhautbeteiligung. **Okuläre Symptome:** Photophobie, Konjunktivitis, Blepharitis, Korneadystrophie.

ABB. 17.7

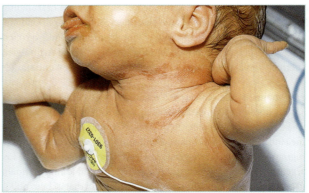

Abb. 17.7 Acrodermatitis enteropathica. [O530]

Diagnostik
- Zink im Plasma stark erniedrigt
- Zink im Urin erniedrigt
- Aktivität der alkalischen Phosphatase im Serum (zinkabhängig) erniedrigt

Therapie
Die Behandlung besteht in einer hoch dosierten oralen Gabe von Zinkaspartat (2 mg/kg KG/d). Während der Zinktherapie sollte die Kupferkonzentration im Plasma überwacht werden, da die Zinkresorption die von Kupfer beeinträchtigt.

Prognose
Unter Zinksubstitution kommt es zu einer raschen Besserung der klinischen Symptome.

> **MERKE** Die Acrodermatitis enteropathica ist eine autosomal-rezessiv vererbte Erkrankung, die zu einem schweren Zinkmangel führt, der sich klinisch mit Haut-, Schleimhaut-, Haar- und Nagelveränderungen sowie gravierenden Allgemeinsymptomen manifestiert.

17.5 Kongenitale Ichthyosen

Definition
Als kongenitale Ichthyosen wird eine heterogene Gruppe generalisierter diffuser Keratosen bezeichnet, die durch eine Störung der epidermalen Differenzierung mit übermäßiger Hornproduktion charakterisiert sind. Von Bedeutung sind vor allem die Gruppe der Ichthyosis vulgaris und die Gruppe der Ichthyosis congenita.

Klassifikation
➤ Tab. 17.1 fasst die klinisch wichtigsten Formen der kongenitalen Ichthyosen zusammen.

Tab. 17.1 Formen der kongenitalen Ichthyosen.

Ichthyosis vulgaris	Ichthyosis congenita
• Autosomal-dominante Ichthyosis vulgaris • X-chromosomal-rezessive Ichthyosis vulgaris	• Nichtbullöse lamelläre Ichthyosis • Lamelläre Ichthyosen • Bullöse Ichthyosen • Syndrome mit Ichthyosis, z. B. Sjögren-Larsson-Syndrom

Ätiologie
Bei einigen Formen der Erkrankung ist der zugrunde liegende Gendefekt bekannt. So werden z. B. die X-chromosomal-rezessive Ichthyosis vulgaris durch Mutationen im *Steroidsulfatase*-Gen, die Ichthyosis lamellosa durch Mutationen im *Transglutaminase-I*-Gen und die Ichthyosis bullosa durch Mutationen im *Keratin-1*- und *Keratin-2*-Gen verursacht.

Klinik
Nur die wesentlichen klinischen Symptome der drei wichtigsten Ichthyosen werden besprochen.
Autosomal-dominant vererbte Ichthyosis vulgaris: Sie ist die häufigste Form (1 : 300 bis 1 : 1.000). In der Neonatalperiode bestehen keine Auffälligkeiten, erste Hautveränderungen zeigen sich in der frühen Kindheit. Die Haut wird sehr trocken und bildet weiße bis schmutzig graue, haftende Schuppen (➤ Abb. 17.8). Prädilektionsstellen sind die Streckseiten der Extremitäten, wobei die Beugen häufig ausgespart sind. Die Handinnenflächen weisen typische verstärkte Furchungen auf, die in der Regel diagnostisch wegweisend sind.
X-chromosomal-rezessiv vererbte Ichthyosis vulgaris: Erste Auffälligkeiten treten bei betroffenen Jungen im Säuglingsalter auf. Das klinische Bild ähnelt dem der Ichthyosis vulgaris, die Schuppung ist jedoch ausgeprägter und dicker. Handinnenflächen und Fußsohlen bleiben stets frei (wichtiges Unterscheidungsmerkmal zur autosomal-dominant vererbten Form).
Autosomal-rezessiv vererbte lamelläre Ichthyose: Die Hautveränderungen bestehen bereits bei Geburt, nicht selten unter dem Bild eines sog. Kollodiumbabys. Auf erythrodermatischem Hintergrund bildet sich eine braune, groblamelläre Schuppung. Insbesondere im Gesicht kommt es zu Narbenzügen mit Ausbildung eines Ektropiums. Es besteht eine Neigung zur Hyperpyrexie und zu Nageldystrophien. Die schwerste Verlaufsform ist die Ichthyosis congenita gravis, die intrauterin zum Fruchttod („Harlekinfetus") führt.

Diagnostik
- Histologische Untersuchung betroffener Hautareale
- DNA-Analyse

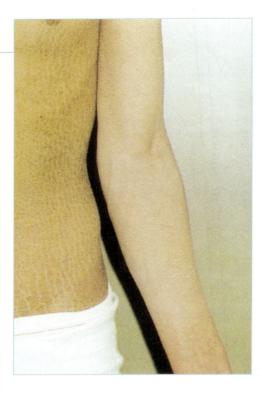

Abb. 17.8 Ichthyosis vulgaris mit trockener, schuppiger Haut am gesamten Integument und Aussparung der Armbeuge. [T407]

Therapie
Zur lokalen Keratolyse werden bevorzugt einweichende Bäder (Seife, Kochsalz) sowie harnstoffhaltige und rückfettende Präparate verwendet. Bei ausgeprägten Veränderungen im Gesicht hat sich die Applikation 10-prozentiger Fruchtsäure in einer Cremegrundlage bewährt. Zur systemischen Keratinolyse können Retinoide eingesetzt werden. Außerdem wird der antiphlogistische Effekt von Kortikosteroiden genutzt. Bei all diesen Therapieformen sollte sorgfältig auf das Nutzen-Risiko-Verhältnis geachtet werden.

17.6 Dermatitiden (Ekzeme)

17.6.1 Windeldermatitis

Definition
Die Windeldermatitis ist eine sehr häufige erythematöse bis erosiv-mazerative Hautentzündung im Windelbereich, bei der es oftmals zu einer Superinfektion mit *Candida albicans* kommt.

Epidemiologie
Die Windeldermatitis ist eine typische Hauterkrankung des Säuglingsalters und tritt hier häufig auf.

Pathogenese und Ätiologie
Die Hautveränderungen entstehen primär durch die Einwirkung von Urin und Stuhl unter Okklusion. Seltener Windelwechsel ist daher ein wichtiger prädisponierender Faktor. Die warme, feuchte Haut und der luftdichte Verschluss durch die Windel bilden ein ideales Milieu für das Wachstum von *Candida*, wodurch es zur Superinfektion kommt. Eine sekundär mit *Candida* besiedelte seborrhoische Dermatitis kann ebenfalls Ursache einer Windeldermatitis sein.

Klinik
Die Dermatose beginnt mit **vesikulär-pustulösen Effloreszenzen,** die rasch konfluieren und sich über die gesamte Windelregion ausdehnen. Im Vollbild ist die Haut intensiv **gerötet,** an den Rändern zeigt sich ein feiner **Schuppensaum.** Zur gesunden Haut hin bestehen münzgroße Satellitenherde, die eine colleretteartige Schuppung aufweisen (➤ Abb. 17.9a). Es besteht eine hohe Rezidivneigung.

Diagnostik
In klinisch eindeutigen Fällen ist kein Erregernachweis erforderlich.

Therapie
Wichtig sind pflegerische Maßnahmen: Häufiges Trockenlegen, Föhnen der Haut und Verzicht auf Windeln fördern den Heilungsprozess. Nystatinpaste ist das Mittel der Wahl zur Behandlung einer Windeldermatitis, wenn eine Superinfektion mit *Candida* besteht. Neben der Lokalbehandlung sollten Säuglinge 3-mal täglich über 10 Tage Nystatin als Suspension erhalten, um die Darmbesiedelung zu behandeln.

Aus Studentensicht

ABB. 17.8

Therapie: Einweichende Bäder sowie harnstoffhaltige und rückfettende Präparate zur lokalen Keratolyse. Bei ausgeprägten Veränderungen: Fruchtsäure-Creme 10%. Retinoide als systemische Keratinolyse. Kortikosteroide.

17.6 Dermatitiden (Ekzeme)

17.6.1 Windeldermatitis

Definition: Erythematöse bis erosiv-mazerative Hautentzündung im Windelbereich.

Pathogenese: Einwirkung von Urin und Stuhl unter Okklusion. Warme, feuchte Haut, luftdichter Verschluss durch die Windel → Wachstum von Candida albicans.

Klinik: Vesikulös-pustulöse Effloreszenzen mit Ausdehnung über die gesamte Windelregion. Intensiv **gerötete** Haut, feiner **Schuppensaum** an den Rändern.

Therapie: Häufiges Trockenlegen, Föhnen der Haut. Bei Superinfektion mit Candida: Nystatinpaste, Nystatin als Suspension 3-mal täglich über 10 Tage.

17.6 DERMATITIDEN (EKZEME)

Prophylaxe

Häufiger Windelwechsel, die Meidung exzessiver Waschprozeduren, viel Luftzufuhr, Meidung entfettender Präparate und eine Abdeckung der Haut mit Zinkpaste sind nützliche prophylaktische Maßnahmen.

> **MERKE** Die Therapie der Windeldermatitis beinhaltet neben der Lokalbehandlung die Verabreichung von Nystatin als Suspension, um die begleitende Darmbesiedelung mit *Candida albicans* zu behandeln.

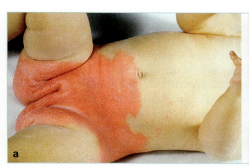 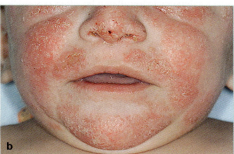

Abb. 17.9 Dermatididen. **a)** Windeldermatitis. **b)** Atopische Dermatitis.

17.6.2 Atopische Dermatitis

Definition

Die atopische Dermatitis ist eine T-Zell-vermittelte entzündliche Hauterkrankung, die als die Haut betreffende Manifestation von Atopie angesehen wird und später in ein Ekzem übergeht. Synonym: Neurodermitis.

> **MERKE** Unter **Atopie** versteht man eine genetisch determinierte Diathese mit unspezifisch auslösbarer Reizbarkeit der Haut und/oder der Oberflächenschleimhäute, die sich einzeln oder kombiniert als Rhinitis allergica, Asthma bronchiale oder Dermatitis atopica manifestiert.

> **LERNTIPP** Die Definition der Atopie solltest du beherrschen.

Epidemiologie

Die atopische Dermatitis ist mit einer Prävalenz von 13 % unter 7-jährigen Kindern eine der häufigsten chronischen Erkrankungen des Kindesalters. Die Häufigkeit der Erkrankung nimmt zu.

> **MERKE** Die atopische Dermatitis ist eine der häufigsten chronischen Erkrankungen des Kindesalters.

Ätiologie

Es besteht eine **genetische Prädisposition.** Nicht die atopische Erkrankung, sondern die Atopiedisposition wird polygen vererbt. Inzwischen sind einige Kandidatengene identifiziert worden. Ein Teil dieser Gene codiert für Barriereproteine der Haut, der andere Teil für Entzündungsmediatoren. Ein weiterer ätiologischer Faktor ist die **vermehrte Exposition gegenüber Innenraumallergenen** (z. B. Hausstaubmilben). Außerdem spielt die **abnehmende Exposition des Immunsystems gegenüber bestimmten Infektionserregern** (z. B. Masern, Tuberkulose, Hepatitis A) eine Rolle.

> **MERKE** Ist ein Elternteil Atopiker, liegt die Wahrscheinlichkeit einer Atopiemanifestation beim Kind bei 30–50 %. Sind beide Eltern Atopiker, beträgt das Risiko 50–80 %.

Pathogenese

Vier Hauptfaktoren spielen eine Rolle:
- Die Störung der Barrierefunktion, die zu Hauttrockenheit **(Sebostase)** führt.
- Die Störung der Immunregulation, die zur **chronischen Entzündung** (Ekzem) führt.
- Die vermehrte Freisetzung von Mediatoren, die zu **Juckreiz** führt.
- Die Reizbarkeit der Haut, d. h. die **Reaktion auf äußere Triggerfaktoren** (Allergene, Infektionen, psychische Belastung, Wolle, Waschmittel).

Den atopischen Erkrankungen liegt ein gemeinsamer immunologischer Pathomechanismus mit überschießender TH2-Immunantwort zugrunde (➤ Kap. 13.3.8).

Aus Studentensicht

Klinik
- **Atopiezeichen:** Dennie-Morgan-Falte, Herthoge-Zeichen, weißer Dermografismus, trockene Haut, Gesichtsblässe, periorbitale Verschattungen.
- **Atopisches Säuglingsekzem:** Akute, exsudative Form an Stamm, Streckseiten der Extremitäten, Gesicht, behaartem Kopf, Aussparung des Windelbereichs. Umschriebene oder disseminiert schuppende, nässende oder verkrustete Erytheme. Juckreiz, Superinfektion möglich. Deutliche Besserung im 2.–3. LJ meist mit Ausheilung.
- **Atopisches Ekzem des Schulalters und der Pubertät:** Licheninfiziertes Ekzem an den großen Beugen. Zerkratzte, verkrustete, erythemosquamöse Herde, Rötung und Verdickung der Haut, Schuppung, flache Papeln, die zu großen Plaques konfluieren. Starker Juckreiz. Trockene, empfindliche Haut. Bei Remission: Melanoderme oder Leukoderme.

MERKE

Komplikationen: Übergang in Erythrodermia atopica Hill, bakterielle Infektion, Superinfektion durch *Candida albicans*, Ausbreitung von Virusinfektionen in befallenen Hautarealen.

Diagnostik: IgE-Gesamtkonzentration i. S. ↑, allergenspezifischer Nachweis (RAST), Prick-, Patch-Test, orale Provokationstests.

Therapie
- **Konsequente Hautpflege:** Feuchte kühlende Umschläge, rückfettende Externa
- **Antibiotische** und antiseptische Behandlung der Superinfektion
- **Linderung des Juckreizes:** Kühlung
- Modulation und **Suppression** der gesteigerten Entzündungsreaktion: Immunsuppressive Makrolide
- **Diätische Therapie** bei nachgewiesener Nahrungsmittelsensibilisierung

MERKE

---

17 DERMATOLOGIE

Klinik

Das atopische Ekzem neigt dazu, sich in den verschiedenen Lebensabschnitten unterschiedlich zu manifestieren. Daneben können verschiedene **Atopiezeichen** vorhanden sein. Dazu gehören die Dennie-Morgan-Falte (doppelte Unterlidfalte), das Herthoge-Zeichen (seitlich ausgedünnte Augenbrauen), der weiße Dermografismus, trockene Haut, Gesichtsblässe und periorbitale Verschattungen.

Das **atopische Säuglingsekzem** tritt ab dem 3. Lebensmonat auf und stellt in der Regel die erste atopische Krankheit dar. Es handelt sich um eine sehr akute, exsudative Form des Ekzems. Neben Stamm und Streckseiten der Extremitäten befällt es besonders das Gesicht und den behaarten Kopf (> Abb. 17.9b). Der Windelbereich ist typischerweise ausgespart. Es bilden sich umschrieben oder disseminiert schuppende, nässende oder verkrustete Erytheme. Es besteht ein erheblicher Juckreiz, die Krusten neigen zu Superinfektion mit *Staphylococcus aureus*. Zwischen dem 2. und 3. Lebensjahr bessert sich das atopische Ekzem in der Regel deutlich. Bei der Mehrheit der Kinder heilt es aus.

Das **atopische Ekzem des Schulalters und der Pubertät** manifestiert sich unter dem Bild eines lichenifizierten Ekzems, das besonders die großen Beugen befällt. Es zeigen sich zerkratzte, verkrustete, erythemosquamöse Herde, Rötung und Verdickung der Haut, Schuppung, flache Papeln, die zu großen Plaques konfluieren. Als Lichenifikation wird eine vergröberte Felderung der Haut mit vertieften Furchen bezeichnet. Auch hier besteht ein starker Juckreiz. Die Haut ist sehr trocken und besonders empfindlich, auf leichte toxische Reize ein Ekzem zu entwickeln. Bei Remission entwickeln sich oft Melanoderme oder Leukoderme. Auch diese Form des Ekzems heilt in der Regel aus, nur selten bestehen persistierende, generalisierte Ekzeme über Jahrzehnte.

MERKE Im **1. Lebensjahr** manifestiert sich die atopische Dermatitis überwiegend im Gesicht und am behaarten Kopf. **Nach dem 1. Lebensjahr** sind Gesicht und behaarter Kopf meist frei, die Gelenkbeugen hingegen stets befallen.

Komplikationen
- Übergang in Erythrodermia atopica Hill
- Bakterielle Infektion
- Superinfektion durch *Candida albicans*
- Ausbreitung von Virusinfektionen in befallenen Hautarealen (Eczema herpeticatum bei Infektionen mit *Herpes simplex*)
- Verschlechterung einer anderen Manifestation der Atopie bei Ausheilung der Hauterscheinungen
- Neurodermitische Katarakt
- Haarausfall bei Kopfherden

Diagnostik
- IgE-Gesamtkonzentration im Serum häufig erhöht
- Nachweis von allergenspezifischem IgE gegen Nahrungsmittelallergene und Allergene der Umwelt (RAST)
- Prick-Test, Patch-Test
- Orale Provokationstests

Therapie
Die vier Hauptsäulen der Therapie sind:
- **Kompensation des Barrieredefekts** durch konsequente Hautpflege
- Eine **Linderung des Juckreizes** durch Mediatorfreisetzung über eine geeignete externe oder systemische Therapie, Suche nach Triggerfaktoren
- Die **antibiotische** bzw. antiseptische **Behandlung** der Superinfektion
- Die Modulation und **Suppression** der gesteigerten **Entzündungsaktivität**

MERKE Häufige Fehler in der Behandlung des atopischen Ekzems sind die Wahl einer falschen Externagrundlage („eine Salbe für alle Fälle"), eine mangelnde antiinfektiöse Therapie, eine „Kortikophobie" (bei Eltern und Arzt) oder der falsche Umgang mit externen Steroiden.

Adaptierte Hautpflege: Die Hautpflege muss an das Stadium des Ekzems, an das Alter des Kindes und an die Lokalisation angepasst werden.

In der **akuten Ekzemphase** werden feuchte kühlende Umschläge angewendet. Anschließend wird auf eine Öl-in-Wasser-Zubereitung (Lotio oder Creme) übergegangen. In der Regel sind eine antiinflammatorische (externe Steroide) und eine antibakterielle Behandlung (lokal und oft auch systemisch) indiziert.
In der **subakuten Phase** werden stärker rückfettende Externa (Cremes oder Lipolotionen) angewandt. Topische Steroide werden ausgeschlichen und u. U. durch andere antiinflammatorische Substanzen ersetzt.

In der **chronischen Phase,** in der Lichenifikation und Sebostase im Vordergrund stehen, muss eine intensive rückfettende Hautpflege erfolgen.

Antipruriginöse Therapie: Potenzielle Auslöser sollten identifiziert und eliminiert werden (dies ist häufig schwierig). Das effektivste externe antipruriginöse Wirkprinzip ist Kühlung (Pflegecremes im Kühlschrank aufbewahren!). Ein Wärmestau begünstigt den Juckreiz (leichte Kleidung). Feuchte Umschläge können hilfreich sein. Topische Antihistaminika werden nicht empfohlen. Wenn lokale Maßnahmen nicht ausreichen, müssen systemische Antihistaminika eingesetzt werden. Antihistaminika der zweiten Generation (z. B. Cetrizin, Tritoqualin, Loratadin) weisen im Gegensatz zu Präparaten der ersten Generation kaum oder keine sedierenden Nebeneffekte auf.

Antimikrobielle Therapie: Die Kolonisationsrate mit *S. aureus* beträgt 90–100 %. Neben der topischen antiseptischen Therapie werden, bei ausgedehntem Befall oder systemischen Infektionszeichen, staphylokokkenwirksame Antibiotika (z. B. Cephalosporine, Amoxicillin, Clindamycin) systemisch angewandt.

Antiinflammatorische Therapie: Die Bekämpfung der kutanen Entzündungsreaktion ist neben der rückfettenden Hautpflege die Grundlage der Therapie des atopischen Ekzems. Topische Steroide helfen im akuten Ekzemschub rasch. Ihr Einsatz ist durch die assoziierten Nebenwirkungen (z. B. Hautatrophie, Teleangiektasien, Pyodermien, Mykosen; systemische Nebenwirkungen sind selten) limitiert. Die Anwendungsdauer topischer Steroide sollte 1–2 Wochen täglicher Anwendung nicht überschreiten. Die Steroide sollten über einen längeren Zeitraum ausgeschlichen werden, um einen „Rebound-Effekt" zu vermeiden. Topische Calcineurininhibitoren (z. B. Tacrolimus) werden als Langzeittherapie eingesetzt. Zudem können sie primär an Körperstellen, an denen topische Steroide vermieden werden sollten, wie Gesicht und Anogenitalbereich, aufgebracht werden.

Immunsuppressiva: Immunsuppressive Makrolide (Ciclosporin A, Tacrolimus [FK506], Ascomycin und Rapamycin) hemmen in aktivierten T-Zellen durch Bindung an Calmodulin die intrazelluläre Signaltransduktion und damit die Bildung proentzündlicher Interleukine. Alternativen sind Azathioprin oder Mycophenolat-Mofetil. Diese Substanzen sind bei schwersten Formen des atopischen Ekzems wirksam, Langzeitbeobachtungen im Kindesalter liegen jedoch noch nicht vor.

Eine diätetische Therapie wird bei nachgewiesener Nahrungsmittelsensibilisierung und dazu passenden Symptomen durchgeführt. Im Säuglingsalter kommen kuhmilchfreie Hydrolysatnahrungen und Elementarnahrungen zum Einsatz.

Begleitende Therapiemaßnahmen: Schulungskurse für Eltern und Patienten, Rehabilitationsmaßnahmen, Diätberatung bei nachgewiesener Nahrungsmittelsensibilisierung sowie eine psychologische Begleitung sind bei dieser chronischen Erkrankung, die zu einem erheblichen Verlust an Lebensqualität für die gesamte Familie führen kann, von besonderer Bedeutung.

> **MERKE** Ab einer Anwendungsfläche von 20 % ist beim Einsatz topischer Steroide mit dem Auftreten systemischer Nebenwirkungen zu rechnen. Die Anwendungsdauer topischer Steroide sollte 1–2 Wochen täglicher Anwendung nicht überschreiten. Der häufigste Fehler besteht in einem abrupten Absetzen des topischen Steroids, sobald sich eine leichte Besserung abzeichnet. Es kommt zu einem „Rebound-Effekt".

17.6.3 Allergische Kontaktdermatitis

Definition

Die allergische Kontaktdermatitis ist die klinische Manifestation der Typ-IV-Sensibilisierung, bei der ein oder mehrere Allergene als Auslöser in Betracht kommen können.

Epidemiologie

Eine allergische Kontaktdermatitis ist bei Säuglingen und Kleinkindern selten. Die Häufigkeit nimmt mit steigendem Lebensalter, Ausreifung des Immunsystems und zunehmender Expositionsdauer gegenüber Allergenen zu.

Ätiologie

- Äußerlich angewandte Medikamente
- Farbstoffe
- Duftstoffe
- Metalle, z. B. Nickel
- Körperpflegemittel

Pathogenese

Beim ersten Eindringen des Antigens durch die Epidermis wird es von antigenpräsentierenden Zellen aufgenommen, prozessiert und in den regionären Lymphknoten den antigenspezifischen naiven T-Zellen vorgestellt. Diese Sensibilisierungsphase dauert 10–14 Tage und ist klinisch stumm. Bei Wiedereindringen des Antigens in die Haut wird es erneut von antigenpräsentierenden Zellen erfasst und den jetzt bereits sensibilisierten antigenspezifischen T-Zellen vorgestellt. Dieser zweite Kontakt führt dann zu einer epidermalen Entzündungsreaktion, die sich dort manifestiert, wo der Antigenkontakt

Aus Studentensicht

Klinik: Massive ödematöse Reaktion → kleine, **stark juckende** Bläschen.

Therapie: Meidung der auslösenden Noxe.

17.7 Urtikarielle Erkrankungen

17.7.1 Urtikaria

Definition: Flüchtiges Exanthem mit Quaddelbildung infolge von Mastzelldegeneration (Sofortreaktion vom Typ I).

Pathogenese: Freisetzung von Histamin und anderen Mediatoren → Vasodilatation, Gefäßpermeabilität ↑ → Serumaustritt in das Gewebe. **Quaddelbildung** bei dermaler Venolenbeteiligung, **Quincke-Ödem** bei Beteiligung größerer subkutaner Gefäße.

Ätiologie
- **Allergische (akute) Urtikaria** durch Mikroorganismen, Medikamente, Impfstoffe, Nahrungsmittel
- **Nichtallergische (chronische Urtikaria)** aufgrund von Mastzelldegranulation durch direkte Einwirkung von chemischen Kontaktnoxen oder physikalischen Reizen

Klinik: Flächenhafte, scharf begrenzte **Eryhteme** mit mäßiger **Schwellung,** hellem Randsaum. Starker **Juckreiz. Urtikarieller Dermografismus:** Hautstrich auf unveränderter Haut mit einem Holzspatel → erythematöser Streifen → urtikarielle Quaddelbildung mit Juckreiz. Schwerste Komplikation: **anaphylaktischer Schock:** Gastrointestinale und respiratorische Symptome, kardiovaskuläre Symptomatik mit arterieller Hypotonie und Bewusstseinseinschränkung → Koma.

Diagnostik: Anamnese, Karenz- und Expositionstest, Hauttestungen.

MERKE

Therapie
- **Allergische Urtikaria:** Meidung identifizierter Allergene, Antihistaminika, Kortikosteroide.

---

17 DERMATOLOGIE

stattgefunden hat. Die häufigsten Kontaktallergene im Kindesalter sind Nickelsulfat, Konservierungs- und Duftstoffe.

Klinik
Am Ort des Kontaktgeschehens entwickeln sich auf einer massiven ödematösen Reaktion kleine, stark **juckende Bläschen,** die später in Krusten übergehen.

Diagnostik
Die Epikutantestung ist das diagnostische Instrument der Wahl.

Therapie
Die Meidung der auslösenden Noxe steht im Vordergrund. In der akuten Phase werden glukokortikoidhaltige Präparate angewandt.

17.7 Urtikarielle Erkrankungen

17.7.1 Urtikaria

Definition
Als Urtikaria („Nesselsucht") wird ein flüchtiges Exanthem mit Quaddelbildung infolge Mastzelldegranulation durch allergische, physikalische oder toxische Noxen (Sofortreaktion vom Typ I) bezeichnet.

Pathogenese
Die Freisetzung von Histamin und anderen Mediatoren aus Mastzellen und Basophilen führt zu einer Vasodilatation und Gefäßpermeabilitätserhöhung, die mit einem Serumaustritt in das Gewebe einhergeht. Bei einer Beteiligung dermaler Venolen kommt es zur **Quaddelbildung.** Bei Beteiligung größerer subkutaner Gefäße entwickelt sich ein **Quincke-Ödem.**

Ätiologie
Man unterscheidet eine **allergische (akute) Urtikaria,** die durch Mikroorganismen (Candida, Bakterien, Parasiten), Medikamente, Impfstoffe, Nahrungsmittel, Konservierungs- und Farbstoffe, Insektengifte oder Inhalationsallergene ausgelöst wird, und eine **nichtallergische (chronische) Urtikaria,** die auf einer Mastzelldegranulation durch direkte Einwirkung von chemischen Kontaktnoxen oder physikalischen Reizen (Brennnessel, Quallengifte, Kälte, Wärme, Druck, Licht) beruht.

Klinik
Bei beiden Formen der Urtikaria zeigen sich flächenhafte, scharf begrenzte **Eryhteme** mit mäßiger **Schwellung,** die oft einen hellen Randsaum aufweisen und innerhalb von Minuten auftreten. Die Herde halten selten länger als 2–6 h an. Es besteht ein starker **Juckreiz.** Nach Abheilung kann am gleichen Ort erst nach Tagen wieder eine Quaddel entstehen (Refraktärphase durch Erschöpfung der Mastzelldepots). Ein Hautstrich auf unveränderter Haut mit einem Holzspatel bewirkt zunächst einen erythematösen Streifen und dann eine urtikarielle Quaddelbildung mit Juckreiz (**urtikarieller Dermografismus**). Bei Larynxbeteiligung mit Glottisödem und Ausweitung zum anaphylaktischen Schock besteht Lebensgefahr.

Der **anaphylaktische Schock** ist die schwerste und bedrohlichste Reaktion vom Soforttyp. Im Kindesalter tritt er bei hochgradiger Sensibilisierung gegen Tiere, Nahrungsmittel, Medikamente, Latex oder Insektengift auf. Die klinischen Zeichen sind neben einer Urtikaria und einem Angioödem gastrointestinale und respiratorische Symptome sowie insbesondere eine innerhalb von Minuten auftretende kardiovaskuläre Symptomatik mit arterieller Hypotonie und Bewusstseinseinschränkung bis zum Koma.

Diagnostik
- Anamnese
- Meist kurze Latenz zwischen Allergenzufuhr und Symptomatik
- Karenztest
- Expositionstest
- Hauttestungen

MERKE Die Suche nach der Ursache einer Urtikaria bleibt in 80 % der Fälle erfolglos.

Therapie
Allergische Urtikaria: Die Meidung identifizierter Allergene wäre eine kausale Therapieform, sie gelingt jedoch selten. Im Rahmen der symptomatischen Therapie kommen Antihistaminika und Kortikosteroide zum Einsatz. In schweren Fällen kann eine Hyposensibilisierungstherapie erwogen werden.

Nichtallergische Urtikaria: Steroide sollten außer bei Druckurtikaria nicht verwendet werden, da die Patienten in der Regel auf Antihistaminika besser ansprechen. Bei Lichturtikaria sind Lichtschutzmittel und Antimalariamittel hilfreich.

Anaphylaktischer Schock: Die wesentliche therapeutische Maßnahme neben der Zufuhr von Volumen ist die subkutane oder intravenöse Verabreichung von Adrenalin. Zusätzlich können Kortikosteroide und Antihistaminika gegeben werden.

17.7.2 Hereditäres Angioödem

Definition
Rezidivierende, anfallsartige Ödeme durch einen seltenen, autosomal-dominant vererbten Defekt des Komplementsystems. Synonym: hereditäres Quincke-Ödem.

Pathogenese
Ein Mangel an C1-Esterase-Inhibitor führt zu einer Aktivierung der Komplementkaskade, wodurch Kinine freigesetzt werden, die die Gefäßpermeabilität erhöhen und Ödeme entstehen lassen.

Klinik
Rezidivierend kommt es zum Auftreten massiver **Ödeme** der Haut und der Schleimhäute. Typischerweise besteht **kein Juckreiz**. Nach einigen Tagen klingen die Ödeme spontan ab. Ödeme im Larynx- und Tracheobronchialbereich sind lebensbedrohlich. Mögliche Auslöser sind Traumen, Infektionen, körperliche Anstrengung und „Stress".

Diagnostik
Bestimmung der C1-Esterase-Inhibitor-Aktivität im Serum.

Therapie
Bei lebensbedrohlichen Schüben erfolgt eine Substitutionstherapie durch Gabe von Fresh Frozen Plasma oder die Verabreichung von C1-Inaktivator-Konzentraten. Neue Therapieansätze sind ein rekombinanter Kallekrein-Inhibitor (z. B. Ellacantide) sowie ein Bradykinin-Rezeptor-Antagonist (z. B. Icatibant).

Prophylaxe
Vor Operationen sollte betroffenen Kindern C1-Inaktivator verabreicht werden.

Prognose
Unbehandelt sterben 30 % der Kinder an einer akuten Atemwegsobstruktion. In der Pubertät kommt es meist zu einer spontanen Besserung der Symptomatik.

17.7.3 Strophulus infantum

Definition
Strophulus infantum ist eine Hauterkrankung mit derben, stark juckenden Quaddeln, Papeln oder Seropapeln durch Bisse von Arthropoden (z. B. Hunde- und Katzenflöhe, Vogelmilben, Kriebelmücken). Synonym: papuläre Urtikaria.

Klinik
Die Hautveränderungen treten fast ausschließlich in den Sommer- und Herbstmonaten und bevorzugt in ländlichen Gegenden auf. Es bilden sich akut zahlreiche, disseminiert oder gruppiert stehende intensiv **juckende** linsengroße **urtikarielle Papeln**. Im Zentrum der Papel können sich winzige Bläschen entwickeln (Seropapel). Das Aufkratzen der Effloreszenzen führt zu hämorrhagischen Krusten, es kommt häufig zu einer Impetiginisation. Prädilektionsstellen sind die Extremitätenstreckseiten und der Stamm.

Differenzialdiagnose
Varizellen sind die wichtigste Differenzialdiagnose! Bei Strophulus sind behaarter Kopf und Mundschleimhaut jedoch frei.

Therapie
Ein Versuch der Beseitigung von Erregerkontakten sollte unternommen werden (Raumdesinfektion, Behandlung erkrankter Haustiere). Im Rahmen der symptomatischen Therapie werden Antihistaminika und juckreizstillende Lotionen angewandt.

> **MERKE** Die wichtigste Differenzialdiagnose von Strophulus infantum sind Varizellen.

17.8 Arzneimittel- und infektallergische Exantheme

17.8.1 Arzneimittelexantheme

Definition
Als Arzneimittelexantheme bezeichnet man Exantheme durch Arzneimittelunverträglichkeit infolge allergischer oder toxischer Mechanismen.

Ätiologie
Jedes Medikament kann Exantheme verursachen!

Pathogenese
- Allergische Sofortreaktion vom anaphylaktischen Typ I
- Allergische Reaktion vom zytotoxischen Typ II
- Allergische Reaktion vom Typ III
- Allergische Spätreaktion
- Toxische Reaktion

Klinik
Das Exanthem ist aufgrund der hämatogenen Ausbreitung meist symmetrisch und generalisiert. Oft bestehen eine Schleimhautbeteiligung sowie Juckreiz, Fieber und Krankheitsgefühl. Eine Organbeteiligung (Leber, Niere, Herz) ist möglich. Die Effloreszenzen können erythematös, makulös, vesikulös-bullös, hämorrhagisch, urtikariell oder papulös-nodös sein. Kombinationen verschiedener Effloreszenzen sind ebenfalls möglich. Ein Übergang in eine Erythrodermie kann stets erfolgen. **Prädilektionsstellen** sind abhängige Körperpartien wie Unterschenkel und die Streckseiten der Extremitäten sowie Hautareale mit funktioneller Durchblutungsstörung.

> **MERKE** Arzneimittelexantheme können sich morphologisch äußerst vielgestaltig präsentieren.

Diagnostik
- Anamnese
- Hauttestungen
- Expositionstests (**cave:** anaphylaktische Reaktionen!)
- RAST und andere In-vitro-Testungen

Therapie
Die Meidung identifizierter Allergene steht im Vordergrund. Im akuten Schub werden Antihistaminika und Kortikosteroide systemisch eingesetzt. Lokal kann Lotio alba appliziert werden.

17.8.2 Erythema nodosum

Definition
Das Erythema nodosum ist eine im Kindesalter häufig auftretende arznei- und infektallergische Reaktion, die durch schmerzhafte subkutane Knotenbildung mit Hautrötung und -überwärmung gekennzeichnet ist.

Ätiologie
- Streptokokkeninfektionen
- Andere bakterielle Infektionen
- Tuberkulose
- Morbus Crohn
- Sarkoidose (Löfgren-Syndrom)
- Virusinfektionen
- Medikamente

Pathogenese
Vermutlich liegt ein allergischer Reaktionsmechanismus zugrunde.

Klinik
Es entstehen kutan-subkutane, **druckschmerzhafte,** teigige, kaum erhabene rötliche **Knoten,** die walnussgroß werden können (> Abb. 17.10). Die Haut ist in diesem Bereich überwärmt. Im Verlauf kommt es durch abgebautes Hämoglobin zu einer grünlich-gelblich-bräunlichen Verfärbung. Schubweise können weitere Knoten auftreten. **Prädilektionsstellen** sind die Unterschenkelstreckseiten, die Oberschenkel und seltener die Arme. Begleitend finden sich oft Fieber, Gelenkschmerzen und ein reduzierter Allgemeinzustand. Innerhalb von 3–5 Wochen kommt es zur narbenlosen Abheilung.

17.9 EPIZOONOSEN

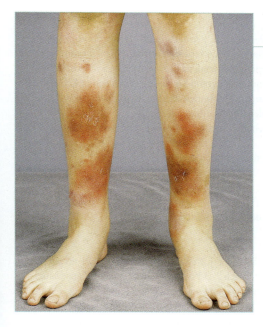

Abb. 17.10 Erythema nodosum. [O530]

Diagnostik
Die Diagnose wird klinisch gestellt, mögliche Grunderkrankungen müssen ausgeschlossen werden.
- Die **Tuberkulinprobe** kann hyperergisch ausfallen (hohe Verdünnung wählen).
- **Röntgen-Thorax:** Sarkoidoseausschluss (Hiluslymphknotenschwellung)
- Suche nach Streptokokkeninfektion
- Medikamenteneinnahme?
- BKS-Beschleunigung
- Erhöhung von α_2-Globulin

Therapie
Bettruhe ist empfehlenswert, wenn der Allgemeinzustand beeinträchtigt ist. Die Lokaltherapie beinhaltet feuchte Umschläge. Bei ausgedehntem Befund ist die Einnahme von Kaliumjodid Mittel der Wahl. Auslösende Allergene sollten, sofern sie identifiziert werden können, gemieden werden.

17.9 Epizoonosen

Definition
Als Epizoonosen werden Hauterkrankungen bezeichnet, die durch Ektoparasiten hervorgerufen werden.

17.9.1 Skabies

Definition
Im Kindesalter sehr häufig auftretende Epizoonose mit der Krätzemilbe *Acarus siro* var. *hominis,* die zu heftig juckenden Hautveränderungen führt.

Ätiologie und Pathogenese
Die Milbe *Acarus siro* var. *hominis* ist 0,3 mm groß, die Gestalt halbkugelig. Das Weibchen gräbt tunnelartige Gänge in die Hornschicht und legt hier Eier ab. Aus den Larven entwickeln sich nach 3 Wochen geschlechtsreife Milben. Die Übertragung erfolgt von Mensch zu Mensch durch direkten Körperkontakt. Die Inkubationszeit beträgt 8 Tage bis 3 Wochen.

Klinik
Es finden sich bis 2 cm lange, fein gekörnte, leicht aufgeworfene **Gänge** in der Hornschicht, an deren Ende die Milbe als graues Pünktchen mit bloßem Auge gerade noch zu erkennen ist. Die Folge sind **entzündliche Papeln** und eitrige **Krusten**. Kratzeffekte entstehen bei starkem Juckreiz, der in der Bettwärme zunimmt. **Prädilektionsstellen** sind die Hände, vor allem palmar und interdigital, die Füße, das Genitale, der Nabel und die Brustwarzen. In der Regel bleibt der Kopf frei, nicht jedoch bei Säuglingen.

Diagnostik
Der Milbennachweis erfolgt durch Entfernung der Milbe mit einer Nadel aus dem Gang und Betrachtung unter dem Mikroskop.

Aus Studentensicht

ABB. 17.10

Diagnostik: Klinische Diagnosestellung. Ausschluss anderer Grunderkrankungen: Tuberkulinprobe, Röntgen-Thorax: Sarkoidose, Streptokokkeninfektion, Medikamenteneinnahme, BKS-Beschleunigung, α_2-Globulin ↑.

Therapie: Bettruhe. Lokaltherapie: Feuchte Umschläge. Ausgedehnter Befund: Kaliumjodid.

17.9 Epizoonosen

Definition: Durch Ektoparasiten hervorgerufene Hauterkrankungen.

17.9.1 Skabies

Definition: Epizoonose mit *Acarus siro* var. *hominis*.

Ätiologie: *Acarus siro* var. *hominis*: 0,3 mm große, halbkugelige Milbe. Aus den Eiern, die in der Hornschicht abgelegt wurden, entwickeln sich nach 3 Wochen Milben.

Klinik: Bis 2 cm lange, fein gekörnte, leicht aufgeworfene **Gänge** in der Hornschicht. **Entzündliche Papeln**, eitrige **Krusten**. **Prädilektionsstellen:** Hände: Palmar, interdigital. Füße, Genitale, Nabel, Brustwarze.

17 DERMATOLOGIE

Aus Studentensicht

Therapie: Permethrin (5%), bei Säuglingen < 3 Monate auf 2,5% verdünnen. Benzylbenzoat.

Therapie
Mittel der Wahl zur Behandlung von Skabies ist Permethrin. Permethrin ist als 5-prozentige Creme erhältlich und muss bei Säuglingen unter drei Monaten auf 2,5% verdünnt werden. Die Anwendung erfolgt einmalig für 8–12 Stunden und wird nur bei ausgeprägtem Befall nach einer Woche wiederholt. Bei Kindern über 2 Jahren wird das gesamte Integument vom Kragenrand bis zu den Zehen behandelt, bei Kleinkindern unter 2 Jahren und Säuglingen sollte der Kopf mitbehandelt werden. Benzylbenzoat ist Mittel der zweiten Wahl und wird an drei aufeinanderfolgenden Tagen aufgetragen.
Eine weitere wichtige Maßnahmen während der Behandlung ist der tägliche Wechsel von Bett- und Körperwäsche (auskochen).
Umgebungsuntersuchungen bei Kontaktpersonen sind immer indiziert.

17.9.2 Pediculosis capitis

Definition: Befall mit der Kopflaus *Pediculus capitis*.

17.9.2 Pediculosis capitis
Definition
Im Kindesalter sehr häufig auftretender Befall mit der Kopflaus *Pediculus capitis*.

Ätiologie: *Pediculi capitis:* 2–3,5 mm lang. Eier („Nissen") sitzen basisnah an den Haaren, Larven schlüpfen nach 8 Tagen, geschlechtsreif nach 2–3 Wochen.

Ätiologie und Pathogenese
Kopfläuse *(Pediculi capitis)* sind 2–3,5 mm lang. Die Eier („Nissen") werden basisnah an die Haare gekittet, die Larven schlüpfen nach 8 Tagen und sind nach 2–3 Wochen geschlechtsreif. Läuse saugen in Abständen von einigen Stunden Blut. Die Übertragung erfolgt von Mensch zu Mensch.

Klinik: Erheblicher **Juckreiz. Pusteln,** hochrote urtikarielle **Papeln.** Eitrige Krustenauflagerung durch bakterielle Superinfektion. Verfilzte Haare, schmerzhafte Lymphknotenschwellung.

Klinik
Das klinische Leitsymptom ist ein erheblicher **Juckreiz.** Es bestehen **Pusteln** und hochrote urtikarielle **Papeln,** die zerkratzt werden. Eitrige Krustenauflagerungen entstehen durch eine bakterielle Superinfektion. Es kommt zur Verfilzung der Haare. Eine schmerzhafte Lymphknotenschwellung, insbesondere okzipital und im Halsbereich, kann auftreten.

Diagnostik
- Die Läuse sind mit bloßem Auge erkennbar, die Nissen lassen sich nicht abstreifen.
- Betrachtung abgeschnittener Haare unter dem Mikroskop.

Therapie: Permethrin (0,5%-Lösung). Applikation ins feuchte Haar, nach 30–45 Minuten Einwirkzeit mit einem engzahnigen Kamm auskämmen und auswaschen. Säuglinge: Dimeticon.

Therapie
Die Läuse und ihre Nissen müssen abgetötet werden. **Permethrin** ist hochwirksam und als 0,5-prozentige Lösung verfügbar. Es wird nur einmal in das feuchte Haar appliziert und nach 30 bis 45 min Einwirkzeit mit einem engzahnigen Kamm ausgekämmt und ausgewaschen. Die Haare sollten dann 3 Tage nicht gewaschen werden. Permethrin darf im Säuglingsalter nicht verwendet werden. Alternativ kann Dimeticon, welches durch mechanischen Verschluss zu einem Ersticken der Läuse führt, angewandt werden.

MERKE   Permethrin muss zur Behandlung bei Pediculosis capitis nur einmal angewandt werden!

17.9.3 Pediculosis pubis

Definition: Filzlausbefall mit *Pediculus pubis*.

17.9.3 Pediculosis pubis
Definition
Befall mit der Filzlaus *Pediculus pubis*.

Ätiologie: Filzlaus *(Pediculus pubis)*: 2 mm lang, breite, schildartige Gestalt. Übertragung durch Geschlechtsverkehr, Kleider, Bettwäsche.

Ätiologie und Pathogenese
Die Filzlaus *(Pediculus pubis)* ist 2 mm lang und hat eine breite, schildartige Gestalt. Die Übertragung erfolgt durch Geschlechtsverkehr, Kleider und Bettwäsche. Nissen kitten sich an die Haare.

Klinik: Mäßiger Juckreiz. **Tâches bleues:** Blaue, ältere Bissstellen. Nissen finden sich in den Haaren. **Prädilektionsstellen** bei Kindern: Augenbrauen, Wimpern; bei Erwachsenen: Achsel-, Schambehaarung.

Klinik
Es besteht ein mäßiger Juckreiz, Kratzeffekte finden sich kaum. Ältere Bissstellen sind blau (**tâches bleues**). Nissen finden sich in den Haaren, z. B. an der Basis der Wimpern. **Prädilektionsstellen** sind bei Kindern die Augenbrauen und Wimpern, bei Erwachsenen die Achsel- und Schambehaarung.

Diagnostik
Diagnostik der Pediculosis capitis (➤ Kap. 17.9.2).

Therapie: Wie bei Kopfläusen (➤ Kap. 17.9.2). Bei Augenbrauen, Wimpern: Mechanische Entfernung mittels Pinzette nach täglich mehrfacher Anwendung von Öl oder Vaseline.

Therapie
Es erfolgt die gleichartige Anwendung von Antiparasitika wie bei Kopfläusen (➤ Kap. 17.9.2). Schwieriger ist die Behandlung im Bereich von Augenbrauen und Wimpern von Kleinkindern, da die toxische Wirkung der Präparate vermieden werden muss. Hier sollten die Läuse und Nissen mechanisch mittels einer Pinzette nach täglich mehrfacher Anwendung von Öl oder weißer Vaseline entfernt werden. Eine Mitbehandlung von Kontaktpersonen ist erforderlich.

> **MERKE** Die häufigsten Epizoonosen im Kindesalter sind:
> - Skabies (Krätze)
> - Pediculosis capitis (Kopfläuse)
> - Pediculosis pubis (Filzläuse)

17.10 Störungen der Pigmentierung

17.10.1 Hyperpigmentierungen

17.10.1.1 Café-au-Lait-Flecken

Histologie
Vermehrung von Melanozyten und Melanin in der Epidermis.

Klinik
Gleichmäßig gefärbter, scharf begrenzter, unregelmäßig geformter milchkaffeefarbener Fleck von Linsen- bis Handtellergröße (> Abb. 17.11). Meist runde Ränder, zackige Ränder kommen aber vor, insbesondere beim McCune-Albright-Syndrom. Meist sind sie bereits bei Geburt vorhanden oder entstehen im Kindesalter. Bis zu drei Café-au-Lait-Flecken sind normal.

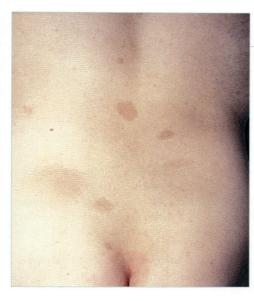

Abb. 17.11 Café-au-Lait-Flecken. [O530]

> **MERKE** Bei mehr als fünf Café-au-Lait-Flecken sollte nach einer Recklinghausen-Neurofibromatose gesucht werden.

17.10.1.2 Incontinentia pigmenti (Bloch-Sulzberger)

Definition
Die Incontinentia pigmenti (Bloch-Sulzberger) ist eine X-chromosomal-dominant vererbte Genodermatose.

Klinik
Seltene erbliche Multisystemerkrankung, die bei Jungen letal verläuft. Bei Geburt oder kurz danach bilden sich **erythematöse Streifen und Bläschen,** bevorzugt an den Extremitäten. Dann folgen ein **warzenartiges Intermediärstadium** und die Entwicklung von fleck- oder streifenförmigen **Hyperpigmentierungen** im Bereich der früheren Läsionen. Häufige Begleitsymptome sind eine Alopezie, Zahnanomalien, eine Entwicklungsretardierung, epileptische Anfälle und okuläre Auffälligkeiten.

Therapie
Im Entzündungsstadium ist eine Lokaltherapie angezeigt, um Superinfektionen zu vermeiden. Bei ausgeprägtem Befund ist eine systemische Kortikosteroidtherapie erforderlich.

17.10.1.3 Postinflammatorische Hyperpigmentierungen

Ätiologie
- Impetigo
- Ekzem
- Neurodermitis

Klinik
Umschriebene Dunkelfärbung der Haut im Bereich früherer entzündlicher Veränderungen, die häufig nur temporär besteht.

17.10.2 Hypopigmentierungen

17.10.2.1 Albinismus

Definition
Als Albinismus werden autosomal-rezessiv (**generalisierter Albinismus**) oder autosomal-dominant (**partieller Albinismus**) vererbte Störungen der Melaninbildung der Haut, der Haare und der Augen trotz normaler Melanozytenzahl und -struktur bezeichnet. Der Albinismus ist gekennzeichnet durch eine verstärkte Lichtempfindlichkeit, ein erhöhtes Risiko für Sonnenbrände und Hauttumoren sowie okuläre Symptome.

Epidemiologie
Die Häufigkeit beträgt etwa 1 : 20.000.

Klassifikation
- **Okulokutaner Albinismus**
  - OCA_1 (tyrosinasenegativer Albinismus)
  - OCA_2 (tyrosinasepositiver Albinismus)
- **Okulärer Albinismus**
- **Partieller Albinismus** (autosomal-dominant)

Klinik
OCA_1: In schweren Fällen führt eine vollständige Depigmentierung von Haut und Haaren zu weißen Haaren, weißer Haut, Photophobie, Nystagmus und Fehlsichtigkeit. Die Iris ist durchscheinend.
OCA_2: Es handelt sich um die häufigste Form eines generalisierten Albinismus; sie kommt häufig in Schwarzafrika vor. Die klinische Symptomatik reicht von geringen Auffälligkeiten bis hin zu schweren Formen, die dem OCA_1 ähneln. Bei Geburt sind die Patienten häufig völlig depigmentiert, im Laufe des Lebens nimmt die Pigmentierung jedoch zu (➤ Abb. 17.12).
Okulärer Albinismus: Es finden sich die albinismustypischen okulären Symptome bei normal pigmentierter Haut und normal pigmentierten Haaren.
Partieller Albinismus: Lokalisierte Hypopigmentierung von Haut und/oder Haaren.

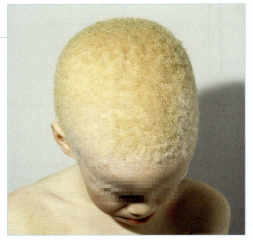

Abb. 17.12 Albinismus. Junge aus Schwarzafrika mit heller Haut und hellen Haaren. [O530]

Therapie
Prophylaktische Maßnahmen bezüglich des erhöhten Risikos für aktinische Keratosen und lichtinduzierte Karzinome bestehen hauptsächlich in einem effektiven UV-Schutz (Kleidung, Brille, Pflegeprodukte mit hohem Lichtschutzfaktor).

17.10.2.2 Vitiligo

Definition
Als Vitiligo wird eine relativ häufige erworbene Depigmentierung der Haut bezeichnet.

Ätiologie
- Unbekannt; Traumen können auslösend sein.
- Familiäre Häufung; Frauen sind häufiger betroffen.
- Gehäuftes Auftreten bei Patienten mit Hyperthyreose, Nebenniereninsuffizienz, perniziöser Anämie, Diabetes mellitus

Klinik
Die Vitiligo tritt meist zwischen dem 10. und 30. Lebensjahr auf. Es kommt zu scharf begrenzten, meist bizarr geformten pigmentfreien Flecken, wobei die angrenzende Haut oft hyperpigmentiert ist. **Prädilektionsstellen** sind stärker pigmentierte Körperpartien wie Gesicht, Hals, Hände, Axillen, Mamillen und die Genitoanalregion.

Verlauf
Die Veränderungen treten meist im Jugendalter auf, die Flecken können wachsen und konfluieren. Extreme Ausdehnungen kommen vor, eine Rückbildung ist möglich.

Therapie
Eine zufriedenstellende Therapie ist bisher nicht verfügbar.

17.10.2.3 Hypomelanosis Ito (Incontinentia pigmenti achromians)

Epidemiologie
Die Erkrankung kommt bei beiden Geschlechtern vor; es gibt bisher keinen Hinweis auf eine genetische Übertragung.

Klinik
Die charakteristischen Hautveränderungen sind bizarr geformte fleckförmige Hypopigmentierungen. Sie sind in Windungen, Streifen und Flecken mit scharfer Begrenzung angeordnet. Palmae, Plantae und Schleimhäute sind ausgespart. Mögliche Begleitsymptome sind Entwicklungsretardierung (70 %), epileptische Anfälle (40 %), kongenitale Herzvitien (10 %), Skoliose, Längenunterschied der Extremitäten und Augenerkrankungen.

17.11 Mastozytosen

Definition
Als Mastozytose wird eine umschriebene oder disseminierte Vermehrung von Mastzellen in der Haut bezeichnet.

17.11.1 Mastozytom

Epidemiologie
Das isolierte Mastozytom ist relativ selten, es kommt vor allem bei Kleinkindern vor.

Histologie
Lichtmikroskopisch ist eine massive Mastzellvermehrung im Korium nachweisbar.

Klinik
Es finden sich solitäre oder wenige einzeln stehende Knoten bis Pflaumengröße mit bräunlich violetter Färbung, die derb und nicht ganz scharf begrenzt sind. Nach Reiben sind sie hochrot, juckend, urtikariell, evtl. blasig (Darier-Zeichen).

Therapie
Isolierte Mastozytome bedürfen oft keiner Therapie, da sie sich in der Regel nach einigen Monaten spontan zurückbilden.

17.11.2 Urticaria pigmentosa und diffuse Mastozytose

Definition
In der Regel gutartige umschriebene Ansammlung von Mastzellen im dermalen Gewebe. Bei der diffusen Mastozytose kommt es zu einer massiven Mastzellvermehrung in der Haut und u. U. in inneren Organen.

Aus Studentensicht

Klinik
- **Urticaria pigmentosa:** Am ganzen Körper vorkommende, disseminierte, meist linsengroße Maculae oder leicht infiltrierte gelbbräunliche Knötchen. Reibung → Rotfärbung, Schwellung. Meist spontane Rückbildung bis zur Pubertät.
- **Diffuse Mastozytose:** Großflächig, Erythrodermie möglich. Bei Organbeteiligung: Lymphknotenschwellungen, Tachykardie, Hypertonie, Hepatosplenomegalie, gastrointestinale Symptome oder Gerinnungsstörung.

ABB. 17.13

Therapie: Antihistaminika bei Juckreiz. Lokal: Glukokortikoide. Bei generalisierter Form: UV-Therapie.

17.12 Pilzbedingte Hauterkrankungen

IMPP-Schwerpunkte
! Definition der Atopie
! Klinik und Erreger der Dellwarzen

NKLM-Lernziele
Eine Übersicht der dem Fach zugeordneten NKLM-Lernziele findest du im Anhang ab Seite 648.

Klinik

Urticaria pigmentosa: Disseminierte, meist etwa linsengroße Maculae oder leicht infiltrierte gelbbräunliche Knötchen, die am ganzen Körper vorkommen, vor allem an Rumpf und Extremitäten (➤ Abb. 17.13). Durch Reiben kommt es zu Rotfärbung und Schwellung, evtl. Juckreiz. Eine Organbeteiligung ist selten. Intensive Kälte- oder Wärmeexposition kann zu massiver Histaminausschüttung führen. In der Regel erfolgt eine spontane Rückbildung bis zur Pubertät.

Diffuse Mastozytose: Sie manifestiert sich großflächig, eine Erythrodermie ist möglich. Bei Organbeteiligung können Lymphknotenschwellungen, eine Tachykardie, eine Hypertonie, eine Hepatosplenomegalie, gastrointestinale Symptome oder eine Gerinnungsstörung auftreten.

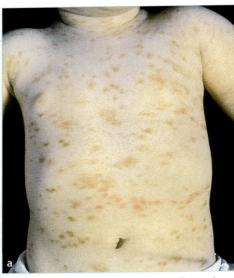 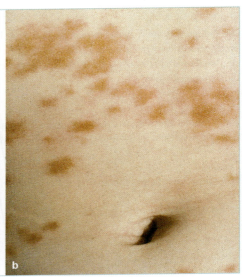

Abb. 17.13 Urticaria pigmentosa. Linsengroße Maculae oder leicht infiltrierte gelbbräunliche Knötchen, vor allem an Rumpf und Extremitäten (a und b). [O530]

Diagnostik
- Histologie: Mastzellansammlungen im oberen Korium
- N-Methylhistamin im 24-h-Urin erhöht

Therapie
Bei Juckreiz werden **Antihistaminika** verabreicht. Glukokortikoide können auf kleine betroffene Hautareale aufgebracht werden, führen aber nur zu einer passageren Linderung. Bei generalisierten Formen mit erheblichen subjektiven Beschwerden kann eine UV-Therapie (UVA$_1$) ab dem Jugendalter eingesetzt werden.

Prognose
Bei der diffusen Mastozytose ist die Prognose quoad sanationem ungünstig.

17.12 Pilzbedingte Hauterkrankungen

Siehe hierzu ➤ Kap. 7.7.

ÜBUNGSFRAGEN FÜRS MÜNDLICHE MIT LÖSUNGSHILFEN

1. Eine häufige Hautkrankheit bei Kindern ist die Impetigo contagiosa. Nenne typische Charakteristika der Erkrankung und die auslösenden Erreger.

Bei der Impetigo contagiosa unterscheidet man einen kleinblasigen vom großblasigen Typ. Die kleinblasige Form wird überwiegend von **ß-hämolysierenden Streptokokken der Gruppe A** verursacht und geht mit kleinen, rasch platzenden Bläschen einher. Beim durch **Staphylococcus aureus** hervorgerufenen großblasigen Typ entstehen größere, schlaffe Blasen. Im Verlauf entstehen die typischen honiggelben Krusten. Prädilektionsstellen sind Gesicht und Hände.

2. Beschreibe die typischen Hautveränderungen und Prädilektionsstellen des atopischen Ekzems in Abhängigkeit vom Alter.

Das **atopische Säuglingsekzem** tritt ab dem 3. Lebensmonat auf und stellt in der Regel die erste atopische Krankheit dar. Es handelt sich um eine sehr akute, exsudative Form des Ekzems, das neben Stamm und Streckseiten der Extremitäten besonders das Gesicht und den behaarten Kopf befällt. Der Windelbereich ist typischerweise ausgespart. Es bilden sich umschrieben oder disseminiert schuppende, nässende oder verkrustete Erytheme. Es besteht ein erheblicher Juckreiz, die Krusten neigen zu Superinfektion mit Staphylococcus aureus.

Das atopische Ekzem des **Schulalters und der Pubertät** manifestiert sich unter dem Bild eines lichenifizierten Ekzems, das besonders die großen Beugen befällt. Es zeigen sich zerkratzte, verkrustete, erythemosquamöse Herde, Rötung und Verdickung der Haut, Schuppung, flache Papeln, die zu großen Plaques konfluieren. Als Lichenifikation wird eine vergröberte Felderung der Haut mit vertieften Furchen bezeichnet. Auch hier besteht ein starker Juckreiz. Die Haut ist sehr trocken und besonders empfindlich, auf leichte toxische Reize ein Ekzem zu entwickeln. Bei Remission entwickeln sich oft Melanoderme oder Leukoderme.

KAPITEL 18 Neuromuskuläre Erkrankungen

18.1	Erkrankungen des Motoneurons	531
18.1.1	Spinale Muskelatrophie (SMA)	531
18.2	Erkrankungen peripherer Nerven	534
18.2.1	Guillain-Barré-Syndrom (GBS)	534
18.2.2	Fazialisparese	535
18.2.3	Hereditäre sensomotorische Neuropathien (HMSN)	536
18.2.4	Hereditäre sensorisch-autonome Neuropathien (HSAN)	536
18.3	Erkrankungen der neuromuskulären Übertragung	537
18.3.1	Myasthenia gravis	537
18.3.2	Botulismus	538
18.4	Myopathien	538
18.4.1	Muskeldystrophien	538
18.4.2	Entzündliche Myopathien	542
18.4.3	Myotone Dystrophie Typ 1 (Curschmann-Steinert)	543
18.4.4	Nichtdystrophe Myotonien	545
18.4.5	Maligne Hyperthermie (MH)	546

Aus Studentensicht

Motorische Endplatte – das war doch eigentlich mit dem Physikum abgehakt. Hier aber lohnt es sich, das Wissen noch einmal hervorzuholen. Denn die Myopathien werden gern gefragt. Und merke dir, dass die Muskeldystrophie Duchenne besonders wichtig ist – dann hast du dieses kurze Kapitel schnell geschafft.

18.1 Erkrankungen des Motoneurons

18.1.1 Spinale Muskelatrophie (SMA)

Definition
Gruppe genetisch bedingter Erkrankungen, die durch den progredienten Verlust von α-Motoneuronen im Vorderhorn des Rückenmarks gekennzeichnet sind und mit einer Muskelatrophie einhergehen.

Epidemiologie
Die Gruppe proximaler spinaler Muskelatrophien mit Beginn im Kindesalter kommt mit einer kumulativen Häufigkeit von 1:6.000 Geburten/Jahr vor.

Ätiologie
Über 95 % der Patienten mit SMA Typ I, über 90 % der Patienten mit SMA Typ II und über 80 % der Patienten mit SMA Typ III weisen eine Deletion im **Survival-Motor-Neuron-Gen (SMN)** auf. Darüber hinaus finden sich bei 40–90 % der Patienten mit SMA Typ I, bei 10–40 % der Patienten mit SMA Typ II und bei 20 % der Patienten mit SMA Typ III zusätzlich Deletionen im **neuronalen Apoptoseinhibitor-Gen (NAIP)**. Das *SMN*-Gen ist also nicht allein krankheitsverursachend und Deletionen im *NAIP*-Gen sind mit der Schwere der Erkrankung korreliert.
Heute werden 6 verschiedene Formen der SMA unterschieden (➤ Tab. 18.1). Dieses Kapitel beschäftigt sich nur mit den häufigeren proximalen SMA. Zunächst werden die klinischen Symptome der einzelnen Formen besprochen. Diagnostik und Therapie werden im Anschluss für alle Formen gemeinsam abgehandelt.

18.1 Erkrankungen des Motoneurons

18.1.1 Spinale Muskelatrophie (SMA)

Definition: Muskelatrophie durch genetisch bedingten progredienten Verlust von α-Motoneuronen im Vorderhorn des Rückenmarks.

Epidemiologie: 1:6.000 Geburten/Jahr.

Ätiologie: Häufig Deletion im **Survival-Motor-Neuron-Gen (SMN)**. Zusätzlich korrelieren Deletionen im **neuronalen Apoptoseinhibitor-Gen (NAIP)** mit der Schwere der Erkrankung.

Tab. 18.1 Klassifikation der spinalen Muskelatrophie im Kindesalter.

	Typ	Manifestationsalter, Verlauf	Vererbung
Proximale SMA	Typ I (Werdnig-Hoffmann)	1. Lebensjahr, rasch progredient, kein freies Sitzen	AR
	Typ II (intermediäre SMA)	1. Lebensjahr, chronischer Verlauf, freies Sitzen, kein freies Laufen	AR

TAB. 18.1

18 NEUROMUSKULÄRE ERKRANKUNGEN

Aus Studentensicht

Tab. 18.1 Klassifikation der spinalen Muskelatrophie im Kindesalter. (Forts.)

	Typ	Manifestationsalter, Verlauf	Vererbung
	Typ III (Kugelberg-Welander)	Kindesalter, chronischer Verlauf, freies Sitzen und freies Laufen	AR
	Typ IV (adulte Form)	10–30 Jahre, Stehen und Gehen, milde Muskelschwäche	AR
Distale SMA	Distale SMA der oberen Extremität	2. Dekade, langsam progredient	AD
Sonderformen	SMA mit diaphragmaler Schwäche	Neugeborene, rasch progredient	AR
	SMA mit Arthrogrypose und Knochenfrakturen	In utero, Frakturen bei Geburt	AR
	SMA mit olivopontozerebellärer Atrophie	1. Lebensjahr, rasch progredient	AR
	Infantile SMA mit Kontrakturen	Neugeborene, rasch progredient	XR

AR: Autosomal-rezessiv; AD: Autosomal-dominant; XR: X-chromosomal-rezessiv.

18.1.1.1 Spinale Muskelatrophie Werdnig-Hoffmann (SMA Typ I)

Pathologie

Der ausgeprägte Verlust von Vorderhornzellen mit Atrophie von Vorderwurzeln führt zu einer felderförmigen Atrophie von Gruppen nicht innervierter Fasern oder Faszikel.

> **MERKE** Bei den spinalen Muskelatrophien kommt es zu einem progredienten Untergang motorischer Vorderhornzellen und zu konsekutiver Muskelatrophie.

Klinik

Die Erkrankung beginnt bereits in utero oder in den ersten 3 Lebensmonaten. Anamnestisch finden sich häufig pränatal **schwache Kindsbewegungen**. Ein zuvor gesund erscheinender Säugling verliert oft innerhalb weniger Tage die Fähigkeit, die Beine zu bewegen oder zu strampeln. Sehr rasch bildet sich ein charakteristisches Lähmungsmuster aus, wobei die **Schwäche der Beine** ausgeprägter als die des Rumpfes, der Arme und des Gesichtes ist (➤ Abb. 18.1). Zur Bewertung des Ausmaßes der Muskelschwäche eignet sich eine standardisierte Skala (➤ Tab. 18.2).

18.1.1.1 Spinale Muskelatrophie Werdnig-Hoffmann (SMA Typ I)

Pathologie: Verlust von Vorderhornzellen mit Atrophie von Vorderwurzeln.

MERKE

Klinik:
- Pränatal häufig **schwache Kindsbewegungen**. Sehr rasch ausbildendes charakteristisches Lähmungsmuster. **Schwäche der Beine** am stärksten ausgeprägt.
- Vollbild der Erkrankung: Ausgeprägte **Muskelhypotonie (Floppy Infant)** und **Froschhaltung**. **Muskeleigenreflexe erloschen**. **Polymyoklonien** der Finger und Zehen, feines **Fibrillieren der Zunge**. Normale **Intelligenz**. Frühzeitiges Auftreten von **Skoliose** und **Gelenkkontrakturen**. Tod meist in den ersten 2 LJ durch Infektion oder Ateminsuffizienz.

ABB. 18.1

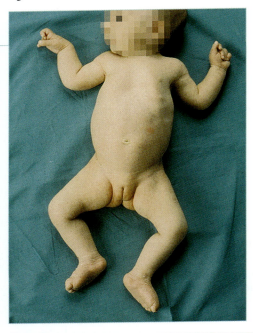

Abb. 18.1 Vier Wochen alter Säugling mit akuter spinaler Muskelatrophie Werdnig-Hoffmann (SMA Typ I). Ausgeprägte Muskelhypotonie und Froschhaltung. [O530]

TAB. 18.2

Tab. 18.2 Bewertung der Muskelschwäche.

0	Keine Muskelkontraktion	3	Bewegung gegen Schwerkraft
1	Spur von Muskelkontraktion	4	Bewegung gegen Schwerkraft und Widerstand
2	Bewegung ohne Schwerkraft	5	Normale Kraft

Das Vollbild der Erkrankung geht mit einer ausgeprägten Muskelhypotonie **(Floppy Infant)** und einer **Froschhaltung** einher. Per definitionem erlernen Kinder mit SMA Typ I das freie Sitzen nicht. Es besteht kaum Spontanmotorik, die **Muskeleigenreflexe** sind **erloschen**. Der N. phrenicus bleibt relativ ausgespart, sodass sich eine paradoxe Atmung mit Einziehung des Thorax bei Inspiration ausbildet. **Polymyoklonien** der Finger und Zehen sowie ein feines **Fibrillieren der Zunge,** vor allem beim Schreien, sind charakteristisch. Das Schreien ist schwach, eine **bulbäre Beteiligung** macht sich als Trinkschwäche und Aspirationsneigung bemerkbar. Die **Intelligenz** ist **normal** und die Kinder wirken häufig besonders aufmerksam und klug, da die Anstrengungen, die sie nicht auf ihre motorische Entwicklung richten können, ihrer geistigen Entwicklung zugutekommt. Es kommt zu frühzeitiger **Skoliose** und **Gelenkkontrakturen**. Der Tod tritt meist in den ersten 2 Lebensjahren durch Infektion oder Ateminsuffizienz ein.

Differenzialdiagnose Floppy Infant
- ZNS-Erkrankungen
- Glykogenspeichererkrankungen
- Chromosomenanomalien
- Myotone Dystrophie
- Defekte der mitochondrialen Atmungskette
- Rückenmarksverletzungen
- Spinale Muskelatrophie
- Myositis
- Kongenitale Muskeldystrophie
- Myasthenische Syndrome
- Kongenitale Myopathie

> **PRAXISTIPP**
> Polymyoklonien der Finger und Zehen sowie ein feines Fibrillieren der Zunge, vor allem beim Schreien, sind charakteristisch für die spinale Muskelatrophie Typ I Werdnig-Hoffmann und helfen bei der Blickdiagnose.

18.1.1.2 Intermediäre spinale Muskelatrophie (SMA Typ II)
Klinik
Die Kinder entwickeln sich zunächst normal und lernen zu sitzen. Schluck- und Trinkschwierigkeiten bestehen nicht. Im weiteren Verlauf können die Patienten jedoch ihr Körpergewicht nicht tragen. Sie erlernen das freie Laufen nicht. Die Kraft in den Armen und der Rückenmuskulatur ist vermindert. Es kommt zu einer stark **verzögerten statomotorischen Entwicklung** mit **proximal betonter Muskelschwäche**, fehlenden Muskeleigenreflexen und normaler Intelligenz. **Faszikulationen** der Zunge und ein **Tremor** der Hände sind charakteristisch. Häufig kommt es in der 1. Dekade zu einer **Skoliose** und zu einer **Hypoventilation**. Die pulmonale Kapazität ist für die Langzeitprognose entscheidend. 75 % der Patienten erreichen das Erwachsenenalter.

18.1.1.3 Spinale Muskelatrophie Kugelberg-Welander (SMA Typ III)
Klinik
Sie ist die mildeste Form der spinalen Muskelatrophie mit normaler statomotorischer Entwicklung in den ersten Lebensjahren. Die klinische Symptomatik beginnt im 2.–3. Lebensjahr mit einer **langsam progredienten, proximal betonten Muskelschwäche**. Ein **Tremor** der Hände ist charakteristisch. Die **Schultergürtelmuskulatur** ist besonders betroffen, die Gehfähigkeit bleibt meist erhalten.

18.1.1.4 Diagnostik und Therapie
- CK im Serum meist normal, selten leicht erhöht (< 200 U/l).
- **Sonografie der Muskulatur:** Bei Typ I pathognomonische Veränderungen: Fettgewebsschicht am M. quadriceps femoris im Verhältnis zur Muskelschicht ≥ 1.
- **EMG:** Verbreiterte, in der Anzahl verminderte und vermehrt polyphasische Potenziale, Einzeloszillationen, Fibrillationen (typisches Bild der neurogenen Atrophie); in den ersten Lebensmonaten Nachweis einer charakteristischen, regelmäßigen Spontanaktivität von 5–15 Hz im entspannten Muskel.
- **Nervenleitgeschwindigkeit:** Unauffällig.
- **EKG:** Unauffällig; Registrierung eines Oberflächenzitterns der Muskulatur.
- **Muskelbiopsie:** Sie wird wegen der Fortschritte auf molekulargenetischem Gebiet zunehmend entbehrlich. Die felderförmige Atrophie von Gruppen nicht innervierter Fasern ist charakteristisch.
- **DNA-Analyse:** Nachweis von Deletionen im *SMN*- und im *NAIP*-Gen.

Neue Therapiestrategien wie der Einsatz von Antisense-Oligonukleotiden, die zu einer Vermehrung des funktionsfähigen SMN-Proteins führen, wurden in Deutschland kürzlich zugelassen.
Die sich bei Typ I regelmäßig und bei Typ II häufig einstellende Hypoventilation kann durch eine **nächtliche Maskenbeatmung** mit einem BIPAP-Beatmungsgerät (BIPAP = Bilevel Intermittent Positive Airway Pressure) ab dem 1. Lebensjahr wirksam behandelt werden. Intubation oder Tracheotomie und Beatmung sollten bei schwer betroffenen Typ-I-Patienten nicht erfolgen, da eine anschließende Entwöhnung vom Beatmungsgerät nicht mehr gelingt. Eine Gedeihstörung bei Schluckschwäche kann bei Patienten mit Typ I oder II durch Anlage einer PEG und **Nahrungssondierung** behoben werden. **Orthopädische Maßnahmen** sowie eine intensive **physiotherapeutische Behandlung** sind von besonderer Bedeutung.

Aus Studentensicht

Differenzialdiagnose Floppy Infant
- ZNS-Erkrankungen
- Glykogenspeichererkrankungen
- Chromosomenanomalien
- Myotone Dystrophie
- Defekte der mitochondrialen Atmungskette
- Rückenmarksverletzungen
- Spinale Muskelatrophie
- Myositis

PRAXISTIPP

18.1.1.2 Intermediäre spinale Muskelatrophie (SMA Typ II)
Klinik: Zunächst normale Entwicklung. Dann stark **verzögerte statomotorische Entwicklung** mit **proximal betonter Muskelschwäche,** fehlenden Muskeleigenreflexen und normaler Intelligenz. **Faszikulationen** der Zunge, **Tremor** der Hände. Häufig **Skoliose** und **Hypoventilation** in 1. Dekade.

18.1.1.3 Spinale Muskelatrophie Kugelberg-Welander (SMA Typ III)
Klinik: Mildeste Form der spinalen Muskelatrophie. Im 2.–3. LJ **langsam progrediente, proximal betonte Muskelschwäche** besonders des Schultergürtels. **Tremor** der Hände. Gehfähigkeit bleibt meist erhalten.

18.1.1.4 Diagnostik und Therapie
Diagnostik: Sonografie der Muskulatur. **EMG:** Verbreiterte, in der Anzahl verminderte und vermehrt polyphasische Potenziale, Einzeloszillationen, Fibrillationen. Nervenleitgeschwindigkeit, EKG unauffällig. **DNA-Analyse:** Deletionen im *SMN*- und im *NAIP*-Gen.

Therapie: Therapie mit Antisense-Oligonukleotiden neu zugelassen. Symptomatische Therapie. Hypoventilation: Ab 1. LJ. **nächtliche Maskenbeatmung** mit BIPAP-Beatmungsgerät. Gedeihstörung bei Schluckschwäche: PEG und **Nahrungssondierung**. Orthopädische Maßnahmen, intensive **physiotherapeutische Behandlung**.

18.2 Erkrankungen peripherer Nerven

18.2.1 Guillain-Barré-Syndrom (GBS)

Definition
Postinfektiöse aufsteigende symmetrische Polyradikuloneuritis mit Demyelinisierung hauptsächlich motorischer, aber auch sensibler Nerven, die mit einem charakteristischen Liquorbefund einhergeht.

Epidemiologie
Das GBS tritt bei Kindern mit einer Häufigkeit von 1 : 100.000 und einem Altersgipfel von 3–9 Jahren nur halb so häufig auf wie im Erwachsenenalter.

Ätiologie
In 80 % der Fälle geht eine akute Infektion des Respirations- oder Gastrointestinaltrakts um 1–4 Wochen voraus. Die häufigsten Erreger sind *CMV*, *EBV*, Mykoplasmen und *Campylobacter jejuni*. Die Assoziation des GBS mit bestimmten Grippe- und Tollwutimpfstoffen ist bewiesen.

Pathogenese
Wahrscheinlich handelt es sich um eine Autoimmunreaktion gegen peripheres Nervengewebe (Ganglioside) durch molekulare Mimikry.

Klinik
Die akute neurologische Erkrankung beginnt häufig mit **Rücken-** und **Beinschmerzen,** denen eine **symmetrische Muskelschwäche der unteren Extremitäten** folgt. Die **Muskeleigenreflexe** sind **erloschen.** Die Paresen steigen zunehmend zur Muskulatur der oberen Extremitäten und des Rumpfes auf. **Hirnnervenlähmungen** (z. B. Fazialisparese) sind in 50 % der Fälle nachweisbar. Nach 4 Wochen ist der Höhepunkt der Erkrankung erreicht. Zu diesem Zeitpunkt sind 75 % der Patienten nicht mehr gehfähig. 15–20 % der Kinder müssen wegen einer neurogenen **Ateminsuffizienz** beatmet werden. Bei **Dysphagie** besteht Aspirationsgefahr. Eine **Beteiligung des autonomen Nervensystems** äußert sich in Blutdruckschwankungen, Herzfrequenzschwankungen und schweren Bradykardien bis hin zu Asystolien. Eine temporäre Schrittmacherimplantation ist in Einzelfällen nötig! Nach einem Plateau von 1–4 Wochen setzt die Remissionsphase ein, die 3 Wochen bis 24 Monate dauern kann.
Eine Sonderform ist das **Miller-Fisher-Syndrom,** das sich mit einer akuten äußeren Augenmuskellähmung, einer Ataxie und Areflexie manifestiert.
Eine wichtige klinische Differenzialdiagnose ist die intraspinale Raumforderung (ISR, ➤ Tab. 18.3).

Tab. 18.3 Klinische Differenzialdiagnose Guillain-Barré-Syndrom (GBS) versus intraspinale Raumforderung (ISR).

	GBS	ISR
Infektionsanamnese	+	–
Muskeleigenreflexe	–	++/+/–
Babinski-Reflex	–	+/–
Blasenentleerungstörung	Spät	Früh
Sensibilität	Meist intakt	Meist gestört

Diagnostik
- **Liquor:** „dissociation cytoalbuminique" (normale Zellzahl, ausgeprägte Erhöhung der Albuminkonzentration, normale Glukosekonzentration)
- Aktivität der CK im Serum: Gering oder nicht erhöht
- **Nervenleitgeschwindigkeit:** Verringert
- **EMG:** Zeichen der Denervation
- MRT: Pathologische Kontrastmittelaufnahme im Bereich der Vorderwurzel

> **PRAXISTIPP**
> Die dissociation cytoalbuminique (normale Zellzahl, ausgeprägte Erhöhung der Albuminkonzentration) im Liquor ist das klassische biochemische Merkmal des GBS.

Therapie
Medikamentöse Therapie: Die intravenöse Verabreichung von **7S-Immunglobulinen** in hoher Dosierung (400 mg/kg KG/d über 5 Tage) wird mit Erfolg angewandt. Sie ist der bei Erwachsenen sehr wirksamen Plasmapherese gleichzusetzen.
Symptomatische Therapie: Wegen drohender Ateminsuffizienz muss eine stationäre Überwachung, ggf. die frühzeitige Intubation und Beatmung, erfolgen. Wesentlich ist die früh beginnende Physiotherapie.

18.2 ERKRANKUNGEN PERIPHERER NERVEN

Prognose
Meist ist der Verlauf im Kindesalter gutartig. 96 % der Kinder erlangen nach 30–180 Tagen wieder ihre Gehfähigkeit. Bei den meisten Patienten kommt es zur Rückkehr der vollen Muskelkraft. In manchen Fällen bleibt eine Restschwäche bestehen. Die Rückbildung der Symptome erfolgt in umgekehrter Reihenfolge der Entstehung: von kranial nach distal. Die Muskeleigenreflexe erholen sich zuletzt. Tödliche Verläufe durch bulbäre und respiratorische Beteiligung bei ausbleibender Diagnosestellung und Therapie kommen vor. Rezidive treten in 7 % der Fälle auf.

> **LERNTIPP** Den typischen Liquorbefund des GBS musst du für die Prüfung unbedingt kennen: Eiweiß ist erhöht, Zellzahl aber normal.

18.2.2 Fazialisparese

Definition
Bei einer peripheren oder nukleären Läsion des N. facialis kommt es zu einer Parese der mimischen Muskulatur im Bereich aller 3 Fazialisäste. Bei Läsion der kortikobulbären Bahn bleibt die Funktion des Stirnastes aufgrund der doppelseitigen kortikalen Repräsentation intakt.

Ätiologie
Die Fazialisparese ist im Kindesalter überwiegend entzündlich bedingt. Seltener wird sie durch Traumen, maligne Tumoren oder Metastasen verursacht.

Differenzialdiagnose
- Idiopathisch (Bell-Parese: Fokale Neuritis im Verlauf des Fazialiskanals post- oder parainfektiös, z. B. bei IDOL)
- Lyme-Borreliose
- Otitis media
- Zoster oticus
- Guillain-Barré-Syndrom
- Geburtsverletzungen
- Felsenbeinfrakturen
- Tumoren des Hirnstamms und des Kleinhirnbrückenwinkels
- Neuroblastommetastasen

> **MERKE** Die Lyme-Borreliose ist die häufigste verifizierbare Ursache der akuten Fazialisparese im Kindesalter. Der Borrelientiter muss daher unbedingt bestimmt werden.

Klinik
Periphere Fazialisparese: Alle 3 Äste sind gleichermaßen betroffen. Es kommt zu einer Lähmung der Gesichtsmuskulatur im Stirn-, Augen- und Mundbereich. Stirnrunzeln und Augenschluss sind nicht möglich. Es besteht die Gefahr der Keratitis durch Austrocknen der Kornea (➤ Abb. 18.2a). Auf der betroffenen Seite hängt der Mundwinkel herab (➤ Abb. 18.2b). Geschmacksstörungen auf den vorderen zwei Dritteln der Zunge sind häufig.
Zentrale Fazialisparese: Der Stirnast ist ausgespart, d. h., die Stirn kann gerunzelt werden, das Auge kann geschlossen werden, es besteht keine Geschmacksstörung.

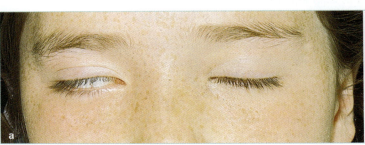
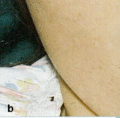

Abb. 18.2 Periphere Fazialisparese rechts. **a)** Unvollständiger Lidschluss rechts. **b)** Der Mund kann auf der rechten Seite nicht gespitzt werden. [O530]

Therapie
Bei Vorliegen einer Neuroborreliose (erster Hinweis darauf ist eine Liquorpleozytose) muss eine konsequente **antibiotische Therapie** mit Ceftriaxon über 2–3 Wochen intravenös erfolgen (➤ Kap. 7). Eine wichtige symptomatische Maßnahme ist der Schutz der Kornea (Augensalbe nachts). Eine physiotherapeutische Behandlung mit Übungen der Gesichtsmuskulatur kann den Verlauf abkürzen.

Aus Studentensicht

Prognose: Vollständige Remission ohne Residualsymptome (85%).

FALL

Prognose
Bei idiopathischen Formen ist die Prognose ausgezeichnet. In 85% der Fälle kommt es zu einer vollständigen Remission ohne Residualsymptome. In 10% der Fälle bleibt eine leichte Schwäche, in 5% der Fälle eine bleibende schwere Muskelschwäche bestehen. Symptomatische Formen verlaufen in Abhängigkeit von der Grunderkrankung.

> **FALL** **A:** der 8 Jahre alten Isabelle läuft morgens beim Frühstück der Kakao aus dem Mundwinkel. Bei genauer Betrachtung bemerkt die Mutter, dass Isabelles Gesicht asymmetrisch wirkt, ein Auge größer als das andere ist und der rechte Mundwinkel leicht herabhängt. Sie erinnert sich an den Schlaganfall ihres Vaters und fährt sofort mit ihrer Tochter in die nächstgelegene Kinderklinik.
> **K:** Bei der Untersuchung fällt auf, dass Isabelle die Stirn nicht runzeln und das rechte Lid nur unvollständig schließen kann. Der Versuch zu pfeifen scheitert und beim Aufblasen der Wangen bleibt die rechte Seite flach. Der hinzugezogene HNO-Arzt stellt Auffälligkeiten des Geschmackssinns fest. Die Anamnese bezüglich eines Zeckenbisses bzw. eines Erythema migrans ist negativ.
> **D:** Die Lumbalpunktion ergibt eine Pleozytose mit 950 Zellen/μl, wovon 90% Lymphozyten sind. IgM-Antikörper gegen *Borrelia burgdorferi* sind im Serum und im Liquor positiv.
> **Diag:** Periphere Fazialisparese als Manifestation einer Neuroborreliose.
> **T:** Isabelle erhält eine intravenöse antibiotische Therapie mit Ceftriaxon über 14 Tage. Da das Medikament nur einmal täglich verabreicht werden muss, kann der Kinderarzt die Infusionen verabreichen und das Mädchen muss nicht in der Klinik bleiben. Außerdem erhält Isabelle eine krankengymnastische Therapie, bei der sie lernt, die Gesichtsmuskulatur zu trainieren.
> **V:** Die Fazialisparese bildet sich langsam zurück. Nach etwa 2 Monaten ist nichts mehr zu erkennen.

18.2.3 Hereditäre sensomotorische Neuropathien (HMSN)

Definition: Progrediente hereditäre Polyneuropathien.

Definition
Es handelt sich um eine Gruppe progredienter hereditärer Polyneuropathien mit motorischer, sensorischer und autonomer Beteiligung.

Einteilung: Typ I (Charcot-Marie-Tooth), II und III (Déjerine-Sottas).

Einteilung
- HMSN Typ I Charcot-Marie-Tooth (Prototyp der HMSN)
- HMSN Typ II
- HMSN Typ III Déjerine-Sottas

Epidemiologie
Mit einer Inzidenz von 1:10.000 zählen die HMSN zu den häufigsten monogenetisch vererbten Erkrankungen.

Epidemiologie: 1:10.000, häufigste monogenetisch vererbte Erkrankung.

Vererbung
Die Erkrankung wird autosomal-dominant, -rezessiv oder X-chromosomal-dominant vererbt.

Klinik
Die Symptomatik beginnt meist im Schulalter mit symmetrischer **Schwäche** und **Atrophie der distalen Muskulatur der unteren Extremitäten**. Später kann es zu einer Beteiligung des sensorischen und autonomen Nervensystems kommen. Bei Typ I sind verdickte periphere Nervenstränge tastbar. Sekundäre **Skelettveränderungen** sind häufig (Hohlfuß). Die Intelligenz ist normal. Die Erkrankungen verlaufen meist langsam progredient.

Klinik: Meist im Schulalter symmetrische **Schwäche** und **Atrophie** der distalen Muskulatur der unteren Extremitäten. Später Beteiligung des sensorischen und autonomen Nervensystems. Sekundäre **Skelettveränderungen**, normale Intelligenz.

Diagnostik
- Aktivität der CK im Serum in der Regel nicht erhöht.
- **Nervenleitgeschwindigkeit:** In unterschiedlichem Ausmaß verlangsamt.
- **EMG:** Typischerweise neurogenes Muster.
- **Suralisbiopsie:** Die histologische Untersuchung ermöglicht die Abgrenzung der einzelnen Formen voneinander (hypertroph, neuronal).
- **DNA-Analyse:** *CMT1-*, *CMT2-*, *CMT3-* und *CMT4-*Gen.

Diagnostik: Nervenleitgeschwindigkeit↓, EMG, Suralisbiopsie, DNA-Analyse.

Therapie
Bisher können die HMSN nur symptomatisch behandelt werden. Physiotherapeutische und orthopädische Maßnahmen stehen hierbei im Vordergrund.

Therapie: Symptomatisch: Physiotherapie, orthopädische Maßnahmen.

18.2.4 Hereditäre sensorisch-autonome Neuropathien (HSAN)

Definition: Hereditäre Polyneuropathien mit distal betonten sensiblen Funktionsstörungen.

Definition
Gruppe sehr seltener, autosomal-dominant oder -rezessiv vererbter Polyneuropathien, die klinisch in erster Linie durch **distal betonte sensible Funktionsstörungen** und gelegentlich auch autonome Symptome und nur durch geringe motorische Störungen gekennzeichnet sind.

Klassifikation
- HSAN Typ I: Acropathie ulcéromutilante familiale
- HSAN Typ II: Kongenitale sensible Neuropathie
- HSAN Typ III: Familiäre Dysautonomie Riley-Day
- HSAN Typ IV: Kongenitale sensible Neuropathie mit Anhidrose
- HSAN Typ V: Hypohidrose, schwerer Verlauf
- HSAN Typ VI: Klinik wie Typ III, neonataler Beginn
- HSAN Typ VII: Anpassungsstörungen

Klinik
Das klinische Leitsymptom sind die allen Formen gemeinsamen **Sensibilitätsstörungen.**
Die **autosomal-dominant** vererbte Form (Typ I) manifestiert sich frühestens im 2. Lebensjahrzehnt und ist zunächst durch einen Ausfall des Schmerz- und Temperaturempfindens charakterisiert. Später kommt es zum Verlust sensibler Qualitäten und zu spontanen Schmerzen.
Die weiteren Formen sind **autosomal-rezessiv** vererbt und manifestieren sich bereits im Säuglingsalter. Schmerzlose Verletzungen, Akrodystrophie und Gelenkdegeneration sind eine große Gefahr. Bei Typ III steht die **autonome Dysregulation** im Vordergrund: Fieberschübe, Störung der Tränensekretion, orthostatische Hypotonie, Hyperhidrose, pathologische Pupillenreaktionen.

Diagnostik
- **Suralisbiopsie:** In Abhängigkeit von der vorliegenden Form Verminderung bevorzugt der bemarkten oder unbemarkten Nervenfasern
- **Elektrophysiologie:** Verlust der sensorischen Nervenaktionspotenziale

18.3 Erkrankungen der neuromuskulären Übertragung

18.3.1 Myasthenia gravis

Definition
Erkrankung mit dem Leitsymptom der abnormen Ermüdbarkeit der Muskulatur bei wiederholter oder anhaltender Aktivität durch zirkulierende Autoantikörper gegen Acetylcholinrezeptoren.

Epidemiologie
Die Myasthenia gravis tritt mit einer Häufigkeit von 5–10 zu 100.000 auf, das weibliche Geschlecht ist 2- bis 4-mal häufiger betroffen als das männliche. In 10 % der Fälle beginnt die Erkrankung im Kindesalter.

Pathogenese
Es handelt sich um eine Störung der muskulären Erregungsübertragung mit Blockade der postsynaptischen Acetylcholinrezeptoren durch Autoantikörper gegen Bestandteile dieser Rezeptoren. Eine lymphofollikuläre Hyperplasie des Thymus wird häufig beobachtet. Bei Erwachsenen liegt oft ein Thymom vor.

Klinik
Die Erkrankung kann in jedem Lebensalter plötzlich auftreten oder sich schleichend entwickeln. Okuläre Symptome mit **Ptosis** durch eine extraokuläre Muskelschwäche und eine **Ophthalmoplegie** sind häufig. Eine Konvergenzschwäche führt zu **Doppelbildern,** die Pupillenreaktionen auf Licht sind erhalten. Eine **vertikale Blicklähmung**, eine Schwäche der Kau- und Zungenmuskulatur (**verwaschene Sprache**) sowie Schluckstörungen sind weitere wichtige Symptome. Faszikulationen werden nicht beobachtet. Die proximale Skelett- und Atemmuskulatur kann betroffen sein. Die **Muskelschwäche** ist häufig **asymmetrisch.** Die Muskeleigenreflexe sind abgeschwächt, aber nie erloschen. Charakteristisch ist eine **Symptomverschlechterung im Tagesverlauf** und nach Belastung. Ohne Therapie ist der Verlauf progredient. Bei Beteiligung der Atemmuskulatur besteht Lebensgefahr.

> **MERKE** Die Ermüdbarkeit und Zunahme der Symptomatik im Tagesverlauf ist ein wichtiges Differenzierungsmerkmal der Myasthenia gravis gegenüber anderen neuromuskulären Erkrankungen.

Neonatale Myasthenie
Es handelt sich um ein transitorisches myasthenisches Syndrom durch transplazentare Übertragung von Acetylcholinrezeptorantikörpern bei Erkrankung der Mutter. In den ersten Lebensstunden kommt es beim Neugeborenen zu einer generalisierten **Muskelhypotonie, Trinkschwäche** und **Ateminsuffizienz.** Okuläre Symptome treten nur in 15 % der Fälle auf. Die Symptomatik hält einige Tage an.

Aus Studentensicht

Kongenitale Myasthenie: Genetisch bedingte Erkrankungen durch Mutationen in Genen, die für unterschiedliche Untereinheiten des Acetylcholinrezeptors kodieren.

Diagnostik: EMG: rasche Amplitudenabnahme der Muskelpotenziale bei repetitiver Stimulation. Nachweis von **Acetylcholinrezeptorantikörpern** i. S., häufig Thymusvergrößerung im Röntgen-Thorax. **Edrophoniumchloridtest:** Edrophoniumchlorid (Cholinesteraseinhibitor) führt innerhalb weniger Sekunden zu einem Rückgang der Muskelschwäche. DNA-Analyse.

Therapie: Cholinesteraseinhibitoren (Pyridostigminbromid 1 mg/kg KG in 4 ED oder Neostigminbromid 0,3 mg/kg KG alle 3 bis 4 h) wirken symptomatisch. **Immunsuppressive Therapie** mit Steroiden, Azathioprin oder Ciclosporin A. **Plasmapherese** in Akutphasen. **Thymektomie.** **Neonatale Myasthenie:** Vorübergehend Cholinesteraseinhibitoren, kurzfristige Beatmung und Sondenernährung. **Kongenitale Myasthenie:** Cholinesteraseinhibitoren oder 3,4-Diaminopyridin (Kaliumkanalblocker).

MERKE

CAVE

18.3.2 Botulismus

18.4 Myopathien

18.4.1 Muskeldystrophien

Definition: Krankheiten, die primär, aber nicht ausschließlich die Skelettmuskulatur betreffen und zu einer fortschreitenden Schwäche und Lähmung der betroffenen Muskeln führen.

---

18 NEUROMUSKULÄRE ERKRANKUNGEN

Kongenitale Myasthenie

Es handelt sich um eine Gruppe genetisch bedingter Erkrankungen durch Mutationen in Genen, die für unterschiedliche Untereinheiten des Acetylcholinrezeptors kodieren. Klinisch reicht das Spektrum der Symptomatik von schwerer generalisierter Muskelschwäche in der Neonatalperiode bis zu distal oder proximal betonter Muskelschwäche und verstärkter Ermüdbarkeit im Jugend- oder Erwachsenenalter.

Diagnostik

- CK im Serum normal.
- **EMG:** Nachweis einer raschen Amplitudenabnahme der Muskelpotenziale bei repetitiver Stimulation; spezifischer als die Muskelbiopsie!
- **Nachweis von Acetylcholinrezeptorantikörpern** im Serum
- **EKG:** Normal
- **Röntgen-Thorax:** Häufig Thymusvergrößerung
- **Edrophoniumchloridtest** (früher: **Tensilontest**): Die Gabe von Edrophoniumchlorid (Cholinesteraseinhibitor) führt innerhalb weniger Sekunden zu einem Rückgang der Muskelschwäche.
- **DNA-Analyse** bei kongenitaler Myasthenie

Therapie

Cholinesteraseinhibitoren, Immunsuppression und Thymektomie sind wirksame Behandlungsverfahren. Oft werden sie kombiniert eingesetzt.

Cholinesteraseinhibitoren (Pyridostigminbromid 1 mg/kg KG in 4 Einzeldosen oder Neostigminbromid 0,3 mg/kg KG alle 3 bis 4 h) wirken symptomatisch. Die Dosis und die tageszeitliche Verteilung müssen individuell angepasst werden. Therapieziel ist eher eine gute Funktion als das vollständige Verschwinden der Symptomatik.

Die meisten Patienten benötigen zeitweise eine **immunsuppressive Therapie** mit Steroiden, Azathioprin oder Ciclosporin A. Alternativ können Immunglobuline bei Versagen anderer Therapieoptionen oder in der Akutphase hoch dosiert intravenös verabreicht werden.

In Akutphasen kann auch eine **Plasmapherese** erforderlich sein.

Die **Thymektomie** ist die wirksamste Therapie und sollte bei generalisierten Formen frühzeitig in Betracht gezogen werden. Sie kann bereits bei Kleinkindern durchgeführt werden und führt zu einer partiellen oder vollständigen Rückbildung der Symptomatik.

Die **neonatale Myasthenie** wird vorübergehend mit Cholinesteraseinhibitoren behandelt. Gelegentlich sind eine kurzfristige Beatmung und Sondenernährung erforderlich.

Die **kongenitale Myasthenie** wird mit Cholinesteraseinhibitoren behandelt, jedoch sprechen nicht alle Formen darauf an. In einigen Fällen ist 3,4-Diaminopyridin, ein Kaliumkanalblocker, wirksam.

> **MERKE** Zur Therapie der Myasthenia gravis stehen Cholinesteraseinhibitoren, Immunsuppressiva und die Thymektomie zur Verfügung.

Prognose

Die Langzeitprognose der Myasthenia gravis im Kindes- und Jugendalter ist gut, wenngleich eine medikamentöse Therapie häufig über viele Jahre erforderlich ist.

> **CAVE** Eine Überdosierung von Cholinesteraseinhibitoren muss unbedingt vermieden werden. Die Symptome sind Übelkeit, Diarrhö, profuses Schwitzen und Muskelschwäche. Bei einer cholinergen Krise ist Atropin das Antidot.

18.3.2 Botulismus

Siehe hierzu ➤ Kap. 7.

18.4 Myopathien

18.4.1 Muskeldystrophien

Definition

Muskeldystrophien sind genetisch determinierte Krankheiten, die primär, aber nicht ausschließlich die Skelettmuskulatur betreffen und zu einer fortschreitenden Schwäche und Lähmung der betroffenen Muskeln führen. Heute sind mehr als 20 verschiedene Formen bekannt.

Dieses Kapitel beschränkt sich auf die Besprechung der klassischen, für die Pädiatrie wichtigen Formen der Muskeldystrophien.

18.4 MYOPATHIEN

Epidemiologie
Die Inzidenz der X-chromosomal-rezessiven Duchenne-Muskeldystrophie (DMD) beträgt 1 : 3.500 männliche Geburten, die der Becker-Muskeldystrophie (BMD) 1 : 17.000, die der Gliedergürtelmuskeldystrophie (LGMD) 1 : 30.000. Damit ist die DMD die häufigste vererbte Muskelerkrankung.

Epidemiologie: Duchenne-Muskeldystrophie: 1 : 3.500 ♂, X-chromosomal-rezessiv. Becker-Muskeldystrophie: 1 : 17.000. Gliedergürtelmuskeldystrophie: 1 : 30.000.

Ätiologie
Die DMD und BMD werden durch Mutationen im **Dystrophin**-Gen auf dem kurzen Arm des X-Chromosoms (X_{p21}) verursacht. Das Genprodukt, Dystrophin, ist an der zytoplasmatischen Seite der Plasmamembran des Skelettmuskels lokalisiert. Ein vollständiger Funktionsausfall des Proteins verursacht den schweren Phänotyp DMD. Mutationen, die die Synthese eines partiell funktionstüchtigen Proteins gestatten, führen zum milderen Phänotyp BMD. Diese Erkrankungen werden als **Dystrophinopathien** bezeichnet. Die Ätiologie der LGMD ist uneinheitlich. Defekte im Caveolin-, Dysferlin-, Sarkoglykankomplex und in der Protease Calpain-3 können diese Erkrankung verursachen ➤ Abb. 18.3 zeigt die Anordnung von Proteinen im Sarkolemm der Skelettmuskulatur.

Ätiologie: DMD und BMD: Mutationen im **Dystrophin-Gen**.

Pathogenese
Die meisten Dystrophieformen lassen sich als primäre Defekte des muskulären Sarkolemms erklären, das aus Plasmamembran und Basalmembran besteht. Für die Dystrophinopathien konnte gezeigt werden, dass fokale Einrisse der Plasmamembran zu unkontrolliertem Einstrom von Kalzium in die Faser und damit zu einer Kalziumüberladung führen. Dadurch werden endogene Proteasen aktiviert und die Mitochondrienfunktion wird beeinträchtigt.

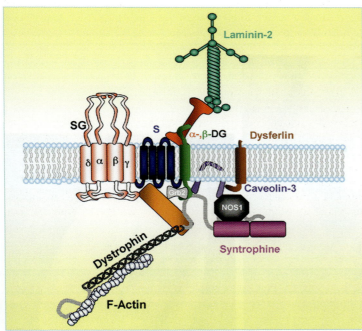

Abb. 18.3 Proteine des Sarkolemms der Skelettmuskulatur. Genetisch bedingte Veränderungen dieser Proteine führen zu unterschiedlichen Formen der Muskeldystrophie. SG: Sarkoglykane; DG: Dystroglykane; S: Sarcospan. [01059/O1060]

ABB. 18.3

Pathologie
In Frühstadien zeigt der Muskel Fasernekrosen in Nachbarschaft zu regenerierenden Muskelfasern, also ein Nebeneinander von atrophischen und hypertrophischen Fasern. Im Verlauf kommt es zu einem zunehmenden binde- und fettgewebigen Umbau der Muskulatur. Immunhistologisch können die einzelnen Dystrophinopathien und die LGMD klassifiziert werden.
In der Folge werden zunächst die klinischen Besonderheiten einiger wichtiger Muskeldystrophien, dann Diagnostik und Therapie gemeinsam besprochen.

Pathologie: Muskel mit atrophischen und hypertrophischen Fasern. Zunehmender binde- und fettgewebiger Umbau der Muskulatur.

> **LERNTIPP** Lerne die verschiedenen Formen der Muskeldystrophie (DMD, BMD, LGMD) anhand ihrer klinischen Merkmale zu unterscheiden. Nach dem typischen Krankheitsbild der Muskeldystrophie Typ Duchenne wird besonders gern gefragt.

LERNTIPP

18.4.1.1 Muskeldystrophie Duchenne (DMD)
Klinik
Bei Geburt sind die Kinder klinisch unauffällig und können häufig noch altersgemäß laufen lernen. 50 % der Patienten lernen nach dem 18. Lebensmonat laufen. Die Symptomatik beginnt im 2.–3. Lebensjahr

18.4.1.1 Muskeldystrophie Duchenne (DMD)

Aus Studentensicht

Klinik: Bei Geburt unauffällig, Laufen wird erlernt, im 2.–3. LJ beginnt die Symptomatik.
- **Proximal betonte Muskelschwäche,** watschelnder Gang
- Pseudohypertropie der Wadenmuskulatur (Gnomenwaden)
- Hyperlordose der LWS
- Gower-Manöver: Abstützen der Hände auf den Knien und „Hochklettern an sich selbst"
- Meryon-Zeichen: „Durchrutschen" des Kindes bei Anheben an den Axillen.
- Patellarsehnenreflex abgeschwächt
- Scapulae alatae
- Verlust der Gehfähigkeit im 9.–13. LJ, Zunahme von Kontrakturen im Rollstuhl, Skoliose
- Nächtliche Hypoventilationen, Kardiomyopathie

MERKE

ABB. 18.4

18 NEUROMUSKULÄRE ERKRANKUNGEN

mit **proximal betonter Muskelschwäche** und **watschelndem Gang** als Zeichen der Schwäche des M. gluteus medius. Treppensteigen ist mühsam. Durch Einlagerung von Binde- und Fettgewebe kommt es zu einer Pseudohypertrophie der Wadenmuskulatur (**Gnomenwaden**). Zur Kompensation der Beckenmuskelschwäche entsteht eine **Hyperlordose der Lendenwirbelsäule**. Beim Aufstehen aus der Hocke sieht man das **Gower-Manöver**, d. h. ein Abstützen der Hände auf den Knien und „Hochklettern an sich selbst" (> Abb. 18.4a). Charakteristisch ist auch das **Meryon-Zeichen,** das „Durchrutschen" des Kindes bei Anheben an den Axillen. Es kommt zu einer zunehmenden Abschwächung der Patellarsehnenreflexe bei länger erhaltenen Achillessehnenreflexen. **Scapulae alatae** entstehen durch den Befall der Schultergürtelmuskulatur (> Abb. 18.4b). Zwischen dem 9. und 13. Lebensjahr geht die **Gehfähigkeit verloren.** Im Rollstuhl nehmen die **Kontrakturen** in den Hüft-, Knie- und Sprunggelenken rasch zu, es entwickelt sich eine **Skoliose**. Nächtliche **Hypoventilationen** mit unruhigem Schlaf, morgendlicher Abgeschlagenheit und Schwindel treten häufig zwischen dem 15. und 20. Lebensjahr auf. Eine **Kardiomyopathie** wird regelmäßig beobachtet. In 30 % der Fälle besteht eine **Intelligenzminderung.** Die Lebenserwartung beträgt 16–25 Jahre. Die häufigste Todesursache ist Ateminsuffizienz, meist im Rahmen einer Pneumonie, seltener Herzinsuffizienz.

> **MERKE** Leitsymptome der Muskeldystrophie Duchenne sind:
> - Proximal betonte Muskelschwäche
> - Watschelnder Gang
> - Gnomenwaden
> - Hyperlordose der LWS
> - Meryon-Zeichen
> - Gower-Zeichen
> - Scapulae alatae

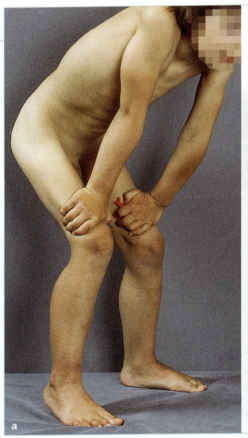
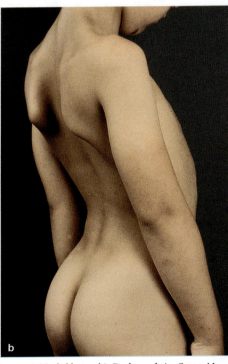

Abb. 18.4 Muskeldystrophie Duchenne. **a)** Knapp 8-jähriger Junge mit Muskeldystrophie Duchenne beim Gower-Manöver. Deutlich erkennbar sind die Gnomenwaden. **b)** Scapulae alatae und Hyperlordose der Lendenwirbelsäule. [O530]

18.4.1.2 Muskeldystrophie Becker (BMD)

Klinik: Gleiche Symptome wie DMD. Gehverlust nach 16. LJ, **Muskelhypertrophie, Achillessehnenkontrakturen, Herzbeteiligung.**

18.4.1.2 Muskeldystrophie Becker (BMD)
Klinik
Die BMD zeigt, verzögert und langsamer progredient, die gleichen Symptome wie die DMD. Definitionsgemäß erfolgt der Gehverlust erst nach dem 16. Lebensjahr. **Muskelhypertrophie, Achillessehnenkontrakturen** und **Herzbeteiligung** sind die Regel. Intrafamiliär ist der Verlauf heterogener als bei der DMD.

18.4 MYOPATHIEN

18.4.1.3 Gliedergürtelmuskeldystrophie (LGMD)

Klinik

Klinisch ist die LGMD nicht sicher von den Dystrophinopathien zu unterscheiden. Patienten mit LGMD sind in der Regel normal intelligent. Die Symptomatik beginnt selten vor dem mittleren oder späten Kindesalter, gelegentlich erst im jungen Erwachsenenalter mit **Rückenschmerzen**. Es kommt immer zu einer **Schwäche der Nackenmuskulatur**, eine **Lendenhyperlordose** durch Schwäche der Glutealmuskulatur ist häufig nachweisbar. Gesichts- und Zungenmuskulatur sind selten betroffen. Eine Herzbeteiligung fehlt. Die Patienten sind meist nicht vor dem 30. Lebensjahr rollstuhlpflichtig.

> **CAVE** Bei Patienten mit Muskeldystrophie besteht bei Narkosen mit volatilen Anästhetika und Muskelrelaxanzien die Gefahr der malignen Hyperthermie mit Herzstillstand. Die Patienten müssen über diese Gefahr aufgeklärt werden und erhalten einen Notfallausweis, sodass bei notwendigen operativen Eingriffen entsprechende Vorsichtsmaßnahmen getroffen werden können.

Diagnostik von DMD, BMD, LGMD

- **Enzyme:**
  - Die Aktivität der **CK** im Serum ist bei allen Formen stark erhöht. Bei DMD liegen die Werte in den ersten Lebensjahren bei 2.000–10.000 IU/l. Mit abnehmender Muskelmasse sinken die CK-Werte ab.
  - Die Aktivitäten von GOT, GPT, LDH und Aldolase sind ebenfalls erhöht.
  - Die γ-GT ist normal (DD Hepatopathie).
- **Apparative Diagnostik:**
  - Sonografie der Muskulatur: Echoverdichtung, später fehlende Abgrenzung der Muskelsepten und Verlust des Knochenechos unter der Muskulatur
  - EMG: Es zeigt sich ein „myopathisches" Bild mit niedrigamplitudigen, verkürzten und vermehrt polyphasischen Einzelpotenzialen.
- **EKG und Echokardiografie:** Beurteilung der Herzfunktion
- **Molekulare Diagnostik:**
  - DNA-Analyse
  - Immunhistologie (**Muskelbiopsie): Sie sollte nur noch in Ausnahmefällen durchgeführt werden.**

Therapie von DMD, BMD, LGMD

Eine kausale Therapie ist nicht verfügbar. Die Behandlung ist symptomatisch und bemüht sich um eine Verbesserung der Lebensqualität.
Die **Physiotherapie** ist für die Kontrakturprophylaxe besonders wichtig. In Spätstadien ist eine Atemtherapie erforderlich. **Operative orthopädische Verfahren** werden zur Lösung von Kontrakturen und zur Stabilisierung der Wirbelsäule eingesetzt. Eine Osteoporoseprophylaxe sollte begleitend durchgeführt werden. Eine **nächtliche Maskenbeatmung** durch ein BIPAP-Beatmungsgerät kann die Symptomatik bei nächtlichen Hypoventilationen deutlich verbessern. Da Kardiomyopathien in besonderem Maße zur Morbidität und Mortalität der Erkrankung beitragen, sollte eine engmaschige kardiologische Betreuung gewährleistet sein und ggf. ACE-Hemmer oder ß-Blocker eingesetzt werden. Bei DMD kann durch eine Langzeitbehandlung mit **Prednison** in einer Dosierung von 0,75 mg/kg KG/d eine Verlängerung der Gehfähigkeit um durchschnittlich 2 Jahre erzielt werden. Die Nebenwirkungen sind jedoch erheblich. Derzeit befinden sich viele neue Therapieansätze wie z. B. das sog **Exon-Skipping** in der klinischen Erprobung. Eine erste Medikamentenzulassung konnte 2015 für das Medikament Ataluren, das bei Duchenne-Patienten ab 5 Jahren mit einer Nonsense-Mutation eingesetzt werden kann, erfolgen. Die **Gentherapie** ist Gegenstand intensiver Forschung.

18.4.1.4 Kongenitale Muskeldystrophie (CMD)

Definition

Heterogene Krankheitsgruppe autosomal-rezessiv vererbter Muskeldystrophien. Verschiedene Formen sind molekular definiert (u. a. Merosinopathie, CMD 2 mit sekundärer Merosindefizienz, Fukuyama-CMD, CMD mit Rigid Spine und die Muscle-Eye-Brain-Erkrankung). Mehrere Formen der Erkrankung gehen mit schweren ZNS- und Augenveränderungen einher.

Pathologie

Morphologisch zeigt die Skelettmuskulatur dystrophische Veränderungen. Zelluläre Infiltrate und Fasernekrosen kennzeichnen die Frühphase, ein binde- und fettgewebiger Ersatz von Muskelfaszikeln die Spätphase der Erkrankung.
Bei der Fukuyama-CMD, beim Walker-Warburg-Syndrom und bei der Muscle-Eye-Brain-Erkrankung finden sich Strukturveränderungen des Gehirns im Sinn einer Pachygyrie bis zur vollständigen Lissenzephalie. Häufig sind auch die Augen beteiligt.

Aus Studentensicht

18.4.1.3 Gliedergürtelmuskeldystrophie (LGMD)

Klinik: Normale Intelligenz, beginnt selten vor mittlerem oder spätem Kindesalter mit **Rückenschmerzen**. Schwäche der Nackenmuskulatur, häufig **Lendenhyperlordose**.

CAVE

Diagnostik
- CK i. S. ↑↑
- GOT↑, GPT↑, LDH↑, Aldolase↑
- γ-GT normal
- Sonografie der Muskulatur: Echoverdichtung
- EMG: Niedrigamplitudige, verkürzte und vermehrt polyphasische Einzelpotenziale
- EKG, Echokardiografie
- DNA-Analyse

Therapie: Symptomatisch: **Physiotherapie** zur Kontrakturprophylaxe, Atemtherapie, operative orthopädische Verfahren, Osteoporoseprophylaxe, **nächtliche Maskenbeatmung** durch BIPAP, engmaschige kardiologische Betreuung. Bei DMD: Langzeitbehandlung mit **Prednison** (0,75 mg/kg KG/d) kann Gehfähigkeit um durchschnittlich 2 Jahre verlängern. Ataluren-Gabe bei Duchenne-Patienten ab 5 Jahren mit einer *Nonsense-Mutation*.

18.4.1.4 Kongenitale Muskeldystrophie (CMD)

Definition: Autosomal-rezessiv vererbte Muskeldystrophien, häufig mit schweren ZNS- und Augenveränderungen.

Pathologie: Dystrophe Veränderungen der Skelettmuskulatur. Frühphase: zelluläre Infiltrate, Fasernekrosen. Spätphase: binde- und fettgewebiger Ersatz von Muskelfaszikeln.

18 NEUROMUSKULÄRE ERKRANKUNGEN

Aus Studentensicht

Klinik
- **Merosinopathie:** Häufigste Form, muskuläre Hypotonie, Arthrogryposis multiplex. Schluckstörungen → Sondenernährung. Tod meist im 1. LJ durch Ateminsuffizienz. MRT: periventrikuläre Dysmyelinisierung.
- **Fukuyama-CMD:** In Japan endemisch, postnatal schwere muskuläre Hypotonie, progrediente Muskelschwäche, Tod vor 20. LJ, mentale Retardierung, okuläre Auffälligkeiten.
- **Walker-Warburg-Syndrom** und **Muscle-Eye-Brain-Erkrankung:** Floppy Infant mit schwerer zerebraler Störung, Gyrierungsstörungen, Hydrozephalus.

Diagnostik: CK i. S. ↑, cMRT, Muskelbiopsie.

Therapie: Symptomatisch: Orthopädische Maßnahmen, antiepileptische Therapie, BIPAP-Beatmung bei Hypoventilation.

18.4.1.5 Fazioskapulohumerale Muskeldystrophie

Definition: Muskeldystrophie mit Beteiligung der Gesichts- und Schultergürtelmuskulatur.

Klinik: Schwäche der **mimischen Muskulatur**, ausgeprägte **Scapulae alatae**, lumbale Hyperlordose, Skoliose, kochleäre **Hörstörung** mit Hochtonverlust. Keine kardiale Beteiligung. Milde Verläufe: **unvollständiger Lidschluss** im Schlaf, Schwäche beim Spitzen der Lippen/Heben der Arme. Schwere Verläufe: Hyperlordosierung der Wirbelsäule, Gehunfähigkeit im 2. Lebensjahrzehnt.

Diagnostik: CK i. S. ↑, Nachweis der Deletion 4q35-ter, Muskelbiopsie.

Therapie: Symptomatisch: Orthopädische Maßnahmen, Hörgerät.

18.4.2 Entzündliche Myopathien

18.4.2.1 Juvenile Dermatomyositis (DM) und Polymyositis (PM)

Definition: Autoimmun vermittelte Schädigung von Kapillaren (DM). T-Zell-vermittelte Muskelfaserschädigung (PM).

Ätiologie: Triggerfaktoren: Infektionen (Toxoplasmen, *Coxsackie*-Viren), Impfungen, Medikamente (D-Penicillamin, Zidovudin). Genetische Prädisposition: HLA-Antigene B8 und DR3.

Klinik
Merosinopathie: Sie ist die häufigste Form der CMD (50 % der Fälle). Bei Geburt bestehen eine muskuläre Hypotonie und eine Arthrogryposis multiplex. Schluckstörungen erfordern oft eine Sondenernährung. Viele Kinder versterben im 1. Lebensjahr an Ateminsuffizienz. Wenige der Überlebenden können sich aufsetzen oder mit Hilfe stehen. 30 % der Patienten entwickeln eine schwer therapierbare Epilepsie. In der MRT zeigt sich eine periventrikuläre Dysmyelinisierung. Die Intelligenz ist meist normal.

Fukuyama-CMD: Diese Form ist in Japan endemisch. Postnatal fallen die Kinder durch eine schwere muskuläre Hypotonie auf, lernen häufig zu sitzen, aber nicht zu stehen oder zu laufen. Die Muskelschwäche ist progredient und führt vor dem 20. Lebensjahr zum Tod. Alle Patienten sind mental retardiert und zeigen okuläre Auffälligkeiten (Nystagmus, Optikusatrophie).

Walker-Warburg-Syndrom (WWS) und **Muscle-Eye-Brain-Erkrankung (MEBD):** Das klinische Bild ist das eines Floppy Infant mit schwerer zerebraler Störung. Es bestehen Gyrierungsstörungen und häufig ein Hydrozephalus. Die Patienten lernen gelegentlich zu sitzen. Sie sind blind oder schwer sehbehindert. Nur wenige können Einzelwörter sprechen. Die Lebenserwartung ist stark verkürzt.

Diagnostik
- Aktivität der **CK** im Serum: Leicht bis mäßig erhöht, später normal.
- **cMRT!**
- **Muskelbiopsie:** Immunhistologische Untersuchung.

Therapie
Die Behandlung ist symptomatisch und umfasst orthopädische Maßnahmen (Kontrakturlösung, Wirbelsäulenstabilisierung), eine antiepileptische Therapie und eine BIPAP-Beatmung bei Hypoventilation.

18.4.1.5 Fazioskapulohumerale Muskeldystrophie

Definition
Es handelt sich um eine autosomal-dominant vererbte Muskeldystrophie mit Beteiligung der Gesichts- und Schultergürtelmuskulatur.

Klinik
Die Erkrankung kann sehr mild verlaufen. Diskrete Symptome sind ein **unvollständiger Lidschluss** im Schlaf und eine Schwäche beim Spitzen der Lippen oder beim Heben der Arme. Schwere Verläufe, die bereits im Kindesalter zu einer Hyperlordosierung der Wirbelsäule und zu einer Gehunfähigkeit im 2. Lebensjahrzehnt führen, kommen ebenso vor. Typische klinische Symptome sind eine **Schwäche der mimischen Muskulatur,** ausgeprägte **Scapulae alatae** sowie eine **lumbale Hyperlordose** und **Skoliose.** Es besteht eine Tendenz zur Asymmetrie. Typischerweise fehlt die kardiale Beteiligung. Nicht selten besteht eine kochleäre **Hörstörung** mit Hochtonverlust.

Diagnostik
- Aktivität der **CK** im Serum: Leicht bis mäßig erhöht (200 bis 1.000 IU/l)
- **Molekulargenetische Untersuchung:** Nachweis der Deletion 4q35-ter
- **Muskelbiopsie:** Häufig unspezifische Befunde

Therapie
Die Behandlung ist symptomatisch und umfasst hauptsächlich orthopädische Maßnahmen. Bei Hochtonverlust ist die Anpassung eines Hörgeräts erforderlich.

18.4.2 Entzündliche Myopathien

Einige Krankheiten der Muskulatur werden wegen des im Vordergrund stehenden entzündlichen Charakters als entzündliche Myopathien zusammengefasst. In Einzelfällen werden infektiöse Erreger (Viren, Bakterien, Parasiten, Protozoen) als Ursache oder Auslöser nachgewiesen. Bei der ganz überwiegenden Mehrzahl der Patienten sind jedoch Autoimmunmechanismen bei der Auslösung und der Unterhaltung der Erkrankung maßgeblich.

18.4.2.1 Juvenile Dermatomyositis (DM) und Polymyositis (PM)

Definition
Es handelt sich um eine autoimmun vermittelte Schädigung von Kapillaren in Muskulatur und Dermis (DM) oder eine T-Zell-vermittelte direkt zytotoxische Muskelfaserschädigung (PM).

Ätiologie
Der Autoimmunprozess ist durch eine Interaktion von Triggerfaktoren mit der genetischen Ausstattung des Individuums und durch seine spezifische humorale und zelluläre Immunreaktion gekennzeichnet. Triggerfaktoren sind: Infektionen, z. B. Toxoplasmen oder *Coxsackie*-Viren, Impfungen oder Medikamente, z. B. D-Penicillamin oder Zidovudin. Eine genetische Prädisposition findet sich bei Personen, die

die HLA-Antigene B8 und DR3 tragen. Spezifische Autoantikörper lassen sich bei 20 bis 80 % der Patienten mit DM/PM nachweisen. Bei DM finden sich in den Läsionen Komplementablagerungen, B-Zell-Infiltrate sowie aktivierte T-Helferzellen. Bei PM überwiegen zytotoxische T-Zell-Infiltrate.

Klinik
Eine DM oder PM kann in jedem Lebensalter auftreten. Die Trias **Muskelschwäche, Hautsymptome** (nicht bei PM) und **schweres Krankheitsgefühl** ist charakteristisch. **Muskelschmerzen**, Schwellungen und Ödeme kommen ebenfalls vor. **Erytheme** im Gesicht, oft mit Violettfärbung der Lider, sowie Erytheme über den Streckseiten von Ellbogen, Knien, Finger- und Zehengelenken sind die typischen Hautveränderungen bei DM (➤ Abb. 18.5). **Organmanifestationen** können am Gastrointestinaltrakt (Blutungen), am Herzen (Arrhythmien, Myokarditis, Perikarditis) und als Kalzinose mit subkutanen Verkalkungen gelenknaher Sehnen auftreten.

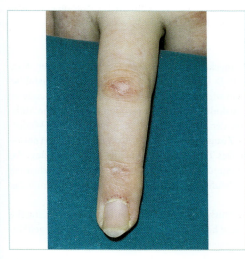

Abb. 18.5 Dermatomyositis. Hautveränderung mit Rötung und Schuppung über der Streckseite der Fingergelenke. [O530]

Komplikationen
- Befall von Schluck- und Atemmuskulatur
- Ulzerationen der Haut und des Gastrointestinaltrakts
- 30 % Kalzinose: Dermale und subdermale Kalkeinlagerungen

Diagnostik
- Aktivität der **CK** im Serum: In 75 % der Fälle erhöht (bis > 1.000 IU/l)
- BKS und Rheumafaktor in der Regel normal
- **Nachweis von Autoantikörpern:** ANA, Anti-Mi-2, Antisynthetase-AK
- **Muskelbiopsie:** Zelluläre Infiltration, Fasernekrosen, perifaszikuläre Atrophie
- **Elektronenmikroskopie:** Nachweis tuburetikulärer Aggregate
- **Nachweis von HLA1** auf den Muskelfasern – der gesunde Muskel exprimiert keine HLA-Antigene.
- **EMG:** Myopathisches Muster
- **MRT:** Erhöhte Signalintensität in der betroffenen Muskulatur; zur Verlaufskontrolle

Therapie
Die DM/PM ist gut behandelbar. 30–70 % der Fälle sprechen auf eine orale **Steroidtherapie** (Beginn mit 1 mg/kg KG/d, Reduktion über 4–8 Monate) oder auf eine intravenöse Stoßtherapie an. Ciclosporin A, Azathioprin, Methotrexat und Cyclophosphamid sind ebenfalls wirksam. Bei Therapieresistenz können hoch dosiert Immunglobuline verabreicht werden.

Eine adjuvante **Physiotherapie** ist zur Vermeidung von Inaktivitätsatrophien und Kontrakturen unbedingt erforderlich.

Prognose
Bei adäquater und rechtzeitiger Therapie ist die Prognose gut. Der Verlauf kann sich jedoch über Jahre erstrecken. Ohne Therapie beträgt die Mortalität 40 %.

18.4.3 Myotone Dystrophie Typ 1 (Curschmann-Steinert)
Definition
Es handelt sich um eine autosomal-dominant vererbte Kombination einer Muskeldystrophie mit Myotonie und systemischen Veränderungen (z. B. Katarakt, Innenohrschwerhörigkeit, Gonadenatrophie).
Die **Myotonie** bezeichnet die temporär verzögerte Erschlaffung der Muskulatur, die durch eine gestörte Muskelrelaxation nach einer Willkürbewegung oder nach mechanischer oder elektrischer Innervation bedingt ist.

18 NEUROMUSKULÄRE ERKRANKUNGEN

Aus Studentensicht

Klassifikation
Man unterscheidet eine adulte, kongenitale und infantile Form.

Epidemiologie
Die Häufigkeit der kindlich-adulten Form beträgt 1 : 8.000, die der kongenitalen Form 1 : 3.500.

Epidemiologie: Kindlich-adulte Form: 1 : 8.000. Kongenitale Form: 1 : 3.500.

Ätiologie
Die Erkrankung wird durch eine abnorme Vermehrung einer Trinukleotidsequenz (CTG) im *Myotonin-Proteinkinase*-Gen verursacht. Gesunde haben CTG-Frequenzen von 5–27, Patienten von 50–2.000. Von Generation zu Generation nimmt die Frequenz des CTG-Trinukleotids zu, wodurch die von Generation zu Generation früher auftretende Manifestation (Antizipation) erklärt wird. Die Frequenz der Trinukleotidsequenz nimmt nur bei mütterlicher Vererbung zu, die Weitergabe größerer CTG-Komplexe durch kranke Väter an ihre Kinder wird gehemmt. Die Myotonie ist auf eine Überexpression eines Kaliumkanals und/oder eine erhöhte Natriumleitfähigkeit zurückzuführen.

Ätiologie: Abnorme Vermehrung einer Trinukleotidsequenz (CTG) im **Myotonin-Proteinkinase-Gen**. Antizipation nur bei mütterlicher Vererbung.

Klinik
Die Kinder weisen eine **charakteristische Fazies** mit umgekehrter V-Form der Oberlippe, dünnen Wangen und einer eingefallenen Temporalismuskulatur auf. Es kommt zu einer fortschreitenden, **distal betonten Muskelschwäche**, wobei die distale Betonung ein wichtiges Unterscheidungsmerkmal zu anderen proximal betonten Muskeldystrophien ist. Die **Handmuskulatur** ist **stark betroffen** und zeigt eine Abflachung von Thenar und Hypothenar sowie eine Atrophie der Mm. interossei. Die Unterarm- und Wadenmuskulatur sind ebenfalls betroffen. Oft zeigt sich eine **Zungenatrophie**. Die Atrophie des M. sternocleidomastoideus führt zu einem langen, schmalen Hals. Das Treppensteigen bereitet Schwierigkeiten, das **Gower-Zeichen** ist positiv. Der Verlauf ist langsam progredient, selten kommt es zu einem Verlust der Gehfähigkeit. Sprech- und Schluckstörungen bestehen häufig. Die **Myotonie** wird selten vor dem 5. Lebensjahr evident.
Weitere Symptome sind eine Schwäche der glatten Muskulatur des Gastrointestinaltrakts, Katarakt, Herzrhythmusstörungen, seltener Kardiomyopathien und häufig endokrinologische Veränderungen. Intellektuelle Einbußen werden in 50 % der Fälle nachgewiesen.
Neonatale Form: Es handelt sich um Kinder von Müttern mit einer myotonen Dystrophie Curschmann-Steinert. Häufig besteht ein Polyhydramnion (fetale Schluckstörung). Bei Geburt sind die Kinder *Small for Gestational Age (SGA)*. Beim Kind zeigt sich zunächst eine völlig andere Klinik als bei der Mutter mit dem Leitsymptom der muskulären Hypotonie (Floppy Infant) und einer Schwäche der Gesichtsmuskulatur. Es kommt zu einer Ateminsuffizienz, die lebensbedrohlich sein kann. Die Überlebenden entwickeln eine mentale Retardierung. Die typische Myotonie tritt niemals vor dem 3. oder 4. Lebensjahr auf; daher ist das EMG bei der neonatalen Form diagnostisch nicht wegweisend.

Klinik: Charakteristische **Fazies**: V-Form der Oberlippe, dünne Wangen, eingefallene Temporalismuskulatur. Fortschreitende, **distal** betonte **Muskelschwäche**. Zungenatrophie, positives Gower-Zeichen. Katarakt, Herzrhythmusstörungen, endokrinologische Veränderungen. **Neonatale Form:** Kinder von Müttern mit myotoner Dystrophie Curschmann-Steinert. Polyhydramnion (fetale Schluckstörung), Small for Gestational Age, Floppy Infant, Schwäche der Gesichtsmuskulatur. Lebensbedrohliche Ateminsuffizienz, mentale Retardierung.

Diagnostik
- Aktivität der **CK** im Serum nur leicht erhöht
- **IgG im Serum** oft niedrig
- **EMG:** Myotones Muster (bei Kindern > 4 Jahre)
- **Molekulargenetische Untersuchung:** Bestimmung der CTG-Repeat-Länge im *Myotonin-Proteinkinase*-Gen
- **Muskelbiopsie:** Wird nicht empfohlen

Diagnostik: CK i. S. leicht ↑, IgG i. S. ↓. EMG: Myotones Muster. Bestimmung CTG-Repeat-Länge im *Myotonin-Proteinkinase*-Gen.

Therapie
Eine spezifische Therapie ist nicht verfügbar. **Physiotherapeutische Maßnahmen** stehen im Vordergrund. Medikamente, die durch eine Interaktion mit den Natriumkanälen zu einer Verminderung der Exzitabilität der Membran führen (z. B. **Mexiletin**), sind wirksam. Aufgrund der zum Teil gravierenden Nebenwirkungen wie Herzrhythmusstörungen, Lungenfibrose oder Leukopenie ist Mexiletin in Deutschland nicht mehr im Handel verfügbar. Phenytoin oder Carbamazepin haben eine deutlich geringere therapeutische Wirkung.

Therapie: Physiotherapeutische Maßnahmen.

CAVE Bei Patienten mit myotoner Dystrophie kann die Gabe von Succinylcholin eine potenzierte Myotoniereaktion mit der Gefahr einer persistierenden Ateminsuffizienz auslösen! Die Substanz sollte daher im Rahmen von Narkosen gemieden werden.

● **CAVE**

Prognose
Die Mortalität der neonatalen Form ist hoch. Bei späterer Manifestation ist die Lebenserwartung wahrscheinlich nur wenig verkürzt.

18.4.4 Nichtdystrophe Myotonien

Definition
Ionenkanalkrankheiten, bei denen nur die Muskulatur betroffen ist. Sie können zu einer Muskelhypertrophie, nicht aber zu einer Dystrophie führen.

18.4.4.1 Chloridkanalmyotonien (Myotonia congenita)

Definition
Autosomal-dominant (Typ Thomsen) oder autosomal-rezessiv (Typ Becker) vererbte Myotonien, die durch eine Störung der Chloridleitfähigkeit des Sarkolemms verursacht werden.

Epidemiologie
Die Häufigkeit der Chloridkanalmyotonien beträgt etwa 1:50.000.

Ätiologie und Pathogenese
Die Chloridleitfähigkeit des Sarkolemms wird in erster Linie durch den Skelettmuskelchloridkanal (CLC-1) gesteuert, der entscheidend zur elektrischen Stabilität der Muskelfaser beiträgt. Mutationen des *CLCN1*-Gens verursachen sowohl den autosomal-dominant vererbten Typ Thomsen als auch den autosomal-rezessiv vererbten Typ Becker.

Klinik
Der dominant vererbte **Typ Thomsen** stellt in 90% der Fälle eine milde Verlaufsform dar. Weitere 10% der Patienten sind asymptomatisch. Typische Symptome sind eine Verspannung der Kiefer-, Nacken-, Schulter-, Arm-, Hand- oder Beinmuskulatur, eine Verzögerung der initialen Willkürmotorik beim Aufstehen oder bei Handöffnung nach Faustschluss, eine Perkussionsmyotonie, eine Muskelhypertrophie und eine milde Muskelschwäche. Neugeborene können nach dem Schreien die Augen nicht öffnen. Später bleibt bei Blickwendung nach unten die Sklera sichtbar, da das Oberlid nur verzögert mitgeht (Lid-Lag, Graefe-Zeichen). Wiederholte Kontraktionsbewegungen beim Hand- oder Lidschluss führen zu einer Lösung der Muskelsteifheit (Warm-up-Phänomen).
Der rezessiv vererbte **Typ Becker** (generalisierte Myotonie) ist mit 80% der Fälle die häufigste Form der Myotonia congenita. Die klinische Manifestation erfolgt zwischen dem 3. und 30. Lebensjahr. In der Regel beginnt die myotone Muskelversteifung in den Beinen und breitet sich in den folgenden Lebensjahren auf die Arme, den Nacken und die Gesichtsmuskulatur aus. Viele Patienten entwickeln eine Hypertrophie der Gluteal-, Oberschenkel- und Wadenmuskulatur.

Diagnostik
- **EMG:** Zeichen der Myotonie
- **Muskelbiopsie:** Kaum Veränderungen
- **DNA-Analyse**

Therapie
Eine Behandlung ist in der Regel nicht erforderlich. Bei schwerem Verlauf sind Medikamente wirksam, die durch eine Interaktion mit den Natriumkanälen zu einer Verminderung der Exzitabilität der Membran führen (z.B. Propafenon). Potenzielle Nebenwirkungen sind Herzrhythmusstörungen. Phenytoin oder Carbamazepin haben eine deutlich geringere therapeutische Wirkung.

Prognose
Die Chloridkanalmyotonien zeigen nach Erreichen des klinischen Vollbildes keine Progressionstendenz und haben daher eine gute Langzeitprognose.

18.4.4.2 Hypokaliämische und hyperkaliämische periodische Paralyse

Ätiologie und Pathogenese
Die hypokaliämische Paralyse beruht auf Mutationen des *CACNL1A3*-Gens für die α₁-Untereinheit des dihydropyridinsensitiven L-Typ-Kalziumkanals. Die hyperkaliämische Paralyse wird durch Mutationen des *SCN4A*-Gens für die α-Untereinheit des Skelettmuskel-Natriumkanals verursacht.

Pathologie
Es besteht eine ausgeprägte Vakuolenmyopathie.

Klinik
Das anfallsartige Auftreten von Myotonie oder Muskelschwäche, abgelöst von Phasen der normalen Muskelfunktion, ist für beide Formen typisch.
Die **hypokaliämische periodische Paralyse** manifestiert sich in 60% der Fälle vor dem 16. Lebensjahr. In schweren Fällen kommt es täglich zu Lähmungsanfällen. Sie treten typischerweise in der zweiten Nachthälfte und beim Aufstehen auf. Im Tagesverlauf nimmt die Muskelkraft zu. Auslöser des Anfalls sind

Aus Studentensicht

- **Hypokaliämische periodische Paralyse:** Manifestation vor 16. LJ, Lähmungsanfälle in der 2. Nachthälfte und beim Aufstehen. Muskelkraft nimmt im Tagesverlauf zu. Anfallauslöser: Kohlenhydrat-/Natriumzufuhr, Injektionen von Antiphlogistika oder Lokalanästhetika. Während Schwächeattacken: Kalium i. S. ↓.
- **Hyperkaliämische periodische Paralyse:** Manifestation innerhalb der ersten 10 LJ. Vor dem Frühstück auftretende Schwächeanfälle sind milder als bei der hypokaliämischen Form. Kaliumzufuhr, Kälte, emotionaler Stress, Glukokortikoide verschlechtern klinisches Bild. Jede Anästhesie kann Anfall provozieren. Während Schwächeattacken steigt Kalium i. S. auf 5–6 mmol/l.

Diagnostik: Bestimmung **Kalium** i. S. während Attacke, DNA-Analyse.

Therapie
- **Hypokaliämische periodische Paralyse:** Anfallsminderung durch p.o. Gabe von 2–10 g ungesüßten Kaliumchlorids in Lösung. Dauermedikation: Acetazolamid, Diazoxid, Spironolacton, Triamteren, Propranolol oder Verapamil und Lithium.
- **Hyperkaliämische periodische Paralyse:** Anfallsminderung durch 2 g/kg KG Traubenzucker. Prävention durch kohlenhydratreiche, kaliumarme Mahlzeiten. Dauermedikation: Thiaziddiuretika, Acetazolamid, Kalziumglukonat oder Salbutamolinhalationen.

18.4.5 Maligne Hyperthermie (MH)

Definition: Lebensbedrohliche Narkosekomplikation.

Epidemiologie: Kindesalter: 1:15.000 Narkosen.

Ätiologie: Autosomal-dominante Genmutationen für Ionenkanäle oder Rezeptoren der Muskulatur. **Triggersubstanzen:** Depolarisierende Relaxanzien, volatile Anästhetika.

Klinik: Narkose löst dramatisches und **häufig tödliches** Ereignis aus: Rascher **Temperaturanstieg** bis 43 °C, Muskelrigidität, **Rhabdomyolyse**, Tachykardie, Tachypnoe, Zyanose, O_2-Verbrauch↑↑ und CO_2-Produktion↑↑, Herzbeteiligung.

> **MERKE**

Diagnostik
- Familienanamnese!
- In der Krise **CK** i. S. bis 40.000 IU/l, im Intervall ebenfalls ↑
- **Myoglobinurie**
- Schwere metabolische und respiratorische **Azidose**
- Schwere **Hyperkaliämie** und **-kalzämie**
- In-vitro-Testung auf auslösende Substanzen
- DNA-Analyse

---

18 NEUROMUSKULÄRE ERKRANKUNGEN

Kohlenhydrat- oder Natriumzufuhr, Injektionen von Antiphlogistika oder Lokalanästhetika. Während der Schwächeattacken sinkt die Kaliumkonzentration im Serum ab.

Die **hyperkaliämische periodische Paralyse** manifestiert sich mit einem mehr heterogenen Krankheitsbild. Die Anfälle treten innerhalb der ersten 10 Lebensjahre auf, nehmen in ihrer Frequenz deutlich zu und in der zweiten Lebenshälfte wieder ab. Die vor dem Frühstück auftretenden Schwächeanfälle sind häufiger, kürzer und milder als bei der hypokaliämischen Form. Kaliumzufuhr, Kälte, emotionaler Stress und Glukokortikoide können das klinische Bild verschlechtern. Jede Anästhesie kann einen Anfall provozieren. Während der Schwächeattacken steigt die Kaliumkonzentration im Serum auf 5–6 mmol/l.

Diagnostik
- Bestimmung der **Kaliumkonzentration im Serum** während der Attacke
- **EMG:** Zeichen der Myotonie fehlen meist.
- **DNA-Analyse**

Therapie
Bei der **hypokaliämischen periodischen Paralyse** können Anfälle einer generalisierten Paralyse durch die perorale Gabe von 2–10 g ungesüßten Kaliumchlorids in Lösung abgemildert werden. Intravenöse Gaben sind wegen der Gefahr der lebensbedrohlichen Hyperkaliämie nicht indiziert. Kohlenhydratreiche Mahlzeiten sowie starke körperliche Belastungen sind zu vermeiden. Als Dauermedikation kommen Acetazolamid, Diazoxid, Spironolacton, Triamteren, Propranolol oder Verapamil und Lithium infrage.

Bei der **hyperkaliämischen periodischen Paralyse** wirken kohlenhydratreiche, kaliumarme Mahlzeiten präventiv. Bariumhaltige Kontrastmittel, Fasten, Kälte und starke körperliche Belastungen sollten vermieden werden. Anfälle von Myotonie oder Schwäche können durch die Gabe von 2 g/kg KG Traubenzucker abgefangen werden. Als Dauermedikation kommen Thiaziddiuretika, Acetazolamid, Kalziumglukonat oder Salbutamolinhalationen infrage.

Prognose
Sie ist in den meisten Fällen recht günstig. Bei 30 % der Patienten mit einer hypokaliämischen periodischen Paralyse tritt jedoch eine progrediente Myopathie auf.

18.4.5 Maligne Hyperthermie (MH)

Definition
Lebensbedrohliche Narkosekomplikation, die mit Temperaturanstieg, Tachykardie, Tachypnoe, metabolischer Azidose und Muskelnekrose einhergeht.

Epidemiologie
Die MH tritt im Kindesalter mit einer Häufigkeit von 1:15.000 Narkosen auf.

Ätiologie
Der MH liegen autosomal-dominant vererbte Mutationen in Genen zugrunde, die verschiedene Ionenkanäle (z. B. Natriumkanal, Kalziumkanal) oder Rezeptoren der Muskulatur (z. B. Ryanodinrezeptor, Dihydropyridinrezeptor) kodieren. **Triggersubstanzen** sind depolarisierende Relaxanzien (Succinylcholin) oder volatile Anästhetika (z. B. Halothan).

Klinik
Im Rahmen einer Narkose kommt es zu einem dramatischen und **häufig tödlich endenden Ereignis** durch eine generalisierte Steigerung des aeroben und anaeroben Muskelstoffwechsels. Die **Temperatur steigt** rasch und anhaltend bis 43 °C (1 °C/5 min). Es kommt zu einer **Rigidität der Muskulatur** und **Rhabdomyolyse**. Begleitend bestehen Tachykardie, Tachypnoe und Zyanose. Der O_2-Verbrauch und die CO_2-Produktion sind massiv gesteigert. Die **Herzbeteiligung** manifestiert sich zunächst als Rhythmusstörung, später durch ein Absinken des Herzminutenvolumens.

> **MERKE** Bei Betroffenen kann es auch ohne Provokation durch Anästhetika zu Phasen der spontanen Rhabdomyolyse kommen. Ein MH-Patient muss nicht auf jede Narkose mit einer MH-Episode reagieren.

Diagnostik
- Familienanamnese!
- In der Krise **CK**-Aktivität im Serum bis 40.000 IU/l
- Im Intervall CK-Aktivität im Serum häufig ebenfalls erhöht
- In der Krise **Myoglobinurie** (Gefahr des Nierenversagens)
- In der Krise schwere metabolische und respiratorische **Azidose**
- In der Krise schwere **Hyperkaliämie** und **Hyperkalzämie**
- **Muskelbiopsie:** Unspezifische Histologie (Mottenfraßnekrosen)

- **In-vitro-Testung** der Muskulatur auf Substanzen wie Halothan, Succinylcholin, Koffein (Sensitivität 90 %)
- **DNA-Analyse**

Therapie

Die Behandlung besteht in einer **Vermeidung depolarisierender Relaxanzien** und MH-provozierender **volatiler Anästhetika. Dantrolen** setzt die Kalziumfreisetzung aus dem sarkoplasmatischen Retikulum herab und kann eine Episode von MH verhindern oder unterbrechen. Hyperkaliämie, akute Nieren- und Herzinsuffizienz müssen symptomatisch behandelt werden.

Prophylaxe

Bei Risikopatienten kann Dantrolen präoperativ verabreicht werden.

ÜBUNGSFRAGEN FÜRS MÜNDLICHE MIT LÖSUNGSHILFEN

1. Ein 4-jähriger Junge wird von seinen Eltern vorgestellt. Seit dem 2. Lebensjahr ist bei ihm ein zunehmend unsicheres Gangbild aufgefallen. Auch beim Aufstehen tue er sich schwer. Die Symptomatik habe sich kontinuierlich verschlechtert. Ansonsten sei er ein gesunder, agiler Junge. Er habe sich gut entwickelt. Er läuft seit dem Alter von 17 Monaten frei. Ein Großonkel ist mit 20 Jahren an einer Muskelschwäche verstorben.
Bei der Untersuchung siehst du einen 4 Jahre alten Patienten in gutem AZ und EZ. Größe 102 cm, Gewicht 16 kg. Watschelndes Gangbild, meist Zehenspitzengang, kaum Abrollbewegung, häufiges Stolpern. Treppensteigen nur langsam möglich, Einbeinstand beidseits nicht möglich, beim Aufstehen aus der Hocke werden die Arme zum Abstützen auf den Oberschenkeln eingesetzt. Beidseitige, symmetrisch ausgeprägte proximal betonte Muskelschwäche. Patellarsehnenreflexe beidseits abgeschwächt. Stark ausgeprägte Wadenmuskulatur.
Welche Leitsymptome liegen vor? Und wie lautet deine Verdachtsdiagnose?

Bei dem Jungen zeigen sich folgende Leitsymptome:
- **Proximale Muskelschwäche** mit positivem **Gower-Zeichen.** Hierbei handelt es sich um ein Abstützen der Patienten mit den Händen auf Knien und Oberschenkeln beim Aufstehen aus der Hocke zur Unterstützung bei deutlicher proximaler Muskelschwäche, das sogenannte „Hochklettern an sich selbst".
- Ein **watschelndes Gangbild** aufgrund einer Schwäche des M. glutaeus medius, häufig Zehengang.
- **Pseudohypertrophierte Wadenmuskulatur** durch Einlagerung von Binde- und Fettgewebe.
- **Abgeschwächte Patellarsehnenreflexe** als proximal betonte Funktionsstörung des 2. Motoneurons.
- **Scapulae alatae.**

Da die Familienanamnese bei einem Großonkel des Patienten eine unklare Erkrankung mit Muskelschwäche und tödlichem Ausgang ergab, muss im vorliegenden Fall an eine genetisch determinierte Erkrankung gedacht werden. Muskeldystrophien sind Erkrankungen, die zu einer fortschreitenden Lähmung der betroffenen Muskeln führen. Der Verlauf mit einem Erkrankungsbeginn im 2.–3. Lebensjahr lässt an eine **Muskeldystrophie Duchenne** denken. Diese wird **X-chromosomal rezessiv** vererbt. Sie tritt mit einer Häufigkeit von 1:3.500 auf. Durch Mutation des auf dem X-Chromosom liegenden **Dystrophin**-Gens kommt es zu einem progressiven, nicht aufhaltbaren Zerfall der Skelettmuskulatur, die durch Fett- und Bindegewebe ersetzt wird.
Weitere Muskeldystrophie-Formen: Die Muskeldystrophie Becker verläuft eher schleichend, der Gehverlust tritt erst im Adoleszentenalter auf. Bei der Gliedergürtelmuskeldystrophie, die sich typischerweise im späten Kindesalter manifestiert, zeigt sich meist eine Schwäche der Nackenmuskulatur. Die fazioskapulohumerale Muskeldystrophie wird autosomal-dominant vererbt, der Verlauf kann sehr mild sein. Es kommt meist zu einer Schwäche der mimischen Muskulatur, zu einer Hyperlordose, Scapulae alatae und zu einer Skoliose. Weiterhin abzugrenzen sind die kongenitalen Formen der Muskeldystrophie.

Aus Studentensicht

Therapie: Vermeidung depolarisierender Relaxanzien und MH-provozierender volatiler Anästhetika. **Dantrolen,** symptomatische Behandlung.

Prophylaxe: Dantrolen präoperativ bei Risiko.

IMPP-Schwerpunkte

! Klinik/Symptome sowie typische histopathologische Kennzeichen der Duchenne-Muskeldystrophie

NKLM-Lernziele

Eine Übersicht der dem Fach zugeordneten NKLM-Lernziele findest du im Anhang ab Seite 648.

KAPITEL 19 Neurologie

19.1	Kongenitale Fehlbildungen des Nervensystems	550
19.1.1	Dysrhaphien (Neuralrohrdefekte)	550
19.1.2	Kraniosynostosen	553
19.1.3	Mikrozephalie	554
19.1.4	Agenesien des ZNS	555
19.2	Hydrozephalus	556
19.3	Epileptische Anfälle und Epilepsien	559
19.3.1	Generalisierte Epilepsien	560
19.3.2	Fokale Epilepsien	565
19.3.3	Epileptische Enzephalopathien	569
19.3.4	Besondere Formen der Epilepsie	571
19.3.5	Status epilepticus	572
19.3.6	Gelegenheitsanfälle	572
19.3.7	Grundzüge der Epilepsiebehandlung	574
19.3.8	Erkrankungen mit anfallsähnlichen Erscheinungen	576
19.4	Erkrankungen mit dem Leitsymptom Kopfschmerzen	577
19.4.1	Migräne	578
19.4.2	Symptomatische Kopfschmerzen	579
19.5	Pseudotumor cerebri	580
19.6	Vaskuläre ZNS-Erkrankungen	581
19.6.1	Vaskuläre Malformationen	581
19.6.2	Ischämische und zerebrale Insulte	584
19.6.3	Sinus- und Hirnvenenthrombose	585
19.7	Infantile Zerebralparesen (ZP)	586
19.8	Erkrankungen des extrapyramidalen Systems	588
19.8.1	Isolierte generalisierte Dystonie mit frühem Beginn (Torsionsdystonie)	588
19.8.2	Dopa-responsive Dystonie (DRD)	589
19.8.3	Chorea Huntington	589
19.8.4	Tics	590
19.9	Erkrankungen des Kleinhirns	591
19.9.1	Angeborene Fehlbildungen des Kleinhirns	591
19.9.2	Hereditäre Ataxien	592
19.10	Rett-Syndrom	593
19.11	Neurokutane Syndrome	593
19.11.1	Neurofibromatose Typ 1 (NF1)	594
19.11.2	Neurofibromatose Typ 2 (NF2)	595
19.11.3	Tuberöse Hirnsklerose	596
19.11.4	Sturge-Weber-Syndrom	597
19.11.5	Klippel-Trénaunay-Syndrom	598
19.11.6	Hippel-Lindau-Syndrom	599

Aus Studentensicht

Bringe für dieses Kapitel deine eigenen Synapsen zum Glühen, denn die Neurologie spielt eine zentrale Rolle in den Prüfungsfragen. Beschäftige dich daher intensiv mit den neurokutanen Syndromen, Epilepsien, kongenitalen Fehlbildungen, dem Hydrozephalus und den Erkrankungen des extrapyramidalen Systems. Dies ist ganz schön viel Lernstoff, aber es wird sich in deiner Prüfung auszahlen.

19 NEUROLOGIE

19.12 Erkrankungen des Rückenmarks 599
19.12.1 Syringomyelie 599
19.12.2 Tethered Cord 599

19.13 Koma 600

19.14 Schädel-Hirn-Trauma (SHT) 603

19.15 Entzündliche Erkrankungen des ZNS 605
19.15.1 Infektionen des ZNS 605
19.15.2 Immunvermittelte Erkrankungen des ZNS 606

19.1 Kongenitale Fehlbildungen des Nervensystems

> **LERNTIPP** Die Neurologie ist ein zentrales Thema und wird gerne gefragt, vor allem die Themen neurokutane Syndrome, Epilepsien, kongenitale Fehlbildungen des Nervensystems, Hydrozephalus und Erkrankungen des extrapyramidalen Systems.

19.1.1 Dysrhaphien (Neuralrohrdefekte)

Definition
Verschlussstörungen des Neuralrohrs sind die häufigsten Fehlbildungen des Nervensystems. Sie treten bevorzugt am rostralen oder kaudalen Ende auf und führen zu Anenzephalie, Meningomyelozele oder Spina bifida.

Epidemiologie
Mit einer Häufigkeit von 3–25:10.000 Neugeborenen handelt es sich um die häufigsten äußerlich sichtbaren Fehlbildungen des ZNS.

Embryologie
In der 3.–4. Schwangerschaftswoche bleibt der spontane Verschluss des Neuralrohrs aus.

Ätiologie
Genetische Faktoren führen zu einem 20-fach erhöhten Wiederholungsrisiko. Darüber hinaus können ein Folsäuremangel der Mutter, Medikamente (z. B. Valproinsäure), ionisierende Strahlen und Chemikalien zur Entstehung von Neuralrohrdefekten beitragen.

Klassifikation in Abhängigkeit von den beteiligten Strukturen
- Spina bifida occulta
- Spina bifida aperta (Meningozele und Myelomeningozele)
- Enzephalozele (> Abb. 19.1)
- Anenzephalie

Aus Studentensicht

19.1 Kongenitale Fehlbildungen des Nervensystems

> **LERNTIPP**

19.1.1 Dysrhaphien (Neuralrohrdefekte)

Definition: Verschlussstörungen des Neuralrohrs.

Epidemiologie: 3–25:10.000 Neugeborene.

Embryologie: Ausbleiben des spontanen Neuralrohrverschlusses in der 3.–4. SSW.

Ätiologie: Genetische Faktoren, Folsäuremangel der Mutter, Medikamente, ionisierende Strahlen.

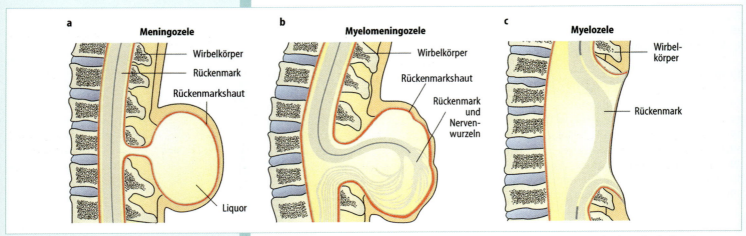

Abb. 19.1 Einteilung der spinalen Dysrhaphien: **a)** Meningozele; **b)** Myelomeningozele; **c)** Myelozele. [E674]

19.1 KONGENITALE FEHLBILDUNGEN DES NERVENSYSTEMS

Lokalisation
- **50 % lumbosakral**
- 20 % lumbal
- 20 % thorakolumbal
- 9 % sakrokokzygeal
- 1 % zervikothorakal
- Sehr selten besteht eine vordere Myelomeningozele: Ausbleiben des ventralen Wirbelkörperschlusses und Ausstülpung von Rückenmarksanteilen und -häuten in das kleine Becken.

Pränatale Diagnostik
- **Sonografie**
- **α-Fetoprotein** im Fruchtwasser erhöht
- **Acetylcholinesterase** im Fruchtwasser erhöht

> **LERNTIPP** Die Neuralrohrdefekte sind ein wichtiges und daher gern gefragtes Thema. Du solltest über die Prävention, Diagnostik und Therapie Bescheid wissen.

19.1.1.1 Spina bifida occulta

Pathologie
Spina bifida occulta ist die häufigste Minimalvariante durch fehlenden Wirbelbogenschluss ohne Verlagerung von Rückenmarkshäuten, Rückenmark und Nervenwurzeln.

Klinik
Spina bifida occulta bleibt meist asymptomatisch, insbesondere kommen keine neurologischen Ausfälle vor. Gelegentlich sind Haarbüschel, ein Lipom, eine Hautdepigmentierung oder ein Neuroporus in der Mittellinie des unteren Rückens als Zeichen einer darunterliegenden Spina bifida occulta sichtbar.

Diagnostik
- **Sonografie:** Screeningmethode bei Neugeborenen
- **MRT** bei Verdacht auf Tethered Cord („angeheftetes Rückenmark", ➢ Kap. 19.12.2)
- **Röntgen-Wirbelsäule:** Wirbelbogenschlussdefekt

Therapie
Eine Behandlung ist nicht erforderlich.

19.1.1.2 Spina bifida aperta

Meningozele

Pathologie
Die Wirbelbögen sind offen, es besteht eine sackartige, liquorgefüllte Ausstülpung der Rückenmarkshäute ohne Verlagerung von Rückenmark und Nervenwurzeln.

Klinik
Eine fluktuierende Mittellinienvorwölbung, meist mit guter Hautdeckung, ist im Bereich des unteren Rückens sichtbar. Neurologische Symptome sind selten.

Diagnostik
- Sorgfältige neurologische **Untersuchung!**
- **Sonografie** des Spinalkanals
- Sonografie des Schädels zum Ausschluss eines begleitenden Hydrozephalus
- **Röntgen** der Wirbelsäule
- **MRT** des Spinalkanals zum Nachweis des Ausmaßes der Nervengewebsbeteiligung

Therapie
Bei Liquorfistel oder Deckung nur durch eine dünne Hautschicht ist eine sofortige Operation zur Verhinderung einer Meningitis notwendig.
Bei fehlender Symptomatik und solider Hautdeckung ist zunächst keine Operation erforderlich.

Aus Studentensicht

Lokalisation: 50 % lumbosakral.

Pränatale Diagnostik: Sonografie, **α-Fetoprotein** und **Acetylcholinesterase** im Fruchtwasser ↑.

LERNTIPP

19.1.1.1 Spina bifida occulta

Pathologie: Fehlender Wirbelbogenverschluss ohne Verlagerung von ZNS.

Klinik: Meist asymptomatisch.

Diagnostik
- Sonografie
- MRT bei Verdacht auf Tethered Cord
- Röntgen-Wirbelsäule

19.1.1.2 Spina bifida aperta

Meningozele
Pathologie: Offene Wirbelbögen, Ausstülpung der Rückenmarkshäute.

Klinik: Fluktuierende Mittellinienvorwölbung im unteren Rücken, selten neurologische Symptome.

Diagnostik: Neurologische Untersuchung, Sonografie, Röntgen, MRT.

Therapie: Sofortige Operation bei **Liquorfistel** oder **Deckung** nur durch eine **dünne Hautschicht**.

Aus Studentensicht

Myelomeningozele
Pathologie: Offene Wirbelbögen, sackartige Ausstülpung der Rückenmarkshäute, pathologische Rückenmarksanteile und Nervenwurzeln mit unvollständiger Überhäutung.

ABB. 19.2

Klinik: Lokalisation der Myelomeningozele:
- **Lumbosakral:** Partielle Beinlähmung mit distaler Betonung, sensible Ausfälle, Blasen- und Mastdarmstörungen. Sekundär Kontrakturen und Gelenkfehlstellungen.
- **Sakrokokzygeal:** Kaum Beinlähmungen, immer Blasen-, Mastdarm- und Beckenbodenlähmung. Reithosenanästhesie. Fehlender Analreflex.
- **Zervikothorakal/thorakolumbal:** Tetra- oder Paraparesen mit Sensibilitätsstörungen.

Therapie
- **Offene** Myelomeningozele: Unmittelbar postnatale antibiotische Therapie, sofortige operative Therapie
- **Geschlossene** Myelomeningozele: Operation innerhalb der ersten 48 h; bei begleitendem Hydrozephalus → ventrikuloperitonealer Shunt

MERKE

19.1.1.3 Enzephalozele

Epidemiologie: 1/10 der spinalen Dysrhaphien.

Pathologie
- **Cranium bifidum:** Dysrhaphie des Schädels mit Protrusion von Hirngewebe
- **Kraniale Meningozele:** Liquorgefüllte Ausstülpung von Hirnhäuten
- **Kraniale Enzephalozele:** Ausstülpung von Hirnhäuten und Anteilen des Gehirns

19 NEUROLOGIE

Myelomeningozele

Pathologie
Die Wirbelbögen sind offen, hinzu kommt eine sackartige Ausstülpung der Rückenmarkshäute (> Abb. 19.2) sowie pathologischer Rückenmarksanteile und Nervenwurzeln mit unvollständiger Überhäutung. Die Fehlbildung tritt in 75 % der Fälle lumbosakral auf.

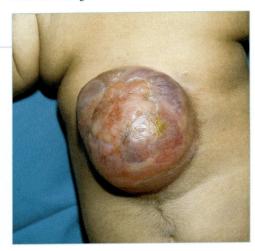

Abb. 19.2 Myelomeningozele mit sackartiger Ausstülpung von Rückenmarksanteilen. [O530]

Klinik
Lumbosakrale Myelomeningozele: Es kommt zu einer partiellen Beinlähmung mit distaler Betonung. Die Hüftmuskeln und der M. quadriceps sind meist nicht betroffen. Es bestehen sensible Ausfälle, Blasen- und Mastdarmstörungen. Sekundär kommt es zu Kontrakturen und Gelenkfehlstellungen. In 90 % der Fälle besteht begleitend eine Arnold-Chiari-Malformation (Verschiebung der Kleinhirntonsillen durch das Foramen magnum in den Spinalkanal) oder eine Aquäduktstenose, die zu einem Hydrozephalus führt.
Sakrokokzygeale Myelomeningozele: Es bestehen kaum Beinlähmungen, aber immer eine Blasen-, Mastdarm- und Beckenbodenlähmung sowie eine Reithosenanästhesie. Der Analreflex fehlt.
Zervikothorakale und thorakolumbale Myelomeningozele: In Abhängigkeit von der Höhe kommt es zu Tetra- oder Paraparesen mit Sensibilitätsstörungen im entsprechenden Bereich.

Therapie
Die **offene Myelomeningozele** erfordert wegen des hohen Infektionsrisikos eine unmittelbare postnatale antibiotische Therapie und dann eine sofortige operative Therapie.
Bei **geschlossener Myelomeningozele** erfolgt die Operation innerhalb der ersten 48 h. Bei begleitendem Hydrozephalus wird in den ersten 3–8 Lebenswochen ein ventrikuloperitonealer Shunt angelegt. Die Blasen-Mastdarm-Störung wird in Abhängigkeit von der klinischen Ausprägung behandelt. Die unterstützende intensive Physiotherapie hat einen besonderen Stellenwert.

> **MERKE** Bei **offener Myelomeningozele** ist wegen des hohen Infektionsrisikos eine sofortige antibiotische und operative Therapie lebensrettend.

Prognose
Die Mortalität beträgt etwa 10 %, wobei die Kinder meist in den ersten 4 Lebensjahren versterben. Häufigste Todesursachen sind eine Meningitis, dekompensierter Hirndruck und Begleitinfektionen wie Pyelonephritis und Pneumonie. In mindestens 70 % der Fälle besteht eine normale Intelligenz, Lernbehinderungen und Epilepsien sind jedoch wegen des oft vorliegenden Hydrozephalus häufig.
Die Überlebenschancen werden durch die operative Versorgung erheblich gebessert.

19.1.1.3 Enzephalozele

Epidemiologie
Die Häufigkeit der Enzephalozele beträgt ein Zehntel der spinalen Dysrhaphien.

Pathologie
Cranium bifidum: Dysrhaphie des Schädels mit Protrusion von Hirngewebe durch einen knöchernen Mitteliniendefekt.
Kraniale Meningozele: liquorgefüllte Ausstülpung von Hirnhäuten.
Kraniale Enzephalozele: Ausstülpung von Hirnhäuten und Anteilen des zerebralen Kortex, des Kleinhirns oder des Hirnstamms.

Lokalisation
- Meist okzipital
- Gelegentlich frontal oder nasofrontal

Klinik
Die **kraniale Meningozele** verursacht in der Regel wenige Symptome.
Die **kraniale Enzephalozele** führt in Abhängigkeit von der Ausprägung zu Sehproblemen, Mikrozephalie, mentaler Retardierung und/oder epileptischen Anfällen.

19.1.1.4 Anenzephalie

Epidemiologie
Die Häufigkeit der schwersten Fehlbildung am rostralen Ende des Neuralrohrs beträgt 1:10.000.

Pathologie
Durch Ausbleiben des Schlusses des zerebralen Neuralrohranteils fehlen die Schädeldecke und die Großhirnhemisphären, wobei der Gesichtsschädel weitgehend normal ausgebildet ist. Begleitend besteht fast immer ein offenes Rückenmark im Zervikalbereich.

Klinik
Die Kinder zeigen ein charakteristisches Aussehen mit stark hervortretenden Augen. Anstelle des Gehirns findet man eine degenerierende Gewebsmasse, die an der Oberfläche bloßliegt. Der nicht ausgebildete Halsbereich, das Gesicht und die Brust bilden eine einheitliche Fläche.

Prognose
Die Kinder versterben fast immer in den ersten Lebenstagen.

> **MERKE** Der mütterliche Folsäuremangel ist eine wichtige Ursache von Neuralrohrdefekten. Durch eine prä- und perikonzeptionelle **Folsäureprophylaxe** kann die Inzidenz dieser Fehlbildungen signifikant gesenkt werden. Alle Frauen im gebärfähigen Alter mit Kinderwunsch sollten daher täglich 400 µg Folsäure erhalten.

19.1.2 Kraniosynostosen

Definition
Als Kraniosynostose wird eine Schädeldeformierung bezeichnet, die durch vorzeitigen Verschluss einer oder mehrerer Schädelnähte entsteht.

Epidemiologie
Die Häufigkeit der isolierten Kraniosynostosen beträgt etwa 1:2.000.

Ätiologie
Prämature Synostosen einzelner Schädelnähte können durch Mutationen in Genen für Fibroblastenwachstumsfaktorrezeptoren (FGFR) entstehen.
Sekundäre Nahtsynostosen entstehen durch ausbleibendes Gehirnwachstum mit konsekutiver Mikrozephalie. In 10–20 % der Fälle liegen genetische Syndrome (z. B. Akrozephalosyndaktylie Typ Apert) zugrunde.

Klinik
Kraniosynostosen sind meist bei Geburt vorhanden, werden häufig aber erst später erkannt. In Abhängigkeit von der betroffenen Naht entwickelt sich eine charakteristische Schädeldeformierung durch übermäßiges Wachstum des Schädels in Richtung der vorzeitig verschlossenen Naht (> Abb. 19.3 und > Abb. 19.4). Eine Knochenleiste ist hier tastbar.
Skaphozephalus: Der verfrühte Schluss der Sagittalnaht ist die häufigste Form. Er führt zu einem langen, schmalen Schädel, zu einem prominenten Hinterkopf und einer breiten Stirn. Die vordere Fontanelle ist klein oder fehlt.
Anteriorer Plagiozephalus: Der verfrühte Schluss einer Koronar- und Sphenofrontalnaht ist die zweithäufigste Form. Er führt zu einseitiger Abflachung der Stirn, Erhöhung der ipsilateralen Orbita und der Augenbraue. Durch eine Operation können zufriedenstellende Ergebnisse erzielt werden.
Posteriorer Plagiozephalus: Die einseitige Abflachung des Hinterkopfes entsteht meist durch eine Kopfvorzugshaltung oder eine intrauterine Kompression. Ein frühzeitiger einseitiger Verschluss der Lambdanaht ist selten, sollte aber in die Differenzialdiagnose mit einbezogen werden.
Trigonozephalus: Der frühzeitige Verschluss der Sutura metopica führt zu einer kielartigen Erhöhung der Stirn sowie zu einem Hypotelorismus. Das Risiko für Entwicklungsstörungen des Frontalhirns ist erhöht.

Aus Studentensicht

19 NEUROLOGIE

Brachyzephalus: Der vorzeitige Verschluss der Koronarnaht führt zu einem breiten, kurzen Schädel. Begleitende klinische Symptome fehlen in der Regel. Bei Verschluss mehrerer Nähte (**Kraniostenose**) kommt es zu erhöhtem Hirndruck. Die dann auftretenden charakteristischen Hirndrucksymptome sind Erbrechen, epileptische Anfälle und Somnolenz.

ABB. 19.3

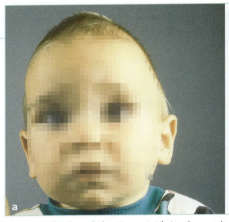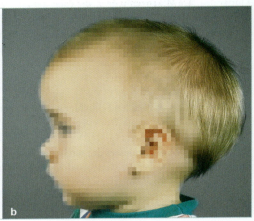

Abb. 19.3 Skaphozephalus. Knapp 1-jähriger Junge mit vorzeitigem Schluss der Sagittalnaht: **a)** hoher, schmaler Schädel; **b)** prominenter Hinterkopf. [O530]

ABB. 19.4

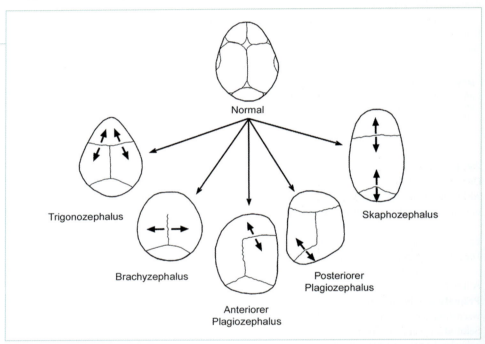

Abb. 19.4 Schematische Übersicht zur Entstehung der charakteristischen Schädeldeformierungen durch vorzeitigen Verschluss einzelner Schädelnähte. [L141]

Diagnostik

Diagnostik: Röntgen, Schädel-CT.

Die Röntgenuntersuchung oder ein cCT mit 3-D-Rekonstruktion erlaubt die Darstellung des Nahtverschlusses.

Therapie

Therapie
- **Prämature Nahtsynostosen:** Zeitnah operative Korrektur, bei Hirndrucksymptomatik sofortige Nahtsprengung
- **Sekundäre Nahtsynostosen:** Operatives Vorgehen kontraindiziert

Bei **prämaturen Nahtsynostosen** ist ein interdisziplinäres Vorgehen (neurochirurgisch, kieferchirurgisch, neuropädiatrisch) zur operativen Korrektur zeitnah erforderlich. Sollten Hirndrucksymptome bestehen, ist eine umgehende neurochirurgische Nahtsprengung indiziert.
Bei **sekundären Nahtsynostosen** aufgrund einer Mikrozephalie ist ein operatives Vorgehen kontraindiziert.

19.1.3 Mikrozephalie

Definition: Kopfumfang < 3. Perzentile bei deutlichem Missverhältnis von Gehirn- und Gesichtsschädel.

Definition
Als Mikrozephalie ist ein Kopfumfang unterhalb der 3. Perzentile bei deutlichem Missverhältnis zwischen Gehirn- und Gesichtsschädel definiert.

Epidemiologie
Eine Mikrozephalie ist, besonders bei mental retardierten Patienten, relativ häufig.

Ätiologie

Eine **primäre genetische Mikrozephalie** kann familiär (autosomal-rezessiv oder autosomal-dominant vererbt) oder im Rahmen genetischer Syndrome (z. B. Trisomie 21, Trisomie 18, Cri-du-Chat-Syndrom, Cornelia-de-Lange-Syndrom) auftreten.

Eine **sekundäre Mikrozephalie** ist die Folge der Einwirkung von Noxen auf das Gehirn in den Phasen des schnellen Wachstums intrauterin oder in den ersten 2 Lebensjahren. Hierbei spielen eine perinatale Hypoxie, kongenitale Infektionen (Röteln, *CMV*, Toxoplasmose), Alkohol (fetales Alkoholsyndrom), Medikamente (fetale Hydantoinembryopathie), mütterliche Stoffwechselerkrankungen (maternale Phenylketonurie) oder ionisierende Strahlen eine Rolle. Eine schwere Meningitis oder Enzephalitis, insbesondere im frühen Säuglingsalter, kann ebenfalls zu einer Mikrozephalie führen.

Klinik

Der Kopfumfang liegt unter der 3. Perzentile, es besteht ein Missverhältnis zwischen Gehirn- und Gesichtsschädel. Die geistige und motorische Entwicklung ist häufig verzögert, Bewegungsstörungen und epileptische Anfälle kommen vor.

Diagnostik

- **Wiederholte Messungen** des Kopfumfangs im Verlauf
- **Kopfumfangsmessung** aller Familienmitglieder
- **TORCH-Serologie:** Toxoplasmose, Röteln, *CMV*, *HSV*
- **Schädelsonografie**
- **cMRT**
- Bei klinischem Verdacht Durchführung einer **Chromosomenanalyse**
- Serumphenylalaninkonzentration der Mutter (maternale Phenylketonurie)

19.1.4 Agenesien des ZNS

Definition

Heterogene Gruppe von Erkrankungen mit Hypoplasie oder Aplasie von Anteilen des ZNS. Agenesien des ZNS können asymptomatisch verlaufen, jedoch auch schwerste intellektuelle und neurologische Defizite verursachen.

Pathologische Anatomie

Hydranenzephalie: Endhirn und Teile des Zwischenhirns sind durch Liquor ersetzt.
Porenzephalie: Umschriebene Zystenbildung.
Holoprosenzephalie: Störung der Entwicklung der Großhirnhemisphären (> Abb. 19.5).

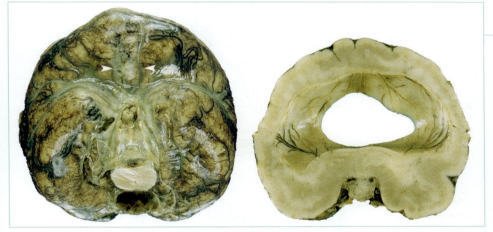

Abb. 19.5 Holoprosenzephaliekomplex mit fehlender Trennung der Großhirnhemisphären und gemeinsamem Ventrikel. Aplasie der Nn. olfactorii (Pfeile). [R286]

Arrhinenzephalie: Fehlen des Riechhirns.
Agenesie des Corpus callosum: Störungen der Entwicklung der Kommissurenplatte.
Moebius-Syndrom: Kernaplasien der Hirnnerven.
Partielle Aplasie der motorischen Vorderhornkerne: Arthrogryposis multiplex spinalis.

Klinik

Asymptomatische Verläufe sind möglich. Eine mentale Retardierung, Mikrozephalie, Hemiparesen, Diparesen und epileptische Anfälle können je nach Schwere der Fehlbildung vorkommen.

Aus Studentensicht

Diagnostik: cMRT.

Therapie: Physiotherapie, Frühförderung.

19.2 Hydrozephalus

LERNTIPP

Definition: Erweiterung der intrazerebralen Liquorräume.

Epidemiologie: 3 : 1.000 Neugeborenen.

ABB. 19.6

19 NEUROLOGIE

Diagnostik
Die Diagnostik erfolgt durch cMRT.

Therapie
Eine kausale Therapie ist bei diesen Erkrankungen nicht möglich. Physiotherapeutische Maßnahmen und die Frühförderung betroffener Kinder stehen im Vordergrund.

19.2 Hydrozephalus

LERNTIPP Du solltest das Thema Hydrozephalus nicht auslassen.

Definition
Als Hydrozephalus bezeichnet man eine Gruppe von Erkrankungen mit Erweiterung der intrazerebralen Liquorräume als Folge einer gestörten Liquorzirkulation und -resorption oder selten einer erhöhten Liquorproduktion.

Epidemiologie
Ein Hydrozephalus tritt bei etwa 3 : 1.000 Neugeborenen auf. In etwa 25 % der Fälle ist er angeboren oder mit einem Neuralrohrdefekt kombiniert.

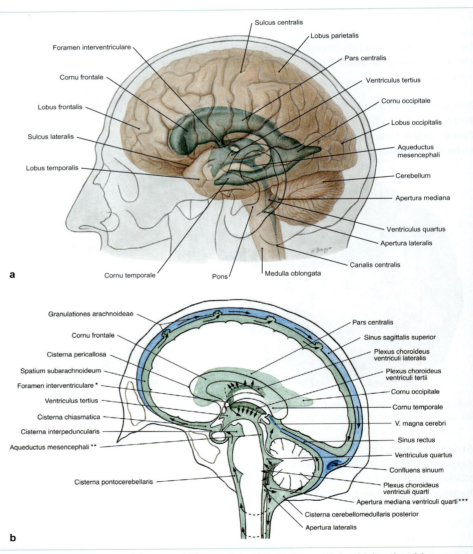

Abb. 19.6 Darstellung des Ventrikelsystems. **a)** Hirnventrikel seitlich, **b)** Hirnventrikel und Subarachnoidalraum. Schema der Liquorzirkulation (Pfeile), von den inneren zu den äußeren Liquorräumen. * Foramen Monroi, ** Aqueductus cerebri, *** Foramen Magendii. [S007-1-22]

19.2 HYDROZEPHALUS

Physiologie
Die **Liquorproduktion** erfolgt v. a. durch den Plexus choroideus in den Seitenventrikeln, im III. und IV. Ventrikel und zu 25 % durch extrachoroidale Produktion (Ultrafiltration und Sekretion). Beim gesunden Kind werden etwa 20 ml Liquor pro Stunde gebildet, die Gesamtliquormenge beträgt etwa 50 ml.

Anatomie
Verbindung der Seitenventrikel mit dem III. Ventrikel über die **Foramina interventricularia** (Foramina Monroi). Verbindung des III. mit dem IV. Ventrikel über den **Aquaeductus cerebri**. Verbindung des IV. Ventrikels mit dem Subarachnoidalraum über zwei seitliche Aperturae laterales ventriculi quarti (**Foramina Luschkae**) und eine kaudale Apertura mediana ventriculi quarti (**Foramen Magendii**).
Liquorzirkulation: Seitenventrikel → III. Ventrikel → IV. Ventrikel → Subarachnoidalraum → Zirkulation um das Gehirn → Subarachnoidalraum des Rückenmarks (> Abb. 19.6).

> **MERKE** Hydrozephalusformen
> - **Hydrocephalus internus:** Erweiterung der Ventrikel
> - **Hydrocephalus externus:** Erweiterung der äußeren Liquorräume
> - **Hydrocephalus communicans:** Erweiterung der inneren und äußeren Liquorräume bei erhaltener Verbindung zwischen inneren und äußeren Liquorräumen
> - **Hydrocephalus e vacuo:** Kompensatorische Erweiterung der Ventrikel durch Verminderung der Hirnsubstanz

Ätiologie
Ein Hydrozephalus kann **angeboren** bei Aquäduktstenose, Atresie der Foramina Luschkae oder Magendii, kongenitalen intrazerebralen Raumforderungen, Arnold-Chiari-Malformation, Dandy-Walker-Malformation (Zyste des IV. Ventrikels), Cranium bifidum oder nach pränatalen Infektionen (z. B. Toxoplasmose, Zytomegalie) auftreten.
Ein **erworbener** Hydrozephalus entsteht z. B. nach Ventrikelblutungen, intrazerebralen Entzündungen mit Ependymitis granularis, bei Verwachsungen nach Meningitis oder bei Tumoren der hinteren Schädelgrube und Plexuspapillomen (Liquorüberproduktion).

Pathogenese
Ein Hydrozephalus entsteht durch ein Missverhältnis zwischen Liquorproduktion und Liquorresorption z. B. durch:
- Obstruktion der Liquorzirkulation (häufigste Ursache)
- Verminderung der Liquorresorption
- Erhöhung der Liquorproduktion

Klinik
Bei **Säuglingen** kommt es bei noch offenen Schädelnähten zu einer auffälligen Größenzunahme des Kopfes, die Fontanellen sind groß und gespannt.

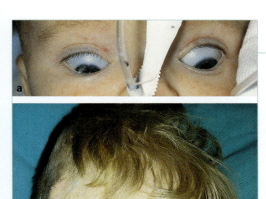

Abb. 19.7 Hydrozephalus. **a)** Sonnenuntergangsphänomen bei 3,5-wöchigem Mädchen. **b)** 3-jähriger Junge mit Hydrocephalus internus. [O530]

Aus Studentensicht

Physiologie: Liquorproduktion durch Plexus choroideus in Seitenventrikeln, im III. und IV. Ventrikel. 20 ml Liquor/h, 50 ml gesamt.

Liquorzirkulation: Seitenventrikel → Foramina interventricularia → III. Ventrikel → Aquaeductus cerebri → IV. Ventrikel → Foramina Luschkae/Foramen Magendii → Subarachnoidalraum → Zirkulation um das Gehirn → Subarachnoidalraum des Rückenmarks.

MERKE

Ätiologie
Angeborener Hydrozephalus: Aquäduktstenose, Arnold-Chiari-Malformation, pränatale Infektionen.
Erworbener Hydrozephalus: Ventrikelblutungen, Verwachsungen nach Meningitis, Tumoren.

Pathogenese: Missverhältnis zwischen Liquorproduktion und -resorption durch Obstruktion, verminderter Resorption oder erhöhter Liquorproduktion.

Klinik
- **Säuglinge:** Auffällige Größenzunahme des Schädels bei noch offenen Nähten, gespannte Fontanellen, Hirndrucksymptomatik, Sonnenuntergangsphänomen, Optikusatrophie, Strabismus, statomotorische Entwicklungsverzögerung
- **Ältere Kinder:** Frühzeitige Hirndrucksymptomatik, Nüchternerbrechen, Stauungspapille

ABB. 19.7

19 NEUROLOGIE

Symptome der Hirndrucksteigerung sind Trinkschwäche, Erbrechen, Berührungsempfindlichkeit, Reizbarkeit und schrilles Schreien. Charakteristisch ist das **Sonnenuntergangsphänomen** mit Sichtbarwerden der Sklera über der Iris durch Bulbusverdrängung nach unten (> Abb. 19.7a). Es ist Folge einer vertikalen Blickparese durch Kompression des Orbitadachs. Hinzu kommen eine Vorwölbung der Stirn, eine verstärkte Venenzeichnung sowie eine Verdünnung der Schädelknochen (> Abb. 19.7b). Eine Stauungspapille tritt im frühen Kindesalter selten auf, häufiger sind eine **Optikusatrophie** und ein **Strabismus** zu beobachten. Die statomotorische Entwicklung ist häufig verzögert.

Bei **älteren Kindern** und geschlossenen Schädelnähten stehen Zeichen der **Hirndrucksteigerung** schon zu Beginn im Vordergrund: Verhaltensänderung, Kopfschmerzen, **Nüchternerbrechen** und **Stauungspapille**. Es kommt zu einer Dehiszenz der Schädelnähte. Erfolgt nicht rechtzeitig eine Druckentlastung, besteht die Gefahr der Einklemmung im Bereich des Foramen magnum mit Auftreten von Streckkrämpfen und vegetativer Dysregulation.

> **PRAXISTIPP**
> Bei Kreuzen der Perzentilen der Kopfwachstumskurve nach oben muss stets ein Hydrozephalus ausgeschlossen werden.

Diagnostik
- **Regelmäßige Kopfumfangsmessungen** und Eintragung in die Perzentilenkurve
- **Schädelsonografie:** Ventrikelerweiterung
- **Fundusspiegelung:** Stauungspapille, Fundusblutungen, Chorioretinitis bei intrauteriner Infektion
- **cMRT:** detaillierte Beurteilung der intrazerebralen morphologischen Situation

Differenzialdiagnose
- Familiäre Makrozephalie
- Chronisches Subduralhämatom
- Hydranenzephalie
- Megalenzephalie bei Speichererkrankungen

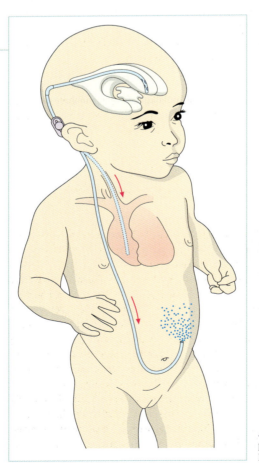

Abb. 19.8 Hydrozephalus: Darstellung einer ventrikuloperitonealen und einer ventrikuloatrialen (gestrichelt) Liquorableitung. [S107]

Therapie
Meist besteht die Notwendigkeit einer extrakranialen Liquorableitung durch die Anlage eines ventrikuloperitonealen oder ventrikuloatrialen Shunts (> Abb. 19.8). Komplikationen treten in etwa 30–50 % der Fälle auf.

Häufige Komplikationen nach Shuntanlage
- Shuntobstruktion durch Fibrin oder Chorionzotten.
- Diskonnektion des Systems.
- Infektion (meist *Stapylococcus epidermidis* oder *Staphylococcus aureus*).
- **Ventildysfunktion:** Nach der Shuntanlage kann es kurzfristig, aber auch noch nach Monaten oder Jahren, zu Ventildysfunktionen kommen. Diese manifestieren sich entweder als insuffiziente Drainage (Hirndruckzeichen) oder als Überdrainage (Kopfschmerzen, Unwohlsein). Bei Verdacht auf Shuntdysfunktion sollte die Durchführung folgender Untersuchungen erwogen werden: Manuelle Überprüfung des subkutan gelegenen Ventils, Spiegelung des Augenhintergrunds, zerebrale Bildgebung (cMRT, bei Säuglingen Sonografie), röntgenologische Darstellung des Katheterverlaufs, ggf. Ausschluss einer ZNS-Infektion mittels Liquoruntersuchung (**cave:** erst nach Ausschluss von Hirndruck!).

Prognose
Ein Hydrozephalus ist häufig mit einer Behinderung verbunden. Bei frühzeitiger chirurgischer Intervention ist die Prognose bei etwa 70 % der Patienten als günstig einzustufen. Es kann zu einer ungestörten geistigen Entwicklung kommen. Später treten jedoch nicht selten Teilleistungsstörungen und Verhaltensauffälligkeiten auf.

> **MERKE** Beim Säugling treten wegen der Nachgiebigkeit des knöchernen Schädels nur sehr selten Hirndruckkomplikationen auf. Beim älteren Kind kann es jedoch innerhalb weniger Stunden dazu kommen.

19.3 Epileptische Anfälle und Epilepsien

Definitionen
Epileptischer Anfall: Plötzlich einsetzende, zeitlich begrenzte, totale oder partielle Störung der Hirnfunktion mit Bewusstseinstrübung, abnormer motorischer Aktivität, Verhaltensauffälligkeiten und/oder Störungen des sensorischen oder autonomen Nervensystems.
Epilepsie: Chronisch-rezidivierendes Auftreten epileptischer Anfälle ohne erkennbare äußere Ursache als Ausdruck einer abnormen elektrischen Entladung zerebraler Neuronenverbände.

Epidemiologie
Es handelt sich um eine sehr häufige chronische Erkrankung, von der etwa 1 % der Bevölkerung betroffen ist. Über 75 % der epileptischen Erkrankungen beginnen vor dem 18. Lebensjahr. 50 % der Patienten mit Epilepsie sind jünger als 16 Jahre.

> **MERKE** Der epileptische Anfall ist der häufigste neurologische Notfall und einer der häufigsten Gründe für die akute Einweisung eines Kindes in die Klinik.

Pathogenese
GABA und **Glycin** wirken bei neurochemischen Vorgängen **inhibitorisch**, **Acetylcholin** und **Glutamat** wirken **exzitatorisch**. Ein Ungleichgewicht zwischen inhibitorischen und exzitatorischen Vorgängen an den Synapsen im ZNS spielt bei der Epileptogenese eine entscheidende Rolle.
Ein epileptisches Neuron unterscheidet sich von einer gesunden Nervenzelle pathophysiologisch dadurch, dass die Depolarisation der Zellmembran nicht nur ein Aktionspotenzial, sondern eine hochfrequente Serie von Aktionspotenzialen auslöst. Nach einer Phase der Unerregbarkeit (Hyperpolarisation) kommt es dann wieder zur Herstellung des ursprünglichen Ruhepotenzials (Repolarisation). Diese Folge von unterschiedlichen Polarisationsvorgängen mit lang anhaltender Depolarisation und Aussendung zahlreicher Aktionspotenziale bei der epileptischen Nervenzelle nennt man **paroxysmale Depolarisation**. Sie ist der wesentliche Mechanismus bei der Entladung eines epileptischen Neurons und mit einem massiven Kalziumeinstrom in die Zelle assoziiert. Wenn eine größere Zahl von Neuronen synchron zur paroxysmalen Depolarisation veranlasst wird, resultiert ein sichtbares epileptisches Geschehen. Erfolgt die Ausbreitung ungehemmt über das gesamte Großhirn, entsteht ein **generalisierter Anfall**. Erfolgt im Umkreis der initial erregten Neuronen eine Aktivierung inhibitorischer Mechanismen, bleibt die epileptische Erregung örtlich begrenzt. Es kommt zum **fokalen Anfall**.

19 NEUROLOGIE

Ätiologie
Bei der häufigen **idiopathischen Epilepsie** ist keine Ursache zu eruieren. Sie zeigt jedoch eine typische Altersverteilung und charakteristische EEG-Merkmale.

Eine **symptomatische Epilepsie** tritt in der Folge einer akuten oder chronischen ZNS-Erkrankung oder einer organischen Hirnschädigung auf, z. B. nach perinatalen Hirnschädigungen, bei Hirntumoren, Hypoglykämien, zerebralen Gefäßfehlbildungen, traumatischen Hirnschädigungen, Hirndrucksteigerung, Meningitiden und Enzephalitiden, Stoffwechselerkrankungen und neurokutanen Syndromen (z. B. tuberöse Hirnsklerose, kortikale Dysplasien).

Genetische Aspekte
Bei den meisten Epilepsien wird ein genetischer Einfluss vermutet. Bei Kindern von Patienten mit idiopathischer Epilepsie beträgt das Erkrankungsrisiko 4 %, ist also auf das Vierfache erhöht. In den vergangenen Jahren konnten bei vielen Epilepsiesyndromen Mutationen in verschiedenen Ionenkanalgenen nachgewiesen werden. Auch bei symptomatischen Epilepsien ist das Auftreten epileptischer Anfälle Folge des Zusammenspiels von Hirnschädigung und genetischer Prädisposition. Unter den Nachkommen und Geschwistern von Patienten mit symptomatischer Epilepsie ist das Erkrankungsrisiko deutlich höher als in der Allgemeinbevölkerung. Bei Gelegenheitsanfällen besteht in 20 % der Fälle eine erbliche Belastung. Der Erbgang ist ungeklärt. Wahrscheinlich besteht eine additive Wirkung mehrerer Gene. Bei eineiigen Zwillingen beträgt die Konkordanz nur 60 %. Dies ist ein Hinweis auf den zusätzlichen Einfluss exogener Faktoren.

Einteilung der wichtigsten Epilepsien nach klinischen Gesichtspunkten
(➤ Tab. 19.1)

Tab. 19.1 Einteilung der wichtigsten Epilepsiesyndrome nach klinischen Gesichtspunkten, jeweils sortiert nach Alter des Auftretens.

Generalisierte Epilepsien	• Benigne familiäre Neugeborenenanfälle • Benigne nichtfamiliäre Neugeborenenanfälle • Epilepsie mit myoklonisch-astatischen Anfällen • Absenceepilepsie • Juvenile Myoklonusepilepsie • Grand-Mal-Epilepsie
Fokale Epilepsien	• Epilepsie mit fokal-sensorischen Anfällen • Epilepsie mit fokal-motorischen Anfällen • Benigne Epilepsie mit zentrotemporalen Spikes (Rolando-Epilepsie)
Epileptische Enzephalopathien	• West-Syndrom (BNS-Anfälle) • Lennox-Gastaut-Syndrom
Besondere Epilepsieformen	• Posttraumatische Epilepsie • Epilepsien mit spezifischer Anfallsauslösung (früher: Reflexepilepsien)
Gelegenheitsanfälle	• Idiopathisch: Fieberkrämpfe • Entzündlich: Meningitis, Enzephalitis • Metabolisch: Hypoglykämie, Hyponatriämie • Toxisch: Azetylsalizylsäure, Alkohol • Traumatisch: Kontusion, Blutung, Hirndruck

19.3.1 Generalisierte Epilepsien
Definition

Generalisierte Epilepsien sind durch eine Beteiligung beider Hemisphären am Anfallsgeschehen gekennzeichnet. Die dabei auftretenden motorischen Anfallsphänomene (tonisch, atonisch, myoklonisch, klonisch, tonisch-klonisch) laufen bilateral ab. In der Mehrzahl der Fälle kommt es zu einer Bewusstseinsstörung.

Pathogenese

Es handelt sich um Anfälle, bei denen schon initial epileptische Aktivität in beiden Hemisphären generiert wird, meist in ausgedehnten homotopen Regionen (z. B. bei Absencen in beiden Frontallappen). Generalisierte Anfälle äußern sich entweder mit motorischen Phänomenen oder als Absencen.

19.3.1.1 Benigne familiäre Neugeborenenanfälle
Definition

Benigne familiäre Neugeborenenanfälle sind eine seltene, dominant vererbte Epilepsieform mit klonischen, apnoischen oder tonischen Anfällen in den ersten Lebenstagen, die meist spontan sistieren.

Klinik

Meist treten am 2. oder 3. Lebenstag klonische, apnoische oder tonische Anfälle auf. Es können auch fokale Anfälle auftreten. In der Mehrzahl der Fälle sistieren die Anfälle spontan innerhalb der ersten Lebenswochen.

Diagnostik
- Das **EEG** zeigt in der Regel unspezifische Veränderungen.
- Ausschluss eines **Vitamin-B$_6$-Mangels**.

Therapie
Bei rezidivierenden Anfällen sollte ein Therapieversuch mit Vitamin B$_6$ unternommen werden. Eine Dauerbehandlung ist meist nicht erforderlich.

Prognose
Das Risiko für eine spätere Epilepsie beträgt etwa 15 %.

19.3.1.2 Benigne nichtfamiliäre Neugeborenenanfälle
Definition
Benigne nichtfamiliäre Neugeborenenanfälle sind eine Epilepsieform mit klonischen oder apnoischen Anfällen in den ersten Lebenstagen mit guter Prognose.

Klinik
Meist treten um den 5. Lebenstag vorwiegend klonische oder apnoische Anfälle auf. Tonische Anfälle kommen praktisch nicht vor. In der überwiegenden Mehrzahl der Fälle zeigen die Anfälle eine spontane Rückbildungstendenz.

Diagnostik
- **EEG**: häufig Nachweis bilateraler Sharp Waves
- Ausschluss eines **Vitamin-B$_6$-Mangels**

Therapie
Bei rezidivierenden Anfällen sollte ein Therapieversuch mit Vitamin B$_6$ unternommen werden. Eine Dauerbehandlung ist meist nicht erforderlich.

Prognose
Die Prognose ist gut, die psychomotorische Entwicklung verläuft ungestört.

19.3.1.3 Epilepsie mit myoklonisch-atonischen Anfällen (Doose-Syndrom)
Definition
Bei der Epilepsie mit myoklonisch-atonischen Anfällen (Doose-Syndrom) handelt es sich um eine Epilepsie mit plötzlichem Beginn, astatischem und/oder myoklonischem Charakter der Anfälle und häufigem Übergang in ein Lennox-Gastaut-Syndrom.

Epidemiologie
Der Häufigkeitsgipfel liegt zwischen dem 1. und 5. Lebensjahr. Jungen sind doppelt so häufig betroffen wie Mädchen.

Ätiologie
Für diese Epilepsieform spielt eine genetische Disposition die entscheidende Rolle.

Klinik
Die Epilepsie beginnt in der Mehrzahl der Fälle im Kleinkindalter mit febrilen oder afebrilen tonisch-klonischen Anfällen, häufig in Kombination mit Absencen und Anfallsstatus („Beginn mit Paukenschlag"). Später kommt es zu den für diese Form der Epilepsie charakteristischen Anfällen mit einem plötzlichen **Verlust des Haltetonus** und blitzartigem **Sturz zu Boden**, wonach die Kinder sofort wieder aufstehen. Meist treten die Anfälle in Kombination mit **Myoklonien** auf. Kaum wahrnehmbare, nur tastbare Zuckungen bis schleudernde Bewegungen der Arme sind möglich. Bei abortiven Anfällen ist nur eine leichte Nickbewegung des Kopfes oder ein kurzes Einknicken der Knie zu beobachten. Die Dauer der Anfälle beträgt nur wenige Sekunden, Bewusstseinspausen sind in der Regel nicht erkennbar.

Diagnostik
Im **EEG** können irreguläre 2–3/s-Spike-Wave-Komplexe mit einer charakteristischen, ausgeprägten Thetarhythmisierung nachgewiesen werden. Bei den meisten Kindern findet sich eine Photosensibilität.

Differenzialdiagnose
Differenzialdiagnostisch muss an das Lennox-Gastaut-Syndrom gedacht werden. Die Anfallssymptomatik ist sehr ähnlich, die Abgrenzung aus therapeutischen und prognostischen Gründen aber sehr wichtig!

Aus Studentensicht

Diagnostik: EEG, Ausschluss Vitamin-B$_6$-Mangel.

Therapie: Versuch mit Vitamin B$_6$.

Prognose: 15 % Risiko für spätere Epilepsie.

19.3.1.2 Benigne nichtfamiliäre Neugeborenenanfälle
Definition: Epilepsieform der ersten Lebenstage.

Klinik: Klonische oder apnoische Anfälle um den 5. Lebenstag.

Diagnostik: EEG, Ausschluss Vitamin-B$_6$-Mangel.

Therapie: Versuch mit Vitamin B$_6$.

19.3.1.3 Epilepsie mit myoklonisch-atonischen Anfällen (Doose-Syndrom)
Definition: Plötzliche Epilepsie mit astatischem/myoklonischem Charakter.

Epidemiologie: Gipfel zwischen 1.–5. Lj., ♂:♀ 2:1.

Ätiologie: Genetische Disposition.

Klinik: Beginn mit tonisch-klonischen Anfällen, häufig mit Anfallsstatus: „Beginn mit Paukenschlag". Später charakteristisches Anfallsbild mit plötzlichem **Verlust des Haltetonus**, blitzartigem **Sturz** zu Boden, Kombination mit **Myoklonien** variablen Ausmaßes.

Diagnostik: EEG: Irreguläre 2–3/s-Spike-Wave-Komplexe mit Thetarhythmisierung. Photosensibilität.

Differenzialdiagnose: Lennox-Gastaut-Syndrom.

19 NEUROLOGIE

Aus Studentensicht

Therapie: Valproat.

Therapie
Valproat ist das Medikament der ersten Wahl. Ethosuximid und Methosuximid sind Medikamente der weiteren Wahl. Lamotrigin kann ebenfalls wirksam sein.

Prognose
Die Prognose ist insgesamt unsicher. In etwa 50 % der Fälle kommt es zu einer altersgerechten Entwicklung. Gelingt es nicht, die Epilepsie therapeutisch zu kontrollieren, so ist der Übergang in ein Lennox-Gastaut-Syndrom möglich. Die mentale Entwicklung nimmt dann häufig einen ungünstigen Verlauf.

19.3.1.4 Absenceepilepsie

Definition: Anfälle mit kurzzeitigem Bewusstseinsverlust.

19.3.1.4 Absenceepilepsie
Definition
Eine Absenceepilepsie ist gekennzeichnet durch Anfälle mit kurzzeitigem Bewusstseinsverlust, die vor allem bei Mädchen im Schulalter auftreten. Die Anfälle können sich in pyknoleptischer Häufung manifestieren. Bei adäquater Therapie sind sie mit einer guten Prognose vergesellschaftet.

Epidemiologie: Gipfel 5.–7. LJ, ♀ > ♂

Epidemiologie
Die Absenceepilepsie ist die häufigste generalisierte Epilepsie im Kindesalter. Der Erkrankungsgipfel liegt zwischen dem 5. und 7. Lebensjahr; Mädchen sind häufiger betroffen als Jungen.
In Abhängigkeit von der betroffenen Altersgruppe werden drei Formen unterschieden:
- Frühkindliche Absenceepilepsie
- Absenceepilepsie des Schulalters, Pyknolepsie
- Absenceepilepsie des Jugendalters

> **MERKE** Die Absenceepilepsie ist die häufigste generalisierte Epilepsie im Kindesalter.

Ätiologie: Genetisch determiniert.

Ätiologie
Diese Epilepsieform ist im Wesentlichen genetisch determiniert. Absencen können jedoch auch bei vielen anderen Epilepsiesyndromen auftreten und sind dann deutlich weniger gut zu therapieren. Bei atypischen Absencen handelt es sich in der überwiegenden Zahl der Fälle um sekundär generalisierte Anfälle.

Klinik: Anfälle > 100-mal/d bei zuvor lebhaften, aufgeweckten Kindern. Plötzlich beginnende und endende **Bewusstseinsstörung:** Starrer Blick, Erschlaffung der Gesichtsmuskulatur, kein Verlust der Haltungskontrolle. Unterbrechung des Handlungsablaufs. Spontanes **Augenöffnen**, **Blickdeviation** nach oben. **Automatismen.**

Klinik
Meist handelt es sich um lebhafte und aufgeweckte Kinder, die vorausgehende Entwicklung und Intelligenz sind normal. Die Anfälle treten häufig auf, z. T. mehr als 100-mal pro Tag. Die **Bewusstseinsstörung** mit starrem Blick und Erschlaffung der Gesichtsmuskulatur beginnt und endet plötzlich. Es besteht kein Verlust der Haltungskontrolle, Gegenstände werden in der Hand behalten. Der **Handlungsablauf** wird jedoch **unterbrochen.** Auf Zuruf erfolgt keine Reaktion. Spontanes **Augenöffnen** und **Blickdeviation** nach oben sind häufig.
In ⅔ der Fälle treten **Automatismen** auf („komplexe Absencen"). Nach Wiederkehr des Bewusstseins wird die unterbrochene Tätigkeit wieder aufgenommen. Die durchschnittliche Anfallsdauer beträgt wenige Sekunden. In der Regel besteht eine Amnesie für den Anfall. Als Komplikation können generalisierte tonisch-klonische Anfälle vorkommen.

> **MERKE** Eine wichtige Differenzialdiagnose zu Absencen sind komplex fokale Anfälle. Letztere treten jedoch seltener auf, dauern länger an (> 30 s), gehen häufiger mit komplexen Automatismen und postiktalen Auffälligkeiten einher und sind weniger durch Hyperventilation provozierbar.

Diagnostik: Provokation durch Hyperventilation. EEG: 3/s-Spike-Wave-Komplexe.

Diagnostik
- **Provokation:** Typischerweise durch Hyperventilation
- **EEG:** Im Anfall sind immer und im Intervall häufig typische 3/s-Spike-Wave-Komplexe bilateral synchron über allen Hirnregionen nachweisbar, die paroxysmal generalisiert beginnen und paroxysmal enden (➤ Abb. 19.9).

Therapie: Valproat und Ethosuximid.

Therapie
Valproat und Ethosuximid sind die Medikamente der ersten Wahl. Alternativ kommt Lamotrigin zum Einsatz. 90 % der Patienten sind unter Monotherapie anfallsfrei.

Prognose
Die Prognose ist gut. In über 90 % der Fälle kommt es bis zum 12. Lebensjahr zur Remission. In weniger als 10 % der Fälle tritt im Jugendalter eine Epilepsie mit generalisierten tonisch-klonischen Anfällen auf.

19.3 EPILEPTISCHE ANFÄLLE UND EPILEPSIEN

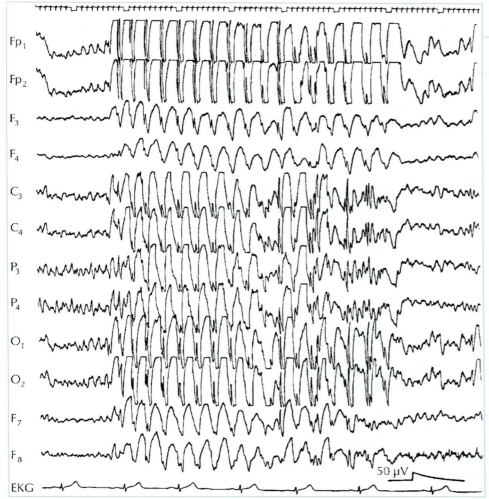

Abb. 19.9 Absenceepilepsie. Das EEG zeigt 3/s-Spike-Wave-Komplexe, die bilateral synchron über allen Hirnregionen auftreten. [R378]

ABB. 19.9

FALL A: Clara ist ein lustiges, kluges, 9 Jahre altes Mädchen. Sie geht gern in die Schule.
K: Seit einigen Wochen bemerkt der Lehrer bei Clara kurze Momente der Zerstreutheit, die so gar nicht zu ihr passen. Für wenige Sekunden erscheint sie nachdenklich oder abwesend. Der Lehrer sagt sich, auch Clara habe Anrecht auf gelegentliche Träumereien, und denkt nicht weiter darüber nach. Dann kommt es jedoch zu einer nicht mehr zu übersehenden Häufung von Situationen, in denen Clara plötzlich einen starren Blick und einen völlig leeren Gesichtsausdruck zeigt. Sie sitzt dabei bewegungslos auf ihrem Stuhl und behält ihren Stift oder ihr Buch in der Hand. Sie reagiert nicht auf Ansprache. Nach einigen Sekunden setzt sie die unterbrochene Tätigkeit fort. Der Lehrer fragt sie, ob es ihr gut gehe oder ob sie etwas bemerkt habe, aber Clara lacht und sieht ihn verständnislos an.
D: Das in der Kinderklinik durchgeführte EEG zeigt 3/s-Spike-Wave-Komplexe generalisiert über allen Hirnregionen.
Diag: Absenceepilepsie.
T: Absenceepilepsien sind mit Valproat gut behandelbar. Clara erhält nun zweimal täglich einen Saft, dessen Dosierung langsam gesteigert wird.
V: Bereits 2 Wochen nach Erreichen der Enddosis treten keine Absencen mehr auf. Clara weiß, die Chancen, dass sie in ein paar Jahren kein Medikament mehr benötigen wird, sind nicht schlecht.

FALL

LERNTIPP Das Aussehen des EEG-Befundes der 3/s-Wave-Komplexe sollte dir bekannt sein.

LERNTIPP

19.3.1.5 Juvenile Myoklonusepilepsie
Definition
Als juvenile Myoklonusepilepsie bezeichnet man Anfälle des Pubertäts- und jungen Erwachsenenalters mit myoklonischen Schleuderbewegungen vor allem der oberen Extremitäten ohne wesentliche Bewusstseinseinschränkung. Die juvenile Myoklonusepilepsie hat eine gute psychosoziale Prognose, wenn eine regelmäßige Medikamenteneinnahme erfolgt. Synonyme: Impulsiv-Petit-Mal, Janz-Syndrom.

Epidemiologie
Die Manifestation erfolgt typischerweise zwischen dem 12. und 19. Lebensjahr. Diese Epilepsieform tritt selten nach dem 25. Lebensjahr auf. Mädchen und Jungen sind gleich häufig betroffen.

19.3.1.5 Juvenile Myoklonusepilepsie

Definition: Anfälle im Pubertätsalter mit myoklonischen Schleuderbewegungen ohne wesentliche Bewusstseinseinschränkung.

Epidemiologie: Gipfel zwischen 12. und 19. LJ.

Aus Studentensicht

Ätiologie: Genetische Prädisposition.

Klinik: Plötzliche, kurze, **symmetrische Myoklonien** meist in Armen und Schultergürtel, isoliert oder in Salven. Vom Patienten wie elektrischer Schlag empfunden. Bewusstsein meist erhalten, vor allem morgens. Im Verlauf **generalisierte tonisch-klonische Anfälle**.

Diagnostik: EEG: Irreguläre Polyspike-Wave-Komplexe. Provokation.

Therapie: Valproat, Lamotrigin, Levitirazetam oder Topiramat.

Prognose: 99 % Rezidivrate nach Absetzen der Medikamente.

19.3.1.6 Grand-Mal-Epilepsie

Definition: Häufigste Form mit Bewusstseinsverlust, symmetrischer Ausprägung, tonischer Verkrampfung, klonischen Zuckungen.

Epidemiologie: Bei 70 % der isolierten oder rezidivierenden epileptischen Anfälle.

Ätiologie: Häufig idiopathisch, genetische Prädisposition.

Klinik: Beginn mit **initialem Schrei** und massiver **symmetrischer Tonuserhöhung** an allen vier Extremitäten, gefolgt von rhythmischen, symmetrischen **Kloni**. Initialer Bewusstseinsverlust, Atmung sistiert, Zyanose, **postiktaler Nachschlaf**, Amnesie, vegetative Symptome möglich. Unterscheidung in **Aufwach-, Schlaf-** und **diffuses Grand Mal**.

Diagnostik: EEG: Irreguläre Spikes und Waves. Provokation.

Komplikationen: Verletzung, Aspiration, Herz- oder Atemstillstand.

19 NEUROLOGIE

Ätiologie
Die genetische Prädisposition ist der wichtigste ätiologische Faktor. Die Familienanamnese ist in bis zu 45 % der Fälle positiv.

Klinik
Es kommt zu plötzlichen, kurzen, **symmetrischen Zuckungen (Myoklonien)**, wobei hauptsächlich Arme und Schultergürtel betroffen sind. Die Myoklonien werden von den Patienten wie ein elektrischer Schlag empfunden. Sie treten isoliert oder in Salven auf. Häufig werden Gegenstände fallen gelassen oder weggeschleudert. Die Dauer beträgt in der Regel etwa 2–3 s. Das Bewusstsein ist erhalten oder nur leicht getrübt. Die Anfälle manifestieren sich vor allem morgens in den ersten 2 h nach dem Aufwachen (z. B. beim Frühstück). Bei 90 % der Patienten treten im Verlauf **generalisierte tonisch-klonische Anfälle** morgens oder in den frühen Abendstunden auf („Feierabend-Grand-Mal"). In der Regel werden die Myoklonien nicht als Anfall erkannt, sondern werden erst auf intensives, spezifisches Nachfragen erinnert. Meistens erfolgt die korrekte Diagnosestellung erst nach dem ersten generalisierten Anfall.

Diagnostik
- **EEG:** irreguläre Polyspike-Wave-Komplexe
- **Provokation:** Schlafentzug, Hyperventilation, Photostimulation, Alkohol

Therapie
Medikamentös werden **Valproat, Lamotrigin,** Levitirazetam oder Topiramat eingesetzt. 70–90 % der Patienten sind unter Monotherapie anfallsfrei.

Prognose
Die Rezidivrate liegt nach Absetzen der Medikamente bei über 99 %! Erneute Anfälle können auch noch viele Jahre danach auftreten.

19.3.1.6 Grand-Mal-Epilepsie

Definition
Häufigste Erscheinungsform epileptischer Anfälle im Kindesalter mit Bewusstseinsverlust, symmetrischer Ausprägung, tonischer Verkrampfung der Muskulatur, klonischen Zuckungen, Terminalschlaf und retrograder Amnesie.

Epidemiologie
Bei 70 % der Kinder mit isolierten oder rezidivierenden epileptischen Anfällen treten generalisierte tonisch-klonische Anfälle auf. Sie sind die häufigste Erscheinungsform epileptischer Anfälle.

Ätiologie
- Häufig idiopathisch
- Genetische Prädisposition
- Ursachen von Gelegenheitsanfällen

Klinik
Die **Anfälle** beginnen häufig mit einem **initialen Schrei** und einer massiven **symmetrischen Tonuserhöhung** an allen vier Extremitäten, gefolgt von rhythmischen, symmetrischen **Kloni** an allen vier Extremitäten. Die Patienten verlieren bereits initial das Bewusstsein. Die Atmung sisitiert, häufig tritt eine **Zyanose** auf. Es kommt obligat zu einem **postiktalen Nachschlaf**. Die Reorientierung erfolgt allmählich, es besteht eine Amnesie für das Anfallsgeschehen.
Mögliche begleitende **vegetative Symptome** sind eine zentrale Apnoe, lichtstarre Pupillen, Tachykardie, Blutdruckanstieg, Sphinkterspasmen mit Einnässen und Einkoten. Eine Hypersalivation manifestiert sich mit Schaum vor dem Mund, der bei Zungenbiss blutig tingiert ist.
Nach zeitlichem Auftreten werden unterschiedliche Formen unterschieden:
- **Aufwach-Grand-Mal** (Auftreten unmittelbar nach dem Erwachen)
- **Schlaf-Grand-Mal** (Auftreten aus dem Nacht- oder Mittagsschlaf heraus)
- **Diffuses Grand Mal** (keine tageszeitliche Häufung)

Diagnostik
- **EEG:** Im Intervall treten kurze Gruppen von irregulären Spikes und Waves auf.
- **Provokation:** Schlafentzug, Alkohol, Medikamente, Fieber.

Komplikationen
- Verletzung!
- Herz- oder Atemstillstand und Aspiration sind extrem selten!

Therapie
Bei primär generalisierten Anfällen ist **Valproat** das Mittel der ersten Wahl. Bei Therapieresistenz kann Lamotrigin hilfreich sein.

Therapie: Valproat.

Prognose
Die Prognose ist überwiegend günstig. Bei Beginn im Kleinkindalter mit prolongierten Anfällen und der Gefahr sekundärer hypoxämischer Hirnschädigungen, bei Auftreten aus dem Schlaf heraus und bei zusätzlichem Auftreten anderer Anfälle (myoklonische oder myoklonisch-atonische Anfälle) ist sie ungünstiger. In diesen Fällen kann die anfänglich normale Entwicklung zunehmend verzögert oder sogar regredient ablaufen.

19.3.2 Fokale Epilepsien
Definition
Fokale Epilepsien gehen mit Anfällen einher, die auf eine Funktionsstörung in einem umschriebenen Hirnareal zurückzuführen sind. In den meisten Fällen ist eine morphologisch fassbare Hirnveränderung nachweisbar. Das Bewusstsein ist meist erhalten oder nur wenig getrübt, bei sekundärer Generalisation tritt Bewusstlosigkeit auf. Das Auftreten einer Aura ist ein typisches Merkmal eines epileptischen Anfalls fokaler Genese. Man unterscheidet fokal-sensorische und fokal-motorische Anfälle.

Definition: Anfälle durch eine Funktionsstörung in einem umschriebenen Hirnareal, die typischerweise mit einer Aura und erhaltenem Bewusstsein einhergehen.

Epidemiologie
Fokale Epilepsien machen etwa 50 % aller Epilepsien aus. Sie sind prinzipiell altersunabhängig, treten im Kindesalter jedoch seltener als im Erwachsenenalter auf.

Epidemiologie: 50 % aller Epilepsien.

Klinik
Das Auftreten einer **Aura** ist für fokale Anfälle charakteristisch. Ältere Kinder können unter Zuhilfenahme eines sog. Aurenkatalogs gezielt befragt werden. Hier sind einige klassische Beispiele nach der Häufigkeit ihres Auftretens aufgeführt:
- **Sensible Aura:** Sensible Wahrnehmung ohne Entsprechung
- **Epigastrische Aura:** Drücken im Oberbauch
- **Visuelle Aura:** Farbensehen, bunte Kugeln, Blindheit
- **Gustatorische Aura:** Geschmackssensationen
- **Olfaktorische Aura:** Geruchsempfindungen
- **Akustische Aura:** Klingeln, Brausen, Rauschen

Bei Säuglingen oder mental retardierten Kindern ist auf indirekte Zeichen für das Auftreten von Auren zu achten:
- Suche nach Nähe vor einem motorischen Anfall
- Furchtsamer Blick, Weinen, Panik, Erschrecken
- „Unwohlsein" bei abdomineller Aura
- Zeigen auf Extremitäten bei somatosensibler Aura
- Verschließen der Ohren als Hinweis auf akustische Aura
- Verdecken oder Reiben der Augen als Hinweis auf visuelle Auren

Klinik: Auftreten einer **Aura** ist charakteristisch: Sensibel, epigastrisch, visuell, gustatorisch, olfaktorisch, akustisch.

> **MERKE** Das Auftreten einer Aura ist für fokale Anfälle charakteristisch. Die wichtige Differenzialdiagnose zu Auren im Rahmen einer Migräne erfolgt über die Dauer. **Epileptische Auren** dauern i. d. R. nur Sekunden (< 1 Minute), **Migräneauren** bis zu mehreren Stunden.

MERKE

19.3.2.1 Fokal-sensorische Anfälle
Definition
Auftreten fokaler Anfälle mit vorwiegend sensorischen Symptomen.

Definition: Fokale Anfälle mit vorwiegend sensorischen Symptomen.

Klinik
Die Anfallssymptomatik äußert sich mit **Kribbeln, Klopfen, Parästhesien, Brennen, Schmerzen** oder **Temperaturmissempfindungen.**

Klinik: Kribbeln, Klopfen, Parästhesien, Brennen, Schmerzen, Temperaturmissempfindungen.

> **MERKE** Somatosensible Anfälle können äußerst schmerzhaft sein. Diese Möglichkeit sollte insbesondere bei zerebral geschädigten Kindern mit unerklärlichen Schreiattacken in Betracht gezogen werden.

MERKE

Somatosensible Anfälle aus dem **Gyrus postcentralis** haben eine strenge kontralaterale somatotope Symptomatik, z. B. Kribbeln an den Fingern, das dann aufsteigt.
Somatosensible Anfälle aus dem dorsofrontal-medial gelegenen **supplementär-sensomotorischen Areal** (SSMA) oder aus der „second sensory area", die am Fuß der Zentralregion in der Sylvius-Fissur liegt, folgen meist nicht der bekannten somatotopen Gliederung und können daher bi- oder ipsilateral auftreten.

19 NEUROLOGIE

Der Ausgang spezifischer sensorischer Anfälle ist von allen sensorischen Bereichen möglich: **visuelle, auditive, olfaktorische, gustatorische Anfälle.**

> **PRAXISTIPP**
>
> Angaben von Kindern, dass es in beiden Händen oder Füßen kribbelt oder klopft, sich eine Seite ganz „komisch" anfühlt etc., sollte man glauben und an die Möglichkeit fokal-sensorischer Anfälle denken.

> **FALL A:** Korbinian, ein bisher gesunder 7,5-jähriger Junge, erleidet tagsüber einen ersten generalisierten tonisch-klonischen Anfall von weniger als 2 min Dauer, der spontan sistiert. Die ausführliche Anamnese erbringt zusätzlich den Hinweis auf eine abdominelle Aura und eine sekundäre Enuresis nocturna seit etwa 6 Monaten.
> **K:** Es finden sich keine allgemeinpädiatrischen Auffälligkeiten. Neurologisch fällt lediglich eine geringe motorische Koordinationsstörung auf. Bei der testpsychologischen Beurteilung im Verlauf werden eine Legasthenie und eine expressive und rezeptive Sprachentwicklungsstörung diagnostiziert.
> **D:** Im Wach-EEG zeigt sich ein gering aktiver Spike-Wave-Fokus links parietal. In einem Schlaf-EEG und im Verlauf auch im Wachzustand wird zusätzlich ein deutlich aktiverer Spike-Wave-Fokus rechts temporal sichtbar. Im MRT erkennt man eine gliöse Narbe im Centrum semiovale links. Routinelabor, Liquordiagnostik, serologische Parameter und die Stoffwechseluntersuchungen ergeben unauffällige Befunde.
> **Diag:** Aufgrund des ersten generalisierten Anfalls ohne Bindung an den Schlaf zusammen mit dem MRT-Befund wird die Verdachtsdiagnose einer symptomatischen Epilepsie mit sekundär generalisierten Anfällen gestellt.
> **T:** Bei Verdacht auf symptomatische, fokale Epilepsie wird zunächst mit Oxcarbazepin 20 mg/kg KG/d behandelt. Bei Verdacht auf benigne Partialepilepsie wird 6 Monate später stattdessen mit Sultiam zunächst mit 7–10, später mit 13 mg/kg KG/d behandelt.
> **V:** Unter Oxcarbazepin ist Korbinian nicht anfallsfrei, unter Sultiam für ca. 1 Jahr. Das EEG ist normal. Trotz Dauertherapie kommt es aber zu Anfallsrezidiven und zu einer Beeinträchtigung der Sprachentwicklung, die eine Intensivierung der Therapie erfordern. In diesem Zusammenhang soll nun auch die Indikation eines epilepsiechirurgischen Eingriffs geprüft werden.

19.3.2.2 Fokal-motorische Anfälle

Definition
Auftreten fokaler Anfälle mit vorwiegend motorischen Symptomen.

Klinik
Fokal-motorische Anfälle können sich mit verschiedenen Formen der motorischen Entladung (Tonuserhöhung, Kloni, Myoklonien) manifestieren.
Distale Kloni, z. B. Kloni einer Hand, eines Mundwinkels, einer Gesichtshälfte oder eines Fußes, sind sichere Zeichen für einen Anfallsablauf im kontralateralen primär-motorischen Kortex (Gyrus praecentralis).
Erratische Myoklonien äußern sich durch unzählige rhythmische Zuckungen im Gesicht und an den Extremitäten beidseits und sind ein verlässlicher Hinweis darauf, dass beide Motorkortizes (und damit wahrscheinlich die Großhirnrinde insgesamt) epileptogen sind.
Bei einem **epileptischen Nystagmus** handelt es sich um einen Okuloklonus, dessen Ursprung in der parietookzipitalen oder frontalen Hirnhälfte kontralateral zur Richtung der schnellen Komponente des Nystagmus liegt.
Inhibitorische bzw. akinetische Anfälle sind durch eine plötzlich eintretende Unfähigkeit zur Ausführung bestimmter willkürlicher Bewegungen bei erhaltenem Bewusstsein charakterisiert.
Automatismen sind unwillkürliche, koordinierte fokale motorische Anfälle. Einseitige Automatismen können sich durch Treten, Stoßen, Schlagen usw. manifestieren und zeigen an, dass der Motorkortex kontralateral nicht von epileptischer Aktivität ergriffen ist. Der Anfall läuft also eher in der Hemisphäre kontralateral zur ruhenden Körperseite ab. Distale Automatismen wie Nesteln, Zupfen und Schmatzen usw. weisen auf einen temporalen Ursprung hin.
Jackson-Anfall: Klassische Form des motorischen Herdanfalls mit Beginn der Zuckungen in einer eng begrenzten Körperregion und Ausbreitung des Krampfes auf benachbarte Körperbezirke („march of convulsion"). Bei Ausbreitung der epileptischen Erregung über die gesamte Zentralregion einer Seite kommt es zu einem Halbseitenanfall. Das Bewusstsein bleibt erhalten, wenn kein Übergang in einen generalisierten Anfall erfolgt.

Diagnostik bei fokalen Epilepsien
- **EEG:** Typischerweise finden sich fokale, also auf bestimmte Hirnregionen beschränkte, epilepsietypische Potenziale und regionale Verlangsamungen.
- **cMRT:** Die Suche nach umschriebenen anatomischen Veränderungen hat bei dieser Epilepsieform einen besonders hohen Stellenwert.

Therapie fokaler Epilepsien
Die ätiologische Abklärung hat im Rahmen therapeutischer Überlegungen oberste Priorität. Erst wenn geklärt ist, dass eine kausale Therapie (neurochirurgische Intervention, Therapie entzündlicher Verände-

---

Aus Studentensicht

PRAXISTIPP

FALL

19.3.2.2 Fokal-motorische Anfälle

Definition: Fokale Anfälle mit motorischen Symptomen.

Klinik: Manifestation mit verschiedenen Formen der motorischen Entladung: Distale Kloni, erratische Myoklonien, epileptischer Nystagmus, akinetische Anfälle sowie Automatismen.
Jackson-Anfall: Klassische Form des motorischen Herdanfalls mit Beginn der Zuckungen in eng begrenzter Körperregion und Ausbreitung des Krampfes auf benachbarte Körperbezirke („march of convulsion").

Diagnostik
- EEG: Fokale Potenziale, regionale Verlangsamungen
- cMRT: Anatomische Veränderungen

Therapie: Wenn keine kausale Therapie möglich ist, dann medikamentöse:
- Symptomatische fokale Epilepsie: **Oxcarbazepin, Lamotrigen** oder **Levetiracetam**
- Genetische fokale Epilepsie: **Sultiam**

rungen usw.) nicht möglich ist, wird mit einer medikamentösen Therapie begonnen. **Oxcarbazepin, Lamotrigen oder Levetiracetam** sind Mittel der ersten Wahl bei symptomatischer, **Sultiam** bei genetischer fokaler Epilepsie.

19.3.2.3 Benigne Epilepsie mit zentrotemporalen Spikes (Rolando-Epilepsie)

Definition
Die benigne Epilepsie mit zentrotemporalen Spikes (Rolando-Epilepsie) ist eine Sonderform und zugleich die häufigste Form der fokalen Epilepsie im Kindesalter mit Symptomatik im Mund-Hals-Bereich und guter Prognose.

Epidemiologie
Es ist die häufigste fokale Epilepsie im Kindesalter. Bei etwa 25 % aller neu diagnostizierten Epilepsien handelt es sich um eine Rolando-Epilepsie. Der Häufigkeitsgipfel liegt zwischen dem 2. und 12. Lebensjahr. Jungen sind etwa doppelt so häufig betroffen wie Mädchen.

Ätiologie
Es handelt sich um eine genetisch bedingte Epilepsieform mit komplexem (polygenen) Erbgang. Bei über 90 % der Mutationsträger kommt es nie zu Anfällen. Sie zeigen nur die charakteristischen EEG-Auffälligkeiten. In den Familien von Kindern mit Rolando-Epilepsie finden sich vermehrt zerebrale Anfälle und Epilepsien.

> **MERKE** Die Rolando-Epilepsie ist die häufigste fokale Epilepsie im Kindesalter. Sie ist mit einer sehr guten Prognose assoziiert.

Klinik
Es treten selten vor allem **einfach-fokale Anfälle** auf. Sie sind in 75 % der Fälle an den **Schlaf** gebunden und treten meist aus dem leichten abendlichen oder Morgenschlaf auf. Es handelt sich um **hemifaziale Kloni oder Myoklonien,** denen nicht selten **somatosensorische Erscheinungen** (vorwiegend im Gesicht oder im Bereich der Mundschleimhaut) vorausgehen. Bei Einbeziehung des Pharyngealbereichs kommt es zu kehlig-gurgeligen Lauten. Eine **Hypersalivation** ist die Regel. Das Bewusstsein ist meist erhalten, die oft vorhandene Unfähigkeit zu sprechen kann eine Bewusstseinsstörung vortäuschen! Die Sprachstörung überdauert meist das übrige Anfallsgeschehen. Eine sekundäre Generalisierung zu Halbseitenkrämpfen oder Grand-Mal-Anfällen tritt in 30–60 % der Fälle auf, vor allem bei jüngeren Kindern. Die Entwicklung ist altersentsprechend, neurologische Symptome bestehen nicht. Bei den betroffenen Kindern finden sich vermehrt **Teilleistungsschwächen.**

Diagnostik
EEG: Nachweis von Spikes oder Sharp Waves vorwiegend über der Zentrotemporalregion (> Abb. 19.10).

Therapie
Sultiam ist das Mittel der ersten Wahl. Oxcarbazepin wird ebenfalls verwendet.

Prognose
Die Prognose der Rolando-Epilepsie ist sehr gut. 60–80 % der Patienten erleiden maximal 2–10 Anfälle. Die Anfälle sistieren vor oder während der Pubertät.

> **FALL A:** Bei Tobias, einem bisher gesunden 5-jährigen Jungen, fallen frühmorgens im Schlaf schmatzende Mundbewegungen, anschließende Bewusstlosigkeit und tonisch-klonische Zuckungen von mehr als 10 min Dauer auf. Hinweise auf eine Aura oder weitere Symptome, die auf Anfälle hinweisen könnten, zeigen sich nicht. Innerhalb von wenigen Monaten kommt es zu insgesamt drei Anfallsrezidiven mit demselben Ablauf und derselben tageszeitlichen Bindung.
> **K:** Bei der ausführlichen klinischen Untersuchung finden sich keine allgemeinpädiatrischen oder neurologischen Auffälligkeiten.
> **D:** Im Wach-EEG zeigt sich ein mäßig aktiver Spike-Wave-Fokus links parietal nach dem ersten Anfall. Im weiteren Krankheitsverlauf wird der Fokus links temporal lokalisiert. Ein nach dem dritten Anfall abgeleitetes Schlaf-EEG zeigt eine deutliche Aktivierung der epileptischen Aktivität ausgehend von links. Das MRT und alle weiteren Untersuchungen im Serum, Liquor und Urin ergeben unauffällige Befunde.
> **Diag:** Nach dem ersten Anfall wird zunächst die Verdachtsdiagnose einer fokalen Epilepsie mit sekundär generalisierenden Anfällen gestellt. Die Anfallsrezidive, immer frühmorgens, immer im Mund-Gesichts-Bereich beginnend, sekundär generalisierend zusammen mit dem typischen EEG-Befund eines Rolando-Fokus temporal, dessen Aktivität im Schlaf zunimmt, sind jedoch beweisend für eine Rolando-Epilepsie.
> **T:** Bei Verdacht auf einfach-fokale Epilepsie wird zunächst mit Carbamazepin behandelt; darunter verändert sich das EEG nicht. Es ereignen sich mehrere Anfallsrezidive. Eine Dosis über 20 mg/kg KG/d führt zu verstärkter Müdigkeit. Die Medikation wird daher gegen Oxcarbazepin ausgetauscht. Diese Medikation wird besser vertragen, führt jedoch ebenso wenig zu Anfallsfreiheit und EEG-Sanierung. Gut 1 Jahr nach Erkran-

---

Aus Studentensicht

19.3.2.3 Benigne Epilepsie mit zentrotemporalen Spikes (Rolando-Epilepsie)

Definition: Häufigste fokale Epilepsie im Kindesalter.

Epidemiologie: Häufig, Gipfel 2.–12. Lj., ♂:♀ = 2:1.

Ätiologie: Komplexer (polygener) Erbgang.

MERKE

Klinik: Selten **einfach-fokale Anfälle.** 75 % an Schlaf gebunden, **hemifaziale Kloni** oder **Myoklonien,** häufig **somatosensorische Erscheinungen** vorausgehend, **Hypersalivation.** 30–60 % mit sekundärer Generalisierung zu Halbseitenkrämpfen oder Grand-Mal-Anfällen, vermehrt **Teilleistungsschwächen.**

Diagnostik: EEG: Spikes, Sharp Waves.

Therapie: Sultiam.

FALL

kungsbeginn wird die Behandlung daher auf Sultiam-Monotherapie bis 8 mg/kg KG/d umgestellt. Darunter kommt es zu Anfallsfreiheit und Normalisierung des EEG-Befunds im Wachen und im Schlaf. Anfallsbereitschaft und Auffälligkeiten im EEG werden im Lauf der Pubertät verschwinden. Die weitere Entwicklung wird voraussichtlich unbeeinträchtigt bleiben.

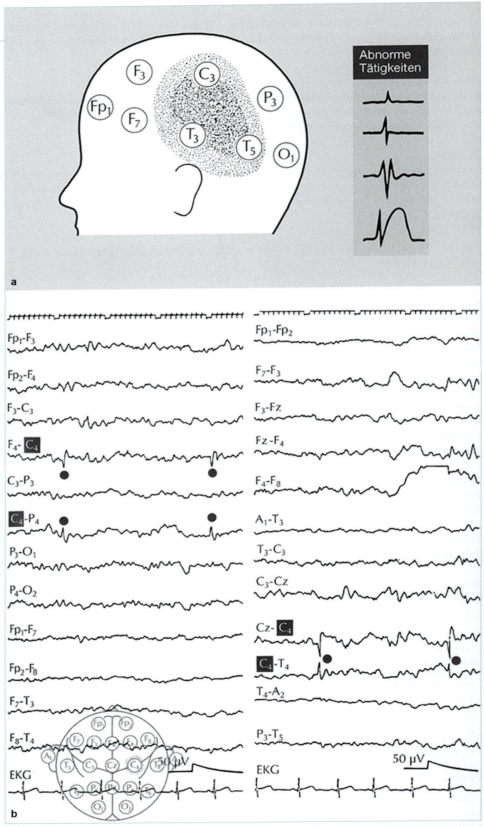

Abb. 19.10 a) EEG-Ableitung bei Rolando-Epilepsie. b) EEG eines 8-jährigen Patienten. Seit dem 1. Lebensjahr waren siebenmal bei Fieberanstieg generalisierte Anfälle aufgetreten. Das EEG wurde im Einschlafstadium abgeleitet. Negative Spitzen, die einen Herd über der rechten Zentralregion (C_4) bilden, sind erkennbar. Durch die Phasenumkehr der Spitzen lässt sich der EEG-Herd lokalisieren. [R378]

19.3.3 Epileptische Enzephalopathien

Epileptische Enzephalopathien weisen wie die anderen Epilepsiesyndrome eine typische Symptomatik und einen charakteristischen Verlauf auf, deren Grundzüge bei jedem betroffenen Patienten erkennbar sind. Variationsbreite und Vielfalt sind jedoch größer als bei den Epilepsien. Typischerweise kann die Ätiologie sehr unterschiedlich sein. Klassische Beispiele sind das West-Syndrom und das Lennox-Gastaut-Syndrom.

19.3.3.1 West-Syndrom (Blitz-Nick-Salaam[BNS]-Anfälle)

Definition
Das West-Syndrom beschreibt eine Epilepsieform, die mit Anfällen charakteristischer klinischer Ausprägung einhergeht, vorwiegend bei Säuglingen mit vorbestehender organischer Hirnschädigung auftritt, schwer therapierbar und mit einer ungünstigen Prognose verknüpft ist.

Epidemiologie
Der Häufigkeitsgipfel liegt zwischen dem 3. und 8. Lebensmonat, Jungen sind häufiger betroffen als Mädchen.

Ätiologie
Beim West-Syndrom handelt es sich in den meisten Fällen um eine symptomatische Epilepsieform:
- 70 % prä- oder perinatale Hirnschädigungen, 10 % davon tuberöse Hirnsklerose
- 20 % postnatale Hirnschädigungen
- 10 % ohne strukturelle Hirnveränderung: Idiopathische Form
- Eine familiäre Epilepsiebelastung besteht in 10 % der Fälle

Klinik
Man unterscheidet 3 verschiedene Anfallsbilder, die bei einem Patienten gleichzeitig vorkommen können.
Blitzanfall: singuläre, generalisierte myoklonische Zuckung. Er äußert sich in einer Kopf- und Rumpfbeugung mit Abduktion und Flexion der Arme sowie Flexion der Beine in Hüft- und Kniegelenk. Die Anfallsdauer beträgt Bruchteile von Sekunden. Beim liegenden Säugling können die Anfälle als Aufrichtversuch oder Erschrecken fehlgedeutet werden.
Nickanfall: abgemilderte Form des Blitzanfalls mit plötzlicher Beugung des Kopfes nach vorn ohne Beteiligung der Extremitäten. Diese Anfallsform kann sehr leicht übersehen werden.
Salaam-Anfall: kurze tonische Beugung von Kopf, Rumpf und Armen aus dem Sitzen mit Zusammenführen der Hände vor der Brust. Die Namensgebung erfolgte aufgrund der Ähnlichkeit mit einem orientalischen Gruß.
Charakteristisch für BNS-Anfälle ist ihr **Auftreten in Serien.** Nach einer Myoklonie oder einem kurzen tonischen Anfall tritt eine jeweils 3–10 s dauernde Pause ein, während der der Patient teilnahmslos verharrt oder weint. Die Anfallsserien setzen sich durchschnittlich aus 5 bis 20 Einzelanfällen zusammen, deren Intensität gegen Ende der Serie nachlässt. Nach einer Serie sind die Kinder häufig sehr erschöpft. Bei fast allen Patienten tritt eine **Entwicklungsregression** auf.

Diagnostik
- **Anamnese:** Eingehende Abklärung prä-, peri- und postnataler Störungen, die zu einer Hirnschädigung geführt haben könnten.
- **EEG:** Interiktal findet sich eine **Hypsarrhythmie** als klassischer Befund. Es handelt sich um eine kontinuierliche Folge hoher, irregulärer, langsamer Wellen, in die multifokal oder generalisiert polymorphe hypersynchrone Potenziale eingeschoben sind.
- **cMRT des Schädels:** Suche nach anatomisch-morphologischen intrazerebralen Veränderungen als Ursache der BNS-Anfälle (z. B. Dysplasien, narbige Strikturen, Zysten, vaskuläre Fehlbildungen).
- Ausschluss neurometabolischer und neurodegenerativer Erkrankungen.

> **MERKE** Charakteristische Trias bei West-Syndrom:
> - BNS-Anfälle
> - Entwicklungsregression
> - Hypsarrhythmie im EEG

Therapie
Die Therapie von BNS-Anfällen bereitet erfahrungsgemäß große Schwierigkeiten und erfordert bei allen Beteiligten viel Geduld. Mittel der ersten Wahl sind **orale Glukokortikoide** und **ACTH. Vigabatrin** ist aufgrund der möglichen Gesichtsfeldeinschränkungen nur noch bei Patienten mit tuberöser Hirnsklerose Medikament der ersten Wahl.
In 50–80 % der Fälle können Anfallsfreiheit und EEG-Sanierung erreicht werden. In 30–50 % der Fälle muss jedoch mit Rezidiven gerechnet werden.

Aus Studentensicht

Bei umschriebenen, kernspintomografisch nachgewiesenen Läsionen wird bei fehlendem Ansprechen auf eine medikamentöse Therapie die Indikation zur chirurgischen Intervention geprüft.

> **MERKE** Bei Einsatz von Vigabatrin muss an die mögliche Nebenwirkung einer (evtl. bleibenden) Gesichtsfeldeinschränkung gedacht werden.

Prognose: Meist ungünstig, retardierte Entwicklung, 20 % Mortalität. Häufig Übergang in Lennox-Gastaut-Syndrom oder Epilepsie mit Grand-Mal- oder fokalen Anfällen.

Prognose
Die Prognose ist meist ungünstig. Die Entwicklung ist häufig schon bei Beginn der Epilepsie retardiert. Die Mortalität beträgt etwa 20 %. Die BNS-Anfälle sistieren stets im Kleinkindalter. Häufig erfolgt ein Übergang in ein Lennox-Gastaut-Syndrom oder in eine Epilepsie mit Grand-Mal- oder fokalen Anfällen. Etwa ein Drittel der zunächst unauffälligen Kinder mit idiopathischen BNS-Anfällen entwickelt sich bei Durchführung einer ACTH-Therapie altersentsprechend. Bei symptomatischen BNS-Anfällen besteht meist ein schwerer Entwicklungsrückstand.

> **FALL A:** Francisco fällt im Alter von 4 Monaten erstmals durch Zuckungen der Extremitäten nach dem Aufwachen auf. Im Alter von 6 Monaten werden Serien von Nickbewegungen des Kopfes und Ventralbewegungen der ausgestreckten Arme und Beine beobachtet, deren Häufigkeit ständig zunimmt. Die Mutter berichtet, Francisco reagiere nicht auf Gegenstände, die man ihm zum Spielen anbietet, oder auf Ansprache.
> **K:** Im Alter von 6 Monaten kein Kontaktlächeln, kein gezieltes Greifen, normotone Muskulatur, Drehen von Rücken- in Seitenlage möglich. Eingeschränkte Kopfkontrolle, Traktionsversuch nicht stabil, kein freies Sitzen, kein Hinweis auf Sprachentwicklung.
> **D:** Das EEG zeigt ein typisches Hypsarrhythmiemuster während mehr als 50 % der Ableitungszeit im Wachen und im Schlaf. Zu Beginn der Symptomatik war ein 1. MRT unauffällig befundet worden, ebenso unauffällige Stoffwechseluntersuchungen.
> **Diag.:** Aufgrund der typischen klinischen Symptomatik mit Blitz-Nick-Salaam-Anfällen und des Hypsarrhythmiemusters im EEG wird die Diagnose einer BNS-Epilepsie gestellt. Der bereits zu Beginn der Erkrankung deutliche Entwicklungsrückstand lenkt den Verdacht auf eine symptomatische BNS-Epilepsie.
> **T:** Die Gabe von Vitamin B$_6$ bis 300 mg/kg KG/d zeigt keine Wirksamkeit. Topiramat bis 100 mg/kg KG/d bleibt ebenfalls unwirksam. Erst unter Therapie mit ACTH kann 12 Wochen nach Erkrankungsbeginn Anfallsfreiheit erzielt werden.
> **V:** Eine kernspintomografische Kontrolluntersuchung im Alter von 2 Jahren zeigt ein Gangliogliom Grad I links temporal. Umgehend wird ein epilepsiechirurgischer Eingriff vorbereitet.

19.3.3.2 Lennox-Gastaut-Syndrom (LGS)

Definition: Anfälle bei vorbestehender Hirnschädigung, meist tonisch-astatisch.

Definition
Das Lennox-Gastaut-Syndrom (LGS) beschreibt eine Epilepsieform, die bevorzugt bei Kindern mit einer vorbestehenden Hirnschädigung auftritt. Das LGS ist durch unterschiedlichste Anfallsformen mit bevorzugtem Auftreten tonisch-astatischer Anfälle charakterisiert. Die Prognose ist insgesamt ungünstig.

Epidemiologie: Gipfel 2.–6. LJ, ♂ > ♀.

Epidemiologie
Der Häufigkeitsgipfel liegt zwischen dem 2. und 6. Lebensjahr, Jungen sind häufiger betroffen als Mädchen.

Ätiologie: LGS aus BNS-Epilepsie, häufig primäre Hirnschädigung.

Ätiologie
Ein LGS kann sich aus einer BNS-Epilepsie (➤ Kap. 19.3.3.1) entwickeln. Häufig liegt eine primäre Hirnschädigung zugrunde. Bei Kindern, deren psychomotorische Entwicklung bis zum Krankheitsbeginn unauffällig verlief, bleibt die Ursache des LGS ungeklärt.

Klinik: Schwere **Hirnschädigung**, meist vorausgehendes West-Syndrom. Unterschiedlichste Formen, astatische Anfälle im Vordergrund. **Tonisch-astatische Anfälle** am häufigsten, Anfälle in Salven oder Serien möglich. 50 % entwickeln einen zeitlich sehr variablen **Dämmerzustand**.

Klinik
Meist besteht eine schwere **Hirnschädigung** mit Entwicklungsverzögerung. In vielen Fällen geht ein West-Syndrom (BNS-Anfälle, ➤ Kap. 19.3.3.1) voraus. Die „**bunte Palette**" unterschiedlicher Anfallsformen ist für das LGS charakteristisch. Astatische Anfälle (myoklonische, atonische und tonische) stehen im Vordergrund. Die Dauer der astatischen Anfälle ist in der Regel kurz, die Kinder erheben sich unmittelbar nach dem Sturz, auch wenn es dabei zu Verletzungen gekommen ist. Die **tonisch-astatischen Anfälle** kommen am häufigsten vor, bei myoklonisch-astatischer Epilepsie sind tonische Anfälle dagegen selten und finden sich nur bei ungünstigen Verläufen im Spätstadium. Außerdem kommen atypische Absencen, myoklonische Anfälle der Nacken-, Arm- oder Rumpfmuskulatur, Nick-, Ruf- oder Blinzelanfälle vor. Alle Anfallsausprägungen können bei dem gleichen Patienten vorkommen und in Salven oder Serien auftreten.
Etwa die Hälfte der Patienten mit LGS entwickelt im Verlauf einen oder mehrere stunden-, tage-, wochenlang anhaltenden Status, dessen Hauptsymptom ein **Dämmerzustand** ist.

Diagnostik: EEG: Multifokale Sharp Waves mit **sekundärer Generalisation** sowie Slow-Spike-Wave-Komplexe.

Diagnostik
EEG: Es finden sich multifokale Sharp Waves mit **sekundärer Generalisation** sowie Slow-Spike-Wave-Komplexe im Gegensatz zu den irregulären Spikes und Waves bei den myoklonisch-astatischen Anfällen.

Therapie
Die medikamentöse Therapie des LGS ist schwierig. Auch bei optimaler Behandlung wird nur in einem Drittel der Fälle Anfallsfreiheit erreicht. Medikamente der ersten Wahl sind **Valproat** und **Ethosuximid**. Mittel der ferneren Wahl sind Methosuximid, Lamotrigin, Felbamat, ACTH und Kortikosteroide.

Prognose
Die Prognose steht in enger Beziehung zur Ätiologie und ist als eher ungünstig einzustufen. Nur etwa 20 % der Kinder zeigen eine altersgerechte Entwicklung.

> **MERKE** Charakteristische Trias bei Lennox-Gastaut-Syndrom:
> - Tonische Sturzanfälle
> - Generalisierte Slow-Spike-Wave-Komplexe
> - Entwicklungsretardierung

19.3.4 Besondere Formen der Epilepsie

19.3.4.1 Posttraumatische Epilepsie
Definition
Epilepsie durch strukturelle Veränderungen der Hirnsubstanz im Anschluss an Schädel-Hirn-Traumen.

Epidemiologie
In 5–10 % aller Fälle mit Schädel-Hirn-Trauma entwickelt sich eine Epilepsie. 94 % aller traumatischen Epilepsien manifestieren sich in den ersten 2 Jahren nach dem akuten Ereignis. Vom 2. bis 10. Jahr beträgt die Wahrscheinlichkeit jeweils 1 %, nach 10 Jahren 0,1–0,3 %.

Risikofaktoren für eine posttraumatische Epilepsie
- Offenes Schädel-Hirn-Trauma
- Auftreten posttraumatischer Frühanfälle
- Intrakranielle Blutungen
- Bewusstseinsstörung > 24 h
- Impressionsfraktur mit Duraeinriss
- Posttraumatische Amnesie > 24 h
- Schädelbasisfraktur
- Fokale hypersynchrone EEG-Aktivität

Pathologische Anatomie
- Progrediente Glianarbenbildung
- Eisenspeicherung interstitiell und intrazellulär im ZNS durch stattgefundene Blutung

Einteilung und Klinik
Nach dem zeitlichen Bezug zum Unfallereignis unterscheidet man verschiedene Anfallsformen.
Frühanfälle: Sie treten in der 1. Krankheitswoche auf. Meist handelt es sich um fokale Anfälle mit okulofaziobrachialer Betonung. Der Ausschluss von intrakraniellen Blutungen, Elektrolytstörungen, Schock, Meningitis, Abszess und Fettembolie ist unbedingt erforderlich; d. h., Frühanfälle sind stets Anlass zu weiteren diagnostischen und therapeutischen Überlegungen!
Posttraumatische Spätanfälle: Bei allen epileptischen Anfällen, die nach der 1. Krankheitswoche auftreten, spricht man von posttraumatischen Spätanfällen. In 60 % der Fälle handelt es sich um fokale Anfälle, in 40 % der Fälle um generalisierte Anfälle. Das Risiko für eine posttraumatische Epilepsie ist bei Auftreten von Spätanfällen erhöht.

19.3.4.2 Epilepsien mit spezifischen Anfallsauslösern (Reflexepilepsien)
Definition
Seltene Epilepsiesyndrome, die durch sensorische oder sensible Reize ausgelöst werden und in ihrem Anfallscharakter fokalen oder selteren Grand-Mal-Anfällen entsprechen.

Formen
Photogene Epilepsie: Es handelt sich um die häufigste Form der Reflexepilepsie. Sie wird durch intermittierende Lichtreize (Fahren durch eine Allee, Betrachten eines Sees, Fernsehen) ausgelöst. Bei Kindern kommt es häufig zu einer Selbstinduktion der lustbetonten Anfälle. Bei Flackerlichtprovokation treten im EEG generalisierte hypersynchrone Potenziale auf. Nur jedes 40. Kind mit diesen EEG-Auffälligkeiten entwickelt auch klinisch epileptische Anfälle.

Aus Studentensicht

Therapie: Schwierig, **Valproat** und **Ethosuximid**, max. ⅓ anfallsfrei.

MERKE

19.3.4 Besondere Formen der Epilepsie

19.3.4.1 Posttraumatische Epilepsie

Definition: Epilepsie durch strukturelle Veränderungen der Hirnsubstanz nach SHT.

Epidemiologie: 5–10 % aller Fälle mit SHT, Manifestation innerhalb der ersten 2 Jahre.

Risikofaktoren: Offenes SHT, posttraumatische Frühanfälle, intrakranielle Blutungen, Schädelbasisfraktur.

Pathologie: Progrediente Glianarbenbildung, Eisenspeicherung nach Blutung.

Klinik
- **Frühanfälle:** 1. Krankheitswoche, fokale Anfälle mit okulofaziobrachialer Betonung
- **Spätanfälle:** Nach 1. Krankheitswoche, 60 % fokale und 40 % generalisierte Anfälle

19.3.4.2 Epilepsien mit spezifischen Anfallsauslösern (Reflexepilepsien)

Definition: Durch sensorische oder sensible Reize ausgelöste Epilepsiesyndrome.

Formen
- **Photogene:** Durch intermittierende Lichtreize, bei Kindern häufig Selbstinduktion der lustbetonten Anfälle. Provokation im EEG: Generalisierte hypersynchrone Potenziale.
- **Audiogene:** Durch akustische Reize, meist Temporallappenepilepsie mit psychomotorischen Anfällen.
- **Startle-Epilepsie:** Durch Schreckreiz, myoklonische Zuckungen oder tonische Streckung.

Audiogene Epilepsie: Auslösung von Anfällen durch akustische Reize, z. B. Musik. Meist handelt es sich um Patienten mit Temporallappenepilepsie, die mit einem psychomotorischen Anfall auf audiogene Reize reagieren.

Startle-Epilepsie: Auslösung von Anfällen mit myoklonischen Zuckungen oder tonischer Streckung durch Schreckreiz.

Diagnostik
EEG: Meist generalisierte Spikes durch Provokation.

Therapie
Vermeidungsstrategien spielen bei der Prophylaxe von Reflexepilepsien die wichtigste Rolle. Bei Notwendigkeit einer medikamentösen Therapie ist **Valproat** das Mittel der Wahl.

19.3.5 Status epilepticus

Definitionen
Epileptische Serie: Anfallshäufung, bei der der Patient zwischen den einzelnen Anfällen das Bewusstsein wiedererlangt.
Epileptischer Status: Anfallshäufung, bei der der Patient zwischen den einzelnen Anfällen das Bewusstsein nicht wiedererlangt.

Epidemiologie
Bei 3–8 % aller Patienten mit Epilepsie tritt ein Status epilepticus auf.

Ätiologie
In zwei Drittel der Fälle liegt eine symptomatische Epilepsie, z. B. bei Hirntumoren, offenen Hirnverletzungen oder einer akuten Enzephalitis, zugrunde.

Klinik
Es kommt zu einer Häufung epileptischer Anfälle ohne Rückkehr des Bewusstseins zwischen den Anfällen.

> **MERKE** Der Status epilepticus ist ein medizinischer Notfall.

Therapie
Allgemeinmaßnahmen: Glukose 20 % 2–4 ml/kg KG; Sauerstoffzufuhr.
Antikonvulsiva: Lorazepam 0,05–0,1 mg/kg i. v., Midazolam 0,2 mg/kg KG i. v.; Diazepam 0,2–0,5 mg/kg KG i. v.; Clonazepam 0,05–0,1 mg/kg KG i. v.; Phenytoin 15–20 mg/kg KG i. v. (langsam!); Phenobarbital 10–20 mg/kg KG.

19.3.6 Gelegenheitsanfälle

Definition
Tonisch-klonische Anfälle, die am häufigsten bei Fieber, aber auch im Rahmen anderer Grunderkrankungen auftreten können und mit einer geringen Rezidivneigung assoziiert sind.

Ätiologie
- **Idiopathisch:** Fieberkrämpfe des Kleinkinds
- **Entzündlich:** Meningitis, Enzephalitis
- **Metabolisch:** Hypoglykämie, Hyponatriämie
- **Toxisch:** Azetylsalizylsäure, Alkohol
- **Traumatisch:** Kontusion, Blutung, Hirndruck

19.3.6.1 Fieberkrämpfe
Definition
Epileptische Gelegenheitsanfälle ohne Hinweis auf eine intrakranielle Infektion oder eine andere definierte zerebrale Ursache, die im Säuglings- oder Kleinkindalter auftreten und mit Fieber (≥ 38 °C) einhergehen.

Epidemiologie
Es handelt sich um die häufigste neurologische Störung im Kindesalter. 2–4 % aller Kinder bis zum Alter von 5 Jahren erleiden mindestens einen Fieberkrampf. Der Häufigkeitsgipfel liegt im Alter von 18 Monaten. Fieberkrämpfe treten selten vor dem 6. Lebensmonat und nach dem 5. Lebensjahr auf.

> **MERKE** Der Fieberkrampf ist die häufigste neurologische Störung im Kindesalter.

Aus Studentensicht

Diagnostik: EEG: Generalisierte Spikes durch Provokation.

Therapie: Vermeidungsstrategien, Valproat.

19.3.5 Status epilepticus

Definitionen
- **Epileptische Serie:** Anfallshäufung mit zwischenzeitlichem Bewusstsein
- **Epileptischer Status:** Anfallshäufung ohne zwischenzeitliches Bewusstsein

Epidemiologie: 3–8 % aller Patienten mit Epilepsie.

Ätiologie: ⅔ symptomatisch.

Klinik: Gehäuft epileptische Anfälle ohne Bewusstseinsrückkehr.

MERKE

Therapie
- Glukose 20 % 2–4 ml/kg KG, Sauerstoffzufuhr
- Antikonvulsiva: Lorazepam, Midazolam, Diazepam, Clonazepam, Phenytoin, Phenobarbital

19.3.6 Gelegenheitsanfälle

Definition: Tonisch-klonische Anfälle, häufig bei Fieber.

Ätiologie
- **Idiopathisch:** Fieberkrämpfe
- **Entzündlich:** Meningitis, Enzephalitis
- **Metabolisch:** Hypoglykämie, Hyponatriämie
- **Toxisch:** ASS, Alkohol
- **Traumatisch**

19.3.6.1 Fieberkrämpfe

Definition: Epileptische Gelegenheitsanfälle ohne Hinweis auf zerebrale Ursache bei Fieber ≥ 38 °C.

Epidemiologie: 2–4 % aller Kinder bis 5 Jahre, Gipfel 18 Monate.

MERKE

Ätiologie

Fieber meist im Rahmen viraler Infekte. Alter und genetische Prädisposition sind die wichtigsten Faktoren. Bei 30 % der Fälle besteht eine positive Familienanamnese bezüglich Fieberkrämpfen, bei etwa 10 % der Fälle findet sich ein Familienmitglied mit echter Epilepsie. Bei Geschwistern eines Kindes mit Fieberkrämpfen beträgt das Risiko 20 %.

Ätiologie: Fieber, Alter, genetische Prädisposition.

Pathogenese

Die Pathogenese ist ungeklärt. Betroffene Kinder weisen eine erhöhte Anfallsbereitschaft auf. Eine Temperaturerhöhung führt zu einer Senkung der individuellen Krampfschwelle im ZNS, die genetisch determiniert und altersabhängig unterschiedlich ist. Darüber hinaus werden Imbalancen zwischen pro- und antiinflammatorischen Zytokinen diskutiert.

> **MERKE** Ein Fieberkrampf tritt meist beim ersten Temperaturanstieg auf, er kann sich aber auch ereignen, wenn die Temperatur wieder sinkt.

MERKE

Klinik

Bei einem „einfachen" Fieberkrampf handelt es sich um einen kurzen (meist < 3 min), selbstlimitierenden, generalisierten, tonisch-klonischen Anfall. Etwa 30 % der Fieberkrämpfe erfüllen die Kriterien des „komplizierten" Fieberkrampfes.

Klinik: „Einfacher" Fieberkrampf: Kurzer, selbstlimitierender, generalisierter, tonisch-klonischer Anfall. 30 % kompliziert.

Kriterien des sog. komplizierten Fieberkrampfes
- Anfallsdauer > 15 min
- Iktale oder postiktale fokale neurologische Symptome
- Mehr als zwei Anfälle innerhalb von 24 h

Kriterien des komplizierten Fieberkrampfes: Anfallsdauer > 15 min, iktale oder postiktale fokale neurologische Symptome, > 2 Anfälle innerhalb 24 h.

Differenzialdiagnose
- Meningitis
- Enzephalitis
- Andere Ursachen von Gelegenheitskrämpfen (➤ Kap. 19.3.6)

Differenzialdiagnose: Meningitis, Enzephalitis.

Diagnostik
- **Labor** (beim einfachen Fieberkrampf nicht zwingend erforderlich): Blutglukose, Elektrolyte, Blutbild, Infektionsparameter, Blutkulturen (Fokussuche).
- Eine **Lumbalpunktion** dient zum Ausschluss einer Meningitis, die nur selten Ursache eines Fieberkrampfes ist. Sie sollte bei Vorliegen anamnestischer oder klinischer Hinweise auf eine Meningitis sowie stets bei Kindern < 12 Monate durchgeführt werden.
- Eine **EEG**-Ableitung ist nur bei kompliziertem Fieberkrampf oder bei postkonvulsiven Auffälligkeiten, die länger als 12 h anhalten, indiziert. Sie sollte frühestens am 7. postkonvulsiven Tag erfolgen.

Diagnostik
- **Labor:** Blutglukose, Elektrolyte, Blutbild, Infektionsparameter, Blutkulturen
- **Lumbalpunktion:** Meningitisausschluss
- **EEG:** Bei kompliziertem Fieberkrampf oder postkonvulsiven Auffälligkeiten länger als 12 h

Therapie

Bei Vorstellung des Patienten in der Klinik ist der epileptische Anfall meist beendet. Bei prolongiertem Anfall (> 3 min) oder Status epilepticus ist eine Notfalltherapie indiziert. Hierzu dienen Diazepam rektal 5–10 mg oder Midazolam bukkal oder nasal 0,2 mg/kg KG (aktuell zur Therapie des Fieberkrampfes noch off-label). Fiebersenkende Maßnahmen sind Wadenwickel, kühlende Umschläge und die Verabreichung von Antipyretika, z. B. Paracetamol. Sie reduzieren allerdings nicht das Risiko für einen Fieberkrampf.

Therapie: Bei prolongiertem Anfall (> 3 min) oder Status epilepticus → **Notfalltherapie:** Diazepam rektal 5–10 mg oder Midazolam bukkal oder nasal 0,2 mg/kg KG, Wadenwickel, kühlende Umschläge, Antipyretika.

> **MERKE** Fieberkrämpfe stellen keine Indikation für eine Dauerbehandlung dar. Sie erfolgt nur bei Beginn einer Epilepsie.

MERKE

Wiederholungsrisiko nach erstem Fieberkrampf

Durchschnittlich ein Drittel der Kinder erleidet ein Rezidiv. Das gilt vor allem, wenn mindestens zwei der u. g. **Risikofaktoren** vorliegen. Das Risiko halbiert sich bei maximal einem erfüllten Risikofaktor und verdoppelt sich, wenn mindestens drei der folgenden Risikofaktoren zutreffen:

- Alter bei erstem Fieberkrampf < 18 Monate
- Positive Familienanamnese für Fieberkrämpfe oder Epilepsie
- Temperatur bei erstem Fieberkrampf < 38,5 °C
- Fieberkrampf nach kurzer Fieberdauer
- Häufige fieberhafte Infekte

Rezidivrisiko: Liegt bei ⅓.

Aus Studentensicht

Prophylaxe: Aufklärung der Eltern, Notfallmedikamente bereitstellen.

● **MERKE**

Prognose: Epilepsierisiko 1–5 %.

● **MERKE**

19.3.7 Grundzüge der Epilepsiebehandlung

Epilepsiebehandlung: Voraussetzung ist eindeutige Klassifikation des Anfallstyps. Zunächst **Monotherapie.** Wichtig: **Regelmäßige Einnahme. Allgemeinmaßnahmen:** Geregelte Lebensführung, Meidung körperlicher und geistiger Überanstrengung, ausreichend Schlaf und Reduktion von Fernsehen auf Minimum.

Medikamentöse Therapie: Überwachung durch Anfallskalender, Anfallsprotokoll, Medikamentenspiegel i. S., EEG. Nach 2–5 Jahren Anfallsfreiheit kann Beendigung der Therapie erwogen werden, außer bei juveniler Myoklonusepilepsie.
Notfallmedikation: Bei prolongiertem Anfall (> 3 min) mit Bewusstseinsverlust Diazepam rektal 5–10 mg oder Midazolam 0,2–0,5 mg/kg KG bukkal vor die Zahnreihe.
Rezidivrisiko erhöht bei Behinderung, kernspintomografisch nachgewiesenen ZNS-Defekten und ausgeprägten Zeichen der Anfallsbereitschaft im EEG.

● **TAB. 19.2**

---

19 NEUROLOGIE

Prophylaxe

Eine umfassende Aufklärung der Eltern ist erforderlich. Die Rezeptierung von einem der o. g. Medikamente für den Fall des Auftretens eines erneuten Fieberkrampfes ist ein wichtiger Pfeiler der Prophylaxe. Die prophylaktische Gabe von Diazepam bei Infekten ist nicht indiziert.

> **MERKE** Die Einweisung der Eltern bezüglich der Verabreichung von Diazepam-Rectiolen ist besonders wichtig, damit sie im Fall eines erneuten Fieberkrampfes vorbereitet sind.

Prognose

Das Risiko, durch einen Fieberkrampf zu versterben oder dauernde neurologische oder mentale Schäden zu erleiden, ist sehr gering. Das Risiko, an einer Epilepsie zu erkranken, beträgt knapp 1–5 %. Risikofaktoren sind:
- Vorbestehende Entwicklungsstörung
- Komplizierte Fieberkrämpfe
- Mehr als vier Fieberkrämpfe
- Positive Familienanamnese für Epilepsien

> **MERKE** Das Risiko von Kindern mit Fieberkrämpfen, an einer Epilepsie zu erkranken, beträgt etwa 1–5 % und ist damit gegenüber der Normalbevölkerung (1 %) nur geringfügig erhöht.

19.3.7 Grundzüge der Epilepsiebehandlung

Die Behandlung von Kindern mit einer Epilepsie erfordert ein umfassendes Betreuungskonzept. Ziel der Epilepsiebehandlung ist die klinische Anfallsfreiheit mit einem möglichst gut verträglichen Medikament und nicht die EEG-Kosmetik! Vor Beginn einer Behandlung sollte eine Abwägung der mit einer medikamentösen antiepileptischen Therapie einhergehenden Risiken erfolgen.

Allgemeine Aspekte der Epilepsiebehandlung

In der Regel wird bei Kindern und Jugendlichen mit seltenen Anfällen (ein bis zwei Anfälle pro Jahr) und mit geringem Wiederholungsrisiko noch nicht mit einer antiepileptischen Langzeitbehandlung begonnen. Die wichtigste Voraussetzung für die Einleitung therapeutischer Maßnahmen ist die eindeutige Klassifikation des Anfallstyps. Grundsätzlich erfolgt zunächst eine **Monotherapie.** Die Art des Aufdosierens (Einschleichen oder sofort volle Initialdosis) und die optimale Dosis richten sich nach der Dynamik der Epilepsie und nach den Eigenschaften der Substanz. Dosissteigerungen erfolgen bis zum Erreichen des Therapieziels (Anfallsfreiheit) oder bis zum Auftreten von Unverträglichkeitserscheinungen und nicht (mit Ausnahme von Phenytoin) in Abhängigkeit vom Serumspiegel! Wichtig ist die **regelmäßige Einnahme,** da ein Absinken des Medikamentenspiegels im Serum zu einer erhöhten Anfallsbereitschaft führt.
Bei Versagen der Therapie erster Wahl erfolgt der Übergang auf eine alternative Monotherapie, ehe mit einer Kombinationstherapie begonnen wird. Mehr als zwei Antiepileptika gleichzeitig sind in der Regel nicht notwendig, häufig im Hinblick auf Nebenwirkungen eher schädlich.
Wichtige Allgemeinmaßnahmen bei der Betreuung von Epilepsiepatienten sind eine geregelte Lebensführung, die Meidung körperlicher und geistiger Überanstrengungen, ausreichend Schlaf und die Reduktion von Fernsehen auf ein Minimum.

Medikamentöse Therapie

Die Therapiestrategien bei generalisierten und fokalen Anfällen sind in ➤ Tab. 19.2 und ➤ Tab. 19.3 zusammengefasst.

Tab. 19.2 Therapiestrategien bei Epilepsien mit generalisierten Anfällen.

Epilepsie	1. Schritt	2. Schritt	Weitere Schritte
Frühkindlich			
Kindliche Absenceepilepsie	ESM	VPA, LTG	LEV, TPM, ZNS
Myoklonisch-astatische Anfälle	VPA	ESM, LTG, KD	MSM, TPM, CBR
Juvenile myoklonische Epilepsie	VPA (Jungen) LTG (Mädchen)	LEV, TPM	ESM, STM, ZNS

VPA: Valproat; ESM: Ethosuximid; LEV: Levetiracetam; LTG: Lamotrigin; CBR: (Kalium-)Bromid; MSM: Mesuximid; KD: ketogene Diät; STM: Sultiam; TPM: Topiramat; ZNS: Zonisamid.
Modifiziert nach Bast 2011.

Tab. 19.3 Therapiestrategien bei Epilepsien mit fokalen Anfällen.

Epilepsie	1. Schritt	2. Schritt	Weitere Schritte
Ursache strukturell oder unbekannt	OXC, LTG, LEV	STM, TPM	Chirurgie erwägen
West-Syndrom (BNS)	VGB oder CS	STM, VPA, TPM	LEV, ZNS
Lennox-Gastaut-Syndrom	VPA, TPM, LTG	RUF, PB, ESM, ZNS, CLB	FBM, MSM, CS

OXC: Oxcarbazepin; VPA: Valproat; CLB: Clobazam; STM: Sultiam; VGB: Vigabatrin; CS: Kortikosteroide; LEV: Levetiracetam; TPM: Topiramat; FBM: Felbamat; LTG: Lamotrigin; MSM: Mesuximid; ZNS: Zonisamid; RUF: Rufinamid; PB: Phenobarbital; ESM: Ethosuximid.
Modifiziert nach Bast 2011.

Zur **Überwachung** der medikamentösen Therapie sind folgende Maßnahmen erforderlich:
- Anfallskalender
- Anfallsprotokoll (Anfallsbeschreibung)
- Medikamentenspiegel im Serum
- EEG

Eine **Beendigung der antiepileptischen medikamentösen Therapie** kann in Abhängigkeit des vorliegenden Epilepsiesyndroms und der Schwere der Epilepsie nach 2 bis 5 Jahren Anfallsfreiheit erwogen werden. Sie erfolgt stets ausschleichend über Monate. Bei juveniler Myoklonusepilepsie sollte wegen der exzessiv hohen Rezidivrate (> 99 %) kein Absetzen der Medkamente erfolgen.

Eine **Notfallmedikation** sollte für jeden Patienten festgelegt werden. Sie sollte bei prolongiertem Anfall (> 3 min) mit Bewusstseinsverlust verabreicht werden: Diazepam rektal 5 bis 10 mg oder Midazolam 0,2 bis 0,5 mg/kg KG bukkal vor die Zahnreihe.

Das **Rezidivrisiko** ist bei Behinderung, kernspintomografisch nachgewiesenen ZNS-Defekten und bei ausgeprägten Zeichen der Anfallsbereitschaft im EEG erhöht.

Neurochirurgische Therapie

Auf dem Gebiet der operativen Epilepsiebehandlung konnten in den letzten Jahren entscheidende Fortschritte erzielt werden. Grundsätzlich kommt für einen epilepsiechirurgischen Eingriff ein Patient infrage, dessen epileptische Anfälle von einem einzigen umschriebenen Herdgebiet ausgehen, das prinzipiell operativ zugänglich ist. Die Anfälle sollten sich als therapieresistent gegenüber medikamentösen Maßnahmen erwiesen haben. Eine Operation sollte nur dann durchgeführt werden, wenn von einer eindeutigen Verbesserung der Lebensqualität des Patienten ausgegangen werden kann. Man unterscheidet eine **kausale Epilepsiechirurgie** mit Entfernung von epileptogenem Hirngewebe und eine **palliative Epilepsiechirurgie**. Nicht selten finden sich funktionelle Herde in der Amygdala-Hippocampus-Region des Temporallappens. Die selektive Amygdalohippokampektomie ist dann die Methode der Wahl. Die Ergebnisse der chirurgischen Therapie bei Kindern mit epileptogenem Fokus, der ein Korrelat in der cMRT hat, sind sehr günstig.

Zur **präoperativen Lokalisationsdiagnostik** werden folgende Untersuchungsmethoden eingesetzt:
- EEG- und Videolangzeitaufzeichnungen
- cMRT
- EEG-Ableitung unter Einsatz sphenoidaler, nasopharyngealer und subduraler EEG-Elektroden
- SPECT (Single-Photon-Emissions-CT)
- PET (Positronenemissionstomografie)

Ketogene Diät

Bei therapieresistenten Epilepsieverläufen kann die 4:1-Diät (Fett zu Eiweiß/Kohlenhydrate im Verhältnis 4:1) zu einer Verbesserung der Anfallssituation, mitunter sogar zur Anfallsfreiheit führen. Diese extrem einseitige Ernährungsform ist jedoch mit einem erheblichen Nebenwirkungsrisiko behaftet und sollte daher nur von einem erfahrenen Team (Epileptologe und Diätassistent) durchgeführt und überwacht werden.

Epileptische Anfälle und mentale Entwicklung

Dieses sensible Thema wird weiterhin intensiv diskutiert. Für folgende Aussagen gibt es inzwischen recht gute Belege:
- Der einzelne kurz dauernde Anfall bewirkt keine Hirnschädigung.
- Einzelne motorische Anfälle von kurzer Dauer, auch Grand-Mal-Anfälle, selbst solche, die mit einer tiefen Zyanose einhergehen, sind wahrscheinlich weniger schädlich als viele eher subtil verlaufende Anfälle.
- Chronische Anfälle stellen für das unreife Gehirn eine wesentlich größere Gefahr dar als für das reifere Gehirn. Die ersten beiden Lebensjahre gelten als besonders kritisch.
- Häufige interiktale Spikes und Spike Waves über klinisch stummen Hirnarealen (vorwiegend Assoziationskortex) stellen wahrscheinlich eine größere Bedrohung für die mentale Entwicklung der Kinder dar als viele zunächst wesentlich bedrohlicher wirkende (senso)motorische Anfälle.

Aus Studentensicht

TAB. 19.3

Neurochirurgische Therapie: Bei einzig umschriebenen und operativ zugänglichem Herdgebiet.
Unterscheidung in **kausale Epilepsiechirurgie** mit Entfernung von epileptogenem Hirngewebe und **palliative Epilepsiechirurgie**. Häufig Amygdalohippokampektomie.
Präoperative Lokalisationsdiagnostik: EEG, Videolangaufzeichnungen, cMRT, SPECT, PET.

Ketogene Diät: 4:1-Diät (Fett : Eiweiß/Kohlenhydrate) bei Therapieresistenz.

Mentale Entwicklung: Einzelne kurze Anfälle bewirken keine Hirnschädigung. Die ersten beiden Lebensjahre sind besonders kritisch, da das unreife Gehirn bei chronischen Anfällen wesentlich stärker gefährdet ist.

19.3.8 Erkrankungen mit anfallsähnlichen Erscheinungen

19.3.8.1 Affektkrämpfe

Definition
Affektkrämpfe sind gekennzeichnet durch Bewusstlosigkeit, Tonusverlust und selten tonische Anfälle durch Hypoxie infolge affektbedingter Auslöser. Man unterscheidet zyanotische und blasse Affektkrämpfe.

Epidemiologie
Bei 5 % der Kinder zwischen 6 Monaten und 5 Jahren treten respiratorische Affektkrämpfe auf.

Checkliste: Differenzialdiagnose von paroxysmalen, nichtepileptischen Ereignissen im Kindesalter.

Symptomatik	Ursache
Synkopen	• **Vaskulär** – Funktionelles Orthostasesyndrom – Vasovagale Synkopen • **Kardiogen** – Aortenstenose – Herzrhythmusstörungen
Symptome, die sich vorwiegend nachts bzw. schlafassoziiert manifestieren	• Pavor nocturnus • Schlafwandeln • Einschlafmyoklonien • Albträume • Benigner Schlafmyoklonus des Neugeborenen
Paroxysmale, motorische Phänomene	• Benigner Myoklonus des Säuglingsalters • Benigne paroxysmale Dystonie des Kleinkindalters • Paroxysmale Choreoathetosen • Narkolepsie • Tics • Gilles-de-la-Tourette-Syndrom
Bewusstseinsverlust nach affektivem Auslöser	Respiratorische Affektkrämpfe
Jede Symptomatik „vor Publikum"	Psychogene Anfälle
Kopfschmerzen	Migräne
Schwindel und Angst	Gutartiger paroxysmaler Schwindel des Kindesalters
Halbseitensymptomatik	Alternierende Hemiplegie des Kindesalters

Pathogenese
Zyanotischer Affektkrampf: Einleitung der Hypoxie durch den Atemstillstand. Durch den reflektorischen Stimmritzenverschluss kommt es zu einem erschwerten venösen Rückstrom und zu einer Reduktion des Herzminutenvolumens, wodurch sich der intrathorakale Druck erhöht.
Blasser Affektkrampf: zerebrale Hypoxie infolge Minderdurchblutung bei extremer Bradykardie.

Klinik
Ein auslösendes Moment (Schreck, Wut, Trotz, Schmerz) kann immer nachgewiesen werden.
Zyanotischer Affektkrampf (60 %): Zunächst erfolgt ein nicht zu überhörendes pressendes **Schreien**. Daraufhin hält das Kind den Atem an, wird **zyanotisch**, anschließend **bewusstlos** und stürzt zu Boden. Das Kind liegt schlaff auf dem Boden. Bei längerem Anhalten des Atems kann es zu Opisthotonus und Myoklonien kommen. Sehr selten erfolgt ein Übergang in einen tonisch-klonischen Anfall. In der Phase der Bewusstlosigkeit besteht eine **Sinusbradykardie**. Die Dauer beträgt selten länger als 30 s. Das Kind kommt wieder zu sich, ist müde und möchte schlafen.
Blasser Affektkrampf (25 %): Die Schreiphase ist nur sehr kurz oder fehlt. Der Krampf setzt mit einer plötzlichen, **ausgeprägten Bradykardie** oder Asystolie ein, die 10–20 s bestehen kann. Das Kind wird **blass, verliert das Bewusstsein, stürzt**, ist schlaff, versteift sich nach einigen Sekunden und kann am Ende der in der Regel weniger als 1 min dauernden **tonischen Phase** einige Kloni zeigen. Anschließend kommt das Kind wieder zu sich, ist müde und möchte schlafen. Bei Auftreten dieser Symptomatik sollte ein EKG zum Ausschluss eines Long-QT-Syndroms (➤ Kap. 12.3.1) erfolgen.

> **MERKE** Blasse Affektkrämpfe sind aufgrund der wenig ausgeprägten Schreiphase sehr viel schwerer zu diagnostizieren als zyanotische Affektkrämpfe.

Therapie
Die Behandlung beinhaltet vor allem eine umfassende Aufklärung der Eltern über die prinzipielle Gutartigkeit dieser Anfälle. Erzieherische und psychologische Maßnahmen sind sinnvoller als Medikamente. Bei häufigen schweren blassen Affektkrämpfen wird Atropin empfohlen.

Aus Studentensicht

19.3.8 Erkrankungen mit anfallsähnlichen Erscheinungen

19.3.8.1 Affektkrämpfe

Definition: Bewusstlosigkeit, Tonusverlust durch Hypoxie infolge affektbedingter Auslöser.

Epidemiologie: 5 % der Kinder zwischen 6 Monaten und 5 Jahren.

Checkliste: Differenzialdiagnose von paroxysmalen, nichtepileptischen Ereignissen im Kindesalter

> **CHECKLISTE**

Pathogenese
- **Zyanotischer:** Hypoxie durch Atemstillstand. Reflektorischer Stimmritzenverschluss → erschwerter venöser Rückstrom, HMV↓ → intrathorakaler Druck↑.
- **Blasser:** Extreme Bradykardie → zerebrale Hypoxie durch Minderdurchblutung.

Klinik: Immer auslösendes Moment.
Zyanotischer Affektkrampf: 60 %, pressendes Schreien → Atemstillstand → **zyanotisches, bewusstloses** Kind. Während Bewusstlosigkeit besteht **Sinusbradykardie**. Dauer meist < 30 s. Anschließend müdes, schläfriges Kind.
Blasser Affektkrampf: 25 %, kurze/fehlende Schreiphase. Für 10–20 s plötzliche, **ausgeprägte Bradykardie** oder Asystolie. Kind wird **blass, verliert Bewusstsein, stürzt**, ist schlaff, versteift sich nach einigen Sekunden. Am Ende meist **tonische Phase** (< 1 min) mit einigen Kloni. Anschließend müdes, schläfriges Kind. EKG zum Ausschluss eines Long-QT-Syndroms.

> **MERKE**

Therapie: Umfassende Aufklärung der Eltern. Erzieherische und psychologische Maßnahmen.

Prognose
In der Regel ist die Prognose gut. Folgeschäden nach Affektkrämpfen treten nur selten auf. Meist sistieren die Anfälle im Schulalter spontan.

19.3.8.2 Pavor nocturnus

Definition
Nächtliches Aufschrecken mit Angstsymptomatik.

Klinik
Die Kinder schrecken aus ruhigem Schlaf auf. Die Anfälle treten meist vor Mitternacht auf. Das Kind sitzt im Bett, schreit, starrt ein imaginäres Objekt an, hat sichtlich Angst und ist motorisch unruhig. Dabei besteht eine noch schläfrige Bewusstseinslage, sodass man das Kind zunächst wecken muss, um den Angstzustand zu unterbrechen. Am nächsten Tag besteht für das Geschehene eine Amnesie. Die Episoden dauern mehrere Minuten, was sie u. a. von den sehr viel kürzeren (< 1 min) Frontallappenanfällen unterscheidet.

19.4 Erkrankungen mit dem Leitsymptom Kopfschmerzen

Unter Kopfschmerzen versteht man eine durch Erregung von Schmerzrezeptoren ausgelöste komplexe Sinnesempfindung mit starker seelischer Komponente, bei der es häufig zu einer Beteiligung weiterer sensorischer Sinne kommt.

Epidemiologie
35 % der 7-Jährigen leiden unter episodischen Kopfschmerzen, bei 1–3 % handelt es sich um Migräne. 54 % der 15-Jährigen leiden unter episodischen Kopfschmerzen, bei 4–11 % handelt es sich um Migräne. Bei 30 % der Kinder mit episodischen Kopfschmerzen handelt es sich um eine Kombination aus Migräne und Spannungskopfschmerz.

Primäre Kopfschmerzerkrankungen
Darunter werden Kopfschmerzen zusammengefasst, die keine pathologischen Befunde in den üblichen klinischen und apparativen Untersuchungsverfahren aufweisen, bei denen die Kopfschmerzen also eigenständige Erkrankungen sind (z. B. Migräne, Spannungs- oder Clusterkopfschmerz).

Sekundäre Kopfschmerzerkrankungen
Hierbei können mit den üblichen klinischen und apparativen Untersuchungsverfahren pathologische Befunde aufgedeckt werden, die sich mit den Kopfschmerzen in kausalen Zusammenhang bringen lassen. Sekundäre Kopfschmerzen sind also Symptom einer stets fassbaren Störung (z. B. Kopfschmerz nach Schädeltrauma, bei Tumoren, Gefäßstörungen, Infektionen, Stoffwechselerkrankungen). Eine weitere Klassifikation der Kopfschmerzen nach differenzialdiagnostischen Gesichtspunkten zeigt die Checkliste.

Checkliste: Klassifikation und Differenzialdiagnose von Kopfschmerzen.

Akuter generalisierter Kopfschmerz	• ZNS-Beteiligung bei systemischen Erkrankungen (40 %) • Exazerbierter Spannungskopfschmerz (20 %) • Schädel-Hirn-Trauma (10 %) • Intrakranielle Gefäßanomalien (5 %) • Hypertone Blutdruckkrisen (5 %) • Subarachnoidalblutung • Sinusvenenthrombose
Akuter umschriebener Kopfschmerz	• Sinugen • Otogen • Dentogen • Okulär
Akuter rezidivierender Kopfschmerz	• Migräne • Clusterkopfschmerz
Chronischer progredienter Kopfschmerz	• Pseudotumor cerebri • Sinusvenenthrombose • Hydrozephalus • Hirntumor • Posttraumatische Hirnblutung • Hirnabszess
Chronischer nichtprogredienter Kopfschmerz	• Spannungskopfschmerz • Medikamenteninduzierter Kopfschmerz

---

Aus Studentensicht

19.3.8.2 Pavor nocturnus

Definition: Nächtliches Aufschrecken mit Angstsymptomatik.

Klinik: Aufschrecken aus ruhigem Schlaf, meist vor Mitternacht. Sichtlich verängstigtes und schreiendes Kind für mehrere Minuten. Am nächsten Tag Amnesie für Geschehenes.

19.4 Erkrankungen mit dem Leitsymptom Kopfschmerzen

Epidemiologie: 54 % der 15-Jährigen mit episodischen Kopfschmerzen, davon 4–11 % mit Migräne.

Primäre Kopfschmerzerkrankungen: Eigenständige Erkrankung, keine pathologischen Befunde.

Sekundäre Kopfschmerzerkrankungen: Symptom pathologischer Befunde.

Checkliste: Klassifikation und Differenzialdiagnose von Kopfschmerzen

CHECKLISTE

Aus Studentensicht

MERKE

19.4.1 Migräne

Definition: Rezidivierende Kopfschmerzen mit/ohne Aura, 2–48 h.

Epidemiologie: 2,5 % < 7 Jahren. Postpubertär: 5 % ♂, 10 % ♀.

Ätiologie: 70 % familiäre Belastung. Modulation der inneren Reaktionsbereitschaft → idiosynkratische Triggerreize → Migräneattacke.

Klinik: Begleitsymptome sind Übelkeit, Erbrechen, Photo- und Phonophobie.
Migräne ohne Aura: 75 %, wiederkehrende Kopfschmerzattacken, 2–48 h anhaltend. Mindestens zwei Charakteristika: Einseitige Lokalisation, pulsierender Schmerzcharakter, eingeschränkte Leistungsfähigkeit, Verstärkung durch körperliche Belastung. Häufig beenden Ruhe und Schlaf die Kopfschmerzen.
Migräne mit Aura: 25 %, biphasischer Verlauf. Initial innerhalb von 5–20 min fokale neurologische Zeichen (Aura), klingen nach 60 min vollständig ab. Unmittelbar darauf akute Kopfschmerzattacke. Aurasymptome: Häufig visuelle Phänomene, selten periorale Parästhesien oder Hemihypästhesien. „Migraine accompagnée" (Sprachstörungen oder motorische Paresen) selten.

Komplikationen: „Komplizierte Migräne" mit neurologischen Ausfällen nach Attacke über 7 Tage. Ischämische Insulte.

Diagnostik
- Anamnese
- Schmerzcharakterisierung
- Kopfschmerzkalender
- Blutdruckmessung
- Augen-, HNO- und zahnärztliches Konsil
- EEG
- Transkranielle Doppler-Sonografie der hirnversorgenden Gefäße
- cMRT

19 NEUROLOGIE

MERKE Kopfschmerzen gehören zu den häufigsten Gesundheitsproblemen bei Kindern und Jugendlichen und stellen – nicht nur wegen ihrer Häufigkeit und der stets vorhandenen Furcht vor Hirntumoren – ein gesundheitsökonomisch relevantes Problem dar.

19.4.1 Migräne

Definition
Als Migräne definiert werden rezidivierende Kopfschmerzen mit oder ohne Aura und einer Dauer zwischen 2 und 48 h.

Epidemiologie
Es handelt sich um die wichtigste und häufigste Ursache des pädiatrischen Kopfschmerzes. Bei Kindern unter 7 Jahren beträgt die Häufigkeit 2,5 %, Jungen sind häufiger betroffen als Mädchen. Postpubertär beträgt die Häufigkeit bei Jungen 5 %, bei Mädchen 10 %.

Ätiologie
In mindestens 70 % der Fälle findet sich eine familiäre Belastung. Derzeit wird die Migräne als konstitutionelle Störung der Neurotransmission angesehen. Es kommt auf dem Boden einer genetischen Disposition durch Änderung interner Zeitgeber, des Hormonspiegels oder des adrenergen Systems zu einer Modulation der inneren Reaktionsbereitschaft, sodass idiosynkratische Triggerreize eine Migräneattacke auslösen können.

Pathogenese
Sie ist nicht vollständig geklärt. Eine initiale Hemmung der kortikalen neuronalen Aktivität führt zur Aura. Es kommt zu einer Abnahme der Durchblutung, die okzipital beginnt und sich sehr langsam nach parietal und temporal ausbreitet. Eine Freisetzung von vasoaktiven Substanzen (Serotonin und Substanz P) sowie eine Aktivierung von Prostaglandinen führen zu einer Änderung des zerebralen Gefäßtonus und zu einer Induktion einer aseptischen Entzündungsreaktion im perivaskulären Gebiet von Duragefäßen. Diese führt über eine exzessive Aktivität trigeminaler Schmerzfasern zum typischen Kopfschmerz. Die Mitbeteiligung weiterer Hirnstammzentren (z. B. Area postrema) erklärt die vegetative Begleitsymptomatik.

Klinik
Die Migräne des Kindes ist in der Regel atypischer und kürzer als die des Erwachsenen. Die häufigsten Begleitsymptome im Kindesalter sind Übelkeit, Erbrechen, Photo- und Phonophobie.
Migräne ohne Aura (75 %): wiederkehrende Kopfschmerzattacken, die 2–48 h anhalten und mindestens zwei der folgenden Charakteristika aufweisen:
- Einseitige Lokalisation (bei Kindern dennoch häufig bilateral)
- Pulsierender Schmerzcharakter
- Einschränkung der Leistungsfähigkeit (Kinder legen sich hin)
- Verstärkung durch körperliche Belastung

Die Kopfschmerzen müssen von Übelkeit und/oder Erbrechen bzw. Licht- oder Lärmempfindlichkeit begleitet sein. Mögliche vegetative Begleitsymptome sind Tachykardie, Blässe, Schweißausbrüche, Kältegefühl und Zittern, Gesichtsrötung, Tränenfluss, Miktionsdrang oder Diarrhö. Häufig beenden Ruhe und Schlaf die Kopfschmerzen. Im freien Intervall sind die Patienten beschwerdefrei.
Migräne mit Aura (25 %): Kennzeichen dieser Migräneform ist ein biphasischer Verlauf. Initial entwickeln sich innerhalb von 5–20 min allmählich fokale neurologische Zeichen (Aura), die nach spätestens 60 min vollständig abklingen und denen unmittelbar darauf eine akute Kopfschmerzattacke folgt. Die Kopfschmerzen und vegetativen Begleitsymptome entsprechen denen der Migräne ohne Aura. Als Aurasymptome treten am häufigsten visuelle Phänomene (z. B. Flimmerskotome, Gesichtsfeldausfälle) auf. Weniger häufig sind periorale Parästhesien und Hemihypästhesien. Selten sind Sprachstörungen oder motorische Paresen. Diese Form wurde früher **„migraine accompagnée"** genannt.

Komplikationen
Bei der **„komplizierten Migräne"** halten die neurologischen Ausfälle nach einer Migräneattacke länger als 7 Tage an. Ischämische Insulte können vorkommen.

Diagnostik
- **Anamnese:** Eigenanamnese/Fremdanamnese, Familienanamnese, vegetative Anamnese, Medikamentenanamnese
- **Schmerzcharakterisierung:** Warnsymptome? Zeitlicher Ablauf? Frequenz? Intensität? Qualität? Lokalisation? Einfluss körperlicher Belastung? Begleitsymptome? Auslöser?
- **Allgemeinpädiatrische und neuropädiatrische Untersuchung.**
- **Kopfschmerzkalender**
- **Bild des Schmerzes** malen lassen

19.4 ERKRANKUNGEN MIT DEM LEITSYMPTOM KOPFSCHMERZEN

- **Blutdruckmessung**
- **Augenärztliches, HNO-ärztliches und zahnärztliches Konsil**
- **EEG:** Unspezifische fokale Verlangsamung
- **Transkranielle Doppler-Sonografie** der hirnversorgenden Gefäße
- **cMRT**

> **MERKE** Erst nach der ausführlichen Kopfschmerzanamnese und Untersuchung sollte eine gezielte weiterführende Diagnostik zum Ausschluss von sekundären Kopfschmerzursachen erfolgen.

Therapie
Bei der Migräne ist entscheidend, frühzeitig und ausreichend hoch dosiert zu behandeln. Die Therapie folgt einem Stufenplan (> Abb. 19.11).

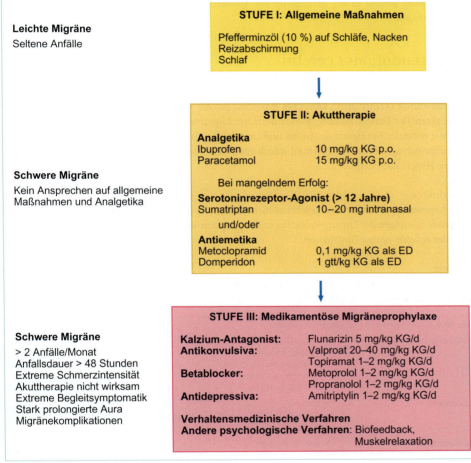

Abb. 19.11 Stufentherapie der Migräne. [L141]

19.4.2 Symptomatische Kopfschmerzen

Ätiologie
- **Hirndrucksteigerung:** Hirntumoren, Hydrozephalus
- Sinusitis
- Meningitis, Enzephalitis
- Zerebraler Abszess
- Subdurales Hämatom
- Arteriovenöse Malformation
- Hypertensive Enzephalopathie
- Akute Subarachnoidalblutung

Pathogenese
Die Kopfschmerzen entstehen durch Traktion an intrakraniellen Gefäßen und an der Dura.

Aus Studentensicht

Klinik: Zunächst sporadische Schmerzen, typischerweise in frühen Morgenstunden. Schmerz: Diffus, betont frontal und okzipital. Intrakranielle Drucksteigerung (**frühmorgendliches Erbrechen**) → Schmerzverstärkung. Später Lethargie und Irritabilität.

Diagnostik
- Anamnese
- Körperliche, neurologische Untersuchung
- Fundusspiegelung
- cMRT mit Kontrastmittel

Therapie: Beseitigung des Auslösers.

19.5 Pseudotumor cerebri

Definition: Klinisches Syndrom mit intrakranieller Druckerhöhung, jedoch normaler Liquorzellzahl, -eiweißkonzentration sowie normaler Ventrikelanatomie.

Ätiologie: Sekundär durch verschiedene Erkrankungen oder Medikamente.

TAB. 19.4

Klinik: Kopfschmerzen mit möglichem Erbrechen. Häufig **Doppelbilder** durch Abduzensparese. Keine Bewusstseinsstörungen oder kognitiven Einschränkungen. Beim älteren Kind meist **Papillenödem**.

19 NEUROLOGIE

Klinik
Zunächst treten die Schmerzen sporadisch auf. Sie beginnen typischerweise in den frühen Morgenstunden. Der Schmerz ist diffus und betont frontal und okzipital. Durch jede intrakraniale Drucksteigerung (Niesen, Husten, Pressen) kommt es zu einer Schmerzverstärkung. Im späteren Krankheitsverlauf können Lethargie und Irritabilität auftreten. **Frühmorgendliches Nüchternerbrechen** ist ein charakteristisches Kennzeichen einer intrakranialen Drucksteigerung.

Diagnostik
- Anamnese
- Körperliche und neurologische Untersuchung
- Fundusspiegelung
- cMRT oder cCT mit Kontrastmittel

Therapie
Die Behandlung besteht in der Beseitigung des Auslösers und erfolgt daher in Abhängigkeit von der Grunderkrankung.

19.5 Pseudotumor cerebri

Definition
Ein Pseudotumor cerebri ist ein klinisches Syndrom, das die Symptome eines Hirntumors imitiert und mit intrakranialer Druckerhöhung, jedoch normaler Liquorzellzahl, normaler Liquoreiweißkonzentration sowie normaler Konfiguration, Größe und Lage der Ventrikel einhergeht. Er tritt bevorzugt bei jungen, übergewichtigen Frauen auf, kommt jedoch auch im Kindesalter vor. Synonym: idiopathische intrazerebrale Hypertonie (IIH).

Pathogenese
Die Pathogenese des Pseudotumor cerebri ist nicht vollständig geklärt. Es bestehen Hinweise auf zugrunde liegende Störungen der Liquorproduktion und -resorption, auf Störungen der intrakranialen Vasomotorik oder auf eine venöse Obstruktion.

Ätiologie
Eine Vielzahl von Erkrankungen sowie verschiedene Medikamente können einen sekundären Pseudotumor cerebri auslösen (➤ Tab. 19.4).

Tab. 19.4 Ursachen eines Pseudotumor cerebri.

Metabolische Erkrankungen	• Adipositas • Galaktosämie • Hypoparathyreoidismus • Hypophosphatasie • Morbus Addison
Infektionen	• Röteln • Chronische Otitis media und Mastoiditis • Guillain-Barré-Syndrom
Medikamente	• Kortikosteroide • Orale Kontrazeptiva • Vitamin-A-Intoxikation • Tetrazykline • Nitrofurantoin
Hämatologische Erkrankungen	• Eisenmangelanämie • Hämolytische Anämie • Polyzythämie • Wiskott-Aldrich-Syndrom
Obstruktion intrakranialer venöser Sinus	• Sinusvenenthrombose • Schädel-Hirn-Trauma • Obstruktion der V. cava superior
Idiopathischer Pseudotumor cerebri	

Klinik
Das klinische Leitsymptom sind **Kopfschmerzen**, die mit Erbrechen einhergehen können, das jedoch in der Regel weniger persistierend ist als bei einem Tumor der hinteren Schädelgrube. **Doppelbilder** als Folge einer Abduzensparese treten häufig auf. Typischerweise fehlen Bewusstseinsstörungen oder eine Einschränkung kognitiver Funktionen. Bei der Untersuchung des Säuglings kann sich eine pulsierende Fontanelle oder ein schepperndes Geräusch bei Schädelperkussion durch Auseinanderweichen der Schädelnähte finden. Beim älteren Kind ist ein **Papillenödem** die wichtigste und häufigste Auffälligkeit bei der Untersuchung.

Komplikationen
- Optikusatrophie
- Erblindung

> **MERKE** Neurologische Herdsymptome sprechen gegen die Diagnose Pseudotumor cerebri.

Komplikationen: Optikusatrophie, Erblindung.

MERKE

Diagnostik
- **cMRT** zum Ausschluss einer intrazerebralen Raumforderung
- **Augenärztliche Untersuchung:** Papillenödem
- **Liquorpunktion:** Liquordruck im Liegen erhöht! Biochemisch normaler Liquorbefund

> **MERKE** Diagnostische Kriterien des Pseudotumor cerebri:
> - Erhöhter intrakranialer Druck (LP, Druckmessung)
> - Normale intrazerebrale Anatomie
> - Normale Liquorzellzahl und -proteinkonzentration
> - Klinische Zeichen der chronischen Hirndrucksteigerung (Papillenödem)

Diagnostik
- cMRT
- **Augenärztliches Konsil:** Papillenödem
- **Liquorpunktion:** Liquordruck im Liegen ↑

MERKE

Therapie
Zunächst sollte man sich um die Diagnosestellung und Behandlung einer möglicherweise zugrunde liegenden Erkrankung bemühen.
In den meisten Fällen ist der Pseudotumor cerebri selbstlimitierend. Die initiale Liquorpunktion führt bereits zu einer ausreichenden Druckentlastung. Bei Persistenz der Symptomatik ist ein stufenweises Vorgehen indiziert.
Kein Visusverlust: Gewichtsabnahme und Acetazolamid zur Hirndrucksenkung.
Mittelgradiger Visusverlust ohne rasche Progredienz: Zusätzlich wiederholte Lumbalpunktionen.
Schwerer Visusverlust und/oder rasche Progredienz: Anlage eines ventrikuloperitonealen Shunts wegen drohender Optikusatrophie (selten erforderlich).

Therapie: Behandlung der zugrunde liegenden Erkrankung. Meist selbstlimitierend.
- Bei Persistenz **ohne Visusverlust:** Gewichtsabnahme, Acetazolamid zur Hirndrucksenkung
- **Mittelgradiger Visusverlust** ohne rasche Progredienz: Zusätzlich wiederholte Lumbalpunktionen
- **Schwerer Visusverlust** und/oder rasche Progredienz: Ventrikuloperitonealer Shunt

Prognose
In der Regel ist die Prognose gut. Optikusatrophie und Erblindung sind ernste Komplikationen, die bei ausbleibender Diagnosestellung und Therapie vorkommen.

19.6 Vaskuläre ZNS-Erkrankungen

19.6.1 Vaskuläre Malformationen
Nach neuropathologischen Gesichtspunkten werden vaskuläre Malformationen folgendermaßen klassifiziert:
- Arteriovenöse Malformationen (Sonderform Vena-Galeni-Malformation)
- Kavernome
- Venöse Angiome
- Kapilläre Teleangiektasien

19.6 Vaskuläre ZNS-Erkrankungen

19.6.1 Vaskuläre Malformationen

19.6.1.1 Arteriovenöse Malformationen (AVM)
Definition
Arteriovenöse Malformationen (AVM) oder AV-Angiome des Gehirns sind kongenitale Fehlbildungen des arteriokapillären Gefäßbetts, die in der 4.–8. Schwangerschaftswoche aus direkten Verbindungen zwischen arteriellen und venösen Schenkeln eines primitiven vaskulären Plexus entstehen.

19.6.1.1 Arteriovenöse Malformationen (AVM)

Definition: Kongenitale Fehlbildungen des arteriokapillären Gefäßbetts.

Epidemiologie
Die Häufigkeit von AVM in der Bevölkerung beträgt etwa 0,5 %. AV-Angiome stellen bei Kindern unter 15 Jahren die häufigste Ursache einer spontanen intrakranialen Blutung oder eines vaskulären Insults dar.

Epidemiologie: 0,5 %, häufigste Ursache für spontane intrakranielle Blutung < 15 Jahre.

Pathogenese
AV-Angiome bestehen aus einem Gefäßkonvolut, das von einer oder mehreren zerebralen Arterien gespeist und von großen Venen drainiert wird. Da der normale Gefäßwiderstand des arteriokapillären Gefäßbetts fehlt, führt der verminderte Gesamtwiderstand zu einer erhöhten Durchblutungsrate der AVM (arteriovenöse Shunts), die mit einem erhöhten intravaskulären Druck einhergeht. Hierdurch kann es zu Gefäßrupturen kommen. In Abhängigkeit von der Lokalisation der AVM kann es bei Gefäßruptur zu Subarachnoidalblutungen, intraparenchymatösen Blutungen oder Ventrikelblutungen kommen. Ein erhebliches Shuntvolumen kann zu einer verminderten Durchblutung des umliegenden Hirngewebes führen („Steal-Effekt"). Die chronische Ischämie kann fluktuierende oder langsam progrediente neurolo-

Pathogenese: AV-Angiome werden aus mehreren zerebralen Arterien gespeist → fehlender normaler Gefäßwiderstand → Gesamtwiderstand ↓ → Durchblutungsrate ↑ → intravaskulärer Druck ↑ → mögliche Gefäßrupturen → Subarachnoidal-, intraparenchymatöse oder Ventrikelblutungen. Verminderte Durchblutung des umliegenden Hirngewebes möglich („Steal-Effekt") → neurologische Störungen.

Aus Studentensicht

Klinik: Akute Hirnblutungen (75 %), epileptische Anfälle (15 %), rezidivierende Kopfschmerzen und neurologische Ausfälle (5 %).

Therapie: Operative Ausschaltung, stereotaktische Bestrahlung oder Embolisation zuführender Gefäße.

MERKE

Prognose: 10-Jahres-Mortalitätsrate: 23 %.

MERKE

Vena-Galeni-Malformation: Arteriovenöse Gefäßfehlbildung mit Persistenz der V. prosencephalica.
Bei hohem Shuntvolumen: **Kardiale Volumenbelastung** und lautes **Strömungsgeräusch** über Kalotte. Bei geringem Shuntvolumen: **Hydrocephalus internus.**
Sonografische Diagnosestellung.
Therapie durch invasive Angiografie mit Embolisationsbehandlung.

19.6.1.2 Zerebrale kavernöse Malformationen (CCM)

Definition: Multiple, sinusoidal erweiterte vaskuläre Räume, begrenzt von einer einfachen Epithelzellschicht.

Epidemiologie: 0,5 % der Bevölkerung.

Pathogenese: „Slow-Flow-" und „Low-Pressure"-Läsionen, angiografisch okkult! Rezidivierende Einblutungen sind charakteristisch.

Klinik: Fokale Anfälle, zunehmende neurologische Ausfallerscheinungen, 25 % mit unspezifischen Kopfschmerzen und Schwindel.

---

19 NEUROLOGIE

gische Störungen verursachen. Epileptische Anfälle können Ausdruck einer hämorrhagischen oder ischämischen kortikalen Schädigung sein.

Klinik
Die häufigsten Initialsymptome sind **akute Hirnblutungen** (75 %), **epileptische Anfälle** (15 %), rezidivierende **Kopfschmerzen** und **neurologische Ausfälle** (5 %). Kleine AVM führen häufiger zu einer Blutung als große. Die Wiederholungswahrscheinlichkeit einer Blutung beträgt 25 % innerhalb von 5 Jahren.

Therapie
Wegen des hohen Blutungsrisikos sollte stets eine Behandlung angestrebt werden. Behandlungsziel ist die vollständige Ausschaltung der AVM.
Mögliche Therapieoptionen sind die **operative Ausschaltung,** die stereotaktische Bestrahlung der AVM oder die **Embolisation** zuführender Gefäße. Eine präoperative Embolisation verbessert die Operabilität.

> **MERKE** Die Therapie von arteriovenösen Malformationen (AVM) sollte stets im Rahmen einer engen Zusammenarbeit zwischen interventionellen Neuroradiologen und Neurochirurgen erfolgen.

Prognose
Die 10-Jahres-Mortalitätsrate bei Kindern beträgt 23 %.

> **MERKE** Die erste Blutung bei arteriovenöser Malformation (AVM) geht mit einer Mortalität von 10 % einher und hinterlässt bei 50 % der überlebenden Patienten bleibende neurologische Ausfallerscheinungen. Mortalitäts- und Morbiditätsrate steigen bei jeder weiteren Blutung an.

Sonderform der AVM: Vena-Galeni-Malformation
Es handelt sich um eine arteriovenöse Gefäßfehlbildung mit Persistenz des Vorläufers der V. magna Galeni, der V. prosencephalica. Wegen des hohen Shuntvolumens kommt es zu einer sackförmigen, aneurysmatischen Erweiterung der V. prosencephalica. Die eigentliche V. Galeni ist nicht angelegt. Bei hohem Shuntvolumen stehen postnatal die Zeichen der **kardialen Volumenbelastung** im Vordergrund: erhöhtes Herzminutenvolumen, systolisches Herzgeräusch, Tachykardie, Kardiomegalie und Herzinsuffizienz. Über der Kalotte ist ein lautes **Strömungsgeräusch** zu auskultieren. Bei geringem Shuntvolumen kann durch die venöse Abflussstörung des Shuntvolumens ein zunehmender **Hydrocephalus internus** entstehen.
Die **Diagnose** kann prä- und postnatal sonografisch gestellt werden: Nachweis einer großen, zentralen zystischen Malformation, die farbdopplersonografisch durchflossen ist. Eine cMRT mit MR-Angiografie zeigt Veränderungen des Parenchyms, der Liquorräume und der Gefäßarchitektur.
Die **Therapie** besteht in der Durchführung einer invasiven Angiografie mit Embolisationsbehandlung, die nur in spezialisierten Zentren durchgeführt werden kann. Hierdurch konnte die Überlebensrate in Abhängigkeit von der vorliegenden Form auf 50–100 % erhöht werden.

19.6.1.2 Zerebrale kavernöse Malformationen (CCM)

Definition
Zerebrale kavernöse Malformationen (CCM) sind multiple, sinusoidal erweiterte vaskuläre Räume, die von einer einfachen Epithelzellschicht begrenzt werden. Das Fehlen von Hirngewebe zwischen den einzelnen vaskulären Räumen ist pathognomonisch. Synonyme: Kavernöse Angiome, Kavernome.

Epidemiologie
Die Prävalenz von CCM in der Bevölkerung beträgt etwa 0,5 %. Davon sind 10–20 % genetisch bedingt. Nur etwa 5 % der CCM werden symptomatisch. Symptomatische CCM werden in etwa 30 % der Fälle vor dem 20. Lebensjahr manifest, in 3 % der Fälle sogar im 1. Lebensjahr.

Pathogenese
CCM sind „Slow-Flow-" und „Low-Pressure"-Läsionen. Sie besitzen weder zuführende, dilatierte Arterien noch drainierende Venen und sind daher angiografisch okkult. Rezidivierende Einblutungen durch intraluminale Druckschwankungen sind charakteristisch. CCM können an Größe zunehmen und einen raumfordernden Effekt ausüben. Sie treten sporadisch oder familiär mit autosomal-dominantem Erbgang auf. In letzterem Fall werden sie durch Mutationen im *CCM1-*, *CCM2-* oder *CCM3-*Gen verursacht.

Klinik
Initialsymptom im Kindesalter sind am häufigsten **fokale Anfälle.** Die progressive Raumforderung kann zu zunehmenden neurologischen Ausfallerscheinungen führen. Unspezifische Kopfschmerzen und Schwindel kommen in 25 % der Fälle vor. Im Gegensatz zu den AVM sind bedrohliche Blutungen bei CCM sehr selten.

19.6 VASKULÄRE ZNS-ERKRANKUNGEN

Diagnostik
- **cMRT:** Nachweis einer typischen Läsion mit gemischter Signalintensität und Verkalkungen (z. B. signalarme Hämosiderinablagerungen im umgebenden Hirngewebe und eine reaktive, signalintensive Gliose als Folge kleiner Sickerblutungen im T2-Bild)
- **MR-Angiografie:** Abbildung der langsam perfundierten Sinusoide und der thrombosierten Kavernomanteile
- **Invasive Angiografie:** Nachweis eines avaskulären Areals

Therapie
Die mikrochirurgische Kavernomentfernung ist die Therapie der Wahl. Bei asymptomatischen CCM ist ein abwartendes Verhalten mit regelmäßigen Verlaufskontrollen wahrscheinlich vertretbar.

Prognose
Die Prognose hängt von der Lokalisation der Läsion ab, sie ist bei oberflächlichen CCM günstiger als bei tief liegenden. Die postoperative Morbidität beträgt 5 %. Mehr als 90 % der Patienten sind postoperativ anfallsfrei.

19.6.1.3 Aneurysmen

Definition
Aneurysmen sind umschriebene Gefäßerweiterungen, die in 90 % der Fälle durch eine kongenitale, anlagebedingte Schwäche der Tunica media bedingt sind.

Epidemiologie
Die Häufigkeit von Aneurysmen in der Bevölkerung beträgt etwa 4 %. Nur 0,5–3 % der Aneurysmen werden bis zum 20. Lebensjahr symptomatisch. Jungen sind doppelt so häufig betroffen wie Mädchen. Die überwiegende Mehrzahl der Aneurysmen ist im vorderen Anteil des Circulus Willisii gelegen. In 20 % der Fälle kommen Riesenaneurysmen (> 2,5 cm Durchmesser) vor.

Ätiologie
Im Kindesalter treten Aneurysmen gehäuft bei Kollagenerkrankungen (Ehlers-Danlos-Syndrom, Marfan-Syndrom) auf. Oft sind sie mit einer Aortenisthmusstenose, arteriovenösen Malformationen, polyzystischen Nieren, einer Neurofibromatose oder fibromuskulären Dysplasie assoziiert.

> **LERNTIPP** Das Aortenaneurysma solltest du als Komplikation des Marfan-Syndroms kennen.

Pathogenese
Die Schwäche der Tunica media wirkt sich insbesondere an einer arteriellen Bifurkation mit bogigem Gefäßverlauf aus, wo Druck- und Scherkräfte zu einer sackförmigen Ausstülpung der Gefäßwand führen.

Klinik
Das häufigste Initialsymptom ist die akute Aneurysmaruptur mit **Subarachnoidalblutung** (80 %). Hierbei treten plötzlich stärkste Kopfschmerzen und Nackensteifigkeit auf. Hirnnervenlähmungen und Bewusstseinsstörungen (Koma) können hinzukommen. Konsekutive Liquorzirkulationsstörungen können zu einem Hydrocephalus internus führen. Zwischen dem 3. und 10. Tag nach Blutung können Vasospasmen auftreten, die zu einem sekundären ischämischen Defizit führen können.

Diagnostik
- **cCT:** Sofortige Durchführung bei Blutungsverdacht.
- **MR-Angiografie:** Nachweis von Form, Lagebeziehung, Gefäßverdrängung des Aneurysmas, Sensitivität 96 % (Durchführung, wenn im CT keine Blutung).
- **Invasive Angiografie:** Darstellung aller vier hirnversorgenden Gefäße (Durchführung, wenn im CT eine Blutung nachgewiesen wurde).

Therapie
Die Behandlung des rupturierten Aneurysmas besteht, wenn möglich, in einer frühzeitigen mikrochirurgischen Clippung zur Vermeidung von Nachblutungen.
Nichtrupturierte Riesenaneurysmen werden endovaskulär embolisiert oder operativ versorgt.

Prognose
Die Prognose ist bei Koma und nach einer operativen Versorgung mehr als 72 h nach einer Blutung wegen der Gefahr des dann einsetzenden Vasospasmus deutlich schlechter. Die Prognose bei rupturierten, operativ nicht behandelbaren Aneurysmen ist sehr schlecht.

Aus Studentensicht

Diagnostik
- **cMRT:** Typische Läsion mit gemischter Signalintensität und Verkalkung
- **MR-Angiografie:** Langsam perfundierte Sinusoide und thrombosierte Kavernomanteile
- **Invasive Angiografie:** Avaskuläres Areal

Therapie: Mikrochirurgische Kavernomentfernung.

Prognose: Abhängig von Lokalisation, günstiger bei oberflächlichen CCM.

19.6.1.3 Aneurysmen

Definition: Umschriebene Gefäßerweiterungen.

Epidemiologie: 4 % der Bevölkerung. Meist im vorderen Anteil des Circulus Willisii.

Ätiologie: Gehäuft bei Kollagenerkrankungen.

LERNTIPP

Pathogenese: Schwäche der Tunica media → Auswirkung auf arterielle Bifurkation → sackförmige Ausstülpung der Gefäßwand.

Klinik: Akute Aneurysmaruptur mit **Subarachnoidalblutung** (80 %) → plötzlich stärkste Kopfschmerzen und Nackensteifigkeit.

Diagnostik
- Sofortiges CT
- **MR-Angiografie:** Bei fehlendem Blutungsnachweis im CT
- **Invasive Angiografie:** Bei Blutungsnachweis im CT

Therapie: Frühzeitige mikrochirurgische Clippung. Nichtrupturierte Riesenaneurysmen: Endovaskuläre Embolisation oder operative Versorgung.

19 NEUROLOGIE

19.6.2 Ischämische und zerebrale Insulte

Definition
Hierbei handelt es sich um eine regionale oder globale Minderdurchblutung des Gehirns durch einen embolischen oder thrombotischen Verschluss einer Hirnarterie oder durch einen hämodynamisch bedingten Abfall des zerebralen Perfusionsdrucks, wodurch es zu vorübergehenden oder dauerhaften neurologischen Ausfällen kommt.

Klassifikation
Sie erfolgt nach unterschiedlichen **klinischen und pathogenetischen Kriterien** (➤ Tab. 19.5).

Tab. 19.5 Klassifikation ischämischer und zerebraler Insulte.

Dauer neurologischer Ausfälle	• Maximal 24 h: Transitorisch-ischämische Attacke (TIA) • Maximal 1 Woche: Reversibles ischämisches neurologisches Defizit (RIND) • Persistierend: Kompletter Infarkt
Art und Schwere der dominierenden neurologischen Ausfälle	• Hemiparese • Hemianopsie • Aphasie
Lokalisation der betroffenen Gefäßregion	• Mediastromgebiet • Anteriorstromgebiet • Posteriorstromgebiet • Vertebrobasiläres Stromgebiet
Pathogenetische Kriterien	• In-situ-Thrombose • Arterioarterielle oder kardiogene Embolie • Hämodynamisch bedingte Minderperfusion
Angiologische Kriterien	• Makroangiopathie • Mikroangiopathie

MERKE Auch bei Kindern sollte der Insult vollständig klassifiziert werden, da dies von prognostischer Bedeutung ist.

Epidemiologie
Ischämische und hämorrhagische zerebrale Insulte kommen im Kindesalter mit einer Häufigkeit von 2,5 : 100.000 pro Jahr vor.

Ätiologie
Eine Vielzahl von Erkrankungen kann zu ischämischen zerebralen Insulten führen. Die häufigste Ursache (25 %) ist die **kardiogene Embolie** bei primären Herzerkrankungen (u. a. angeborener Herzfehler, Myokarditis, Endokarditis, Arrhythmien, künstliche Herzklappen). Außerdem können
- **Gefäßerkrankungen** (vaskuläre Dysplasien, Bindegewebserkrankungen, Vaskulitiden, Gefäßtraumen),
- **hämatologische Erkrankungen und Gerinnungsstörungen** (Sichelzellanämie, Thrombozytose, Antithrombin-III-Mangel, Protein-C- und -S-Mangel, APC-Resistenz, Verbrauchskoagulopathie, Antiphospholipidantikörpersyndrom),
- **angeborene Stoffwechselerkrankungen** (Dyslipoproteinämien, mitochondriale Enzephalomyopathie mit Laktatazidose und Schlaganfall [MELAS], Homozystinurie, kongenitale Defekte der Glykosylierung [CDG-Syndrom]) und
- **Infektionen** (bakterielle Meningitis, tuberkulöse Meningitis, Varizellen, Herpes zoster, *HIV*)

ischämische zerebrale Insulte verursachen. In einem Drittel der Fälle bleibt die Ursache unklar.

Pathogenese
Störungen der neuronalen Funktion treten bei Unterschreiten der Durchblutung von 20 ml/min und 100 g Hirngewebe auf. Irreversible morphologische Schäden entstehen bei Werten unter 12 ml/min und 100 g Hirngewebe. Diese sind im Zentrum des Infarktgeschehens am stärksten ausgeprägt. In der Infarktperipherie hingegen ist der Strukturstoffwechsel zunächst noch erhalten und die Schädigung potenziell reversibel. Der komplette Verschluss eines Stammastes führt zu einem keilförmigen Territorialinfarkt im zugehörigen distalen Versorgungsgebiet mit Beteiligung von Hirnrinde und subkortikalem Marklager.

Klinik
In Abhängigkeit vom betroffenen Gefäßterritorium treten akut neurologische Defizite verschiedener Ausprägung auf: **armbetonte Hemiparese und Aphasie** (A. cerebri media), **beinbetonte Hemiparese** (A. cerebri anterior) oder **Hemianopsie, Ataxie, Schwindel, Nystagmus** und **Hirnnervenausfälle** (hinterer Hirnkreislauf). Bei Kleinkindern können initial epileptische Anfälle oder Koma auftreten.

Aus Studentensicht

19.6.2 Ischämische und zerebrale Insulte

Definition: Regionale oder globale Minderdurchblutung des Gehirns durch Verschluss einer Hirnarterie oder durch Abfall des zerebralen Perfusionsdrucks.

TAB. 19.5

MERKE

Epidemiologie: 2,5 : 100.000 pro Jahr.

Ätiologie: 25 % **kardiogene Embolie** bei primären Herzerkrankungen. Außerdem Gefäßerkrankungen, hämatologische Erkrankungen, Gerinnungsstörungen, angeborene Stoffwechselerkrankungen und Infektionen.

Pathogenese: Durchblutung < 20 ml/min und 100 g Hirngewebe → Störung der neuronalen Funktion. < 12 ml/min und 100 g Hirngewebe → irreversible morphologische Schäden. Kompletter Verschluss eines Stammastes → keilförmiger Territorialinfarkt.

Klinik: A. cerebri **media**: Armbetonte Hemiparese, Aphasie. A. cerebri **anterior**: Beinbetonte Hemiparese. **Hinterer** Kreislauf: Hemianopsie, Ataxie, Schwindel, Nystagmus, Hirnnervenausfälle.

Diagnostik
- **cCT:** Ausschluss einer Hirnblutung
- **cMRT:** Nachweis des Infarktgebiets
- **MR-Angiografie:** Beurteilung der basalen Hirngefäße
- **Kardiologische Diagnostik:** Suche nach kardialen Emboliequellen
- **Gerinnungsuntersuchungen:** Antithrombin III, Protein C, Protein S, APC-Resistenz, Antiphospholipidantikörper, Gesamthomozystein im Serum

Therapie
Allgemeine Maßnahmen sind die Hypoxievermeidung, eine Blutdruckstabilisierung sowie die Behandlung von Herzrhythmusstörungen und zerebralen Anfällen. Eine **primäre Antikoagulation** mit Heparin und anschließender oraler Antikoagulation mit Cumarinderivaten wird bei kardiogener Embolie oder bei Hyperkoagulabilität durchgeführt. In den übrigen Fällen ist nach Ausschluss einer Blutung eine Therapie mit **Azetylsalizylsäure** sowohl in der Akutphase als auch als Dauerprophylaxe indiziert. Eine systemische Fibrinolysebehandlung mit rtPA wird in spezialisierten Zentren inzwischen auch bei Kindern unter Beachtung von Ausschlusskriterien (Blutungsgefahr!) und unter strenger Überwachung durchgeführt.

19.6.3 Sinus- und Hirnvenenthrombose

Definition
Verschlüsse intrazerebraler venöser Gefäße, die seltener als arterielle Verschlüsse vorkommen, als blande oder septische Sinus- oder Hirnvenenthrombose auftreten können und meist mit einer schleichend auftretenden fokalen neurologischen Symptomatik einhergehen.

Epidemiologie
Thrombosen zerebraler Venen kommen wesentlich seltener als arterielle Verschlüsse vor.

Ätiologie
Disponierende Faktoren für die häufigere **blande Sinus- oder Hirnvenenthrombose** sind eine akute Dehydratation, zyanotische Herzvitien, Herzinsuffizienz, nephrotisches Syndrom, Schädel-Hirn-Trauma, Leukämien, angeborene Gerinnungsstörungen (Antithrombin-III-Mangel, Protein-C-Mangel, Protein-S-Mangel) und zentrale Venenkatheter.
Disponierende Faktoren für die seltenere **septische Sinus- oder Hirnvenenthrombose** sind eine Otitis media, eine Mastoiditis, eine Sinusitis oder eine eitrige Hautinfektion im Mittelgesichtsbereich.

Pathogenese
Die partielle oder komplette Sinusvenenthrombose führt im vorgeschalteten Gefäßgebiet zu einer venösen Stase, zur Erhöhung des Kapillardrucks und zu fortschreitender Thrombosierung kortikaler Venen. In der Folge können eine hämorrhagische Infarzierung oder eine Blutung auftreten. Die venöse Abflussstauung führt schließlich zu einer Erhöhung des intrakranialen Drucks.

Klinik
Die Symptome entwickeln sich häufig subakut. Eine hämorrhagische Infarzierung äußert sich mit **fokalen neurologischen Ausfällen** wie zentralen Paresen, Hemianopsie, Aphasie und fokalen Anfällen. **Hirndruckzeichen** manifestieren sich mit heftigen Kopfschmerzen, Bewusstseinsstörungen, Stauungspapille, Sehstörungen und Abduzensparese.
Schleichende Verläufe nur mit Kopfschmerzen und leichtem Meningismus kommen ebenfalls vor.
Die gefürchtete **septische Sinus-cavernosus-Thrombose** führt zu Chemosis, Exophthalmus, hohem Fieber und Hirnnervenläsionen II–VI. Sie tritt meist im Rahmen einer Infektion der Orbita, der Nasennebenhöhlen oder der Haut im Mittelgesichtsbereich auf.

Diagnostik
- **cCT:** erhöhte Dichte des betroffenen Sinus; nach Kontrastmittelgabe Nachweis des „Empty Delta"-Zeichens mit Enhancement um den thrombosierten Sinus
- **cMRT:** Nachweis hämorrhagischer Infarzierungen und eines Hirnödems
- **MR-Angiografie:** Sinusdarstellung

Therapie
Im Akutstadium erfolgt eine systemische Heparinisierung. Die endovaskuläre Fibrinolyse wird nur in schweren Fällen durchgeführt und ist mit erheblichen Risiken assoziiert.

Aus Studentensicht

Diagnostik
- cCT, cMRT, MR-Angiografie
- Kardiologische Diagnostik
- Gerinnungsuntersuchungen

Therapie
Allgemeine Maßnahmen: Hypoxievermeidung, Blutdruckstabilisierung, Behandlung von Herzrhythmusstörungen und zerebralen Anfällen.
Primäre Antikoagulation mit Heparin und anschließend Cumarinderivaten bei kardiogener Embolie oder Hyperkoagulabilität.
Nach Ausschluss einer Blutung Therapie mit **Azetylsalizylsäure**.
Systemische Fibrinolysebehandlung mit rtPA in spezialisierten Zentren.

19.6.3 Sinus- und Hirnvenenthrombose

Definition: Verschlüsse intrazerebraler venöser Gefäße, meist mit schleichend auftretender fokal neurologischer Symptomatik.

Ätiologie
- Häufige **blande Sinus- oder Hirnvenenthrombose:** Akute Dehydratation, zyanotische Herzvitien, Herzinsuffizienz, nephrotisches Syndrom, SHT, Gerinnungsstörungen und zentraler Venenkatheter.
- Seltenere **septische Sinus- oder Hirnvenenthrombose:** Otitis media, Mastoiditis, Sinusitis, Infektion im Mittelgesichtsbereich.

Pathogenese: Sinusvenenthrombose → venöse Stase, Kapillardruck↑, fortschreitende Thrombosierung → hämorrhagische Infarzierung oder Blutung, intrakranieller Druck↑.

Klinik: Subakute Symptome: **Fokal neurologische Ausfälle, Hirndruckzeichen.** Schleichende Verläufe mit Kopfschmerzen und leichtem Meningismus. **Septische Sinus-cavernosus-Thrombose:** Chemosis, Exophthalmus, hohes Fieber, Hirnnervenläsionen II–VI.

Diagnostik
- cCT: „Empty Delta"-Zeichen mit Enhancement nach Kontrastmittel
- cMRT
- MR-Angiografie

Therapie: Systemische Heparinisierung im Akutstadium.

19.7 Infantile Zerebralparesen (ZP)

Definition
Die Zerebralparesen stellen kein einheitliches Krankheitsbild dar, sondern bilden einen Symptomenkomplex von Enzephalopathien, die durch eine neurologisch klar definierbare Störung der motorischen Funktionen (Spastik, Dyskinesie, Ataxie) und durch häufig assoziierte zusätzliche Störungen (Lernbehinderung, geistige Retardierung, Sehstörungen, Epilepsie) gekennzeichnet sind. Sie entstehen durch eine nicht progrediente Erkrankung des unreifen, sich entwickelnden Gehirns.

Parese: Einschränkung der willkürlichen muskulären Kraftentfaltung
Plegie: komplette Lähmung

> **MERKE** Bei der Beschreibung der Zerebralparesen sollte nur der Ausdruck „Parese" verwendet werden, da eine vollständige Lähmung, also eine „Plegie", bei den Zerebralparesen nicht vorkommt, auch nicht bei Kindern mit schwersten Formen der Zerebralparese.

Checkliste: Neurologische Kriterien für die Klassifikationszuordnung.

Spastik	Abnorm erhöhter Muskeltonus, gesteigerte Muskeleigenreflexe, positive Pyramidenzeichen, abnorme Haltungs- und Bewegungsmuster (Spitzfußstellung, Innenrotation und Adduktion in der Hüfte, Pronation und Flexion des Unterarms), Ausbildung von Kontrakturen.
Dystonie	Abnorme, anhaltende Muskelkontraktionen, die zu ausfahrenden Bewegungsabläufen und abnormen dystonen Stellungen führen (Flexion, Pronation im Handgelenk bei Strecken der Finger oder Torsion des Rumpfes).
Athetose	Generalisierte, unkoordinierte, überschießende, unwillkürliche, hyperkinetische Bewegungsstörung bei normalem oder niedrigem Muskeltonus.
Ataxie	Dysmetrie oder Intentionstremor der oberen Extremität, Gang- und Standataxie im Bereich der unteren Extremitäten und des Rumpfes (breitbasig, schwankend).

Epidemiologie
Die Häufigkeit der ZP beträgt etwa 2:1.000 Lebendgeburten. Sie steigt mit abnehmendem Gestationsalter. Bei einem Geburtsgewicht unter 1.500 g liegt die Häufigkeit durchschnittlich bei etwa 60:1.000 Lebendgeburten.

Klassifikation
Die Klassifikation erfolgt anhand der vorherrschenden neurologischen Symptome (> Tab. 19.6) sowie der Wiedergabe der Schwere der Behinderung durch funktionelle Scores. Zur Beurteilung der motorischen Beeinträchtigung (untere Extremität) dient das Gross Motor Function Classification System (GMFCS), anhand dessen die grobmotorischen Fähigkeiten des Kindes altersabhängig in 5 Klassen eingestuft werden können. Die feinmotorische Funktion (obere Extremität) kann mithilfe des Motor Ability Classification System (MACS) erhoben werden, das die bimanuellen Funktionen bei Kindern mit ZP im Alter von 4–18 Jahren prüft.

Tab. 19.6 Klassifikation der Zerebralparesen (Surveillance of Cerebral Palsy in Europe [SCPE] 2000)

Spastische ZP	• Bilaterale spastische ZP • Unilateral spastische ZP
Dyskinetische ZP	• Dystone Athetose • Choreoathetose
Ataktische ZP	• Zerebelläre Ataxie

Ätiologie
Bei spastischen und dyskinetischen ZP-Formen liegt meist eine Läsion des Gehirns zugrunde, die bei **bilateraler ZP** häufig hypoxisch-ischämisch entsteht. Eine beinbetonte spastische ZP (Diparese) entwickelt sich charakteristischerweise nach periventrikulärer Leukomalazie beim Frühgeborenen. **Unilateral spastische ZP bei Reifgeborenen** entstehen oft durch Infarkte im Bereich der A. cerebri media oder durch periventrikuläre Gliosen. **Unilateral spastische ZP bei Frühgeborenen** sind häufig auf porenzephale periventrikuläre Marklagerreduktionen nach intraventrikulären Blutungen zurückzuführen. Die **dyskinetische ZP** entsteht in der Mehrzahl der Fälle durch hypoxisch-ischämisch bedingte Läsionen im Thalamus und in den Basalganglien (Asphyxie, Schock). Dies betrifft vorwiegend Kinder mit einem Gestationsalter > 32 SSW. Die **athetotische ZP**, verursacht durch eine neonatale Hyperbilirubinämie mit Kernikterus, wird durch die konsequente Behandlung des Neugeborenenikterus (> Kap. 1.8.1) nur noch sehr selten beobachtet. Bei der **ataktischen ZP** sind hypoxisch-ischämische Gehirnläsionen eine Seltenheit. Die Ursache bleibt meist unklar; in etwa 35 % der Fälle besteht eine Kleinhirnanlagestörung (> Tab. 19.6).

19.7 INFANTILE ZEREBRALPARESEN (ZP)

Klinik

Bilaterale spastische ZP: Hierzu gehören die beinbetonten Formen (60 %), die tribetonten Formen (10 %) und die Formen, bei denen Arme und Beine betroffen sind (20 %). Ein gewisser dystoner Anteil ist bei allen schweren spastischen ZP-Formen zu sehen, der sich bei Beteiligung der Hände als Pronation, Beugung im Handgelenk und Streckung der Finger bei Aktion manifestiert. Die motorische Behinderung ist in zwei Drittel der Fälle schwer (kein freies Gehen mit 5 Jahren). Motorische Sekundärprobleme (Kontrakturen im Bereich der Hüfte mit Abduktions- und Streckdefizit und Hüftluxationen, Kniebeugekontrakturen, Spitzfußstellung) entwickeln sich besonders bei schwer betroffenen, nicht gehfähigen Kindern. Skoliosen können vorkommen. Eine **geistige Behinderung** tritt in 20–50 % der Fälle auf. Eine schwerwiegende **zentrale Sehstörung** kommt in etwa 20 % der Fälle vor. Ein Strabismus convergens ist häufig assoziiert. Eine Epilepsie manifestiert sich bei etwa 50 % der Kinder, in 10 % der Fälle handelt es sich um ein West-Syndrom.

Unilateral spastische ZP: Jeweils die Hälfte sind arm- oder beinbetont, etwa 10 % sind gleichförmig betroffen. Die motorische Behinderung ist selten schwer, ein Nichterlernen des freien Gehens ist sehr selten. Über 50 % erreichen ein fast normales Gehen, 30 % hinken mäßig, 10 % schwer. Die Handfunktion ist in 50 % der Fälle gut, in 20 % schwer beeinträchtigt. **Motorische Sekundärprobleme** entwickeln sich im Verlauf als Hypotrophie der betroffenen Extremitäten und als Kontrakturen besonders des betroffenen Beins. Eine **geistige Behinderung** tritt deutlich seltener als bei anderen ZP-Formen auf. 80–90 % der Kinder zeigen keine wesentliche Beeinträchtigung der geistigen Entwicklung. Sehstörungen entwickeln sich in Form einer homonymen Hemianopsie. Eine **Epilepsie** manifestiert sich bei 30 % der Kinder mit konnataler unilateraler Spastik.

Dyskinetische ZP: Eine spastische Komponente ist häufig. Die **Dystonie** der Hände manifestiert sich als Pronation, Beugung im Handgelenk und Streckung der Finger bei Aktion. Die **dyskinetische Bewegungsstörung** ist immer **generalisiert** ausgeprägt, betrifft also nicht nur Beine und Rumpf, sondern auch Arme, Schultergürtel und insbesondere das Gesicht. Aktivierung und Erregung äußern sich in massiven unwillkürlichen Bewegungen. Die Kinder sind meist motorisch sehr **schwer behindert.** Die kognitive Funktion, die häufig vergleichsweise gut ist, lässt sich oft schwer beurteilen. Häufig ist aufgrund der begleitenden Dyskinesie der Speiseröhre eine gastroösophageale Refluxsymptomatik assoziiert.

Ataktische ZP: Das klinische Bild ist sehr variabel. Die **motorische Entwicklung** ist bei allen Kindern deutlich **retardiert.** Mehr als 10 % erlernen das freie Gehen nicht. Eine **geistige Behinderung** besteht in zwei Drittel der Fälle. **Sehstörungen** sind in 50 % der Fälle nachweisbar. Eine **Epilepsie** entwickelt sich in 25 % der Fälle.

Differenzialdiagnose

- Ausschluss einer fortschreitenden neurologischen Erkrankung!
- Langsam wachsender Hirntumor
- Neurometabolische Erkrankungen
- Heredodegenerative Systemerkrankungen

Diagnostik

Die Diagnose einer ZP wird überwiegend klinisch gestellt. Zusätzliche diagnostische Maßnahmen werden zur Klärung der Ätiologie durchgeführt:

- **Sonografie des Schädels:** Nachweis einer periventrikulären Leukomalazie, einer multizystischen Enzephalopathie, einer hämorrhagischen Infarzierung oder von Blutungen.
- **cMRT:** Ab dem Alter von 12–18 Monaten ist diese Untersuchung besonders sensitiv.
- **Gerinnungsdiagnostik:** Bei Hemiparesen mit nachgewiesenen Infarkten sollten eine Bestimmung von Protein C, Protein S und Gesamthomozystein im Plasma sowie eine Prüfung auf APC-Resistenz erfolgen.
- **EEG:** Bei assoziierten epileptischen Anfällen und bei Kindern mit schweren hypoxischen Läsionen oder kortikalen Fehlbildungen (Gefahr eines West-Syndroms).
- **Chromosomenanalyse:** Bei Lissenzephalie.
- **Regelmäßige Entwicklungsdiagnostik und psychologische Testung.**
- **Seh- und Hörprüfung.**

> **MERKE** Die Diagnose einer infantilen Zerebralparese wird frühestens im Alter von 3 Jahren definitiv gestellt, da die Läsion oder Störung bei unreifem Gehirn klinisch noch ein unspezifisches Erscheinungsbild hervorruft und sich erst bei Fortschreiten der Gehirnentwicklung das typische klinische Bild ausprägt.

Therapie

Die Behandlung der ZP erfordert ein umfassendes Betreuungskonzept mit interdisziplinärer Ausrichtung. Die Therapie beinhaltet die Bemühung zur Optimierung und Unterstützung vorhandener Möglichkeiten. Die wichtigsten Säulen sind regelmäßige **Physiotherapie, Logopädie** und **Ergotherapie.** Darüber hinaus spielen **Frühförderung, Heilpädagogik** und **Elternarbeit** eine zentrale Rolle bei der Versorgung der Patienten. Wichtige **Hilfsmittel** sind Orthesen, Gehhilfen, Sitzschalen und individuell angepasste Rollstühle. Bei Sekundärproblemen ist u. U. ein **operatives Eingreifen** erforderlich (z. B. Kontrakturlösung).

Aus Studentensicht

Klinik
Bilaterale spastische ZP: Beinbetonte Formen 60 %, tribetonte Formen 10 %, Arme und Beine 20 %. Schwere motorische Behinderung (⅔), kein freies Gehen mit 5 Jahren. **Motorische Sekundärprobleme:** Kontrakturen, Spitzfußstellung. **Geistige Behinderung** 20–50 %. Schwerwiegende **zentrale Sehstörung** 20 %. Epilepsie 50 %.
Unilateral spastische ZP: 50 % arm- oder beinbetont, 10 % gleichförmig betroffen. Über 50 % erreichen fast normales Gehen. Handfunktion bei 50 % gut, in 20 % schwer beeinträchtigt. **Motorische Sekundärprobleme:** Hypotrophie der betroffenen Extremitäten und Kontrakturen. Kaum geistige Beeinträchtigung. 30 % mit **Epilepsie.**
Dyskinetische ZP: Häufig spastische Komponente. **Dystonie** der Hände. **Dyskinetische Bewegungsstörung** immer **generalisiert.** Motorisch meist sehr **schwer behindert.** Häufig gute kognitive Funktion. Gastroösophageale Refluxsymptomatik.
Ataktische ZP: Deutlich retardierte motorische Entwicklung, ⅔ mit geistiger Behinderung, 50 % mit Sehstörungen, 25 % mit Epilepsie.

Differenzialdiagnose: Ausschluss fortschreitender neurologischer Erkrankung.

Diagnostik: Klinische Diagnosestellung. Zusätzlich:
- Sonografie Schädel
- cMRT
- Gerinnungsdiagnostik
- EEG
- Chromosomenanalyse
- Regelmäßige Entwicklungsdiagnostik, psychologische Testung
- Seh- und Hörprüfung

MERKE

Therapie: Umfassendes, interdisziplinäres Betreuungskonzept: Regelmäßige Physiotherapie, Logopädie, Ergotherapie, Frühförderung, Heilpädagogik und Elternarbeit. Orthopädische Hilfsmittel und u. U. operatives Eingreifen. **Medikamentöse Therapie:** Botulinumtoxin, Baclofen, Antikonvulsiva.

Aus Studentensicht

Eine **medikamentöse Therapie** kann zur Beeinflussung der Spastik (Botulinumtoxin als Injektion in betroffene Muskelgruppen) oder der Dystonie (Baclofen) eingesetzt werden. Eine assoziierte Epilepsie wird nach den allgemeinen Richtlinien der antikonvulsiven Behandlung therapiert.

Behandlung hypertoner Bewegungsstörungen mit Botulinumtoxin

Seit einigen Jahren wird auch in der Kinderheilkunde Botulinumtoxin erfolgreich in der medikamentösen Behandlung bewegungsgestörter Patienten eingesetzt. Botulinumtoxin ist das stärkste bekannte Nervengift. Es verhindert die Freisetzung von Acetylcholin aus Nervenendigungen der motorischen Endplatte. Daraus entsteht eine chemische Denervierung des Muskels und faktisch eine Lähmung. Das Hauptindikationsspektrum von Botulinumtoxin in der Pädiatrie stellen hypertone Bewegungsstörungen wie die spastischen Zerebralparesen und Dystonien dar. Der erhöhte Muskeltonus bei spastischen Bewegungsstörungen und Dystonien führt oft zu deutlichen Gelenk- und Extremitätenfehlstellungen, die die Fortbewegung bzw. die Motorik der Patienten erheblich beeinträchtigen können. Da insbesondere bei der spastischen Zerebralparese typischerweise bestimmte Muskeln von der Tonuserhöhung betroffen sind (Hüftflexoren, Hüftadduktoren, Kniestrecker, Fußsenker, daneben auch Muskeln der oberen Extremität), können diese gezielt mit Botulinumtoxin behandelt werden.

Therapieziele sind zunächst **funktionelle Verbesserungen** in der Motorik der Patienten, die individuell festgelegt werden müssen. Darüber hinaus sollen die **pflegerischen Möglichkeiten** bei Patienten mit erheblich erhöhtem Muskeltonus verbessert sowie kontrakturbedingte **Schmerzen** reduziert werden. Praktisch erfolgt die Therapie durch lokale Injektionen des Medikaments in die entsprechenden Muskeln unter ultraschallgesteuerter Kontrolle und leichter Analgosedierung des Patienten. Die klinische Wirkdauer beträgt 3–6 Monate, danach ist häufig eine erneute Injektion sinnvoll.

Die Botulinumtoxintherapie bewegungsgestörter Kinder versteht sich nicht als Monotherapie oder Konkurrenzverfahren zu anderen Behandlungsformen, sondern als Teil eines multimodalen Behandlungsansatzes aus Botulinumtoxintherapie, Physiotherapie, Laufbandtherapie und orthopädischer Versorgung.

Behandlung mit Botulinumtoxin: Stärkstes bekanntes Nervengift, verhindert Freisetzung von Acetylcholin aus Nervenendigungen der motorischen Endplatte. **Indikationsspektrum:** Hypertone Bewegungsstörungen wie spastische Zerebralparesen und Dystonien. **Therapieziele:** Funktionelle Verbesserungen in der Motorik, Erleichterung pflegerischer Möglichkeiten, Reduzierung kontrakturbedingter Schmerzen. Lokale Injektionen in entsprechenden Muskel, klinische Wirkdauer 3–6 Monate.

19.8 Erkrankungen des extrapyramidalen Systems

Erkrankungen des extrapyramidalen Systems liegen genetisch, toxisch oder anatomisch bedingte Veränderungen in den Basalganglien oder den mit ihnen verbundenen subkortikalen und kortikalen Netzwerken zugrunde.

19.8.1 Isolierte generalisierte Dystonie mit frühem Beginn (Torsionsdystonie)

Definition
Die Torsionsdystonie ist eine sporadisch auftretende oder hereditär bedingte Erkrankung mit progredienter generalisierter dystoner Symptomatik.

Definition: Progrediente generalisierte Dystonie.

Epidemiologie
Die Häufigkeit wird auf etwa 4:100.000 geschätzt.

Epidemiologie: 4:100.000.

Klinik
Die Symptomatik beginnt um das 5. Lebensjahr mit einer dystonen Fehlhaltung einer distalen, meist unteren Extremität, die sich im Verlauf der Erkrankung auf die kontralateralen und proximalen Extremitätenabschnitte, den Rumpf und den Kopf ausdehnt. Nicht selten wird die Dystonie als psychogene Symptomatik fehlgedeutet! Im Endstadium der Erkrankung sind die Fehlhaltungen fixiert und führen zu einer Immobilität des Patienten. Die intellektuellen Funktionen sind völlig normal.

Klinik: Manifestation um 5. LJ. mit dystoner Fehlhaltung einer distalen, meist unteren Extremität. Ausbreitung im Krankheitsverlauf. Im Endstadium: Fixierung der Fehlhaltung und Immobilität.

Diagnostik
Die Diagnose wird klinisch gestellt. Eine Dopa-sensitive Dystonie und ein Morbus Wilson sollten sicher ausgeschlossen werden, da diese Erkrankungen behandelbar sind.

Diagnostik: Klinisch. Ausschluss von Dopa-sensitiver Dystonie und Morbus Wilson.

Therapie
Zunächst sollte ein Therapieversuch mit **L-Dopa** und bei ausbleibendem Erfolg mit dem Anticholinergikum **Trihexyphenidyl** erfolgen. Häufig kann die PTD jedoch medikamentös nicht befriedigend behandelt werden. Daher sollte frühzeitig in enger Kooperation zwischen Neuropädiatern, Neurologen und Neurochirurgen die Indikation zur **Tiefenhirnstimulation der Basalganglien** geprüft werden. Bei einer signifikanten Anzahl von Patienten mit PTD können mit dieser Therapieform erhebliche klinische Verbesserungen erreicht werden.

Therapie: Therapieversuch mit L-Dopa oder Trihexyphenidyl. Bei Therapieresistenz frühzeitig Tiefenhirnstimulation der Basalganglien.

19.8 ERKRANKUNGEN DES EXTRAPYRAMIDALEN SYSTEMS

Checkliste: Zusammenfassung der klinischen Merkmale extrapyramidaler Erkrankungen.

Dyskinesien oder Hyperkinesien	Unwillkürliche Bewegungen
Bradykinesie	Verlangsamung willkürmotorischer Abläufe
Akinesie	Störung der Bewegungsinitiierung
Tremor	Rhythmische, unwillkürliche Bewegung. Er kann in Ruhe (Ruhetremor), während einer Bewegung (kinetischer Tremor), beim Vorhalten einer Extremität (Haltetremor) oder beim Ansteuern eines Bewegungsziels (Intentionstremor) auftreten.
Dystonie	Abnorme, anhaltende Muskelkontraktionen, die zu ausfahrenden Bewegungsabläufen und abnormen dystonen Stellungen führen (Flexion, Pronation im Handgelenk bei Strecken der Finger oder Torsion des Rumpfes). Bei häufig drehenden und repetitiven Bewegungen spricht man von **Athetose**.
Chorea	Rasche, unregelmäßige, aber kontinuierlich auftretende ruckartige Bewegungen, die in zufälliger Sequenz verschiedene Körperteile involvieren.
Hemiballismus	Hochamplitudige, unregelmäßige Extremitätenbewegungen vorwiegend proximaler Abschnitte einer Körperhälfte.
Myoklonus	Rasche, „schockartige" Muskelkontraktionen, die intermittierend irregulär oder rhythmisch auftreten.
Tics	Komplexe klinische Palette, die neben einfachen Hyperkinesien zusätzlich rein sensible, mentale oder kognitive unwillkürliche Vorgänge bis zu komplexen Verhaltensauffälligkeiten (Zwangshandlungen) umfasst.

Prognose
Die Zeitspanne vom Auftreten der ersten fokalen dystonen Symptomatik bis zum Vollbild der Erkrankung beträgt durchschnittlich 5–10 Jahre und kann durch den frühen Einsatz der Tiefenhirnstimulation entscheidend gebessert werden.

19.8.2 Dopa-responsive Dystonie (DRD)

Definition
Die Dopa-responsive Dystonie (DRD) ist eine autosomal-dominant vererbte Erkrankung mit niedriger Penetranz, die sich in einer variablen dystonen Symptomatik mit dem charakteristischen Merkmal der Zunahme im Tagesverlauf äußert.

Pathogenese
Durch Mutationen im ***GTP-Cyclohydrolase-I*-Gen** kommt es zu einer Neurotransmitterstörung mit verminderter Synthese von Dopamin. Das Gen kodiert für ein Enzym, das die Bildung von Tetrahydrobiopterin katalysiert (Kofaktor u. a. der Tyrosin- und der Tryptophanhydroxylase).

Klinik
Die Symptomatik kann bereits im 1. Lebensjahr beginnen. Häufig fallen die Kinder um das 5. Lebensjahr mit einer **dystonen Gangstörung** auf. Die belastungsabhängige, tageszeitliche Schwankung mit **Zunahme der dystonen Symptomatik zum Abend** sowie das prompte klinische Ansprechen auf geringe Dosen von L-Dopa sind charakteristisch.

Diagnostik
- Anamnese und klinische Untersuchung
- **cMRT:** Ausschluss intrazerebraler Veränderungen
- **Liquoruntersuchung:** Konzentrationen der Pterine und der biogenen Amine erniedrigt
- **Diagnosesicherung:** Besserung der Symptomatik auf Gabe von L-Dopa
- **DNA-Analyse**

Therapie
Die Verabreichung von L-Dopa (50–100 mg/d) in Verbindung mit einem Decarboxylasehemmer (Carbidopa) führt zu einer raschen Besserung der Symptome.

19.8.3 Chorea Huntington

Definition
Chorea Huntington ist eine autosomal-dominant vererbte Erkrankung, die durch choreatische Dyskinesien, zunehmende Rigidität, Bradykinesie und progredienten intellektuellen Abbau gekennzeichnet ist.

Epidemiologie
Die Häufigkeit beträgt etwa 8 : 100.000. Etwa 10 % der Fälle manifestieren sich im Kindesalter.

19 NEUROLOGIE

Pathogenese
Ein CAG-Repeat unterschiedlicher Länge im **Huntington**-Gen führt zu einer neuronalen Degeneration, beginnend im Kopf des Nucleus caudatus, die im weiteren Verlauf in einer ausgeprägten kortikalen Degeneration mündet.

Klinik
Die Symptomatik im Kindesalter beginnt häufig mit einem intellektuellen Abbauprozess mit **Bradykinesie**. Erst im späteren Verlauf kommen dann **choreatiforme Hyperkinesien, Myokloni** und **zerebrale Anfälle** hinzu. Der Verlauf ist progredient.

Diagnostik
- **cMRT:** Verkleinerung der Basalganglien, im weiteren Verlauf zunehmende Hirnatrophie
- **DNA-Analyse**

Therapie
Eine effektive Therapie ist nicht verfügbar.

19.8.4 Tics

Definition
Tics sind in unregelmäßigen Abständen wiederkehrende, unwillkürlich auftretende, umschriebene „Zuckungen" in einer oder mehreren Körperregionen, die sich in emotionalen Belastungssituationen verstärken.

Epidemiologie
Tic-Symptome treten bei etwa 10 % der 8-Jährigen auf und betreffen Jungen dreimal so häufig wie Mädchen. Der Häufigkeitsgipfel liegt zwischen dem 8. und 10. Lebensjahr.

Pathogenese
Eine genetisch bedingte funktionelle Unreife des extrapyramidalen Systems wird als Ursache von Tics vermutet. Psychogenetische Ansätze sehen Tics als erlernte Reaktionen.

Klinik
Die umschriebenen Muskelzuckungen treten vorwiegend im Gesicht auf, am häufigsten als **Zwinkertics** (80 %). Ruckartige Kopfbewegungen, Schultertics, Extremitätentics oder Räuspertics kommen ebenso vor. Häufig ist die Symptomatik nicht auf eine Körperregion beschränkt, sondern tritt in zwei oder drei Regionen auf. Begleitend finden sich häufig Schulschwierigkeiten und Sprachstörungen.

> **LERNTIPP** 3 Begriffe, die du im Zusammenhang mit der Tic-Störung kennen solltest: unwillkürlich, als unvermeidbar empfunden und kurzzeitig unterdrückbar.

Sonderform Gilles-de-la-Tourette-Syndrom
Als Gilles-de-la-Tourette-Syndrom wird eine generalisierte Tic-Krankheit mit multiplen motorischen Tics und Phonationstics (unartikulierte Laute und Schimpfwörter) bezeichnet.

Diagnostik
Die Diagnose wird durch die Anamnese und die Beobachtung des Patienten gestellt.

Differenzialdiagnose
- Verschiedene Formen des Tremors
- Choreatische Erkrankungen
- Myoklonien
- Torsionsdystonie
- Zerebrale Anfälle
- Motorische Zwangsphänomene

Therapie
Die Beratung der Eltern hat zum Ziel, die meist ausgeprägte motorische und emotionale Einengung zu lockern und den oft sehr strengen und leistungsbetonten Erziehungsstil zu beeinflussen.
Im Rahmen einer Psychotherapie werden verhaltenstherapeutische Maßnahmen mit einer medikamentösen Therapie kombiniert.
Die **medikamentöse Therapie** beinhaltet den Einsatz von Dopamin-Rezeptoren-Blockern wie Tiaprid oder atypischen Neuroleptika wie Risperidon. Darüber hinaus kann ein Therapieversuch mit Levetira-

---

Aus Studentensicht

Pathogenese: CAG-Repeat im **Huntington-Gen** → neuronale Degeneration.

Klinik: Intellektueller Abbauprozess mit Bradykinese. Später choreatiforme Hyperkinesien, Myokloni, zerebrale Anfälle. Progredienter Verlauf.

Diagnostik: cMRT: Verkleinerung Basalganglien, Hirnatrophie. DNA-Analyse.

19.8.4 Tics

Definition: In unregelmäßigen Abständen wiederkehrende, unwillkürlich auftretende „Zuckungen".

Epidemiologie: 10 % der 8-Jährigen, ♂:♀ = 3:1, Gipfel 8.–10. LJ.

Klinik: 80 % Zwinkertics im Gesicht. Schulter-, Extremitäten-, Räuspertics. Schulschwierigkeiten, Sprachstörungen.

> **LERNTIPP**

Gilles-de-la-Tourette-Syndrom: Generalisiert, multiple motorische Tics, Phonationstics.

Diagnostik: Anamnese, Beobachtung.

Therapie: Lockerung eines strengen Erziehungsstils. Verhaltenstherapie. **Medikamentöse Therapie:** Dopamin-Rezeptor-Blocker (Tiaprid) oder atypische Neuroleptika (Risperidon). Therapieversuch mit Levetiracetam (Keppra®). Bei ausgeprägten Fällen tiefe Hirnstimulation.

cetam (Keppra®) unternommen werden. In 80 % der Fälle führen diese Medikamente zum Erfolg, Rezidive nach Absetzen der Therapie sind jedoch häufig.
Bei ausgeprägten Formen kann die **Tiefenhirnstimulation** die Symptome vermindern.

Prognose
Beim einfachen Tic ist die Prognose günstig. Beim Gilles-de-la-Tourette-Syndrom ist sie hingegen deutlich ungünstiger.

19.9 Erkrankungen des Kleinhirns

Erkrankungen des Kleinhirns führen typischerweise zum klinischen Symptom der **Ataxie**. Die Ataxie ist definiert als Störung der Gleichgewichtsregulation und der Bewegungskoordination, die zu einer Dysmetrie oder zu einem Intentionstremor der oberen Extremität oder, bei Beteiligung der unteren Extremitäten und des Rumpfes, zu einer Gang- und Standataxie mit breitbasig schwankendem Gangbild führt.

19.9.1 Angeborene Fehlbildungen des Kleinhirns

19.9.1.1 Kleinhirnagenesie und -hypoplasie
Definition
Vollständiges Fehlen des Kleinhirns oder Entwicklungsstörung einzelner Teile, der Hemisphären oder des Kleinhirnwurms.

Klinik
Die klinischen Symptome sind sehr variabel. Bei einer vollständigen Kleinhirnagenesie beginnt die Symptomatik häufig im Säuglingsalter mit Muskelhypotonie, abgeschwächten Muskeleigenreflexen, alternierender Hyperpnoe und Apnoe. Später entwickeln sich eine **Ataxie** und häufig eine mentale Retardierung. Meist besteht gleichzeitig eine Läsion oder Fehlbildung der kontralateralen Hirnhälfte.

Diagnostik
cMRT: Darstellung des Kleinhirns und der hinteren Schädelgrube.

Therapie
Die Behandlung ist symptomatisch und beinhaltet insbesondere physiotherapeutische Maßnahmen und Frühförderung.

19.9.1.2 Arnold-Chiari-Anomalie
Definition
Als Arnold-Chiari-Anomalie wird eine Fehlbildung des Kleinhirns und des Hirnstamms mit Dislokation und Verformung durch eine dysrhaphische Störung bezeichnet, die häufig mit einem Hydrocephalus occlusus einhergehen kann.

Klassifikation
Typ I: symmetrische oder asymmetrische Verlagerung der Kleinhirntonsillen in das Foramen occipitale magnum.
Typ II: Verlagerung von Teilen des Kleinhirnunterwurms in den Spinalkanal (eigentliches Arnold-Chiari-Syndrom). Aufgrund der Hypoplasie ist die hintere Schädelgrube verkleinert, der IV. Ventrikel kann durch Gewebe ausgefüllt sein, am Übergang der Medulla oblongata in das Halsmark entsteht eine bajonettartige Abwinkelung des Hirnstamms. Dies kann zu Hirnnervenfunktionsstörungen und vegetativer Dysregulation führen.
Typ III: extrakraniale Verlagerung des Kleinhirns in eine subokzipitale Zele (➤ Abb. 19.12).

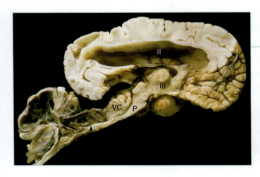

Abb. 19.12 Arnold-Chiari-Syndrom. Extreme Elongation des Pons (P) und des Kleinhirnoberwurms (VC) mit Kompression des IV. Ventrikels (schwarzer Pfeil). Verlagerung der Kleinhirntonsillen in das Foramen occipitale magnum. Hydrocephalus internus der Seitenventrikel (II) und des III. Ventrikels (III). [R286]

19 NEUROLOGIE

Klinik
Die klinischen Symptome sind sehr variabel. Durch die Abwinkelung des Hirnstamms kann es zu Hirnnervenfunktionsstörungen und vegetativer Dysregulation kommen. Die Verlegung des IV. Ventrikels kann zu einem **Hydrocephalus occlusus** führen.

Diagnostik
cMRT: Darstellung des Kleinhirns und Klassifikation der Fehlbildung.

Therapie
Die Behandlung ist symptomatisch und beinhaltet insbesondere physiotherapeutische Maßnahmen und Frühförderung.

19.9.1.3 Dandy-Walker-Syndrom

Definition
Das Dandy-Walker-Syndrom ist definiert als partielle oder komplette Vermis-Agenesie. Dadurch kommt es zu einer zystischen Veränderung des Daches der Rautengrube (Ventrikulozele) und zu einer starken Ausweitung der hinteren Schädelgrube.

Klinik
Die klinischen Symptome sind prominentes Okziput, Hirnnervenfunktionsstörungen, Nystagmus sowie Rumpfataxie. Sehr häufig bestehen ein chronisch-progredienter Hydrozephalus sowie eine Intelligenzminderung.

Diagnostik
cMRT: Darstellung des Kleinhirns und der hinteren Schädelgrube.

Therapie
Neben symptomatischen Maßnahmen ist meist eine Drainage des Ventrikelsystems und des zystischen Hohlraums erforderlich.

19.9.2 Hereditäre Ataxien

Bei den hereditären Ataxien handelt es sich um eine heterogene Gruppe genetisch bedingter Erkrankungen, bei denen es zu einer zunehmenden zerebellären Dysfunktion kommt. Sie können autosomal-dominant (autosomal-dominante Heredoataxien) oder autosomal-rezessiv vererbt werden. Als klassischer Vertreter der Heredoataxien soll hier nur die Friedreich-Ataxie besprochen werden.

19.2.2.1 Autosomal-rezessive Ataxie (Friedreich-Ataxie)

Definition
Die Friedreich-Ataxie ist eine genetisch bedingte Erkrankung, die zu einer Degeneration der Hinterstränge, der spinozerebellären Bahnen und des Tractus corticospinalis der Pyramidenbahn führt. Sie geht mit einer progredienten Gangataxie, einer Dysarthrie, einem Hohlfuß sowie einer vorwiegend sensorischen Neuropathie einher.

Epidemiologie
Mit einer Häufigkeit von 1:50.000 ist die Friedreich-Ataxie die häufigste rezessiv vererbte Ataxieform.

Pathogenese
Eine Verlängerung der GAA-Nukleotidsequenz im *FRDA-Gen* ist in der überwiegenden Zahl der Fälle die Ursache der Friedreich-Ataxie.

Klinik
Die Erkrankung beginnt meist vor dem 10. Lebensjahr mit einer progredienten **Gangataxie**, einer **Dysarthrie**, einem **Hohlfuß** sowie einer vorwiegend **sensorischen Neuropathie**. Die Muskeleigenreflexe erlöschen. Es finden sich positive Pyramidenbahnzeichen. Im weiteren Verlauf der Krankheit treten ein **Nystagmus** und eine **Optikusatrophie** auf. Häufig entwickelt sich eine **Skoliose**. Die Intelligenz ist erhalten. Die häufigste Todesursache im frühen Erwachsenenalter ist Herzversagen durch eine **hypertrophe Kardiomyopathie**, die bei zwei Drittel der Patienten besteht.

Diagnostik
- **Periphere sensible Nervenaktionspotenziale**: charakteristische Amplitudenreduktion
- **Sensible Nervenleitgeschwindigkeit**: diskrete Verlangsamung
- **MRT des Spinalkanals und des Schädels**: Atrophie des Rückenmarks, im späteren Krankheitsverlauf auch eine Kleinhirn- und Hirnstammatrophie
- **DNA-Analyse**

19.9.2.2 Ataxia teleangiectatica (Louis-Bar-Syndrom)
Siehe hierzu ➤ Kap. 8.1.3.

19.10 Rett-Syndrom

Definition
Das Rett-Syndrom ist eine genetische Erkrankung, die bevorzugt bei Mädchen zu einer psychomotorischen Retardierung führt.

Epidemiologie
Das Rett-Syndrom ist nach der Trisomie 21 die häufigste Form der mentalen Retardierung bei Mädchen (10 %).

Ätiologie
Die Erkrankung wird durch Mutationen im *MeCP2*-Gen auf dem X-Chromosom verursacht. Da die Mutation bei Jungen häufig letal ist, sind überwiegend Mädchen betroffen. **Neumutationen** sind deutlich häufiger als familiäre Formen. Das genetische Wiederholungsrisiko ist daher gering.

Klinik
Nach zunächst unauffälliger Entwicklung kommt es zu einer **muskulären Hypotonie**, einem **Verlust erworbener Funktionen**, besonders beim sinnvollen Gebrauch der Hände und der Sprache, einer **Dezeleration des Kopfwachstums** und **autistischen Verhaltensmustern**. **Waschende, knetende Handbewegungen** sind charakteristisch, aber nicht spezifisch für das Rett-Syndrom. Etwa 60 % der Mädchen entwickeln eine **Epilepsie**.
Nach der initialen Regression kann ein über viele Jahre anhaltendes stationäres Stadium folgen, bevor im Adoleszentenalter eine weitere motorische Verschlechterung, häufig mit **Verlust der Gehfähigkeit**, folgt. Die Lebenserwartung ist nicht regelhaft verkürzt.

Die acht diagnostischen Kriterien des Rett-Syndroms sind:
1. Mädchen aus gesunder Familie
2. Normale Prä-/Perinatalperiode und frühkindliche Entwicklung
3. Dezeleration des Schädelwachstums
4. Regression des Verhaltens, sozialer und psychomotorischer Funktionen
5. Verlust sinnvoller Handfunktionen
6. Handstereotypien
7. Gangdyspraxie
8. Endgültige Diagnosestellung erst im Alter von 3–5 Jahren

> **MERKE** Bei jedem Mädchen mit mentaler Retardierung sollte ein Rett-Syndrom ausgeschlossen werden!

Diagnostik
- Anamnestische und **klinische Kriterien** (s.o.)
- **cMRT:** häufig frontale und zerebelläre Atrophie
- **EEG:** Spikes oder Sharp-Wave-Entladungen in der Einschlafphase
- **DNA-Analyse**

> **LERNTIPP** Bei Kindern mit knetenden oder waschenden Handbewegungen solltest du immer an das Rett-Syndrom denken.

Therapie
Eine kausale Behandlung ist nicht verfügbar. Die epileptischen Anfälle sprechen gut auf Sultiam (Ospolot®) an. Bei Kontrakturen ist eine Therapie mit Botulinumtoxin indiziert (➤ Kap. 19.7).

19.11 Neurokutane Syndrome

Unter neurokutanen Syndromen oder Phakomatosen versteht man eine heterogene Gruppe genetisch bedingter Erkrankungen, die durch Dysplasien neuroektodermaler Gewebe charakterisiert sind.

19.11.1 Neurofibromatose Typ 1 (NF1)

Definition
Die autosomal-dominant vererbte Neurofibromatose Typ 1 (**Morbus Recklinghausen**) ist eine der häufigsten genetischen Erkrankungen, die mit einer sehr variablen Symptomatik einhergeht. Das Auftreten von Café-au-Lait-Flecken, Neurofibromen und Lisch-Knötchen ist für die Erkrankung pathognomonisch.

Epidemiologie
Die Häufigkeit beträgt 1:3.000 bis 1:4.000. Damit ist die NF1 eine der häufigsten Erbkrankheiten. Sie betrifft beide Geschlechter gleich häufig.

Pathogenese
Die Erkrankung wird durch Mutationen im **NF1-Gen** verursacht. Das *NF1*-Gen kodiert ein zytoplasmatisches, mikrotubulusassoziiertes Protein (Neurofibromin), das als Tumorsuppressorprotein die Zellproliferation und -differenzierung beeinflusst. Mutationen im *NF1*-Gen führen daher zur Entstehung maligner Tumoren.

Klinik
Das charakteristische Merkmal der NF1 sind umschriebene, milchkaffeefarbene Hyperpigmentierungen der Haut (**Café-au-Lait-Flecken**) mit einem Durchmesser von 0,5–20 cm (in fast 100 % der Fälle nachweisbar). In 40 % der Fälle treten **sommersprossenartige Pigmentierungen** der Achseln und der Inguinalregion auf. Bei fast allen Patienten entwickeln sich im Verlauf **Neurofibrome,** gutartige Tumoren des peripheren Nervensystems. Plexiforme Neurofibrome gehen von größeren viszeralen Nervensträngen aus und können durch ihre Größenausdehnung zur Verdrängung benachbarter Organe und zu erheblicher kosmetischer Entstellung führen (> Abb. 19.13). Sie sind für die NF1 spezifisch und treten im Säuglings- oder Kleinkindalter auf. Zu einer malignen Entartung kommt es in 5 % der Fälle. Dermale Neurofibrome sind kleine, häufig in großer Zahl auftretende Tumoren, die von terminalen Aufzweigungen kutaner Nerven ausgehen. Sie treten selten vor dem 5. Lebensjahr auf, das Risiko einer malignen Entartung ist sehr gering. Insgesamt ist das Risiko, an einem **malignen Tumor** zu erkranken, bei NF1-Patienten gegenüber der Gesamtbevölkerung nur leicht erhöht. Neurofibrosarkome, myeloische Leukämien, Rhabdomyosarkome, Phäochromozytome und Hirntumoren kommen gehäuft vor. Der häufigste intrazerebrale Tumor ist das **Optikusgliom,** das bei 15 % der NF1-Patienten vorkommt.

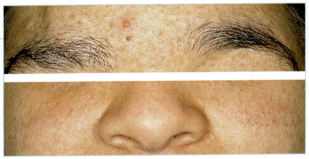

Abb. 19.13 Neurofibromatose Recklinghausen: dermale Neurofibrome. [S110]

Lisch-Knötchen sind für die NF1 pathognomonische Irishamartome. Bei 10 % der Patienten tritt eine **Skoliose** auf. 60 % der Kinder mit NF1 zeigen **Lernschwierigkeiten,** wobei eine ausgeprägte intellektuelle Beeinträchtigung bei NF1-Patienten nur geringfügig häufiger als in der Normalbevölkerung vorkommt.

> **MERKE** Mehr als sechs Café-au-Lait-Flecken weisen mit hoher Wahrscheinlichkeit auf das Vorliegen einer Neurofibromatose Typ 1 hin.

NF1-Diagnosekriterien (NIH Consensus Conference, 1988)
Die Diagnose einer NF1 kann gestellt werden, wenn mindestens **zwei** der folgenden Kriterien erfüllt sind:
- Sechs oder mehr Café-au-Lait-Flecken < 5 mm (präpubertär) oder > 15 mm (postpubertär)
- Zwei oder mehr Neurofibrome jeglichen Typs oder ein plexiformes Neurofibrom
- Sommersprossenartige Pigmentierung der Achseln oder der Inguinalregion
- Optikusgliom
- Lisch-Knötchen
- Keilbeinflügeldysplasie oder Verkrümmung der langen Röhrenknochen
- Verwandter ersten Grades mit gesicherter NF1

Weitere diagnostische Maßnahmen
- EEG
- Psychologische Testung
- Röntgen Skelett
- Regelmäßige ophthalmologische Untersuchungen
- Regelmäßige cMRT: kontrovers diskutiert
- **DNA-Analyse** (aufwendig, da sehr großes Gen; keine Genotyp-Phänotyp-Korrelation)

Therapie
Eine kausale Therapie steht bisher nicht zur Verfügung. Die symptomatische Therapie beinhaltet die chirurgische Exzision großer Neurofibrome. Hierdurch kann jedoch ein erneutes Tumorwachstum induziert werden.

Therapie: Symptomatisch: Chirurgische Exzision.

> **PRAXISTIPP**
> Die genetische Beratung ist bei Familien mit NF1 von besonderer Bedeutung. Kinder von Betroffenen erkranken mit einer Wahrscheinlichkeit von 50 %. Die Suche nach Einzelsymptomen bei Eltern von Erkrankten ist sinnvoll.

PRAXISTIPP

Prognose
Die Prognose ist in erheblichem Maß von der Schwere der Erkrankung abhängig. Die Kenntnis der Mutation erlaubt keine Vorhersage des Krankheitsverlaufs.

19.11.2 Neurofibromatose Typ 2 (NF2)

Definition
Die autosomal-dominant vererbte Neurofibromatose Typ 2 ist deutlich seltener als die NF1. Sie ist durch das Auftreten bilateraler Tumoren des VIII. Hirnnervs („Vestibularis-Schwannome") gekennzeichnet, die zu progredienter Hörminderung bis zur Ertaubung sowie zu Tinnitus und Schwindel führen.

19.11.2 Neurofibromatose Typ 2 (NF2)

Definition: Auftreten bilateraler Tumoren des VIII. Hirnnervs.

Epidemiologie
Die Häufigkeit beträgt 1 : 30.000. Nur 10 % der Patienten werden vor dem 10. Lebensjahr symptomatisch.

Epidemiologie: 1 : 30.000.

Pathogenese
Die Erkrankung wird durch Mutationen im *NF2*-Gen verursacht. Das *NF2*-Gen kodiert ein Protein (Schwannomin oder Merlin), das an der Kontrolle von Zellform, Zellbewegung und Zell-Zell-Kommunikation sowie an der Tumorsuppression beteiligt ist.

Pathogenese: Mutationen im *NF2*-Gen.

Klinik
Die NF2 ist eine Erkrankung des Jugendlichen und jungen Erwachsenen. **Bilaterale Tumoren des VIII. Hirnnervs** sind das charakteristische klinische Merkmal der NF2 (80 %). Diese Tumoren bestehen fast ausschließlich aus Schwann-Zellen und gehen vom Vestibularisanteil des Nervs aus („Vestibularis-Schwannom"). Der Terminus Akustikusneurinom sollte nicht mehr verwendet werden. Diese Tumoren führen zu progredienter Hörminderung bis zur Ertaubung sowie zu Tinnitus und Schwindel. Bei 40 % der Patienten entstehen im Verlauf Meningeome. Andere intrakraniale Tumoren kommen ebenfalls gehäuft vor, nicht jedoch Optikusgliome. Subkapsuläre posteriore Katarakte werden bei der Hälfte der Patienten beobachtet. Sie treten meist schon im Kindesalter auf und können daher diagnoseweisend sein.

Klinik: Progrediente Hörminderung bis zu Ertaubung, Tinnitus, Schwindel. Meningeome (40 %).

NF2-Diagnosekriterien (NIH Consensus Conference, 1988)
Die Diagnose einer NF2 kann gestellt werden, wenn die Kriterien für Punkt 1 **oder** Punkt 2 erfüllt sind:
1. Bilateraler Tumor des VIII. Hirnnervs (CT, NMR)
2. Verwandter ersten Grades mit gesicherter NF2 **und** entweder
   - einem unilateralen Tumor des VIII. Hirnnervs **oder**
   - zwei der folgenden Befunde:
     - Neurofibrom
     - Meningeom
     - Gliom
     - Schwannom
     - Juvenile posteriore subkapsuläre Linsentrübung

NF2-Diagnosekriterien: Bilateraler Tumor des VIII. Hirnnervs **oder** Verwandter 1. Grades mit gesicherter NF2 **und** unilateraler Tumor des VIII. Hirnnervs **oder** 2 der folgenden Befunde:
- Neurofibrom
- Meningeom
- Gliom
- Schwannom
- Juvenile posteriore subkapsuläre Linsentrübung

Weitere diagnostische Maßnahmen
- Ophthalmologische Untersuchung
- HNO-ärztliche Untersuchung
- Audiometrie
- cMRT
- **DNA-Analyse** (aufwendig, da sehr großes Gen)

Aus Studentensicht

Therapie: Symptomatisch: Operative Entfernung.

19.11.3 Tuberöse Hirnsklerose

Definition: Genetisch bedingtes neurokutanes Syndrom.

Epidemiologie: 1:6.000.

Pathogenese: 50 % autosomal-dominant, 50 % Neumutationen. Mutationen in den Tumorsuppressorgenen **TSC1** und **TSC2**.

Klinik: Epileptische Anfälle oft schon im Säuglingsalter. **Psychomotorische Retardierung**. Blattförmige Hautdepigmentierungen mit gezacktem Rand **(White Spots)**. Mit 3–4 Jahren pathognomonische **faziale Angiofibrome**. Sub- und periunguale Fibrome. Im Verlauf häufig Tumoren assoziiert.

ABB. 19.14

ABB. 19.15

19 NEUROLOGIE

Therapie
Eine kausale Therapie steht bisher nicht zur Verfügung. Die symptomatische Therapie beinhaltet die operative Entfernung von Schwannomen. Die Wahl des richtigen Zeitpunkts ist schwierig, da es durch die Operation in einem hohen Prozentsatz zum Verlust der Hörfähigkeit kommt, der Tumor jedoch ebenfalls zu Ertaubung und Hirnstammkompression führen kann.

19.11.3 Tuberöse Hirnsklerose

Definition
Die tuberöse Hirnsklerose ist ein genetisch bedingtes neurokutanes Syndrom, das sich durch Angiofibrome des Gesichts, epileptische Anfälle und mentale Retardierung manifestiert. Synonym: Morbus Bourneville-Pringle.

Epidemiologie
Mit einer Häufigkeit von 1:6.000 gehört die tuberöse Hirnsklerose mit den Neurofibromatosen zu den häufigsten neurokutanen Syndromen.

Pathogenese
In 50 % der Fälle wird die Erkrankung autosomal-dominant vererbt, in 50 % der Fälle handelt es sich um Neumutationen. Mutationen im **TSC1**- und **TSC2-Gen** liegen zugrunde. Hamartin (TSC1) und Tuberin (TSC2) spielen eine Rolle bei der Tumorsuppression.

Pathologische Anatomie
Namensgebend sind pathognomonische fokale Dysplasien des zerebralen Kortex (Tuber). Bei Obstruktion der Liquorabflusswege durch kortikale Tubera kann ein Hydrozephalus entstehen. Die intrazerebralen Veränderungen weisen eine Verkalkungstendenz auf.

Klinik
Epileptische Anfälle sind das häufigste Initialsymptom; sie treten oft schon im Säuglingsalter auf. In der Folge kommt es häufig zu einer **psychomotorischen Retardierung**. Hinweisend auf die Diagnose sind blattförmige Hautdepigmentierungen mit gezacktem Rand **(White Spots)**, die manchmal erst im Wood-Licht (UV-Licht mit 360 nm Wellenlänge) sichtbar werden (➤ Abb. 19.14). Sie sind in 90 % der Fälle bereits im Säuglingsalter nachweisbar. Die pathognomonischen **fazialen Angiofibrome** bilden sich meist erst im Alter von 3–4 Jahren aus (➤ Abb. 19.15a). Es handelt sich um kleine, symmetrisch über Wangen,

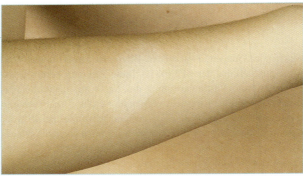

Abb. 19.14 Tuberöse Hirnsklerose: White Spots. [O530]

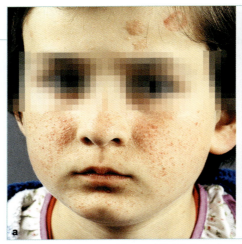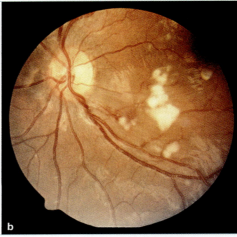

Abb. 19.15 Tuberöse Hirnsklerose. a) Faziale Angiofibrome. b) Gliomatöse Tumoren der Retina. [O530]

Nasolabialfalten und Kinn ausgebreitete teleangiektatische Papeln (früher „Adenoma sebaceum"), die hamartöse Fehlbildungen der Gesichtshaut darstellen. **Sub- und periunguale Fibrome** sind ebenfalls charakteristisch. Im Verlauf der Erkrankung können sich verschiedene **Tumoren** ausbilden: gliomatöse Tumoren der Retina und Rhabdomyome des Herzens (50 % der Patienten). Angiomyolipome oder Zysten der Nieren sind eine häufige Todesursache bei älteren Patienten.

> **LERNTIPP** Die klinischen und morphologischen Symptome der Neurofibromatose Typ 1 und der tuberösen Sklerose solltest du gut beherrschen.

> **MERKE** Die Kombination eines zerebralen Anfallsleidens mit fleckförmigen Hypopigmentierungen der Haut sollte an eine tuberöse Hirnsklerose denken lassen.

Diagnostik
- Dermatologische Untersuchung
- Ophthalmologische Untersuchung (➤ Abb. 19.15b)
- **cMRT:** Nachweis kortikaler Tubera

Therapie
Eine kausale Therapie ist nicht verfügbar. Viele der Patienten benötigen eine langfristige antikonvulsive Therapie, vorzugsweise mit Vigabatrin (Sabril®). Faziale Angiofibrome können laserchirurgisch abgetragen werden, wachsen jedoch häufig langsam nach.

19.11.4 Sturge-Weber-Syndrom

Definition
Das Sturge-Weber-Syndrom geht mit einer meningofazialen Angiomatose (Naevus flammeus) und mit zerebralen Verkalkungen einher.

Epidemiologie
Die Erkrankung tritt meist sporadisch mit einer Häufigkeit von 1 : 50.000 auf.

Pathogenese
Ursächlich ist eine somatische Mutation im *GNAQ*-Gen auf Chromosom 9q21. Dem typischen Naevus flammeus liegt eine Ektasie oberflächlicher Gefäße zugrunde, deren Ursache in einem lokalen Verlust der autonomen Gefäßinnervation vermutet wird. Die zentralen Veränderungen werden als embryonale venöse Gefäßfehlbildungen des Kortex gewertet. Durch die anatomische Nachbarschaft von Sehrinde, Großhirn und Augenanlagen in der Embryonalperiode lässt sich das häufige gemeinsame Auftreten von okulärer und zerebraler Beteiligung erklären.

Klinik
Der charakteristische Befund ist der meist **einseitige Naevus flammeus** im Innervationsgebiet eines oder mehrerer Äste des N. trigeminus (➤ Abb. 19.16). Das Gebiet des Stirnastes ist immer betroffen. Eine okuläre Beteiligung mit angiomatöser Veränderung der Choroidea ist häufig und kann zu einem **Glaukom** des gleichseitigen Auges führen. Bei 80 % der Patienten treten, meist im 1. Lebensjahr, **epileptische Anfälle** auf. Eine **mentale Retardierung** wird bei zwei Drittel der Patienten nachgewiesen.

> **MERKE** Ein Naevus flammeus des Gesichts mit Beteiligung von Stirn und Oberlid sollte, insbesondere bei gleichzeitigem Auftreten epileptischer Anfälle, an ein Sturge-Weber-Syndrom denken lassen.

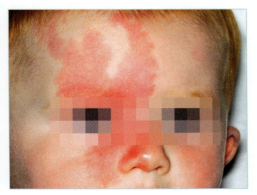

Abb. 19.16 Naevus flammeus bei einem Kind mit Sturge-Weber-Syndrom. [R179]

19 NEUROLOGIE

Diagnostik
- EEG
- **Ophthalmologische Untersuchung,** regelmäßige Augeninnendruckmessungen
- **cMRT:** Nachweis einer parietookzipital betonten kortikalen Atrophie mit gyriformen Verkalkungen sowie einer darüberliegenden Zone vermehrter Kontrastmittelanreicherung als Ausdruck der leptomeningealen Angiomatose

Therapie
Neurologische Ausfallerscheinungen und mentale Retardierung sind in hohem Maß von der Schwere des zerebralen Anfallsleidens abhängig. Die **antikonvulsive Behandlung** hat daher eine entscheidende Bedeutung. Bei medikamentös nicht beherrschbarer Epilepsie kann in Abhängigkeit von der anatomischen Lokalisation zerebraler Veränderungen eine **Lobektomie oder Hemisphärektomie** den weiteren Verlauf günstig beeinflussen, insbesondere dann, wenn der Eingriff im 1. Lebensjahr durchgeführt wird.

19.11.5 Klippel-Trénaunay-Syndrom

Definition
Wahrscheinlich nichthereditäre Erkrankung, die durch die klassische Befundtrias aus kapillärer Malformation, Hypertrophie von Knochen und/oder Weichteilen sowie einer Varikose gekennzeichnet ist. Synonym: Angioosteohypertrophie.

Pathogenese
Die Erkrankung wird auf eine frühembryonale Störung der Gefäßentwicklung zurückgeführt. Möglicherweise liegt dem Klippel-Trénaunay-Syndrom und dem Sturge-Weber-Syndrom der gleiche pathogenetische Mechanismus zugrunde, da ein gleichzeitiges Auftreten der beiden Erkrankungen in vielen Fällen beschrieben wurde.

Klinik
Die Gefäßdysplasie führt zur Ausbildung eines Hämangioms, das klinisch als **Naevus flammeus** imponiert und meist einseitig die **unteren Extremitäten** betrifft (➤ Abb. 19.17). Im Bereich der betroffenen Extremität findet sich bei zwei Drittel der Patienten eine oft erhebliche **Hypertrophie von Weichteilgewebe oder Knochen.** Bei der Mehrzahl der Patienten sind weitere Gefäßfehlbildungen (arteriovenöse Anastomosen, Venektasien, Lymphangiome) der betroffenen Körperregion nachweisbar.
Ein vaskulärer Nävus, eine Hypertrophie der befallenen Extremität, Varizen und arteriovenöse Fisteln können vorkommen. Die Gefäßfehlbildungen führen häufig zu sekundären trophischen Störungen der Haut, die sich infizieren können. Die weitere körperliche und intellektuelle Entwicklung ist nicht beeinträchtigt.

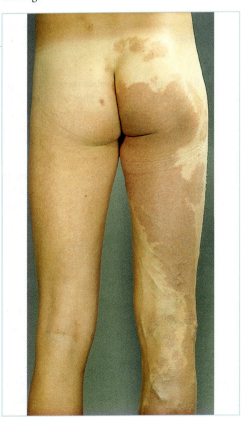

Abb. 19.17 Klippel-Trénaunay-Syndrom. Naevus flammeus (rechte Gesäßhälfte und rechtes Bein), Varikose (V. saphena magna und Seitenäste), Beinlängendifferenz (3 cm) mit sichtbarem Beckenschiefstand. [M174]

Aus Studentensicht

Diagnostik: EEG, ophthalmologische Untersuchung, cMRT.

Therapie: Antikonvulsiv: Medikamentös oder neurochirurgisch in Anhängigkeit von Lokalisation zerebraler Veränderungen.

19.11.5 Klippel-Trénaunay-Syndrom

Definition: Trias aus kapillärer Malformation, Hypertrophie von Knochen und/oder Weichteilen sowie einer Varikose.

Klinik: Naevus flammeus meist einseitig an unterer Extremität. An gleicher Extremität **Hypertrophie** von Weichteilgewebe oder Knochen. Weitere **Gefäßfehlbildungen**.

ABB. 19.17

Therapie
Eine spezifische Therapie ist nicht möglich. Bei Beinlängendifferenz erfolgt eine orthopädische Behandlung. Bei ausgedehnten Hämangiomen mit extremer Hemihypertrophie können eine chirurgische Intervention und ggf. eine Amputation notwendig sein. Heute werden Hämangiome zunehmend einer Sklerosierungsbehandlung zugeführt.

> **Therapie:** Symptomatisch: Bei Beinlängendifferenz orthopädische Behandlung, chirurgische Intervention, Sklerosierungsbehandlung.

19.11.6 Hippel-Lindau-Syndrom

Definition
Das Hippel-Lindau-Syndrom ist eine autosomal-dominant vererbte Erkrankung, bei der es sich streng genommen nicht um ein neurokutanes Syndrom handelt, die jedoch verschiedene klinisch-pathologische Gemeinsamkeiten mit den Phakomatosen aufweist. Klinisch ist sie durch die Ausbildung multipler gut- und bösartiger Tumoren zahlreicher Organsysteme gekennzeichnet.

> **Definition:** Autosomal-dominant vererbte Erkrankung mit Ausbildung multipler gut- und bösartiger Tumoren.

Ätiologie
Der Erkrankung liegen Mutationen im **VHL-Gen** zugrunde.

> **Ätiologie:** Mutiertes **VHL-Gen**.

Klinik
Die Symptomatik beginnt meist erst im 2. oder 3. Lebensjahrzehnt. **Akute Sehstörungen** oder **zerebelläre Symptome** sind der häufigste Vorstellungsgrund. Bei über der Hälfte der Patienten werden **Hämangioblastome** der Retina und/oder des Zerebellums gefunden. Bei 10–30 % kommen spinale Hämangioblastome, **Phäochromozytome** oder **Nierenzellkarzinome** vor. Letztere stellen die häufigste Todesursache dar.

> **Klinik:** Manifestation im 2.–3. Lebensjahrzehnt mit **akuten Sehstörungen** oder **zerebellären Symptomen**. Hämangioblastome der Retina oder des Zerebellums, spinale Hämangioblastome, Phäochromozytome oder **Nierenzellkarzinome**.

Diagnostik
- Regelmäßige **ophthalmologische** Untersuchung
- Regelmäßige **Sonografie** des Abdomens
- Regelmäßige **cMRT**
- Regelmäßige Bestimmung der **Katecholamine** im Urin
- **DNA-Analyse**

> **Diagnostik:** Regelmäßige Untersuchungen: Ophthalmologisch, Sonografie Abdomen, cMRT, Katecholamine im Urin.

Therapie
Die Therapie der einzelnen Krankheitssymptome erfolgt in der Regel chirurgisch.

> **Therapie:** Chirurgisch.

19.12 Erkrankungen des Rückenmarks

19.12.1 Syringomyelie

Definition
Entwicklungsstörung des Rückenmarks als dysrhaphische Fehlbildung mit blastomatöser Komponente.

> **Definition:** Entwicklungsstörung des Rückenmarks als dysrhaphische Fehlbildung mit blastomatöser Komponente.

Pathogenese
Die Syringomyelie entsteht durch einen fehlerhaften Schluss des Neuralrohrs und eine Störung in der Bildung der dorsalen Raphe. Es kommt zu einer blastomatösen Gliawucherung und zu regressiven Gewebsveränderungen mit Höhlenbildung bevorzugt im Hals- und Brustmark. Bei Hinaufreichen des Prozesses bis in die Medulla oblongata spricht man von Syringobulbie.

> **Pathogenese:** Fehlerhafter Schluss des Neuralrohrs und gestörte Bildung der dorsalen Raphe → blastomatöse Gliawucherung, regressive Gewebsveränderungen mit Höhlenbildung.

Klinik
Das klinische Leitsymptom der Syringomyelie ist die **dissoziierte Sensibilitätsstörung**. Es kommt zu einem halbseitigen Ausfall der Schmerz- und Temperaturempfindung bei erhaltener Oberflächensensibilität. Weitere Folgen sind trophische Störungen im Bereich der Hände sowie eine rapid fortschreitende Skoliose.

> **Klinik: Dissoziierte Sensibilitätsstörung:** halbseitiger Ausfall der Schmerz- und Temperaturempfindung; rapid fortschreitende Skoliose.

Diagnostik
Die Diagnose wird durch die Durchführung einer **MRT des Spinalkanals** gestellt.

> **Diagnostik:** MRT-Spinalkanal.

Therapie
Die Therapie erfordert häufig komplizierte chirurgische Maßnahmen und ist von der Lokalisation und der Ausprägung der Syringomyelie abhängig.

> **Therapie:** Chirurgisch.

19.12.2 Tethered Cord

Definition
Ein Tethered Cord ist eine Verdickung und nach distal verlagerte Anheftung des Filum terminale durch eine Störung in der Embryonalentwicklung.

> **Definition:** Verdickung und nach distal verlagerte Anheftung des Filum terminale.

19 NEUROLOGIE

Aus Studentensicht

Embryologie: Störung der Embryonalentwicklung.

Pathogenese: Traktionskräfte auf Rückenmark, verminderte Rückenmarksdurchblutung.

Klinik: 70 % **Mittellinienhautveränderung.** Asymmetrisches Längenwachstum von Fuß oder Bein, Muskelatrophien, Blasenfunktionsstörungen, fortschreitende Skoliose, diffuse Schmerzen der unteren Extremitäten.

ABB. 19.18

Diagnostik
- Sonografie Spinalkanal
- MRT Spinalkanal
- Röntgen-Wirbelsäule

Therapie: Chirurgische Durchtrennung des verdickten Filum terminale.

19.13 Koma

Definition: Zustand tiefster Bewusstlosigkeit, der durch Reize nicht zu unterbrechen ist.

Pathogenese: Bewusstseinsalterationen durch Funktionseinbußen beider Großhirnhemisphären bzw. der Formatio reticularis des Hirnstamms.

Embryologie
Während der fetalen Entwicklung hat das Rückenmark die gleiche Länge wie die Wirbelsäule. Aufgrund unterschiedlicher Wachstumsgeschwindigkeiten endet der Conus medullaris beim Kind auf Höhe L1. Die normale Regression des distalen embryonalen Rückenmarks führt zu einem fadenförmigen Filum terminale, das am Steißbein angeheftet ist. Zu einem Tethered Cord kommt es, wenn ein verdicktes seilartiges Filum terminale persistiert, das auf Höhe von L2 oder darunter fixiert ist.

Pathogenese
Die neurologischen Symptome entstehen durch die Einwirkung von Traktionskräften auf das Rückenmark und eine verminderte Rückenmarksdurchblutung.

Klinik
In 70 % der Fälle ist eine **Mittellinienhautveränderung** (Neuroporus, Lipom, Haarbüschel, Hyperpigmentierung) hinweisend (➤ Abb. 19.18). Die Symptomatik kann in Abhängigkeit von der Schwere des Befunds bereits bei Geburt oder erst im Erwachsenenalter beginnen. Asymmetrisches Längenwachstum von Fuß oder Bein, Muskelatrophien, Blasenfunktionsstörungen, eine fortschreitende Skoliose und diffuse Schmerzen der unteren Extremitäten sind häufige Symptome der Erkrankung.

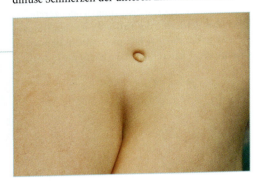

Abb. 19.18 Tethered Cord: Neuroporus mit kleinem Lipom. [O530]

Diagnostik
- **Sonografie des Spinalkanals** in den ersten Lebenstagen: Höhenbestimmung des Conus medullaris
- **MRT des Spinalkanals:** exakte Höhenbestimmung des Conus medullaris und Darstellung des Rückenmarks
- **Röntgen-Wirbelsäule:** meist Nachweis einer Spina bifida

Therapie
Die chirurgische Durchtrennung des verdickten Filum terminale verhindert oft das Fortschreiten der neurologischen Symptomatik.

19.13 Koma

Definition
Als Koma wird der Zustand tiefster Bewusstlosigkeit unterschiedlicher Ätiologie definiert, der durch verbale, sensorische und physikalische Reize nicht zu unterbrechen ist.

Pathogenese
Bewusstseinsalterationen entstehen bei Funktionseinbußen beider Großhirnhemisphären bzw. der Formatio reticularis des Hirnstamms. Die globale Enzephalopathie führt zum Verlust von Funktionen in typischer Reihenfolge von rostral nach kaudal:
- Einschränkung der Vigilanz
- Verlust gezielter Abwehrreaktionen
- Verlust ungezielter Abwehrreaktionen
- Verlust von Hirnstammreflexen
- Verlust der spontanen Atemtätigkeit

Fokale oder generalisierte Krampfanfälle treten oft auf. Die intrakraniale Hypertonie ist ein häufiger Begleitbefund einer globalen Enzephalopathie. Sie entsteht durch Volumenzunahme einer oder mehrerer Komponenten (Gewebe, Liquor, Blut) des ZNS. Sekundär kommt es durch die intrakraniale Druckerhöhung zu einer Verminderung des intrazerebralen Perfusionsdrucks, wodurch die Enzephalopathie weiter verstärkt wird.

19.13 KOMA

Ätiologie und Klinik
Die wichtigsten Ursachen des Komas im Kindesalter und die entsprechenden klinischen Symptome sind in der Checkliste zusammengefasst.
Das immer vorliegende klinische Leitsymptom ist die **schwere Bewusstseinsstörung**.

Checkliste: Übersicht der wichtigsten Ursachen des kindlichen Komas.

Ursache	Leitsymptome
Schädel-Hirn-Trauma	• Äußere Verletzungen • Neurologische Herdzeichen
Intrazerebrale Blutung oder Ischämie	• Neurologische Herdzeichen
Intrazerebrale Raumforderung	• Stauungspapille • Neurologische Herdzeichen
Meningitis/Enzephalitis	• Fieber • Nackensteifigkeit • Epileptische Anfälle
Akutes oder chronisches Leberversagen	• Ikterus • Blutungen
Diabetische Ketoazidose	• Hyperventilation • Acetongeruch • Hyperglykämie
Salizylatintoxikation	• Hyperventilation • Dehydratation • Epileptische Anfälle
Barbituratintoxikation	• Hypoventilation • Blutdruckerniedrigung • Stecknadelpupillen
Alkoholintoxikation	• Ateminsuffizienz • Epileptische Anfälle • Hypoglykämie
Stoffwechselerkrankungen	• Erbrechen • Muskeltonusveränderungen • Epileptische Anfälle • Hepatomegalie • Hyperammonämie • Azidose • Hypoglykämie
Hyperinsulinismus	• Blässe • Epileptische Anfälle • Hypoglykämie
Elektrolytentgleisungen	• Hypernatriämie • Hyponatriämie • Hypokalzämie • Hypokaliämie
Hämolytisch-urämisches Syndrom	• Blässe • Thrombozytopenie • Oligurie
Postiktal	• Anamnese • Mydriasis • Schnelle Bewusstseinsrückkehr
Nichtkonvulsiver Status epilepticus	• EEG: Status
Reye-Syndrom	• Hyperventilation • Apnoe • Mydriasis • Epileptische Anfälle • Dezerebrationsstarre

CAVE Seitendifferente Pupillen oder eine einseitig lichtstarre Pupille sprechen für das Vorliegen von Hirndruck mit der Gefahr der Hirnstammeinklemmung. In diesem Fall sollte neben der Veranlassung einer bildgebenden Diagnostik sofort versucht werden, den Hirndruck zu senken. Darüber hinaus sollte umgehend eine Kontaktaufnahme mit einem neurochirurgischen Team erfolgen. Bei Hirnstammkompression muss eine Entlastung innerhalb von 4 h erfolgen!

Aus Studentensicht

Klinik: Leitsymptom: **Schwere Bewusstseinsstörung.**

Checkliste: Übersicht der wichtigsten Ursachen des kindlichen Komas

CHECKLISTE

CAVE

19 NEUROLOGIE

Aus Studentensicht

Diagnostik: Anamnese, klinische Untersuchung, GCS, Laboruntersuchung, apparative Untersuchung.

Diagnostik
- **Anamnese** (parallel zur Untersuchung)
  - Beginn oder Verlauf der Erkrankung
  - Trauma?
  - Vorerkrankungen, Epilepsie?
  - Medikamentenanamnese
  - Soziale Anamnese (Freunde, Umfeld, Drogen?)
- **Klinische Untersuchung**
  - Überprüfung der Vitalfunktionen: Atmung, Herz-Kreislauf
  - Quantifizierung des Bewusstseinszustandes (Glasgow Coma Scale, ➤ Tab. 19.7 und ➤ Tab. 19.8)
  - Verletzungen?
  - Untersuchung der Motorik (Spontanmotorik, Paresen, Reflexe, Pyramidenbahnzeichen)
  - Untersuchung der Hirnnervenfunktionen
  - Allgemeinpädiatrische Untersuchung (Lunge, Herz, Abdomen)
  - Fundusspiegelung
  - Temperaturmessung
- **Laboruntersuchungen**
  - Blutgase
  - Glukose
  - Elektrolyte
  - Ammoniak, Laktat
  - Aminotransferasen
  - Kreatinin, Harnstoff, Harnsäure
  - Gerinnung inkl. D-Dimere
  - Blutbild, C-reaktives Protein, Blutkulturen
  - Urinuntersuchung
  - Liquoruntersuchung (Lumbalpunktion nach Ausschluss einer Hirndruckerhöhung)
  - Toxikologische Untersuchung von Blut, Urin, Magensaft
- **Apparative Untersuchungen**
  - Sonografie, CT, cMRT
  - EEG

MERKE Es gibt kein neurologisches Problem, das vor den Maßnahmen zur Überprüfung und Erhaltung der Vitalfunktionen Vorrang hätte.

Im weiteren Verlauf sollte eine repetitive Quantifizierung des Bewusstseinszustandes mittels Glasgow Coma Scale (maximale Punktzahl 15) erfolgen. ➤ Tab. 19.7 zeigt die Glasgow Coma Scale für Kinder unter 3 Jahren, ➤ Tab. 19.8 für Kinder ab 3 Jahren.

MERKE Bei Glasgow Coma Scale ≤ 8 besteht eine zwingende Intubationsindikation! Bei Glasgow Coma Scale ≤ 5 ist die Prognose sehr ernst.

Tab. 19.7 Glasgow Coma Scale für Kinder < 3 Jahre.

Reaktionen		Punkte
Augen öffnen	Spontan	4
	Auf Anruf	3
	Auf Schmerzreiz	2
	Nicht	1
Verbale Antwort	Lautiert	5
	Reizbar	4
	Weint bei Schmerzreizen	3
	Stöhnt bei Schmerzreizen	2
	Keine	1
Motorische Antwort	Normale Spontanmotorik	6
	Entzieht sich der Berührung	5
	Entzieht sich bei Schmerz	4
	Pathologische Beugung	3
	Strecksynergismen	2
	Keine	1

Tab. 19.8 Glasgow Coma Scale für Kinder ≥ 3 Jahre.

Reaktionen		Punkte
Augen öffnen	Spontan	4
	Auf Anruf	3
	Auf Schmerzreiz	2
	Nicht	1
Verbale Antwort	Orientiert	5
	Verwirrt	4
	Inadäquate Wörter	3
	Unspezifische Laute	2
	Keine	1
Motorische Antwort	Befolgt Aufforderungen	6
	Gezielte Abwehr	5
	Normale Beugung	4
	Pathologische Beugung	3
	Strecksynergismen	2
	Keine	1

Überwachung

Monitorüberwachung, regelmäßige neurologische Untersuchungen, Blutgasanalysen, Bestimmung der Sauerstoffsättigung im Blut, invasives Kreislaufmonitoring (arterieller Druck, zentralvenöser Druck), Ausscheidungsbilanzierung, Laborkontrollen und kontinuierliche Hirndruckmessung bei erhöhtem Hirndruck sind die wichtigsten Überwachungsmaßnahmen bei einem komatösen Patienten.

Therapie

Die Sicherung der Atmungsfunktion, die Kreislaufstabilisierung, ein Ausgleich des Säure-Basen-Status, die Blutzucker- und Elektrolytnormalisierung, die Behandlung von epileptischen Anfällen, die Hirndrucktherapie sowie eine Temperaturnormalisierung gehören neben erkrankungsspezifischen Therapiemaßnahmen zu den wichtigsten Behandlungssäulen. Bei Langzeitkranken sollte an die Verhinderung von Druckulzera (Lagewechsel, Luftkissenbetten), an die regelmäßige Durchführung physiotherapeutischer Maßnahmen, an die Verabreichung von Protonenpumpenhemmern als Stressulkusprophylaxe, an die Durchführung einer ausgewogenen parenteralen oder enteralen Ernährung sowie ggf. an eine Thromboseprophylaxe gedacht werden.

19.14 Schädel-Hirn-Trauma (SHT)

Definition

Das Schädel-Hirn-Trauma ist die Folge äußerer Gewalteinwirkung auf den Schädel. Morphologische Komponenten des SHT sind Schädelfrakturen, epidurale, subdurale sowie intrazerebrale Blutungen und eine diffuse Hirnschädigung.

Klassifikation

- Leichtes SHT: Glasgow Coma Scale > 12
- Moderates SHT: Glasgow Coma Scale 9–12
- Schweres SHT: Glasgow Coma Scale ≤ 8
- Geschlossenes SHT
- Offenes SHT

Epidemiologie

In Deutschland verunglücken jährlich etwa 1,5–2 Mio. Kinder. 700–1.000 dieser Kinder sind so schwer verletzt, dass sie an den Folgen des Unfalltraumas versterben. Der Anteil der Kinder mit Schädel-Hirn-Verletzungen beträgt ca. 50 %.

Ätiologie

Die Ursachen von Schädel-Hirn-Verletzungen sind altersabhängig. Im 1. Lebensjahr werden Verletzungen vor allem durch Stürze von Wickelkommoden oder aus Babytragen sowie nichtakzidentell durch Schütteltraumen des Kindes verursacht. Danach treten häusliche und Spielunfälle und ab dem 5. Lebensjahr zunehmend Verkehrsunfälle in den Vordergrund. Zunächst handelt es sich hauptsächlich um Unfälle, bei denen Kinder als Fußgänger beteiligt sind. Mit zunehmendem Alter werden Kinder häufiger als Zweiradfahrer zu Unfallopfern. Hinzu kommen im Teenageralter Schädelverletzungen durch Sportunfälle. Jungen sind doppelt so häufig betroffen wie Mädchen.

Aus Studentensicht

19 NEUROLOGIE

> **MERKE** Bei Stürzen aus angeblich geringer Höhe, die zu schweren intrakranialen Läsionen oder zum Tod führen, sollte unbedingt Kindesmisshandlung in Betracht gezogen werden!

Pathogenese: Intrakranielle Hämatome seltener bei Kindern als bei Erwachsenen.

Pathogenese
Der kindliche Schädel unterscheidet sich in wesentlichen Punkten von dem des Erwachsenen. Säuglinge und Kleinkinder haben noch offene Schädelnähte, die Kalottendicke ist noch gering, sodass Gewalteinwirkungen auf den Kopf durch eine gewisse Verformbarkeit des knöchernen Schädels kompensiert werden können. Andererseits können jedoch durch Übertragung dieser Verformungen auf den Schädelinhalt auch Hirndestruktionen verursacht werden. Eine Volumenzunahme des Schädelinhalts kann zumindest beim kleinen Kind in geringem Ausmaß durch die noch offenen Schädelnähte kompensiert werden.

Das Kopf-Körper-Verhältnis beträgt beim Säugling 1:6, beim Erwachsenen 1:30. Der Wassergehalt des kindlichen Gehirns beträgt ca. 88 % gegenüber 77 % beim Erwachsenen. Die Myelinisierung ist beim Kind noch nicht abgeschlossen, wodurch das Gehirn deutlich weicher und verformbarer ist. Hieraus resultiert eine erheblich größere Vulnerabilität des Gehirns durch plötzliche Beschleunigung oder Dezeleration.

Durch das geringere Gesamtblutvolumen sind Kinder durch Kopfschwartenverletzungen wesentlich schneller akut bedroht, beim Säugling können auch epi- und subdurale Hämatome zum hypovolämischen Schock führen.

Intrakraniale Hämatome treten bei Kindern seltener als beim Erwachsenen auf. Epidurale Hämatome sind aufgrund der Adhäsion der Dura im Bereich der Schädelnähte besonders im Säuglings- und Kleinkindalter häufig recht flach, aber großflächig und eher frontotemporal oder okzipital lokalisiert. Intrakraniale Hämatome können sich zunächst durchaus eher als Hypovolämie als durch eine neurologische Symptomatik manifestieren.

Klinik
Bei dem häufigen **leichteren SHT** kommt es u. U. zu einer kurzzeitigen Bewusstlosigkeit, einer Amnesie und vegetativen Symptomen wie Übelkeit, Erbrechen, Kopfschmerzen und Schwindel. Bei Kleinkindern treten häufig lang dauernde Schreiattacken nach einer Phase verminderter Vigilanz auf. Bei älteren Kindern kann eine transitorische kortikale Amaurose, ein kurzzeitiger Verlust des Sehens ohne Störung der Pupillenreaktionen, auftreten.

Ein **schweres SHT** führt zu primärer Bewusstlosigkeit. Bei einer Blutung können neurologische Herdzeichen auftreten. Mögliche Symptome bei einer Schädelbasisfraktur sind Blut- und/oder Liquoraustritt aus der Nase und/oder den Ohren sowie ein Monokel- oder Brillenhämatom. Bei einer Kalottenfraktur kann ein Frakturspalt tastbar sein. Bei Berstungstrauma kommt es zu einem instabilen Schädel.

Komplizierte Schädelfrakturen sind hochverdächtig auf Kindesmisshandlung, insbesondere, wenn sie mit subduralen Hämatomen einhergehen.

Klinik
- **Leichteres SHT:** Kurzzeitige Bewusstlosigkeit, Amnesie, vegetative Symptome (Übelkeit, Erbrechen, Kopfschmerzen, Schwindel).
- **Schweres SHT:** Primäre Bewusstlosigkeit. Bei Blutung → neurologische Herdzeichen. Schädelbasisfraktur: Blut- und/oder Liquoraustritt aus der Nase und/oder den Ohren sowie Monokel- oder Brillenhämatom. Kalottenfraktur: Tastbarer Frakturspalt. Berstungstrauma: Instabiler Schädel.

> **MERKE** Das Auftreten eines subduralen Hämatoms, insbesondere in Gemeinschaft mit retinalen Einblutungen, sollte zunächst auch immer an ein nichtakzidentelles Trauma, also an eine Misshandlung des Kindes, denken lassen.

Komplikationen
Mögliche Komplikationen eines SHT sind persistierende Lähmungen oder eine Spastik durch fokale zerebrale Schädigung sowie persistierende psychomotorische Störungen durch eine diffuse axonale Schädigung.

Bei schwerem SHT kann eine maligne, therapierefraktäre Erhöhung des intrakranialen Drucks mit Minderperfusion des Gehirns und Einklemmung des Hirnstamms auftreten.

Komplikationen: Persistierende Lähmungen, Spastik. Maligne, therapierefraktäre Erhöhung des intrakranilen Drucks mit Minderperfusion des Gehirns und Einklemmung des Hirnstamms.

Diagnostik
- Festlegung der Schwere des SHT: **Glasgow Coma Scale**
- **Abdomen- und Thoraxsonografie** zum Ausschluss weiterer Verletzungen (Polytrauma?)
- **Hirnnervenprüfung,** insbesondere Prüfung der Pupillenreaktionen
- **Augenärztliche Untersuchung:** Stauungspapille?
- **Röntgen Schädel** bei klinisch manifester Fraktur und bei Frakturverdacht
- **Sonografie des Schädels:** Bei jedem Säugling mit SHT
- **cCT:** Obligat bei GCS ≤ 8, möglichst bei GCS < 12, bei Verdacht auf intrakraniale Blutung, bei Verdacht auf Hirnödem, bei klinischem Hinweis auf eine Schädelbasisfraktur
- **Röntgen-HWS:** Bei möglicher begleitender HWS-Läsion
- Implantation einer **Hirndrucksonde:** Messung des intrakranialen Drucks bei GCS ≤ 8
- **Evozierte Potenziale:** VEP, AEP, SEP
- **Transkraniale Doppler-Sonografie**
- **EEG**

Diagnostik
- GCS
- Abdomen-, Thoraxsonografie
- Hirnnervenprüfung, augenärztliche Untersuchung
- Schädelröntgen oder -sonografie
- cCT
- Röntgen-HWS
- Hirndrucksonde
- Evozierte Potenziale
- Transkranielle Doppler-Sonografie
- EEG

Therapie

Leichtes und moderates SHT: Die Kinder werden 48 h überwacht. Bei Erbrechen ist Nahrungskarenz indiziert. Kreislaufparameter, Pupillenreaktionen und Vigilanz (Glasgow Coma Scale) sollten regelmäßig überprüft werden.

Schweres SHT: Präklinisch sind bei GCS ≤ 8 die Sicherung des Kreislaufs sowie die frühzeitige Intubation und Beatmung obligat.

Bei ausgeprägter neurologischer Symptomatik sind die **Hebung von Kalottenimpressionen** von mehr als Kalottendicke sowie die Ausräumung epi- und subduraler Hämatome erforderlich.

Zur **Hirndruckprophylaxe und -therapie** erfolgen eine Oberkörperhochlagerung (30°), eine Analgosedierung und ggf. eine Relaxierung. Bei Normovolämie wird die Flüssigkeitszufuhr auf zwei Drittel des Bedarfs reduziert. Zur Behandlung von Hirndruckspitzen können Osmodiuretika (z. B. Mannitol) eingesetzt werden. Eine Normothermie ist anzustreben, eine Hyperthermie sollte durch medikamentöse oder physikalische Maßnahmen behandelt werden.

Bei Kreislaufdepression kommen **Katecholamine** zum Einsatz.

Bei der Beatmung ist auf eine **optimale Oxygenierung** zu achten. Eine moderate Hyperventilation (pCO_2 um 30 mmHg) wird nur kurzfristig bei nachgewiesenen Hirndruckspitzen durchgeführt.

Bei Therapieresistenz und malignem Hirndruck kann als Ultima Ratio das Schädeldach im Sinn einer großen osteoklastischen Trepanation eröffnet werden. Nach Abschluss der Hirndrucktherapie sollte baldmöglichst eine Verlegung in eine auf die Behandlung von Kindern spezialisierte Rehabilitationseinrichtung erfolgen.

Prognose

Bei leichtem und moderatem SHT ist die Prognose sehr gut. Bis zu 40 % der schweren kindlichen Schädel-Hirn-Verletzungen enden hingegen tödlich. Häufig kommt es zu neurologischen Residualsymptomen. Eine primäre Areflexie sowie ein generalisiertes Hirnödem sind prognostisch ungünstig.

19.15 Entzündliche Erkrankungen des ZNS

19.15.1 Infektionen des ZNS

19.15.1.1 Meningitis

➤ Kap. 7.1.2.

19.15.1.2 Enzephalitis

Bakterielle Enzephalitis und Hirnabzess

Definition

Die bakterielle Enzephalitis ist eine entzündliche Erkrankung des Hirnparenchyms, die mit eitrigen, herdförmigen, gelegentlich multifokalen Abszessen einhergeht.

Ätiologie

Die Ursache ist in den meisten Fällen eine hämatogene Streuung (Sepsis, Lungenabzess, Endokarditis). Eine direkte Ausbreitung von Mittelohr- bzw. Nasennebenhöhleninfektionen ist durch die konsequente Antibiotikatherapie bei Kindern seltener geworden. Auch nach offenen Schädel-Hirn-Verletzungen oder ZNS-Operationen können bakterielle Infektionen des ZNS entstehen. Als häufigste Erreger sind **Staphylokokken, Streptokokken,** *Haemophilus influenzae* oder Mischinfektionen mit **Anaerobiern** zu nennen.

Klinik

Der Verlauf ist häufig subakut und schleichend. Es kann zu Allgemeinsymptomen wie Fieber, reduziertem Allgemeinzustand und Gewichtsabnahme kommen. Hinweisend sind fokal zerebrale Anfälle, Meningismus sowie Hirndruckzeichen.

Diagnostik

- Bildgebende Untersuchungen wie **CT oder MRT** stehen an erster Stelle.
- **Blutkultur** und Suche nach der Ursache (Endokarditis, Otitis etc.) mit Erregernachweis.
- Eine Lumbalpunktion birgt die Gefahr der Einklemmung.
- Labor: CRP-Erhöhung und Leukozytose.

Therapie

Zunächst wird konservativ behandelt. Hierbei kommen **Antibiotika** mit breitem Spektrum, z. B. Cephalosporine der dritten Generation und ein Wirkstoff gegen Anaerobier (z. B. Metronidazol) zum Einsatz. Eine **chirurgische Behandlung** mit Punktion und Drainage des Abszesses ist bei ausbleibender Symptombesserung angezeigt. Die Therapiedauer beträgt 6–8 Wochen.

Aus Studentensicht

Therapie
- **Leichtes** und **moderates** SHT: 48 h Überwachung, Nahrungskarenz bei Erbrechen, regelmäßiger Vitalstatus.
- **Schweres** SHT: GCS ≤ 8. Kreislaufsicherung, frühzeitige Intubation und Beatmung. Hebung von Kalottenimpressionen bei ausgeprägter neurologischer Symptomatik. **Hirndruckprophylaxe und -therapie:** Oberkörperhochlagerung, Analogsedierung, Osmodiuretika bei Hirndruckspitzen. Katecholamine bei Kreislaufdepression. Optimale Oxygenierung bei Beatmung. Trepanation als Ultima Ratio.

Prognose: 40 % der schweren kindlichen Schädel-Hirn-Verletzungen enden tödlich.

19.15 Entzündliche Erkrankungen des ZNS

19.15.1 Infektionen des ZNS

19.15.1.1 Meningitis

19.15.1.2 Enzephalitis

Bakterielle Enzephalitis und Hirnabzess

Definition: Entzündliche Erkrankung des Hirnparenchyms mit eitrigen Abzessen.

Ätiologie: Meist hämatogene Streuung: Sepsis, Lungenabzess, Endokarditis. **Staphylokokken, Streptokokken,** Haemophilus influenzae, Mischinfektionen mit **Anaerobiern.**

Klinik: Häufig subakut und schleichend. Fieber, reduzierter AZ, Gewichtsabnahme. Fokal zerebrale Anfälle, Meningismus, Hirndruckzeichen.

Diagnostik
- CT, MRT
- Blutkultur
- CRP↑, Leukozytose

Therapie: Zunächst Antibiotika mit breitem Spektrum (Cephalosporine 3. Generation in Kombination mit Metronidazol). Bei ausbleibendem Erfolg Punktion und Abzessdrainage.

Virusenzephalitis

Definition
Insgesamt selten vorkommende Entzündung des Hirnparenchyms durch Viren.

Ätiologie
Ein breites Spektrum neurotroper Viren kann eine Enzephalitis verursachen. Die häufigsten sind **Enteroviren**, Paramyxoviren wie **Masern-**, **Mumps-**, Arboviren, FSME- sowie Herpesviren (**HSV1/2, VZV, CMV**) und HIV. Im Rahmen eines viralen Infekts kommt es meist durch hämatogene Ausbreitung zu einer Affektion des ZNS. Einige Viren passieren auch die Blut-Hirn-Schranke oder gelangen retrograd entlang der Nervenfasern ins ZNS. Selten ist das Hirnparenchym solitär betroffen, eher treten eine Meningitis und zusätzlich ein leichter Befall des Hirnparenchyms auf.

Klinik
Das klinische Erscheinungsbild ist variabel und der Neurotropismus bestimmter Viren kann zu einer erregerspezifischen Symptomatik führen. Der Verlauf reicht von einer leicht fieberhaften bis zur fulminanten Erkrankung mit **fokal-neurologischen Ausfällen**. Allgemeinsymptome wie **plötzliches Fieber, Kopfschmerzen** und **Vigilanzstörungen** sind häufige klinische Zeichen. Fokal-neurologische Ausfälle sind ein wichtiger Hinweis. Im Vollbild treten dann **epileptische Anfälle**, Übelkeit, Erbrechen und Lethargie auf. Eine Mitbeteiligung der Meningen äußert sich durch Nackensteifigkeit und Lichtscheu.
Bei Befall der Hypothalamus-Hypophysen-Region können ein zentraler Diabetes insipidus, Temperaturinstabilität und eine inadäquate ADH-Sekretion auftreten. Hirnnervenausfälle, Nystagmus, pyramidale Symptome oder ein rascher Bewusstseinsverlust kennzeichnen eine Hirnstammbeteiligung.

Diagnostik
- Die **Anamnese** kann wichtige Hinweise auf den Erreger geben (in nur ca 50 % der Fälle gelingt der Erregernachweis).
- **Lumbalpunktion** (vorher Ausschluss eines erhöhten Hirndrucks): PCR, virusspezifische Antikörper, Pleozytose.
- **cMRT:** Erfassung der Entzündungsherde, Ödeme, Blut-Hirn-Schrankenstörung.
- **EEG:** allgemeine diffuse oder fokale Verlangsamung, evtl. epileptiforme Aktivität.

Therapie
Bei Verdacht auf eine Enzephalitis mit unbekanntem Erreger ist nach Probengewinnung unverzüglich eine antibakterielle (wie bei bakterieller Meningitis) und antivirale Therapie (Aciclovir) zu beginnen. Nach Ausschluss einer bakteriellen Genese kann das Antibiotikum abgesetzt werden. Nur in bestimmten Fällen ist eine gezielte antivirale Therapie möglich, die nach Erregernachweis modifiziert wird. Bei HSV- oder VZV-Enzephalitis wird die Therapie mit Aciclovir fortgesetzt. Ganciclovir kann bei Nachweis von HHV-6 oder CMV, Pleconaril bei Enteroviren eingesetzt werden.
Symptomatisch steht die supportive Therapie mit Kontrolle der epileptischen Anfälle, der Elektrolyte und Organdysfunktionen im Vordergrund. Erhöhter Hirndruck bedarf einer kontinuierlichen Überwachung. Der zusätzliche Einsatz von Steroiden ist nicht von generellem Nutzen und sollte individuell diskutiert werden.

19.15.2 Immunvermittelte Erkrankungen des ZNS

19.15.2.1 Akute disseminierte Enzephalomyelitis (ADEM)

Definition
Meist postinfektiös auftretende monophasisch, akut-demyelinisierende Erkrankung des ZNS, die vor allem die weiße Substanz betrifft und zu einer Enzephalopathie führt.

Epidemiologie
Die Erkrankung tritt bei Jungen und Mädchen gleichermaßen auf, in den meisten Fällen zwischen dem 5. und 8. Lebensjahr.

Pathogenese
Oft tritt die Erkrankung 1–3 Wochen nach einer Infektion oder bis zu 3 Monate nach einer Impfung auf. Die Pathogenese ist unklar. Es wird eine autoantikörpervermittelte Reaktion gegen Myelinbestandteile angenommen.

Klinik

Häufige Initialsymptome sind **Fieber, Kopfschmerzen, Übelkeit, Erbrechen** und schweres Krankheitsgefühl. Abhängig von der Läsion im ZNS treten weitere Symptome wie **Hemiparesen, Hirnnervenlähmungen, Optikusneuritiden** oder epileptische Anfälle auf. Bewusstseinsstörungen, Irritabilität und Koma sind Zeichen der Enzephalopathie. Der Krankheitsverlauf kann über 3 Monate mit wechselnder Symptomatik andauern.

Eine Abgrenzung zur multiplen Sklerose gelingt in einigen Fällen zunächst nicht.

Diagnostik

- **cMRT:** unscharf begrenzte, große (> 1–2 cm) Läsionen (T2-Wichtung); in allen Regionen des ZNS möglich
- **Liquor:** lymphozytäre Pleozytose und Eiweißerhöhung; selten oligoklonale Banden

Therapie

Es wird eine **hoch dosierte Steroidtherapie** mit Dexamethason (1 mg/kg KG) oder (Methylprednisolon 20 mg/kg KG, max 1 g/Tag) unter Magenschutz für drei bis fünf Tage empfohlen. Initial sollte eine intensivmedizinische Überwachung erfolgen. Bei Therapieversagen oder fulminantem Verlauf sollte frühzeitig eine **Plasmapherese** durchgeführt werden.

Prognose

In 50 % der Fälle kommt es zu einer Abheilung mit Residualsymptomen. Die akute hämorrhagische Leukenzephalitis, eine Sonderform der ADEM, die mit einer fulminanten hämorrhagischen Demyelinisierung einhergeht, endet häufig letal.

19.15.2.2 Multiple Sklerose (MS)

Definition

Die multiple Sklerose ist eine chronisch-entzündliche, demyelinisierende Erkrankung des ZNS mit multifokalen neurologischen Ausfallssymptomen und mehrzeitigem, schubförmigen Verlauf. Von pädiatrischer MS spricht man bei klinischer Manifestation vor dem 18. Lebensjahr.

Epidemiologie

Es handelt sich um die häufigste autoimmun-entzündliche Erkrankung des ZNS im jungen Erwachsenenalter. Die Gesamtprävalenz in Deutschland beträgt 1:1.000. 10 % manifestieren sich vor dem 18., 5 % vor dem 16., 2 % vor dem 10. und weniger als 0,2 % vor dem 6. Lebensjahr. Jährlich treten 50–150 Neuerkrankungen pädiatrischer MS in Deutschland auf. Die Geschlechtsverteilung ist bei der präpubertären MS-Erkrankung ausgewogen, erst nach der Pubertät sind Mädchen häufiger betroffen als Jungen (2:1). Es besteht ein Nord-Süd-Gefälle mit erhöhtem Erkrankungsrisiko in nördlicheren Staaten.

Ätiologie

Die Ätiologie ist weiterhin ungeklärt. Wahrscheinlich handelt es sich um eine Kombination aus genetischer Disposition und Umwelteinflüssen (u. a. Infektionen [EBV], Ernährung, Vitamin-D-Mangel, Rauchen).

Pathogenese

Die MS ist eine entzündliche Autoimmunerkrankung des ZNS. Autoreaktive T-Zellen durchwandern die Blut-Hirn-Schranke, treffen auf antigenpräsentierende Zellen und sezernieren Zytokine, die Mikrogliazellen und Astrozyten stimulieren. Dadurch werden Plasmazellen zur Produktion von Anti-Myelin-Antikörpern und Entzündungszellen stimuliert. Entzündliche Infiltrate von T-Lymphozyten und Makrophagen zerstören das Myelin der Nervenscheidewand, sodass multifokale Entmarkungsherde **(Plaques)** unterschiedlicher Größe mit reaktiver glialer Narbenbildung entstehen. Demyelinisierte Axone leiten Erregungen langsamer (Latenzverzögerung evozierter Potenziale). Später kann es durch den zusätzlichen Untergang von Axonen zu einer Hirnatrophie kommen.

Klinik

Die Lokalisation der klinischen Symptomatik ist sehr variabel (> Tab. 19.9). Die MS beginnt bei Kindern meist **polysymptomatisch** (70 %) mit einer ataktischen Gangstörung, einer einseitigen Visusminderung oder einer Störung der Augenbewegung mit Doppelbildern, anderen Hirnnervenausfällen, Paresen und Dysästhesien. Beim **monosymptomatischen** Beginn (30 %) kommt es am häufigsten akut oder subakut zu einer Visusminderung aufgrund einer Retrobulbärneuritis. Bei Jugendlichen stehen monosymptomatische Schübe im Vordergrund.

Der **Krankheitsverlauf** ist bei Kindern fast immer (95 %) primär schubförmig. Krankheitsschübe treten in den ersten 3–4 Jahren der Erkrankung am häufigsten auf. Die Symptome bilden sich nach dem ersten Schub meist vollständig zurück. Nach weiteren Schüben kann es zu residualen neurologischen Ausfällen mit zunehmender Behinderung kommen.

19 NEUROLOGIE

Tab. 19.9 Lokalisation der klinischen Erstsymptomatik bei pädiatrischer MS.

Kleinhirn	43 %
Sensorium	42 %
Visus	39 %
Hirnstamm	27 %
Motorik	25 %
Miktion	4 %

Diagnostik
- Beweisende Befunde für MS gibt es nicht. Nach den 2010 aktualisierten **McDonald**-Kriterien kann die Diagnose MS auf der Basis der Anamnese, der klinisch-neurologischen Untersuchung und des MRT-Befundes (Nachweis räumlich oder zeitlich disseminierter Entmarkungsherde) gestellt werden.
- **MRT des Gehirns und Rückenmarks mit Kontrastmittel:** Sie ist die wichtigste Untersuchung. Nachweis von Entmarkungsherden. Zahl und Verteilung der Herde korrelieren bei Kindern häufig nicht mit dem klinischen Befund.
- **Liquorpunktion:** Zellzahl (50 % erhöht), Zytologie, Eiweiß (30 % erhöht), Glukose, Laktat, Immunglobuline, Albumin- und IgG-Quotient, oligoklonale Banden (66 % initial, 90 % im weiteren Verlauf nachweisbar), Antikörpertiter (Viren, Borrelien, Chlamydien), bakteriologische Kulturen, ACE.
- **Neurophysiologie:** VEP, SSEP (bereits früh Nachweis von Latenzverzögerungen).

> **MERKE** Die Anamnese (mehrzeitige Symptome) und der neurologische Befund (systemüberschreitende Ausfälle) führen zur Verdachtsdiagnose einer MS, die durch MRT, Liquoruntersuchung und evozierte Potenziale gesichert wird.

Differenzialdiagnose
- Akute disseminierte Enzephalomyelitis (ADEM): Schwierige Abgrenzung, im Gegensatz zur MS gibt es hier nach dem initialen Ereignis keine weiteren Schübe.
- Inflammatorische ZNS-Erkrankungen (systemischer Lupus erythematodes, Neurosarkoidose, Sjögren-Syndrom)
- Infektiöse Erkrankungen
- Neurometabolische Erkrankungen (X-Adrenoleukodystrophie, mitochondriale Zytopathien, Morbus Krabbe, Morbus Wilson)
- Leukenzephalopathie bei malignen Erkrankungen

Therapie
- **Im Krankheitsschub:** hoch dosiert Steroide (Methylprednison 20 mg/kg KG/Tag i. v. morgens, max. 1 g, über 3–5 Tage), bei Therapieversagen ggf. Plasmapherese.
- **Im Intervall:** Immunmodulatorische Basistherapie (Interferon-ß, Glatirameracetat oder Immunglobuline). Bei ausbleibendem Erfolg oder einer hochaktiven Verlaufsform kann als Eskalationstherapie der Einsatz von Natalizumab, Fingolimod oder Alemtuzumab erfolgen.
- **Physiotherapie** und **psychosoziale Betreuung** der Familien sind wichtige Säulen der Therapie.

Prognose
Aufgrund bislang fehlender Langzeitbeobachtungen lässt sich für die pädiatrische MS keine genaue Aussage treffen. Es wird derzeit angenommen, dass Kinder und Jugendliche eine langsamere Krankheitsprogression aufweisen, später in die Phase der sekundären Progredienz eintreten und im Vergleich zu Erwachsenen durchschnittlich 10 Erkrankungsjahre später das Stadium der irreversiblen Behinderungen erreichen. Durch das um etwa 20 Jahre frühere Erkrankungsalter ereignet sich dies jedoch in einem um 10 Jahre jüngeren Lebensalter als bei der Erwachsenenmanifestation.

ÜBUNGSFRAGEN FÜRS MÜNDLICHE MIT LÖSUNGSHILFEN

1. Welche Kriterien definieren den komplizierten Fieberkrampf?

Ein Fieberkrampf ist definiert als epileptischer Gelegenheitsanfall ohne Hinweis auf eine intrakraniale Infektion oder eine andere definierte zerebrale Ursache, der im Säuglings- oder Kleinkindalter auftritt und mit Fieber einhergeht. Es gibt verschiedene Kriterien, die einen komplizierten Fieberkrampf definieren. Hierzu zählen ein Anfall mit fokal-neurologischer Symptomatik sowie ein fokal-neurologisches Defizit. Auch eine Anfallsdauer > 15 min und ein zweiter Krampfanfall innerhalb von 24 h erfüllen die Kriterien eines komplizierten Fieberkrampfes.

Aus Studentensicht

TAB. 19.9

Diagnostik
- Anamnese, klinisch-neurologische Untersuchung
- MRT Gehirn und Rückenmark mit Kontrastmittel: Entmarkungsherde
- Liquorpunktion: Zellzahl↑, Zytologie, Eiweiß↑, Glukose, Laktat, Immunglobuline, Albumin- und IgG-Quotient, oligoklonale Banden, Antikörpertiter, bakteriologische Kulturen, ACE
- Neurophysiologie: VEP, SSEP

MERKE

Differenzialdiagnose: Akute disseminierte Enzephalomyelitis (ADEM): Nach initialem Ereignis keine weiteren Schübe.

Therapie
- **Im Krankheitsschub:** Methylprednison (20 mg/kg KG/d i. v. morgens, max. 1g, über 3–5 Tage), bei Therapieversagen ggf. Plasmapherese
- **Im Intervall:** Immunmodulatorische Basistherapie (Interferon-ß, Glatirameracetat oder Immunglobuline). Eskalationstherapie: Natalizumab, Fingolimod oder Alemtuzumab.
- Physiotherapie, psychosoziale Betreuung.

IMPP-Schwerpunkte
- !!! Neuralrohrdefekte: Diagnostik, Therapie, Prävention
- ! Symptome der Neurofibromatose Typ I sowie der tuberösen Sklerose
- ! Rett-Syndrom, v.a. Klinik

NKLM-Lernziele
Eine Übersicht der dem Fach zugeordneten NKLM-Lernziele findest du im Anhang ab Seite 648.

2. Seit 3 Tagen ärgert sich eine Mutter über ihren 7-jährigen Sohn Paul, da ihm beim Zähneputzen immer Zahnpasta aus dem Mund auf sein Hemd tropft. Erst am Folgetag bemerkt sie, dass die Mimik der rechten Gesichtshälfte nahezu fehlt und sein rechtes Auge tränt. Der Junge ist ruhiger als sonst und oft müde. Obwohl sich Paul ansonsten gut fühlt, fahren seine Eltern mit ihm in die Kinderklinik.
Dort werden folgende Befunde erhoben: 7 (3/12) Jahre alter Patient, Größe 124 cm, Gewicht 23 kg, Temperatur 37,5 °C, HF 98/min, RR 95/60 mmHg. Hängender Mundwinkel rechts. Pfeifen, Stirnrunzeln und Aufblasen der Wangen sind nicht möglich. Inkompletter Lidschluss und verstärkter Tränenfluss des rechten Auges. Kein Meningismus. Weitere klinische und neurologische Untersuchung altersentsprechend. Laborbefunde: Leukozyten 8.000/µl; Differenzialblutbild unauffällig; CRP 0,9 mg/dl. Serum-Glukose 74 mg/dl. Klinische Chemie unauffällig; Lumbalpunktion: Zellen 900/3 (87 % Lymphozyten), Eiweiß 65 mg/dl, Glukose 52 mg/dl, Laktat 1,5 mmol/l.
Wie lautet deine Verdachtsdiagnose?

Plötzlich und ohne vorheriges Trauma kam es zum Auftreten der Symptomatik. Die körperliche Untersuchung bei dem Jungen ergibt den Verdacht auf eine **periphere Fazialisparese** rechts. Er ist ein altersentsprechend entwickelter Junge ohne Vorerkrankungen.
Die **Lyme-Borreliose** mit ZNS-Beteiligung (Neuroborreliose) ist die häufigste verifizierbare Ursache für eine akute Fazialisparese im Kindesalter. Diese kann einseitig oder beidseitig auftreten. Der Befund der Lumbalpunktion zeigt eine lymphozytäre Pleozytose mit gering erhöhtem Eiweiß bei Glukose und Laktat im Normbereich. Diese Untersuchungsergebnisse stützen die Verdachtsdiagnose. Die Lyme-Borreliose wird durch die humanpathogenen Erreger Borrelia burgdorferi (Borrelia burgdorferi sensu lato, Borrelia afzelii, Borrelia garinii) verursacht. Der Erreger wird von der Zecke Ixodes ricinus („Holzbock") übertragen. Die akute Fazialisparese (Neuroborreliose) ist eine disseminierte Form der Erkrankung, die das Nervensystem betrifft. Meist ist der Zeckenbiss nicht erinnerlich. Die Neuroborreliose tritt in der Regel Wochen bis Monate nach einem Zeckenbiss auf.

KAPITEL 20
Pädiatrische Notfälle

20.1	Verbrennungen und Verbrühungen	612
20.2	Erfrierungen	613
20.3	Ertrinkungsunfälle	613
20.4	Vergiftungen	614
20.5	Schädel-Hirn-Trauma (SHT)	617
20.6	Pädiatrische Reanimation	617

Aus Studentensicht

Basic Life Support für Erwachsene gehört zum ABC jeden Mediziners, so auch die lebensrettenden Maßnahmen bei Kindern. Die Leitlinien zur Reanimation und die Kälteschäden sind hier schnell gelernt, also behandle dieses Thema wie einen Notfall: Mach dich schnell ran an den Stoff und behalte dabei die wichtigsten Facts.

Unfallfolgen stellen heute die häufigste Todesursache im Kindesalter dar. Die Unfallmortalität ist höher als die Mortalität durch Infektionskrankheiten und maligne Tumoren zusammen. Verletzungen im Kindesalter sind der häufigste Grund, einen Arzt aufzusuchen.

Epidemiologie
In Deutschland ereignen sich jährlich 2 Mio. Unfälle mit Beteiligung von Kindern unter 14 Jahren. Etwa 1.000 Kinder sterben jedes Jahr an den Folgen eines Unfalls, 2.000 Kinder weisen bleibende Behinderungen auf und 10.000 benötigen eine stationäre Behandlung von durchschnittlich 30 Tagen. 50 % der tödlich verletzten Kinder sind 1–5 Jahre alt.

Epidemiologie: 50 % der tödlich verletzten Kinder sind 1–5 Jahre alt.

> **MERKE** Unfallfolgen stellen heute in den Industrieländern nach der Neugeborenenperiode die häufigste Todesursache im Kindesalter dar.

MERKE

Unfallursachen
Tödliche Kinderunfälle: Etwa die Hälfte der tödlichen Kinderunfälle ereignet sich im Straßenverkehr (50 % im Auto, 50 % als Fußgänger oder Radfahrer). Die zweite Hälfte der tödlichen Kinderunfälle ereignet sich im häuslichen Milieu oder in der Freizeit. Häufige Ursachen sind Fensterstürze, Vergiftungen, Verbrühungen oder Verbrennungen und Ertrinken.
Nichttödliche Kinderunfälle: Im Säuglingsalter sind Stürze vom Wickeltisch, von Hochstühlen, aus Kinderwippen und Tragetaschen oder aus Laufwagen, Verbrühungen mit heißem Wasser oder Getränken und Aspirationen am häufigsten. Im Kleinkindalter stehen Stürze aus Fenstern, von Balkonen, Bäumen und Stockbetten im Vordergrund. Verbrühungen, Brände, Schnittverletzungen, Verätzungen sowie Vergiftungen oder Ersticken in Plastiksäcken sind ebenfalls häufige Unfallursachen. 40 % der Kinder verletzen sich als Mitfahrer im Auto.
Leider ist davon auszugehen, dass mindestens 15 % aller Verbrühungen und Verbrennungen bei Kindern als nicht akzidentell anzusehen sind. Besonders im Säuglingsalter muss daher in diesen Fällen auch die Möglichkeit einer Kindesmisshandlung in Betracht gezogen werden.

Unfallursachen
- **Tödliche Kinderunfälle:** Straßenverkehr, häusliches Milieu, Freizeit.
- **Nichttödliche Kinderunfälle:** Säuglinge: Stürze vom Wickeltisch, von Hochstühlen. Verbrühungen. Kleinkindalter: Stürze aus Fenstern, von Balkonen. Verbrühungen, Brände, Schnittverletzungen.

> **MERKE** Bestimmte Verletzungsmuster (z. B. Verbrühungen, subdurale Hämatome in Kombination mit Retinablutungen) sollten stets Anlass sein, auch die Möglichkeit einer Kindesmisshandlung in Betracht zu ziehen.

MERKE

Prophylaxe
Die Unfallhäufigkeit kann durch gezielte Präventionsmaßnahmen signifikant gesenkt werden. Neben politischen Maßnahmen, Informationskampagnen und Maßnahmen der allgemeinen Sicherheitserziehung ist die Sicherung von Haus und Garten bei Familien mit Kindern von besonderer Bedeutung.

Aus Studentensicht

20.1 Verbrennungen und Verbrühungen

Ätiologie: Häusliche Unfälle mit heißen Flüssigkeiten.

Pathologie: Thermische Schädigung → Gewebsnekrosen, Kapillarkoagulation, Endothelschäden → Flüssigkeits-, Wärmeverlust → Mediatorenfreisetzung → lokales Ödem. Verbrennungen von mehr als 10–15 % (Säuglinge: 5–8 %) der Körperoberfläche: Generalisierte Verbrennungskrankheit. Kapillarpermeabilität↑ → Wasser-, Salz-, Eiweißverlust in das Interstitium, Volumenmangelschock. Hohe Infektionsgefahr.

Klinik
- **Grad I:** Epidermis: Rötung, schmerzhafte Schwellung
- **Grad II a+b:** Epidermis, Dermis: Blasenbildung, heftige Schmerzen
- **Grad III:** Gesamte Haut inklusive Anhangsgebilden, weißgraue Nekrosen, keine Schmerzen
- **Grad IV:** Unterhautfettgewebe

Komplikationen: Wundinfektion, Sepsis, Herzinsuffizienz mit Lungenödem, respiratorische Insuffizienz.

MERKE

20 PÄDIATRISCHE NOTFÄLLE

20.1 Verbrennungen und Verbrühungen

Ätiologie
Häusliche Unfälle mit heißen Flüssigkeiten (Verbrühungen) sind am häufigsten. Außerdem kommen u. a. Grill-/Feuerwerksunfälle und Hausbrände vor.

Pathophysiologie
Die thermische Schädigung führt zu Gewebsnekrosen, Kapillarkoagulation und Endothelschäden. Es kommt zu Flüssigkeits- und Wärmeverlust. Die Freisetzung von Mediatoren (z. B. Bradykinin, Histamin, Leukotriene) führt zu lokalem Ödem und bei Verbrennungen von mehr als 10–15 % der Körperoberfläche (bei Säuglingen bereits bei 5–8 %) zur generalisierten Verbrennungskrankheit. Eine erhöhte Kapillarpermeabilität verursacht einen Wasser-, Salz- und Eiweißverlust in das Interstitium und einen Volumenmangelschock. Die Infektionsgefahr ist extrem hoch.

Klinik
Man unterscheidet 4 Verbrennungsgrade:
- **Grad 1:** Betrifft nur die Epidermis; Rötung und schmerzhafte Schwellung.
- **Grad 2 a+b:** Betrifft Epidermis und Dermis; Blasenbildung und heftige Schmerzen; je tiefer die Verbrennung, desto geringer sind die Schmerzen (weniger intakte Nervenendigungen).
- **Grad 3:** Betrifft die gesamte Haut inklusive Anhangsgebilden; weißgraue Nekrosen. Die Schmerzempfindung kann völlig fehlen. Eine spontane Reepithelialisierung ist nicht möglich.
- **Grad 4:** Betrifft das Unterhautfettgewebe, evtl. Muskeln, Sehnen, Gelenke und Knochen.

Das Ausmaß der geschädigten Körperoberfläche kann entweder nach der Handflächenregel (Handfläche mit Fingern des Verletzten entspricht 1% verletzter KOF) oder mithilfe der sog. Neuner-Regel für Säuglinge (> Abb. 20.1a) und Kinder (> Abb. 20.1b) abgeschätzt werden.

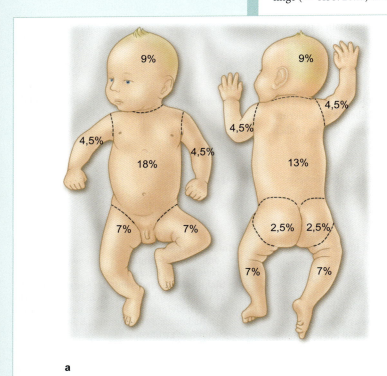 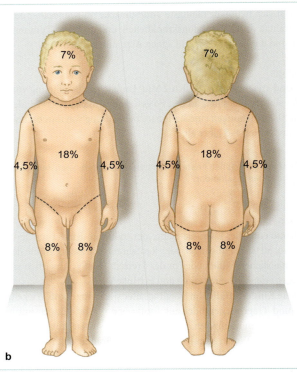

Abb. 20.1 Neuner-Regel zur Abschätzung der Verbrennungsoberfläche: a) beim Säugling; b) beim Kind. [R232]

Wichtige und häufige Komplikationen
- Wundinfektion, Sepsis
- Herzinsuffizienz mit Lungenödem
- Respiratorische Insuffizienz (Schocklunge, Sepsis)
- Hirnödem (bei Hypoosmolarität)
- Gastrointestinale Blutungen (Stress), paralytischer Ileus
- Niereninsuffizienz (Schockniere bei Hypovolämie)
- Keloidbildung, Kontrakturbildung

MERKE Bei jedem Verbrennungsopfer sollte stets ein Inhalationstrauma in Betracht gezogen und ausgeschlossen werden.

Säulen der Therapie
- **Erstmaßnahmen am Unfallort:** Patienten aus der Gefahrenzone entfernen, Atemwege sichern, Kreislaufstabilität überprüfen, Kleidung entfernen; kleinere Verbrennungen über 20–30 min lokal kühlen (handwarmes Wasser), bei großflächigen Verbrennungen (>15 % KOF), Säuglingen und Kleinkindern ist auf eine Kühlung wegen der Gefahr der Hypothermie ganz zu verzichten, großlumigen Zugang legen.
- Rasche effektive **Schmerzbehandlung: Ketamin/Ketamin S oder** Morphin/Morphinderivate plus Benzodiazepin.
- **Intravenöse Flüssigkeitszufuhr** zur Schockprophylaxe: 10 ml/kg KG/h Vollelektrolytlösung auf dem Transport, später je nach klinischem Zustand, Elektrolytsituation und Bilanz.
- **Wundversorgung:** Zunächst sterile Abdeckung, in der Klinik Entfernung von Blasenresten, z. B. unter Verwendung von Kompressen, die mit Betaisodona®, 1:10 verdünnt, getränkt sind. Geschlossene Blasen an Händen und Füßen werden nicht primär eröffnet. Hautareale mit tiefgradigen Verbrennungen 2(b). und Verbrennungen 3. Grades werden frühzeitig exzidiert und transplantiert.
- **Intubation:** Erfolgt bei allen Patienten mit Inhalationstrauma, sonst großzügig bei allen Patienten mit Vigilanzstörungen.
- **Antibiotische Therapie** (immer an Sepsis denken!): Bei Nachweis einer Infektion, mikrobiologisches Monitoring wichtig.
- **Tetanusschutz** nicht vergessen!
- **Zunächst parenterale Ernährung, enterale Ernährung frühzeitig wieder beginnen.**
- Intensive **physiotherapeutische Maßnahmen.**
- **Rehabilitationsmaßnahmen.**

Prognose
Bei Verbrennungen und Verbrühungen von mehr als 10 % der Körperoberfläche ist die Prognose ernst. Ab einer Beteiligung von 30–40 % der Körperoberfläche besteht Lebensgefahr durch Schock, Hirnödem und Sepsis. Je jünger das Kind, desto höher ist die Mortalität.

> **CAVE** Wegen der Gefahr der Hypothermie wird bei großflächigen Verbrennungen, Säuglingen und Kleinkindern auf eine lokale Kühlung verzichtet.

20.2 Erfrierungen

Definition
Als Erfrierung bezeichnet man einen lokal begrenzten Kälteschaden.

Klinik
Erfrierungen kommen besonders häufig an den Akren vor, da deren Durchblutung bei Kälte vermindert ist. Ungeschützte Haut ist bei Kälte jedoch auch gefährdet. Erfrierungen werden analog den Verbrennungen in Schweregrade eingeteilt (> Kap. 20.1).

> **LERNTIPP** Die Klinik der Erfrierung musst du gut kennen und erkennen können.

20.3 Ertrinkungsunfälle

Ätiologie
Im Kleinkindalter ertrinken Kinder bevorzugt in Gartenteichen und Schwimmbädern. Bei Adoleszenten stehen offene Naturgewässer im Vordergrund.

Pathophysiologie
Es kommt zu einem Laryngospasmus mit Hypoxämie. Nach Untertauchen des Gesichts kommt es trotz Isovolämie zu einer Kreislaufzentralisation mit Minderperfusion der Haut und des Gastrointestinaltrakts (Tauchreflex). Das Schlucken von Wasser führt zu Hypervolämie und Elektrolytveränderungen. Durch Aspiration von Wasser werden Surfactant und Pneumozyten zerstört. Ertrinkungsunfälle gehen nahezu regelhaft mit einer Hypothermie einher. Letztlich kommt es zu einem hypoxiebedingten Kreislaufstillstand.

Therapie
- **Rettung** des Unfallopfers, Sicherung der Atemwege, i. v. Zugang
- Bei fehlender Spontanatmung sofortige **Intubation und Beatmung**

Aus Studentensicht

Therapie
- **Erstmaßnahmen am Unfallort:** Patienten aus der Gefahrenzone entfernen, Atemwege sichern, Kreislaufstabilität überprüfen, Kleidung entfernen, lokale Kühlung, großlumigen Zugang anlegen.
- Rasche effektive **Schmerzbehandlung:** Ketamin/Ketamin S oder Morphin.
- **Intravenöse Flüssigkeitszufuhr** zur Schockprophylaxe.
- Wundversorgung. Intubation. Antibiotische Prophylaxe, Tetanusschutz, zunächst parenterale Ernährung. Intensive physiotherapeutische Maßnahmen. Rehabilitation.

CAVE

20.2 Erfrierungen

Definition: Lokal begrenzter Kälteschaden.

Klinik: Häufig an den Akren.

LERNTIPP

20.3 Ertrinkungsunfälle

Pathophysiologie: Untertauchen des Gesichts: Trotz Isovolämie → Kreislaufzentralisation mit Minderperfusion der Haut und des GI-Trakts (Tauchreflex). Schlucken von Wasser → Hypervolämie, Elektrolytveränderungen. Aspiration von Wasser → Zerstörung von Surfactant und Pneumozyten. Ertrinkungsunfälle → Hypothermie, hypoxie-bedingter Kreislaufstillstand.

Therapie: Rettung, Sicherung der Atemwege, i. v. Zugang. **Intubation und Beatmung** bei fehlender Spontanatmung.

20 PÄDIATRISCHE NOTFÄLLE

- Kardiale **Reanimation**: Bei Hypothermie mindestens 1 h lang fortsetzen!
- Temperaturmessung und **Wärmekonservierung** (Kleider entfernen, Isolationsfolien, Decken)
- **Transport** in die Klinik
- **Überdruckbeatmung** mit positivem endexspiratorischem Druck (PEEP)
- **Hirnödemtherapie** (Oberkörperhochlagerung, Hyperventilation)

> **MERKE** Die langfristige Prognose nach einem Ertrinkungsunfall ist entscheidend von der schnellen und guten Erstbehandlung abhängig.

Prognose
Sie hängt von der Dauer der Hypoxie und vom Ausmaß der Hypothermie ab. Bei starker Unterkühlung ist die Chance auf ein folgenfreies Überleben höher!

20.4 Vergiftungen

Definition
Als Ingestionsunfall wird die akzidentelle Einnahme von möglicherweise schädigenden Substanzen oder Dingen bezeichnet. Kommt es nach Ingestionen zu Krankheitssymptomen, spricht man von Vergiftung.

Epidemiologie
In Deutschland treten jährlich knapp 200.000 Ingestionsunfälle auf. Etwa 90 % betreffen Kinder im Alter von 10 Monaten bis 5 Jahren. Der Häufigkeitsgipfel liegt bei etwa 2 Jahren. Die Zahl der schweren Vergiftungen in Deutschland liegt bei 2.000 jährlich, die Zahl der tödlichen Vergiftungen bei unter 10. Die meisten Ingestionsunfälle ereignen sich in Haus (vor allem Badezimmer und Küche) und Garten. Bei Adoleszenten sind Alkoholintoxikationen und Suizidversuche am häufigsten.

Klinik
Vergiftungszeichen treten im Allgemeinen in einem engen zeitlichen Zusammenhang mit der Aufnahme des Giftes auf. Ausnahmen sind chlorierte Kohlenwasserstoffe, Eisen, Schwermetalle, Ethylenglykol, Methanol, Paracetamol, Paraquat, Knollenblätterpilze und Pfaffenhütchen. Bei Vergiftungen durch diese Substanzen kommt es typischerweise zu einem symptomfreien Intervall.

Meist sind die klinischen Symptome unspezifisch. Bei leichteren Vergiftungen kommt es zu Verwirrung, Somnolenz, Ataxie, Hypotonie, Übelkeit und Erbrechen. Schwere Vergiftungen führen zu Koma, Krämpfen, Kreislauf- und Organversagen.

Nur einige Substanzen führen zu charakteristischen Symptomenkonstellationen. Sie sind in ➤ Tab. 20.1 zusammengefasst.

Tab. 20.1 Charakteristische Vergiftungssyndrome.

Syndrombezeichnung	Symptome	Substanzen
Anticholinerges Syndrom	Mydriasis Tachykardie Trockene Schleimhäute Harnverhalt Wangenrötung Leichtes Fieber Halluzinationen	Atropin Tollkirsche Stechapfel
Cholinerges Syndrom	Miosis Bradykardie Hypotonie Hypersalivation Erbrechen Schwitzen Hypothermie Muskelfaszikulationen Koma Krämpfe	Organophosphate Cholinergika
Sympathomimetisches Syndrom	Tachykardie Hypertonie Mydriasis Schwitzen Blässe Tremor Unruhe	Amphetamine Adrenalin Kokain
Opiatsyndrom	Miosis Halluzinationen Sedierung Atemdepression Koma	Opiate Kodein

20.4 VERGIFTUNGEN

Tab. 20.1 Charakteristische Vergiftungssyndrome. (Forts.)

Syndrombezeichnung	Symptome	Substanzen
Extrapyramidales Syndrom	Tortikollis Zungenkrämpfe Schlundkrämpfe Erhaltenes Bewusstsein	Neuroleptika Metoclopramid
Glykosidvergiftung	Herzrhythmusstörung Übelkeit, Erbrechen Halluzinationen Sehstörungen	Fingerhut Digitalis
Thalliumvergiftung	Haarausfall Obstipation Periphere Neuropathie Enzephalopathie	Rattengift (früher)
Bleivergiftung	Darmkoliken Anämie Enzephalopathie Aschgraue Hautfarbe Bleisaum am Zahnfleisch	Blei

Diagnostik
- **Anamnese:** 6 wichtige Fragen (Checkliste).
- **Notfalluntersuchung:** Atemwege frei? Ausreichende Spontanatmung? Kreislauf stabil?
- Klinische Hinweise auf charakteristische Vergiftungssyndrome (➤ Tab. 20.1)?

Checkliste: Die 6 wichtigsten Fragen bei Verdacht auf Vergiftung.

Wer?	Alter und Gewicht
Wann?	Ungefähre Uhrzeit der Ingestion
Was?	Alle fraglichen Substanzen/Behälter asservieren
Wie viel?	Geschätzte Menge
Wie?	Oral, inhalativ, kutan, intravenös
Weshalb?	Akzidentell, suizidal, Abusus

> **PRAXISTIPP**
> Bei allen Vergiftungen sollte man sich von einer der Giftnotzentralen beraten lassen.

Therapie
Primäre Giftentfernung: Entfernung einer Substanz aus dem Magen-Darm-Trakt vor erfolgter Resorption (Zeitfenster 1[–2] h):
- **Aktivkohle:**
  - Absorbiert rasch verschiedenste Gifte.
  - Gabe per Nasensonde bevorzugen.
  - Dosis: 1 g/kg KG (pulverförmige Kohle aufschwemmen und trinken lassen).
  - Zusätzlich ist die Verabreichung eines Laxans (z. B. Glaubersalz 0,5 g/kg KG) möglich, um die Darmpassage zu beschleunigen und damit die Wiederfreisetzung des Giftes zu verhindern.
  - **Indikation:** Vergiftung mit Tensiden, organischen Lösungsmitteln, Pilzgiften, Endotoxinen und zahlreichen Medikamenten.
  - **Kontraindikation:** Schwermetallvergiftung (behindert diagnostische und u. U. operative Maßnahmen).
- **Magenspülung:**
  - Bei Kleinkindern besteht die Gefahr einer Wasserintoxikation (hypovoläme Hyperhydratation).
  - Weniger effektive Entleerung des Gastrointestinaltrakts.
  - Wird nur noch selten durchgeführt.
  - Legen einer großlumigen Magensonde, Aspiration des Mageninhalts, Spülung mit NaCl 0,9 %, Applikation von Aktivkohle.
  - **Kontraindikationen:** Ätzende Substanzen, schäumende Substanzen, langkettige Kohlenwasserstoffverbindungen.
- **Induziertes Erbrechen**
  - Die Entleerung des Gastrointestinaltrakts ist vollständiger als bei Magenspülung.
  - Ipecacuanhasirup: 9–12 Monate: 10 ml, 1–2 Jahre: 15 ml, > 2 Jahre: 15–30 ml; mindestens 200 ml Tee oder Saft nachtrinken lassen!
  - **Kontraindikationen** beachten (s. u.)!
  - Bietet keinen therapeutischen Vorteil und birgt das Risiko einer **Aspirationspneumonie.** Es wird daher nur noch in seltenen Fällen angewandt.

Aus Studentensicht

Diagnostik: Anamnese, Notfalluntersuchung, klinische Hinweise auf charakteristische Vergiftungssyndrome.

Checkliste: Die 6 wichtigsten Fragen bei Verdacht auf Vergiftung

CHECKLISTE

PRAXISTIPP

Therapie
- **Primäre Giftentfernung:** aus dem Magen-Darm-Trakt (Zeitfenster 1[–2] h):
  - Aktivkohle absorbiert rasch verschiedenste Gifte: Tenside, organische Lösungsmittel, Pilzgifte, Endotoxine, zahlreiche Medikamente.
  - Magenspülung nur noch selten.
  - Induziertes Erbrechen: Entleerung ist vollständiger als bei Magenspülung.
- **Sekundäre Giftentfernung:** Entfernung resorbierter Stoffe aus dem Körper durch Dialyse (Hämofiltration, Austauschtransfusion).

20 PÄDIATRISCHE NOTFÄLLE

> **MERKE** Kontraindikationen für induziertes Erbrechen sind:
> - Somnolenz und Bewusstlosigkeit
> - Ingestionsunfälle bei jungen Säuglingen
> - Verätzungen mit Säuren und Laugen
> - Ingestion schäumender Substanzen
> - Ingestion von Kohlenwasserstoffen
> - Epileptische Anfälle

Sekundäre Giftentfernung: Entfernung resorbierter toxischer Substanzen aus dem Körper durch:
- **Forcierte Diurese:** Die hoch dosierte Flüssigkeitsverabreichung unter Gabe von Diuretika ist bei Kindern wegen der Gefahr einer Wasserintoxikation nicht mehr indiziert.
- **Dialyse**
- **Hämofiltration**
- **Austauschtransfusion:** Indiziert, wenn die Giftelimination auf anderem Weg nicht gelingt und die aufgenommene Substanz wasserlöslich ist.

> **MERKE** Keine therapeutischen Maßnahmen sind erforderlich bei Ingestion von:
> - Azetylsalizylsäure < 75 mg/kg KG
> - Kodeinphosphat < 2 mg/kg KG
> - Paracetamol < 3-fache altersbezogene Einzeldosis
> - Zigaretten:
>   – 9–12 Monate: < ⅓ Zigarette oder ½ Kippe
>   – 1–5 Jahre: < ½ Zigarette oder 1 Kippe
>   – 6–12 Jahre: < ¾ Zigarette oder 2 Kippen
>   – > 12 Jahre: < 1 Zigarette.

> **MERKE** Eine alleinige **Aktivkohlegabe** ist ausreichend bei Ingestion von:
> - 9–12 Monate: < ⅓–¾ Zigarette oder ½–1 Kippe
> - 1–5 Jahre: < ½–1 Zigarette oder 1–2 Kippen
> - 6–12 Jahre: < 1–1½ Zigarette oder 2–3 Kippen
> - > 12 Jahre: 1–2 Zigaretten oder 2–3 Kippen.

Spezifische therapeutische Maßnahmen bei den häufigsten Vergiftungen

Nikotin: Typische Symptome sind Blässe, Tachykardie und Schwitzen. Sehr selten sind therapeutische Maßnahmen erforderlich (s.o.). Wenn o. g. Grenzen überschritten sind, aber keine Symptome bestehen, sollte Erbrechen induziert werden. Bei Symptomen ist eine Magenspülung erforderlich.

Alkohol: Typische Symptome sind Bewusstseinsstörungen und Hypoglykämie. Bei einem wachen Kind wird der Mageninhalt mittels Sonde abgezogen. Bei einem bewusstlosen Kind erfolgen die Intubation, Magenentleerung sowie die Verabreichung von Glukose i.v. (Glukose 50 % 2 ml/kg KG i. v. rasch, dann 2:1-Lösung 8–10 ml/kg KG/h über 4–6 h)

Paracetamol: Das klinische Leitsymptom ist die Leberzellschädigung. Ab 150 mg/kg KG Paracetamol: primäre Giftentfernung durch Kohle/Glaubersalz. Verabreichung von Acetylcystein als Antidot. Leberzellschäden sind ab einer Dosis von 250 mg/kg KG Paracetamol zu erwarten. Bestimmungen des Paracetamolspiegel im Plasma sind hilfreich.

Azetylsalizylsäure: Typische Symptome sind Agitation, Tachykardie und Koma. Häufige Begleiterscheinungen sind eine metabolische Azidose (Entkoppelung der oxidativen Phosphorylierung) bzw. eine metabolische Alkalose (zentrale Stimulation) sowie eine Hyponatriämie (Syndrom der inadäquaten ADH-Sekretion). Ab 150 mg/kg KG erfolgt die primäre Giftentfernung durch Kohle/Glaubersalz. In schweren Fällen ist eine Hämodialyse oder Hämofiltration erforderlich.

Cyanid: Typische Symptome sind eine rosige Hautfarbe, der Geruch nach Bittermandeln, Hyperventilation, Krämpfe, Opisthotonus, Atemstillstand sowie Herzstillstand durch Hemmung der Cytochromoxidase. Hier ist die sofortige Verabreichung von 4-DMAP und Natriumthiosulfat i. v. lebensrettend.

Digoxin: Typische Symptome sind Übelkeit, Halluzinationen, Sehstörungen, Arrhythmien sowie eine Hyperkaliämie. Eine primäre Giftentfernung ist bis 4 h nach Einnahme sinnvoll. Bei ventrikulären Extrasystolen wird Phenytoin, bei Tachykardie Lidocain, bei Bradykardie Atropin verabreicht. Spezifische Digitalisantikörper stehen zur Verfügung. Eine Hyperkaliämie ist als Alarmzeichen zu werten, da die Kaliumkonzentration direkt mit dem Digitalisspiegel korreliert.

Trizyklische Antidepressiva: Die typische Symptomatik manifestiert sich als Mischbild aus Agitation, Koma, epileptischen Anfällen, Hypertonie (initial), Tachykardie, Hypotonie und Arrhythmien. Die primäre Giftentfernung durch Magenspülung ist bis 12 h nach Einnahme sinnvoll. Anschließend werden mehrfach Kohle und Glaubersalz appliziert. Neben allgemeinen intensivmedizinischen Maßnahmen ist bei Arrhythmien die Verabreichung von Natriumbikarbonat, Lidocain oder Phenytoin indiziert. Bei Therapieresistenz muss eine elektrische Kardioversion erfolgen. Bei epileptischen Anfällen kommen Diaze-

---

Aus Studentensicht

Therapeutische Maßnahmen
Nikotin: Blässe, Tachykardien, Schwitzen. Keine Symptome: Erbrechen induzieren. Symptome: Magenspülung.
Alkohol: Bewusstseinsstörungen, Hypoglykämie. Waches Kind: Entleerung des Mageninhalts mittels Sonde. Bewusstloses Kind: Intubation, Magenentleerung, Glukose i. v.
Paracetamol: Leberzellschädigung. Ab 150 mg/kg KG: Kohle, Glaubersalz, Acetylcystein als Antidot.
Azetylsalizylsäure: Agitation, Tachykardie, Koma, metabolische Azidose oder metabolische Alkalose mit Hyponatriämie. Ab 150 mg/kg KG: Kohle, Glaubersalz. Schwere Fälle: Hämodialyse, Hämofiltration.
Cyanid: rosige Hautfarbe, Geruch nach Bittermandeln, Hyperventilation, Krämpfe, Ophistotonus, Atemstillstand und Herzstillstand durch Hemmung der Cytochromoxidase. 4-DMAP, Natriumthiosulfat i. v.
Digoxin: Übelkeit, Halluzinationen, Sehstörungen, Arrhythmien, Hyperkaliämie. Spezifische Digitalisantikörper. Ventrikuläre Extrasystolen: Phenytoin, Tachykardie: Lidocain, Bradykardie: Atropin. Kaliumkonzentration korreliert mit dem Digitalisspiegel.
Trizyklische Antidepressiva: Mischbild aus Agitation, Koma, epileptische Anfälle, Hypertonie (initial), Tachykardie, Hypotonie, Arrythmien. Primäre Giftentfernung durch Magenspülung bis 12 h nach Einnahme möglich. Danach: Kohle, Glaubersalz. Arrythmien: intensivmedizinische Maßnahmen: Natriumbikarbonat, Lidocain oder Phenytoin. Kardioversion bei Therapieresistenz.
Methylenglykol: Ethanol.

pam, Midazolam und später Phenytoin zum Einsatz. Kontraindiziert sind Physostigmin, Chinidin, Disopyramid und Procainamid.

Methylenglykol (Frostschutzmittel): Verabreichung von Ethanol in einer Dosierung von 600 mg/kg KG p. o. oder i. v. bis zu einem Blutspiegel von 100 mg/dl.

20.5 Schädel-Hirn-Trauma (SHT)

Siehe hierzu ➤ Kap. 19.

20.6 Pädiatrische Reanimation

Während bei Erwachsenen der kardial bedingte Atem-Kreislauf-Stillstand vorherrscht, ist bei Kindern die häufigste Ursache die Hypoxie. Weitere wichtige reversible Ursachen sind in der Checkliste zusammengefasst.

Checkliste: Reversible Ursachen für einen Atem-Kreislauf-Stillstand im Kindesalter.

4 H:	• Hypoxie • Hypovolämie • Hyper-/Hypokaliämie • Hypothermie
4 HITS:	• Herzbeuteltamponade • Intoxikation • Thromboembolie • Spannungspneumothorax

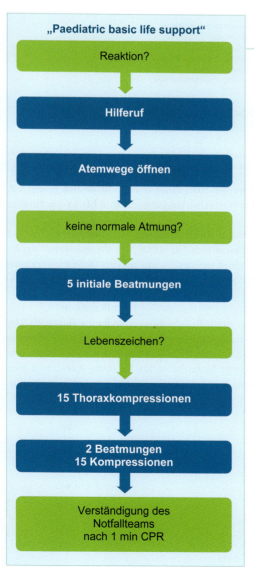

Abb. 20.2 Algorithmus der lebensrettenden Basismaßnahmen bei Kindern (nach German Resuscitation Council [GRC], Austrian Resuscitation Council [ARC], 2015). [W961-001]

Aus Studentensicht

20.5 Schädel-Hirn-Trauma (SHT)

20.6 Pädiatrische Reanimation

Pädiatrische Reanimation: Häufigste Ursache: Hypoxie. 5 × Beatmen vor Beginn der Herzmassage, Rhythmus: 15 : 2.

Checkliste: Reversible Ursachen für einen Atem-Kreislauf-Stillstand im Kindesalter

CHECKLISTE

ABB. 20.2

Aus Studentensicht

ABB. 20.3

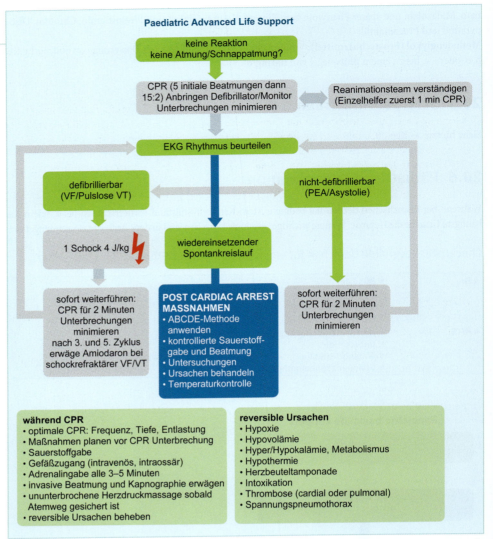

Abb. 20.3 Algorithmus der erweiterten lebensrettenden Maßnahmen bei Kindern (nach German Resuscitation Council [GRC], Austrian Resuscitation Council [ARC], 2015). W961-001

Die Leitlinien des European Resuscitation Council wurden weitgehend vereinfacht, da sich gezeigt hat, dass Kindern aus Angst davor, Schaden anzurichten, Wiederbelebungsmaßnahmen häufig vorenthalten werden.
➤ Abb. 20.2 zeigt den Algorithmus der lebensrettenden Basismaßnahmen bei Kindern, ➤ Abb. 20.3 den Algorithmus der erweiterten lebensrettenden Maßnahmen. Die wichtigsten Besonderheiten der lebensrettenden Basismaßnahmen bei Kindern im Vergleich zu Erwachsenen sind das fünfmalige Beatmen vor Beginn der Herzmassage und der veränderte Rhythmus von 15:2 (anstatt 30:2 bei Erwachsenen).

Beendigung der Reanimationsmaßnahmen
Nach 20 min sollte der Teamleiter sorgfältig prüfen, ob die Reanimationsmaßnahmen eingestellt oder fortgeführt werden. Wichtige Aspekte hierbei sind Ursache des Atem-Kreislauf-Stillstands, das Zeitintervall ohne Behandlung (No Flow), die Effektivität und die Dauer der kardiopulmonalen Reanimation (Low Flow), das Zeitintervall bis zur Verfügbarkeit geeigneter Maßnahmen zur Behebung eines reversiblen Krankheitsprozesses sowie besondere Begleitumstände, z. B. Ertrinken in kalten Gewässern oder die Einwirkung toxischer Substanzen.

Beendigung der Reanimationsmaßnahmen:
Nach 20 min Überprüfung: Ursache des Atem-Kreislauf-Stillstands, Zeitintervall ohne Behandlung, Effektivität und Dauer der kardiopulmonalen Reanimation, Zeitintervall bis zur Verfügbarkeit therapeutischer Maßnahmen → weitere Reanimation sinnvoll?

ÜBUNGSFRAGEN FÜRS MÜNDLICHE MIT LÖSUNGSHILFEN

1. Kannst du die verschiedenen Verbrennungsgrade beschreiben? Wie lässt sich das Ausmaß einer Verbrennung beim Kind abschätzen?

Verbrennungen werden in 4 Stadien eingeteilt. Eine Verbrennung **1. Grades** betrifft nur die Epidermis und geht mit einer **Rötung** und schmerzhaften Schwellung einher. Beim **2. Grad** kommt es zur **subepidermalen Blasenbildung**; je tiefer die Verbrennung, desto geringer die Schmerzen. Bei einer Verbrennung **3. Grades** kommt es zur Zerstörung der **gesamten Haut** inklusive der Anhangsgebilde. Es entstehen **schmerzlose** weißgraue Nekrosen. Der Heilungsprozess geht mit Narbenbildung einher. Eine Verbrennung **4. Grades** wird als **Verkohlung** bezeichnet und betrifft zusätzlich das Unterhautfettgewebe, u. U. auch Muskeln, Sehen, Gelenke und Knochen.
Das Ausmaß der geschädigten Körperoberfläche kann entweder nach der **Handflächenregel** (Handfläche mit Fingern des Verletzten entspricht 1% verletzter KOF) oder mithilfe der sog. **Neunerregel** für Säuglinge und Kinder abgeschätzt werden.

2. Welche wichtigen Besonderheiten der Reanimation bei Kindern im Vergleich zu Erwachsenen kennst du?

Während bei Erwachsenen der kardial bedingte Atem-Kreislauf-Stillstand vorherrscht, ist bei Kindern die **häufigste Ursache die Hypoxie.** Daher sind die wichtigsten Besonderheiten der lebensrettenden Basismaßnahmen bei Kindern das **fünfmalige Beatmen** vor Beginn der Herzmassage und der veränderte **Rhythmus von 15:2** (anstatt 30:2 bei Erwachsenen).

3. Eine Mutter kommt mit Ihrem 1,5 Jahre alten Kind in die Notaufnahme und berichtet, dass das Kind vermutlich eine halbe ihrer Kippen gegessen habe. Welche Maßnahmen ergreifst du?

Der genaue Zeitpunkt der Ingestion gibt Auskunft darüber, ob eine primäre Giftentfernung noch sinnvoll ist. Wegen der kurzen Halbwertzeit von Nikotin ist eine primäre Giftentfernung nach 2 h nicht mehr sinnvoll. Das Symptommaximum wird 2–4 h nach Ingestion erwartet. Neben Symptomen wie Blässe und Kaltschweißigkeit können Hypersalivation, Übelkeit mit Erbrechen, Diarrhö und Tremor auftreten. Schwere Vergiftungen zeichnen sich durch Somnolenz bis Koma, Blutdruckabfall, Krampfanfälle sowie Atemdepression aus. Nachdem sicher ist, dass das Kind keine symptomatische Zigaretteningestion hat und nach Rücksprache mit der Giftnotrufzentrale, kann die Mutter beruhigt werden. Es muss keine primäre oder sekundäre Giftentfernung eingeleitet werden. Zur Überwachung wird das Kind über Nacht stationär aufgenommen.

Aus Studentensicht

NKLM-Lernziele
Eine Übersicht der dem Fach zugeordneten NKLM-Lernziele findest du im Anhang ab Seite 648.

KAPITEL 21
Vorsorgeuntersuchungen im Kindesalter

21.1	Übersicht der Untersuchungsschwerpunkte bei den Vorsorgeuntersuchungen	621
21.2	Altersgemäße psychomotorische Entwicklung	622
21.3	Vorsorgeuntersuchungen	624
21.4	Neugeborenenscreening auf angeborene Stoffwechselerkrankungen und Endokrinopathien	629
21.5	Neugeborenenscreening auf angeborene Hörstörungen	630
21.6	Sonografische Screeninguntersuchung zum Ausschluss einer Hüftgelenksdysplasie	630

Aus Studentensicht

Du siehst deine Zukunft als Pädiater - dann nimm dir dieses Kapitel als Fibel zur Hand. Für alle anderen gilt, kenne die Meilensteine der Entwicklung und das Neugeborenenscreening.

> **LERNTIPP** Zum Verständnis der Vorsorgeuntersuchungen ist die richtige Interpretation von Perzentilenkurven sehr wichtig.

LERNTIPP

Seit 1971 besteht in Deutschland ein gesetzlicher Anspruch auf regelmäßige Untersuchungen zur Früherkennung von Krankheiten und Entwicklungsstörungen im Kindes- und Jugendalter. Das von den gesetzlichen Krankenkassen bezahlte Vorsorgeprogramm umfasst elf Untersuchungen. Hervorzuheben sind die 1998 eingeführte Jugendgesundheitsuntersuchung im 13.–14. Lebensjahr sowie 2008 die Erweiterung um eine U7a am Ende des 3. Lebensjahres. Seit 2005 werden vom Berufsverband der Kinder- und Jugendärzte (BVKJ) drei weitere Vorsorgeuntersuchungen im Alter von 7–8 Jahren (U10), 9–10 Jahren (U11) und 16–17 Jahren (J2) empfohlen. Die neuen Untersuchungen sind noch nicht Bestandteil des Leistungskatalogs der gesetzlichen Krankenversicherungen und müssen daher zunächst von den Eltern selbst bezahlt werden. Die Erstattung der Kosten kann bei den Krankenkassen im Sinne einer primären Präventionsmaßnahme beantragt werden. Die Checkliste fasst die Zeitpunkte der empfohlenen Vorsorgeuntersuchungen im Kindesalter zusammen.

21.1 Übersicht der Untersuchungsschwerpunkte bei den Vorsorgeuntersuchungen

Das Ziel des Vorsorgeprogramms ist die Früherkennung von Erkrankungen, die die normale körperliche und geistige Entwicklung des Kindes gefährden. Das gelbe Vorsorgeheft dient als Dokumentationsgrundlage des gesamten Vorsorgeprogramms, es wird jeweils der Mutter ausgehändigt.
Seit dem 1. September 2016 ist ein neues gelbes Heft verfügbar. Als Neuerung ist neben dem Mukoviszidose-Screening (> Kap. 13.6.1) eine Farbtafel eingeführt worden, anhand derer die Farbe des Stuhls des Kindes beurteilt werden soll. So können u.a. Hinweise auf eine Störung der Gallenwege frühzeitig erkannt werden (U2–U4). Zudem erhält die Beurteilung der emotionalen und sozialen Entwicklung des Kindes einen noch größeren Stellenwert.
Bei jeder Vorsorgeuntersuchung werden Gewicht, Körperlänge und Kopfumfang erhoben und in das Somatogramm des gelben Vorsorgehefts eingetragen. Für die Dokumentation der neuen Vorsorgeuntersuchungen U10, U11 und J2 wurde ein zusätzliches Gesundheits-Checkheft (grünes Heft) für Kinder und Jugendliche entwickelt. Zu jeder Vorsorgeuntersuchung gehört eine vollständige körperliche Untersuchung des entkleideten Kindes.

21.1 Übersicht der Untersuchungsschwerpunkte bei den Vorsorgeuntersuchungen

Ziel ist die Früherkennung von Erkrankungen, die die normale körperliche und geistige Entwicklung des Kindes gefährden. Dazu gehören eine vollständige körperliche Untersuchung des entkleideten Kindes, Dokumentation von Gewicht, Körperlänge und Kopfumfang.

621

Aus Studentensicht

Checkliste: Übersicht der empfohlenen Vorsorgeuntersuchungen im Kindes- und Jugendalter

CHECKLISTE

21 VORSORGEUNTERSUCHUNGEN IM KINDESALTER

Checkliste: Übersicht der empfohlenen Vorsorgeuntersuchungen im Kindes- und Jugendalter.

Vorsorgeuntersuchungen	Empfohlener Zeitraum
U1	10–15 min nach der Geburt
U2	3.–10. Lebenstag
U3	4.–6. Lebenswoche
U4	3.–4. Lebensmonat
U5	6.–7. Lebensmonat
U6	10.–12. Lebensmonat
U7	21.–24. Lebensmonat
U7a	3 Jahre
U8	3,5–4 Jahre
U9	5–5,5 Jahre
U10*	7–8 Jahre
U11*	9–10 Jahre
J1	12–13 Jahre
J2*	16–17 Jahre

* Zusätzliche vom BVKJ empfohlene Untersuchungen.

Impfungen sind in den Vorsorgeuntersuchungen nicht enthalten. Bei jeder Vorsorgeuntersuchung sollte jedoch der Impfstatus überprüft und sollten fehlende Impfungen nachgeholt werden.

21.2 Altersgemäße psychomotorische Entwicklung

Im Neugeborenenalter sind die Primitivreflexe bei der Beurteilung der neurologischen Entwicklung hilfreich. Sie sollten bei den entsprechenden Vorsorgeuntersuchungen geprüft werden. Es handelt sich um eine Vielzahl von Reflexen und Bewegungsautomatismen, die in den ersten Lebenswochen und -monaten physiologisch nachweisbar sind und mit zunehmender Ausreifung des ZNS verschwinden. Das Fehlen, eine Asymmetrie oder ein zu langes Persistieren dieser Reflexe (besser: Reaktionen) sprechen für das Vorliegen einer Hirnschädigung. ➤ Tab. 21.1 fasst die wichtigsten Primitivreaktionen und deren Ablauf zusammen.

21.2 Altersgemäße psychomotorische Entwicklung

Viele Reflexe und Bewegungsautomatismen in den ersten Lebenswochen physiologisch nachweisbar, verschwinden mit zunehmender Ausreifung des ZNS. Bei Fehlen, Asymmetrie oder zu langem Persistieren → Hinweis auf Hirnschädigung. Außerdem ist die altersgemäße psychomotorische Entwicklung ein zentraler Bestandteil der Vorsorgeuntersuchungen.

LERNTIPP Einen Reflex, den du auf jeden Fall kennen musst, ist die Moro-Reaktion.

LERNTIPP

TAB. 21.1

Tab. 21.1 Primitivreaktionen und deren Ablauf.

Primitivreflex	Ablauf	Zeitlicher Rahmen
Saugreaktion	Saugen bei Berühren der Lippen	Bis zum 3. Monat
Suchreaktion	Mundöffnen und Hinwenden des Kopfes bei Berühren der Wange	Bis zum 3. Monat
Handgreifreaktion	Fingerbeugung bei Bestreichen der Handinnenfläche	Bis zum 6. Monat
Fußgreifreaktion	Zehenbeugung bei Bestreichen der Fußsohle	Bis zum 11. Monat
Schreitphänomen	Schreitbewegungen bei Berühren der Unterfläche	Bis zum 2. Monat
Galant-Rückgratreaktion	Bestreichen des Rückens seitlich der Wirbelsäule führt zu Wirbelsäulenflexion mit der Konkavität zur gereizten Seite	Bis zum 3.–6. Monat
Asymmetrische tonische Halsreaktion	Seitwärtsdrehung des Kopfes führt zu Streckung von Arm und Bein auf der Gesichtsseite und zur Beugung von Arm und Bein auf der Hinterkopfseite: Fechterstellung	Bis zum 6. Monat
Symmetrische tonische Halsreaktion	Kopfbeugung führt zu Beugung der Arme und Streckung der Beine, Kopfstreckung führt zu Streckung der Arme und Beugung der Beine	Bis zum 6. Monat
Moro-Reaktion (➤ Abb. 21.2)	Erschütterung der Unterlage oder rasches Senken des in Rückenlage gehaltenen Kindes führt zuerst zur Streckung und Abduktion, dann zur Beugung und Adduktion der Arme mit Spreizen der Finger	Bis zum 3.–6. Monat

Die Beurteilung der altersgemäßen psychomotorischen Entwicklung ist ein zentraler Bestandteil der Vorsorgeuntersuchungen. ➤ Tab. 21.2 gibt einen stark vereinfachten Überblick über die für den klinischen Alltag wichtigen Meilensteine der motorischen Entwicklung.

21.2 ALTERSGEMÄSSE PSYCHOMOTORISCHE ENTWICKLUNG

Darüber hinaus ist der Denver-Developmental-Screening-Test zur Beurteilung des sozialen Kontakts, der Grob- und Feinmotorik und der Sprache sehr gut geeignet (> Abb. 21.1). Bei der entwicklungsneurologischen Untersuchung eines Kindes unter 2 Jahren sind die zu beachtenden Punkte in der Checkliste zusammengefasst.

Tab. 21.2 Meilensteine der motorischen Entwicklung.

Alter	Fähigkeiten
1 Monat	In schwebender Bauchlage wird der Kopf einige Sekunden in Rumpfebene gehalten
3 Monate	Sicheres Kopfheben in Bauchlage Hände werden in Rückenlage über der Körpermitte zusammengebracht
6 Monate	Hochziehen zum Sitzen Spielzeug wird gehalten und von einer Hand in die andere gewechselt
9 Monate	Sicheres freies Sitzen
12 Monate	Sicheres Stehen mit Festhalten an Möbeln und Wänden
18 Monate	Freies Gehen mit sicherem Gleichgewicht
2 Jahre	Sicheres Rennen und Umsteuerung von Hindernissen
3 Jahre	Beidbeiniges Abhüpfen von unterster Treppenstufe
4 Jahre	Koordiniertes Treten und Steuern eines Dreirades o. Ä.
5 Jahre	Bewältigung der Treppen beim Auf- und Abgehen freihändig und mit Beinwechsel ohne Schwierigkeiten

Nach Enders 2005.

> **LERNTIPP** Die typischen kindlichen Entwicklungsmeilensteine lassen sich in 3- bis 6-Monatsschritten gut einprägen:
> - 3 Monate: Kopfheben in Bauchlage
> - 6 Monate: Drehen von Rücken in Bauchlage
> - 9 Monate: Freies Sitzen
> - 12 Monate: Sicheres Stehen mit Festhalten
> - 18 Monate: Freies Gehen
> - 24 Monate: Sicheres Rennen

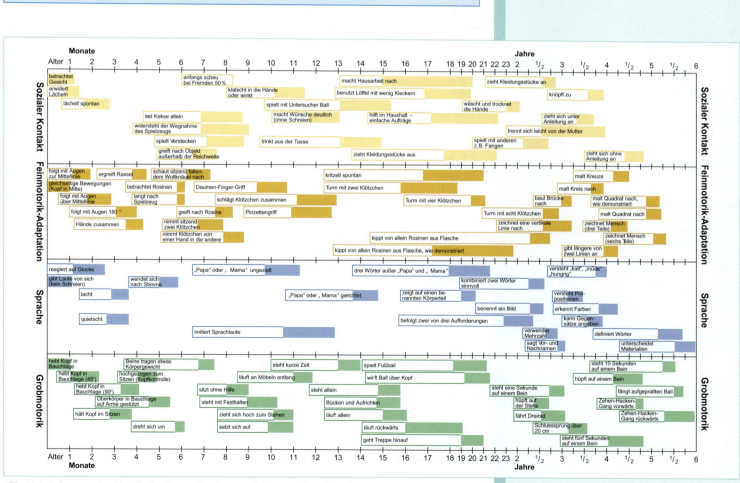

Abb. 21.1 Dokumentationsblatt für den Denver-Developmental-Screening-Test. [G675]

Aus Studentensicht

Checkliste: Die entwicklungsneurologische Untersuchung des Kindes < 2 Jahre

CHECKLISTE

Checkliste: Die entwicklungsneurologische Untersuchung des Kindes < 2 Jahre.

Anamnese	• Erkrankungen (akut/chronisch) • Vigilanz • Medikamente • Elternsituation, Umfeld
Körperliche Auffälligkeiten mit möglicher neurologischer Relevanz	• Körpermaße, Körperbau • Kopfform, Fontanelle • Dysmorphie • Haut: Elastizität, Pigmentveränderungen • Gelenke: Fehlstellungen, Beweglichkeit • Leber-, Milzgröße
Hirnnervenfunktion	• Fixieren, Sehfähigkeit, Lichtreaktion, Okulomotorik, Blickfolge • Hörvermögen, Reaktion auf Geräusche • Reaktion auf sensible Reize im orofazialen Bereich, Speichelfluss • Faziale Innervation, Mimik • Mund- und Zungenbewegungen, Saugen, Kauen, Schlucken • Stimme, Lautäußerungen, Sprache
Sensomotorik	
• Haltung	Symmetrie, Variabilität, Gelenkstellung
• Bewegungsquantität	
• Bewegungsqualität	Form, Ablauf, Flüssigkeit
	Zielorientierung, unwillkürliche Bewegungen
	Dosierung von Kraft, Tempo, Ausmaß
	Problemlösungsstrategien, Variabilität
	Fokussierte Aufmerksamkeit
	Innehalten in Bewegungszwischenstufen
• Muskeltonus	Prüfung des Widerstands bei passiver Bewegung
• Muskelkraft	Trophik der Muskulatur
	Bewegung gegen Schwerkraft und Widerstand
	Faszikulationen
• Reflexe	Muskeleigenreflexe
	Fremdreflexe
• Reaktion auf taktile Reize	Hand- und Fußgreifreaktion, Suchreaktion, Saugreaktion
	Oberflächensensibilität
• Irritabilität	Empfindlichkeit gegenüber Reizen
• Haltungskontrolle	Gleichgewicht
	Reaktion auf Lagewechsel

Nach Enders 2005.

21.3 Vorsorgeuntersuchungen

21.3 Vorsorgeuntersuchungen

U1

U1: 10–15 min nach der Geburt
- Vitalzustand nach Apgar-Score: Hautkolorit, Atmung, Muskeltonus, Reflexe bei Nasensondierung/Absaugen, Herzfrequenz. Intensivtherapie?
- Nabelschnur-pH-Wert
- Geburtsverletzungen, Fehlbildungen?
- Vitamin K (Konakion®) 2 mg p.o.

Die U1 wird **10–15 min nach der Geburt** im Kreißsaal durchgeführt und beinhaltet folgende Schritte:
- Beurteilung des Vitalzustandes des Kindes anhand von Hautkolorit, Atmung, Muskeltonus, Reflexen bei Nasensondierung/Absaugen und Herzfrequenz. Die Befunde werden nach dem Apgar-Schema 1, 5 und 10 min nach der Geburt klassifiziert (➤ Kap. 1).
- Messung des Nabelschnur-pH-Wertes.
- Beurteilung des Reifegrades des Kindes (➤ Kap. 1).
- Entscheidung, ob eine Intensivtherapie (z. B. Intubation und Beatmung) erforderlich ist.
- Eine Ösophagussondierung zum Ausschluss einer Ösophagusatresie ist nur bei Polyhydramnion, vermehrtem Speichelfluss oder Atemstörung erforderlich.
- Ausschluss von Geburtsverletzungen und Fehlbildungen.
- Verabreichung von Vitamin K (Konakion®) 2 mg oral.
- Die Credé-Prophylaxe ist nicht mehr vorgeschrieben. In vielen Kliniken kommen Erythromycin-Augentropfen zur Anwendung.
- Eintragungen der Daten zu Schwangerschaft und Geburt in das gelbe Heft.

U2

U2: 3.–10. Lebenstag
- Eingehende klinische Untersuchung
- Erweitertes Neugeborenenscreening auf angeborene Stoffwechselerkrankungen, Endokrinopathien

Die U2 wird am **3.–10. Lebenstag** durchgeführt und beinhaltet folgende Schritte:
- Umfassende Untersuchung zur Erfassung behandlungs- oder kontrollbedürftiger Befunde.
- Eingehende klinische Untersuchung.
- Durchführung des erweiterten Neugeborenenscreenings auf angeborene Stoffwechselerkrankungen und Endokrinopathien (➤ Kap. 21.4).

21.3 VORSORGEUNTERSUCHUNGEN

- Durchführung des Screenings auf angeborene Hörstörungen (➤ Kap. 21.5).
- Durchführung einer sonografischen Screeninguntersuchung zum Ausschluss einer Hüftgelenksdysplasie (➤ Kap. 21.6), falls ein hohes Risiko für eine Hüftdysplasie besteht (positive Familienanamnese, Beckenendlage, Zwillinge). Die Routineuntersuchung wird bei der U3 durchgeführt.
- Verabreichung von Vitamin K 2 mg oral (Konakion®).
- Besprechung der Rachitis-, Fluor- und Jodprophylaxe: Reife Neugeborene erhalten täglich 500 IE Vitamin D sowie 0,25 mg Fluor und 50 µg Jodid. ➤ Tab. 21.3 und ➤ Tab. 21.4 fassen die altersabhängigen Empfehlungen zur Fluorid- und Jodidprophylaxe zusammen.

Aus Studentensicht

- Screening auf angeborene Hörstörungen
- Vitamin K (Konakion®) 2 mg p.o.
- Besprechung der Rachitis-, Fluor- und Jodprophylaxe: täglich 500 IE Vitamin D, 0,25 mg Fluor, 50 µg Jodid

Tab. 21.3 Orientierende altersabhängige Empfehlungen zur Fluoridprophylaxe.

Alter	Fluoridmenge (mg/d)
1.–2. Lebensjahr	0,25
2.–3. Lebensjahr	0,25
3.–6. Lebensjahr	0,5
6.–18. Lebensjahr	1
Diese Angaben gelten für einen Fluoridgehalt des Trinkwassers von < 0,25 mg/l.	

Tab. 21.4 Orientierende altersabhängige Empfehlungen zur Jodidprophylaxe.

Alter	Jodidmenge (µg/d)
0–4 Monate	40
4–12 Monate	80
1–13 Jahre	100–180
Ab 13 Jahre	200

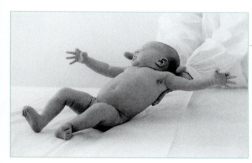

Abb. 21.2 Moro-Reaktion. Kind wird in Rückenlage gehalten. Die rasche Abwärtsbewegung des Kopfes um 4–5 cm löst eine Abduktion der Arme aus. [K120]

U3

Die U3 wird in der **4.–6. Lebenswoche** durchgeführt und beinhaltet folgende Schritte:
- Eingehende körperliche Untersuchung.
- Untersuchung der ersten Verhaltensmuster in der Sprache (Lautieren), im Sozialverhalten (lächelt, wenn es angelächelt wird) und im Spielverhalten (fixiert und verfolgt Gegenstände).
- Überprüfung von Primitivreflexen (➤ Tab. 21.1).
- Überprüfung der normalen motorischen Entwicklung (➤ Abb. 21.3a).
- Verabreichung von Vitamin K 2 mg oral (Konakion®).
- Nachfragen, ob die Vitamin-D-, Fluor- und Jodprophylaxe durchgeführt wird.
- Durchführung einer sonografischen Screeninguntersuchung zum Ausschluss einer Hüftgelenksdysplasie (➤ Kap. 21.6).

U3: 4.–6. Lebenswoche
- Eingehende körperliche Untersuchung
- Erste Verhaltensmuster in der Sprache (Lautieren), im Sozialverhalten (lächelt, wenn es angelächelt wird) und im Spielverhalten (fixiert und verfolgt Gegenstände)
- Primitivreflexe, motorische Entwicklung
- Vitamin K (Konakion®) 2 mg p.o.
- Sonografisch: Ausschluss Hüftgelenksdysplasie

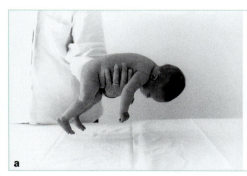 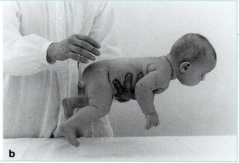

Abb. 21.3 Landau-Reaktion. **a)** Im Alter von 4 Wochen. **b)** Im Alter von 3 Monaten. [K120]

Aus Studentensicht

21 VORSORGEUNTERSUCHUNGEN IM KINDESALTER

U4: 3.–4. Lebensmonat
- Überprüfung Muskeltonus und Koordination
- Sehen und Hören
- Ernährungsberatung
- Erste Impfungen: Rotaviren, DTaP, *Hib,* IPV, Hepatitis B, Pneumokokken

U5: 6.–7. Lebensmonat
- Feststellung zerebraler Bewegungsstörungen, Beurteilung geistiger Entwicklung
- Kindliche Reaktionsweisen: Blickkontakt, Reaktion auf akustische Reize
- Motorische Entwicklung: Kopfkontrolle, Drehen aus Rücken- sowie Bauchlage, symmetrische Abstützreaktion, gezieltes Greifen
- Hörprüfung mittels Kleinaudiometer
- Augenuntersuchung (Strabismus?)
- Impfung: Rotaviren, DTaP, *Hib,* IPV, Hepatitis B, Pneumokokken.

ABB. 21.4

U4

Die U4 wird im **3.–4. Lebensmonat** durchgeführt und beinhaltet folgende Schritte:
- Bei dieser Untersuchung soll besonders auf evtl. bestehende Störungen des Muskeltonus und der Koordination geachtet werden (➤ Abb. 21.3b).
- Überprüfung des Sehens: Fixieren von Gegenständen und Personen?
- Überprüfung des Hörens (Klatschen, Rassel, Papierraascheln).
- Ernährungsberatung.
- Anlässlich der U4 können die ersten Impfungen (Rotaviren, DTaP, *Hib,* IPV, Hepatitis B, Pneumokokken) durchgeführt werden, die jedoch nicht im engeren Sinn zur Vorsorgeuntersuchung gehören.

U5

Die U5 wird im **6.–7. Lebensmonat** durchgeführt und beinhaltet folgende Schritte:
- Die Feststellung zerebraler Bewegungsstörungen und die Beurteilung der geistigen Entwicklung stehen im Vordergrund.
- Beobachtung der kindlichen Reaktionsweisen (Blickkontakt, Reaktion auf akustische Reize).
- Beurteilung der motorischen Entwicklung:
  - Kopfkontrolle sollte vollendet sein (➤ Abb. 21.4a).
  - Das Kind sollte sich von Rücken- in Bauchlage und umgekehrt drehen können.
  - Das Kind sollte eine symmetrische Abstützreaktion mit geöffneten Händen zeigen (➤ Abb. 21.4b).
  - Das Kind sollte gezielt greifen können (➤ Abb. 21.4c).
- Hörprüfung mittels Kleinaudiometer.
- Untersuchung der Augen: Strabismus?
- Nachfragen, ob die Vitamin-D-, Fluor- und Jodprophylaxe durchgeführt wird.
- Impfung: Rotaviren, DTaP, *Hib,* IPV, Hepatitis B, Pneumokokken.

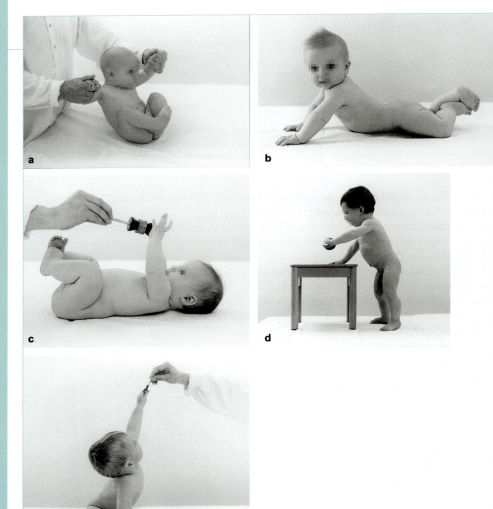

Abb. 21.4 a) Traktionsreaktion, 6 Monate (U5). [K120] **b)** Symmetrische Abstützreaktion mit geöffneten Händen (U5). [K120] **c)** Gezieltes Greifen (U5). [K120] **d)** Kind beginnt, mit Unterstützung zu stehen (U6). [K120] **e)** Pinzettengriff (U6). [K120]

U6

Die U6 wird im **10.–12. Lebensmonat** durchgeführt und beinhaltet folgende Schritte:
- Beurteilung der Körperkoordination und der Sinnes- und Sprachentwicklung: Reaktion auf leise Geräusche, Silbenverdopplung.
- Beurteilung der motorischen Fähigkeiten:
  - Das Kind beginnt zu stehen (Babybottlekaries ➤ Abb. 21.4d).
  - Das Kind greift mit dem Pinzettengriff nach Gegenständen (➤ Abb. 21.4e).
- Fremdeln?
- Ernährungsberatung (➤ Abb. 21.4f).

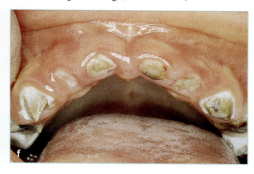

Abb. 21.4 f) Babybottlekaries. Sie wird in erster Linie durch Honigschnuller und gesüßte Instanttees aus Saugflaschen (nächtlicher Dauertrunk) hervorgerufen (U6). [S110]

- Hörprüfung: Bei Verdacht auf eine Hörstörung sollte eine differenzierte Diagnostik veranlasst werden.
- Bei Strabismus muss eine augenärztliche Untersuchung veranlasst werden.
- Überprüfung des Impfstatus.

U7

Die U7 wird im **21.–24. Lebensmonat** durchgeführt und beinhaltet folgende Schritte:
- Beurteilung der motorischen Entwicklung: Gangbild, freies Vor- und Rückwärtsgehen, Treppensteigen, Aufrichten aus der Hocke, schnelles Laufen.
- Auf Fuß- und Beindeformitäten, Wirbelsäulendeformitäten und einen eventuellen Beckenschiefstand sollte besonders geachtet werden.
- Überprüfung der Sprache: 2-Wort-Sätze, bekannte Gegenstände sollten benannt werden können.
- Frage nach Verhaltensauffälligkeiten oder Fieberkrämpfen.
- Fortführung der Fluor- und Jodprophylaxe.
- Überprüfung des Impfstatus.

U7a

Sie wird im Alter von **3 Jahren** durchgeführt und beinhaltet das Erkennen und die Behandlung von:
- Allergischen Erkrankungen
- Sozialisations- und Verhaltensstörungen
- Übergewicht
- Sprachentwicklungsstörungen
- Zahn-, Mund- und Kieferanomalien

Schwerpunkte der **Primärprävention** sind:
- Unfallprävention
- Gewaltprävention
- Allergieprävention
- Zahnpflege
- Ernährungsberatung
- Umgang mit Suchtmitteln in der Familie
- UV-Schutz

U8

Die U8 wird im **43.–48. Lebensmonat** durchgeführt und beinhaltet folgende Schritte:
- Die Erfassung von Verhaltensauffälligkeiten ist bei dieser Untersuchung besonders wichtig: Enkopresis, Trotzreaktionen, Konzentrationsschwierigkeiten, Stereotypien, Schlafstörungen, Aggressivität?
- Erfassung von Sprachstörungen: Altersentsprechende Sprache, Stottern, Dyslalie oder Dysarthrie?
- Eingehende Sehprüfung mit Sehtafeln oder einem Sehtestgerät.
- Hörprüfung mit dem Kleinaudiometer, Tympanometrie.
- Eingehende neurologische Untersuchung: Muskeltonus, Ataxie, Koordinationsstörungen, Tremor, Hirnnervenlähmungen?
- Urinuntersuchung mittels Teststreifen.
- Blutdruckmessung.

Aus Studentensicht

U6: 10.–12. Lebensmonat
- Sinnes-, Sprachentwicklung: Reaktion auf leise Geräusche, Silbenverdopplung
- Motorische Entwicklung: Stehversuche, Pinzettengriff
- Fremdeln?
- Ernährungsberatung
- Hörprüfung und Augenuntersuchung (Strabismus?)
- Impfstatus prüfen

U7: 21.–24. Lebensmonat
- Motorische Entwicklung: Freies Vor-, Rückwärtsgehen, Treppensteigen, Aufrichten aus der Hocke, schnelles Laufen.
- Wirbelsäulendeformitäten, Beckenschiefstand, Fuß-, Beindeformitäten?
- Sprache: 2-Wort-Sätze, bekannte Gegenstände sollten benannt werden können.
- Verhaltensauffälligkeiten oder Fieberkrämpfe

U7a: Im Alter von **3 Jahren** zur Erkennung von:
- Allergien
- Sozialisations- und Verhaltensstörungen
- Übergewicht
- Sprachentwicklungsstörungen
- Zahn-, Mund- und Kieferanomalien
- Außerdem Primärprävention von Unfällen, Gewalt, Zahnpflege, Ernährung, Suchtmitteln und UV-Schutz

U8: 43.–48. Lebensmonat
- Verhaltensauffälligkeiten: Enkopresis, Trotzreaktionen, Konzentrationsschwierigkeiten, Stereotypien, Schlafstörungen, Aggressivität?
- Sprachstörungen: Altersentsprechende Sprache, Stottern, Dyslalie, Dysarthrie?
- Eingehende Seh-, Hörprüfung
- Neurologische Untersuchung: Muskeltonus, Ataxie, Koordinationsstörungen, Tremor, Hirnnervenlähmungen?

21 VORSORGEUNTERSUCHUNGEN IM KINDESALTER

Aus Studentensicht

U9: 60.–64. Lebensmonat
- Ausführliche Anamnese: Infektionen, Sprachstörungen, Verhaltensauffälligkeiten, motorische Ungeschicklichkeit, Atemnotepisoden?
- Seh-, Hörprüfung.
- Grob-, Feinmotorik: Seiltänzergang, Einbeinhüpfen, grobe Kraft, Körperhaltung? Hand-Augen-Koordination: Nachzeichnen von Kreis, Dreieck, Quadrat.
- Sprechfähigkeit: Benennung von Bildern.

U10: Im Alter von **7–8 Jahren** zur Erkennung bestimmter Entwicklungsstörungen:
- Lese-Rechtschreib- sowie Rechenstörungen
- Störungen der motorischen Entwicklung und des Verhaltens
- **Primärprävention:** Sportförderung, Unfall-, Gewaltprävention, Ernährungsberatung

U11: Im Alter von **9–10 Jahren** zur Erkennung von:
- Schulleistungs-, Sozialisations- Verhaltensstörungen
- Zahn-, Mund- und Kieferanomalien
- Gesundheitsschädigendes Medienverhalten
- **Primärprävention:** Sportförderung, Unfall- und Gewaltprävention, Medien- und Schulberatung.

J1: Im Alter von **12–13 Jahren**:
- Ausführliche Anamnese: chronische Erkrankungen, Behinderungen, Schule, Familie, psychische Belastungen
- Körperliche Untersuchung: Pubertätsentwicklung
- Cholesterin i. S., Blutdruckmessung
- Besprechung sexualhygienischer Fragen

J2: Im Alter von **16–17 Jahren** zur Erkennung von:
- Pubertäts-, Sexualitätsstörungen
- Haltungsstörungen
- Struma
- Diabetesrisiko
- Sozialisations- und Verhaltensstörungen

U9
Die U9 wird im **60.–64. Lebensmonat** durchgeführt und beinhaltet folgende Schritte:
- Ausführliche Anamnese bezüglich Infektionen, Sprachstörungen, Verhaltensauffälligkeiten, motorischer Ungeschicklichkeit, Atemnotepisoden.
- Sehprüfung mit Sehtafeln oder einem Sehtestgerät.
- Hörprüfung.
- Überprüfung der Grob- und Feinmotorik: Seiltänzergang, Einbeinhüpfen, grobe Kraft, Körperhaltung? Überprüfung der Hand-Augen-Koordination: Nachzeichnen von Kreis, Dreieck, Quadrat. Es empfiehlt sich auch, ein zu Hause gemaltes Bild mitbringen zu lassen.
- Überprüfung der Sprechfähigkeit: Benennung von Bildern.
- Besprechung der Bedeutung der Fluor- und Jodprophylaxe.
- Urinuntersuchung mittels Teststreifen.
- Blutdruckmessung.

U10
Die U10 ist eine der neuen, zusätzlichen Vorsorgeuntersuchungen. Sie wird im Alter von **7–8 Jahren** durchgeführt und beinhaltet vor allem das Erkennen umschriebener Entwicklungsstörungen, z. B.:
- Lese-Rechtschreib-Störungen
- Rechenstörungen
- Störungen der motorischen Entwicklung
- Verhaltensstörungen (z. B. ADHS, ➤ Kap. 22.9)

Schwerpunkte der **Primärprävention** sind:
- Bewegungs-, Sportförderung
- Unfallprävention
- Gewaltprävention
- Umgang mit Suchtmitteln in der Familie
- Allergieprävention
- Ernährungs-, Medien-, Schulberatung
- UV-Schutz

U11
Die U11 ist eine der neuen, zusätzlichen Vorsorgeuntersuchungen. Sie wird im Alter von **9–10 Jahren** durchgeführt und beinhaltet vor allem das Erkennen und die Behandlung von:
- Schulleistungsstörungen
- Sozialisations- und Verhaltensstörungen
- Zahn-, Mund- und Kieferanomalien
- Gesundheitsschädigendem Medienverhalten.

Schwerpunkte der **Primärprävention** sind:
- Bewegungs-, Sportförderung
- Unfallprävention
- Gewaltprävention
- Umgang mit Suchtmitteln in der Familie
- Allergieprävention
- Ernährungsberatung
- Medienberatung
- Schulberatung
- UV-Schutz

J1
Die J1 wird im Alter von **12–13 Jahren** durchgeführt und beinhaltet folgende Schritte:
- Ausführliche Anamnese: chronische Erkrankungen, Behinderungen, Schule, Familie, psychische Belastungen
- Körperliche Untersuchung mit Beurteilung der Pubertätsentwicklung
- Urinuntersuchung
- Cholesterinbestimmung im Serum
- Blutdruckmessung
- Überprüfung des Impfstatus
- Besprechung sexualhygienischer Fragen

J2
Die J2 ist eine der neuen, zusätzlichen Vorsorgeuntersuchungen. Sie wird im Alter von **16–17 Jahren** durchgeführt und beinhaltet vor allem das Erkennen und die Behandlung von:
- Pubertäts- und Sexualitätsstörungen
- Haltungsstörungen

- Struma
- Diabetesrisiko
- Sozialisations- und Verhaltensstörungen

Schwerpunkte der **Primärprävention** sind:
- Bewegungs-, Sportförderung
- Unfallprävention
- Gewaltprävention
- Umgang mit Suchtmitteln in der Familie
- Allergieprävention
- Ernährungsberatung
- Sexualität, Antikonzeption, HIV
- UV-Schutz
- Medienberatung
- Partnerschaft und Familie
- Berufsberatung

21.4 Neugeborenenscreening auf angeborene Stoffwechselerkrankungen und Endokrinopathien

Hintergrund

Angeborene Stoffwechselerkrankungen und Endokrinopathien sind, wenn sie nicht behandelt werden, mit einer hohen Morbidität und Mortalität assoziiert. Viele von ihnen lassen sich frühzeitig diagnostizieren und effektiv behandeln. Das erweiterte Neugeborenenscreening wurde 2005 in den Leistungskatalog der gesetzlichen Krankenkassen aufgenommen und ist damit in Deutschland flächendeckend verfügbar.

Zielerkrankungen
- Hypothyreose
- Adrenogenitales Syndrom (AGS)
- Biotinidasemangel
- Galaktosämie
- Hyperphenylalaninämie (PKU)
- Ahornsiruperkrankung (MSUD)
- Medium-Chain-Acyl-CoA-Dehydrogenase-Mangel (MCADM)
- Long-Chain-Hydroxy-Acyl-CoA-Dehydrogenase-Mangel (LCHADM)
- Very-Long-Chain-Acyl-CoA-Dehydrogenase-Mangel (VLCADM)
- Carnitinzyklusdefekte
- Glutarazidurie Typ 1 (GA1)
- Isovalerianazidämie (IVA)
- Zystische Fibrose

> **LERNTIPP** Merke dir die Erkrankungen, die mit dem Neugeborenenscreening ausgeschlossen werden sollen.

Durchführung
- Blutentnahme **im Alter von 36–72 h** (idealerweise im Alter von 48 h).
- Blutproben (meist Fersenblut) werden auf Filterpapierkarten aufgetropft.
- Das Screeningergebnis ist unabhängig von der Ernährung oder antibiotischer Therapie.
- Vor Verlegung in eine andere Institution, vor Transfusion oder Austauschtransfusion und vor Gabe von Kortikosteroiden oder Dopamin sollte unbedingt unabhängig vom Alter des Kindes eine Blutentnahme für das Neugeborenenscreening erfolgen.
- Bei Erstscreening vor der 36. Lebensstunde bzw. bei Frühgeborenen < 32. SSW ist ein Zweitscreening erforderlich.
- Der Versand der Filterpapierkarte muss am Tag der Blutentnahme erfolgen.

Methoden
- Zur Analyse von Aminosäuren und Acylcarnitinen wird die **Tandemmassenspektrometrie** angewandt.
- Für die Analytik zur Detektion von Neugeborenen mit Hypothyreose, adrenogenitalem Syndrom, Biotinidasemangel, Galaktosämie und zystischer Fibrose kommen andere, z. T. enzymatische Verfahren zum Einsatz.

Aus Studentensicht

21.4 Neugeborenenscreening auf angeborene Stoffwechselerkrankungen und Endokrinopathien

Zielerkrankungen
- Hypothyreose
- Adrenogenitales Syndrom
- Biotinidasemangel, Galaktosämie
- Hyperphenylalaninämie, Ahornsiruperkrankung
- Medium-Chain-Acyl-CoA-Dehydrogenase-Mangel (MCADM)
- Long-Chain-Hydroxy-Acyl-CoA-Dehydrogenase-Mangel (LCHADM)
- Very-Long-Chain-Acyl-CoA-Dehydrogenase-Mangel (VLCADM)
- Carnitinzyklusdefekte
- Glutarazidurie Typ 1 (GA1)
- Isovalerianazidämie (IVA)
- Zystische Fibrose

LERNTIPP

Durchführung: Blutentnahme im Alter von 36–72 h. Blutproben (meist Fersenblut) werden auf Filterpapierkarten aufgetropft. Filterpapierkarte muss am Tag der Blutentnahme versandt werden.

Methoden: Tandemmassenspektrometrie, z. T. enzymatische Verfahren.

Aus Studentensicht

Detektionsrate: 1:1.300.

MERKE

21.5 Neugeborenenscreening auf angeborene Hörstörungen

Hintergrund: Häufigste sensorische Schädigung mit bleibenden Beeinträchtigungen der sprachlichen, intellektuellen und sozialen Entwicklung.

Durchführung
- Untersuchung aller Neugeborenen bis zum 3. Lebenstag und vor Entlassung aus der Geburtsklinik, spätestens bis zum 10. Lebenstag.
- Zügige Kontrolluntersuchung bei auffälligem Befund mittels akustisch evozierter Hirnstammpotenziale (AABR).
- Bei erneut auffälligem Befund pädaudiologische Konfirmationsdiagnostik und Therapie vor Ende des 6. Lebensmonats beginnen.

Methoden: Otoakustische Emissionen (OAE), Ableitung akustisch evozierter Hirnstammpotenziale (AABR).

MERKE

21.6 Sonografische Screeninguntersuchung zum Ausschluss einer Hüftgelenksdysplasie

Epidemiologie: 3% aller Neugeborenen. ♀:♂ = 5:1.

Durchführung: Standardisierte Sonografie der Hüfte beim Neugeborenen nach Graf bei der U3. Bei Risikofaktoren schon bei der U2.

---

21 VORSORGEUNTERSUCHUNGEN IM KINDESALTER

Detektionsraten
Durch die Erweiterung des Neugeborenenscreenings wurden die Detektionsraten von 1:2.600 auf 1:1.300 verdoppelt. Mortalität und Morbidität wurden signifikant reduziert (➤ Kap. 6).

Chancen und Risiken
- Chancen: Reduktion von Mortalität und Morbidität
- Risiken: Unnötige Verunsicherung/Belastung von Familien (falsch positive, mögliche asymptomatische Verläufe bei MCAD-Mangel oder IVA).

> **MERKE** Aus den Ergebnissen des Neugeborenenscreenings kann lediglich der Verdacht auf das Vorliegen einer Erkrankung abgeleitet werden. Stets muss die Diagnose durch unabhängige Methoden bestätigt werden. Ein positives Screeningergebnis ist also niemals mit einer Diagnose gleichzusetzen.

21.5 Neugeborenenscreening auf angeborene Hörstörungen

Hintergrund
Permanente Hörstörungen sind bei Kindern die häufigste sensorische Schädigung (1–2:1.000 Neugeborene). Ohne Intervention kommt es zu bleibenden Beeinträchtigungen der sprachlichen, intellektuellen, sozialen und emotionalen Entwicklung.

Ziele
Testung aller Neugeborenen bezüglich des beidseitigen Hörvermögens, um eine vollständige und frühzeitige Erkennung therapeutisch relevanter Hörstörungen (ab einem Hörverlust von 35 dB) und einen adäquaten Therapiebeginn sicherzustellen. Hierdurch sollen Folgebehinderungen möglichst gering gehalten werden.

Durchführung
- Alle Neugeborenen sollten untersucht werden (Kassenleistung seit 2009).
- Die Untersuchung sollte bis zum 3. Lebenstag und vor Entlassung aus der Geburtsklinik, spätestens bis zum 10. Lebenstag durchgeführt werden.
- Bei auffälligem Befund soll möglichst am selben Tag, spätestens aber bis zur U2 eine Kontrolluntersuchung mittels akustisch evozierter Hirnstammpotenziale (AABR) durchgeführt werden. Vor Ende des 3. Lebensmonats sollte eine Hörstörung sicher nachgewiesen oder ausgeschlossen sein.
- Bei erneut auffälligem Befund erfolgt eine pädaudiologische Konfirmationsdiagnostik bis zur 12. Lebenswoche mit exakter Hörschwellenbestimmung (Fachärzte für Phoniatrie und Pädaudiologie o. Ä.).
- Bei bestätigtem permanentem Hörverlust sollte eine Therapie vor Ende des 6. Lebensmonats eingeleitet werden.

Methoden
- Es werden otoakustische Emissionen (OAE) oder die Ableitung akustisch evozierter Hirnstammpotentiale (AABR) allein oder in Kombination angewandt.
- Die Rate falsch positiver Testergebnisse beträgt derzeit 1–4%. Diese kann durch die Anwendung von OAE, gefolgt von AABR, auf < 1% gesenkt werden.

> **MERKE** Ein unauffälliger Befund beim Neugeborenenhörscreening lässt keine Aussage über die Entwicklung des zukünftigen Hörvermögens zu. Insbesondere können damit zu diesem Zeitpunkt keine genetisch bedingten Hörstörungen erfasst werden, die sich erst im frühen Kindesalter oder später entwickeln.

21.6 Sonografische Screeninguntersuchung zum Ausschluss einer Hüftgelenksdysplasie

Epidemiologie
Eine angeborene Hüftgelenksdysplasie kommt bei etwa 3% der Neugeborenen vor. Mädchen sind etwa fünfmal häufiger betroffen als Jungen.

Durchführung
Die Screeninguntersuchung zum Ausschluss einer Hüftgelenksdysplasie wird bei der U3, bei Vorliegen von Risikofaktoren bei der U2 durchgeführt.

Die standardisierte Sonografie der Hüfte beim Neugeborenen nach Graf erfordert eine morphologische Beschreibung des knöchernen Pfannenerkers, der Hüftgelenkspfanne, des knorpeligen Erkers und der

21.6 SONOGRAFISCHE SCREENINGUNTERSUCHUNG

Position des Hüftgelenkkopfes (➤ Abb. 21.5 a und b). ➤ Tab. 21.5 zeigt eine Klassifikation der Hüftgelenksdysplasien (➤ Abb. 21.6).

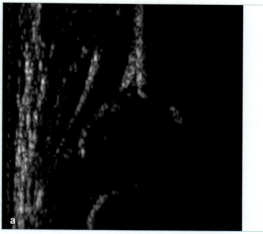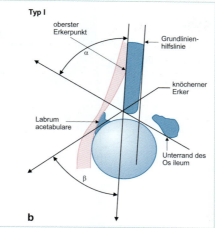

Abb. 21.5 a) Sonografie der Säuglingshüfte. Normalbefund. [T409] **b)** Schematische Darstellung der bei der sonografischen Untersuchung der Hüfte wichtigen anatomischen Strukturen. Normalbefund. [L141]

Tab. 21.5 Klassifikation der Hüftgelenksdysplasien.

Typ	Knöcherner Erker	Knorpeliger Erker			Hüftkopf			Therapie
	Form		Größe	Echogenität		α	β	
I	Eckig	Spitz	Den Hüftkopf übergreifend	Echoarm	Zentriert	> 60°	< 55°	Nein
IIa < 12. Lebenswoche	Rund	Breit	Den Hüftkopf übergreifend	Echoarm	Zentriert	50–59°	> 55°	Kontrolle
IIb > 12. Lebenswoche	Rund	Breit	Den Hüftkopf übergreifend	Echoarm	Zentriert	50–59°	55–70°	Kontrolle
IIc	Rund	Breit	Den Hüftkopf übergreifend	Echoarm	Noch zentriert	43–49°	70–77°	Ja
IIIa	Flach	Breit	Nicht den Hüftkopf übergreifend	Echoarm	Dezentriert	< 43°	> 77°	Ja
IIIb	Flach	Breit	Nicht den Hüftkopf übergreifend	Echodicht	Dezentriert	< 43°	> 77°	Ja
IV	Flach	Aufgebraucht	Nicht den Hüftkopf übergreifend	Echodicht	Luxiert	< 43°	Nicht bestimmbar	Ja

> **MERKE** Das Risiko einer Hüftgelenksdysplasie ist erhöht bei:
> - Geburt aus Beckenendlage
> - Positiver Familienanamnese bezüglich Hüftgelenksdysplasie
> - Stellungsanomalien der Füße
> - Abspreizhemmung der Hüfte

Therapie
Die Therapie sollte so früh wie möglich, spätestens zu Beginn der 6. Lebenswoche erfolgen.
Bei **IIa-Hüften** wird zunächst eine Kontrolluntersuchung im Alter von 6 Wochen durchgeführt. Ab einer **IIb-Hüfte** wird bei allen Formen der Hüftgelenksdysplasie eine Spreizhosenbehandlung durchgeführt (➤ Abb. 21.7).
Bei **III- und IV-Hüften** muss das dezentrierte Gelenk im ersten Schritt reponiert werden. Dies erfolgt durch Anwendung einer sog. Pavlik-Bandage, einer Traktionsbehandlung oder der Overheadextension. Eine seltene, aber folgenschwere Komplikation der Repositionsmanöver ist die iatrogene Hüftkopfnekrose. Um eine erneute Luxation oder Subluxation zu vermeiden, erfolgt dann eine Ruhigstellung in einer

---

Aus Studentensicht

Therapie: Start der Therapie so früh wie möglich, spätestens zu Beginn der 6. Lebenswoche.
- **IIa-Hüfte:** Kontrolluntersuchung mit 6 Wochen.
- **IIb-Hüfte:** Spreizhosenbehandlung.
- **III- und IV-Hüften:** Reponierung des dezentrierten Gelenks durch Pavlik-Bandage, Traktionsbehandlung oder Overheadextension. Anschließend Ruhigstellung in einer Orthese oder Gips. Operative Korrektur bei ausbleibendem Erfolg. Komplikation der Repositionsmanöver: Hüftkopfnekrose in 1–8 % der Fälle.

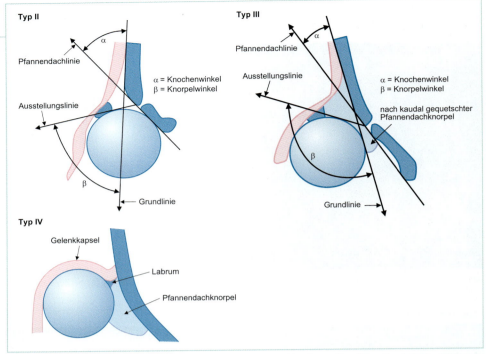

Abb. 21.6 Hüftgelenksdysplasie. **a)** Typ-II-Hüfte: Breiter knöcherner Erker, knorpeliger Erker überdacht den Hüftkopf, Verkleinerung des α-Winkels, Vergrößerung des β-Winkels. **b)** Typ-III-Hüfte: Breiter knöcherner Erker, knorpeliger Erker überdacht den Hüftkopf nicht, weiter Verkleinerung des α-Winkels bei Vergrößerung des β-Winkels. **c)** Typ-IV-Hüfte: Luxation. [L141]

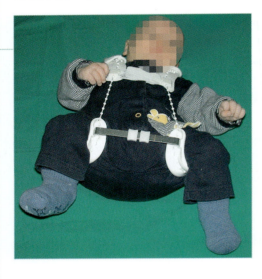

Abb. 21.7 Beuge-Spreiz-Schiene bei einem 9 Monate alten Säugling mit Hüftgelenksdysplasie [R232].

Orthese oder Gips. Im Anschluss, in der sog. Nachreifungsphase, ist das Gelenk zwar stabil, die Gelenkbelastung sollte aber durch Tragen einer Orthese vermindert werden. Führt diese Behandlung nicht zum Erfolg, kann eine operative Korrektur indiziert sein.

Eine Hüftkopfnekrose tritt in 1–8 % der Fälle als Therapiefolge auf.

> **MERKE** Wird eine angeborene Hüftgelenksdysplasie rechtzeitig erkannt und konsequent behandelt, entwickeln sich die Hüften bei über 90 % der betroffenen Kinder später funktionell und radiologisch normal.

> **LERNTIPP** Kenne die prädisponierenden Faktoren für eine Hüftgelenksdysplasie und die dazugehörige Diagnostik.

ÜBUNGSFRAGEN FÜRS MÜNDLICHE MIT LÖSUNGSHILFEN

1. Kannst du die Prüfung einiger Neugeborenenreflexe und das Alter, bis zu dem sie auslösbar sind, nennen?

Der sehr einfach zu prüfende **Saugreflex** wird durch Berührung der Lippen oder der Zungenspitze ausgelöst und ist bis zum 3. Monat auslösbar. Die **Handgreifreaktion (Palmarreflex)** wird durch Bestreichen der Handinnenfläche, das eine Beugereaktion der Finger auslöst, getestet. Bis zum 6. Monat kann diese Reaktion provoziert werden. Analog dazu kann der **Fußgreifreflex (Plantarreflex)** ausgelöst werden, der bis zum 11. Monat getestet werden kann. Das sog. **Schreitphänomen** (Schreitbewegungen des Kindes bei Berühren der Unterfläche) kann nur kurze Zeit, bis zum Alter von etwa 2 Monaten, beobachtet werden. Die **Moro-Reaktion** ist bei jungen Säuglingen häufig spontan zu beobachten, auszulösen ist der Reflex durch Erschütterung der Unterlage oder rasches Senken des in Rückenlage gehaltenen Kindes. Dies führt zuerst zur Streckung und Abduktion, dann zur Beugung und Adduktion der Arme mit Spreizen der Finger. Bis zum 3.–6. Lebensmonat gelingt das Auslösen dieses Reflexes. Die **Galant-Rückgratreaktion** ist bis zum 3.–6. Monat durch Bestreichen des Rückens seitlich der Wirbelsäule auslösbar und führt zu Wirbelsäulenflexion mit der Konkavität zur gereizten Seite. Ein weiterer Neugeborenenreflex ist die **asymmetrische tonische Nackenreaktion,** die bis zum 6. Monat nachweisbar ist.
Seitwärtsdrehung des Kopfes führt zu Streckung von Arm und Bein auf der Gesichtsseite und zur Beugung von Arm und Bein auf der Hinterkopfseite: **Fechterstellung.**

2. Worauf muss bei der Durchführung des Neugeborenenscreenings (Guthrie-Test) geachtet werden?

Das Neugeborenenscreening erfasst verschiedene angeborene Stoffwechselstörungen und Endokrinopathien, die durch frühzeitige Diagnosestellung effektiv behandelbar sind. Vor der Durchführung des Screenings muss die **Aufklärung und Einwilligung der Eltern** (Sorgeberechtigte) als gesetzliche Vertreter des Kindes erfolgen. Der optimale Zeitpunkt der Testung liegt zwischen der 36. und 72. Lebensstunde, idealerweise **im Alter von 48 h.** Eine Blutentnahme vor der 36. Lebensstunde erhöht das Risiko für falsch positive oder falsch negative Befunde. Das Blut, das sowohl aus venösem Vollblut als auch typischerweise aus **Kapillarblut,** z. B. **aus der Ferse,** entnommen werden kann, wird auf dem markierten Filterpapierteil der Guthrie-Karte aufgebracht. Die Testkarte muss klare Angaben zur Identifizierung des Kindes haben und unbedingt am Tag der Blutentnahme ans Screeninglabor versendet werden. Ein Zweitscreening ist erforderlich bei Frühgeborenen < 32 SSW und Erstscreening vor der 36. Lebensstunde. Außerdem muss eine erste Probeentnahme unabhängig vom Alter des Kindes **vor Bluttransfusion** oder **vor Kortikosteroid- oder Dopamintherapie** erfolgen. Eine Medikamenteneinnahme der Mutter während der Schwangerschaft oder des Kindes zum Zeitpunkt der Blutabnahme sollten auf der Filterpapierkarte notiert werden, da einige Medikamente die Testergebnisse beeinflussen können.

Aus Studentensicht

IMPP-Schwerpunkte

!! Prinzip sowie die Interpretation von Perzentilen-Angaben; Primitivreflexe insbesondere Moro-Reflex
! Meilensteine der Entwicklung; Vorsorgeuntersuchungen (Hörscreening, Hüftscreening)

NKLM-Lernziele

Eine Übersicht der dem Fach zugeordneten NKLM-Lernziele findest du im Anhang ab Seite 648.

KAPITEL 22
Kinderpsychologie und Sozialpädiatrie

- 22.1 Anorexia nervosa 635
- 22.2 Adipositas 637
- 22.3 Kindesmisshandlung (Battered-Child-Syndrom) und Kindesmissbrauch 638
- 22.4 Harninkontinenz 641
- 22.5 Enkopresis 642
- 22.6 Lese- und Rechtschreibstörung (Legasthenie) 642
- 22.7 Frühkindlicher Autismus 643
- 22.8 Stottern 644
- 22.9 Aufmerksamkeits-Defizit-Hyperaktivitäts-Störung (ADHS) 644

Aus Studentensicht

Im Akutfall spielt die Kinderpsychologie eine untergeordnete Rolle. Aber im Alltag sind Themen wie ADHS, Anorexia nervosa, Kindesmisshandlung und Legasthenie an der Tagesordnung. Also nimm dir auch für dieses Kapitel noch einmal genug Zeit.

22.1 Anorexia nervosa

Definition
Unter Anorexia nervosa versteht man eine überwiegend bei Mädchen in der Präpubertät und Pubertät auftretende selbst verursachte extreme Gewichtsabnahme oder eine unzureichende altersentsprechende Gewichtszunahme, die mit einer tief verwurzelten Überzeugung einhergeht, trotz Untergewicht zu dick zu sein.

Epidemiologie
Die Häufigkeit der Anorexia nervosa bei Frauen liegt bei 0,5 bis 1 %. Das weibliche Geschlecht ist 10- bis 15-mal häufiger betroffen als das männliche. Die Erkrankung tritt selten vor dem 10. oder nach dem 25. Lebensjahr auf. Der Häufigkeitsgipfel liegt bei 14 Jahren. Anorexia nervosa kommt gehäuft in der sozialen Mittel- und Oberschicht vor.

Ätiologie und Pathogenese
Bei Essstörungen handelt es sich um **multifaktoriell bedingte Erkrankungen.** Zwillings- und Familienuntersuchungen sprechen für eine Beteiligung genetischer Faktoren. Eine Rolle des *Serotonin-5HT2A-Rezeptor*-Gens wird diskutiert. Das in vielen Ländern vorherrschende Schlankheitsideal ist wohl weniger ein pathogenetischer Faktor als ein Auslöser der Essstörung. Diäten kommen ebenfalls als Auslöser in Betracht, sofern eine entsprechende Prädisposition besteht. Einzelne Untersuchungen deuten auf eine pathogenetische Bedeutung von **Östrogen** hin. Der präpubertär einsetzende Anstieg der weiblichen Geschlechtshormone könnte ein prädisponierender Faktor für die Manifestation der Anorexia nervosa sein und damit das bevorzugte Erkrankungsalter erklären. Die **Leptinkonzentration** im Serum ist bei Patientinnen mit Anorexia nervosa im Akutstadium der Erkrankung stark erniedrigt. **Zwangs-, Angststörungen** und **Depressionen** können im Einzelfall der Essstörung vorausgehen. Ein niedriges Selbstwertgefühl begünstigt die Manifestation. Sexueller Missbrauch lässt sich bei Patientinnen mit Essstörungen nicht häufiger nachweisen als bei Frauen mit anderen psychiatrischen Störungen, jedoch deutlich häufiger als bei gesunden Frauen. Psychodynamisch sind **Autonomiekonflikte** und die **Ablehnung der weiblichen Geschlechterrolle** von Bedeutung.

Klinik
Das mehr oder weniger ausgeprägte **Untergewicht** ist das klinische Leitsymptom der Anorexia nervosa. Das Gewichtskriterium für die Anorexia nervosa ist erfüllt, wenn der Body-Mass-Index (BMI) unter der

---

22.1 Anorexia nervosa

Definition: Selbst verursachte extreme Gewichtsabnahme oder unzureichende altersentsprechende Gewichtszunahme, die mit der Überzeugung einhergeht, dick zu sein trotz bestehendem Untergewicht.

Epidemiologie: ♀: 0,5–1 %. Erkrankungsgipfel 14 Jahre.

Ätiologie: Multifaktoriell bedingte Erkrankung. Diskutierter genetischer Faktor: **Serotonin-5HT2A-Rezeptor-Gen.** Auslöser: Vorherrschendes Schönheitsideal, Diäten. Prädisponierender Faktor: Präpubertär einsetzender Anstieg der weiblichen Geschlechtshormone **(Östrogen). Zwangs-, Angststörungen** und **Depressionen** können der Essstörung vorausgehen. Autonomiekonflikte und Ablehnung der weiblichen Geschlechterrolle spielen eine Rolle bei der Krankheitsentstehung.

Aus Studentensicht

Klinik: Leitsymptom **Untergewicht** (BMI < 10. Perzentile). Stark eingeschränkte Kalorienzufuhr, stundenlange sportliche Aktivität, **depressive Verstimmung,** ausgeprägter **Ehrgeiz** bei meist hoher **Intelligenz**. Begleitsymptome: Amenorrhö, Haarausfall, Osteoporose, reversible Pseudoatrophie des Gehirns, Kälteempfindlichkeit, arterielle Hypotonie.
- **Restriktive Form:** Fehlen von Fressattacken, selbst induziertem Erbrechen, Laxanzien- und Diuretikaabusus.
- **Binge-Eating/Purging-Form:** Fressanfälle begleitet mit selbst induziertem Erbrechen, Laxanzien- und Diuretikaabusus.

MERKE

Diagnostik: BMI ≤ 17,5 kg/m², selbst verursachter Gewichtsverlust. Körperschemastörung, Überzeugung, dick zu sein. Endokrine Störungen, Störungen der pubertären Entwicklung und des Wachstums.

LERNTIPP

Therapie: Aufbau einer **Behandlungsmotivation.** Stationäre Aufnahme: bei niedrigem BMI mit fehlender Gewichtszunahme, bei weiterer Gewichtsabnahme unter Therapie, bei einem BMI < 14 kg/m² oder potenziell lebensgefährlichen somatischen Komplikationen. Zentrales Therapieziel: **Gewichtszunahme.** Normalisierung des Essverhaltens, Psychotherapie.

ABB. 22.1

---

22 KINDERPSYCHOLOGIE UND SOZIALPÄDIATRIE

10. Perzentile liegt. Bei vielen Patientinnen liegt der BMI unter der 3. Perzentile (meist zwischen 12 und 17 kg/m², sehr selten < 10 kg/m²).

Patientinnen mit Anorexia nervosa schränken die Kalorienzufuhr durch Meidung fett- und kohlenhydratreicher Lebensmittel stark ein. Sie beschäftigen sich zwanghaft anmutend mit ihrem Körpergewicht, das sie trotz bestehenden Untergewichts für zu hoch halten. Häufig wird versucht, den Energieverbrauch durch stundenlange **sportliche Aktivitäten** zu erhöhen. Psychisch sind die betroffenen Mädchen durch eine Neigung zu **depressiven Verstimmungen,** ausgeprägten **Ehrgeiz** bei meist **hoher Intelligenz,** oft auch durch hysterische oder schizoide Persönlichkeitszüge gekennzeichnet. Mögliche **somatische Begleitsymptome** sind eine Amenorrhö, Haarausfall, Osteoporose und eine reversible Pseudoatrophie des Gehirns. Zusätzlich leiden die Patienten auch unter Kälteempfindlichkeit und arterieller Hypotonie. Die häufig beklagte Obstipation ist meist auf die geringere Stuhlfrequenz durch die stark eingeschränkte Nahrungsaufnahme zurückzuführen. Eine Krankheitseinsicht besteht selten.

Die Anorexia nervosa wird in zwei Subtypen unterteilt. Bei der **restriktiven Form** fehlen Fressattacken, selbst induziertes Erbrechen, Laxanzien- und Diuretikaabusus. Bei der **Binge-Eating/Purging-Form** treten regelmäßig „Fressanfälle" auf, die von selbst induziertem Erbrechen, Laxanzien- und Diuretikaabusus begleitet werden.

MERKE BMI-Werte < 13 kg/m² bei stationärer Aufnahme gehen mit einer deutlich erhöhten Mortalitätsrate einher.

Diagnostik
Diagnostische Kriterien für Anorexia nervosa:
- Körpergewicht mindestens 15 % unterhalb der Norm bzw. BMI ≤ 17,5 kg/m² (➤ Abb. 22.1)
- Selbst verursachter Gewichtsverlust
- Körperschemastörung und Überzeugung, zu dick zu sein
- Endokrine Störung (Hypothalamus-Hypophysen-Gonaden-Achse), z. B. Amenorrhö
- Störung der pubertären Entwicklung und des Wachstums

LERNTIPP Wichtig ist zu wissen, dass bei einer Anorexia nervosa eine Körperschemastörung vorliegt.

Therapie
Die Behandlung der Anorexia nervosa erfordert ein umfassendes Betreuungskonzept. Der erste Schritt der Therapie besteht im Aufbau einer **Behandlungsmotivation.** Grundsätzlich ist eine ambulante Behandlung einer stationären vorzuziehen.

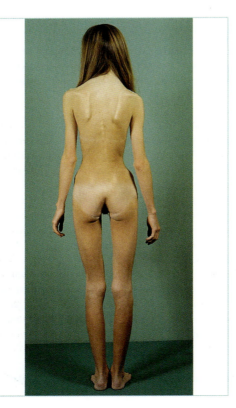

Abb. 22.1 14-jähriges Mädchen mit Anorexia nervosa. [R376]

Indikationen für eine stationäre Aufnahme sind eine fehlende Gewichtszunahme bei niedrigem BMI, eine weitere Gewichtsabnahme unter Therapie, ein BMI < 14 kg/m² , potenziell lebensgefährliche somatische Komplikationen, Bradykardien, schwere Depressionen, akute Suizidgefahr und schwere familiäre Konflikte. Die **Gewichtszunahme** ist ein zentrales Therapieziel und in der Regel die Grundvoraussetzung für die „Psychotherapiefähigkeit" einer Patientin. Ziel bei der Bemühung um eine **Normalisierung des Essverhaltens** ist eine regelmäßige Nahrungszufuhr zu den 3 Hauptmahlzeiten sowie z. B. 2 Zwischenmahlzeiten. Eine eingehende Ernährungsberatung ist wichtig. Auf eine ausreichende Kalziumzufuhr ist zu achten (Osteoporoseprophylaxe).

Die **Psychotherapie** kann verhaltenstherapeutisch, gesprächstherapeutisch, familientherapeutisch oder tiefenpsychologisch ausgerichtet sein. Die Elternarbeit ist entscheidend. Zu Beginn muss verhindert werden, dass die Eltern die Patientin gegen ärztlichen Rat aus der Klinik nehmen, da die meisten Mädchen ihre Eltern durch Suiziddrohungen erpressen. Die Eltern müssen umfassend aufgeklärt und später in die Behandlung mit einbezogen werden.

> **MERKE** Zunächst sollte bei Anorexia nervosa stets versucht werden, eine orale Nahrungsaufnahme durchzusetzen. Eine Sondenernährung kann in Einzelfällen bei schwerer Abmagerung zu einer deutlichen Entlastung der Patientin führen. Eine parenterale Ernährung ist nur in absoluten Ausnahmefällen bei vitaler Bedrohung indiziert und kann zu schweren Komplikationen führen (z. B. Elektrolytentgleisungen).

Prognose

Die Letalität der Anorexia nervosa ist hoch. In den vergangenen Jahrzehnten hat sich die Prognose adoleszenter Patientinnen mit Anorexia nervosa jedoch deutlich verbessert. Aktuelle Studien gehen von einer Heilungschance von 70–80 % aus. Chronische Verläufe sind durch soziale Isolation und eine hohe psychiatrische und somatische (z. B. Niereninsuffizienz) Komorbidität gekennzeichnet. Auch sog. genesene Patientinnen behalten mehr oder weniger leichte Auffälligkeiten des Essverhaltens bei.

> **MERKE** Die Früherkennung und Einleitung einer Behandlung sind für die Prognose von entscheidender Bedeutung.

22.2 Adipositas

Definition

Die Adipositas bezeichnet eine pathologische Erhöhung des Körperfettanteils an der Gesamtkörpermasse. Übergewicht ist als ein BMI über der 90., Adipositas als ein BMI über der 97. alters- und geschlechtsspezifischen Perzentile definiert.

Epidemiologie

Die Häufigkeit der Adipositas steigt in allen Industrienationen. Die KIGGS-Studie (Studie zur Gesundheit von Kindern und Jugendlichen in Deutschland) von 2006 belegt, dass zum damaligen Zeitpunkt 15 % der Kinder und Jugendlichen übergewichtig und 6,3 % adipös waren.

Ätiologie

Zwillingsuntersuchungen haben ergeben, dass der Anteil genetischer Faktoren etwa 70 % beträgt. Faktoren der psychosozialen Umgebung tragen ebenso zur Entstehung einer Adipositas bei. Zu den Ursachen gehören sicher auch ein Rückgang der körperlichen Bewegung durch moderne Fortbewegungsmöglichkeiten sowie Tätigkeiten vor dem Bildschirm und Fernsehen. Die Prävalenz und das Ausmaß der Adipositas korrelieren direkt mit der konsumierten Fettmenge.

Pathogenese

Eine Adipositas entsteht bei einer positiven Energiebilanz des Körpers, also bei übermäßiger Kalorienzufuhr und mangelnder Energieabgabe.
Wesentliche physiologische Regulationssysteme, in denen Kandidatengene für die Gewichtsregulation vermutet werden, sind die Steuerung des Grundumsatzes, der Thermogenese, der Fettoxidation, des Hunger-Sättigungs-Empfindens (z. B. Leptinsensitivität) sowie der Adipozytendifferenzierung. Zwei übergeordnete Regulationsmechanismen können unterschieden werden: Bei der kurzfristigen Kontrolle der Energiebilanz spielen Signale aus dem Magen-Darm-Trakt sowie Nahrungsmetaboliten eine wichtige Rolle. Bei der langfristigen Kontrolle der Energiebilanz ist ein Informationsaustausch zwischen den Energiereservoiren des Körpers und den übergeordneten hypothalamischen Zentren nötig (z. B. Leptin).
Eine Adipositas entsteht dann, wenn Störfaktoren in den regulierenden Systemen keine adäquate Antwort finden. Dabei reichen kleinste Energieüberschüsse pro Tag aus, um ein progredientes Wachstum der Energiespeicher und damit der Körperfettmasse auszulösen.

Klinik

Kinder und Jugendliche mit Adipositas sind in der Regel **schwer und groß**, da es im Rahmen des Energieüberschusses zu einem akzelerierten Längenwachstum kommt. **Striae distensae** sowie eine **Pseudogynäkomastie** und ein **Pseudohypogenitalismus** bei Jungen sind häufig. Bei Mädchen kommt es oft zu einer **frühzeitigen Pubertätsentwicklung**. Durch das nachteilige äußere Erscheinungsbild können schwerwiegende **psychosoziale Konsequenzen** auftreten.

Das Risiko für das Auftreten von Dyslipoproteinämien, Diabetes mellitus Typ 2 und einer arteriellen Hypertonie, und damit das **Atheroskleroserisiko**, ist stark erhöht. Typische **orthopädische Folgekrankheiten** sind Genua valga, die aseptische Nekrose der Tibiaepiphyse sowie die Epiphyseolysis capitis femoris. Das Syndrom der **obstruktiven Schlafapnoen** mit nächtlicher Hypoventilation und Hypoxämie kommt bei adipösen Kindern ebenfalls gehäuft vor (> Kap. 13). Eine **Fettleber** sowie ein gastroösophagealer Reflux sind typische Komplikationen. Bei Jugendlichen mit Adipositas kann ein **Pseudotumor cerebri** mit Kopfschmerzen und Sehstörungen auftreten.

> **MERKE** Kinder mit alimentärer Adipositas sind schwer und groß, Kinder mit syndromatischer Adipositas sind eher schwer und klein.

Diagnostik

- Bestimmung von Gewicht, Länge, BMI und Dokumentation in einer Perzentilenkurve (> Abb. 22.2)
- Blutdruckmessung
- Cholesterin und Triglyzeride sowie Leberenzyme im Serum
- Harnsäure im Serum bei positiver Familienanamnese
- TSH zum Ausschluss einer Hypothyreose
- Gegebenenfalls oraler Glukosetoleranztest
- Orthopädisches Konsil bei Hüft- oder Kniegelenkschmerzen

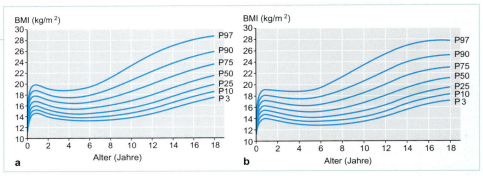

Abb. 22.2 BMI-Perzentilenkurven für **a)** Jungen und **b)** Mädchen. [L127]

Therapie

Die Behandlung der Adipositas bedarf eines **umfassenden Betreuungskonzepts.** Wichtige Ziele sind eine gesunde Ernährung und ausreichende körperliche Bewegung. Zunächst sollte eine Stabilisierung des Körpergewichts erreicht werden. Später wird eine langsame Gewichtsabnahme (z. B. 0,5 kg/Monat) angestrebt, um Gegenregulationsmechanismen (Reduktion des Grundumsatzes usw.) möglichst zu unterdrücken. Medizinisches Ziel ist die Reduktion oder Elimination der Komorbidität.

Interdisziplinäre Therapieprogramme können den Patienten dabei unterstützen, diese Ziele zu erreichen.

22.3 Kindesmisshandlung (Battered-Child-Syndrom) und Kindesmissbrauch

Definitionen

Körperliche Misshandlung ist die Gewaltanwendung durch Erwachsene gegenüber Kindern, die zu Wunden und körperlichem Trauma sowie vor allem bei Säuglingen und Kleinkindern zu schweren Schädigungen und diagnostischen Problemen führen kann.

Sexueller Missbrauch ist die Beteiligung von Kindern und Jugendlichen an sexuellen Aktivitäten, die sie nicht oder nicht in allen Konsequenzen verstehen, denen sie nicht verantwortlich zustimmen können oder die soziale Tabus im Rahmen familiärer Strukturen verletzen.

Epidemiologie

Die Häufigkeit von Kindesmisshandlung ist schwer eruierbar. Vorsichtige Schätzungen gehen von 5 betroffenen Kindern auf 1.000 Geburten pro Jahr aus. Vorwiegend sind Kinder unter 4 Jahren betroffen. Man nimmt an, dass 10 % aller „Unfälle" bei Kindern unter 5 Jahren nicht akzidentell sind und dass 50 %

22.3 KINDESMISSHANDLUNG (BATTERED-CHILD-SYNDROM) UND KINDESMISSBRAUCH

aller Frakturen im 1. Lebensjahr sowie 15 % aller Verbrennungen und Verbrühungen bei Säuglingen auf Misshandlung zurückzuführen sind.

Die Häufigkeitsangabe für sexuellen Missbrauch ist noch schwieriger. Offizielle Zahlen liegen bei 0,75 : 1.000. Befragungen erwachsener Frauen ergeben Zahlen von 10–15 %.

Ätiologie
Eine initiale Ablehnungshaltung der Eltern gegenüber dem Kind kann über verschiedene Wechselwirkungen zu einem chronisch konfliktreichen Beziehungsmuster führen. Bei Deprivation und Vernachlässigung steht das Fehlen klarer Grenzen und Regeln im Vordergrund. Bei Misshandlung sind Persönlichkeitsprobleme der Eltern und widrige familiäre Bedingungen (Armut) ein wichtiger ätiologischer Faktor.

Klinik
Bei der aktiven Misshandlung weisen **Hautveränderungen** häufig auf die Diagnose hin. Hierzu gehören Narben, Striemen mit Abdruck von Gegenständen, unterschiedlich „alte" Hämatome (> Abb. 22.3a), Bissverletzungen und Würgemale am Hals. Auch Einblutungen in die Konjunktiven kommen vor (> Abb. 22.3b). Brandverletzungen mit kreisrundem Aussehen (Zigaretten), am Gesäß (Herdplatte) oder strumpfförmig an beiden Füßen (heißes Bad) sind fast pathognomonisch für eine nicht akzidentelle Verbrennung.

Frakturen sind diagnostisch wichtig und treten vor allem am Schädel, an den Extremitäten und den Rippen auf. Junge Kinder sind besonders durch **Schädel-Hirn-Traumen** gefährdet, die zu Frakturen und intrazerebralen Blutungen führen können. **Subdurale Hämatome** und **Retinaeinblutungen** sind besonders häufig und charakteristisch. Die Kombination dieser beiden Verletzungen bei Säuglingen ist pathognomonisch für eine besondere, keinesfalls akzidentelle Verletzungsform, das **Schütteltrauma**. Stumpfe Bauchtraumen können zu Leber- oder Milzrupturen führen.

Verletzungen im Genital- und Analbereich, sexuell übertragbare Krankheiten sowie Schwangerschaft in der Pubertät sollten an sexuellen Missbrauch denken lassen.

Kopf- und Bauchschmerzen, Übelkeit, Gangstörungen und Zyklusstörungen sind Symptome, die als Ausdruck der Stressbelastung gewertet werden können.

Aus Studentensicht

Ätiologie: Initiale Ablehnungshaltung der Eltern gegenüber dem Kind → chronisch konfliktreiches Beziehungsmuster. Misshandlungen aufgrund von Persönlichkeitsproblemen der Eltern.

Klinik
- **Hautveränderungen:** Narben, Striemen mit Abdruck von Gegenständen, unterschiedlich „alte" Hämatome, Bissverletzungen, Würgemale am Hals, Einblutungen in die Konjunktiven. Pathognomonisch für nicht akzidentelle Verbrennungen: Brandverletzungen mit kreisrundem Aussehen (Zigaretten), am Gesäß (Herdplatte).
- **Frakturen** am Schädel, an Extremitäten oder Rippen sind typisch. Schädel-Hirn-Traumen. **Schütteltrauma:** Kombination aus subduralem Hämatom und Retinaeinblutungen, die niemals akzidentell verursacht werden können.
- **Sexueller Missbrauch: Verletzungen im Genital- und Analbereich,** sexuell übertragene Krankheiten, Schwangerschaft in der Pubertät.
- **Ausdruck der Stressbelastung:** Kopf- und Bauchschmerzen, Übelkeit, Gangstörungen, Zyklusstörungen.
- **Auffällige Verhaltensmuster:** Weglaufen, Suizidversuche.
- **Auffälligkeiten im sozialen Beziehungsmuster:** Furchtsamkeit, Übervorsichtigkeit, eingeschränkte soziale Interaktion mit Gleichaltrigen. Erwachsen wirkendes Verhalten.

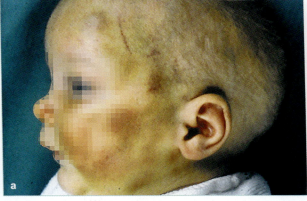 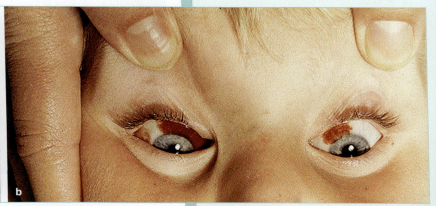

Abb. 22.3 a) Unterschiedlich alte Hämatome bei Kindesmisshandlung. b) Konjunktivale Einblutungen nach Trauma. [O530]

Auffällige Verhaltensmuster wie Weglaufen, Suizidversuche und sexualisiertes Verhalten können Ausdruck einer Misshandlung oder eines Missbrauchs sein. **Auffälligkeiten im sozialen Beziehungsmuster** sind Furchtsamkeit und Übervorsichtigkeit, eingeschränkte soziale Interaktionen mit Gleichaltrigen, Autoaggression oder Aggression gegenüber anderen und Teilnahmslosigkeit. Eine Ablehnungshaltung kann sowohl von Eltern gegenüber ihrem Kind als auch von Jugendlichen gegenüber ihren Eltern oder wechselseitig vorliegen. Die Eltern haben hohe Ansprüche an die Kinder und Jugendlichen bezüglich Lob und Anerkennung. Jugendliche werden als gleichwertige Partner oder Partnerersatz behandelt. Sie zeigen ein erwachsen wirkendes Verhalten mit einem hohen Maß an Kompetenz und Verantwortung. Nur in geschütztem Rahmen kommt das Bild der Depression und Verunsicherung zum Ausdruck.

> **MERKE** Die Kombination eines subduralen Hämatoms mit typischen Knochenveränderungen und/oder typischen Hautveränderungen ist pathognomonisch für eine Kindesmisshandlung. Die Kombination mit Retinaeinblutungen ist charakteristisch für das Schütteltrauma (Shaken-Baby-Syndrom).

MERKE

Diagnostik
Diagnostisch besonders wichtig ist, bei verdächtigen Symptomen an die Möglichkeit einer Kindesmisshandlung zu **denken**. Die wichtigsten diagnostischen Schritte sind:
- **Gespräch** mit der Familie und dem Patienten zur Klärung von Unfallmechanismen und Hintergründen
- Sorgfältige **klinische Untersuchung**

Diagnostik
- Gespräch mit Familie und Patient
- Sorgfältige Untersuchung
- Bildgebende Diagnostik
- Labor: Blutbild, Gerinnungsstatus, Eisenstatus, Vitamin D, Parathormon

22 KINDERPSYCHOLOGIE UND SOZIALPÄDIATRIE

- Gegebenenfalls **kindergynäkologische Untersuchung**
- Eine **Untersuchung des Skelettsystems** ist bei Verdacht auf Misshandlung stets erforderlich (> Abb. 22.4):
  - Säuglinge: radiologischer „Skelettstatus"
  - Ältere Kinder: Skelettszintigrafie (geringere Strahlenbelastung), dann eine gezielte Röntgenaufnahme
  - Verdächtige Röntgenbefunde: Subperiostale Verkalkungen, Absprengungen am Rand der Metaphysen, spiralförmige Frakturen von Röhrenknochen
- **Röntgenaufnahme oder Sonografie des Schädels**
- **Sonografie des Abdomens:** Intraabdominelle Blutungen?
- **MRT** (CT im Notfall)
- **Augenärztliche Untersuchung:** Retinale Blutungen?
- **Labor:** Blutbild, Gerinnungsstatus, Eisenstatus, Vitamin D, Parathormon

> **PRAXISTIPP**
> Bei Verdacht auf Kindesmisshandlung sollten alle körperlichen Auffälligkeiten sorgfältig fotografisch dokumentiert werden.

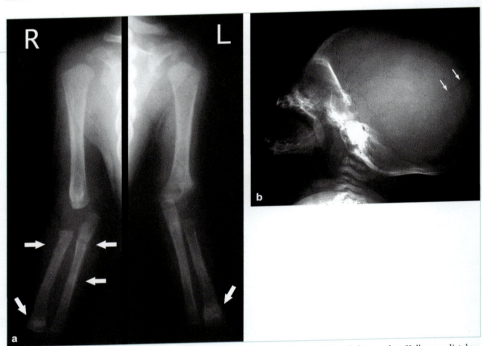

Abb. 22.4 Kindesmisshandlung. **a)** Parierfraktur. Frische proximale Radius- und Ulnafraktur rechts, Kallus am distalen Radius beidseits und am Ulnaschaft rechts als Hinweis auf länger zurückliegende Frakturen (jeweils durch Pfeile markiert). **b)** Parietale Schädelfraktur bei Kindesmisshandlung.

Differenzialdiagnose
- Leukämie (Knochenschmerzen, Hämatome)
- Primäre Gerinnungsstörung (Hämatome)
- Rachitis (erhöhte Knochenbrüchigkeit)
- Osteogenesis imperfecta (rezidivierende Frakturen)
- Glutarazidurie Typ 1 (subdurale Hygrome, Hämatome und Retinablutungen).

> **MERKE** Bei Schädelfrakturen ist darauf zu achten, ob das angegebene Trauma für das Ausmaß der Fraktur adäquat ist.

Therapie
Grundsätzlich ist eine multidisziplinäre Zusammenarbeit von Kliniksozialarbeitern und -psychologen, Mitarbeitern des Jugendamts, Erziehern, Therapeuten und Ärzten zum Schutz des gefährdeten Kindes erforderlich. Im Vordergrund stehen die Sicherheit des Kindes und praktische Hilfen (Nahrung, Wohnung, Schule). Zur Krisenintervention kann das Kind durch eine **Klinikeinweisung** geschützt werden. Mitarbeiter des Jugendamtes erstellen in Zusammenarbeit mit den beteiligten Fachkräften (Psychologen, Kinder- und Jugendpsychiater, Sozialpädagogen, Erzieher, Ärzte) einen **Hilfeplan**.
Eine **Inobhutnahme** ist die gesetzlich vorgeschriebene, auch gegen den Willen der Eltern mögliche Herausnahme des Kindes aus seiner Familie und dessen Unterbringung in Einrichtungen im Fall von akuter

---

Aus Studentensicht

PRAXISTIPP

ABB. 22.4

MERKE

Therapie: Sicherheit für das Kind und praktische Hilfen, Erstellung eines **Hilfeplans**. Zur Krisenintervention: **Klinikeinweisung.** Inobhutnahme: Herausnehmen des Kindes aus seiner Familie.

22.4 Harninkontinenz

Definition
Bei einer unkontrollierten Harnentleerung ab einem Alter von 5 Jahren spricht man von Harninkontinenz. Unterschieden wird die Inkontinenz in der Nacht (Synonym: Enuresis oder Enuresis nocturna) von der Inkontinenz am Tag. Darüber hinaus kann eine intermittierende von einer kontinuierlichen Harninkontinenz abgegrenzt werden, wobei Letztere meist Folge einer organischen Grunderkrankung ist. Als Störung soll eine Enuresis oder nichtorganisch (funktionelle) Harninkontinenz erst bezeichnet werden, wenn mindestens ein Einnässereignis pro Monat über den Zeitraum von 3 Monaten vorliegt.
Bei der **primären Harninkontinenz** war das Kind noch zu keiner Zeit kontinent. Bei der **sekundären Harninkontinenz** tritt die Inkontinenz nach einer Kontinenzphase von mindestens 6 Monaten erneut auf.

Epidemiologie
Etwa 14 % aller Kinder sind im Alter von 5 Jahren noch nicht dauerhaft kontinent. Jungen sind von der Enuresis nocturna häufiger als Mädchen betroffen. Die nichtorganische Harninkontinenz tagsüber kommt öfter bei Mädchen vor.

Ätiologie
Mögliche Ursachen sind psychische Probleme (traumatische Erlebnisse, unbewusste Konflikte, emotionale Belastung) und eine mangelhafte Funktionsreifung. Es besteht eine familiäre Häufung. Organische Ursachen wie neurogene Blasenfunktionsstörungen (z. B. bei Spina bifida occulta oder Tethered Cord), urogenitale Fehlbildungen, Diabetes mellitus, Diabetes insipidus und Harnwegsinfektionen müssen ausgeschlossen werden. Bei der nichtorganischen, funktionellen Harninkontinenz am Tag sind die häufigsten Formen der Miktionsaufschub, die Dranginkontinenz oder die dyskoordinierte Miktion. Häufig spielen mehrere Faktoren eine Rolle.

Klinik
Das klinische Leitsymptom ist das **Einnässen**, wobei die Frequenz und der Zeitpunkt des Einnässens sehr unterschiedlich sein können.

Diagnostik
- Ausführliche **Anamnese** (bestehende Erkrankungen, psychomotorische Entwicklung, familiäre Belastungen, Umfeld usw.)
- Führen eines **Blasentagebuchs** über mindestens 48 h: Trink- und Miktionsprotokoll
- Strichliste über 2 Wochen mit Angaben übers Einnässen und ggf. Einkoten
- Urinuntersuchung und sorgfältige körperliche Untersuchung (Hinweis auf organische Ursache?)
- **Sonografie der Nieren und Blase:** Anatomische Auffälligkeiten, Restharn nach Blasenentleerung?
- **Urodynamik und Uroflowmetrie mit Restharnbestimmung:** Koordination der Blasenentleerung
- **Radiologische Diagnostik:** Nur bei auffälligen Vorbefunden (s.o.)

Therapie
Die **Behandlung der nicht organisch bedingten Harninkontinenz** erfordert eine interdisziplinäre Zusammenarbeit von Psychologen, Pädagogen und Pädiatern. Das Führen eines **Kalenders** mit Belohnungsstrategien (operantes Konditionieren) ist die erste Maßnahme. Darüber hinaus werden die Kinder 5- bis 7-mal täglich zur **willkürlichen Blasenentleerung** aufgefordert. Auf eine ausreichende Trinkmenge sollte geachtet werden.
Eine weitere Maßnahme besteht darin, die abendliche Trinkmenge einzuschränken.
Führen urotherapeutische Maßnahmen nicht zum gewünschten Erfolg, kommen verhaltenstherapeutischer Maßnahmen zum Einsatz. Hierzu gehört z. B. die Anwendung einer Klingelmatratze, die oft sehr erfolgreich ist.
Die **medikamentöse Therapie** mit DDAVP (Minirin®) oral abends beruht auf der Vorstellung, dass Kinder mit nächtlicher **Harninkontinenz** möglicherweise eine zu niedrige Vasopressinkonzentration während des Schlafes haben. Als ernste, aber seltene Nebenwirkung können Hyponatriämie und Wasserintoxikation vorkommen. Die Substanz soll nicht länger als 3 Monate angewandt werden. Nach dem Absetzen kommt es allerdings häufig zu Rezidiven.

Aus Studentensicht

22.4 Harninkontinenz

Definition: Unkontrollierte Harnentleerung ab 5 Jahren mit mindestens 1 Einnässereignis pro Monat über den Zeitraum von 3 Monaten. **Enuresis/Enuresis nocturna:** Inkontinenz in der Nacht.
- **Primäre Harninkontinenz:** Kind war noch zu keiner Zeit kontinent.
- **Sekundäre Harninkontinenz:** Inkontinenz nach einer Kontinenz von > 6 Monaten.

Ätiologie: Psychische Probleme, mangelnde Funktionsreifung. Ausschluss organischer Ursachen wie neurogene Blasenfunktionsstörungen, urogenitale Fehlbildungen, Diabetes mellitus, Diabetes insipidus, Harnwegsinfektionen. Nichtorganische, funktionelle Harninkontinenz am Tag: Miktionsaufschub, Dranginkontinenz, dyskoordinierte Miktion.

Klinik: Einnässen.

Diagnostik: Ausführliche Anamnese, Führen eines **Blasentagebuchs** über mindestens 48h, Strichliste über 2 Wochen mit Angaben übers Einnässen und ggf. Einkoten, Urinuntersuchung, körperliche Untersuchung. Bildgebende und funktionelle Untersuchung.

Therapie
- **Nicht organisch bedingte Harninkontinenz:** Führen eines Kalenders mit Belohnungsstrategien. 5- bis 7-mal tägliche Aufforderung zur willkürlichen Blasenentleerung. Verhaltenstherapeutische Maßnahmen: Klingelmatratze. **Medikamentös:** Minirin®.
- **Organisch bedingte Harninkontinenz:** Anticholinergika, mehrfach tägliche Blasenkatheterisierung.

22 KINDERPSYCHOLOGIE UND SOZIALPÄDIATRIE

Die **Behandlung der organisch bedingten Harninkontinenz** bei neurogenen Blasenentleerungsstörungen ist kompliziert. Anticholinergika (z. B. Oxybutynin) können die Detrusoraktivität blockieren. Bei vielen Patienten ist eine mehrfach tägliche Blasenkatheterisierung erforderlich.

Prognose
Die Prognose der nicht organisch bedingten Harninkontinenz ist in der Regel günstig. Bis zum 10.–12. Lebensjahr ist die überwiegende Mehrzahl der Kinder kontinent. Die Prognose der organisch bedingten Harninkontinenz ist hingegen ungünstig. Oberstes Ziel ist hier die dauerhafte Vermeidung von Harnwegsinfektionen.

22.5 Enkopresis

Definitionen
Bei willkürlichem oder unwillkürlichem Stuhlabgang nach dem 4. Lebensjahr, der nicht selten mit Kotschmieren assoziiert ist, spricht man von Enkopresis. Wie bei der Harninkontinenz unterscheidet man eine **primäre** und eine **sekundäre Enkopresis.**

Epidemiologie
Die Häufigkeit der Störung ist altersabhängig. Etwa 1,5 % der 8-Jährigen und 0,8 % der 12-Jährigen koten ein. Jungen sind häufiger betroffen als Mädchen. Eine Enkopresis ist häufig mit einer Harninkontinenz assoziiert.

Ätiologie
Eine **primäre Enkopresis** ist häufig durch eine allgemeine Entwicklungsverzögerung, eine Einschränkung der intellektuellen Funktionen oder eine Behinderung bedingt. Bei der **sekundären Enkopresis** ist sehr oft eine chronisch-habituelle Obstipation mit Überlaufenkopresis die Ursache (➤ Kap. 14). Darüber hinaus spielen belastende Erlebnisse oder chronische Konfliktsituationen eine wichtige Rolle.

Klinik
Das klinische Leitsymptom ist das **Einkoten.** Es geschieht meist tagsüber, manchmal auch nachts. Häufig verstecken die Kinder ihre verschmutzte Wäsche. Sie zeigen oft eine merkwürdige Indolenz.

Diagnostik
- Ausführliche **Anamnese** (Stuhlfrequenz und -konsistenz, bestehende Erkrankungen, psychomotorische Entwicklung, familiäre Belastungen, Umfeld usw.)
- Eingehende **körperliche Untersuchung**
- Sorgfältige **neurologische Untersuchung**
- **Rektale Untersuchung** (chronische Obstipation?)

Therapie
Liegt eine chronisch-habituelle Obstipation vor, führen eine konsequente Darmentleerung und Normalisierung der Stuhlfrequenz und -konsistenz schon sehr bald zu einem Sistieren der Enkopresis (➤ Kap. 14). Ergeben sich Anhaltspunkte dafür, dass die Beherrschung der Darmfunktion nicht richtig erlernt wurde, so sollte dieser Vorgang im Rahmen einer Übungsbehandlung unter Anwendung von Belohnungsstrategien nachgeholt werden. In anderen Fällen stehen psychologische Maßnahmen im Vordergrund. In jedem Fall ist eine eingehende Beratung der Eltern erforderlich.

Prognose
Bei Fehlen zusätzlicher Belastungsfaktoren und bei altersentsprechender Entwicklung des Kindes ist die Prognose gut.

22.6 Lese- und Rechtschreibstörung (Legasthenie)

Definition
Es handelt sich um eine umschriebene Beeinträchtigung der Entwicklung der Lese- und Rechtschreibfähigkeit, die nicht auf eine Intelligenzminderung, Hör- oder Sehstörung oder auf eine andere Erkrankung zurückgeführt werden kann.

Epidemiologie
Die Häufigkeit beträgt im Alter von 8 Jahren etwa 7 %. Jungen sind deutlich häufiger betroffen als Mädchen.

Aus Studentensicht

22.5 Enkopresis

Definition: Willkürlicher oder unwillkürlicher Stuhlabgang nach dem 4. LJ.

Ätiologie: Allgemeine Entwicklungsverzögerung, Einschränkung der intellektuellen Funktion oder Behinderung. Sekundäre Enkopresis oft bedingt durch chronisch-habituelle Obstipation mit Überlaufenkopresis.

Klinik: Einkoten.

Diagnostik: Anamnese. Körperliche, neurologische und rektale Untersuchung.

Therapie: Chronisch-habituelle Obstipation: konsequente Darmentleerung, Normalisierung der Stuhlfrequenz und -konsistenz. Beherrschung der Darmfunktion mithilfe von Belohnungsstrategien erlernen.

22.6 Lese- und Rechtschreibstörung (Legasthenie)

Definition: Umschriebene Beeinträchtigung der Entwicklung der Lese- und Rechtschreibfähigkeit.

Ätiologie

Familienuntersuchungen legen eine Beteiligung genetischer Faktoren nahe. Die in den vergangenen Jahren identifizierten Kandidatengene spielen eine Rolle in der Bildung und Migration von Neuronen sowie deren struktureller Ausdifferenzierung. Vermutet werden darüber hinaus eine Störung der Informationsverarbeitung sowie Veränderungen der Hirnstruktur und Hirnfunktion.

Klinik

Die **Lesefähigkeit** und **Rechtschreibleistung** liegen deutlich **unter der Altersnorm,** während der **Intelligenzquotient** normal ist. Bei vielen Kindern findet sich anamnestisch eine **Sprachentwicklungsverzögerung.** Begleitend bestehen häufig **Aufmerksamkeitsstörungen** und eine **Hyperaktivität.** Sekundär können emotionale Störungen, Konzentrationsstörungen, psychosomatische Symptome (Kopfschmerzen, Bauchschmerzen, Übelkeit), depressive Verstimmungen sowie Störungen des Sozialverhaltens auftreten.

Diagnostik

- Klinisch-psychiatrische und neurologische Untersuchung
- Hörprüfung
- Sehprüfung
- Intelligenztestung
- Psychologische Testung: Prüfung der Lese-, Rechtschreib- und Rechenfähigkeit

Therapie

Eine funktionelle Übungsbehandlung im Lesen und Rechtschreiben steht im Rahmen einer schulischen Förderung im Vordergrund. Darüber hinaus sollten die Kinder bei der Bewältigung der psychischen Belastung und der Sekundärsymptome unterstützt werden.

Prognose

Nur etwa 25 % der Kinder mit einer Legasthenie erreichen im Grundschulalter altersgemäße Rechtschreibleistungen.

22.7 Frühkindlicher Autismus

Definition

Autistische Syndrome sind durch eine hochgradige interpersonelle Kontaktstörung mit einer generellen Entwicklungsverzögerung, einer Unfähigkeit, Emotionen auszudrücken, Stereotypien sowie Sprachauffälligkeiten gekennzeichnet.

Epidemiologie

Die Häufigkeit beträgt etwa 3:1.000. Jungen sind deutlich häufiger betroffen als Mädchen. Der frühkindliche Autismus manifestiert sich bereits im Säuglingsalter.

Pathogenese

Hirnfunktionsstörungen spielen bei der Pathogenese des frühkindlichen Autismus wahrscheinlich eine führende Rolle. Bei rund 60 % der Kinder findet man klinische Hinweise auf eine solche Hirnfunktionsstörung. Zwillingsuntersuchungen sprechen für eine bedeutende genetische Komponente bei der Entstehung autistischer Syndrome.

Klinik

Die **Entwicklung** der Kinder ist von Anfang an **verzögert.** Sie nehmen **keinen Blickkontakt** auf. Die emotionale Entwicklung kann als nahezu fehlend bezeichnet werden. Die **extreme Kontaktstörung** zeigt sich in einer Abkapselung ohne Reaktion auf Menschen. Hingegen zeigen die Kinder oft eine intensive Zuwendung zur sachlichen Umwelt. Sie halten ängstlich an Gewohnheiten fest und können in Panikzustände geraten, wenn Veränderungen in ihrer Umgebung auftreten. Die Angst vor realen Gefahren hingegen fehlt (z.B. Balancieren auf dem Balkongeländer). Es bestehen **motorische Auffälligkeiten** wie Stereotypien (z.B. Augenbohren), Zehenspitzengang, unkoordinierte Bewegungen und Leerlaufbewegungen. Die **Sprachauffälligkeiten** manifestieren sich als verzögerte Sprachentwicklung (50%), als Neigung zu Wortneubildung und zur Echolalie. Die Kinder sprechen typischerweise von sich in der dritten Person.

Diagnostik

- Die Diagnose wird klinisch unter Verwendung von Beurteilungsskalen gestellt.
- Eingehende Entwicklungsdiagnostik
- cMRT: Ausschluss zugrunde liegender anatomischer zerebraler Veränderungen

---

Aus Studentensicht

Ätiologie: Genetische Faktoren, Störung der Informationsverarbeitung, Veränderungen der Hirnstruktur und -funktion.

Klinik: Lesefähigkeit und **Rechtschreibleistung unter der Altersnorm** bei **normalem Intelligenzquotient,** Aufmerksamkeitsstörungen, Hyperaktivität. Sprachentwicklungsverzögerung in der Anamnese. Sekundär: Emotionale Störungen und Konzentrationsstörungen, psychosomatische Symptome, depressive Verstimmungen.

Diagnostik: Klinisch-psychiatrische und neurologische Untersuchung. Hör- und Sehprüfung. Intelligenztestung. Prüfung der Lese-, Rechtschreib- und Rechenfähigkeit.

Therapie: Schulische Förderung.

22.7 Frühkindlicher Autismus

Definition: Hochgradige interpersonelle Kontaktstörung mit genereller Entwicklungsverzögerung, einer Unfähigkeit, Emotionen auszudrücken und Sprachauffälligkeiten.

Pathogenese: Hirnfunktionsstörungen, genetische Faktoren.

Klinik: Verzögerte Entwicklung, kein Blickkontakt, fehlende emotionale Entwicklung, extreme **Kontaktstörung,** intensive Zuwendung zur sachlichen Umwelt. Panikzustände bei Veränderung in ihrer Umgebung. Fehlende Angst vor realen Gefahren. Motorische und sprachliche Auffälligkeiten.

Diagnostik: Beurteilungsskalen, eingehende Entwicklungsdiagnostik. Ausschluss zugrunde liegender anatomischer zerebraler Veränderungen.

22 KINDERPSYCHOLOGIE UND SOZIALPÄDIATRIE

> **MERKE** Die diagnostischen Kriterien des Autismus sind eine extreme Abkapselung gegenüber der Umwelt, Veränderungsangst und stereotypes Verhalten sowie eine Verzögerung der Gesamtentwicklung mit Sprachauffälligkeiten.

Therapie
Die Behandlung ist sehr schwierig und erfordert viel Geduld bei allen Beteiligten. Das Vorgehen besteht in einem stufenweisen Aufbau von interpersonellen Kontakten zu einer Bezugsperson, die man dann auszuweiten versucht. Hierzu eignen sich verhaltenstherapeutische Maßnahmen, kombiniert mit gezielter Frühförderung, insbesondere im sprachlichen Bereich.

Prognose
Wichtige prognostische Faktoren sind die Sprachentwicklung und die Intelligenz im 6. Lebensjahr. Ist die Sprache zu diesem Zeitpunkt recht gut entwickelt und die Intelligenz normal (IQ > 80), ist die Prognose relativ günstig.

22.8 Stottern

Definition
Es handelt sich um eine situationsbedingte Redeflussstörung.

Epidemiologie
Stottern tritt bei etwa 5 % der 5-jährigen Jungen und bei 2 % der 5-jährigen Mädchen auf. Die Häufigkeitsgipfel liegen zwischen dem 3. und 6. (Sprachentwicklung), zwischen dem 6. und 7. (Einschulung) sowie zwischen dem 12. und 14. Lebensjahr (Pubertät).

Klinik
Klonisches Stottern äußert sich in Wiederholungen beim Sprechbeginn. **Tonisches Stottern** manifestiert sich als Blockierung beim Sprechablauf. Kombinierte Formen kommen vor. Bei ausgeprägten Formen treten zusätzliche Körperbewegungen auf.

Therapie
Eine verhaltenstherapeutisch ausgerichtete Übungsbehandlung ist häufig erfolgreich. Wichtig ist die psychologische Entlastung des Patienten.

Prognose
Bei einem Drittel der Patienten sistieren die Symptome, bei einem Drittel können sie gebessert werden, in einem Drittel der Fälle persistieren sie.

22.9 Aufmerksamkeits-Defizit-Hyperaktivitäts-Störung (ADHS)

Definition
Eine ADHS liegt vor, wenn unaufmerksames und impulsives Verhalten mit oder ohne deutliche Hyperaktivität ausgeprägt ist, nicht dem Alter und Entwicklungsstand entspricht und zu Störungen in den sozialen Bezugssystemen, der Wahrnehmung und im Leistungsbereich (Schule) führt.

Klassifikation nach DSM-IV
- ADHS – Hyperaktiv impulsiver Typ
- ADHS – Unaufmerksamer Typ
- ADHS – Kombinierter Typ

Pathogenese
Es wird eine fehlerhafte Informationsverarbeitung zwischen Frontalhirn und Basalganglien infolge von Störungen im Neurotransmitterstoffwechsel (vor allem Dopamin) angenommen. Dies führt über mangelnde Hemmung von Impulsen zu ungenügender Selbstregulation. Es kommt zu Aufmerksamkeitsschwäche, Impulsivität und Hyperaktivität.

Epidemiologie
ADHS ist eine der am häufigsten diagnostizierten Verhaltensstörungen im Kindesalter. Bei 6–10 Jahre alten Kindern beträgt die Prävalenz der ADHS in Deutschland 6 %. Jungen sind deutlich häufiger betroffen. Es wird vermutet, dass ADHS „überdiagnostiziert" wird. Neue Studien, die zeigen, dass insbesondere jüngere Kinder innerhalb einer Klasse die Diagnose ADHS erhalten, unterstützen diese Hypothese.

22.9 Aufmerksamkeits-Defizit-Hyperaktivitäts-Störung (ADHS)

Klinik

Aufmerksamkeitsstörung, Impulsivität und **Hyperaktivität** sind die Leitsymptome der ADHS. Die Verhaltensauffälligkeiten treten in altersvariabler Ausprägung auf.

Säuglinge: Lang dauernde Schreiphasen, motorische Unruhe, Ess- und Schlafprobleme, Ablehnung von Körperkontakt, Misslaunigkeit.

Kleinkinder: Plan- und rastlose Aktivität, schnelle, häufige Handlungswechsel, geringe Ausdauer, ausgeprägte Trotzreaktionen, unberechenbares Sozialverhalten, Teilleistungsschwächen bezüglich auditiver und visueller Wahrnehmung sowie Fein- und Grobmotorik, häufige Unfälle, soziale Isolation.

Schulkinder: Mangelnde Regelakzeptanz, Stören im Unterricht, starke Ablenkbarkeit, emotionale Instabilität, geringe Frustrationstoleranz, aggressives Verhalten, chaotisches Ordnungsverhalten, schlechte Handschrift, unangemessene Geräuschproduktion, überhastetes Sprechen (Poltern), unpassende Mimik, Gestik und Körpersprache, häufige Unfälle, Lese-Rechtschreib-Schwäche, Lernleistungsprobleme mit Klassenwiederholungen, niedriges Selbstbewusstsein, Außenseitertum.

Adoleszenten: Leistungsverweigerung, oppositionell-aggressives Verhalten, stark vermindertes Selbstwertgefühl, Ängste, Depressionen, Kontakte zu sozialen Randgruppen, Neigung zu Delinquenz, Alkohol, Drogen.

Komorbide Störungen sind relativ häufig und werden teilweise durch negative Reaktionen der Umwelt auf ungünstiges Verhalten verstärkt: Aggressive Verhaltensstörungen, depressive Störungen, Angststörungen, Zwangsstörungen, Lernstörungen und Teilleistungsschwächen, Sprach- und Sprechstörungen, Tic-Störungen, Tourette-Syndrom.

Diagnostik

- Die Diagnose sollte sorgfältig gestellt und stets kritisch hinterfragt werden.
- **Anamnese:** Hinweise für Aufmerksamkeitsstörung, Impulsivität und Hyperaktivität?
- **Körperlicher Untersuchungsbefund:** Insbesondere neurologischer Status, Beurteilung des Hör- und Sehvermögens.
- **Verhaltensbeobachtung,** ggf. mit Videoaufzeichnung.
- **ADHS-spezifische Fragebögen** für Eltern und Erzieher: VBV (Verhaltensbeurteilung im Vorschulalter), FBB-HKS (Fremdbeurteilungsbogen zur hyperkinetischen Störung).
- **Testpsychologische Untersuchungen:** Entwicklungs-, Intelligenz- und Aufmerksamkeitstests.
- **EEG:** Ausschluss Epilepsie.

Diagnosekriterien

- 6 oder mehr Symptome von Unaufmerksamkeit seit mindestens 6 Monaten
- 6 oder mehr Symptome von Hyperaktivität-Impulsivität seit mindestens 6 Monaten
- Auftreten einiger Symptome vor dem 6. Lebensjahr
- Beeinträchtigung in 2 oder mehr Bezugssystemen
- Deutliche Beeinträchtigung im sozialen oder Lernleistungsbereich

Differenzialdiagnose

- Altersentsprechend hohes Aktivitätsniveau (vor allem bei jüngeren Kindern)
- Milieubedingte Verhaltensauffälligkeiten
- Isolierte Teilleistungsschwächen
- Epilepsie
- Nebenwirkungen von Medikamenten (vor allem Antikonvulsiva)
- Folgen eines Schlafapnoesyndroms
- Umschriebene Angststörungen
- Tic-Störungen
- Zwangsstörungen
- Psychosen
- Autismus
- Fragiles X-Syndrom
- Unerkannte Stoffwechselstörungen (z. B. Phenylketonurie, X-Adrenoleukodystrophie)
- Hyperthyreose

Allgemeine symptomatische Therapie

Die **Therapieziele** sind soziale Integration, Verbesserung der Eltern-Kind-Beziehung, stabiles Selbstwertgefühl, begabungsentsprechende Schul- und Berufsausbildung. Die Behandlung umfasst mehrere Säulen:

- **Aufklärungsgespräche mit Eltern, Kind, Erziehern und Lehrern:** Abbau von Schuldgefühlen auf beiden Seiten
- **Maßnahmen im gegenseitigen Umgang:** Strukturierung des Tagesablaufs, Regeln für Abläufe und Pflichten, Grenzen setzen, positive Verstärkung, konstruktive Freizeitplanung
- **Behandlung von Teilleistungsschwächen, Komorbiditäten und intrafamiliären Problemen:** Elterntraining, Familien- und Erziehungsberatung, Psychotherapie, Förderkindergarten und -schule

---

Aus Studentensicht

Klinik: Leitsymptome: **Aufmerksamkeitsstörung, Impulsivität, Hyperaktivität** mit unterschiedlicher Ausprägung in den jeweiligen Altersstufen. **Komorbide Störungen:** Aggressive Verhaltens- und depressive Störungen, Angst-, Zwangsstörungen, Lernstörungen und Teilleistungsschwächen, Sprach- und Sprechstörungen, Tic-Störungen, Tourette-Syndrom.

Diagnostik: Anamnese und körperliche Untersuchung. Verhaltensbeobachtung, ADHS-spezifische Fragebögen, testpsychologische Untersuchungen. EEG zum Ausschluss einer Epilepsie.

Allgemeine symptomatische Therapie: Ziele sind soziale Integration, Verbesserung der Eltern-Kind-Beziehung, stabiles Selbstwertgefühl, begabungsentsprechende Schul- und Berufsausbildung durch:

- **Aufklärungsgespräche** mit allen Beteiligten
- Erarbeitung von Maßnahmen im gegenseitigen Umgang
- Behandlung von Teilleistungsschwächen, Komorbiditäten und intrafamiliären Problemen durch Psychotherapie und Selbsthilfegruppen

Aus Studentensicht

Medikamentöse Therapie: Psychostimulanzien mit dopaminagonistischer Wirkung: Methylphenidat, auch als Retardform (z. B. Ritalin®, Ritalin SR®).

- Psychotherapie: Verhaltenstherapien wie Selbstinstruktionstraining und Kontingenzprogramme
- **Selbsthilfegruppen**

Medikamentöse Therapie

Bei deutlicher Beeinträchtigung im Leistungs- und psychosozialen Bereich, Leidensdruck bei Kindern und Eltern, Erfolglosigkeit der nichtmedikamentösen Therapie und somit Gefahr für die weitere Entwicklung des Kindes ist die medikamentöse Therapie unter sorgfältiger Abwägung von Nutzen und Risiken indiziert. Spontanremissionen gibt es praktisch nicht, ohne Behandlung verschlechtert sich die Situation in der Regel zunehmend. Oft sind unterstützende Übungsbehandlungen (z. B. Logopädie, Ergotherapie) erst bei medikamentöser Therapie erfolgreich.

Zur Anwendung kommen **Psychostimulanzien,** die **dopaminagonistisch** wirken: Methylphenidat, auch als Retardform (z. B. Ritalin®, Ritalin SR®), oder DL-Amphetamin. Es zeigen sich eine deutlich bessere Aufmerksamkeit, Selbststeuerung, Ausdauer, Konzentration, Verständnis für Logik, Zusammenhänge und Ermahnungen, bessere Schrift und Rechtschreibung, bessere Körperkoordination, Gestik und Körpersprache. Die Kinder haben mehr Motivation und mehr Spaß an Arbeit und Leistung.

Nebenwirkungen treten im normalen Dosisbereich (< 1 mg/kg KG/Tag) nur selten und meist nur zu Beginn der Behandlung auf. Die häufigsten reversiblen Nebenwirkungen sind Appetitmangel, Schlafstörungen, Dysphorie, Kopfschmerzen, Bauchschmerzen und Schwindel. Eine Toleranz- oder Suchtentwicklung ist nicht zu befürchten, die Gefahr des Drogenmissbrauchs wird durch die Behandlung reduziert.

Von 1997 bis 2006 stieg die Menge an verordnetem Methylphenidat auf das Zehnfache. Der Gemeinsame Bundesasusschuss reagierte hierauf 2010 mit einer Arzneimittel-Richtlinie, die strengere Kriterien für die Durchführung einer medikamentösen Therapie vorsieht. So darf z. B. Methylphenidat nur noch eingesetzt werden, wenn die nichtmedikamentöse Therapie nicht erfolgreich ist.

MERKE Insbesondere in ungünstigem sozialem Umfeld haben Kinder mit ADHS ein hohes Risiko für emotionale und körperliche Misshandlung.

LERNTIPP Zur Klinik des ADHS musst du unbedingt wissen, dass mangelnde Ausdauer und Konzentration, Impulsivität, Unruhe und Ablenkbarkeit zu den Krankheitskriterien gehören, nicht aber Störungen des Sozialverhaltens oder Affektstörungen.

ÜBUNGSFRAGEN FÜRS MÜNDLICHE MIT LÖSUNGSHILFEN

1. Kennst du die diagnostischen Kriterien für die Anorexia nervosa?

Die Anorexia nervosa ist eine der häufigsten chronischen Erkrankungen der weiblichen Präpubertät und Pubertät. Eine **Körperschemastörung** mit einer überwertigen Angst, zu dick zu werden, steht im Vordergrund. Es kommt zu einem **selbst herbeigeführten Gewichtsverlust.** Als Diagnosekriterium gilt ein tatsächliches Körpergewicht mindestens 15 % unter der Norm bzw. ein BMI ≤ 17,5 kg/m². In der Folge können **endokrine Störungen** (Hypothalamus-Hypophysen-Gonaden-Achse) wie z. B. eine primäre/sekundäre Amenorrhö, entstehen. Zudem kann es zu einer **Störung der puberalen Entwicklung** und des **Wachstums** kommen.

IMPP-Schwerpunkte
! Anorexia nervosa

NKLM-Lernziele
Eine Übersicht der dem Fach zugeordneten NKLM-Lernziele findest du im Anhang ab Seite 648.

Anhang

NKLM-Lernziele

1 Neonatologie
Der Studierende soll Folgendes erläutern können:
- Bronchopulmonale Dysplasie
- Fötalen Kreislauf, dessen Übergang zum adulten Kreislauf und die Rudimente des fötalen Kreislaufs (Fallotsche Tetralogie; persistierender Ductus botalli)
- Bedeutung von Apoptosen (Omphalozele)
- Fetomaternale Inkompatibilität (M. haemolyticus neonatorum, fetale/neonatale Alloimmunthrombozytopenie)
- Frühgeborenen-Retinopathie
- Geburtstraumatische Läsionen des Kindes (Kephalhämatom, Torticollis, Plexusparese etc.)
- Intrauterine Infektionen
- IRDS, neonatale Pneumonie und respiratorische Anpassungsstörungen (respiratory distress in infants) inkl. Mekoniumaspiration
- Kongenitale Hernien und Defekte von Zwerchfell und Bauchwand
- Mekoniumileus
- Nekrotisierende Enterokolitis bei Frühgeborenen
- Neonatale Hirnblutung
- Neonatale Sepsis (early-/late onset) und Meningitis
- Neugeborenen-Reanimation
- Perinatale Asphyxie
- Periventrikuläre Leukomalazie
- Persistierender Ductus arteriosus des Frühgeborenen
- Phototherapie bei Neugeborenenikterus
- SIDS
- Störungen des Geburtszeitpunkts (Frühgeburtlichkeit/ Übertragung)
- Vitamin K-Mangel-Blutung

Außerdem soll er die klinische Untersuchung eines Neugeborenen bezüglich Gestationsalter, Herzfunktion, Atemfunktion und Neugeborenenreflexen, inklusive APGAR-Score, durchführen können.

2 Genetik
Der Studierende soll Folgendes erläutern können:
- Aufbau von Chromosomen und Genom (Trisomien 13; 18; 21; Klinefelter; Turner)
- Chromosomenanomalien (Trisomien, Klinefelter-Syndrom, Turner-Syndrom)
- Folgen von Substanzabusus (z. B. Nikotin, Alkohol) und von Gewalterfahrung und -erleben in der Schwangerschaft
- Gametogenese und geschlechtsspezifische Determinierung (ICSI; Infertilität; testikuläre Feminisierung; Turner; Klinefelter; Intersexualität; Hermaphroditismus).
- Gastrulation und Neurulation sowie die Metamerisierung und Entwicklung der Körpergestalt durch Faltung (Aufbau des Organismus; Situs inversus; pränatale Ultraschalldiagnostik)

Außerdem soll er:
- Die ethische Herausforderungen und rechtliche Zulässigkeit des Schwangerschaftsabbruchs nach Pränataldiagnostik, der Präimplantationsdiagnostik, der assistierten Reproduktion und dem Umgang mit embryonalen Stammzellen einschätzen.
- Die gegenwärtigen ethischen und rechtlichen Kontroversen zum moralischen Status vorgeburtlichen menschlichen Lebens reflektieren.
- Nutzen und Risiken genetischer Tests und Screenings einschätzen und mit den resultierenden ethischen Herausforderungen angemessen umgehen.

3 Säuglingsernährung
Der Studierende soll Folgendes erläutern können:
- Elterliche (mütterliche) Einstellungen zum Stillen
- Hinweise Säuglingsernährung in U-Untersuchungen
- Muttermilchernährung zur allergischen Prävention

4 Vitamine
Der Studierende soll Folgendes erläutern können:
- Bedarf und Vorkommen in Lebensmitteln
- Pharmakologie; Biochemie und Pathobiochemie der Vitamine (inkl. Hydrophile und hydrophobe Eigenschaften)
- Spezifische Mangelsyndrome (Pellagra; Skorbut; Vitamin-D-Intoxikation; Vitamin-A-Intoxikation)

Außerdem soll er Wissen bzw. Handlungskompetenz zu Rachitis besitzen.

5 Endokrinologie
Der Studierende soll Folgendes erläutern können:
- Aufbau, Funktion und Regulation der Hypothalamus- Hypophysen-Zielorgan-Achsen
- Gametogenese und geschlechtsspezifische Determinierung (ICSI; Infertilität; testikuläre Feminisierung; Turner; Klinefelter; Intersexualität; Hermaphroditismus).
- Gedeihstörung, Wachstumsstörung, Kleinwuchs/Großwuchs
- Hyper-/Hypoparathyreoidismus
- Hyperaldosteronismus (Conn-Syndrom)
- Hypercortisolismus (Cushing-Syndrom)
- Labiensynechie
- Nebenniereninsuffizienz (z.B. M. Addison)
- Phäochromozytom
- Pubertas praecox/tarda
- Regulation des Wasserhaushalts (SIADH; zentraler und peripherer Diabetes insipidus)
- Störungen der Geschlechtshormone (Hypogonadismus, polyzystische Ovarien, adrenogenitales Syndrom, Anorexia nervosa)
- Störungen der Schilddrüse (primäre und sekundäre Hyper- und Hypothyreoseentstehung, Schilddrüsenknoten, Immunthyreopathien, Struma mit und ohne Knoten)

6 Stoffwechselerkrankungen
Der Studierende soll Folgendes erläutern können:
- Hyperammonämie
- Prinzipien der Synthese der nicht-essentiellen Aminosäuren (Phenylketonurie)
- Resorption von Nahrungsbestandteilen und deren Transport in Blut und Lymphe (Hyperchylomikronämie)
- Störungen des endokrinen Pankreas (Diabetes mellitus, Hypoglykämien)
- Störungen des Kohlenhydratstoffwechsels (Galaktosämie, Glykogenosen, Fruktoseintoleranz)
- Störungen des Lipidstoffwechsels (Hypercholesterinämie, Hypertriglizeridämie)
- Struktur und Funktionsweise von Enzymen (Sphingolipidosen, Phenylketonurie; Glykogenosen)
- Synthese von Fettsäuren und Lipiden (Leukodystrophien; Hypercholesterinämien)
- Zellweger-Syndrom

7 Infektiologie
Der Studierende soll Folgendes erläutern können:
- Candidiasis
- Chlamydieninfektionen
- Drei-Tage-Fieber (Exanthema subitum)
- Erythema infectiosum (Ringelröteln)
- Herpesinfektionen und Reaktivierung, Herpesenzephalitis
- Impfkalender, Impfreaktion, Impfberatung
- Infektiöse Mononukleose
- Influenza
- Lyme-Borreliose
- Masern

- Meningitis (einschließlich Antibiotikatherapie)
- Mumps
- Osteomyelitis
- Poliomyelitis
- Pulmonale und extrapulmonale Tuberkulose
- Röteln
- Sepsis, SIRDS (Prinzipien der Entzündung und Rolle der Mediatoren, operative Sanierung, Antibiotikatherapie)
- Streptokokkenangina
- Wurmerkrankungen

Außerdem soll er impfpräventable Erkrankungen sowie Nutzen, Nebenwirkungen, Risiken, Kontraindikationen und rechtliche Grundlagen von Impfungen benennen und auf der Grundlage jeweils aktueller Informationen eine Impfaufklärung und eine fachgerechte Impfung durchführen können.

8 Immunologie
Der Studierende soll Folgendes erläutern können:
- Angeborene/erworbene Immunschwächesyndrome (inkl. AIDS)
- Ätiologie, Pathogenese und Folgen pathologischer Immunreaktion und der Immundefekte an Beispielen
- Entstehung der Vielfalt der Antikörper und T-Zellrezeptoren (CVID; Antikörpermangelsyndrom; Wiskott-Aldrich-Syndrom)
- Humorale Immundefekte (Immunglobuline, Komplement)
- Schwere kombinierte Immundefekte
- Zelluläre Immundefekte (T-Zellen, Phagozyten)

9 Rheumatische Erkrankungen
Der Studierende soll Folgendes erläutern können:
- Kawasaki-Syndrom (mukokutanes Lymphknotensyndrom)
- Lupus erythematodes (einschließlich Therapieprinzipien)
- Psoriasisarthritis
- Reaktive Arthritis
- Rheumatisches Fieber (einschließlich Therapieprinzipien)

10 Hämatologie
Der Studierende soll Folgendes erläutern können:
- B_{12}-Mangelanämie
- Eisenmangelanämie
- Hämorrhagischer Diathesen (Hämophilie A und B, Von-Willebrand-Syndrom)
- Myelodysplastische Syndrome
- Prinzipien der pharmakologischen Behandlung einer Anämie in Abhängigkeit von der zugrunde liegenden Störung; Beschreibung geeigneter Arzneistoffe
- Sichelzellanämie
- Verbrauchskoagulopathie
- Verschiedene Blutprodukte und die Prinzipien der Transfusion (Grundzüge der Indikationsstellung, Auswahl, Anwendung und Überwachung hämostaseaktiver Therapeutika einschließlich Differenzialtherapie, Hämoglobinopathie, Thrombozytopenie, Thrombozytopathie, hämorrhagische Diathese, Erythrozytenkonzentrate, Thrombozytenkonzentrate, Gerinnungsfaktorkonzentrate, Plasma zur Transfusion, Massivtransfusion)
- Vitamin K-Mangel-Blutung

11 Onkologie
Der Studierende soll Folgendes erläutern können:
- Histiozytosen
- Lymphome (Hodgkin/Non-Hodgkin)
- Prinzipien der Knochenmarkstransplantation und wesentliche Indikationen
- Prinzipien der operativen Behandlung von Tumoren des Zentralnervensystems
- Retinoblastom
- Störungen der Leukopoese (akute und chronische Leukämien)
- Wilms-Tumor

12 Kardiologie
Der Studierende soll Folgendes erläutern können:
- Bakterielle Endokarditis (einschließlich Antibiotikatherapie)
- Bakterielle Myokarditis (einschließlich Antibiotikatherapie)
- Bakterielle Perikarditis (einschließlich Antibiotikatherapie)
- Elektrische Signalübertragung zwischen Zellen (AV-Block, Leitungsblock)
- Extrasystolie (Zustandekommen des Membranpotenzials, der zellulären und molekularen Mechanismen der Aktionspotenzialentstehung, der Erregungsbildung und -rückbildung)
- Fötalen Kreislauf, dessen Übergang zum adulten Kreislauf und die Rudimente des fötalen Kreislaufs (Fallotsche Tetralogie; persistierender Ductus botalli).
- Grundlagen der Elektrizitätslehre (Vorhofflattern; Vorhofflimmern; AV-Bloc)
- Herzinsuffizienz
- Herzrhythmusstörungen
- Kardiomyopathien
- Kongenitale Herzfehler
- Pharmakologischen Prinzipien beim Verschließen bzw. Offenhalten des Ductus botalli und zum Einsatz kommende Arzneimittel
- Prinzipien der interventionellen Therapie bei Fehlbildungen des Herzens (Schirmchen, Ventrikelseptumdefekt)
- Prinzipien der operativen Therapie bei Fehlbildungen des Herzens (Ventrikelseptumdefekt; Fallot-Tetralogie/Fallot-Pentalogie)
- Prinzipien der pharmakologischen Behandlung von Herzrhythmusstörungen und geeignete Arzneimittel (Vorhofflimmern; ventrikuläre Extrasystolen).

13 Atemwegserkrankungen
Der Studierende soll Folgendes erläutern können:
- Akute und chronische Bronchitis, Bronchiektasen
- Akute/chronische Rhinitis und Sinusitis (inkl. dentogener Sinusitis), Pharyngitis
- Asthma bronchiale
- Atemfrequenz/-muster, Bronchophonie, Stimmfremitus, Lungengrenzen/-verschieblichkeit
- Bronchiolitis
- Epistaxis
- Fehlbildungen des Respirationstrakts: Choanalatresie
- Fremdkörperaspiration und -ingestion
- Lungenemphysem
- Mechanismen in den Atemwegen zur Reinigung, Erwärmung und Befeuchtung der Atemluft
- Mukoviszidose
- Pleuritis, Pleuraempyem
- Pneumonie
- Pneumothorax, Spannungspneumothorax
- Schlafbezogene Atmungsstörungen/obstruktives Schlafapnoesyndrom
- Stenosierende Laryngotracheitis (Pseudokrupp, Laryngitis subglottica) und sonstige akute/chronische Entzündungen des Kehlkopfs
- Tonsillitis, Peritonsillarabszess/Retropharyngealabszess und sonstige Logenabszesse
- Tracheomalazie

Außerdem soll er relevante pathologische Veränderungen und körperfremde Strukturen in Röntgenaufnahmen erkennen und beschreiben (Pneumothorax, Pneumomediastinum, Lappenatelektasen, Lobärpneumonien, Verschattung eines Hemithorax, Pleuraerguss, Lungenemphysem, Kavernen)

NKLM-LERNZIELE

14 Gastroenterologie
Der Studierende soll Folgendes erläutern können:
- Akute und chronische Gastritis
- Akute und chronische Pankreatitis
- Alpha-1 Antitrypsin Mangel
- Angeborene Pylorusstenose
- Atresien und Fehlbildungen des Gastrointestinaltrakts bei Feten und Neugeborenen (Speiseröhren-, Darm-, Gallengangs-, Anal-Atresie; Volvulus, Malrotation)
- Aufbau des Gastrointestinaltrakts mit Pankreas, Leber und Gallenblase sowie deren Funktionskopplung
- Bildung und Ausscheidung von Gallenfarbstoffen und Gallensäuren (Ikterus; Rotor-Syndrom; Dubin-Johnson-Syndrom; Gallensteine; Cholangiitis)
- Enterohepatischen Kreislauf (Cholestase; obstruierende Gallensteine; Cholezystitis)
- Entstehung der portalen Hypertension
- Entstehung von Cholestasen
- Entstehung von Motilitätsstörungen (Achalasie, Ileus, Dumping-Syndrom, Hirschsprung-Krankheit, Refluxkrankheit)
- Hepatitiden
- Hydrolyse von Proteinen, Kohlenhydraten, Lipiden und Nukleinsäuren durch Verdauungsenzyme
- Invagination
- Kolitis, Enterokolitis, Gastroenteritis und Wurmerkrankungen
- Laktoseintoleranz
- Leberzirrhose
- Morbus Wilson
- Motorik des Gastrointestinaltrakts und ihre Regulation durch das vegetative und enterische Nervensystem (Ileus; Tenesmen; M. Hirschsprung; Achalasie des Ösophagus)
- Obstipation
- Operative Prinzipien bei akuten entzündlichen Erkrankungen des Gastrointestinaltrakts (Appendizitis, Sigmadivertikulitis, Meckel-Divertikel)
- Operative Prinzipien bei Fehlbildungen des Gastrointestinaltrakts (Atresie, Pylorusstenose, Morbus Hirschsprung, Achalasie)
- Operative Prinzipien zur Therapie bei Hiatushernie und gastroösophagealer Refluxkrankheit
- Pathophysiologie der Malabsorption (Zöliakie, Kurzdarmsyndrom)
- Pathophysiologie der Maldigestion (exokrine Pankreasinsuffizienz, zystische Fibrose, Laktoseintoleranz)
- Prinzipien der operativen Therapie bei Divertikelerkrankungen des Gastrointestinaltrakts
- Prinzipien der pharmakologischen Behandlung von Colitis ulcerosa und Morbus Crohn einschließlich geeigneter Arzneimittel
- Zöliakie

15 Nephrologie und Urologie
Der Studierende soll Folgendes erläutern können:
- Akutes und chronisches Nierenversagen
- Alport-Syndrom (einschließlich Aufbau und Funktion von Basalmembranen)
- Engstellen und Schwachstellen der Urethra masculina (Glomerulonephritis, tubulo-interstitielle Nephropathie; Nierensteine)
- Essenzielle Hypertonie, hypertensive Krise, sekundäre Hypertonie
- Glomerulonephritiden
- Goodpasture-Syndrom (einschließlich Aufbau und Funktion von Basalmembranen, Prinzipien der therapeutischen Apherese)
- Hämaturie
- Harnröhrenstriktur, Ureterstriktur, Hydronephrose
- IgA-Nephritis
- Infektionen der Niere und der ableitenden Harnwege (Pyelonephritis, Cystitis, Urethritis)
- Lupusnephritis
- Mechanismen und Regulation der Primärharnentstehung im Glomerulus
- Prinzipien einer Therapie mit Diuretika und geeignete Arzneitherapie
- Prozess der Miktion und des Blasenverschlusses zur Kontinenzerhaltung (Inkontinenz)
- Renale und urogenitale Fehlbildungen (z.B. Hufeisenniere)
- Resorptions- bzw. Sekretionsmechanismen und Wege von Wasser sowie der wesentlichen Ionen und Moleküle entlang des Tubulussystems und deren Regulation (Gitelmann-Syndrom; Bartter-Syndrom; Diabetes insipidus; Fanconisyndrom; renal-tubuläre Azidose)
- Störungen der glomerulären Filtration (Glomerulonephritiden, nephrotisches Syndrom)
- Störungen der tubulären Transportprozesse (Bartter-Syndrom, Diabetes insipidus renalis, renale Glukosurie, Fanconi-Syndrom)
- Thrombotische Mikroangiopathien, hämolytisch urämisches Syndrom
- Topografie sowie makroskopischen und mikroskopischen Aufbau der Niere und der ableitenden Harnwege
- Zystische Nierenkrankheit

16 Wasser und Elektrolyte
Der Studierende soll Folgendes erläutern können:
- Hypo- und Hyperkaliämie
- Hypo- und Hyperkalzämie
- Pathophysiologische Mechanismen der Störungen des Wasser-, Elektrolyt- und Säure-Basen-Haushalts und Ableiten von Diagnostik und Therapieansätzen

17 Dermatologie
Der Studierende soll Folgendes erläutern können:
- Arzneimittelexanthem
- Atopisches Ekzem/Neurodermitis
- Dermatophytie (Pilzerkrankung der Haut)
- Entzündungen der Haut und Hautanhangsgebilde (z. B. Erysipel, Panaritium)
- Impetigo contagiosa
- Kopflaus- und Filzlausbefall
- Skabies
- Staphylococcal scaled skin syndrome
- Toxische und allergische Kontaktdermatitis
- Urtikaria und Angioödem
- Vitiligo
- Warzen, humane Papillomviren (HPV), Molluscum contagiosum
- Windeldermatitis

18 Neuromuskuläre Erkrankungen
Der Studierende soll Folgendes erläutern können:
- Fazialisparese
- Guillain-Barré Syndrom, Miller-Fisher-Syndrom
- Muskeldystrophien
- Myasthenia gravis
- Pathophysiologie des zellulären Kontraktionsvorgangs (progressive Muskeldystrophie, Myotonia congenita, maligne Hyperthermie)
- Spinale Muskelatrophie
- Störungen der neuromuskulären Erregungsübertragung (Myasthenia gravis, Botulismus).
- Unterschiede von Aufbau und Kontraktionsmechanismen der Muskelzelltypen (Muskeldystrophie Becker; Duchenne)

19 Neurologie
Der Studierende soll Folgendes erläutern können:
- Angeborene Gefäßmissbildungen (Angiodysplasie, AV-Malformation)
- Aufbau und Funktion des Circulus arteriosus Willisii und Ableitung seiner Normvarianten aus der Entwicklung (Aneurysmen)
- Entstehung von Bewusstseinsstörungen (Koma)
- Entstehung von Membranrezeptordefekten (autosomal-dominant nächtliche Frontallappen Epilepsie [ADNFLE], generalisierte Epilepsie mit Fieberkrämpfen [GEFS+])
- Hydrozephalus und zerebrale Fehlbildungen
- Infantile Zerebralparese
- Kleinhirnstörungen (zerebelläre Ataxie, Friedreich Ataxie)
- Kontraktionsformen des Skelettmuskels (Grand-mal-Anfall)
- Kopfschmerzen einordnen, Differenzialdiagnosen (Migräne, Spannungskopfschmerz, subdurales Hämatom, chron. Schmerzsyndrom, Intoxikationen, Nasennebenhöhlenentzündungen) und entsprechende Therapieindikationen stellen.
- Krampfanfälle/Epilepsie; Status epilepticus
- Kraniosynostose
- Meningoenzephalitis
- Migräne
- Multiple Sklerose, akute disseminierte Enzephalomyelitis
- Neuralrohrdefekte, Spina bifida
- Neurofibromatose
- Prinzipien der antikonvulsiven Pharmakotherapie und für wesentliche Anfallsformen bzw. epileptische Erkrankungen geeignete Arzneimittel (Krampanfälle, fokale epileptische Anfälle, generalisierte Anfälle; epileptischer Anfall)
- Prinzipien der operativen Behandlung von Fehlbildungen des Zentralnervensystems sowie des Hydrozephalus
- Prinzipien der operativen Behandlung von vaskulär bedingten Läsionen des Zentralnervensystems
- Pseudotumor cerebri
- Schädel-Hirn-Trauma
- Störungen der Basalganglien. (Dystonien, Chorea)
- Störungen der zentralen Leitungsbahnen (Syringomyelie)

20 Pädiatrische Notfälle
Der Studierende soll Folgendes erläutern können:
- Bewusstseinsstörungen und neurologische Defizite aus notfallmedizinischer Sicht (Hypo-/Hyperglykämie, Schädel-Hirn-Trauma, Schlaganfall, Krampanfall, Intoxikation)
- Prinzipien der Vermeidung und Antagonisierung von Arznei- und Giftstoffwirkungen und wesentliche hierbei Verwendung findende Substanzen
- Prinzipien des operativen Vorgehens bei Verbrennungen
- Verbrennung/Verbrühung, Unterkühlung/Erfrierung

21 Vorsorgeuntersuchungen im Kindesalter
Der Studierende soll Folgendes erläutern können:
- Bedeutung der aktiven Sinneswahrnehmung für die körperliche, psychische und sprachliche Entwicklung des Kindes. (Sprachentwicklung/Kommunikation: Bedeutung des aktiven Spielens, Tastens und Bewegens des Kindes und des Sprechens und Vorlesens durch die Eltern)
- Hüftgelenksdysplasie (Ultraschall-Screening)
- Maßnahmen und Inhalte von Kindervorsorgeuntersuchungen (Neugeborenenscreening; Gendiagnostikgesetz)
- Prinzipien der Einteilung in Entwicklungsphasen (Vorsorgeuntersuchungen Kinder; Rett-Syndrom)

22 Kinderpsychologie und Sozialpädiatrie
Der Studierende soll Folgendes erläutern können:
- Adipositas
- Anorexia nervosa
- Entstehung von Adipositas
- Entstehung von Essstörungen (Anorexia nervosa)
- Entwicklungsstörungen und Schulprobleme
- Enuresis/Enkopresis
- Grundlagen der Sozialisation (Traumatisierung durch Missbrauch; ADHS)
- Indikation zur pharmakologischen Unterstützung der Adipositasbehandlung und dafür zugelassene Arzneimittel
- Interaktionen zwischen psychischen, geschlechtsspezifischen, altersspezifischen, kulturellen, sozialen Faktoren und Ernährung sowie dem Verdauungstrakt (Essstörungen; Adipositas, Inkontinenz)
- Kindesmisshandlung
- Mechanismen zur Regulation von Hunger, Durst, Körpertemperatur und Libido erläutern (Adipositas; Anorexie)
- Methoden der Verhaltensmodifikation (Adipositas)
- Prinzipien der bariatrischen Chirurgie
- Prinzipien des Einsatzes von Psychostimulanzien und geeignete Arzneimittel (ADHD, ADHS)
- Prozesse der Aufmerksamkeit und deren Funktion (Autismus, ADHS)

Abbildungsverzeichnis

Der Verweis auf die jeweilige Abbildungsquelle befindet sich bei allen Abbildungen im Werk am Ende des Legendentextes in eckigen Klammern.

A300-157	Susanne Adler, Lübeck
E282	Kanski J. Clinical Ophtalmology – A Systematic Approach. 5. A.: Elsevier, Butterworth-Heinemann, 2003
E387	Zitelli, B. J./Davis, H. W. Atlas of Pediatric Physical Diagnosis. Elsevier/Mosby, 5. Aufl. 2007
E409	McIntosh N, et al. Forfar & Arneil's Textbook of Pediatrics. 7. A. Philadelphia: Churchill Livingstone, 2008
E435	Walsh T D, et al. Palliative Medicine. 1. A. Philadelphia: Elsevier Saunders, 2009
E476	Zitelli B J, Davis H W. Atlas of Pediatric Physical Diagnosis. 4. A. St. Louis: Mosby, 2002.
E674	Meir K./Roth T./Dement W. Principles and Practice of sleep medicine. 4. Ed. Elsevier, 2005
E756	Robert B. Rutherford MD: Vascular Surgery. Elsevier Saunders, 2005
E874	Regezi, J. A.: Oral Pathology: Clinical Pathologic Correlations, 5th ed. Elsevier Saunders, 2007
F705-001	Wiegand, S: Therapie des Diabetes mellitus Typ 2. In: Monatsschrift Kinderheilkunde, Volume 153, Issue 10, Oktober 2005. Springer Science + Business Media
F705-002	Ulrichs, T. et al: Immunologie der Tuberkulose und neue Impfstoffansätze. In: Monatsschrift Kinderheilkunde, Volume 154, Issue 2, Januar 2005. Springer Science + Business Media.
F705-005	Ritz, N. et al.: Tuberkulosescreening bei asylsuchenden Kindern und Jugendlichen < 15 Jahren in Deutschland. In: Monatsschrift Kinderheilkunde, 2015, 163: 1287. Springer Science + Business Media
F705-009	Berns, M: Hyperbilirubinämie beim reifen Neugeborenen. In: Monatsschrift Kinderheilkunde 2006; 154:835–843. Springer Science + Business Media
F705-010	Rost, I: Chromosomale Mikro- deletionssyndrome. In: Monatsschrift Kinderheilkunde, 2000; 148:55-69. Springer Science + Business Media
F706-001	Han, X./Bueso-Ramos, CE: Advances in the pathological diagnosis and biology of acute lymphoblastic leukemia. In: Annals of Diagnostic Pathology. Elsevier, Volume 9, Issue 4, August 2005.
F781-008	Wyllie, J. et al: Die Versorgung und Reanimation des Neugeborenen; In: Notfall & Rettungsmedizin, Springer, Dec 2015, Vol. 18, Issue 8, pp 964–983. Nach: German Resuscitation Council (GRC), Austrian Resuscitation Council (ARC)
G018	Dörr, H.G./Rascher, W.: Praxisbuch Jugendmedizin. Elsevier/Urban & Fischer, 1. Aufl. 2001
G675	Sitzmann, Pädiatrie, 2. A. Thieme, 2002
G676	Haas et. al.: Krebserkrankungen bei Kindern – Eine Informationsschrift über bösartige Tumoren für Therapeuten und Betroffene. Hrsg.: Eigenverlag; München; 2003.
K120	Dr. med. Dieter Ambühl-Stamm, Zofingen/Schweiz
L106	Henriette Rintelen, Velbert
L127	Jörg Mair, München
L141	Stefan Elsberger, Planegg
L157	Susanne Adler, Lübeck
L231	Stefan Dangl, München
L238	Sonja Klebe, Löhne
L239	Otto Nehren, Achern
M174	Prof. Dr. Gernot Rassner, Tübingen
M383	Dr. med. Gotthard von Klinggräff, Hamburg
M443	Prof. Dr. med. Olaf Jansen, Universitätsklinikum Kiel
M451	Prof. Dr. med. Ania Muntau, Dr. von Haunersches Kinderspital der Ludwig-Maximilians-Universität München
M563	Prof. Dr. med. Hans-Walter Pfister, Deutsche Gesellschaft für Neurologie e.V., Berlin
O530	Prof. Dr. med. Dr. sci. nat. Christoph Klein, München
O531	Dr. Klaus Magdorf, Berlin
O609	Dr. med. J. Schaper, Institut für Diagnostische Radiologie, Kinderradiologie, Universitätsklinikum Düsseldorf
O1059	Dr. Volker Straub, Univärsitätsklinik Essen
O1060	Dr. Stephanie Grünewald, Univärsitätsklinik Essen
R102	Koch: Klinische Nephrologie, 1. Aufl., Urban & Fischer Verlag, München, 2000
R179-001	Meves: Intensivkurs Dermatologie, 1.Aufl., Elsevier GmbH, Urban & Fischer Verlag, München, 2006
R232	Mayatepek: Pädiatrie, 1.Aufl., Elsevier GmbH, Urban & Fischer Verlag, München, 2007
R286	Böcker, Denk & Heitz: Pathologie, 2. Auflage, Urban & Fischer Verlag, München-Jena, 2001
R376	Freisinger, Schuster, Liedtke: 80Fälle Pädiatrie, 2. Auflage. München: Urban & Fischer Verlag, 2004
R377	Blanck: Visite Live Pädiatrie, 1. A. München Urban und Fischer Verlag 2002, Beiheft
R378	Ebe/Homma: Leitfaden für die EEG-Praxis, 3. A. München, Urban und Fischer Verlag, 2002
S007-1-22	Putz/Pabst: Sobotta, Atlas der Anatomie des Menschen Band 1 mit StudentConsult Zugang, 22. Aufl., Elsevier GmbH, Urban & Fischer Verlag München, 2006
S008-2	Kauffmann, Sauer, Moser. Radiologie, 2.Aufl. Urban & Fischer Verlag, 2001
S008-3	Kauffmann, Sauer, Moser: Radiologie, 3.Aufl., Elsevier GmbH, Urban & Fischer Verlag, München, 2006
S107	Roche: Lexikon Medizin. 4. Aufl., Urban & Schwarzenberg, München, 1998
S110	Michalk, Schönau: Differentialdiagnose Pädiatrie, Urban & Schwarzenberg, München, 1999
T407	Institut für medizinische und pharmazeutische Prüfungsfragen (IMPP), Mainz
T409	Fotosammlung des Dr. von Haunerschen Kinderspitals, München
T426	Prof. Dr. med. Peter Schmid-Grendelmeier, Allergiestation, Dermatologische Klinik, UniversitätsSpital Zürich, Schweiz
T548	Deutsche Diabetes Gesellschaft, Deutsche Gesellschaft für Kinder- und Jugendmedizin e.V., Deutsche Gesellschaft für Gynäkologie und Geburtshilfe, Gesellschaft für Neonatologie und pädiatrische Intensivmedizin e.V., AWMF-Leitlinie "Betreuung von Neugeborenen diabetischer Mütter", Berlin 2010
T742	Prof. Dr. med. Jochen Tröger, Radiologische Klinik, Pädiatrische Radiologie, Ruprecht-Karls-Universität, Heidelberg
W803	Forschungsinstitut für Kinderernährung (FKE), Dortmund
W961-001	Maconochie, I. et al.: Lebensrettende Maßnahmen bei Kindern; In: Notfall + Rettungsmedizin, Springer Medizin, Dec 2015, Vol 18: 932–963. Nach: German Resuscitation Council (GRC), Austrian Resuscitation Council (ARC)
W1020	Deutsche Gesellschaft für Pädiatrische Infektiologie (DGPI), München

Sachregister

Symbole
1-Nahrung 58
5-Jahres-Überlebensrate 294
5α-Reduktase-Defekt 100
α₁-Antitrypsin-Mangel 435
α₁-Proteaseinhibitor-Krankheit 435
α-Thalassämie 273
– Klinik 274
– Therapie 274
β-Thalassämie 272, 273
– Therapie 273

A
AB0-Inkompatibilität 25
Aberration, gonosomale 45
Aberration, numerische 41
– Trisomie 13 (Pätau-Syndrom) 43
– Trisomie 18 (Edwards-Syndrom) 43
– Trisomie 21 (Down-Syndrom) 42
Aberration, strukturelle 44
– Monosomie 4p, partielle 45
– Monosomie 5p, partielle 44
Abetalipoproteinämie 163
Abort 2
Absenceepilepsie 562, 563
– Differenzialdiagnose 562
Abstützreaktion 626
Abszess
– retropharyngealer 366
Acrodermatitis enteropathica 514
Addison-Krise 88, 89
Adenoide 368
Adenosindesaminase (ADA) 239
Adenovirusinfektion 212
ADH-Sekretion
– Störungen 77
Adipositas 637
– alimentäre 638
– syndromatische 638
Adrenarche 93
Adrenoleukodystrophie
– neonatale (NALD) 156
– X-chromosomal vererbte (X-ALD) 157
Affektkrampf 576
– blasser 576
– zyanotischer 576
Agammaglobulinämie, infantile (Morbus Bruton) 238
Agenesie
– d. Corpus callosum 555
– d. ZNS 555
Agranulozytose, allergische 279
Ahornsirupkrankheit (Leuzinose) 112, 113
– Therapie 113
Akinesie 588
Alagille-Syndrom 436
Albinismus 526
– generalisierter 526
– okulärer 526
– okulokutaner 526
– partieller 526
Aldosteronsynthese 86
Alkaptonurie 110
Alkoholembryopathie 50

Alkoholsyndrom, fetales (FAS) 49
– Therapie 50
ALL 294, 296
– Diagnostik 295
– Differenzialdiagnose 295
– Klassifikation 295
– Klinik 295
– Prognose 296, 297
– Therapie 296, 297
Alloimmunthrombozytopenie, neonatale (NAIT) 27
– Prävention 28
– Therapie 28
Alport-Syndrom 461
Alveolitis, exogen allergische (EAA) 393
Aminosäuren, schwefelhaltige
– Stoffwechsel 110
AML 297, 298
– Diagnostik 298
– Klassifikation 298
– Klinik 298
– Prognose 299
– Therapie 298
Amylopektinose 137
Analatresie 410, 411
Analfistel 410
Anämie 260
– aplastische 276, 277
– autoimmunhämolytische 267
– Blutungs- 264
– d. chronischen Erkrankung (ACD) 263
– Eisenmangel- 260
– erworbene hypoplastische 263
– Folsäuremangel 262
– Formen 260
– Frühgeborenen- 259
– hämolytische 265
– immunhämolytische 267, 275
– isoimmunhämolytische 268
– kongenitale hypoplastische 262
– Kugelzell- 266
– mechanisch-hämolytische 276
– megaloblastäre 261
– Parvovirus-B19-induzierte 263
– sideroblastische (SA) 276
– Trimenon- 259
– Vitamin-B₁₂-Mangel 262
Anämie, neonatale 25
– Symptome 26
– Therapie 26
– Ursachen 25
Androgenresistenz 100
Anenzephalie 553
Aneurysma 583
– Diagnostik 583
– Klinik 583
– Therapie 583
Anfall
– Blitz-Nick-Salaam[BNS]- 569
– epileptischer 559
– fokaler 559
– fokal-motorischer 566
– fokal-sensorischer 565
– Gelegenheits- 572
– generalisierter 559
– Jackson- 566

Anfall, epileptischer 32
– Therapie 33
– Ursachen 33
Angelman-Syndrom 48
Angina retronasalis 368
Angina tonsillaris 173, 369
– eitrige 369
– Klinik 369
– Komplikationen 369
– Therapie 369
Angina ulceromembranosa (Plaut-Vincent) 369
Angioödem
– hereditäres 521
Ann-Arbor-Klassifikation 303
Anorexia nervosa 635, 636
Antikörpermangelsyndrom 236
Antirheumatikum, nichtsteroidales (NSAR) 247
Anus praeter 413
Aortenisthmusstenose 328, 331, 333
– Diagnostik 332
– Einteilung 332
– Hämodynamik 332
– Klinik 332
– postduktale 332
– präduktale 332
– Therapie 333
Aortenstenose 328, 330
– Diagnostik 331
– Hämodynamik 330
– Klinik 331
– Therapie 331
APECED-Syndrom 84
Apgar-Score 5
Aplasie
– partielle 555
Apnoe 16
– Differenzialdiagnose 17
– Einteilung 16
– idiopathische 16
– symptomatische 16
– Therapie 17
Apoptoseinhibitor-Gen, neuronales (NAIP) 531
Apparent Life Threatening Event (ALTE) 37
Aquaeductus cerebri 557
Areal, supplementär-sensomotorisches (SSMA) 565
Arginase 119
Arginasedefekt 119
Argininämie 119
Argininobernsteinsäurekrankheit 119
Argininosukzinatlyase (ASL) 119
Argininosukzinatsynthetase (ASS) 119
Arnold-Chiari-Anomalie 591
– Klassifikation 591
Arrhinenzephalie 555
Arterientransposition (TGA) 328, 342
– Diagnostik 342
– Hämodynamik 342
– Klinik 342
– Switch-Operation, arterielle 343
– Therapie 342
Arthritis
– asymmetrische 250
– eitrige 172

– juvenile idiopathische 245
– m. Enthesitis 250
– m. Psoriasis 251
– Oligo- 245
– Poly- 245
– reaktive 251
– septische 171
Arzneimittelexanthem 522
Ascorbinsäure 63
Askariasis 229
Aspergillose 229
Aspergillose, allergische bronchopulmonale (ABPA) 386
Asphyxie, blaue 7
Asphyxie, intrauterine 18
Asphyxie, perinatale 6
– Komplikationen 8
– Leitsymptome 7
Asphyxietoleranz 2
Asphyxie, weiße 7
Asplenie 281
Asthma bronchiale 378
– Diagnosealgorithmus 381
– Hyposensibilisierung 384
– Klassifikation 381
– Klinik 380
– Krankheitsverlauf 379
– Monitoring 381
– Therapie 381
– Therapie, medikamentöse 382
Astrozytom 320
– fibrilläres 321
– hochmalignes supratentorielles 321
Ataxia teleangiectatica 593
Ataxia teleangiectatica (Louis-Bar-Syndrom) 242
Ataxie 586
– autosomal-rezessive 592
– Friedreich- 592
– hereditäre 592
Atemfrequenz 362
Atemfrequenz, mittlere 3
Atem-Kreislauf-Stillstand 617
Atemnotsyndrom (RDS) 10
– Differenzialdiagnose 11
– Frühgeborenes 11
– Komplikationen 11
– Prävention 11
– Stadieneinteilung 10
– Surfactantmangel 10
– Therapie 11
Atemwegserkrankung 362
– Symptome 362
Atemwegsinfekt 366
– Klinik 366
– Therapie 366
Athetose 586
Atmung 2
Atmungsmuster 362
Atopie 517
Aufmerksamkeits-Defizit-Hyperaktivitäts-Störung (ADHS) 644
– Diagnostik 645
– Differenzialdiagnose 645
– Klassifikation 644
– Klinik 645
– Therapie 645
Autismus, frühkindlicher 643

SACHREGISTER

Autoimmunhepatitis 444
– Klassifikation 444
Autoimmunthrombozytopenie 288
Autoimmunthrombozytopenie, neonatale 28
– Therapie 28
Azidose 2
– hyperkaliämische 408
Azidose, renal-tubuläre (RTA) 476
– Diagnostik 477
– Einteilung 476
– Klinik 477
– Therapie 477

B

Babybottlekaries 627
Bacillus Calmette-Guérin (BCG)
– Impfung 227
Bakteriämie 182
Barrett-Ösophagus 402
Bartter-Syndrom 479
Battered-Child-Syndrom 638
Bauchspeicheldrüse
– Entzündung, akute 452
– Entzündung, chronische 453
Beckenniere 487
Befeuchterlunge 393
Beikost 59
– Ernährungsplan 59
Beratung, genetische 51
Beriberi 61
Bernard-Soulier-Syndrom 290
Bewegungsstörung, hypertone
– Botulinumtoxin 588
BH4-Regeneration 106
Bigeminus 354
Bilirubinenzephalopathie 21
– akute 22
– chronische 22
Biologikum 247
Biosynthesedefekt 106
Biotin 64
Biotinidasemangel 64
Bleivergiftung 614
Blutaustauschtransfusion (BAT) 23
Blutbild, rotes
– Normwerte 260
Blutbild, weißes
– Normwerte 260
– Veränderungen, reaktive 281
Blutglukosestoffwechsel 121
– Hormone 122
Blutung
– extrakraniell 9
– intrakraniell 9
Blutung, gastrointestinale 400
Blutungsanämie 264
– akute 264
– chronische 264
Blutvolumen 3
BMI-Perzentilenkurve 638
Bochdalek-Hernie 19, 20
Bordetella pertussis 179
Borrelia burgdorferi 194
Botulinumtoxin 588
Botulismus 181, 538
– Erreger 181
– Meldepflicht 182
– Nahrungsmittel- 181
– Prophylaxe 182
– Säuglings- 181
– Therapie 182
Brachyzephalus 554
Bradykinesie 588

Brillenhämatom 310
Bronchiektase 377
Bronchiolitis 375
Bronchitis
– akute 375
– obstruktive 375
Bronchusstenose 364
Brown-Séquard-Syndrom 323
Brucella abortus Bang 184
Brucella melitensis 184
Brucella suis 184
Brucellose 184
– Erreger 184
– Komplikationen 185
– Meldepflicht 185
– Prophylaxe 185
– Therapie 185
Burkitt-Lymphom 301

C

Café-au-Lait-Fleck 525, 594
Calcitriol 65
Campylobacterenteritis 184
Candidiasis 228
Caput succedaneum 9
Carbamoylphosphatsynthetase (CPS) 119
Carnitintransporterdefekt 145
CATCH 22 240
CHARGE-Syndrom 363
Chlamydieninfektion 187
– Erreger 187
– Prophylaxe 188
– Symptome 187
– Therapie 188
Chlamydienpneumonie 188
Chloridkanalmyotonie (Myotonia congenita) 545
– Typ Becker 545
– Typ Thomsen 545
Choanalatresie 363
– Diagnostik 363
– Klinik 363
– Therapie 363
Cholecalciferol 65
Cholelithiasis 438
Cholestase
– Differenzialdiagnose 434
Chondrodysplasia punctata, rhizomele (RCDP) 157
Chorea 588
Chorea Huntington 589
Chorea minor Sydenham 253
Chromosomenaberration, autosomale 41
Chromosomenanalyse 41
Chronic Kidney Disease 484
Chvostek-Zeichen 502
Citrullinämie 119
Clostridium botulinum 181
Clostridium tetani 180
CML 299
– Diagnostik 300
– Differenzialdiagnose 300
– Klinik 300
– Prognose 300
– Therapie 300
Colitis ulcerosa 419, 420
– Therapie 421
Conn-Syndrom 91
Coombs-Test 268
Coombs-Test, direkter 268
Coombs-Test, indirekter 268
Corynebacterium diphtheriae 178

Couplet 354
Coxitis fugax 252
Coxsackie-Virus-Erkrankung 210
Cri-du-Chat-Syndrom 44
Crigler-Najjar-Syndrom Typ I 431
Crigler-Najjar-Syndrom Typ II 432
Cushing-Syndrom 89
– Differenzialdiagnose 90
– Merkmale 90
– Therapie 90
– Ursachen 90

D

Dandy-Walker-Syndrom 592
Dawn-Phänomen 131
Dehydratation 497
– Einteilung 416
– hypertone 499
– hypotone 498
– isotone 498
Dehydroretinol 64
Dellwarze 510
Denver-Developmental-Screening-Test 623
Depolarisation, paroxysmale 559
Dermatitis (Ekzem)
– atopische 517
– Kontakt-, allergische 519
– Windel- 516, 517
Dermatologie 506
Dermatomyositis, juvenile (DM) 542, 543
– Klinik 543
– Therapie 543
Dermografismus, urtikarieller 520
De-Toni-Debré-Fanconi-Syndrom 476, 477
– Leitsymptome 478
Diabetes insipidus neurohormonalis 77
– Differenzialdiagnose 77
– Leitsymptome 77
– Polydipsie 77
– Polyurie 77
– Therapie 77
Diabetes insipidus renalis 478
Diabetes mellitus 127
– Klassifikation 127
– MODY 127, 128
– neonataler 128
– Pankreaserkrankungen 128
Diabetes mellitus Typ 1 127, 128
– Autoimmunprozess 128
– Dauertherapie 130
– Dawn-Phänomen 131
– Ernährung 131
– Folge-/Begleiterkrankungen 132
– Hypoglykämie 131
– Initialtherapie 130
– Insulinmangel 129
– Monitoring 132
– Prädisposition, genetische 128
– Somogyi-Phänomen 131
– Stressfaktoren 129
– Umweltfaktoren 128
– Verlauf 130
Diabetes mellitus Typ 2 127, 132
– Komplikationen 133
– Prävention 133
– Therapie 133
Diagnostik, pränatale 51
– Amniozentese 51
– Chorionzottenbiopsie 51
– Fetoskopie 51

– Nabelschnurpunktion 51
– Risiken 51
– Sonografie 51
Diamond-Blackfan-Anämie (DBA) 262
– Klinik 262
– Therapie 262
Diarrhö 400
Differenzierung, sexuelle (DSD) 98
– ovotestikuläre 98
– XX 99
– XY 99
DiGeorge-Syndrom 48, 84, 240
Diphterie 178
– Erreger 178
– Rachen- 178
– Tonsillen- 178
Diphtherie
– Kehlkopf- 178
– Komplikationen 178
– maligne 178
– Meldepflicht 179
– Nasen- 178
– progrediente 178
– Prophylaxe 179
– Therapie 178
– toxische 178
Diphtherieimpfung 222
Disease Controlling Anti Rheumatic Drug (DCARD) 247
Disease Modifying Anti Rheumatic Drug (DMARD) 247
Disomie, uniparentale (UPD) 48
Dissociation Cytoalbuminique 534
Doose-Syndrom 561
Doppelniere 487
Double-Bubble-Phänomen 409
Down-Syndrom 42
Druckhypertrophie 328
Drüsen, endokrine 4
Dubin-Johnson-Syndrom 433
Dubowitz-Farr-Score 5
Ductus arteriosus 328
Ductus arteriosus Botalli
– Verschluss 3
Ductus arteriosus Botalli (PDA) 337
– Diagnostik 338
– Hämodynamik 337
– Therapie 338
Ductus arteriosus, persistierender (PDA) 11
– Therapie, medikamentös 12
– Therapie, operativ 12
Duodenalatresie 409
Duodenalstenose 409
Durchflusszytometrie 267
Dysgenesie, retikuläre 239
Dyskinesie 588
Dyskinesie, primäre ziliäre 377
Dysplasie, bronchopulmonale (BPD) 12
– alte 12
– neue 12
– Prävention 13
– Therapie 13
Dyspnoe
– Differenzialdiagnose 362
Dysrhaphie 550
– Klassifikation 550
Dystonie 586, 588
– Dopa-responsive (DRD) 589
– isolierte generalisierte 588
– Torsions- 588

Dystrophie Typ 1, myotone (Curschmann-Steinert) 543
Dystrophinopathie 539

E

Early-Onset-Sepsis 34
Echinococcus granulosus 446
Echinococcus multilocularis 446
Echinokokkeninfektion 446
Eczema herpeticatum 203
Edwards-Syndrom 43
Ehlers-Danlos-Syndrom 583
Eisenmangelanämie 260, 261
– Symptome 261
– Therapie 261
Eisenmenger-Reaktion 335
Eiweißhydrolysatnahrung, hochgradige 58
Ekzem, seborrhoisches 507
Elektrokardiogramm (EKG) 328, 329, 330
Elliptozytose, hereditäre 266
ELVIS 235
Embryofetopathie 49
Emphysem
– lobäres 364
Endokarditis 348
– Diagnostik 348
– Differenzialdiagnose 349
– Erreger 348
– Klinik 348
– Komplikationen 349
– Prophylaxe 349
– rheumatische 254
Endokrinologie 71
Endokrinopathie
– Neugeborenenscreening 629
Enkopresis 642
Enterobacteriaceae 182
Enterobiasis 230
Enterokolitis
– akute 182
– pseudomembranöse 184
Enterokolitis, nekrotisierende (NEC) 29
– Risikofaktoren 29
– Therapie 29
Entwicklungsverzögerung, konstitutionelle 96
– Therapie 96
Enuresis 641
Enuresis nocturna 641
Enzephalitis 204
– bakterielle 605
Enzephalomyelitis, akute disseminierte (ADEM) 606
Enzephalopathie
– epileptische 560, 569
Enzephalozele 552
Enzymdefekt 274
Ependymom 322
Epidermodysplasia verruciformis 511
Epidermolyse
– dermolytische dytrophische 512
– hereditäre 512
– intraepidermale 512
– junktionale 512
– Klassifikation 512
– Klinik 512
Epidermolysis bullosa dystrophica 512, 513
Epidermolysis bullosa letalis 513
Epidermolysis bullosa polydysplastica 513

Epidermolysis bullosa simplex 512
Epiglottitis
– akute 372
Epilepsie 559
– Absence- 562
– audiogene 572
– benigne m. zentrotemporalen Spikes 567
– Einteilung 560
– fokale 560, 565
– Gelegenheitsanfälle 560
– generalisierte 560
– Grand-Mal- 564
– idiopathische 560
– m. myoklonisch-atonischen Anfällen 561
– Myoklonus-, juvenile 563
– photogene 571
– posttraumatische 571
– Reflex- 571
– Rolando- 567
– Startle- 572
– symptomatische 560
– Therapie 574, 575
Epistaxis 365
Epithelioma contagiosum 510
Epizoonose 523
Epstein-Barr-Virus (EBV) 206
– Antikörperprofile 207
Erbrechen 400
Erfrierung 613
Ergocalciferol 65
Erkrankung
– neuromuskuläre 531
Erkrankung, peroxisomale 155
– Adrenoleukodystrophie, neonatale (NALD) 156
– Biogenesedefekte 155
– Chondridysplasia punctata, rhizomele (RCDP) 157
– Einteilung 155
– Refsum-Syndrom, infantiles (IRD) 156
– Zellweger-Syndrom 156
Ertrinkungsunfall 613
– Therapie 613
Erysipel 173, 509
Erythema anulare 253
Erythema exsudativum multiforme 513
Erythema exsudativum multiforme majus 513, 514
Erythema exsudativum multiforme minus 513, 514
Erythema infectiosum (Ringelröteln) 200
Erythema migrans 195
Erythema neonatorum 506
Erythema nodosum 522, 523
Erythroblastopenie, transitorische 263
Erythropoese 4
Erythrozytenmembrandefekt, angeborener 265
Erythrozytenzylinder 463
Escherichia coli
– enteroaggregative (EAEC) 183
– enterohämorrhaghische (EHEC) 183
– enteroinvasine (EIEC) 183
– enteropathogene (EPEC) 183
– Enterotoxin bildende (ETEC) 183
Escherichia-coli-Infektion 183
– Erreger 183
– Meldepflicht 184

– Prophylaxe 184
– Therapie 183
Ethambutol (EMB)
– Nebenwirkungen 192
Ewing-Sarkom 316
– Diagnostik 317
– Klinik 317
– Metastasierung 317
– Prognose 317
– Therapie 317
Exanthema subitum 199
Exanthema subitum (Dreitagefieber) 199
Extrasystole
– monomorphe 354
– polymorphe 354
– supraventrikuläre 354
– ventrikuläre 354
Extrasystolie 353
– Diagnostik 354
– Therapie 354
Extremely Low Birth Weight Infant (ELBW) 2

F

Facies adenoidea 368
Fallot-Tetralogie 328, 340, 341
– Diagnostik 341
– Hämodynamik 340
– Klinik 340
– Therapie 341
Fanconi-Anämie 276
Fanconi-Bickel-Syndrom 144
Fanconi-Syndrom 112
Farmerlunge 393
Fasziitis, nekrotisierende 173
Fasziolose 232
Fazialisparese 9, 535
– periphere 535
– zentrale 535
Feminisierung, testikuläre 100
Fettsäure
– Carnitinzyklus 145
– Oxidation, mitochondriale 145
Fettsäurenoxidationsstörung 144
Fettsäurentransportstörung 144
Fibrose
– zystische (CF) 385
Fieber
– rheumatisches 252
Fieberkrampf 572
– Differenzialdiagnose 573
– komplizierter 573
– Prophylaxe 574
Fiebersyndrom, periodisches 256
Filzlaus 524
Flavinadenindinukleotid (FAD) 62
Flavinmononukleotid (FMN) 62
Floppy Infant 532, 533
Fluorescence-activated Cell Sorting (FACS) 267
Fluorid
– Substitution 60
Fluoridprophylaxe 625
Folgenahrung 58
Folsäure 63
Folsäuremangel 262
– Therapie 262
Foramen Magendii 557
Foramen ovale
– Verschluss 3
Foramen ovale, offenes 338
Foramina interventricularia 557
Foramina Luschkae 557

Fraktur 8
Frauenmilch
– Kolostrum 54
– reife 54
– transitorische 54
Fremdkörperaspiration 373, 374
Frequently Relapsing Nephrotic Syndrome 473
Friedreich-Ataxie 592
Froschhaltung 532
Frühgeborenenanämie 17, 259
– Prävention 17
– Therapie 17
Frühgeborenes 2, 9
– Atemnotsyndrom (RDS) 11
– Komplikationen 10
Frühsommermeningoenzephalitis (FSME) 217
Fruktoseintoleranz, hereditäre 141
– Klinik 141
– Therapie 142
Fruktosemalabsorption 423
Fruktosestoffwechselsörung 141
Fruktosurie, essenzielle 142
Fuchsbandwurm 446
Fukosidose 149
Fukuyama-CMD 542
Fußgreifreaktion 622

G

G-6-PD-Mangel 274
Galaktokinasedefekt 140
Galaktosämie, klassische 138
– Duarte-Variante 140
– Klinik 139
– therapie 139
Galaktosestoffwechselstörung 138, 140
Galant-Rückgratreaktion 622
Gallenerkrankung 431
Gallengangsatresie, extrahepatische 437
Gallengangshypoplasie, intrahepatische 436
GARFIELD 236
Gastritis 407
Gastroenteritis
– akute 182
Gastroenteritis, akute infektiöse 415
– Dehydratation 416
– Erreger 415
– Realimentation 416
– Rehydratation 416
– Therapie, medikamentöse 417
– Ursachen 415
Gastroenterologie 400
Gastrointestinaltrakt 3
Geburtsgewicht 10
Gelegenheitsanfall 572
– Fieberkrampf 572
Gendiagnostikgesetz 51
Genetik 41
Germinalmatrix 14
Gestationsalter 2
Gewichtsentwicklung Säugling 54
Gewichtsverlust, postnataler 4, 57
Giftnotzentrale 615
Gilbert-Meulengracht-Syndrom 432
Gilles-de-la-Tourette-Syndrom 590
Glanzmann-Thrombasthenie 290
Glasgow Coma Scale (GCS) 602
Gleithernie 403
Gliedergürtelmuskeldystrophie (LGMD) 541

SACHREGISTER

Glomerulonephritis
- akute postinfektiöse (AGN) 462
- membranoproliferative 472
- membranoproliferative (MPGN) 474
- membranöse 474
- mesangial-proliferative 472
- Minimal-Change- 472
- rapid progressive (RPGN) 465

Glomerulosklerose
- fokal-segmentale 472

Glossoptose 363
Glukokortikoid 247
Glukoneogenese 121
Glukose-6-Phosphat-Dehydrogenase-Mangel 274
Glukose-Galaktose-Malabsorption 421
Glukose-Galaktose-Malabsorption, kongenitale 143
Glukosestoffwechsel 122, 134
Glukose-Transporterprotein-Syndrom 143
Glukosetransportstörungen 143
Glukosurie, renale 476
GLUT1-Defekt 143
GLUT2-Defekt 144
Glutarazidurie Typ 1 (GA 1) 116, 117
- Kindesmisshandlung 118
- Lysinstoffwechsel 117
- Therapie 118
- Tryptophanstoffwechsel 117
Glutaryl-CoA-Dehydrogenase (GCDH) 116
Glycinstoffwechselstörung 121
Glykogenose
- Typ 0 138
- Typ Ia (von Gierke) 134
- Typ Ib 135
- Typ III (Cori) 136
- Typ II (Pompe) 136
- Typ IV 137
- Typ VI 137
Glykogenspeichererkrankung 133
Glykogenstoffwechsel 134
Glykogensynthasedefekt (Glykogenose Typ 0) 138
Glykogensynthese 121
Glykolyse 121
Glykosidvergiftung 614
GM2-Gangliosidose Typ I (Tay-Sachs-Krankheit) 155
Gonadendysgenesie
- inkomplette 100
- reine 100
Goodpasture-Erkrankung 466
Gorlin-Syndrom 92
Graefe-Zeichen 80
Grand-Mal-Epilepsie 564
- Klinik 564
- Komplikationen 564
Granulomatose, chronische (CGD) 280
- Diagnostik 281
- Erreger 280
- Therapie 281
Granulozytenfunktionsstörung 280
Gross Motor Function Classification System (GMFCS) 586
Großwuchs 76
- Differenzialdiagnose 77
- Therapie 76
Guillain-Barré-Syndrom (GBS) 534
- Dissociation Cytoalbuminique 534

H

H1N1-Infektion 209
Haemophilus influenzae 175, 176
Halslymphknotentuberkulose 191
Halsreaktion
- asymmetrische tonische 622
- symmetrische tonische 622
Hämatologie 259
Hämaturie 459
- glomeruläre 458
- idiopathische benigne rekurrierende 461
- isolierte familiäre 460
- nichtglomeruläre 458
Hämoglobinopathie, qualitative 269
Hämoglobinopathie, quantitative 271
Hämoglobinurie
- paroxysmale nächtliche 267
Hämophilie A 282, 283
- Einteilung 283
- Klinik 283
- Therapie 284
Hämophilie B 284
Hämostaseologie 282
HA-Nahrung 58
Hand-Fuß-Syndrom 269
Handgreifreaktion 622
Harninkontinenz 494, 641
- Diagnostik 641
- Einnässen 641
- primäre 641
- sekundäre 641
- Therapie 641
Harnsäurestoffwechselstörung
- Lesch-Nyhan-Syndrom 164
- Xanthinurie 165
Harnstoffzyklus 118
- Arginasedefekt 119
- Defekte 119
- Manifestationen 119
- Therapie 120
Harnwegsinfektion (HWI) 489, 490
- Diagnostik 490
- Klinik 490
- Prophylaxe 491
- Therapie 490
Hashimotothyreoiditis 81
Hauterkrankung
- pilzbedingt 528
Hemiballismus 588
Hemmkörperhämophilie 284
Hepatitis
- Autoimmun- 444
- neonatale (Riesenzellhepatitis) 434
- Virus- 439
Hepatitis A 439
Hepatitis B 440
Hepatitis-B-Impfung 223
Hepatitis C 442
Hepatitis D 443
Hepatitis E 444
Hermaphroditismus verus 98
Hernie, paraösophageale 403
Herpangina 369
Herpes genitalis 204
Herpes-simplex-Infektion 203
Herpes-simplex-Virus (HSV) 203
Herpes zoster 202
Herzfehler
- angeborener 327, 328, 339
- Links-rechts-Shunt 334
- Rechts-links-Shunt 340

Herzfrequenz 3
Herzgeräusch, akzidentelles 358
Herzhypertrophie 328
Herzinsuffizienz 339, 351
- Diagnostik 351
- Herztransplantation 352
- Klinik 351
- Pathophysiologie 351
- Therapie 352
Herzrhythmusstörung
- Extrasystolie 353
Herztod, plötzlicher 352
Herztransplantation 352
Heteroglykanose 147
Hiatushernie 403
Hib-Impfung 223
Hippel-Lindau-Syndrom 599
Hirnabszess 605
Hirnblutung 13, 14, 15
- Klassifikation 14, 15
- Prävention 15
- Risikofaktoren 14
Hirndrucksteigerung
- Symptome 558
Hirnsklerose, tuberöse 596
Hirntumor 319
- 5-Jahres-Überlebensrate 320
- Diagnostik 319
- Klinik 319
- Prognose 320
- WHO-Klassifikation 319
Hirnvenenthrombose 585
Histiozytose 304
Hodgkin-Lymphom 302, 303
- Ann-Arbor-Klassifikation 303
- Differenzialdiagnose 303
- Klassifikation 303
- Klinik 303
- Prognose 304
- Therapie 304
Holocarboxylase-Synthetase-Mangel 64
Holoprosenzephalie 555
Homozystinurie 110
- Symptome 110
- Therapie 111
Hörstörung, angeborene
- Neugeborenenscreening 630
Hufeisenniere 487
Hüftgelenksdysplasie 631
- Klassifikation 631
- Screeninguntersuchung 630, 632
- Therapie 631
Human-Immunodeficiency-Virus-Infektion (HIV) 217
Hundebandwurm 446
Husten
- Differenzialdiagnose 362
Hutchinson-Trias 36
Hydantoinembryopathie 50
Hydranenzephalie 555
Hydrocephalus communicans 557
Hydrocephalus e vacuo 557
Hydrocephalus externus 557
Hydrocephalus internus 557
Hydrocephalus occlusus 592
Hydronephrose 491
Hydrothorax 395
Hydroxylysin 116
Hydrozephalus 556, 557, 558
- Differenzialdiagnose 558
- Formen 557
- Komplikationen 559

Hyperaldosteronismus, primärer (PHA) 90
- Conn-Syndrom 91
- Therapie 91
Hyperaldosteronismus, sekundärer 91
Hyperammonämie 114, 115
- Differenzialdiagnose 119
Hyperbilirubinämie 21
- Blutaustauschtherapie (BAT) 23, 24
- Differenzialdiagnose 23
- direkte 21
- Fototherapie 23, 24
- konjugierte 433
- Prävention 24
- Risikofaktoren 22
- unkonjugierte 431
Hypercholesterinämie, familiäre (familiärer Apolipoprotein-B-Defekt, FBD) 160
Hypercholesterinämie, familiäre (LDL-Rezeptor-Defizienz, FH) 159, 160
Hyperchylomikronämie, familiäre 161
Hyperglycinämie, nichtketotische 121
- Therapie 121
Hyperglykämie 130
Hyperhydratation 499
- hypertone 500
- hypotone 500
- isotone 499
Hyper-IgE-Syndrom (HIES) 242
Hyperinsulinismus 124
- m. Hyperammonämie, kongenitaler 126
- persistierender 125
- transitorischer 125
Hyperinsulinismus-Hyperammonämie-Syndrom 126
Hyperinsulinismus, kongenitaler (CHI)
- Klassifikation 125
- Leitsymptome 125
- Therapie 125
- Therapie, medikamentöse 126
- Therapie, operative 126
Hyperkaliämie 501
Hyperkalzämie 502
- Differenzialdiagnose 502
Hyperkinesie 588
Hyperleukozytose 298
Hyperlipidämie, familiäre kombinierte (FKHL) 161
Hyperlipoproteinämie 159
- Hypercholesterinämie, familiäre (familiärer Apolipoprotein-B-Defekt, FBD) 160
- Hypercholesterinämie, familiäre (LDL-Rezeptor-Defizienz, FH) 159
- Hyperchylomikronämie, familiäre 161
- Hyperlipidämie, familiäre kombinierte (FKHL) 161
- Hypertriglyzeridämie, familiäre (FHT) 160
- Phytosterinämie 161
Hyperlipoproteinämie, sekundäre 162
- Therapie 162
- Therapie, medikamentöse 163
- Ursachen 162
Hyperparathyreoidismus 84
- Ätiologie 85

– Symptome 85
– Therapie 85
Hyperphenylalaninämie 106
– Definition 103
– Klassifikation 104
Hyperpigmentierung 525
Hyperpigmentierungen
– postinflammatorische 526
Hyperthermie, maligne (MH) 546
Hyperthyreose 79
– Graefe-Zeichen 80
– Moebius-Zeichen 80
– Morbus Basedow 80
– Neugeborenen- 80
– Stellwag-Zeichen 80
– Therapie 80
Hypertonie
– portale 448, 449
Hypertonie, arterielle 481
– Blutdruckmessung 481
– Diagnostik 481
– Therapie 482, 483
– Ursachen 481
Hypertriglyzeridämie, familiäre (FHT) 160
Hyperviskositätssyndrom 26
Hypoaldosteronismus, isolierter 90
– Leitsymptome 90
– Therapie 90
Hypoalphalipoproteinämie 163
Hypogammaglobulinämie, transitorische 236
Hypoglykämie 31, 122
– Differenzialdiagnose 124
– endokrin bedingte 126
– hypoketotische 124
– ketotische 124
– Merkmale 123
– Metaboliten 124
– Notfalltherapie 124
– Symptome 124
– Ursachen 122
Hypoglykämie, reaktive durch Hyperinsulinismus 31
– Prävention 32
– Therapie 32
Hypoglykämie, transitorische 30
– Therapie 30
Hypogonadismus
– Differenzialdiagnose 97
– primärer, gonadaler, hypergonadotroper 96
– sekundärer hypergonadotroper 97
Hypokaliämie 500
Hypokalzämie 32, 502
– Chvostek-Zeichen 502
– Differenzialdiagnose 502
– Therapie 32
– Trousseau-Zeichen 502
Hypolipoproteinämie
– Abetalipoproteinämie 163
– Hypoalphalipoproteinämie 163
– Smith-Lemli-Opitz-Syndrom 164
Hypomelanosis Ito 527
Hypoparathyreoidismus 83
– Ätiologie 83
– Therapie 84
Hypopigmentierung 526
Hypothyreose 78
– Ätiologie 78
– kongenitale 79

– Neugeborenenscreening 79
– Therapie 79

I

Ichthyose, kongenitale 515
– Formen 515
– Klinik 515
Ichthyosis congenita 515
Ichthyosis vulgaris 515, 516
Icterus gravis 21
Icterus neonatorum 21
Icterus praecox 21
Icterus prolongatus 21
IgA-Glomerulonephritis 459
IgA-Mangel, selektiver 237
Ileumatresie 410
Ileumstenose 410
Immundefekt
– Impfungen 243
Immundefekt, schwerer kombinierter 238
Immundefektsyndrom, primäres 235
– Diagnostik 236
Immundefektsyndrom, sekundäres 243
– Ursachen 243
Immundefektsyndrom, variables (CVID) 237
Immunologie 235
Immunsuppressivum 247
Impetigo contagiosa 173, 508
Impfkalender n. STIKO 221
Impfung 221
– Bacillus Calmette-Guérin- (BCG) 227
– Diphtherie- 222
– Hepatitis-B-- 223
– Hib- 223
– Humane-Papillomaviren- 226
– Kontraindikationen, echte 222
– Kontraindikationen, falsche 222
– Masern- 225
– Meningokokken- 224
– Mumps- 225
– Pertussis- (Keuchhusten) 222
– Pneumokokken- 224
– Polio- 223
– Rotavirus- 227
– Röteln- 225
– Tetanus- 222
– Varizellen- 226
Incontinentia pigmenti achromians 527
Incontinentia pigmenti (Bloch-Sulzberger) 525
Infektiologie 167
Infektion
– Chlamydien- 187
– durch Mykobakterien 188, 193
– Escherichia-coli- 183
– genitale 511
– Meningokokken- 176
– m. Streptokokken d. Gruppe A 173
– Pneumokokken- 174
– Staphylokokken- 174
Infektion d. Leber, nichtvirale 445
Infektionen
– m. Haemophilus influenzae 175
Influenzavirusinfektion 208
Ingestionsunfall 614
Insulin 129
Insult
– ischämischer 584
– zerebraler 584

Intersexualität 98
– Einteilung n. Prader 99
– Therapie 101
Intrakutanprobe n. Mendel-Mantoux 191
Invagination 413, 414
Iridozyklitis 248
– akute 251
– chronische (Uveitis) 250
Isoleucin 112
Isoniazid (INH)
– Nebenwirkungen 192
Isovalerianazidämie (IVA) 115
– Leucinstoffwechsel 116
– Therapie 116

J

Jackson-Anfall 566
Jejunumatresie 410
Jejunumstenose 410
Jervell-Lange-Nielsen-Syndrom (JLNS) 356
JIA 245
– Differenzialdiagnose 247
– Ergotherapie 248
– Klassifikation 246
– Physiotherapie 248
– Still-Syndrom 248
– Symptome 246
– systemische 248
– Therapie, medikamentöse 247
Jodidprophylaxe 625
Jones-Kriterien 254

K

Kallmann-Syndrom 97
Kammerflattern 356
Kammerflimmern 356
Kardiologie 327
Kardiomyopathie 352
– dilatative (DCM) 353
– Einteilung 352
– hypertrophe (HCM) 352
Karditis 253
Kartagener-Syndrom 377
Katzenauge, amaurotisches 313
Kawasaki-Syndrom 255
– Differenzialdiagnose 256
– Komplikationen 256
– Symptome 255
– Therapie 256
Kehlkopfdiphtherie 178
Keimzelltumor 293, 317, 318
– Diagnostik 318
– Klassifikation 318
– Klinik 318
– Prognose 318
– Therapie 318
Kephalhämatom 9
Keratoconjunctivitis herpetica 203
Keratomalazie 64
Kernikterus 22
Ketogenese 121
Keuchhusten 179
Kinderpsychologie 635
Kindesmissbrauch 638
Kindesmisshandlung 611, 640
Kindesmisshandlung (Battered-Child-Syndrom) 638
Kindstod, plötzlicher 1
Kissing Disease 206
Klavikulafraktur 8
Kleinhirnagenesie 591
Kleinhirnastrozytom 320

Kleinhirnhypoplasie 591
Kleinwuchs 72, 73
– Differenzialdiagnose 72, 73
Klinefelter-Syndrom 97
Klinefelter-Syndrom (47,XXY) 46
– Therapie 46
Klippel-Trénaunay-Syndrom 598
Knochentumor 293
Koagulopathie
– Lebererkrankungen 286
– Verbrauchs- 287
– Vitamin-K-Mangel 286
Kohlenhydratstoffwechselstörung 121
Koma 600
– Diagnostik 602
– Glasgow Coma Scale (GCS) 602, 603
– Leitsymptome 601
– Monitoring 603
– Therapie 603
– Ursache 601
Koma, hepatisches
– Einteilung 447
Konjunktivitis 37
– eitrige 187
– Erreger 37
– Prophylaxe 37
– Therapie 37
Kontaktdermatitis 519
Kopflaus 524
Kopfschmerz 577
– Klassifikation 577
– Migräne 578
– primärer 577
– sekundärer 577
– symptomatischer 579
Kortisolsynthese 86
Kostmann-Syndrom 279
– Symptome 279
– Therapie 280
Kraniopharyngeom 322, 323
Kraniostenose 554
Kraniosynostose 553
Kreislauf 3
– extrauterin 3
– intrauterin 3
Kugelzellanämie 266
Kuhmilchallergie (KMA) 427
– Diagnostik 428
– HA-Nahrung 428
– Sojamilchnahrung 428
– Symptome 428
– Therapie 428
Kurzdarmsyndrom 429

L

Labiensynechie 98
Laktoseintoleranz 422
– Diagnostik 422
– Formen 422
– Klinik 422
– Therapie 422
Landau-Reaktion 625
Längenentwicklung Säugling 54
Langerhans-Zell-Histiozytose (LCH) 304
– Diagnostik 305
– Klinik 304
– Prognose 305
– Stadieneinteilung 305
– Therapie 305
Laparoschisis 28
– Therapie 29

SACHREGISTER

Laryngitis
– subglottische (Pseudokrupp) 371
– – Stadien 371
– – Therapie 372
– supraglottische (akute Epiglottis) 372
– – Prävention 373
– – Therapie 373
Laryngomalazie 363
– Differenzialdiagnose 364
– Klinik 364
Larynxpapillom 511
Late-Onset-Sepsis 34
Lebendgeburt 2
Lebensmittelvergiftung
– akute 182
Leberabszess 445
Lebererkrankung
– Diagnostik 431
– Symptome 431
Leberversagen, akutes (ALV) 447
– Ursachen 447
Leberzirrhose 448
– Klassifikation 448
Legasthenie 642
– Diagnostik 643
– Klinik 643
– Therapie 643
Lennox-Gastaut-Syndrom (LGS) 561, 570, 571
Lesch-Nyhan-Syndrom 164, 165
Lese- und Rechtschreibstörung (Legasthenie) 642
Leucin 112
Leukämie 293, 294
– akute lymphatische (ALL) 294
– akute myeloische (AML) 294
– chronisch-myeloische (CML) 294
Leukodystrophie, metachromatische 153
Leukomalazie, periventrikuläre (PVL) 16
Leukozytopenie
– neutrophile 278
Libman-Sacks-Endokarditis 349
Linksherz, hypoplastisches (HLH) 328, 343
– Diagnostik 343
– Hämodynamik 343
– Klinik 343
– Therapie 343
Lipogenese 121
Lipolyse 121
Lipoproteinstoffwechselstörung
– Hyperlipoproteinämien 159
Liquorzirkulation 556, 557
Listeria monocytogenes 185
Listeriose 185
– Erreger 185
– Meldepflicht 186
– Prophylaxe 186
– Therapie 186
Lobärpneumonie 391
Long-QT-Syndrom 356
– Diagnostik 357
– Klinik 356
– Therapie 357
Lorenzos Öl 157
Louis-Bar-Syndrom 242, 593
Lues connata 36
– Manifestationsformen 36
– Prophylaxe 37
– Therapie 37
Lungenabszess 392

Lungenatelektase 392
Lungenemphysem 394
Lungenentfaltung 2
Lungentuberkulose
– primäre 189
Lungenvenenfehlmündung, totale (TLVF) 328, 347
– Diagnostik 347
– Einteilung 347
– Hämodynamik 347
– Klinik 347
– Therapie 348
Lupus erythematodes, systemischer (SLE) 257, 463
Lupusnephritis (LN)
– Klassifikation 464
– Therapie 464
Lyell-Syndrom 513
Lyme-Borreliose 194, 535
– Erreger 194
– Prophylaxe 196
– Symptome 195
– Therapie 195
Lymphohistiozytose, hämophagozytische 305
– familiäre (FHLH) 305
– Morbus Farquhar 305
Lymphom 293
– großzellig-anaplastisches 301
Lysin 116

M

Makrohämaturie 458
Malabsorption
– Ursachen 421
Malabsorptionssyndrom 421
Malformation
– arteriovenöse (AVM) 581, 582
– vaskuläre 581
– Vena-Galeni- 582
– zerebrale kavernöse (CCM) 582
Mannosidose 149
Marfan-Syndrom 583
Masern 196
– Impfung 225
– Komplikationen 197
– Meldepflicht 198
– Prophylaxe 197
– Stadien 196
Mastoidits 370
Mastozytom 527
Mastozytose 527
– diffuse 527
Maturity-Onset Diabetes of the Young (MODY) 127
McCune-Albright-Syndrom 95
Meckel-Divertikel 413
Medium-Chain-Acyl-CoA-Dehydrogenase-Defekt (MCAD) 146
Medulloblastom 321
Megacolon congenitum 412
Mekoniumaspirationssyndrom (MAS) 17
– Prävention 18
– Therapie 18
Mekoniumileus 30
– Differenzialdiagnose 30
– Therapie 30
Mekoniumpfropfsyndrom 30
Menarche 93
Meningitis 33, 169, 176, 605
– bakterielle 169
– Komplikationen 170
– Meldepflicht 171

– Pneumokokken- 171
– Prävention 171
– Therapie 34
– Virus- 171
– Waterhouse-Friderichsen-Syndrom 170
Meningitis tuberculosa 190
Meningoenzephalitis 204
Meningokokken
– Impfung 224
Meningokokkeninfektion 176
– Differenzialdiagnose 177
– Erreger 176
– Komplikationen 177
– Meldepflicht 178
– Meningitis 176
– Prophylaxe 177
– Therapie 177
– Waterhouse-Friderichsen-Syndrom 176, 177
Meningozele 550, 551
Merosinopathie 542
Meryon-Zeichen 540
Methämoglobinämie 271
– Formen 271
– Klinik 271
– Therapie 271
Methylmalonazidurie (MMA) 113, 114
– Therapie 115
MHC-Expressionsdefekt 239
migraine accompagnée 578
Migräne 578
– Klinik 578
– komplizierte 578
– Stufentherapie 579
Mikrodeletion 22q (CATCH-22) 48
Mikrodeletionssyndrom, chromosomales 47, 48
Mikrohämaturie 458
Mikrozephalie 554
Milia neonatorum 506
Miliartuberkulose 190
Milien 506
Miller-DiekerSyndrom 48
Miller-Fisher-Syndrom 534
Milz 281
Minimal Change-Glomerulonephritis 472
Missbrauch, sexueller 638
Misshandlung, körperliche 638
Mittelmeerfieber, familiäres 256
Moebius-Syndrom 555
Moebius-Zeichen 80
Möller-Barlow-Krankheit 63
Molluscum contagiosum 510, 511
– Erreger 510
– Klinik 510
Mongolenfleck 507
Mononukleose, infektiöse (Pfeiffer-Drüsenfieber) 206
Monosomie 4p, partielle 45
Monosomie 5p, partielle 44
Morbus Addison 88
– Ätiologie 88
– Differenzialdiagnose 89
– Therapie 89
– Ursachen 88
Morbus Basedow 80
Morbus Bruton 238
Morbus Crohn 417, 418, 419
– Therapie 419
Morbus Cushing, sekundär 89
Morbus Ebstein 346
– Diagnostik 346

– Hämodynamik 346
– Therapie 346
Morbus Fabry 154
Morbus Farquhar 305
Morbus Gaucher 150
Morbus haemolyticus neonatorum 24
– AB0-Inkompatibilität 25
– Prävention 25
– Rh-Inkompatibilität 24
– Therapie 24, 25
Morbus haemorrhagicus neonatorum 26
– Prävention 27
– Therapie 27
Morbus Hirschsprung 412
– Leitsymptom 412
– Megakolon, toxisches 412
Morbus Hodgkin 302
Morbus Krabbe 153
Morbus Niemann-Pick 152
Morbus Pompe 136
Morbus Recklinghausen 594
Morbus Tay-Sachs 155
Morbus Werlhof 288
Morbus Wilson 451
Morgagni-Hernie 19, 20
Moro-Reaktion 622, 625
Motor Ability Classification System (MACS) 586
Mukolipidose 149
– II (I-Cell Disease) 149
Mukopolysaccharidose 147
– Leitsymptome 148
– Typ I-H (Pfaundler-Hurler) 148, 149
Mukoviszidose 385
– Diagnostik 387
– Klinik 386
– Therapie 388
Multiorganversagen 168
Multiple Sklerose (MS) 607
– Diagnostik 608
– Differenzialdiagnose 608
– Erstsymptomatik 608
– Klinik 607
– Therapie 608
Mumps
– Impfung 225
Mumpsparotitis 205
Muscle-Eye-Brain-Erkrankung (MEBD) 542
Muskelatrophie, spinale (SMA) 531
– intermediäre (Typ II) 533
– Klassifikation 531
– Kugelberg-Welander (Typ III) 533
– Werdnig-Hoffmann (Typ I) 532
Muskeldystrophie 538, 539, 541
– Becker (BMD) 540
– Diagnostik 541
– Duchenne (DMD) 539, 540
– fazioskapulohumerale 542
– Formen 539
– Glieder- (LGMD) 541
– kongenitale (CMD) 541
– Therapie 541
Muskelhypotonie 532
Muskelschwäche 532
Muttermilch 26, 54
– Fett 55
– Infektionsschutz 56
– Kohlenhydrate 55
– Mineralien 56
– Vitamine 56
– Vorteile, biologische 55

Muttermilchernährung 54
Myasthenia gravis 537
Myasthenie
- kongenitale 538
- neonatale 537
Mycobacterium bovis 189
Mycobacterium tuberculosis 189
Myelomeningozele 550, 552
Myelozele 550
Mykobakterieninfektion 188
Mykoplasmose 186
- Erreger 186
- Therapie 187
Myokarditis 350
- Diagnostik 350
- Klinik 350
- Therapie 350
Myoklonie 564
Myoklonus 588
Myoklonusepilepsie, juvenile 563
Myopathie 538
- entzündliche 542
- Vakuolen- 545
Myotonie 543
- Chloridkanal- (Myotonia congenita) 545
- nichtdystrophe 545

N

Nachtblindheit 64
Naevus flammeus 597
Nahrungsmittelbotulismus 181
Nasendiphtherie 178
Natriumbedarf, Berechnung 498
N-Azetylglutamat-Synthetase (NAGS) 119
Nebennierenrindeninsuffizienz 88
- Ätiologie 88
- Differenzialdiagnose 89
- Therapie 89
- Ursachen 88
Nebenschilddrüsenerkrankung
- Hyperparathyreoidismus 84
- Hypoparathyreoidismus 83
- Pseudohypoparathyreoidismus (PHP) 84
Neisseria meningitidis 176
Nekrolyse, toxische epidermale 513
Nematodeninfektion (Fadenwürmer)
- Askariasis 229
- Enterobiasis 230
- Toxokariasis 231
- Trichinose 231
- Trichuriasis 230
Neonatalperiode 2
Neonatologie
- Definitionen 2
Neoplasien, multiple endokrine (MEN) 92
- Gorlin-Syndrom 92
- Sipple-Syndrom 92
- Wermer-Syndrom 92
Nephritis, tubulointerstitielle (TIN) 480
- Ursachen 480
Nephroblastom 306, 308
Nephrologie 458
Nervenläsion 8
Nervus-opticus-Gliom 320
Nesselsucht 520
Neugeborenenanfall, benigner familiärer 560
Neugeborenenanfall, benigner nicht-familiärer 561

Neugeborenenhyperthyreose 80
Neugeborenenreanimation 5, 6, 7
Neugeborenenscreening
- Endokrinopathien 629
- Hörstörungen, angeborene 630
- Stoffwechselerkrankungen 629
Neugeborenes
- Abnabeln 4
- Absaugen 4
- Abtrocknen u. Lagerung 4
- Anfall, epileptischer 32
- Apgar Score 5
- Apgar-Score 4
- Enterokolitis, nekrotisierende (NEC) 29
- Erkrankungen, hämatologische 21
- Erstuntersuchung 5
- Erstversorgung 4
- eutrophes 2
- Hyperbilirubinämie 21
- hypertrophes (LGA) 2
- Hypoglykämie, reaktive durch Hyperinsulinismus 31
- Hypoglykämie, transitorische 30
- Hypokalzämie 32
- hypotrophes (SGA) 2
- Icterus neonatorum 21
- Konjunktivitis 37
- Laparoschisis 28
- Lues connata 36
- Lungenerkrankungen 17
- Mekoniumileus 30
- Meningitis 33
- Nabelschnurumschlingungen 4
- Omphalozele 28
- Polyglobulie 4
- Pulsoxymetrie 5
- Reanimation 5, 6, 7
- reifes 2
- Säure-Basen-Status 5
- Sepsis 33
- Stillen 5
- TORCH-Infektionen 35
- übertragenes 2
Neuner-Regel 612
Neuralrohrdefekt 550
Neuraminidasemangel 149
Neuroblastom 293, 309, 310
- Diagnostik 310
- Klinik 309
- Prognose 311
- Risikogruppen 311
- Stadien 310
- Therapie 311
Neurofibromatose
- Recklinghausen- 525
- Typ 1 (Morbus Recklinghausen) 594
- Typ 2 595
Neurologie 550
Neuropathie
- hereditäre sensomotorische (HMSN) 536
- - Klassifikation 536
- hereditäre sensorischautonome (HSAN) 536
- - Klassifikation 537
Neurotransmittermangel 106
Neutropenie
- schwere kongenitale 279
- zyklische 280
Neutrophilie 260
Neutrozytopenie 278
- Klinik 279
- Ursachen 279

Niacin 62
Niacinüberdosierung 62
Niemann-Pick
- Typ A 152
- Typ B 152
- Typ C 153
Nierenagenesie 486
Nierendysplasie, multizystische 489
Nierenerkrankung
- m. Hämaturie 458
- m. Proteinurie 470
Nierenfehlbildung, kongenitale 486
Nierenhypoplasie 486
Niereninsuffizienz 112
- akute (ANI) 483
- chronische (CNI) 484, 485
Nierenvenenthrombose 469, 470
Nikotinabusus 50
Nitroprussidprobe (Brandprobe) 112
Non-Hodgkin-Lymphome (NHL) 300
- Diagnostik 302
- Einteilung 301
- Klinik 301
- Prognose 302
- St.-Jude-Klassifikation 301
- Therapie 302
Noonan-Syndrom 46
Norovirusinfektion 213
Notfälle, pädiatrischer 611
NTBC-Therapie 108

O

Obstipation 429
- chronisch-habituelle 429
- Diagnostik 430
- Differenzialdiagnose 430
- Therapie 430
Oligoarthritis 245
- persistierende 250
Oligohydramnion 19
Oligosaccharidose 149
- Fukosidose 149
- Mannosidose 149
- Sialidose 149
Omenn-Syndrom 239
Omphalozele 28
- Therapie 29
Onkologie 294
Opiatsyndrom 614
Optikusatrophie 558
Ornithincarbamoyltransferase (OCT) 119
Ornithose (Papageienkrankheit) 188
Ösophagitis 402, 404
Ösophagusachalasie 404
Ösophagusatresie 401
Ösophagusfremdkörper 406
Ösophagusverätzungen 405
Osteomyelitis 171, 315
- Ätiologie 172
- Komplikationen 172
- Therapie 172
Osteosarkom 314, 315
- Diagnostk 315
- Differenzialdiagnose 315
- Klinik 314
- Prognose 316
- Therapie 315
Ostium-secundum-Defekt (ASD II) 338
Östrogensynthese 86
Otitis media acuta (AOM) 370
Oxytocin 57

P

Panaritium 510
Pankreaserkrankung 452
Pankreasinsuffizienz, generalisierte exokrine 453
Pankreatitis
- akute 452
- chronische 453
Panmyelopathie 276
Papillom
- Larynx- 511
- orales 511
Papillomaviren, humane (HPV)
- Impfung 226
Papillomavirus, humanes (HPV) 511
Parainfluenzavirusinfektion 210
Paralyse
- hyperkaliämische periodische 545
- hypokaliämische periodische 545
Parkinsonismus, infantiler 106
Parotitis epidemica (Mumps) 205
Parvovirus-B19-Infektion 200
Parvovirus (HPV) B19 263
Pätau-Syndrom 43
Pavor nocturnus 577
Pediculosis capitis 524
Pediculosis pubis 524
Pericarditis exsudativa 350
Pericarditis serosa 191
Pericarditis sicca 350
Perikarditi
- Erreger 350
Perikarditis 350
- Diagnose 351
- Klinik 351
- Komplikationen 351
- Therapie 351
Perinatalperiode 2
Peritonsillarabszess 369
Pertussis (Keuchhusten) 179
- Differenzialdiagnose 179
- Erreger 179
- Immunität 180
- -impfung 222
- Komplikationen 179
- Meldepflicht 180
- Prophylaxe 180
- Therapie 179
Petrussa-Index 5
PFC-Syndrom 17
Pfeiffer-Drüsenfieber 206
Phäochromozytom 91
- Differenzialdiagnose 92
- Therapie 92
Phenylalaninhydroxylasemangel 104
Phenylalaninhydroxylase (PAH), Defekte d.
- Definition 104
- Klassifikation 104
- Therapie 105
Phenylalaninstoffwechsel 104
Phenylketonurie
- maternale 107
- Therapie 106
- unbehandelte (PKU) 105
Phosphatdiabetes 69
Phytosterinämie 161
Pierre-Robin-Sequenz 363
- Klinik 363
- Therapie 363
Pilzinfektion
- Aspergillose 229
- Candidiasis 228
- Tinea 227

Pinzettengriff 626
Plagiozephalus 553
Pleuraempyem 394
Pleuraerkrankung 394
Pleuritis 394
Pleuritis serofibrinosa exsudativa 191
Plexuslähmung Erb-Duchenne 8
Plexuslähmung Klumpke 8
Pneumokokken
– Impfung 224
Pneumokokkeninfektion 174
– Erreger 174
– Therapie 174
Pneumokokkenmeningitis 171
Pneumomediastinum 396
Pneumonie 390
– Antibiotikatherapie 391
– Diagnostik 391
– Erreger 390
– Lobär- 391
– Therapie 391
Pneumonie, neonatale 20
– Erreger 20
Pneumoperikard 18
– Leitsymptome 19
Pneumothorax 18, 396
Polioimpfung 223
Poliomyelitis 213
Polyarthritis 245
– extended 250
– Rheumafaktor negativ 249
– Rheumafaktor positiv 249
Polyglobulie 26
– Komplikationen 26
– Risikofaktoren 26
– Therapie 26
Polymyoklonie 533
Polymyositis (PM) 542
– Klinik 543
– Therapie 543
Polyp 368
Porenzephalie 555
Postkardiotomiesyndrom 350
Prader-Willi-Syndrom 48
Pre-Nahrung 58
Primitivreflex 622
Prolaktin 57
Propionazidämie (PA) 113, 114
– Therapie 115
Proteindefekte, peroxisomaler
– Adrenoleukodystrophie, X-chromosomal vererbte (X-ALD) 157
– Refsum-Syndrom, klassisches 158
Proteinurie 470, 471
Pseudohermaphroditismus femininus 99
Pseudohermaphroditismus masculinus 99
Pseudohyperaldosteronismus 91
Pseudohypoparathyreoidismus (PHP) 84
– Therapie 84
Pseudokrupp 371
Pseudopubertas praecox 95
– Einteilung 95
– heterosexuelle 95
– isosexuelle 95
– McCune-Albright-Syndrom 95
– Testotoxikose, familiäre 95
Pseudotumor cerebri 580
– Diagnostik 581
– Klinik 580
– Komplikationen 581

– Therapie 581
– Ursachen 580
Pubarche 93
– prämature 95
– Stadien 93
Pubertas praecox 93
– Einteilung 94
Pubertas praecox vera 94
– Therapie 94
Pubertas tarda 96
Pubertät 93
Pubertätsgynäkomastie 98
Pulmonalatresie 344
Pulmonalstenose 328, 334
– Diagnostik 334
– Einteilung 334
– Hämodynamik 334
– Klinik 334
– Therapie 334
Purinnukleosidphosphorylase (PNP) 239
Purpura, idiopathische thrombozytopenische 288
Purpura, immunthrombozytopenische (ITP) 288
– Diagnostik 289
– Einteilung 289
– Klinik 288
– Therapie 289
Purpura Schoenlein-Henoch (PSH) 257, 466, 467
– Diagnostik 467
– Symptome 466
Pyloromyotomie n. Weber-Ramstedt 409
Pylorusstenose, hypertrophe 407, 408
Pyrazinamid (PZA)
– Nebenwirkungen 192
Pyridoxal 62
Pyridoxamin 62
Pyridoxin 62
Pyruvatkinasemangel 275

Q

Quincke-Ödem 520
– hereditäres 521

R

Rachendiphtherie 178
Rachenmandelhyperplasie 368
– Klinik 368
– Therapie 368
Rachitis
– familiäre hypophosphatämische 69
– Vitamin-D-refraktäre 112
Raumforderung, intraspinale (ISR) 534
Realimentation 416
Reanimation, pädiatrische 617, 618
Recklinghausen-Neurofibromatose 525
Reentrytachykardie, paroxysmale 354
– Diagnostik 355
– Einteilung 354
– Therapie 355
Reese-Ellsworth-Klassifikation 313
Reflexepilepsie 571
Reflux, gastroösophagealer (GÖR) 402

Reflux, vesikoureteraler (VUR) 492, 493
– Einteilung n. MCU 493
– Klassifikation 494
Refsum-Syndrom, infantiles (IRD) 156
Refsum-Syndrom, klassisches 158
Rehydratation
– intravenöse 416
– orale 416
Reiter-Syndrom 252
Rektumatresie 411
Respiratory Distress Syndrome (RDS) 10
Retinoblastom 313
– Diagnostik 314
– Klinik 313
– Prognose 314
– Reese-Ellsworth-Klassifikation 313
– Therapie 314
Retinol 64
Retinopathia praematurorum (ROP) 13
– Prävention 13
– Therapie 13
Retinsäure 64
Rett-Syndrom 593
– Klinik 593
– Therapie 593
Reye-Syndrom 450
– Einteilung 450
Rhabdomyosarkom (RMS) 311
– Diagnostik 312
– Einteilung 312
– Klinik 312
– Prognose 313
– Risikogruppen 312
– Therapie 312
Rheuma 245
Rh-Inkompatibilität 24
Rhinopharyngitis, akute 365
– Diagnostik 366
– Komplikationen 366
Riboflavin 62
– Mangel 62
Riedel-Struma 82
Riesenzellhepatitis 434
Rifampicin (RMP)
– Nebenwirkungen 192
Rolando-Epilepsie 567, 568
Romano-Ward-Syndrom (RWS) 356
Rotavirus
– Impfung 227
Rotavirusinfektion 212
Röteln 198
– -embryopathie 198
– Impfung 225
– Komplikationen 198
Rötelnembryopathie 198
Rotor-Syndrom 433
RS-Virus-Infektionen 207
Rückenmarkstumor 323

S

Saccharoseintoleranz 422
Salmonellengastroenteritis 183
Salmonellenosteomyelitis 269
Salmonellose 182
– Erreger 182
– Komplikationen 182
– Meldepflicht 183
– Prophylaxe 183
– Therapie 183
Salve 354

Säuglingsbotulismus 181
Säuglingsernährung 53
– Muttermilch 54
– Nährstoffzufuhr 53
– Physiologie 53
– Wasserbedarf 53
Säuglingsmilchnahrung 58
– 1-Nahrung 58
– Eiweißhydrolysatnahrung, hochgradige 58
– Folgenahrung 58
– hypoallergene 58
– Nahrung auf Sojabasis 58
– Pre-Nahrung 58
Säuglingsnahrung auf Sojabasis 58
Saugreaktion 622
Scapulae alatae 540
Schädel-Hirn-Trauma (SHT) 603, 617
– Diagnostik 604
– Klinik 604
– Komplikationen 604
– Therapie 605
Schäden, perinatale 6
Scharlach 173
Schilddrüsenkarzinom, familiäres medulläres (FMTC) 92
Schilddrüsentumor 83
– therapie 83
Schlafapnoe, obstruktive (OSA) 368
– Klinik 369
– Therapie 369
– Ursachen 368
Schock
– anaphylaktischer 520
– hypovolämischer 264
Schock, septischer 168
Schreitphänomen 622
Schütteltrauma (Shaken-Baby-Syndrom) 639
Schwangerschaftsabbruch 52
– Methoden 52
Screeninguntersuchung, sonografische
– Hüftgelenksdysplasie 630, 631
Seitenstrangangina 369
Sepsis 33, 168
– Ätiologie 169
– Erreger 34
– Infektionswege 34
– Klassifikation 34
– nosokomiale 34
– Prävention 34
– Risikofaktoren 34
– Therapie 34, 169
– tonsillogene 369
Septikämie 182
Septumdefekt, atrioventrikulärer (AVSD) 328, 339
– Diagnostik 339
– Hämodynamik 339
– Klinik 339
– Therapie 340
Septum-primum-Defekt (ASD I) 338
Seromukotympanon 371
Sexualentwicklung
– Störungen 92
SGLT1-Defekt 143
Shaken-Baby-Syndrom 639
Shigellose 184
Shprintzen-Syndrom 48
Sialidose (Neuraminidasemangel) 149
Sichelzellanämie 269, 270
– Differenzialdiagnose 270
– Therapie 270

SACHREGISTER

Sick-Sinus-Syndrom 357
Sinusitis 367
– Klinik 367
– Komplikationen 367
– Therapie 367
Sinusvenenthrombose 585
Sinus-venosus-Defekt 338
Sipple-Syndrom 92
SIRS 168
Sitosterinämie 161
Skabies 523
Skaphozephalus 553, 554
Skelettreifung 72
Skelett-Tuberkulose 191
Sklerose
– multiple (MS) 607
Skorbut, infantiler 63
Skrotalödem 472
Small for Gestational Age (SGA) 2
Smith-Lemli-Opitz-Syndrom 164
Smith-Magenis-Syndrom 48
Sokolow-Index 328
Somogyi-Phänomen 131
Sonnenuntergangsphänomen 557, 558
Sozialpädiatrie 635
Spannungspneumothorax 18
– Leitsymptome 19
– Therapie 19
Spastik 586
Sphärozytose, hereditäre 265
Sphingolipidose 150
– Leukodystrophie, metachromatische 153
– Morbus-Fabry 154
– Morbus Gaucher 150
– Morbus Krabbe 153
– Morbus Tay-Sachs 155
– Niemann-Pick-Krankheit (Morbus Niemann-Pick) 152
Spina bifida aperta 551
Spina bifida occulta 551
Splenomegalie 282
– Ursachen 282
Spulwurm 229
Staphylococcal Scalded Skin Syndrome (SSSS) 508, 509
Staphylococcus aureus 174, 175
– Methicillin-resitenter 175
Staphylococcus epidermidis 174, 175
Staphylococcus haemolyticus 174
Staphylokokkeninfektion 174
– Erreger 174
– Therapie 175
Startle-Epilepsie 572
Status asthmaticus 380
Status epilepticus 572
Steißbeinteratom 318
Stellwag-Zeichen 80
Stenose
– Ureterabgangs- 491
– Uretermündungs- 492
Steroid-dependent Nephrotic Syndrome 473
Steroid-resistant Nephrotic Syndrome 473
Stevens-Johnson-Syndrom 513, 514
Stilldauer 58
Stillen
– Dauer 58
– Ernährung, vegetarische/vegane 56
– Infektionsübertragung 56
– Medikamente 57
– Schadstoffe 56
– Technik 57

Stillphysiologie
– Hormone 57
Still-Syndrom 248
– Differenzialdiagnose 248
– Symptome 248
Stilltechnik 57
Stoffwechselerkrankung
– Neugeborenenscreening 629
Stomatitis aphthosa (Gingivostomatitis) 203, 204
Stottern 644
Strabismus 558
Streptococcus pneumoniae 174
Streptokokkenangina 173
Streptokokken-Toxin-Schock-Syndrom 173
Streptomycin (SM)
– Nebenwirkungen 192
Strophulus infantum 521
Struma
– diffuse parenchymatöse 80
– juvenile euthyreote 81
– Riedel- 82
Struma i. Kindesalter 80
Struma neonatorum 81
Sturge-Weber-Syndrom 597
Suchreaktion 622
Sudden Infant Death Syndrome (SIDS) 37
– Differenzialdiagnose 38
– Prävention 38
– Risikofaktoren 37
Surfactantmangel 10
Survival-Motor-Neuron-Gen (SMN) 531
Switch-Operation, arterielle 343
Syndrom
– akutes nephritisches 462
– anticholinerges 614
– cholinerges 614
– d. immotilen Zilien 377
– extrapyramidales 614
– hämolytisch-urämisches (HUS) 467, 468, 469
– idiopathisches nephrotisches 472
– myelodysplastisches 294
– nephrotisches (NS) 471
– neurokutanes 593
– postenteritisches 427
– sympathomimetisches 614
Syndrom, adrenogenitales (AGS) 85
– Ätiologie 86
– Einteilung 85
– Leitsymptome 87
– Therapie 87
Syndrom des fragilen X-Chromosoms 47
Syndrom d. inadäquaten ADH-Sekretion 78
Syndrom, myelodysplastisches (MDS) 278
Syringomyelie 599
Systemic Inflammatory Response Syndrome 168

T

Tachykardie
– Reentry- 354
– ventrikuläre 354
Taenia saginata (Rinderbandwurm) 232
Taeniasis 232
Taenia solium (Schweinebandwurm) 232

Testosteronbiosynthesedefekt 100
Testosteronsynthese 86
Testotoxikose, familiäre 95
Tetanus 180
– Erreger 180
– Impfschutz 181
– Meldepflicht 181
– Prophylaxe 181
– Therapie 181
Tetanusimpfung 222
Tethered Cord 599, 600
Tetrahydrobiopterinstoffwechsel 104
Thalassämie 271
Thalliumvergiftung 614
Thelarche 93
– prämature 95
– Stadien 93
Thiamin 61
Thin Basement Membrane Nephropathy 460
Thoraxsyndrom 269, 270
Thrombozytenfunktionsstörung 290
– Diagnostik 290
– Formen 290
– Therapie 290
Thrombozythämie, essenzielle (ET) 290
Thrombozytopenie 288
– Diagnostik 288
– Differenzialdiagnose 288
– Klinik 288
Thrombozytopenie, neonatale 27
– Alloimmunthrombozytopenie, neonatale (NAIT) 27
– Autoimmunthrombozytopenie, neonatale 28
– Ursachen 27
Thrombozytose 290
– primäre 290
– sekundäre 290
– Therapie 290
Thyreoiditis 81
– akute eitrige 82
– chronisch fibröse 82
– de Quervain 82
– Hashimoto- 81
Tics 588, 590
– Differenzialdiagnose 590
– Gilles-de-la-Tourette-Syndrom 590
– Therapie 590
Tinea 227
Tocopherol 70
Tonsillendiphtherie 178
Tonsillitis catarrhalis 369
TORCH-Infektionen 35
– Symptome 35
– Therapie 35
Torsade-de-Pointes-Tachykardie 357
Torsionsdystonie 588
Totgeburt 2
Toxokariasis 231
Trachealstenose 364
Tracheomalazie 363
– Differenzialdiagnose 364
– Klinik 364
Trachom 187
Traktionsreaktion 626
Transient Erythrocytopenia of Childhood (TEC) 263
Trematodeninfektion (Saugwürmer)
– Fasziolose 232
– Taeniasis 232
– Taenia solium 232
Tremor 588

Trichinose 231
Trichuriasis 230
Trigeminus 354
Trigonozephalus 553
Trikuspidalatresie (TA) 344
– Diagnostik 345
– Hämodynamik 344, 345
– Klinik 344
– Therapie 345
Trimenonanämie 259
Triplett 354
Trisomie 13 43
Trisomie 18 43
Trisomie 21 42
– Brushfield-Spots 42
– Häufigkeit 42
– Therapie 43
Trommelschlägelfinger 340, 341
Trousseau-Zeichen 502
Truncus arteriosus communis 328, 345
– Hämodynamik 346
– Klinik 346
– Therapie 346
Tryptophan 116
Tuberkulinkonversion 192
Tuberkulose 188
– Antituberkulotika 192
– asymptomatische 189
– Erreger 189
– extrapulmonale 191
– gastrointestinale 191
– Halslymphknoten- 191
– Immunität 189
– Lungen-, primäre 189
– Meldepflicht 193
– Miliar- 190
– Prophylaxe 192
– Risikofaktoren 189
– Screening b. asylsuchenden Kindern 193
– Skelett- 191
– Therapie 192
– Urogenital- 191
Tubulopathie 475
– Ursachen 475
T- u. B-Zell-Defekt, kombinierter 238
Tumor, primitiver neuroektodermaler (PNET) 321
T-Wellen-Beurteilung 328
Typhus abdominalis 182, 183
Tyrosinämie 107
– hepatorenale 107
– okulokutane 109
– transitorische, d. Neugeborenen 109
– Typ 1 107
– Typ 2 109
Tyrosinstoffwechsel 108
T-Zell-Lymphom 301

U

Überleitungsstörung
– atrioventrikuläre 357, 358
– sinuatriale 357
Uhrglasnägel 340
Ullrich-Turner-Syndrom 97
Ullrich-Turner-Syndrom (45,X0) 45
– Therapie 46
Unfall 611
– Kindesmisshandlung 611
– Prophylaxe 611
Unterkühlung 4

SACHREGISTER

Ureterabgangsstenose 491
Uretermündungsstenose 492
Uridin-Diphosphat-Galaktose-4-
  Epimerase-Defekt 140
– Klassifikation 140
– Therapie 140
Urogenitaltuberkulose 191
Urologie 458
Urticaria pigmentosa 527, 528
Urtikaria 520
– allergische (akute) 520
– nichtallergische (chronische) 520
– papuläre 521
– Quincke-Ödem 520
Uveitis 250

V

Vakuolenmyopathie 545
Valin 112
Varicella-Zoster-Virus 202
Varizellen (Windpocken) 201
– Impfung 226
Vena-Galeni-Malformation 582
Ventrikelseptumdefekt (VSD) 328, 335
– Diagnostik 336
– Einteilung 335
– Hämodynamik 335
– Klinik 336
– Therapie 336
Ventrikelsystem 556
Verbrauchskoagulopathie 287
Verbrennung 612
– Einteilung 612
– Neuner-Regel 612
– Therapie 613
Verbrühung 612
– Therapie 613
Vergiftung 614
– Aktivkohle 616
– Alkohol- 616
– Antidepressiva, trizyklische 616
– Azetylsalizylsäure- 616
– Blei- 614
– Cyanid- 616
– Digoxin- 616
– Erbrechen, induziertes 616
– Giftnotzentralen 615
– Glykosid- 614
– Klinik 614
– Methylenglykol (Frostschutzmittel) 617
– Nikotin- 616
– Paracetamol- 616
– Thallium- 614
– Therapie 615
Verrucae planae juveniles 511
Verrucae vulgares et plantares 511
Very Low Birth Weight Infant (VLBW) 2

Virushepatitis 439
– Marker, serologische 441
Virusifektion
– Mononukleose, infektiöse (Pfeiffer-Drüsenfieber) 206
Virusinfektion
– Adeno- 212
– Coxsackie- 210
– Erythema infectiosum (Ringelröteln) 200
– Exanthema subitum (Dreitagefieber) 199
– Frühsommermeningoenzephalitis (FSME) 217
– H1N1- 209
– Herpes-simplex- 203
– Herpes zoster 202
– Human-Immunodeficiency- (HIV) 217
– Influenza- 208
– Masern 196
– Noro- 213
– Parainfluenza- 210
– Parotitis epidemica (Mumps) 205
– Poliomyelitis 213
– Rota- 212
– Röteln 198
– RS- 207
– Varizellen (Windpocken) 201
– Zytomegalie- 214
Virusmeningitis 171
Viruspapillom 511
– klinik 511
Vitamin A 64
– Mangel 64
– Überdosierung 65
Vitamin B_1 61
– Berbiberi 61
Vitamin B_2 62
Vitamin B_6 62
– Abhängigkeit 63
– Mangel 63
– Überdosierung 63
Vitamin B_{12} 63
Vitamin-B_{12}-Mangel 262
– Therapie 262
Vitamin C 63
– Mangel 63
Vitamin D 65
– Bedarf 66
– Phosphatrachitis 69
– Rachitisformen 66
– Rachitis Typ II (VDAR II) 68
– Rachitis Typ I (VDAR I) 68
– Substitution 59
Vitamin-D-Intoxikation 69
Vitamin-D-Mangel-Rachitis 66, 67
Vitamin-D-Stoffwechsel 65
Vitamine 61
– fettlösliche 64
– wasserlösliche 61

Vitamin E 70
– Mangel 70
Vitamin H 64
– Mangel 64
Vitamin K 70
– Substitution 60
Vitamin-K-Mangel 26
– Prävention 27
– Therapie 27
Vitiligo 527
Vogelhalterlunge 393
Volumenhypertrophie 328
Von-Willebrand-Faktor (VWF) 285
Von-Willebrand-Syndrom 285
Vorhofflattern 355
Vorhofflimmern 355
Vorhofseptumdefekt (ASD) 328, 338
– Diagnostik 339
– Einteilung 338
– Hämodynamik 338
– Therapie 339
Vorsorgeuntersuchungen i. Kindesalter 621
– J1 628
– J2 628
– U1 624
– U2 624
– U3 625
– U4 626
– U5 626
– U6 627
– U7 627
– U7a 627
– U8 627
– U9 628
– U10 628
– U11 628

W

Wachstumshormonmangel, isolierter 74
– Arginin-Stimulationstest 75
– Clonidin-Stimulationstest 75
– GRH-Test 75
– Insulinhypoglykämietest 75
– Leitsymptome 75
– Nachtprofil 75
– Therapie 75
Wachstumsphasen 72
Wachstumsstörungen 72
Walker-Warburg-Syndrom (WWS) 542
Wärmeregulation 4
Warze, filiforme 511
Wasserbedarf 497
Wasserbedarf, täglicher 53
Wasserumsatz 497
Waterhouse-Friderichsen-Syndrom 170, 176, 177
Weichteilsarkom 293
Wermer-Syndrom 92

West-Syndrom 569
Williams-Beuren-Syndrom 48
Wilms-Tumor 293, 306, 307
– Diagnostik 307
– Differenzialdiagnose 307
– Klinik 306
– Stadien 307
– Therapie 307
Windeldermatitis 516, 517
Wiskott-Aldrich-Syndrom 241
Wolf-Syndrom 45
Wurmerkrankung 229
– Nematoden (Fadenwürmer) 230
– Trematoden (Saugwürmer) 230
– Zestoden (Bandwürmer) 230

X

Xanthinurie 165
Xerophthalmie 64, 65
XXX-Syndrom 47
XYY-Syndrom 47

Y

Yersiniose 184

Z

Zellweger-Syndrom 156
Zerebralparese, infantile (ZP) 586
– Ataxie 586
– Athetose 586
– Differenzialdiagnose 587
– Dystonie 586
– GMFCS 586
– Klassifikation 586
– Klinik 587
– MACS 586
– Spastik 586
– Therapie 587
Zielgröße, genetische 72
Zirkulation, periphere 3
Zirkulation, persistierende fetale 21
– Therapie 21
ZNS-Tumor 293
Zöliakie 424
– Diagnostik 425
– Differenzialdiagnose 426
– IgA-Mangel, selektiver 426
– Klinik 424
– Komplikationen 426
– Serologieindikationen 425
– Therapie 426
Zwerchfellhernie 19, 20
– Formen 19
– Therapie 20
Zystenniere 488
Zystinose, nephropathische 112
– Therapie 112
Zystinurie 111
– Therapie 111
Zytomegalievirusinfektion 214